C. Simon
Pädiatrie

7. Auflage

Pädiatrie

Lehrbuch der Kinderheilkunde und Jugendmedizin

Von

Claus Simon, Kiel

Unter Mitarbeit von

M. Barthels, Hannover
E. Christophers, Kiel
G. Geile, Lübeck
W. Grote, Kiel
A. Grüters, Berlin
G. Gutezeit, Kiel
D. Harms, Kiel

D. Hofmann, Frankfurt/M.
H. Manzke, Kiel
D. Niethammer, Tübingen
H.-H. Peter, Freiburg
J. Schaub, Kiel
J. Tröger, Heidelberg
A. Wessel, Göttingen

Siebte, überarbeitete und erweiterte Auflage

Mit 286 Abbildungen, davon 21 mehrfarbig, und 142 Tabellen.

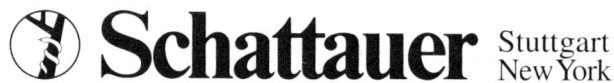

Schattauer Stuttgart New York

Prof. Dr. Claus Simon
Abteilung Allgemeine Pädiatrie am
Zentrum Konservative Medizin II der Universität
Schwanenweg 20
24105 Kiel

CIP-Titelaufnahme der Deutschen Bibliothek

Pädiatrie : Lehrbuch der Kinderheilkunde und Jugendmedizin ;
mit 142 Tabellen / von Claus Simon. Unter Mitarb. von M.
Barthels ... – 7., überarb. und erw. Aufl. – Stuttgart ; New York
: Schattauer, 1995
    ISBN 3-7945-1647-8
NE: Simon, Claus

In diesem Buch sind die Stichwörter, die zugleich eingetragene Warenzeichen sind, als solche nicht besonders kenntlich gemacht. Es kann also aus der Bezeichnung der Ware mit dem für diese eingetragenen Warenzeichen nicht geschlossen werden, daß die Bezeichnung ein freier Warenname ist.
Hinsichtlich der in diesem Buch angegebenen Dosierungen von Medikamenten usw. wurde die größtmögliche Sorgfalt beachtet. Gleichwohl werden die Leser aufgefordert, die entsprechenden Prospekte der Hersteller zur Kontrolle heranzuziehen.
Das Werk ist urheberrechtlich geschützt. Alle Rechte, insbesondere das Recht des Nachdrucks, der Wiedergabe in jeder Form und der Übersetzung in andere Sprachen, behalten sich Urheber und Verlag vor.
Kein Teil des Werkes darf in irgendeiner Form ohne schriftliche Genehmigung des Verlags reproduziert werden. Das gilt insbesondere für Vervielfältigungen, Übersetzungen, Mikroverfilmungen und die Einspeicherung, Nutzung und Verwertung in elektronischen Systemen.

© 1973, 1976, 1980, 1983, 1986, 1991 and 1995 by F. K. Schattauer Verlagsgesellschaft mbH, Lenzhalde 3, D-70192 Stuttgart, Germany

Printed in Germany

Umschlaggestaltung: Bernd Burkart

Satz, Druck und Einband: Mayr Miesbach, Druckerei und Verlag GmbH, Am Windfeld 15, D-83714 Miesbach, Germany

Gedruckt auf chlor- und säurefrei gebleichtem Papier.

ISBN 3-7945-1647-8

Vorwort zur siebten Auflage

Der beste Kinderarzt kann nicht alles wissen,
aber er besitzt eine umfassende Kenntnis
der bei Kindern vorkommenden Krankheiten und ihrer Gefahren.
Er sorgt für das Kind wie ein Lotse,
der ein Schiff auf schwierigem Kurs sicher leitet.

Daß dieses Buch innerhalb von 22 Jahren in 7 Auflagen erschienen ist, bürgt für die notwendige Aktualisierung des Inhaltes. Dabei war es stets das Ziel der Autoren, das überall gültige Standardwissen übersichtlich zu vermitteln.

Straffe Gliederung, Konzentration auf das Wesentliche und die klare Darstellung haben bei Medizinstudenten Anerkennung gefunden. Durch die zahlreichen didaktisch wichtigen Abbildungen und Übersichtstabellen unterscheidet sich das Buch im Umfang von den weitverbreiteten Taschenbüchern, die oft viele Fragen offen lassen. Bei der Auswahl des Stoffes wurde nicht nur an die schriftliche Prüfung am Ende des zweiten klinischen Studienjahres gedacht, sondern auch an den Unterricht im pädiatrischen Praktikum und an die mündlichen Examina im Verlauf des Medizinstudiums. Das umfassende und sorgfältig erarbeitete Sachverzeichnis erleichtert die rasche Beantwortung von Einzelfragen. Die von den Studierenden als nützlich bezeichnete Zusammenfassung am Ende jeder Krankheitsbeschreibung hebt noch einmal die wichtigsten Tatsachen hervor und ermöglicht im Zusammenhang mit den Übersichtstabellen und Abbildungen eine Überprüfung des Examenswissens. Für die siebte Auflage stellte sich die Aufgabe, Ergänzungen und Änderungen vorzunehmen, welche durch die Fortschritte in der Erkenntnis von Pathogenese und Ätiologie, Diagnostik und Therapie kindlicher Krankheiten notwendig geworden sind. Neu hinzugekommen sind die Abschnitte: Psychodiagnostik vor der Einschulung, psychosoziale Aspekte chronischer Erkrankungen, sexueller Mißbrauch im Kindesalter und die Rechte behinderter Kinder, so daß der Gegenstandskatalog für die ärztliche Prüfung durch das Buch voll abgedeckt wird.

Von jüngeren Assistenten, praktizierenden Ärzten und Ärzten benachbarter Fachgebiete ist das Buch als Nachschlagewerk benutzt worden. Besonders für Ärzte ist der tabellarische Anhang mit Richtwerten, Körpermaßen und Arzneimitteldosierungen gedacht, der den Textteil entlastet. Das Sachverzeichnis enthält nicht nur Krankheitsnamen, sondern auch Symptome und wichtige Laborbefunde bei verschiedenen Krankheiten, so daß es zur Differentialdiagnose herangezogen werden kann. Das Lehrbuch wird außer von Medizinern auch von Pädagogen (Heilpädagogen), Psychologen (Kinderpsychologen), Kinderkrankenschwestern und Krankengymnastinnen in ihrer Ausbildung und praktischen Tätigkeit (zusammen mit einem medizinischen Wörterbuch) verwendet.

Das Autorenteam wurde durch Frau Priv.-Doz. Dr. A. Grüters (Krankheiten der endokrinen Drüsen) und Herrn Prof. Dr. A. Wessel (Herzkrankheiten) verstärkt. Besonderen Dank schulde ich bei der Bearbeitung der siebten Auflage außer den im Vorwort zur ersten Auflage genannten Kollegen den im Klinikum der Universität Kiel tätigen Ärztinnen und Ärzten A. Claaß, A. Claviez, P. Eggert, S. Godbersen, M. Krawinkel, W. Mengel, B. Neubauer, R. Santer, H. Schaube, R. Schneppenheim, H. Schröder, E. Sievers, H.-W. Ulrich, außerdem den Herren Prof. Dr. V. v. Loewenich (Abteilung für Neonatologie der Universitäts-Kinderklinik Frankfurt a. M.), Priv.-Doz. Dr. D. Kiosz (Kinderfachklinik in Nebel/Amrum) und Dr. E. König (Gesundheitsamt der Stadt Kiel). Auch dem F. K. Schattauer Verlag sei für die gute Zusammenarbeit herzlich gedankt.

Kiel, im Frühjahr 1995   C. Simon

Vorwort zur ersten Auflage

Das vorliegende Lehrbuch der Pädiatrie war ursprünglich als Kurzlehrbuch geplant, hat aber durch die zahlreichen Abbildungen, Tabellen, Literaturhinweise, den tabellarischen Anhang und das umfassende Sachverzeichnis einen größeren Umfang als vorgesehen erhalten. Dennoch – so meine ich – kann die »Klinischen Pädiatrie« durch die konzentrierte Darstellung des Stoffes und die Beschränkung auf das Wesentliche noch als ein kurzgefaßtes Lehrbuch bezeichnet werden. Es behandelt mit der gebotenen Ausführlichkeit die wichtigsten Krankheiten im Kindesalter und vermittelt darüber hinaus grundlegende Kenntnisse über die normale Entwicklung, die Ernährung und die Schutzimpfungen des Kindes. Krankheiten, die in gleicher Weise bei Erwachsenen auftreten und in den Lehrbüchern der Inneren Medizin eingehend besprochen werden, sind aus Gründen der Raumersparnis nicht oder nur kurz erwähnt worden. Durch die straffe Gliederung des Textes und die vielen Übersichtstabellen soll es dem Studenten ermöglicht werden, sich während des Studiums rasch die gewünschten Informationen zu verschaffen und bei der Examensvorbereitung den Stoff zeitsparend nach bestimmten Gesichtspunkten zu wiederholen.

Für den in der Klinik und in der Praxis tätigen Arzt kann die einen relativ breiten Raum einnehmende Differentialdiagnose der kindlichen Erkrankungen von besonderem Nutzen sein, weshalb auch seltenere Krankheiten und Syndrome berücksichtigt worden sind. So enthält das Buch nicht nur Basiswissen, sondern darüber hinaus eine Fülle von Informationen und Fakten, wodurch es auch nach dem Studium als Nachschlagewerk geeignet ist.

Die gute Zusammenarbeit der Koautoren der »Klinischen Pädiatrie« erwies sich nicht nur in den gemeinsam verfaßten Kapiteln als überaus nützlich, sondern erstreckte sich auch auf andere Teile des Buches. Aufrichtigsten Dank schulden wir den Kollegen der Kinderklinik und anderer Kliniken und Institute der Universität Kiel, die einzelne Kapitel kritisch durchgesehen haben; insbesondere danken wir den Damen und Herren K. Aeissen, M. Cantz, K. Dörner, U. Goll, W. Görke, G. Gross-Selbeck, R. Grosse, N. Hantschmann, H. Hauss, P. Heintzen, H.-D. Korenke, W. Kübler, L. Leder, K. Lennert, K. Ohnesorge, A. Proppe, K. Schemmel, M. Schirren, K. Schmidt, J. Spranger, M. Tolksdorf und H.-R. Wiedemann.

Dem F. K. Schattauer Verlag, besonders Herrn Prof. Dr. P. Matis, möchten wir für das verständnisvolle Eingehen auf unsere Wünsche und die tatkräftige Unterstützung unseres Vorhabens von Herzen danken.

Kiel, im Februar 1973 C. Simon

Autorenverzeichnis

Prof. Dr. Monika Barthels
    Abteilung Hämatologie der Medizinischen Hochschule,
    Konstanty-Gutschow-Str. 8, 30625 Hannover

Prof. Dr. Enno Christophers
    Direktor der Abteilung Dermatologie und Venerologie am Zentrum Konservative Medizin I der Universität,
    Schittenhelmstr. 7, 24105 Kiel

Prof. Dr. Georg Geile
    ehem. Direktor der Klinik für Neurochirurgie der Universität Lübeck,
    Weberkoppel 57, 23562 Lübeck

Prof. Dr. Werner Grote
    Direktor der Abteilung Humangenetik am Zentrum Konservative Medizin II der Universität,
    Schwanenweg 24, 24105 Kiel

Priv.-Doz. Dr. Annette Grüters
    Universitätskinderklinik im Universitätsklinikum Rudolf Virchow,
    Heubnerweg 6, 14059 Berlin

Dr. Günter Gutezeit
    ehem. wissenschaftlicher Direktor der Psychosomatischen Abteilung der Abteilung Allgemeine Pädiatrie
    am Zentrum Konservative Medizin II der Universität,
    Schwanenweg 20, 24105 Kiel

Prof. Dr. Dieter Harms
    Direktor der Abteilung Paidopathologie, Pathologisches Institut der Universität,
    Hospitalstr. 42, 24105 Kiel

Prof. Dr. Dietrich Hofmann
    Direktor der Abteilung Allgemeine Pädiatrie am Zentrum der Kinderheilkunde der Universität,
    Theodor-Stern-Kai 7, 60596 Frankfurt/M.

Prof. Dr. Hermann Manzke
    ehem. Chefarzt des Kinderkrankenhauses Seehospiz »Kaiserin Friedrich« Norderney
    Roesoll 13, 24226 Heikendorf

Prof. Dr. D. Niethammer
    Direktor der Universitäts-Kinderklinik,
    Rümelinstr. 23, 72070 Tübingen

Prof. Dr. Hans-Hartmut Peter
    Direktor der Abteilung für Rheumatologie und Klinische Immunologie,
    Medizinische Universitätsklinik und Poliklinik,
    Hugstetter Str. 55, 79106 Freiburg

Prof. Dr. Jürgen Schaub
    Direktor der Abteilung Allgemeine Pädiatrie am Zentrum Konservative Medizin II der Universität,
    Schwanenweg 20, 24105 Kiel

Prof. Dr. Claus Simon
   Abteilung Allgemeine Pädiatrie am Zentrum Konservative Medizin II der Universität,
   Schwanenweg 20, 24105 Kiel

Prof. Dr. Jochen Tröger
   Direktor der Abteilung für Pädiatrische Radiologie der Universitäts-Kinderklinik,
   Im Neuenheimer Feld 150, 69120 Heidelberg

Prof. Dr. Armin Wessel
   Klinik für Pädiatrische Kardiologie der Universitäts-Kinderklinik,
   Waldweg 33, 37073 Göttingen

Inhaltsverzeichnis

I. **Wachstum und Entwicklung.** C. Simon 1
    1. Altersperioden und Altersnormen 1
    2. Länge 1
    3. Gewicht 2
    4. Skelett 3
    5. Körperoberfläche 4
    6. Kopfumfang und Schädelnähte 4
    7. Zähne 5
    8. Körperproportionen 6
    9. Organentwicklung 6
        a) Herzfrequenz, Blutdruck und Atmung 6
        b) Thymus, Tonsillen, Adenoide 7
        c) Magen-Darm-Trakt 7
        d) Urogenitaltrakt 7
        e) Blut 8
        f) Subkutanes Fettgewebe 8
        g) Nervensystem 9
   10. Motorische und seelisch-geistige Entwicklung 9
   11. Adoleszenz 12

II. **Ernährung und Ernährungsstörungen.** C. Simon 15
    1. Nährstoff- und Nahrungsbedarf 15
        a) Wasserbedarf 15
        b) Energiebedarf 15
        c) Eiweißbedarf 15
        d) Fettbedarf 16
        e) Kohlenhydratbedarf 16
        f) Bedarf an Mineralstoffen 16
        g) Vitaminbedarf 16
    2. Brusternährung 16
    3. Ernährung mit Kuhmilchnahrungen 19
    4. Ernährung nach dem 1. Lebensjahr 23
    5. Ernährungsstörungen 24
        a) Dystrophie und Atrophie 24
        b) Eiweißmangelschaden (Kwashiorkor) 24
        c) Fettsucht 25
        d) Anorexia nervosa 29
        e) Vitamin-D-Mangelrachitis 30
        f) Skorbut (C-Avitaminose) 36
    6. Infusionstherapie und parenterale Ernährung. H. Manzke und C. Simon 36
        a) Wasser- und Elektrolythaushalt 36
        b) Säure-Basen-Stoffwechselstörungen 43
        c) Parenterale Ernährung 44

III. Krankheiten des Neugeborenen. H. Manzke und C. Simon ... 47

1. Das gesunde Neugeborene ... 47
   a) Anatomische Besonderheiten ... 47
   b) Physiologische Besonderheiten ... 49
   c) Die Untersuchungen des Neugeborenen ... 52
2. Frühgeborene ... 53
3. Pränatal dystrophe Neugeborene ... 59
4. Übertragene Neugeborene ... 60
5. Zwillinge ... 61
6. Polyglobulie ... 62
7. Asphyxie ... 62
8. Idiopathisches Atemnotsyndrom ... 67
9. Intrakranielle Blutungen ... 71
10. Hämostasestörungen des Neugeborenen. M. Barthels und C. Simon ... 74
    a) Verminderung des Prothrombinkomplexes ... 74
    b) Melaena spuria ... 75
    c) Intrauterine Blutverluste ... 75
    d) Verbrauchskoagulopathie (DIC = Disseminierte intravasale Coagulation) ... 76
    e) Hereditäre Koagulopathien ... 76
    f) Thrombozytopenische Blutungen ... 76
    g) Blutungen infolge Thrombozytopathie ... 76
    h) Gefäßblutungen ... 76
    i) Thrombosen ... 77
11. Geburtsverletzungen ... 77
12. Pränatale Infektionen ... 80
    a) Röteln ... 80
    b) Zytomegalie ... 83
    c) Lues connata ... 85
    d) Listeriose ... 87
    e) Toxoplasmose ... 87
    f) AIDS ... 88
    g) Andere pränatale Infektionen ... 89
13. Neugeboreneninfektionen ... 90
14. Neugeborene diabetischer Mütter ... 96
15. Rh-Inkompatibilität ... 99
16. AB0-Inkompatibilität ... 105

IV. Klinische Genetik. W. Grote und C. Simon ... 107

1. Vererbungsregeln ... 107
2. Molekulargenetische Untersuchungen bei monogenen Erbkrankheiten ... 112
3. Zytogenetik ... 113
   a) Autosomale Aberrationen ... 118
      α) Aneuploidiesyndrome ... 118
      β) Deletions- und Duplikationssyndrome ... 127
      γ) Chromosomenbruchsyndrome ... 129
   b) Gonosomale Aberrationen ... 129
4. Tumorgenetik ... 137
5. Gentherapie ... 139
6. Angeborene Anomalien ... 140
7. Genetische Beratung und Pränataldiagnostik ... 146

V. Krankheiten des Respirationstraktes. D. Hofmann, C. Simon und D. Harms ... 149

1. Akute Rhinitis ... 149
2. Sinusitis ... 150
3. Tonsillitis und Pharyngitis ... 153

4.	Otitis media	154
5.	Lymphadenitis colli	157
6.	Laryngitis	159
7.	Bronchitis	163
8.	Asthma bronchiale	165
9.	Pneumonie	171

VI. Herzkrankheiten. A. Wessel und C. Simon ... 179

    1. Angeborene Herzfehler ... 179
        a) Allgemeine Vorbemerkungen ... 179
        b) Hämodynamik ... 180
        c) Diagnostik ... 180
    1.1 Azyanotische Herzfehler ... 182
        a) Ventrikelseptumdefekt ... 182
        b) Vorhofseptumdefekt ... 185
        c) Atriumventrikulärer Septumdefekt ... 188
        d) Persistierender Ductus arteriosus Botalli ... 189
        e) Pulmonalklappenstenose mit intaktem Ventrikelseptum ... 191
        f) Aortenstenose ... 194
        g) Aortenisthmusstenose ... 196
    1.2 Zyanotische Herzfehler ... 198
        a) Fallot-Tetralogie ... 198
        b) Transposition der großen Arterien ... 202
        c) Trikuspidalatresie ... 205
        d) Singulärer Ventrikel ... 206
        e) Seltene Herzfehler ... 208
    2. Kardiomyopathien ... 208
        a) Dilatative Kardiomyopathie ... 208
        b) Hypertrophe Kardiomyopathie ... 208
        c) Restriktive Kardiomyopathie ... 209
    3. Entzündliche Herzerkrankungen ... 209
        a) Myokarditis ... 209
        b) Infektiöse Endokarditis ... 210
        c) Perikarditis ... 211
    4. Herzrhythmusstörungen ... 213
        a) Sinusarrhythmie ... 213
        b) Sinusbradykardie ... 213
        c) Sinustachykardie ... 214
        d) Supraventrikuläre Extrasystolie ... 214
        e) Ventrikuläre Extrasystolie ... 215
        f) Paroxysmale supraventrikuläre Tachykardie ... 215
        g) Vorhofflattern und -flimmern ... 215
        h) Ventrikuläre Tachykardie ... 215
        i) AV-Block 1. Grades ... 216
        j) AV-Block 2. Grades ... 216
        k) AV-Block 3. Grades ... 216
    5. Arterielle Hypertension ... 216
    6. Störungen der Kreislaufregulation ... 219
        a) Schock ... 219
        b) Orthostatische Kreislaufdysregulation ... 222

VII. Krankheiten der Verdauungsorgane. C. Simon und D. Harms ... 225

    1. Angeborene und anlagebedingte Krankheiten ... 225
        a) Ösophagusatresie ... 225
        b) Ösophagusstenose ... 227

c)	Dünndarmatresie	228
d)	Dünndarmstenose	229
e)	Kolonatresie und -stenose	229
f)	Anorektale Fehlbildungen	229
g)	Extrahepatische Gallengangsatresie und -aplasie	230
h)	Hypertrophische Pylorusstenose	232
i)	Gleitende Hiatushernie	235
j)	Andere Zwerchfellhernien	237
k)	Rotations- und Fixationsanomalien (Malrotation)	237
l)	Doppelbildungen des Gastrointestinaltraktes	239
m)	Megacolon congenitum (Hirschsprungsche Krankheit)	240
n)	Zystische Fibrose (Mukoviszidose)	240

2. Erworbene Krankheiten ... 248
   - a) Zöliakie ... 248
   - b) Appendizitis ... 251
   - c) Invagination (Intussuszeption) ... 253
   - d) Diarrhoe ... 256
   - e) Colitis ulcerosa ... 263
   - f) Morbus Crohn ... 266
   - g) Portale Hypertension ... 268
   - h) Wurminfektionen ... 269

VIII. Krankheiten des Urogenitaltraktes. C. Simon ... 279

1. Pyelonephritis ... 279
2. Diffuse Glomerulonephritiden ... 284
   - a) Akute Poststreptokokken-Glomerulonephritis ... 285
   - b) Minimal-Change-Glomerulonephritis (mit nephrotischem Syndrom) ... 289
   - c) Chronische Glomerulonephritis ... 293
   - d) Rapid progressive Glomerulonephritis ... 294
3. Hereditäre Tubulopathien ... 295
4. Akutes Nierenversagen ... 296
5. Chronische Niereninsuffizienz ... 299
6. Hodentorsion ... 302
7. Krankheiten des äußeren Genitales ... 303

IX. Krankheiten des Nervensystems. C. Simon ... 309

1. Meningitis ... 309
2. Enzephalitis ... 314
3. Hirngeschwülste. G. Geile und C. Simon ... 319
4. Hydrozephalus. G. Geile und C. Simon ... 324
5. Chronische Subduralhämatome. G. Geile und C. Simon ... 330
6. Infantile Zerebralparese ... 331
7. Minderbegabung ... 335
8. Zerebrale Anfälle ... 340
9. Migräne ... 349
10. Spina bifida. G. Geile und C. Simon ... 350
11. Schädel-Hirn-Traumen. G. Geile und C. Simon ... 354

X. Psychogene Störungen in der Entwicklung des Kindes. G. Gutezeit ... 359

1. Der Verlauf der seelisch-geistigen Entwicklung ... 359
   - a) Die geistige Entwicklung ... 359
   - b) Die emotionale Entwicklung ... 360
   - c) Die soziale Entwicklung ... 360
   - d) Kritische Phasen in der Entwicklung ... 361

  e) Die Entwicklung heterosexueller Beziehungen 362
  f) Drogenkonsum im Kindes- und Jugendalter 363
 2. Psychogene Störungen mit überwiegend psychischer Symptomatik 364
 3. Psychogene Störungen mit überwiegend somatischer Symptomatik 374
 4. Autismus im Kindesalter 382
 5. Psychologische Diagnostik 384
 6. Kind und Krankheit 387
  a) Allgemeine Aspekte der Krankheitsverarbeitung 387
  b) Psychosoziale Aspekte chronischer Erkrankungen im Kindesalter 389
 7. Kind und Krankenhausaufenthalt 391
 8. Sexueller Mißbrauch im Kindesalter 396

XI. Krankheiten der Muskeln, Knochen und Gelenke. C. Simon 399
 1. Duchennesche Muskeldystrophie 399
 2. Myotonien 404
 3. Maligne Hyperthermie 405
 4. Osteomyelitis 405
 5. Konstitutionelle Knochenkrankheiten 408
 6. Rheumatisches Fieber 408
 7. Rheumatoide Arthritis im Kindesalter 412
 8. Systemischer Lupus erythematodes 415
 9. Angeborene Hüftgelenkdysplasie und Hüftgelenkluxation 417
 10. Perthessche Krankheit 419
 11. Scheuermannsche Krankheit 420
 12. Angeborener Klumpfuß 421
 13. Andere angeborene Fußdeformitäten 422

XII. Hautkrankheiten im Kindesalter. E. Christophers und C. Simon 423
 1. Vorbemerkungen 423
 2. Altersdisposition 423
 3. Angeborene Anomalien 424
  a) Ichthyosis 424
  b) Epidermolysis bullosa hereditaria 425
  c) Incontinentia pigmenti 426
  d) Urticaria pigmentosa 427
  e) Psoriasis 428
  f) Andere Anomalien 429
 4. Dermatitiden 431
  a) Atopische Dermatitis 431
  b) Seborrhoische Dermatitis 435
  c) Windeldermatitis 435
  d) Kontaktdermatitis 436
  e) Dermatitis herpetiformis Duhring 436
 5. Exanthematische und allergische Dermatosen 437
  a) Erythema multiforme 437
  b) Erythema nodosum 438
  c) Morbilliformes Arzneimittelexanthem 438
  d) Urtikaria 439
  e) Lyell-Syndrom 440
 6. Photodermatosen 441
 7. Erworbene Krankheiten verschiedener Ätiologie 442
  a) Akne 442
  b) Miliaria und Periporitis 444
  c) Pityriasis rosea 444
  d) Sklerodermie 444

8. Mikrobielle Hautkrankheiten ... 446
9. Scabies (Krätze) ... 447
10. Pediculose ... 448

XIII. Blutkrankheiten. D. Niethammer, M. Barthels und C. Simon ... 449

1. Krankheiten des roten Blutzellsystems. D. Niethammer und C. Simon ... 449
   a) Physiologische Besonderheiten des roten Blutbildes im Kindesalter ... 449
   b) Allgemeines über die Anämien ... 450
   c) Anämien durch gestörte Produktion ... 456
   d) Kongenitale dyserythropoetische Anämien ... 459
   e) Megaloblastäre Anämien ... 459
   f) Eisenmangelanämie ... 459
   g) Eisenmangel bei zyanotischen Herzfehlern ... 461
   h) Andere Mangelanämien ... 461
   i) Sideroblastische Anämien ... 461
   j) Frühgeborenenanämie ... 461
   k) Infektanämie und Anämie bei chronischen Erkrankungen ... 462
   l) Anämie durch Blutverluste ... 462
   m) Hämolytische Anämien ... 463
   n) Konstitutionelle hämolytische Anämien ... 463
   o) Erworbene hämolytische Anämien ... 468
2. Krankheiten des Leukozytensystems. D. Niethammer und C. Simon ... 469
   a) Physiologische Besonderheiten des weißen Blutbildes im Kindesalter ... 469
   b) Reaktive Veränderungen des weißen Blutbildes ... 469
   c) Agranulozytose und Neutropenie ... 470
   d) Leukämien ... 470
3. Blutstillungsstörungen. M. Barthels und C. Simon ... 478
   a) Koagulopathien ... 481
   b) Thrombophilien ... 492
   c) Thrombozytopathien ... 492
   d) Vasopathien ... 496

XIV. Zelluläre und humorale Immundefizienz. H.-H. Peter und C. Simon ... 499

1. Ontogenese, Organisation und Funktion des menschlichen Immunsystems ... 499
   a) Die natürliche Resistenz ... 500
   b) Das unspezifische Immunsystem ... 501
   c) Das spezifische Immunsystem ... 504
   d) Das Komplementsystem ... 508
2. Diagnostische Verfahren zur Sicherung eines Immundefekts ... 510
3. Immundefektsyndrome ... 512
A. Primäre Immundefekte mit vorwiegender Störung der Antikörperbildung ... 513
   a) Kongenitale Agammaglobulinämien ... 513
   b) Kongenitale Dysgammaglobulinämien ... 513
   c) Variable Hypogammaglobulinämie (Common Variable Immuno-Deficiency, CVID) ... 516
B. Primäre Immundefekte mit Störungen der T-Zell-Immunität ... 517
   a) Schwere kombinierte Immundefekte (Severe Combined Immuno-Deficiency, SCID) ... 517
   b) Kombinierter Immundefekt (Nezelof-Syndrom) ... 519
   c) Kombinierte Immundefizienz bei Purin-Nukleosid-Phosphorylase-(PNP-)Mangel ... 519
   d) DiGeorge-Syndrom ... 519
   e) Ataxia teleangiectatica (Louis-Bar-Syndrom) ... 520
   f) Wiskott-Aldrich-Syndrom ... 521
   g) Hyper-IgE- oder Job-Syndrom ... 521

  h) Chronische mukokutane Candidiasis 522
  i) Primäre intestinale Lymphangiektasie 522
 C. Immundefizienz bei Virusinfektionen 523
  a) Erworbenes Immundefektsyndrom (AIDS) 523
  b) Epstein-Barr-Virusinfektion und Immundefizienz 524
 D. Granulozytendefekte 525
  a) Progressive septische Granulomatose 525
  b) Chédiak-Higashi-Syndrom 525
  c) Kongenitaler Adhärenzproteindefekt (Leucocyte adherence deficiency, LAD) 526
  d) Hereditärer Myeloperoxydasedefekt 527
 E. Komplementdefekte 527
  a) Hereditäres angioneurotisches Ödem 527

XV. Krankheiten der endokrinen Drüsen. A. Grüters und C. Simon 529

 1. Schilddrüsenerkrankungen 529
  a) Physiologische Grundlagen 529
  b) Hypothyreose 530
  c) Hyperthyreose 532
  d) Struma 534
  e) Schilddrüsentumoren 535
 2. Erkrankungen der Nebennieren 536
  a) Physiologie 536
  b) Nebennierenunterfunktion 536
  c) Erworbene Nebenniereninsuffizienz (Addison-Krankheit) 536
  d) Adrenogenitales Syndrom 537
  e) Nebennierenüberfunktion 540
 3. Hypophysäre und hypothalamische Störungen 541
  a) Physiologie 541
  b) Wachstumshormonmangel 542
  c) Hypophysärer Gigantismus 546
  d) Zentraler Diabetes insipidus 547
  e) Syndrom der inadäquaten ADH-Sekretion 547
  f) Kombinierter Hypophysenhormonmangel (Panhypopituitarismus) 548
 4. Abweichungen des Pubertätsablaufs 548
  a) Pubertas praecox 548
  b) Hypogonadotroper Hypogonadismus 549
 5. Störungen der Sexualdifferenzierung 550
  a) Physiologie 550
  b) Hermaphroditismus verus 551
  c) Gonadendysgenesie 552
  d) Pseudohermaphroditismus masculinus 552
  e) Testosteronsynthesedefekte 552
  f) Androgenrezeptordefekte 553
  g) Pseudohermaphroditismus femininus 553
 6. Störungen der Parathormonsekretion 554
  a) Physiologie 554
  b) Hypoparathyreoidismus 554
  c) Hyperparathyreoidismus 555

XVI. Stoffwechselkrankheiten. J. Schaub und C. Simon 557

 1. Grundlagen der biochemischen Genetik 557
 2. Screening angeborener Stoffwechselkrankheiten 558
  a) Neugeborenen-Massenscreening 558
  b) Selektives Screening 559

3. Störungen im Stoffwechsel der Aminosäuren ... 560
   a) Phenylketonurie ... 560
4. Störungen im Stoffwechsel des Harnstoffzyklus (Hyperammoniämien) ... 563
5. Störungen im Stoffwechsel der Monosaccharide ... 564
   a) Galaktosämie ... 564
   b) Hereditäre Fruktoseintoleranz ... 566
   c) Andere Störungen ... 567
6. Störungen im Stoffwechsel der Polysaccharide (Glykogenosen) ... 567
   a) Glykogenose Typ Ia ... 567
   b) Glykogenose Typ II (Pompe) ... 569
7. Lysosomale Speicherkrankheiten ... 570
   a) Sphingolipidosen ... 570
   b) Mukopolysaccharidosen ... 573
   c) Andere lysosomale Speicherkrankheiten ... 574
8. Peroxismale Krankheiten ... 575
   a) Zellweger-Syndrom ... 575
   b) X-chromosomal vererbte Adrenoleukodystrophie ... 575
   c) Rhizomele Chondrodysplasia punctata ... 575
9. Wilsonsche Krankheit ... 575
10. Menkes-Syndrom ... 577
11. Lesch-Nyhan-Syndrom ... 577
12. Hyper- und Hypolipoproteinämien ... 578
13. Diabetes mellitus Typ I ... 580
14. Ketotische Hypoglykämie ... 584
15. Hypoglykämien mit Hyperinsulinismus ... 584

XVII. Pädiatrische Onkologie. D. Niethammer, D. Harms und C. Simon ... 587

1. Allgemeine Vorbemerkungen ... 587
   a) Vorkommen ... 587
   b) Ursachen ... 587
   c) Biologisches Verhalten kindlicher Tumoren ... 588
   d) Prognose ... 589
   e) Kombinationstherapie ... 589
   f) Einteilung der Geschwülste ... 591
2. Gutartige Geschwülste ... 591
3. Maligne Geschwülste ... 595
   a) Embryonale Geschwülste ... 595
   b) Teratome und andere Keimzelltumoren ... 602
4. Geschwülste vom juvenilen Typ ... 605
   a) Osteosarkom ... 605
   b) Ewing-Sarkom ... 606
   c) Leukämien ... 607
   d) Maligne Lymphome im Kindesalter ... 607
5. Histiozytosen ... 611
   a) Langerhans-Zell-Histiozytosen ... 612
   b) Nicht-Langerhans-Zell-Histiozytosen ... 614
8. Geschwülste vom adulten Typ ... 614
   a) Schilddrüsenkarzinome ... 614
   b) Phäochromozytom ... 615
   c) Leydigscher Zwischenzelltumor ... 616
   d) Ovarialtumoren ... 616

XVIII. Plötzlicher unerwarteter Kindstod. C. Simon ... 617

XIX. Infektionskrankheiten. C. Simon ... 619

1. Masern (Morbilli) ... 619
2. Röteln ... 621
3. Exanthema subitum (Drei-Tage-Fieber) ... 622
4. Erythema infectiosum (Ringelröteln) ... 625
5. Windpocken (Varizellen) ... 625
6. Herpes simplex ... 627
7. AIDS bei Kindern ... 628
8. Mumps (Parotitis epidemica) ... 630
9. Infektiöse Mononukleose (Pfeiffersches Drüsenfieber) ... 631
10. Virushepatitiden ... 632
11. Poliomyelitis (Spinale Kinderlähmung) ... 637
12. Keuchhusten (Pertussis) ... 639
13. Tuberkulose ... 640
14. Diphtherie ... 647
15. Scharlach (Scarlatina) ... 649
16. Typhus abdominalis ... 650
17. Septikämie (Sepsis) ... 652
18. Lymesche Krankheit ... 654
19. Katzenkratzkrankheit ... 655

XX. Impfungen. C. Simon ... 659

1. Vorbemerkungen ... 659
2. Poliomyelitis-Schutzimpfung ... 662
3. Masern-Schutzimpfung ... 663
4. Mumps-Schutzimpfung ... 664
5. Röteln-Schutzimpfung ... 664
6. Grippe-Schutzimpfung ... 665
7. Tollwut-Schutzimpfung ... 665
8. Hepatitis-B-Schutzimpfung ... 665
9. Varizellen-Schutzimpfung ... 666
10. Diphtherie-Schutzimpfung ... 667
11. Tetanus-Schutzimpfung ... 668
12. Tuberkulose-Schutzimpfung ... 668
13. Pertussis-Schutzimpfung ... 668
14. Pneumokokken-Schutzimpfung ... 669
15. Haemophilus-Schutzimpfung ... 669
16. Impfungen bei Reisen in bestimmte Länder ... 670

XXI. Bildgebende Diagnostik. J. Tröger und C. Simon ... 671

XXII. Unfälle und Vergiftungen im Kindesalter. C. Simon ... 691

XXIII. Die Rechte behinderter Kinder. C. Simon ... 697

XXIV. Tabellarischer Anhang. C. Simon ... 701

1. Richtwerte ... 703
   a) Richtwerte im Blut ... 703
   b) Richtwerte im Harn ... 707
   c) Richtwerte im Liquor ... 708

2. Körpermaße 709
   a) Körperlänge und -gewicht in Abhängigkeit vom Alter (Perzentilenwerte) 709
   b) Wachstumsrate (Körpergröße) 710
   c) Kopfumfang bei Jungen und Mädchen 711
3. Arzneimitteldosierung 712
   a) Vorbemerkungen 712
   b) Dosierung der wichtigsten Medikamente im Kindesalter 714
   c) Tagesdosen wichtiger Antibiotika bei Kindern und Erwachsenen 722
   d) Antibiotikadosierung bei Kindern im 1. Lebensmonat 723
   e) Tagesdosen wichtiger Virustatika bei Erwachsenen und Kindern 723
   f) Dosierung der wichtigsten Antikonvulsiva im Kindesalter (Langzeittherapie) 724

Sachverzeichnis 725

I. Wachstum und Entwicklung

C. Simon

1. Altersperioden und Altersnormen

Die Kindheit und Jugend lassen sich in folgende Abschnitte einteilen:
1. Neugeborenenperiode (1.–4. Lebenswoche),
2. Säuglingsperiode (1. Jahr),
3. Kleinkindesalter (2.–6. Jahr),
4. frühes Schulalter (7.–10. Jahr),
5. Adoleszenz (11.–18. Jahr).

Die sich in diesen Perioden vollziehende Wandlung hängt von einer Reihe von Entwicklungsfaktoren ab: Geschlecht, Vererbung, Ernährung, soziales Milieu, Krankheiten usw.

Bei der Aufstellung von Altersnormen muß die große Variationsbreite der bei gesunden Kindern gefundenen Entwicklungsdaten berücksichtigt werden. Hier bedient man sich statistischer Methoden und gibt bei einer gemessenen Eigenschaft an, wie groß bei einer Normalverteilung die Abweichung des Mittelwertes von der **Standardabweichung** ist (Abb. 1). Die **Perzentilen** bezeichnen die Rangposition eines Wertes in einer Verteilung (bezogen auf 100). Eine bestimmte Perzentile bedeutet, wieviele gleichaltrige Kinder (in %) einen gleichen oder niedrigeren Wert haben. Wenn die Körperlänge eines Kindes z. B. auf die 70. Perzentile fällt, sind 70% gleichaltriger Kinder gleich groß oder kleiner. Bei Normalverteilung (entsprechend der Gauss'schen Verteilungskurve) sind Perzentilen und Standardabweichungen vergleichbar; dann entspricht die 16. bzw. 84. Perzentile etwa der einfachen Standardabweichung ($\pm 1\,\sigma$), die 3. bzw. 97. Perzentile ungefähr der zweifachen Standardabweichung ($\pm 2\,\sigma$) und die 1. bzw. 99. Perzentile ungefähr der dreifachen Standardabweichung ($\pm 3\,\sigma$). Der Bereich zwischen 3. und 97. Perzentile umfaßt (bezogen auf die Standardabweichung) 95% der Normalwerte, der Bereich zwischen 1. und 99. Perzentile ungefähr 99% der Normalwerte. Kinder mit signifikanter Wachstumsverzögerung oder -beschleunigung weichen im allgemeinen mehr als 3,5 Standardabweichungen vom altersbezogenen Wert ab. Kinder mit Werten zwischen 2,5 und 3,5 Standardabweichungen liegen im Grenzbereich und sollten ebenfalls genauer untersucht werden.

2. Länge

Bei der Geburt beträgt die Körperlänge bei Jungen im Durchschnitt 50 cm (in 95% zwischen 46 und 54 cm). Mädchen und erstgeborene Kinder sind im Mittel 1 cm kürzer. Die **Längenzunahme** ist in den ersten 2 Lebensjahren schneller als in den folgenden Jahren (Abb. 2).

> Mit 4 Jahren haben die meisten Kinder die bei der Geburt gemessene Körperlänge verdoppelt.

Danach verlangsamt sich das Längenwachstum pro Jahr. Eine Wachstumsbeschleunigung (den Pubertätswachstumsschub) gibt es später bei Mädchen mit 11–13 Jahren, bei Jungen mit 12–15 Jahren (in der ersten Hälfte der Pubertät infolge der in diesem Alter vermehrten Produktion von gonadalen Steroiden). Dieser Zeitpunkt schwankt aber individuell um 2–4 Jahre. Je früher die Pubertät begonnen hat, um so früher hört das Längenwachstum auf.

> Heute beträgt in unserer Bevölkerung die mittlere Körpergröße gesunder Mädchen mit 18 Jahren 167 cm, die gesunder Jungen 180 cm.

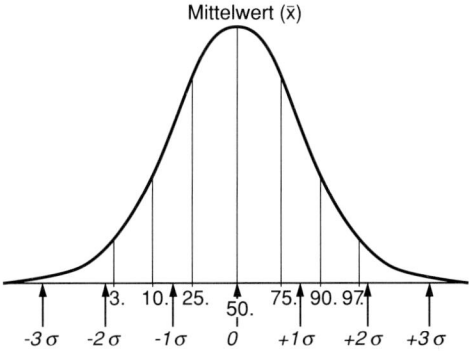

Abb. 1. Theoretische Normalverteilungskurve eines Merkmals bei einem Kollektiv gleichaltriger Jungen. Die Perzentilen geben eine bestimmte Stellung innerhalb dieser Verteilung an. Die doppelte Standardabweichung ($\pm 2\,\sigma$) entspricht etwa der 3. bzw. 97. Perzentile. Im 3-σ-Bereich liegen 99,7% aller Werte.

I. Wachstum und Entwicklung

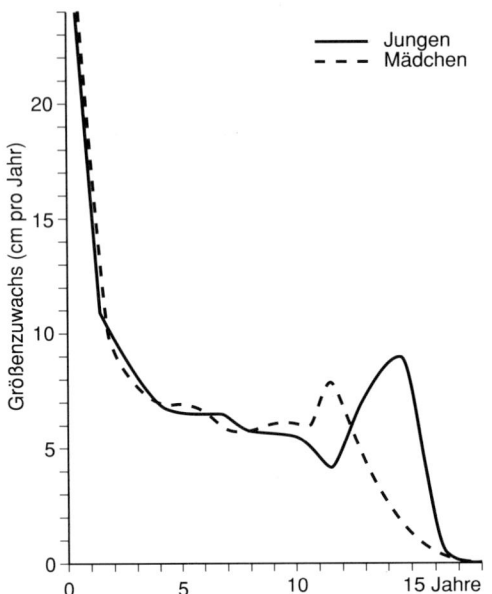

Abb. 2. Wachstumsgeschwindigkeit (Größenzunahme in cm pro Jahr) bei Mädchen (gestrichelte Linie) und Jungen (durchgezogene Linie) nach Bayley.

Die genaue Ursache dieser Erscheinung ist nicht bekannt (bessere Ernährung? kürzer dauernde Krankheiten? bessere Hygiene?). Im Zusammenhang damit tritt die Menarche heute um einige Jahre früher ein (im Durchschnitt mit 13 Jahren).

3. Gewicht

Das Geburtsgewicht hängt von der Tragezeit und einer Reihe von pränatalen Faktoren (Plazentafunktion, Krankheiten der Mutter oder des Feten, Mißbildungen usw.) ab. Das gesunde männliche Neugeborene wiegt im Durchschnitt 3,4 kg (in 95% zwischen 2,5 und 4,2 kg). Jungen sind im Mittel etwas schwerer als Mädchen, erstgeborene Kinder leichter als die nachfolgenden Geschwister. Die physiologische Gewichtsabnahme in den ersten 4 Lebenstagen, die durch den Verlust an extrazellulärer Flüssigkeit, den Mekoniumabgang und die noch geringe Nahrungsaufnahme erklärt wird, kann bis zu 10% des Geburtsgewichtes betragen; letzteres wird im Durchschnitt nach 8–10 Tagen wieder erreicht. Im 1. Lebensvierteljahr nimmt das Kind täglich etwa 25 g an

Um eine Wachstumsstörung rechtzeitig zu erkennen, sollte bei jedem Kind wenigstens einmal im Jahr die Körperlänge an der gleichen Meßlatte gemessen und mit Datum aufgeschrieben werden (der Meßfehler beträgt ±0,5 cm). Saisonale Schwankungen sind möglich (im Herbst und Winter wachsen Kinder häufig langsamer als im Frühling und Sommer).

Die jährliche **Wachstumsrate** unterliegt je nach Alter individuellen Schwankungen (Abb. 3). Abweichungen der Wachstumsrate um 2σ (entsprechend der 3. bzw. 97. Perzentile) sind auf eine krankhafte Störung verdächtig.

Eine Wachstumsrate von <4 cm pro Jahr ist fast immer abnorm (außer unmittelbar vor Beginn und am Ende des Pubertätswachstumsschubs).

Bei stärkerer Abweichung vom Mittelwert kann durch eine Röntgenaufnahme der Hand das Knochenalter (s. u.) bestimmt werden, welches dann häufig nicht mit dem Lebensalter übereinstimmt (verschiedene Ursachen sind möglich, s. S. 543).

Unter **Akzeleration** versteht man die besonders vom 7. Lebensjahr ab zu beobachtende, im Vergleich zu früheren Jahrzehnten beschleunigte Größen- und Gewichtszunahme im Kindesalter, welche dazu führt, daß die Erwachsenen heute im Durchschnitt um 10 cm größer sind als vor 100 Jahren (sog. säkularer Trend).

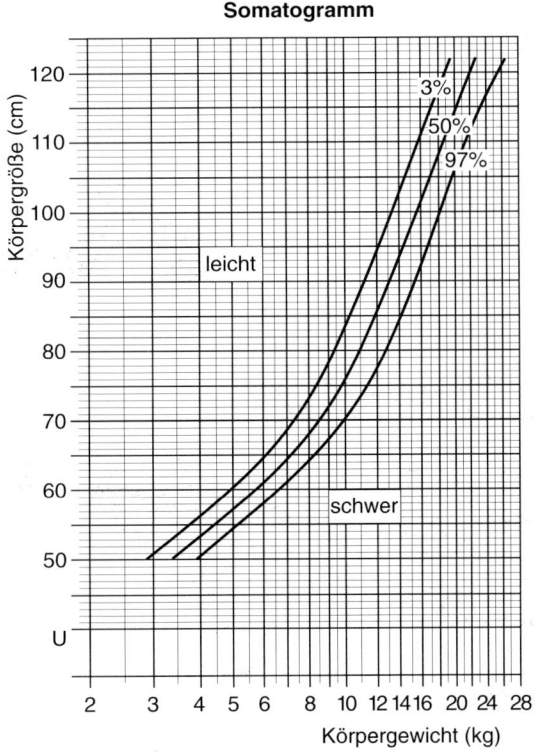

Abb. 3. Beziehung zwischen Körperlänge und -gewicht bei Kindern in den ersten 6 Lebensjahren.

Tab. 1. Beziehung von Körperlänge und Körpergewicht
(nach Angaben des National Center for Health Statistics, USA).

Länge (cm)	Gewicht (kg) – Perzentilen													
	Jungen							Mädchen						
	5.	10.	25.	50.	75.	90.	95.	5.	10.	25.	50.	75.	90.	95.
90– 92	11,70	11,97	12,59	13,41	14,35	15,25	15,72	11,45	11,67	12,29	13,14	14,11	14,98	15,74
92– 94	12,07	12,36	13,03	13,89	14,64	15,87	16,41	11,86	12,10	12,74	13,63	14,63	15,57	16,42
94– 96	12,46	12,77	13,49	14,38	15,34	16,45	17,06	12,26	12,53	13,21	14,12	15,14	16,13	17,05
96– 98	12,87	13,21	13,98	14,89	15,87	17,01	17,69	12,66	12,97	13,70	14,62	15,66	16,69	17,65
98–100	13,31	13,67	14,48	15,43	16,41	17,56	18,29	13,06	13,42	14,19	15,13	16,19	17,24	18,23
100–102	13,77	14,15	15,00	15,98	16,98	18,11	18,89	13,48	13,88	14,69	15,65	16,73	17,80	18,80
102–104	14,25	14,65	15,54	16,65	17,57	18,67	19,50	13,91	14,36	15,21	16,20	17,28	18,38	19,38
104–106	14,76	15,18	16,10	17,13	18,18	19,25	20,12	14,36	14,85	15,75	16,75	17,86	18,98	19,98
106–108	15,30	15,73	16,68	17,74	18,62	19,86	20,76	14,84	15,37	16,30	17,33	18,46	19,62	20,61
108–110	15,85	16,31	17,28	18,37	19,49	20,51	21,45	15,35	15,91	16,87	17,94	19,09	20,30	21,29
110–112	16,43	16,91	17,90	19,02	20,18	21,22	22,18	15,90	16,48	17,47	18,56	19,76	21,03	22,03
112–114	17,04	17,53	18,54	19,70	20,91	21,98	22,98	16,48	17,09	18,08	19,22	20,47	21,81	22,84
114–116	17,66	18,18	19,20	20,39	21,66	22,62	23,85	17,11	17,72	18,72	19,91	21,23	22,67	23,73
116–118	18,32	18,85	19,89	21,11	22,45	23,73	24,80	17,77	18,40	19,40	20,64	22,04	23,60	24,71
118–120	18,99	19,55	20,60	21,85	23,28	24,73	25,83	18,48	19,11	20,11	21,42	22,92	24,62	25,81
120–122	19,70	20,28	21,34	22,63	24,15	25,80	26,96	19,22	19,85	20,87	22,25	23,88	25,73	27,03
122–124	20,43	21,03	22,11	23,45	25,07	26,96	28,18	19,99	20,64	21,68	23,13	24,91	26,95	28,37
124–126	21,20	21,82	22,92	24,32	26,05	28,18	29,50	20,80	21,47	22,54	24,09	26,05	28,27	29,87
126–128	21,99	22,64	23,77	25,24	27,10	29,48	30,92	21,65	22,34	23,47	25,11	27,28	29,71	31,51
128–130	22,82	23,50	24,67	26,22	28,21	30,86	32,44	22,53	23,25	24,46	26,22	28,63	31,28	33,33
130–132	23,69	24,59	25,62	27,26	29,41	32,31	34,07	23,44	24,22	25,52	27,40	30,09	32,99	35,33
132–134	24,59	25,32	26,62	28,38	30,68	33,82	35,81	24,38	25,22	26,66	28,68	31,68	34,84	37,53
134–136	25,53	26,30	27,68	29,58	32,05	35,40	37,67	25,35	26,28	27,88	30,06	33,41	36,84	39,93
136–138	26,51	27,32	28,80	30,86	33,51	37,05	39,65	26,34	27,39	29,19	31,54	35,29	39,01	42,54
138–140	27,53	28,38	29,99	32,23	35,08	38,77	41,74							
140–142	28,59	29,48	31,25	33,70	36,75	40,55	43,97							
142–144	29,70	30,64	32,58	35,27	38,54	42,39	46,32							
144–146	30,86	31,85	34,00	36,95	40,45	44,29	48,80							

Gewicht zu, im 2. Vierteljahr täglich 20 g, im 3. Vierteljahr 15 g und im 4. Vierteljahr 10 g.

Dabei verdoppelt es sein Geburtsgewicht im Alter von 5 Monaten; eine Verdreifachung findet mit 1 Jahr, eine Vervierfachung mit 2½ Jahren, eine Versechsfachung mit 6 Jahren und eine Verzehnfachung mit 10 Jahren statt.

Das Körpergewicht steht aber nicht nur in Beziehung zum Alter (Abb. 3), sondern auch zur Körperlänge (Tab. 1), welche bei der Beurteilung heranzuziehen ist. Eine krankhafte Gewichtszunahme oder -abnahme erkennt man am besten an der Gewichtskurve, wenn diese von der anfänglichen Perzentilenkurve abweicht und später den Perzentilenbereich verläßt.

4. Skelett

Die **Skelettreifung** läßt sich an der Zahl, Größe und Ausformung der Knochenkerne, an dem

Abstand zwischen Epiphysenkern und provisorischer Verkalkungszone und an dem Ausmaß des bereits eingetretenen Epiphysenschlusses erkennen. Dazu benutzt man vom 3. Lebensmonat an eine Röntgenaufnahme der Hand (Abb. 4), während beim Neugeborenen und im 1. Trimenon eine Röntgenaufnahme von Knie, Unterschenkel und Fuß besser geeignet ist. –

Der Begriff **Knochenalter** bedeutet die durchschnittliche Skelettreifung gesunder Kinder in Beziehung zum chronologischen Alter.

Dabei ist mit bestimmten individuellen Schwankungen zu rechnen (z. B. im 2. Lebensjahr um 4 Monate, im 3. Jahr um 6 Monate, im 7. Jahr um 10 Monate, danach um 12–15 Monate). In der Adoleszenz entspricht das Knochenalter mehr dem Grad der sexuellen Reifung als dem Lebensalter. Zwischen Knochenalter, Längenalter und chronologischem Alter bestehen bei bestimmten Formen des Minderwuchses und Riesenwuchses charakteristische Beziehungen, welche diagnostisch verwertbar sind. Nach der Pubertät kommt es allmählich zum Epiphysenschluß und zum Aufhören des Wachstums.

Die **prospektive Endlänge** (individuelle Erwachsenengröße) läßt sich ungefähr voraussagen, wenn man das Knochenalter und die schon erreichte Körpergröße eines Kindes kennt und wenn keine krankhafte Wachstumsstörung vorliegt.

Man benutzt dazu Tabellen, in denen angegeben ist, wieviel Prozent der zu erwartenden Erwachsenengröße bei einem gegebenen Knochenalter erreicht sind. Die prospektive Endlänge wird bei relativ großen Kindern berechnet, um bei drohendem familiären Großwuchs rechtzeitig mit einer wachstumsbegrenzenden Hormontherapie beginnen zu können.

Um genetische Einflüsse auf die Länge eines Kindes und seine spätere Erwachsenengröße zu verstehen, kann man die mittlere Elternlänge berechnen und deren Perzentile zur Perzentile des Kindes in Beziehung setzen. Wenn diese mehr als 2,5 Standardabweichungen abweicht, ist eine krankhafte Wachstumsstörung wahrscheinlich. Üblicherweise korrigiert man die mittlere Elternlänge um den Wert 6,5 cm nach oben für Jungen, nach unten für Mädchen (wegen des Größenunterschiedes zwischen erwachsenen Männern und Frauen) und zählt außerdem 2–3 cm hinzu (für den säkularen Trend).

Die so korrigierte mittlere Elternlänge wird als »**Zielgröße**« bezeichnet.

Sie hat wegen der interfamiliären Variation eine erhebliche individuelle Streuung von ± 8,5 cm, ermöglicht aber eine Orientierung über den genetisch zu erwartenden Wachstumsverlauf eines Kindes.

5. Körperoberfläche

Die Körperoberfläche des Kindes ist für die Dosierung bestimmter Medikamente und für Clearance- und Stoffwechseluntersuchungen ein besserer Bezugsstandard als das Körpergewicht, welches mit dem Alter nicht linear proportional zur Körperoberfläche ansteigt. Die Körperoberfläche läßt sich aus der Größe und dem Gewicht eines Kindes mit Hilfe eines Nomogrammes bestimmen (S. 718). Im Durchschnitt beträgt die Körperoberfläche bei

Neugeborenen	¼ m²,
2jährigen Kindern	½ m²,
9jährigen Kindern	1 m²,
Erwachsenen	1,73 m².

6. Kopfumfang und Schädelnähte

Der **Kopfumfang** und seine Größenzunahme sind für die Verdachtsdiagnose einer Mikrozephalie (S. 337) oder eines Hydrozephalus (S. 324) wichtig. Die maximale frontookzipitale Zirkumferenz beträgt nach der Geburt 34–36 cm und steigt im 6. Monat auf 43–44 cm, am Ende des 1. Jahres auf 46–48 cm und im 5. Jahr auf 51–52 cm an. Wie Abb. 8 (S. 327) zeigt, ist die Zuwachsrate in den ersten Lebenswochen am größten. Da der Kopfumfang bei gesunden Kin-

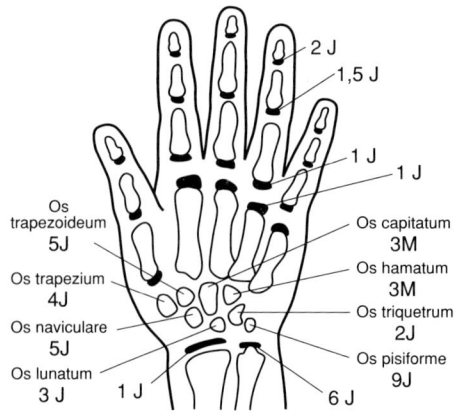

Abb. 4. Erstnachweis der Ossifikationszentren an der Hand im Röntgenbild: M = Monate; J = Jahre.

dern eine beträchtliche Streuung aufweist, kann die Beurteilung eines Einzelwertes schwierig sein.

Bei abnormer Größe eines Kindes ist es zweckmäßig, den Kopfumfang auf die Körperlänge zu beziehen (Tab. 2). Aufschlußreicher sind Verlaufsuntersuchungen, bei denen die Zunahme des Kopfumfanges eines Kindes mit der normalen Wachstumsgeschwindigkeit bei gesunden Kindern verglichen wird (Abb. 4, S. 715).

Die vordere (große) **Fontanelle** kann in den ersten Lebensmonaten noch wachsen, vor allem, wenn sie bei der Geburt relativ klein gewesen ist; spätestens ab dem 6. Lebensmonat verkleinert sie sich allmählich und ist in der Regel mit 9–18 Monaten geschlossen. Manchmal sieht oder fühlt man normalerweise ein Pulsieren der großen Fontanelle, die jedoch nicht vorgewölbt ist. Die hintere (kleine) Fontanelle schließt sich wenige Wochen nach der Geburt. Sie sollte beim reifen Neugeborenen nicht >5 mm weit offen sein. – Die **Schädelnähte**, welche nach der Geburt als Vertiefung fühlbar sein können, sind am Ende des 6. Monats nicht mehr palpabel. Auf dem Röntgenbild ist eine Verknöcherung der Schädelnähte erst in der Adoleszenz erkennbar.

Die Keilbeinhöhlen und die Kieferhöhlen sind bei der Geburt noch sehr klein und pneumatisieren allmählich im Alter von 3–5 Jahren. Die Stirnhöhlen entwickeln sich erst mit 6–10 Jahren. Nur die Siebbeinzellen sind schon bei der Geburt angelegt und vergrößern sich rascher. Das Antrum ist bei der Geburt als eine einzige Zelle vorhanden, von der die Pneumatisation des Mastoids schubweise fortschreitet. Sie ist mit 5 Jahren abgeschlossen.

7. Zähne

Der Zahndurchbruch beginnt im Durchschnitt im 6. Monat, nicht selten früher oder erst am Ende des 1. Jahres. Im Alter von 2½ Jahren sind gewöhnlich alle 20 **Milchzähne** durchgebrochen, und zwar in folgender Reihenfolge:

2 untere zentrale Schneidezähne,
4 obere Schneidezähne,
2 untere laterale Schneidezähne,
4 Eckzähne,
8 hintere Backenzähne.

Unmittelbar vor dem Zahndurchbruch ist das Zahnfleisch gerötet und geschwollen. Ein Teil der Kinder hat dadurch Schmerzen, ist unruhig, leidet unter Schlafstö-

Tab. 2. Beziehung zwischen Alter, Körperlänge und Kopfumfang.

Alter		Jungen Perzentile							Mädchen Perzentile						
		5.	10.	25.	50.	75.	90.	95.	5.	10.	25.	50.	75.	90.	95.
Geburt	L	46,4	47,5	49,0	50,5	51,8	53,5	54,4	45,4	46,5	48,2	49,9	51,0	52,0	52,9
	K	32,6	33,0	33,9	34,8	35,6	36,6	37,2	32,1	32,9	33,5	34,3	34,8	35,5	35,9
1 M	L	50,4	51,3	53,0	54,6	56,2	57,7	58,6	49,2	50,2	51,9	53,5	54,9	56,1	56,9
	K	34,9	35,4	36,2	37,2	38,1	39,0	39,6	34,2	34,8	35,6	36,4	37,1	37,8	38,3
3 M	L	56,7	57,7	59,4	61,1	63,0	64,5	65,4	55,4	56,2	57,8	59,5	61,2	62,7	63,4
	K	38,4	38,9	39,7	40,6	41,7	42,5	43,1	37,3	37,8	37,7	39,5	40,4	41,2	41,7
6 M	L	63,4	64,4	66,1	67,8	69,7	71,3	72,3	61,8	62,6	64,2	65,9	67,8	69,4	70,2
	K	41,5	42,0	42,8	43,8	44,7	45,6	46,2	40,3	40,9	41,6	42,4	43,3	44,1	44,6
9 M	L	68,0	69,1	70,6	72,3	74,0	75,9	77,1	66,1	67,0	68,7	70,4	72,4	74,0	75,0
	K	43,5	44,0	44,8	45,8	46,6	47,5	48,1	42,3	42,8	43,5	44,3	45,1	46,0	46,4
12 M	L	71,7	72,8	74,3	76,1	77,7	79,8	81,2	69,8	70,8	72,4	74,3	76,3	78,0	79,1
	K	44,8	45,3	46,1	47,0	47,9	48,8	49,3	43,5	44,1	44,8	45,6	46,4	47,2	47,6
18 M	L	77,5	78,7	80,5	82,4	84,3	86,6	88,1	76,0	77,2	78,8	80,9	83,0	85,0	86,1
	K	46,3	46,7	47,4	48,4	49,3	50,1	50,6	45,0	45,6	46,3	47,1	47,9	48,6	49,1
24 M	L	82,3	83,5	85,6	87,6	89,9	92,2	93,8	81,3	82,5	84,2	86,5	88,7	90,8	92,0
	K	47,3	47,7	48,3	49,2	50,2	51,0	51,4	46,1	46,5	47,3	48,1	48,8	49,6	50,1
30 M	L	87,0	88,2	90,1	92,3	94,6	97,0	98,7	86,0	87,0	88,9	91,3	93,7	95,6	96,9
	K	48,0	48,4	49,1	49,9	51,1	51,7	52,2	47,0	47,3	48,0	48,8	49,4	50,3	50,8
36 M	L	91,2	92,4	94,2	96,5	98,9	101,4	103,1	90,0	91,0	93,1	95,5	98,1	100,0	101,5
	K	48,6	49,0	49,7	50,5	51,5	52,3	52,8	47,5	47,9	48,5	49,3	50,0	50,8	51,4

M = Monate; L = Körperlänge (cm); K = Kopfumfang (cm).

rungen und hat manchmal auch Fieber. Krämpfe haben andere Ursachen. Offenbar werden die Schmerzen gelindert, wenn das Kind auf einen stumpfen festen Gegenstand beißen kann. Beim Zusammenbeißen überragen die oberen Schneidezähne normalerweise die unteren um 1–2 mm. Die unteren Backenzähne stehen eine halbe Zahnbreite vor den oberen Backenzähnen. Zwischen den Schneidezähnen des Milchgebisses bestehen oft Lücken. Die Farbe der Milchzähne ist hellweiß, während die bleibenden Zähne oft gelblich sind. Es ist wichtig, daß die Milchzähne gesund bleiben und nicht vorzeitig ausfallen oder gezogen werden müssen, damit sich die Nachbarzähne nicht verschieben und den Durchbruch der bleibenden Zähne behindern.

Ein **verspäteter Zahndurchbruch** kann z. B. auf einer schweren Ernährungsstörung, einer Rachitis (s. S. 31) oder einer Schilddrüsenunterfunktion (s. S. 530) beruhen. Die häufigste Ursache ist die in der Regel harmlose konstitutionelle Entwicklungsverzögerung (s. S. 544). Wenn einzelne bleibende Zähne nicht oder zu spät durchbrechen, gibt es verschiedene Gründe: Fehlstellung der Zähne, überzählige Zähne, Fehlen der Zahnanlage, Zysten im Kiefer u. a.

Gebißanomalien: Wenn sich die Zähne beim Zusammenbeißen nur hinten berühren, vorn aber nicht, liegt ein **offener Biß** vor. Eine andere Fehlbildung ist die **Prognathie**, bei der der Oberkiefer zu weit vorsteht und das Kinn zurückgezogen ist; dabei berühren die unteren seitlichen Zähne bei geschlossenem Mund die entsprechenden oberen Zähne. Diese falsche Zahnstellung ist im allgemeinen erblich, kann aber auch durch längeres Daumen- oder Fingerlutschen verstärkt werden. Durch Daumenlutschen werden manchmal die oberen Schneidezähne des Milchgebisses nach vorn gedrückt; dabei kann der gesamte Oberkiefer verformt werden (sog. **Schmalkiefer**). Wenn das Kinn unnormal weit vorragt, spricht man von **Progenie**. Dabei berühren die unteren seitlichen Zähne die entsprechenden oberen Zähne zu weit vorn.

Offener Biß, Prognathie und Progenie lassen sich durch kieferorthopädische Maßnahmen beseitigen. Dabei kommt es auf den rechtzeitigen Behandlungsbeginn an. Die Korrektur einer Gebißanomalie ist nicht nur für die Kaufunktion wichtig, sondern beeinflußt auch die Gesichtsform.

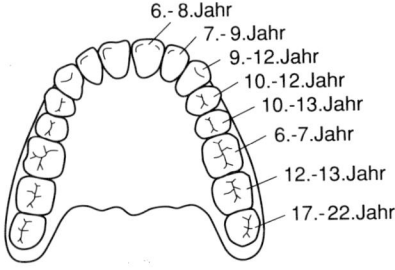

Abb. 5. Durchbruch der bleibenden Zähne in Abhängigkeit vom Alter.

Von den 32 Zähnen des **bleibenden Gebisses** (Abb. 5) brechen zuerst die sog. 6-Jahres-Molaren durch, welche als Stützpfeiler dienen und für die weitere Kieferentwicklung von großer Bedeutung sind:

4 Erstmolaren	(6 Jahre)
8 Schneidezähne	(7–9 Jahre)
8 Prämolaren	(10–12 Jahre)
4 Eckzähne	(11–12 Jahre)
4 Zweitmolaren	(13 Jahre)
4 Drittmolaren	(17–22 Jahre)

Der Zeitpunkt des Zahndurchbruches kann individuell stark variieren.

8. Körperproportionen

Unter zephalokaudaler Progression versteht man eine während der Entwicklung unterschiedliche, vom Kopf zur unteren Körperhälfte fortschreitende Wachstumsgeschwindigkeit, wodurch sich die Körperproportionen im Laufe der Kindheit ändern. Durch das stärkere Wachstum der kopfwärts gelegenen Körperteile in der Fetalperiode hat das Neugeborene einen relativ großen Kopf (¼ der Körperlänge), einen langen Rumpf und verhältnismäßig kurze Beine. Dagegen wachsen in den ersten Lebensjahren die Extremitäten schneller als der Kopf und der Rumpf. Während der Pubertät ist die Wachstumsgeschwindigkeit von Rumpf und Extremitäten etwa gleich groß (Abb. 6).

So erklärt es sich, daß der Halbierungspunkt der Körperlänge beim Neugeborenen dicht oberhalb des Nabels, beim Erwachsenen in Höhe der Symphyse liegt. Entsprechend ändert sich der Quotient von Oberlänge zu Unterlänge, der beim Neugeborenen 1,7, beim 10jährigen Kind 1,0 beträgt (Unterlänge = Abstand zwischen Sohle und oberem Symphysenrand, Oberlänge = Differenz zwischen Gesamtlänge und Unterlänge). Die Spannweite (Distanz von Fingerspitze zu Fingerspitze bei ausgestreckten Armen) überschreitet mit 10 Jahren die Gesamtlänge des Körpers. Zu kurze Extremitäten findet man bei Hypothyreose (s. S. 530), Trisomie 21 (s. S. 121) und Achondroplasie (s. S. 407), zu lange Extremitäten beim Marfan-Syndrom (s. S. 179) und beim primären Hypogonadismus (s. S. 550).

9. Organentwicklung

a) Herzfrequenz, Blutdruck und Atmung

Die **Herzfrequenz**, welche nach der Geburt bis zu 140–160 Schläge/Min. betragen kann, geht mit 6 Monaten auf 110, mit 12 Monaten auf 100

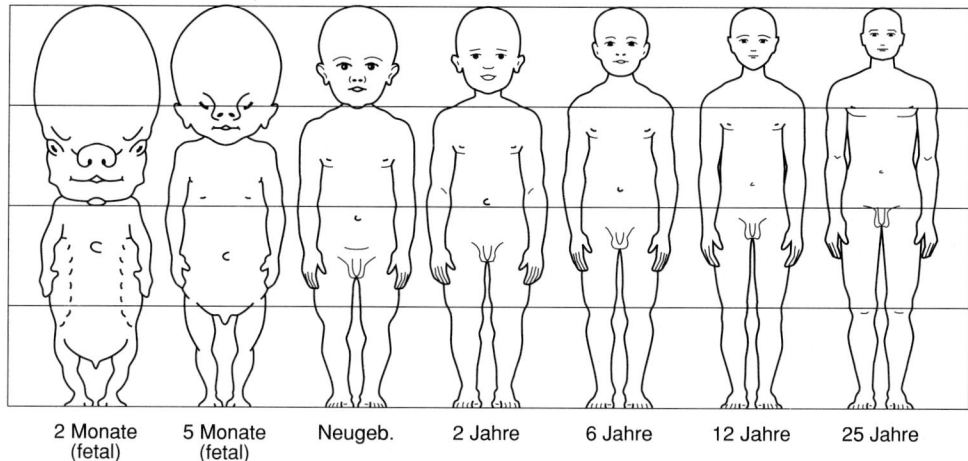

Abb. 6. Körperproportionen in verschiedenem Lebensalter.

zurück. Auch später ist die Frequenz bei Kindern höher als beim Erwachsenen (Tab. 3). Die **Herzspitze** befindet sich in den ersten 4 Lebensjahren im 4. ICR lateral der Medioklavikularlinie, danach im 5. ICR auf der Höhe der Medioklavikularlinie. – Der systolische **Blutdruck** nimmt mit steigendem Alter zu, die **Atemfrequenz** dagegen sinkt ab (Tab. 3). Da die Brustkorbwand beim Säugling und Kleinkind noch nicht so dick ist, auskultiert man ein relativ lautes Atemgeräusch, das einen bronchovesikulären Charakter hat. In den ersten Lebensjahren kommt es beim Einatmen zu einer Vorwölbung des Bauches (**Zwerchfell-** oder **Bauchatmung**); nach dem 7. Lebensjahr überwiegt die **Rippen-** oder **Brustkorbatmung**.

b) Thymus, Tonsillen, Adenoide

Der Thymus, welcher in der Kindheit eine wichtige immunologische Funktion hat, vergrößert sich von Geburt an in den ersten 5 Lebensjahren beträchtlich und bildet sich in der Adoleszenz langsam zurück. Er liegt im vorderen Mediastinum und kann in der Ausdehnung stark variieren. – Die Tonsillen und Adenoide vergrößern sich regelmäßig bis zum 5. Lebensjahr und gehen dann in der Größe bis zum 10. Lebensjahr allmählich zurück.

c) Magen-Darm-Trakt

Der Magen liegt im 1. Lebensjahr in transversaler Richtung und geht später allmählich in die senkrechte Lage über. Der Leberrand ist beim Neugeborenen normalerweise 2 cm unterhalb des Rippenbogenrandes (in der Medioklavikularlinie), beim einjährigen Kind 1½ cm und beim 10jährigen Kind 1 cm darunter zu tasten. Der untere Milzpol läßt sich bei Kindern in 10–15% unter dem linken Rippenbogenrand palpieren.

d) Urogenitaltrakt

Die **Nieren** sind erst im Alter von 1–2 Jahren voll ausgereift. Im 1. Lebensmonat ist die glomerulä-

Tab. 3. Herzfrequenz, Atemfrequenz und systolischer Blutdruck im Kindesalter.

Alter	Herzfrequenz (pro Min.)	Atemfrequenz (pro Min.)	Systolischer Blutdruck in mmHg
Geburt	140	40	60–80
½ Jahr	110	30	90
1 Jahr	100	28	90
3– 4 Jahre	95	25	100
5–10 Jahre	90	24	100–110
10–15 Jahre	85	20	110
>15 Jahre	75–80	16–18	110–120

re Filtrationsrate (Inulin-Clearance) im Vergleich zum Erwachsenen auf 30–50%, die Nierendurchblutung (PAH-Clearance) auf 20–40% und die Tubulusfunktion (Konzentrationsfähigkeit) auf 10–30% reduziert. Die physiologische Nierenunreife junger Säuglinge ist bei der Dosierung vorwiegend renal ausgeschiedener Medikamente zu berücksichtigen. – Die Frequenz der **Harnentleerungen** beträgt in den ersten Lebensmonaten 10–20 Miktionen in 24 Stunden. Erst mit 2⅓–3 Jahren kann das Kind den Urin 6–9 Std. lang zurückhalten. Die **inneren Genitalien** wachsen während der Kindheit sehr langsam und nehmen erst während der Adoleszenz (s. u.) um 90% an Größe zu. Wenn die Testes nach der Geburt nicht im Skrotum tastbar sind, findet manchmal noch in den ersten 2–3 Lebenswochen eine Deszension statt.

e) Blut

Die **Blutbildung** erfolgt im fetalen Leben vorwiegend in der Leber und Milz, nach der Geburt normalerweise nur noch im Knochenmark, und zwar in der frühen Kindheit im gesamten Knochenmark (insbesondere in den langen Röhrenknochen), bei älteren Kindern und Erwachsenen hauptsächlich im Mark von Wirbeln, Sternum, Becken, Schädel, Schulterblättern, Rippen sowie dem proximalen Teil der Femora und Humeri. Lediglich die Lymphozyten werden vorwiegend in den Lymphknoten, in der Milz und (vor allem bei jungen Kindern) im Thymus gebildet. Das **Blutvolumen** beträgt beim Neugeborenen 80–110 ml/kg Körpergewicht, beim älteren Säugling 75–90 ml/kg und beim Erwachsenen 70–85 ml/kg. Der **Hämatokritwert** (Volumen der Erythrozyten im zentrifugierten Gesamtblut in %) ist nach der Geburt relativ hoch und sinkt nach dem 1. Lebensmonat auf einen Wert ab, der bis zum 12. Jahr unter dem Erwachsenenwert liegt (s. Tab. 1, S. 449).

Die Trimenonreduktion (»physiologische Anämisierung«) im 2. und 3. Lebensmonat beruht in erster Linie auf einer regulativen Drosselung der roten Blutbildung (S. 449). – Die **Leukozytenzahl** beträgt in den ersten Lebenstagen im Durchschnitt 18000/µl (Normbereich zwischen 9000 und 30000); dabei handelt es sich überwiegend um neutrophile Granulozyten. Die Leukozytenzahl nimmt mit dem Alter des Kindes ab (Abb. 9, S. 469); erst mit 12–14 Jahren enthält das Blut ebensoviele Leukozyten wie bei Erwachsenen. Der Anteil der neutrophilen Granulozyten beträgt im 1. Jahr 25–40%, mit 5 Jahren etwa 50% und nach dem 12. Jahr annähernd 70%. Der Anteil der Lymphozyten ist vor allem bei jungen Kindern größer als bei Erwachsenen (Tab. 4, S. 470).

Der Blutfarbstoff besteht beim Neugeborenen zu etwa 70–80% aus dem leicht oxydierbaren fetalen Hämoglobin (HbF), das in den ersten 5–6 Lebensmonaten zum größeren Teil durch Erwachsenenhämoglobin (HbA$_1$) ersetzt wird (S. 465). – Die Konzentration der chemischen Bestandteile des Blutplasmas ändern sich ebenfalls mit dem Alter. So steigt z. B. der Gesamtproteingehalt im durchschnittlich 0,5 g/l beim Neugeborenen auf 0,7 g/l beim 12jährigen Kind an. Wegen der auch für andere Laborbefunde geltenden Altersunterschiede müssen die Referenzwerte für jede Altersstufe entsprechenden Tabellen entnommen werden (S. 703).

f) Subkutanes Fettgewebe

Das in den ersten Lebensmonaten reichlich vorhandene subkutane Fettgewebe nimmt nach dem 9. Monat ab, so daß sich der Körper trotz des nicht beschleunigten Wachstums zu strecken scheint. Vor der Pubertät kommt es meistens zu einer leichten Vermehrung von Fettgewebe, die besonders bei Mädchen in der Pubertät noch

Tab. 4. Körperliche Entwicklung in den ersten 4 Lebensjahren.

Alter	Körperliche Fähigkeiten
1 Monat	Drehen des Kopfes
2 Monate	Heben des Kopfes in Bauchlage
3 Monate	Freies Halten des Kopfes, Drehen des Körpers zur Seite
6 Monate	Sitzen mit Festhalten, Drehen des Körpers auf den Bauch
9 Monate	Freies Sitzen, Stehen mit Festhalten, Krabbeln, Hochziehen zum Sitzen und Stehen
12 Monate	Freies Stehen, Laufen mit Festhalten
1½ Jahre	Freies Laufen, Ballwerfen und -kicken
2 Jahre	Rennen, Treppensteigen
2½ Jahre	Ballfangen
3 Jahre	Dreiradfahren, Hüpfen, Springen
4 Jahre	Einbeinhüpfen, Zehen-Hacken-Gang

Tab. 5. Seelisch-geistige Fähigkeiten in den ersten 5 Lebensjahren.

Alter	Seelisch-geistige Fähigkeiten
1–4 Wochen	Reagiert auf Reize, verfolgt ein Licht für kürzere Zeit mit den Augen
1–2 Monate	Reagiert und lächelt auf Ansprache
3–4 Monate	Blickt eine Person länger an, lacht laut, greift nach Gegenständen
6 Monate	Reicht einen Gegenstand von Hand zu Hand
9 Monate	Sagt »da-da«, macht »Winke-winke«
12 Monate	Sagt einzelne Wörter, trinkt aus dem Becher
1½ Jahre	Spricht bis zu 10 Wörter, benutzt den Löffel, zieht seine Kleider aus, spielt mit Puppe
2 Jahre	Kennt seinen Namen, spricht 3-Wort-Sätze, kann Linien zeichnen, baut aus 6 Würfeln einen Turm
3 Jahre	Ißt selbständig, hilft beim Ankleiden
4 Jahre	Benennt Farben, putzt sich die Zähne, spielt kooperativ mit anderen Kindern
5 Jahre	Fragt nach Wortbedeutungen, zählt bis 10, kleidet sich selbständig an und aus

zunimmt. Das zeigen auch Messungen der Hautfaltendicke bei Kindern verschiedenen Alters (Tab. 5, S. 27).

g) Nervensystem

Zur Zeit der Geburt sind die Großhirnwindungen wenig differenziert. Es dominieren die Stammhirnfunktionen, da die Myelinisierung des Gehirns, des Rückenmarks und der peripheren Nerven noch nicht abgeschlossen ist. Mit der fortschreitenden Entwicklung des ZNS verschwinden im Laufe des 1. Lebenshalbjahres die für das Neugeborene typischen Massenbewegungen und die Primitivreflexe (s. S. 51), und im 2. Lebenshalbjahr wird auch der Babinskische Reflex negativ. Die Primitivreflexe werden abgelöst durch die Gleichgewichtsreaktionen und Labyrinth-Stellreflexe (s. S. 331).

10. Motorische und seelisch-geistige Entwicklung

Die wichtigsten Daten der motorischen Entwicklung sind in Tab. 4 aufgeführt. Das Entwicklungstempo ist individuell verschieden. Wenn bei regelmäßigen ärztlichen Kontrollen eine signifikante Retardierung festgestellt wird, ist nach der Ursache zu suchen, und es müssen rechtzeitig Frühförderungsmaßnahmen eingeleitet werden.

Zur Entwicklungsdiagnostik, die als Screening im Alter von 3–6 Monaten, 9–12 Monaten, 18–24 Monaten, mit drei, vier und fünf Jahren durchgeführt werden kann, eignen sich besonders die sog. **Denver-Entwicklungsskalen**. Sie wurden bei einer großen Zahl von gesunden Kindern aus Denver (USA) standardisiert und bestehen aus einer Reihe von Aufgaben, welche Kinder bis zum Alter von 6 Jahren normalerweise lösen können. Da Kinder bestimmte Fertigkeiten zu unterschiedlichen Zeitpunkten erwerben, befindet sich auf dem Testbogen (Abb. 7) für jede Aufgabe ein Balken, der in Beziehung zum Alter steht. Die Zwischenmarkierung auf dem Balken zeigt an, wann 25%, 50%, 75% und 90% der Kinder diese Aufgabe lösen können. Die Entwicklungsskala ist in vier Hauptabschnitte unterteilt (Grobmotorik, Feinmotorik, Sprache, sozialer Kontakt). Auf dem Testbogen wird entsprechend dem Alter des Kindes eine senkrechte Linie gezogen, die alle vier Abschnitte des Testes durchzieht und angibt, welche Aufgaben zu lösen sind. Bewertet werden die Zahl der Verzögerungen und die Lage in einzelnen Abschnitten. In der Testanweisung findet sich eine Formel, nach der das Gesamtergebnis berechnet wird. Bei exakter Durchführung läßt sich mit dem Test eine Entwicklungsverzögerung in etwa 90% sicher erkennen.

Die seelisch-geistige Entwicklung kann in zeitlicher Hinsicht individuell stark variieren und wird von einer Reihe von inneren und äußeren Faktoren bestimmt. Eine ausführliche Darstellung findet sich im Kap. X (S. 359). In Tab. 5 sind die in den ersten 5 Jahren erlangten Fähigkeiten kurz aufgeführt.

Die **Sauberkeitserziehung** (Gewöhnung an willkürliche Stuhl- und Harnentleerungen) beginnt in der Regel mit 1½ bis 2 Jahren und führt in ½–1 Jahr zum Erfolg. Zuletzt verliert sich das nächtliche Einnässen. Wenn ein Kind nach dem 4. Lebensjahr noch nicht trocken ist oder einkotet (Enuresis bzw. Enkopresis, s. S. 381 u. 382), so

10 I. Wachstum und Entwicklung

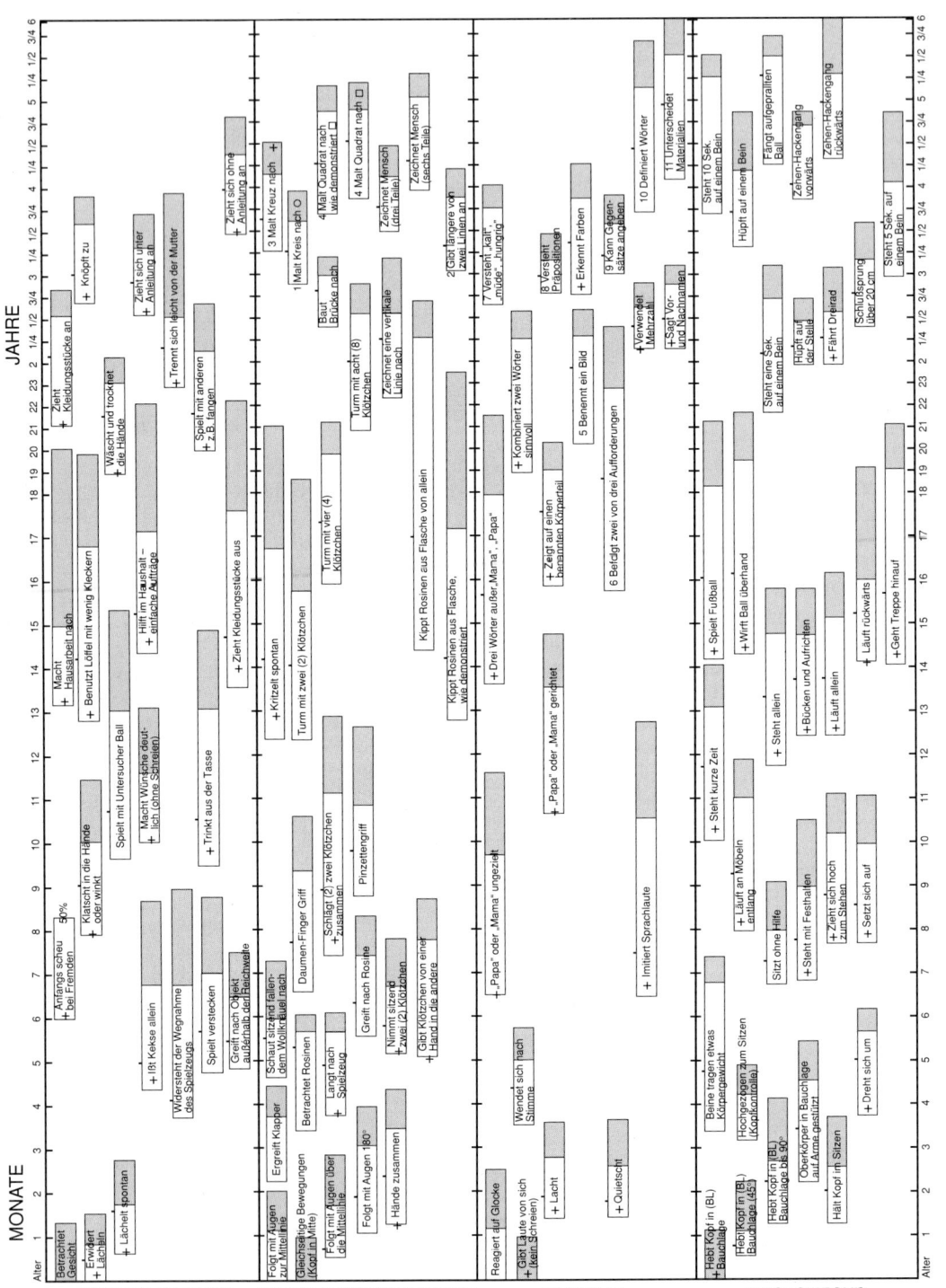

Abb. 7. Denver-Entwicklungsskalen zur Bestimmung der seelisch-geistigen Entwicklung.

liegt meistens eine seelische Störung, seltener eine organische Erkrankung (Anomalie der Harnwege oder Blasenlähmung) vor.

Sprachentwicklung: Ein Kind nimmt schon in den ersten Lebensmonaten Geräusche und Sprache wahr und lernt bald, mit der Stimme seine Gefühle zum Ausdruck zu bringen. Sprachverständnis und sprachliches Ausdrucksvermögen in den ersten 2 Lebensjahren sind in Tab. 6 zusammengefaßt. Die Sprachentwicklung setzt sich bis ins Schul- und Erwachsenenalter fort und erfordert ständiges Training.

Das Sprachverständnis geht dem Sprechenlernen voraus. Es ist daher wichtig, daß das Kind von Geburt an die menschliche Stimme hört und darauf reagiert. Dann lernt es bald, durch bestimmte Laute und Töne seine Zufriedenheit oder Unzufriedenheit zu äußern. Mit 5–6 Monaten hört das Kind auf seinen Namen und versteht Wörter wie »Mama« oder »Papa«. Wenn es im Alter von 6–9 Monaten Laute wie »ba«, »da«, »ma« und »pa« von sich gibt, sollte man diese häufiger wiederholen und Lautfolgen vorsprechen, wie »ba-ba«, »da-da«, »ma-ma«. Da das Kind mit 9 Monaten beginnt, Wortbedeutungen zu verstehen, zeigt man ihm bekannte Gegenstände und sagt die Bezeichnung dazu.

Das Kind lernt das Sprechen durch Nachahmung und erweitert auf diese Weise seinen Wortschatz. Es ist verständlich, daß sich das Kind zunächst für Essen und Trinken sowie Personen und Sachen interessiert, die es haben möchte. Bei fortschreitendem Sprachverständnis wird man auch andere Wörter durch Benennen üben (z. B. Auge, Nase, Bauch usw.). Man muß dafür Verständnis haben, daß das Kind bei Wiederholung eines Wortes oft Silben wegläßt oder Konsonanten falsch ausspricht. Mit der Zeit lernt das Kind durch Hören die richtige Aussprache. Es ist dabei wichtig, schwierige Wörter zu wiederholen. Man sollte aber keinesfalls ständig Wörter üben, sondern versuchen, das Interesse des Kindes zu wecken. Kinder lieben es, wenn die Mutter vorsingt und einfache Reime spricht. Mit 1½ Jahren nennt es sich selbst beim Namen und kann jetzt bis zu 20 Wörter sprechen. Mit 18–21 Monaten gebraucht das Kind schon Wortkombinationen (z. B. »Mama komm«). Mit 2½–3 Jahren beginnt das Kind, kleine Sätze zu bilden. Dabei ist es für das Kind von Nutzen, wenn die Eltern zuhören und in verständlicher Sprache antworten. Je mehr das Kind durch die Eltern

Tab. 6. Sprachverständnis und Sprechen in verschiedenem Alter.

Alter (Monate)	Sprachverständnis	Sprechen
1	Reagiert auf Geräusche	Bildet Selbstlaute (zufällig)
2	Scheint zuzuhören, lächelt auf Ansprache	Äußert Freude durch Selbstlaute
3	Schaut in Richtung des Sprechenden	Glucksen und Jauchzen
4	Reagiert verschieden auf ärgerliche oder freudige Stimmen	Reagiert auf Ansprache mit Selbstlauten
5	Reagiert auf seinen Namen	Beginnt, Töne nachzuahmen
6	Versteht Wörter wie Mama, Papa	Jauchzt vor Vergnügen, protestiert durch Laute
7	Reagiert mit Gesten auf »Komm!« oder »Winke-winke«	Beginnt, wortähnliche Töne zu bilden
8	Unterbricht die Tätigkeit, wenn es seinen Namen hört	Ahmt Tonfolgen nach
9	Reagiert auf Verbote (»Nein«)	Ahmt den Klang der Stimme nach
10	Ahmt verschiedene Tonhöhen nach	Bildet erste Wörter
11	Reagiert auf einfache Fragen (»Wo ist der Ball?«) durch Blick oder Zeigen	Spricht die Babysprache
12	Reagiert auf Ansprache mit entsprechenden Gesten	Nennt bekannte Gegenstände mit ihrer Bezeichnung
15	Versteht die Bezeichnungen von Körperteilen	Spricht richtige Wörter (vermischt mit Babysprache)
18	Zeigt auf bekannte Gegenstände, wenn sie genannt werden	Gebraucht Wörter, um Wünsche zu äußern
21	Gehorcht zwei Befehlen in einem Satz (»Nimm die Mütze und lege sie auf den Stuhl!«)	Beginnt, Wörter zu kombinieren (»Papa – Auto«, »Mama – Arm«)
24	Versteht zusammenhängende Sätze (»Wenn Papa kommt, fahren wir zur Oma.«)	Nennt sich selbst beim Namen

zum Sprechen angeregt wird, um so rascher macht es Fortschritte. Auch in der Schulzeit sollten die Eltern sich Zeit nehmen, um über Bildungsinhalte zu sprechen, da hierdurch die Sprachentwicklung (insbesondere das Sprachverständnis) gefördert wird. Je besser die Eltern selbst sprechen, um so rascher lernt das Kind, sich sprachlich auszudrücken.

Eine **verspätete Sprachentwicklung** kann auf einer Hirnerkrankung beruhen. Sie kann aber auch durch eine Hörstörung (z. B. bei chronischer Mittelohrentzündung) bedingt sein. Deshalb sollte bei verzögerter Sprachentwicklung zunächst das Gehör geprüft werden. Das Sprechenlernen kann erschwert sein bei vergrößerten Gaumen- und Rachenmandeln, bei noch nicht operierter Gaumenspalte und bei einer Fehlstellung der Zähne.

11. Adoleszenz

Unter Adoleszenz versteht man die Periode der körperlichen und seelischen Reifung vom 10. bis 18. Lebensjahr, welche mit dem Auftreten der sekundären Geschlechtsmerkmale beginnt und mit dem Abschluß des Knochenwachstums aufhört. Der Begriff »Pubertät« bezieht sich in erster Linie auf die Geschlechtsreife.

Die Adoleszenz ist gekennzeichnet durch:
▶ Gesteigertes körperliches Wachstum.
▶ Entwicklung der sekundären Geschlechtsmerkmale.
▶ Eintritt der Geschlechtsreife (Zeugungsfähigkeit, Pubertät im engeren Sinne).
▶ Seelische Veränderungen.

Die **hormonelle Umstellung** setzt bereits mit etwa 8 Jahren ein. Auslösend für den eigentlichen Pubertätsbeginn (Gonadarche) ist eine zunächst nur in der Nacht erhöhte Aktivität des hypothalamischen GnRH-Pulsgenerators im Nucleus arcuatus (GnRH = Gonadropin Releasing Hormon) mit der Folge einer verstärkten Sekretion der hypophysischen Gonadotropine.

Höhere Gonadotropinspiegel in der Pubertät bewirken höhere Östrogen- und Testosteronspiegel und Wachstum der Gonaden. Beim Jungen ist die Hodenvergrößerung das erste sichtbare Zeichen der sexuellen Reifung, beim Mädchen die Östrogen-bedingte Brustdrüsenvergrößerung (Thelarche). Die körperliche Reifung in der Pubertät erstreckt sich über einen Zeitraum von 4–5 Jahren. Sie wird in Abb. 8 durch Keile symbolisiert. Bei der Entwicklung der Brustdrüsen, der Schambehaarung (Pubarche) und des Genitales unterscheidet man die Stadien 1–5. Die Menarche tritt heute mit durchschnittlich 13 Jahren auf. Das Maximum des Pubertätswachstumsschubes findet sich bei Mädchen mit 12 Jahren, bei Jungen mit 14 Jahren. Dabei gibt es große individuelle Schwankungen. Die einfache Standardabweichung beträgt etwa ein Jahr, das bedeutet, daß 95% aller Mädchen normalerweise ihre erste Regelblutung zwischen dem 11. und

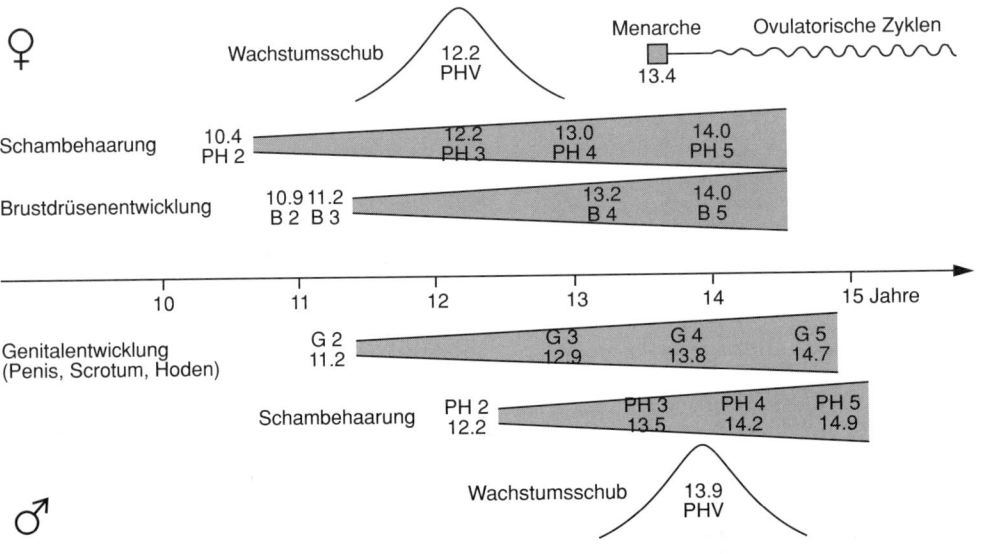

Abb. 8. Schematische Darstellung des Pubertätsverlaufes (nach Largo u. Prader, 1983).

15. Lebensjahr haben. Eines von 20 Mädchen hat einen früheren oder späteren Menarchetermin, ohne daß eine krankhafte Störung vorliegen muß.

Die enge Korrelation zwischen sexueller Reifung und Wachstumsschub in der Pubertät führt dazu, daß früh reifende Kinder zunächst größer und eher ausgewachsen sind, während spät reifende Kinder lange klein und kindlich bleiben und dennoch eine normale Erwachsenengröße erreichen. Die Variabilität im zeitlichen Auftreten von Pubertät und Wachstumsschub bedingt die erheblichen Unterschiede zwischen gleichaltrigen Jugendlichen. Diese Differenzen können bei verspätet pubertierenden Jugendlichen seelische Störungen auslösen. Wie die Körperlänge ist der Zeitpunkt des Pubertätseintrittes genetisch determiniert. Eine Abweichung der sexuellen Reifung um 2 Jahre vom Durchschnittstermin liegt noch im Normbereich.

Die **seelischen Veränderungen** in der Adoleszenz werden auf S. 361 beschrieben.

II. Ernährung und Ernährungsstörungen

C. Simon

1. Nährstoff- und Nahrungsbedarf

Der Mindestbedarf an Nährstoffen, der bei Kindern wegen des Wachstums relativ größer ist als bei Erwachsenen, läßt sich methodisch schwer bestimmen. Daher liegen die in Tab. 1 genannten Zahlen höher, als es dem Minimum entspricht. Es handelt sich dabei um die sog. empfohlene Zufuhr.

a) Wasserbedarf

Der Wasserbedarf ist beim Säugling (bezogen auf das Körpergewicht) 3–4mal größer als beim Erwachsenen (Tab. 1), was u. a. mit dem 3–4mal größeren Grundumsatz des Säuglings und der hierdurch bedingten stärkeren Wasserabgabe durch die Haut und durch die Lungen zusammenhängt. Der Wasserbedarf wird außer vom Alter und Energieverbrauch vom Energie-, Eiweiß- und Mineralstoffgehalt der Nahrung, von der Lufttemperatur und vom spezifischen Harngewicht beeinflußt. Der Wasserbedarf des Neugeborenen in der ersten Lebenswoche entspricht dem Volumen der an der Brust getrunkenen Muttermilch. Bei nichtgestillten Kindern errechnet sich der ungefähre tägliche Wasserbedarf nach dem Körpergewicht und dem Lebensalter (Tab. 13, S. 45). Weitere Einzelheiten s. S. 36.

b) Energiebedarf

Der tägliche Energiebedarf/kg Körpergewicht (sog. Energiequotient = EQ) ändert sich mit dem Alter des Kindes (Tab. 1). Der Tagesbedarf an Energie sollte bei Kindern nach dem 1. Lebensjahr zu etwa 15% aus Eiweiß, zu etwa 35% aus Fett und zu etwa 50% aus Kohlenhydraten gedeckt werden.

c) Eiweißbedarf

Der relative Eiweißbedarf (bezogen auf kg Körpergewicht) vermindert sich mit dem Alter, da die Wachstumsgeschwindigkeit abnimmt (Tab. 1). Die Höhe des Eiweißbedarfes hängt auch von der biologischen Wertigkeit des zugeführten Eiweißes ab. Er sollte mindestens zur Hälfte, besser zu zwei Dritteln mit tierischem Eiweiß gedeckt werden. Während Milch, Fleisch und Eier eine hohe biologische Wertigkeit haben, enthalten nicht alle pflanzlichen Nahrungsmittel die essentiellen Aminosäuren in ausreichender Menge, so daß in der Regel bei rein vegetarischer

Tab. 1. Empfohlene Zufuhr an Energie, Eiweiß und Wasser bei Kindern verschiedenen Alters und bei Erwachsenen.

Alter (in Jahren)	Kilokalorien (bzw. kJ) (pro kg)	Eiweiß (g/kg)	Wasser (ml/kg)
0–0,5	115 (480)	2,2	130–150
0,5–1	105 (439)	2,0	120–140
1–3	100 (418)	1,8	100–120
4–6	90 (377)	1,5	90–100
7–9	80 (335)	1,2	70– 80
10–12	70 (293)	1,1	60– 70
13–15	50–60 (209–251)	1,0	50– 60
16–19	40 (167)	0,9	40– 50
Erwachsener	30–40 (125–167)	0,8	30– 40

Kost ein Mangel nur durch eine sinnvolle Kombination verschiedener Pflanzenprodukte vermieden werden kann. Eine Ausnahme ist die kuhmilchfreie Säuglingsanfangsnahrung, welche aus Sojabohnen hergestellt wird (Proteinisolat) und wichtige Zusätze enthält (z. B. Humana SL, Milupa SOM).

d) Fettbedarf

Fette werden zur Deckung des Bedarfes an essentiellen Fettsäuren, als Energiequelle und zur Resorption der fettlöslichen Vitamine benötigt. Biologisch hochwertige Fette sind z. B. Butter, Margarine, bestimmte Pflanzenöle. Der tägliche Bedarf beträgt etwa 5–6 g/kg Körpergewicht.

Kuhmilch enthält weniger Linolsäure (eine mehrfach ungesättigte, essentielle Fettsäure) als menschliche Milch (Tab. 2, S. 19). Eine Nahrung mit einem zu geringen Gehalt an Linolsäure kann bei jungen Säuglingen zu Hautveränderungen (trockener, verdickter Haut mit Schuppung und Intertrigo) führen, welche nach Zufuhr von Linolsäure wieder verschwinden. Die Fettspaltung und -resorption im Darm ist um so schlechter, je jünger das Kind und je niedriger der Anteil an ungesättigten Fettsäuren im Nahrungsfett ist. Bei Brusternährung ist die Fettausnutzung erheblich besser als bei Kuhmilchernährung (ohne Fettaustausch, s. S. 19). Deshalb wird heute für Säuglinge ein Zusatz von Pflanzenfett zur teilweise entfetteten Kuhmilch empfohlen, um den Gehalt an ungesättigten Fettsäuren zu erhöhen.

e) Kohlenhydratbedarf

Die Kohlenhydrate (Mono-, Di-, Polysaccharide) sind schnelle Energielieferanten für die Wärmebildung und die Muskelarbeit. Da beim Kleinkind die Glykogenreserven in der Leber im Verhältnis zum Umsatz geringer sind als beim Erwachsenen, kommt es bei Hunger und im Fieber bald zu einer Erschöpfung der Glykogenvorräte, zu einer gesteigerten Fettverbrennung und zum Auftreten von Ketonkörpern im Blut. Ernährungsphysiologisch wertvolle kohlenhydrathaltige Nahrungsmittel sind z. B. Graubrot, Getreideprodukte (Haferflocken, Gries usw.), auch Kartoffeln, Hülsenfrüchte und Obst. Sie enthalten reichlich B-Vitamine und Vitamin C, wichtige Begleitstoffe, wie Protein, Kalzium, Phosphor und Eisen, sowie Ballaststoffe (Zellulose, Pektin), welche für die normale Darmtätigkeit wichtig sind. Im allgemeinen werden täglich 10–15 g Kohlenhydrate pro kg Körpergewicht benötigt.

f) Bedarf an Mineralstoffen

Bei Kalziummangel in der Nahrung entstehen Mineralisationsstörungen der Knochen und Zähne, bei Eisenmangel eine hypochrome Anämie. Während das Kind im 1. Jahr 0,5 g Kalzium/Tag erhalten soll, steigt der Tagesbedarf zwischen dem 10. und 20. Jahr auf das Doppelte an. Der tägliche Eisenbedarf ist in den ersten 3 Lebensmonaten wegen der noch vorhandenen Eisenvorräte in der Leber relativ niedrig (0,6 mg) und erhöht sich im Laufe des 1. Jahres auf ungefähr 1 mg/kg Körpergewicht. Er beträgt im Vorschulalter pro Tag 10 mg, im Schulalter 12–15 mg.

Essentielle **Spurenelemente** sind Zink, Kupfer, Jod, Chrom, Mangan, Molybdän, Kobalt, Selen und Fluor.

Bei Jodmangel kann sich ein Kropf (s. S. 534) entwickeln. Da Fluor einer Zahnkaries vorbeugen kann, wird es heute an vielen Orten (außerhalb der Bundesrepublik Deutschland) dem Trinkwasser zugesetzt oder in Tablettenform (täglich 0,25 mg Fluorid in den ersten beiden Lebensjahren, später in höheren Dosen) zugeführt. Die Fluoridgaben entfallen, wenn das Trinkwasser natürlicherweise genügend Fluorid enthält (>0,3 ppm). Zusätzlich sollen täglich die Zähne mit einer fluoridhaltigen Zahncreme geputzt werden; bei kleinen Kindern benutzt man eine Kinderzahnpaste mit niedrigem Fluoridgehalt (0,025%), damit bei Verschlucken und gleichzeitiger Gabe von Fluoridtabletten nicht zuviel Fluorid aufgenommen wird.

g) Vitaminbedarf

Das Kind benötigt an Vitamin A, ausgedrückt in Retinol-Äquivalenten, im ersten Jahr tgl. etwa 500 µg, ältere Kinder und Erwachsene 600–1000 µg. Der tägliche Vitamin-C-Bedarf steigt von 30 mg im 1. Jahr auf 45 mg im Vorschulalter und 60 mg im Schulalter an. Der tägliche Vitamin-D-Bedarf beträgt ungefähr 400 E.

2. Brusternährung

Die natürliche Ernährung des Säuglings an der Brust hat folgende Vorteile:
- ▶ Adäquate Zusammensetzung der Frauenmilch (bessere Verdaulichkeit, geringere Stoffwechsel- und Nierenbelastung als bei Kuhmilchernährung).
- ▶ Relativer Schutz gegen gastrointestinale Störungen (lokale Immunität durch sekretorisches Immunglobulin A, immunkompetente

Lymphozyten, Makrophagen, Neuraminsäure, Lysozym und Lactoferrin, saures Stuhl-pH und Bifidusflora).
▶ Vermeidung einer Kuhmilchprotein-Intoleranz (S. 263) im besonders gefährdeten 1. Lebenshalbjahr (sekretorisches IgA der Muttermilch schützt vor Resorption von Kuhmilchproteinen).
▶ Vertiefung des seelischen Kontaktes zwischen Mutter und Kind.

Kontraindikationen der Brusternährung:
▶ Mastitis der Mutter.
▶ Schwere mütterliche Krankheiten, wie Sepsis, Nephritis u. a.
▶ Akute oder chronische Infektion der Mutter (z. B. Hepatitis B, aktive Tbc), es sei denn, daß das Kind die gleiche Erkrankung (Lues, Listeriose, Zytomegalie, Toxoplasmose) wie die Mutter hat. Bei einer HIV-Infektion der Mutter sollte das Kind, das nicht immer bei der Geburt infiziert wird, wegen der Infektionsgefahr nicht gestillt werden.
▶ Stoffwechselkrankheiten des Kindes, z. B. Galaktosämie.
▶ Unvermeidliche Einnahme von bestimmten Medikamenten, die in die Muttermilch übergehen und das Kind schädigen können (z. B. Propylthiouracil, Zytostatika, Tetrazykline, Chloramphenicol, Isoniazid, Lithium, Narkotika).

Das erneute Auftreten von Menstruationen nach der Entbindung stellt keine Kontraindikation dar.

Durchführung der Brusternährung: Man beginnt mit dem Anlegen des gesunden Neugeborenen bald nach der Geburt (möglichst schon im Entbindungszimmer), auf jeden Fall in den ersten 2–4 Lebensstunden und läßt das Kind in 3–4stündigen Abständen saugen (zuerst an beiden Brüsten). Dabei entleeren sich anfangs nur kleine Mengen (10–20–40 ml) von Kolostrum. Das häufige Anlegen (zunächst nur für je 5 Min.) ist die wichtigste Voraussetzung für eine langsame Zunahme der Milchmenge (durch Prolaktinausschüttung bei der Mutter).

In den ersten 3–5 Tagen sind die Brüste oft noch gespannt und schmerzhaft; die Haut und die Mamillen sind ödematös geschwollen, so daß das Saugen Mühe bereitet. Trotzdem sollte man das Kind immer wieder kurzfristig anlegen. Bei noch fehlender Muttermilch gibt man eine Kuhmilch-freie Glukose- oder Maltodextrinlösung mit Mineralstoffen (z. B. Humana Gluco-Lyt oder Humana Maltodextrolyt) oder eine besondere Energie- und Nährstofflösung für Neugeborene (z. B. Humana Erstnahrung), die aus Maltodextrin, Stärke, Laktose, pflanzlichen Fetten und Kaseinhydrolysat besteht, bis genügend Muttermilch vorhanden ist. Auf keinen Fall soll in dieser Situation ein Kuhmilchpräparat verabreicht werden, da es in diesem Alter leichter zu einer Kuhmilchproteinintoleranz (S. 263) kommt. Am Ende der 1. Woche ist die Brust weicher geworden, und die Beschwerden der Mutter gehen rasch zurück.

Das in den ersten Tagen abgesonderte **Kolostrum** ist eine gelbliche, trübseröse Flüssigkeit mit einem hohen Eiweißgehalt (2,7%) und einem relativ niedrigen Fett- und Laktosegehalt (2,9% bzw. 5,3%). Das Kolostrumeiweiß hat einen größeren Anteil von Albuminen und Globulinen als die reife Frauenmilch. Die vom 6. Tag bis zum Ende der 2. Woche abgegebene **transitorische Milch** enthält etwas weniger Eiweiß und mehr Kohlenhydrate als das Kolostrum. Von der 3. und 4. Woche ab wird die sog. **reife Frauenmilch** gebildet, deren Zusammensetzung aus Tab. 2 hervorgeht. Die Bestandteile der reifen Frauenmilch, besonders der Fett- und Eiweißgehalt, können individuell und im Verlauf einer kindlichen Mahlzeit schwanken.

Zahl der Mahlzeiten: Es ist nicht notwendig, ein starres Stillschema einzuhalten. Im allgemeinen äußert das Kind alle 3–4 Stunden durch Schreien seinen Hunger und wird so lange (15–20 Min.) angelegt, wie es trinken will.

Während des Stillens wird der größte Teil der Mahlzeit in den ersten 5 Minuten aufgenommen. Zeigt das Kind bei Beginn der Mahlzeit keinen Hunger, so legt man es trotzdem an. Es wäre jedoch falsch, den Säugling aus tiefem Schlaf zu wecken, da er dann meistens doch nicht trinkt. Neugeborene schlafen in den ersten Tagen viel und sind oft erst am 4. oder 5. Tag in der Lage, größere Mengen an der Brust zu trinken. Solange die Milchmenge auf einer Seite nicht ausreicht, muß auch die andere Brust angeboten werden. Die sog. Ernährung ad libitum (Trinken nach Bedürfnis, Trinken zu selbstgewählten Zeiten) berücksichtigt die individuellen Unterschiede in der Trinkmenge pro Mahlzeit, in der Entleerungszeit des Magens und im Hungergefühl während des Tages. Solange das Kind einen zufriedenen Eindruck macht und wöchentlich 150–200 g zunimmt, besteht kein Anlaß zu Besorgnis. Eine Überernährung des Kindes ist bei Brusternährung nicht zu befürchten.

Stillhindernisse und -schwierigkeiten: Stillhindernisse sind Hohlwarzen, Saugschwäche des Kindes bei zerebralem Geburtstrauma, Atemnotsyndrom, Pneumonie, Herzfehler usw. sowie Fehlbildungen (Choanalatresie oder Lippen-Kiefer-Gaumen-Spalte). Flachwarzen erschweren dem Kind das Trinken und bereiten der Mutter während des Stillens Schmerzen. Dann sind oft sog. Stillhilfen (Brusthütchen) nützlich. Eine mangelhafte Milchsekretion in der 1. Woche darf die Wöchnerin nicht entmutigen. Das Wichtigste in dieser Situation ist ein häufiges Anlegen des Kindes und eine völlige Entleerung der Brust, die bei anfänglicher Trinkschwäche des Kindes durch manuelles Ausdrücken und Ausstreichen der Brust oder durch Benutzung einer elektrischen Milchpumpe erreicht wird. Durch den Saugreiz und die Brustentleerung wird auf reflektorischem Wege die Absonderung von Prolaktin und Oxytozin (Hypophysenhormone) angeregt, welche die Milchsekretion fördern.

Bei einer Erkrankung des Säuglings an Schnupfen ist das Trinken erheblich behindert. Vor dem Anlegen kann man abschwellende Nasentropfen geben. Wenn das Kind trotzdem weniger Nahrung aufnimmt als gewöhnlich, sollten die Brüste mehrmals täglich leergepumpt werden, damit keine Stauungsmastitis entsteht und die Milchsekretion erhalten bleibt. – Brustwarzenrhagaden sind für die Mutter sehr schmerzhaft und erfordern eine sorgfältige Behandlung mit Wundsalben, die vor dem Anlegen des Kindes wieder entfernt werden müssen. In schwereren Fällen setzt man das Stillen einige Male aus und gibt dem Kind die durch Abpumpen gewonnene Milch in der Flasche. Bei ungenügend entwickelten Brüsten und Hypogalaktie führt man eine **Zwiemilchernährung** durch (zusätzliche Gabe einer Säuglingsanfangsnahrung, s. S. 20). Um das Kind nicht völlig von der Brust zu entwöhnen, verabreicht man die Fertignahrung nach dem Stillen bis zur Sättigung. Um einer Mutter bei Berufstätigkeit größere Bewegungsfreiheit zu verschaffen, können eine oder mehrere Brustmahlzeiten durch eine Fertignahrung ersetzt werden.

Hunger an der Brust äußert sich beim Kind durch Gewichtsstillstand, Unruhe oder Apathie, Pseudoobstipation oder das Auftreten von Hungerstühlen (häufige, dünne, substanzarme Stühle). Bei Verdacht auf eine zu geringe Milchaufnahme ist es wichtig, die Tagestrinkmenge genau zu bestimmen; dazu wiegt man das Kind vor und nach jedem Stillen und addiert die einzelnen Trinkmengen. Bei ausschließlicher Frauenmilchernährung soll die Summe im 1. Quartal etwa ⅙ des Körpergewichtes, im 2. Quartal ⅐ des Körpergewichtes betragen (130–150 ml/kg). Bei normal gedeihenden Brustkindern ist ein tägliches Wiegen überflüssig.

Nikotin und bestimmte Medikamente (Barbiturate, Phenytoin, Opiate, Bromide, Steroide u. a.) gehen in die Milch über und können beim Säugling pharmakologische Wirkungen hervorrufen. Mütter sollten, solange sie stillen, das Rauchen einstellen, zumindest nicht vor dem Stillen rauchen. Gelegentlich werden durch bestimmte von der Mutter aufgenommene Obst- oder Gemüsesorten (Beeren, Tomaten, Kohlarten, Zwiebeln, Gewürze und dergleichen) beim Kind Magen-Darm-Störungen (Blähungen, dünne Stühle) ausgelöst, die dann zu vermeiden sind. Der Gehalt der Frauenmilch an Pestiziden, z.B. chlorierten Kohlenwasserstoffen und bestimmten Schwermetallen, z.B. Cadmium, ist meistens höher als in der Kuhmilch und überschreitet oft die für Kuhmilch festgesetzte Höchstgrenze. Krankheitserscheinungen sind hierdurch nicht festgestellt worden.

Vitaminversorgung und Beikost bei Brusternährung: Da der Vitamin-C-Gehalt der Frauenmilch bei Vitamin-C-reicher Ernährung der Mutter ausreicht, ist es nicht notwendig, dem Kind generell Vitamin C in Form von Obstsäften (z. B. Orangensaft) oder in Tropfenform zuzuführen. An Vitamin D benötigt das Kind täglich 400 E (als Tropfen oder Tabletten), obwohl in der menschlichen Milch variable Mengen von Vitamin D nachgewiesen worden sind (als wasserlösliches Sulfat). Vitamin D wird meist gleichzeitig mit Fluor (z. B. als D-Fluoretten) verabreicht. Muttermilch hat auch zu wenig Vitamin K; daher wird empfohlen, dieses Vitamin in den ersten drei Lebensmonaten am 1. Lebenstag sowie bei der 2. und 3. Vorsorgeuntersuchung als Tropfen zu verabreichen (je 2 mg). Damit verhindert man Vitamin-K-Mangelblutungen (auch ins Gehirn). Die übrigen in der Frauenmilch vorkommenden Vitamine und Mineralstoffe reichen zur Bedarfsdeckung aus.

Das in der Muttermilch enthaltene **Eisen** wird bei Brusternährung wesentlich besser aus dem Darm resorbiert als bei Kuhmilchernährung, so daß bei voll gestillten Kindern in den ersten 6 Lebensmonaten (trotz des relativ niedrigen Fe-Gehaltes der Muttermilch) auf zusätzliche Eisengaben (als Tropfen, Tabletten oder mit der Beikost) verzichtet werden kann. Ab 6. Lebensmonat gibt man püriertes Fleisch und einen Vollmilchbrei, zusätzlich Obst oder Gemüse, da jetzt der tägliche Eiweiß- und Eisenbedarf mit Frauenmilch allein meist nicht mehr gedeckt werden kann. Fleischhaltige Menüs (ab 8. Monat als sog. Juniorkost) haben den besonderen Vorteil, daß das enthaltene Häm-Eisen gut resorbiert wird.

Abstillen: Ein Abstillen (langsames Entwöhnen von der Brust und Übergang auf Kuhmilch und Breikost) ist ab 6. Lebensmonat üblich. In Hungergebieten kann es für das Kind lebensrettend sein, wenn die Mutter das Stillen bis ins 2. Lebensjahr fortsetzt. Kann die Mutter länger als 6 Monate stillen, so werden 2 (–3) tägliche Brustmahlzeiten durch Fleischpüree, Vollmilchbrei, Obst- oder Gemüsebrei ersetzt.

Sollte aus Krankheitsgründen ein plötzliches Abstillen notwendig sein, gibt man der Mutter mehrere Tage lang den Prolaktinhemmer Bromocriptin und verabreicht dem Kinde eine altersgemäße Fertignahrung (s. S. 20) oder bei Erkrankungen des Kindes u. U. eine entsprechende Diät.

3. Ernährung mit Kuhmilchnahrungen

Da die Kuhmilch in der Zusammensetzung von der Frauenmilch abweicht (Tab. 2), wurde sie früher bei der Selbstherstellung der Säuglingsnahrung zur Herabsetzung des hohen Eiweiß- und Mineralstoffgehaltes in den ersten Lebensmonaten mit Wasser verdünnt und durch Kohlenhydrat- und Fettzusätze ergänzt. Heute verwendet man vorzugsweise industriell hergestellte Anfangsnahrungen, welche der Frauenmilch stärker ähneln als die in der Vergangenheit üblichen Kuhmilchverdünnungen.

Unterschiede zwischen Kuhmilch und Frauenmilch:

1. Eiweißgehalt: Der Eiweißgehalt ist in der Kuhmilch 3mal so hoch wie in der Frauenmilch. Der Kaseingehalt beträgt das 6–7fache, während der Albumingehalt etwa gleich ist. So ist das Molkenprotein-Kasein-Verhältnis in der Kuhmilch 20:80; dagegen besteht das Eiweiß in der Frauenmilch zu 60% aus Molkenprotein (vor allem Lactalbumin und Lactoglobulin) und nur zu 40% aus Kasein. Man bezeichnet daher die Kuhmilch auch als »Kaseinmilch«, die Frauenmilch als »Albuminmilch«. Bei übermäßiger Zufuhr von Kuhmilcheiweiß und Mineralstoffen, z.B. durch falsche Ernährung mit unverdünnter Milch, würde es beim jüngeren Säugling zu einer erheblichen Nierenbelastung kommen (Anstieg der Harnosmolalität und vermehrte Ausscheidung von Harnstoff, Na, Cl und K). Wegen des meist beträchtlich höheren Aminosäurengehaltes würden Ammoniak und bestimmte Aminosäuren im Blut ansteigen (vor allem Phenylalanin und Tyrosin, die im Kasein reichlich vorhanden sind).

2. Fettgehalt: Der Fettgehalt in der Kuhmilch variiert je nach Rinderrasse und in Abhängigkeit von der Futterart und wird in den Molkereien auf einen bestimmten Standard (in der Bundesrepublik Deutschland z.Z. von 3,5%) eingestellt. Das Kuhmilchfett hat im Vergleich zum Fett der Frauenmilch einen größeren Anteil an gesättigten Fettsäuren (Butter-, Kaprin-, Kapron-, Laurinsäure usw.), während der Anteil an ungesättigten Fettsäuren (Linolsäure, Linolensäure, Ölsäure) niedriger ist (S. 16).

Außerdem enthält die menschliche Milch eine Lipase, die in der pasteurisierten Kuhmilch fehlt. Daher wird das Kuhmilchfett langsamer gespalten und schlechter ausgenutzt. Heute ersetzt man in den industriell hergestellten Fertignahrungen das Milchfett teilweise durch Pflanzenfett (Maiskeimöl, Olivenöl u.a.), welches einen höheren Gehalt an den leichter resorbierbaren ungesättigten Fettsäuren hat. In den Fertignahrungen soll das Verhältnis gesättigter zu ungesättigten Fettsäuren etwa 1:1 sein mit einem Linolsäuregehalt, der mindestens 300 mg/100 kcal beträgt.

3. Laktosegehalt: Kuhmilch enthält im Durchschnitt nur 4,8%, Frauenmilch dagegen 7% Laktose.

4. Mineralstoffgehalt: Viele Mineralstoffe kommen in der Kuhmilch reichlicher vor als in

Tab. 2. Wichtigste Bestandteile der Frauenmilch und Kuhmilch sowie einer Anfangs- und einer Folgenahrung.

Gehalt (in 100 ml)	Frauenmilch	Kuhmilch	Anfangsnahrung (Pre Aponti)	Folgemilch (Aponti 2)
Energie in kcal (kJ)	69 (288)	66 (276)	71 (297)	77 (322)
Protein (g)	0,9*	3,3	1,8	2,5
Molkenprotein-Kasein-Verhältnis	60:40	20:80	60:40	20:80
Fett (g)	3,8	3,7	3,6	3,0
davon Linolsäure	0,5	0,15	0,46	0,5
Kohlenhydrate (g) insgesamt	7,0	4,8	7,9	10,0
davon Laktose (g)	7,0	4,8	7,9	4,7
Stärke (g)	–	–	–	2,8
Saccharose (g)	–	–	–	2,5
Mineralstoffe (Asche in g)	0,20	0,70	0,28	0,50
Kalzium-Phosphor-Verhältnis	2,3	1,3	1,7	1,3

* Bei Aminosäurenanalyse (1,1 g% bei Stickstoffanalyse).

der Frauenmilch (Aschegehalt 0,7%, dagegen in der Frauenmilch nur 0,2%). Wichtige Ausnahmen sind Eisen, Kupfer und Zink. Die Resorption der Mineralstoffe aus dem Darm hängt von einer Reihe von Faktoren ab, z. B. bei Kalzium von der Vitamin-D-Versorgung des Kindes. Durch den hohen Phosphatgehalt der Kuhmilch wird die Kalziumresorption verringert. Bei Vollmilchernährung wird ein Teil des Kalziums als Kalkseifen mit den Fäzes ausgeschieden (feste grauweiße Kalkseifenstühle und Obstipationsneigung).

5. **Vitamingehalt:** Die Kuhmilch enthält weniger fettlösliche Vitamine (A, C und D) und mehr wasserlösliche Vitamine (B-Vitamine) als die menschliche Milch.

Im Handel befindliche Fertignahrungen und Milchsorten:

1. **Pulverisierte** und **flüssige Fertignahrungen** für Säuglinge: Pulverisierte Fertignahrungen sind bei der Herstellung erhitzt worden und dadurch keimarm, flüssige Fertignahrungen keimfrei. Die pulverisierten Fertignahrungen werden nach Vorschrift mit Wasser aufgelöst (unmittelbar vor Verwendung). Die flüssigen Fertignahrungen sind bereits trinkfertig. Die Fertignahrungen für Säuglinge werden regelmäßig mit Vitamin C, D, E und anderen Vitaminen, außerdem mit Eisen, Kupfer, Zink und Jod angereichert.

2. **Trinkmilch** ist auf einen bestimmten Fettgehalt eingestellt. Sie wird entweder durch Kurzzeiterhitzung pasteurisiert oder ultrahocherhitzt. Pasteurisierte Milch ist frei von pathogenen Mikroorganismen, enthält jedoch in geringer Zahl noch Sporenbazillen (Kaseolyten). Sie sollte daher vor der Verwendung stets gekocht werden. Uperisierte Milch (sogenannte H-Milch oder UHT-Milch, durch kurzfristige Ultrahocherhitzung in gespanntem Dampf keimfrei gemacht) ist ebensowenig hitzegeschädigt wie pasteurisierte Milch und für die Ernährung im 2. Lebenshalbjahr geeignet. Bei Kunststoffverpackung der uperisierten Milch wird Vitamin C zerstört, so daß es in jedem Falle mit der Beikost oder in Tabletten in ausreichender Menge zugeführt werden muß.

3. **Milchfreie Fertignahrung für Säuglinge:** Es handelt sich dabei um Spezialnahrungen, deren Eiweißanteil aus isoliertem Sojaprotein besteht und die laktosefrei sind. Sie kommen bei Milchallergie und bei bestimmten angeborenen Stoffwechselleiden (z. B. Galaktosämie, s. S. 564) zum Einsatz.

4. **Sog. Molken- bzw. Kaseinhydrolysatnahrungen** für Hochrisiko-Kinder aus Allergikerfamilien (z. B. Aletemil HA): Sie können die Häufigkeit atopischer Manifestationen bis zum Alter von 3 Jahren reduzieren. Bei Kuhmilchallergie sind sie kontraindiziert.

Ungeeignet für die Säuglingsernährung sind Rohmilch (nicht pasteurisiert), weil sie pathogene Bakterien enthalten kann, und sog. Sterilmilch, in der das Eiweiß durch Erhitzen auf 160–180° C stark denaturiert ist (teilweise Zerstörung von Aminosäuren).

Ziegenmilch, die in manchen Ländern für die Säuglingsernährung verwendet wird, ähnelt in der Zusammensetzung der Kuhmilch; sie hat aber einen sehr niedrigen Gehalt an Folsäure, so daß eine megaloblastäre Anämie entstehen kann, wenn nicht zusätzlich Blattgemüse oder Leber in pürierter Form gegeben wird.

Durchführung der Flaschenernährung

Folgende Milchfertignahrungen (entsprechend den EU-Richtlinien) sind in Deutschland im Handel (Tab. 3):

1. **Säuglingsanfangsnahrungen,** die für die ersten 4–6 Lebensmonate bestimmt sind und den Erfordernissen dieser Altersstufe entsprechen.
2. **Folgenahrungen** (Folgemilchen) für Säuglinge ab 5. Lebensmonat, die den größten flüssigen Anteil einer gemischten Kost dieser Altersstufe darstellen.

Die Zusammensetzung der Anfangs- und Folgenahrungen ist in den EU-Richtlinien festgelegt und in Tab. 2 an Beispielen gezeigt. Im Proteingehalt und Molkenprotein-Kasein-Verhältnis nähern sich die Anfangsnahrungen weitgehend dem Vorbild der Frauenmilch, während in den Folgenahrungen der Proteingehalt höher ist und das Molkenprotein-Kasein-Verhältnis der Kuhmilch gleicht. Die Angleichung im Proteingehalt wird in den Anfangsnahrungen durch Zusatz von Molkenprotein zur verdünnten Milch erreicht. Im Gesamtfettgehalt bestehen keine größeren Unterschiede, jedoch ist der Linolsäureanteil in den Anfangs- und Folgenahrungen mindestens so groß wie in der Frauenmilch (ermöglicht durch einen völligen oder teilweisen Ersatz des Kuhmilchfettes durch Pflanzenöl). Der Gesamtgehalt an Kohlenhydraten beträgt 7–14 g/100 kcal (entsprechend 7,2–8,6 bzw. 8,7–10,3 g/100 ml in den meisten Handelspräparaten). In den Anfangsnahrungen dürfen folgende Kohlenhydrate verwendet werden: Laktose, Stärke (glutenfrei), Saccharose, Maltose, Maltodextrine, Glukosesirup, in den Folgenahrungen außerdem Fruktose und Honig. Der Gehalt an Mineralstoffen ist in den Anfangsnahrungen höher (0,24–0,5 g/100 ml) als in der Frauenmilch und am höchsten in den Folgenahrungen (ähnlich der Kuhmilch). Das Kalzium-Phosphor-Verhältnis, welches in der Frauenmilch 2,3, in der Kuhmilch 1,2 beträgt, liegt in den Anfangsnahrungen zwischen 1,2 und 1,7 und ist in den Folgenahrungen fast so

3. Ernährung mit Kuhmilchnahrungen

Tab. 3. Säuglingsanfangsnahrung und Folgenahrung mit den in Deutschland üblichen Bezeichnungen.

Offizielle Bezeichnung (EU-Richtlinien)	In Deutschland übliche Bezeichnung	Anwendung
Säuglingsanfangsnahrung	Anfangs-Milchnahrung (Protein »adaptiert«[1]) Dauer-Milchnahrung (Protein »teiladaptiert«[2])	1.–4. Monat (evtl. länger)
Folgenahrung	Folge-Milchnahrung[3]	ab 5. Monat

[1] Eiweißgehalt <2,5 g/100 kcal, Verhältnis von Molkenprotein zu Kasein ≥1, evtl. Zusatz von Saccharose und Stärke, Verhältnis von gesättigten zu ungesättigten Fettsäuren 50:50.
[2] Eiweißgehalt <2,7 g/100 kcal, Verhältnis von Molkenprotein zu Kasein ≤1, evtl. Zusatz von Saccharose, Stärke und Polysacchariden, Verhältnis von gesättigten zu ungesättigten Fettsäuren 50:50.
[3] Enthält pro 100 kcal 2,25–4,5 g Protein, 3,3–6,5 g Lipide, mindestens 70 mg Linolsäure, 7–14 g Kohlenhydrate, davon mindestens 1,8 g Laktose, höchstens 20% der Gesamt-KH Saccharose, Fruktose, Honig, außerdem Mindestmengen an Eisen, Jod, Zink und Vitamin A, C, D und E.

niedrig wie in der Kuhmilch. Alle Fertignahrungen haben einen vorgeschriebenen Mindestgehalt an Mineralstoffen, Spurenelementen (auch Eisen, Zink, Kupfer, Jod) und Vitaminen (auch A, C, D, Folsäure). An Vitamin D sollen in den Anfangsnahrungen 1–2,5 µg Cholecalciferol/100 kcal enthalten sein, in den Folgenahrungen 1–3 µg Cholecalciferol/100 kcal (10 µg entsprechen 400 IE Vitamin D).

In **Deutschland** wird bei den Anfangsnahrungen außerdem unterschieden zwischen Anfangs-Milchnahrungen im engeren Sinne (entsprechend der früheren Bezeichnung »adaptierte« Milch) und Dauer-Milchnahrungen (entsprechend der früheren Bezeichnung »teiladaptierte« Milch). Der Hauptunterschied besteht darin, daß diese Anfangs-Milchnahrungen als Kohlenhydrat allein Laktose enthalten, die Dauer-Milchnahrungen auch andere Kohlenhydrate (z. T. Stärke, Saccharose und Polysaccharide). Beide Nahrungen sind vom 1.–4. (–6) Lebensmonat verwendbar. Die Anfangs-Milchnahrungen im engeren Sinne eignen sich besonders zur Zwiemilchernährung mit Muttermilch. Die Dauer-Milchnahrungen haben durch die verschiedenen Kohlenhydratzusätze eine andere Konsistenz und sollen den Säugling besser sättigen.

Handelspräparate für Anfangs-Milchnahrungen sind Pre Aletemil, Pre Aponti, Pre Aptamil, Pre Beba, Pre Hipp, Pre Humana, für Dauer-Milchnahrungen Aletemil, Aponti 1, Aptamil 1, Beba 1, Hipp 1, Humana Dauer-Milchnahrung, Humana baby-fit, Lactana B, Milumil 1. Handelspräparate von Folgemilchen sind Aletemil Plus, Aptamil 2, Aponti 2, Beba 2, Hipp 2, Humana-Folgemilch und Milumil 2.

Als Folgenahrung kann auch unverdünnte **Trinkmilch** mit 3,5% Fettgehalt (als pasteurisierte Milch) und Zusatz von einem Polysaccharid (z. B. 3% Mondamin) gegeben werden. Dagegen sollen selbstzubereitete Kuhmilchverdünnungen (½-Milch oder ⅔-Milch) als Anfangsnahrung heute nicht mehr verwendet werden (wegen der inadäquaten Zusammensetzung).

Tagestrinkmenge: In den ersten 6 Lebensstunden kann 5–10%ige Glukoselösung oder Oligosaccharidlösung in der Flasche verabreicht werden (bis zu 50 ml). Bei Ernährung ad libitum mit einer Säuglingsanfangsnahrung steigert das Kind an den folgenden Tagen seine Trinkmenge pro Mahlzeit allmählich von 30 ml auf 80–90 ml, bis es etwa 150 ml/kg/die aufnimmt. Bei älteren Säuglingen soll die Tagesmenge 1000 ml nicht überschreiten.

Zahl der Mahlzeiten: Auch bei der Ernährung mit einer Säuglingsanfangsnahrung ist es nicht notwendig, sich an ein starres Schema zu halten. Kinder im 1. Trimenon benötigen 5–6 Mahlzeiten pro Tag. Die pro Mahlzeit aufgenommene Menge variiert im Tagesablauf und ist den Bedürfnissen des Kindes anzupassen.

Beikost: Bei Ernährung mit einer Säuglingsanfangsnahrung, die immer ausreichend vitaminisiert ist, ist in den ersten 3–4 Lebensmonaten keine Beikost erforderlich (Abb. 1). Der zu frühe Ersatz einer oder mehrerer Milchmahlzeiten durch Obst- oder Gemüsebreie könnte das Gedeihen beeinträchtigen (durch ungenügende Eiweißzufuhr).

Im 1. Lebensvierteljahr sollen wegen des relativ hohen Nitratgehaltes kein Spinat und keine Karotten (als Saft oder Gemüse) gegeben werden (Gefahr einer Methämoglobinämie); bei sich bildendem Nitrit würde Methämoglobin entstehen, das in diesem Alter wegen Enzymunreife (physiologischer Mangel an Methämoglobinreduktase) nicht genügend zu Hämoglobin reduziert werden kann.

22 II. Ernährung und Ernährungsstörungen

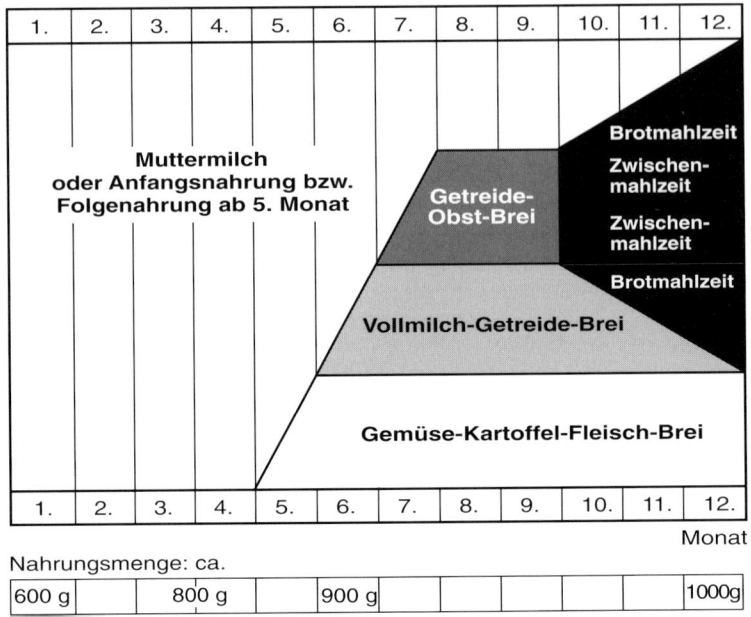

Abb. 1. Ernährungsplan für das 1. Lebensjahr (aus dem Forschungsinstitut für Kinderernährung 1992).

Ab 5. Monat gibt man dem Kind außer der flüssigen Folgenahrung 1–2(–3) Breimahlzeiten (Gemüse, Obst, Fleischpüree, Milchbrei) (Tab. 3). Am Ende des 1. Lebensjahres kann man das Kind an den Erwachsenenmahlzeiten beteiligen, wobei man ihm die Nahrung zerkleinert. Da Milch weiterhin der wichtigste Eiweiß- und Kalziumlieferant ist, soll das Kind täglich 500 ml Milch erhalten.

Industriell hergestellte Babykost (sog. Gläschenkost) unterliegt der Verordnung über diätetische Lebensmittel. Sie bietet die Garantie, daß darin ein bestimmter Pestizidgehalt nicht überschritten wird (0,01 ppm), keine Hormone enthalten sind und der Nitratgehalt einen Grenzwert nicht übersteigt. Es wird ein bestimmter Mindest-Kalorien- und -Eiweißgehalt garantiert, und es besteht auch die Gewähr für eine sorgfältige Auswahl der Rohstoffe sowie genaue Schadstoffkontrolle. Diese Babykost ist daher gegenüber der auf dem Markt angebotenen Frischware zu bevorzugen, da diese nicht unter die Diätverordnung fällt.

Der erhöhte Eisenbedarf sollte durch eisenhaltige Nahrungsmittel (am besten Fleischpüree mit gut resorbierbarem Häm-Eisen) oder durch eisenangereicherte Babykost gedeckt werden. Bei fleischfreier Ernährung kann die Gabe von Eisentropfen erforderlich sein.

Zusätzliche **Vitamin-D-Gaben** (400–500 E/Tag), am besten zusammen mit Fluor, sind unbedingt notwendig (bis zum Ende des 1. Lebensjahres).

Ernährungsschwierigkeiten im 1. Lebensjahr: Die **Unterernährung** eines Säuglings äußert sich durch mangelhafte Gewichtszunahme, durch Gewichtsstillstand oder Gewichtsabnahme, ferner durch einen Schwund des subkutanen Fettgewebes, trockene und faltige Haut, Unzufriedenheit, Unruhe und häufiges Schreien.

Bei **Überernährung** kommt es meistens zu Spucken oder Erbrechen sowie zu Bauchbeschwerden nach den Mahlzeiten, bei übermäßiger Kohlenhydratzufuhr auch zu Meteorismus und Gärungsdyspepsie. Außerdem nehmen die Kinder ungewöhnlich rasch an Gewicht zu.

Während ein »Spucken« (Hochbringen kleiner Mengen verschluckter Nahrung) auch bei richtiger Ernährung bis zu einem gewissen Grad physiologisch ist, beruht ein stärkeres Spucken oder Erbrechen manchmal auf einer **Aerophagie** (Luftschlucken beim Trinken), das besonders bei hastigem Trinken und zu engem Saugerloch vorkommt. Hierbei ist das »Aufstoßen« nach dem Trinken besonders wichtig; man kann auch das Kind im Bett auf die rechte Seite legen, wodurch das Entweichen der Luft begünstigt wird.

Weiche, grünlich gefärbte und häufige Stühle kommen nicht selten bei Brusternährung vor; Bruststühle sind substanzarm (infolge der Ballastarmut und guten Verdaulichkeit der Frauenmilch), nicht stinkend und enthalten oft geringe Schleimbeimengungen. Bei nichtgestillten Säuglingen beruhen häufige, dünne Stühle manchmal auf einem zu hohen Keimgehalt der Nahrung (bei Aufbewahrung der zubereiteten Nahrung außerhalb des Kühlschrankes) oder sie hängen mit einem zu reichlichen Kohlenhydratgehalt der Nahrung zusammen. Manchmal erklärt sich die Stuhlbeschaffenheit auch aus der Art der Beikost (größere Mengen Zitronensaft oder Spinat wirken abführend).

Eine **Obstipation** beim Säugling kann verschiedene Ursachen haben (z. B. Megakolon, S. 240). Manchmal beruht sie auf Analfissuren oder einem zu starken Sphinktertonus, den man bei rektaler Untersuchung deutlich fühlt. Eine Scheinobstipation, d. h. seltene Stuhlentleerungen (alle 2–3 Tage) bei normaler Konsistenz der Fäzes, findet sich öfters bei Brustkindern oder entsteht bei ungenügender Nahrungsaufnahme, z. B. infolge Hypogalaktie. Eine Scheinobstipation kann auch bei Erbrechen (z. B. wegen Pylorusstenose) auftreten.

In den ersten 3 Lebensmonaten haben Kinder häufig **Schreiattacken** (meist in den Nachmittagsstunden), die anscheinend auf Leibschmerzen beruhen. Sie werden im Volksmund als »Drei-Monats-Koliken« bezeichnet. Eine Ursache läßt sich oft nicht nachweisen. Manchmal sind Hunger, Überernährung, nasse Windeln, verschluckte Luft oder Leibschmerzen auslösend; manchmal möchte das Kind auch nur getragen und unterhalten werden. Inwieweit Blähungen für die Leibschmerzen verantwortlich sind, läßt sich oft schwer entscheiden. Ernste Ursachen, z. B. Invagination (s. S. 253). Otitis media (s. S. 154) oder Pyelonephritis (s. S. 279), sind auszuschließen. Bestimmte Kinder scheinen für diese Schreiattacken besonders disponiert zu sein. Manchmal helfen ein Darmrohr, milde Wärme, Abführen, Fencheltee, Vermeidung von Über- oder Unterernährung. Nach dem 3. Lebensmonat verschwinden diese Koliken meistens rasch.

Mangelerscheinungen bei rein vegetarischer Ernährung (ohne Fleisch, Milch und Eier) sind gestörtes Wachstum bei ungenügender Eiweißzufuhr, eine Methylmalonazidämie (mit schwerer Ketose, Azidose, Hyperammoniämie und Koma) bei Fehlen von Vitamin B_{12} und trophische Störungen bei ungenügender Resorption von Spurenelementen aus dem Darm infolge der ballastreichen Nahrung.

4. Ernährung nach dem 1. Lebensjahr

Nährstoff- und Nahrungsbedarf: Entsprechend der im Vergleich zum 1. Lebensjahr langsameren Wachstumsgeschwindigkeit reduziert sich der auf das Körpergewicht bezogene Energie- und Eiweißbedarf mit zunehmendem Alter. In der Adoleszenz jedoch wird wegen der gesteigerten Aktivität und des verstärkten Wachstums eine höhere Kalorienzahl benötigt: bei männlichen Jugendlichen täglich etwa 2500 bis 3000 kcal (11000–13000 kJ), bei weiblichen Jugendlichen etwa 2100–2400 kcal (9000–10000 kJ).

Die **Art der Nahrung** ist im Kleinkindesalter wegen der größeren Toleranz gegenüber verschiedenartigen Speisen nicht streng vorgeschrieben.

In der Regel erhält das Kind eine gemischte Kost, welche reichlich Milch, außerdem Fleisch, Fisch und Eier, an Fetten besonders Butter und Pflanzenöle, im übrigen tgl. 10–12 g Kohlenhydrate/kg Körpergewicht enthalten soll. Ernährungsphysiologisch wertvoll sind unter den kohlenhydrathaltigen Nahrungsmitteln Vollkorn- und Graubrot, Getreideprodukte, wie Grieß, Haferflocken usw., Kartoffeln, Hülsenfrüchte, Obst. Eine ausreichende Versorgung mit Vitaminen durch Obst und Gemüse muß gewährleistet sein. Im 2. Lebensjahr bietet man dem Kind die Speisen teilweise noch in Breiform an und geht allmählich auf eine festere Nahrung über. Das Kind erlernt nun den Gebrauch des Löffels, trinkt aus der Tasse und darf mit zunehmendem Alter unter den angebotenen Nahrungsmitteln frei wählen. Keinesfalls soll das Kind zu bestimmten Speisen, die es aus Geschmacksgründen ablehnt, gezwungen werden. Im 3. Jahr kann das Kind bereits selbständig essen. Es trägt jetzt hinsichtlich der Nahrungsaufnahme eine gewisse Eigenverantwortung und darf nicht durch übermäßige Strenge oder durch Überbesorgtheit der Eltern in eine Rebellion gegen jegliches Essen getrieben werden. Viele Eßprobleme bei Kleinkindern sind psychischer Art und beruhen auf einer gestörten Eltern-Kind-Beziehung (S. 378).

Zusammenfassung: Die empfohlene Zufuhr an Nährstoffen richtet sich bei Kindern nach dem Alter und dem entsprechenden Nahrungsbedarf des wachsenden Organismus. Im 1. Lebensjahr ist Muttermilch die ideale Nahrung, welche im 2. Lebenshalbjahr durch eine kalorienreiche Beikost ergänzt wird. Außerdem erhält das Kind zur Rachitisprophylaxe täglich Vitamin D, welches in der Muttermilch nicht genügend vorkommt.

Bei Unmöglichkeit des Stillens tritt an die Stelle der Muttermilch eine Säuglingsmilchnahrung. Die im Handel befindlichen Anfangsnahrungen sind im Eiweiß-, Fett-, Kohlenhydrat- und Mineralstoffgehalt der menschlichen Milch weitgehend angepaßt. Dieser Grad der Adaptation konnte bei der früher üblichen Selbstherstellung der Säuglingsnahrung (durch Verdünnung der Kuhmilch und Zusätze) nicht erreicht werden. Eine Selbstherstellung von ½-Milch oder ⅔-Milch (mit Zusätzen) ist heute für Kinder im 1. Lebenshalbjahr nicht mehr zu empfehlen; im 2. Lebenshalbjahr kann (aus Kostengründen) statt Folgemilch (als Fertignahrung) Vollmilch (d.h. unverdünnte Trinkmilch mit 3,5% Fettgehalt) verwendet werden, welche mit Zucker und einem zweiten Kohlenhydrat angereichert wird. Eine abwechslungsreiche Beikost (ab 5. Lebensmonat) ergänzt die Flaschennahrung in der Kalorien-, Vitamin- und Mineralstoffversorgung. Vitamin D muß zusätzlich verabreicht werden. Zwischen dem 6. und 12. Lebensmonat findet ein allmählicher Übergang von flüssiger Nahrung auf flüssig-breiige Nahrung und danach auf festere Nahrung statt. Im 2. Lebensjahr wird der Nährstoff- und Nahrungsbedarf durch eine gemischte Kost gedeckt, welche außer Milch auch Fleisch, Fisch und Eier enthalten soll, an Fetten besonders Butter und Pflanzenöle, dazu hochwertige Kohlenhydrate und alle wichtigen Vitamine.

5. Ernährungsstörungen

Die Ernährungsstörungen werden eingeteilt in:
1. **Akute** Ernährungsstörungen, welche durch Erbrechen und/oder Durchfall verschiedenster Ursache zustande kommen und deren höchster Schweregrad die Toxikose (Intoxikation) mit erheblichen Wasser- und Elektrolytstörungen ist.
2. **Chronische** Ernährungsstörungen, bei denen man unterscheidet:
   a) Dystrophie und Atrophie,
   b) Eiweißmangelschaden (Kwashiorkor),
   c) Fettsucht,
   d) Magersucht,
   e) Avitaminosen (im Kindesalter besonders Rachitis und Säuglingsskorbut).

Da die mit Diarrhoe einhergehenden akuten Ernährungsstörungen auf S. 258 ausführlich behandelt sind, werden an dieser Stelle nur die chronischen Ernährungsstörungen besprochen.

a) Dystrophie und Atrophie

Unter Dystrophie versteht man den leichten bis mittelschweren Grad, unter Atrophie (Marasmus) den höchsten Grad der Unterernährung, welcher reversibel oder irreversibel sein kann.

Als **Ursachen** kommen in Betracht: Kalorienmangel (alle Nahrungsbestandteile betreffend), schwere Allgemeinerkrankungen, rezidivierende Darminfektionen, angeborene Stoffwechselleiden, Fehlbildungen usw.

Die bei Säuglingen auftretenden **Symptome** (Abb. 2 u. 3) entsprechen weitgehend denen bei älteren Kindern: Gewichtsabnahme, Verlust an subkutanem Fettgewebe (beginnend am Rumpf, zuletzt im Gesicht), Muskelatrophie, trockene faltige Haut, Vorwölbung des Abdomens, Ödeme (selten), Untertemperatur, Bradykardie und seelische Verstimmung. Die Hautfaltendicke, gemessen am Oberarm, ist vermindert (s. Tab. 5, S. 27), ebenso die Muskelmasse, welche sich bei älteren Kindern berechnen läßt: Muskelmasse = Oberarmumfang (cm) − Hautfaltendicke (cm) × 3,14. Oft besteht eine Hungerobstipation, oder es kommt zu häufigen Entleerungen kleiner Stuhlmengen, die Schleim enthalten (Hungerstühle). Resistenzschwäche gegenüber Infektionen, hypochrome Anämie und in schweren Fällen Zurückbleiben im Längenwachstum gehören ebenfalls zum Krankheitsbild.

Die **Therapie** richtet sich nach der auslösenden Ursache und besteht in diätetischen Maßnahmen, Ersatz fehlender Mineralien und Vitamingaben. Die Prognose ist im allgemeinen günstiger als bei Kwashiorkor (s. u.).

Bei hochgradiger Atrophie liegt oft eine Toleranzschwäche gegen jegliche Änderung der bisherigen Ernährung (besonders eine vermehrte Zufuhr von Kalorien) vor, so daß es infolge einer Verdauungsinsuffizienz zu schweren Durchfallerscheinungen mit Gewichtssturz kommen kann. Daher ist bei hochgradiger Unterernährung eine nicht zu schnelle Steigerung der Nahrungszufuhr (besonders von Fett) ratsam. In sehr schweren Fällen kann anfangs eine totale parenterale Ernährung (S. 44) notwendig sein, im weiteren Verlauf eine Kombination von parenteraler und oraler Ernährung. Bei häufig bestehendem Disaccharidasemangel (besonders für Laktose) kann eine Monosacchari-haltige Heilnahrung, z. B. Alfaré, nützlich sein (S. 263).

b) Eiweißmangelschaden (Kwashiorkor)

Ein Eiweißmangelschaden kann hervorgerufen werden durch unzureichende Eiweißzufuhr (in Hungergebieten), durch einseitige Kost, durch mangelhafte Resorption aus dem Darm bei chronischer Diarrhö oder durch chronische Eiweißverluste bei Nephrose, Infektionen, Blutungen, Verbrennungen usw. sowie durch ungenügende Proteinsynthese bei chronischen Lebererkrankungen. In Hungergebieten ist der Eiweißmangel häufig mit Avitaminosen (Tab. 4) kombiniert.

Symptome: Die Kinder bleiben im Wachstum zurück und zeigen hypoproteinämische Ödeme.

5. Ernährungsstörungen

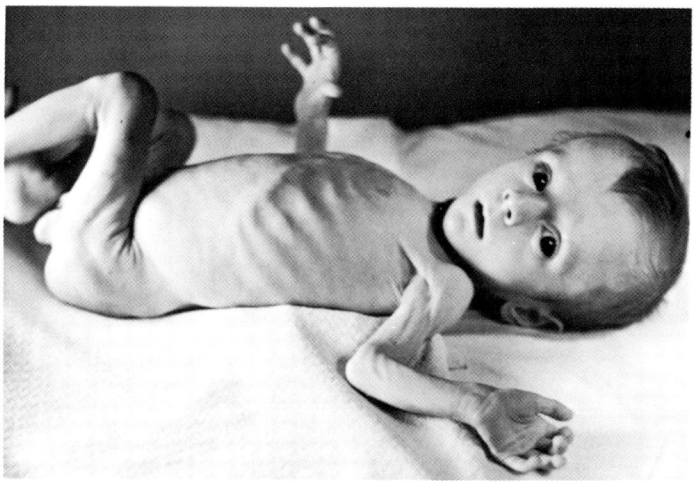

Abb. 2. Atrophisches Kind von einem Jahr: starker Verlust von subkutanem Fettgewebe und Muskelatrophie.

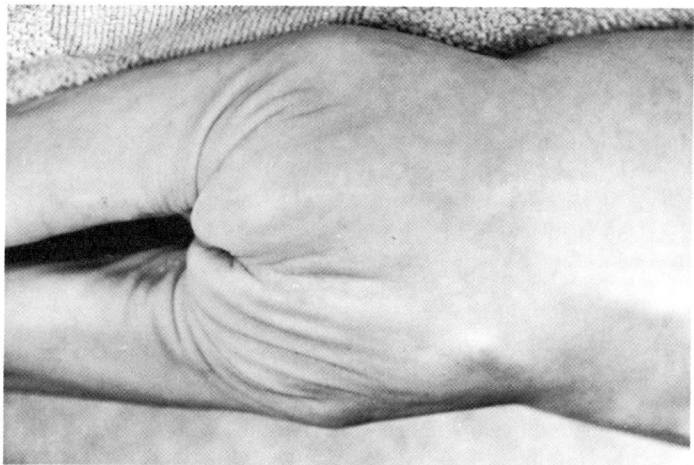

Abb. 3. Atrophisches Kind von einem Jahr: faltige Gesäßhaut (Tabaksbeutelgesäß).

Oft besteht ein Malabsorptionssyndrom (S. 250) infolge Atrophie der Darmschleimhaut. Infektionen, Durchfälle, Dermatitis mit Pigmentverschiebungen, Lebervergrößerung (fettige Degeneration) und Muskelatrophie fehlen in schweren Fällen selten. Im Blut findet man eine Hypalbuminämie und Anämie. Im Anfangsstadium werden im Urin Ketonkörper ausgeschieden.

Die **Therapie** richtet sich zunächst gegen die oft vorhandenen Wasser- und Elektrolytstörungen und besteht weiterhin in einem vorsichtigen Ernährungsaufbau (wie bei Dystrophie).

c) Fettsucht

Definition: Die sog. einfache Fettsucht ist eine übermäßige Ansammlung von Fettgewebe als Folge einer gestörten Bilanz zwischen Energiezufuhr und -abgabe (Überschreiten des der individuellen Körperlänge entsprechenden mittleren Gewichts um 20%). Bei Verlaufsuntersuchungen nimmt das Körpergewicht rascher zu als die Körperlänge (S. 3).

Ätiologie und Pathogenese: Die schon bei jungen Kindern, besonders aber in der Pubertät

Tab. 4. Vitaminmangelkrankheiten.

Vitamin	Mangelsymptome
A	Nachtblindheit, Lichtscheu, Xerophthalmie, Keratomalazie, Zahnschmelzdefekte, Keratinisierung der Schleimhäute und der Haut
B_1 (Thiamin)	Beriberi
B_2 (Riboflavin)	Ariboflavinose (Augensymptome)
Nikotinsäureamid (Niacin)	Pellagra
B_6	Bei Säuglingen Krämpfe oder hypochrome Anämie, bei Behandlung mit INH (B_6-Antagonist) periphere Neuritis
B_{12}	Juvenile perniziöse Anämie
Folsäure	Megaloblastäre Anämie bei Säuglingen (Ziegenmilch) oder bei Malabsorption
C	Säuglingsskorbut (Möller-Barlowsche Krankheit), Skorbut (S. 36)
D	Rachitis (S. 30), rachitogene Tetanie, Osteomalazie
K	Blutungsneigung bei Neugeborenen und bei Malabsorption

vorkommende Fettsucht entsteht bei übermäßiger Nahrungszufuhr und verminderter körperlicher Aktivität und wird von genetischen und psychischen Einflüssen (S. 377) begünstigt. Die Pathogenese der zu starken Fettablagerung in der Subkutis, bei schweren Formen auch in der Muskulatur und in den inneren Organen (Fettleber) ist im einzelnen noch nicht geklärt. Zahl und Größe der Fettzellen (Adipozyten) sind vermehrt. Möglicherweise spielt auch eine zentrale Fehlsteuerung der Appetit- und Hungerregulierung eine Rolle. Die bei der einfachen Fettsucht gefundenen Veränderungen im Stoffwechsel und Hormonhaushalt sind nicht die Ursache, sondern die Folge der Überernährung und bei einer Rückkehr zum Normalgewicht reversibel. Die im Plasma nachweisbare gesteigerte Insulinaktivität führt zu einer verstärkten Lipogenese, während die Lipolyse gehemmt wird. Das Insulin steigert die Synthese von Fettsäuren aus Glukose und deren Umwandlung zu Triglyzeriden, welche im Fettgewebe abgelagert werden. Die verminderte Glukosetoleranz von Fettsüchtigen wird mit der insulinantagonistischen Wirkung der vermehrt vorkommenden freien Fettsäuren erklärt (Beeinträchtigung der Insulinwirkung in der Muskulatur). Im Plasma ist der Gehalt an Kortisol erhöht, das wie andere Insulinantagonisten eine lipolytische Wirkung (Freisetzung von Fettsäuren aus Fettgewebe) besitzt. Im Urin werden vermehrt 17-Ketosteroide und 17-Hydroxykortikosteroide ausgeschieden.

In hämodynamischer Hinsicht erzeugt die bei Fettsucht gefundene Zunahme des Herzschlagvolumens und des absoluten Blutvolumens eine leichte Hypertension und eine Linkshypertrophie des Herzens. – Das sog. **Pickwickier-Syndrom** bei hochgradiger Adipositas beruht auf einer atemmechanisch bedingten Störung der Lungenventilation mit vorübergehender pCO_2-Erhöhung und plötzlichen Schlafzuständen. Eine länger anhaltende Hypoventilation kann eine chronische Hypoxie, Polyglobulie, pulmonale Hypertension und Rechtsherzinsuffizienz zur Folge haben.

Symptome: Die Fettsucht nimmt häufig zwischen dem 8. und 12. Lebensjahr ihren Anfang (sog. Präpubertätsfettsucht), beginnt aber manchmal schon im 1. Lebensjahr oder im 5.–6. Lebensjahr.

Während sich bei jüngeren Kindern das Fett gleichmäßig über den Körper verteilt, sind in der Adoleszenz bei Jungen vor allem Nacken, Brust und Bauch, bei Mädchen vor allem die untere Rumpfhälfte und die Beine betroffen (Abb. 4). Die Unterarme und Hände sind manchmal auffallend schlank. Eine Fettansammlung an der vorderen Thoraxwand täuscht bei Jungen eine Brustdrüsenentwicklung vor (Pseudomammae).

Durch Überdehnung der Haut entstehen an Stellen stärkerer Fettablagerungen (besonders am Bauch) rote oder weiße Streifen (Striae distensae).

Oft sind adipöse Kinder etwas größer, als ihrem Altersdurchschnitt entspricht, und zeigen eine beschleunigte Knochenreifung.

Die Ursache hierfür ist nicht bekannt. Bei Jungen erscheint der Penis zu klein, da er in der Schambeingegend von Fettmassen umgeben ist (Abb. 5).

5. Ernährungsstörungen

Bei hochgradiger Fettsucht ermüden die Kinder rasch und werden bei Belastung leicht dyspnoisch. X-Beine, Senk- und Spreizfüße, auch Hüftleiden (z.B. Epiphyseolysis) kommen häufiger vor.

Diagnose: Der Grad der Fettsucht läßt sich durch Vergleich des Körpergewichtes mit alters- und längenbezogenen Normwerten (S. 3) und durch Messung der Hautfaltendicke mit einem Greifzirkel (in der Schulterblattgegend und an der Rückseite des um 90° gebeugten Oberarmes) beurteilen. Bei der Bestimmung der Hautfaltendicke ist mit einem Meßfehler und einer ungenügenden Korrelation zum gesamten Körperfett zu rechnen; ein Überschreiten der 85. Perzentile (Tab. 5) wird als Zeichen für Adipositas gewertet. Als Toleranzbreite bezeichnet man eine Abweichung des Körpergewichts und der Hautfaltendicke um höchstens 10%. Dabei ist zu berücksichtigen, daß die Variabilität (Streubreite der Norm) mit dem Alter zunimmt und auch die Geschlechtsunterschiede größer werden.

Differentialdiagnostisch (Tab. 6) ist an eine Fettsucht beim sehr seltenen Fröhlich-Syndrom, Cushing-Syndrom, angeborenen Prader-Willi-Syndrom und Laurence-Moon-Biedl-Syndrom zu denken. Diese Syndrome sind meist mit Kleinwuchs verbunden. Bei Hypothyreose ist die Übergewichtigkeit vor allem durch das Myxödem bedingt, während die begleitende Fettsucht (infolge Senkung des Grundumsatzes und verminderten Kalorienverbrauchs) in der Regel geringgradig ist. Bei überdurchschnittlicher Körperlänge kann eine leichte Adipositas beim Klinefelter-Syndrom (S. 133) vorkommen (Ausschluß durch Bestimmung der Zahl der X-Chromosomen).

Therapie: Bei Frühbehandlung einer nicht zu schweren Fettsucht mit Reduktionsdiät, körper-

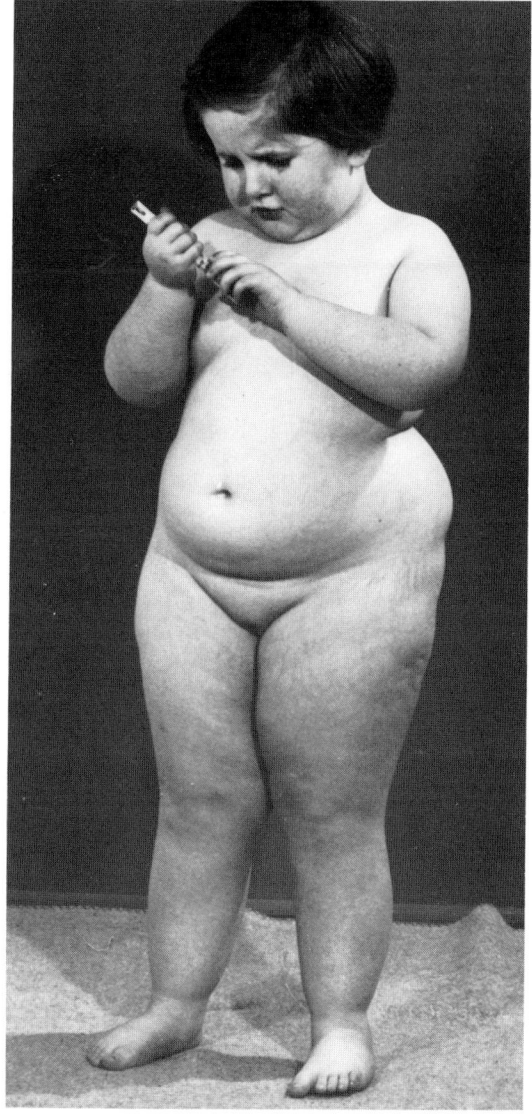

Abb. 4. Adipositas bei sechsjährigem Mädchen.

Tab. 5. Variabilität der über dem Trizeps und subskapulär gemessenen Hautfaltendicke bei gesunden Jungen und Mädchen verschiedenen Alters (15. und 85. Perzentile).

Alter (Jahre)	Hautfaltendicke (mm) bei							
	Jungen				Mädchen			
	Trizeps		Subskapulär		Trizeps		Subskapulär	
	15%	85%	15%	85%	15%	85%	15%	85%
1	9	16	5	9	9	14	5	9
4	8	13	4	7	9	14	5	8
7	7	13	4	7	8	15	4	8
10	7	15	4	9	9	19	5	12
13	9	22	6	14	11	26	6	20
16	8	20	7	14	14	27	8	24

Tab. 6. Differentialdiagnose der Adipositas.

Krankheit	Ätiologie und Pathogenese	Klinische Merkmale	Untersuchungsbefunde
Einfache Adipositas	Multifaktoriell: Nahrungsüberangebot, verminderte körperliche Aktivität, genetische und psychische Einflüsse, Fehlsteuerung der Appetitregelung	Oft Großwuchs. Fett bei Kleinkindern gleichmäßig verteilt, bei älteren Jungen besonders am Stamm, bei älteren Mädchen auch an den Beinen. Genitalentwicklung und Pubertätsbeginn normal	Kortisolkonzentration im Plasma erhöht (mit tageszeitlichen Schwankungen, Kortisolabfall nach oraler Dexamethasongabe). Verminderte Glukosetoleranz
Cushing-Syndrom	Hyperadrenokortizismus durch: Nebennierenhyperplasie oder -tumor, Hypothalamusstörung mit vermehrter ACTH-Produktion, Hypophysentumor, Kortikosteroidtherapie	Kleinwuchs, Vollmondgesicht, Stammfettsucht (oder generalisiert), Striae, Hypertension, Akrozyanose, Plethora, Muskelhypotonie, Akne, bei Mädchen evtl. Klitorishypertrophie und Amenorrhoe	Kortisolkonzentration im Plasma erhöht (ohne tageszeitliche Schwankungen, bei Nebennierenhyperplasie oder -tumor kein Kortisolabfall nach oraler Dexamethasongabe). Stark verminderte Glukosetoleranz. Hyperglykämie (insulinresistent), Glukosurie, Osteoporose
Fröhlich-Syndrom (Dystrophia adiposogenitalis)	Hypothalamusstörung durch: Kraniopharyngeom, Gliom des Chiasma opticum, Hypophysentumor, Zustand nach Enzephalitis oder Hirntrauma	Kleinwuchs, Hypogenitalismus, Hirndrucksymptome, Stauungspapille, Gesichtsfeldausfälle, Hydrozephalus, Diabetes insipidus	Bei Kraniopharyngeom intra- oder suprasellärer Verkalkungen (CT, MRT). FSH- und LH-Spiegel im Plasma erniedrigt (postpubertär)
Bardet-Biedl-Syndrom	Erbkrankheit (autosomal rezessiv)	Kleinwuchs (teilweise), Minderbegabung, Polydaktylie, Retinitis pigmentosa, Hypogenitalismus, evtl. Taubheit	–
Prader-Willi-Syndrom	Angeboren	Kleinwuchs, Minderbegabung, Akromikrie, Muskelhypotonie (im frühen Säuglingsalter), bei Jungen Hypogenitalismus und Kryptorchismus, später oft Diabetes mellitus	Verminderte Glukosetoleranz, z.T. Abnormität des Chromosoms 15 (z.B. Deletion am langen Arm)

lichem Training und Psychotherapie (S. 378) ist unter günstigen Voraussetzungen (Motivation und Verständnis des Patienten und der Eltern, laufende ärztliche Überwachung) eine Normalisierung des Körpergewichtes zu erreichen. Allerdings kommt es entscheidend darauf an, die anfangs erzielten Erfolge durch eine konsequente Fortsetzung der Behandlung zu stabilisieren und einen Rückfall zu verhüten, wobei alle Gewichtsänderungen auf einer vom Patienten (oder von den Eltern) geführten Kurve einzutragen sind. Bei Jugendlichen kann die Teilnahme an Zusammenkünften in sog. Selbsthilfegruppen (z.B. Weight Watchers) hilfreich sein.

Bei der Präpubertätsfettsucht wirkt sich in einem Teil der Fälle eine mit zunehmendem Alter spontan eintretende Besserung günstig aus. In anderen Fällen setzt sich die kindliche Fettsucht bis ins Erwachsenenalter fort. Die über längere Zeit durchzuführende Diät, welche bei 12–14jährigen Kindern 500–1000 Kalorien (2100–4200 kJ) weniger als normal enthalten soll, muß beim Kind den täglichen Eiweißbedarf (s. S. 15), den Vitaminbedarf (besonders an Vitamin A und D) sowie den Eisen- und Kalziumbedarf decken. Die zu verabreichende eiweißreiche Kost (besonders mageres Fleisch, Magermilch, Eier) darf nur wenig Fett und Kohlenhydrate enthalten. Erlaubt sind in beschränktem Umfang Gemüse, Obst und Schwarzbrot. Bei dieser Diät sind häufige kleine Mahlzeiten günstiger als eine Beschrän-

5. Ernährungsstörungen

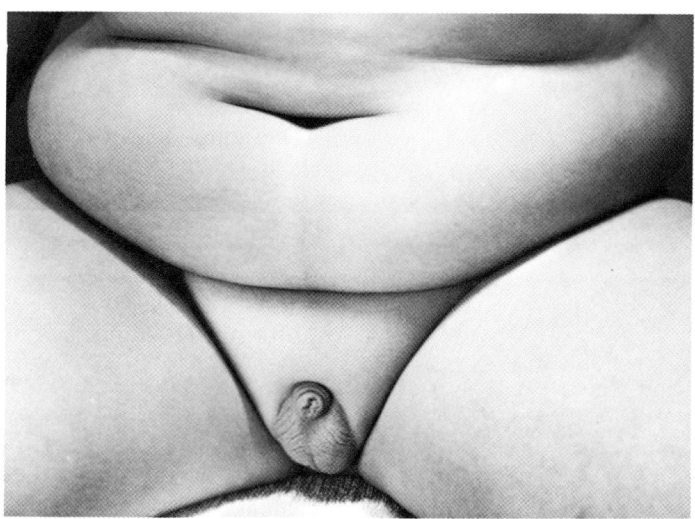

Abb. 5. Adipositas bei 5jährigem Jungen: Der Penis, der von Fettmassen umgeben ist, erscheint relativ klein.

kung auf 2–3 größere Mahlzeiten. Wöchentliche Gewichtsabnahmen von 0,5–1 kg sind unter strenger Diät möglich. Am besten leitet man die diätetische Behandlung in der Klinik (Milieuwechsel!) ein und setzt diese nach Erreichen einer Gewichtsabnahme von mindestens 5 kg (beim älteren Kind) in leichterer Form zu Hause fort. Bei jüngeren Kindern reicht es aus, durch Vermeidung von zu viel Kohlenhydraten und Fett das Gewicht konstant zu halten, bis bei fortschreitendem Längenwachstum ein normales Verhältnis zwischen Gewicht und Länge eingetreten ist. Die Verabreichung eines Appetitzüglers (Nebenwirkungen, Suchtgefahr) wird abgelehnt. Eine zu strenge Diät über längere Zeit kann zum Stillstand im Längenwachstum führen.

Zusammenfassung: Die multifaktoriell ausgelöste Fettsucht kommt schon im Kindesalter häufig vor (besonders als Präpubertätsfettsucht). Die Pathogenese ist nicht völlig geklärt. Die auftretenden hormonellen und metabolischen Veränderungen (funktioneller Hyperinsulinismus, verstärkte Kortisolbildung, Vermehrung der freien Fettsäuren) sind sekundär. Die Fettverteilung ist für eine bestimmte Fettsuchtform nicht charakteristisch, das Längenwachstum manchmal beschleunigt. Die Therapie besteht in Reduktionsdiät, körperlichem Training und Psychotherapie.

d) Anorexia nervosa

Synonym: Psychogene Magersucht.

Definition: Unter Anorexia nervosa versteht man eine psychisch ausgelöste Abneigung gegen jegliche Nahrungsaufnahme, die vor allem bei jungen Mädchen und Frauen vorkommt und zu starker Abmagerung und Amenorrhoe führt.

Klinik: Über die psychischen Ursachen s. S. 377. In letzter Zeit häufiger auftretend. Betroffen sind in 90% Mädchen in der Adoleszenz (Pubertätsmagersucht) und junge Frauen. Beginn oft im Anschluß an eine Abmagerungskur wegen vorhandener oder vermeintlicher Fettleibigkeit. Schwere Appetitstörung mit teilweiser oder völliger Nahrungsverweigerung und willkürlich herbeigeführtem Erbrechen, teilweise kombiniert mit Episoden von Bulimie (s. S. 380). Starke Abmagerung (Abb. 6) bei erhaltener geistiger und körperlicher Aktivität.

Gewichtsverlust >25% des früheren Gewichtes (bei jungen Frauen) oder Unterschreiten des längenbezogenen mittleren Gewichtes um >20% (Tab. 1, S. 3).

Auch Hautfaltendicke vermindert (<15% des Altersdurchschnittes, s. S. 27). Sekundäre Amenorrhoe, außerdem trockene und blaßgelbe Haut, Muskelhypotonie, Bradykardie, Hypotension, Gastroptose, Obstipation, häufig Untertemperatur. Häufig depressive Verstimmungen!

30 II. Ernährung und Ernährungsstörungen

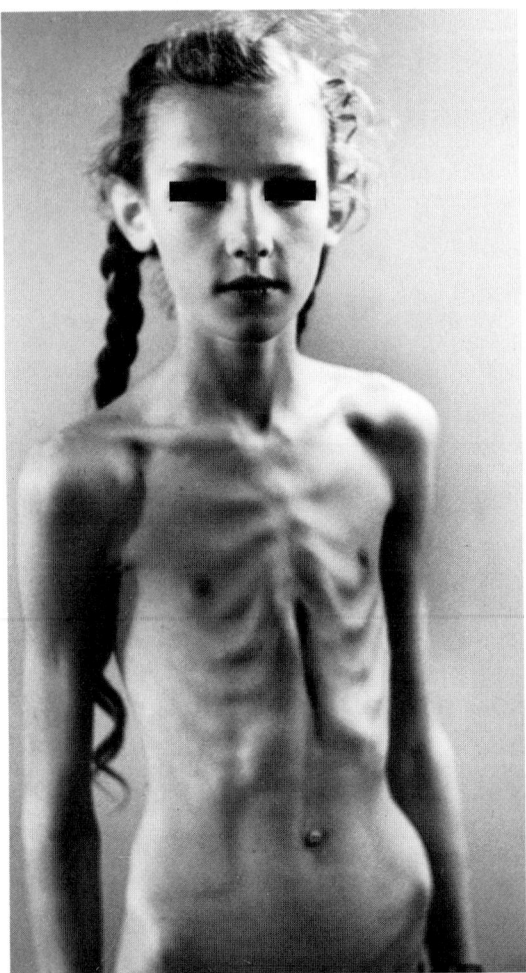

Abb. 6. Anorexia nervosa bei 12jährigem Mädchen.

Komplikationen: Bei starkem Erbrechen Hypokaliämie und hypochlorämische Alkalose, evtl. auch Ösophagitis oder Pankreatitis, außerdem Herzrhythmusstörungen sowie Knochenmarkdepression mit Leukopenie und Anämie.

Differentialdiagnose: Kachexie als Folge organischer Leiden (chronische Infektion, Morbus Crohn, Malignom usw.) und psychiatrischer Krankheiten (z.B. Schizophrenie), weiterhin Nebenniereninsuffizienz (Morbus Addison) und Hypophyseninsuffizienz (Panhypopituitarismus = Simmondssche Kachexie), auch totale oder partielle Lipodystrophie (Hypothalamusstörung, später mit insulinresistentem Diabetes mellitus sowie Nephritis mit C_3-Komplementmangel kombiniert).

Prognose: Meist Heilung nach längerer Behandlung. Häufig Rezidive. Suizidgefahr, Letalität in 5%, keine langfristige Besserung in 20%.

Therapie: Milieuwechsel, längerer Klinikaufenthalt, Psychotherapie (s. S. 379). Bei sehr starkem Untergewicht und völliger Nahrungsverweigerung Sondenernährung oder parenterale Ernährung.

e) Vitamin-D-Mangelrachitis

Definition: Die Vitamin-D-Mangelrachitis ist eine zu Knochendeformierungen führende Störung des Kalzium- und Phosphatstoffwechsels, die auf einem UV-Lichtmangel und Mangel an Vitamin D beruht.

Ätiologie und Pathogenese: Das natürliche Vitamin D_3 (Cholecalciferol) ist in Fischleberölen und Eigelb reichlich, in anderen Lebensmitteln in geringer Menge enthalten. In Kuhmilch und menschlicher Milch ist der Gehalt niedrig. Durch ultraviolettes Licht (Wellenlänge 280–310 nm) entsteht aus dem in der Epidermis angereicherten Provitamin 7-Dehydrocholesterin das Vitamin D_3, dessen antirachitische Eigenschaften denen des Vitamins D_2 (Ergocalciferol = Bestrahlungsprodukt des Ergosterins) ungefähr entsprechen. In Nord- und Mitteleuropa reicht die übliche Dauer der Sonnenbestrahlung zur Bildung von Vitamin D_3 in der Haut meist nicht aus, so daß der wachsende Organismus auf eine Zufuhr mit der Nahrung angewiesen ist.

Das biologisch inaktive Vitamin D_3 wird in der Leber zu 25-Hydroxycholecalciferol (Calcidiol, Calcifediol) und dieses wiederum in den Nieren durch die 1α-Hydroxylase zu der eigentlich wirksamen Substanz, nämlich Calcitriol (1,25-Dihydroxycholecalciferol) umgewandelt. Letzteres hat zwei Aufgaben:
1. Es fördert die Kalzium- und gleichzeitig auch die Phosphatresorption aus dem Darm; außerdem steigert es die tubuläre Rückresorption von Phosphat in den Nieren.
2. Es mobilisiert zusammen mit Parathormon Kalzium und Phosphat aus dem Knochen. Hierdurch wird die Kalzium- und Phosphatkonzentration in der Extrazellulärflüssigkeit erhöht und die Kalzifizierung des Knochens gefördert.

Sinkt die Kalziumkonzentration im Blut, so wird vermehrt Parathormon ausgeschüttet, welches die Synthese von Calcitriol durch Stimulation der 1α-Hydroxylase anregt und die renale

Kalziumexkretion supprimiert. Parathormon hemmt außerdem die Rückresorption von Phosphat in den proximalen Nierentubuli und verstärkt damit die Phosphatausscheidung.

Infolge Mangels an Calcitriol (durch fehlendes Sonnenlicht oder ungenügende Vitaminzufuhr) sind die intestinale Kalziumresorption und die Kalziumfreisetzung aus dem Knochen vermindert, und es entsteht eine Hypokalziämie. Diese bewirkt eine vermehrte Bildung von Parathormon, um die zur Tätigkeit der Muskeln, Nerven und endokrinen Organe notwendige Kalziumhomöostase auf Kosten einer Kalziumfreisetzung aus dem Knochen wiederherzustellen. Der sekundäre Hyperparathyreoidismus führt zu Hyperphosphaturie, Hypokalziurie, Aminoazidurie und Hypophosphatämie. Die Folgen für den wachsenden Knochen sind eine ungenügende Mineralisierung mit starker Wucherung von Säulenknorpel und osteoidem Gewebe. Die alkalische Serumphosphatase ist aufgrund der gesteigerten Osteoblastenaktivität im Knochen vermehrt und daher ein guter Indikator für den Krankheitsverlauf.

Die Rachitisanfälligkeit ist in den ersten zwei Lebensjahren wegen der stärkeren Wachstumsgeschwindigkeit des Skeletts am größten. Bei einem Wachstumsstillstand (z.B. infolge Hypothyreose) bleibt eine Erkrankung aus. Eine Vitamin-D-Mangelrachitis kann trotz oraler Vitamingaben auftreten, wenn eine Maldigestion (z.B. Mukoviszidose) oder eine Malabsorption (z.B. Zöliakie) besteht. Auch bei extrahepatischer Gallengangsatresie ist durch das Fehlen der Gallensäuren eine Resorption von Vitamin D kaum möglich. Unter einer Langzeittherapie mit Antiepileptika (Phenytoin, Barbiturate u.a., S. 348) kann eine Rachitis auftreten, die u.a. auf einem beschleunigten Abbau von 25-Hydroxycholecalciferol und Calcitriol zu inaktiven Metaboliten beruht; sie spricht meistens auf höhere Dosen von Vitamin D und Kalziumgaben an.

Pathologie: Bei der Vitamin-D-Mangelrachitis sind sowohl die enchondrale als auch die perichondrale Ossifikation und die Belegknochenbildung gestört. Bei jungen Kindern überwiegt die enchondrale, bei älteren Kindern die perichondrale Ossifikationsstörung. Die Epiphysenfugen sind auf ein Mehrfaches der Norm verbreitert. Die wichtigsten Veränderungen bestehen in der starken Wucherung von neugebildetem osteoiden Gewebe im Bereich der Knorpel-Knochen-Grenze, welches nicht mineralisiert wird, und im Ausbleiben einer Verkalkung in der Zone des gewucherten Säulenknorpels (der sog. primären Verkalkungszone). Charakteristisch sind auch die Eröffnung der primären Markräume durch glomerulumähnliche Blutgefäßwucherungen und die teilweise fibröse Umwandlung des Knochenmarkes. Subperiostale Osteoidwucherungen sind besonders am Schädel und entlang der Diaphysenschäfte der Röhrenknochen zu erkennen. Die ungenügende Mineralisierung von neugebildetem Osteoid und die fortschreitende Demineralisierung von bereits gebildetem Knochen führen zur typischen Weichheit und Biegsamkeit der rachitisch veränderten Knochen, die schon nach leichten Traumen frakturieren (meist Grünholzfrakturen). Bei der Heilung der Rachitis kommt es zunächst im Bereich der primären Verkalkungszone zu einer stärkeren Kalkablagerung, die sich als Linie deutlich abhebt und vom distalen Ende des Schaftes durch die schwach mineralisierte Zone des osteoiden Gewebes getrennt ist.

Vorkommen: Die früher in nördlichen Breiten und besonders in den Wintermonaten häufige Vitamin-D-Mangelrachitis kommt heute nur noch selten bei Unterlassung einer Rachitisprophylaxe vor. Sie beginnt am häufigsten im 2. Lebenshalbjahr und kaum vor dem 3. Lebensmonat. Bei den nach dem 1. Lebensjahr auftretenden Erkrankungen (Spätrachitis) kann es sich auch um Vitamin-D-resistente Formen (endogene Rachitis) handeln, die eine andere Pathogenese haben (Tab. 7, S. 34).

Symptome:
▶ **Allgemeinerscheinungen** sind Unruhe, Reizbarkeit, Kopfschweiß und Hautblässe.
▶ **Skelettsymptome** sind Kraniotabes (zuerst umschriebene, dann diffuse Weichheit der Okzipital- und Parietalknochen), Abflachung des Hinterhauptes, Verdickung der zentralen Anteile der Stirn- und Scheitelbeine (Höckerbildung, Caput quadratum), Zunahme der Fontanellengröße und verzögerter Fontanellenschluß, verspäteter Zahndurchbruch, Schmelzdefekte an den bleibenden Zähnen.
Rachitischer Rosenkranz (Auftreibung der Knorpel-Knochen-Grenze an den Rippen) (Abb. 7).
Harrisonsche Furche (horizontale Einziehung der Rippen im unteren Thoraxdrittel entlang des Zwerchfellansatzes).
Glockenform des Thorax oder Hühnerbrust (Vorwölbung des Sternums und seitliche Abflachung des Thorax).
Skoliose der Wirbelsäule, Sitzkyphose der unteren Brustwirbelsäule, Lordose der Lendenwirbelsäule beim Stehen.
Kleinheit des Beckens (durch Wachstumsrückstand) und Verengerung des Beckeneinganges infolge Vorwölbung des Kreuz- und Steißbeins.
Marfansches Zeichen (Doppelhöcker) durch Epiphysenauftreibung an den Malleoli, Epiphysenauftreibung am Handgelenk (Abb. 8).
Coxa vara, Genua vara oder valga.

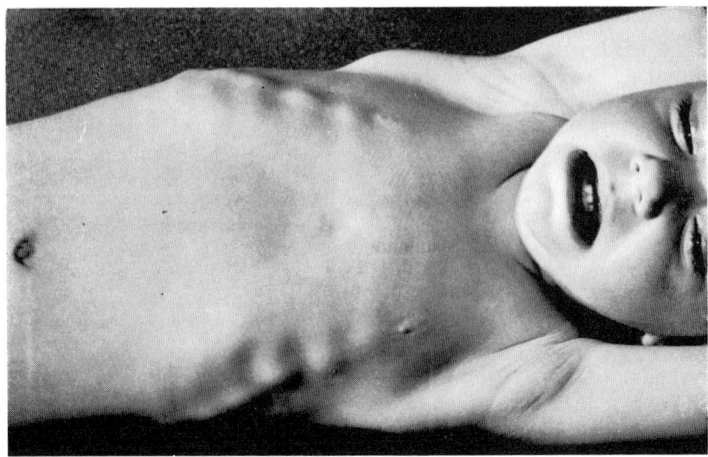

Abb. 7. Vitamin-D-Mangelrachitis: rachitischer Rosenkranz.

Minderwuchs (in extremen Fällen).
▶ **Muskelhypotonie** und **Bänderschlaffheit** (Überstreckbarkeit der Gelenke, Froschbauch, verzögerte statische Entwicklung).
▶ **Infektionen** der oberen Luftwege (erhöhte Infektionsanfälligkeit).

Verlauf: Durch die Behandlung kommt es bereits nach wenigen Tagen zu einem Anstieg des Serumkalziums und -phosphats, nach 2–3 Wochen zu röntgenologisch nachweisbaren Kalkablagerungen im Knochen und nach 6–8 Wochen zu einer Normalisierung der alkalischen Serumphosphatase. Je nach Schwere der Rachitis vergehen bis zur völligen Rückbildung der Knochendeformierungen Monate oder Jahre. In fortgeschrittenen Fällen können diese lebenslang bestehen bleiben.

Komplikationen: Begleitende **Infektionen** (Bronchopneumonie, Enteritis usw.) sind oft der erste Anlaß für das Aufsuchen des Arztes.

Eine **rachitogene Tetanie** tritt bei einer Vitamin-D-Mangelrachitis nur in einem Teil der Fälle auf.

Akute Infektionen wirken oft anfallsauslösend. Die Tetanie äußert sich durch Karpopedalspasmen, als Laryngospasmus und bei Säuglingen häufig durch generalisierte tonisch-klonische Krämpfe mit Bewußtseinsverlust (eklamptische Tetanie).

Der Kalziumspiegel im Serum liegt meist unter 1,7 mmol/l (7 mg/dl). Bei der latenten Tetanie ohne Krämpfe sind die tetanischen Zeichen (Chvostek und Trousseau, S. 554) positiv. Die Therapie besteht neben einer Vitamin-D-Verabreichung in i.v. Gaben von Kal-

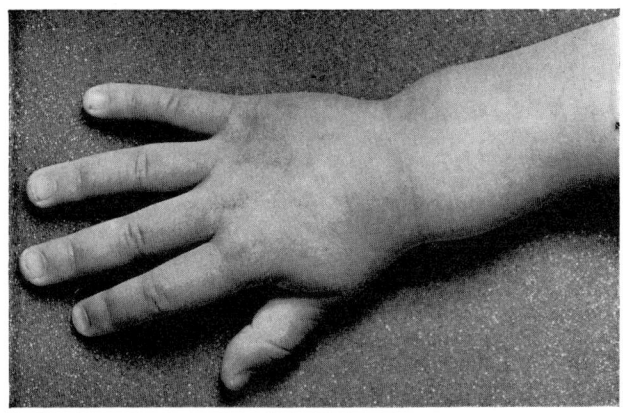

Abb. 8. Vitamin-D-Mangelrachitis: Epiphysenauftreibung am Handgelenk.

ziumglukonat bzw. oralen Gaben von Kalziumchlorid oder Kalziumlaktat; bei starker Krampfbereitschaft wird zusätzlich Diazepam (i.v.) oder Phenobarbital (i.m.) gegeben.

Laborbefunde: Die alkalische Phosphatase im Serum ist stark vermehrt. Ein Vitamin-D-Mangel wird durch den Nachweis einer Verminderung von 25-Hydroxycholecalciferol im Serum gesichert.

Die Harnausscheidung von zyklischem AMP (Adenosinmonophosphat) ist bei sekundärem Hyperparathyreoidismus gesteigert. Der Serumgehalt an Kalzium und Phosphat kann normal oder erniedrigt sein; die Kalziumausscheidung im Harn ist vermindert.

Röntgenbefund: Die Röntgenaufnahme des Handgelenks erlaubt eine Diagnose, auch wenn klinische Zeichen noch fehlen.

Charakteristisch sind eine Verbreiterung und Becherform der Metaphysenenden von Ulna und Radius mit unscharfer Begrenzung und besenreiserförmiger Aufzweigung (Abb. 9), ein vergrößerter Abstand zwischen den Metaphysenenden und den unscharf begrenzten, kalkarmen Epiphysenkernen, eine Doppelkonturierung des Diaphysenschaftes (durch die subperiostale Osteoidwucherung) und eine verstärkte Strahlentransparenz infolge der allgemeinen Entkalkung. Mehr oder weniger ausgeprägt finden sich diese Veränderungen im Bereich aller Epiphysenfugen. Die Entkalkung betrifft das gesamte Skelett. Typisch ist auch die Auftreibung der Knochen-Knorpel-Grenze der Rippen.

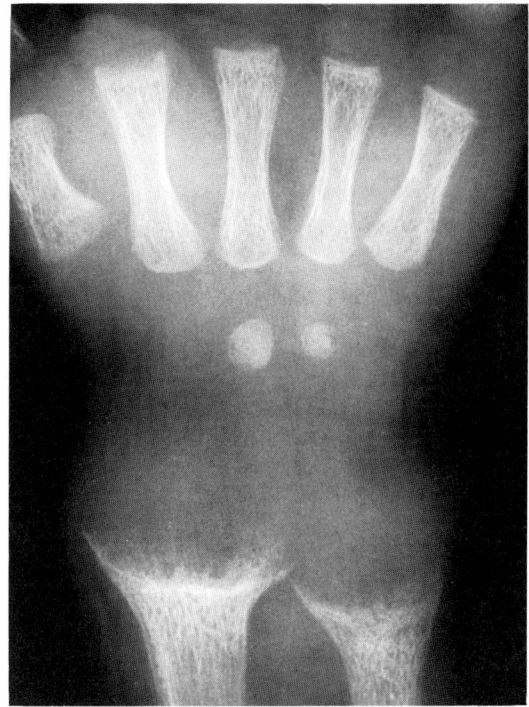

Abb. 9. Vitamin-D-Mangelrachitis: Verbreiterung und Becherform der Metaphysenenden von Radius und Ulna mit unscharfer Begrenzung und besenreiserförmiger Aufzweigung der Metaphysenabschlußplatte. Entkalkung. Doppelkonturierung der Diaphysen der Metakarpalia und des Radius. 11 Monate alter Junge.

Differentialdiagnose: Die **physiologische Kraniotabes** des Neugeborenen verschwindet nach 1–2 Wochen spontan. Die Ursache einer Kraniotabes bei Hydrozephalus oder Osteogenesis imperfecta (s. S. 407) wird im allgemeinen leicht erkannt. Der **Säuglingsskorbut** (S. 36) ist in klinischer und röntgenologischer Hinsicht unterscheidbar. Angeborene Knochenkrankheiten (z.B. die metaphysären Dysplasien, s. u.) zeigen im Röntgenbild gegenüber einer Rachitis charakteristische Unterschiede.

Andere Rachitisformen (Tab. 7) sind entweder kalzipenisch mit sekundärem Hyperparathyreoidismus (erkennbar an der vermehrten AMP-Ausscheidung im Harn) oder phosphopenisch ohne sekundären Hyperparathyreoidismus. Kalzipenische Rachitisformen sind bedingt durch eine verminderte Calcitriolsekretion oder -wirkung (z.B. die Vitamin-D-abhängige Rachitis vom Typ I bzw. II) oder eine verminderte Kalziumzufuhr (z.B. bei Frühgeborenen). Phosphopenische Rachitisformen können durch erhöhte renale Phosphatausscheidung entstehen, z.B. bei der familiären hypophosphatämischen Rachitits (Abb. 10), beim De-Toni-Debré-Fanconi-Syndrom, bei der renalen tubulären Azidose und beim Lowe-Syndrom. Während der Kalziumspiegel im Serum bei gestörter Calcitriolsekretion oder -wirkung erniedrigt sein kann (oft ist er jedoch durch sekundären Hyperparathyreoidismus normal), findet sich bei primärem Phosphatmangel immer eine Normokalziämie.

Eine Rachitis-ähnliche Krankheit ist die autosomal rezessiv vererbte **Hypophosphatasie;** sie beruht auf dem angeborenen Fehlen oder Mangel an alkalischer Phosphatase der Osteoblasten. Dadurch kommt es zu einer Mineralisationsstörung des Skeletts, welche sich pathologisch-anatomisch in einer Verbreiterung der Metaphysen mit vermehrter Osteoidbildung und in Unregelmäßigkeiten der Knochenstruktur äußert.

Je nach Schweregrad gibt es verschiedene Formen: Bei der **angeborenen Form** sind die Knochen des

Tab. 7. Besondere Rachitisformen. AMP = Adenosinmonophosphat.

Krankheit	Pathogenese	Besondere Merkmale	Befunde
Familiäre hypophosphatämische Rachitis (Phosphatdiabetes)	Störung der Phosphatrückresorption in den Tubuli und inadäquate Synthese von Calcitriol	Meist X-chromosomal dominante Vererbung. Erstes Symptom Minderwuchs und O-Beine. Ansprechen auf Calcitriol + Phosphat	Hypophosphatämie, Hyperphosphaturie, 25-Hydroxycholecalciferol im Serum normal, keine Hyperaminoazidurie, zyklisches AMP im Harn meist normal
Vitamin-D-abhängige Rachitis vom Typ I (Pseudo-Vitamin-D-Mangelrachitis)	Umwandlung von 25-Hydroxycholecalciferol in Calcitriol gestört (Mangel an renaler 1-α-Hydroxylase)	Autosomal rezessive Vererbung. Meist auch Tetanie. Ansprechen auf physiologische Dosen von Calcitriol und Kalziumzufuhr	Hypokalziämie, Hypophosphatämie, Calcitriol im Serum vermindert, Hyperaminoazidurie, zyklisches AMP im Harn erhöht
Vitamin-D-abhängige Rachitis vom Typ II	Endorganresistenz von Darm und Skelett gegen Calcitriol (Rezeptordefekt)	Autosomal rezessive Vererbung. Alopezie. Z.T. Ansprechen auf höhere Dosen von Calcitriol	Hypokalziämie, Hypophosphatämie, Calcitriol im Serum erhöht, Hyperaminoazidurie, zyklisches AMP im Harn vermehrt
DeToni-Debré-Fanconi-Syndrom	Störung der Rückresorption von Phosphat, Glukose und Aminosäuren in den proximalen Tubuli	Angeboren oder erworben (Schwermetallvergiftung, z. B. Cd, Pb, Hg). Minderwuchs, Dehydratation, Fieber, Erbrechen, z.T. Ansprechen auf Calcitriol + Phosphat	Hypophosphatämie und Hyperphosphaturie, Glukosurie, Hyperaminoazidurie, evtl. auch Azidose und Hypokaliämie, Hyposthenurie
Zystinose (infantiler Typ)	Störung im Zystinstoffwechsel (mit Symptomen des DeToni-Debré-Fanconi-Syndroms)	Autosomal rezessive Vererbung. Symptome wie beim DeToni-Debré-Fanconi-Syndrom, Lichtscheu, progressive Niereninsuffizienz	Wie beim DeToni-Debré-Fanconi-Syndrom. Ablagerung von Zystinkristallen im RES (Knochenmark), in der Hornhaut (Spaltlampe) und in den Nierentubuli. Zystinspiegel in Leukozyten erhöht
Renale tubuläre Azidose	Störung der Azidogenese in den distalen Tubuli mit Hyperkalziurie (Typ I) oder Bikarbonatverlust in den proximalen Tubuli (Typ II)	Beim Typ I Erbrechen, Dehydratation, Nephrokalzinose, Osteopenie, beim Typ II besonders Minderwuchs und pathologische Frakturen	Metabolische Azidose mit Hyperchlorämie, Hypokaliämie, Hypophosphatämie und vermehrter Harnausscheidung von Bikarbonat, Kalzium, Kalium und Phosphat
Lowe-Syndrom	Tubulusdysfunktion mit renaler Azidose und generalisierter Hyperaminoazidurie	X-chromosomal rezessive Vererbung, Minderbegabung, Muskelhypotonie, Minderwuchs, Glaukom, Katarakt	Verminderte NH_4-Bildung der Niere, hyperchlorämische Azidose, Hyperphosphaturie, Hyperaminoazidurie
Renale Osteodystrophie	Chronische Niereninsuffizienz mit Hyperphosphatämie, sekundärem Hyperparathyreoidismus und ungenügender Bildung von Calcitriol	Minderwuchs, Anämie, Polyurie, Knochenveränderungen (Demineralisation, Kortikalisdefekte, Auflockerung der Metaphysenabschlußplatte)	Renale Azidose und Hyperphosphatämie, Azotämie, Hypertension, Isosthenurie, z.T. auch Hypokalziämie

Schädeldaches papierdünn, die Extremitäten verkürzt und verbogen; das klinische Bild ähnelt einer Osteogenesis imperfecta. Bei der im 1. Lebensjahr manifest werdenden **infantilen Form** entwickelt sich eine Hyperkalziämie mit entsprechenden Symptomen (s. u.), welche auch zur Nephrokalzinose führen kann; die Fontanelle ist weit offen (infolge verzögerten Knochenwachstums), die langen Röhrenknochen sind verkürzt und verbogen, die Handgelenke verdickt. Bei der **juvenilen Form** stehen Rachitis-ähnliche Symptome, wie Minderwuchs, Verbiegungen der Beine, Frakturneigung, vorzeitiger Verlust der Milchzähne und Zahnschmelzdefekte im Vordergrund. – Im Serum fehlt die alkalische Phosphatase oder ist vermindert; im Harn wird der Phosphatester Phosphoräthanolamin, welcher das Substrat für die normale Phosphatasefunktion ist, vermehrt ausgeschieden. Eine Therapie ist nicht bekannt.

Eine **metaphysäre Dysplasie** vom Typ Jansen, Schmidt oder McKusick kann vorliegen, wenn bei Minderwuchs mit O-Beinen die Phosphatspiegel im Serum normal sind. Nur beim Typ Jansen ist die alkalische Phosphatase leicht vermehrt, der Kalziumspiegel manchmal erhöht.

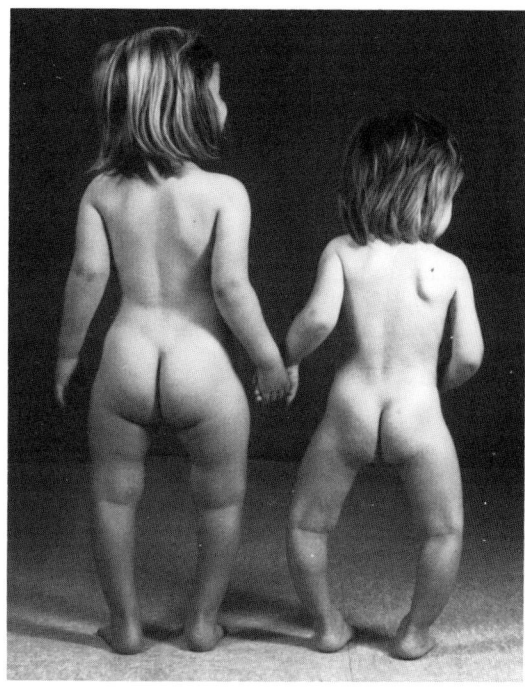

Abb. 10. Hypophosphatämische Vitamin-D-resistente Rachitis: O-Beine bei Geschwistern.

Therapie: Die Vitamin-D-Mangelrachitis wird durch tägliche Gaben von 5000 IE Vitamin D (für mindestens 3 Wochen, bei schwerer Rachitis bis zu 6 Wochen) behandelt.

Bei Vorliegen einer Resorptionsstörung muß Vitamin D intramuskulär injiziert werden. Bei einer hepatischen Rachitis durch Gallengangsverschluß ist die orale Gabe von Calcidiol oder Calcitriol wirksam. Bei jeder Rachitis verabreicht man für die Dauer von drei Wochen zusätzlich Kalziumglukonat oder -laktat per os. Wenn die tägliche Einnahme von Vitamin D nicht gewährleistet ist, kann statt dessen eine einmalige Stoßbehandlung mit 200 000 IE Vitamin D durchgeführt werden. Zur Therapie der Tetanie: s. S. 555.

Prophylaxe: Zur Vorbeugung erhält jeder Säugling von der 2. Lebenswoche ab täglich 400–500 IE Vitamin D in Tablettenform bis zum Ende des 1. Lebensjahres.

Frühgeborene und Zwillinge haben in den ersten 3 Lebensmonaten einen höheren Vitamin-D-Bedarf (täglich 1000 IE).

Durch Überdosierung und bei Vitamin-D-Überempfindlichkeit entsteht eine **Vitamin-D-Intoxikation.** Diese kann auch bei normaler Dosierung auftreten, wenn eine Wachstumsstörung vorliegt und der Vitamin-D-Bedarf vermindert ist. Die Folgen sind eine Entmineralisierung des Knochens, Hyperkalziämie, Hyperkalziurie und Kalkniederschläge in den Nieren (Nephrokalzinose), in den Gefäßwänden, in der Haut oder in anderen Organen. Die Nierenschädigung äußert sich durch Polyurie, Isosthenurie, Polydipsie, Dehydratation, Hypertension und Azotämie. Außerdem kommt es zu hochgradiger Anorexie, zu Erbrechen, Obstipation und starker Blässe. Therapie: Vermeidung weiterer Vitamin-D-Gaben, kalkarme Ernährung, evtl. forcierte Diurese und Prednison, in schweren Fällen auch Kalzitonin.

Zusammenfassung: Die Vitamin-D-Mangelrachitis entsteht bei UV-Lichtmangel und Unterlassung prophylaktischer Vitamin-D-Gaben im 1. Lebensjahr (selten später) und stellt eine zu Knochendeformierungen führende Störung im Kalzium- und Phosphatstoffwechsel dar. Zum Unterschied von der heute selten gewordenen Vitamin-D-Mangelrachitis spricht die Vitamin-D-resistente Rachitis (renal bedingte Formen und hereditäre Hypophosphatasie) auf die sonst üblichen therapeutischen Dosen von Vitamin D nicht an.

f) Skorbut (C-Avitaminose)

Vorkommen: Sehr selten, Prädilektionsalter: 6–18 Monate (Säuglingsskorbut = Möller-Barlowsche Krankheit). In den ersten Lebensmonaten Vitamin-C-Speicher und Vitamin-C-Gehalt der Brustmilch ausreichend.

Ursache: Ernährung mit selbsthergestellter Kuhmilchnahrung (nicht vitaminisiert) ohne Beikost (Gemüse, Obst) oder Vitamin-C-Gaben. In milchhaltiger Fertignahrung für Säuglinge ist Vitamin C als Zusatz immer ausreichend vorhanden.

Pathogenese: Bei Vitamin-C-Mangel ungenügende Bildung von Kollagen und interzellulärer Grundsubstanz (Osteoid, Prädentin, Kittsubstanz der Gefäßendothelien), daher Störung der enchondralen Ossifikation, Zahnveränderungen, Kapillarblutungen. Anämie als Folge gestörter Eisenresorption und -utilisation und fehlender Reduktion von Folsäure zu Tetrahydrofolsäure.

Pathologie: Am wachsenden Knochen (besonders an Femur, Tibia und Humerus) mangelhafte Neubildung von osteoidem Gewebe, Ausbleiben der Ossifikation der Knorpelgrundsubstanz (ungenügende Resorption und fortbestehende Verkalkung der verbreiterten primären Verkalkungszone), Entwicklung eines lockeren Bindegewebes in der Metaphyse und Diaphyse (Gefahr der Frakturierung und Epiphysenlösung), Rarefizierung des bereits gebildeten Knochens durch den normal weitergehenden Knochenabbau, subperiostale Blutungen mit späterer Verkalkung.

Symptome: Nach länger bestehendem Vitamin-C-Mangel zunehmende Schmerzhaftigkeit bei Arm- und Beinbewegungen (Scheinlähmung), Froschstellung oder Hampelmannphänomen (Beine in Knie und Hüfte halbgebeugt und außenrotiert), Schwellung der Beine und Arme, jedoch keine Rötung (subperiostale Hämatome), skorbutischer »Rosenkranz« (Sternum eingezogen, bajonettförmige Abknickung der Rippen an der Knorpel-Knochen-Grenze), Hautblutungen (Petechien, Ekchymosen, positiver Rumpel-Leede-Test), Schleimhautblutungen, wie Makro- und Mikrohämaturie, Meläna, Nasenbluten, Zahnfleischblutungen (erst nach Zahndurchbruch). Zahnfleisch dunkelrot, geschwollen. Lockerung der Zähne (durch Atrophie der Zahnalveolen). Oft auch subfebrile Temperaturen, Anämie und erhöhte Infektionsanfälligkeit.

Röntgenbefund: Im Frühstadium milchglasartiges Aussehen der Röhrenknochen (Bälkchenzeichnung aufgehoben) und erhebliche Kortikalisverdünnung, später Verbreiterung und Verdichtung der Metaphysenabschlußplatten, Ringschatten um die Epiphysenkerne und metaphysäre Aufhellungsbänder mit seitlichen Spornbildungen (Trümmerfeldzone), im Heilungsstadium sackförmige Doppelkonturierung der Meta- und Diaphysen (durch verkalkte subperiostale Hämatome).

Laborbefunde: Vitamin-C-Gehalt in den Leukozyten und im Plasma erniedrigt. Vitamin-C-Ausscheidung im Harn nach einer größeren Testdosis <50%.

Therapie: Täglich 200–500 mg Vitamin C.

Prophylaxe: Deckung des Tagesbedarfes: im 1. Lebensjahr 30–50 mg, später 50–80 mg Vitamin C, bei stillenden Müttern 100 mg.

6. Infusionstherapie und parenterale Ernährung

H. Manzke und C. Simon

a) Wasser- und Elektrolythaushalt

Vorbemerkungen: Hinsichtlich der Physiologie und Pathophysiologie des Wasser- und Elektrolythaushalts gilt für das Kind qualitativ das gleiche wie für den Erwachsenen. Wegen des stärkeren Wasserumsatzes besteht jedoch beim Kind eine größere Störanfälligkeit. Die tägliche Flüssigkeitsaufnahme und -abgabe beim Säugling (der Wasserbedarf) ist wesentlich größer (150 ml/kg) als beim Erwachsenen (40 ml/kg). Der Gesamtwassergehalt beträgt bei der Geburt 70–75% des Körpergewichtes und fällt beim einjährigen Kind auf 63% ab; danach ändert er sich nur noch wenig (beim Erwachsenen ist er 60%). Besonders störanfällig ist der extrazelluläre (interstitielle + intravasale) Flüssigkeitsraum, in dem sich beim Säugling etwa die Hälfte, beim Erwachsenen nur $1/3$ des gesamten Körperwassers befindet. Demzufolge führen Wasserverluste, die bei kindlichen Erkrankungen häufiger als in späteren Lebensjahren auftreten und oft sekundäre Begleiterscheinungen sind (z. B. Infekterbrechen), rascher zu einer Exsikkose und Elektrolytverschiebung. Eine übermäßige intravenöse Flüssigkeitszufuhr verursacht leichter Ödeme bzw. eine Wasserintoxikation.

Der pro kg Körpergewicht höhere Wasserbedarf beim Kind hängt auch mit der schwächeren Konzentrationsleistung der Nieren und der größeren extrarenalen Wasserabgabe zusammen. Der junge Säugling erreicht im Durstzustand eine maximale Harnkonzentration von 400–700 mOsmol/kg, während der Erwachsene den

Harn bis zu 1400 mOsmol/kg konzentrieren kann. Praktisch heißt das, daß ein Säugling mindestens die doppelte Flüssigkeitszufuhr braucht, um die gleiche Menge harnpflichtiger Substanzen auszuscheiden. Die Wasserabgabe durch Lungen und Haut (Perspiratio insensibilis) richtet sich im wesentlichen nach der Körperoberfläche, welche beim Säugling und Kleinkind im Verhältnis zum Körpergewicht 2–3mal größer als beim Erwachsenen ist. Dies bedeutet auch einen größeren Wärmeverlust und einen höheren Energieumsatz. Legt man für die Berechnung des Wasserbedarfs statt des Gewichtes die Körperoberfläche zugrunde, so beträgt dieser für das Kind wie für den Erwachsenen etwa 1500 ml/m^2/Tag.

Eine Sonderstellung nimmt in dieser Hinsicht das Neugeborene ein, das in den ersten Lebenstagen um 5–10% seines Körpergewichts (durch Verlust an Extrazellularflüssigkeit) abnimmt. Bei parenteraler Flüssigkeitszufuhr in der 1. Lebenswoche sollte daher die Infusionsmenge die Flüssigkeitsmenge bei natürlicher Ernährung nicht überschreiten. Die stärkere Neigung des Neugeborenen zu einer metabolischen Azidose hängt mit der geringeren Ausscheidungsfähigkeit der Nieren für NH$_4$ und Phosphat zusammen.

Bei Reifgeborenen beträgt die Wasseraufnahme am 1. Lebenstag 60–70 ml/kg und steigt am 4. Lebenstag auf 100–120 ml/kg. Frühgeborene benötigen am 1. Lebenstag 70–100 ml/kg, am 3. und 4. Lebenstag oft schon 150 ml/kg.

Schweregrad und Formen der Dehydratation:

Eine Dehydratation ist durch eine ungenügende Flüssigkeitsaufnahme und/oder eine übermäßige Flüssigkeitsabgabe bedingt.

Das Defizit kann im allgemeinen nur geschätzt werden, es sei denn, daß das genaue Gewicht des Patienten vor der Erkrankung bekannt ist. Bei **Säuglingen,** die öfter gewogen werden, lassen sich nach dem Ausmaß der Gewichtsabnahme drei Schweregrade der Dehydratation unterscheiden:
- Leichte Dehydratation bei Gewichtsverlusten von <5%.
- Mäßige Dehydratation bei Gewichtsverlusten von 5–10%.
- Schwere Dehydratation bei Gewichtsverlusten über 10%.

Bei **älteren Kindern** deuten Gewichtsverluste von ≤3%, 4–6% und ≥7% auf eine leichte, mäßige oder schwere Dehydratation hin.

Je nach Veränderung des osmotischen Gleichgewichts kann man eine isotone, hypotone und hypertone Dehydratation voneinander abgrenzen. Da die Plasma-Osmolalität meistens (jedoch nicht immer) den Natriumgehalt im Blut widerspiegelt, spricht man auch von iso-, hypo- und hypernatriämischer Dehydratation.

Diese Einteilung ist praktisch wichtig, weil bei den einzelnen Formen der Extra- und der Intrazellularraum verschiedengradig betroffen sein können. Je nach dem osmotischen Gradienten zwischen den Kompartimenten kommt es zu einem Flüssigkeitsstrom aus dem Extrazellularraum in die Zellen (bei hyponatriämischer Dehydratation) oder aus den Zellen in den Extrazellularraum (bei hypernatriämischer Dehydratation). Bei isotoner Dehydratation ändert sich der intrazelluläre Wassergehalt wenig (Tab. 8).

Das Zellvolumen resultiert im wesentlichen aus dem Verhältnis der extrazellulären Osmolalität zu den intrazellulär osmotisch wirksamen Teilchen und wird von der Zelle aktiv reguliert. Die extrazelluläre Volumenregulation ist ein komplizierter Mechanismus, der in seinen Einzelschritten noch nicht vollständig geklärt ist. Abnahme des intravaskulären Volumens führt über eine gesteigerte Reninausschüttung und Angiotensin-

Tab. 8. Parameter der isonatriämischen, hyponatriämischen und hypernatriämischen Dehydratation. n = normal, MCV = mittleres Erythrozytenvolumen.

Parameter	Dehydratation		
	isonatriämisch	hyponatriämisch	hypernatriämisch
Extrazellularvolumen	↓	↓↓	↓
Intrazellularvolumen	n	↑	↓↓
Serumnatrium (mmol/l)	130–150	<130	>150
Serumosmolalität (mosmol/kg)	275–295	<275	>295
MCV	n	↑	↓
Hautturgor	↓	↓↓	teigig
ZNS	Somnolenz	Koma	Hyperreflexie, Krämpfe, Nackensteifigkeit

aktivität zu einer vermehrten Aldosteronausschüttung und damit zu einer erhöhten Natriumrückresorption in den Tubuli der Niere. Erhöhte Natriumretention bewirkt passiv eine Erhöhung der Osmolalität der extrazellulären Flüssigkeit. Im 2. Teil der Regulationskette kommt es daraufhin unter Beteiligung der Osmoregulationszentren im Hypothalamus zu einer gesteigerten Ausschüttung von Adiuretin im Hypophysenhinterlappen. Dessen Wirkung ist eine vermehrte tubuläre Wasserrückresorption, bis sich die extrazelluläre Osmolalität wieder normalisiert hat. Die Funktion dieses Regulationskreises ist bei der Therapie der Störungen des Wasser- und Elektrolythaushaltes zu berücksichtigen.

Die **isonatriämische Dehydratation** (Wasser- und Elektrolytdefizit etwa gleich stark) wird bei Enteritis in etwa 70% gefunden und entsteht durch Verluste von isotonen Körperflüssigkeiten, z. B. bei Durchfällen oder Blutverlusten.

Dabei kommt es zur Verkleinerung des Extrazellularraumes mit Hypovolämie bei gleichbleibender Osmolalität ohne wesentliche Veränderung des Intrazellularraumes. Die Laboruntersuchungen zeigen eine Hämokonzentration (Anstieg der Serumproteine, der Erythrozytenzahl, des Hämoglobins und des Hämatokrits), eine normale oder gering verschobene Natriumkonzentration im Serum und oft (infolge Oligurie) einen Harnstoffanstieg im Blut. Klinische Symptome sind trockene Haut und Schleimhäute, eingesunkene Augäpfel und Fontanelle, stehende Bauchhautfalte, Oligurie sowie durch die Hypovolämie bedingte Kreislaufsymptome, wie kühle Extremitäten, rascher Puls und Blutdruckerniedrigung.

Die **hyponatriämische Dehydratation** (Elektrolytmangel größer als Wassermangel), welche bei Durchfällen in ungefähr 10% auftritt, findet sich außerdem bei renalen Natriumverlusten durch Nebenniereninsuffizienz (adrenogenitales Syndrom, Morbus Addison), bei salzverlierenden chronischen Nephritiden und bei der Mukoviszidose (erhöhter Natriumchloridverlust durch den Schweiß). Das Extrazellularvolumen ist bei bestehender Hyponatriämie und Hypovolämie verkleinert, das Intrazellularvolumen dagegen vergrößert. Die Serumosmolalität ist erniedrigt, das mittlere Volumen der Erythrozyten vermehrt und die mittlere Hämoglobinkonzentration der Erythrozyten vermindert. Kreislaufsymptome (Tachykardie, niedriger Blutdruck, hypovolämischer Schock) und Muskelschwäche beherrschen das klinische Bild.

Die **hypernatriämische Dehydratation** (Wasserdefizit stärker als Elektrolytmangel), die bei Durchfallerkrankungen in etwa 20% vorkommt, entsteht außerdem bei Schwerkranken (Bewußtlosen) infolge ungenügender Wasserzufuhr, bei starkem Schwitzen (infolge Hypotonie des Schweißes), bei anhaltendem Fieber (erhöhte Perspiratio insensibilis), bei Hyperventilation, Diabetes insipidus sowie chronischen Nephropathien und in der polyurischen Phase des akuten Nierenversagens. Bei Säuglingen mit Durchfall ist eine hypernatriämische Dehydratation häufiger als bei älteren Kindern und wird dadurch begünstigt, daß die noch unreifen Nieren den Harn nicht genügend konzentrieren können, um die Hypernatriämie zu kompensieren. Bei der hypernatriämischen Dehydratation besteht vor allem ein intrazellulärer Volumenmangel. Typische klinische Symptome sind Hyperreflexie, Nackensteifigkeit, Krämpfe sowie Hyperpyrexie. Der Flüssigkeitsverlust ist meist nicht so schwer und der Turgor daher weniger vermindert als bei den beiden anderen Dehydratationsformen. Die Haut fühlt sich dann plastilinähnlich (teigig) an. Kreislaufsymptome treten erst im weiteren Verlauf hinzu. Die Laboruntersuchungen ergeben eine Hyperosmolalität, Hypernatriämie, Hyperchlorämie, Erhöhung des Serumeiweißes, des Hämoglobins, der Erythrozytenzahl sowie eine Abnahme des mittleren Erythrozytenvolumens und eine Zunahme der mittleren Hämoglobinkonzentration der Erythrozyten.

Beim Coma diabeticum (s. S. 581) kommt es zu einer besonderen (nicht hypernatriämischen) Form der hypertonen Dehydratation. Die durch Hyperglykämie bedingte Hyperosmolalität führt einerseits zur intrazellulären Dehydratation, andererseits durch osmotische Diurese auch zur extrazellulären Dehydratation. Die metabolische Azidose ist durch Ketonkörper bedingt. Bei Urämie kann die Osmolalität ebenfalls erhöht sein, ohne daß Natrium gleichzeitig vermehrt ist (infolge Zunahme von Harnstoff); charakteristisch sind dabei eine Hyperkaliämie, Hyperphosphatämie und metabolische Azidose.

Hyperhydratationszustände sind meist die Folge einer übermäßigen Infusionstherapie. Bei der **isonatriämischen** Hyperhydratation treten Ödeme auf. Oft führt auch die Herzinsuffizienz zu einer isotonen Hyperhydratation mit Hypervolämie und Ödemen. Ebenso findet sich im oligurischen Stadium der Niereninsuffizienz meist eine isotone Hyperhydratation. Insbesondere führt beim akuten Nierenversagen die Retention von Wasser und Salzen zu Ödemen, Lungenstauung, Hypertension und Herzinsuffizienz.

Eine **hyponatriämische** Hyperhydratation wird nach Überwässerung mit elektrolytfreier, isotoner (5%iger) Glukoselösung oder bei der sog.

6. Infusionstherapie und parenterale Ernährung

Wasserintoxikation durch Darmeinläufe mit Wasser (statt mit physiologischer Kochsalz- oder Ringer-Lösung) beobachtet. Wegen der dabei gleichzeitigen intrazellulären Hyperhydratation sind Erbrechen, Kopfschmerzen und Bewußtseinsstörungen (durch Hirnödem) vorherrschende Symptome. Eine hypotone Hyperhydratation kann auch durch eine unangemessen hohe Adiuretinsekretion (Schwartz-Bartter-Syndrom = Syndrom der inadäquaten ADH-Sekretion) hervorgerufen werden, die z. B. bei einer Meningoenzephalitis, Hirnblutung, Pneumonie oder bei bestimmten malignen Tumoren auftreten kann (s. S. 356 u. 547).

Die **hypernatriämische Hyperhydratation** ist in der Regel durch eine Hypernatriämie infolge übermäßiger Zufuhr von Kochsalz oder Natriumbikarbonat gekennzeichnet. Klinisch kommt es zu Blutdruckanstieg, Lungenödem und Erbrechen.

Laboruntersuchungen sind zur genaueren Differenzierung der Hydratationsstörungen unentbehrlich:
▶ Beurteilung des **Volumendefizits**: Die Bestimmung von Gesamteiweiß im Blut, Erythrozytenzahl, Hämoglobinkonzentration und Hämatokrit erlaubt Rückschlüsse auf das extrazelluläre Volumendefizit. Der Hämatokrit allein ist bei einer Volumenänderung der Erythrozyten nur eingeschränkt verwertbar. Aus Hämoglobinkonzentration, Erythrozytenzahl und Hämatokrit lassen sich 2 weitere Größen bestimmen, die am Modell der Erythrozyten Hinweise auf den Intrazellularraum geben:

a) Mittleres Erythrozytenvolumen (MCV, Normalwerte: 83–92 μ^3). Berechnung:

$$\frac{\text{Hämatokrit in \%} \times 10}{\text{Erythrozytenzahl in Millionen pro } \mu l}$$

b) Mittlere korpuskuläre Hämoglobinkonzentration (MCHC, Normalwerte: 32–35%). Berechnung:

$$\frac{\text{Hämoglobin in g\%} \times 100}{\text{Hämatokrit in \%}}$$

▶ Beurteilung von **Elektrolytverschiebungen** mit der Frage, ob eine isotone, hypotone oder hypertone Dehydratation bzw. Hyperhydratation vorliegt: Bestimmung der Serumelektrolyte (Na^+, K^+, Cl^-) und der Serumosmolalität (Normalwert: 275–295 mOs mol/kg), evtl. Ableitung eines EKG zur Erkennung von Kalium-, Kalzium- und Magnesiumveränderungen.
▶ Beurteilung des **Säure-Basen-Haushalts**: pH, pCO_2, Standardbikarbonat, Basenüberschuß und Pufferbase im arterialisierten Kapillarblut (s. a. Tab. 11, S. 43).
▶ Beurteilung der **Nierenfunktion** und Überwachung der Therapie: Messung der Urinmenge und des spezifischen Gewichtes oder der Osmolalität im Harn. Bestimmung von Harnstoff und Kreatinin im Serum. Gewichtskontrolle des Patienten.
▶ Überprüfung des **Kohlenhydrat-** und **Fettstoffwechsels** (besonders bei Diabetes mellitus und ketonämischem Erbrechen): Blutzucker, Glukoseausscheidung und Ketonkörper im Urin.
▶ Wichtig sind außerdem häufige Kontrollen von **Temperatur, Atmung, Puls** und **Blutdruck**, evtl. auch die kontinuierliche Messung des **zentralen Venendruckes**.

Berechnung des Flüssigkeits- und Elektrolytbedarfs: Während die Errechnung des **Erhaltungsbedarfs** beim Erwachsenen von der Körperoberfläche ausgeht, wird der Bedarf beim Säugling und beim Klein- und Schulkind (bis zum 10. Lebensjahr) gewöhnlich nach dem Körpergewicht berechnet. Die tägliche Flüssigkeitsmenge und der Kalorienbedarf pro kg Körpergewicht (= Energiequotient) sind in Tab. 1 (S. 15) aufgeführt. An Elektrolyten veranschlagt man folgende Mengen: Natrium täglich 3 mval/kg Körpergewicht, Kalium täglich 2 mval/kg Körpergewicht, Chlorid täglich 3 mval/kg Körpergewicht (s. a. Abb. 11).

Beim gesunden Neugeborenen liegt der relative Wasser-, Natrium- und Kaliumbedarf (bezogen auf kg Körpergewicht) in den ersten 3 Lebenstagen um 30–40% niedriger.

Eine Berechnung des **Defizits** an Flüssigkeit und Elektrolyten ist schwierig, wenn das Gewicht des Kindes vor der Erkrankung nicht genau bekannt ist. Bei Ansammlung von Sekreten im Darm ist eine Exsikkose auch ohne Gewichtsverlust möglich, solange kein Erbrechen stattgefunden hat oder (bei Ileus) kein Stuhl entleert worden ist. Bei adipösen Kindern ist der Hautturgor länger normal als bei dystrophen Kindern. Als Kriterien für den Wasserverlust sind hier besonders halonierte Augen, weiche Bulbi, trockene Schleimhäute und beim Säugling die eingesunkene große Fontanelle zu beachten.

Bei Exsikkose entspricht der Flüssigkeitsverlust dem verlorenen Körpergewicht. Falls dieses nicht bekannt ist, kann man die zusätzliche (über den Erhaltungsbedarf hinausgehende) Infusionsmenge für den Säugling wie folgt abschätzen:
– Bei leichter Dehydratation: 50 ml Flüssigkeit/kg/Tag,
– bei mittlerer Dehydratation: 100 ml Flüssigkeit/kg/Tag,
– bei schwerer Dehydratation: 100–150 ml Flüssigkeit/kg/Tag.

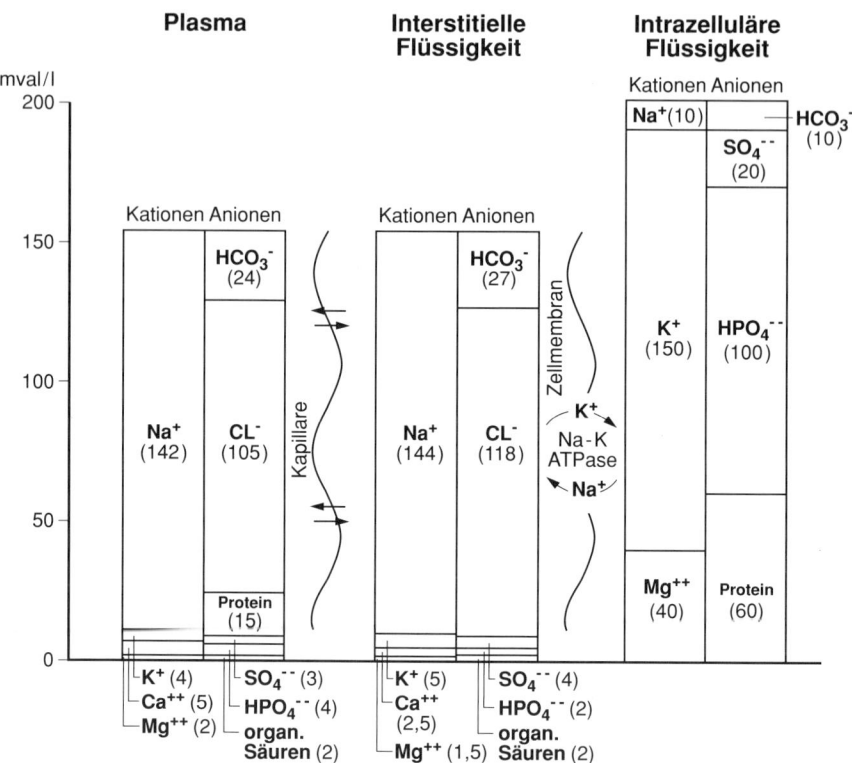

Abb. 11. Elektrolytzusammensetzung der Körperflüssigkeiten (nach Gamble).

Bei größeren Kindern beträgt das geschätzte Flüssigkeitsdefizit bei leichter Dehydratation 30 ml/kg, bei mittlerer Dehydratation 50 ml/kg und bei schwerer Dehydratation 60–90 ml/kg. Der gesamte Flüssigkeitsbedarf bei Exsikkose ergibt sich also aus:
Flüssigkeitsdefizit + Erhaltungsbedarf.

Das Defizit im extrazellulären Bestand (Flüssigkeit und Elektrolyte) muß zur Wiederherstellung normaler Kreislaufverhältnisse und des inneren Milieus alsbald (d. h. innerhalb der ersten 24–48 Std.) korrigiert werden. Das Defizit im intrazellulären Raum kann jedoch nur langsam ausgeglichen werden. Kalium darf der Infusionslösung erst bei ausreichender Nierenfunktion (1–2 ml Harn/kg/Std.) zugesetzt werden, da sonst eine gefährliche Hyperkaliämie auftreten kann. Zur vollständigen Korrektur eines Kaliumdefizites benutzt man (nach Wiederherstellung guter Kreislaufverhältnisse) am besten Fruchtsäfte (z.B. Tomatensaft) oder Kalium-Brausetabletten (oral).

Ein Natriummangel läßt sich nach der Formel: (140 – Istwert) × kg Körpergewicht × 0,6 = mval Na^+ berechnen. Dabei ergibt das Produkt aus kg Körpergewicht und 0,6 das Verteilungsvolumen für Natrium und Chlorid im Körper. Die Anwendung von L-Argininhydrochlorid ist indiziert bei isoliertem Chloridmangel, der meistens mit einer metabolischen Alkalose einhergeht und die Folge von Salzsäureverlusten durch Erbrechen ist (z.B. bei Pylorusstenose). In leichteren Fällen genügt die Infusion einer Natriumchloridlösung.

Praktisches Vorgehen: Bei mäßig oder stark exsikkierten Kindern beginnt man die intravenöse Flüssigkeitstherapie in der **1. Phase** mit der i. v. Infusion von isotoner NaCl-Lösung (0,9%) in der Dosierung von 20 ml/kg/Std.

Hierdurch wird zunächst einmal der Kreislauf aufgefüllt und verhindert, daß zu viel Wasser in die Zellen gelangt und u. U. ein Hirnödem (mit Gefahr von zerebralen Krämpfen) entsteht. In manchen Kliniken wird statt isotoner NaCl-Lösung eine ½-isotone NaCl-Lösung, die 5% Glukose enthält (entspricht Ionosteril päd III) (Zusammensetzung s. Tab. 9) verwendet. Bei schwerer Dehydratation mit hypovolämischem Schock gibt man in der 1. Phase besser eine 5%ige Humanalbuminlösung (in Elektrolytlösung), die

Tab. 9. Elektrolytgehalt in isotoner NaCl-Lösung (0,9%), ½-, ⅓- und ⅕-isotoner NaCl-Lösung sowie Humanalbuminlösung (5%).

Lösungen	Konzentration (mmol/l)			Geeignet zur
	Natrium	Kalium	Chlorid	
Isotone NaCl (0,9%)	154	–	154	Initialtherapie bei Flüssigkeitsdefizit
½-isotone NaCl (0,45%)	77	–	77	Erhaltungs- und Defizittherapie
⅓-isotone NaCl (0,225%)	51	–	51	
⅕-isotone NaCl (0,112%)	31	–	31	
Humanalbumin (5%) (in Elektrolytlösung)	155	–	150	Initialtherapie bei hypovolämischem Schock

Na^+ und Cl^- in ähnlicher Konzentration wie in isotoner NaCl-Lösung enthält.

In der **2. Phase** der Dehydratationsbehandlung (nach Eintreffen der Laborwerte) richtet man sich nach dem Typ der Dehydratation.

Bei **isonatriämischer Dehydratation** verwendet man im Anschluß an die 1. Phase der Behandlung beim mittleren Schweregrad eine ⅓-isotone NaCl-Lösung (z. B. Ionosteril päd II). Nur beim höchsten Schweregrad infundiert man zunächst für weitere 5 Std. eine ½-isotone NaCl-Lösung und geht dann erst auf eine ⅓-isotone NaCl-Lösung über. Man kann die verschieden starken Kochsalzlösungen durch Mischen mit 5%iger Glukoselösung selbst herstellen. Schneller und einfacher ist die Verwendung von industriell hergestellten Lösungen, die in der Zusammensetzung den selbsthergestellten Lösungen sehr ähnlich sind.

Die in den ersten 24 Std. zugeführte Wasser- und Elektrolytmenge ergibt sich aus dem errechneten Erhaltungsbedarf und dem geschätzten bzw. errechneten Defizitbedarf. Das Wasser- und Natriumdefizit soll jedoch bei schwerer Dehydratation nicht zu schnell ausgeglichen werden; deshalb verabreicht man zusätzlich zum täglichen Erhaltungsbedarf nur 75% des Defizites in den ersten 24 Std. und die restlichen 25% des Defizites in den zweiten 24 Std. Kalium wird nach Eintritt einer ausreichenden Diurese in der täglichen Menge von 3 mval/kg zugesetzt. Das Kaliumdefizit soll langsam gedeckt werden (innerhalb von 4 Tagen, in den ersten 24 Std. zur Hälfte). Bei anhaltender Azidose wird Natriumbikarbonatlösung (8,4%) gegeben (Dosisberechnung. s. S. 44); die dabei verabreichte Natriummenge geht in die Berechnung ein. – Wenn nach 24–48 Std. mit einer oralen Ernährung begonnen werden kann, beendet man die Infusionsbehandlung schrittweise. Der bei der Rehydrierung relativ hohe Kaliumbedarf läßt sich durch eine kaliumreiche Diät ausgleichen (Banane, geriebener Apfel). Ist eine vollständige orale Ernährung nicht möglich, wird die intravenöse Flüssigkeitstherapie fortgeführt. Man benutzt dazu eine hypotone NaCl-Lösung mit 5% Glukose, die als Zusatz nach Bedarf Elektrolytkonzentrate (auch Kalium) enthalten kann. Zur Erhaltungstherapie (ohne Defizit) ist isotone NaCl-Lösung (0,9%) ungeeignet.

Bei **hyponatriämischer Dehydratation** wird die Infusionsbehandlung in der 2. Phase (bis zur 24. Std.) mit isotoner NaCl-Lösung, die 5% Glukose enthält, fortgesetzt. Danach verfährt man wie bei isonatriämischer Dehydratation (s. o.) und berücksichtigt das errechnete Natriumdefizit. Bei sehr niedrigen Natriumspiegeln (unter 120 mmol/l) ist zur Verhütung eines Krampfanfalles die sofortige langsame i. v. Injektion von 3%iger NaCl-Lösung (bis zu 12 ml/kg) indiziert.

Bei **hypernatriämischer Dehydratation** würde bei rascher Infusion einer hypotonen Salzlösung zu viel nichtgebundenes Wasser in den geschrumpften Intrazellularraum gelangen, und es könnte sich ein lebensgefährliches Hirnödem entwickeln. Der erhöhte Natriumspiegel im Blut darf also nur langsam gesenkt werden (0,5 mval/h) und soll sich, damit keine Krämpfe auftreten, erst nach über 48 Std. normalisieren. Es ist daher wichtig, daß in den ersten 2 Std. auf jeden Fall eine isotone (oder zumindest eine ½-isotone) NaCl-Lösung verabreicht wird (10–20 ml/kg/Std.). Anschließend infundiert man eine ½-isotone NaCl-Lösung (mit 5% Glukose), wobei man das Defizit und den Erhaltungsbedarf an Wasser, Natrium und Kalium (für 2 Tage) über 48 Std. verteilt. Hierdurch werden Krämpfe infolge Hirnödem fast immer verhindert; sollte dennoch ein Anfall auftreten, sistiert dieser sofort nach langsamer i. v. Injektion von 3–5 ml/kg einer 3%igen NaCl-Lösung.

Einen Überblick über die Entstehungsweise und die klinischen Merkmale der bei verschiedenen Krankheiten vorkommenden **Elektrolytstörungen** gibt Tab. 10.

Bei bedrohlicher **Hyperkaliämie** sind folgende Maßnahmen möglich:
- ▶ Azidosebehandlung mit Natriumbikarbonat (bei einem Anstieg der Natriumkonzentration und des pH wird Kalium vermehrt ausgeschieden bzw. in die Zellen zurückverlagert).
- ▶ Infusion von 20%iger Glukoselösung mit Insulinzusatz (die einsetzende Glykogensynthese fördert die Rückwanderung von Kalium in die Zellen).
- ▶ Intravenöse Injektion von Kalziumglukonat (Kalzium fördert die renale Kaliumausscheidung und wirkt der kardiotoxischen Wirkung des Kaliums entgegen).

Tab. 10. Elektrolytstörungen.

Elektrolytstörung	Entstehung	Klinische Merkmale
Hyponatriämie	Hypotone Dehydratation durch Natriumverluste. Hypotone Hyperhydratation durch übermäßige Wasserzufuhr oder verminderte renale Wasserausscheidung	Bei hypotoner Dehydratation Hypovolämie. Bei hypotoner Hyperhydratation Kreislaufüberlastung und Hirnschwellung
Hypernatriämie	Hypertone Dehydratation durch ungenügende Wasserzufuhr oder große Wasserverluste (Schweiß, Harn usw.). Hypertone Hyperhydratation durch Überdosierung von NaCl oder Natrlumbikarbonat, NaCl-Infusion bei Nierenkranken, Überfunktion der Nebennierenrinde	Bei hypertoner Dehydratation starker Durst, Delirien, Krämpfe, Fieber. Bei hypertoner Hyperhydratation Ödeme
Hypokaliämie	Kaliumverluste durch Darm oder Nieren, ungenügende Kaliumzufuhr, Kaliumverschiebung in die Zellen (Rehydrierung, Erholungsphase der diabetischen Azidose)	Herzrhythmusstörungen, Herzdilatation, EKG: flaches T, TU-Verschmelzungswellen, Adynamie, schlaffe Lähmungen, Magen-Darm-Atonie, Blasenlähmung, Somnolenz
Hyperkaliämie	Ungenügende renale Ausscheidung von Kalium (Nieren- und Nebennierninsuffizienz), Kaliumverschiebung in den Extrazellularraum (Zellzerfall, Hämolyse), übermäßige Kaliumzufuhr	Herzrhythmusstörungen, Herzdilatation, EKG : QT-Verkürzung, hohe zeltförmige T-Zacke, QRS-Verbreiterung, Schenkelblock. Adynamie und schlaffe Lähmungen
Hypochlorämie	Meist parallel zu Hyponatriämie. HCl-Verlust (starkes Erbrechen), verstärkte renale Chloridausscheidung (kompensatorisch bei metabolischer Alkalose mit Natriumbikarbonaterhöhung)	Bei metabolischer Alkalose evtl. tetanische Erscheinungen
Hyperchlorämie	Meist parallel zu Hypernatriämie, Überdosierung von NH_4Cl oder NaCl, verminderte renale Chloridausscheidung (kompensatorisch bei metabolischer Azidose mit Natriumbikarbonaterniedrigung), außerdem bei renaler tubulärer Azidose	Je nach Ursache
Hypomagnesiämie	Unterernährung, Malabsorption, lang dauernde parenterale Ernährung ohne Mg, Mg-Verschiebung in die Zellen (Erholungsphase der diabetischen Azidose), Hyperaldosteronismus u. a.	Latente oder manifeste Tetanie
Hypermagnesiämie	Niereninsuffizienz, Vergiftungen ($MgSO_4$ als Laxans oder für Darmeinläufe)	Verschwinden der Sehnenreflexe, Atemlähmung, Koma. EKG: ähnlich Hyperkaliämie

▶ Anwendung eines Kationenaustauschers (z. B. Resonium A per os oder als Klysma), evtl. auch Peritoneal- oder Hämodialyse.

Eine **Hypokaliämie** gibt es nicht nur kurzdauernd aus verschiedenen Gründen (s. Tab. 10), sondern auch länger anhaltend bei primärem Hyperaldosteronismus (S. 541) und beim Bartter-Syndrom (S. 296) sowie als Nebenwirkung bei einer Langzeitbehandlung mit bestimmten Diuretika (Thiaziden). Im allgemeinen verabreicht man bei schwerem Kaliummangel nicht >3 mval/kg/Tag (vorausgesetzt daß die Harnausscheidung gut ist).

Die Behandlung von **Hyperhydratationszuständen** besteht bei isonaträmischer Hyperhydratation in einer Einschränkung der Flüssigkeitszufuhr und in Gaben von Diuretika bzw. Saluretika. Bei hypernaträmischer Hyperhydratation wird man die Salzzufuhr einschränken, bei hyponaträmischer Hyperhydratation (Wasserintoxikation) eine osmotische Diurese herbeiführen und NaCl zuführen.

Beim **Schwartz-Bartter-Syndrom** besteht eine Hyponaträmie ohne Dehydratation. Sie beruht auf einer inadäquaten Sekretion von ADH (antidiuretischem Hormon der Hypophyse, s. S. 547). Der ADH-Blutspiegel ist dabei für die bestehende Osmolalität des Blutes relativ hoch. Bei fortgesetzter Flüssigkeitszufuhr käme es als Folge der Hypervolämie zu den Symptomen einer Wasserintoxikation (Erbrechen, Reizbarkeit, Krämpfe, Bewußtseinstrübung). Im Serum ist die Osmolalität herabgesetzt, im spärlich entleerten Harn erhöht. Die wichtigste Behandlungsmaßnahme ist eine Flüssigkeitseinschränkung auf die Hälfte des Erhaltungsbedarfes. Das Schwartz-Bartter-Syndrom kommt vor bei Erkrankungen des ZNS (durch Trauma, Entzündung, Tumoren) sowie bei mechanischer Beatmung und bei Pneumonie. Bestimmte Medikamente (z. B. Vincristin, Cyclophosphamid, Carbamazepin, Morphin, Phenothiazine) können die ADH-Sekretion stimulieren und auf diese Weise das Syndrom hervorrufen. Indometazin kann durch Steigerung der renalen ADH-Wirkung die gleichen Symptome erzeugen.

b) Säure-Basen-Stoffwechselstörungen

Störungen des Säure-Basen-Stoffwechsels werden blutgasanalytisch durch Untersuchungen des Kohlensäure-Bikarbonat-Systems differenziert. Dabei lassen sich mehrere Meßgrößen bestimmen, deren Normalwerte im Arterienblut (oder arterialisierten Kapillarblut) bei Erwachsenen und Kindern ungefähr gleich sind (Tab. 11).

Die physiologische Regelung des Säure-Basen-Haushalts erfolgt über die Lungen (Abatmung von CO_2) und die Nieren (Ausscheidung von Wasserstoffionen, Bildung von Bikarbonat und Ammoniak). Störungen des Gleichgewichts können von allen Organen ausgehen. Meist läßt sich aus dem Anstieg oder Abfall des Kohlensäuredrucks die respiratorische Komponente, aus der Höhe des Standardbikarbonats und der Abweichung des Basenexzeßwertes von 0 die metabolische Komponente einer Säure-Basen-Stoffwechselstörung beurteilen. Besteht nur eine geringe pH-Verschiebung, so spricht man von einer kompensierten Azidose oder Alkalose; wird der normale pH-Bereich 7,35–7,45 unter- oder überschritten, so handelt es sich um eine dekompensierte Azidose bzw. Alkalose. Häufiger als den reinen Formen dieser Störungen begegnet man den gemischten respiratorisch-metabolischen Azidosen und Alkalosen.

1. Eine **respiratorische Azidose** ist die Folge einer alveolären Hypoventilation, bedingt z. B. durch pulmonale Krankheiten (Pneumonie, Atelektasen) oder durch eine Depression des Atemzentrums (Enzephalitis, Medikamente usf.). Bei chronischer Lungeninsuffizienz, z. B. durch Lungenfibrose, aber auch bei zyanotischen Herzfehlern kann der erhöhte Kohlensäuredruck bis zu einem pCO_2 von 55 Torr ansteigen und durch gleichzeitige Erhöhung der Bikarbonatkonzentration im Blut kompensiert sein. Der Basenexzeßwert beträgt dabei mehr als + 3. Bei den akuten Atemstörungen (Atemnotsyndrom des Frühgeborenen, Asthmaanfall usf.) ist eine Kompensation der Kohlensäurestauung durch Erhöhung des Bikarbonatspiegels in kurzer Zeit nicht möglich. Durch verminderte Sauerstoffaufnahme in der

Tab. 11. Normalwerte von aktuellem pH, pCO_2, Standardbikarbonat und Basenüberschuß bzw. -defizit.

	Mittelwert	Normalbereich
Aktuelles pH	7,42	7,35–7,45
pCO_2	40 Torr	35–45 Torr
Standardbikarbonat im Plasma	24 mval/l	22–26 mval/l
Basenüberschuß bzw. Basendefizit im Blut	0	± 3 mval/l

Lunge kommt es vielmehr gleichzeitig zu einer Hypoxämie mit Laktatazidose infolge anaerober Glykolyse. Der Bikarbonatgehalt im Blut sinkt ab, und es besteht ein Basendefizit. Die Blutgasanalyse zeigt das Bild einer respiratorisch-metabolischen Azidose. Die Behandlung erfolgt durch Erhöhung des Sauerstoffangebots und durch ventilationsverbessernde Maßnahmen (Beseitigung des Atemhindernisses, evtl. Intubation und mechanische Beatmung). Bei bedrohlicher Dekompensation (pH-Erniedrigung) kommt als Sofortmaßnahme die Gabe von Natriumbikarbonat in Betracht.

2. Eine **metabolische Azidose** wird ausgelöst durch verminderten Abbau organischer Säuren (Ketonämie, Coma diabeticum, Hunger, Milchsäurebildung bei Hypoxie) oder verminderte renale Wasserstoffionenausscheidung (chronische Niereninsuffizienz, renale tubuläre Azidose) oder durch Verlust von Basen, besonders Bikarbonat (z.B. bei Durchfällen). Kompensatorisch versucht der Organismus, die Azidose durch verstärkte Abatmung von Kohlensäure auszugleichen. Allerdings wird eine vertiefte Atmung (Kußmaulsche Atmung) bei Kindern seltener als bei Erwachsenen beobachtet. Zur Behandlung der dekompensierten metabolischen Azidose verwendet man 1molare Natriumbikarbonatlösung, die der Infusionslösung zugefügt oder nach Verdünnung mit 5%iger Glukoselösung als i.v. Kurzinfusion zugeführt wird. Die erforderliche Bikarbonatmenge errechnet sich nach der Formel:

Basendefizit (mval) × kg Körpergewicht × 0,5 = mval Natriumbikarbonat. Die Multiplikation mit dem Faktor 0,5 bedeutet, daß sich das Natriumbikarbonat auf einen bestimmten Raum verteilt, welcher der Hälfte des Körpergewichtes entspricht. Von dem errechneten Defizit gibt man in der ersten Stunde nur die Hälfte, den Rest über 24 Std. verteilt. Ein bei metabolischer Azidose häufig auftretender Kaliummangel der Zellen (z.B. bei Coma diabeticum) muß nach Korrektur der Azidose langsam ausgeglichen werden, da die in die Zellen eingedrungenen H^+-Ionen nur gegen K^+-Ionen ausgetauscht werden.

3. Eine **respiratorische Alkalose** entsteht durch Hyperventilation (pCO_2 erniedrigt) bei Enzephalitis infolge Stimulierung des Atemzentrums, Intoxikation (z.B. Salizylsäurevergiftung), Hysterie oder mechanischer Beatmung. Klinische Zeichen sind Bewußtseinsstörung, Krämpfe und tetanische Erscheinungen (infolge Abnahme des ionisierten Kalziums). Die Behandlung erfolgt durch Gabe von Sedativa, bei mechanisch beatmeten Kindern durch Reduktion des Atemminutenvolumens.

4. Eine **metabolische Alkalose** kommt am häufigsten bei starkem Erbrechen infolge Salzsäureverlusts vor (Natriumbikarbonat erhöht). Bei metabolischer Alkalose beobachtet man eine oberflächliche, verlangsamte Atmung zum Zweck einer kompensatorischen Kohlensäurenretention (z.B. im Coma pyloricum). Die bei der hypochlorämischen Alkalose oft bestehende Hypokaliämie wird auf einen renalen Kaliumverlust zurückgeführt. Bei einem Mangel an Chlorid kann Natrium im Nierentubulus nur im Austausch gegen Kalium- und Wasserstoffionen rückresorbiert werden. Daraus resultiert bei fortgesetzter Natriumrückresorption ein anhaltender Kalium- und Wasserstoffionenverlust, der erst durch Chloridzufuhr unterbrochen wird. Neben der Behandlung der Ursache des Erbrechens ist deshalb eine ausreichende Chloridzufuhr (Kochsalz, Kaliumchlorid, ggf. Argininhydrochlorid) notwendig.

c) Parenterale Ernährung

Indikationen: Eine vollständige parenterale Ernährung kann indiziert sein bei oral nicht ernährbaren Frühgeborenen und bei Kindern mit Fehlbildungen im Magen-Darm-Trakt oder mit Kurzdarmsyndrom, außerdem bei Kindern mit schweren Darmerkrankungen (Morbus Crohn, nekrotisierende Enterokolitis usw.) oder malignen Erkrankungen mit Malnutrition sowie bei Kindern nach großen Operationen. Ziel ist es, durch ausreichende Nährstoffzufuhr über längere Zeit (u. U. über Monate oder Jahre) eine positive Stickstoffbilanz und ein normales Wachstum zu erreichen. Durch periphere oder zentrale Venenkatheter gelingt es, Glukose, Lipide, Aminosäuren, Elektrolyte, Mineralsalze, Spurenelemente und Vitamine in der benötigten Menge zuzuführen (Tab. 12). Wenn gleichzeitig Nährstoffe oral gegeben werden können, begnügt man sich mit einer teilweisen parenteralen Ernährung.

Kontraindikationen für eine parenterale Ernährung können Herzinsuffizienz, Leber- und Nierenversagen sowie intrahepatische Cholestase sein.

Durchführung: Der **Wasserbedarf** ist von Alter, Körperoberfläche und Kalorienzufuhr abhängig und bei parenteraler Ernährung höher als der gewöhnliche Erhaltungsbedarf (Tab. 13). Der **Kalorienbedarf** ist im allgemeinen niedriger als bei oraler Ernährung. Bei Unterernährung kann aber eine Steigerung der Nährstoffzufuhr um 30–100% notwendig sein. Die Kalorienzufuhr wird in den ersten 4 Tagen aus Gründen der Verträglichkeit schrittweise gesteigert. **Glukose** gibt man durch periphere Venenkatheter als 10–15%ige Lösung, durch zentrale Venenkatheter in 20–30%iger Lösung und kontrolliert regelmäßig den Blutzucker und Zucker im Harn, um eine Hyperglykämie und Glukosurie rechtzeitig zu erkennen. Die Infusion von **Fett** ist zur Deckung des Kalorienbedarfes und des Bedarfes an essentiellen Fettsäuren notwendig. Verwendet werden isoosmolare Lipidemulsionen aus Sojabohnenöl mit Eilezithin als Emulgator und einem Glyzerinzusatz (zwecks Isotonie). Die Lipoproteinlipasen der Kapillarendothelien werden

6. Infusionstherapie und parenterale Ernährung

Tab. 12. Nährstoffbedarf bei vollständiger parenteraler Ernährung.

Altersgruppe	Bedarf (g/kg/Tag)		
	Glukose	Lipide	Aminosäuren
Frühgeborene	5–18	0,5–3,0	2,5–3,0
Reifgeborene	5–18	0,5–3,0	2,0–2,5
Säuglinge, Kleinkinder	12–15	2,0–3,0	1,5–2,5
Schulkinder, Jugendliche	8–10	1,0–2,0	1,0–1,5

durch Heparin aktiviert und hydrolysieren die infundierten Lipide zu freien Fettsäuren und Glyzerin. Bei Überschreiten der intravasalen Fettklärungskapazität kommt es zur Hyperlipidämie mit der Gefahr einer Lungenfunktionsstörung, Thrombozytopenie und Bilirubinverdrängung aus der Eiweißbindung im Blut. Deshalb müssen regelmäßig die Triglyzeride im Serum bestimmt werden. Synthetisch hergestellte kristalline **l-Aminosäuren** ermöglichen bei ausreichender Kalorienzufuhr (durch Glukose und Fett) Eiweißsynthese und Wachstum. Die bei Kindern verwendeten Präparate sollen nicht nur die bekannten 8 essentiellen Aminosäuren, sondern auch Histidin und Cystein enthalten, die in den ersten Lebensjahren benötigt werden. Wie bei Glukose soll die Dosis der Aminosäuren anfangs schrittweise gesteigert werden. Konzentrationen über 2% müssen durch zentrale Venenkatheter infundiert werden. Bei übermäßiger Zufuhr (>3 g/kg/Tag) können Hyperammoniämie, Hyperaminoazidurie, Azidose, Leberfunktionsstörungen und intrahepatische Cholestase auftreten. – Der Bedarf an Elektrolyten, Mineralsalzen, Spurenelementen und Vitaminen muß immer voll gedeckt werden. Bei Kalzium- und Phosphatmangel würden eine Knochendemineralisierung und Rachitis entstehen, bei Zinkmangel eine Akrodermatitis, bei Eisen- oder Folsäuremangel eine Anämie.

Tab. 13. Flüssigkeitsbedarf bei vollständiger parenteraler Ernährung.

Alter	Flüssigkeitsbedarf (ml/kg/Tag)
1. Lebenstag	50– 70
2. Lebenstag	70– 90
3. Lebenstag	80–100
4. Lebenstag	100–120
5. Lebenstag	100–130
1. Lebensjahr	100–140
2. Lebensjahr	80–120
3.–5. Lebensjahr	80–100
6.–10. Lebensjahr	60– 80
11.–14. Lebensjahr	50– 70

Außer den bereits genannten **Komplikationen** gibt es manchmal katheterbedingt Thrombose, Phlebitis, Sepsis, Hämato- oder Hydrothorax, Luftembolie und Lungenembolie. Metabolische Komplikationen sind auch Aminosäuren- oder Elektrolytimbalanzen oder verschiedenartige Leberfunktionsstörungen. Bei richtiger Durchführung und sorgfältiger Überwachung (einschließlich Laborkontrollen) ist die parenterale Ernährung heute eine zuverlässige und oft lebensrettende Behandlungsmethode.

III. Krankheiten des Neugeborenen

H. Manzke und C. Simon

1. Das gesunde Neugeborene

> Die Untersuchung des Neugeborenen gehört zu den Routineaufgaben des Arztes und setzt genaue Kenntnisse über die anatomischen und physiologischen Besonderheiten dieser Altersstufe voraus, um Abweichungen von der Norm (angeborene Anomalien, Geburtsschädigungen, Infektionen usw.) rechtzeitig zu erkennen.

a) Anatomische Besonderheiten
(s. a. S. 1)

Kopf

Schädelform in der Regel symmetrisch, bei erschwerter Geburt oft asymmetrisch. Bei seitlichem Druck sind die Scheitelbeine übereinander, bei frontalem Druck die Stirnbeine und die Hinterhauptsschuppe über oder unter die Scheitelbeine verschoben. Die große Fontanelle ist noch offen; ihre Größe schwankt individuell beträchtlich (Entfernung von der Stirnbein- zur parallel gegenüberliegenden Scheitelbeinkante 0,5–4 cm). Die darüberliegende Haut findet sich im Schädelniveau. Die kleine Fontanelle ist in der Regel nur als Nahtstelle palpabel. Die Schädelnähte können physiologischerweise gering klaffen. Im Bereich der Parietalbeine nahe der Sagittalnaht tastet man nicht selten eine elastisch federnde Knochenweichheit, die im Gegensatz zur Kraniotabes bei der Rachitis als Kuppenweichheit bezeichnet wird und bald verschwindet. Es handelt sich dabei um eine harmlose Ossifikationsverzögerung. Das Gesicht kann asymmetrisch sein und der Unterkiefer von der Mittellinie abweichen, wenn dieser in utero längere Zeit gegen eine Schulter oder Extremität gedrückt worden ist oder eine einseitige Kieferhypoplasie vorliegt. Der Unterkiefer ist physiologischerweise gegenüber dem Oberkiefer verkürzt (Retrogenie). Am harten Gaumen finden sich parallel zur Raphe oft kleine weiße Knötchen (sog. Epsteinsche Perlen), welche Anhäufungen von Epithelzellen darstellen.

Hals

Relativ kurz. Schilddrüse nicht tastbar. Kehlkopf hochstehend (deshalb bei Intubation gerader Intubationsspatel besser geeignet als gekrümmter).

Brust

Brustkorb fast kreisrund, Rippen weich und flexibel, unteres Sternumende etwas vorstehend.

Bauch

Normalerweise gering über Thoraxniveau, aber nicht vorgetrieben. Leberrand 1–3 cm unter dem Rippenbogen in der Medioklavikularlinie tastbar. Milz nicht oder am Rippenrand palpabel. Untere Nierenpole gelegentlich fühlbar. Häufig leichte obere Rektusdiastase (Auseinanderweichen der beiden Mm. recti um 1–2 cm). Der Nabelschnurrest mumifiziert bis zum 6.–10. Tag und fällt dann ab. Später entwickelt sich oft ein kleiner Nabelbruch, der sich in der Regel spontan zurückbildet.

Nabelanomalien

Beim Hautnabel ist die Bauchhaut ein kurzes Stück über die Nabelschnur gewachsen und wird nach Abfall des Nabelschnurrestes in den Nabelgrund eingezogen. Beim seltenen Amnionnabel greift die Amnionhülle auf die Bauchhaut über. Er ist die Vorstufe des Nabelschnurbruches. Nach Abfall des Nabelschnurrestes bildet sich oft ein Nabelgranulom, das nach Ätzen mit einem Höllensteinstift abheilt. Ein ständig nässender Nabel erweckt den Verdacht auf einen offenen Ductus omphaloentericus (S. 92) oder eine Urachusfistel (s. S. 92). Beim ersteren wird alkalisches Sekret oder flüssiger Darminhalt abgesondert; bei letzterer entleert sich saurer Harn. Die

Diagnose wird durch vorsichtiges Sondieren oder durch Injektion eines Röntgenkontrastmittels gesichert. Über Nabelentzündungen s. S. 92.

Genitalien

Präputium physiologischerweise adhärent und nicht retrahierbar. Nach der Geburt nicht selten Skrotalödem oder -hämatom (Behandlung durch Hochlagerung). Oft auch Hydrocele testis vorhanden (fast immer spontane Rückbildung in den ersten Lebensmonaten). Leistenbruchpforten meist noch offen (ohne Bruchinhalt). Bei Mädchen häufig leichte Klitorisvergrößerung und geschwollene große Labien (Wirkung mütterlicher Östrogene).

Extremitäten

Relativ kurz. Ellenbeugen und Kniegelenke normalerweise nicht völlig streckbar. Seitengleiche Abduktion der Hüften über 60° möglich. Oft passagere Hackenfuß- oder Knickfußstellung, die nur behandlungsbedürftig ist, wenn sich die Füße nicht über die Normalstellung hinaus redressieren lassen.

Haut

Hautfarbe rosig bis krebsrot, manchmal leicht bläulich (besonders bei Polyglobulie). Geringe Akrozyanose an den Händen und Füßen. Cutis marmorata bei Abkühlung. Ein vorübergehender harlekinartiger Farbwechsel, wobei die aufliegende Körperhälfte rot, die andere Körperhälfte blaß aussieht, gilt nicht als pathologisch. Vom 3.–6. Tag meistens geringer physiologischer Ikterus. Lanugobehaarung im Gesicht, Schulter- und Rückenbereich auch bei reifen Kindern teilweise noch vorhanden. Teleangiektasien (Naevus flammeus, Storchenbiß) an Augenlidern, Stirnmitte, Oberlippe und besonders in der Nackenregion kommen bei über 50% aller Neugeborenen vor. Diese werden oft erst in den ersten Lebenswochen sichtbar und verschwinden im Gesicht (nicht im Nacken) meist bis zum 3. Lebensjahr spontan. Schiefergraue Pigmentierungen in der Sakralregion (Mongolenflecke) finden sich in Mitteleuropa bei 1% aller Neugeborenen und bilden sich meist in den ersten Lebensjahren zurück. Das häufige Erythema toxicum neonatorum ist eine flüchtige Hauterscheinung bei Neugeborenen, die besonders am Stamm und an den Extremitäten lokalisiert ist. Dabei sieht man erythematöse Flecken von 5–15 mm Durchmesser mit weißer oder gelblicher Papel im Zentrum. Wenn sich Bläschen bilden, kann man im Bläscheninhalt massenhaft eosinophile Granulozyten nachweisen. Das Erythema toxicum beginnt am 1.–3. Lebenstag und kann 1 Woche lang bestehenbleiben.

Schwangerschaftsreaktionen

Die sog. Schwangerschaftsreaktionen beim Neugeborenen werden durch den Übertritt von Plazentahormonen verursacht. Im Gesicht entwickeln sich durch vermehrte Talgproduktion und -retention bis zu stecknadelkopfgroße Komedonen, die sich bei einer Entzündung in Pusteln umwandeln (Neugeborenenakne). Die wahrscheinlich nicht hormonell bedingten Milien in der Gesichtshaut bestehen aus winzigen Keratinzysten (von Talgdrüsen ausgehend). Brustdrüsenschwellungen (Abb. 1) werden sowohl bei Jungen als auch bei Mädchen ab 3. Lebenstag beobachtet und können über mehrere Wochen anhalten. In einem Teil der Fälle entleert sich spontan oder auf leichten Druck ein kolostrumähnliches Sekret, die Hexenmilch (Prolaktinwir-

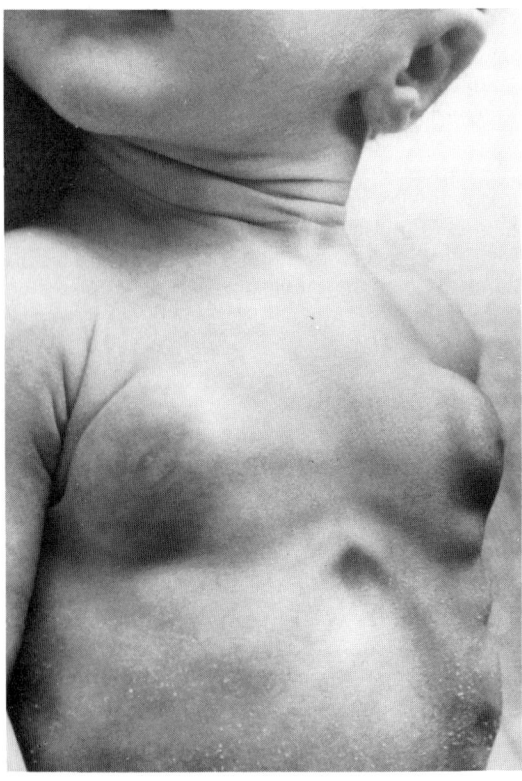

Abb. 1. Neugeborenes mit Brustdrüsenschwellung beiderseits.

kung). Manchmal entsteht dabei eine eitrige Mastitis. Viele Mädchen haben in der 1. Lebenswoche einen vaginalen Schleimabgang (Fluor albus). Manchmal wird dieser von einer leichten Blutung begleitet, die auf einer menstruationsähnlichen Abstoßung des proliferierten Endometriums beruht.

b) Physiologische Besonderheiten

> Der Übergang vom intrauterinen zum extrauterinen Dasein vollzieht sich meistens ohne Schwierigkeiten. Vorübergehende Organinsuffizienzen werden als Adaptationsstörung bezeichnet.

Atmung

Die extrauterine Atmung beginnt als Schnappatmung und geht nach dem ersten Schrei in eine rhythmische Atmung über. Wegen des geringen Respirationsvolumens besteht beim Neugeborenen eine relative Tachypnoe. Die Atemfrequenz beträgt in Ruhe 35–45/Min., variiert jedoch bei demselben Kind je nach Erregungszustand zwischen 30 und 120/Min. Der Atemrhythmus ist zeitweise etwas unregelmäßig. Flachere Atemzüge oder eine kurze Atempause sind im aktiven REM-Schlaf von einer Reihe tiefer Atemzüge gefolgt. Über den Lungen hört man ein bronchovesikuläres Atemgeräusch.

Herz

Die Herzfrequenz schwankt zwischen 120 und 160/Min. Akzidentelle Geräusche (kurze systolische Austreibungsgeräusche oder das Geräusch eines noch nicht geschlossenen Ductus Botalli) kommen häufig vor und verschwinden meistens nach einigen Tagen. Vorübergehende Arrhythmien (vor allem bei Erregung, Defäkation, Magensondierung usw.) werden mit der Unreife des autonomen Nervensystems erklärt. Der Blutdruck wird heute unblutig durch Doppler-Ultraschall oder Oszillometrie gemessen. Der systolische Blutdruck liegt in der Regel zwischen 55 und 80 und der diastolische zwischen 30 und 50 mmHg.

Blut

Wie Tab. 1 (S. 449) und Tab. 4 (S. 470) zeigen, ist die Zahl der Erythrozyten und Leukozyten in den ersten Lebenstagen relativ hoch und fällt danach kontinuierlich ab. Bereits von der 2. Lebenswoche an besteht die für Kleinkinder typische relative Lymphozytose. Der Blutfarbstoff enthält zu etwa 70% fetales Hämoglobin (HbF), das eine stärkere Sauerstoffaffinität besitzt als adultes Hämoglobin (HbA) und durch bestimmte Gifte (Phenazetin, Nitrit u. a.) leicht zu Methämoglobin oxydiert wird. Die stärkere Sauerstoffaffinität erleichtert die O_2-Übertragung vom mütterlichen Hb auf das fetale Hb in der Plazenta; andererseits gibt das fetale Hb den Sauerstoff erst bei niedrigerem O_2-Partialdruck an das Gewebe ab als das adulte Hb. Postnatal ist hierdurch die Sauerstoffabgabe des Blutes in der Peripherie erschwert. Das fetale Hämoglobin wird im Laufe des 1. Lebensvierteljahres durch adultes Hämoglobin ersetzt. Im 1. Lebensvierteljahr besteht ein physiologischer Mangel an Methämoglobinreduktase im Blut, so daß bei erhöhtem Nitratgehalt im Trinkwasser oder Gemüse (nach Umwandlung von Nitrat zu Nitrit im Darm) eine Methämoglobinämie mit bräunlicher Zyanose auftreten kann.

Die Aktivität der meisten Gerinnungsfaktoren ist nach der Geburt gegenüber den Erwachsenenwerten vermindert (ohne wesentliche Beeinträchtigung der Gesamtgerinnung). Ein Teil der Gerinnungsfaktoren »normalisiert« sich bis zum 10. Lebenstag, während es bei den Faktoren II, IX–XIII etwas länger dauert, bis die bei Erwachsenen üblichen Aktivitäten erreicht sind. Die Prothrombinzeit ist daher in den ersten Lebenstagen gering verlängert (S. 75).

Leber

Die häufig unzureichende Glukuronyltransferaseaktivität der Leber bedingt den physiologischen Ikterus des Neugeborenen. Die mangelnde Entgiftungsfunktion der Leber erhöht das Risiko von Medikamentennebenwirkungen (z. B. bei Anwendung von Chloramphenicol).

Magen-Darm-Trakt

Im Verlauf der ersten 24 Stunden wird ein grünschwarzer, zäher Stuhl, das Mekonium, entleert, welches vor allem Mukopolysaccharide, weiterhin Darmepithelien, Verdauungssekrete und Galle, verschluckte Amnionepithelzellen, Lanugohaare und Vernix caseosa enthält. Das Mekonium ist anfangs steril und der Magen-Darm-Kanal noch nicht mit Vitamin-K-bildenden Bakterien besiedelt. Die sog. Übergangsstühle bis zum 7. Tag sehen grünbraun aus. Danach bekommt der Stuhl bei Muttermilchernährung eine goldgelbe oder grüngelbe, bei Kuhmilchernährung eine gelbbraune Farbe. Die Zahl der Stuhlentleerungen schwankt in Abhängigkeit von der Nahrung. Am Ende der 1. Lebenswoche werden im Durchschnitt 3–5 Stühle pro Tag entleert.

Nieren

Das Konzentrationsvermögen der Nieren ist zunächst noch gering, die Fähigkeit zur glomerulären Filtration und tubulären Sekretion im 1. Lebensmonat noch nicht voll entwickelt, was die Ödemneigung bei übermäßiger Flüssigkeitszufuhr und die Kumulation bestimmter Medikamente erklärt. Der Urin enthält in der 1. Woche kleine Mengen Eiweiß und bei Flüssigkeitsmangel reichlich Urate, welche die Windeln rötlich anfärben (Ziegelmehlsediment). Die tägliche Harnmenge steigt von 5–10 ml/kg Körpergewicht am 1. Tag auf 40–60 ml/kg ab 4. Tag.

Stoffwechsel

Mit der Abnabelung hört die Nährstoffversorgung von seiten der Mutter plötzlich auf, und das Neugeborene ist auf seine Reserven angewiesen. Neben den Glykogenvorräten werden die Fettdepots (besonders das braune Fettgewebe im Bereich der Hals- und Rückenfaszien sowie der Nierenkapsel) zur Energiegewinnung mobilisiert. Aus diesem Grunde steigen die freien Fettsäuren, Glyzerin und Ketonkörper im Blut während der ersten Lebenstage beträchtlich an. Erst am Ende der 1. Lebenswoche entspricht die Nahrungsaufnahme dem Verbrauch.

Postnatal sinkt der Blutzuckerspiegel ab. Von einer **Hypoglykämie** bei Reifgeborenen spricht man, wenn der Glukosewert in den ersten 72 Std. unter 1,7 mmol/l (30 mg/dl) und in den Tagen danach unter 2,2 mmol/l (45 mg/dl) liegt. Eigenartigerweise sind Neugeborenenhypoglykämien nur selten von klinischen Symptomen, wie Zittern, Krämpfen, Zyanoseattacken oder Bradykardien, begleitet. Dennoch ist auch bei asymptomatischem Verlauf eine Behandlung mit intravenösen Glukoseinfusionen erforderlich, und bei gefährdeten Kindern muß der Blutzuckerwert öfter kontrolliert werden. Als Ursachen einer Hypoglykämie kommen in Frage: mangelnde Glykogenreserven (besonders bei Frühgeborenen, pränatal dystrophen und übertragenen Neugeborenen), zu später Ernährungsbeginn, Hypoxie (hoher Glukoseverbrauch bei anaerober Energiegewinnung) sowie gesteigerte Insulinaktivität bei Kindern diabetischer Mütter.

Ebenfalls fällt der Kalziumspiegel während der ersten 72 Lebensstunden stark ab und steigt bis zum Ende der 1. Lebenswoche wieder auf Normalwerte an. Man unterscheidet eine **Tetanie** vom Frühtyp, wenn der Kalziumspiegel im Serum in den ersten Tagen unter 1,8 mmol/l (7,5 mg/dl) absinkt, und eine Tetanie vom Spättyp, wenn der Kalziumspiegel über mehrere Tage und Wochen erniedrigt bleibt (oft erst nach dem 3. Lebenstag beginnend). Beim Spättyp ist der Serumphosphatspiegel erhöht. Nicht immer sind trotz erniedrigter Kalziumwerte Tetaniezeichen vorhanden. Weitere klinische Symptome sind Hyperexzitabilität, Krämpfe, neurologische Auffälligkeiten und Zyanoseattacken. Eine Tetanie vom Frühtyp wird häufig bei »Risikoneugeborenen« angetroffen. Die Neugeborenentetanie beruht in den meisten Fällen auf einem transitorischen Hypoparathyreoidismus, teilweise auch auf einem Pseudohypoparathyreoidismus (Rezeptorresistenz gegen Parathormon). Bei einigen Müttern dieser Kinder ist ein Hyperparathyreoidismus infolge Vitamin-D-Mangels nachweisbar. Die Behandlung der Tetanie erfolgt durch orale oder intravenöse Gaben einer 10%igen Kalziumglukonatlösung. Bei der Tetanie vom Spättyp wird außerdem Vitamin D in einer täglichen Dosierung von 5000 IE gegeben. Besteht zugleich eine Hypomagnesiämie, muß Magnesium substituiert werden.

Der relativ hohe Wassergehalt des Neugeborenen (70% des Körpergewichtes) vermindert sich in den ersten Lebenstagen um durchschnittlich 6% (maximal 10%) des Körpergewichtes. Der tägliche Wasserbedarf steigt von 60 ml/kg Körpergewicht am 1. und 2. Lebenstag auf etwa 120–150 ml/kg am 7. Tag an. Bei zu starkem Wasserverlust (z.B. durch hohe Außentemperaturen) oder bei zu geringer Aufnahme von Nahrung kann zwischen dem 2. und 4. Lebenstag eine **Dehydratationshyperthermie** (»Durstfieber«) auftreten, verbunden mit starker Unruhe, Einsinken der Fontanelle, Abnahme des Hautturgors und Rückgang der Harnmenge. Die Serumosmolarität ist erhöht (>290 mosmol/l).

Nervensystem

Nach normaler Geburt aus (vorderer) Hinterhauptslage nimmt das Kind in der Regel eine Beuge-Adduktionshaltung ein. Nach Geburt aus Deflexionslage (z.B. Gesichtslage) oder aus Beckenendlage kann über längere Zeit infolge Zerrung der Halswirbelsäule ein Opisthotonus bestehenbleiben. Dieser darf nicht mit einer meningealen Reizung (bei Meningitis) verwechselt werden. Das gesunde Neugeborene zeigt bei passiver Beugung und Streckung einen symmetrischen Muskeltonus und führt anfangs noch etwas träge,

1. Das gesunde Neugeborene 51

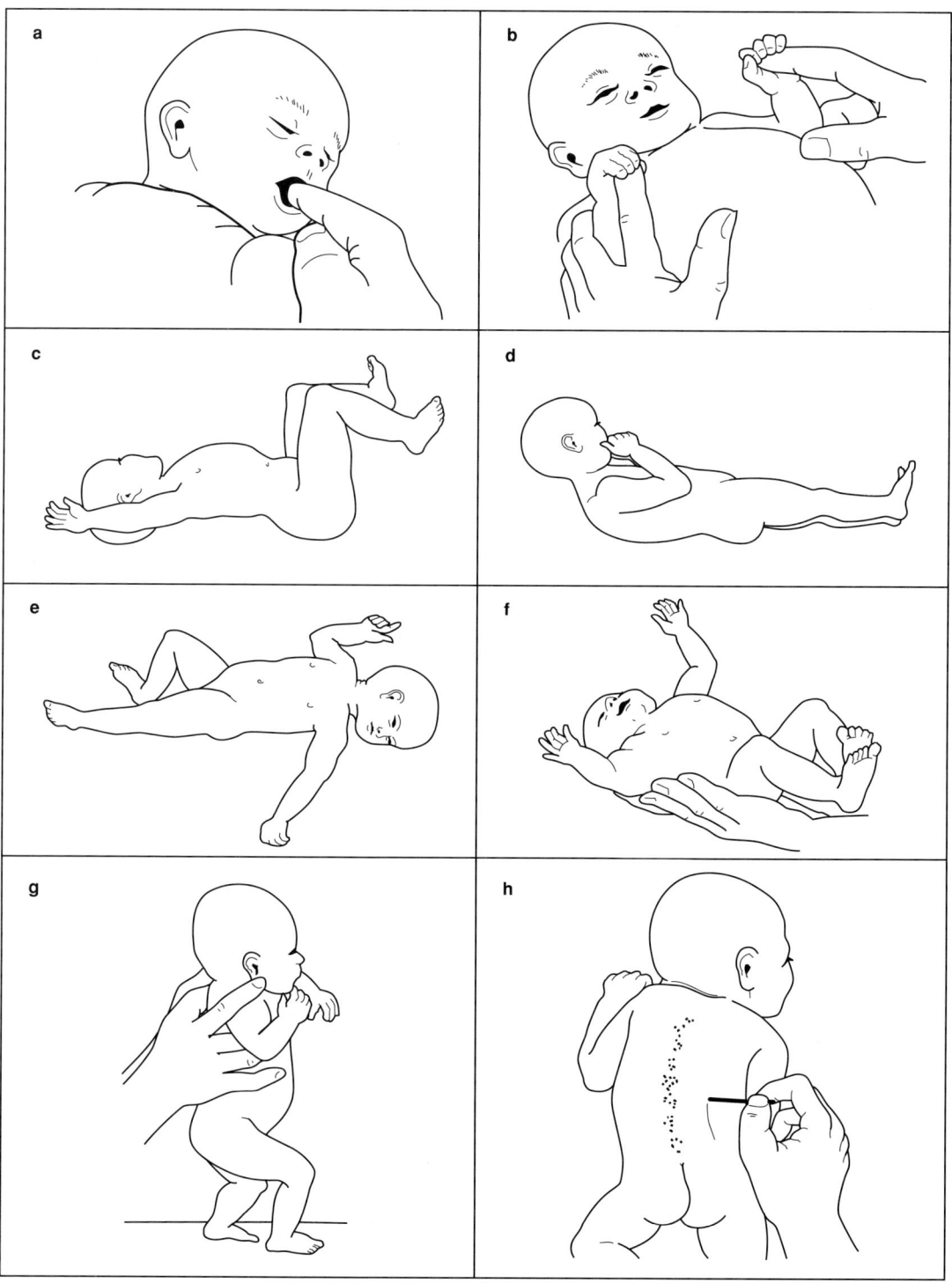

Abb. 2. Primitivreflexe des Neugeborenen: a) Saugreflex, b) Handgreifreflex, c) und d) symmetrischer tonischer Halsreflex, e) asymmetrischer tonischer Halsreflex, f) Moroscher Umklammerungsreflex, g) Schreitphänomen (automatisches Gehen), h) Galantscher Rückgratreflex.

später lebhafte Spontanbewegungen aus. Tremorartige Bewegungen des Fußes oder Kinns sowie ein Singultus (besonders nach dem Trinken) werden bei gesunden Neugeborenen öfter beobachtet. Aus der Bauchlage kann es häufig schon am Ende der 1. Lebenswoche kurzfristig den Kopf anheben. Bei plötzlichem hellem Licht schließt es geblendet die Augen. Meistens werden die Augen bei Vorwärts- und Rückwärtsbeugen des Oberkörpers spontan geöffnet. Auf Schmerzreize reagiert es durch Schreien, auf laute Geräusche durch Blinzeln (Aureopalpebralreflex).

Da beim Neugeborenen die Hirnrinde nicht voll ausgereift ist und daher die Stammhirnfunktionen dominieren, lassen sich noch für bestimmte Zeit die sog. **Primitivreflexe** (Abb. 2) auslösen:
1. Saugreflex (bei Berührung der Lippen mit dem Finger).
2. Suchreflex (Mundöffnen und Hinwenden des Kopfes bei Berührung der Wange mit dem Finger).
3. Tonischer Handreflex (Handgreifreflex, Umfassen eines in die Handinnenfläche gelegten Fingers).
4. Symmetrischer tonischer Halsreflex (Kopfbeugung führt zur Beugung der Arme und Streckung der Beine, Kopfstreckung zur Streckung der Arme und Beugung der Beine).
5. Asymmetrischer tonischer Halsreflex (Seitwärtsdrehung des Kopfes führt zur Streckung des Armes und Beines auf der Gesichtsseite und zur Beugung des Armes und Beines auf der Hinterkopfseite, Fechterstellung).
6. Moroscher Umklammerungsreflex (Erschütterung der Unterlage oder rasches Senken des in Rückenlage gehaltenen Kindes führt zuerst zur Streckung und Abduktion, dann zur Beugung und Adduktion der Arme mit Spreizen der Finger).
7. Schreitphänomen (automatisches Gehen, d. h. Auslösen von Schreitbewegungen, wenn das Kind senkrecht gehalten wird und mit den Füßen die Unterlage berührt).
8. Galantscher Rückgratreflex (Bestreichen des Rückens paravertebral führt zu einer Seitwärtsbiegung der Wirbelsäule mit der Konkavität zur gereizten Seite).

Der symmetrische und der asymmetrische tonische Halsreflex lassen sich bei gesunden Neugeborenen oft noch nicht auslösen. Das Fehlen der anderen Reflexe oder eine persistierende Asymmetrie hingegen sprechen für eine Hirnschädigung. Eine Asymmetrie kommt auch bei peripheren Paresen vor, z.B. bei der oberen Plexuslähmung (S. 78).

Die Sehnenreflexe sind beim Neugeborenen meistens lebhaft. Beim Auslösen der Patellarsehnenreflexe tritt häufig ein gekreuzter Adduktorenreflex auf. Die Bauchdeckenreflexe fehlen oft. Die Pupillen reagieren auf Licht. Die Pyramidenbahnzeichen (Babinski u. a.) sind normalerweise positiv.

Immunität

Von den Immunglobulinen passieren nur IgG die Plazenta, nicht dagegen IgM und IgA. Nach der Geburt fällt der Gammaglobulinspiegel kontinuierlich ab (transitorischer Antikörpermangel durch Elimination der übertragenen Antikörper) und steigt erst im 4. Monat langsam wieder an. IgM werden rascher gebildet und erreichen bereits gegen Ende des 1. Jahres Erwachsenenwerte. Der Anstieg der körpereigenen IgG sowie von IgA erfolgt wesentlich langsamer im Laufe der ersten Lebensjahre (in Abhängigkeit von der Auseinandersetzung mit Mikroorganismen). Niedrige IgA-Spiegel begünstigen die Entwicklung einer Allergie.

c) Die Untersuchungen des Neugeborenen

Jedes gesunde Neugeborene sollte wenigstens 2mal (nach der Geburt und vor der Entlassung aus der Entbindungsklinik) untersucht werden. Außerdem ist eine tägliche Visite auf der Neugeborenenstation zur Erkennung etwaiger Störungen (z. B. einer Hyperbilirubinämie) wichtig.

Vor der ersten Untersuchung sollte sich der Arzt über die Familien-, Schwangerschafts- und Geburtsanamnese genau informieren.

Bei der Allgemeininspektion ist besonders auf freie Nasenatmung, Atemtyp und Atemfrequenz, allgemeine oder partielle Zyanose, generalisierte oder lokalisierte Ödeme, Hautblässe, Hautblutungen, Hautexanthem, Haltung des Kindes, Muskelaktivität, Reflexe sowie auf Reifezeichen und Fehlbildungen zu achten. Bei der Untersuchung sollen auch geburtstraumatische Schädigungen einschließlich Frakturen und Luxationen sowie Lähmungen erkannt werden. Zur Früherkennung einer angeborenen Hüftdysplasie oder Hüftluxation wird das Ortolani-Zeichen geprüft. Dabei versucht man, bei dem in Rückenlage liegenden Kind durch sanften Druck auf die beidseits adduzierten und im Hüft- und Kniegelenk rechtwinklig gebeugten Oberschenkel den Gelenkkopf aus der Pfanne herauszudrängen. In einer 2. Phase werden die Oberschenkel langsam abduziert, wobei man im positiven Fall ein Wiedereinschnappen des Gelenkkopfes in die Pfanne spürt (Hüftclick). Weiterhin ist auf Symmetrie der Gesäßfalten und seitengleiche Abspreizung der Oberschenkel um >70° von der Mittellinie zu achten. Heute wird die Hüftsonographie vielerorts zum Screening durchgeführt. Sie erlaubt auch bei Hüftdysplasie eine Verlaufskontrolle. Die Behandlung einer Hüftdysplasie erfolgt durch breites Wickeln oder eine Spreizhose über 8–12 Wochen; danach wird eine Beckenübersichtsaufnahme angefertigt und über das weitere Vorgehen entschieden (s. S. 417).

Bei jedem Neugeborenen wird mit Kapillarblut der Suchtest auf Phenylketonurie (s. S. 560) und Galaktosämie (s. S. 564) sowie die TSH-Bestimmung auf Hypothyreose (s. S. 530) durchgeführt. Die erhobenen Befunde werden auf einem Untersuchungsbogen (Vorsorgeheft od. dgl.) dokumentiert.

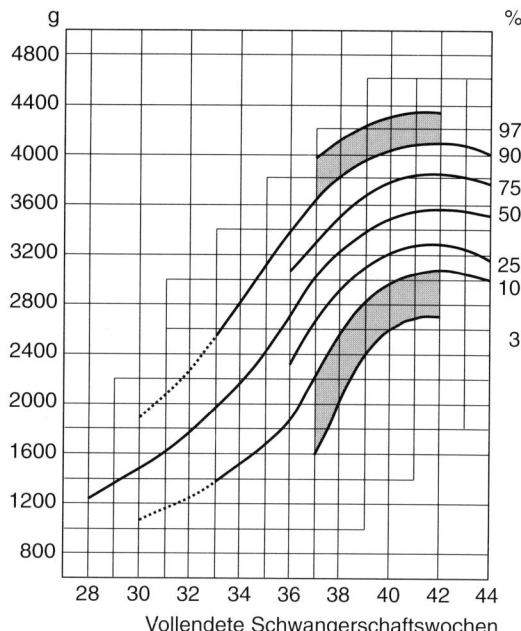

Abb. 3. Beziehung zwischen Gestationsalter und Körpergewicht (nach Hohenauer, 1979).

2. Frühgeborene

Definition: Neugeborene, die vor Beendigung der 37. Schwangerschaftswoche zur Welt kommen, gelten als Frühgeborene. Da die Körpermaße von der Dauer der Schwangerschaft abhängen, beträgt ihr Gewicht in der Regel weniger als 2500 g und ihre Körperlänge weniger als 47 cm. Dabei finden sich immer auch die Zeichen einer anatomischen und funktionellen Unreife.

Von den Frühgeborenen zu trennen sind die hypotrophen oder pränatal dystrophen Neugeborenen (s. S. 59), deren Gewicht ebenfalls unter 2500 g liegt. Im offiziellen Sprachgebrauch der Weltgesundheitsorganisation (WHO) werden beide Gruppen als Neugeborene mit niedrigem Geburtsgewicht zusammengefaßt (»low birth weight infants«).

Ätiologie: Die Ursachen der Frühgeburt sind mannigfach und kombinieren sich häufig:
▶ Krankheiten und Leiden der Mutter, wie akute fieberhafte Infektionen, chronische Nephritis, Traumen, Genitalinfektionen, Uterus myomatosus, Uterusfehlbildungen, Zervixinsuffizienz, Gebäralter unter 18 und über 40 Jahre, außerdem schwere körperliche Arbeit.
▶ Schwangerschaftsbedingte Störungen, wie EPH-Gestose, vorzeitige Lösung der Plazenta, Placenta praevia, Plazentainsuffizienz, Hydramnion, Mehrlingsschwangerschaft, schnelle Geburtenfolge, vorzeitiger Blasensprung.
▶ Krankheiten des Feten, wie pränatale Infektionen (Lues, Listeriose, Toxoplasmose, Zytomegalie, Röteln), Rh-Inkompatibilität, Fetopathia diabetica und Fehlbildungen (bei Frühgeborenen häufiger).
In vielen Fällen bleibt die Ursache unbekannt.

Pathologie und pathologische Physiologie: Je unreifer ein Frühgeborenes ist, desto geringer sind seine Lebenschancen. Meldepflichtig sind alle lebend geborenen Früchte, die nach der Geburt wenigstens ein Lebenszeichen (Nabelschnurpulsation, Atemzug, Herzschlag) gezeigt haben. Vor der 24. Schwangerschaftswoche geborene Feten mit einem Gewicht unter 500 g sind in der Regel nicht lebensfähig (Aborte). Bis zur 32. Schwangerschaftswoche (Geburtsgewicht unter 1500 g) besteht eine enge Beziehung zwischen Gestationsalter, Körpergewicht (Abb. 3), Körperlänge (Abb. 4) und dem Grad der anatomischen und physiologischen Unreife, während später die Korrelation lockerer ist. Bei pränatal dystrophen Kindern liegt ein ausgeprägtes Mißverhältnis zwischen Körpergewicht und Gestationsalter vor. Die anatomische Unreife der Frühgeborenen läßt sich an bestimmten Merkmalen erkennen (Tab. 1 u. Abb. 5). Funktionelle Organinsuffizienzen betreffen vor allem das Zentralnervensystem, die Lungen, die Leber und die Nieren.

Die **Hirnrinde** von Frühgeborenen besitzt noch nicht die bei Reifgeborenen erreichte Struktur von Windun-

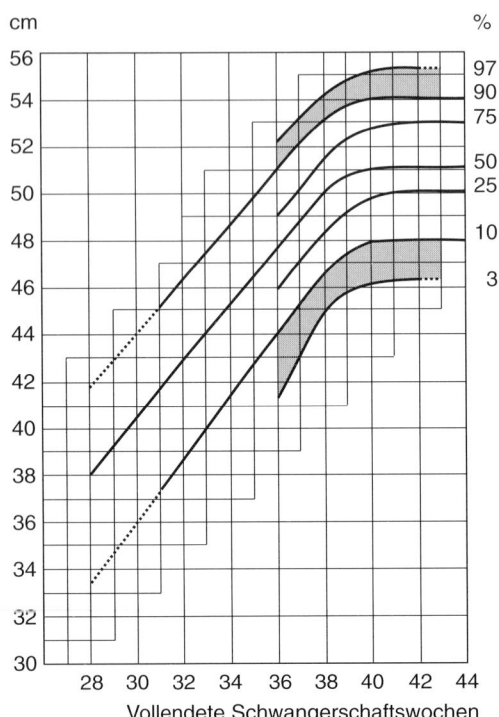

Abb. 4. Beziehung zwischen Gestationsalter und Körperlänge (nach Hohenauer, 1979).

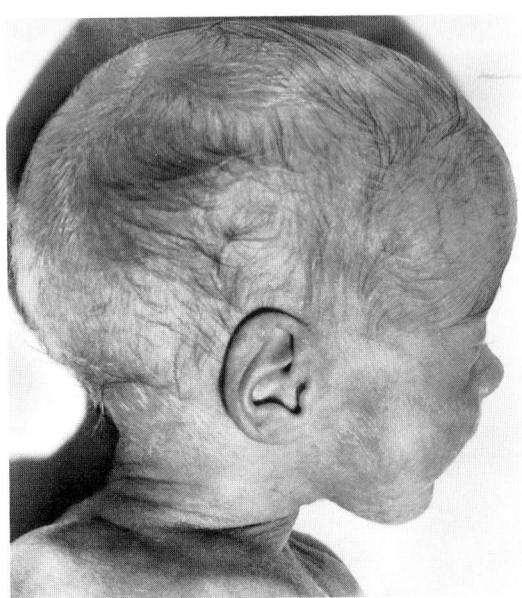

Abb. 5. Typische längliche Kopfform bei einem Frühgeborenen von 1400 g. Lanugobehaarung im Gesicht.

gen und Furchen. Ihre Konsistenz ist weicher, das Kapillarnetz weniger dicht und die Wandstärke der Gefäße geringer. Deshalb besteht bei Hypoxie oder mechanischen Insulten eine größere Neigung zu Blutungen und Ödemen. Während bei reifen Neugeborenen Geburtstraumen öfter zu Tentorium- oder Falxeinrissen führen, treten bei Frühgeborenen häufiger subarachnoidale oder para- und intraventrikuläre Blutungen auf.

Anamnestische Hinweise auf Geburtskomplikationen fehlen meistens, so daß bei der Entstehung von Hirnblutungen wahrscheinlich auch andere Faktoren, wie Hypoxie, Zirkulationsstörungen und die größere Gefäßfragilität, eine Rolle spielen. Die Vermehrung der Nervenzellen ist im 8. Schwangerschaftsmonat weitgehend abgeschlossen. Die Aussprossung der Axonen und Dendriten, durch die die Nervenzellen untereinander verknüpft werden, sowie die Myelinisierung der Markscheiden reichen jedoch bis über die Postnatalperiode hinaus. Diese Reifung des ZNS läßt sich an der neurologischen Entwicklung und der Zunahme der Nervenleitgeschwindigkeit verfolgen. Eine Pupillenreaktion auf

Tab. 1. Anatomische Merkmale von Frühgeborenen.

Körperproportionen	Kopfumfang größer als Brustumfang (>3 cm)
Haut	Dünn, rot, wenig subkutanes Fettgewebe, reichlich Lanugobehaarung, kurzes Kopfhaar, unscharfe Stirnhaargrenze, Brustwarzen im Hautniveau, kein Warzenhof
Hände	Kurze Nägel (erreichen nicht die Fingerkuppen)
Füße	Am Fußballen nur 1 oder 2 quere Hautfalten vorhanden (Fehlen des normalen Fußlinienmusters)
Ohrmuscheln	Mangelnde Knorpeleinlagerung
Auge	Pupillenmembran (weißer Randsaum um die Pupille = Reste der Tunica vasculosa)
Genitalien	Fehlender Hodendeszensus, klaffende Vulva (große Labien bedecken nicht die kleinen Labien)
Skelett (sonographisch)	Fehlen der distalen Femur- und/oder proximalen Tibiaepiphysenkerne

Licht ist von der 30. Woche an, ein ausreichender Saug- und Schluckreflex von der 34. Woche an nachweisbar. Frühgeborene müssen daher mindestens bis zu diesem Zeitpunkt, welcher mit dem Erreichen eines Gewichts von 1800–2000 g zusammenfällt, durch die Sonde ernährt werden. Oft fehlt auch noch der Hustenreflex. Bis zur 36. Woche überwiegt der Streckertonus in der Muskulatur; danach macht sich eine Zunahme des Beugertonus bemerkbar. Die Kinder liegen jetzt nicht mehr mit ausgestreckten Armen und Beinen auf der Unterlage, sondern in Halbbeugestellung. Dem Moro-Reflex, der zunächst nur in einer Streckreaktion besteht, folgt später in der 2. Reflexphase eine Beugung und Adduktion der Arme. Eine Hypotonie der Muskulatur findet sich bei allen Frühgeborenen. Die Unreife des Zentralnervensystems äußert sich bei sehr jungen Frühgeborenen manchmal auch in einer Störung des Atemzentrums.

Die **Lungenunreife** führt sehr schnell zur Ateminsuffizienz, besonders wenn sie mit pulmonalen hyalinen Membranen, Atelektasen und/oder Lungenhämorrhagien kombiniert ist. Je nach Gestationsalter sind die Alveolen, welche bis zum 6. Schwangerschaftsmonat von einem kuboiden Epithel ausgekleidet sind, und die umgebenden Kapillaren noch nicht genügend zu einer Funktionseinheit ausgereift. Die schwach entwickelte Atemhilfsmuskulatur ermöglicht keine stärkeren Brustkorbexkursionen. Wegen des Mangels an oberflächenaktiver Substanz (»surfactant factor«) wird die Eröffnung bzw. das Offenbleiben der Alveolen erschwert, und infolge der Weichheit der Rippen und des Sternums kommt es oft zu interkostalen und sternalen Einziehungen. Zentrale Atemstörungen machen sich durch einen unregelmäßigen Atemrhythmus bemerkbar (besonders im Schlaf). Oft tritt ein periodischer Wechsel von tiefen und oberflächlichen Atemzügen auf. Rasche Atemzüge, durch welche der CO_2-Druck im Blut absinkt, können von kurzen Atempausen unterbrochen sein, in denen der CO_2-Druck wieder ansteigt und das Atemzentrum stimuliert. Derartige Apnoen sind meist von einer Bradykardie, Muskelhypotonie und EEG-Abflachung begleitet. Zentrale und periphere Atemstörungen sind bei Frühgeborenen oft kombiniert.

Die **Leberunreife** zeigt sich vor allem in der Neigung zu Hyperbilirubinämie (geringe Glukuronyltransferase-Aktivität) und in der ungenügenden Entgiftung von Pharmaka, z.B. Chloramphenicol. Manchmal bestehen auch eine Hypoproteinämie und eine Hypoprothrombinämie. Die geringen Glykogenreserven in der Leber sind für die häufigen Hypoglykämien mitverantwortlich, welche eine frühzeitige Glukosezufuhr erfordern.

Die **Nierenunreife,** welche sich schon bei reifen Neugeborenen in einer verminderten Glomerulumfiltration und Tubulusfunktion äußert (S. 8), ist bei Frühgeborenen stärker ausgeprägt. Dadurch ist die Konzentrationsfähigkeit der Nieren herabgesetzt und die Clearance von Harnstoff, Kalium, Phosphor und Medikamenten verzögert. Auch die Regulierung des Säure-Basen-Haushalts ist nicht in gleichem Maße wie bei älteren Kindern möglich, so daß es z.B. bei einer Enteritis leichter zu einer dekompensierten metabolischen Azidose kommt.

Im **Magen-Darm-Trakt** ist die Aktivität einiger Verdauungsfermente (z.B. der Lipase und der Diastase) herabgesetzt. Bei einer fettarmen Diät reicht jedoch die Verdauungsfunktion aus, um ein befriedigendes Gedeihen zu gewährleisten. Der tägliche Energiebedarf beträgt bei künstlicher Ernährung von der 2. Lebenswoche an 110–130 kcal (= 460–544 kJ) pro kg Körpergewicht, der Eiweißbedarf 2–3 g/kg Körpergewicht und der Flüssigkeitsbedarf etwa $1/6$ des Körpergewichts.

Die **Haut** der Frühgeborenen ist auffallend dünn, das Fettpolster spärlich entwickelt. Insbesondere findet sich kaum braunes Fettgewebe. Die Körperoberfläche ist im Verhältnis zur Körpermasse relativ groß, wodurch Wärmeverluste begünstigt werden. Eine übermäßige Wärmezufuhr führt bei Frühgeborenen wegen der ungenügenden Schweißbildung leichter zu einer Überwärmung.

Häufig treten lokalisierte **Ödeme** (vor allem in der Genitalregion, an den Beinen, Hand- oder Fußrücken) oder generalisierte Ödeme auf. Die Gründe sind eine vermehrte Durchlässigkeit der Gefäße, eine Hypoproteinämie und/oder eine Hypernatriämie; letztere kann auch auf einer übermäßigen Zufuhr von Natriumbikarbonat bei Azidosebehandlung beruhen. Das **Sklerem** ist eine vorwiegend bei Frühgeborenen vorkommende progressive Verhärtung des subkutanen Fettgewebes, die oft in der 1. Lebenswoche beginnt. Die Veränderungen sind zunächst an den Oberschenkeln und Händen lokalisiert und können sich auf die gesamte Haut (mit Ausnahme der Handteller und Fußsohlen) ausbreiten. Die Haut fühlt sich kühl, glatt, fest an und kann weder eingedrückt noch in Falten abgehoben werden. Meist liegt eine schwere Krankheit, wie Sepsis oder Pneumonie mit Hypoxie, vor, die nach kurzem Verlauf zum Tode führt. Bei histologischer Untersuchung findet man eine Verdickung der Bindegewebssepten und Entzündungszeichen, bei histochemischer Untersuchung eine Vermehrung der gesättigten Fettsäuren (Palmitin- und Stearinsäure) und eine Verminderung der ungesättigten Fettsäuren. Es wird angenommen, daß aufgrund einer Enzymunreife die Umwandlung in ungesättigte Fettsäuren gestört ist und es hierdurch zu einer Fettverfestigung kommt.

Vorkommen: 6–10% aller Neugeborenen haben ein Geburtsgewicht unter 2500 g. In $2/3$ der Fälle handelt es sich um Frühgeborene, bei $1/3$ um hypotrophe Neugeborene. In der Gruppe der untergewichtigen Neugeborenen haben 50–60% der Kinder ein Gewicht zwischen 2000 und 2500 g, 20–30% ein Gewicht zwischen 1500 und 2000 g und 15–30% ein Gewicht unter 1500 g. Etwa 4% haben ein Gewicht unter 1000 g.

Symptome:

Die Anpassung an das extrauterine Leben ist bei Frühgeborenen durch eine Reihe von Faktoren erschwert.

Hierzu gehören die gleichen Ursachen, welche zur Frühgeburt geführt haben, die stärkere Belastung durch die Geburt (dünne Schädelknochen, erhöhte Gefäßfragilität, häufigere Beckenendlage) und die Unreife der Organe.

Auf Symptome einer pränatalen Infektion (S. 81) ist besonders zu achten.

Auch bei Fehlen klinischer Erscheinungen wird Serum jedes Frühgeborenen auf IgM und Mekonium auf Listerien und B-Streptokokken untersucht, außerdem mütterliches Blut auf Lues-Antikörper.

Frühkomplikationen sind:
- Atemstörungen mit dem Auftreten einer Hypoxie, einer respiratorischen und metabolischen Azidose, einer anhaltenden Asphyxie oder eines idiopathischen Atemnotsyndroms (S. 67). Nicht krankhaft ist das sog. periodische Atmen mit apnoischen Pausen (bis 10 Sek.) ohne Zyanose und Bradykardie. Gefährlich sind Apnoen, die länger als 20 Sek. dauern und zu Hypoxämie und Bradykardie führen (s. S. 64). Über Persistenz des Ductus Botalli s. S. 68 u. 189.
- Unterkühlung oder Überwärmung. Bei einem Absinken der Körpertemperatur unter 34° C steigt die Letalität sprunghaft an.
- Stoffwechselstörungen mit dem Auftreten von Hyperexzitabilität oder Krämpfen als Folge von Hypokalziämie, Hypomagnesiämie, Hypoglykämie, Hyponatriämie (<130 mmol/l), Hypernatriämie (>150 mmol/l), Zinkmangel oder (selten) Pyridoxinmangel und Störungen im Aminosäurenstoffwechsel (Hyperglyzinämie, Hyperammonämie). Derartige Stoffwechselstörungen kommen auch bei reifen Neugeborenen vor, sind jedoch bei Frühgeborenen häufiger.

Ein Kernikterus kann bei niedrigen Bilirubinwerten im Blut häufiger als bei reifen Neugeborenen auftreten.

Infolge Verminderung der Immunglobuline und der Phagozytosefähigkeit der Leukozyten besteht eine besondere Neigung zu bakterieller Sepsis, Meningitis, Pneumonie, Pyodermie und Osteomyelitis. Die lebensgefährliche nekrotisierende Enterokolitis (S. 94) ist am häufigsten bei stark untergewichtigen Frühgeborenen. Wegen des schnelleren Wachstums und der geringen Vitamin-D-Vorräte kann sich ohne Vitamin-D-Gaben und zusätzliche Kalzium- und Phosphatzufuhr relativ früh eine Rachitis entwickeln. Über die Frühgeborenenanämie s. S. 461.

Spätkomplikationen: Besonders bei sehr unreifen Frühgeborenen kann als Folge einer protrahierten Beatmung das Krankheitsbild der **bronchopulmonalen Dysplasie** beobachtet werden. Hierbei kommt es durch Beatmung mit höheren Sauerstoffkonzentrationen (wahrscheinlich infolge toxischer Peroxidradikale) und erhöhten Drucken (Barotrauma) zu einer Schädigung der Flimmerepithelien und der Surfactant-bildenden Pneumozyten II. Bei fortschreitender Erkrankung entsteht eine interstitielle Fibrose, die röntgenologisch durch eine streifige und wabige Lungenzeichnung charakterisiert ist. Weitere Folgen sind eine Störung des mukoziliaren Transportsystems, Bronchialepithelmetaplasien, Atelektasen und fokale Emphysembildungen. Sekretstau in den Bronchien und häufige interkurrente Infektionen komplizieren das Krankheitsbild. Es bestehen Schwierigkeiten, das Kind vom Respirator zu entwöhnen. Ein tödlicher Ausgang ist nicht selten. In den meisten Fällen kommt es nach 3–4 Monaten zu einer Besserung und am Ende des 1. Lebensjahres zu einer allmählichen Heilung. Da die glatte Muskulatur der Bronchialwände stellenweise hypertrophiert ist, wirkt oft ein Bronchodilatator (Theophyllin oder ein Beta-2-Sympathikomimetikum) günstig. Der frühzeitige Einsatz eines Glukokortikoids kann die Entwöhnung vom Respirator und von erhöhter Sauerstoffkonzentration beschleunigen.

Die **Frühgeborenen-Retinopathie** (retrolentale Fibroplasie) entsteht zwischen dem 2. und 5. Lebensmonat bei sehr unreifen Frühgeborenen, die während der ersten Lebenstage und -wochen mit Sauerstoff behandelt worden sind. Die vulnerable Zone der unreifen Retina ist die am temporalen Fundus sichtbare Grenze zwischen bereits vaskularisierter und noch nicht vaskularisierter Retina. Hier kommt es zu ungeordneten Kapillarwucherungen, die wahrscheinlich durch den erhöhten Sauerstoffbedarf der noch nicht vaskularisierten peripheren Netzhaut ausgelöst sind. Es bilden sich kleine arteriovenöse Kurzschlüsse, weshalb sich die zu- und abführenden Gefäße erweitern und schlängeln. Blutungen in den Glaskörper durch Kapillareinsprossung, Narbenbildung, Glaskörperschrumpfung und Netzhautablösung können die Folge sein.

Für die Entstehung der Retinopathie werden heute neben einer langdauernden erheblichen arteriellen Hyperoxämie vor allem ein überhöhter CO_2-Partialdruck im Blut, eine Verminderung der Sauerstoffaffinität des Blutes durch Transfusion von Erwachsenenblut sowie zahlreiche weitere Risikofaktoren verantwortlich gemacht. Hauptrisikofaktor ist aber die Unreife.

Durch häufige Kontrollen des arteriellen O_2-Druckes während einer Sauerstofftherapie läßt sich die Inzidenz dieser Krankheit reduzieren. Dabei soll der O_2-Partialdruck im arteriellen Blut zwischen 50 und 90 Torr liegen. Es gibt aber auch Erkrankungen, ohne daß eine O_2-Behandlung stattgefunden hat. Eine kurzfristige Sauerstoffüberdosierung (z. B. während der Reanimation oder auf dem Transport) stellt wahrscheinlich keine Gefahr für die Augen dar. Andererseits kann eine schwere Hypoxämie (auch bei kurzer Dauer) zu bleibenden Zerebralschäden führen. Im Anfangsstadium kann sich die Störung spontan zurückbilden. Alle Frühgeborenen sollten von der 4. Lebenswoche an mehrmals auf das Vorliegen einer Retinopathie untersucht werden. In bestimmten Stadien ist heute eine Behandlung durch Kryokoagulation der avaskulären Netzhaut oder indirekte Laser-Photokoagulation möglich. Ophthalmologische Kontrollen sind auch später alle 6–12 Monate notwendig, da ein erhöhtes Risiko für Strabismus, Refraktionsanomalien und andere Sehstörungen besteht.

Prognose: Die Sterblichkeit korreliert mit der Unreife des Kindes. Bei Frühgeborenen mit einem Gewicht unter 1000 g liegt sie auch heute noch bei 30%. Bei einem Geburtsgewicht von 1000–1500 g sterben 10–20% der Kinder, bei einem Gewicht über 1500 g <5%.

Die häufigsten Todesursachen sind schwere intrakranielle Blutungen, schwere Fehlbildungen, schwere pulmonale Atemstörungen und inadäquat behandelte Infektionen. Der Rückstand der körperlichen und geistigen Entwicklung wird oft schon im 2. Lebensjahr, manchmal aber erst zwischen dem 4. und 6. Lebensjahr aufgeholt. Als Spätschäden werden in ungefähr 10% geistige und neurologische Defekte, wie Minderbegabung, zerebrale Lähmungen, Krampfanfälle sowie Hör- und Sehstörungen, gefunden. Neurologische Spätschäden und geistige Behinderung sind durch die Fortschritte der neonatologischen Intensivmedizin seltener geworden.

Therapie: Bei der Geburt müssen alle Voraussetzungen zur Reanimation gegeben sein. Für das Kind soll ein Inkubator bereitstehen. In der Erstversorgung erfahrene Personen müssen anwesend sein.

Am besten werden Frühgeborene mit einem Gestationsalter unter 32 Wochen in einem perinatalmedizinischen Zentrum geboren, in dem Frauenklinik und Kinderklinik vereinigt sind, so daß der gefährliche Transport über eine größere Entfernung entfällt.

Bei gefährdeten Frühgeborenen werden durch Monitore laufend **Herz-** und **Atemfrequenz, Hauttemperatur, O_2-Partialdruck** usw. überwacht. In der Klinik werden stark untergewichtige oder atemgestörte Frühgeborene in einen Inkubator gelegt, in dem die **Temperatur** auf 32 bis 36° C (bei sehr unreifen Frühgeborenen anfangs auch höher) und die **Luftfeuchtigkeit** auf 60% eingestellt sind. Die Hauttemperatur des Kindes soll bei 37° C liegen. Die **Sauerstoffzufuhr** richtet sich nach den öfter zu kontrollierenden pO_2-Werten im arteriellen Blut. Der pO_2- und pCO_2-Wert können auch transkutan gemessen werden (S. 64), die O_2-Sättigung des Blutes durch Pulsoxymetrie. Bei rezidivierender Apnoe und bei anhaltender Hypoxie, die sich auf eine Erhöhung der O_2-Konzentration im Inkubator nicht bessert, werden zunächst eine Atemhilfe gegeben (Nasen-CPAP, S. 66) und bei Versagen eine Intubation und Beatmung durchgeführt. Die Anwendung druck- oder volumengesteuerter Atemgeräte erfordert große Erfahrung und eine ständige Überwachung des Kindes (Intensivpflege). Rezidivierende apnoische Anfälle werden von einem Atemmonitor registriert. Über Asphyxiebehandlung s. S. 65, über Beatmung bei idiopathischem Atemnotsyndrom s. S. 70. Außerdem werden im Arterienblut oder arterialisierten Kapillarblut **pH, Standardbikarbonat** und **Basenüberschuß** bzw. **-defizit** bestimmt und bei Notwendigkeit eine intravenöse Pufferbehandlung mit Natriumbikarbonatinfusion vorgenommen. Bei **Schocksymptomen** sind neben der richtig dosierten Flüssigkeitstherapie Dopamin und Dobutamin indiziert.

Da die Gefahr eines **Kernikterus** bei Frühgeborenen besonders groß ist, muß die Bilirubinkonzentration im Blut regelmäßig kontrolliert werden. Bei stärkerem Bilirubinanstieg beginnt man rechtzeitig eine Phototherapie (S. 104). Hierbei wird durch den blauen Lichtanteil des Spektrums einer weißen Lampe oder durch Verwendung von blauen Lampen das schwer wasserlösliche unkonjugierte (indirekte) Bilirubin in der Haut in ein wasserlöslicheres Molekül umgewandelt (Photoisomerisation), das ohne vorherige Konjugation an Glukuronsäure über die Galle und den Harn ausgeschieden werden kann. Da unter der Phototherapie die Harnausscheidung vermehrt ist und dünnflüssiger Stuhl entleert wird, muß die Flüssigkeitszufuhr gesteigert werden. An Glukuronsäure konjugiertes (direktes) Bilirubin wirkt nicht hirntoxisch. Bei Bestrahlung von Kindern mit erhöhten direkten Bilirubinwerten im Blut besteht die Gefahr einer graubraunen Hautverfärbung (Bronzebaby-Syndrom), die erst nach längerer Zeit (>2 Monate) verschwindet. Erhöhtes direktes Bilirubin stellt deshalb eine Kontraindikation zur Phototherapie dar. Während der Phototherapie liegt das Kind unbekleidet mit einem Augenschutz im Inkubator. Durch die Phototherapie konnte die Frequenz von Austauschtransfusionen wegen Hyperbilirubinämie beträchtlich gesenkt werden. Eine Austauschtransfusion ist bei Frühgeborenen schon bei niedrigeren Bilirubinspiegeln als bei reifen Neugeborenen notwendig. Bestimmte Medikamente, welche die Gefahr eines Kernikterus erhöhen, z. B. Sulfonamide, sind kontraindiziert.

Antibiotika werden bei einer nachgewiesenen oder vermuteten oder drohenden **Infektion** eingesetzt. In erster Linie kommen Antibiotika aus der Penicillin- und Cephalosporingruppe in Frage, die gut vertragen werden. Die Einzeldosen eines Antibiotikums können bei Frühgeborenen in größeren Abständen (z. B. Penicilline alle 12 Std.) verabreicht werden, da die Ausscheidung wegen der Nierenunreife verzögert ist. Chloramphenicol, das bei Früh- und Neugeborenen bereits in der Normaldosierung toxisch wirkt, darf – wenn eine vitale Indikation vorliegt – in der 1. Lebenswoche nur in der reduzierten Dosierung von 25 mg/kg/die angewandt werden.

Zur Prophylaxe einer **Hypoprothrombinämie** erhält jedes Frühgeborene, bei dem nach der Geburt eine orale Vitamin-K-Gabe nicht möglich ist, 0,1–0,2 mg des natürlichen Vitamins K_1 parenteral.

Bei **hypokalziämischen Zuständen** (Neugeborenentetanie) verabreicht man eine 10%ige Kalziumglukonatlösung und bei Hypoglykämien eine 10–20%ige Glukoselösung durch langsame i. v. Injektion (unter Überwachung der Herzfrequenz). Anschließend folgt eine Dauerinfusion in niedrigerer Dosierung. Weitere Kalzium- bzw. Blutzuckerkontrollen sind erforderlich.

Die **Ernährung** der Frühgeborenen beginnt nach vorherigem Absaugen des Magens 2–6 Std. nach der Geburt (bei krankhaften Störungen später) und besteht zunächst in der oralen Zufuhr einer 5%igen sterilen Glukoselösung oder einer wegen der höheren Energiezufuhr besser geeigneten Oligosaccharidlösung (in kleinen, ansteigenden Mengen und kurzen Intervallen, d. h. alle 1–3 Std. während der ersten 24–48 Std.). Danach ersetzt man die Oligosaccharidlösung durch angereicherte Muttermilch oder eine den besonderen Bedürfnissen der Frühgeborenen angepaßte Milchnahrung. Die Flüssigkeitsmenge pro Tag richtet sich nach dem Gewicht und Lebensalter des Kindes (ab 2. Lebenswoche 150 ml/kg Körpergewicht). Der Kaloriengehalt der täglichen Nahrung soll 130 kcal (545 kJ) pro kg Körpergewicht betragen. Frühgeborene mit einem Gewicht unter 1800 g werden wegen der häufigen Trinkschwäche und Aspirationsgefahr mit Hilfe einer Dauersonde (eines durch die Nase in den Magen eingeführten Polyäthylenkatheters) ernährt, die spätestens alle 4 Tage gewechselt wird. Durch die Magensonde ist bei stark untergewichtigen Frühgeborenen eine kontinuierliche Nahrungszufuhr als Infusion möglich. Solange die Kinder eine Atemstörung oder andere ernste Komplikationen zeigen, kann eine komplette orale Ernährung nicht durchgeführt werden. Eine parenterale Ernährung ist durch i. v. Zufuhr von Glukose, Elektrolyten, Aminosäuren und einer Fettemulsion möglich (S. 44). Zur Deckung des erhöhten Vitaminbedarfs erhalten Frühgeborene ab der 2. Lebenswoche tgl. 50 mg Askorbinsäure, 1000 IE Vitamin D und 30 E Vitamin E (α-Tokopherol) sowie Folsäure. Die tägliche Gabe von 250 mg Kalzium und 125 mg Phosphor (als Zusatz zur Milchnahrung) verhindert eine Demineralisierung des Skeletts. Zur Verhinderung einer Eisenmangelanämie verabreicht man Frühgeborenen ab der 5. Lebenswoche täglich 2 mg Eisen pro kg Körpergewicht. Den Eltern ist Gelegenheit zu geben, sich an der Pflege ihres Kindes zu beteiligen.

Nach Entlassung aus dem Krankenhaus sind regelmäßige Nachuntersuchungen notwendig (besonders in den ersten 2 Jahren). Dabei ist besonders auf neurologische Symptome, eine Seh- oder Hörstörung sowie Anämie zu achten.

Prophylaxe: Zur Verhinderung einer drohenden Frühgeburt kann eine Tokolyse (Wehenhemmung) durch ein Beta-Sympathikomimetikum durchgeführt werden. Hierbei droht bei vorzeitiger gesprungener Fruchtblase eine intrauterine Infektion (Chorioamnionitis, s. S. 91), welche antibiotisch behandelt wird. Eine Senkung der Frühgeburtenhäufigkeit ist vor allem durch rechtzeitige Erkennung der zur Frühgeburt führenden Ursachen möglich (Schwangerenvorsorgeuntersuchungen).

Zusammenfassung: Frühgeborene, die vor der 37. Schwangerschaftswoche geboren sind, haben ein zu niedriges Geburtsgewicht (≤2500 g), eine zur geringe Körperlänge (≤47 cm) und eine anatomische und physiologische Unreife. Die Ursachen der Frühgeburt sind entweder mütterliche Krankheiten, plazentare Störungen oder fetale Krankheiten (Infektionen, Fehlbildungen). Frühgeborene erkranken häufiger als Reifgeborene an Atemnotsyndrom, Asphyxie, Blutungen und Infektionen. Eine zu vermeidende Komplikation ist die Hyperbilirubinämie mit Kernikterus, welcher zum Tode oder zu bleibenden neurologischen Schäden führt.

3. Pränatal dystrophe Neugeborene

Synonyma: Hypotrophe Neugeborene, Small for Gestational Age (SGA), Mangelgeborene.

Definition: Unter pränataler Dystrophie versteht man die Untergewichtigkeit eines Neugeborenen im Verhältnis zur Schwangerschaftsdauer.

Als Bezugsgröße dient die fetale Standardwachstumskurve, welche die Geburtsgewichte und ihre Streuung in Beziehung zur Tragzeit darstellt.

Pränatal dystroph sind Neugeborene, die entsprechend dem Gestationsalter mit ihrem Geburtsgewicht unterhalb der 10. Perzentile liegen. Das Gestationsalter kann nach klinischen Reifekriterien (einem Score) berechnet werden. Auch Frühgeborene können gleichzeitig pränatal dystroph sein.

Ätiologie und **Pathogenese:** Die Ursachen der pränatalen Dystrophie sind verschieden. Beginnt die intrauterine Wachstumshemmung bereits in der Frühgravidität, so sind sämtliche Organe mehr oder weniger **hypoplastisch**. Die Kleinheit der Organe einschließlich der Plazenta ist vor allem durch eine Verminderung der Zellzahl (nicht der Zellgröße) bedingt. In diese Gruppe gehören die Kinder mit einer intrauterinen Infektion und die Kinder von trunk- oder heroin-(opiat-)süchtigen Müttern. Nahezu alle autosomalen Chromosomenanomalien mit einem Überschuß oder einem Mangel an genetischem Material führen zu einer intrauterinen Wachstumshemmung. Kinder mit multiplen Fehlbildungen werden ebenfalls oft untergewichtig geboren (Kombination von Hypoplasie und Dysplasie).

Die zweite (größere) Gruppe umfaßt die **hypotrophen** Neugeborenen, deren Unterernährung auf einer Plazentainsuffizienz beruht und die vor allem durch einen Mangel an subkutanem Fettgewebe auffallen. Eine Plazentainsuffizienz kommt bei verkürzter, normaler oder verlängerter Schwangerschaftsdauer vor. Chronische Durchblutungsstörungen der Plazenta verursachen ausgedehnte Plazentainfarkte. Seltener liegt eine verzögerte Zottenreifung oder villöse Plazentitis vor. Eine gestörte Blutversorgung kann auch durch das Fehlen einer Nabelarterie bedingt sein. Häufigste Ursache einer Plazentainsuffizienz ist eine EPH-Gestose. Auch Nikotinabusus der Mutter führt zu plazentaren Durchblutungsstörungen. Bei Zwillingen ist die fetale Hypotrophie meistens komplexer Art. Platzmangel in utero, fetofetale Transfusion (wobei der eine Zwilling hypotroph, der andere normalgewichtig sein kann) und das häufige Vorkommen einer mütterlichen Nephropathie bei Zwillingsschwangerschaften spielen dabei eine Rolle. Gelegentlich kann auch ein mütterlicher Diabetes mit bereits nachweisbarer Angiopathie Ursache einer fetalen Hypotrophie sein. Bei fetaler Mangelernährung im letzten Schwangerschaftsdrittel ist das Untergewicht stärker ausgeprägt als die Unterlänge.

Ein kleiner Teil der gesunden Reifgeborenen wiegt aus genetischen Gründen (rassische Unterschiede) weniger als 2500 g. In etwa 50% bleibt die Ursache des niedrigen Geburtsgewichtes unklar.

Vorkommen: Eine intrauterine Wachstumsretardierung kommt bei 2% aller Neugeborenen vor. Unter Neugeborenen mit einem Geburtsgewicht unter 2500 g ist 1/3 dystroph (bei einem Gestationsalter über 37 Wochen); 2/3 sind Frühgeborene (z. T. mit gleichzeitiger pränataler Dystrophie).

Symptome: Bei einem Teil dieser Kinder ist ein Mangel an Fettgewebe das einzige Symptom.

Das Gesicht erscheint oft alt und welk. Die große Fontanelle ist infolge Exsikkose eingesunken, der Hautturgor schlaff, die Vernix caseosa vollständig resorbiert. Die Haut ist blaß und pergamentartig. Hände und Füße sind mazeriert, die Nägel wie die übrige Haut oft gelblich gefärbt (infolge vorzeitigen Mekoniumabganges bei intrauteriner Asphyxie). Ein Teil der Kinder hat eine durch Polyglobulie bedingte Zyanose. Typisch ist der helle, wache Blick.

Während der Neonatalperiode bestehen oft eine Hyperexzitabilität, Krämpfe und eine allgemeine Hypotonie oder Dystonie der Muskulatur (Wechsel von Hypotonie und Hypertonie).

Als Ursache der neurologischen Symptome kommt eine Hypokalziämie oder eine Hypoglykämie in Frage, die in der Regel erst ab 3. Tag (nach Erschöpfung der Glykogenvorräte) in Erscheinung tritt. In einigen Fällen spielt sicherlich auch eine Mangelernährung des Gehirns während der letzten Schwangerschaftswochen eine Rolle. Ein Atemnotsyndrom und eine Hyperbilirubinämie treten bei diesen Kindern seltener auf als bei Frühgeborenen. Nach der Geburt ist die physiologische Gewichtsabnahme gering.

Beim **embryofetalen Alkoholsyndrom** findet man sowohl eine pränatale Dystrophie als auch eine postnatale Wachstumsstörung. Der Schädelumfang bleibt infolge mangelhafter Hirnentwicklung zurück. In ausgeprägten Fällen finden sich eine charakteristische kraniofaziale Dysmorphie sowie weitere Fehlbildungen, insbesondere Herzfehler (S. 143). **Kinder heroinsüchtiger Mütter** (S. 694) zeigen in den ersten Lebenswochen oft Entzugserscheinungen, wie Hyperexitabilität, Krämpfe und Atemnot (infolge Nasenschleimhautschwellung). Bei einer länger bestehenden **pränatalen Infektion** (als Ursache der Dystrophie) ist häufig IgM im Serum vermehrt.

Prognose: Die Prognose ist je nach Ursache verschieden.

Im allgemeinen ist die perinatale Mortalität geringer als bei Frühgeborenen.

Andererseits werden zerebrale Spätschäden (z.B. minimale zerebrale Dysfunktion, S. 333) häufiger beobachtet. Am Ende des 1. Lebensjahres haben die meisten Mangelgeborenen den Wachstumsrückstand aufgeholt, während die primär hypoplastischen Kinder klein bleiben.

Therapie: Die Pflege pränatal dystropher Neugeborener erfolgt in der gleichen Weise wie bei Frühgeborenen.

Wichtig ist eine sofort nach der Geburt beginnende intravenöse oder orale Zufuhr von 10%iger Glukoselösung, die durch Blutzuckerkontrollen zu überwachen ist (wegen der häufig verminderten Glukosetoleranz).

Bei oraler Ernährung sind kürzere Intervalle zwischen den Mahlzeiten (3 Std.) günstig. Wegen der Tetaniegefahr ist die prophylaktische Gabe von 2–5 ml 10%iger Kalziumlösung indiziert. Bei Krampfbereitschaft hat sich die Sedierung mit Phenobarbital bewährt. Bei Polyglobulie (Hämatokrit >70%) ist wegen der Thrombose- und Infarktgefahr ein Aderlaß mit Ersatz des entnommenen Blutes durch eine Humanalbuminlösung notwendig, um den Hämatokrit auf 50–60% zu senken.

Prophylaxe: Eine gefährdete Schwangerschaft sollte durch Östriolbestimmung im Urin der Mutter, Ultraschalluntersuchung und Kardiotokographie überwacht werden. Bei gesicherter Plazentainsuffizienz ist wegen der Gefahr einer intrauterinen Asphyxie die vorzeitige Einleitung der Geburt besser als Abwarten, wodurch das Kind weiter geschädigt würde. Bei sonographischer Feststellung einer intrauterinen Wachstumsverzögerung ist wegen der Gefahr von peri- und postnatalen Komplikationen die Entbindung in einer größeren Klinik mit angeschlossener Neugeborenen-Intensivstation anzustreben.

Zusammenfassung: Pränatal dystrophe Neugeborene sind im Verhältnis zur Schwangerschaftsdauer untergewichtig. Die häufigsten Ursachen sind eine Plazentainsuffizienz (z.B. bei Schwangerschaftstoxikose), intrauterine Infektionen oder Fehlbildungen. Außer dem Untergewicht finden sich ein Mangel an Fettgewebe, öfter auch eine Exsikkose, Hautveränderungen und neurologische Symptome. Es kann ein Zerebralschaden zurückbleiben. Therapeutisch wichtig sind frühzeitige Glukosezufuhr und Kalziumgaben sowie eine besondere Pflege wie bei Frühgeborenen.

4. Übertragene Neugeborene

Definition: Übertragene Neugeborene sind Kinder, die nach einer um mehr als 14 Tage verlängerten Schwangerschaft (d.h. nach der 42. Woche) geboren werden.

Ätiologie und Pathogenese: Die Ursachen der Übertragung sind nicht genau bekannt. Die verspätete Auslösung des Wehenmechanismus wird durch endokrine und konstitutionelle Faktoren beeinflußt. Bei der Mehrzahl der übertragenen Schwangerschaften ist die Plazentafunktion nicht gestört. In einigen Fällen liegt jedoch eine Plazentainsuffizienz vor, die mit Fortschreiten der Schwangerschaft zunimmt. Dabei ist die Plazenta geschrumpft, fibrotisch und manchmal auch infarziert; histologisch lassen sich degenerative Veränderungen nachweisen.

Vorkommen: Bezogen auf den Zeitpunkt der Ovulation, sind 2,5% aller Neugeborenen übertragen. Legt man bei der Berechnung der Schwangerschaftsdauer die letzte Menstruation zugrunde, so ergibt sich eine zu hohe Frequenz (8–10%). Nach dem Weglassen hormoneller Antikonzeptiva ist der erste darauffolgende Zyklus meist verlängert (infolge verzögerter Ovulation). In der Praxis wird daher eine Übertragung zu häufig diagnostiziert.

Symptome: Die meisten übertragenen Neugeborenen haben keine Symptome.

Die Körperlänge ist normal oder liegt über dem Durchschnitt. Nach der Geburt zeigt ein Teil der Kinder eine weiße, trockene, rissige, abschilfernde Haut (Waschfrauenhände, Abb. 6), wenig Lanugohaare und wenig subkutanes Fettgewebe. Die Mazeration der Haut (besonders im Bereich der Beugefalten und am Genitale) beruht auf dem Fehlen der Vernix caseosa. Die Finger- und Zehennägel sind überlang, die Kopfhaare oft auffallend stark entwickelt. Der Gesichtsausdruck ist ungewöhnlich wach. Eine Gelb- oder Grünfärbung des Fruchtwassers, der Nabelschnur, der Plazenta, der Haut und Nägel deutet auf eine durch eine Plazentainsuffizienz entstandene intrauterine Asphyxie und einen hierdurch bedingten vorzeitigen Mekoniumabgang hin.

Verlauf und Prognose: Übertragene Neugeborene nehmen nach der Geburt weniger an Gewicht ab als termingerecht geborene Kinder. Erfolgt die Geburt mehr als 2 Wochen später als normal, so steigt die Sterblichkeit an, da ein Teil der Kinder durch intrauterine Mangelernährung oder Asphyxie oder durch die verlängerte Geburt ante- oder subpartal geschädigt ist. Postnatale Komplikationen können Asphyxie, Pneumonie, Tetanie und Hypoglykämie sein. Neurologische Störungen als Folge der Hirnschädigung sind Muskelhypotonie, Hyperexzitabilität oder Krämpfe. Eine vorübergehende Trinkschwäche muß ebenfalls als zerebrales Symptom gewertet werden. Eine mögliche Komplikation ist die Aspiration von mekoniumhaltigem Fruchtwasser und eine Aspirationspneumonie. Die spätere Entwicklung übertragener Kinder hängt von der Dauer und Schwere der intrauterinen oder postnatalen Asphyxie ab.

Therapie: Bei starker Exsikkose und bei Hypoglykämie ist eine i.v. Infusion von 5–10%iger Glukoselösung indiziert. Bei Schocksymptomen gibt man ⅓ der Gesamtinfusionsmenge als Humanalbuminlösung. Bei mäßiger Exsikkose genügt eine orale Frühernährung (Beginn in der 4.–6. Lebensstunde) nach vorherigem Absaugen des Mageninhaltes. Eine Aspirationspneumonie wird durch ein Antibiotikum (z. B. Cefotaxim), bei Hypoxie durch O_2-Gabe, ggf. auch durch Beatmung behandelt. Zur Asphyxiebehandlung: s. S. 65.

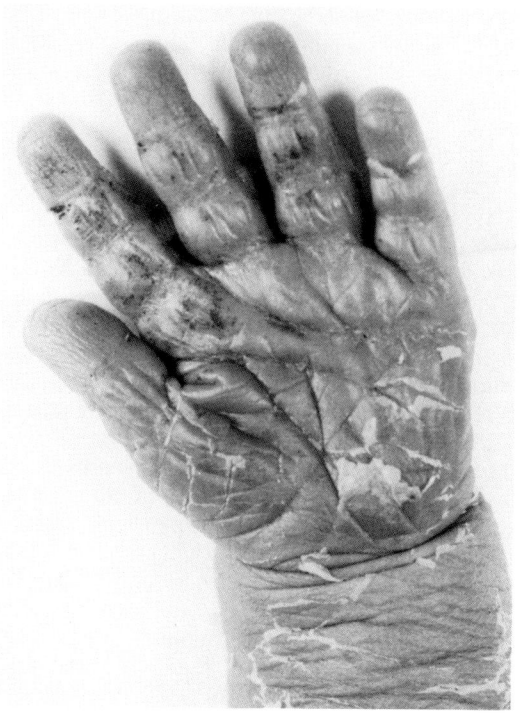

Abb. 6. »Waschfrauenhand« bei einem übertragenen Neugeborenen.

Prophylaxe: Bei Verdacht auf Übertragung muß die Schwangerschaft intensiv überwacht werden. Bei drohender intrauteriner Asphyxie ist die Geburt sofort einzuleiten oder eine Sectio vorzunehmen (besonders bei älteren Erstgebärenden).

Zusammenfassung: Übertragene Neugeborene fallen durch ihre charakteristische Hautbeschaffenheit auf und sind durch Geburtskomplikationen, Asphyxie, Hypoglykämie, Tetanie oder Pneumonie besonders gefährdet. Neurologische Spätschäden sind möglich.

5. Zwillinge

Die **Häufigkeit** von Zwillingsgeburten beträgt etwa 1:70–1:80. Bei ⅔ aller Zwillingskinder handelt es sich um dizygote, bei ⅓ um monozygote Zwillinge. Haben die Zwillinge ein gemeinsames Chorion, sind sie eineiig. Bei getrenntem Chorion ist sowohl Eineiigkeit als auch Zweieiigkeit möglich. Eine Differenzierung durch Ähnlichkeitsprüfung (Augen- und Haarfarbe, Ohrform, Fingerlinienmuster) wird am besten erst im 3.–4. Lebensjahr durchgeführt. Auch Blutgruppen- und HLA-Typenbestimmungen sowie DNS-Fingerprinting sind hierbei verwertbar.

Häufige **Komplikationen** der Zwillingsschwangerschaft sind Frühgeburtlichkeit, fetale Hypotrophie und EPH-Gestose. Geburtshilfliche Schwierigkeiten entstehen durch eine Querlage, Steißlage oder Wehenschwäche, die eine Asphyxie (beim zweiten Zwilling häufiger als beim ersten Zwilling) begünstigen, außerdem durch Nabelschnurkomplikationen und Placenta praevia.

Bei 15% aller lebend geborenen eineiigen Zwillingen findet sich als eigentümliche Komplikation ein **fetofetales Transfusionssyndrom.** Es beruht auf Gefäßverbindungen in monochorischen Plazenten. Schlecht kompensierte arteriovenöse Shunts bewirken bei längerem Bestehen durch Minderdurchblutung eine Anämie und fetale Hypotrophie des einen Zwillings und durch Mehrdurchblutung eine Polyglobulie und Wachstumsbeschleunigung des anderen Zwillings. Hierauf deutet auch das Vorkommen eines Hydramnions beim Empfängerzwilling und einer Oligohydramnie beim Spenderzwilling hin. Kommt es erst kurz vor oder unter der Geburt zu einer akuten Blutverschiebung der über einen Shuntkreislauf miteinander verbundenen Zwillinge, so wird der Spenderzwilling mit den Zeichen des Blutungsschocks und der Empfängerzwilling mit den Symptomen der Plethora (Zyanose infolge Polyglobulie, Herzvolumenbelastung) geboren. Die Behandlung besteht in einer sofortigen Bluttransfusion beim oligämischen Zwilling und in einem Aderlaß mit Flüssigkeitsersatz (durch eine Humanalbuminlösung) beim plethorischen Zwilling.

6. Polyglobulie

Eine Polyglobulie (venöser Hämatokrit $\geq 65\%$) nach der Geburt wird als ätiologisch uneinheitliches Krankheitsbild auch bei Einlingen gefunden. Ursache hierfür können eine intrauterine Dehydratation (z. B. bei Übertragung), eine reaktive Blutvermehrung infolge respiratorischer Plazentainsuffizienz (z. B. bei Neugeborenen diabetischer Mütter) oder eine übermäßige Plazenta-Nachtransfusion infolge Spätabnabelung sein. Nicht selten kommt auch eine maternofetale Transfusion als Ursache vor. Die Polyglobulie kann außer zu hämodynamischen Störungen (z.B. Persistenz des fetalen Kreislaufes, S. 65) zu einer Hypoglykämie und Hypokalziämie (infolge der relativen Plasmaverminderung) führen. Außer Zyanose können Atemnot, Krämpfe, Nierensymptome (Hämaturie, Oligurie) und Hyperbilirubinämie beobachtet werden. Die Blutviskosität steigt ab einem Hämatokrit von 70% exponentiell an und erhöht die Gefahr einer Thrombosebildung.

Eine Austauschtransfusion mit 20–30 ml Plasma/kg KG ist bei den genannten Symptomen notwendig. Der Hämatokrit sollte in diesen Fällen auf 60% gesenkt werden.

7. Asphyxie

Definition: Unter Asphyxie versteht man jeden Sauerstoffmangel vor, während oder nach der Geburt. Demzufolge unterscheidet man eine intrauterine, peri- und postnatale Asphyxie, die ineinander übergehen können.

Ätiologie und Pathogenese: Als Ursachen einer **intrauterinen Asphyxie** kommen in Betracht:
▶ Von seiten der Mutter: Hypoventilation (während einer Narkose), Blutdruckabfall (bei Spinalanästhesie, bei Vena-cava-Kompression durch den graviden Uterus in Rückenlage), Analgetika (Morphinderivate, Barbiturate, Tranquilizer), Herzfehler, zu starke Wehen (Überdosierung von Wehenmitteln).
▶ Von seiten des Kindes: Blutverlust (bei fetomaternaler Transfusion, Nabelschnurruptur) mit posthämorrhagischem Schock, Nabelschnurkomplikationen, Schädelkompression.
▶ Plazentastörungen: vorzeitige Lösung, Plazentaveränderungen (bei EPH-Gestose, Übertragung, Nikotinabusus).

Eine **postnatale Asphyxie** kann ebenfalls verschiedene Ursachen haben:
▶ Verlegung der Atemwege (durch mekoniumhaltiges Fruchtwasser, Schleim oder Blut).
▶ Direkte Schädigung des Atemzentrums (durch intrauterine Hypoxie, Geburtstrauma, Narkosefehler).
▶ Intrauterin entstandene Pneumonie (durch Fruchtwasserinfektion bei vorzeitigem Blasensprung oder durch pränatale Infektionen).
▶ Schwere Anämie (durch Blutverlust, Rh-Inkompatibilität).
▶ Fehlbildungen (Vitium cordis, Zwerchfellhernie, Choanalatresie usw.).
▶ Idiopathisches Atemnotsyndrom (S. 67).

Folgen der Asphyxie sind Hypoxie, Hyperkapnie (erhöhte Kohlensäurespannung) und metabolische Azidose. Dabei entwickelt sich häufig ein Circulus vitiosus aus Hypoxie, Depression des Atemzentrums und Ateminsuffizienz, die sich gegenseitig beeinflussen. Bei mangelnder Sauerstoffversorgung der Gewebe werden die oxydativen Stoffwechselprozesse reduziert. Die Energiegewinnung erfolgt jetzt überwiegend über die anaerobe Glykolyse. Sie führt im Blut zu einem Laktatanstieg, der hauptsächlich für die metabolische Azidose verantwortlich ist. Die Azidose wiederum hemmt die intrazelluläre Glykolyse. In Verbindung mit der ungenügenden CO_2-Abgabe in den Lungen ergibt sich eine schwere respiratorische und metabolische Azidose.

> Die kritische pH-Grenze, bei deren Unterschreiten lebenswichtige Funktionen aufhören, liegt bei 6,8.

Damit bei einer schweren Hypoxie die O_2-Versorgung der wichtigen Organe (Hirn, Herz, Nebennieren) gesichert wird, tritt eine Zentralisation des Kreislaufes mit starker Vasokonstriktion in der Haut und Muskulatur, in den Lungen und im Magen-Darm-Kanal ein (O_2-Sparschaltung). Dabei fließt ein größerer Teil des Blutes durch die noch offenen fetalen Blutwege (Foramen ovale, Ductus arteriosus) an der Lunge vorbei (Verstärkung des extrapulmonalen Rechts-links-Shunts). Bei Erhöhung des pulmonalen Gefäßwiderstandes werden sogenannte intrapulmonale arteriovenöse Anastomosen eröffnet (intrapulmonaler Rechts-links-Shunt).

Pathologie: Die durch eine Hypoxie hervorgerufenen Organschädigungen sind durch Blutstauung, Ödem, petechiale Blutungen und Zelluntergang gekennzeichnet. Diapedeseblutungen finden sich als Folge von degenerativen Veränderungen der Kapillarendothelien bevorzugt unter der Serosa der inneren Organe und in der Umgebung der Koronararterien, ferner im Perikard und in den Nebennieren. Im Gehirn und in den Meningen sind die Blutungen vor allem perivaskulär, subependymal, intraventrikulär und subarachnoidal lokalisiert. Durch eine hypoxische Hirnschädigung entstehen Erweichungsherde, Porenzephalie und Hirnatrophie mit Gliose und Demyelinisierung (besonders periventrikulär, z. T. auch im Bereich der Basalganglien), welche die häufigen neurologischen Spätschäden erklären.

Vorkommen: Früher trat bei 2–10% aller Neugeborenen während oder nach der Geburt eine Asphyxie auf. Heute dürfte die Frequenz infolge der verbesserten Geburtsüberwachung niedriger sein.

Symptome: Die Symptome der **intrauterinen** Asphyxie sind oft zuerst eine Steigerung, danach eine Abnahme der Kindsbewegungen, Veränderungen der fetalen Herzfrequenz im Zusammenhang mit den Uteruskontraktionen (sogenannte späte Dezeleration bei der Kardiotokographie) und eine pH-Erniedrigung unter 7,2 in einer vom vorangehenden Teil gewonnenen Mikroblutprobe. Bei der Geburt deutet Gelbfärbung des Fruchtwassers und der Vernix caseosa (durch vorzeitigen Mekoniumabgang) auf eine durchgemachte intrauterine Asphyxie hin.

Das **extrauterine** Dasein des gesunden Neugeborenen beginnt mit einer apnoischen Phase. Durch Unterbrechung der Blutversorgung über die Plazenta fällt der pO_2 rasch ab, während der pCO_2 und der Blutdruck ansteigen, wodurch das Atemzentrum stimuliert wird. Die Atmungssperre dauert maximal 30 Sek. In der Regel erfolgt der erste Atemzug nach 2–3 Sek., der erste Schrei in den nächsten 5 Sek.; spätestens 10–15 Sek. nach der Geburt setzt eine regelmäßige, anfangs langsame, später frequentere Atmung ein (etwa 40 Atemzüge/Min.). Für die Beurteilung der Vitalität hat sich ein von Virginia Apgar angegebener Punktindex (Tab. 2) bewährt, der 1, 5 und 10 Min. nach der Geburt erhoben wird. Dabei beurteilt man Atmung, Herzschlag, Hautfarbe, Muskeltonus und Reflexerregbarkeit des Neugeborenen. Eine Gesamtnote von 8–10 Punkten nach 1 Min. bedeutet einen guten bis sehr guten Zustand, während ein Apgar-Index von 3–7 eine leichte bis mäßige Asphyxie und ein Apgar-Index unter 3 eine schwere Asphyxie anzeigt. Wichtiger als der Apgar-Index nach 1 Min. ist für die Prognose der späteren Entwicklung der Apgar-Index nach 5 und 10 Min.

> Bei leichter bis mittelschwerer Hypoxie ist die Atmung unregelmäßig, die Herzfrequenz anfangs beschleunigt, später verlangsamt (<100/Min.) und die Haut an den Extremitäten oder am ganzen Körper zyanotisch. Der Muskeltonus ist herabgesetzt, die Reflexerregbarkeit vermindert (kein Husten oder Niesen beim Absaugen von Mund und Nase). Bei schwerer Hypoxie ist das Kind apnoisch, graublaß, völlig schlaff und reaktionslos. Dieser Zustand wurde früher als »blasse Asphyxie« bezeichnet. Bei schwerer Asphyxie ist das Atemzentrum gelähmt.

Es nimmt seine Tätigkeit erst nach Normalisierung der Blutgase, z. B. durch Beatmung, wieder auf. Eine langdauernde schwere Asphyxie mit erheblicher Azidose kann die postnatale Erweiterung der Lungenstrombahn verhindern und da-

Tab. 2. Apgar-Schema zur Beurteilung eines Neugeborenen (Bewertung mit den Punkten 0, 1 oder 2). Werte unter 8 (Summe der Punkte) zeigen eine Asphyxie an.

Kriterien		Bewertung		
		0	1	2
A	Aussehen (Hautfarbe)	Blau oder blaß	Körper rosig, Extremitäten blau	Vollständig rosig
P	Puls (Herzschlag)	Fehlt	<100	>100
G	Gesichtsbewegungen (beim Absaugen der oberen Luftwege)	Keine Reaktion	Verziehen des Gesichtes	Schreien, Niesen
A	Aktivität (Muskeltonus)	Schlaff	Geringe Beugung der Extremitäten	Aktive Bewegungen
R	Respiration (Atmung)	Fehlt	Unregelmäßig, langsam	Regelmäßig, kräftiger Schrei

mit eine Persistenz fetaler Zirkulationsverhältnisse bewirken (PFC-Syndrom, s. S. 65).

Diagnose: Die Hypoxämie kann auf einer Verminderung der O_2-Bindungskapazität (bei Anämien) beruhen; häufiger ist sie jedoch die Folge einer Oxygenisierungsstörung, z. B. bei Rechts-links-Shunt, ungleichmäßiger Lungenbelüftung oder Hypoventilation.

Wichtigstes Kriterium für die gestörte Oxygenisierung ist der O_2-Partialdruck, der schon bei einer beginnenden Störung erniedrigt ist, während eine Zyanose relativ spät auftritt (pO_2 <50 Torr) und bei zentralisiertem Kreislauf schwer erkennbar ist.

Eine Messung ist nur in arteriellem Blut möglich, das durch Arterienpunktion (z. B. A. temporalis oder A. radialis) oder Nabelarterienkatheterismus gewonnen wird. pH, pCO_2, Standardbikarbonat und Basenüberschuß bzw. -defizit können auch in arterialisiertem Kapillarblut bestimmt werden. Die Normalwerte sind abhängig von Alter und Blutentnahmestelle. Beim Neugeborenen bedeutet ein pO_2 unter 50 Torr eine Hypoxämie. Laufende Kontrollen sind notwendig, um eine Hyp- oder Hyperoxämie während der Sauerstofftherapie rechtzeitig zu erkennen. Hierbei hat sich die kontinuierliche transkutane pO_2-Bestimmung bewährt, bei welcher der Sauerstoffdruck mit Hilfe einer Elektrode durch die Haut gemessen wird. Sie liefert zuverlässige Ergebnisse, wenn die Haut ausreichend durchblutet ist, nicht jedoch im Schock. Auch der kutane pCO_2 kann mit einer Oberflächenelektrode registriert werden. Er ist in gewissen Grenzen dem arteriellen pCO_2 analog.

Bei jeder Asphyxie ist an das Vorliegen eines Blutungsschocks zu denken, da in diesem Falle nur die Bluttransfusion (oder eine Plasmainfusion) den Zustand des Kindes bessert.

Eine **Hypovolämie** liegt vor, wenn der arterielle Druck und zentrale Venendruck sowie das Pulsvolumen niedrig sind und die Haut blaß aussieht. Die Rekapillarisierungszeit ist auf >4 Sek. verlängert. Der arterielle Blutdruck kann kontinuierlich durch einen Nabelarterienkatheter gemessen werden, um eine Hypotension festzustellen. Über einen Nabelvenenkatheter läßt sich der zentrale Venendruck bestimmen (wichtig zum Nachweis einer Hypovolämie). Eine Hypotension ist häufig Folge einer Hypovolämie, die durch i. v. Gabe einer Humanalbuminlösung, Plasma- oder Bluttransfusion ausgeglichen wird. Arterielle Hypotension ohne Volumenmangel wird durch Infusion von Dopamin und Dobutamin behandelt.

Wenn bei einer Asphyxie durch die Therapie nicht bald eine Besserung eintritt, die an einer Zunahme der Herzfrequenz und einem Verschwinden der Zyanose erkennbar ist, kommen als Ursache neben einer Tubusfehllage, einem Pneumothorax und einer schweren metabolischen Azidose auch ein schwerer Herzfehler, eine Zwerchfellhernie, eine intrakranielle Blutung oder eine massive Mekoniumaspiration in Frage (Tab. 3, S. 69).

Die **Mekoniumaspiration** betrifft vor allem reife und übertragene Neugeborene, bei denen es infolge intrauteriner Asphyxie zu vorzeitigem Mekoniumabgang mit entsprechender Verfärbung des Fruchtwassers gekommen ist. Die Aspiration von dickem Mekonium erfolgt entweder in utero oder beim ersten Atemzug, so daß die

Kinder sofort nach der Geburt intratracheal abgesaugt werden müssen. Bei partieller Obstruktion entwickelt sich oft ein Pneumothorax oder ein Pneumomediastinum. Unter einer entsprechenden Behandlung (Absaugen, O_2-Zufuhr, evtl. mechanische Beatmung) tritt meist nach 1–2 Tagen eine Besserung der Atemnot ein. Atembeschwerden können aber auch noch mehrere Tage oder Wochen bestehenbleiben.

Differentialdiagnose: Es gibt zahlreiche Ursachen von Atemstörungen, welche zu Hypoxämie führen können (s. Tab. 3, S. 69). Nicht selten kommt es bei hypoxämischen Kindern zu einer **Persistenz des fetalen Kreislaufes (PFC-Syndrom),** die auch primäre pulmonale Hypertension des Neugeborenen (PPHN) genannt wird. Daran ist vor allem zu denken, wenn ein reifes Neugeborenes nach der Geburt zyanotisch und tachypnoisch bleibt oder wird (ohne exspiratorisches Stöhnen). Häufig hört man über dem Herzen ein weiches systolisches Geräusch und fühlt eine vergrößerte Leber. Der Grund ist eine persistierende pulmonale Hypertension mit großem Rechts-links-Shunt durch das Foramen ovale und/oder den offenen Ductus Botalli. Bei **primärem PFC-Syndrom** ist die Ursache nicht bekannt; pathologisch-anatomisch findet man eine abnorm dicke Muskelschicht in den kleinen Pulmonalarterien. Bei **sekundärem PFC-Syndrom** (z. B. im Verlauf oder im Anschluß an eine Mekoniumaspiration, eine Pneumonie oder ein Atemnotsyndrom) haben eine schwere und protrahierte Asphyxie zu pulmonaler Vasokonstriktion und Hypertension geführt. Dabei bestehen eine anhaltende Hypoxie, welche sich durch O_2-Zufuhr nicht bessert, und eine Azidose. Charakteristischerweise ist der partielle Sauerstoffdruck (gemessen durch transkutane pO_2-Messung) an den unteren Extremitäten niedriger als an den oberen Extremitäten (durch Rechts-links-Shunt bei offenem Ductus Botalli). Röntgenologisch sind die Lungen beim primären PFC-Syndrom nicht getrübt und zeigen eine normale oder leicht verminderte Gefäßzeichnung, während beim sekundären PFC-Syndrom unterschiedliche Röntgenbefunde vorkommen. Das Herz ist leicht vergrößert, und das EKG läßt eine stärkere Belastung des rechten Herzens erkennen. Die eindimensionale Echokardiographie zeigt die pulmonale Hypertension; durch die zweidimensionale Kontrast-Echokardiographie (nach i. v. Injektion von Plasma oder Glukoselösung) kann ein Rechts-links-Shunt durch den Ductus Botalli und/oder das Foramen ovale nachgewiesen werden. Hierdurch können auch bestimmte Herzfehler, z. B. eine Transposition der großen Gefäße, weitgehend ausgeschlossen werden.

Therapie des PFC-Syndroms: Durch Erhöhung der O_2-Konzentration in der Atemluft und Behandlung der Azidose sowie durch Beatmung kommt es meist in 3–6 Tagen zur Besserung; manchmal führt ein Behandlungsversuch mit Tolazolin (Priscol), einem α-Rezeptorenblocker, zum Erfolg, der den Lungengefäßwiderstand vermindert und die Lungendurchblutung fördert; Tolazolin kann aber auch den systemischen Blutdruck senken. Man gibt daher zusätzlich Dopamin, um den arteriellen Blutdruck im großen Kreislauf zu steigern. Bei Versagen von Tolazolin kommt der Vasodilatator Prostaglandin E in Frage. Hyperventilation setzt zwar den pulmonalen Hochdruck herab, führt aber leicht zur Hypotension im großen Kreislauf. Bei Nichtansprechen kann eine extrakorporale Membranoxygenierung (ECMO) des Blutes durch einen venoarteriellen oder venovenösen Bypass ein Überleben ermöglichen. Eine häufig bestehende Hypoglykämie und Hypokalziämie müssen ausgeglichen werden. In einem Teil der Fälle bleibt der fetale Kreislauf mehrere Wochen (bis Monate) bestehen.

Prognose bei Asphyxie: Durch Verbesserung der geburtshilflichen Technik und moderne Reanimationsverfahren ist die Letalität erheblich zurückgegangen. Die Prognose ist gut, wenn nach der Asphyxie keine Herz-Kreislauf-Störungen, Krämpfe oder neurologischen Symptome aufgetreten sind.

> Als Dauerschäden können eine zerebrale Kinderlähmung, Krampfanfälle oder Minderbegabung zurückbleiben.

Therapie: Bei früher Erkennung einer intrauterinen Asphyxie durch Kardiotokographie in Verbindung mit einer Fetalblutanalyse (pH ≤7,1) wird die Geburt so schnell wie möglich beendet und sofort eine Behandlung des Kindes eingeleitet. Wenn der kindliche Rachen Mekonium enthält, muß die Trachea durch einen Tubus abgesaugt werden, bevor die Lungen mechanisch beatmet werden.

> Das praktische Vorgehen bei der Reanimation richtet sich nach dem Zustand des Kindes.

Wenn der erste Schrei erfolgt ist und das Neugeborene eine unregelmäßige Atmung und universelle Zyanose hat, wird nach Absaugen von Mund, Rachen, Nase und Magen Sauerstoff über eine lose aufgesetzte Gesichtsmaske zugeführt.

Bei Erfolglosigkeit oder bei Apgarwerten <3 nach 1 Min. führt man sofort eine Intubation mit mechanischer Beatmung (durch Beatmungsbeutel oder Respirator) durch. Über den Tubus ist eine längere Beatmung mit einem Respirator möglich, an dem sich Sauerstoffkonzentration im Atemgas, Atemfrequenz, Druck oder Volumen präzise einstellen lassen. Die kontrollierte Beatmung wird mit intermittierent positivem Druck plus positivem endexspiratorischen Druck (PEEP) vorgenommen. Nach Eintritt einer Besserung kann man bei ausreichender Spontanatmung auf eine interkurrierende mechanische Beatmung übergehen (IMV = intermittend mandatory ventilation, einer Kombination von mechanischen Inspirationen und Spontanatmung). Bei leichterer Ateminsuffizienz genügt nach der primären Reanimation eine vorübergehende Atemhilfe durch nasalen CPAP (Continuous Positive Airway Pressure). Beim nasalen CPAP wird über 1 oder 2 in den Nasengängen liegende kurze Kunststoffschläuche, die mit einem Schlauchsystem zum Respirator oder einem CPAP-Gerät verbunden sind, kontinuierlich Luft oder ein Sauerstoffgemisch zugeführt. Da das Kind gegen einen kontinuierlichen Luftstrom ausatmen muß, bleibt im Endexspirium ein leichter Überdruck stehen, der sich bis in die Alveolen fortsetzt. Einer Atelektasenbildung wird damit vorgebeugt. Mit Hilfe eines Atemmonitors wird die Beatmung überwacht (wichtig zur rechtzeitigen Erkennung einer Tubusobstruktion oder eines Respiratorstillstandes). Auch bei nicht maschinell beatmeten Neugeborenen sind Atemmonitore nützlich, um einen Atemstillstand sofort zu bemerken. Die Herztätigkeit wird durch einen EKG-Monitor kontrolliert. Unter der Behandlung sollen der arterielle pO_2-Wert zwischen 60 und 80 Torr und der arterielle pCO_2-Wert zwischen 30 und 50 Torr liegen. Zur Abwehr trachealer und bronchialer Infektionen sind ausreichende Befeuchtung und Erwärmung des Atemgases sowie regelmäßige Sekretabsaugung aus Tubus und Trachea notwendig. Von Anfang an ist das Neugeborene gegen Abkühlung zu schützen, da diese den Lungengefäßwiderstand und den Sauerstoffverbrauch erhöht.

Zeigt sich unter Beatmung nach 30–60 Sek. keine Besserung (z. B. beginnende Hautrötung), sind eine Tubusdislokation und ein Pneumothorax auszuschließen. Ist dies geschehen, werden zur Azidosebekämpfung initial je 1 ml/kg 1molare Natriumbikarbonat- und 5%ige Glukoselösung (Mischung 1:1) langsam injiziert (am besten durch die Nabelvene). Die weitere Korrektur der Azidose erfolgt durch Dauerinfusion, entsprechend dem Basendefizit. Zu schnelle und zu reichliche Pufferung kann Hirnblutungen provozieren.

Die Ernährung kann über eine nasogastrale Sonde stattfinden. Komplikationen der mechanischen Beatmung sind ein Spannungspneumothorax und – bei längerer Beatmung besonders mit hohen O_2-Konzentrationen (60–100%) und hohem Inspirationsdruck – eine bronchopulmonale Dysplasie (Respiratorlunge, S. 56). Über die Retinopathie bei Frühgeborenen s. S. 56.

Eine äußere Herzmassage ist bei fehlendem oder sehr langsamem Herzschlag indiziert. Dabei führt man mit dem Mittel- und Zeigefinger rhythmische Kompressionen des mittleren Sternums aus (Frequenz 100/Min.). Durch den Druck auf das zwischen Sternum und Wirbelsäule liegende Herz wird Blut in die Aorta gepumpt, während beim Nachlassen des Druckes venöses Blut in das Herz einströmt. Eine zweite Person verabreicht dem intubierten Kind nach jeder 5. Kompression einen Atemzug mit reinem Sauerstoff. Steht nur ein Helfer zur Verfügung und ist keine Beatmungsmaske vorhanden, wird die Herzmassage so durchgeführt, daß beide Hände des Helfers den kindlichen Thorax ringförmig von hinten umfassen und mit den Daumen rhythmische Kompressionen auf das mittlere Sternum ausüben. Nach jeder 5. Kompression erfolgt eine Mund(Helfer)-zu-Nase-Mund(Kind)-Beatmung. Zur kardialen Reanimation kann auch Adrenalin (i. v. oder intratracheal) verwandt werden. Bei wiederholt auftretender Bradykardie kann für einige Zeit ein Xanthinderivat (Theophyllin oder Coffein) notwendig sein.

Nach schwerer protrahierter Asphyxie muß mit einem Hirnödem gerechnet werden, das durch mäßige Hyperventilation (zur Erzeugung einer Hypokapnie), durch Entwässerung oder Flüssigkeitseinschränkung behandelt wird.

Wurde die Mutter unter der Geburt mit einem Morphinpräparat behandelt, ist beim Kind die Gabe eines Morphinantagonisten, z. B. Naloxon, erforderlich. Kreislauf- und Atemanaleptika sind im akuten Stadium der Asphyxie nicht indiziert und schädlich.

Zusammenfassung: Man unterscheidet eine intrauterine und eine postnatale Asphyxie, die häufig mit apnoischen Anfällen und Bradykardie einhergeht. Dabei kommt es zu einer Hypoxämie (Absinken der arteriellen O_2-Sättigung im Blut), Hyperkapnie (erhöhten CO_2-Spannung) und metabolischen Azidose (Anhäufung von Milchsäure durch anaerobe Glykolyse). Als Folgen können eine Hirn- und Myokardschädigung sowie ein Versagen von Kreislauf und Atmung eintreten. Entscheidend sind der sofortige Einsatz geeigneter Reanimationsmaßnahmen und (bei Notwendigkeit) die Fortsetzung der Sauerstofftherapie unter laufender Kontrolle der Blutgaswerte und des Blut-pH. Die auslösende Ursache (z. B. Pneumothorax oder Pneumonie) ist – soweit möglich – zu beseitigen.

8. Idiopathisches Atemnotsyndrom

Synonyma: Pulmonale hyaline Membranen, Membrankrankheit, Surfactant-Mangelsyndrom.

Definition: Das idiopathische Atemnotsyndrom ist eine besonders bei Frühgeborenen und bei Kindern diabetischer Mütter auftretende Krankheit mit schwerer Atemnot und Zyanose, welche mit Hypoxie und Azidose sowie Bildung von Atelektasen und hyalinen Membranen einhergeht.

Ätiologie und Pathogenese: Das häufige Vorkommen des idiopathischen Atemnotsyndroms bei stark untergewichtigen Frühgeborenen weist auf die Lungenunreife als prädisponierenden Faktor hin. Auch Neugeborene diabetischer Mütter haben oft eine verzögerte Lungenreifung.

Die Ursache des idiopathischen Atemnotsyndroms ist in erster Linie ein Mangel an Surfactant (= *Surf*ace *act*ive *agent*, Anti-Atelektase-Faktor) in der unreifen Lunge.

Surfactant besteht aus einem Gemisch von oberflächlich aktiven Phospholipiden, insbesondere Lezithin, aus anderen Fetten und einem kleinen, aber offensichtlich bedeutsamen Eiweißanteil (den Surfactant-Proteinen Sp-A, Sp-B und Sp-C). Es verhindert einen vollständigen Kollaps der Alveolen während der Exspiration und erleichtert die Ausdehnung der Alveolen während der Inspiration. Surfactant wird in den alveolären Typ-2-Zellen gebildet und tritt von der 24. Schwangerschaftswoche an in das Fruchtwasser über, wo es in steigenden Konzentrationen nachgewiesen werden kann. Da die Bildung individuell variiert, erkranken nicht alle Frühgeborenen gleichen Gestationsalters. Mangel an Surfactant führt zum Kollabieren von Alveolen, d. h. zur Bildung von Atelektasen, in denen ein Gasaustausch nicht mehr möglich ist. Vom rechten Herzen kommendes venöses Blut, das in atelektatische Bezirke der Lungen strömt, verläßt diese als venöses Blut und gelangt in den Körperkreislauf. Man spricht daher von einem funktionellen Rechts-links-Shunt. Seine Folgen sind Hypoxämie und Azidose, die ihrerseits zu Vasokonstriktion der Lungenarteriolen und vermindertem Blutdurchfluß durch die Lungen führen. Es kommt infolge hypoxischer Schädigung der Alveolarepithelien und Kapillarendothelien zum Austritt von Protein in die Alveolen und zur Entwicklung der hyalin aussehenden Membranen, die vorwiegend aus Fibrin bestehen. Durch den erhöhten pulmonalen Gefäßwiderstand bleiben die fetalen Blutwege offen (extrapulmonaler Rechts-links-Shunt). Infolge der Zentralisation des Kreislaufes zugunsten von Herz und Gehirn werden nicht nur die Lungen schlechter durchblutet (Hypoperfusion), sondern auch andere Organe (Haut, Muskulatur, Darm, Nieren). Bei der Pathogenese des idiopathischen Atemnotsyndroms spielt neben dem primären Surfactant-Mangel wahrscheinlich auch eine sekundäre Insuffizienz der Surfactant-Bildung infolge intrauteriner Hypoxie und Schock eine Rolle.

Pathologie: Makroskopisch sind die Lungen bei der Sektion dunkelblaurot, praktisch luftleer und von milzähnlicher Konsistenz (splenisiert); mikroskopisch finden sich ausgedehnte Atelektasen, hyaline Membranen in den Alveolen, besonders in den Alveolargängen (Abb. 7) und Bronchiolen, ferner Hämorrhagien, eng gestellte periphere Lungenarterienäste und Arteriolen, gestaute Blutkapillaren und erweiterte Lymphgefäße. Neben atelektatischen Bezirken kommen überblähte Lungenparenchymareale vor, die sich als akutes alveoläres Emphysem darstellen. Gelangt dabei Luft ins Interstitium, so resultiert ein interstitielles Emphysem mit perlschnurartig aneinandergereihten Bläschen. Die Ruptur solcher Bläschen führt zu einem Spontanpneumothorax (als Komplikation eines Atemnotsyndroms). Nicht selten bestehen gleichzeitig intrakranielle Blutungen, besonders im Vena-terminalis-Bereich.

Vorkommen: Die Krankheit tritt bei 10–15% aller Frühgeborenen und bei über 50% der Kinder mit einem Geburtsgewicht unter 1500 g auf. Auch bei Neugeborenen diabetischer Mütter, die vor der 37. Schwangerschaftswoche geboren werden, ist sie relativ häufig.

Symptome: Bald nach der Geburt, seltener nach einem bis zu 2 Stunden freien Intervall, entwickelt sich eine zunehmende Dyspnoe mit sternalen und interkostalen Einziehungen sowie exspiratorischem Stöhnen.

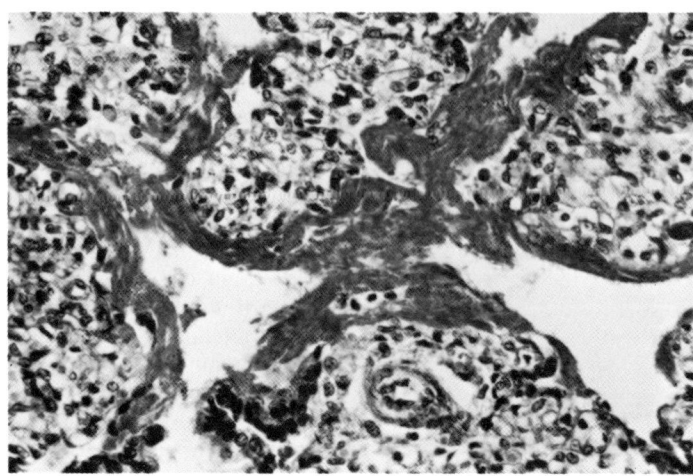

Abb. 7. Pulmonale hyaline Membranen (dunkel angefärbt) bei einem Frühgeborenen: Durch die Membranen wird die Wandung von Alveolargängen und terminalen Bronchiolen »austapeziert«. Die Alveolen selbst sind luftleer (atelektatisch). PAS-Reaktion. Klinisch: schweres Atemnotsyndrom.

Das exspiratorische Stöhnen ist der hörbare Ausdruck einer reflektorischen Stenoseatmung.

Durch Ausatmen gegen den Widerstand der weitgehend geschlossenen Epiglottis versucht der Organismus, den intrabronchialen Atemwegsdruck zu erhöhen und einem Kollabieren der Alveolen im Endexspirium entgegenzuwirken. Im fortgeschrittenen Stadium des Atemnotsyndroms kommt es zur Schaumbildung vor dem Mund und generalisierter Zyanose. Das Atemgeräusch ist abgeschwächt; manchmal sind vereinzelt feinblasige RG hörbar. Präterminal fällt die Körpertemperatur ab; das Kind wird hypoton, reflex- und bewußtlos. Bei Herzversagen beobachtet man Lebervergrößerung und Ödeme. Ein plötzliches Absinken der Atemfrequenz kündigt den Tod an, der ohne entsprechende Behandlung meistens innerhalb von 48–72 Std. eintritt. Bei sehr unreifen Frühgeborenen besteht oft von vornherein ein »stummes« Atemnotsyndrom ohne exspiratorisches Stöhnen.

Verlauf und Prognose: Ohne künstliche Atemhilfe verstarb früher die Hälfte der erkrankten Kinder am 1., 2. oder 3. Lebenstag durch Erstickung. Heute sind die Überlebenschancen wesentlich besser (abhängig vom Grad der Unreife und der Behandlung mit Surfactant).

Meist wird der Höhepunkt der Atemnot am 3. Tag erreicht.

Danach bilden sich die Symptome bis zum Ende der 1. Woche zurück, da inzwischen die Surfactant-Produktion in Gang gekommen ist.

Als **Komplikationen** treten häufiger Pneumonien, Lungenhämorrhagien und intrakranielle Blutungen auf. Nicht selten entwickelt sich spontan oder infolge der Überdruckbeatmung (Barotrauma) ein interstitielles Lungenemphysem, Pneumomediastinum (oft mit subkutanem Hautemphysem), Pneumoperikard oder Pneumothorax, selten auch eine systemische Luftembolie.

Ein **Offenbleiben des Ductus Botalli** kann bei idiopathischem Atemnotsyndrom die Folge von Hypoxie, Azidose, Lungenhochdruck bei systemischer Hypotension und lokaler Freisetzung von Prostaglandinen sein, welche den Ductus dilatieren.

Dabei bleibt die Atemnot trotz Verschwinden des Membransyndroms bestehen, und es können weitere Ductus-Symptome (S. 189) gefunden werden (z. B. springende Pulse und meist auch ein Geräusch über dem 2. ICR links). Die Kinder bleiben sauerstoffabhängig, und es droht ein Herzversagen. Bei Linksherzinsuffizienz entwickelt sich ein Lungenödem. Röntgenologisch erkennt man eine Kardiomegalie und vermehrte Lungengefäßzeichnung, echokardiographisch die Volumenbelastung des linken Vorhofes. Medikamentös versucht man, den Ductus arteriosus durch Indometacin, einem Prostaglandin-Synthesehemmer, zu verschließen; günstig wirkt

8. Idiopathisches Atemnotsyndrom

auch eine Flüssigkeitseinschränkung; bei ausbleibendem Erfolg muß der Ductus ligiert werden.

Andere Komplikationen können eine bronchopulmonale Dysplasie (S. 56) und eine Frühgeborenen-Retinopathie (S. 56) sein.

Diagnose: Röntgenologisch findet man abhängig vom Stadium zunächst eine typische retikulogranuläre Lungenzeichnung (Abb. 8 a u. b), später ein Luftbronchogramm (Darstellung der luftgefüllten Bronchien im transparenzgeminderten Lungengewebe) und eine Abnahme des Luftgehaltes beider Lungen bis zur Totalatelektase (»weiße Lunge«). Der Sauerstoffpartialdruck im Arterienblut ist erniedrigt. Eine pCO_2-Erhöhung kommt bei gleichzeitiger Hypoventilation vor (z. B. durch erlahmende Atemtätigkeit). Blutchemisch findet man oft eine respiratorisch-metabolische Azidose, manchmal auch eine Hypoglykämie und Hypokalziämie sowie (infolge des Katabolismus und der eingeschränkten Nierenfunktion) eine Hyperkaliämie, Hyperphosphatämie und Azotämie.

Differentialdiagnose: Ursachen und Symptome der wichtigsten pulmonalen und zentralen Atemstörungen sind in Tab. 3 gegenübergestellt. Pulmonale und zentrale Atemstörungen können gemeinsam vorkommen.

In den ersten Lebensstunden kann ein idiopathisches Atemnotsyndrom durch die **transitorische Tachypnoe** (Syndrom der feuchten Lunge) vorgetäuscht werden. Die transitorische Tachypnoe beruht auf einer verzögerten Resorption

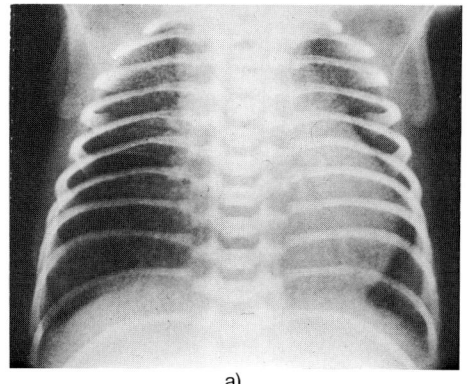
a)

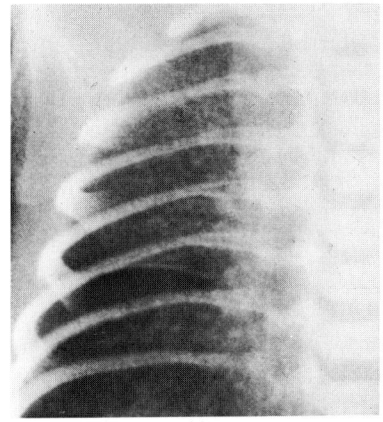
b)

Abb. 8. Idiopathisches Atemnotsyndrom.
a) Typische retikulogranuläre Lungenzeichnung, Luftbronchogramm (vor allem hilobasal bds.). 2 Tage alter Junge.
b) Ausschnittsbild des rechten Lungenober- und -mittelfeldes.

Tab. 3. Zentrale und pulmonale Ursachen für Atemstörungen beim Neugeborenen.

Atemstörungen	Ursachen	Symptome
Zentralnervös	Asphyxie (intrauterin oder postpartal) Intrakranielle Blutung Hirnödem Narkotika Hirnfehlbildungen Meningitis	Apnoe Langsame oder unregelmäßige Atmung Zyanose (wechselnd)
Pulmonal	Idiopathisches Atemnotsyndrom (Membrankrankheit) Atelektasen Pneumonie Aspiration von Mekonium Amnionflüssigkeitssyndrom Lungenstauung bei Herzfehler Pneumothorax, Chylothorax Angeborenes lobäres Emphysem Zwerchfellhernie Persistenz des fetalen Kreislaufes (PFC)	Beschleunigte Atmung Einziehungen (interkostal, sternal oder subthorakal) Evtl. Nasenflügeln und seitenungleiche Atemexkursionen Exspiratorisches Stöhnen Zyanose

fetaler Lungenflüssigkeit über pulmonale Blut- und Lymphgefäße. Dabei können eine Überfüllung der Lymphgefäße, eine Hypoproteinämie und ein passageres Linksherzversagen ursächlich verantwortlich sein. Betroffen sind vor allem Frühgeborene, außerdem Kaiserschnitt-Kinder, bei denen infolge mangelnder Thoraxkompression unter der Geburt größere Mengen Alveolarflüssigkeit zurückgeblieben sind. Es besteht für 1–2 Tage eine leichte bis mäßige Tachypnoe, die von exspiratorischem Stöhnen sowie von sternalen und interkostalen Einziehungen begleitet sein kann. Wenn Zyanose auftritt, verschwindet diese rasch unter Sauerstoffzufuhr. Röntgenologisch sieht man verstärkte Lungengefäßzeichnung (besonders perihilär), Überblähung der Lungen, Zwerchfelltiefstand und verbreiterte Interlobärspalten. Wenn durch umschriebene Flüssigkeitsansammlung grobfleckige Trübungen entstanden sind, sind diese röntgenologisch von pneumonischen Infiltrationen kaum zu unterscheiden. Zur Behandlung genügt meist eine Erhöhung der O_2-Konzentration oder nasaler CPAP (s. u.).

Eine **Pneumonie** (S. 91) kann intrauterin, perinatal oder postnatal entstehen. Bei Früh- und Neugeborenen fehlt häufig ein physikalischer Lungenbefund, so daß erst die Röntgenuntersuchung zur Diagnose führt. Bei Frühgeborenen kann eine B-Streptokokkensepsis das Krankheitsbild eines idiopathischen Atemnotsyndroms (einschließlich Röntgenbild) imitieren. Die B-Streptokokkensepsis mit Lungenbeteiligung manifestiert sich im Gegensatz zum idiopathischen Atemnotsyndrom häufig erst am Ende des 1. bis Beginn des 3. Lebenstages. Bei reifen Neugeborenen mit B-Streptokokkensepsis ist das Röntgenbild uncharakteristisch. Eine rasche Erkennung ist möglich durch den Latex-Agglutinationstest mit Serum (zum Antigennachweis von B-Streptokokken). Die Leukozytenzahl ist oft erniedrigt (<4000/μl).

Eine **Lungenstauung** bei angeborenem Herzfehler, die mit mäßiger Atemnot und persistierender Zyanose einhergeht, wird durch kardiologische Untersuchungen (Echokardiographie usw.) erkannt. Ein pathologisches Herzgeräusch kann fehlen. Das Herz ist stärker vergrößert als bei idiopathischem Atemnotsyndrom oder anomal konfiguriert.

Lungenblutungen sind klinisch oft schwer von einem idiopathischen Atemnotsyndrom zu unterscheiden. In 75% sind Frühgeborene betroffen. Die Ursache ist unbekannt. Die Lungenhämorrhagien beginnen entweder gleich nach der Geburt oder in den ersten Lebenstagen. In einem Teil der Fälle dringt frisches oder älteres Blut aus Nase oder Mund. Röntgenologisch findet man entsprechend den teils alveolären, teils interstitiellen Blutungen fleckige und streifenförmige Infiltrate bis zu ausgedehnten Verschattungen. Nicht selten bestehen gleichzeitig pulmonale hyaline Membranen oder ein Lungenödem (bei Linksherzinsuffizienz); auch gleichzeitige Blutungen in den Darm oder das ZNS kommen vor.

Lungenzysten sind entweder angeboren oder erworben (bei Überdruckbeatmung oder interstitiellem Emphysem). Hierbei entsteht nicht selten ein Pneumothorax oder ein Pneumomediastinum.

Fehlbildungen, wie Zwerchfellhernie (S. 237), angeborenes lobäres Emphysem, Lungenhypoplasie u. a., kommen selten vor.

Therapie des idiopathischen Atemnotsyndroms: Die Behandlung erfolgt im Inkubator (vor allem zur Verhinderung einer Abkühlung, die den O_2-Bedarf erhöht).

> Besteht eine erhebliche Dyspnoe oder beginnt die Atemtätigkeit zu erlahmen, so wird das Kind intubiert und im positiven Druckbereich (PEEP = *p*ositive *e*ndexspiratory *p*ressure) beatmet, um zu verhindern, daß die Alveolen am Ende der Exspiration kollabieren.

Bei stark untergewichtigen Frühgeborenen (<1200 g) ist es ratsam, sofort zu intubieren und zu beatmen, da diese Kinder rasch dekompensieren. Durch Erhöhung der Beatmungsfrequenz auf ≥60/Min. kann das Risiko eines Barotraumas (eines interstitiellen Emphysems, Pneumothorax und Pneumomediastinums) verringert werden. Bei leichteren Erkrankungen genügt die sog. Nasen-CPAP-Methode (Continuous Positive Airway Pressure); dabei wird bei Spontanatmung das angewärmte und angefeuchtete Atemgas mittels Doppelnasentubus oder Rachentubus im Überdruck in die Rachenhöhle geleitet und hierdurch der Atemmitteldruck angehoben. Bei jeder O_2-Therapie ist eine wiederholte Kontrolle von pO_2, pCO_2, pH, Bikarbonat, Basendefizit und Elektrolyten sowie von Herz- und Atemfrequenz erforderlich. Eine dekompensierte Azidose (pH <7,2), die sich auf die O_2-Therapie und Beatmung nicht bessert, wird durch Infusion von Natriumbikarbonat in Glukoselösung behandelt. Die Dosierung der Alkalizufuhr richtet sich nach dem Basendefizit.

Ein auftretender Pneumothorax wird durch Saugdrainage behandelt. Bei Sekundärinfektion der Lunge werden Antibiotika verabreicht (bei beatmeten Patienten entsprechend dem bakteriologischen Befund des Trachealsekretes). Zur ungezielten Therapie eignet sich am besten die Kombination von Cefotaxim und Piperacillin. Die Ernährung erfolgt in den ersten Lebenstagen zumindest teilweise parenteral, da Magen-Darm-Motilität und Resorptionsvermögen bei oraler Ernährung eingeschränkt sind.

Bewährt hat sich die ein- oder mehrmalige Gabe eines aus Rinder- oder Schweinelungen gewonnenen oder synthetisch hergestellten Surfactant-Präparates. Die Suspension wird durch einen dünnen Katheter im Beatmungstubus in die Bronchien instilliert. Hierdurch konnte die Beatmungsdauer und die Häufigkeit von Komplikationen (auch der bronchopulmonalen Dysplasie) reduziert werden.

Prophylaxe: Diese ist möglich durch Verhütung einer Frühgeburt (vor allem durch sorgfältige Überwachung aller Schwangeren). Bei drohender Frühgeburt versucht man, durch Tokolytika die Entbindung auf einen günstigeren Termin (möglichst nach der 35. Schwangerschaftswoche) hinauszuschieben. Bei drohender Frühgeburt kann die Surfactant-Bildung in den Alveolarzellen des Kindes durch 1–2tägige Behandlung der Mutter mit Ambroxol (als Infusion) oder mit kleinen Dosen von Betamethason stimuliert werden, welches die Plazenta besser passiert als andere Glukokortikoide.

Zusammenfassung: Das vorwiegend bei Frühgeborenen auftretende idiopathische Atemnotsyndrom äußert sich nach der Geburt durch eine zunehmende Atemnot mit exspiratorischem Stöhnen und allgemeiner Zyanose. Durch den behinderten Gasaustausch in der Lunge und die anaerobe Glykolyse entstehen eine Hypoxämie und metabolische Azidose, bei erlahmender Atmung auch eine Hyperkapnie und respiratorische Azidose. Röntgenologisch ist anfangs eine retikulogranuläre Lungenzeichnung, später eine milchglasartige Trübung der Lungenfelder (mit Luftbronchogramm) nachweisbar. Therapeutisch hat sich vor allem die Überdruckbeatmung bewährt.

9. Intrakranielle Blutungen

Definition: Intrakranielle Blutungen kommen bei reifen Neugeborenen meistens als subdurale Blutungen, bei Frühgeborenen vor allem als subarachnoidale, intrazerebrale oder intraventrikuläre Blutungen vor.

Ätiologie: Verschiedene Ursachen sind möglich und können sich im Einzelfall kombinieren:

▶ Geburtstraumatische Schädigung und Blutstauung im intrakraniellen Venensystem, z. B. bei verlängerter Geburt, Sturzgeburt, Steißgeburt, engem Becken der Mutter.
▶ Hypoxische Gefäßschädigung.
▶ Erhöhte Gefäßfragilität bei Frühgeborenen.
▶ Gerinnungsstörungen (z. B. durch Vitamin-K-Mangel, S. 74). Hirnblutungen in utero können auf einer idiopathischen thrombozytopenischen Purpura (ITP) der Mutter beruhen.

Pathologie (Abb. 9): **Subduralblutungen** entstehen beim Neugeborenen traumatisch und führen bei direkter Schädigung des Sinus sagittalis oder bei Einrissen der einmündenden Brückenvenen zu einem supratentoriellen Hämatom, bei Einrissen des Sinus rectus, Sinus transversus oder der V. cerebri magna (Galeni) zu einem infratentoriellen Hämatom. Am häufigsten treten subdurale Blutungen bei einer Zerreißung des gefäßhaltigen Tentorium cerebelli an seiner Verbindungsstelle mit der Falx cerebri auf (mit Einbrüchen in die vordere und/oder hintere Schädelgrube). Subdurale infratentorielle Blutungen in der hinteren Schädelgrube enden infolge Kompression lebenswichtiger Zentren meistens tödlich. Bei längerem Bestehen eines Subduralhämatoms kann sich ein chronischer Subduralerguß mit Membranen und Druckatrophie des Gehirns entwickeln (S. 330).

Subarachnoidalblutungen gehen oft von Kapillaren in der Pia mater aus und entstehen durch Blutstauung oder Anoxie. Sie hinterlassen nicht selten Verklebungen der Arachnoidea (z. B. am Ausgang des 4. Ventrikels oder im Bereich der Pacchionischen Granulationen an der Schädelkonvexität), wodurch die Liquorzirkulation behindert und ein Hydrozephalus hervorgerufen werden kann.

Intraventrikuläre Blutungen, die nahezu ausschließlich bei Frühgeborenen vorkommen, führen häufig zum Tod. Sie entstehen beim Durchbruch einer subependymalen Blutung in das Ventrikelsystem (am häufigsten aus arteriellen Gefäßen in der Umgebung der V. terminalis in einen Seitenventrikel) oder bei Plexusblutungen. Die sich bildenden Blutkoagula können einen oder mehrere Ventrikel und auch die Cisterna cerebellomedullaris ausfüllen. Falls die Blutung überlebt wird, kann ein posthämorrhagischer Hydrozephalus auftreten (regelmäßige sonographische Nachuntersuchung, ggf. auch Computertomographie erforderlich).

Bei den **intrazerebralen Blutungen** in das Hirnparenchym handelt es sich um perivaskuläre Hämorrhagien (Petechien), die durch Anoxie zustandekommen und meist nicht als alleinige Todesursache anzusehen sind.

Epidurale intrakranielle Blutungen sind bei Neugeborenen selten, da die Dura in diesem Alter noch fest mit dem Schädelknochen verwachsen ist. Epidurale Blutungen im Spinalkanal kommen häufiger vor.

Symptome: Die ersten Erscheinungen treten bei traumatischer Ursache sofort nach der

III. Krankheiten des Neugeborenen

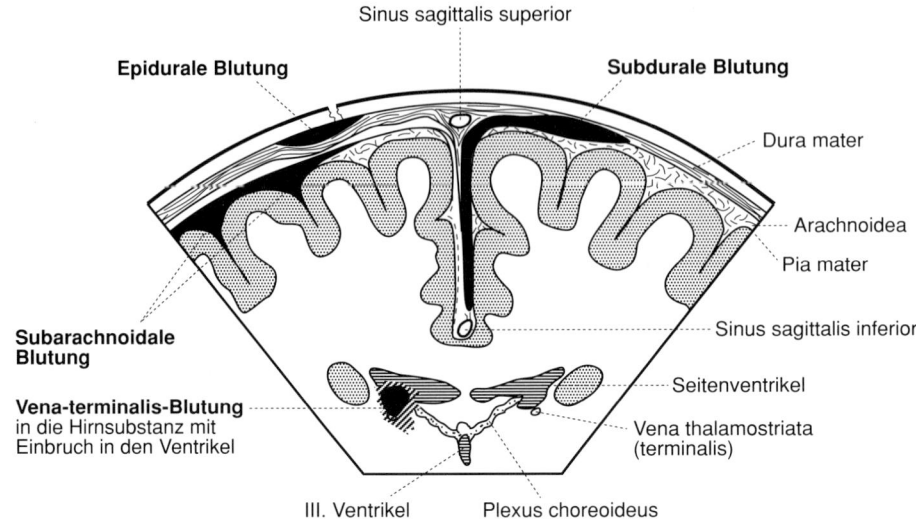

Abb. 9. a) Lokalisation intrakranieller Blutungen beim Neugeborenen.

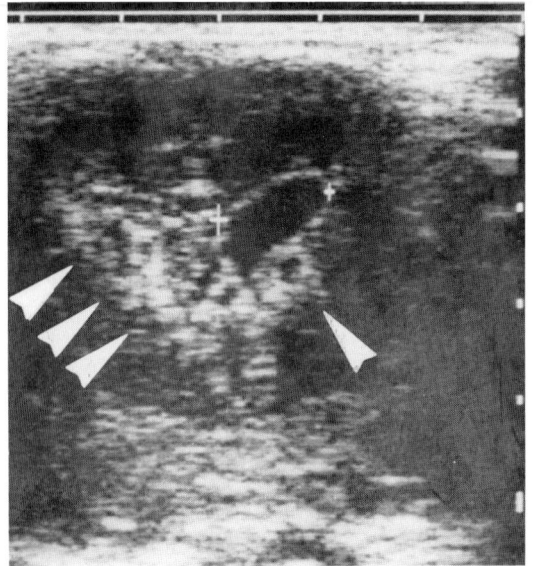

Abb. 9. b) Subependymale Blutung bds. (Pfeile) mit Ventrikeleinbruch rechts. Sonograpie.

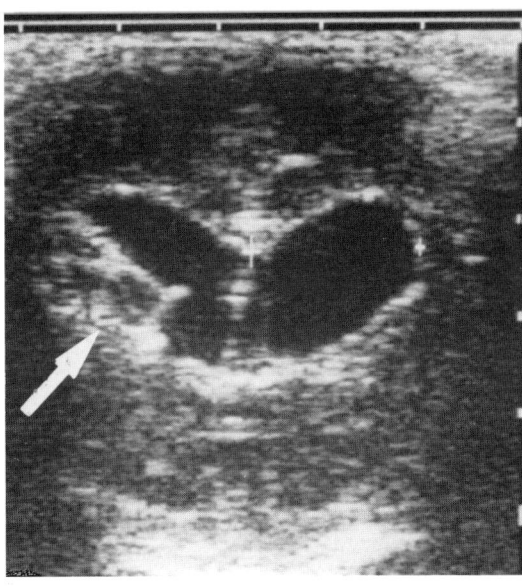

Abb. 9. c) Verlaufskontrolle nach 4 Wochen: posthämorrhagischer Hydrozephalus bei weitgehender Resorption der Blutung. Resorptionszyste im rechten Seitenventrikel (Pfeil). Sonographie.

Geburt, bei anderer Genese meist am 2. oder 3. Lebenstag auf.

In schweren Fällen liegen die Kinder bewegungslos im Bett und sind somnolent oder tief bewußtlos. Die Atmung ist unregelmäßig, oft verlangsamt; es bestehen Zeichen des Schocks.

Dabei kann das Hämoglobin im Blut rasch abfallen. Weitere Symptome sind schrilles Schreien oder klägliches Wimmern, Muskelzuckungen, Krämpfe, motorische Unruhe, Erbrechen, Nystagmus sowie seitenungleicher Muskeltonus (Hemihyper- oder -hypotonie). Der Moro-, Saug- und Schluckreflex können fehlen. Auffällig ist bei bewußtseinsklaren Kindern der ängstlich-starre

9. Intrakranielle Blutungen

Gesichtsausdruck. Eine Vorwölbung der Fontanelle deutet auf eine supratentorielle, ein Opisthotonus und eine Nackensteifigkeit auf eine infratentorielle Blutung hin. Besonders ist auf Augensymptome zu achten. Eine Seitendifferenz in der Weite und Reaktionsgeschwindigkeit der Pupillen auf Licht ist immer pathologisch, wobei sich auf der Seite der Blutung oft eine Miosis und Pupillenstarre finden. Retinablutungen sind häufig, aber meist ohne Folgen. Schädelfrakturen lassen sich bei etwa 10% der Kinder mit einem Subduralhämatom nachweisen. Oft treten bedrohliche apnoische und zyanotische Anfälle auf, die bei größeren Blutungen unaufhaltsam zum Tode führen. Dagegen können geringfügige Blutungen völlig symptomlos bleiben.

Diagnose: Bei zentralen Atemstörungen ist die Atmung im Gegensatz zu pulmonal bedingten Atemstörungen unregelmäßig (Tab. 3, S. 69). Nicht selten sind jedoch eine intrakranielle Blutung und ein idiopathisches Atemnotsyndrom gleichzeitig vorhanden, deren Symptome sich überlagern. Über andere Ursachen von Zyanose und Krämpfen s. Tab. 4.

Bei klinischem Verdacht lassen sich intrakranielle Blutungen (auch Subduralhämatome) durch Sonographie zuverlässig nachweisen und lokalisieren.

Hierdurch können je nach Ausbreitung und Schwere 5 Blutungstypen beobachtet werden:

1. Periventrikuläre Subependymalblutung als häufigste und leichteste Form.
2. Ventrikeleinbruchblutung (verschiedene Grade).
3. Plexusblutung.
4. Blutung in das Hirnparenchym und Infarkte der Hirnrinde.
5. Subarachnoidale, subdurale oder epidurale Blutung.

Später entstehen nicht selten eine zystische periventrikuläre Leukomalazie, Porenzephalie oder Hirnatrophie, die auch im CT oder MRT nachweisbar sind.

Bei vorgewölbter Fontanelle läßt sich manchmal durch eine Punktion des Subduralraumes eine Subduralblutung nachweisen und eine Druckentlastung herbeiführen; meistens ist jedoch die Punktion ergebnislos, weil das Blut bereits geronnen ist. Eine Lumbalpunktion, die in unklaren Fällen zum Ausschluß einer Meningitis durchgeführt werden muß, ergibt bei Vorliegen einer intraventrikulären oder subarachnoidalen Blutung einen stark blutigen Liquor, der oft unter erhöhtem Druck steht. Wegen der Gefahr einer Nachblutung oder einer Einklemmung der Medulla oblongata dürfen nur wenige Tropfen Liquor abgelassen werden. Eine Gelbfärbung des Liquors ist nicht beweisend, da eine leichte Xanthochromie auch bei ikterischen Neugeborenen vorkommt. Geringe Blutbeimengungen beweisen noch keine schwere intrakranielle Blutung. Andererseits schließt ein klarer Liquor eine subdurale oder intrazerebrale Blutung nicht aus.

Prognose: Wenn der Tod nicht in den ersten Lebenstagen eintritt, können Dauerschäden zurückbleiben (chronisches Subduralhämatom, posthämorrhagischer Hydrozephalus, zerebrale Kinderlähmung, Krampfanfälle, Minderbegabung). Ein posthämorrhagischer Hydrozephalus und geringgradige intraventrikuläre Blutungen können sich zurückbilden und haben dann ein geringes Risiko von neurologischen Spätschäden.

Therapie: Pflege im Inkubator, O_2-Zufuhr bei Hypoxämie, notfalls mechanische Beatmung, Azidosebehandlung, Gabe von Vitamin K, Phenobarbital bei Krämpfen, evtl. Bluttransfusion, parenterale Flüssigkeitszufuhr, später Ernährung durch Magensonde. Über die Behandlung des chronischen Subduralhämatoms s. S. 331, des posthämorrhagischen Hydrozephalus s. S. 329.

Tab. 4. Ursachen von Krämpfen und Zyanose bei Neugeborenen.

Ursachen von Krämpfen	Zyanose
Intrakranielle Blutungen	Pulmonale Ursachen (idiopathisches Atemnotsyndrom, Atelektasen, Pneumonie, Pneumothorax, Lungenblutungen u. a.)
Meningitis	
Enzephalitis	
Tetanie	
Hypoglykämie	Intrakranielle Blutungen
Schwere Infektionen (Sepsis usw.)	Herzfehler
Hirnfehlbildungen	Sepsis, Meningitis
Elektrolytstörungen	Phrenikuslähmung
Angeborene Stoffwechselkrankheiten	Zwerchfellhernie
Heroinsucht der Mutter (S. 694)	Methämoglobinämie
	Polyglobulie

Zusammenfassung: Subdurale Blutungen sind bei Neugeborenen vorwiegend traumatisch bedingt und meist die Folge von Einrissen des Tentorium cerebelli oder der Falx cerebri. Subarachnoidale, intrazerebrale (petechiale) und intraventrikuläre Blutungen entstehen besonders häufig bei Frühgeborenen durch Asphyxie oder Schock. Die unmittelbar nach der Geburt oder nach einer Latenzzeit auftretenden zerebralen Symptome, die oft mit einer Atemstörung und Zyanose verbunden sind, lassen sich von den Erscheinungen bei Hypoxie, Meningitis, Sepsis oder Herzinsuffizienz (durch ein konnatales Vitium cordis) im Anfang schwer unterscheiden. Schwere intrakranielle Blutungen führen bei Früh- und Neugeborenen häufig zum Tode oder hinterlassen Spätschäden (Hydrozephalus, chronisches Subduralhämatom, zerebrale Kinderlähmung, Krampfanfälle, Minderbegabung).

10. Hämostasestörungen des Neugeborenen

M. Barthels und C. Simon

Hämostase des Neugeborenen

Das gesunde Neugeborene hat ein besonderes, als paradox zu bezeichnendes Hämostasepotential, bei dem die Konzentration der meisten Gerinnungsfaktoren unterhalb des Normbereiches für Erwachsene und Kinder jenseits des 1. Lebensjahres liegt – bei gleichzeitig normaler bis beschleunigter Gerinnung des Vollblutes (Tab. 5). Die Plättchenfunktion ist in vitro leicht beeinträchtigt, die Blutungszeit aber eher verkürzt (bei normaler Thrombozytenzahl).

a) Verminderung des Prothrombinkomplexes

Ätiologie: Die 4 Vitamin-K-abhängigen Gerinnungsfaktoren (II = Prothrombin, VII, IX und X) sowie die Inhibitoren Protein C und Protein S, die auch als Prothrombinkomplex zusammengefaßt werden, sind häufig schon unmittelbar post partum leicht vermindert und können noch bis zum 5. Lebenstag absinken.

Die Ursachen sind sowohl eine verminderte Proteinsynthese in der kindlichen Leberzelle als auch ein Vitamin-K-Mangel, wodurch die Synthese auf der letzten Stufe teilweise unterbleibt, so daß ein Teil des Prothrombinkomplexes nicht aktivierbar ist.

Ein stärkerer Vitamin-K-Mangel kann beim Neugeborenen dadurch entstehen, daß mit der Muttermilch zu wenig Vitamin K zugeführt wird (unverdünnte Kuhmilch hat einen 4fach höheren Gehalt) und im Darm des Neugeborenen noch nicht genügend Vitamin-K-bildende Bakterien vorhanden sind. Ein Vitamin-K-Mangel tritt häufiger bei Neugeborenen von Müttern auf, die in der Schwangerschaft z.B. Antikonvulsiva oder Cumarine genommen haben. Selten kommt es später (in den ersten 3 Lebensmonaten) zu Blutungen (besonders Hirnblutungen) infolge Vitamin-K-Mangels. Diese können auf einer Fettresorptionsstörung (z.B. infolge Gallengangsatresie, s. S. 230) oder auf einer längeren Antibiotikatherapie beruhen, welche die bakterielle Darmflora unterdrückt hat. Über andere Ursachen der Verminderung des Prothrombinkomplexes s. S. 491. Bei Lebererkrankungen als Ursache der Hypoprothrombinämie wirkt eine Vitamin-K-Zufuhr nicht.

Symptome: Am häufigsten sind Schleimhautblutungen des Darmkanals mit blutigen Stühlen (»Meläna«), die am 2. oder 3. Lebenstag plötzlich einsetzen und von Bluterbrechen und Nasenbluten, seltener von Hämaturie und Hautblutungen begleitet werden können.

Manchmal blutet es aus dem Nabelstumpf, oder es entwickelt sich ein besonders großes (traumatisch bedingtes) Kephalhämatom. Gefährlich sind unsichtbare Blutungen, wie intrakranielle Blutungen, Lungenhämorrhagien, Leber- und Nierenblutungen. Sie gehen fast immer mit einer Schocksymptomatik einher. Die Kinder zeigen eine auffallende Blässe, Tachykardie und Somnolenz, außerdem lokale Symptome, wie Vorwölbung der großen Fontanelle, schnell zunehmende Lebervergrößerung oder Zunahme des Bauchumfanges. Eine Anämie ist wegen der anfänglichen Oligämie durch das Blutbild so lange nicht nachweisbar, bis das verlorene Blut durch nachströmende Gewebeflüssigkeit ersetzt worden ist.

Diagnose: Eine Meläna wird bei Neugeborenen an der schwarzroten Farbe des Mekoniums und dem fleischwasserfarbenen Hof in der Windel erkannt. Die Prothrombinzeit (Quick-Test)

Tab. 5. Hämostasekomponenten im Blutplasma im 1. Lebensmonat im Vergleich zum Erwachsenen (Mittelwerte mit einfacher Standardabweichung in Klammern). Nach M. Andrew et al. (Blood 70: 165, 1987).

Faktoren	Synonyma	1. Tag	5. Tag	30. Tag	Erwachsene
Faktor I (g/l)	Fibrinogen	2,8 (0,6)	3,1 (0,8)	2,7 (0,5)	2,8 (0,6)
Faktor II (%)	Prothrombin	48 (11)	63 (15)	68 (17)	108 (19)
Faktor V (%)	Proaccelerin	72 (18)	96 (25)	98 (18)	106 (22)
Faktor VII (%)	Proconvertin	66 (19)	89 (27)	90 (24)	105 (19)
Faktor VIII (%)	Antihämophiles Globulin A	100 (39)	88 (33)	91 (33)	99 (25)
Faktor VIII: RCF (%)	Ristocetin-Cofaktor	153 (67)	140 (57)	128 (59)	92 (33)
Faktor IX (%)	Antihämophiles Globulin B	53 (19)	53 (19)	51 (15)	109 (27)
Faktor X (%)	Stuart-Prower-Faktor	40 (14)	49 (15)	59 (14)	106 (23)
Faktor XI (%)	PTA (Plasma-Thromboplastin-Antecedent)	38 (14)	55 (16)	53 (13)	97 (15)
Faktor XII (%)	Hageman-Faktor	53 (20)	47 (18)	49 (16)	108 (28)
Faktor XIII (%)	Fibrinstabilisierender Faktor	79 (26)	94 (25)	93 (27)	105 (25)
Antithrombin III (%)		63 (12)	67 (13)	78 (15)	105 (13)
α$_2$-Makroglobulin (%)		139 (22)	148 (25)	150 (22)	86 (17)
α$_2$-Antiplasmin (%)	α$_2$-Plasmininhibitor	85 (15)	100 (15)	100 (12)	102 (17)
Protein C (%)		35 (9)	42 (11)	43 (11)	96 (16)
Protein S (%)	Cofaktor des Proteins C	36 (12)	50 (14)	63 (15)	92 (15)

liegt unterhalb des physiologischen Neugeborenenbereiches. Die partielle Thromboplastinzeit (PTT) ist verlängert, Faktor V nicht vermindert (wie bei schwerem Leberschaden).

Therapie: Zur Therapie einer Vitamin-K-Mangelblutung ist die parenterale Gabe von Konakion notwendig.

Bei bedrohlichen Blutungen (d.h. massiver Blutverlust oder Gefahr von bleibenden Schäden, z.B. infolge Hirnblutung) muß der Prothrombinkomplexmangel sofort durch Gabe eines virusinaktivierten Prothrombinkomplexkonzentrates behoben werden. Die Gefahr einer Virusübertragung durch Blutderivate ist z.Zt. zwar erheblich reduziert, jedoch nicht ausgeschlossen. Eine Nutzen-Risiko-Abwägung ist daher erforderlich.

Bei Schocksymptomen infundiert man sofort eine 5%ige Humanalbuminlösung oder Frischplasma, das nicht nur den Kreislauf auffüllt, sondern auch alle Faktoren und Inhibitoren enthält. Ein stärkerer Erythrozytenverlust muß durch Bluttransfusion ausgeglichen werden.

Prophylaktisch erhalten heute alle Neugeborenen 3mal 2 mg Vitamin K oral (am 1. Lebenstag, an einem Tag im Zeitraum vom 3.–10. Lebenstag und an einem Tag in der 4.–6. Lebenswoche).

b) Melaena spuria

Bei Melaena spuria entleert oder erbricht das Neugeborene verschlucktes mütterliches Blut, das aus den Geburtswegen oder aus Brustwarzenrhagaden stammt.

Der Nachweis erfolgt mit dem Abt-Test: Auswaschen eines Blutfleckes aus der Windel oder Auflösen einer Stuhlprobe in Wasser, Zentrifugieren und Dekantieren des Überstandes, Hinzufügen von 1 ml 1%iger Natronlauge zu 5 ml der dekantierten Hämoglobinlösung. Adultes Hämoglobin färbt sich braungelb, fetales Hämoglobin bleibt infolge seiner Alkaliresistenz rosarot.

c) Intrauterine Blutverluste

Intrauterine Blutverluste kommen zustande durch Einriß eines Nabelschnurgefäßes bei Insertio velamentosa oder durch fetomaternale Transfusion (Abstrom von kindlichem Blut in den mütterlichen Kreislauf durch Einriß von Chorionzotten). Bei fetomaternaler Transfusion lassen sich die kindlichen Erythrozyten im Blutausstrich der Mutter farblich darstellen (am besten in den ersten 12 Stunden nach der Entbindung). Eine fetofetale Transfusion ist bei eineiigen Zwillingen durch Übertritt von Blut über Plazentagefäßanastomosen möglich.

d) Verbrauchskoagulopathie (DIC = Disseminierte intravasale Coagulation)

Ursachen einer Verbrauchskoagulopathie (S. 487) beim Neugeborenen sind am häufigsten bakterielle Sepsis und generalisierte Infektionen (z. B. konnatale Röteln, Zytomegalie, Lues), außerdem Hypoxie mit Azidose (Atemnotsyndrom, schwere Asphyxie unter der Geburt), Geburtskomplikationen und schwere Hämolyse, besonders bei Rh-Inkompatibilität.

Symptome: Generalisierte Blutungsneigung, insbesondere aus Punktionsstellen, aber auch im Gastrointestinaltrakt, oft mit Hämaturie und intrakraniellen Blutungen. Verlegungen der terminalen Strombahn erkennt man an partiellen oder totalen Organausfällen und an der mikroangiopathischen hämolytischen Anämie. Oft läßt schon das Grundleiden (als mögliche Ursache) an eine Verbrauchskoagulopathie denken.

Diagnose: Abfall von Thrombozyten, Fibrinogen und Gerinnungsfaktoren (insbesondere Faktor V) sowie Antithrombin III. Erhöhung der Fibrinspaltprodukte und anderer Reaktionsprodukte der vermehrten intravasalen Thrombinbildung sind charakteristisch.

Therapie: Am wichtigsten ist die Behandlung des auslösenden Grundleidens. Eine Substitution von Thrombozyten und/oder plasmatischen Gerinnungsfaktoren ist nur bei schweren Defekten und bedrohlichen Blutungen erforderlich (cave Hepatitis- und Thrombosegefahr). Heparin kann in Einzelfällen den erhöhten Umsatz normalisieren, erfordert aber genaue Kenntnis der Plättchenzahl und des Antithrombin-III-Spiegels. Evtl. muß auch Antithrombin III substituiert werden.

e) Hereditäre Koagulopathien

Bei Hämophilie A und B (S. 483) sowie beim v. Willebrand-Syndrom Typ 3 (S. 486) kommt es in der Neugeborenenperiode nur bei Verletzungen (Injektionen, schweren Geburtstraumen) oder bei Operationen (z. B. Zirkumzision der Vorhaut) zu Blutungen. Beim seltenen angeborenen Mangel an Faktor XIII oder Fibrinogen werden stärkere Blutungen beim Abfall der Nabelschnur beobachtet.

f) Thrombozytopenische Blutungen

Ätiologie:

▶ Isolierte Thrombozytopenie bei generalisierten Infektionen (oft schwer von einer Verbrauchskoagulopathie zu unterscheiden) oder durch Medikamente, welche die Mutter vor der Entbindung bekommen hat (z. B. Thiazidderivate).
▶ Immunthrombozytopenie infolge ITP (idiopathischer Thrombozytopenie) der Mutter oder infolge Übertritts von mütterlichen IgG-Antikörpern, die gegen fetale Plättchenantigene gerichtet sind.
▶ Alloimmunthrombozytopenie (durch mütterliche Antikörper gegen fetale Thrombozytenantigene).
▶ Erbliche Thrombozytopenie (sehr selten, s. S. 493).

Symptome: Je nach Ausmaß der Thrombozytopenie entweder keine Symptome oder generalisierte petechiale Blutungen, Weichteil-, Schleimhaut- und intrakranielle Blutungen.

Therapie: Bei schweren Immunthrombozytopenien infolge ITP der Mutter gibt man eine Plättchentransfusion, zusätzlich Immunglobulin i. v. Kortikosteroide sind beim Kind meist wenig wirksam, können jedoch bei bekannter Diagnose der Mutter vor und während der Entbindung gegeben werden. Bei Alloimmunthrombozytopenie werden gewaschene Thrombozytenkonzentrate der Mutter infundiert.

g) Blutungen infolge Thrombozytopathie

Extrem selten. Vorkommen z. B. beim Morbus Glanzmann (s. S. 496) und bei Kindern von Müttern, die in den letzten 5 Tagen ante partum mit Azetylsalizylsäure behandelt worden sind.

h) Gefäßblutungen

Gefäßläsionen sind die häufigste Ursache von Blutungen in der Neugeborenenperiode. Sie entstehen durch Hypoxie, venöse Stauung, Geburtstrauma (z. B. Kephalhämatom, Subduralhämatom, Hirnblutung), ungenügendes Abbinden der Nabelschnur sowie bei Darmerkrankungen, z. B. Invagination.

i) Thrombosen

Thrombosen im Kindesalter sind selten. Am häufigsten sind Katheter-induzierte Verschlüsse bei Neugeborenen. Ein angeborener **Mangel an Protein C, Protein S** oder **Antithrombin III** kann bei homozygoten Neugeborenen fulminante Thromboembolien auslösen. Auch **arterielle Verschlüsse** sind möglich und können zur Ischämie einer Extremität führen. Zur Thromboseprophylaxe bei liegendem Dauervenenkatheter wird häufig Heparin (1 E pro ml Infusionslösung) benutzt. Dabei ist zu beachten, daß Neugeborene eine erhöhte Heparinempfindlichkeit haben können (evtl. verstärkt durch eine gleichzeitige Thrombozytopenie). Besondere Vorsicht ist bei Frühgeborenen geboten, die oft eine größere Blutungsneigung haben. Zur Therapie einer Thrombose kommen außer Heparin Fibrinolytika oder eine operative Thrombenentfernung in Frage.

11. Geburtsverletzungen

Vorkommen: Geburtstraumatische Verletzungen sind gegenüber früher seltener geworden. Frühgeborene und übergroße Kinder sind besonders gefährdet.

Verletzungen am Kopf sind relativ häufig. Druckmarken, petechiale Stauungsblutungen, subkonjunktivale Streifenblutungen und Gesichtsschwellungen kommen auch bei normalen Spontangeburten vor. Sie bilden sich bald wieder zurück, ebenso das **Caput succedaneum** (Geburtsgeschwulst), welches eine ödematöse Schwellung der Kopfhaut mit Ekchymosen darstellt. Vakuumextraktionen hinterlassen oft Saugglockenmarken mit Hautabschürfungen oder ein Kephalhämatom (s. u.). Sehr selten ist ein vom Nacken bis zum Gesicht reichendes subaponeurotisches **Kopfschwartenhämatom**, das zwischen Periost und Galea aponeurotica liegt. Charakteristisch ist das Absinken des Blutes in die abhängigen Partien (Nacken, Augenlider). Wegen des großen Blutverlustes können eine Anämie und/oder ein Schock auftreten, die durch Bluttransfusion zu behandeln sind.

Ein **Kephalhämatom** (Abb. 10) ist nur selten mit einer Scheitelbeinfraktur oder mit einem subduralen Hämatom kombiniert. Meistens entsteht es ohne Fraktur durch eine Abscherung des Periosts an der zur mütterlichen Symphyse gelegenen Seite des Schädels. Infolge Zerreißung der subperiostalen Gefäße kommt es zu einer Blutung unter die im frühen Kindesalter leicht abhebbare, nur im Bereich der Nähte fest verankerte Knochenhaut, die sich halbkugelig vorwölbt. Am häufigsten sind die Scheitelbeine betroffen, selten das Stirnbein oder die Hinterhauptsschuppe. Zum Unterschied vom Caput succedaneum überschreitet das Kephalhämatom die Schädelnähte nicht. Die subperiostale Blutung nimmt während der ersten 3 Lebenstage noch zu. Bei der Organisation des Hämatoms bildet sich ein zirkulärer Knochenwall (periostale Ossifikation), während das Zentrum über längere Zeit als fluktuierende Geschwulst, dann als pergamentartig knisternde Knochenschale und schließlich als derbe Knochenapposition zu tasten ist. Hierüber können Monate vergehen. Eine Therapie ist nicht erforderlich. Punktionen sollen wegen der Infektionsgefahr nicht durchgeführt werden. Differentialdiagnostisch ist eine Meningo- oder Enzephalozele abzugrenzen, die Pulsationen zeigt, sich beim Schreien vorwölbt und röntgenologisch einen Knochendefekt aufweist.

Impressionsfrakturen des Schädels entstehen meist an der promontoriumwärts gelegenen Seite des Kopfes bei engem Becken der Mutter.

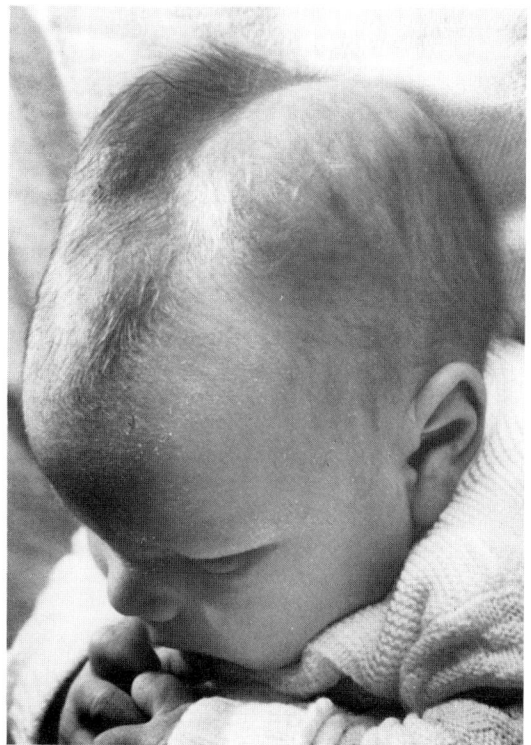

Abb. 10. Kephalhämatom beiderseits.

Außerdem kommen sie bei Zangenentbindungen vor. Man erkennt sie an einer muldenförmigen Eindellung des Schädels und bezeichnet sie auch als Zelluloidballfraktur, wenn diese nach leichtem seitlichen Druck zurückspringt. Anderenfalls ist eine neurochirurgische Behandlung notwendig. Lineare Scheitelbeinfrakturen bleiben meistens symptomlos und werden gelegentlich durch das Röntgenbild festgestellt.

Klavikulafrakturen sind die häufigste knöcherne Geburtsverletzung und werden oft erst nach 1 Woche an der überschießenden Kallusbildung erkannt. Sie fallen durch eine Berührungsempfindlichkeit der Schulterregion, eine Schonhaltung des Armes und einen asymmetrischen Moro-Reflex auf. Eine Behandlung ist meist nicht notwendig. Klavikulafrakturen können ebenso wie die seltenen **Oberarmschaftbrüche** bei normaler Geburt aus Schädellage entstehen, wenn bei der Entwicklung des Rumpfes die Schulter bzw. der Oberarm zu stark gegen die Symphyse der Mutter gedrückt wird. Häufiger ereignen sie sich beim Lösen der Arme während einer Entwicklung aus Beckenendlage. Dabei sind auch Lösungen der proximalen Humerusepiphyse möglich. In gleicher Weise können bei Wendemanövern und nach ganzer Extraktion **Brüche des Oberschenkels,** Distraktionsluxationen des Hüftgelenkes oder Metaphysenabrißfrakturen z. B. im Bereich des Kniegelenkes auftreten. Als Symptome können eine durch den Bluterguß bedingte Anschwellung des Gelenkes und eine Bewegungseinschränkung (Scheinlähmung) beobachtet werden. Bei proximalen Humerus- und Femurepiphysenlösungen ergeben die in den ersten Tagen aufgenommenen Röntgenbilder oft keinen pathologischen Befund, weil die abgerissenen Epiphysen noch nicht verknöchert und daher nicht sichtbar sind. Nur bei genauerer Betrachtung sieht man gelegentlich kleine, dreieckförmige Absprengungen an den Metaphysenecken. – In den meisten Fällen genügt eine Ruhigstellung der verletzten Gliedmaßen. Bei Knochenverletzungen mit Verschiebung der Fragmente muß eine Extensionsbehandlung erfolgen.

Armlähmungen entstehen durch Zerrung oder Quetschung des Plexus brachialis bei starker Überstreckung des Kopfes oder bei Schwierigkeiten der Schulterentwicklung (vor allem bei Steißlage).

Bei der **oberen Plexuslähmung** (Erb-Duchenne) sind die 5. und 6. Zervikalwurzel betroffen. Der Arm hängt adduziert, innenrotiert und proniert schlaff neben dem Körper (Ruderstellung, Abb. 11). Es bestehen eine Parese des M. deltoideus sowie der Unterarmbeuger und der Außenrotatoren des Ober- und Unterarmes. Der Bizepssehnen- und Moro-Reflex sowie die Rückfederung des gebeugten Unterarmes gegen den Oberarm fehlen auf der verletzten Seite. Die Finger werden normal bewegt. Differentialdiagnostisch ist eine schmerzhafte Scheinlähmung des Armes durch eine Schultergelenksluxation, Humerusepiphysenlösung oder eine Osteochondritis dissecans (Parrotsche Scheinlähmung bei Lues connata) abzugrenzen. Passive Bewegungsübungen sind ab 2. Lebenswoche zur Kontrakturverhütung notwendig. Auf richtige Lagerung ist zu achten. Die Lähmung bildet sich meistens innerhalb von einigen Wochen und Monaten völlig zurück, sofern es nicht zu einem Abriß, d. h. einer völligen Durchtrennung von Nerven, gekommen ist (durch MRT nachweisbar). Bei Erfolglosigkeit der konservativen Therapie kann nach 3–4 Jahren der Versuch einer Neuroplastik unternommen werden. Bei Notwendigkeit wird die physikalische Behandlung konsequent bis zum Ende des 1. Lebensjahres fortgeführt.

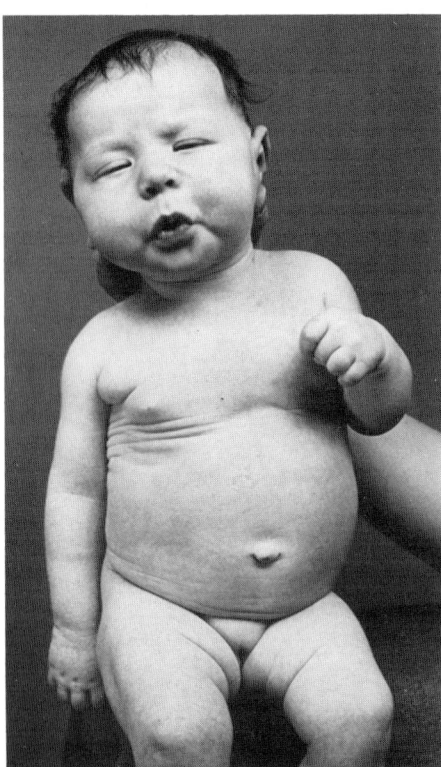

Abb. 11. Obere Plexuslähmung beim Neugeborenen: rechter Arm hängt adduziert, innenrotiert und proniert herab.

11. Geburtsverletzungen

Eine einseitige **Zwerchfell(Phrenikus)-Lähmung** tritt bei gleichzeitiger oder isolierter Schädigung der 4. Zervikalwurzel auf und äußert sich durch Dyspnoe, Zyanose und mangelnde Atemexkursionen auf der kranken Seite. Röntgenologisch lassen sich ein Zwerchfellhochstand und bei der Durchleuchtung eine paradoxe Zwerchfellbeweglichkeit (Waagebalkenphänomen, gegensinnige Bewegungen beider Zwerchfellhälften) nachweisen.

Die seltene **untere Plexuslähmung** (Klumpke) beruht auf einer Läsion der 8. Zervikal- und 1. Thorakalwurzel (Ausfall der Hand- und Fingergelenkbeuger, Daumen- und Kleinfingerballenmuskulatur sowie der Fingerspreizer). Die Hand liegt in »Pfötchenstellung« (Abb. 12). Der Greifreflex fehlt. Die untere Plexuslähmung ist manchmal mit einem Hornerschen Symptomenkomplex (Ptosis, Miosis, Enophthalmus) kombiniert, der durch eine Verletzung des Ramus communicans des Sympathikus im 1. Thorakalsegment entsteht. Die Behandlung erfolgt durch passive Bewegungen wie bei der Erbschen Lähmung, mit der die untere Plexuslähmung kombiniert sein kann. Die Heilungsaussichten sind bei der letzteren jedoch schlechter.

Fazialislähmungen finden sich ebenso häufig bei Spontangeburten wie bei Zangenentbindungen. Sie entstehen durch Druck auf den peripheren Nerven und betreffen oft allein den Mundast einer Seite, wenn nur ein Teil der Nervenfasern geschädigt ist. Beim Schreien hängt der Mundwinkel auf der gelähmten Seite nach unten, und die Nasolabialfalte ist verstrichen. Bei stärkerer Schädigung können alle 3 Äste gelähmt sein. Selten liegt eine zentrale Schädigung des N. facialis vor; dann sind nur die zwei unteren Äste betroffen. – Die Prognose ist im allgemeinen gut. In den meisten Fällen ist die Parese nach 2–3 Wochen spontan verschwunden. Wenn das Auge auf der gelähmten Seite nicht geschlossen werden kann, muß durch Auftragen einer Augensalbe eine Austrocknung der Hornhaut verhindert werden.

Schädigung des M. sternocleidomastoideus: Bei dieser Störung fühlt man in der 2. Lebenswoche, manchmal bereits früher, im mittleren Drittel des M. sternocleidomastoideus einen haselnußgroßen, derben, indolenten Tumor, der bei längerem Bestehen den Muskel verkürzt und die Beweglichkeit des Halses einschränkt (Schiefhals, Tortikollis). Eine Schwellung kann fehlen. Der Kopf wird zur gleichen Seite geneigt und zur Gegenseite gedreht. Später entwickelt sich oft eine Schädelasymmetrie (Caput obstipum). Die Ursache ist nicht einheitlich. Teils handelt es sich um ein geburtstraumatisch entstandenes, organisiertes Hämatom (Kopfnickerhämatom), teils um eine durch intrauterine Zwangshaltung entstandene Muskelschädigung und Durchblutungsstörung. Auffällig ist, daß die Störung besonders bei Kindern vorkommt, die in Steißlage geboren worden sind. Röntgenologisch muß eine Fehlbildung der Halswirbelsäule und eine Luxation oder Fraktur von Halswirbeln ausgeschlossen werden. Zur Behandlung werden redressierende Kopfdrehungen ausgeführt. Außerdem lagert man den Kopf zwischen Sandsäcken oder legt einen auf der erkrankten Seite überhöhten Kragen an, um einen bleibenden Schiefhals zu verhindern. Bei Erfolglosigkeit ist eine operative Korrektur im 2. Lebensjahr angezeigt.

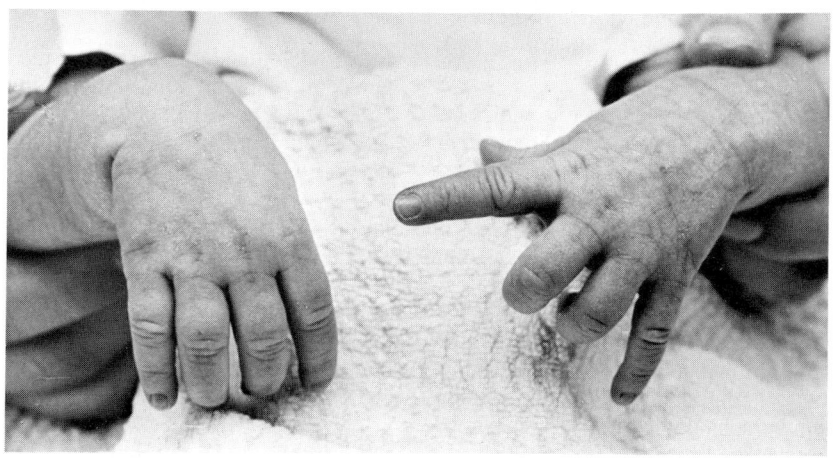

Abb. 12. Untere Plexuslähmung beim Neugeborenen: Pfötchenstellung der rechten Hand.

Die **Adiponecrosis subcutanea neonatorum** entsteht durch eine Druckschädigung des Unterhautfettgewebes während der Geburt und manifestiert sich 2–5 Wochen später durch münzen- bis handtellergroße Verhärtungen in der Subkutis (nicht schmerzhaft). Die darüber befindliche Haut ist rötlich-livide verfärbt sowie leicht erhaben und später gerunzelt (Orangenschalenphänomen). Prädilektionsstellen sind die Wangen sowie die Schulter-, Gesäß- und Oberschenkelpartien. Die Rückbildung erfolgt spontan innerhalb von mehreren Monaten.

Verletzungen innerer Organe: Leberrisse mit subkapsulärem Hämatom treten gelegentlich nach Geburt aus Steißlage oder nach Herzmassage auf, wenn wie beim Erwachsenen Druck auf das untere Sternumdrittel (statt auf die Sternummitte) ausgeübt wurde. Sie können eine Anämie und einen Schock erzeugen und in die Bauchhöhle rupturieren. Sofortige Bluttransfusion und Operation sind lebensrettend. – **Milzrupturen** kommen demgegenüber selten vor (gelegentlich bei einer Splenomegalie durch Rh-Inkompatibilität). – **Blutungen in die Nebenniere** können bei einem Geburtstrauma (Steißlage), einer Anoxie oder schweren Infektion entstehen. Oft ist die Ursache unklar. Sie rufen Zyanose und Schock hervor. Bei Überstehen der Krankheit können große verkalkte Hämatome zurückbleiben, die bei einer späteren Röntgenaufnahme zufällig entdeckt werden.

12. Pränatale Infektionen

Die pränatalen Infektionen (Tab. 6) sind mit Ausnahme der Röteln- und Varizellenembryopathie Fetopathien, die keine Mißbildungen hervorrufen, sondern zu Totgeburt, Frühgeburt oder termingerechter Geburt eines kranken Kindes führen können.

Die Übertragung der Erreger von der meist inapparent, selten manifest erkrankten Schwangeren auf den Feten erfolgt im Stadium der Virämie, Bakteriämie bzw. Protozoämie durch die Plazenta (bei Röteln und Varizellen durch das Chorion in der Embryonalperiode) und bei der intrauterinen Sepsis und Pneumonie auch über eine aszendierende Infektion des Fruchtwassers. Bei der diaplazentaren Infektion gelangen die Erreger auf dem Blutwege in die fetalen Organe, wo sie Gewebsschädigungen und je nach Reifegrad des Feten verschieden starke Entzündungsreaktionen auslösen. Die Schwere der Erkrankung variiert in Abhängigkeit von Zeitpunkt und Massivität der Infektion, von Erregerart und Behandlungseinflüssen. Auch bei derselben Krankheitsursache findet man oft eine unterschiedliche Lokalisation der Veränderungen, und selten sind alle Organe in gleicher Stärke betroffen. Hepatosplenomegalie mit oder ohne Ikterus, Pneumonie, Enzephalitis und Chorioretinitis kommen bei den meisten pränatalen Infektionen vor, wodurch die Differentialdiagnose dieser Krankheiten erschwert wird.

Hervorstechende Merkmale, die jedoch auch fehlen können, sind bei angeborener Lues eine Koryza, ein Pemphigus und eine Osteochondritis, bei Listeriose eine Leptomeningitis, bei Toxoplasmose, Zytomegalie und Röteln ein Hydro- oder Mikrozephalus und eine Mikrophthalmie. Bei angeborenen Röteln findet man außerdem häufig einen Herzfehler und charakteristische Knochenveränderungen.

In jedem unklaren Fall muß die Diagnose durch Laboruntersuchungen gesichert werden. IgM-Vermehrung bei der Geburt deutet auf eine länger bestehende intrauterine Infektion hin, fehlt jedoch anfangs häufig; daher sind bei klinischem Verdacht spätere Kontrollen nötig. Als Suchmethode wird der globale IgM-Latextest verwendet (positiv, wenn IgM im Serum >0,3 g/l). Dabei gibt es aber viele falsch positive und falsch negative Resultate. Geschwistererkrankungen (außer bei Zwillingen) sind bei der angeborenen Form im Falle einer Syphilis möglich, wenn eine Behandlung der Mutter unterblieben ist, sowie bei Zytomegalie und AIDS.

a) Röteln

Ätiologie und Pathogenese:

Eine Rötelninfektion in den ersten 4 Schwangerschaftsmonaten kann im Stadium der Virämie zu einer Infektion des Embryos führen und Fehlbildungen sowie Wachstumsstörungen hervorrufen.

Das Risiko ist im 1. Monat am größten und nimmt bis zum 4. Monat kontinuierlich ab. Erfolgt die Ansteckung erst im 5. Schwangerschaftsmonat, so ist nur noch in 1–2% mit Schädigungen zu rechnen. Durch aktive Impfung ist die Häufigkeit der Rötelnembryopathie stark zurückgegangen.

Symptome: Die möglichen Folgen einer Rötelninfektion des Embryos sind Abort, Totge-

12. Pränatale Infektionen

Tab. 6. Pränatale Infektionen.

Krankheit	Erreger	Besondere Merkmale	Diagnose	Therapie
Lues connata	Treponema pallidum	Osteochondritis, Pemphigus, Koryza, makulo-papulöses Exanthem	Rö.: Tibien (Osteochondritis), mikroskopischer Erregernachweis (Dunkelfeld), Lues-spezifische IgM	Penicillin G
Listeriose	Listeria monocytogenes	Meningitis, miliare Granulome in den Organen	Erregeranzüchtung aus Mekonium, Liquor, Blut, Trachealsekret	Ampicillin + Gentamicin
Toxoplasmose	Toxoplasma gondii	Trias: Chorioretinitis, intrazerebrale Verkalkungen, Hydrozephalus (oder Mikrozephalie)	Mikroskopischer Toxoplasmennachweis im Liquorausstrich, Tierversuch (mit Liquor, Gewebe), Toxoplasma-spezifische IgM	Sulfonamid + Pyrimethamin (Daraprim)
Zytomegalie	Zytomegalievirus	Hepatosplenomegalie mit Ikterus, intrazerebrale Verkalkungen, Mikrozephalie oder Hydrozephalus, thrombozytopenische Purpura	Im Urinsediment sog. Eulenaugenzellen, Virusanzüchtung aus Urin und Liquor, im Serum Zytomegalie-spezifische IgM	Ganciclovir
Röteln	Rötelnvirus	Katarakt, Taubheit, Herzfehler (offener Ductus Botalli), Mikrozephalie, thrombozytopenische Purpura	Rö.: Charakteristische Knochenveränderungen. Virusanzüchtung (Liquor, Urin), Röteln-spezifische IgM, mütterliche Anamnese	Symptomatisch
Erythema infectiosum	Parvovirus B 19	Abort, fetale Anämie, Hydrops fetalis, Totgeburt	α-Fetoprotein und spezifische IgM (im Blut der Schwangeren) ↑, Erregernachweis im Fruchtwasser oder fetalem Gewebe, Sonographie (intrauterin)	Bluttransfusion (perkutan in die Nabelvene)
Varizellen	Varicella-Zoster-Virus	Bei Ansteckung in der 8.–20. Schwangerschaftswoche Embryopathie mit Mikrozephalie, Mikrophthalmie, Gliedmaßen-Hypoplasie, Hautnarben. Bei mütterlicher Erkrankung 1–5 Tage vor Entbindung bis 2 Tage danach schwere angeborene Varizellen zwischen 5. und 10. Lebenstag	Virusanzüchtung, Antikörpernachweis im Serum	Varizellen-Hyperimmunglobulin, bei angeborenen Varizellen auch Acyclovir i. v.

burt, Frühgeburt oder termingerechte Geburt eines kranken Kindes mit singulären oder multiplen Fehlbildungen. Unmittelbar nach der Geburt werden die zum sog. **Gregg-Syndrom** der Rötelnembryopathie gehörende Linsentrübung (ein- oder doppelseitige Katarakte, Abb. 13) und die Innenohrschwerhörigkeit oft noch nicht erkannt, während der angeborene Herzfehler (offener Ductus Botalli, periphere Pulmonalstenose, Vorhof- oder Ventrikelseptumdefekt) bereits festgestellt werden. Das Krankheitsbild kann hinsichtlich der Schwere und Kombination der An-

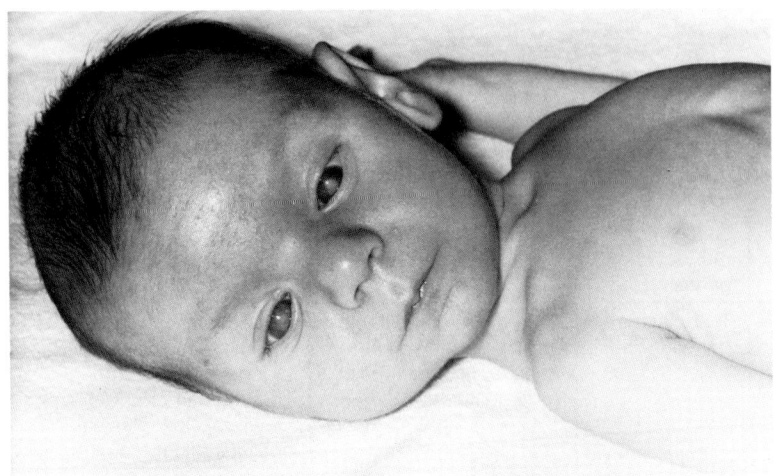

Abb. 13. Katarakt bei Rötelnembryopathie.

omalien, die auf einer gestörten Organogenese und einer Hemmung des Zellwachstums (Hypoplasie der Organe) beruhen, beträchtlich variieren. ⅔ der Fälle zeigen Krankheitssymptome erst nach der Neugeborenenperiode. Außer den Symptomen des Gregg-Syndroms findet man häufig allgemeine Wachstumsverzögerung (niedriges Geburtsgewicht), Augendefekte (außer Katarakt auch Mikrophthalmie, Glaukom oder Retinopathie) sowie zerebrale Defekte (Mikrozephalie mit Krämpfen, spastischen Lähmungen, Minderbegabung).

Eine Taubheit oder Schwerhörigkeit beruht meistens auf einer Schädigung des Innenohres, manchmal auch des Mittelohres.

Bei persistierender Infektion während der Fetalperiode kommen weiterhin vor: thrombozytopenische Purpura, hämolytische Anämie, Hepatitis, Ikterus, Splenomegalie, interstitielle Pneumonie, Enzephalitis, Thyreoiditis, Knochenveränderungen (s. u.) sowie Zahnanomalien (Schmelzdefekte, Hypoplasie der Milchzähne).

Die progressive Röteln-Panenzephalitis im 2. Lebensjahrzehnt (S. 317) ist – wie man heute weiß – die seltene Komplikation einer angeborenen Rötelninfektion.

Diagnose: Die Röntgenaufnahme zeigt für 2–3 Monate an der distalen Femur- und proximalen Tibiametaphyse sowie an anderen Knochen charakteristische Knochenveränderungen (sog. »Metaphysitis« mit irregulären sklerotischen Verdichtungen und longitudinalen streifenförmigen Aufhellungen ohne Periostreaktion, Abb. 14).

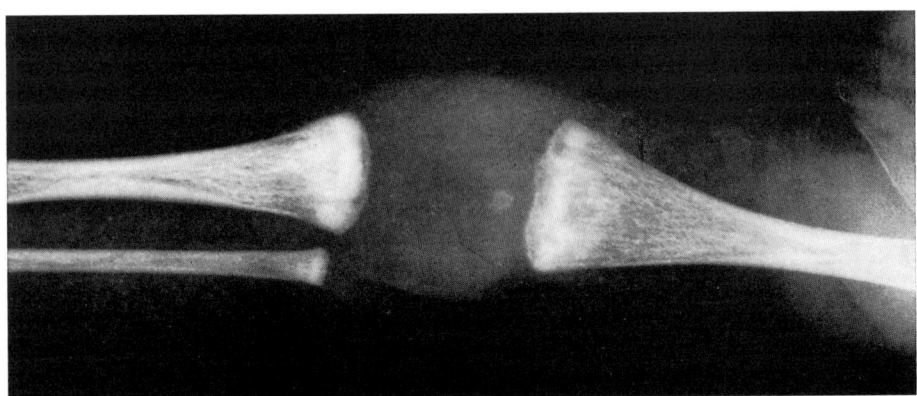

Abb. 14. Konnatale Röteln: unregelmäßige Sklerose der Metaphysen von Femur und Tibia, longitudinale Aufhellungsbänder im Bereich der Metaphysen, bis zur Diaphyse reichend. 9 Tage altes Mädchen.

Das Rötelnvirus kann noch Wochen oder Monate nach der Geburt vor allem aus Rachensekret, aber auch aus Liquor und Urin gezüchtet werden. Röteln-spezifische IgM, die mit der indirekten Fluoreszenztechnik im kindlichen Serum nachgewiesen werden, beweisen eine Erkrankung des Kindes, während die von der Mutter übertragenen Rötelnantikörper (IgG) auch ohne eine Erkrankung des Kindes vorkommen können. Allerdings verschwinden spezifische IgM nach 6–12 Monaten wieder (bei der Mutter bereits 2 Monate nach einer Ansteckung in der Schwangerschaft, können aber auch länger persistieren). Im Liquor findet man häufig eine geringe Pleozytose (Lymphozyten) und eine mäßige Eiweißvermehrung. – Für eine Rötelnembryopathie (und gegen andere pränatale Infektionen) sprechen bestimmte Fehlbildungskombinationen in Verbindung mit einer thrombozytopenischen Purpura des Neugeborenen sowie die Angabe einer Rötelnerkrankung in der Schwangerschaft.

Prognose: Tödlicher Ausgang in 10 bis 35% (im 1. Lebenshalbjahr). Das Risiko, später an Diabetes mellitus zu erkranken, ist erhöht (infolge abgelaufener Pankreatitis).

Therapie: Glaukombehandlung (vordringlich), Kataraktoperation, operative Korrektur des Herzfehlers, Behandlung einer spastischen Lähmung mit Krankengymnastik, hörverbessernde und andere symptomatische Maßnahmen.

Vorbeugung: Eine aktive Impfung der 12–14jährigen Mädchen und aller gebärfähigen, nichtschwangeren Frauen, die noch keine Rötelnantikörper haben, mit einem Röteln-Lebendimpfstoff ist dringend zu empfehlen.

Impfversager (spätere Erkrankung trotz Impfung) sind möglich. Eine Alternative ist die Rötelnexposition vor einer Schwangerschaft, um durch Erkrankung einen lebenslangen Schutz zu bekommen. – Bei einer Ansteckung im 1. Schwangerschaftsdrittel sollte sofort und 2–3 Wochen später eine Serumprobe auf Rötelnantikörper untersucht werden. Serokonversion spricht für kürzliche Infektion, ebenso der Nachweis von Röteln-spezifischen IgM. Die prophylaktische Wirkung von Röteln-Hyperimmunglobulin ist unsicher. Alle Schwangeren sollten eine Rötelnansteckung vermeiden, da Reinfektionen trotz vorhandener Serumantikörper möglich sind.

b) Zytomegalie

Ätiologie und Pathogenese: Das weitverbreitete Zytomegalievirus (Speicheldrüsenvirus) ist für ältere Kinder und Erwachsene weitgehend apathogen, es sei denn, daß es sich um Leukämie- oder AIDS-Patienten mit einer hochgradigen Abwehrschwäche handelt, die an einer durch das Zytomegalievirus hervorgerufenen interstitiellen Pneumonie erkranken können. Eine Erkrankung an Hepatitis kommt auch nach großen Frischbluttransfusionen (bei Operationen am offenen Herzen) vor.

Die schwangere Frau zeigt bei einer Infektion in der Regel keine Krankheitserscheinungen, überträgt aber den Erreger im Stadium der Virämie diaplazentar auf den Feten.

Am gefährlichsten für den Feten ist eine primäre Zytomegalievirusinfektion (bei vorher seronegativer Mutter). Bei einer in der Schwangerschaft reaktivierten Infektion (bei bereits seropositiver Mutter) kommt es viel seltener zu einer Erkrankung des Kindes.

Beim Feten kann eine schwere, generalisierte Erkrankung mit besonderer Beteiligung von Gehirn und Leber entstehen. Die von dem Virus befallenen Epithelzellen zahlreicher Organe vergrößern sich beträchtlich und enthalten mehrere kleine intrazytoplasmatische und einzelne große intranukleäre Einschlußkörperchen mit einem charakteristischen hellen Hof (Abb. 15). Beim Absterben der Zellen entwickeln sich stellenweise stärkere entzündliche Infiltrationen. Daneben gibt es aber auch umschriebene nekrotische und fibrotische Bezirke ohne Entzündungsreaktion. Die tiefgreifenden Gewebszerstörungen in den Organen erklären den schweren Krankheitsverlauf (in über 50% Frühgeburt oder niedriges Geburtsgewicht) und die hohe Sterblichkeit in den ersten Lebenswochen. Die intrauterin entstandenen, immer generalisierten Erkrankungen an Zytomegalie sind von den postnatal erworbenen Zytomegalievirusinfektionen zu trennen, die (außer bei Frühgeborenen) meistens inapparent oder als interstitielle Pneumonie oder leichte Hepatitis verlaufen. Auch während der Geburt ist eine Übertragung möglich, da bei 5–20% aller Schwangeren das Virus in der Scheide vorkommt. Daher beweist der Virusnachweis im Speichel oder Urin bei einem jungen Säugling noch nicht eine generalisierte Erkrankung. Eine solche darf nur bei entsprechenden klinischen Symptomen in Verbindung mit dem virologischen Befund angenommen werden.

84 III. Krankheiten des Neugeborenen

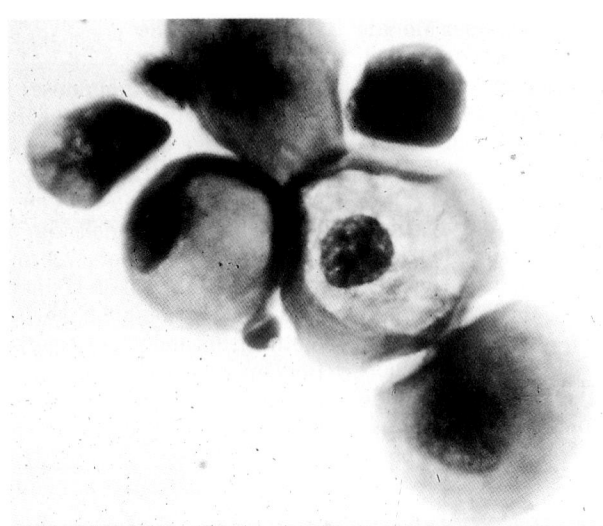

Abb. 15. Zytomegalie: Sog. Eulenaugenzellen (vergrößerte Makrophagen-ähnliche Zellen mit intranukleären Einschlußkörperchen) im Liquor eines erkrankten Kindes.

Symptome: Nach der Geburt sind oft noch keine oder nur wenige Symptome vorhanden; meist manifestieren sich diese erst im Laufe der ersten Lebenswochen oder -monate. Das volle Krankheitsbild umfaßt:

▶ Hepatosplenomegalie mit länger anhaltendem Ikterus (jedoch kein Übergang in chronisch-aktive Hepatitis).
▶ Meningoenzephalitis, Chorioretinitis, Optikusatrophie, Mikrozephalie oder Hydrozephalus (infolge Hirnatrophie), die später zu Epilepsie, spastischen Lähmungen, Entwicklungsverzögerung, Minderbegabung und Innenohrschwerhörigkeit führen können.
▶ Thrombozytopenische Purpura und hämolytische Anämie mit starker Vermehrung der Erythroblasten (infolge gesteigerter extramedullärer Blutbildung).

Verlauf: Die unter dem Vollbild erkrankten Kinder sterben in 20–30% während der ersten Lebenswochen. Bei den Überlebenden bleiben oft eine Leberzirrhose oder schwere zerebrale Defekte zurück. Die meisten Kinder, die bei der Geburt asymptomatisch sind, entwickeln sich später normal. Nur in 5–10% macht sich im 1. oder 2. Lebensjahr eine Schwerhörigkeit, Chorioretinitis, motorische Bewegungsstörung oder geistige Retardierung bemerkbar.

Diagnose:

▶ Nachweis von »Eulenaugenzellen« im gefärbten Urinsediment (abgestoßene vergrößerte Tubulusepithelien mit Einschlußkörperchen, in 20–50% positiv).
▶ Virusanzüchtung in der ersten Lebenswoche aus Urin und Liquor (im Urin oft noch Monate nach der Geburt möglich und dann schwer von einer postnatalen Infektion zu unterscheiden).
▶ Zytomegalie-spezifische IgM. Ihr Vorkommen unmittelbar nach der Geburt weist auf eine intrauterine Infektion hin; ein späterer Nachweis kann auf einer postnatalen Infektion beruhen. Spezifische IgM bei konnataler Zytomegalie können monatelang persistieren (für die Dauer der Erkrankung).
▶ Paraventrikuläre Verkalkungen im Sonogramm, auf der Röntgenaufnahme des Schädels oder durch die Computertomographie nachweisbar.
▶ Leberbiopsie (cave: Blutung bei Thrombozytopenie).

Die Unterscheidung von Toxoplasmose, Röteln und Lues nach dem klinischen Bild kann schwierig sein. Differentialdiagnostisch ist während der ersten Lebenstage auch an eine Blutgruppenunverträglichkeit zu denken.

Therapie: Symptomatisch. Ein neues Mittel ist Ganciclovir, das gegen Zytomegalieviren wirkt. Bei der angeborenen Zytomegalie liegen damit aber noch zu wenig Erfahrungen vor.

c) Lues connata

Ätiologie und Pathogenese: Die selten gewordene konnatale Lues tritt fast nur noch bei Kindern von Müttern mit einer unerkannten Lues auf. Dagegen gebären Frauen, die ausreichend mit Penicillin behandelt worden sind, immer gesunde Kinder. Deshalb kommt es bei der Vorbeugung der konnatalen Lues entscheidend auf die Früherkennung der Erwachsenenlues an. Im allgemeinen ist die kindliche Erkrankung um so leichter, je länger die Primärinfektion der Mutter zurückliegt. Andererseits verläuft eine konnatale Erkrankung um so schwerer, je früher die Übertragung in utero stattgefunden hat. Das Schicksal des Kindes hängt außerdem von der Schwere der mütterlichen Erkrankung und der Dauer einer unvollständigen Behandlung ab. So können die Symptome bei der angeborenen Syphilis beträchtlich variieren. Manchmal kommt es frühzeitig zur Ausstoßung einer mazerierten Frucht oder es erfolgt die Frühgeburt eines kranken Kindes.

In der Mehrzahl der Fälle wird termingerecht ein zunächst gesund erscheinendes Kind geboren, bei dem zwischen der 2. und 12. Woche oder später die Erstmanifestationen einer angeborenen Lues auftreten.

Die Hauterscheinungen können auch ohne Behandlung spontan abheilen. Bei Reaktivierung einer nicht erkannten oder ungenügend behandelten konnatalen Lues entwickeln sich nach mehreren Jahren Spätmanifestationen. Während die Erst- und Spätmanifestationen einer konnatalen Lues dem Sekundär- bzw. Tertiärstadium der erworbenen Lues ähneln, bestehen in der Histologie der angeborenen Erkrankung zwischen diesen Stadien fließende Übergänge. Metaluische Formen (progressive Paralyse, Tabes dorsalis) werden bei der angeborenen Lues sehr selten beobachtet.

Erstmanifestationen (bis zum 2. Lebensjahr):
▶ Osteochondritis (mit Parrotscher Scheinlähmung) und Periostitis, besonders häufig an Tibia, Ellenbogen und Handgelenk, oft zunächst ohne Beschwerden, später mit Schwellung und Schmerzen. Evtl. auch osteomyelitische Herde und Daktylitis.
▶ Interstitielle Pneumonie (Pneumonia alba).
▶ Hepatosplenomegalie mit oder ohne Ikterus.
▶ Haut- und Schleimhautveränderungen: makulopapulöses Exanthem (umschrieben oder generalisiert), diffuse Infiltrationen (Hautsyphilide) an den Handtellern und Fußsohlen, auch in der Umgebung von Mund, Nase und Anus (mit Schleimhautbeteiligung, Einrissen und Bildung von radiären Narben) oder Blasenbildung an den Extremitäten, besonders an Handtellern und Fußsohlen (Pemphigus syphiliticus). Außerdem kommen Paronychien, Nageldeformierungen (Krallennägel), Milchkaffeefarbe der Haut, breite Kondylome an Anus und Vulva sowie Haarausfall vor. Die Hauterscheinungen treten meistens erst in der 2. bis 12. Woche auf. Eine blutig-schleimige Rhinitis (Koryza) ist häufig vorhanden und führt bei Übergreifen auf das Nasenskelett zu Deformierungen (Sattelnase).
▶ Eine basale Meningitis (im Liquor vorwiegend Lymphozyten, Eiweißvermehrung, spezifische Antikörper) kann einen Hydrozephalus verursachen.

Auch Fieber, Gewichtsverlust, Anämie, Ödeme (meistens infolge Hypoproteinämie), Nephritis oder Nephrose, Laryngitis (Heiserkeit) und Lymphknotenschwellungen sind möglich.

Spätmanifestationen (nach dem 2. Lebensjahr):
▶ Hutchinsonsche Trias: Keratitis parenchymatosa, Innenohrschwerhörigkeit, Zahnveränderungen (Schmelzdefekte als halbmondförmige Einbuchtungen, Tonnenform und Mikrodontie der bleibenden oberen Schneidezähne, Abb. 16).
▶ Entzündliche Periostverdickungen, besonders an den Tibien (Türkensäbelbeine), am Schädel (Stirnhöcker, Quadratschädel), außerdem Gummenbildung am harten Gaumen (Perforation) oder Nasenskelett (Sattelnase). Arthritis mit Gelenkerguß (meist Gonitis).
▶ Neurolues mit Endarteriitis und Thrombose der Hirngefäße (Hemiplegie, spastische Lähmungen, Hirnnervenlähmungen, Krampfanfälle, statische und geistige Entwicklungsverzögerung). Chorioretinitis, Optikusatrophie.
▶ An der Haut Ulzeration von subkutan gelegenen Gummen, Kondylome, Syphilide.
▶ Paroxysmale Hämoglobinurie (durch Kälte ausgelöst).

Bleibende Stigmata: Narben um den Mund, Hutchinsonsche Zähne, Stirnhöcker, Sattelnase, Pfeffer-und-Salz-Fundus am Auge.

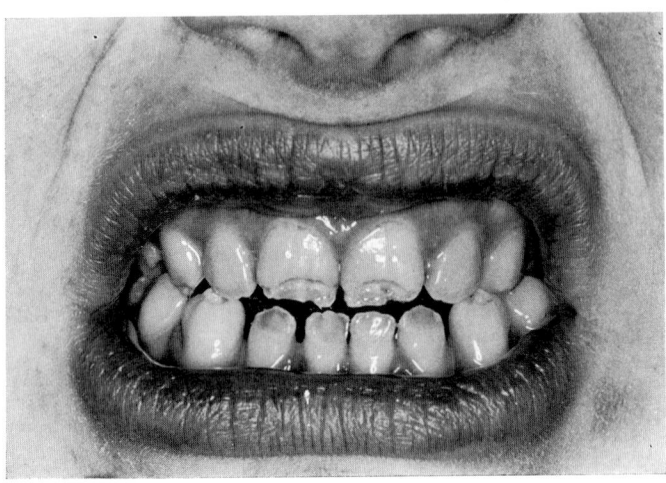

Abb. 16. Lues connata: halbmondförmige Einbuchtungen und Tonnenform der bleibenden oberen Schneidezähne.

Diagnose: In über 75% lassen sich bereits nach der Geburt röntgenologisch an der Tibia Knochenveränderungen nachweisen.

An der Epiphyse ist die provisorische Verkalkungszone (Epiphysenlinie) verbreitert, verdichtet und unregelmäßig begrenzt; an der Metaphyse erkennt man ein charakteristisches Aufhellungsband und im Bereich der Meta- und Diaphysen Periostabhebungen (Abb. 17); evtl. sieht man außerdem osteomyelitische Herde, die ein mottenfraßähnliches Aussehen haben. Bei der Dunkelfeldmikroskopie sind die Treponemen in Hautblasenflüssigkeit oder im Geschabsel von Hautpapeln oder Kondylomen nachweisbar. Serologische Suchmethoden sind der spezifische Treponema-pallidum-Hämagglutinations-Test (TPHA-Test) und die Cardiolipinreaktion (Reaginnachweis), deren positiver Ausfall mit dem spezifischen FTA-Test (*f*luoreszierender *T*reponema-*A*ntikörper-Test) kontrolliert wird. Zur Erkennung einer Lues latens werden bei jeder Graviden im 3. und 7. Schwangerschaftsmonat, bei besonderem Verdacht auch bei der Entbindung serologische Suchreaktionen durchgeführt. Hierdurch werden die kindlichen Erkrankungen frühzeitig diagnostiziert, die in den ersten Wochen und Monaten noch symptomfrei sind.

Beim Neugeborenen können die Seroreaktionen trotz einer Erkrankung anfangs negativ sein (in etwa 30%); umgekehrt beweist ein Nachweis von Antikörpern unmittelbar nach der Geburt noch keine Erkrankung des Kindes, da diese möglicherweise von der Mutter auf den Feten übertragen worden sind.

Der Nachweis von Lues-spezifischen IgM dagegen, die nur vom Kinde selbst gebildet sein können, mit der indirekten Immunfluoreszenztechnik (IgM-FTA) ist diagnostisch verwertbar. Ein negativer Test schließt eine Erkrankung nicht aus, da in einem Teil der Fälle spezifische IgM erst später gebildet werden. Im weiteren Verlauf spricht auch ein signifikanter Titeranstieg der

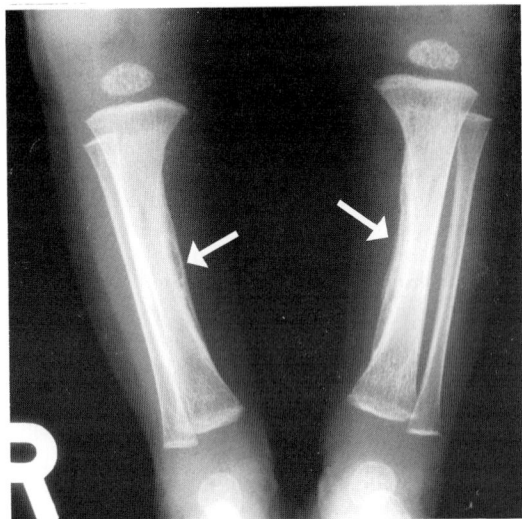

Abb. 17. Lues connata: periostale Verkalkungen im Bereich der Tibiadiaphysen (Pfeile). Aufhellungsbänder unter den Metaphysenabschlußplatten. 9 Wochen alter Junge.

übrigen Seroreaktionen für eine kindliche Erkrankung.

Therapie: Clemizol-Penicillin G i. m. (tgl. 50 000 E/kg Körpergewicht) für 14 Tage, bei Neurolues länger, bei Keratitis parenchymatosa zusätzlich lokal ein Kortikosteroid und Mydriatikum. Bei Behandlungsbeginn kann eine Herxheimersche Reaktion (Fieber) auftreten; zur Vermeidung wird eine gleichzeitige Prednisongabe empfohlen. Die Seroreaktionen werden auch bei erfolgreicher Behandlung erst nach längerer Zeit negativ (am frühesten die Antikörper der IgM-Klasse). Spezifische IgM sind meist 3–24 Monate nach Behandlungsbeginn nicht mehr nachweisbar. Eine weitere Überwachung dieser Kinder über 2–3 Jahre ist in jedem Fall angezeigt. Die Prognose ist u. a. vom Behandlungsbeginn abhängig. Eine postnatale Präventivbehandlung ist notwendig, wenn die seropositive Mutter noch nie oder nicht ausreichend mit Penicillin G (wegen Lues) behandelt worden ist. Da das Neugeborene anfangs symptomfrei sein kann und bei einer Ansteckung am Ende der Gravidität oft erst nach einer Latenzzeit positiv wird, sollte mit der Behandlung des Kindes sicherheitshalber sofort nach der Geburt begonnen werden (wie bei manifester Lues connata). Danach werden die Seroreaktionen regelmäßig kontrolliert.

d) Listeriose

Die Listeriose ist eine Anthropozoonose, welche bei Tieren vor allem zu Enzephalitis und seuchenhaftem Verwerfen (Abort) führt. Der Erreger (Listeria monocytogenes) kommt ubiquitär vor. Eine Ansteckung ist vor allem durch nichtpasteurisierte Milch und bestimmte Käsesorten möglich. Von einer inapparenten oder mit Fieber verlaufenden Infektion der Schwangeren werden die Listerien diaplazentar auf den Feten übertragen. Dabei kommt es zu einer hämatogenen Aussaat in alle Organe und zur Ausbildung von miliaren Granulomen und Mikroabszessen (besonders in Leber, Milz, Nebennieren und Hirn). Granulomatöse Herde sind manchmal auch an der Rachenhinterwand (als kleine Knötchen) oder an der Haut (als dunkelrote Papeln) sichtbar. Selten ist eine aszendierende Infektion aus der mütterlichen Vagina mit nachfolgender Fruchtwasserinfektion.

Die Symptome entsprechen der Organbeteiligung (eitrige Meningitis, Enzephalitis, Pneumonie, Ikterus mit Hepatosplenomegalie).

Nicht selten beobachtet man Fieber unter der Geburt. Die Listeriose kann Ursache von Totgeburt und Frühgeburt sein und führt bei Lebendgeborenen unbehandelt immer zum Tode. Die Diagnose wird durch den mikroskopischen Nachweis von grampositiven Bakterien im Mekoniumausstrich und durch die Erregeranzüchtung aus Blut, Liquor, Trachealsekret, Urin und Mekonium gesichert.

Es ist ratsam, bei allen Frühgeborenen das Mekonium routinemäßig auf Listerien zu untersuchen, da Frühgeburt zunächst das einzige Symptom der Krankheit sein kann.

Bei jeder angeborenen Pneumonie ist an eine Listeriose zu denken. Es gibt aber auch postnatal erworbene Infektionen, die erst in der 3. oder 4. Lebenswoche zu Meningitis führen (sog. Spätform). Die Serodiagnostik ist unzuverlässig. Histologisch lassen sich in der Plazenta und in den kindlichen Organen typische Veränderungen nachweisen. Die Erreger befinden sich extra- und intrazellulär. Wegen der Rezidivgefahr muß die angeborene Listeriose mindestens 3 Wochen lang behandelt werden. Am besten wirkt die Kombination von Ampicillin und Gentamicin. Cephalosporine sind unwirksam. Bei frühem Behandlungsbeginn sind häufig Heilungen möglich.

e) Toxoplasmose

Ätiologie und Pathogenese: Das Protozoon Toxoplasma gondii, ein bei Tieren und Menschen weitverbreiteter intrazellulärer Parasit, führt bei einer Infektion durch Kontakt mit Oozyten-ausscheidenden Tieren (vor allem Katzen) oder durch den Genuß von rohem Fleisch, das Zysten enthält, meist ohne Erkrankung zur Immunität, so daß viele Erwachsene Toxoplasmaantikörper im Serum haben. Eine erworbene, klinisch manifeste Infektion ist selten und verläuft entweder als Lymphadenitis, Myositis, Pneumonie, Myokarditis oder Meningoenzephalitis. Infiziert sich eine noch nicht immune Frau in der Schwangerschaft mit Toxoplasmen, so können diese, ohne bei der Mutter Krankheitssymptome zu verursachen, im Stadium der Protozoämie auf den Feten übergehen (in 30–60%). Bei einer massiven Infektion des Feten zu einem relativ frühen Zeitpunkt der Gravidität sind entweder Totgeburt, Frühgeburt eines erkrankten Kindes oder termingerechte Geburt eines schwergeschädigten Kindes die Folge. Bei später erfolgter intrauteriner Infektion ist das Kind bei der Geburt erscheinungsfrei, und erst nach Monaten oder Jahren fallen zerebrale Symptome (Minderbegabung, Zerebrallähmung) und/oder eine Chorioretinitis auf. In einem Teil der Fälle kommt es jedoch trotz Infektion der Schwangeren nicht zu einer Erkrankung des Kindes.

Pathologie: Am schwersten sind die pathologischen Veränderungen am Auge und Gehirn (herdförmige Nekrosen mit oder ohne stärkere Entzündungsreaktion). Sie kommen auch in der Leber, Herzmuskulatur und in den Lymphknoten vor. Im Gehirn neigen die disseminierten Nekroseherde und hämorrhagischen Entzündungsprozesse zu sekundären Kalkeinlagerungen.

Symptome: Die Symptome treten isoliert oder kombiniert auf. Die Trias: Chorioretinitis, intrakranielle Verkalkungen und Hydrozephalus wird gleich nach der Geburt nur bei schweren Erkrankungen gefunden.

▶ Eine Chorioretinitis ist häufig und manchmal einziges Symptom einer angeborenen Toxoplasmose. Auch Augenmuskellähmungen und Mikrophthalmie sind möglich.
▶ Eine Enzephalomeningitis mit Hydrozephalus (z. B. durch entzündlichen Verschluß des Aquaeductus Sylvii) oder eine Mikrozephalie führt zu Retardierung, Krämpfen und Paresen.
▶ Ein Ikterus mit Hepatosplenomegalie ist nur in einem Teil der Fälle vorhanden.

Seltener sind Anämie, Eosinophilie, Purpura, makulopapulöses Exanthem, Lymphknotenschwellung oder Pneumonie. Spätsymptome sind Sehstörungen, Krämpfe und geistige Retardierung.

Diagnose:

▶ Mikroskopischer Toxoplasmennachweis im Liquorsediment oder in der Plazenta.
▶ Tierversuch mit Liquor oder Gewebsmaterial.
▶ Serologische Untersuchungen: Der Serofarbtest (Sabin-Feldman-Test) allein beweist bei positivem Ausfall noch keine Erkrankung, da die hiermit nachgewiesenen Antikörper auch nach latenten Infektionen lebenslang persistieren. Die indirekte Fluoreszenztechnik, besser noch der sog. Doppel-Sandwich-IgM-ELISA-Test zum Nachweis Toxoplasmaspezifischer IgM im Serum (ansteigender Titer) und im Liquor sind bei positivem Ausfall beweisend. Oft fehlen jedoch anfangs spezifische IgM und werden meist erst nach Wochen nachweisbar. Daher sind Verlaufsuntersuchungen wichtig. In der Gravidität sprechen Toxoplasma-spezifische IgM für eine kürzlich erworbene Infektion, wenn die Titer weiter ansteigen oder wenn eine Serokonversion stattgefunden hat. Bei der ersten Serumuntersuchung in der Schwangerschaft kann es schwierig sein, den wahrscheinlichen Zeitpunkt der Infektion zu erkennen, weil Toxoplasma-spezifische IgM länger als 1 Jahr persistieren können.
▶ Röntgenologisch und im CT lassen sich sofort oder einige Zeit nach der Geburt intrakranielle Verkalkungen nachweisen, die meist punktförmig verstreut sind und/oder als gebogene Linien im Bereich der Stammganglien imponieren (Abb. 18). Im MRT sieht man Entzündungsherde.
▶ Liquor: Hoher Eiweißgehalt, Xanthochromie, geringe Pleozytose (Erythrozyten, eosinophile Zellen), IgM-Antikörper gegen Toxoplasmen.

Therapie: Die Kombination eines Langzeitsulfonamides mit dem Folsäureantagonisten Pyrimethamin (Daraprim) wird im 1. Lebensjahr 3–4mal für je 3 Wochen angewandt (unterbrochen von 2- oder 3monatigen Pausen). Als Nebenwirkung kann eine Knochenmarkdepression eintreten (daher sind regelmäßige Blutbildkontrollen notwendig); vorbeugend wirkt die Gabe von Folinsäure (Lederfolat), das die antiparasitäre Wirkung nicht beeinträchtigt. Bei aktiver ZNS-Infektion oder Chorioretinitis gibt man außerdem Prednison, bis eine deutliche Besserung eingetreten ist.

Bei asymptomatischen Neugeborenen, deren Mütter in der Schwangerschaft eine Toxoplasmose erworben haben und nicht entsprechend behandelt worden sind, wird nach der Geburt sicherheitshalber eine 3wöchige Pyrimethamin-Sulfonamid-Behandlung durchgeführt. Dann wird eine 6wöchige Pause gemacht und nur bei nachgewiesener Infektion weiterbehandelt.

f) AIDS

Ätiologie und Pathogenese: Das erworbene Immun-Defekt-Syndrom wird durch das Human-Immunodeficiency-Virus (HIV) verursacht. Gefährdet sind Neugeborene von HIV-seropositiven Müttern und Kinder nach Transfusionen. Bis zum Alter von 15 Monaten läßt sich durch Antigennachweis (PCR) und wiederholte serologische

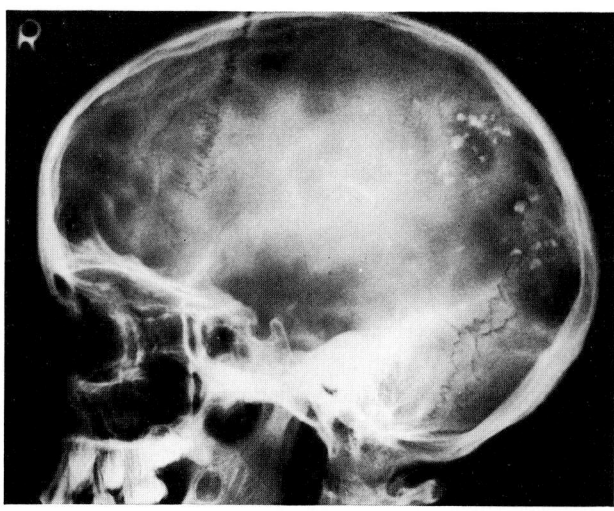

Abb. 18. Angeborene Toxoplasmose: unregelmäßige, überwiegend parietal gelegene intrakranielle Verkalkungen. 9 Jahre altes Mädchen.

Untersuchungen feststellen, ob eine aktive HIV-Infektion oder eine Leihseropositivität vorliegt. Für eine manifeste Infektion sprechen HIV-spezifische Antikörper im Liquor, eine Verminderung der T4-Helferzellen und des T4/T8-Quotienten (Helferzu Suppressorzellen) sowie eine paradoxe Hypergammaglobulinämie infolge polyklonaler B-Zellaktivierung.

Symptome: Symptome, wie Gedeihstörung, chronische Diarrhoe, rezidivierende bakterielle Infektionen oder persistierende Candidiasis, entwickeln sich bei einer perinatal erworbenen HIV-Infektion im Laufe des 1. Lebensjahres. Typischer sind eine Parotitis, Hepatosplenomegalie sowie generalisierte Lymphknotenvergrößerungen. Sehr früh kommt es bei jüngeren Kindern zu einer neurologischen Symptomatik mit Stillstand oder Rückgang der psychomotorischen Entwicklung, zu Mikrozephalie, Paresen, Tonusverlust und pathologischen Reflexen.

Bei fortgeschrittener Erkrankung gesellen sich zu dem B-Zelldefekt (mit Abwehrschwäche gegen bakterielle Infektionen) Störungen der zellulären Immunität (mit einer Abwehrschwäche gegen Virus-, Protozoen- und Pilzinfektionen). Eine besonders ungünstige Prognose haben Patienten mit einer assoziierten Pneumocystis-carinii-Pneumonie, Zytomegalie, Herpesenzephalitis und Pilzerkrankung der Lunge (z. B. Candidiasis), die entsprechend behandelt werden (s. S. 478). Azidothymidin (AZT) ist indiziert bei Auftreten von AIDS-Symptomen.

g) Andere pränatale Infektionen

Selten werden intrauterine Infektionen durch Coxsackie-B-Virus (Myokarditis, Meningoenzephalitis), Hepatitisvirus B (s. S. 632), Varizellenvirus (schwere, evtl. tödliche Erkrankung, s. S. 625), Parvovirus B19 (Hydrops fetalis, schwere Anämie, s. S. 625), Campylobacter fetus (Sepsis, Meningoenzephalitis), Borrelia burgdorferi (Meningoenzephalitis, s. S. 654) und Tuberkelbakterien (Miliartuberkulose) hervorgerufen.

Eine **intrauterine Sepsis** ist meistens durch B-Streptokokken, E. coli u. a. verursacht, eine **intrauterine Pneumonie** auch durch Klebsiella oder Pseudomonas. Beide Erkrankungen entstehen entweder hämatogen oder durch eine Fruchtwasserinfektion (Chorioamnionitis). Ein Erregernachweis kann aus mütterlichem und kindlichem Venenblut, Plazentagewebe, Trachealsekret und evtl. aus Liquor geführt werden.

Die seltene **angeborene Candidiasis** entsteht bei Aszension von Candida albicans durch die rupturierten oder intakten Eihäute von der mütterlichen Vagina aus und ist dann vorwiegend an der Haut lokalisiert. Man findet dabei ein generalisiertes schuppendes Erythem, z. T. mit Papeln oder kleinen Bläschen (ähnlich dem Erythema neonatorum), das auch Handteller und Fußsohlen einschließt. Die Diagnose wird durch mikroskopischen und kulturellen Pilznachweis aus den Hautläsionen gestellt. Die Prognose ist günstig, es sei denn, daß innere Organe beteiligt sind (bei diaplazentarer Übertragung).

13. Neugeboreneninfektionen

Ätiologie und Pathogenese: Neugeboreneninfektionen entstehen entweder während oder nach der Geburt und werden am häufigsten durch Staphylococcus aureus, B-Streptokokken (Streptococcus agalactiae), E. coli, Klebsiella pneumoniae oder Enterobacter-Arten hervorgerufen (Tab. 7). Virusinfektionen (außer durch Rotaviren) sind selten. Lokalisierte Infektionen durch Candida albicans kommen häufiger vor.

Man unterscheidet exogene und endogene Infektionen. Eine **exogene Infektion** der Haut oder der Konjunktiven entsteht manchmal infolge Keimübertragung durch die Hände des Personals (Staphylokokken). Eine Infektion kann auch während der Geburt durch den Kontakt mit der Genitalschleimhaut der Mutter stattfinden, wodurch eine Neugeborenenkonjunktivitis (durch Chlamydia trachomatis, Gonokokken, Haemophilus), ein Mundsoor, eine Hepatitis B, ein Herpes simplex sowie AIDS (s. S. 628) verursacht werden (Tab. 8). Normale Darmbakterien, wie E. coli, Enterobacter, Anaerobier u. a., können durch **endogene Infektion** (z. B. Aspiration von Erbrochenem) zu Krankheitserregern werden.

Dispositionelle Faktoren spielen bei der Pathogenese der Neugeboreneninfektionen eine wichtige Rolle:

Tab. 7. Die wichtigsten bakteriellen Erreger von Neugeboreneninfektionen.

Erreger	Vorkommen	Erkrankungsformen	Antibiotikatherapie
Staphylococcus aureus und epidermidis	Nabelwunde, Haut, Nase, infizierte Venenkatheter	Sepsis, Meningitis, Pneumonie, Omphalitis, Konjunktivitis, Osteomyelitis, Pemphigoid, Abszesse (Haut, Brustdrüse, Parotis)	Penicillinasefeste Penicilline (z. B. Flucloxacillin), Cefazolin, evtl. Penicillin G, bei Resistenz Vancomycin
B- oder A-Streptokokken	Geburtswege, Wunden	Sepsis, Meningitis, Pyodermien, Erysipel	Penicillin G
Enterokokken (Streptococcus faecalis)	Geburtswege, Darm, infiziertes Fruchtwasser	Sepsis, Meningitis	Ampicillin, Mezlocillin, Piperacillin
Clostridium tetani	Wunden, Fäzes, Nabel	Tetanus	Penicillin G
Listerien	Geburtswege, intrauterine Infektion	Sepsis, Meningitis, Enteritis	Ampicillin, Piperacillin
Gonokokken	Geburtswege	Gonoblennorrhoe, Rhinitis, Sepis (bei Fruchtwasserinfektionen)	Cefuroxim, Cefotaxim
E. coli	Nabelwunde, Darm, infiziertes Fruchtwasser	Sepsis, Meningitis, Pneumonie, Omphalitis, Enteritis, Pyelonephritis	Mezlocillin, Cefuroxim, Cefotaxim
Campylobacter	Geburtswege, Darm	Sepsis, seröse Meningitis	Gentamicin + Chloramphenicol
Proteus, Enterobacter, Klebsiella	Nabelwunde, Darm, infiziertes Fruchtwasser	Sepsis, Meningitis, Pyelonephritis	Cefotaxim, evtl. + Aminoglykosid
Pseudomonas aeruginosa	Nabelwunde, Haut, Beatmungsgeräte	Sepsis, Meningitis, Pneumonie, Omphalitis, Konjunktivitis	Azlocillin, Piperacillin oder Ceftazidim + Tobramycin
Sporenlose Anaerobier (Bacteroides-Arten, Peptostreptococcus u. a.)	Geburtswege, Darm, infiziertes Fruchtwasser	Pneumonie, Sepsis, Peritonitis (oft Mischinfektion)	Cefoxitin, Metronidazol
Chlamydia trachomatis	Geburtswege	Konjunktivitis, Pneumonie	Erythromycin

Tab. 8. Die wichtigsten in den mütterlichen Geburtswegen fakultativ vorkommenden Erreger von Neugeboreneninfektionen.

Bakterien	Viren	Pilze

A-, B-Streptokokken
Listerien
Gonokokken
Enterobakterien
Genitalmykoplasmen
Anaerobier, z. B.
    Peptostreptokokken,
    Bacteroides-Arten,
    Clostridium tetani,
    Campylobacter fetus
Chlamydia trachomatis
	Herpes-simplex-Virus
	Hepatitis-B-Virus
	Hepatitis-C-Virus
	Zytomegalievirus
	HIV
		Candida albicans

▶ **Vorschädigungen der Organe:** Lungenatelektasen, hyaline Membranen, Mekoniumaspiration, vermehrte Lungendurchblutung bei Shuntvitien und zentrale Atemstörungen (Hirnblutungen, Asphyxie) disponieren zu Pneumonie. Durch Verletzungen entstehen leicht Hautinfektionen. Fehlbildungen des ZNS (Myelomeningozele) oder der Harnwege begünstigen eine Meningitis bzw. Pyelonephritis.

▶ **Abwehrschwäche:** Bei Neugeborenen, besonders bei Frühgeborenen, besteht ein physiologischer Mangel an den Immunglobulinen IgA und IgM, welche erst im Laufe des 1. und 2. Lebensjahres durch den stimulierenden Einfluß verschiedener Infektionen gebildet werden. Dagegen passieren die Immunglobuline IgG, welche ein niedriges Molekulargewicht haben, die Plazenta und verleihen dem Kind eine vorübergehende (passive) Immunität gegen eine Reihe von Infektionen. Außerdem spielt bei Neugeborenen die geringere Fähigkeit zu einer Entzündungsreaktion (Mangel an Zytokinen) eine Rolle, so daß lokale Infektionen leichter generalisieren. Chemotaxis und bakterizide Aktivität der Granulozyten sind eingeschränkt, ebenso die Opsonierung bestimmter Bakterien sowie die Komplement- und Properdinaktivität.

Vorkommen: Bei Neugeborenen führen Pneumonien, Hautinfektionen, Pyelonephritis und Konjunktivitiden nicht selten zu einer Generalisierung (Sepsis, Meningitis, Osteomyelitis). Durch die moderne Intensivpflege (mechanische Beatmung, häufige Blutgefäßkatheterisierung usw.) hat sich das Infektionsrisiko deutlich erhöht.

Symptome: Während Lokalinfektionen von Haut, Nabel oder Augen leicht erkannt werden, sind die Symptome einer Sepsis, Meningitis oder Osteomyelitis bei Neugeborenen oft uncharakteristisch und werden manchmal fehlgedeutet.

Pneumonie:

Die **angeborene Pneumonie** beruht meist auf der Aspiration von infiziertem Fruchtwasser nach vorzeitigem Blasensprung oder bei verlängerter Geburt (Chorioamnionitis).

Die Erreger sind gramnegative Stäbchen, B-Streptokokken oder Mykoplasmen. Bei pränatalen Infektionen (z. B. durch Listerien) sind die Lungen oft beteiligt.

Die **postnatale Pneumonie** entwickelt sich häufig durch die Aspiration von Vaginalsekret, Erbrochenem oder Nahrung, manchmal auch im Verlauf einer absteigenden Atemwegsinfektion und selten hämatogen.

Bei Langzeitbeatmung deszendieren oft Bakterien aus dem Rachen in die Trachea und Bronchien und können eine sog. Beatmungspneumonie auslösen. – Die Symptome bestehen in Tachypnoe, interkostalen Einziehungen, feinblasigen RG (bei flacher Atmung häufig fehlend), Trinkschwäche, evtl. Zyanose. Die Diagnose wird durch das Röntgenbild gesichert, das bei Aspirationspneumonie meist fleckige Verdichtungen in allen Lungenabschnitten zeigt. Die Erreger lassen sich aus dem Trachealsekret anzüchten.

Eine afebrile bilaterale Pneumonie mit starker Tachypnoe ist die **Chlamydia-trachomatis-Pneumonie,** die meist in der 2.–16. Lebenswoche auftritt.

Im Blut sind oft die eosinophilen Granulozyten vermehrt (mehr als 400/µl). Die Erreger lassen sich aus Rachensekret anzüchten. Im Serum sind spezifische Antikörper nachweisbar (mit der Immunfluoreszenzreaktion). Unter Erythromycinbehandlung heilt die sonst protrahiert verlaufende Pneumonie rasch ab. Eine **interstitielle Pneumonie** im ersten Lebensvierteljahr wird zumeist durch Zytomegalievirus oder Pneumocystis carinii verursacht.

Hautinfektionen: Die häufigsten Erreger sind Staphylokokken, seltener Pseudomonas aeruginosa, Streptococcus pyogenes (A-Streptokokken), Candida albicans u. a., die durch unsaubere Hände oder verschmutzte Wäsche auf die Haut gelangen können.

Man unterscheidet:
- Bullöse Impetigo durch Staphylokokken mit oberflächlichen, eitergefüllten Hautblasen, die leicht platzen. Handteller und Fußsohlen bleiben meist frei.
- Subkutane Abszesse, die in eine Phlegmone übergehen können.
- Dermatitis exfoliativa (Rittersche Krankheit): Flächenhafte Exfoliation der Epidermis mit Freilegung der tieferen Hautschichten. Sonderform des Lyell-Syndroms (S. 440) bei jungen Säuglingen, welche durch Exfoliatinbildende Staphylokokken verursacht wird. Die Staphylokokken lassen sich gewöhnlich nicht aus den Hautläsionen züchten.
- Das Erysipel, eine Streptokokkeninfektion der Haut mit scharf umschriebener Rötung, heilt unter Penicillin rasch ab.

Neugeborenenkonjunktivitis (Ophthalmia neonatorum): Die seltene Gonoblennorrhoe beginnt 2–3 Tage nach der Geburt mit Lidschwellung, starker Eitersekretion, evtl. Hornhautbeteiligung (Erblindungsgefahr) und tritt bei Unterlassung oder Versagen der Credé-Prophylaxe (1 Tropfen 1%iger Argentum-nitricum-Lösung in jeden Bindehautsack) auf. Durch das Silbernitrat kommt es oft zu einer 2–3 Tage dauernden chemischen Konjunktivitis (»Silberkatarrh«) mit eitriger Sekretion, bei der die Bakterienkultur steril ist.

> Häufig ist eine eitrige Konjunktivitis beim Neugeborenen auch durch Staphylokokken, Pseudomonas aeruginosa, Pneumokokken, Haemophilus oder andere Erreger bedingt, die nach antibiotischer Behandlung gewöhnlich ohne Komplikationen abheilt. Die Herpes-simplex-Virus-Konjunktivitis kann von einer Keratitis begleitet sein (Spaltlampenuntersuchung erforderlich). Die Einschlußkörperchenblennorrhoe, welche durch Chlamydien hervorgerufen wird, beginnt später als die Gonoblennorrhoe (am 5.–7. Tag nach der Geburt).

Es kommt dabei zu einer schleimig-eitrigen Sekretion, die unbehandelt erst nach Wochen oder Monaten zurückgeht. Mikroskopisch lassen sich im gefärbten Ausstrich in den Konjunktivalepithelzellen des Unterlides die typischen zytoplasmatischen Einschlußkörperchen erkennen. Zuverlässiger ist der Erregernachweis in der Zellkultur. Die Behandlung besteht in oraler Gabe von Erythromycin und lokaler Anwendung von tetracyclinhaltiger Augensalbe. – Ein- oder doppelseitiges Tränenträufeln, verbunden mit schleimig-eitriger Konjunktivitis über die Neugeborenenperiode hinaus, beruht fast immer auf einem angeborenen Verschluß oder einer Verengerung des Tränennasenganges (Dakryostenose), welche als Komplikation häufig zu einer Dakryozystitis führt. Typisch für eine Dakryostenose ist das Auspressen eines Eitertropfens bei Druck auf den medialen Augenwinkel.

> **Nabelinfektionen:** Durch Schmierinfektion entstandene Nabelentzündungen äußern sich durch Eitersekretion, evtl. mit Einschmelzung des Nabelgrundes (**Nabelgeschwür**) oder durch eine Rötung und Schwellung des Nabels und der angrenzenden Bauchhaut (**Omphalitis = Nabelphlegmone**).

Erreger sind Staphylokokken, E. coli oder Pseudomonas aeruginosa. Bei einer Thrombophlebitis der Nabelvene kann es zur Pfortaderentzündung (Pylephlebitis) und zu Leberabszessen, bei Fortschreiten der Infektion in den obturierenden Nabelarterien zur hämatogenen Aussaat (**Nabelsepsis**), zu subkutanen Bauchwandabszessen und zur Peritonitis kommen. Bei **Nabeldiphtherie** ist der Nabelgrund schmierig-eitrig belegt (keine Membranbildung) und die Bauchhaut in der Umgebung oft hart infiltriert. Ein von der Nabelwunde ausgehender **Tetanus** ist nur möglich, wenn die Mutter keine Antikörper hat und das Kind somit nicht geschützt ist. Hauptsymptome sind Trismus (Kiefersperre) und tonische Krämpfe (bei erhaltenem Bewußtsein), die durch kleinste äußere Reize auslösbar sind. Selten geht ein **Erysipel** von der Nabelwunde aus. Als **Nabelgangrän** bezeichnet man die feuchte Zersetzung des Nabelschnurrestes anstelle der normalerweise stattfindenden Mumifikation, die gewöhnlich zwischen dem 5. und 8. Tag zum Abfall des Stumpfes führt. Der sog. **nässende Nabel** beruht entweder auf einer verstärkten Wundsekretion, einem Nabelgranulom (überschießendes Granulationsgewebe) oder einer Persistenz des Ductus omphalomesentericus oder Urachus mit Fistelbildung (Sondierungsversuch, evtl. Röntgenkontrastdarstellung).

Abszedierende Entzündungen entwickeln sich nicht selten in den Brustdrüsen des Neugeborenen (**Mastitis neonatorum**), die infolge mütterlicher Östrogene angeschwollen sind und unter Einwirkung von mütterlichem Prolaktin Milch absondern.

Abszesse können sich beim Neugeborenen auch in der Parotis oder in der Mundhöhle (Mundbodenphlegmone, Retropharyngealabszeß) bilden.

Sepsis, Meningitis, Osteomyelitis: Eine postnatale **Sepsis** (S. 652) geht beim Neugeborenen meistens von einer Pneumonie, Haut-, Schleimhaut- oder Nabelinfektion aus. Eine Thrombophlebitis oder eine sog. Venenkathetersepsis kann durch Infektion von länger liegenden Venenkathetern entstehen (Erreger meist Staphylococcus epidermidis, seltener Candida albicans). Häufige Erreger einer Neugeborenensepsis sind B-Streptokokken, E. coli und andere gramnegative Stäbchen. Die pränatale Sepsis, welche in der Mehrzahl der Fälle durch gramnegative aerobe Stäbchen, Anaerobier und B-Streptokokken verursacht wird, kommt entweder diaplazentar (während einer mütterlichen Erkrankung, z. B. an einer Pyelonephritis) oder durch eine Fruchtwasserinfektion zustande.

Charakteristisch für die Neugeborenensepsis sind der schleichende Beginn und das häufige Fehlen typischer Krankheitssymptome (Fieber, Schüttelfrost, Milzschwellung, Leukozytose).

Oft sind Trinkunlust, Gewichtsabnahme, graue Hautfarbe, Zyanose, Unruhe oder Apathie die ersten Zeichen einer Generalisierung. Schocksymptome können mit einer disseminierten intravaskulären Gerinnung (Verbrauchskoagulopathie) verbunden sein. Im weiteren Verlauf kommt es häufig zu Erbrechen und Durchfall, zu Atemstörungen mit Zyanose, Hautblutungen (Thrombozytopenie) und Ikterus mit Hepatomegalie. Dabei ist nicht nur das direkte, sondern auch das indirekte Bilirubin vermehrt (Störung der Glukuronisierung in der Leber). Eine Leukozytose wird anfangs oft vermißt; erste Hinweise gibt eine Linksverschiebung. Anfangs findet man oft eine Leukozytopenie (<4000/μl), seltener eine Thrombozytopenie. Oft besteht auch eine hämolytische Anämie.

Die klinische Verdachtsdiagnose wird durch die positive Blutkultur bestätigt.

Bei Verdacht auf intrauterin entstandene Sepsis (nach vorzeitigem Blasensprung) sollte stets eine Blutkultur aus Plazentablut (gewonnen durch Punktion eines Plazentagefäßes von außen) angelegt werden. In dieser Blutkultur wachsen bei infiziertem Fruchtwasser die gleichen Keime wie aus dem zuerst entleerten Mekonium und den Gehörgangsabstrichen (z. B. B-Streptokokken oder E. coli). Bei B-Streptokokkensepsis läßt sich mit einer Serumprobe des Patienten auf dem Objektträger ein Schnelltest (Latexagglutinationstest) zum Antigennachweis durchführen.

Bei länger als 24 Std. zurückliegendem Blasensprung, vor allem aber bei positiver Blutkultur sollte die Antibiotikabehandlung sofort beginnen, auch wenn noch keine klinischen Erscheinungen einer Sepsis vorhanden sind (diese folgen in der Regel erst 1–2 Tage später).

Wegen der ernsten Prognose und des breiten Erregerspektrums ist bei der Frühform stets eine Kombinationsbehandlung indiziert (z. B. mit Cefotaxim + Piperacillin i. v. oder mit Penicillin G + Gentamicin i. m.). Auf der Intensivstation (wenn mit dem Vorkommen von mehrfach resistenten Staphylokokken zu rechnen ist) eignet sich am besten die Kombination von Cefotaxim und Piperacillin mit Vancomycin. Wenn nach 1–2 Tagen das Ergebnis der Blutkultur vorliegt, kann die Antibiotikatherapie entsprechend modifiziert werden. Von den Akute-Phase-Proteinen reagiert das C-reaktive Protein (CRP) am empfindlichsten und ist oft bereits wenige Stunden nach Krankheitsbeginn vermehrt. Bei Ansprechen auf die antibiotische Behandlung fällt der Spiegel rasch ab. Eine negative Reaktion schließt eine Sepsis nicht aus.

Eine eitrige **Meningitis** kommt bei einer septischen Allgemeininfektion so häufig vor, daß schon bei Sepsisverdacht, bei jeder positiven Blutkultur und bei unklaren Krankheitssymptomen eine diagnostische Lumbalpunktion angezeigt ist.

Die typischen Meningitiszeichen (S. 310) sind oft nur schwach ausgeprägt oder fehlen.

Eine Vorwölbung der großen Fontanelle kann auf eine Meningitis hindeuten. Häufigste Erreger sind E. coli, Klebsiella, Enterobacter oder B-Streptokokken. Eine Schnelldiagnose von B-Streptokokken ist durch den Latexagglutinationstest mit dem Liquor möglich (Antigennachweis). Die Prognose ist schlecht (hohe Frühletalität, nicht selten Übergang in chronische Meningitis, häufig Spätkomplikationen, wie Subduralerguß, Hydrozephalus, Hirnabszeß, zerebrales Anfallsleiden). Bei seröser Meningitis kommen ursächlich Herpes-simplex-Virus, Coxsackie-Viren, ECHO-Viren, Mykoplasmen und Campylobacter fetus in Frage (neben den häufigeren Erregern pränataler Infektionen, Tab. 6, S. 81).

> Die meist durch Staphylokokken oder B-Streptokokken verursachte **Osteomyelitis** (S. 405) ist im Beginn oft symptomarm.

In leichten Fällen findet man lediglich eine Bewegungseinschränkung der betroffenen Extremität, Schmerzäußerungen bei passiven Bewegungen und evtl. eine Weichteilschwellung ohne Rötung (als Folge eines subperiostalen Abszesses). Im weiteren Verlauf kommt es nicht selten zur Gelenkbeteiligung (Pyarthros), besonders des Hüft- und Schultergelenkes. Bei Neugeborenen sind in 60% mehrere Knochen befallen. Eine Oberkieferosteomyelitis äußert sich durch eine starke Schwellung der Wange und des Lides und eine Protrusio bulbi. Aus einer Fistel am Alveolarfortsatz oder Gaumen kann sich Eiter entleeren. Wegen des bedrohlichen Krankheitsbildes ist eine intensive Antibiotikatherapie, evtl. auch chirurgische Behandlung erforderlich. – Die bakteriologische Diagnose der Osteomyelitis wird aus der Blutkultur, aus Punktateiter (die Eiteransammlung kann oft sonographisch lokalisiert werden) oder Untersuchungsmaterial vom Primärherd (Staphylodermie) gestellt. Typische Röntgenbefunde erhält man bei jungen Säuglingen meist nicht vor Ende der 1. Krankheitswoche (bei älteren Kindern nicht vor 2 Wochen); dagegen kann die Knochenszintigraphie (s. S. 682) schon früher positiv sein. Am zuverlässigsten ist die Magnet-Resonanz-Tomographie (MRT).

Die **Neugeborenenenteritis** tritt in verschiedenen Formen auf. Durch Fruchtwasserinfektion (Chorioamnionitis) kann es zu einer Darmbesiedlung, z. B. mit Listerien, und einer Enterokolitis kommen. Ausbrüche von Diarrhoe auf Neugeborenenstationen können durch Rotaviren, Salmonellen, Campylobacter jejuni oder enterotoxinbildende E. coli verursacht sein.

Über **Pyelonephritis** beim Neugeborenen s. S. 279.

Die **nekrotisierende Enterokolitis** des Neugeborenen ist prognostisch ungünstig, da sie häufig zu Intoxikation, Geschwürsperforation, Peritonitis mit paralytischem Ileus und Sepsis führt. Die Ursache ist komplex. Auslösend ist wahrscheinlich eine durch Ischämie oder lokale Noxen bedingte Schädigung der Darmschleimhaut, die das Eindringen von toxinbildenden Bakterien ermöglicht. Begünstigende Faktoren sind Frühgeburt, perinatale Asphyxie und idiopathisches Atemnotsyndrom. Die Krankheit beginnt meist in den ersten 10 Lebenstagen und geht in ¼ der Fälle mit blutigen Stühlen einher.

> Erstes Zeichen ist eine starke Auftreibung des Abdomens.

Eine Pneumatosis intestini (Gasbildung in der Darmwand) ist in 75% röntgenologisch nachweisbar. Freie Luft in der Bauchhöhle zeigt eine Darmperforation an (Operation erforderlich). Wegen der großen Gefahr einer Peritonitis oder Sepsis gibt man Antibiotika, z. B. Cefotaxim + Gentamicin + Metronidazol (Mischinfektion). Die Ernährung erfolgt vorübergehend ausschließlich parenteral.

> Die **Neugeborenenhepatitis** (S. 231) beruht meist auf einer pränatalen Infektion (verschiedene Erreger) und hat eine dubiöse Prognose, weil sie in eine postnekrotische Zirrhose übergehen kann.

Eine Hepatitis-B-Erkrankung der Mutter im 1. und 2. Schwangerschaftsdrittel führt selten zu einer Infektion des Feten. Dagegen wird bei einer mütterlichen Erkrankung im 3. Schwangerschaftsdrittel der Fet häufig infiziert. Die Übertragung findet dabei meistens perinatal statt. Das gleiche geschieht, wenn die Mutter nur HB_s-Antigenträgerin ist. Impft man dann das Neugeborene nach der Geburt nicht passiv und aktiv gegen Hepatitis B, wird es nach 6–12 Wochen im Blut HB_s-Ag-positiv und bleibt chronischer Virusträger. Bei einigen Kindern entwickelt sich im späteren Leben eine chronische Hepatitis oder ein hepatozelluläres Karzinom. Nur wenige Neugeborene von HB_s-Ag-positiven Müttern entgehen der Infektion (z. B. weil die Mutter im Serum Anti-HB_s besitzt). Zur Durchführung der Prophylaxe s. S. 666. auch Hepatitis-C-Virus kann von der Mutter übertragen werden und beim Kind nach 3–12 Wochen zu Hepatitis führen.

Herpes: Herpes-simplex-Viren (HSV) können bei Herpes genitalis der Mutter das Kind bei der Geburt infizieren. Die Gefahr ist bei einer Primärinfektion der Mutter wesentlich größer als bei einer rekurrierenden Virusinfektion. Transplazentare Infektionen sind selten. Die Erkrankung manifestiert sich in den ersten 3 Lebenswochen. Entweder sind nur die Haut, die Augen oder die Mundhöhle befallen (Bläschenbildung), oder es liegt eine disseminierte Form vor (mit Beteiligung von Gehirn, Leber, Nebennieren, Lungen). Es gibt aber auch isolierte ZNS-Infektionen (infolge retrograder axonaler Transmission), die durch CT oder MRT erkannt werden, teilweise auch durch HSV-Antigen- oder -DNS-Nachweis im Liquor.

Das Krankheitsbild ähnelt bei generalisierter Erkrankung dem einer bakteriellen Sepsis. Auf eine Enzephalitis weisen Krämpfe, Vorwölbung der Fontanelle, Lähmungen und Koma hin.

In einem Teil der Fälle fehlen dabei Haut- oder Schleimhautläsionen, die für Herpes simplex sprechen. Auch bei der Mutter wird die Genitalinfektion häufig nicht erkannt. Eine antivirale Behandlung mit Acyclovir i. v. ist immer notwendig, da die Erkrankung in 75% rasch fortschreitet und häufig tödlich endet.

Soor: Candida albicans kommt ubiquitär vor. Eine Übertragung findet oft schon bei der Geburt in der mütterlichen Vagina statt. Im Verlauf anderer Krankheiten und während einer Antibiotikatherapie entstehen häufig Lokalinfektionen, wie Stomatitis oder Dermatitis.

Die weißlichen, fleckförmigen, fest an der Unterlage haftenden Soorbeläge in der Mundhöhle sind vor allem an der Wangenschleimhaut und am Gaumen lokalisiert.

Nach dem Abkratzen der Soorbeläge sieht man an der entzündeten Basis punktförmige Blutungen. Im mikroskopischen Präparat finden sich neben den Pilzsporen auch fadenförmige Gebilde (Hyphen), die eine Schleimhauterkrankung beweisen. Wegen der Rezidivgefahr ist eine längere Lokalbehandlung mit Nystatin, intermittierend evtl. auch mit 1%iger Gentianaviolettlösung, indiziert.

Bei der Soordermatitis sind die scharfrandigen, geröteten, makulopapulösen oder vesikulösen Effloreszenzen vor allem in der Anogenitalregion, manchmal auch in den Hautfalten der Axillar- und Leistengegend lokalisiert.

Oft entwickelt sich eine diffuse Rötung und Schwellung der Haut.

Therapie der Neugeboreneninfektionen: Sofortiger Behandlungsbeginn ist bei klinischem Verdacht auf eine bakterielle Infektion entscheidend, da die Krankheit bei Neugeborenen rasch zum Tode führen kann. Vorher sollten immer Bakterienkulturen angelegt werden, um die Therapie entsprechend dem gefundenen Erreger und dem Antibiogramm gezielt fortsetzen zu können. Bei der antibakteriellen Therapie der Neugeboreneninfektionen ist zu berücksichtigen, daß die meisten Antibiotika von Neugeborenen wegen der noch nicht ausgereiften Nierenfunktion verzögert ausgeschieden werden und bei Kumulation toxisch wirken können. Die Dosierungsvorschriften sind daher genau einzuhalten. Chloramphenicol ruft bei Früh- und Neugeborenen das Gray-Syndrom (graue Hautverfärbung, Erbrechen, Meteorismus, Hyperthermie, Atemstörungen, Kreislaufkollaps) hervor, da die noch unreife Leber des Neugeborenen Chloramphenicol nicht in genügendem Maße glukuronisieren und damit harnfähig machen kann. Man kann heute bei Neugeborenen auf Chloramphenicol meistens verzichten. Sulfonamide sind in den ersten 2 Lebenswochen und bei der Graviden in der letzten Woche vor dem errechneten Geburtstermin kontraindiziert, da sie beim Neugeborenen Bilirubin aus der Albuminbindung verdrängen und einen verstärkten Ikterus (mit der Gefahr eines Kernikterus) hervorrufen können.

Oft sind chirurgische Eingriffe (Abszeßeröffnung, operative Korrektur von Fehlbildungen) notwendig. Bei Sepsis ist die Sanierung des Ausgangsherdes wichtig.

Prophylaxe: Hospitalinfektionen müssen durch hygienische Maßnahmen bekämpft werden. Dazu gehören die strenge Isolierung von infektiösen Patienten, sorgfältige Körperhygiene (aseptische Nabelpflege, Stillhygiene, Händedesinfektion usw.) sowie die regelmäßige Desinfektion von Inkubatoren, Respiratoren, Betten und Matratzen. Antibiotikagaben sind indiziert bei Fieber unter der Geburt, vorzeitigem Blasensprung, verlängerter Geburt sowie bei Aspiration von Erbrochenem oder Nahrung, da hier fast immer eine Bakterienbesiedlung stattfindet.

Zusammenfassung: Neugeboreneninfektionen entstehen entweder exogen oder endogen und verlaufen als lokale Erkrankung (Pneumonie, Pyodermie, Omphalitis, Konjunktivitis, Enteritis, Pyelonephritis) oder in generalisierter Form (Sepsis, Meningitis, Osteomyelitis). Die häufigsten Erreger sind Staphylokokken, B-Streptokokken, Klebsiella, Enterobacter und andere gramnegative Stäbchen. Bei der Wahl des Antibiotikums richtet man sich nach den gefundenen Erregern oder (bei ungezielter Therapie) nach dem typischen Erregerspektrum einer Krankheit.

14. Neugeborene diabetischer Mütter

Definition: Als **Fetopathia diabetica** bezeichnet man die aufgrund einer diabetischen Stoffwechselstörung der Mutter nach dem 4. Schwangerschaftsmonat auftretenden Krankheitserscheinungen des Feten. Wegen der typischen peri- und postnatalen Komplikationen stellen Kinder diabetischer Mütter eine besondere Risikogruppe dar.

Ätiologie und Pathogenese: Eine fetale Erkrankung ist möglich bei:
▶ schon länger bestehendem Diabetes der Mutter, wobei die Gravidität den Insulinbedarf gewöhnlich erhöht,
▶ sich erstmals in der Schwangerschaft manifestierendem Diabetes der Mutter (diabetogene Wirkung der Gravidität),
▶ latentem Diabetes (pathologischer Glukosetoleranztest), der nur vorübergehend während der Schwangerschaft besteht und erst in späteren Jahren manifest wird.

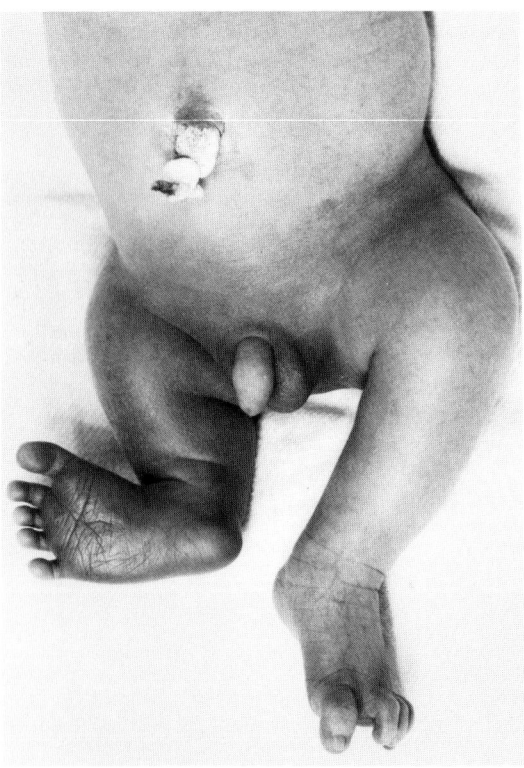

Abb. 19. Embryopathia diabetica.

Fehlbildungen werden bei Neugeborenen diabetischer Mütter zwei- bis dreimal häufiger als bei gesunden Neugeborenen beobachtet (**Embryopathia diabetica**).

Ein typisches Fehlbildungssyndrom gibt es nicht. Relativ häufig werden Herzfehler (u. a. Ventrikelseptumdefekt, Transposition der großen Gefäße) und Skelettanomalien (z. B. Hypo- und Aplasie der lumbalen und sakralen Wirbelkörper, Abb. 19) angetroffen. Eine funktionelle Engstellung des Colon descendens (Small-left-colon-Syndrom) haben während der ersten Lebensmonate etwa ein Drittel aller Kinder diabetischer Mütter. Sie äußert sich in einer hartnäckigen Obstipation.

Erhöhte Blutzuckerkonzentrationen der Mutter treten diaplazentar auf das Kind über und verursachen dort eine Hyperglykämie. Hypertrophie und Hyperplasie der Langerhansschen Inseln mit verstärkter Sekretion von Insulin sind die Folgen. Klinisch kommt es zu einer Glukose-Insulinmastfettsucht und einer vermehrten Glykogeneinlagerung in Herz und Leber. Weiterhin bewirkt der Hyperinsulinismus eine Unterdrückung der Glukagonbildung oder verminderte Ansprechbarkeit des Organismus auf Glukagon sowie eine verminderte Bildung von oberflächenaktiver Substanz in den Alveolen.

Bei schon länger bestehendem manifestem Diabetes der Mutter kann es durch Gefäßveränderungen in der Plazenta zu einer intrauterinen Wachstumsverzögerung kommen, so daß die Kinder ein zu niedriges Geburtsgewicht haben.

Pathologie: Außer der Makrosomie und der starken Vermehrung des Fettgewebes findet man:
▶ Hyperplasie der Langerhansschen Inseln, verbunden mit einer Hypertrophie der Inselzellen und einem Überwiegen der B-Zellen, sowie typische eosinophile Infiltrate in der Umgebung der Inseln;
▶ Starke extramedulläre Blutbildung in Leber, Milz und Pankreas und viele Normoblasten im Blut;
▶ Vergrößerung des Herzens durch Glykogeneinlagerungen (ebenso der Leber).
▶ Hypertrophie der Nebennierenrinde.

Das Fruchtwasser ist häufig vermehrt (Hydramnion). Die Plazenta zeigt nicht selten obliterierende Gefäßveränderungen der kleinen Arterien und Infarkte. Meistens beruht die Plazentainsuffizienz jedoch auf einer verzögerten Zottenreifung. Dabei bleiben die Zotten stromareich, und die Ausbildung der synzytiosinusidalen Membranen ist gestört.

Vorkommen: Die Häufigkeit des Diabetes in der Schwangerschaft liegt bei ungefähr 1‰.

Symptome: Die ausgetragenen Kinder diabetischer und prädiabetischer Mütter haben meistens ein Gewicht über 4000 g. Bei den vorzeitig

14. Neugeborene diabetischer Mütter

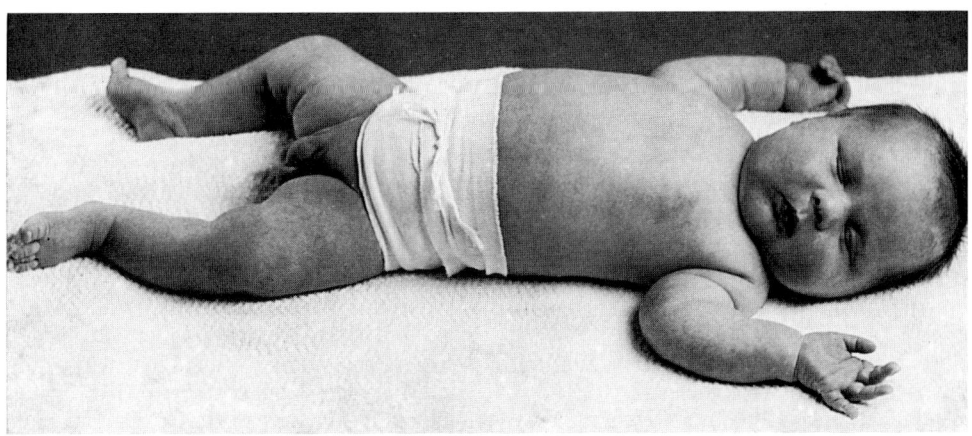

Abb. 20. Fetopathia diabetica: Riesenbaby (4700 g) mit cushingoidem Aussehen.

geborenen Kindern fällt eine im Verhältnis zum Gestationsalter übernormale Körpergröße auf (»large-for-date-infants«). Die Knochenkernentwicklung entspricht jedoch nicht der Körperlänge und dem Gewicht, sondern der Schwangerschaftsdauer. Die Kinder haben ein Vollmondgesicht und wirken insgesamt cushingoid (»Rubens-Kinder«, Abb. 20). Sie verhalten sich teils aufgeregt und zittrig, teils apathisch und schlaff und neigen zu Anfällen von Zyanose oder Apnoe, die als zerebrale Anfallsäquivalente zu werten sind. Entsprechend der oft bestehenden funktionellen Unreife kommt es häufig zu einem Atemnotsyndrom mit pulmonalen hyalinen Membranen und zu einer Hyperbilirubinämie. Der vermehrte Gehalt des Blutes an Erythroblasten wird als Zeichen der Unreife aufgefaßt, könnte aber auch die Folge einer chronischen intrauterinen Hypoxie durch Plazentainsuffizienz sein. Leber und Milz sind in typischen Fällen vergrößert, ebenso das Herz. Eine verstärkte Polyglobulie fehlt selten; sie begünstigt die Entstehung einer Nierenvenenthrombose, die an einer Hämaturie, Nierenvergrößerung und Thrombozytopenie erkannt wird.

Hypoglykämien treten bei Neugeborenen diabetischer Mütter rascher, d. h. schon während der ersten 3 Lebensstunden, und in stärkerem Maße als bei gesunden Neugeborenen auf. Symptome werden erst bei Blutzuckerwerten unter 1,7 mmol/l (30 mg/dl) beobachtet. Bei den meisten Kindern verläuft die Hypoglykämie jedoch asymptomatisch. Übererregbarkeit, Krämpfe und zyanotische Anfälle können auch auf einer Hypokalzämie und Hypomagnesiämie beruhen, welche bei Kindern diabetischer Mütter ebenfalls gehäuft vorkommen. Neugeborene gut eingestellter Diabetikerinnen sind meist normalgewichtig und haben kaum Anpassungsschwierigkeiten.

Verlauf und Prognose: Die Prognose ist günstig, sofern keine schweren Fehlbildungen vorliegen und die auftretenden Komplikationen beherrscht werden.

Diagnose: Die Diagnose einer Fetopathia diabetica ist bei bekanntem Diabetes der Mutter und typischen Krankheitssymptomen des Kindes einfach. Ein latenter mütterlicher Diabetes läßt sich jedoch oft schon kurze Zeit nach der Entbindung nicht mehr nachweisen. Trotzdem sollten beim Verdacht auf eine Fetopathia diabetica bei der Wöchnerin entsprechende Untersuchungen durchgeführt werden. Als einfacher Test hat sich eine orale Glukosebelastung in den ersten 48 Stunden nach der Entbindung bewährt, da in dieser Zeit die mütterliche Stoffwechselreaktion noch ungefähr der in der Schwangerschaft entspricht. Außerdem kann bei Makrosomie ein erhöhter C-Peptidspiegel des Neugeborenen auf einen latenten Diabetes in der Schwangerschaft hinweisen (C-Peptid repräsentiert die von den B-Zellen des Pankreas gebildete Insulinmenge).

Differentialdiagnostisch sind bei Neugeborenen Hypoglykämien aus anderer Ursache abzutrennen:

Intrauterine Wachstumsverzögerung durch **Plazentainsuffizienz** (pränatale Dystrophie, s. S. 59), besonders bei EPH-Gestose und beim kleineren Zwilling. Die Hypoglykämieneigung kann bei diesen Kindern bis zu 1 Woche andauern und ist oft mit einer Hypokalzämie und Polyglobulie verbunden.

Wiedemann-Beckwith-Syndrom (s. S. 127): Es handelt sich um ein angeborenes dienzephales Syndrom mit Hypoglykämien des Neugeborenen, welches an einer Makroglossie (Abb. 21), Omphalozele und Makrosomie mit Viszeromegalie zu erkennen ist. Manchmal bestehen auch eine Hemihypertrophie und ein Mikrozephalus. In einem Teil der Fälle wird später ein Nebennierentumor oder ein Nephroblastom gefunden. Die auf einem Hyperinsulinismus beruhende Hypoglykämieneigung verschwindet spontan nach Wochen oder Monaten.

Andere Ursachen für Hyperinsulinismus mit B-Zellhyperplasie sind Nesidioblastose (S. 584), Inselzelladenom und Rh-Inkompatibilität (S. 100). Bei Hyperinsulinismus ist der C-Peptidspiegel im Blut erhöht (C-Peptid entsteht als Nebenprodukt bei der Umwandlung von Proinsulin zu Insulin in den B-Zellen des Pankreas).

Genetische Stoffwechseldefekte, wie Galaktosämie (S. 564), Ahornsirupkrankheit (S. 561), Glykogenosen (S. 567), Fruktose-1,6-Diphosphatase-Mangel u.a., können schon beim Neugeborenen Hypoglykämien hervorrufen.

Bei **gesunden Reifgeborenen** sind leichte bis mäßige Hypoglykämien (bis 1,7 mmol/l = 30 mg/dl in den ersten 3 Lebenstagen) noch physiologisch.

Therapie: Neugeborene mit einer Fetopathia diabetica werden wie Frühgeborene behandelt und zunächst im Inkubator (je nach Bedarf bei erhöhten Sauerstoffkonzentrationen und einer Luftfeuchtigkeit von 60–70%) gepflegt. Während der ersten 8 Lebensstunden muß der Blutzucker stündlich, danach bis zum Ende des 2. Lebenstages in 4stündigem Abstand kontrolliert werden. Bei normoglykämischen, ungestörten Kindern wird bald nach der Geburt mit Zufuhr von 10%iger Glukoselösung (oral oder durch Sonde) begonnen und diese in 2stündigen Abständen weitergegeben, bis man auf eine Milchnahrung übergehen kann. Bei einem Absinken des Blutzuckers unter 1,7 mmol/l (30 mg/dl) ist in jedem Fall die i.v. Dauerinfusion einer 10%igen Glukoselösung notwendig. Glukagon wirkt ungenügend. Bei einer Hypokalziämie wird Kalziumglukonat langsam i.v. injiziert (unter auskultatorischer Kontrolle der Herzfrequenz). Außerdem behandelt man ein auftretendes Atemnotsyndrom, eine Hyperbilirubinämie, Hirnblutung oder Nierenvenenthrombose in typischer Weise.

Prophylaxe: Eine Prophylaxe ist möglich durch optimale Einstellung des mütterlichen Diabetes auf Diät und Insulin. Dabei sollte regelmäßig auch der HbA_{1c}-Spiegel im Blut kontrolliert werden (s. S. 583). Eine häufigere HbA_{1c}-Bestimmung ist bei Diabetes der Mutter auch sinnvoll vor einer geplanten Schwangerschaft (zur Vermeidung von Fehlbildungen). Von der 32. Schwangerschaftswoche an ist in jedem Fall ein Klinikaufenthalt notwendig. Durch moderne Überwachungsmethoden (Kardiotokographie, Östriolausscheidung im Harn, Ultraschall-Kephalometrie) wird der Zustand des Feten laufend kontrolliert.

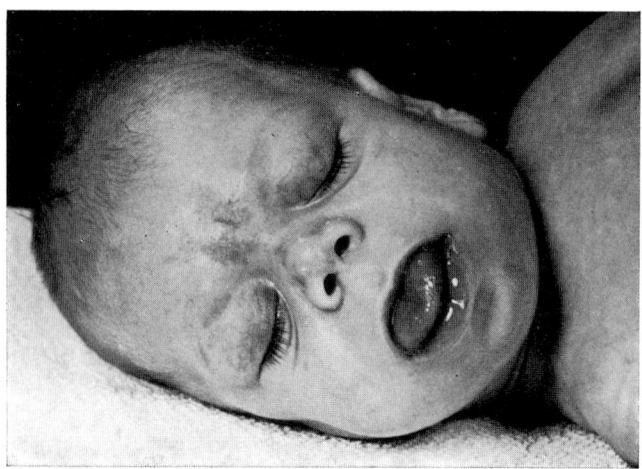

Abb. 21. Wiedemann-Beckwith-Syndrom: Makroglossie.

Da die Gefahr eines intrauterinen Fruchttodes von der 36. Schwangerschaftswoche an rasch zunimmt, muß gegebenenfalls vorzeitig entbunden werden.

Ein latenter Diabetes mellitus in der Schwangerschaft kann durch einen oralen Glukosetoleranztest rechtzeitig erkannt werden; ein erhöhtes Risiko besteht z. B. bei vorangegangenem Riesenkind, bei familiärem Vorkommen von Diabetes bei Verwandten 1. Grades und bei sonographisch festgestellter abnormer Größenzunahme des Feten im letzten Schwangerschaftsdrittel. Danach sind regelmäßige Kontrollen und bei Notwendigkeit eine diätetische und/oder Insulinbehandlung durchzuführen.

Zusammenfassung: Ein manifester oder latenter Diabetes in der Gravidität führt oft zu Abort, Totgeburt oder Geburt eines Riesenkindes, bei dem eine Makrosomie mit starker Vermehrung des Fettgewebes, Inselzellhyperplasie des Pankreas, Hyperplasie der Nebennierenrinde sowie Herz- und Lebervergrößerung gefunden werden. Nach der Geburt sind die Neugeborenen diabetischer Mütter durch Hypoglykämie, Hypokalziämie, Hyperbilirubinämie, Hirnblutungen, Atemnotsyndrom oder begleitende Fehlbildungen stark gefährdet. Die Therapie besteht in Glukoseinfusion, Kalziumzufuhr und entsprechender Behandlung von Komplikationen.

15. Rh-Inkompatibilität

Synonyma: Morbus haemolyticus neonatorum, fetale Erythroblastose, Icterus gravis neonatorum.

Definition: Die Rh-Inkompatibilität ist eine hämolytische Anämie des Neugeborenen, die durch Immunisierung der Mutter mit fetalen Rh-positiven Erythrozyten (bei einer vorangegangenen Schwangerschaft) und durch Übertritt mütterlicher Antikörper in das kindliche Blut entstanden ist.

Ätiologie und Pathogenese: Die Rhesus-Eigenschaft der Erythrozyten beruht auf dem Vorkommen von 6 Rh-Faktoren (C, c, D, d, E, e). Von jedem Elternteil erhält der Mensch einen Satz von 3 die Rh-Eigenschaft bestimmenden Genen, die sich zu einem Genkomplex vereinen. Da sich der Genotypus aus einem väterlichen und einem mütterlichen Genkomplex zusammensetzt, ergeben sich zahlreiche Kombinationsmöglichkeiten, von denen aber nur 8 von praktischer Bedeutung und nur 5 häufig sind (CDe/cde; CDE/CDe; CDe/cDE; cDE/cde; cde/cde).

Eine Immunisierung kann gegen jeden der genannten Rh-Faktoren stattfinden. Da der Faktor D die stärkste Antigenität besitzt, erfolgt eine Immunisierung meistens gegen D. Personen mit dem Rh-Antigen D werden als Rh-positiv, Personen ohne D (man schreibt d) als Rh-negativ bezeichnet. Immunisierungen gegen die Rh-Faktoren C, E oder andere Blutfaktoren (z. B. im Kell- oder Duffy-System) sind selten.

Da der Rh-Faktor D dominant vererbt wird, sind die Kinder einer Rh-negativen Mutter zur Hälfte Rh-negativ, wenn der Vater heterozygot (D/d) ist, und sämtlich Rh-positiv, wenn der Vater homozygot (D/D) ist.

Die Immunisierung einer Rh-negativen Mutter beginnt selten während der ersten Schwangerschaft, häufiger bei der Geburt des ersten Kindes mit Rh-positiven Blutkörpercheneigenschaften, wenn durch gröbere Zottenläsionen der Plazenta mehr als 0,1 ml fetales Blut in den mütterlichen Kreislauf übertritt. Eine solche fetomaternale Transfusion kommt häufiger vor bei manueller Lösung der Plazenta, Sectio und äußerer Wendung des Kindes.

Eine Immunisierung kann auch durch einen Abort oder eine Fehltransfusion mit Rh-positivem Blut ausgelöst werden. In einer darauffolgenden Schwangerschaft mit einem Rh-positiven Fetus treten die gebildeten plazentagängigen **inkompletten Rh-Antikörper** (IgG = 7s-Antikörper) in den fetalen Kreislauf über und schädigen die kindlichen Erythrozyten. Zum Unterschied von den kleinmolekularen inkompletten Rh-Antikörpern passieren die **kompletten Rh-Antikörper** (IgM = 19s-Antikörper) als Makroglobuline die Plazenta nicht. Während die kompletten Antikörper in vitro Rh-positive Erythrozyten in isotonischer NaCl-Lösung agglutinieren, lassen sich die an der Erythrozytenoberfläche gebundenen, inkompletten (= blockierenden) Antikörper erst durch den Antiglobulintest (Coombs-Test, s. u.) im Albuminmilieu nachweisen. Die durch die inkompletten Rh-Antikörper geschädigten fetalen Erythrozyten haben eine verkürzte Lebenszeit und werden durch Phagozytose vor allem in der Milz entfernt. Die in utero beginnende **hämolytische Anämie** kann verschiedene Grade erreichen und durch eine gesteigerte Erythropoese (extramedullär und medullär) teilweise oder vollständig kompensiert werden. Dabei treten die in den extramedullären Blutbildungsherden entstandenen Erythroblasten in großer Zahl in den Kreislauf über (»fetale Erythroblastose«). Bei einer stärkeren Anämisierung in utero kommt es infolge einer fettigen Degeneration der Herzmuskulatur zur Herzinsuffizienz mit der Gefahr des Linksherzversagens (Lungenödem) und Rechtsherzversagens (Einflußstauung, venöser Hochdruck), wodurch sich die Ödeme und serösen Ergüsse in den Körperhöhlen (Hydrops) teilweise erklären. Die Ödembildung wird durch eine Hypalbuminämie (infolge Leberinsuffizienz) und erhöhte Gefäßpermeabilität (infolge Kapillarschädigung) verstärkt.

Das bei der Hämolyse freiwerdende Bilirubin wird ante partum durch die Plazenta ausgeschieden. Nach der Geburt ist die meistens noch unreife Leber nicht in der Lage, das verstärkt anfallende indirekte Bilirubin zu glukuronisieren und damit ausscheidungsfähig zu machen. Bei nicht zu starker Anämie und ausreichender Aktivität der Glukuronyltransferase kann allerdings ein Ikterus ausbleiben. Beim Überschreiten des Bilirubingehaltes von 342 µmol/l (20 mg/dl) ist ein Kernikterus (s.u.) zu befürchten. Diese Gefahr ist dann sehr groß, wenn das indirekte Bilirubin infolge einer Hypalbuminämie nicht genügend an Albumin gebunden ist, da das nicht an Albumin gebundene, lipoidlösliche indirekte Bilirubin leicht in das Hirngewebe diffundiert. Die Bilirubinbindung an Albumin wird durch eine gleichzeitig bestehende Azidose verschlechtert. Ein Kernikterus wird durch die in den ersten Lebenstagen bestehende erhöhte Gefäßpermeabilität sowie durch eine Hypoxie oder Hypoglykämie begünstigt. Das in das Hirngewebe eingedrungene indirekte Bilirubin wirkt zytotoxisch (Chromatolyse, Neuronenverlust, Gliose). Zum Unterschied vom indirekten Bilirubin verursacht das wasserlösliche (glukuronisierte) direkte Bilirubin keinen Kernikterus.

Das seltene Auftreten einer Erkrankung bei Rh-positiven Kindern von Rh-negativen Müttern hat verschiedene Gründe:
1. Ausbleiben einer Sensibilisierung in der ersten Schwangerschaft (keine oder nur geringe fetomaternale Transfusion).
2. Gleichzeitige Differenz im ABO-System (die eingeschwemmten fetalen Rh-positiven Erythrozyten werden von mütterlichen ABO-Antikörpern rasch eliminiert).
3. Geringe Kinderzahl.
4. Heterozygotie (D/d) des Vaters (in 55%).
5. Unterschiedliche Sensibilisierungsfähigkeit von Rh-negativen Frauen.
6. Anti-D-Prophylaxe (s.u.).

Pathologie: Bei verstorbenen Neugeborenen findet man entweder eine starke Blässe der Haut und Organe oder einen Ikterus, außerdem eine erhebliche Leber- und Milzvergrößerung mit ausgedehnter extramedullärer Blutbildung und Ausschwemmung von Erythroblasten ins Blut. Die Milzgröße entspricht dem Grad der Anämie. Das Knochenmark zeigt eine starke Hyperplasie der Erythropoese. Gelegentlich weisen auch Petechien (infolge Thrombozytopenie) oder flächenhafte Hautblutungen (infolge Mangels an Prothrombin und anderen Gerinnungsfaktoren bei Leberschädigung) auf die Schwere des Krankheitsbildes hin. Die Plazenta ist bei einem Hydrops fetalis ödematös und vergrößert. Der Kernikterus besteht in einer intensiven Gelbfärbung der Kerne des Hirnstammes und der Nuclei dentati des Kleinhirns. Im Pankreas erkennt man eine Inselzellhyperplasie, welche den häufig vorhandenen Hyperinsulinismus erklärt.

Vorkommen: Obwohl 15% aller Angehörigen der weißen Rasse Rh-negativ sind und eine ungünstige Mutter-Kind-Konstellation (Mutter Rh-negativ, Kind Rh-positiv) in etwa 10% vorkommt, trat schon früher (vor Einführung der Anti-D-Prophylaxe, s.u.) eine Erkrankung infolge Rh-Inkompatibilität relativ selten auf. Heute beträgt die Häufigkeit <1‰ (infolge Versagens oder Unterlassung der Prophylaxe). Erstgeborene erkranken in der Regel nicht (außer bei vorangegangenen Fehltransfusionen). Das Wiederholungsrisiko ist bei späteren Schwangerschaften groß (vor allem bei Homozygotie des Vaters), da der Grad der Immunisierung bei Rh-positiven Feten von Gravidität zu Gravidität zunimmt (Booster-Effekt).

Symptome: Eine Totgeburt ist immer die Folge einer schweren Anämie und Herzdekompensation. Bei den Lebendgeborenen stehen in 83% der Ikterus und in 13% die Anämie im Vordergrund, während bei etwa 4% die Symptome nur schwach ausgeprägt sind. Der Grad der Anämie hängt von der Stärke der Hämolyse und dem Ausmaß der kompensatorisch gesteigerten Erythropoese ab. Der Ikterus entspricht in seiner Stärke dem Grad des Blutabbaues und der Glukuronisierungsfähigkeit der kindlichen Leber. Unmittelbar nach der Geburt ist ein Hautikterus noch nicht sichtbar. Entweder sterben die Kinder kurze Zeit post partum an einer schweren Anämie mit ausgeprägten Ödemen (Hydrops), oder sie sind zunächst symptomfrei. Dann entwickelt sich im Laufe des 1. Lebenstages ein rasch zunehmender Ikterus, der teilweise von einer Anämie begleitet wird.

Eine schwere Anämie ist meistens mit generalisierten Ödemen (Anasarka), Aszites und Pleuraergüssen kombiniert (Abb. 22). Die starke Leber- und Milzvergrößerung entspricht dem Grad der Anämie. Die Plazenta ist ödematös und stark

15. Rh-Inkompatibilität

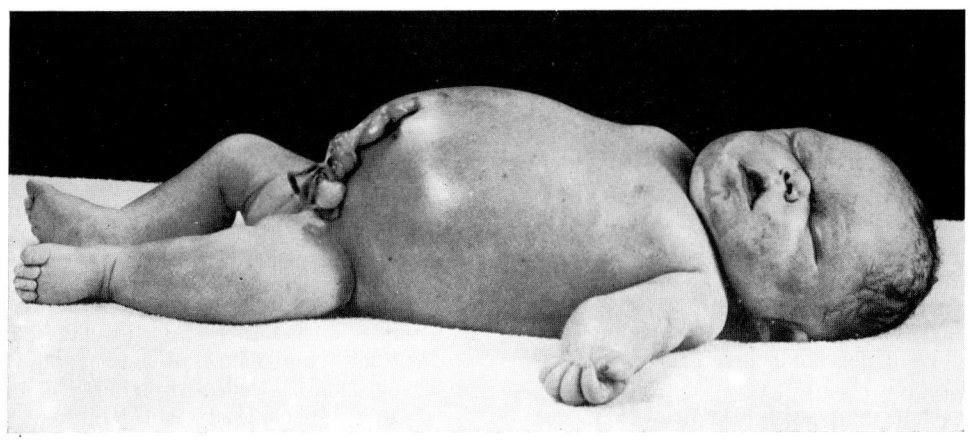

Abb. 22. RH-Inkompatibilität: Hydrops fetalis mit generalisierten Ödemen und Aszites.

vergrößert; das Fruchtwasser und die Vernix caseosa sind gelb verfärbt. Wenn nicht sofort eine Austauschtransfusion erfolgt, sterben die Kinder innerhalb kurzer Zeit an Herzversagen mit Lungenödem und an der schweren Hypoxie.

Der in den ersten 24–48 Stunden rasch zunehmende **Ikterus der Haut** kann anfangs das einzige Symptom der Krankheit sein. Leber und Milz sind oft nur gering vergrößert. Unbehandelt steigt der Bilirubinwert in schweren Fällen auf 513–855 µmol/l (30–50 mg/dl) an. Ein **Kernikterus** kann sich bei Bilirubinspiegeln über 342 µmol/l (20 mg/dl) entwickeln, ist jedoch bei Hypoxie, Azidose, Hypalbuminämie oder Hypoglykämie auch schon bei niedrigeren Bilirubinwerten möglich. Er kündigt sich durch Trinkschwäche, Schläfrigkeit und Verlust des Moro-Reflexes an. Später kommen Rigidität, Opisthotonus, Krämpfe und schrilles Schreien hinzu. Die Bilirubinenzephalopathie kann durch zentrale Atemstörungen zum Tode führen. Spätfolgen sind eine Tetraspastik, Choreoathetose, Innenohrschwerhörigkeit, Dysarthrie und/oder ein Intelligenzdefekt.

Komplikationen: Als seltene Komplikationen können – außer einer Purpura – intrakranielle, intrapulmonale oder Nebennierenblutungen auftreten (infolge Thrombozytopenie oder Mangel an Gerinnungsfaktoren). Der Thrombozytenmangel kann mit einem gesteigerten Abbau von Blutplättchen in der vergrößerten Milz erklärt werden.

Prognose: Bei rechtzeitiger Erkennung und Behandlung sind die Heilungsaussichten günstig. Allerdings ist bei hochgradiger Immunisierung und vorangegangenen Geschwistererkrankungen in einem hohen Prozentsatz mit intrauterinem Fruchttod oder Frühtodesfällen an schwerer Anämie und Hydrops fetalis zu rechnen.

Diagnose: Die **Blutuntersuchung** (Tab. 3, S. 454) deckt eine makrozytäre Anämie mit Anisozytose, Polychromasie, Erythroblastose und Retikulozytose auf. In schweren Fällen findet man eine Linksverschiebung im Blutbild und eine Thrombozytopenie. Im Nabelschnurblut liegt der kritische Grenzwert des Hämoglobins bei 13,5 g/dl und des Bilirubins bei 60 µmol/l (3,5 mg/dl). Verlaufsuntersuchungen zeigen dann oft eine weitere Abnahme des Hämoglobingehaltes und eine rasche Zunahme des indirekten Bilirubins im Blut. Bei einer gleichzeitigen Leberfunktionsstörung durch Cholestase kann auch das direkte Bilirubin ansteigen. Eine Hypalbuminämie und Hypoprothrombinämie beruhen auf einer Leberschädigung. Die **Blutgruppenbestimmung** führt zur Feststellung der typischen Konstellation: Mutter Rh-negativ, Kind Rh-positiv.

Durch den **direkten Coombs-Test** (Antiglobulintest) werden die an der Erythrozytenoberfläche haftenden inkompletten Rh-Antikörper nachgewiesen (Agglutination der kindlichen Erythrozyten nach Zusatz von Kaninchenserum, das Antikörper gegen menschliches Gammaglobulin enthält).

Wenn der direkte Coombs-Test mit kindlichem Serum trotz Rh-Negativität des Kindes (bezüglich Faktor D) positiv ausfällt, liegt möglicherweise eine Immunisierung gegen einen anderen Faktor im Rh-System (z. B. gegen c, C, e oder E), im Kell- oder Duffy-System vor. Die maximale Besetzung von D-Erythrozyten mit D-Antikörpern kann beim D-positiven Kind die Bluteigenschaft »d« vortäuschen, da die Antikörper des Testserums keine Rezeptoren mehr vorfinden.

Durch den **indirekten Coombs-Test** werden die frei im Serum der Mutter vorkommenden inkompletten Rh-Antikörper nachgewiesen (Agglutination von Rh-positiven Testerythrozyten der Blutgruppe 0 nach vorheriger Bebrütung mit dem mütterlichen Serum und Zusatz von Kaninchenserum, das Antikörper gegen menschliches Gammaglobulin enthält). Die Titerhöhe ist mit der Schwere der kindlichen Erkrankung nicht streng korreliert.

Die **Amniozentese** in der Gravidität (transabdominale Aspiration von Fruchtwasser) gestattet eine spektrophotometrische Analyse des Fruchtwassers auf den Gehalt an Bilirubinpigmenten, welcher das Ausmaß der Hämolyse und die Gefährdung des Feten anzeigt. Bei Hydropsverdacht können mit Ultraschall ein Plazenta- und Kopfschwartenödem frühzeitig erkannt werden. Die Gefährdung des Feten durch Hypoxie läßt sich auch durch Kardiotokographie (CTG, Herzschlagregistrierung in zeitlicher Beziehung zur Wehentätigkeit) beurteilen.

In den ersten 3 Wochen der Gravidität sollte bei jeder Frau eine Blutgruppenuntersuchung und bei Rh-negativem Befund eine Rh-Antikörperbestimmung (mit späterer Wiederholung) durchgeführt werden. Lassen sich Antikörper im Serum nachweisen oder ist eine kindliche Erkrankung vorangegangen, so ist eine Amniozentese indiziert, die bei positivem Befund in kürzeren Abständen wiederholt wird, um rechtzeitig eine Therapie einleiten zu können.

Differentialdiagnose: Der **physiologische Ikterus**, eine **Hyperbilirubinämie** durch Leberunreife (besonders bei Frühgeborenen) und andere **Glukuronisierungsstörungen** sind in Tab. 9 aufgeführt. Dabei ist der direkte Coombs-Test mit dem kindlichen Blut stets negativ. Beim physiologischen Ikterus wird der Höhepunkt meist am 4. Lebenstag erreicht. Bleibt ein Hautikterus bis über die 2. Lebenswoche hinaus bestehen, so spricht man von einem Icterus prolongatus, dessen Ursache eine Hypothyreose sein kann.

Andere Ursachen eines Neugeborenenikterus sind in Tab. 10 gegenübergestellt. Bei der **AB0-Inkompatibilität** ist der direkte Coombs-Test meistens negativ, im mütterlichen Serum sind Immunantikörper (Hämolysine) gegen A oder B nachweisbar, und im Blutausstrich finden sich Kugelzellen (Sphärozyten). Die **hereditäre Sphärozytose** führt nur in einem kleinen Teil der Fälle in der Neugeborenenperiode zu einem stärkeren Ikterus. Andere hämolytische Anämien, z.B. bei einer **Erythrozytenenzymopathie** (Pyruvatkina-

Tab. 9. Neugeborenenikterus durch eine Insuffizienz der Bilirubinglukuronisierung.

Insuffizienz der Bilirubinglukuronisierung	Entstehung	Merkmale
Physiologischer Ikterus	Geringe Aktivität der Glukuronyltransferase	Beginn des Hautikterus: 2. oder 3. Tag. Verschwinden: 5.–7. Tag. Sichtbar bei der Hälfte aller Reifgeborenen
Hyperbilirubinämie	Starke Aktivitätsminderung der Glukuronyltransferase	Bilirubinspiegel bei Reifgeborenen >15 mg/dl, bei Frühgeborenen >12 mg/dl. Gefahr des Kernikterus
Resorptionsikterus bei Gewebsblutungen	Hämolyse extravasal gelegener Erythrozyten	Vorkommen bei ausgedehnten Hautblutungen und massiver Hirnblutung. Relativ später Bilirubinanstieg im Serum. Maximum 5.–10. Tag
Hypo- oder Athyreose	Verzögerte Reifung des Enzymsystems der Glukuronisierung	Bei Geburt meist symptomlos. Verlängerter Ikterus. TSH im Blut↑, T_4↓
Crigler-Najjarsche Krankheit	Mangel an Glukuronyltransferase	Gefahr des Kernikterus
Medikamentöse oder hormonelle Störungen	Kompetitive Hemmung der Glukuronisierung durch Medikamente (z.B. Sulfonamide) oder bestimmte Substanzen in der Muttermilch (Hormone? Enzyme? Fettsäuren?)	Rückgang des Ikterus nach Absetzen des Medikaments oder Unterbrechung des Stillens für 2 Tage

15. Rh-Inkompatibilität

Tab. 10. Ikterusformen in der Neugeborenenperiode (außer Insuffizienz der Bilirubinglukuronisierung, Tab. 9).

Art des Ikterus	Wichtige Krankheiten (Ursachen)	Merkmale	Gallenfarbstoffe
Hämolytischer Ikterus	Rh-Inkompatibilität	Rasch zunehmender Ikterus, evtl. Kernikterus, Hepatosplenomegalie, Anämie, Ödeme oder Hydrops	Serum: indir. Bilir. ↑ Urin: Urobilinogen ↑ Stuhl: Dunkelfärbung
	AB0-Inkompatibilität	Früh beginnender Ikterus. Selten: Kernikterus, Anämie oder Hepatosplenomegalie	
	Hereditäre Sphärozytose	Hyperbilirubinämie beim Neugeborenen selten	
	α-Thalassämie (homozygot)	Vorkommen in Südostasien und China. Hydrops fetalis, Frühletalität	
	Erythrozytenenzymopathien (Pyruvatkinase-, Glukose-6-Phosphat-Dehydrogenasemangel u.a.)	Selten. Enzymaktivität vermindert	
Hepatozellulärer Ikterus	Sepsis[1]	Ausgang von z.B. Haut oder Nabel. Erreger: E. coli, B-Streptokokken u.a. (Blutkultur). Oft Meningitis und Osteomyelitis	Serum: dir. Bilirubin ↑, bei Neugeborenen auch indir. Bilirubin ↑ Urin: Bilirubin ↑ Urobilinogen ↑ Stuhl: bei Cholestase teilweise entfärbt
	Pränatale Infektionen[1]	S. Tab. 6 (S. 81)	
	Neugeborenenhepatitis[1]	Verschiedene Ursachen, Zunahme des Ikterus in der 2. und 3. Lebenswoche, Transaminasen ↑, oft chronischer Verlauf, Leberbiopsie: Riesenzellen	
	α_1-Antitrypsinmangel	Beim Neugeborenen zuerst Cholestase, evtl. später Leberzirrhose	
	Galaktosämie[2]	Hepatomegalie, Katarakt, Galaktosespiegel ↑, Hypoglykämie, Galaktosurie	
Verschlußikterus	Gallengangatresie a) extrahepatisch b) intrahepatisch	Langsam zunehmender Verdinikterus, Entwicklung einer biliären Zirrhose und portalen Hypertension	Serum: dir. Bilirubin ↑ Urin: Bilirubin ↑ Urobilinogen ∅ Stuhl: acholisch
	Choledochuszyste	Selten. Derber Tumor im rechten Oberbauch. Verschluß durch Abknickung des Choledochus	

[1] Bei Neugeborenen oft mit hämolytischem Ikterus kombiniert.
[2] Bei Neugeborenen oft auch Glukuronisierung gestört, daher auch indirektes Bilirubin ↑.

semangel u.a.), kommen im Neugeborenenalter selten vor. Auch schwere **Infektionen** können eine hämolytische Anämie verursachen. Eine bakterielle Sepsis erzeugt in der Neugeborenenperiode einen vorwiegend hämolytischen Ikterus.

Ein **hepatozellulärer Ikterus,** der meistens auf einer Neugeborenenhepatitis (Tab. 10 u. S. 231) beruht, und ein **Verschlußikterus** durch Gallengangsatresie oder Gallengangshypoplasie zeichnen sich durch eine Erhöhung des direkten Bilirubins und eine Bilirubinurie aus. Zum Unterschied vom hepatozellulären Ikterus fehlt beim Verschlußikterus im Urin Urobilinogen (jedoch nicht regelmäßig, da Bilirubin bei starkem Ikterus in den Darm diffundieren kann, dort umgewandelt und als Urobilinogen wieder resorbiert wird).

Eine Neugeborenenanämie ohne Ikterus entsteht als **akute Blutungsanämie** durch Blutverluste bei der Geburt (z.B. Plazentablutungen) oder bei inneren Blutungen. Eine angeborene **aplastische Anämie** und eine angeborene **Leukämie** mit Anämie und Thrombozytopenie sind sehr selten.

Einen **Hydrops** (Ödeme, seröse Ergüsse in Körperhöhlen) mit Anämie gibt es auch bei der α-Thalassämie, dem Glukose-6-Phosphat-Dehydrogenasemangel und bei einer Parvovirusinfektion in der Gravidität (s. S. 625). Ohne gleichzeitige Anämie kann ein Hydrops bei angeborener Nephrose (S. 290) oder schwerer Herzinsuffizienz vorkommen.

Therapie:

Intrauterine Bluttransfusion: Wenn die Gefahr eines intrauterinen Fruchttodes droht, werden wiederholt Rh-negative 0-Erythrozyten (als Konzentrat) in ein größeres Blutgefäß des Feten transfundiert, welches sonographisch lokalisiert werden kann. Bei Hydrops des Feten ist eine Transfusion durch die Nabelvene möglich. Von der 35. Schwangerschaftswoche an können eine vorzeitige Entbindung und anschließende Bluttransfusion indiziert sein.

Eine Alternative zur intrauterinen Bluttransfusion stellt die Plasmapherese und anschließende hochdosierte Gammaglobulintherapie dar, wodurch eine Hemmung der mütterlichen Antikörpersynthese sowie eine partielle Blockade des diaplazentaren Rh-Antikörpertransfers bewirkt wird.

Behandlung der schweren Anämie und des Hydrops (post partum): Wenn das Kind nach der Geburt eine schwere Anämie hat (Hb im Nabelschnurblut <12 g/dl) oder einen Hydrops fetalis zeigt, muß sofort eine Erythrozytensubstitution oder Austauschtransfusion mit Erythrozytenkonzentrat erfolgen. Im Eilfall verwendet man Rh-negatives Blut der Gruppe 0. Zur Verbesserung der Lungenventilation kann ein Aszites und/oder Pleuraerguß durch Punktion entleert werden.

Behandlung des Ikterus: Bei leichterem oder mittelgradigem Ikterus, d.h. bei Anstieg auf Bilirubinwerte von 137–171 µmol/l (8–10 mg/dl) am 1. Tag, kann die früh begonnene Phototherapie (S. 57) einen stärkeren Ikterus verhindern. Blaues Licht bewirkt in der Haut eine Isomerisierung des Bilirubinmoleküls, das dann ohne Glukuronsäurekopplung über die Galle und den Urin ausgeschieden werden kann. Eine vermehrte Flüssigkeitszufuhr und ein Verbinden der Augen während der Phototherapie sind notwendig. Um einem Kernikterus vorzubeugen, wird vor Erreichen der kritischen Bilirubinkonzentration von 342 µmol/l (20 mg/dl) eine Austauschtransfusion durch einen Nabelvenenkatheter mit Rh-negativem Blut durchgeführt (170 ml/kg Körpergewicht). Bei Frühgeborenen mit einem Gewicht von 1800–2500 g ist der Grenzwert 406 µmol/l (18 mg/dl), bei Frühgeborenen unter 1800 g 255 µmol/l (15 mg/dl). Im allgemeinen verwendet man 0-Blut mit einem niedrigen Gehalt an Anti-A und Anti-B. Wenn Mutter und Kind die gleiche klassische Blutgruppe haben, ist auch gruppengleiches Spenderblut geeignet. Zur Vermeidung einer Virusübertragung soll der Blutspender CMV- und HIV-seronegativ sein. Durch die Austauschtransfusion wird ein großer Teil des intravaskulären Bilirubins und der Antikörper-beladenen kindlichen Erythrozyten entfernt. Während der Austauschtransfusion, die etwa 1½ Stunden dauern soll, kontrolliert man regelmäßig Atmung, Herzaktion und Temperatur. Bei Verwendung von Zitratblut erfolgt in regelmäßigen Abständen eine Kalziumsubstitution durch i.v. Gaben von Kalziumglukonat; bei Verwendung von heparinisiertem Spenderblut injiziert man am Ende des Blutaustausches Protaminsulfat.

Eine **Austauschtransfusion** kann schon zu einem früheren Zeitpunkt, d.h. vor Annäherung an die kritische Bilirubingrenze, vorgenommen werden, wenn
▶ der Bilirubingehalt im Nabelschnurblut bereits über 51 µmol/l (5 mg/dl) liegt oder der Wert im Blut bei häufigen Kontrollen trotz Phototherapie rasch ansteigt (stündlich >17 µmol/l = 1 mg/dl).
▶ klinische Zeichen eines beginnenden Kernikterus festgestellt werden.

Bei starkem Wiederanstieg des Bilirubins muß die Austauschtransfusion wiederholt werden.

Die Gefahren der Austauschtransfusion sind kardiale Störungen, z.B. Herzstillstand durch Hyperkaliämie (zu altes Spenderblut) oder durch Hypokalziämie (unzureichende Kalziumzufuhr bei Verwendung von Zitratblut), ferner Posttransfusionshepatitis, Sepsis, Pfortaderverschluß und hypovolämischer Schock (Blutdefizit). Die Verwendung von heparinisiertem Spenderblut (Frischblut) ist mit einem Blutungsrisiko verbunden. Eine durch Lymphozyten übertragene Graft-versus-Host-Reaktion (s. S. 477) ist nach intrauterinen Bluttransfusionen, seltener nach Austauschtransfusionen, beobachtet worden; sie läßt sich durch Bestrahlung des Spenderblutes vermeiden. Da in Frischblut noch Syphilistreponemen enthalten sein können (auch bei seronegativen Spendern in der Frühphase einer Lues), sollte man dem Kind nach dem Austausch prophylaktisch Penicillin geben, z.B. eine einmalige

Injektion von Benzathin-Penicillin-G (Tardocillin 1200) in der Dosis von 50 000 E/kg.

Zusätzlich wird eine gleichzeitig bestehende Hypoxie und Azidose behandelt, welche die Gefahr eines Kernikterus erhöhen. Wegen der starken Hypoglykämieneigung sind häufige Blutzuckerkontrollen und ggf. Glukosegaben notwendig.

Behandlung bei spät eintretender Anämie: In einem kleinen Teil der Fälle nimmt die anfangs geringe Anämie in der 2. oder 3. Woche so stark zu (Absinken des Hb unter 5–7 g/dl), daß ein Erythrozytenkonzentrat oder Frischblut transfundiert werden muß. In gleicher Weise behandelt man eine sich in den ersten Lebensmonaten entwickelnde hyporegeneratorische Anämie nach Austauschtransfusion.

Prophylaxe: Injiziert man einer Rh-negativen Mutter, die noch nicht sensibilisiert ist, nach der Geburt eines Rh-positiven Kindes Rh-Antikörper-enthaltendes Serum (Anti-D-Globulin), so werden die unter der Geburt übergetretenen kindlichen Erythrozyten in ihrem Kreislauf neutralisiert. Hierdurch wird eine Immunisierung der Mutter verhindert. Neuerdings beginnt man mit dieser Prophylaxe bereits in der 28.–32. Schwangerschaftswoche und wiederholt sie bei der Entbindung.

Ein Versagen ist möglich, wenn größere fetale Blutungen (>10 ml) in den Kreislauf der Mutter gelangen (z.B. bei Wendung des Kindes oder manueller Plazentalösung). Bei einer solchen Makrotransfusion (quantitativer Nachweis von HbF-Zellen im mütterlichen Blut mit spezieller Färbung mittels Testbesteck) müssen höhere Dosen Anti-D-Globulin gegeben werden. Diese passive Impfung soll nach jeder weiteren Entbindung und bei jedem Abort (auch Interruptio) innerhalb von 72 Std. wiederholt werden. Sie darf auch bei Rh-negativen Frauen nach Amniozentese oder Chorionzottenbiopsie nicht versäumt werden.

Zusammenfassung: Bei der Immunisierung einer Rh-negativen Frau durch Rh-positive Erythrozyten (während einer vorangegangenen Schwangerschaft oder infolge einer Fehltransfusion) entstehen inkomplette plazentagängige Rh-Antikörper (IgG-Globuline), die bei einer darauffolgenden Gravidität die Erythrozyten eines Rh-positiven Feten schädigen. Hierdurch kommt es zu einer gesteigerten Hämolyse, die ante partum zum Fruchttod infolge einer schweren Anämie mit Ödemen (Hydrops) und post partum zur Hyperbilirubinämie (u.U. mit Kernikterus) und/oder zur Anämie führen kann. Die Diagnose stützt sich auf die typische Blutgruppenkonstellation bei Mutter und Kind, den positiven direkten Coombs-Test beim Kind und das klinische Bild (Anämie, Ödeme, Ikterus, Hepatosplenomegalie). Die Therapie besteht in einer Austauschtransfusion (bzw. intrauterinen oder postnatalen Bluttransfusion).

16. AB0-Inkompatibilität

Definition: Die AB0-Inkompatibilität ist eine antikörperbedingte hämolytische Anämie des Neugeborenen, die durch Antikörper der Mutter gegen Blutkörperchensubstanzen des Feten entstanden ist.

Ätiologie und Pathogenese: Zum Unterschied von der Rh-Inkompatibilität kann bei der AB0-Inkompatibilität eine Erkrankung bereits während der ersten Gravidität eintreten, ausgelöst durch »natürliche« Anti-A- oder Anti-B-Antikörper, die bei entsprechender Blutgruppe der Mutter normalerweise in geringer Menge in der 7S(IgG)-Fraktion des mütterlichen Blutes vorkommen. Eine andere Möglichkeit besteht darin, daß während einer vorangegangenen inkompatiblen Schwangerschaft Immunantikörper gegen A oder B gebildet worden sind, die auch in der plazentagängigen 7S-Gammaglobinfraktion enthalten sind und manchmal zur Erkrankung des Kindes führen. Dagegen passieren die natürlichen Isoantikörper, die vorwiegend in der IgM-Fraktion vorkommen, als Makroglobuline die Plazenta nicht. Folgende Inkompatibilitäten sind möglich:
Mutter 0 – Kind A oder B
Mutter A – Kind B oder AB
Mutter B – Kind A oder AB

Am häufigsten findet eine Immunisierung gegen A statt, wobei die Mutter meistens die Blutgruppe 0 und das Kind die Blutgruppe A_1 hat (unterschiedliche Antigenität der Blutgruppensubstanzen A_1 und A_2). Sensibilisierungen bei der kindlichen Blutgruppe A_2 sind sehr selten, so daß bei einer $A_1$0-Inkompatibilität zur Austauschtransfusion A_2-Spenderblut verwandt werden kann. Am zweithäufigsten ist eine B0-Inkompatibilität, während eine AB- und BA-Unverträglichkeit extrem selten sind.

Die geringe Erkrankungshäufigkeit von Neugeborenen trotz einer Immunisierung der Mutter hängt damit zusammen, daß
▶ die gebildeten Antikörper zum großen Teil von extraerythrozytären A- bzw. B-Rezeptoren (z. B. in der Plazenta) abgefangen werden und
▶ die kindlichen Erythrozyten nur eine geringe Antikörperbindungsfähigkeit haben, da die Blutgruppeneigenschaft noch nicht voll ausgebildet ist (besonders bei Frühgeborenen, die seltener als Reifgeborene erkranken). Das geringe Antikörperbindungsvermögen der kindlichen Erythrozyten erklärt den leichten Verlauf der meisten Erkrankungen, welche in dem Fehlen einer stärkeren Anämie zum Ausdruck kommt.

Vorkommen: Eine ungünstige Blutgruppenkonstellation bei Mutter und Kind kommt in 20% vor, aber nur in 1 von 20 Fällen werden Immunantikörper gebildet. Bezogen auf alle Geburten, beträgt die Erkrankungshäufigkeit 1% (in der Mehrzahl leichte Verläufe).

Symptome: Wie bei der Rh-Inkompatibilität spielt bei der Entstehung des Ikterus die Glukuronisierungsfähigkeit der Leber (Leberreife) eine wichtige Rolle. Bereits in den ersten 24 Stunden nach der Geburt entwickelt sich ein Ikterus, der nur in wenigen Fällen trotz Phototherapie so stark wird, daß ein Blutaustausch notwendig ist. Bei Hyperbilirubinämie kann sich ein Kernikterus (s. S. 56) ausbilden. Leber und Milz sind nur gering vergrößert. Eine schwere Anämie und ein Hydrops kommen kaum vor. Zwischen der 2. und 6. Lebenswoche kann eine leichte Anämie auftreten.

Verlauf und Prognose hängen vom Grad des Ikterus ab. Bei entsprechender Therapie ist die Prognose günstig.

Diagnose: Das indirekte Bilirubin im Blut ist vermehrt. Der Blutausstrich zeigt eine Retikulozytose, Sphärozytose, Erythroblastose und Polychromasie. Die osmotische Resistenz der Erythrozyten ist herabgesetzt (in 80%). In einem Teil der Fälle sind der Hb- und der Erythrozytengehalt des Blutes erniedrigt. Die Mutter hat meistens die Blutgruppe 0, das Kind die Blutgruppe A_1.

Der direkte Coombs-Test beim Kind fällt in der Regel negativ aus.

Differentialdiagnose: In erster Linie müssen eine Rh-Inkompatibilität, eine Hyperbilirubinämie anderer Ursache (meist durch Leberunreife) und eine hereditäre Sphärozytose (Tab. 9 u. 10, S. 102 u. S. 103) ausgeschlossen werden.

Therapie: In den meisten Fällen kann eine rechtzeitig begonnene Phototherapie (s. S. 57) eine Hyperbilirubinämie verhindern. Bei Anstieg des indirekten Bilirubins auf 342 µmol/l = 20 mg/dl (bei Frühgeborenen bereits eher) muß ein Blutaustausch mit 0-Blut durchgeführt werden, das einen niedrigen Titer von A- und B-Antikörpern hat. Die Verwendung von 0-Erythrozyten in AB-Plasma bringt keine Vorteile. Bei $A_1$0-Inkompatibilität benutzt man auch A_2-Spenderblut.

Zusammenfassung: Eine Erkrankung infolge AB0-Inkompatibilität tritt trotz des häufigen Vorkommens einer ungünstigen Blutgruppenkonstellation (Mutter meist Blutgruppe 0, Kind Blutgruppe A oder B) relativ selten auf (Häufigkeit: 1% aller Geburten), da Immunantikörper gegen A oder B von schwangeren Frauen nur in 5% gebildet werden (schwache Antigenität der fetalen Blutgruppensubstanzen) und teilweise durch extraerythrozytäre A- bzw. B-Rezeptoren gebunden werden. Wegen der geringen Bindungsfähigkeit der fetalen Erythrozyten für A- oder B-Antikörper sind die Symptome bei AB0-Inkompatibilität milder als bei Rh-Inkompatibilität und bestehen in einem früh einsetzenden Ikterus (mit oder ohne Anämie), der unter Phototherapie selten so stark wird, daß wegen der Gefahr eines Kernikterus eine Austauschtransfusion stattfinden muß. Eine fetale Erkrankung ist bereits in der ersten Schwangerschaft möglich, da bei der AB0-Inkompatibilität humoral sezernierte Blutgruppensubstanzen in gelöster Form in den mütterlichen Kreislauf übertreten und eine Immunisierung auslösen können.

IV. Klinische Genetik

W. Grote und C. Simon

1. Vererbungsregeln

Vererbung

Vererbung bedeutet die **Weitergabe von genetischer Information.** Die in der befruchteten Eizelle (Zygote) niedergelegte genetische Information steuert die Merkmalsausbildung auf einem komplizierten und bisher erst wenig erforschten Weg, wobei auch Umwelteinflüsse wirksam werden. Die Gesamtheit der Merkmale, d. h. das definierbare Erscheinungsbild, wird als **Phänotyp** bezeichnet.

Träger der genetischen Information ist die in den Chromosomen enthaltene **Desoxyribonukleinsäure** (DNS, engl. DNA). Die DNS besteht aus drei verschiedenen Bausteinen: einem Zuckerrest (Desoxyribose), einem Phosphatrest sowie einer Purin- oder einer Pyrimidinbase. Das bekannte Watson-Crick-Modell erklärt die DNS-Struktur. Die genetische Information beruht auf der Anordnung der vier Basen Adenin, Thymin, Guanin und Cytosin. In der DNS-Doppelhelix liegen sich jeweils Adenin und Thymin bzw. Guanin und Cytosin gegenüber. Die Sequenz von drei Basenpaaren bildet den Code für eine Aminosäure, wobei dieselbe Aminosäure durch verschiedene Dreiergruppen bestimmt werden kann. Der erste faßbare Schritt auf dem Wege von der genetischen Information in der DNS zur Ausprägung eines Merkmales besteht in der Bildung einer **Polypeptidkette,** in der die Sequenz der Aminosäuren durch die Dreierfolge der Basen (Triplett) bestimmt wird. Aus den Polypeptidketten werden **Proteine** mit spezifischer Funktion gebildet (s. S. 557).

Erbanlagen

Die Erbanlagen (Gene) wurden zunächst unter dem Gesichtspunkt ihrer Wirkung auf den Phänotyp definiert. Seitdem man jedoch weiß, daß den Mendelschen Erbeinheiten umschriebene Abschnitte der DNS entsprechen, wurden neue Definitionen aufgestellt, die molekularbiologische Erkenntnisse berücksichtigen (s. S. 112). Bei der Darlegung formalgenetischer Zusammenhänge ist es zweckmäßig, davon auszugehen, daß ein Gen eine Erbeinheit ist, die in Abhängigkeit davon, ob sie in einfacher oder doppelter Kopie vorliegt (Gendosis-Effekt), bestimmte phänotypische Auswirkungen hat. Gene können durch Mutation verändert werden. Als Mutation werden bleibende (stabile) Veränderungen des genetischen Materials bezeichnet. Nach der Art der Veränderung des genetischen Materials wird zwischen Genmutationen, Chromosomenmutationen und Genommutationen unterschieden. Genmutationen beruhen auf molekularen Änderungen der DNS, die zu erblichen Erkrankungen führen können, wenn sie auch in Keimzellen vorliegen. Chromosomenmutationen beruhen auf Veränderungen der Chromosomenstruktur. Sie können Fehlgeburten oder Fehlbildungssyndrome verursachen und kommen sporadisch oder familiär vor. Genommutationen beruhen auf Veränderungen der Chromosomenzahl, die durch Fehlverteilung der Chromosomen bei der meiotischen (präzygotischen) oder mitotischen (postzygotischen) Zellteilung entstehen und in der Regel sporadisch auftreten. Folgen sind wie bei den Chromosomenmutationen Fehlgeburten und Fehlbildungssyndrome. In somatischen Zellen können alle Arten von Mutationen zur Tumorentstehung führen oder beitragen. Die klinische Expression einer Mutation kann davon abhängen, ob das mutierte Gen oder das aberrante Chromosom von der Mutter oder vom Vater stammt (genomisches Imprinting).

Im **diploiden** Chromosomensatz der Körperzellen lassen sich die Chromosomen paarweise anordnen. Die sich entsprechenden Partner eines Chromosomenpaares werden als **homologe Chromosomen** bezeichnet. Eine Ausnahme bilden die Geschlechtschromosomen beim Mann, die sich nicht entsprechen. In den Keimzellen findet sich jeweils nur ein Partner eines Chromosomenpaares; der Chromosomensatz ist haploid. Mit der Befruchtung wird der Chromosomensatz durch die Verschmelzung zweier Keimzellen wieder verdoppelt. In der befruchteten Eizelle stammt in der Regel je eines der homologen

Chromosomen vom Vater, das andere von der Mutter. Lassen sich beide Partner homologer Chromosomen auf einen Elternteil zurückführen, so liegt eine uniparentale (maternale oder paternale) Disomie vor, die Krankheitssymptome verursachen kann. Entsprechende Genorte auf homologen Chromosomen werden als **homologe Loci** bezeichnet. Allele sind verschiedene, in ihrer DNS-Sequenz unterschiedliche Formen eines Gens. Sie befinden sich deshalb immer auf homologen Loci. Im diploiden Chromosomensatz können nie mehr als zwei Gene zueinander im Verhältnis der Allelie stehen. Während der Keimzellreifung (Oogenese bzw. Spermatogenese) werden allele Gene durch die Reduktionsteilung voneinander getrennt.

Unterscheiden sich die beiden Allele im Einzelfall nicht, so wird das Individuum bezüglich der betrachteten Allele als homozygot bezeichnet; sind sie verschieden, dann gilt das Individuum als heterozygot. Wenn die beiden Allele in unterschiedlicher Form mutiert sind, liegt eine doppelte Heterozygotie vor. Betroffene Individuen werden als Compound-Heterozygote bezeichnet.

Die Anzahl der in einer Population vorhandenen Allele eines Gens entspricht der Zahl der stabilen Mutationen, die sich im Verlauf der Evolution angesammelt haben. Man nimmt an, daß für die meisten menschlichen Gene zahlreiche molekularbiologisch unterschiedliche Formen existieren (multiple Allelie).

Das Allel, dessen DNS-Sequenz für einen als normal angesehenen Phänotyp kodiert, wird als Normal- oder Wildtypallel bezeichnet. Veränderungen des Normalallels können ohne erkennbare Auswirkung (stumm) bleiben, zu Varianten des normalen Phänotyps führen oder die Ursache von Krankheiten sein, wobei unterschiedliche Mutationen desselben Gens verschiedenartige klinische Bilder hervorrufen können.

Gibt es in der Bevölkerung für einen Genort nur zwei Allele, so steht »p« für die Häufigkeit des einen Allels und »q« für die Häufigkeit des anderen. Die Formel $p + q = 1$ bezeichnet die Gesamthäufigkeit der beiden Allele an dem betrachteten Genort. Wenn weder Auslese noch Inzucht eine Rolle spielen, bleibt der Anteil der verschiedenen Allele eines Gens und damit die Verteilung der Genotypen von Generation zu Generation konstant (Hardy-Weinberg-Gleichgewicht). Das Hardy-Weinberg-Gleichgewicht wird durch die Formel $p^2 + 2pq + q^2 = 1$ ausgedrückt. In dieser Formel bezeichnet »p^2« die Häufigkeit des homozygoten Genotyps für das eine Allel, »$2pq$« die Häufigkeit des heterozygoten Genotyps und »q^2« die Häufigkeit des homozygoten Genotyps für das andere Allel.

Dominanz und Rezessivität

Bei heterozygoten Individuen kann ein Gen von seinem **dominanten** Partner überdeckt werden; es verhält sich zu diesem dann **rezessiv**. Die Wirkung des rezessiven Gens ist folglich nur im homozygoten Zustand erkennbar, die des dominanten auch im heterozygoten Zustand. Bei Heterozygotie können allele Gene auch so zusammenwirken, daß im Phänotyp eine Stellung zwischen den homozygoten Zuständen der beiden beteiligten Gene erkennbar ist. Wir sprechen dann von **intermediärer Genwirkung.** Realisieren sich allele Gene in der Weise, daß zwei Merkmale in Erscheinung treten, liegt **Kodominanz** vor (z.B. Blutgruppe AB). Zunächst glaubte man, daß rezessive Gene im heterozygoten Zustand von ihren dominanten Partnern vollständig überdeckt und damit unwirksam seien. Tatsächlich führen rezessive Gene auch bei heterozygoten Individuen häufig zu Teilmanifestationen, so daß eigentlich eine intermediäre Genwirkung vorliegt (vgl. Heterozygoten-Teste, S. 147).

Erbgänge

Lassen sich Krankheiten auf Mutationen zurückführen, die jeweils **ein** bestimmtes Gen betreffen, so sprechen wir von **monogenen** Erbkrankheiten. Beim **autosomalen** Erbgang liegt das betrachtete Gen auf einem der Autosomen, beim **geschlechtschromosomalen** Erbgang auf einem der beiden Gonosomen (Geschlechtschromosomen). Im diploiden Chromosomensatz der Körperzellen finden sich 22 Autosomenpaare und 2 Geschlechtschromosomen (XX im weiblichen und XY im männlichen Geschlecht).

Wenn heterozygote Individuen krank sind, also die einfache Gendosis ausreicht, um das Krankheitsbild hervorzurufen, wird die Störung als **dominant** erblich bezeichnet. Treten Krankheitssymptome dagegen erst auf, wenn das Defektgen bei Homozygotie in doppelter Dosis einwirkt, so gilt die Störung als **rezessiv** erblich. Bei der X-chromosomal rezessiven Vererbung müssen die Geschlechter getrennt betrachtet werden. Beim weiblichen Geschlecht finden sich zwei X-Chromosomen, so daß hier Heterozygotie oder Homozygotie vorliegen kann. Heterozygote Anlageträgerinnen werden als **Konduktorinnen** bezeichnet. Beim männlichen Geschlecht findet sich nur ein X-Chromosom. Weist dieses ein

1. Vererbungsregeln

rezessives Defektgen auf, so wird der »hemizygote« Mann krank sein, weil er kein zweites X-Chromosom mit dem kompensierenden Normal-Allel besitzt. Frauen erkranken bei X-chromosomal rezessiver Vererbung nur, wenn sie homozygot für das Defektgen sind, also aus der Verbindung zwischen einem kranken Mann und einer heterozygoten Frau hervorgegangen sind. Ausnahmen sind möglich bei Frauen mit Turner-(X0)-Syndrom (s. S. 129) und bei Frauen mit testikulärer Feminisierung (Geschlechtschromosomen XY, s. S. 553).

In Abb. 1 sind typische Erscheinungen der monogenen Vererbung schematisch dargestellt. Für die Praxis lassen sich daraus folgende Regeln ableiten:

Eine **autosomal dominant** vererbte Krankheit kann auf die Nachkommenschaft nur übertragen werden, wenn einer der Eltern erkrankt ist. Abweichung von dieser Regel sind bei verminderter Penetranz (s. u.) möglich. Bei vollständiger Penetranz (s. u.) hat jedes Kind aus einer Verbindung zwischen einem kranken und einem gesunden Partner ein Erkrankungsrisiko von 50%. Wenn nicht besondere, vom Geschlecht abhängige Faktoren zum Tragen kommen, sind beide Geschlechter gleich häufig betroffen. **Neumutationen** sind bei bestimmten Krankheiten, z. B. der Achondroplasie (s. S. 407) und dem Apert-Syndrom (s. S. 409), häufig und führen zu solitären Krankheitsfällen.

Bei **autosomal rezessiver** Vererbung sind die Kranken homozygot; ihre gesunden Eltern müssen als heterozygote Anlageträger angesehen werden. Für jedes Kind aus einer Verbindung zwischen heterozygoten Partnern besteht ein Erkrankungsrisiko von 25%. Wenn nicht besondere, vom Geschlecht abhängige Faktoren zum Tragen kommen, sind beide Geschlechter gleich häufig betroffen.

Bei **X-chromosomal rezessivem** Erbgang tritt die Erkrankung in der Regel nur bei Hemizygotie im männlichen Geschlecht auf. Die Störung wird nie vom Vater auf den Sohn übertragen, sondern durch klinisch meist unauffällige Konduktorinnen. Für jeden Sohn aus der Verbindung einer Konduktorin mit einem gesunden Mann besteht ein Erkrankungsrisiko von 50%. Jede Tochter aus einer solchen Verbindung ist mit einer Wahrscheinlichkeit von 50% Konduktorin. Alle Söhne von erkrankten Männern sind gesund, alle Töchter Konduktorinnen.

X-chromosomal dominant erbliche Störungen sind selten. Ein Beispiel ist die hypophosphatämische Vitamin-D-resistente Rachitis (s. S. 34). X-chromosomal dominant erbliche Erkrankungen treten bei beiden Geschlechtern auf. Die Söhne von

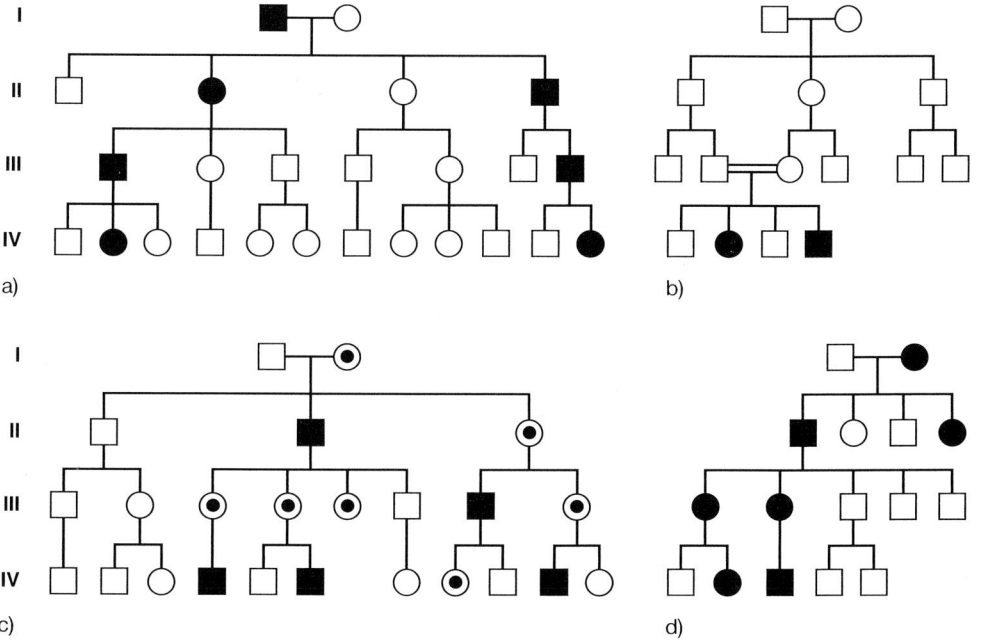

Abb. 1. a–d) Typischer Stammbaum bei a) autosomal dominanter Vererbung, b) autosomal rezessiver Vererbung, c) X-chromosomal rezessiver Vererbung, d) X-chromosomal dominanter Vererbung. Symbole: s. Abb. 2.

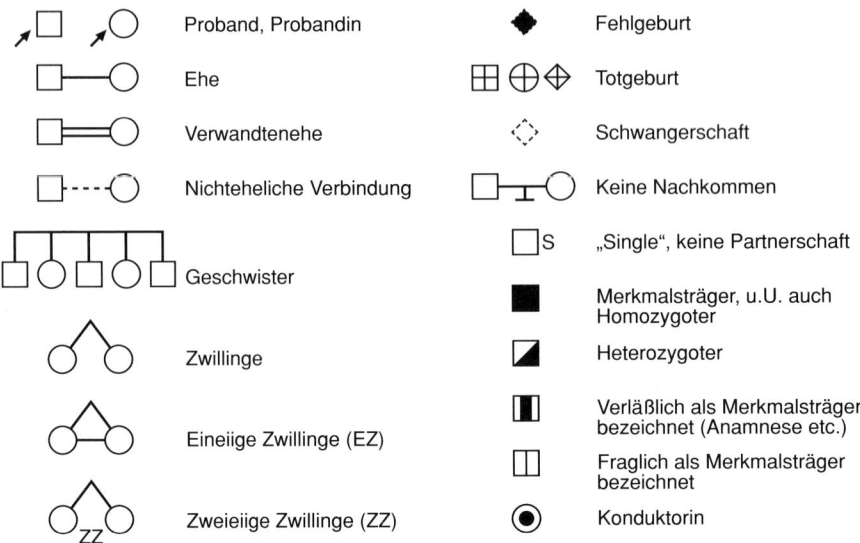

Abb. 2. Symbole, die bei Aufzeichnung eines Stammbaumes verwandt werden.

betroffenen Männern sind nicht erkrankt, da sie vom Vater das Y-Chromosom erben; die Töchter dagegen sind stets krank, weil auf sie das X-Chromosom des Vaters übertragen wird. Männliche Merkmalsträger können das Gen nur von der Mutter geerbt haben.

Wenn sich dominante Gene nicht regelmäßig realisieren (also Genträger manchmal merkmalsfrei bleiben), sprechen wir von unregelmäßig dominanter Vererbung. Die **Penetranz** (Durchschlagskraft) des Gens ist dabei verringert. Bei regelmäßiger Dominanz weisen demgegenüber alle Genträger das zugehörige Merkmal auf (vollständige Penetranz). Die Penetranz eines Gens hängt offensichtlich von den übrigen Genen sowie von Umwelteinflüssen ab und darf deswegen nicht als konstante Eigenschaft des Gens angesehen werden.

Als **Expressivität** wird der phänotypische Ausprägungsgrad eines Gens bezeichnet. Ist die Variabilität der Merkmalsausprägung gering, so spricht man von gleichartiger Expressivität. Bei deutlich variabler Merkmalsausprägung kann die intrafamiliäre und die interfamiliäre Variabilität beschrieben werden. Rezessiv erbliche Störungen zeigen im allgemeinen geringere Expressivitätsunterschiede als dominant erbliche. Die größere Variabilität der Merkmalsausprägung bei dominant erblichen Erkrankungen wird darauf zurückgeführt, daß das Normal-Allel in verschiedenem Maße kompensierend wirkt. Ein besonders schweres Krankheitsbild entsteht, wenn ein krankhaftes dominantes Gen doppelt vorhanden ist. So kommt es z. B. bei homozygoten Anlageträgern für familiäre Hypercholesterinämie (s. S. 578) bereits im Kindesalter zu Symptomen und nicht selten im 2. Lebensjahrzehnt zum Tod durch Herzinfarkt.

Heterogenie liegt vor, wenn verschiedene nichtallele Gene ein ähnliches Krankheitsbild erzeugen. Nicht selten wurden bei zunächst als einheitlich angesehenen Krankheitsbildern durch Familienuntersuchungen verschiedene Erbgänge festgestellt. In den meisten Fällen haben dann gezielte Untersuchungen auch eine Differenzierung nach klinischen und pathogenetischen Gesichtspunkten ermöglicht. Beispiele sind die Muskeldystrophien (s. S. 401), die Myotonien (s. S. 404), die Glykogenosen (s. S. 567) sowie die Mukopolysaccharidosen (s. S. 573). Heterogenie kann heute auch durch molekulargenetische Untersuchungen (s. S. 112) nachgewiesen werden.

Wenn ein Gen verschiedene phänotypische Wirkungen hat, spricht man von **Pleiotropie** (Polyphänie). Als Beispiel sei das autosomal rezessiv erbliche Bardet-Biedl-Syndrom (s. S. 28) erwähnt, bei dem Adipositas, Polydaktylie, Pigmentdegeneration der Retina und Minderbegabung auf die Wirkung eines Gens zurückgeführt werden.

Eine **Phänokopie** liegt vor, wenn exogene Einflüsse zu einer Merkmalsausbildung führen, die auch genetisch determiniert sein kann. So sind spezielle Befunde bei der Thalidomid-Embryopathie (s. S. 144) als Phänokopie des autosomal dominant erblichen Holt-Oram-Syndroms

(s. S. 409) oder der autosomal rezessiv erblichen Fanconi-Anämie (s. S. 493) bezeichnet worden.

Zwillingsforschung

Neben Familienuntersuchungen ist die Zwillingsforschung für die klinische Genetik von Bedeutung. **Eineiige Zwillinge** (EZ) sind aus einer Zygote hervorgegangen und besitzen deshalb die gleichen Erbanlagen. **Zweieiige Zwillinge** (ZZ) entstammen verschiedenen Zygoten und unterscheiden sich damit in ihrem Erbgut wie gewöhnliche Geschwister. Stimmen Zwillingspartner in einem untersuchten Merkmal überein, so sprechen wir von **Konkordanz;** weichen sie voneinander ab, so liegt **Diskordanz** vor. Wenn EZ sich in einem Merkmal signifikant häufiger als ZZ konkordant verhalten, kann daraus geschlossen werden, daß Erbfaktoren bei der Merkmalsausprägung eine Rolle gespielt haben. Umweltabhängige Merkmale sind demgegenüber bei EZ nicht signifikant häufiger konkordant als bei ZZ. Bestehen auffallende Unterschiede zwischen eineiigen Zwillingspartnern, so kann durch eine **Diskordanzanalyse** geprüft werden, ob unterschiedliche Umweltfaktoren erkennbar sind, die als Ursache der Diskordanz in Frage kommen. Die Zwillingsforschung ermöglicht damit den Nachweis der Erblichkeit oder Nichterblichkeit eines Merkmales und kann darüber hinaus bei der Analyse von Umwelteinflüssen auf die Entwicklung hilfreich sein.

Voraussetzung für die Anwendung der Zwillingsmethode ist die möglichst auslesefreie Zusammenstellung von Kollektiven eineiiger und zweieiiger Zwillingspaare. Die Eiigkeitsdiagnose läßt sich mit Hilfe des Fingerprintings (DNS-Analyse), mit Blutuntersuchungen, bei denen zahlreiche monogene Merkmale berücksichtigt werden, sowie anhand eines polysymptomatischen anthropologischen Ähnlichkeitsvergleichs stellen. Eineiige Zwillingspartner müssen in allen monogenen Merkmalen übereinstimmen und in den polygen bedingten anthropologischen Befunden eine auffallende Konkordanz zeigen.

Zwillingsgeburten kommen in Europa mit einer Häufigkeit von rund 1:80 vor. Etwa ein Drittel aller Zwillinge sind EZ. In der Frequenz der ZZ wurden geographische Unterschiede beobachtet. ZZ können familiär gehäuft auftreten. Unabhängig davon werden zweieiige Zwillingsgeburten mit zunehmendem mütterlichen Alter häufiger.

Wertvolle Hinweise haben sich aus systematischen Zwillingsuntersuchungen insbesondere für solche Erkrankungen ergeben, die nach den Ergebnissen von Familienbeobachtungen genetischen Einflüssen unterliegen, ohne daß ein monogener Erbgang deutlich wird. So wurde die Beteiligung genetischer Faktoren bei der Entstehung von angeborener Hüftgelenksdysplasie, Klumpfuß, Lippen-Kiefer-Gaumen-Spalte, Diabetes mellitus, Epilepsie und Schizophrenie anhand von Zwillingsuntersuchungen nachgewiesen.

Polygenie

Beruht ein Merkmal auf dem **Einfluß mehrerer** oder **zahlreicher Gene,** so liegt polygene Vererbung vor. Die meisten normalen Merkmale des Menschen entwickeln sich unter dem Einfluß zahlreicher Gene. Als Beispiele seien die Körperhöhe und die Intelligenz genannt.

Polygen bedingte Störungen haben wegen ihrer weiten Verbreitung besondere praktische Bedeutung. So werden in unserer Bevölkerung angeborene Hüftgelenksdysplasie, Klumpfuß, Lippen-Kiefer-Gaumen-Spalte, hypertrophische Pylorusstenose, Diabetes mellitus, Asthma bronchiale, Psoriasis, Epilepsie und Schizophrenie deutlich häufiger festgestellt als irgendeine monogene Erbkrankheit.

Während sich das Wiederholungsrisiko einer monogenen Störung aus den bekannten Mendel-Regeln ableiten läßt, stützt sich die Erbprognose bei polygen bedingten Erkrankungen auf Erfahrungswerte. Diese sind durch umfangreiche Familienuntersuchungen über die jeweilige Störung gewonnen worden **(empirische Erbprognose).**

Einige polygen erbliche Erkrankungen weisen in ihrer Häufigkeit deutliche Geschlechtsunterschiede auf. So tritt die hypertrophische Pylorusstenose im männlichen Geschlecht etwa 6mal häufiger auf als im weiblichen. Die angeborene Hüftgelenksdysplasie wird demgegenüber im weiblichen Geschlecht etwa 6mal häufiger beobachtet als im männlichen. Wenn – wie bei diesen beiden Erkrankungen – geschlechtsabhängige Faktoren die Merkmalsausprägung hemmen, weisen Erkrankte des seltener betroffenen Geschlechts eine besonders »starke« genetische Disposition auf. Für die Kinder dieser Individuen ergibt sich deshalb nach der empirischen Erbprognose ein relativ hohes Wiederholungsrisiko (Carter-Effekt).

Folgende Beobachtungen sprechen für eine polygene Vererbung:
1. Es wird eine familiäre Häufung beobachtet, die sich nicht auf familienspezifische Umwelteinflüsse zurückführen läßt.
2. Die familiäre Häufung entspricht nicht der Erwartung bei monogener Vererbung.
3. Die Konkordanzrate für eineiige Zwillinge ist um ein Mehrfaches höher als für zweieiige.
4. Die Krankheit tritt in deutlich höherer Frequenz auf als monogene Erbleiden.
5. Es besteht eine große Variabilität der Merkmalsausbildung mit fließenden Übergängen zum Normalen.

6. Die Manifestation der Störung wird von Umweltfaktoren oder endokrinen Einflüssen begünstigt.

Mitochondriale Vererbung

Die mitochondriale DNS hat beim Menschen die Struktur einer kreisförmigen Doppelhelix. Die große interindividuelle Variabilität der mitochondrialen DNS weist auf eine hohe Mutationsrate hin. Es gibt eine Reihe degenerativer Erkrankungen, bei deren Entstehung Mutationen in der mitochondrialen DNS und Störungen des mitochondrialen Stoffwechsels eine Rolle spielen. Stammbaumanalysen weisen bei diesen degenerativen Erkrankungen auffallend häufig auf eine rein mütterliche Übertragung hin. Diese Beobachtung läßt sich damit erklären, daß die Mitochondrien ausschließlich über die Eizelle der Mutter vererbt werden. Die Geschlechtsverteilung weicht bei der mitochondrialen Vererbung deutlich von der beim X-chromosomal rezessiven Erbgang ab; die Anzahl der erkrankten Nachkommen ist wesentlich höher als beim dominanten Mendelschen Erbgang. Wahrscheinlich gibt es bei der mitochondrialen Vererbung eine Interaktion mit Mutationen in der nukleären DNS.

2. Molekulargenetische Untersuchungen bei monogenen Erbkrankheiten

Mit Hilfe molekulargenetischer Methoden ist prinzipiell eine Identifizierung sämtlicher Veränderungen des Genoms möglich. Ein Gendefekt, der für eine monogene Erkrankung verantwortlich ist, kann entweder direkt durch den Nachweis der zugrundeliegenden Mutation erkannt werden oder indirekt durch den Nachweis von DNS-Polymorphismen, die mit dem Defektgen gekoppelt sind.

Methodisches Vorgehen

Unter den zahlreichen molekulargenetischen Methoden ist die **Restriktionsanalyse** mit anschließendem **Southern-Blot-Verfahren** von besonderer Bedeutung. Bakterielle Endonukleasen, von denen inzwischen Hunderte bekannt sind, erkennen jeweils Sequenzen von 4–8 Basenpaaren und schneiden die DNS an definierten Stellen. Nach Behandlung genomischer DNS mit einem solchen Restriktionsenzym entstehen DNS-Fragmente, die durch Gelelektrophorese nach ihrer Größe getrennt werden. Im Southern-Blot-Verfahren werden diese Fragmente nach Denaturierung in Einzelstränge auf eine stabile Trägermatrix (z. B. eine Nylonmembran) übertragen. Anschließend wird eine einzelsträngige, radioaktiv markierte DNS-Sonde (z. B. ein kloniertes Gen, ein klonierter Genabschnitt oder ein synthetisches Oligonukleotid) auf die Trägermembran aufgebracht. Diese Sonde hybridisiert mit denjenigen Fragmenten, deren Sequenz komplementär zur eigenen Sequenz ist. Die radioaktiv markierten DNS/DNS-Hybridkomplexe können autoradiographisch als Banden sichtbar gemacht werden.

Verlust oder Neubildung einer Restriktionsschnittstelle durch eine Punktmutation, aber auch lokale »Rearrangements«, Insertionen, Duplikationen und Deletionen verändern die Länge von DNS-Fragmenten nach enzymatischer Spaltung und führen zu Restriktionsfragmentlängen-Polymorphismen (RFLPs). Bei der Untersuchung verschiedener Personen sind unterschiedliche Bandenmuster im Southern Blot in der Regel Ausdruck eines RFLP. Die kodominant erblichen RFLPs sind aufschlußreiche DNS-Marker.

Direkte Analyse eines Gendefekts

Die direkte Identifizierung eines Gendefekts ist nur möglich, wenn die der Erkrankung zugrundeliegende DNS-Veränderung exakt bekannt ist. Ein Beispiel hierfür ist die Sichelzellanämie, die auf einem Basentausch im β-Globin-Gen beruht. Wird eine Oligonukleotidsonde synthetisiert, die komplementär zur normalen Sequenz ist, so können die Reaktionsbedingungen so gewählt werden, daß sich diese Sonde immer an das normale Gen bindet, nicht aber an das mutierte. Ein direkter Nachweis ist auch dann möglich, wenn – wie bei der Sichelzellanämie – eine Punktmutation die Erkennungssequenz eines Restriktionsenzyms betrifft. Der Verlust einer Schnittstelle im Defektgen führt zu einem größeren Fragment, das sich im Southern Blot identifizieren läßt. Mit dem Verfahren der Polymerasekettenreaktion (PCR) können in vitro gezielt kleine Abschnitte genomischer DNS millionenfach vermehrt und nach enzymatischer Behandlung elektrophoretisch aufgetrennt werden. Anzahl und Lage der Banden im Gel lassen dann unmittelbar das Vorhandensein oder das Fehlen einer Schnittstelle erkennen und somit in bestimmten Fällen ohne Anwendung radioaktiv markierter Sonden auf ein normales oder ein defektes Gen schließen. Die PCR wird z. B. zur direkten molekulargenetischen Diagnostik bei der autosomal rezessiv vererbten zystischen Fibrose (CF) eingesetzt (s. S. 244). Bei etwa 70% aller CF-Mutationen fehlt an identischer Position ein Basentriplett, das für Phenylalanin kodiert (Delta-F_{508}-Deletion). Es gibt mehrere Möglichkeiten, diese Deletion direkt nachzuweisen. So können die PCR-Bedingungen in zwei Reaktionsansätzen so gewählt werden, daß entweder nur das Normalallel oder nur das Allel mit der Delta-F_{508}-Deletion vervielfältigt wird. In einer anschließenden Gelelektrophorese wird dann geprüft, ob nur die normale oder die deletierte Sequenz oder aber beide Sequenzen amplifiziert sind. Werden bei einem Gesunden beide Sequenzen nachgewiesen, so ist er heterozygoter Anlageträger für die Delta-F_{508}-Deletion. Zeigt ein Patient mit zystischer Fibrose beide PCR-Produkte, so sind unterschiedliche Defekte für die Erkrankung verantwortlich: Ein Allel trägt die Delta-F_{508}-Deletion, das zweite eine andere Mutation, die sich der unmittelbaren Diagnostik entzieht. Liegt bei einem Erkrankten eine solche doppelte (compound) Heterozygotie vor, so läßt sich in der Familie des Betroffenen der Genotyp möglicher Anlageträger oft nur indirekt feststellen.

Indirekte Analyse eines Gendefekts

Es ist für zahlreiche monogene Erkrankungen möglich, die zugrundeliegende Mutation direkt nachzuweisen. Bei einigen Erbkrankheiten können mit der direkten Gendiagnostik zwar die häufigsten, nicht aber alle vorkommenden Gendefekte abgeklärt werden. Dies trifft z. B. für die zystische Fibrose (Mukoviszidose) und die Muskeldystrophie vom Typ Duchenne zu. Ist der exakte Gendefekt nicht bekannt, so ist nur ein indirekter Nachweis über DNS-Polymorphismen möglich, die entweder im Gen selbst (intragene RFLPs) oder in dessen unmittelbarer Nachbarschaft (gekoppelte RFLPs) vorkommen und mit einer DNS-Sonde zu identifizieren sind. Da bei den meisten dieser Erkrankungen das Defektallel nicht mit einem bestimmten RFLP-Allel gekoppelt ist, sind in der Regel ausführliche Familienuntersuchungen erforderlich. Die indirekte Genanalyse ist nicht geeignet, Diagnosen zu stellen oder zu überprüfen. Sie dient in der Regel dazu, in Familien mit wenigstens einem klinisch diagnostizierten Indexfall, der in die molekulargenetische Untersuchung einbezogen werden muß, den Genotyp fraglicher Anlageträger festzustellen. Wenn das Ergebnis der Familienuntersuchung vorliegt, kann entschieden werden, ob in einem konkreten Fall eine pränatale Diagnostik der Erkrankung möglich und indiziert ist.

Die indirekte Diagnostik versagt, wenn die Familie für die in Frage kommenden RFLPs nicht informativ ist. Es muß DNS eines Erkrankten zur Verfügung stehen. Dieser sollte bei autosomal rezessiv erblichen Erkrankungen homozygot, seine Eltern sollten heterozygot für die RFLP-Allele sein. Bei X-chromosomal rezessivem Erbgang sollten Mütter von Erkrankten heterozygot für die RFLPs sein, und es sollten möglichst alle männlichen Familienmitglieder untersucht werden. Bei autosomal dominant erblichen Erkrankungen sollten Betroffene aus mehreren Generationen zur Verfügung stehen, die heterozygot für die RFLPs sind.

Die indirekte DNS-Diagnostik ist mit der Gefahr verbunden, daß in der Meiose durch ein »crossing over« die Koppelung zwischen dem defekten Gen und seinem RFLP aufgehoben wurde. Liegen die informativen Polymorphismen innerhalb eines Gens, so ist das Risiko einer meiotischen Rekombination im allgemeinen äußerst gering. Ausnahmen könnten sehr große Gene bilden, wie z. B. das Gen für den Faktor VIII (bei der Hämophilie A), das Dystrophin-Gen (bei der Muskeldystrophie Typ Duchenne) oder das Gen für die Phenylalanin-Hydroxylase (bei der Phenylketonurie). Liegen die informativen Polymorphismen außerhalb eines Gens, so steigt die Rekombinationswahrscheinlichkeit und damit die Gefahr einer Fehldiagnose mit zunehmendem genetischem Abstand zwischen dem Marker und dem Defektgen. Steht kein intragener Polymorphismus zur Verfügung, so kann die Sicherheit der Untersuchung durch Analyse gekoppelter RFLPs auf beiden Seiten des Gens erhöht werden.

3. Zytogenetik

Einteilung

Der diploide Chromosomensatz des Menschen besteht aus 22 Autosomenpaaren (homologe Chromosomen) und 2 Geschlechtschromosomen (XX bei der Frau, XY beim Mann). Chromosomenkrankheiten können auf Abweichungen von der normalen Chromosomenzahl (numerische Aberrationen) oder auf Veränderungen der Chromosomenstruktur (strukturelle Aberrationen) beruhen. In der Metaphase besteht jedes Chromosom aus 2 Schwesterchromatiden (Längshälften); diese sind in der Zentromerregion (Ansatzstelle der Spindelfasern) verbunden und werden später vollständig getrennt. Die Position des Zentromeres ist für jedes Chromosom konstant und eine Hilfe bei der Identifizierung. Nach der Lage der Zentromerregion wird zwischen metazentrischen, submetazentrischen und akrozentrischen Chromosomen (Abb. 3) unterschieden. Bei Chromosomenaberrationen hängen das klinische Bild und der Verlauf weitgehend davon ab, ob Autosomen (Körperchromosomen) oder Gonosomen (Geschlechtschromosomen) betroffen sind. Autosomale Aberrationen sind klinisch schwerwiegender als gonosomale Aberrationen, bei denen die sichtbaren Symptome so diskret sein können, daß die Diagnose nicht gestellt wird.

Numerische Chromosomenaberrationen gehen auf Fehlverteilungen der Chromosomen zurück, die während der Meiose (Oogenese bzw. Spermatogenese) oder nach der Befruchtung (mitotisch) auftreten können. Der zugrundeliegende Vorgang wird als Nondisjunction (Trennungsausfall) bezeichnet. Dabei werden Chromosomen während der Zellteilung nicht gleichmäßig auf die Tochterzellen verteilt.

Wenn davon einzelne Chromosomen betroffen sind, besteht eine **Aneuploidie**. Die Überzahl eines Chromosoms bezeichnet man als Trisomie, das Fehlen als Monosomie. Bei **Polyploidien** finden sich in den Körperzellen nicht zwei, sondern mehr komplette Chromosomensätze. So enthält ein triploider Satz 69 Chromosomen und ein tetraploider Satz 92 Chromosomen. Beim Menschen stellen Polyploidien einen Letalfaktor dar. Sie führen fast immer zum Abort.

Wenn eine mitotische Nondisjunction bei einer postzygotischen Zellteilung auftritt, sind **Chromosomenmosaike** möglich, bei denen man neben normalen diploiden Zellen aneuploide Zellen findet. Ein Mosaik kann auch dadurch zustandekommen, daß bei aneuploider Zygote ein überzähliges Chromosom während einer späteren postzygotischen Zellteilung verlorengeht und so neben den aneuploiden wieder normale diploide Zellen entstehen.

Strukturelle Aberrationen gehen auf Chromosomenbrüche zurück. Die Bruchstücke können sich in neuer Ordnung wiedervereinigen oder verlorengehen. Bei strukturellen Aberrationen verändert sich die Struktur eines oder mehrerer Chromosomen, jedoch nicht notwendigerweise die Chromosomenzahl. Zu den Strukturanomalien gehören Translokationen, Deletionen, Inversionen, Duplikationen, Ringchromosomen und Isochromosomen.

Bei **Translokationen** sind chromosomale Segmente auf ein anderes (homologes oder nichthomologes) Chromosom verlagert. Translokationen sind bei allen Chromosomen beobachtet worden, kommen aber bei den akrozentrischen Chromosomen 13, 14, 15, 21 und 22 häufiger vor. Reziproke Translokationen entstehen durch wechselseitigen Austausch nichthomologer Chromosomenabschnitte. Die Träger einer reziproken Translokation sind phänotypisch unauffällig, wenn es nicht zu einem Verlust von genetischem Material gekommen ist (balancierte Translokation). Es besteht jedoch ein genetisches Risiko, da die an der Translokation beteiligten Chromosomen getrennt vererbt werden können. Als Folge davon sind partielle Monosomien (Deletionen, s. u.) und partielle Trisomien möglich, die mit schwerwiegenden klinischen Symptomen einhergehen können. Eine Translokation zwischen zwei akrozentrischen Chromosomen mit Fusion in oder unmittelbar neben der Zentromerregion wird als Robertsonsche Translokation bezeichnet (Abb. 7, S. 120). Dabei gehen das Zentromer des

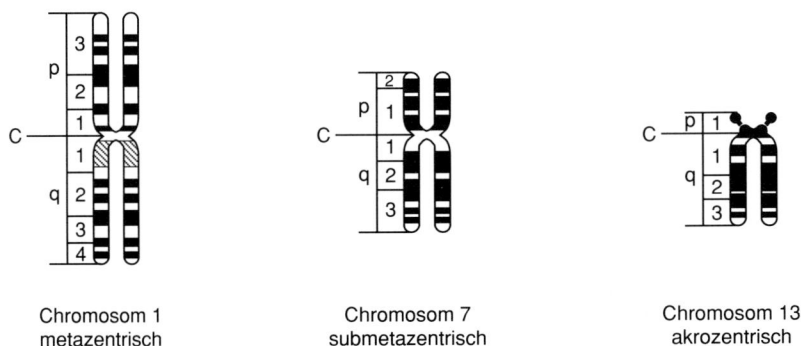

Chromosom 1
metazentrisch

Chromosom 7
submetazentrisch

Chromosom 13
akrozentrisch

Abb. 3. Lage des Zentromers: metazentrisch, submetazentrisch oder akrozentrisch. C = Zentromer, p = kurzer Arm, q = langer Arm.

einen Chromosoms und die kurzen Arme beider Chromosomen meist verloren, was zu Krankheitserscheinungen führen kann (unbalancierte Translokation). Viel häufiger sind aber die beiden kurzen Arme inaktiv, so daß der Phänotyp normal bleibt (balancierte Translokation). **Deletionen** sind die Folge von Stückverlusten nach Chromosomenbrüchen. **Inversionen** treten auf, wenn herausgebrochene Chromosomensegmente zwischen den Brüchen um 180° gedreht wieder eingebaut werden. Trägt das gedrehte Segment die Zentromerregion, so liegt eine perizentrische Inversion vor; enthält das gedrehte Segment die Zentromerregion nicht, so handelt es sich um eine parazentrische Inversion. Bei **Duplikationen** ist ein Chromosomenabschnitt verdoppelt. Vereinigen sich Bruchflächen eines Chromosoms zu einem Ring, so resultiert ein zirkuläres Chromosom (**Ringchromosom**). **Isochromosomen** können entstehen, wenn die Teilung nicht längs, sondern quer zur Chromosomenachse erfolgt (Abb. 18, S. 130).

Chromosomenpräparation

Für die Chromosomenanalyse werden Präparate aus Geweben oder Suspensionen hergestellt, die Zellen im Metaphase- oder Prometaphasestadium enthalten. In der Routinediagnostik werden als Ausgangsmaterial Lymphozyten des peripheren Blutes bevorzugt, die sich in vitro durch Phytohämagglutinin zu mitotischer Aktivität stimulieren lassen. Für die **Lymphozytenkultur** werden 5–10 ml heparinisiertes Venenblut benötigt. Bei Neugeborenen kann eine Mikromethode angewandt werden, für die wenige Tropfen kapilläres Blut ausreichen. Die Blutprobe darf nicht bakteriell verunreinigt werden. Nach einer Kulturdauer von 2 oder 3 Tagen werden die Mitosen durch Anwendung eines Spindelgiftes im Metaphasestadium arretiert. Durch Behandlung mit hypotonischer KCl-Lösung quellen die Kerne auf. In dem vergrößerten Kernraum lassen sich die Chromosomen nach Anfärben gut beurteilen. Für eine Chromosomenanalyse an **kultivierten Fibroblasten** ist eine Hautbiopsie erforderlich, die unter aseptischen Bedingungen vorgenommen werden muß und bei Kleinkindern am günstigsten im Bereich des Oberschenkels oder zwischen den Schulterblättern durchgeführt wird. Die Zellzüchtung nimmt etwa 3 Wochen in Anspruch. Zum Nachweis von Chromosomenaberrationen bei Leukämien werden **Knochenmarkpräparate** angefertigt. Hier ist die Chromosomenanalyse schon wenige Stunden nach der Punktion möglich (bei direkter Chromosomenpräparation).

Differentielle Färbetechniken erlauben die Identifizierung der einzelnen Chromosomen. Dabei entstehen Bandenmuster, die für jedes Chromosom typisch sind. Auf den Chromosomen lassen sich mit speziellen Farbstoffen stärker und schwächer angefärbte Regionen darstellen. Bei der G-Bandentechnik erfolgt die Färbung der vorbehandelten Präparate mit Giemsa-Lösung. Bei der Q-Bandentechnik wird die Quinacrine-Fluoreszenz im ultravioletten Licht beurteilt. Nach der Anordnung der Banden sind die kurzen (p) und langen (q) Arme jedes Chromosoms in bestimmte Regionen eingeteilt. Mit der C(Centromer)-Bandentechnik läßt sich das Heterochromatin der Zentromerregion (Verbindungsstelle der beiden Chromosomenarme) selektiv anfärben. Mit der R-Bandentechnik wird das interkalare Euchromatin dargestellt. Während stark angefärbte Chromosomenabschnitte in der G-Bandentechnik und stark fluoreszierende Abschnitte in der Q-Bandentechnik einander entsprechen, stellen die dunklen und hellen Banden in der R-Bandentechnik ein Negativ der G- und der Q-Bandenfärbung dar. Seit Einführung der Synchronisationsmethoden ist es möglich, gebänderte Prometaphase-Chromosomen darzustellen, die eine weit höhere Zahl von Banden aufweisen als Metaphase-Chromosomen (High-resolution-Technik).

Mit Hilfe der Bandentechniken kann man überzählige Chromosomen exakt bestimmen. Strukturelle Aberrationen lassen sich viel genauer beschreiben, als es vor Einführung der differentiellen Färbemethoden möglich war. Auf diese Weise konnten weitere, bis dahin ätiologisch ungeklärte Fehlbildungssyndrome auf bestimmte Chromosomenaberrationen zurückgeführt werden. Darüber hinaus haben die differentiellen Färbetechniken gezeigt, daß es im menschlichen Chromosomensatz eine beträchtliche Zahl von Normvarianten (Polymorphismen) gibt, die als genetische Marker dienen können.

Interphasezytogenetik mit der FISH-Technik

Mit Hilfe der Fluoreszenz-in-situ-Hybridisierung (FISH) können Zellen in der Interphase zytogenetisch analysiert werden. Dabei werden DNS-Sonden eingesetzt, die durch Fluoreszenzfarbstoffe markiert sind. So können bestimmte Chromosomenstrukturen selektiv dargestellt und im Fluoreszenzmikroskop beurteilt werden. Zum Nachweis numerischer Chromosomenaberrationen werden häufig DNS-Sonden verwendet, die gezielt die Zentromerregionen bestimmter Chromosomen erkennen. Die Zahl der Signale zeigt dann an, wieviele Kopien eines bestimmten Chromosoms in einer Zelle vorhanden sind. Der Vorteil der FISH-Technik besteht darin, daß man nicht auf die wenigen in Teilung befindlichen Zellen angewiesen ist, sondern auf alle Interphasezellen zurückgreifen kann (Interphasezytogenetik). Allerdings werden bei der Interphasezytogenetik immer nur ganz bestimmte Chromosomenaberrationen erfaßt. Die herkömmliche Chromosomenanalyse verschafft demgegenüber einen Überblick über alle Aberrationen einer Zelle.

Nomenklatur

Zur Kennzeichnung numerischer und struktureller Chromosomenaberrationen wurde eine internationale Standardnomenklatur (ISCN) eingeführt. Hier sollen nur einige Schreibweisen und Symbole erklärt werden: Die Autosomen werden paarweise von 1 bis 22 durchnumeriert. Die Geschlechtschromosomen werden durch die Buchstaben X und Y gekennzeichnet. Bei der Angabe des Karyotyps wird zunächst die Gesamtchromosomenzahl und danach die Anzahl und Art der Geschlechtschromosomen angegeben. Dabei wird der Wert für die Gesamtzahl der Chromosomen durch ein Komma von den Symbolen für die Geschlechtschromosomen getrennt. 46,XX bedeutet, daß ein normaler weiblicher Karyotyp vorliegt; 46,XY steht für einen normalen männlichen Karyotyp. Fehlende oder überzählige Chromosomen werden nach einem weiteren Komma eingetragen. Dabei zeigen die Symbole + oder − vor der Nummer des Chromosoms an, daß ein vollständiges Chromosom überzählig ist oder fehlt. Wenn sich z. B. in einem weiblichen Chromosomensatz ein überzähliges Chromosom 21 findet, so steht dafür: 47,XX,+21. Ein Plus- oder Minuszeichen hinter einem Symbol zeigt eine Zu- bzw. Abnahme der Länge an. Zum Beispiel steht 46,XX,16q+ für einen weiblichen Karyotyp mit 46 Chromosomen; die langen Arme eines Chromosoms 16 sind verlängert. Bei einem Mosaik werden die verschiedenen Zellinien aufgeführt und durch Schrägstriche voneinander getrennt. 46,XY/47,XY, +21 z.B. bedeutet, daß ein Mosaik aus zwei Zellinien besteht. Neben einer Linie mit normalem männlichen Karyotyp findet sich eine zweite mit einem zusätzlichen Chromosom 21. Zur Beschreibung struktureller Chromosomenaberrationen wurden Kleinbuchstaben als Symbole eingeführt (t = Translokation, del = Deletin, inv = Inversion, dup = Duplikation, r = Ringchromosom, i = Isochromosom). Bei der Zusammenstellung des Karyotyps werden (jeweils durch ein Semikolon getrennt) in der ersten runden Klammer die betroffenen Chromosomen und in der zweiten runden Klammer die Bruchpunkte angegeben. So wird der in Abb. 7 gezeigte weibliche Karyotyp mit einer unbalancierten Robertson-Translokation folgendermaßen geschrieben: 46,XX,der(14;21)(q10;q10) oder kürzer 46,XX,t(14q21q). Die Chromosomenarme (p und q) sind durch hervortretende Banden in Regionen unterteilt, die vom Zentromer nach distal eine fortlaufende Numerierung tragen. Innerhalb dieser Regionen sind feinere Banden ebenfalls nach distal fortlaufend numeriert (Abb. 4). Bruchpunkte werden auf der Grundlage dieser Numerierung bezeichnet.

Kerngeschlechtsbestimmung

Numerische Gonosomenaberrationen lassen sich durch Bestimmung des Geschlechtschromatins (X- und Y-Chromatin) in Interphasekernen erkennen. Zum Nachweis des **X-Chromatins** eignen sich am besten gefärbte Präparate von Zellen der Mundschleimhaut oder der Haarwurzel. Das X-Chromatin läßt sich dabei als der Kernmembran anliegende Chromatinverdichtung erkennen (Abb. 5a). Ein solcher X-Chromatinkörper (Barr-Körper) findet sich normalerweise nur in weiblichen, nicht in männlichen Zellen. Er entspricht demjenigen der beiden X-Chromosomen in weiblichen Zellen, welches nach der **Lyon-Hypothese** genetisch weitgehend inaktiviert ist. Die Lyon-Hypothese besagt, daß die Heterochromatisierung eines der beiden X-Chromosomen in weiblichen Zellen in einem frühen postzygotischen Entwicklungsstadium (während der Blastogenese) stattfindet, daß es dem Zufall uberlassen bleibt, welches der beiden X-Chromosomen heterochromatisiert wird und daß in allen Abkömmlingen einer Zelle immer dasselbe X-Chromosom weitgehend inaktiv ist (entweder das mütterliche oder das väterliche). Bei numerischen Gonosomenaberrationen lassen sich die überzähligen X-Chromosomen als Chromatinkörper im Interphasekern nachweisen. So findet man beim XXX-Zustand der Frau zwei und beim XXY-Syndrom des Mannes einen Chromatinkörper. In der Regel ist die Zahl der vorhandenen X-Chromosomen um eins größer als die Zahl der maximal nachgewiesenen Chromatinkörper.

Das **Y-Chromatin** läßt sich in männlichen Interphasekernen mit fluoreszierenden Kernfarbstoffen nachweisen (am besten in Zellen des peripheren Blutes oder der Haarwurzel). Das Y-Chromatin entspricht dem intensiv leuchtenden Abschnitt des langen Armes des Y-Chromosoms, so daß die Zahl der nachgewiesenen Chromatinkörper mit der Zahl der Y-Chromosomen identisch ist (Abb. 5b). Allerdings gibt es als seltene Ausnahme gesunde Männer, bei denen das Y-Chromatin fehlt.

Hautleistendiagnostik

An den Beugeseiten der Finger, Zehen, Handflächen und Fußsohlen finden sich auf der Hautoberfläche feine Leisten (Haut- oder Papillarleisten), die vielfältige Muster bilden. Als Grundmuster gelten Bogen, Schleifen und Wirbel. Laufen drei Leisten aus verschiedenen Richtungen in einem Punkt zusammen, so bilden sie einen Triradius. Die Hautleisten entwickeln sich bereits im 3. Embryonalmonat und stellen einen polygen gesteuerten Merkmalskomplex dar. Bei Patienten mit Chromosomenaberrationen finden sich bestimmte Papillarleistenmuster häufiger als in der Normalbevölkerung. Die Hautleisten können deshalb bei der klinischen Diagnostik von Fehlbildungssyndromen berücksichtigt werden. Es gibt jedoch keinen Papillarleistenbefund, der für ein bestimmtes Krankheitsbild pathognomonisch ist (Abb. 11, S. 123).

Dysmorphiezeichen

Dysmorphiezeichen sind kleinere Abweichungen vom normalen Erscheinungsbild, die einzeln keine pathologische Bedeutung haben, aber bei Chromosomenaberrationen gehäuft vorkommen. Zu den Dysmorphiezeichen gehören auffällige Schädelformen (z. B. Brachy-

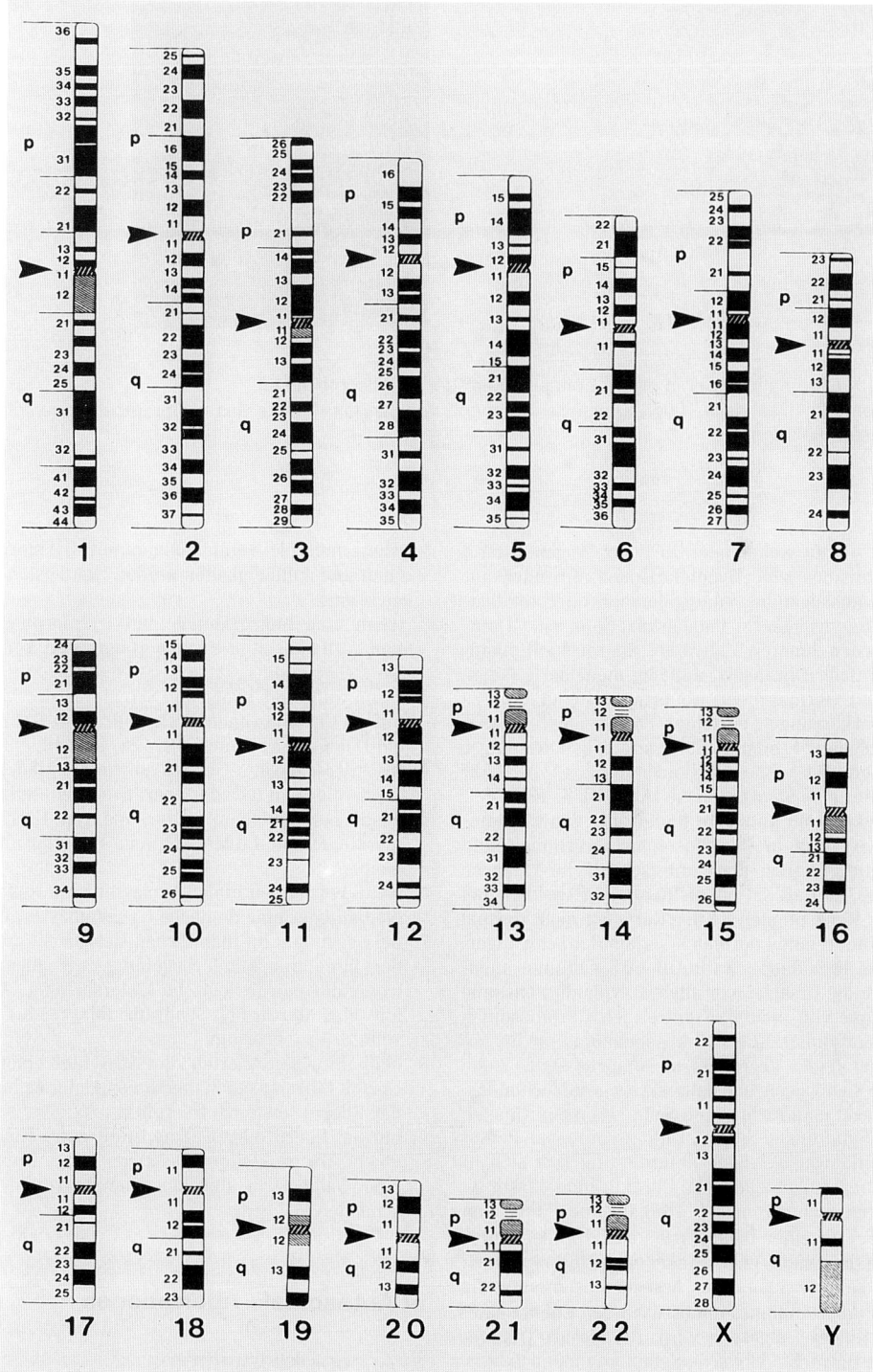

Abb. 4. Schematische Darstellung des Bandenmusters normaler Metaphasechromosomen auf dem Niveau von 550 Banden pro haploidem Chromosomensatz. Positive G-Banden erscheinen mit Intensitätsunterschieden dunkel, negative G-Banden hell (ISCN 1985). Die Pfeile zeigen auf die Zentromerregion.

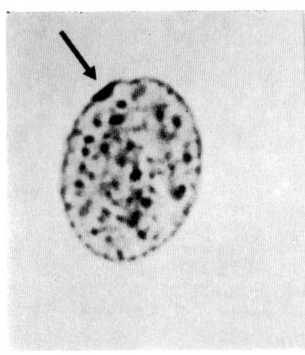

Abb. 5. a) X-Chromatinkörper in einem Epithelzellkern der Mundschleimhaut.
b) Y-Chromatin: Das helle, fluoreszierende Segment des langen Armes des Y-Chromosoms erscheint im Interphasekern als Punkt.

zephalie), ein zu weiter oder zu enger Augenabstand (Hypertelorismus bzw. Hypotelorismus), ein nach außen stark ansteigender (»mongoloider«) oder abfallender (»antimongoloider«) Lidachsenverlauf, eine Hautfalte, die den inneren Lidwinkel überdeckt (Epikanthus), ein tiefer Ohransatz, auffällig modellierte (»dysplastische«) Ohrmuscheln, abnorm breite und kurze Hände, Verkürzungen einzelner Phalangen (z. B. Brachymesophalangie) oder Stellungsanomalien der Finger und Zehen, wie eine Flexionshaltung (Abb. 15b, S. 126) oder eine Sandalenlücke (Abb. 10, S. 122).

Häufigkeit und klinische Bedeutung von Chromosomenaberrationen: Chromosomenaberrationen sind relativ häufig, haben aber unterschiedliche klinische Bedeutung, so daß sie oft nicht erkannt werden. Bei 10% aller Konzeptionen ist der Karyotyp nicht normal und verhindert einen normalen Verlauf der Schwangerschaft. Bei Frühabort sind in 50–60% Chromosomenanomalien die Ursache (vor allem Polyploidie, Trisomie 21, Trisomie von nichtakrozentrischen Chromosomen und X-Monosomie). Eine Chromosomenanalyse im Abortmaterial findet allerdings meist nicht statt. Wenn Ehepaare sich wegen Unfruchtbarkeit untersuchen lassen, entdeckt man nicht selten beim Mann ein Klinefelter(XXY)-Syndrom (s. S. 133). Unter männlichen Personen mit mäßiger geistiger Retardierung läßt sich in 5–10% eine fragile Stelle am X-Chromosom (Marker-X-Chromosom nachweisen (s. S. 135). Gesunde Menschen können Träger einer balancierten strukturellen Chromosomenaberration (z. B. einer balancierten Translokation) sein, was meistens erst im Zusammenhang mit einer Abortanamnese oder nach der Geburt eines kranken Kindes festgestellt wird. Bei Mosaik-Trisomie sind abgeschwächte klinische Symptome möglich (z. B. Mosaik-Trisomie 8, 9, 13, 14, 18 oder 21). Seit Einführung der Bandentechniken weiß man, daß auch kleinste strukturelle Veränderungen der Chromosomen Fehlbildungs- und Dysmorphiesyndrome hervorrufen können.

Indikationen zur Chromosomenanalyse: Eine Chromosomenanalyse sollte veranlaßt werden,

1. wenn multiple Fehlbildungen mit Dysmorphiezeichen und Auffälligkeiten an den Hautleisten kombiniert sind,
2. wenn eine Mikrozephalie mit Dysmorphiezeichen und Auffälligkeiten an den Hautleisten kombiniert ist,
3. wenn aufgrund klinischer Symptome der Verdacht auf ein Chromosomenbruchsyndrom (s. S. 129) oder ein Deletionssyndrom (s. S. 128) besteht,
4. bei intersexuellem Genitale sowie bei Mädchen mit Leistenhernien (vor der operativen Behandlung),
5. wenn bei Mädchen die sekundären Geschlechtsmerkmale und die Menarche im Pubertätsalter ausbleiben,
6. wenn bei Jungen in der Adoleszenz die Hoden klein bleiben oder eine deutliche Gynäkomastie auftritt,
7. bei besonders im männlichen Geschlecht auftretender familiärer Minderbegabung, vor allem dann, wenn die morphologische Untersuchung Hinweise auf ein Martin-Bell-Syndrom (Marker-X-Chromosom, S. 135) erbringt.
8. bei habituellen Aborten zum Ausschluß einer balancierten Chromosomenaberration (Untersuchung beider Eltern) sowie bei Infertilität,
9. um bei Eltern oder Geschwistern eines Kindes mit einer Translokation, Deletion oder Duplikation eine balancierte Chromosomenaberration auszuschließen.

a) Autosomale Aberrationen

α) Aneuploidiesyndrome

Down-Syndrom (Trisomie 21)

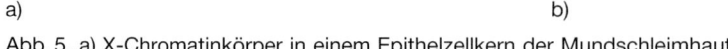

Definition: Durch numerische Chromosomenaberration bedingtes Fehlbildungssyndrom mit angeborener Minderbegabung, flachem Gesicht, »mongoloider« Lidachsenstellung, relativ großer Zunge, kurzem Hirnschädel, Muskelhypotonie und Gelenküberbeweglichkeit.

Ätiologie und Pathogenese: Die Ursache der Chromosomenaberration ist nicht bekannt. In über 95% der Fälle findet sich ein freies, zusätzliches Chromosom 21 (Abb. 6). Die sporadisch auftretende freie Trisomie 21 ist die Folge einer meiotischen oder mitotischen Nondisjunction und läßt sich meist in allen Körperzellen nachweisen. In einem kleinen Prozentsatz der Fälle betrifft die numerische Chromosomenaberration nur einen Teil der Zellen (Mosaik). 1–2% der Krankheitsfälle beruhen auf einer Chromosomentranslokation, die familiär gehäuft vorkommen kann.

Kinder mit freier Trisomie 21 haben häufiger ältere Mütter.

Dagegen spielt nach neueren Untersuchungen das Alter des Vaters keine Rolle. Ob die Korrelation mit dem Lebensalter der Mutter darauf beruht, daß altersabhängige Faktoren bei der Entstehung meiotischer Verteilungsstörungen eine Rolle spielen oder daß trisome Embryonen und Feten mit zunehmendem Alter der Mutter seltener abgestoßen werden, ist nicht geklärt.

Bei der Translokationstrisomie 21 ist das überzählige Chromosom 21 meist auf ein anderes akrozentrisches Chromosom transloziert; am häufigsten ist die in Abb. 7 gezeigte t(14q21q). Hierbei ist die Gesamtzahl der Chromosomen nicht verändert, jedoch ist das genetische Gleichgewicht durch das zusätzlich vorhandene genetische Material des translozierten Chromosoms 21 gestört (nichtbalancierte Translokation). Man spricht auch von einer partiellen Trisomie 21, weil das Translokationschromosom nicht das gesamte Material des Chromosoms 21 enthält, sondern meist nur den langen Arm, so daß nur dieser »trisom« vorliegt.

Translokationstrisomien können als Neumutation auftreten oder vererbt sein.

Bei hereditärer Translokation hat ein phänotypisch unauffälliger Elternteil nur ein freies Chromosom 21. Das zweite ist auf ein anderes Chromosom transloziert. Die Gesamtzahl der Chromosomen beträgt daher nur 45. Man spricht von einer balancierten Translokation, da es nicht zu einem klinisch bedeutsamen Verlust von gene-

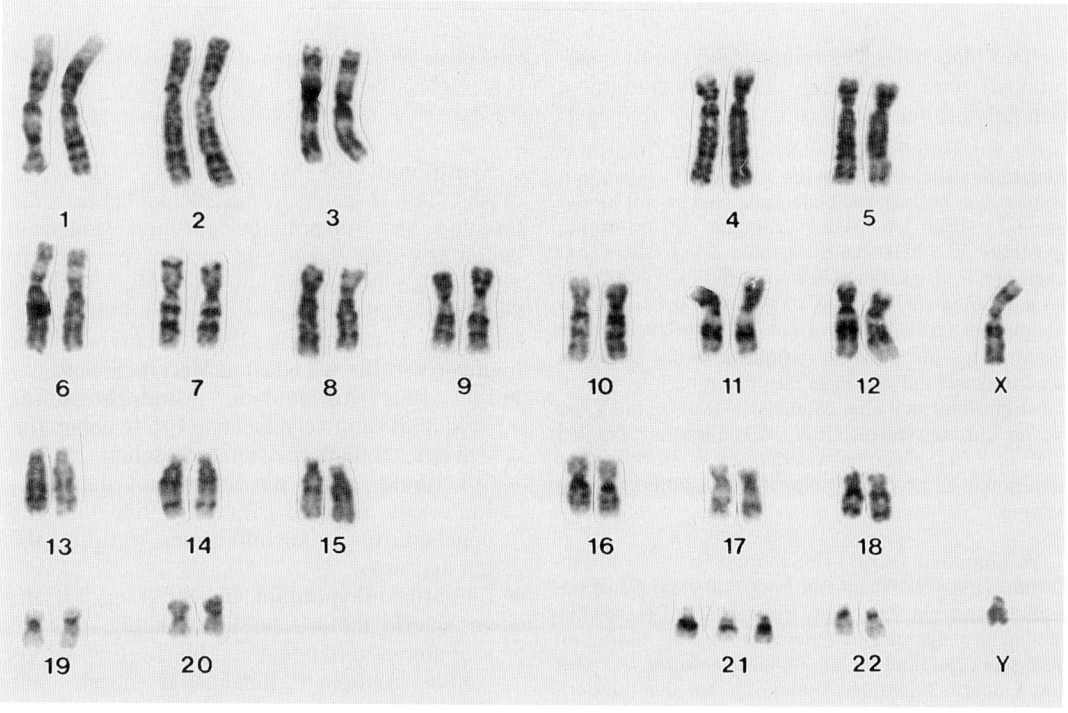

Abb. 6. Karyotyp eines Kindes mit Down-Syndrom: freie Trisomie 21. Giemsa-Banden.

120 IV. Klinische Genetik

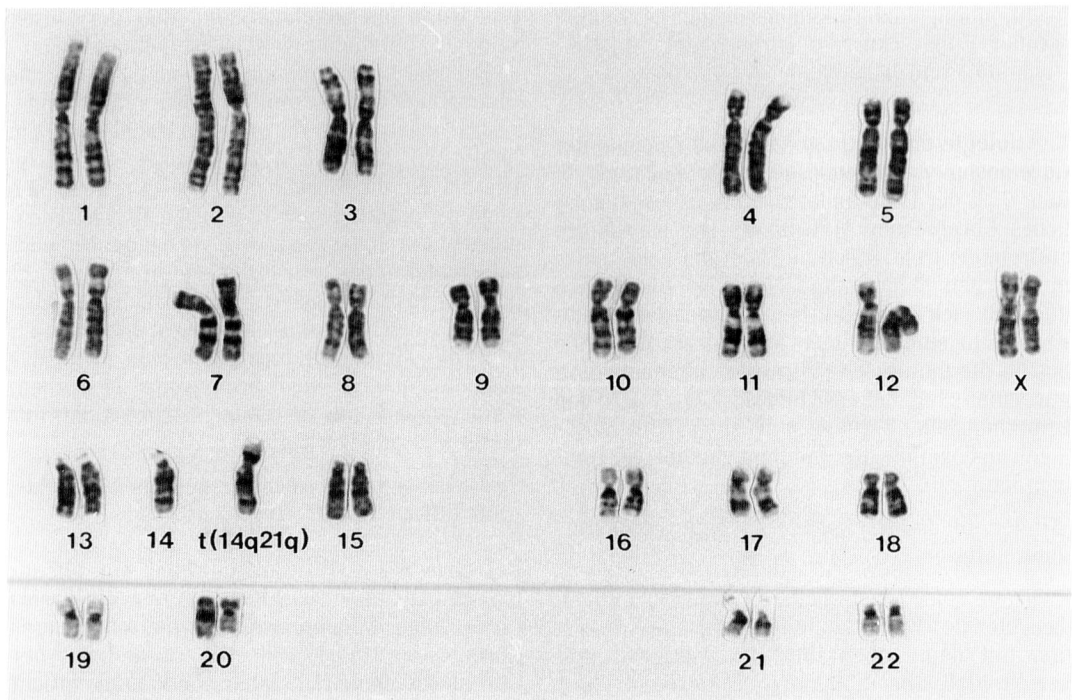

Abb. 7. Weiblicher Karyotyp mit zwei freien Chromosomen 21 und einem Translokationschromosom t(14q21q). Da insgesamt drei Chromosomen 21 vorhanden sind (Translokationstrisomie 21), hat das Kind klinisch ein Down-Syndrom. Giemsa-Banden.

tischem Material gekommen ist. Bei der Translokationstrisomie bestehen keine Beziehungen zum Lebensalter der Mutter.

Bei der Fortpflanzung eines gesunden Translokationsträgers sind vor allem die folgenden 4 Typen von Zygoten von praktischer Bedeutung: solche mit Monosomie 21 (nicht lebensfähig), Zygoten mit Translokationstrisomie 21 (Down-Syndrom), Zygoten mit balancierter Translokation (klinisch unauffällig) und Zygoten mit normalem Karyotyp. Da während der Gametenbildung, bei der Befruchtung und in der postzygotischen Entwicklung eine Selektion stattfindet, ist das Risiko für ein krankes Kind niedriger als theoretisch erwartet. Weist ein Elternteil eine balancierte Translokation der beiden Chromosomen 21 auf, so können nur Zygoten mit einer Translokationstrisomie 21 oder mit einer Monosomie 21 (in der Regel nicht lebensfähig) gebildet werden.

Vorkommen: Das Down-Syndrom ist die häufigste Chromosomenkrankheit. Auf etwa 600–800 Neugeborene kommt ein Kind mit Trisomie 21. Die relative Häufigkeit steigt mit zunehmendem Alter der Mutter an (0,06% bei den Kindern 20–24jähriger Mütter, 0,5% bei den Kindern 30jähriger Mütter, 1% bei den Kindern 40jähriger Mütter, mehr als 2% bei den Kindern von Müttern über 42 Jahre). Wegen dieses Altersrisikos wird heute bei Schwangeren, die älter als 34 Jahre sind, eine vorgeburtliche Chromosomendiagnostik angeboten (s. S. 147).

Symptome: Die Symptome des Down-Syndroms (Tab. 1) treten in unterschiedlicher Kombination und Ausprägung auf und stehen in keiner strengen Beziehung zu den verschiedenartigen Chromosomenbefunden (freie Trisomie 21, Translokationstrisomie, Mosaik). Bei Mosaikbefunden kommen allerdings leichtere Grade häufiger vor. Die wichtigsten Merkmale sind:
▶ Die stets vorhandene **Minderbegabung** (s. S. 335) kann verschiedene Grade haben (Intelligenzquotient meistens zwischen 25 und 50). Häufig zeigen die Kinder eine läppische Heiterkeit. Sie sind rührend anhänglich und liebebedürftig, manchmal auch unruhig, selten aggressiv.
▶ Die **Muskelhypotonie** (in 80%) erklärt die verzögerte motorische Entwicklung, das Taschenmesserphänomen (Abb. 8), das vorgewölbte Abdomen (begünstigt durch eine Darmatonie und Rektusdiastase) und die Überbeweglichkeit der Gelenke, welche durch

Tab. 1. Häufige Anomalien beim Down-Syndrom.

Körperregion	Anomalien
Allgemein	Muskelhypotonie, Überbeweglichkeit der Gelenke
ZNS	Minderbegabung (Intelligenzquotient meist unter 50)
Schädel	Klein, brachyzephal, flacher Hinterkopf, breites und flaches Gesicht, kleine Orbitae
Augen	Schräge Lidspalten, Epikanthus, Hypertelorismus, weiße Flecken in der Iris, kurze und spärliche Augenwimpern
Ohren	Auffällig modellierte Ohrmuscheln, tiefer Ohransatz
Nase	Klein. Eingesunkene Nasenwurzel
Mund	Hypoplasie der Maxilla und Mandibula, hoher Gaumen, Zunge vorstehend, trocken und gefurcht, offener Mund, Zahnstellungsanomalien
Hände	Kurze Hände und Finger, Klinodaktylie, auffällige Fingerbeer- und Handleistenmuster, 4-Finger-Furche (Abb. 11 und 12)
Füße	Lücke und Plantarfurche (Sandalenfurche) zwischen 1. und 2. Zehe (Abb. 10)
Haut	Trocken, Cutis marmorata, Nackenfalten (bei jungen Säuglingen)
Genitale	Kleiner Penis, Kryptorchismus
Herz	Ostium atrioventriculare commune, Ventrikelseptumdefekt, offener Ductus Botalli u. a.

die schlaffe Haut (Cutis laxa) und die Bänderschwäche gefördert wird.
▶ Die **Wachstumsstörungen des Skeletts** verleihen den Kindern das charakteristische Aussehen (Abb. 9). Insbesondere fallen der kleine Kopf, die mongoloide Lidachsenstellung und die kurze Nase mit der eingesunkenen Nasenwurzel auf. Die typische Fazies ist durch die Hypoplasie der Maxilla, Mandibula, Orbitae und des Nasenbeines sowie durch den hohen Jochbeinbogen bedingt. Die Zunge ist nur scheinbar vergrößert und wird häufig vorgestreckt, da die Mundhöhle zu klein ist.
▶ **Weitere Anomalien** (Tab. 1) sind am Auge die weißen, kranzförmig angeordneten Brushfieldschen Flecken, die auf einer umschriebenen Depigmentation der Iris beruhen, die trockene (hyperkeratotische) Haut, die Sandalenfurche (Abb. 10) sowie besondere Papillarleistenbefunde (Abb. 11). Die Vierfinger-Furche (Abb. 12) wird nur in der Hälfte der Fälle beobachtet. Die sekundären Geschlechtsmerk-

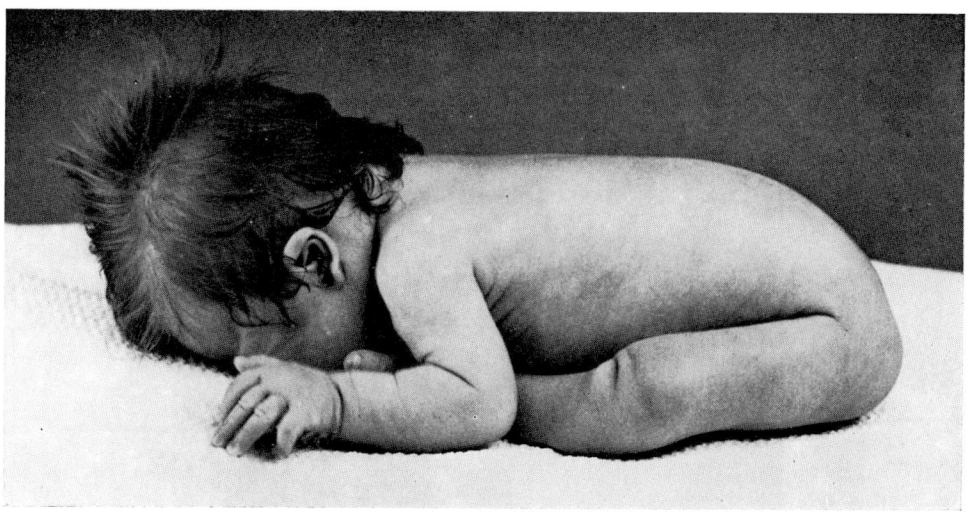

Abb. 8. Down-Syndrom: Taschenmesserphänomen.

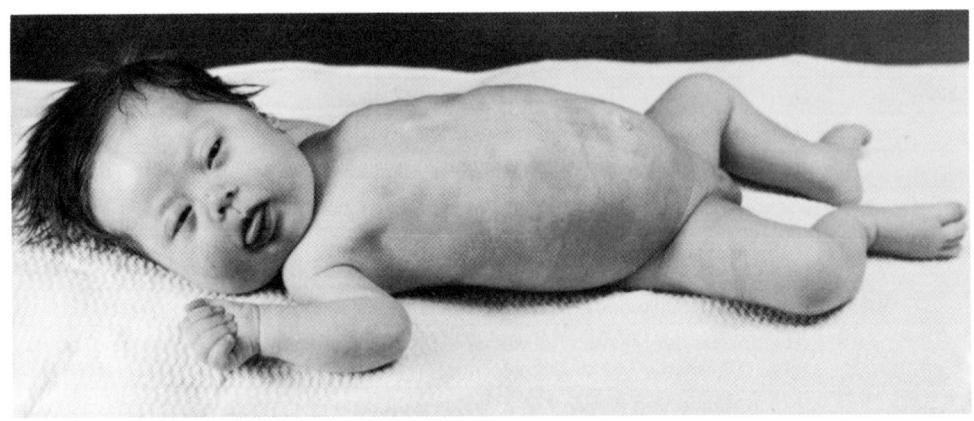

Abb. 9. Down-Syndrom: charakteristisches Aussehen.

male treten verzögert auf. Die Schamhaare sind glatt und seidig. Männliche Patienten sind immer unfruchtbar (infolge Hypoplasie der Tubuli seminiferi und fibröser Umwandlung der Hoden); weibliche Patienten dagegen können teils gesunde, teils erkrankte Kinder haben.
▶ Als **Fehlbildungen innerer Organe** gibt es beim Down-Syndrom in 30% Herzfehler (vor allem Ventrikelseptumdefekt und Ostium atrioventriculare commune), außerdem Stenosen und Atresien im Magen-Darm-Kanal (besonders Duodenal-, seltener Ösophagus- und Analatresien).
▶ Die **erhöhte Infektionsanfälligkeit** beruht teilweise auf der unphysiologischen Mundatmung; teilweise ist sie immunologisch bedingt. Die häufigen Bronchitiden und Bronchopneumonien werden durch Antibiotika heute besser beherrscht als früher. Auf eine oft auftretende Schwerhörigkeit infolge rekurrierender Otitis media mit Paukenhöhlenerguß ist besonders zu achten. Das Leukämierisiko ist beim Down-Syndrom 18fach erhöht (vor allem für eine akute lymphoblastische Leukämie). Patienten mit einem Down-Syndrom erkranken auch häufiger an einer primären Hypothyreose und an einem Diabetes mellitus.

Verlauf und Prognose: Ein Teil der Patienten stirbt in den ersten Lebensjahren an einem nicht operablen Herzfehler. Patienten mit einem Down-Syndrom altern oft vorzeitig und können

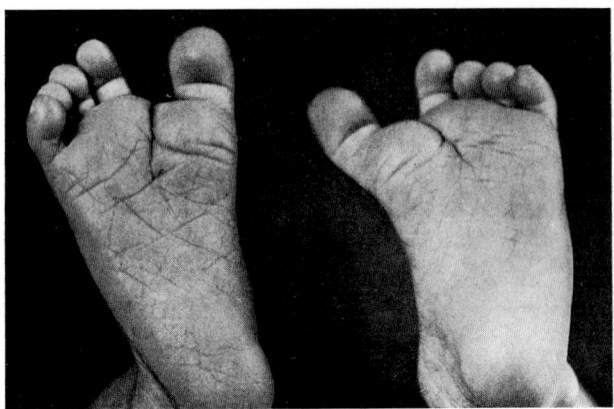

Abb. 10. Down-Syndrom: Sandalenlücke und Sandalenfurche.

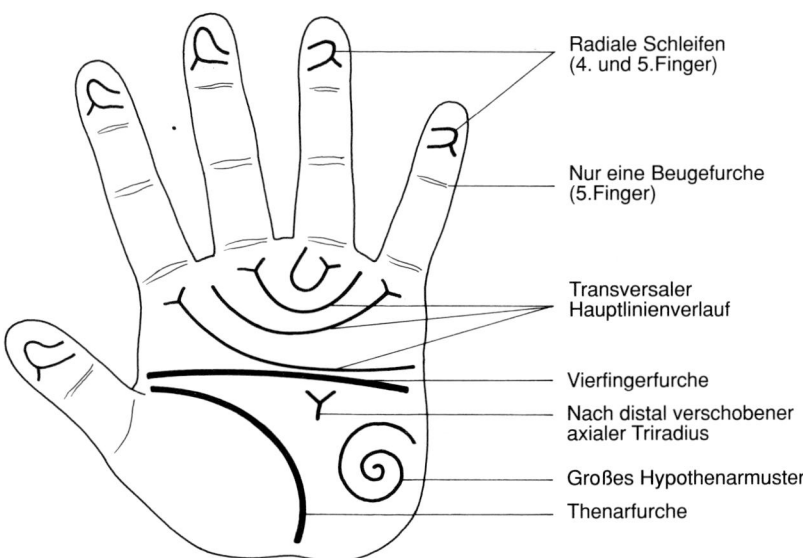

Abb. 11. Down-Syndrom: Handabdruck mit typischen Hautleistenmustern und Beugefurchen.

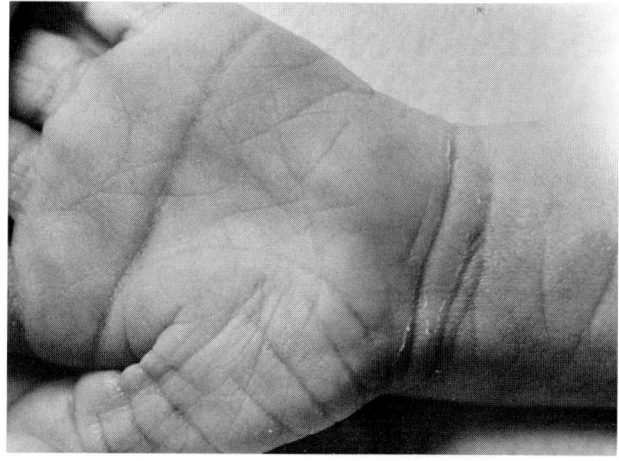

Abb. 12. Down-Syndrom: 4-Finger-Furche.

im 4. Lebensjahrzehnt eine senile Demenz entwickeln (ähnlich einer Alzheimerschen Krankheit).

Diagnose: Oft läßt schon das klinische Bild an der Diagnose keinen Zweifel. In einem Teil der Fälle sind einzelne Symptome nur schwach ausgeprägt. Besonders bei Neugeborenen ist die Diagnose manchmal schwierig.

Zur Sicherung der Diagnose und zur Erkennung einer Translokationstrisomie ist immer eine Chromosomenanalyse erforderlich.

Bei freier Trisomie 21 läßt sich die Herkunft des überzähligen Chromosoms häufig klären (in etwa 80% stammt das überzählige Chromosom von der Mutter, in etwa 20% vom Vater). Bei nachgewiesener Translokationstrisomie sollten die Eltern und (im Falle einer balancierten Translokation bei einem Elternteil) evtl. auch weitere Familienmitglieder zytogenetisch untersucht werden.

Die genetische Beratung hängt vom Chromosomenbefund ab. Bei freier Trisomie 21 und bei neu aufgetretener Translokationstrisomie (normaler Karyotyp der Eltern) besteht ein Wiederholungsrisiko von 1%. Als Gründe hierfür kommen nichtentdeckte elterliche Mosaike, die nicht nur in somatischen Zellen, sondern auch in Keimzellen auftreten können (gonadale Mosaike) oder eine wiederholte Einwirkung mutagener Umweltnoxen in Frage. Für die Kinder von Trägern einer balancierten Translokation besteht ein wesentlich höheres Erkrankungsrisiko, dessen Beurteilung nicht nur vom Translokationstyp, sondern auch davon abhängt, welcher Elternteil (Vater oder Mutter) die balancierte Translokation aufweist. Männliche Träger haben seltener erkrankte Nachkommen als weibliche. Das Wiederholungsrisiko ist auch erhöht, wenn bei einem scheinbar gesunden Elternteil ein Mosaik festgestellt wird. Nach der Geburt eines Kindes mit Down-Syndrom kann bei erneuter Schwangerschaft eine pränatale Chromosomendiagnostik durchgeführt werden.

Therapie: Eine kausale Therapie ist nicht möglich. Am besten bleiben die Patienten im Schutz der Familie und werden in einem Sonderhort für geistig behinderte Kinder gefördert. Zu den heilpädagogischen Maßnahmen gehört auch eine Sprachtherapie. Häufig ist eine kieferorthopädische Behandlung angezeigt. Bei starker Erethie kann eine Anstaltsunterbringung notwendig werden.

Zusammenfassung: Beim Down-Syndrom liegt in den meisten Fällen eine freie Trisomie 21 vor, bei der sich in den Körperzellen 47 statt 46 Chromosomen finden. Bei den seltenen Translokationen ist das überzählige Chromosom 21 auf ein anderes Chromosom transloziert. Die Gesamtzahl der Chromosomen ist dabei nicht verändert. Bei den ebenfalls seltenen Mosaiken finden sich neben Körperzellen mit Trisomie 21 solche mit normalem Karyotyp. Die klinischen Hauptmerkmale des Down-Syndroms sind Minderbegabung, gestörte Skelettentwicklung mit der typischen Fazies, Muskelhypotonie und Überbeweglichkeit der Gelenke. Weiterhin fallen die erhöhte Infektionsanfälligkeit und das häufigere Vorkommen von angeborenen Herzfehlern auf.

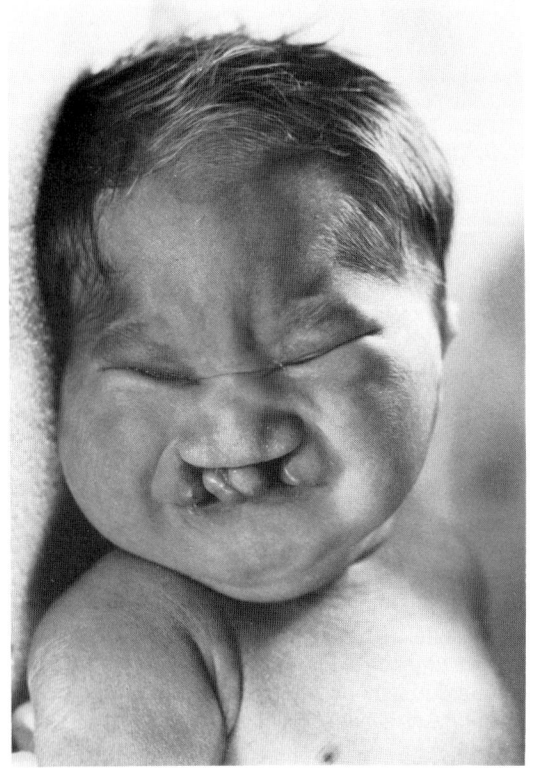

Abb. 13. Pätau-Syndrom: weibliches Neugeborenes mit Mikrozephalie, fliehender Stirn, Lippen-Kiefer-Gaumen-Spalte beidseits und Mikrogenie.

Pätau-Syndrom (Trisomie 13)

Definition: Numerische Chromosomenaberration mit charakteristischer Fazies, Mikrozephalie und Minderbegabung, Hexadaktylie und zahlreichen anderen Anomalien.

Pathogenese: In den meisten Fällen liegt eine freie Trisomie 13 als Folge einer Nondisjunction während einer meiotischen oder mitotischen Kernteilung vor (Wiederholungsrisiko etwa 1%). Das Risiko für eine meiotische Nondisjunction nimmt mit dem Lebensalter der Mutter zu. Nicht selten finden sich Mosaike und Translokationen. Bei der Translokationstrisomie 13 ist familiäres Auftreten möglich.

Vorkommen: Etwa 1:20000, bei Kindern älterer Mütter (über 35 Jahre) häufiger.

Symptome: Typische Anomalien sind Mikrozephalie mit oder ohne Holoprosenzephalie (Fehlen des Vorderhirns) oder Arhinenzephalie (Fehlen des Riechhirns und der Bulbi olfactorii), Mikrophthalmie, Iriskolobome, Spaltbildungen im Lippen-Kiefer-Gaumen-Bereich, Hexadaktylie (vorwiegend der oberen Extremitäten), kapilläre Hämangiome, geschwürähnliche Defekte auf der behaarten Kopfhaut, schmale und stark querge-

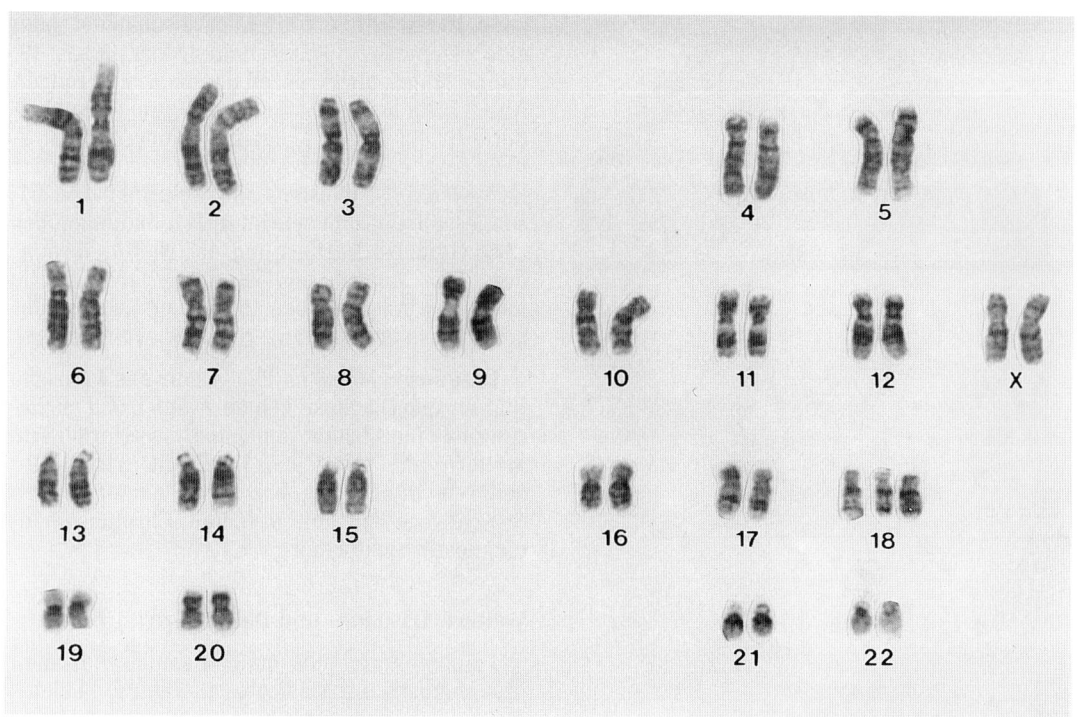

Abb. 14. Karyotyp eines Kindes mit Edwards-Syndrom: freie Trisomie 18. Giemsa-Banden.

wölbte Fingernägel sowie Kryptorchismus und Hypospadie. Meistens fehlt in der Nabelschnur eine Umbilikalarterie. Häufig sind Omphalozelen, Herzfehler (Ventrikelseptumdefekt und offener Ductus Botalli) sowie polyzystische Nieren und Anomalien der harnableitenden Wege. Die typische Fazies kommt durch die fliehende Stirn, den Hyper- (oder Hypo-)Telorismus, die mongoloide Lidachsenstellung, Mikrophthalmie, Mikrogenie und Lippen-Kiefer-Gaumen-Spalte zustande. Die Kinder sterben meistens bald nach der Geburt oder im Laufe des ersten Lebensjahres, selten erst nach mehreren Jahren.

Diagnose: Das charakteristische klinische Bild (Abb. 13) erlaubt bereits in der Neugeborenenperiode die Diagnose, welche durch eine Chromosomenanalyse gesichert werden muß. Bei einer Translokationstrisomie ist eine zytogenetische Familienuntersuchung erforderlich. Bei erneuter Schwangerschaft nach der Geburt eines Kindes mit Trisomie 13 sollte eine pränatale Chromosomendiagnostik angeboten werden (insbesondere bei familiärer Translokation und bei höherem Lebensalter der Mutter).

Edwards-Syndrom (Trisomie 18)

Definition: Numerische Chromosomenaberration mit angeborenem Minderwuchs, kraniofazialer Dysmorphie, schwerer psychomotorischer Retardierung und zahlreichen anderen Anomalien.

Pathogenese: Trisomie des Chromosoms 18 (Abb. 14) als Folge einer meiotischen oder mitotischen Nondisjunction. Fast immer findet sich eine freie Trisomie 18, die sporadisch auftritt. Mosaike kommen vor. Translokationen sind selten.

Vorkommen: Etwa 1 auf 8000 Lebendgeborene. Als Ursache für die Gynäkotropie (4:1) wird eine höhere pränatale Sterblichkeit beim männlichen Geschlecht diskutiert. Bei Kindern von Müttern über 35 Jahre nimmt die Häufigkeit zu.

Symptome: Die Geburtsanamnese ergibt meistens ein Hydramnion, eine auffallend kleine Plazenta, das Fehlen einer Nabelarterie und ein niedriges Geburtsgewicht. Ein Teil der Kinder

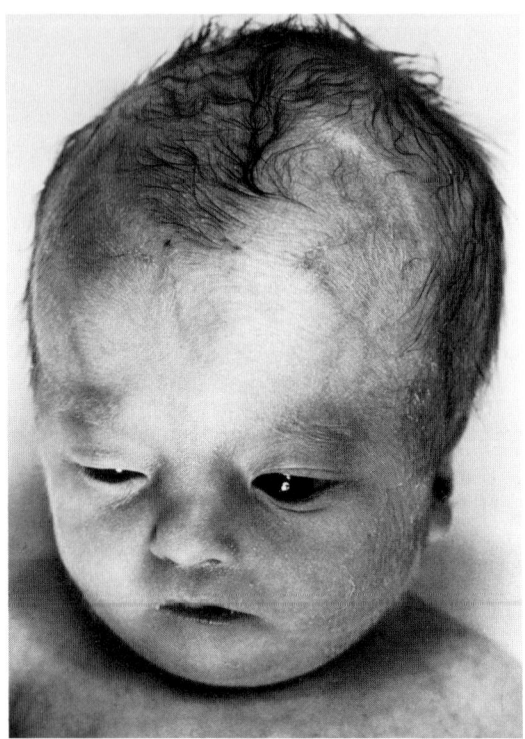

Abb. 15. a) Edwards-Syndrom: typisches Gesicht mit Mikrogenie, kleinem Mund, kurzen Lidspalten und tiefem Ohransatz.

kommt tot zur Welt oder stirbt wenige Stunden nach der Geburt. Lebendgeborene sind trinkschwach und gedeihen nicht. Bei der äußeren Betrachtung fallen besonders die Mikrogenie, der kleine Mund, die engen Lidspalten, der ausladende Hinterkopf und der tiefe Ohransatz auf (Abb. 15. a). An den Händen beobachtet man eine eigenartige Flexionshaltung der Finger (2. und 5. Finger überkreuzen den 3. bzw. 4. Finger, Abb. 15. b), an den Füßen eine kurze, dorsalflektierte Großzehe sowie einen prominenten Calcaneus (sog. Wiegenkufenfüße). Die Abduktion der Hüftgelenke ist meistens eingeschränkt. Die Trisomie 18 ist oft mit schweren Fehlbildungen des ZNS, Herzens, Darmes und der Nieren verbunden. Der Muskeltonus ist häufig erhöht. Die meisten Kinder sterben im ersten Lebenshalbjahr, jedoch ist auch längeres Überleben möglich.

Diagnose: Meistens läßt schon das klinische Bild an der Diagnose keinen Zweifel. Zur Sicherung ist eine Chromosomenanalyse erforderlich. Müttern, die schon ein Kind mit Trisomie 18 geboren haben, ist bei einer nachfolgenden Schwangerschaft eine pränatale Chromosomendiagnostik anzubieten.

Weitere Trisomie- und Deletionssyndrome

Es gibt weitere autosomale Trisomiesyndrome, die ebenfalls mit Minderbegabung und Skelettanomalien einhergehen, z. T. auch mit Herz- und Nierenfehlbildungen.

Bei **Trisomie 8** findet man oft auch Wirbelanomalien, eine Spina bifida, ein Fehlen der Patella und eine eingeschränkte Gelenkbeweglichkeit, bei **Trisomie 9** u. a. eine angeborene Hüftgelenksluxation. Bei diesen Trisomiesyndromen werden häufig Mosaike aus normalen und trisomen Zellen und als Folge davon stark variierende klinische Bilder beobachtet.

Ein überzähliges strukturaberrantes Chromosom 22 liegt beim **Katzenaugensyndrom** vor (so genannt wegen der beidseitigen Iris- und Chorio-

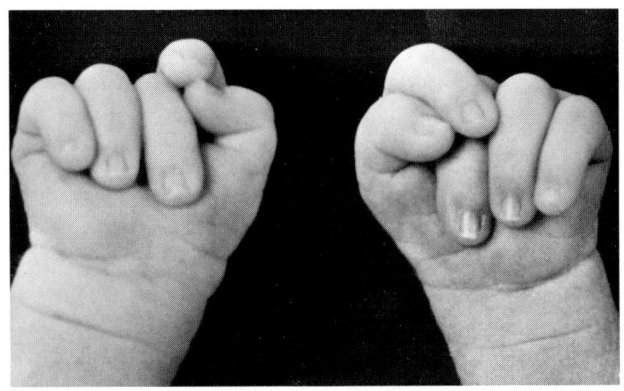

Abb. 15. b) Edwards-Syndrom: typische Flexionshaltung der Finger.

ideakolobome). Beim Katzenaugensyndrom findet man neben den Augenanomalien eine Mikrozephalie, ein auffälliges Gesicht mit Hypertelorismus, antimongoloider Lidachsenstellung und niedriger Nasenwurzel sowie eine Analatresie mit rektovaginalen oder rektoperitonealen Fisteln.

Partielle Trisomien sind vor allem beschrieben für die Chromosomenarme 1q, 3p, 4p, 4q, 5p, 7q, 8p, 9p, 2q, 10p, 10q, 11q, 18p und 18q. Unter diesen ist das **9p Trisomiesyndrom** am häufigsten. Es wird zumeist von gesunden Trägern einer balancierten Translokation übertragen. Kinder mit einer 9p Trisomie fallen durch Hypertelorismus, knollenförmige Nase, heruntergezogene Mundwinkel und tief ansetzende Ohren auf. Geistige Retardierung, Enophthalmie und 4-Finger-Furche fehlen fast nie.

β) Deletions- und Duplikationssyndrome

Bei Deletionen ist ein Bruchstück eines Chromosoms verlorengegangen, bei Duplikationen ein Chromosomensegment verdoppelt. Deletionen und Duplikationen können so klein sein, daß sie mikroskopisch nicht oder nur mit Hilfe der hochauflösenden Bandentechniken (High-resolution-Technik zu erkennen sind. Deletions- und Duplikationssyndrome entstehen entweder neu durch Bruchereignisse oder werden vererbt.

Die 4 bekanntesten Deletionssyndrome sind unten auffürlicher beschrieben. Darüber hinaus gibt es die interstitiellen Deletionen beim Langer-Giedion-Syndrom (im langen Arm des Chromosoms 8), beim Wilms-Tumor-Aniridie-Syndrom (im kurzen Arm des Chromosoms 11), beim Prader-Willi- und beim Angelmann-Syndrom (im langen Arm des Chromosoms 15), beim Miller-Dieker-Syndrom (im kurzen Arm des Chromosoms 17) sowie beim DiGeorge-Syndrom (im langen Arm des Chromosoms 22, Abb. 16). Die interstitiellen Deletionen im Chromosom 15 beim Prader-Willi-Syndrom und beim Angelmann-Syndrom lassen sich mit zytogenetischen Methoden nicht sicher unterscheiden. Neuere Untersuchungen haben gezeigt, daß die Deletion beim Prader-Willi-Syndrom im väterlichen Chromosom 15 und beim Angelmann-Syndrom im mütterlichen Chromosom 15 vorliegt (genomisches Imprinting). Das Prader-Willi-Syndrom kann aber auch auf einer maternalen Disomie des Chromosoms 15 beruhen, das Angelmann-Syndrom auf einer paternalen Disomie des Chromosoms 15. Beim Prader-Willi-Syndrom ist neuerdings eine DNS-Diagnostik (Methylierungstest) möglich, mit dem 95% aller Patienten erfaßt werden können.

Bei einem kleinen Teil der Patienten mit Retinoblastom läßt sich als konstitutionelle Chromosomenaberration eine interstitielle Deletion im langen Arm des Chromosoms 13 nachweisen (Abb. 27c). Die Patienten fallen dann häufig auch durch eine geistige Retardierung, einen Minderwuchs und eine Gesichtsdysmorphie auf. Wenn bei einem Deletionssyndrom ein DNS-Abschnitt verlorengegangen ist, der für mehrere monogene Merkmale kodiert, so ist eine komplexe klinische Symptomatik möglich, die mehrere monogene Störungen beinhaltet (»Contiguous-Gene-Syndrom«). Beim Wiedemann-Beckwith-Syndrom kann eine Duplikation des distalen Teils vom kurzen Arm des Chromosoms 11 vorliegen (Abb. 16).

Katzenschreisyndrom (Deletion 5p–)

Definition: Durch autosomale Strukturanomalie bedingtes Fehlbildungssyndrom mit Minderwuchs, Mikrozephalie und katzenschreiähnlichem Weinen im frühen Säuglingsalter.

Pathogenese: Das Katzenschreisyndrom beruht auf einer partiellen Monosomie. Es fehlt ein Stück des kurzen Armes vom Chromosom 5. Die Deletion tritt meistens sporadisch auf. Bei einer Translokation ist familiäres Vorkommen möglich. Mosaike wurden beschrieben.

Vorkommen: Das Katzenschreisyndrom ist relativ selten. Die geschätzte Frequenz beträgt 1 auf 50 000 Neugeborene.

Symptome: Hauptmerkmale sind der katzenschreiähnliche, hochtönende Klang der Stimme (der durch eine Entwicklungsstörung der Epiglottis und des Larynx bedingt ist und später verschwindet) und die kraniofaziale Dysmorphie mit Mikrozephalie, rundem Gesicht, tiefem Ohransatz, antimongoloider Lidachsenstellung, Hypertelorismus und Mikrogenie. In $1/3$ der Fälle wird ein angeborener Herzfehler gefunden.

Verlauf und Prognose: Die psychomotorische Entwicklung ist immer verzögert. Die Lebenserwartung ist unterschiedlich und hängt von Art und Schweregrad der inneren Fehlbildungen ab.

Diagnose: Zur Sicherung der Diagnose ist eine Chromosomenanalyse erforderlich. Differentialdiagnostisch kommt das Wolf-Syndrom (s. u.) in Betracht.

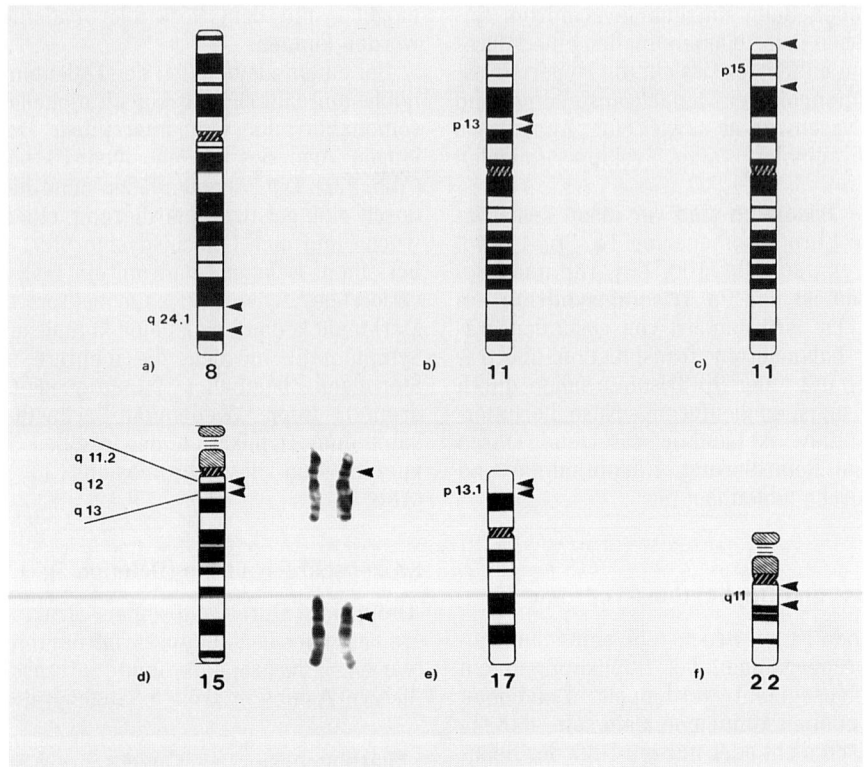

Abb. 16. Interstitielle Deletion beim Langer-Giedion-Syndrom (a), beim Wilms-Tumor-Aniridie-Syndrom (b), beim Prader-Willi- und beim Angelmann-Syndrom (d), beim Miller-Dieker-Syndrom (e) sowie beim DiGeorge-Syndrom (f). Beim Wiedemann-Beckwith-Syndrom kann eine Duplikation im kurzen Arm des Chromosoms 11 vorliegen (c). Die Pfeile markieren die Bruchpunkte (bei den Deletionssyndromen) bzw. das duplizierte Chromosomensegment (beim Wiedemann-Beckwith-Syndrom). Die betroffenen Chromosomen sind schematisch auf dem Niveau von 550 Banden pro haploidem Chromosomensatz dargestellt.

Wolf-Syndrom (Deletion 4p–)

Das sehr seltene Wolf-Syndrom beruht auf einer **partiellen Monosomie**. Es fehlt ein Teil des kurzen Armes vom Chromosom 4. Die Deletion tritt meistens sporadisch auf.

Das Wolf-Syndrom ähnelt in der **Symptomatik** dem Katzenschreisyndrom, unterscheidet sich aber von diesem durch die kürzere Lebenserwartung der Patienten und das Fehlen der katzenschreiähnlichen Stimme. Hauptsymptome sind ein sehr niedriges Geburtsgewicht trotz normaler Schwangerschaftsdauer, eine Mikrozephalie, Muskelhypotonie und zerebrale Krampfanfälle. Weiterhin finden sich häufig Knochendeformitäten (Wirbelverschmelzungen), Hüftgelenksluxation, Klumpfüße, Lippen-Kiefer-Gaumen-Spalte, eine schnabelförmige Nase, antimongoloide Lidspalten, Iriskolobome, tiefstehende und dysplastische Ohrmuscheln sowie eine Hypospadie.

Die **Prognose** ist schlecht und wird im wesentlichen durch die ausgeprägte psychomotorische Entwicklungshemmung und die teilweise schweren Fehlbildungen innerer Organe bestimmt. Die meisten Patienten sterben im Laufe des ersten Lebensjahres.

De-Grouchy-Syndrom I (Deletion 18p–)

Die terminale Deletion des kurzen Armes vom Chromosom 18 (partielle Monosomie) führt neben der psychomotorischen Entwicklungsverzögerung zu einer fazialen Dysmorphie mit Hypertelorismus, Ptosis palpebrae, Hypoplasie der Maxilla und großen, dysplastischen Ohrmuscheln. Einzelne Symptome, z. B. der weite Mamillenabstand, erinnern an das Turner-Syndrom. Außerdem kommen angeborene Herzfehler, Kryptorchismus, Hypospadie, Hypoplasie der Labia minora und Fehlbildungen an Händen und Füßen (hochangesetzter Daumen, häutige Syndaktylie) vor. Insgesamt ist das Erscheinungsbild sehr variabel. Die Lebenserwartung ist abhängig vom Schweregrad der Fehlbildungen.

De-Grouchy-Syndrom II (Deletion 18q–)

Die terminale Deletion des langen Armes am Chromosom 18 (partielle Monosomie) führt neben der psychomotorischen Entwicklungsverzögerung zu einer charakteristischen fazialen Dysmorphie mit Hypoplasie und Retraktion des mittleren Gesichtsbereiches und vorstehendem Kinn. Auf den fischähnlichen Mund geht die Bezeichnung »Karpfenmundsyndrom« zurück. Außerdem finden sich meistens eine Mikrozephalie, Gehörgangsatresie, spindelförmige Finger und Stellungsanomalien der Zehen. Häufig sind auch eine Gaumenspalte, Herzfehler und eine Genitalhypoplasie vorhanden. Der Verlauf kann durch zerebrale Krampfanfälle kompliziert sein.

γ) Chromosomenbruchsyndrome

Einige autosomal rezessiv erbliche Erkrankungen gehen mit einer erhöhten Chromosomenbrüchigkeit in somatischen Zellen einher und sind mit einem größeren Risiko für Leukämien und andere Malignome verbunden.

Fanconi-Anämie

Bei der Fanconi-Anämie (s. S. 493) besteht eine Panmyelopathie, die meist zwischen dem 2. und 7. Lebensjahr manifest wird und zu einer Panzytopenie führt. Als Begleitsymptome werden prä- und postpartaler Minderwuchs, Mikrozephalie, geistige Retardierung, Schwerhörigkeit, Augenfehler, Skelettanomalien, Herz- und Nierenfehlbildungen sowie Pigmentierungsstörungen der Haut beobachtet. Als Ursache vermutet man eine Funktionsstörung der DNS infolge einer verminderten Topoisomeraseaktivität in den Zellkernen. Eine Pränataldiagnostik ist durch Nachweis der Chromosomenbrüchigkeit in fetalen Zellen möglich.

Bloom-Syndrom

Das Bloom-Syndrom ist durch Minderwuchs, Teleangiektasien im Bereich der Wangen und Dolichozephalie mit schmalem, zierlichen Gesicht gekennzeichnet.

Louis-Bar-Syndrom

Beim Louis-Bar-Syndrom (Ataxia teleangiectatica) treten eine progrediente zerebellare Ataxie, Teleangiektasien und eine Infektionsanfälligkeit durch Immundefizienz (Thymushypoplasie) auf (s. S. 520).

Die genannten Syndrome gehen mit einer Chromosomeninstabilität einher, die sich in kultivierten Lymphozyten oder Fibroblasten nachweisen läßt. Beim Bloom-Syndrom findet man charakteristischerweise außerdem einen vermehrten Austausch von Teilen der Schwesterchromatiden (Stränge eines Metaphasechromosoms).

b) Gonosomale Aberrationen

Turner-Syndrom (X-Monosomie)

Definition: Durch Gonosomenaberration bedingtes Fehlbildungssyndrom mit Kleinwuchs, ausbleibender Entwicklung der sekundären Geschlechtsmerkmale, primärer Amenorrhoe und Infertilität bei phänotypisch weiblichen Individuen.

Pathogenese: Bei den meisten Patienten liegt eine **vollständige X-Monosomie** vor, die auf einer Verteilungsstörung der Gonosomen beruht (Abb. 17). Diese scheint in der Mehrzahl der Fälle durch Befruchtung einer Eizelle mit einem Spermium zu entstehen, in welches infolge Nondisjunction während der Spermiogenese kein Geschlechtschromosom gelangt ist. Beim Turner-Syndrom werden häufig Mosaikbefunde (45,X/46,XX) festgestellt. Außerdem können Strukturaberrationen des X-Chromosoms wie ein Isochromosom (Abb. 18), ein Ringchromosom oder eine Deletion zu den Symptomen des Turner-Syndroms führen. Bei diesen Strukturaberrationen liegt ein partieller oder vollständiger Verlust des kurzen Armes vom X-Chromosom vor (partielle X-Monosomie). Bei einem **Mosaik** kann der Hypogonadismus schwächer ausgeprägt sein oder fehlen. Bei **partieller X-Monosomie** können extragenitale Anomalien fehlen. Eine besondere Mosaikform ist die sog. **gemischte Gonadendysgenesie** mit dem Karyotyp 45,X/46,XY (s. S. 552). Dabei ist das äußere Genitale meist weiblich oder intersexuell (mit angelegter Vagina); der Karyotyp 45X/46XY wurde auch bei männlich erscheinenden Individuen mit nicht deszendierten Hoden festgestellt. Die Gonaden können bei gemischter Gonadendysgenesie maligne entarten und sollten rechtzeitig entfernt werden.

Beim typischen Turner-Syndrom ist die Dysgenesie der primär normal angelegten Ovarien erst nach dem 3. Embryonalmonat nachweisbar.

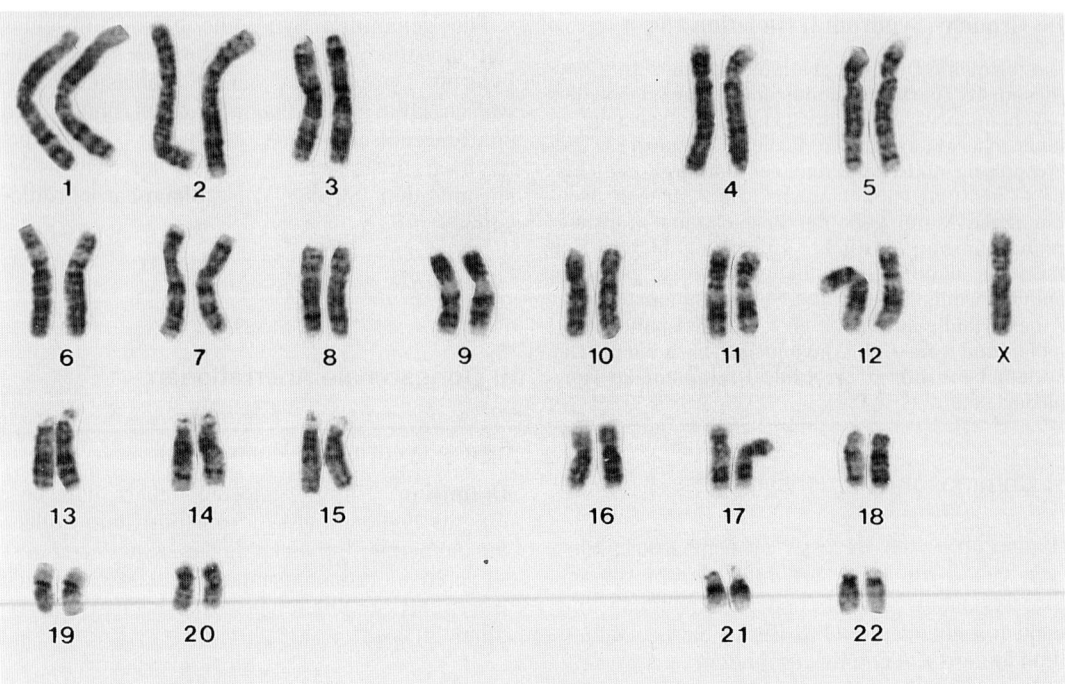

Abb. 17. Karyotyp eines Kindes mit Turner-Syndrom: X-Monosomie. Giemsa-Banden.

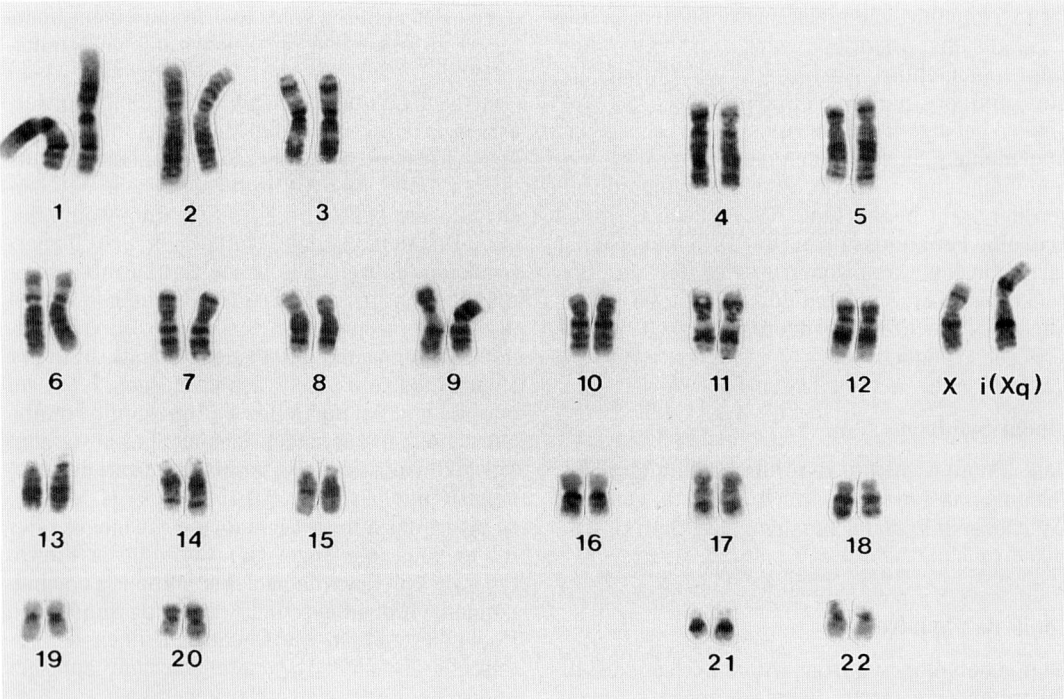

Abb. 18. Karyotyp eines Kindes mit Turner-Syndrom: Es besteht eine partielle X-Monosomie als Folge einer Isochromosombildung. In dem X-Isochromosom fehlen die kurzen Arme; die langen Arme sind verdoppelt. Giemsa-Banden.

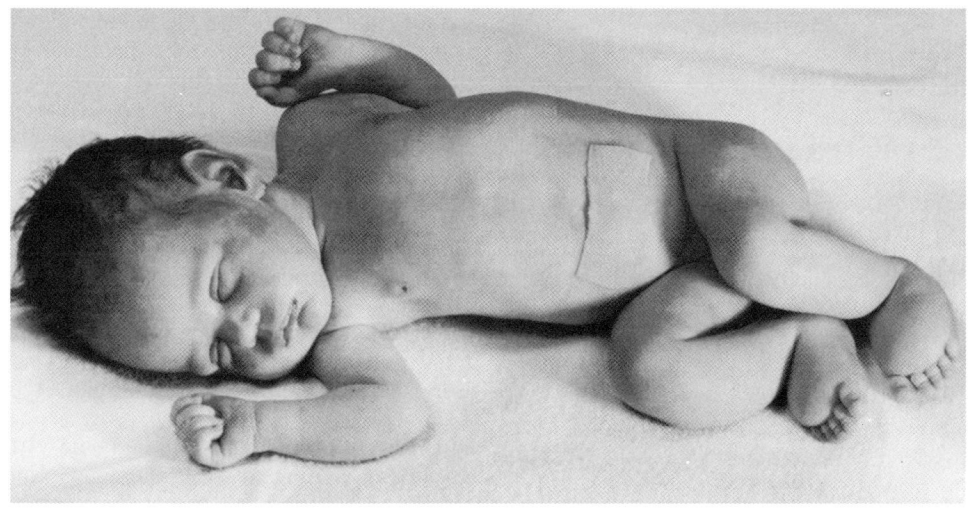

Abb. 19. Turner-Syndrom: lymphödematöse Schwellungen der Fußrücken.

Pathologie: Bei der X-Monosomie finden sich rudimentäre Ovarien (bindegewebige Stränge ohne Keimepithel). Dagegen sind Eileiter, Uterus und äußere weibliche Genitalien normal angelegt. Zur Zeit der Pubertät behalten diese jedoch ihre infantile Größe. Die sekundären Geschlechtsmerkmale entwickeln sich wenig (sexueller Infantilismus).

Häufigkeit: Das Turner-Syndrom tritt sporadisch mit einer Häufigkeit von 1 auf 3000 weibliche Neugeborene auf. Eine Korrelation mit dem Lebensalter der Mutter ließ sich nicht nachweisen. Für nachfolgende Geschwister besteht kein erhöhtes Wiederholungsrisiko.

Symptome: Die Hauptsymptome entwickeln sich zur Zeit der **Pubertät:**

▶ Proportionierter Kleinwuchs (beginnend ab 4. Lebensjahr, Fehlen des normalen Pubertätswachstumsschubes, Erwachsenengröße 132–155 cm).
▶ Ausbleiben der sekundären Geschlechtsmerkmale (fehlende Brustentwicklung, spärliche Pubes- und Axillarbehaarung).
▶ Primäre Amenorrhoe (in 90%).

Bereits im **frühen Kindesalter** können bestimmte extragenitale Anomalien auf ein Turner-Syndrom hindeuten.

Beim Neugeborenen fallen zunächst die lymphödematösen Schwellungen der Hand- und Fußrücken (Abb. 19) und die lockeren Hautfalten im Nacken (Cutis laxa) auf. Ein sich im Laufe der Kindheit entwickelndes Pterygium colli (Flügelfell = Hautfalte vom Ohr zum Akromion, Abb. 20)

und ein tiefer Haaransatz im Nacken kommen in 40% der Fälle vor. Andere fakultative Zeichen sind die tief ansetzenden Ohrmuscheln, das Sphinx- oder Maskengesicht mit Mikrogenie, Epikanthus, Hypertelorismus und Karpfenmund so-

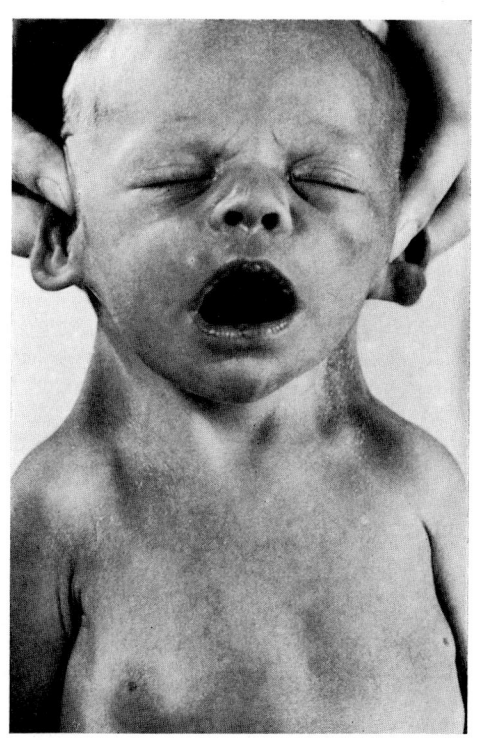

Abb. 20. Turner-Syndrom: Flügelfell am Hals (Pterygium colli).

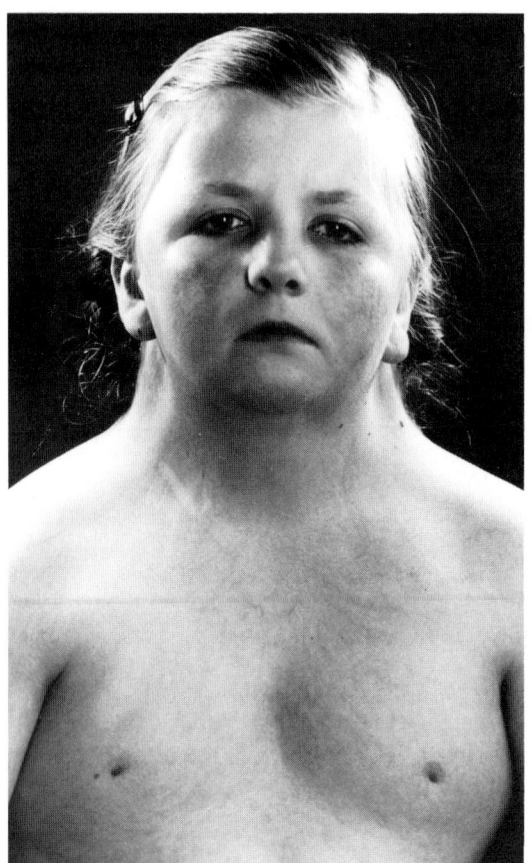

Abb. 21. Turner-Syndrom: schildförmiger Thorax mit weitem Mamillenabstand, Pterygium colli, Sphinxgesicht bei 13jährigem Mädchen.

wie der schildförmige Thorax mit weitem Mamillenabstand (Abb. 21). Häufig findet man auch einen Cubitus valgus (übermäßige Radialdeviation des Unterarmes), multiple Pigmentnaevi und hyperkonvexe Fingernägel. Eine Aortenisthmusstenose, eine Pulmonalstenose oder ein anderer angeborener Herzfehler sind beim Turner-Syndrom häufiger. Außerdem werden gelegentlich Nierenfehlbildungen (z. B. Hufeisenniere, Doppelniere) gefunden. Schwerhörigkeit kommt dabei häufiger vor.

Diagnose: Wenn klinische Befunde den Verdacht auf ein Turner-Syndrom nahelegen, ist eine Chromosomenanalyse indiziert. Bei vollständiger X-Monosomie findet sich im Mundschleimhautabstrich kein X-Chromatinkörper. Ein positiver X-Chromatinbefund schließt jedoch ein Turner-Syndrom nicht aus, da ein Mosaik oder eine partielle Monosomie vorliegen kann (daher ist stets eine Chromosomenanalyse erforderlich). Der in der Pubertät auftretende Anstieg der Gonadotropin-(FSH-)Spiegel im Plasma ist beim Turner-Syndrom stärker als bei Gesunden und fehlt bei einem sekundären Hypogonadismus (infolge Hypophysenunterfunktion). Vom Zeitpunkt der Pubertät ab sind der Östradiolspiegel im Serum und die Östrogenausscheidung im Harn erniedrigt. Röntgenologisch findet man typische Zeichen auf einer Handskelettaufnahme: Hypoplasie des Metakarpale IV, kleiner Karpalwinkel, Retardierung der Handskelettentwicklung und Osteoporose. Die Sonographie von Herz, Nieren und Ovarien ergibt typische Befunde.

Differentialdiagnostisch sind die **Turnerähnlichen Syndrome** (vor allem das Noonan-Syndrom) auszuschließen, bei denen wie beim klassischen Turner-Syndrom Kleinwuchs und Turner-Anomalien vorkommen können, der Karyotyp aber normal ist. Das autosomal dominant erbliche **Noonan-Syndrom** kommt bei Jungen und Mädchen vor; der Hypogonadismus ist verschieden stark ausgeprägt und kann auch fehlen; häufig findet man eine Pulmonalklappenstenose, eine antimongoloide Lidachsenstellung und eine Minderbegabung. Bei der sog. **reinen Ovarial-(Gonaden)-Dysgenesie,** die sich durch eine primäre Amenorrhoe und das Ausbleiben der Pubertät äußert, ist der Karyotyp ebenfalls normal; die Körperproportionen sind eunuchoid, es fehlen ein Kleinwuchs und die beim Turner-Syndrom vorkommenden extragenitalen Anomalien. Bei **gemischter Gonadendysgenesie** (45,X/46,XY) kann man im Mundschleimhautabstrich keinen X-Chromatinkörper nachweisen (s. S. 116). Über sekundären Hypogonadismus s. S. 549.

Therapie: Wenn bereits vor der Pubertät als Ursache von zunehmendem Kleinwuchs ein Turner-Syndrom festgestellt wird, kann durch rechtzeitige längere Therapie mit Wachstumshormon das Wachstum gefördert werden. Ein Pterygium colli kann frühzeitig operativ korrigiert werden, ebenso ein angeborener Herzfehler. Bei Schwerhörigkeit sind hörverbessernde Maßnahmen einzuleiten. Im Alter von 13 Jahren gibt man für mehrere Monate Östrogen, bis es zu einer Entwicklung der Brustdrüsen, einer Größenzunahme des Uterus und in der Vagina zur Umwandlung des Zylinderepithels in Plattenepithel gekommen ist. Danach wird eine zyklische Hormonbehandlung mit Östrogen und Progesteron durchgeführt, wodurch Menstruationen ermöglicht werden. Die Patientinnen sind bei vollständiger X-Monosomie unfruchtbar. Wichtig ist eine rechtzeitige schrittweise Aufklärung über die zu erwartende Kinderlosigkeit und die Notwendigkeit einer regelmäßigen Hormonsubstitution.

Zusammenfassung: Die X-Monosomie und der vollständige Verlust des kurzen Armes vom X-Chromosom führen bei phänotypisch weiblichen Individuen zu Kleinwuchs, Gonadendysgenesie und Infertilität sowie zur mangelhaften Entwicklung der sekundären Geschlechtsmerkmale. Fakultative Symptome sind: Pterygium colli, tiefer Haaransatz im Nacken, Sphinxgesicht mit Karpfenmund, breiter Thorax, Lymphödem der Hand- und Fußrücken (nach der Geburt), Aortenisthmusstenose und andere Anomalien. Beweisend ist der Karyotyp (45,X) und ein verstärkter Anstieg der Gonadotropin-(FSH-)Spiegel im Plasma in der Pubertät. Zur Behandlung gibt man ab 13. Lebensjahr Östrogen, später in zyklischem Wechsel Östrogen und Progesteron.

XXX-Konstitution

Frauen mit XXX-Konstitution sind phänotypisch weibliche Individuen mit meistens normaler Geschlechtsreife und Ovulation sowie voller Fertilität. Sie sind in somatischer Hinsicht unauffällig, jedoch ist ein Teil von ihnen minderbegabt. Man findet den Karyotyp 47,XXX und in den Interphasekernen 2 X-Chromatinkörper. Die Häufigkeit beträgt etwa 1 auf 1000 weibliche Neugeborene; unter den Kindern älterer Mütter steigt die Frequenz an. – Synonyma: Superfemale, Triplo-X-Syndrom.

Klinefelter-Syndrom

Synonym: XXY-Syndrom.

Definition: Durch Gonosomenaberration bedingter hypergonadotroper Hypogonadismus bei phänotypisch männlichen Individuen.

Pathogenese: Das **typische** (»echte«) Klinefelter-Syndrom beruht auf einer numerischen Gonosomenaberration, die als Folge einer Nondisjunction aufgetreten ist. Es finden sich zwei X-Chromosomen und ein Y-Chromosom (47,XXY, Abb. 22). Beim **atypischen** Klinefelter-Syndrom

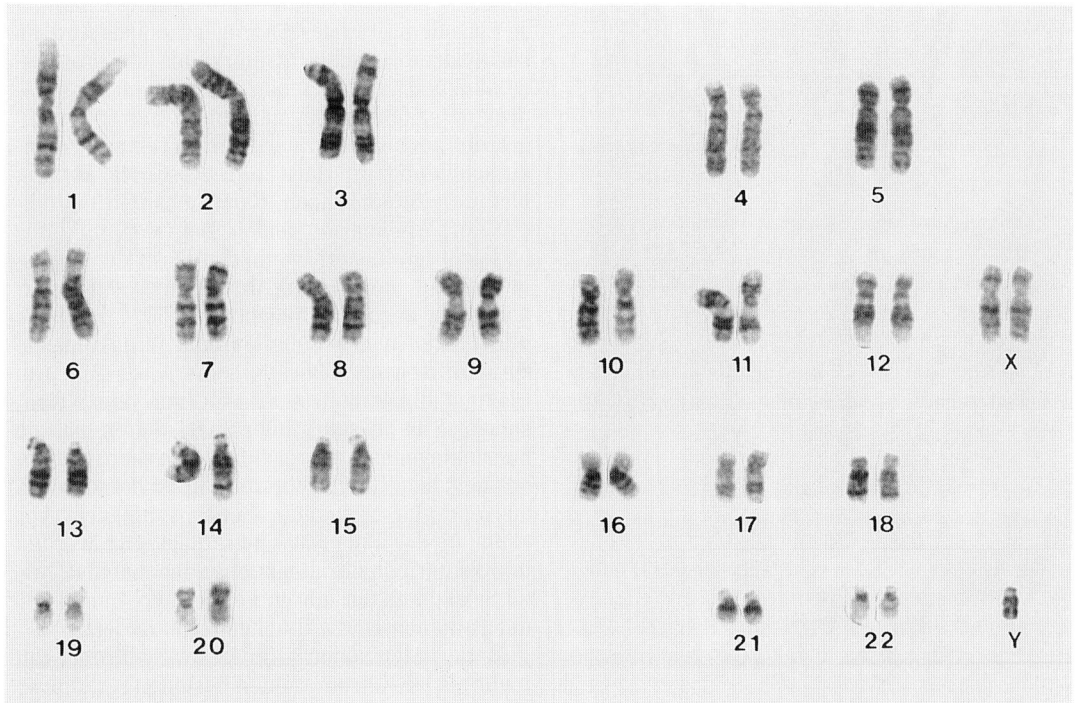

Abb. 22. Karyotyp eines Jungen mit Klinefelter-Syndrom: es liegt ein überzähliges X-Chromosom vor (47,XXY). Giemsa-Banden.

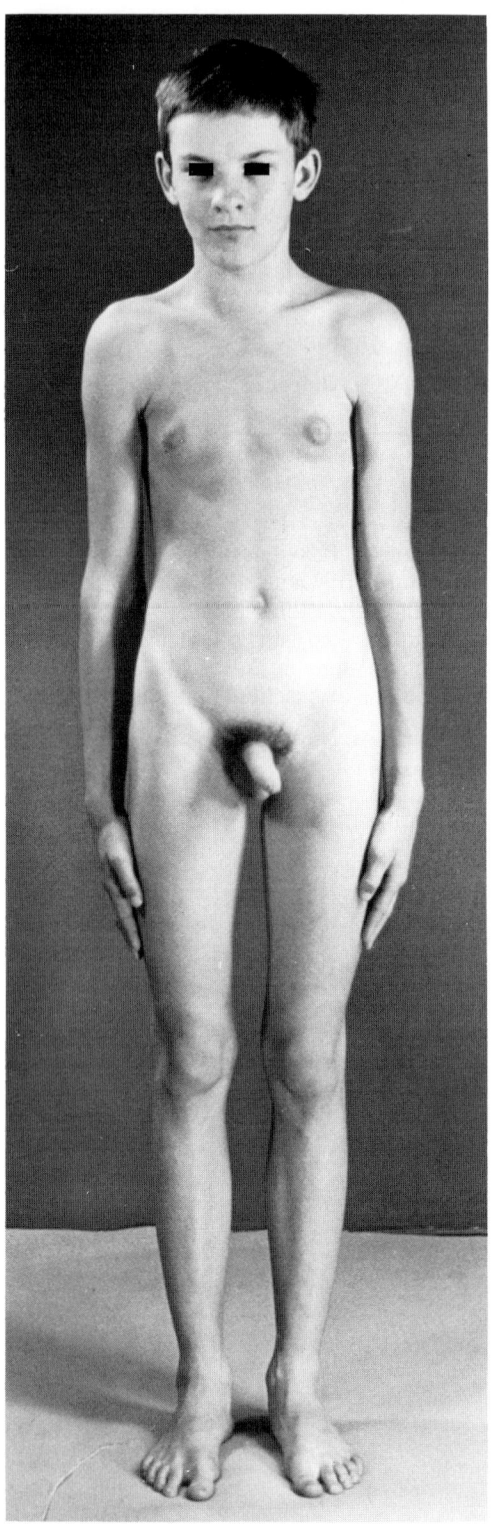

Abb. 23. Klinefelter-Syndrom: Hochwuchs, Gynäkomastie rechts, weibliche Form der Pubesbehaarung.

sind mehrere überzählige X- und manchmal auch ein zusätzliches Y-Chromosom vorhanden (z. B. XXXY- oder XXXYY-Konstitution). Gelegentlich finden sich *Mosaikbefunde* (z. B. 46,XY/ 47,XXY).

Vorkommen: Etwa 1 auf 600 männliche Neugeborene, unter Kindern älterer Mütter häufiger.

Symptome: Das Klinefelter-Syndrom wird in der Kindheit selten diagnostiziert. Symptome, die in der Pubertät zur Verdachtsdiagnose führen können, sind eine überdurchschnittliche Körperhöhe und kleine Genitalien. Der Hochwuchs beruht auf einer relativ großen Beinlänge (eunuchoider Hochwuchs). Die Hoden sind klein und derb, manchmal auch von abnorm weicher Konsistenz. Bei der histologischen Untersuchung findet man vor der Pubertät eine herabgesetzte Zahl von Keimzellen, nach der Pubertät hyalinisierte und atrophische Tubuli sowie eine Hyperplasie der Leydigschen Zwischenzellen. Es besteht eine Insuffizienz der Tubuli seminiferi mit fehlender oder mangelhafter Spermiogenese. Die unzureichende Testosteronbildung in den Leydigschen Zwischenzellen bewirkt eine gesteigerte Gonadotropinproduktion in der Hypophyse und ist die Ursache für den verzögerten Epiphysenschluß. Je nach dem Grad des Androgenmangels sind die sekundären Geschlechtsmerkmale bei Adoleszenten und Erwachsenen nur schwach ausgeprägt oder fehlen. Bei stärkerem Androgenmangel, der auch in einer vermehrten Gonadotropinausscheidung im Harn zum Ausdruck kommt, bleibt die Stimme hoch, Bartwuchs und männliche Körperbehaarung fehlen. Der Gesamthabitus ist leicht feminisiert (weibliche Form der Pubesbehaarung, zarte Haut, Abrundung der Körperkonturen, leichte Adipositas). In 50% der Fälle bildet sich in der Pubertät eine Gynäkomastie (Brustdrüsenvergrößerung) aus (Abb. 23). Im Ejakulat findet man eine Aspermie oder Oligospermie. Es besteht Infertilität. Selten ist die Spermatogenese ausreichend, um Fertilität zu ermöglichen. Geschlechtsverkehr ist bei schwach ausgeprägter Sexualität meistens möglich. Vor allem in der Pubertät und Adoleszenz werden impulsiv-triebhafte Reaktionen beobachtet, die zu Sexualdelikten führen können. Bei einem Teil der Patienten ist die Intelligenz gemindert.

Beim **atypischen** Klinefelter-Syndrom mit mehr als 2 X-Chromosomen bestehen fast immer eine höhergradige Minderbegabung, ein stärkerer Hochwuchs mit verzögerter Knochenreifung sowie ein typischer Gesichtsausdruck mit leicht mongoloider Augenstellung, Hypertelorismus und Epikanthus. Weitere extragenitale Fehlbildungen sind radioulnare Synostosen, Klinodaktylie, Pseudoepiphysen, Kyphose, Brachyzephalie, Muskelhypotonie und Vierfingerfurche.

Diagnose: Die Störung wird vor der Pubertät selten erkannt. Später veranlassen das Ausbleiben der normalen Pubertätsentwicklung, die auffallende Kleinheit der Hoden oder eine Gynäkomastie gezielte Untersuchungen.

Die Diagnose stützt sich auf folgende Befunde:
- Nachweis eines (oder mehrerer) X-Chromatinkörper in Interphasekernen. Da falsch negative Befunde vorkommen, ist für einen Ausschluß eine Chromosomenanalyse erforderlich.
- Männlicher Karyotyp mit X-Polysomie. Es gibt aber auch sog. XX-Männer mit männlichem Phänotyp, die ähnliche Symptome wie Patienten mit einem Klinefelter-Syndrom haben. Das eine (vom Vater stammende) X-Chromosom trägt dann ein Gen (den Testis-determinierenden Faktor), das fälschlicherweise während der Meiose vom Y- auf das X-Chromosom übertragen worden ist.
- Erhöhte Gonadotropin- und niedrige Testosteronspiegel im Plasma (nach der Pubertät).
- Tubulussklerose und Zwischenzellhyperplasie bei (nach der Pubertät durchgeführter) Hodenbiopsie.
- Aspermie (oder Oligospermie) im Ejakulat.

Differentialdiagnose: Hodendysgenesie anderer Ursache (s. S. 550) mit normalem Karyotyp.
Sekundärer Hypogonadismus bei Hypophysenerkrankungen (verminderte Gonadotropinausscheidung im Harn).
Noonan-Syndrom beim Jungen (sog. männliches Turner-Syndrom). Dabei ist die Hodendysgenesie mit extragenitalen Turner-Syndromen verknüpft (bei normalem männlichen Karyotyp).
Andere Ursachen einer Gynäkomastie (Pubertätsgynäkomastie, bestimmte Tumoren und Leberzirrhose, s. S. 268).

Therapie: Bei nachgewiesenem Androgenmangel ist während und nach der Pubertät eine Substitutionstherapie mit Testosteron indiziert. Hierdurch kommt es zur besseren Ausbildung der sekundären Geschlechtsmerkmale, jedoch werden die Infertilität und Gynäkomastie durch Testosteron nicht beeinflußt. Eine starke Gynäkomastie läßt sich operativ korrigieren. Gelegentlich machen Verhaltensstörungen eine Psychotherapie oder sozialpädagogische Betreuung erforderlich.

Zusammenfassung: Das typische Klinefelter-Syndrom (XXY-Konstitution) geht mit einem hypergonadotropen Hypogonadismus einher und äußert sich zum Zeitpunkt der Pubertät in einer verspäteten und unvollständigen Entwicklung der sekundären Geschlechtsmerkmale, Kleinheit der Testes, in eunuchoidem Hochwuchs und häufig auch in einer Gynäkomastie. Gelegentlich werden bereits in der frühen Kindheit eine leichte Minderbegabung und seelische Verhaltensstörungen festgestellt. Beweisend sind der Karyotyp, eine vermehrte Gonadotropinausscheidung im Harn sowie die Aspermie (oder Oligospermie). Bei nachgewiesenem Androgenmangel ist eine Testosteronsubstitution indiziert. Die Infertilität bleibt bestehen.

XYY-Konstitution

Es besteht eine Disposition zu überdurchschnittlicher Körperlänge bei phänotypisch männlichen Individuen mit einem zusätzlichen Y-Chromosom (Abb. 24). Bei der Geburt ist die Körperlänge normal. Die XYY-Konstitution ist die Folge einer Nondisjunction in der zweiten Reifungsteilung der Spermatogenese. Sie tritt unabhängig vom Alter des Vaters auf. Erwachsene mit einer XYY-Konstitution sind oft impulsiv, kontaktscheu und haben wenig Selbstbewußtsein, sind aber nicht aggressiv. Sie neigen zu schwerer Akne. Die Fertilität ist normal. Die Bestimmung des Y-Chromatins kann als Suchtest angewandt werden; beweisend ist der Karyotyp. Die XYY-Konstitution tritt sporadisch auf (1 auf 1000 männliche Lebendgeborene).

Marker-X-Chromosom mit geistiger Retardierung

Synonyma: Makroorchidismus mit Marker-X-Chromosom, fra(X)-Syndrom, Martin-Bell-Syndrom.

Definition: Überwiegend beim männlichen Geschlecht vorkommendes Syndrom mit geistiger Retardierung, Gesichtsdysmorphie und Hodenvergrößerung, das mit einer Folat-sensitiven fragilen Stelle im langen Arm des X-Chromosoms assoziiert ist und auf einer Mutation des Gens FMR-1 beruht.

Ätiologie und Pathogenese: Das Syndrom tritt familiär gehäuft auf. Die Vererbung ent-

136   IV. Klinische Genetik

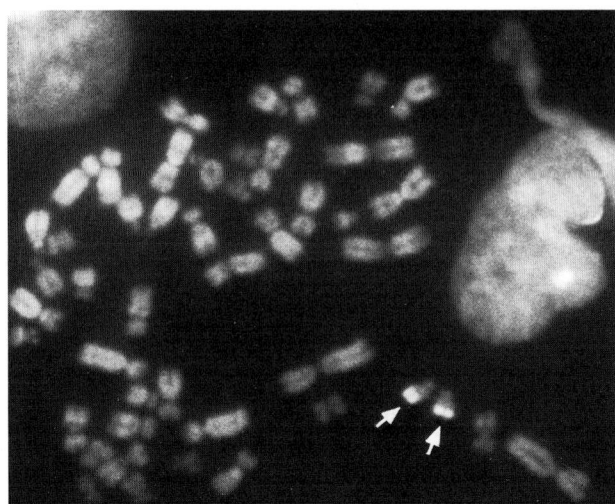

Abb. 24. XYY-Syndrom: Metaphase mit zwei Y-Chromosomen (Pfeile). Quinacrine-Fluoreszenz.

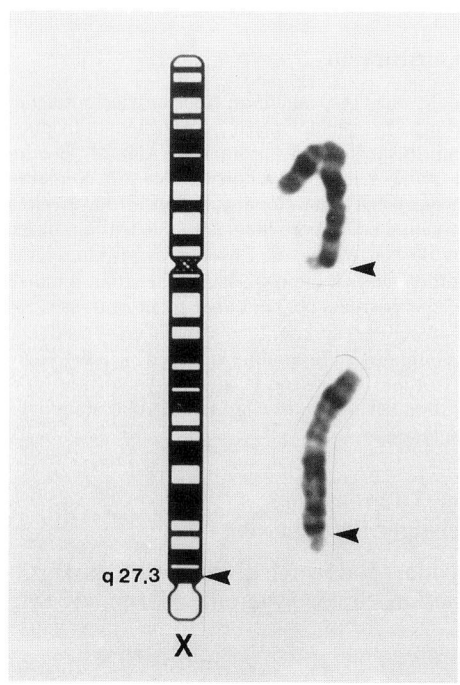

Abb. 25. a) Marker-X-Chromosom bei erblicher geistiger Retardierung: Im distalen Abschnitt des langen Armes (Bande Xq27.3) findet sich eine Konstriktion oder »fragile Stelle«. Die Pfeile weisen auf die fragile Stelle hin. *Links:* schematische Darstellung des X-Chromosoms. *Rechts:* zwei X-Chromosomen mit fragiler Stelle in der Bande Xq27.3 (Giemsa-Banden).

spricht keinem der klassischen Mendelschen Erbgänge. Die frühere Annahme einer X-chromosomal rezessiven Vererbung mußte verworfen werden, weil sich später herausstellte, daß es klinisch unauffällige männliche Überträger und neben den unauffälligen auch klinisch betroffene Konduktorinnen gibt.

> Das Marker-X-Chromosom ist durch eine Verengung (Konstriktion) oder einen Bruch in der Bande Xq 27.3 gekennzeichnet (Abb. 25. a).

Molekulargenetisch entspricht die fragile Stelle einer repetitiven Sequenz von tandemartig wiederholten Trinukleotiden (CGG-Repeats) und befindet sich in einem Exon des FMR-1-Gens. Das CGG-Repeat zeigt Längenunterschiede.

Das fra(X)-Syndrom wurde zunächst ausschließlich durch den Nachweis des fragilen X-Chromosoms [nach fra(X)-Induktion] diagnostiziert. Bei klinisch betroffenen Männern und Konduktorinnen mit auffälligen Symptomen gelang der Nachweis des Marker-X-Chromosoms relativ gut. Gesunde männliche Überträger und ein Teil der klinisch unauffälligen Konduktorinnen konnten jedoch nicht erkannt werden. Heute ist mit molekularbiologischen Methoden ein Nachweis der Mutation des FMR-1-Gens möglich. Anhand der Repeatlänge und der DNS-Methylierung kann zwischen zwei fra(X)-Mutationen (einer Prämutation und der vollständigen Mutation) unterschieden werden. Wurde bei einem klinisch Betroffenen die vollständige Mutation gefunden, so ist die Diagnose »fra(X)-Syndrom« gesichert. Bei den Familienangehörigen kann dann festgestellt werden, ob der Überträgerstatus vorliegt. Bei nachgewiesenem Überträgerstatus ist eine molekulargenetische Pränataldiagnostik an Chorionzotten möglich. Im Rahmen dieser Diagnostik sollte auch eine zytogenetische Analyse mit fra(X)-Induktion an kultivierten Zotten angestrebt werden.

Vorkommen: Bei 1 von 1000–2000 Neugeborenen. Zweithäufigste chromosomale Ursache von geistiger Behinderung (nach dem Down-Syndrom).

Etwa 1–2% aller geistig schwer Behinderten sind betroffen, Männer etwa doppelt so häufig wie Frauen.

Symptome: Morphologische Auffälligkeiten sind eine Vergrößerung der Hodenvolumina (deutlich erst nach der Pubertät, jedoch nicht immer vorhanden), ein langes und schmales Gesicht mit prominentem Kinn sowie großen Ohren (Abb. 25 b). Die Hoden haben eine weiche Konsistenz, die auf einer Vermehrung des interstitiellen Flüssigkeitsgehaltes beruht. Eine Störung der Spermatogenese läßt sich nicht nachweisen. Im Vordergrund der klinischen Symptomatik steht die geistige Retardierung (verschiedene Schweregrade). Frauen mit einem fragilen X können ebenfalls minderbegabt sein, sind jedoch sonst phänotypisch normal. Auffällig ist bei männlichen Personen die Sprache: sie sprechen zu schnell und wiederholen sich oft.

4. Tumorgenetik

In Zellen aus dem Gewebe maligner Tumoren treten numerische und strukturelle Chromosomenaberrationen auf, die eine Rolle bei der Tumorentstehung spielen und für die klinische Diagnostik von Bedeutung sein können. Für viele Tumoren ließen sich spezifische Chromosomenaberrationen nachweisen.

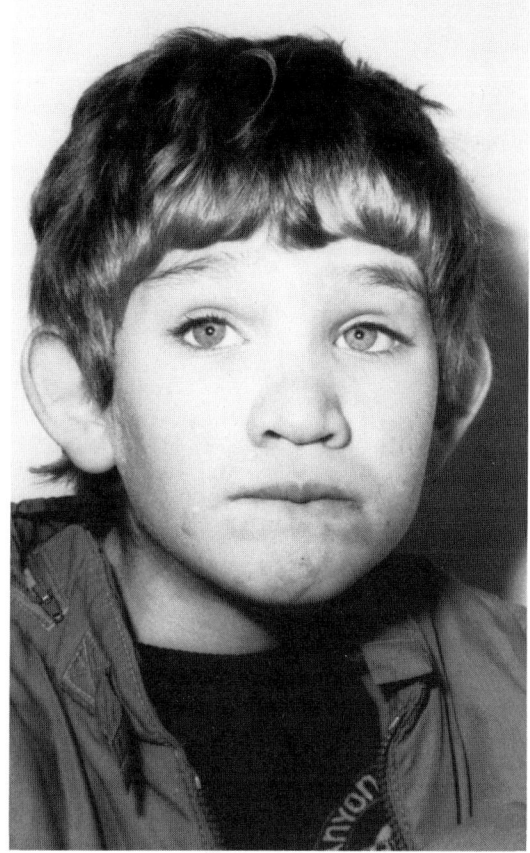

Abb. 25. b) Marker-X(Martin-Bell)-Syndrom: große, abstehende Ohren. Die charakteristische längliche Gesichtsform mit prominentem Kinn ist nach der Pubertät deutlicher ausgeprägt.

Dazu gehören die Translokation t(9;22) bei der chronischen myeloischen Leukämie (Philadelphia-Chromosom, Abb. 27a), die Translokation t(8;14) beim Burkitt-Lymphom (Abb. 27b), die Deletion 13q14 beim Retinoblastom (Abb. 27c), die Deletion 11p13 beim Nephroblastom (Wilms-Tumor), die Deletion 1p36 beim Neuroblastom, die Translokation (2;13) beim alveolären Rhabdomyosarkom sowie überzählige Isochromosomen 12p bei Keimzelltumoren (Abb. 26).

Die tumorspezifischen Translokationen bei der chronischen myeloischen Leukämie und beim Burkitt-Lymphom sind vom zytogenetischen Befund her gesehen balanciert. In beiden Fällen liegen reziproke Translokationen vor. Bei der **chronischen myeloischen Leukämie** werden im Regelfall ein kleineres Endstück vom langen Arm des Chromosoms 9 und ein größeres Endstück vom langen Arm des Chromosoms 22 gegeneinander ausgetauscht (Abb. 27a). Wie mit Hilfe molekulargenetischer Untersuchungen gezeigt werden konnte, kommt es dabei zu einer Anlagerung des Protoonkogens c-abl, das normalerweise auf dem Chromosom 9 lokalisiert ist, an die bcr-Region auf dem Chromosom 22. Dadurch entsteht ein Fusionsgen, das ein normalerweise vom Protoonkogen c-abl kodiertes Protein (eine Tyrosinkinase) so verändert, daß es die Zellproliferation steigert und damit zur Entstehung der chronischen myeloischen Leukämie beiträgt. Bei der für das **Burkitt-Lymphom** typischen Chromosomenaberration liegt ein wechselseitiger Austausch von unterschiedlich großen Endstücken der langen Arme eines Chromosoms 8 und eines Chromosoms 14 vor (Abb. 27b). Durch

IV. Klinische Genetik

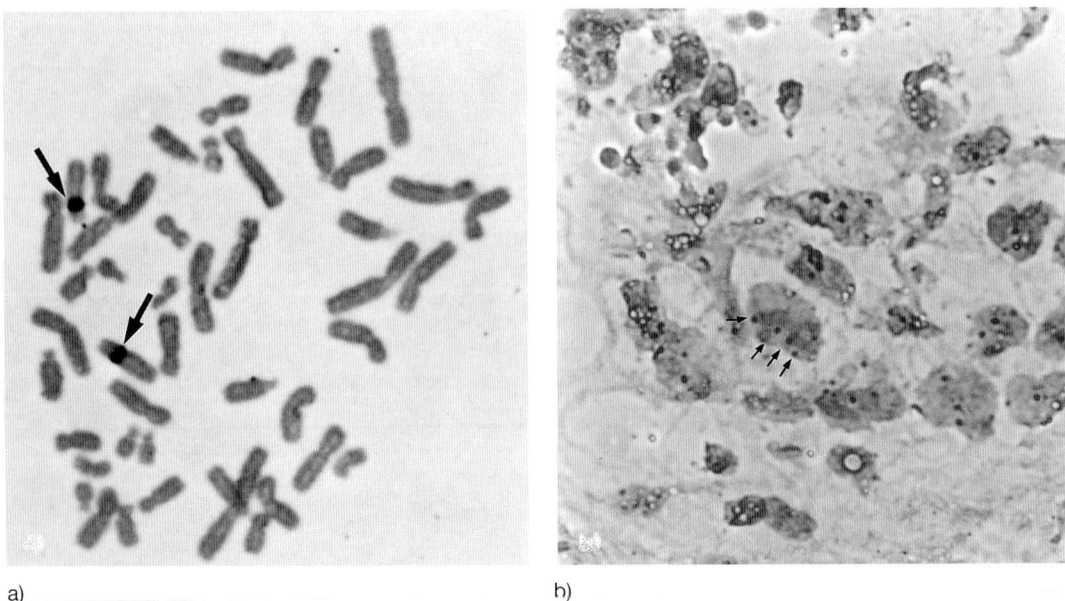

a)   b)

Abb. 26. In-situ-Hybridisierung mit einer Zentromer-spezifischen DNS-Sonde von Chromosom 12. In einer normalen Metaphase (a) stellen sich zwei Zentromerregionen des Chromosoms 12 (Pfeile) dar. In Interphasekernen eines Keimzelltumors (b) sind vier Signale (Pfeile) zu erkennen. Somit liegen in den Tumorzellen zwei überzählige Kopien des Chromosoms 12 vor (5 µm Paraffinschnitt). Ob die überzähligen Chromosomen 12 strukturelle Aberrationen aufweisen, kann nicht beurteilt werden.

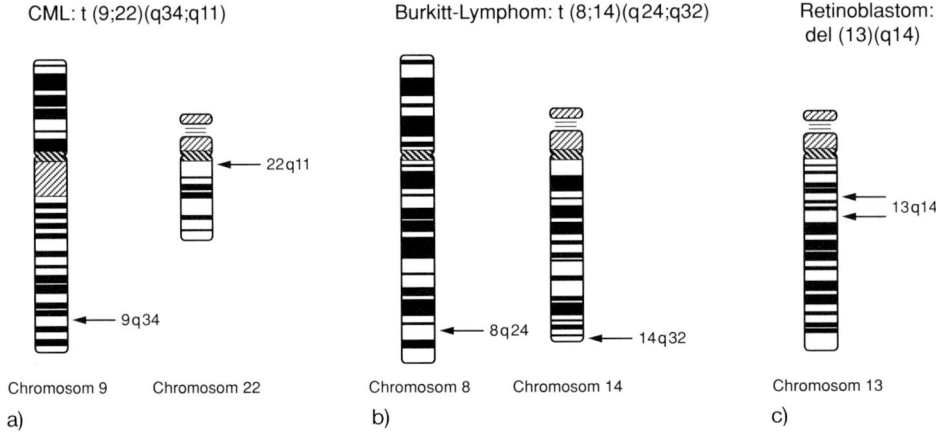

Abb. 27. a) Schematische Darstellung der Chromosomen 9 und 22 zur Veranschaulichung der reziproken Translokation bei der chronischen myeloischen Leukämie (CML). In den Tumorzellen kommt es zum wechselseitigen Austausch eines kleineren Endstückes vom langen Arm des Chromosoms 9 und eines größeren Endstückes vom langen Arm des Chromosoms 22. Die Pfeile kennzeichnen die Bruchpunkte.

b) Schematische Darstellung der Chromosomen 8 und 14 zur Veranschaulichung der reziproken Translokation beim Burkitt-Lymphom. In den Tumorzellen kommt es zum wechselseitigen Austausch eines größeren Endstückes vom langen Arm des Chromosoms 8 und eines kleineren Endstückes vom langen Arm des Chromosoms 14. Die Pfeile kennzeichnen die Bruchpunkte.

c) Schematische Darstellung des Chromosoms 13 zur Veranschaulichung der interstitiellen Deletion beim Retinoblastom. In den Tumorzellen kommt es zum Verlust von Chromosomenmaterial aus dem langen Arm des Chromosoms 13. Die Pfeile kennzeichnen die Bruchpunkte. Das Chromosomenmaterial zwischen den Pfeilen geht verloren.

diese reziproke Translokation wird das normalerweise auf dem Chromosom 8 lokalisierte Protoonkogen c-myc auf das Chromosom 14 verlagert und dadurch zum Onkogen (Tumorgen) aktiviert. Diese Aktivierung führt zu einem unregulierten Wachstum der betroffenen Zellen und damit zur Tumorentstehung.

Die bei **anderen Leukämien** beobachteten Chromosomenaberrationen haben sich zwar nicht als krankheitsspezifisch erwiesen, jedoch fällt auf, daß bestimmte Aberrationen gehäuft bei Subtypen mit ähnlicher Morphologie vorkommen. Beispiele sind die Translokation t(4;11)(q21;q23) bei der unreifzelligen, zum Teil biphänotypischen akuten lymphoblastischen Leukämie, die Translokation t(8;21) (q22;q22) bei der akuten Myeloblastenleukämie (reife Form), die Translokation t(15;17) (q22;q11–q12) bei der akuten Promyelozytenleukämie und die Translokation t(6;9) (p23;q34) bei der akuten myeloischen Leukämie mit Basophilie. Diesen Chromosomenaberrationen kommt eine prognostische Bedeutung zu. So deuten die Translokationen t(4;11) und t(6;9) auf eine sehr schlechte Prognose hin, während die Translokationen t(8;21) und t(15;17) eher mit einer guten Prognose einhergehen. Die Bruchpunkte der meisten Leukämie-assoziierten Chromosomenaberrationen sind inzwischen kloniert. Es hat sich herausgestellt, daß an den Bruchpunkten Gene lokalisiert sind, deren Umverteilung zu einer Beeinträchtigung der Kontrollfunktionen über das Zellwachstum und damit zur malignen Entartung führt.

An den Bruchpunkten spezifischer Chromosomenaberrationen finden sich meistens **Protoonkogene**. Protoonkogene spielen eine wichtige Rolle bei der physiologischen Zellproliferation und Gewebedifferenzierung. Sie kodieren für Proteine mit einer normalen Funktion. Durch Mutation können aus Protoonkogenen **Onkogene** entstehen. Neben den zellulären gibt es virale Onkogene, die wahrscheinlich ebenfalls aus zellulären Protoonkogenen hervorgegangen sind. Virale Onkogene können in menschliche Zellen eingeschleust werden und dort die genetische Information für ein normales Zellwachstum pathologisch verändern. Bei den Tumoren, die mit interstitiellen Deletionen einhergehen (Retinoblastom, Nephroblastom), kommt es nicht zu einer Onkogenaktivierung, sondern zu einem Verlust von Tumorsuppressorgenen. Unter normalen Verhältnissen verhindern diese Suppressorgene, die auch als Antionkogene bezeichnet werden, überschießendes Zellwachstum. Ihr Verlust kann deshalb eine maligne Zellproliferation zur Folge haben.

Die für das Retinoblastom und für das Nephroblastom spezifischen interstitiellen Deletionen kommen auch als **konstitutionelle Chromosomenaberrationen** vor. Dabei liegt die Deletion nicht nur in den Tumorzellen, sondern in allen Körperzellen und in der Hälfte der reifen Keimzellen vor. Kinder mit bekannter konstitutioneller Deletion 13q14 oder 11p13 müssen deshalb in regelmäßigen Abständen auf ein sich entwickelndes Retinoblastom oder Nephroblastom untersucht werden. Bei diesen Kindern können auch andere klinische Symptome auftreten, wie geistige Retardierung, Mikrozephalie oder Aniridie (bei der Deletion 11p13).

5. Gentherapie

Seit 1990 werden Verfahren klinisch erprobt, bei denen Gene mit erwünschter Funktion in den Organismus eingeschleust werden. Das Ziel dieser Bemühungen besteht darin, bei genetisch bedingten Erkrankungen eine kausale Therapie zu ermöglichen oder bei bestimmten Infektionskrankheiten und Tumorleiden die therapeutischen Aussichten zu verbessern. Trotz ermutigender Einzelerfolge sind methodische Probleme, die sich vor allem auf die Einschleusung und die dauerhafte Integration der Ersatzgene sowie auf die Regulation der Genexpression beziehen, bisher nicht in befriedigender Weise gelöst. Hinzu kommt, daß die Risiken der Gentherapie noch nicht zuverlässig abgeschätzt werden können. Die Therapiestudien konzentrieren sich auf die **somatische Gentherapie**. In Deutschland sind Versuche, die in die menschliche Keimbahn eingreifen, durch das Embryonenschutzgesetz untersagt.

Die Einschleusung von genetischem Material in geeignete Zielzellen oder Gewebe wird als **Gentransfer** bezeichnet. Der Gentransfer kann viral oder nichtviral erfolgen. Bei den viralen Transfermethoden werden genetisch modifizierte Viren (virale Vektoren) als Transportvehikel eingesetzt. Für den viralen Gentransfer haben sich Retroviren und Adenoviren als geeignet erwiesen. Die virale Einschleusung von genetischem Material kann ex vivo oder in vivo erfolgen. In den bisherigen Studien wurde der virale Gentransfer meist ex vivo durchgeführt. Bei den nichtviralen Transfermethoden wird genetisches Material direkt oder indirekt (z.B. rezeptorvermittelt) in die Zielzelle oder das Zielgewebe eingeschleust. Auch der nichtvirale Gentransfer ist prinzipiell ex vivo oder in vivo möglich.

Die ersten erfolgreichen Versuche einer Gentherapie wurden bei Patienten mit fortgeschrittenem Melanom und bei Patienten mit Adenosin-Desaminase-(ADA-)Mangel durchgeführt. Bei der Behandlung des **Melanoms** wurde ex vivo mit Hilfe eines viralen Vektors ein Gen für Antibiotikaresistenz in tumorinfiltrierende Lymphozyten der Patienten transferiert. Nach Reinfusion der so behandelten Lymphozyten kam es bei mehreren Patienten zu einer Besserung der Symptome.

Beim monogen vererbten **Adenosin-Desaminase-(ADA-)Mangel** (s. S. 518) wurde das funktionsfähige ADA-Gen mit Hilfe eines viralen Vektors ex vivo in T-Lymphozyten der Patienten eingeschleust. Nach mehrmaliger Reinfusion der gentechnisch veränderten T-Lymphozyten kam es zu einem deutlichen Rückgang klinisch manifester Infektionen. Ein andauernder Erfolg kann jedoch nur erreicht werden, wenn die Gentherapie im Abstand von einigen Monaten fortlaufend wiederholt wird.

Auch bei **anderen monogen vererbten Störungen** (familiäre Hypercholesterinämie, zystische Fibrose, Gaucher-Krankheit, Hämophilie B), bei einigen weiteren Tumorerkrankungen (Glioblastom, Astrozytom) sowie bei speziellen chronischen Infektionskrankheiten (Hepatitis B, AIDS) zeichnen sich aussichtsreiche Möglichkeiten der Gentherapie ab. Für einige **multifaktoriell bedingte Störungen** (Herz-Kreislauf-Erkrankungen, Diabetes mellitus) und bestimmte **neurodegenerative Krankheiten** (Parkinson-Krankheit, Alzheimer-Krankheit) werden Ansätze für eine somatische Gentherapie diskutiert.

6. Angeborene Anomalien

Definition: Der Begriff »angeborene Anomalie« ist ein Oberbegriff für eine Vielzahl unterschiedlicher morphologischer Abweichungen von der Norm (s. u.). Bei der Entstehung spielen genetische und/oder exogene Einflüsse eine Rolle.

Häufigkeit: Statistische Erhebungen über die Frequenz von angeborenen Anomalien haben zu abweichenden Ergebnissen geführt. Die Unterschiede beruhen in erster Linie darauf, daß die Grenzen zwischen normalen Befunden, Normvarianten und Anomalien nicht scharf gezogen werden können. Bei 3–4% der Lebendgeborenen finden sich Anomalien; 1–2% weisen klinisch schwerwiegende Störungen auf (sog. Basisrisiko bei gesunden Eltern aus gesunden Familien). Dieses Basisrisiko erhöht sich bei Konsanguinität. Für Kinder von Eltern, die Verwandte 2. Grades sind, ist es verdoppelt.

Einteilung: Morphologische Anomalien lassen sich wie folgt klassifizieren:
▶ Unter einer **primären Fehlbildung** versteht man einen morphologischen Defekt, der durch einen genetisch determinierten abnormen Entwicklungsprozeß bedingt ist. Beispiel: Polydaktylie (überzählige Finger oder Zehen).
▶ Als **Disruption** bezeichnet man eine exogen bedingte sekundäre Fehlbildung aufgrund einer gestörten Entwicklung. Beispiel: Gliedmaßenfehlbildung durch Thalidomid-(Contergan-)Einnahme in der Frühgravidität.
▶ **Deformationen** sind mechanisch bedingte Verformungen oder Lageanomalien. So kann z. B. ein Oligohydramnion durch verminderte Beweglichkeit des Feten einen Klumpfuß hervorrufen.
▶ **Dysplasien** sind angeborene Gewebsdefekte, die durch eine abnorme zelluläre Organisation zustandekommen. Beispiel: Osteogenesis imperfecta (s. S. 407).
▶ Unter einer **Sequenz** versteht man einen Komplex multipler Fehlbildungen, dessen Pathogenese bei zumeist ungeklärter Ätiologie bekannt ist. Als Beispiel sei die sog. Potter-Sequenz genannt, bei der eine fehlende Urinproduktion (oft durch Nierenagenesie bedingt) ein Oligohydramnion (mit Kompression des Feten) bewirkt; dieses wiederum führt zu Gelenkfehlstellungen, einer Lungenhypoplasie (da zu wenig Fruchtwasser in die fetalen Lungen fließt) und einem flachen Gesicht. Bei einer Sequenz ist immer nur **ein** pathogenetischer Faktor für das Krankheitsbild verantwortlich.
▶ Ein **Syndrom** ist ein Komplex multipler Fehlbildungen, bei dem die gemeinsame Ursache bekannt, die Pathogenese aber unklar ist. Beispiel: Down-Syndrom (Trisomie 21). Bei einem Syndrom sind (im Gegensatz zu einer Sequenz) von Anfang an verschiedene embryonale Entwicklungsfelder betroffen.
▶ Als **Assoziation** bezeichnet man bestimmte Anomalien, die häufig gemeinsam vorkommen, ohne daß ihre Ursache und Pathogenese bekannt sind. Beispiel: die sog. VATER-Assoziation (das gleichzeitige Vorkommen einer **v**ertebralen, **a**nalen, **t**rachealen, o**e**sophagealen und **r**enalen Fehlbildung).

Nach dem Zeitpunkt der Entstehung können angeborene Anomalien auf **präkonzeptionelle**

6. Angeborene Anomalien

oder **postkonzeptionelle Schädigungen** zurückgeführt werden (Abb. 28).

> Vor der Konzeption sind Störungen der Oogenese sowie der Spermatogenese möglich, die als **Gametopathien** bezeichnet werden. Unter diesen wird zwischen Genopathien und Chromosomopathien unterschieden.

Genopathien entstehen durch Genmutationen, die sich im molekularen Bereich abspielen und zu erblichen Störungen führen. Als Beispiel sei die Achondroplasie (s. S. 407) genannt. **Chromosomopathien** beruhen auf Chromosomen- oder Genommutationen und gehen mit strukturellen oder numerischen Chromosomenaberrationen einher. Ein Beispiel für eine strukturelle Chromosomenanomalie ist das Katzenschreisyndrom (Cri-du-chat-Syndrom), bei dem ein Teil des kurzen Armes von einem Chromosom 5 verlorengegangen ist. Zu den numerischen Chromosomen-

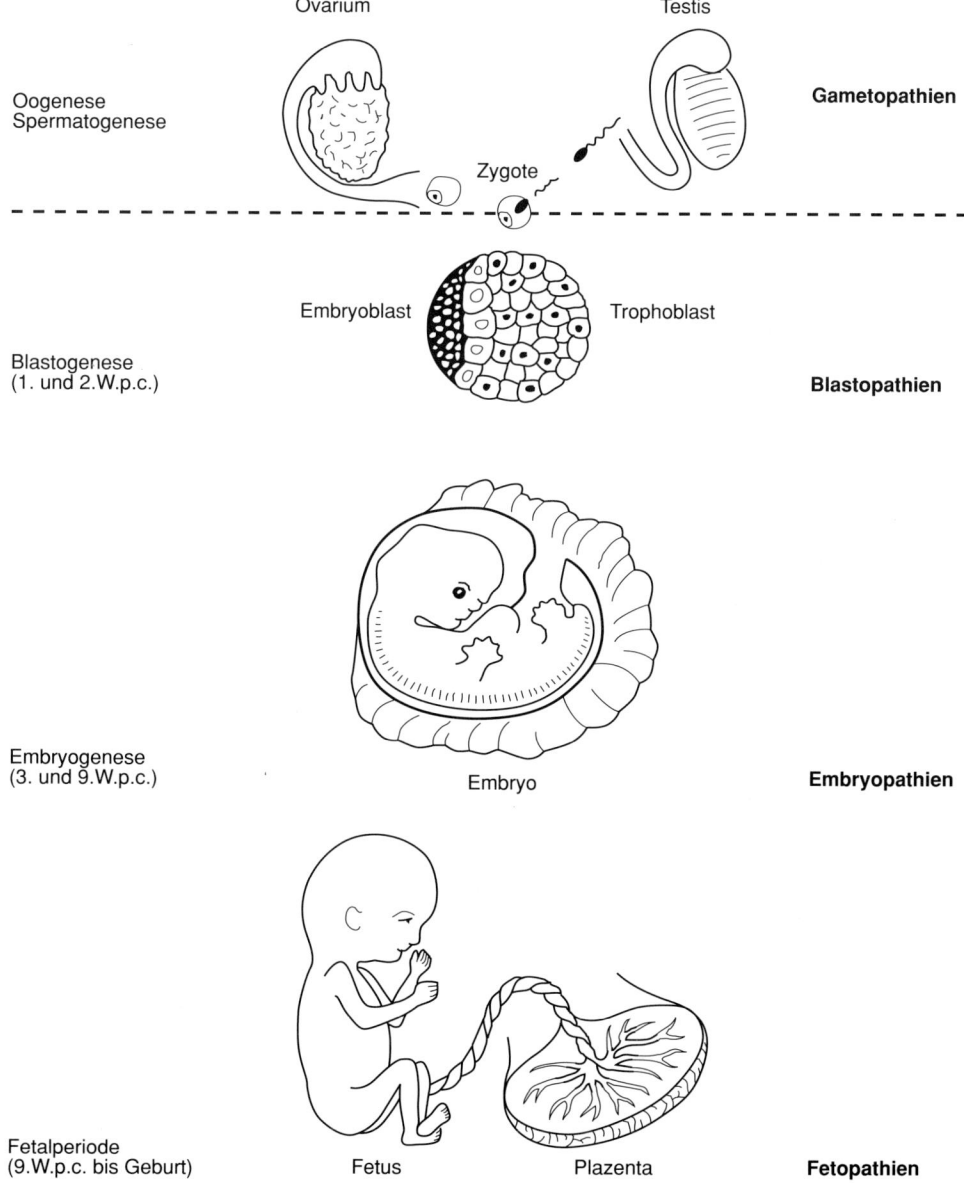

Abb. 28. Einteilung angeborener Anomalien nach dem Zeitpunkt der Entstehung. W. p. c. = Woche nach Konzeption.

aberrationen gehören das Down-Syndrom (Trisomie 21), das Pätau-Syndrom (Trisomie 13), das Edwards-Syndrom (Trisomie 18) sowie das Turner-Syndrom (X-Monosomie) und das Klinefelter-Syndrom (XXY-Zustand). Chromosomenaberrationen können auch nach der Konzeption (postzygotisch) entstehen und angeborene Anomalien erzeugen, die dann als Folge einer somatischen Mutation zu deuten sind und häufig mit zytogenetischen Mosaikbefunden einhergehen. Von einem Mosaik spricht man, wenn ein Gewebe oder ein Individuum aus genetisch verschiedenen Zellen besteht.

Während der intrauterinen Entwicklung (postkonzeptionell) können Blastopathien, Embryopathien und Fetopathien auftreten. Sie äußern sich in einer pathologischen Veränderung der Morphologie und Funktion einzelner Organe, Organsysteme oder Körperabschnitte.

Blastopathien gehen auf Störungen während der Blastogenese zurück, entstehen also in der Phase der ersten postzygotischen Zellteilungen bis zur Nidation. Sie manifestieren sich als Doppelfehlbildungen, Fehlen ganzer Körperteile oder große Spaltbildungen und verursachen meist frühzeitigen Fruchttod. Auch postzygotisch auftretende Verteilungsstörungen der Chromosomen (häufig mit zytogenetischen Mosaikbefunden) werden als Blastopathien aufgefaßt.

Embryopathien treten während der Organogenese auf (3.–9. Woche nach der Konzeption). Sie gehen mit umschriebenen oder komplexen Fehlbildungen einher, deren Lokalisation und Ausprägung eine Abhängigkeit vom Zeitpunkt der initialen Schädigung (Phasenspezifität), aber auch von der Intensität und Art der auslösenden teratogenen Noxe erkennen lassen. Intrauteriner Fruchttod kann die Folge sein. Beispiele sind die nach Thalidomid-Einnahme oder Rötelninfektion während der Frühschwangerschaft beobachteten Fehlbildungen.

Fetopathien entstehen ab dem 3. Schwangerschaftsmonat durch Infektionen, Blutgruppen-Inkompatibilität, Plazentainsuffizienz oder exogene chemische Einflüsse. Sie führen zu Spätabort, Totgeburt, Frühgeburt, entzündlichen Veränderungen sowie zu Dysmorphie, jedoch nicht zu Störungen der morphologischen Organogenese. Zu den Fetopathien gehören z. B. die Symptome bei konnataler Lues oder bei Rh-Inkompatibilität. Schwerer Alkoholabusus während der Gravidität kann sowohl embryonale als auch fetale Entwicklungsstörungen verursachen.

Ätiologie: Etwa die Hälfte aller Fehlbildungen ist genetisch bedingt, ein deutlich geringerer Anteil auf äußere Faktoren zurückzuführen (Teratogene, mütterliche Krankheiten, Amnionbänder, Gefäßanomalien, Oligohydramnion). In 40% ist die Ursache unklar.

Unter den **genetisch** bedingten Fehlbildungen gehen die meisten auf polygene Erbeinflüsse zurück. Eine monogene Vererbung und Chromosomopathien sind seltener. In Tab. 2 sind einige angeborene Anomalien mit monogenem Erbgang zusammengefaßt. In Tab. 3 sind überwiegend monogen erbliche Syndrome bzw. konstitutionelle Knochenkrankheiten aufgeführt, die anhand charakteristischer Befunde teilweise schon beim Neugeborenen diagnostiziert werden können. Die genannten Hauptmerkmale wurden besonders nach differentialdiagnostischen Gesichtspunkten zusammengestellt.

Bei polygen bedingten Störungen spielen häufig auch Umweltfaktoren ätiologisch eine Rolle (multifaktorielle Ätiologie). Als Beispiel sei die angeborene Hüftluxation erwähnt. Genetisch determiniert sind bei dieser Fehlbildung der Neigungswinkel des Pfannendaches und die Schlaffheit der Gelenkbänder, jedoch können auch exogene Einflüsse, wie die Geburtslage des Kindes, zur Manifestation einer angeborenen Hüftluxation beitragen. Kinder mit Hüftluxation werden mit auffallender Häufigkeit aus Beckenendlage geboren.

Wir kennen verschiedene exogene Einflüsse, die in einem ursächlichen Zusammenhang mit Fehlbildungen beim Menschen stehen. Als teratogen erwiesen sich ionisierende Strahlen, bestimmte Infektionen sowie spezielle chemische Noxen.

Ionisierende Strahlen können je nach Zeitpunkt und Intensität der Einwirkung Gen- oder Chromosomenmutationen auslösen und zur Tumorbildung (Leukämie) disponieren. Teratogene Schädigungen nach einer Strahlenexposition während der Gravidität hängen von der Strahlendosis und dem Zeitpunkt der Einwirkung ab. Nach diagnostischer Anwendung von Röntgenstrahlen wird das Risiko meistens überbewertet (s. S. 671). Nur hohe Strahlendosen über 20–25 rad, die praktisch nie erreicht werden, können während der Organogenese schwere Skelettfehlbildungen und andere Anomalien hervorrufen.

Das klassische Beispiel einer **Virus-Embryopathie** ist das Gregg-Syndrom. In der Zeit zwischen der Konzeption und dem Ende der

Tab. 2. Vererbungsmodus bei einer Reihe von angeborenen Anomalien.

Autosomal dominant	Autosomal rezessiv	Geschlechtsgebunden
Achondroplasie	Ahornsirup-Krankheit	Rezessiv X-gekoppelt:
Apert-Syndrom	Amaurotische Idiotie	Agammaglobulinämie
Chorea Huntington	(Tay-Sachs)	(Typ Bruton)
Crouzonsche Krankheit	Angeborenes adrenogenitales	Diabetes insipidus renalis
Dysostosis cleidocranialis	Syndrom	Ektodermale Dysplasie
Epidermolysis bullosa simplex	α_1-Antitrypsin-Mangel	(anhydrotisch)
Familiäre Hypercholesterinämie	Ellis-van-Creveld-Syndrom	Fabrysche Krankheit
Fazioskapulohumerale Muskeldystrophie	Fanconi-Anämie	Glukose-6-Phosphat-Dehydrogenase-Mangel
Hereditäre hämorrhagische Teleangiektasie (Osler-Rendu-Weber)	Frühinfantile spinale Muskelatrophie (Werdnig-Hoffmann)	Hämophilie A und B
	Galaktosämie	Lesch-Nyhan-Syndrom
Hereditäre Sphärozytose	Hepatolentikuläre Degeneration (Wilsonsche Krankheit)	Lowe-Syndrom
Holt-Oram-Syndrom		Mukopolysaccharidose Typ II (Hunter)
Ichthyosis vulgaris		Progressive Muskeldystrophie (Typ Duchenne)
Maligne Hyperthermie	Hereditäre Ataxie Friedreich	
Marfan-Syndrom	Homozystinurie	Progressive septische Granulomatose
Neurofibromatose (v. Recklinghausen)	Kongenitales adrenogenitales Syndrom	
Polyposis des Dickdarmes (Peutz-Jeghers-Syndrom)	Leukodystrophien	Rot-Grün-Blindheit
	Louis-Bar-Syndrom	Wiskott-Aldrich-Syndrom
Polyzystische Nierenkrankheit (Erwachsenenform)	Mukopolysaccharidosen Typ I, III–V	X-chromosomal vererbte Ichthyosis
Renale Glukosurie	Mukoviszidose	
Retinoblastom beidseitig	Niemann-Picksche Krankheit	Dominant X-gekoppelt:
Treacher-Collins-Syndrom	Phenylketonurie	Hypophosphatämische Vitamin-D-resistente Rachitis
Tuberöse Hirnsklerose	Pseudoxanthoma elasticum	
v.-Willebrand-Jürgens-Syndrom	Sichelzellanämie	Incontinentia pigmenti
	β-Thalassämie	

6. Schwangerschaftswoche (gerechnet vom 1. Tag der letzten Regelblutung) ruft eine mütterliche Rötelninfektion in 56% kindliche Anomalien hervor. Bei einer Infektion in der 7.–9. Schwangerschaftswoche beträgt das Risiko für eine Embryopathie noch etwa 25%; erfolgt die Infektion in der 10.–12. Woche, so sinkt das Risiko auf 20% ab. Nach der 18. Schwangerschaftswoche kann eine mütterliche Rötelninfektion zwar noch zu einer vorübergehenden Entwicklungsverzögerung, jedoch nicht mehr zu Fehlbildungen führen. Neben der Frequenz zeigt auch das Muster der Fehlbildungen eine Abhängigkeit vom Zeitpunkt der Infektion. Augenlinsenveränderungen (Katarakt) werden vor allem nach einer Infektion in der 6. Schwangerschaftswoche beobachtet. In der 9. Schwangerschaftswoche führt eine Infektion besonders zu Entwicklungsstörungen im Bereich des Innenohres; darüber hinaus treten in der 5.–10. Schwangerschaftswoche Herzfehlbildungen und in der 6.–9. Schwangerschaftswoche Störungen der Zahnentwicklung auf. Wegen des Embryopathierisikos kann bei nachgewiesener Rötelninfektion im ersten Trimenon ein Schwangerschaftsabbruch vorgenommen werden.

Die Varizellenembryopathie ist sehr selten, da 96% aller Erwachsenen immun sind. Bei einer Varizelleninfektion in der Frühschwangerschaft können Mikrozephalie, Mikrophthalmie, Katarakt und Gliedmaßenhypoplasien entstehen.

Unter den **chemischen Einflüssen** mit embryo- bzw. fetotoxischer Wirkung spielt **Alkoholabusus** die größte Rolle. Bei dem embryofetalen Alkoholsyndrom entwickelt sich (intrauterin und postnatal) ein Minderwuchs, verbunden mit Mikrozephalie und Minderbegabung. Gesichtsanomalien (Abb. 29) sind kurze Lidspalten, eingezogene Nasenwurzel mit kurzer und aufwärtsgerichteter Nase, konvexe Oberlippe mit fehlendem oder flachem Philtrum, schmales Lippenrot sowie Mikrogenie. Auch Herzfehler (meistens Septumdefekte), Gaumenspalten, Anomalien der Gelenke sowie motorische Unruhe kommen häufiger vor. **Nikotinabusus** in der Schwangerschaft kann zu vermindertem intrauterinen Wachstum (vor allem Untergewicht) führen.

Als trauriges Beispiel einer Embryopathie durch **Medikamente** sei an die Thalidomid-Katastrophe der Jahre 1959 bis 1963 erinnert. Auch nach Anwendung von Antikonvulsiva (z. B. Hydantoin und Trimethadion) und Zytostatika (z. B. Amethopterin) während der Schwangerschaft wurden schwere pränatale Entwicklungsstörungen beschrieben. Bei der Hydantoin-Embryopathie beobachtet man vergröberte Gesichtszüge, Hypertrichose der Augenbrauen und Oberlippe, Mikrozephalie und Minderwuchs sowie eine charakteristische Nagelhypoplasie an allen Fingern und Zehen. Durch Oxazolidine (z. B. Trimethadion) können Minderbegabung, Minderwuchs, V-förmige buschige Augenbrauen, Lippen- und Gaumenspalten sowie Herz- und Nierenfehlbildungen hervorgrufen werden. Valproinat kann nach Einnahme in der Frühgravidität zu einer Meningozele oder Meningomyelozele führen. Das bei schweren Verhornungsstörungen

Tab. 3. Wichtige Syndrome im Kindesalter.

Syndrom	Weitere Bezeichnung	Hauptmerkmale	Vererbung
Christ-Siemens-Touraine-Syndrom	Klassisches Ektodermalsyndrom (anhidrotische Form)	Hypo- oder Aplasie der Schweißdrüsen, Hyperthermie, Hypotrichose, Hypoplasie der Talgdrüsen, Hyp- oder Anodontie, Zahndeformierung, Satyrohren	Heterogenie, meist X-chrom.
Ehlers-Danlos-Syndrom (verschiedene Typen)	Cutis hyperelastica	Hyperelastizität der Haut, Hyperflexibilität der Gelenke, schlechte Wundheilung mit dünnen Narben und Bildung von Hautknoten	Heterogenie
Fibrodysplasia ossificans progressiva	Myositis ossificans, Münchmeyer-Syndrom	Fibröse Dysplasie der Muskeln, Faszien, Sehnen und Aponeurosen (Rumpf, Hals) mit Verknöcherung (Knochenspangen, Synostosierung), Brachydaktylie, kurze Großzehe	Aut. dom.
v.-Hippel-Lindau-Syndrom	Zerebroretinale Angiomatose	Zerebellare Hämangioblastome, Retinaangiome	Aut. dom.
Incontinentia pigmenti	Bloch-Sulzberger-Syndrom	Oft streifenförmig angeordnete, spritzerförmige Hautpigmentationen, evtl. Alopezie, Zahn- oder Augenanomalien	X-chrom. dom.
Klippel-Trenaunay-Syndrom	Partieller angiektatischer Riesenwuchs	Umschriebener Riesenwuchs (z. B. einer Extremität), Hautangiome und -naevi (oft einseitig), evtl. auch arteriovenöse Fisteln	Ungeklärt
Louis-Bar-Syndrom	Ataxie-Teleangiektasie-Syndrom	Zerebellare Ataxie, Teleangiektasien (Haut, Konjunktiven), rezidivierende Atemwegsinfektionen, IgA und IgE vermindert	Aut. rez.
Lowe-Syndrom	Okulozerebrorenales Syndrom	Katarakt und kongenitales Glaukom, Minderbegabung, Muskelhypotonie, Nierentubulusinsuffizienz, Hyperaminoazidurie, Minderwuchs	X-chrom.
Meckel-Syndrom	Dysencephalia splanchnocystica	Mikrozephalie mit oder ohne Enzephalozele, Gaumenspalte, Polydaktylie, polyzystische Nieren, Leberzysten, Spaltbildungen im Urogenitaltrakt	Aut. rez.
Peutz-Jeghers-Syndrom	Pigmentflecken-Polypose	Polypen im Magen-Darm-Kanal, Pigmentflecken (besonders Gesicht und Lippen)	Aut. dom.
v. Recklinghausensche Neurofibromatose	v. Recklinghausensche Krankheit	Neurofibrome (Kutis, Subkutis), Café-au-lait-Flecke, evtl. Knochenbeteiligung (Ostitis fibrosa cystica disseminata) und ZNS-Beteiligung	Aut. dom.

Abkürzungen: Aut. = autosomal, dom. = dominant, rez. = rezessiv, chrom. = chromosomal.

der Haut angewandte Etretinat kann (wegen der langen Halbwertszeit auch noch Monate nach Beendigung der Therapie) schwere Fehlbildungen verursachen. Ähnliches gilt für das Aknemittel Isotrenitoin (ebenfalls ein Vitamin-A-Derivat), das innerhalb von 4 Wochen ausgeschieden wird.

Diäthylstilböstrol, das seit längerer Zeit nicht mehr im Handel ist, hat nach Einnahme in der Frühgravidität (zur Behandlung eines drohenden Abortes) bei den Töchtern in der Adoleszenz eine benigne vaginale Adenomatose hervorgerufen.

Androgene Hormone, die früher in der Frühschwangerschaft angewandt worden sind, haben bei weiblichen Feten zu einer Vermännlichung des äußeren Genitales geführt (sie werden heute zur Abortverhütung nicht mehr eingesetzt). Wenn bei habituellem Abort wegen Corpus-luteum-Insuffizienz ein Progesteronpräparat gegeben werden muß, besteht heute kein Risiko für den Embryo oder Feten mehr, da diese Präparate jetzt frei von Testosteronbeimengungen sind.

Cumarinderivate, die als Antikoagulantien eingesetzt werden (Vitamin-K-Antagonisten wie Marcumar oder Warfarin), können in der Frühschwangerschaft zu Knorpelbildungsstörungen und in der Spätschwangerschaft zu neurologischen Symptomen (z. B. Optikusatrophie) führen. Die Skelettsymptome (Nasenhypoplasie, Fingerverkürzungen, dysproportionierter Minderwuchs) beruhen auf einer epiphysären Wachstumsstörung, die sich beim Neugeborenen als Chondrodysplasia punctata äußert. Größere Jodmengen und Propylthiouracil können bei Einnahme in der Schwangerschaft eine angeborene Hypothyreose hervorrufen.

Stoffwechselleiden der Mutter können, wenn sie nicht rechtzeitig erkannt und behandelt werden, Fehlbildungen erzeugen. Bei Diabetes mellitus besteht ein 3fach höheres Risiko für Skelettfehlbildungen (Sakralagenesie, Femurhypoplasie) und Herzfehler. Bei Phenylketonurie der Mutter kann eine Hyperphenylalaninämie während der Gravidität beim Kind Wachstumsstörungen und Mikrozephalie hervorrufen.

Amniogene Fehlbildungen beruhen auf einer Ruptur des Amnions, wodurch sich Membranen und Stränge bilden. Diese können Schnürfurchen, Amputationen von Gliedmaßen und periphere Syndaktylien erzeugen. Wenn eine Membran mit dem Schädeldach verklebt, kann durch Zug eine Enzephalozele entstehen.

Gefäßanomalien (Fehlen von Arterien, Persistenz embryonaler Gefäße, Gefäßverschlüsse) sowie zu Fehlen von Röhrenknochen oder Muskeln (z. B. Anteilen des Musculus pectoralis beim Poland-Syndrom) führen.

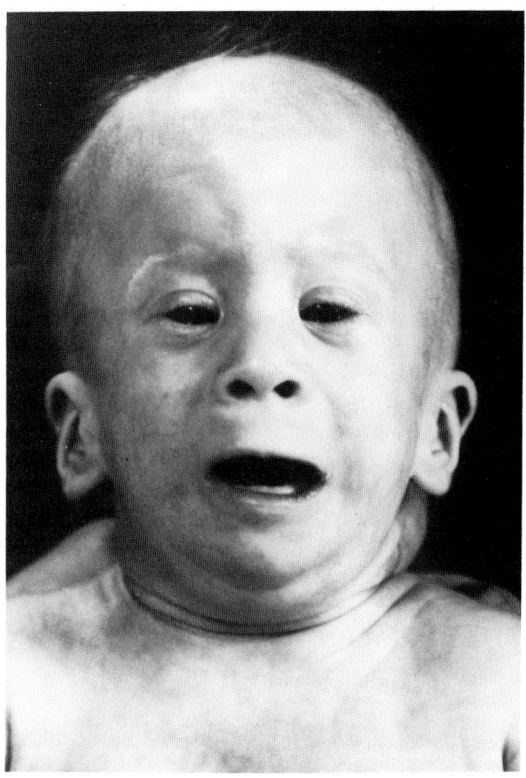

Abb. 29. Embryofetales Alkoholsyndrom bei 6 Monate altem Kind: Mikrozephalie mit Maxillahypoplasie, Mikrogenie, schmalem Lippenrot, Steckkontaktnase und kurzen Lidspalten.

Prophylaxe: Prophylaktische Maßnahmen sind sowohl für exogen als auch für genetisch bedingte Anomalien möglich.

Beispiele sind die aktive Rötelnimpfung junger Mädchen und die Aufklärung über die Schäden durch Alkoholmißbrauch in der Schwangerschaft. Wichtig sind auch die Vermeidung oder Einschränkung von Medikamenten und Röntgenuntersuchungen sowie die strenge Einhaltung der Strahlenschutzbestimmungen. Frühe Nachkommenschaft vermindert das Risiko von Genmutationen und numerischen Chromosomenaberrationen, die zum intrauterinen Fruchttod oder zu Erb- und Chromosomenkrankheiten führen können. Bei einer Schwangerschaft ab dem 35. Lebensjahr ist an die Möglichkeit der pränatalen Chromosomendiagnostik in der Frühgravidität zu denken (s. S. 147). Bei genetisch bedingten Anomalien (auch in Verdachtsfällen) sollten rechtzeitig eine genetische Diagnostik und Beratung stattfinden.

Zusammenfassung: Prä- und postkonzeptionelle Entwicklungsstörungen führen zu Fehlgeburt, Totgeburt, Frühgeburt und zu angeborenen Anomalien. Sie können genetisch oder exogen bedingt sein. Bei präkonzeptionellen Schädigungen sind Erbkrankheiten (als Folge von Genopathien) und Fehlbildungssyndrome (als Folge von Chromosomopathien) möglich. Postkonzeptionelle Störungen rufen Blastopathien, Embryopathien oder Fetopathien hervor. Bei 3–4% aller Lebendgeborenen finden sich Anomalien; 1–2% haben klinisch schwerwiegende Störungen. Ihre frühzeitige Erkennung und Behandlung können in vielen Fällen die Prognose verbessern und tragen zur Senkung der kindlichen Sterblichkeit bei. Darüber hinaus müssen alle Möglichkeiten der Prophylaxe genutzt werden.

7. Genetische Beratung und Pränataldiagnostik

Die genetische Beratung ist ein wichtiges Teilgebiet der Vorsorgemedizin. Sie läuft in Form eines Gespräches ab und setzt neben der allgemeinen ärztlichen Befähigung Erfahrungen in der klinischen Genetik und spezielle Vorarbeiten voraus. Ziel des Gespräches ist es, die Ratsuchenden gründlich und umfassend darüber aufzuklären, ob in ihrem Fall ein erhöhtes genetisches Risiko für Nachkommen besteht und welche Prognose die befürchtete Krankheit hat. Besteht ein erhebliches Risiko, so sind die in Frage kommenden Möglichkeiten einer Prävention zu besprechen, z. B. eine genetische Pränataldiagnostik (s. S. 147), Methoden der Empfängnisverhütung oder ein Schwangerschaftsabbruch aus genetischer Indikation. Ein Schwangerschaftsabbruch kommt nur in Betracht, wenn die bei dem Kind nachgewiesene oder wahrscheinliche Störung für die Mutter eine außergewöhnlich schwere Belastung darstellen würde und die Eltern nach gründlicher Aufklärung und Beratung den Abbruch wünschen. Unter den registrierten Schwangerschaftsabbrüchen spielen die aus genetischer Indikation durchgeführten Abbrüche zahlenmäßig keine größere Rolle (der Anteil liegt bei etwa 1%). Wird ein Schwangerschaftsabbruch in Erwägung gezogen, so ist auf die möglichen Spätfolgen für die Gesundheit der Mutter hinzuweisen. Grundsätzlich gilt, daß die genetische Beratung lediglich Entscheidungshilfen für die weitere Familienplanung geben soll.

Indikationen zur genetischen Beratung:
Eine genetische Beratung ist angezeigt,
▶ wenn in der Familie eine oder mehrere erbliche Störungen bekannt sind,
▶ wenn Eltern bereits ein Kind mit einer erblichen Erkrankung, einer Chromosomenanomalie oder einer Fehlbildung haben,
▶ wenn eine Blutsverwandtschaft zwischen den Partnern besteht, insbesondere dann, wenn in der Familie erbliche Störungen bekannt sind,
▶ wenn Unklarheit darüber besteht, ob eine genetische Pränataldiagnostik indiziert ist, die z.B bei Frauen, die über 34 Jahre alt sind, in Frage kommt,
▶ wenn ein Schwangerschaftsabbruch wegen eines genetischen Risikos in Erwägung gezogen wird,
▶ wenn bereits mehrere Fehlgeburten aufgetreten sind, deren Ursache sich durch ärztliche Untersuchungen bisher nicht aufklären ließ oder
▶ wenn eine mutagene oder eine teratogene Schädigung befürchtet wird.

Häufig liegt noch keine exakte Diagnose vor, sondern es besteht lediglich der Verdacht auf eine erbliche Erkrankung oder eine Chromosomenanomalie. Hier ist es die Aufgabe des beratenden Arztes, zunächst eine diagnostische Klärung herbeizuführen. Eine Beurteilung des genetischen Risikos ist nur möglich, wenn neben der Diagnose die Familienanamnese berücksichtigt wird. Für den praktischen Ablauf der Beratung hat sich folgende Reihenfolge bewährt:
1. Abklärung der speziellen Fragestellung.
2. Erhebung der Anamnese (neben der wichtigen Familienanamnese, die am besten mit Hilfe eines Stammbaumes aufgezeichnet wird, sind die Eigen- und evtl. die Sozialanamnese von Bedeutung).
3. Auswertung vorhandener Befunde.
4. Ergänzende klinische Diagnostik (falls erforderlich).
5. Spezielle genetische Diagnostik (falls erforderlich).
6. Abschließendes Gespräch mit den Ratsuchenden.
7. Schriftlicher Arztbericht.

Beurteilung des genetischen Risikos: Strikt abzulehnen ist eine »genetische Beratung«, die sich lediglich auf die Angabe statistischer Risikowerte bei einer ungeprüft übernommenen Diagnose erstreckt. Es muß in jedem Fall geklärt werden, ob alle diagnostischen Möglichkeiten

7. Genetische Beratung und Pränataldiagnostik

ausgeschöpft sind. Erst danach ist eine Beurteilung des Risikos für die Nachkommenschaft möglich. Bei **monogenen Erbkrankheiten** kann das Wiederholungsrisiko für die Kinder oder Geschwister der Patienten meistens genau angegeben werden (s. S. 108). Im Falle einer rezessiven Vererbung stellt sich die Frage, ob heterozygote Anlageträger erkennbar sind. Besondere Bedeutung hat die Heterozygotendiagnostik bei X-chromosomal rezessiv erblichen Störungen. Für zahlreiche erbliche Stoffwechseldefekte stehen **Heterozygotenteste** zur Verfügung, durch welche Teilmanifestationen des (rezessiven) Defektgens erkannt werden können. Der Aussagewert dieser Teste ist u. U. dadurch eingeschränkt, daß sich die Befunde von Kontrollpersonen und heterozygoten Anlageträgern überlappen. Neue Möglichkeiten ergeben sich aus der DNS-Analyse (direkte oder indirekte Gendiagnostik). Eine molekulargenetische Heterozygotendiagnostik kann z. B. bei Hämophilie A (s. S. 483), Duchennescher Muskeldystrophie (s. S. 404), Lesch-Nyhan-Syndrom (s. S. 578), Phenylketonurie (s. S. 561), bestimmten Hämoglobinopathien und dem Glukose-6-Phosphatdehydrosemangel (s. S. 468) durchgeführt werden.

Bei **polygen erblichen Störungen** stützt sich die genetische Beratung auf die empirische Erbprognose. Das gilt z. B. für zahlreiche Fehlbildungen, atopische Erkrankungen, den Diabetes mellitus, die Psoriasis und endogene Psychosen.

Die **Chromosomenkrankheiten** (s. S. 114) spielen wegen ihrer relativen Häufigkeit bei der genetischen Beratung eine besondere Rolle. Besteht der klinische Verdacht auf eine Chromosomenaberration, so ist immer eine Chromosomenanalyse erforderlich. Die Beurteilung des Wiederholungsrisikos ist nur bei Kenntnis des speziellen zytogenetischen Befundes möglich. Nach klinischen und anamnestischen Gesichtspunkten allein lassen sich sporadische von den familiär auftretenden Aberrationen nicht unterscheiden. Neue Aspekte haben sich für die genetische Beratung durch die Einführung der pränatalen Diagnostik ergeben.

Genetische Pränataldiagnostik: Bestimmte genetische Störungen können heute durch Untersuchungen im Fruchtwasser oder an Chorionzotten in der Frühgravidität festgestellt oder ausgeschlossen werden. Bei schwerwiegenden Erkrankungen ist bis zur 22. Schwangerschaftswoche (bezogen auf die Konzeption) eine Abruptio möglich.

Derzeit umfaßt die genetische Pränataldiagnostik im wesentlichen 4 Bereiche:
1. Die Chromosomenanalyse an kultivierten Zellen zur Erkennung von Chromosomenaberrationen.
2. Biochemische Untersuchungen an kultivierten Fruchtwasserzellen, im Fruchtwasser oder im fetalen Zottengewebe, mit deren Hilfe verschiedene Stoffwechselerkrankungen erkennbar sind. Dabei kann jedoch immer nur eine bestimmte Störung erfaßt oder ausgeschlossen werden.
3. Eine DNS-Analyse zur direkten oder indirekten Gendiagnostik ist heute u. a. möglich bei Hämophilie A, Duchennescher Muskeldystrophie, $α_1$-Antitrypsinmangel, Lesch-Nyhan-Syndrom, β-Thalassämie und Mukoviszidose. In die Diagnostik müssen in der Regel die Eltern sowie betroffene und häufig auch nicht betroffene Familienangehörige einbezogen werden.
4. Die Bestimmung der $α_1$-Fetoproteinkonzentration und der nervengewebsspezifischen Azetylcholinesterase im Fruchtwasser zur Erfassung einer Spina bifida aperta oder einer Anenzephalie. $α_1$-Fetoprotein wird in der Leber und im Magen-Darm-Trakt synthetisiert und diffundiert durch dünne Membranen. Die Konzentration des Proteins im Fruchtwasser ist nicht nur bei offenen Neuralrohrdefekten erhöht, sondern u. a. auch bei Omphalozele, Gastroschisis (Darmvorfall durch eine Lücke in der vorderen Bauchwand), Darmatresie sowie bei intrauterinem Fruchttod und bei Rh-Inkompatibilität. Da das fetale $α_1$-Fetoprotein über die Plazenta ins Blut der Mutter gelangt, kann man in der 16.–18. Schwangerschaftswoche durch eine Bestimmung im mütterlichen Serum in 80–90% eine Anenzephalie oder offene Meningomyelozle des Kindes erkennen. Zur Bestätigung sollen immer eine 2. Serumprobe der Mutter sowie Fruchtwasser untersucht werden und eine gezielte sonographische Diagnostik stattfinden.

Am Anfang der Pränataldiagnostik steht die eingehende ärztliche Beratung. Dabei soll nicht nur das genetische, sondern auch das mit der Untersuchung verbundene Risiko erklärt werden. Die Fruchtwasserpunktion wird transabdominal zwischen der 14. und 18. Schwangerschaftswoche durchgeführt. Bei einer durchschnittlichen Fruchtwassermenge von 150 ml (in der 16. Schwangerschaftswoche) wird die Entnahme von 15–20 ml gut vertragen. Das mit der Amniozentese verbundene Abortrisiko liegt bei 0,5%. Die für die Chromosomendiagnostik erforderliche Zellzüchtung dauert etwa 10 Tage; 2–3 weitere Tage nehmen die Chromosomenpräparation und -analyse in Anspruch. Für eine zusätzliche biochemische Untersuchung ist eine längere Kulturdauer erforderlich. Mißerfolge bei der Zellzüchtung oder unklare Befunde, die eine Wiederholung der Amniozentese erforderlich machen, kommen gelegentlich vor.

Die transzervikal oder transabdominal durchgeführte Chorionzottenbiopsie, die bereits zwischen der 9. und 11. Schwangerschaftswoche möglich ist, hat zwar ein höheres Abortrisiko als die Amniozentese, führt aber schon sehr viel früher zum Chromosomenbefund. In Chorionzotten ist eine direkte Chromosomenanalyse (ohne Zellkultur) möglich. Zur Absicherung des Befundes sollte aber immer auch eine Untersuchung an kultivierten Zellen angestrebt werden (wie bei der Fruchtwasserdiagnostik). Zur DNS-Analyse (Gendiagnostik) und für Stoffwechseluntersuchungen können die Chorionzotten ohne vorherige Zellkultivierung verwandt werden. Da sowohl bei der Amniozentese als auch bei der Chorionzottenbiopsie fetales Blut in den mütterlichen Kreislauf gelangen kann, ist bei Rh-Inkompatibilitätskonstellation immer Anti-D-Globulin zu verabreichen (s. S. 105). Eine fetale Blutentnahme ist ab der 20. Schwangerschaftswoche durch Nabelschnurpunktion möglich. Auf diesem Wege ist z. B. eine Chromosomenanalyse an kultivierten Lymphozyten schon 3 Tage nach der Punktion möglich. Eine nichtinvasive Methode ist die Sonographie (Ultraschalldiagnostik) in der Frühschwangerschaft, mit welcher Skelettfehlbildungen, auch Spaltbildungen der Wirbelsäule, Fehlbildungen im Magen-Darm-Trakt, Nierenvergrößerungen (z. B. bei der infantilen polyzystischen Krankheit, s. S. 290) und bestimmte Herzfehler nachweisbar sind. Eine Anenzephalie, die mit dem Leben unvereinbar ist, kann schon ab der 12. Schwangerschaftswoche durch Ultraschall diagnostiziert werden.

Indikationen zur Pränataldiagnostik: Mögliche Indikationen sind ein höheres Lebensalter der Mutter, vorausgegangene Kinder mit nicht behandelbaren erblichen Stoffwechselkrankheiten, mit schwerwiegenden Chromosomenanomalien oder mit neuralen Verschlußstörungen sowie familiär auftretende Chromosomenaberrationen. Über 80% aller Untersuchungen werden wegen eines höheren Lebensalters der Mutter vorgenommen. Als kritische Altersgrenze, ab der die genetische Pränataldiagnostik als Vorsorgeuntersuchung erwogen werden sollte, wird das 35. Lebensjahr angesehen.

V. Krankheiten des Respirationstraktes

D. Hofmann, C. Simon und D. Harms

1. Akute Rhinitis

Definition: Meist viral bedingte Nasenschleimhautentzündung (mit Hyperämie, Ödem und vermehrter Schleimsekretion), die begleitet sein kann von einer Konjunktivitis, Sinusitis, Tonsillopharyngitis, Laryngitis und Bronchitis.

Ätiologie: Rhinoviren sind die häufigste Ursache der akuten Rhinitis (viele Serotypen). Da ihr Temperaturoptimum bei 35° C liegt, vermehren sie sich schlecht bei Körpertemperatur und deszendieren seltener in die unteren Atemwege. Andere Virusarten, welche meist zu Rhinopharyngitis führen, sind RS-(Respiratory Syncytial-)Viren, Parainfluenza- und Influenzaviren, Adenoviren, Coronaviren und Enteroviren (ECHO-, Coxsackie-Viren). Die Übertragung erfolgt meist durch Tröpfchen (Niesen, Husten) oder durch Kontakt mit den Händen, welche mit Nasensekret infiziert sind. Erkrankte sind hochkontagiös, besonders im Beginn der Krankheit. In der Regel erkranken mehrere Familienangehörige gleichzeitig oder nacheinander, wobei Schweregrad und Dauer der Erkrankung individuell variieren. Endemien und Epidemien sind häufig. Bestimmte Rhinovirusarten kommen im Winterhalbjahr häufiger vor; andere sind das ganze Jahr über anzutreffen.

Pathogenese: Die Inkubationszeit ist kurz (2–4 Tage). Disponierend sind vor allem immunologische Faktoren, manchmal vielleicht auch eine lokale Abkühlung der Haut, welche reflektorisch die Gefäße verengt und in der Nase die Flimmertätigkeit und den Sekrettransport beeinträchtigen kann. Die Erkrankung führt zur Bildung von spezifischen Antikörpern (sekretorisches IgA, Serum-IgG und Interferon), welche die Virusausscheidung beenden, jedoch bei Rhinovirusinfektionen keine Dauerimmunität erzeugen. Wegen der großen Zahl von Virustypen und ihrer weiten Verbreitung sind bei einer Person jährlich mehrere Erkrankungen an Schnupfen möglich.

Die **chronische Rhinitis** (mit oder ohne akute Exazerbation) geht oft von vergrößerten und entzündeten Adenoiden aus; auch Nasenpolypen, ein Nasenfremdkörper, eine chronische Sinusitis oder eine Allergie kommen als Ursache in Frage. Eine chronische Rhinitis kann auch auf dem zu langen und exzessiven Gebrauch abschwellender Nasentropfen (Rhinopathia medicamentosa) beruhen.

Symptome: Bei Rhinovirusinfektionen sind Allgemeinsymptome, wie Fieber und Muskelschmerzen, weniger ausgeprägt, während sie bei Infektionen durch andere Virusarten im Stadium der Virämie stärker sind.

Anfangssymptome sind Niesen, Nasenverstopfung und wäßrige Sekretion, oft auch starke Kopfschmerzen. Die Nasenschleimhaut ist zunächst trocken und hellrot, später dunkelrot geschwollen und sondert nach einigen Tagen schleimiges Sekret ab, das bei einer bakteriellen Sekundärinfektion (durch Pneumokokken, Streptococcus pyogenes, Staphylokokken oder Haemophilus influenzae) eitrig werden kann. Oft tritt eine Rachenrötung hinzu, teilweise auch Heiserkeit und Husten. Adenoviren können außer Schnupfen das sog. Pharyngokonjunktivalfieber (s. S. 153) und Durchfälle hervorrufen, bestimmte ECHO- und Coxsackie-Viren u.a. ein Hautexanthem, Influenzaviren eine Laryngotracheitis.

Säuglinge können auch mit hohem Fieber und Apathie reagieren, die Nahrung verweigern oder erbrechen.

Die Erscheinungen halten in 2/3 der Fälle 1 Woche an, in 1/3 bis zu 2 Wochen. Ein längerer Verlauf deutet auf eine Komplikation hin (chronische Rhinopathie, bakterielle Sinusitis, eitrige Otitis media oder Pneumonie). Bei Kindern kommt es nicht selten zu Nasenbluten.

Sonderformen einer Rhinitis sind:
- **Allergische Rhinitis** (z. B. Heuschnupfen). Charakteristisch sind Juckreiz in Nase, Augen und im Rachen, eosinophile Granulozyten im Nasensekret und längerer Verlauf (für die Dauer der Allergenexposition). Die Schleimhaut ist livide verfärbt und geschwollen, das Sekret serös.
- **Vasomotorische Rhinitis** (bei Kindern selten). Typisch sind Niesattacken, starke Schleimhautschwellung (bei geringer Rötung), starke, wäßrige Sekretion mit oder ohne Eosinophilie. Anfallsdauer Minuten bis Stunden. Es handelt sich um eine neurovaskuläre Reaktion auf mechanische oder chemische Reize, auf Streß oder eine psychische Störung. Die Allergieteste sind negativ. Die Erkrankung verläuft oft chronisch (chronische Rhinopathie).
- **Primär bakterielle Rhinitis.** Nicht selten ausgelöst durch Mycoplasma pneumoniae (oft mit Bronchitis und/oder Pneumonie). Angeboren bei Syphilis, postnatal manchmal gleichzeitig mit einer Gonoblennorrhoe. Die Neugeborenen-Rhinitis ist oft durch Staphylokokken bedingt. Bei Säuglingen kann ein primär eitriger Schnupfen durch Streptococcus pyogenes (A-Streptokokken) verursacht sein. Über Nasendiphtherie s. S. 648. Bei Keuchhusten besteht im katarrhalischen Anfangsstadium häufig eine Rhinitis mit schleimiger Sekretion (im Blutbild starke Lymphozytose).

Therapie: Symptomatisch (evtl. kurzfristig abschwellende Nasentropfen, bei starken Kopfschmerzen oder Fieber Paracetamol). Spülungen, Tropfen oder Inhalationen mit 0,9%iger Kochsalzlösung lösen den Nasenschleim, der dann mechanisch entfernt werden kann (z. B. mit einem Watteträger). Bei bakterieller Sekundärinfektion Clarithromycin oder Cefixim (oral). Clarithromycin ist auch gegen Mycoplasma pneumoniae und Keuchhustenbakterien wirksam.

2. Sinusitis

Definition: Eine Sinusitis (Entzündung der Nasennebenhöhlen) kann die Kieferhöhle, Siebbeinzellen, Stirnhöhle und/oder Keilbeinhöhle betreffen und isoliert oder im Rahmen einer generalisierten Atemwegsinfektion auftreten.

Ätiologie und Pathogenese: Folgende Entstehungsweisen kommen bei **akuter Sinusitis** vor:

- Rhinogen, d. h. Übergreifen einer bakteriellen oder viralen Entzündung der Nase auf die Nebenhöhlen (bei eitriger oder katarrhalischer Rhinitis) mit Belüftungsstörung der Nebenhöhlen. Eine Obstruktion des Ostiums kann auch durch eine Polyposis, einen Tumor oder Fremdkörper entstehen.
- Fortgeleitet aus der Umgebung, z. B. von einer Zahnwurzeleiterung (nach Pulpitis oder Parodontose).
- Hämatogen bei einer systemischen Infektionskrankheit (z. B. Masern oder Typhus).
- Eindringen von verschmutztem Wasser (beim Baden).
- Traumafolge.

Eine **chronische Sinusitis** gibt es in 2 Formen: als eitrige Sinusitis und als polypöse Sinusitis. Die chronische eitrige Sinusitis kann aus einer akuten Sinusitis hervorgehen. Die chronische polypöse Sinusitis setzt eine besondere Disposition voraus. Begünstigend wirken Nasenschleimhautschwellungen, Nasenseptumdeviation, adenoide Wucherungen, Asthma bronchiale, Mukoviszidose (s. S. 244), bestimmte Immunmangelkrankheiten (s. S. 512), Bronchiektasen und das Syndrom der immotilen Zilien. Hierbei sind die Ziliarbewegungen des Zylinderepithels in Nase, Nasennebenhöhlen und Eustachischer Röhre vermindert oder fehlen (elektronenmikroskopischer Nachweis fehlender oder deformierter Dynein-Arme in den Zilien im Nasenschleimhautbiopsat). Das wiederholte Auftreten von Rhinitis, Sinusitis, Otitis media und Bronchitis ist hierfür typisch. Die Anomalie ist teilweise mit einem Situs inversus assoziiert (Kartagener-Syndrom).

Die häufigsten **Erreger** einer eitrigen Sinusitis sind Pneumokokken, Haemophilus influenzae, Streptococcus pyogenes und Moraxella catarrhalis, bei odontogener Sinusitis auch anaerobe Keime aus der Mundhöhle (Peptostreptokokken, Bacteroides-Arten).

Staphylococcus aureus kann ebenfalls Erreger sein, findet sich aber manchmal auch ohne Erkrankung in der Nase. Bei immunsupprimierten Patienten kann Aspergillus oder Mucor eine chronische Sinusitis hervorrufen.

Pathologie: Es ist zwischen akuten und chronischen Entzündungen zu unterscheiden. Die **akute Entzündung** ist am häufigsten katarrhalisch (serös oder seromuzinös) oder eitrig. Befindet sich in einer Nebenhöhle Eiter, liegt ein Empyem vor. Dieses ist entweder offen (bei Abflußmöglichkeit in die Nase) oder geschlossen. Bei Stirnhöhlenempyem kann die Entzündung auf das angrenzende Knochengewebe übergreifen und eine

2. Sinusitis

Stirnbeinostitis hervorrufen. – Bei **chronischer Sinusitis** ist die Schleimhaut oft polypös verdickt und lymphoplasmazellulär infiltriert. An der Oberfläche können Schleimhautulzerationen auftreten; zur Tiefe hin entwickelt sich oft Schleimhautretentionszysten. Im weiteren Verlauf sind Granulationen und Narbengewebsbildung möglich. Bei Knochenbeteiligung findet man Destruktionen oder Knochenneubildung. Bei chronischer allergischer Entzündung bestehen starke Schwellung und Eosinophilie der Schleimhaut. Selten ist eine chronische eitrige Entzündung, die sich aus einer akuten Sinusitis entwickeln kann.

Vorkommen: Akute katarrhalische Entzündungen sind bei Kindern relativ häufig, eitrige Entzündungen selten. Eine chronische Sinusitis, welche stärkere Beschwerden hervorruft, kommt bei ernsten Grundleiden oder bei ständig behinderter Nasenatmung vor. Im 1. Lebensjahr ist nur eine Sinusitis ethmoidalis möglich. Bei Kleinkindern können die Siebbeinzellen und/oder Kieferhöhlen erkranken (die anderen Höhlen sind noch nicht angelegt). Die Keilbeinhöhle ist im allgemeinen ab 5. Lebensjahr und die Stirnhöhle erst ab 6.–10. Lebensjahr soweit entwickelt, daß darin eine Entzündung entstehen kann.

Symptome: Diese variieren je nach Entstehungsweise, Krankheitsform, Stadium und Lokalisation (Tab. 1).

Bei **akuter Sinusitis** sind die Hauptsymptome Schmerzen (die allerdings von jüngeren Kindern meist nicht lokalisiert werden) und Sekretabsonderung aus der Nase. Bei Sinusitis maxillaris empfinden ältere Kinder und Erwachsene ein Völlegefühl im Oberkiefer sowie Schmerzen in der Wange und im Bereich der Oberkieferzähne; typisch ist dabei ein Druckschmerz am Foramen infraorbitale (Austrittspunkt des Nervus infraorbitalis).

Bei Sinusitis frontalis findet man oft einen Druckschmerz am Foramen supraorbitale (am Ausgangspunkt des 1. Trigeminusastes). Bei Entzündung der vorderen Siebbeinzellen treten Schmerzen besonders in den Schläfen und über den Augen auf. Bei Entzündung der hinteren Siebbeinzellen werden Schmerzen im Bereich des Nervus trigeminus (auch über dem Mastoid) angegeben, da der 1. und 2. Ast in der Nebenhöhlenwand verlaufen. Für eine Sinusitis sphenoidalis ist der Hinterhauptschmerz typisch. Als Höhlenwandschmerz bezeichnet man eine Druck- und Klopfempfindlichkeit der erkrankten Höhle.

Bei **eitriger Sinusitis** maxillaris oder frontalis oder Entzündung der vorderen Siebbeinzellen findet man Eiter im mittleren Nasengang. Wenn ein Wurzelspitzengranulom in die Kieferhöhle durchgebrochen ist, bemerkt der Patient den üblen Geruch und Geschmack des Sekretes, welches in die Nase und den Nasen-Rachen-Raum abfließt. Bei Entzündung der Keilbeinhöhle und der hinteren Siebbeinzellen sieht man das Sekret, welches nach hinten (in den Epipharynx) abfließen kann, oberhalb der mittleren Muschel und in der Fissura olfactoria. Bei akuter Sinusitis können Fieber, Schmerzen und Rhinorrhoe auch fehlen.

Bei Sinusitis ethmoidalis und frontalis können sich als **Komplikation** eine Lidschwellung (durch reaktives Ödem) und schließlich eine Orbitalphlegmone entwickeln. Eine seltene, aber sehr ernste Komplikation ist die Durchwanderungsmeningitis (manchmal auch mit einer Thrombose des Sinus cavernosus).

Bei **chronischer polypöser Sinusitis** sind Schmerzen und Fieber seltener. Fast immer bestehen eine hartnäckige Rhinorrhoe (ein- oder beidseitig) und ein chronischer Husten (besonders nachts), meist auch Symptome von seiten des Mittelohres (rezidivierende Otitis media oder Tubenmittelohrkatarrh mit Paukenhöhlenerguß) und eine behinderte Nasenatmung (durch

Tab. 1. Symptome bei akuter Sinusitis.

Form	Symptome
Sinusitis maxillaris	Völlegefühl im Oberkiefer, Wangen-, Oberkieferschmerzen, Höhlenwandschmerz (bei Druck, Klopfen), Druckschmerz am Foramen infraorbitale, Eiter im mittleren Nasengang
Sinusitis frontalis	Druckschmerz am Foramen supraorbitale, Eiter im mittleren Nasengang
Sinusitis ethmoidalis	Schläfen-, Augenschmerzen, evtl. Lidschwellung, Eiter im mittleren oder oberen Nasengang
Sinusitis sphenoidalis	Hinterhauptschmerz, Eiterabfluß in den Epipharynx, Sekret oberhalb der mittleren Muschel

adenoide Wucherungen, Hyperplasie der Nasenmuscheln, Nasenpolypen oder Septumdeviation).

Diagnose: Verdächtig ist jeder einseitige oder länger als 3 Wochen dauernde Schnupfen. Ein Empyem kann sich aber bereits wenige Tage nach Beginn einer akuten Rhinitis entwickeln. Bei der vorderen und hinteren **Rhinoskopie** erhält man wichtige Aufschlüsse über die vermutliche Herkunft des Eiters (bei offenem Empyem). Charakteristisch für Sinusitis ist es, wenn nach Reinigung der Nase in kurzer Zeit wieder eitriges Sekret erscheint.

Röntgenologisch spricht Spiegelbildung in der verschatteten Kieferhöhle für Flüssigkeitsansammlung (bei Aufnahme im Sitzen). Eine partielle oder totale Verschattung (Fehlen von Luft) bedeutet nicht immer eine bakterielle Sinusitis, sondern kann auch auf polypösen Schleimhautwucherungen, Zysten oder allergischen Schleimhautschwellungen beruhen. Bei Verdacht auf dentale Entstehung (einseitige Symptomatik) wird man auch die Zähne röntgen (vorher Klopfschmerz prüfen). Durch Ultraschalluntersuchung läßt sich ein Kieferhöhlenempyem vermuten. Bei Komplikationen ist ein CT indiziert.

Zur **Erregeranzüchtung** sollte bei Sinusitis maxillaris Sekret oder Eiter aus dem mittleren Nasengang unter Sicht des Auges gewonnen werden (auf beiden Seiten). Das Ostium kann durch lokale Anwendung eines Sympathikomimetikums vorher durchgängig gemacht werden; eine Sekretprovokation ist durch Loslassen eines zusammengedrückten Politzer-Ballons möglich. Auch durch Punktion oder Spülung gewonnenes Sekret muß bakteriologisch untersucht werden. Zur Erkennung einer allergischen Genese wird das Nasensekret zytologisch geprüft (auf eosinophile Granulozyten) und eine nasale Provokation mit dem vermuteten Allergen durchgeführt.

Komplikationen: Orbitalphlegmone (bei Sinusitis ethmoidalis oder frontalis), Meningitis, Stirnbeinosteomyelitis (bei Sinusitis frontalis), Sinus-cavernosus-Thrombose, Epidural-, Subdural-, Hirnabszeß.

Prognose: Günstig bei akuter Sinusitis (wenn keine Komplikationen auftreten), ungünstig bei chronischer Sinusitis.

Therapie: Bei akuter eitriger Sinusitis behandelt man hochdosiert mit Ceftriaxon (wirksam sowohl gegen Pneumokokken, Haemophilus, Moraxella und Streptococcus pyogenes als auch gegen Penicillin-G-resistente Staphylokokken). Bei odontogener Sinusitis beseitigt man den Eiterherd (Zahn) und verabreicht hohe Dosen von Penicillin G (gegen Peptostreptokokken und Bacteroides melaninogenicus). Behandlungsdauer mindestens 2 Wochen. Bei leichteren Formen genügt ein Oralcephalosporin (z. B. Cefixim) oder Amoxycillin + Clavulansäure (Augmentan) oral. Abschwellende Nasentropfen haben den Zweck, die Ostien der Nasennebenhöhlen offenzuhalten; man wendet sie jedoch nur wenige Tage an, da es bei längerem Gebrauch häufig zu einer Rebound-Vasodilatation kommt. Die Nasentropfen sollten in Seitenlage des Patienten bei nach unten geneigtem Kopf eingeträufelt werden. Die systemische Gabe eines Sympathikomimetikums kann zur Austrocknung der Schleimhäute führen (Anwendung nur kurzfristig ratsam).

Eine vereiterte Kieferhöhle kann gespült werden. Bei Komplikationen kann eine operative Behandlung (z. B. Anlegen einer Drainage oder Erweiterung des Ausführungsganges der Kieferhöhle) lebensrettend sein. Bei chronischer Sinusitis sind die Behandlungserfolge schlechter und von der Beeinflußbarkeit des Grundleidens abhängig. Evtl. ist eine Adenotomie oder ein anderer Eingriff zur Verbesserung der Nasenatmung erforderlich.

Zusammenfassung: Eine akute eitrige Sinusitis (als offenes oder geschlossenes Empyem) ist meist einseitig und ruft schwere Krankheitserscheinungen hervor; sie ist im Kindesalter selten, kann aber zu lebensbedrohlichen orbitalen und intrakraniellen Komplikationen führen. Eine katarrhalische Sinusitis ist oft doppelseitig und tritt häufig im Rahmen einer viralen oberen Atemwegsinfektion auf. Eine chronische oder rezidivierende Sinusitis kommt bei behinderter Nasenatmung (verschiedene Ursachen) oder bei anderen Grundleiden vor (Asthma bronchiale, Mukoviszidose, Immunmangelkrankheiten). Im 1. Lebensjahr ist wegen der altersabhängigen Entwicklung der Nebenhöhlen zunächst nur eine Sinusitis ethmoidalis möglich, vom 2.–4. Lebensjahr kommen auch Kieferhöhlenentzündungen vor, während die Sinusitis sphenoidalis in der Regel erst ab 5. Lebensjahr und die Sinusitis frontalis erst ab 6.–10. Lebensjahr auftritt. Differentialdiagnostisch ist eine Sinusitis abzugrenzen von Infektionen, die von den Zähnen und vom Auge ausgehen.

3. Tonsillitis und Pharyngitis

> **Definition:** Die akute Tonsillitis und Pharyngitis ist eine viral oder bakteriell bedingte Entzündung der Schleimhaut und des Gewebes von Tonsillen bzw. Pharynx. Tonsillitis und Pharyngitis können isoliert auftreten; sie kommen aber auch bei generalisierten Infektionen der oberen Luftwege und bei Infektionskrankheiten vor (z. B. Scharlach).

Ätiologie: Es gibt zahlreiche virale und bakterielle Ursachen. Meist sind Streptococcus pyogenes (A-Streptokokken), Adenoviren, Epstein-Barr-Virus, Parainfluenza-Viren, Coxsackie- und ECHO-Viren die Erreger. Auch hämolysierende Streptokokken der Gruppe B, C oder G kommen vor. Seltener sind andere Viren, Anaerobier (bei Angina-Plaut-Vincenti mit Geschwürsbildung), Diphtheriebakterien, Gonokokken. Bei eitriger Nasopharyngitis findet man oft Haemophilus influenzae oder Pneumokokken. Eine Sonderform ist die ulzerierende Entzündung von Tonsillen und Pharynx bei neutropenischen Patienten (Angina agranulocytotica), bei welcher es zu Sekundärinfektionen durch verschiedene Bakterien, auch durch Candida, kommen kann. Außerdem gibt es nichtinfektiöse Ursachen einer Tonsillopharyngitis, z. B. beim Kawasaki-Syndrom (s. S. 650).

Die Übertragung von Viren und Streptococcus pyogenes erfolgt meist durch Tröpfchen oder direkten Kontakt.

Vorkommen: Virusinfektionen sind häufiger als bakterielle Infektionen. Am häufigsten kommen Adenoviren vor, welche wie Coxsackie- und ECHO-Viren in jedem Alter zu Erkrankungen führen können, während Epstein-Barr-Virus, Streptococcus pyogenes und Mycoplasma pneumoniae besonders bei älteren Kindern gefunden werden. Im allgemeinen treten Virusinfektionen generalisiert auf, während Streptococcus pyogenes meist allein Tonsillen und/oder Pharynx befällt.

Symptome: Das **Pharyngokonjunktivalfieber** wird hervorgerufen durch Adenoviren (viele Serotypen, typenspezifische Immunität, wiederholte Erkrankungen möglich). Akute Erkrankung mit hohem Fieber, katarrhalischer Konjunktivitis (ein- oder beidseitig), Pharyngitis und Tonsillitis (mit oder ohne Exsudat), stärkerer Halslymphknotenschwellung, z. T. auch Rhinitis. Oft schweres Krankheitsgefühl. Besserung nach 4 bis 5 Tagen.

Herpangina: Erreger sind bestimmte Coxsackie-A-Virustypen. Plötzlicher Beginn mit hohem Fieber und Auftreten von einzelnen 1–2 mm großen Bläschen und Ulzera, umgeben von einem Erythemhof, auf 3–4 mm anwachsend. Häufigste Lokalisation: vordere Gaumenbögen, manchmal auch Tonsillen, Pharynxhinterwand und weicher Gaumen. Umgebendes Gewebe wenig entzündet. Heilung nach 3–6 Tagen. Eine Tonsillitis und Pharyngitis ohne Bläschenbildung können auch durch andere Coxsackie-Virustypen und durch ECHO-Viren hervorgerufen werden (häufig verbunden mit Exanthem, Myalgien und Diarrhoe).

Pfeiffersches Drüsenfieber (s. S. 631): Erreger ist das Epstein-Barr-Virus. In 30% grauweiße abwischbare Beläge, welche auf die Tonsillen beschränkt sind (im Gegensatz zu Diphtherie, s. S. 647). Manchmal extreme Vergrößerung der Tonsillen mit Schluck- und Atemstörungen.

Streptokokkentonsillitis und **-pharyngitis:** Meist plötzlicher Beginn mit hohem Fieber, schwerem Krankheitsgefühl, Halsschmerzen, Schluckbeschwerden und schmerzhafter Anschwellung der Kieferwinkellymphknoten. Bei jüngeren Kindern oft auch Bauchschmerzen und Erbrechen. Tonsillen und Pharynxhinterwand sind stark gerötet. Auf den Tonsillen sieht man eitriges Exsudat in den Krypten (Angina follicularis) oder größere, leicht abwischbare Beläge (Angina lacunaris).

> Beläge können auch fehlen (Angina catarrhalis).

Häufig finden sich Petechien am weichen Gaumen. Ohne Behandlung 1–2wöchige Krankheitsdauer. Komplikationen: Otitis media purulenta, Peritonsillarabszeß, Retropharyngealabszeß, Sepsis, Poststreptokokkenkrankheiten (s. S. 285 u. 408).

Tonsillen- und Rachendiphtherie (s. S. 647).

Diagnose: Bei Pfeifferschem Drüsenfieber findet man im Blutbild »lymphoide Drüsenfieberzellen«, bei Streptokokkentonsillitis eine stärkere Granulozytose.

> Eine Leukozytopenie schließt eine akute Streptokokkentonsillitis in der Regel aus.

Bei Vorliegen einer generalisierten Atemwegserkrankung ist eine Infektion durch Streptococcus pyogenes unwahrscheinlich und eine bakteriologische Untersuchung des Tonsillenabstriches unnötig. Bei isolierter Tonsillopharyngitis (mit oder ohne Beläge) kann der Schnellnachweis (Antigennachweis) von Streptococcus pyogenes mit dem Immunoassay positiv sein, und die Kultur ergibt dann Streptococcus pyogenes. Die

Antistreptolysinreaktion zeigt bei Verlaufsuntersuchungen einen ansteigenden Titer. Bei Pfeifferschem Drüsenfieber ist ein Antikörpernachweis im Serum (spezifische IgM) möglich (s. S. 632). In unklaren Fällen ist auch an Typhus und Lues zu denken.

Therapie: Bei Streptokokkenätiologie gibt man 10 Tage lang Penicillin V (oral), bei Penicillinallergie Clarithromycin (wichtig zur Verhütung von Komplikationen, vor allem des rheumatischen Fiebers). Co-Trimoxazol versagt häufig. Bei Bedarf wird als Analgetikum und Antipyretikum Paracetamol verabreicht.

Zusammenfassung: Eine Tonsillopharyngitis kann isoliert oder bei einer generalisierten Infektion der oberen Atemwege (zusammen mit Rhinitis, Laryngitis, Bronchitis) auftreten. Bei isolierter Tonsillopharyngitis ist eine Streptokokkenätiologie zu vermuten, welche durch die Bakterienkultur gesichert wird. Eine Tonsillopharyngitis kommt auch im Verlauf von viralen oder bakteriellen Infektionskrankheiten vor (z. B. bei Masern, Scharlach, Diphtherie, Typhus). Eine Antibiotikatherapie ist nur bei vermuteter oder nachgewiesener Streptokokkeninfektion indiziert.

4. Otitis media

Definition: Die im Kindesalter häufige Otitis media ist eine seröse oder eitrige, meist bakteriell bedingte Entzündung des Mittelohres, die akut oder chronisch verlaufen kann.

Ätiologie und Pathogenese: Bei **akuter Otitis media** sind die häufigsten Erreger Pneumokokken, Streptococcus pyogenes, Haemophilus influenzae und Moraxella. Bei Neugeborenen und jungen Säuglingen kommen auch Staphylococcus aureus, gramnegative Darmbakterien, B-Streptokokken und Chlamydia trachomatis vor. Akute Virusinfektionen der oberen Luftwege, auch bei Masern und Virusgrippe, können auf die Schleimhaut der Tuben (Eustachischen Röhren) und des Mittelohres übergreifen und einer sekundären bakteriellen Infektion den Weg bahnen. – Bei **chronischer Otitis media** (z. T. mit sekundärem Cholesteatom) finden sich vor allem Pseudomonas aeruginosa, Proteus, Klebsiella pneumoniae, Pneumococcus mucosus und Staphylococcus aureus (auch Mischinfektionen).

Eine **akute Otitis media** geht meist von einer Entzündung im Nasen-Rachen-Raum (Rhinitis, Pharyngitis, Tonsillitis) aus und aszendiert durch die Tube ins Mittelohr.

Bei Kindern wird die Entstehung einer Otitis media durch die Kürze und Weite der Eustachischen Röhre begünstigt, welche normalerweise für den Sekretabfluß aus der Paukenhöhle sorgt und Luftdruckunterschiede ausgleicht (entstanden durch Resorption von Sauerstoff im Mittelohr). Eine Obstruktion der Tuben kann mechanisch (durch adenoide Wucherungen oder einen nasopharyngealen Tumor) oder funktionell bedingt sein. Ein funktioneller Verschluß entsteht bei Säuglingen nicht selten durch wiederholten Kollaps der Tuben beim Schlucken wegen der in diesem Alter besonderen Weichheit des Knorpels, welcher die Tubenwand stützt. Außerdem ist bei jüngeren Kindern der Streckmuskel des Velum palatinae, welcher die Tubenbelüftung beeinflußt, weniger wirksam. Besonders bei Vorliegen einer noch unverschlossenen Gaumenspalte entwickelt sich häufig eine Otitis media. Bei nicht vollständigem Tubenverschluß kann die Mittelohrinfektion durch einen Reflux von Nasopharyngealsekret erfolgen, besonders wenn das Trommelfell perforiert ist, ein stärkerer Unterdruck in der Paukenhöhle besteht oder bei verschlossener Nase Luft durch Schreien, Niesen oder Schlucken durch die Tuben gepreßt wird. Schwimmen oder Tauchen kann (bei Bestehen einer nasopharyngealen Infektion) durch Keimaszension eine Otitis media auslösen. Bei Neugeborenen kann eine bakterielle Entzündung der Paukenhöhle durch Eindringen von infiziertem Fruchtwasser durch die Eustachische Röhre stattfinden. Beim Wiskott-Aldrich-Syndrom (s. S. 521) treten infolge eines Immundefektes häufiger Otitiden und Infektionen der oberen Luftwege auf, ebenso bei anderen Immunmangelkrankheiten. Bei bereits früher perforiertem Trommelfell ist eine Infektion durch den äußeren Gehörgang (z. B. beim Schwimmen oder bei der Gehörgangsspülung) möglich. – Pathologisch-anatomisch ist die Schleimhaut bei akuter Otitis media geschwollen. Rasch entwickelt sich ein Exsudat. Dieses ist zunächst serös (Serotympanon) oder serös-hämorrhagisch, danach oft schleimig oder schleimig-eitrig.

Bei **chronischer Otitis media** unterscheidet man 2 Formen: die Schleimhauteiterung mit zentral perforiertem Trommelfell und die Knocheneiterung mit randständig perforiertem Trommelfell. Bei randständiger Trommelfellperforation handelt es sich um ein sekundäres Cholesteatom mit Einwachsen von Gehörgangsepidermis ins Mittelohr, Wucherung von Granulationsgewebe und Knochenzerstörungen.

Vorkommen: Eine akute Otitis media ist in jedem Alter möglich. Sie kommt am häufigsten zwischen dem 6. und 24. Lebensmonat und zwischen dem 4. und 6. Lebensjahr vor.

Symptome: Bei der **akuten Otitis media** treten – meist im Verlauf einer akuten Atemwegsinfektion und begleitet von Fieber – Ohrschmerzen auf, die von Kleinkindern oft nicht lokalisiert werden können. Die Eltern stellen eine Schwerhörigkeit fest. Die Trommelfellinspektion zeigt eine Rötung, bei katarrhalischer Otitis mit Einziehung, bei eitriger Otitis mit Vorwölbung des Trommelfells und fehlendem Lichtreflex. Die Konturen des Hammergriffs und kurzen Hammerfortsatzes sind bei verdicktem oder vorgewölbtem Trommelfell verstrichen. Bei Grippe- oder Mykoplasmaotitis beobachtet man gelegentlich eine oder mehrere Blutblasen auf dem Trommelfell, die platzen können und zu einer blutigen Absonderung führen; bei Eintrocknen bleibt für einige Zeit eine schwarze Markierung auf dem Trommelfell zurück. Bei Spontanperforation erkennt man ein Loch, aus dem Eiter hervorquillt (manchmal pulsierend). Dabei ist oft das Trommelfell von Eiter bedeckt und der Gehörgang mit Eiter gefüllt. Hinter dem Trommelfell kann ein Flüssigkeitsspiegel sichtbar sein.

Bei **chronischer Otitis media** ist meist Schwerhörigkeit oder Ohrlaufen das Hauptsymptom. In der Regel fehlen Schmerzen und Fieber. Das Trommelfell ist häufig perforiert. Bei zentraler Perforation handelt es sich um die mesotympanale Form mit Schleimhauteiterung, bei welcher seröse, muköse oder eitrige Flüssigkeit herausfließt. Bei randständiger Perforation (im hinteren Teil oder in der Pars flaccida) mit Absonderung von fötidem Eiter liegt eine Knocheneiterung mit Cholesteatom vor. Dabei wölbt sich manchmal ein Polyp (infolge Schleimhauthyperplasie) in den äußeren Gehörgang vor, und man erkennt eine durch sekundäre Entzündung bedingte Arrosion des Knochens der oberen Gehörgangswand. Wenn der Kanal des Nervus facialis angegriffen ist, resultiert eine periphere Fazialisparese.

Verlauf und Komplikationen: Die **akute Otitis media** heilt bei rechtzeitiger Antibiotikatherapie häufig ohne Spontanperforation des Trommelfells rasch ab. Auch nach Perforation oder Parazentese (Trommelfellinzision) hört die eitrige Sekretion bald auf. Es bleibt eine kleine, kaum sichtbare Narbe an der Perforationsstelle zurück.

Bei unterlassener oder falscher Therapie entwickelt sich in einem Teil der Fälle nach 2–3 Wochen als Komplikation eine **Mastoiditis**, erkennbar an einem Druckschmerz hinter der Ohrmuschel.

Im Stadium der Periostitis, auch bei subperiostalem Abszeß, tritt eine retroaurikuläre Schwellung auf, und die Ohrmuschel steht ab. Erfolgt der Durchbruch an der Spitze des Mastoids, so kann er seitlich am Halse sichtbar werden (Bezoldsche Mastoiditis). Auch ein Durchbruch in den äußeren Gehörgang ist möglich. Selten entsteht bei akuter Otitis media eine Fazialisparese, und zwar dann, wenn in der knöchernen Wand des Fazialiskanals eine angeborene Dehiszenz vorhanden ist. Eine Labyrinthitis (mit Schwindel und Innenohrschwerhörigkeit) und eine Meningitis (bei Mastoiditis) sind als Komplikationen einer rechtzeitig behandelten Otitis media selten.

Die **chronische Otitis media** mit Knocheneiterung und randständigem Trommelfelldefekt heilt nie spontan und erfordert stets operative Maßnahmen – auch zur Verhinderung gefährlicher Komplikationen, wie Epidural-, Subdural-, Hirnabszeß, Sinusthrombophlebitis, Meningitis und Labyrinthitis. Sie kann im Verlauf öfter akut exazerbieren. Intrakranielle Komplikationen sind stets zu befürchten, wenn neurologische Symptome (Herdanfälle, Ataxie, Hemiplegie, Sehstörungen usw.) auftreten. Die mesotympanale Form der chronischen Otitis media (mit Schleimhauteiterung) führt seltener zu ernsten Komplikationen, jedoch kann es wie bei der Knocheneiterung zu Adhäsionen (zwischen Resttrommelfell und medialer Paukenwand), Tympanosklerose (Einmauerung der Gehörknöchelchen durch kalkartige Ablagerungen) und Kettenunterbrechungen (durch rarefizierende Osteitis) kommen.

Diagnose: Klinisches Bild und Trommelfellbefund führen zur Diagnose.

Zur Erregerdiagnose (bei Therapieversagen) kann eine Tympanozentese (Punktion und Aspiration von Exsudat) oder Myringotomie (mit dem Otomikroskop) zur Aspiration von Mittelohreiter durchgeführt werden. Bei chronischer Otitis media ist immer eine bakteriologische Eiter- bzw. Sekretuntersuchung notwendig, die besonders für die Therapie von Komplikationen wichtig ist, da oft mehrfach resistente Erreger vorliegen. Eine persistierende Trommelfellperforation deutet auf eine chronische Otitis media hin.

V. Krankheiten des Respirationstraktes

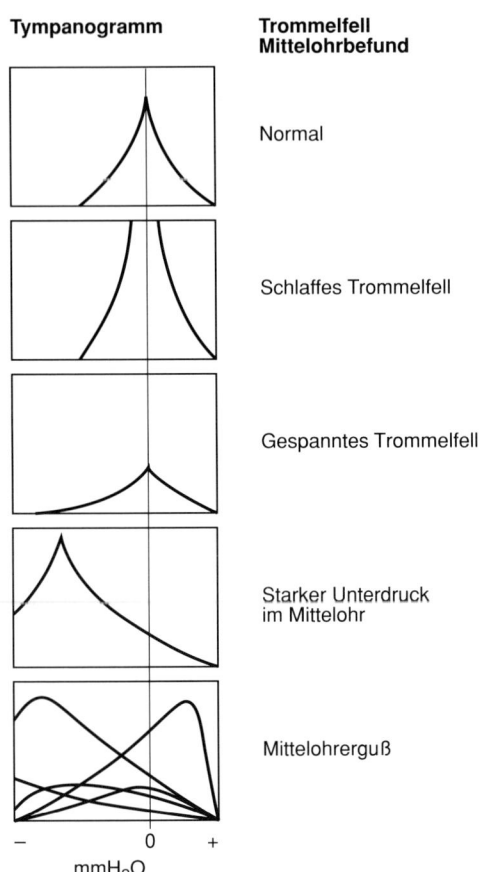

Abb. 1. Typische Befunde bei der Tympanometrie. Dabei wird durch eine Sonde im äußeren Gehörgang ein bestimmter Ton geschickt. Elektronisch wird die Compliance des Trommelfells (vertikale Achse) bei artifiziell variiertem Luftdruck im Gehörgang (horizontale Achse) gemessen. Das normale Trommelfell hat bei normalem Druck (0) die größte akustische Compliance. Ein Unterdruck im Mittelohr führt zu einer Spitze im negativen Bereich. Bei Mittelohrergüssen sind meist keine Impedanzspitzen vorhanden, die Kurve ist meist abgeflacht; bei Tubenverschluß kann der Gipfel nach links (zur negativen Druckseite) verschoben sein, bei großen Ergüssen nach rechts (zur positiven Druckseite).

Durch Tympanometrie (Messung der Compliance des Trommelfelles, Abb. 1) erkennt man eine Flüssigkeitsansammlung in der Paukenhöhle (Sero- oder Seromukotympanon) oder einen Unterdruck (Tubenmittelohrkatarrh).

Durch die Audiometrie läßt sich eine Schallleitungsschwerhörigkeit von einer Innenohrschwerhörigkeit unterscheiden. Bei Retraktion des Trommelfelles ohne Mittelohrerguß findet man im Audiogramm eine Hörverschlechterung für tiefe Frequenzen; bei stärkerer Flüssigkeitsansammlung im Mittelohr kommt es zur Hörverschlechterung für hohe Frequenzen. Bei Mastoiditis zeigt die Röntgenaufnahme des Mastoids einen Verlust der Trabekelzeichnung oder Verdichtungen. Durch Computertomographie lassen sich Knochenerosionen, durch MRT und CT intrakranielle Komplikationen (Subdural-, Hirnabszeß) genauer lokalisieren.

Differentialdiagnose: Eine besondere Verlaufsform stellt die **chronische seromuköse Otitis media** mit persistierendem Paukenhöhlenerguß dar (fast immer beidseitig). Das durch Punktion gewonnene Exsudat oder Transsudat ist dabei meistens steril. Der ständige Verschluß der Eustachischen Röhre und der negative Druck in der Paukenhöhle bedingen den Erguß und die nie fehlende, länger bestehende Schallleitungsschwerhörigkeit, welche unbehandelt eine verzögerte Sprachentwicklung und geistige Retardierung zur Folge haben können. Das Trommelfell kann normal aussehen; meistens ist es jedoch eingezogen oder vorgewölbt, reflexlos, gerötet oder leicht bläulich; unter der Lupe ist meist der Ergußspiegel sichtbar. Die adäquate Therapie sind Adenotomie und Parazentese (oder Paukenhöhlenpunktion), um die Schallleitungsschwerhörigkeit zu beseitigen. Bei rezidivierenden Ergüssen (vor allem bei Vorliegen einer Gaumenspalte mit ungenügender Tubenfunktion) ist das Einlegen eines Drainageröhrchens in das Trommelfell zur ständigen Belüftung des Mittelohres notwendig.

Bei **Otitis externa** kann der Gehörgang wie bei Otitis media purulenta mit Eiter gefüllt sein, jedoch fehlt eine Trommelfellperforation. Die prä- oder retroaurikulären Lymphknoten sind geschwollen. Der Tragus ist dabei druckschmerzhaft (nicht bei Otitis media). Der Erreger ist nicht selten Pseudomonas.

Therapie: Bei akuter Otitis media wirken Amoxycillin (bei oraler Gabe besser resorbierbar als Ampicillin) häufig gegen Haemophilus influenzae, Pneumokokken und Streptococcus pyogenes, Cefixim und Amoxycillin/Clavulansäure darüber hinaus gegen Amoxycillin-resistente Haemophilus und Moraxella. Clarithromycin und Roxithromycin sind wirksam gegen Mycoplasma pneumoniae. Bei Scharlachotitis gibt man Penicillin V (oral) in höherer Dosierung. Bei Komplikationen sind Antibiotika parenteral zu verabreichen (je nach Erreger und Antibiogramm). Antibiotikahaltige Ohrentropfen sind bei intaktem Trommelfell unwirksam, bei perforiertem Trommelfell in der Wirkung unsicher. Symptomatisch können bei akuter Otitis media per os ein schleimhautabschwellendes Mittel und ein Analgetikum gegeben werden. Bei stärkerer Ansammlung von Eiter in der Paukenhöhle kann eine vom Otiater vorgenommene Parazentese notwendig sein. Gehörgangsspülungen sind nur bei stärkerer Eiteransammlung ratsam. Bei Mastoiditis, die auf die antibiotische Therapie nicht anspricht, ist eine Mastoidektomie indiziert. Bei Cholesteatom sind eine Entfernung des Cholesteatoms und Tympanoplastik unvermeidlich. Eine feuchte chronische Otitis media mesotympanica behandelt man lokal, bis das Ohr trocken ist. Antibiotika (systemisch, lokal) sind meist wirkungslos. Intrakranielle Komplikationen erfordern chirurgisches Eingreifen.

Zusammenfassung: Die akute Otitis media ist eine meist bakterielle Entzündung der Paukenhöhle, die bei Kindern durch Pneumokokken, Streptococcus pyogenes, Haemophilus influenzae, Moraxella und Mycoplasma pneumoniae verursacht wird. Vereiterungen und Komplikationen sind durch frühzeitige und richtige Antibiotikatherapie seltener geworden. Die besondere Disposition von Kleinkindern erklärt sich durch anatomische Besonderheiten, die häufige Obstruktion der Eustachischen Röhre durch adenoide Wucherungen und durch die mangelnde Immunität im jüngeren Alter.

5. Lymphadenitis colli

Definition: Es gibt akute und chronische Halslymphknotenentzündungen. Bei der akuten eitrigen Lymphadenitis colli, die bei jüngeren Kindern häufiger vorkommt, liegt meist eine Infektion durch Streptococcus pyogenes (hämolysierende Streptokokken der Gruppe A) oder durch Staphylococcus aureus vor.

Ätiologie und Pathogenese: Eine **akute eitrige** Entzündung kann auch durch Anaerobier, z.B. Peptostreptococcus oder Actinomyces israeli, hervorgerufen werden, während bei **chronischer eitriger** Entzündung manchmal Tuberkelbakterien oder sog. atypische Mykobakterien (s. S. 646) gefunden werden. **Nichteitrige** Lymphknotenentzündungen kommen isoliert oder generalisiert vor bei bakteriellen Infektionskrankheiten (Diphtherie, Katzenkratzkrankheit, Lues u. a.), bei viralen Infektionskrankheiten (Masern, Röteln, Pfeifferschem Drüsenfieber, Adenoviruserkrankungen, AIDS u. a.) und bei erworbener Toxoplasmose. Über **nichtinfektiöse** Ursachen von Lymphknotenschwellungen am Hals informiert Tab. 2.

Tab. 2. Ursachen von zervikalen Lymphknotenschwellungen (isoliert oder generalisiert).

Infektionen	Bakterien, Viren, Toxoplasmen
Geschwülste	Maligne Lymphome, Leukämie, Neuroblastommetastasen, Schilddrüsenkarzinom u. a.
Kollagenosen	Rheumatoide Arthritis, systemischer Lupus erythematodes
Andere	Sarkoidose, Histiozytose, Kawasaki-Syndrom, Speicherkrankheiten u. a.

Die **Lokalisation** einer eitrigen Lymphadenitis colli hängt von dem Ausgangsherd ab. Die submentalen Lymphknoten gehören zum Abflußgebiet der vorderen Zunge, Unterlippe und vorderen Zähne, die submandibulären Lymphknoten zum Mundbereich und zu den hinteren Zähnen, auch zu vorderer Nase, Wangen und mittleren Partien der Augenlider und Stirn. Die präaurikulären Lymphknoten schwellen bei Entzündungen im seitlichen Gesicht und im Gehörgang an, die retroaurikulären Lymphknoten bei Mastoiditis, Ohrmuschelentzündung und temporoparietal gelegenen Hautentzündungen. Die okzipitalen Lymphknoten befinden sich im Abflußgebiet der hinteren Kopfhaut und hinteren Halspartien. Die tiefen zervikalen Lymphknoten liegen im Verlauf der inneren Jugularvene: Die höher gelegenen (Kieferwinkellymphknoten) gehören zu den Tonsillen und zum Rachen, die unten gelegenen zu Larynx, Trachea, Schilddrüse und Speiseröhre. Die oberflächlichen zervikalen Lymphknoten drainieren den Nasen-Rachen-Raum und sind deshalb bei Kindern mit adenoiden Wucherungen regelmäßig geschwollen; sie stehen mit den übrigen Lymphknoten teilweise in Verbindung, weshalb sie oft mitreagieren. Bei Allgemeininfektionen kann eine Halslymphknotenentzündung auch hämatogen zustande kommen.

Einer Lymphadenitis colli ist häufig eine Tonsillopharyngitis durch Streptococcus pyogenes vorausgegangen, manchmal auch eine eitrige Rhinitis durch Staphylococcus aureus, eine Staphylodermie im Kopfbereich, eine bakterielle Gehörgangsentzündung oder ein Zahnwurzelabszeß durch Anaerobier (Peptostreptococcus, Bacteroides fragilis) und Streptococcus viridans. Eine eitrige Lymphadenitis colli durch Tuberkelbakterien oder atypische Mykobakterien geht meist von einer Gingivitis oder Tonsillitis aus, ebenso eine Aktinomykose. Bei jüngeren Kindern besteht eine stärkere Tendenz zur Abszedierung.

Vorkommen: Eine eitrige Lymphadenitis colli kommt bei jüngeren Kindern als Komplikation von bakteriellen Entzündungen im Kopfbereich häufiger vor, wenn diese nicht ausreichend antibiotisch behandelt worden sind. Sie ist bei älteren Kindern selten.

Symptome: Allgemeinsymptome fehlen meist. Bei beginnender Abszedierung, einer Phlegmone oder Bakteriämie tritt hohes Fieber mit Leukozytose auf. Oft sind mehrere Lymphknoten stärker geschwollen (mitunter bis auf Hühnereigröße). Sie sind häufig miteinander verbacken, druckschmerzhaft und von einem periglandulären Ödem umgeben, so daß die Abgrenzung schwierig ist. Die Halsbeweglichkeit kann schmerzhaft und eingeschränkt sein, weshalb manchmal an eine Meningitis gedacht wird. Fluktuation und Rötung der darüberliegenden Haut sprechen für Abszedierung (sonographisch nachweisbar). Von Beginn der Entzündung an bis zur Einschmelzung dauert es meist 1–2 Wochen. Die Lokalisation einer eitrigen Lymphadenitis colli hängt von dem Ausgangsherd ab. Oft ist die primäre Erkrankung schon abgeheilt und liegt einige Wochen zurück. Bei tuberkulöser Genese ist eine gleichzeitige Lungenerkrankung möglich, heute aber selten, ebenso eine Fistelbildung zur Haut. Bei Aktinomykose findet man eine derbe Schwellung in der Halsregion, eine Kieferklemme (Trismus) und manchmal eine Fistel zur Haut, aus welcher drusenhaltiger Eiter abgesondert wird.

Diagnose: Eine kulturelle Erregerdiagnose ist nach Inzision oder Punktion eines Abszesses möglich, außerdem nach Probeexzision eines größeren Lymphknotens für die histologische Untersuchung. Die Anzüchtung von Streptococcus pyogenes aus dem Tonsillen- oder Pharynxbereich ist noch kein Beweis für die Ätiologie einer Lymphadenitis colli, ebensowenig ein erhöhter Antistreptolysingehalt im Serum (dieser kann auf einer früheren Tonsillitis beruhen). Das Ansprechen auf eine probatorische Behandlung mit einem Streptokokken- und Staphylokokkenwirksamen Antibiotikum (z. B. Flucloxacillin oder Cefalexin) schließt andere Ursachen weitgehend aus. Serologische Untersuchungen sind wichtig bei Verdacht auf Pfeiffersches Drüsenfieber (s. S. 632), AIDS, Toxoplasmose (s. S. 88) und Lues (s. S. 86), auch bei Tularämie und Brucellose. Zur Tuberkulindiagnostik bei mykobakteriellen Infektionen s. S. 645.

Differentialdiagnostisch ist auch an nichtinfektiöse Ursachen zu denken, vor allem, wenn die Lymphknotenschwellungen multipel und beidseitig vorkommen, längere Zeit bestehen und wenig druckschmerzhaft sind (malignes Lymphom? Leukämie?). Bei Verdacht auf eine solche Ätiologie ist eine Lymphknotenbiopsie indiziert. Lymphknotenschwellungen am Hals sind zu unterscheiden von Lymphangiomen, Kiemengangzysten, Thyreoglossusgangzysten und Schilddrüsentumoren. Bei der Erkennung kann eine Sonographie nützlich sein.

Prognose und Therapie:

> Die eitrige Lymphadenitis colli wird durch Punktion oder Inzision (mit anschließender Drainage) behandelt, außerdem durch Antibiotika (je nach Erreger), um ein Fortschreiten und eine Sepsis zu verhüten. Im Beginn kann durch Antibiotika manchmal eine Einschmelzung verhindert werden.

Auch wenn nach 10tägiger Antibiotikatherapie die Lymphknoten noch vergrößert sind, können diese sich in den folgenden Wochen allmählich zurückbilden. Ein Ausgangsherd ist zu sanieren (z. B. ein Zahnwurzelabszeß). Anaerobierinfektionen sprechen auf hohe Dosen von Penicillin G oder V an (auch eine Aktinomykose). Bei seltenen Erregern (Mykobakterien, Toxoplasmen usw.) ist eine entsprechende medikamentöse Therapie einzuleiten. Bei richtiger Behandlung ist die Prognose gut.

> **Zusammenfassung:** Die akute eitrige Lymphadenitis colli wird bei 1–4jährigen Kindern in >80% durch Streptococcus pyogenes oder Staphylococcus aureus hervorgerufen und kann einen verschiedenen Ausgangsherd haben, der die Lokalisation der Halslymphknotenschwellungen erklärt. Abszedierungen sind selten auch durch Actinomyces israeli, anaerobe Streptokokken, Tuberkelbakterien oder atypische Mykobakterien bedingt. Außerdem gibt es nichtinfektiöse Ursachen von Halslymphknotenschwellungen, z. B. maligne Lymphome, welche durch Probeexzision und histologische Untersuchung diagnostiziert werden.

6. Laryngitis

Definition: Bei den verschiedenen Krankheitsformen ist die Nomenklatur nicht einheitlich. Früher unterschied man den »echten Krupp« bei Diphtherie von einem »Pseudo-Krupp« bei den übrigen Ursachen der Krankheit. Sinnvoller ist es, die supraglottische Laryngitis (Epiglottitis phlegmonosa acutissima) von der subglottischen Laryngotracheitis (Krupp-Syndrom im engeren Sinne) abzugrenzen. Unter Laryngotracheitis versteht man bei jüngeren Kindern eine meist infektiöse Erkrankung des Kehlkopfes und der Luftröhre mit Atemnot, Heiserkeit und bellendem Husten. Dagegen ist die bei Erwachsenen und älteren Kindern vorkommende Form der Laryngitis eine vor allem mit Heiserkeit einhergehende Kehlkopfentzündung ohne Stridor.

Ätiologie: Die supraglottische Laryngitis wird am häufigsten durch Haemophilus influenzae (Typ b) hervorgerufen, seltener durch Pneumokokken oder Streptococcus pyogenes (A-Streptokokken). Die subglottische Laryngotracheitis beruht meist auf einer Virusinfektion (vor allem durch Parainfluenza-, Influenza-, RS- oder Adenoviren), die selten von einer bakteriellen Sekundärinfektion gefolgt wird. Manchmal entsteht im Verlaufe einer Masernerkrankung eine Kehlkopfentzündung (Masern – Krupp, s. S. 620). Über diphtherische Laryngitis: s. S. 648. Wenngleich eine abschließende Beurteilung der Krankheitsauslösung durch Schadstoffe (SO_2, NO_2, Ozon) in der Luft derzeit noch nicht möglich ist, so scheint deren Bedeutung überschätzt worden zu sein. In Gebieten mit kurzfristig starken Konzentrationserhöhungen tritt die subglottische Laryngotracheitis zeitweise häufiger auf. Eine generelle Häufigkeitszunahme ist nicht zu beobachten.

Pathogenese und Pathologie: Die häufige Atemnot bei der Laryngitis im Säuglings- und Kleinkindesalter erklärt sich durch die primär engen anatomischen Verhältnisse, wobei Schleimhautschwellungen und Sekreteintrocknung schnell zu einer kritischen Verlegung der Atemwege führen können.
Bei der **supraglottischen Laryngitis** findet man regelmäßig ein hochgradiges hämorrhagisches Ödem und eine schwere phlegmonöse Entzündung von Schleimhaut und Submukosa des Kehldeckels, die bis an die Knorpel heranreichen kann. Sie kommt zwischen dem 1. und 7. Lebensjahr vor, selten bei älteren Kindern und Erwachsenen. Die **subglottische Laryngotracheitis** beruht auf einer ödematösen Schleimhautschwellung im Bereich der isthmusartigen Enge der Stimmritzen und im trichterförmigen subglottischen Raum im Ringknorpelbereich. Membranbildung durch eingedicktes Sekret verursacht erhebliche Atemnot. Diese Erkrankung kommt im Kindesalter zwischen 3 Monaten und 6 Jahren vor; sie hat ein Häufigkeitsmaximum im 2. und 3. Lebensjahr. Erkrankungen von älteren Kindern (6–12 Jahre) sind selten.

Vorkommen: Die supraglottische Laryngitis ist seit Einführung der aktiven Haemophilusimpfung (bei allen Kindern im 1. Lebensjahr) seltener geworden. Die subglottische Laryngotracheitis tritt im Winterhalbjahr häufiger auf.

Symptome: Die mit hohem Fieber plötzlich beginnende **supraglottische Laryngitis** (Epiglottitis) hat als Leitsymptom einen inspiratorischen Stridor mit schnell zunehmender Atemnot. Der für die subglottische Laryngotracheitis charakteristische bellende Husten fehlt; es kommt allenfalls zu Hüsteln (Tab. 3). Schluckschmerzen sind von Beginn an vorhanden (Dysphagie), und oft lassen die Kinder den Speichel aus dem Mund herauslaufen. Heiserkeit fehlt. Die Sprache ist kloßig. Bei Inspektion der Mundhöhle sieht man die stark gerötete Rachenhinterwand und hochgradig geschwollene Epiglottis. Bei Berührung der Rachenhinterwand mit dem Zungenspatel kann reflektorisch ein Laryngospasmus oder ein Herzstillstand eintreten (Untersuchung daher nur in Reanimationsbereitschaft). Innerhalb von Minuten kann die Stenosierung so stark zunehmen, daß der Tod durch Erstickung eintritt. Typisch ist, daß das Kind im Sitzen nach Luft ringt und sich nicht hinlegen will. Bedrohliche Zeichen sind Zyanose oder zunehmende Ateminsuffizienz (Bradypnoe, schwere juguläre und epigastrische Einziehungen). Durch Hypoxie und Toxinämie geraten die Kinder in einen Schockzustand mit Bewußtseinstrübung, welcher an Tachykardie und kaum fühlbarem Puls zu erkennen ist. Gleichzeitig kann eine Pneumonie, Otitis media oder Meningitis durch den gleichen Erreger bestehen. Es besteht im Blut eine ausgeprägte Leukozytose (bis 25 000 Zellen/µl), und in der Blutkultur ist Haemophilus influenzae nachweisbar. Der Latexagglutinationstest zum Schnellnachweis von Haemophilus-Antigen im Blut ist häufig positiv.

Die **subglottische Laryngotracheitis** beginnt meist plötzlich in der Nacht; allerdings gehen oft eine Rhinitis und Pharyngitis 1–2 Tage voraus. Hauptsymptome sind Heiserkeit (bis Aphonie), bellender Husten und inspiratorischer Stridor (Krupp). Im schwersten Stadium wird der Stridor leiser, doch ist er dann oft in- und exspiratorisch. Zyanose, Tachykardie sowie schwere juguläre und epigastrische Einziehungen kommen hinzu. Fieber fehlt meistens. Oft finden sich neben der Laryngotracheitis auch Zeichen einer obstruktiven Bronchitis (mit trockenen oder feuchten Rasselgeräuschen, verlängertem Exspirium und Überblähung der Lunge). Bei der Laryngoskopie erkennt man eine starke Rötung und Schwellung der Kehlkopfschleimhaut. Die Symptome gehen nach wenigen Stunden, spätestens nach 2–3 Tagen, zurück. Die Erkrankung neigt zu Rezidiven. Tritt bei einem jüngeren Kind die Erkrankung nachts und aus vollem Wohlbefinden ohne Fieber auf, kann es sich um den sog. **spasmodischen Krupp** handeln. Dabei wird die auslösende Bedeutung von Allergenen und von Schadstoffen diskutiert. Es liegt anscheinend eine Hyperreaktivität der subglottischen Schleimhaut vor, die sich in einem nichtentzündlichen Ödem äußert. Die Störung ist rasch reversibel, kehrt aber bei demselben Kind öfter wieder.

Diagnose: Neben den klinischen Symptomen (Tab. 3) sind für die Erkennung der supraglottischen Laryngitis der laryngoskopische Befund und die erhebliche Leukozytose wichtig. Bei der subglottischen Laryngotracheitis sind der bellende Husten, das Fehlen einer Dysphagie und die Zeichen einer generalisierten Atemwegsinfektion charakteristisch.

Differentialdiagnose:
Diphtheriekrupp: Die diphtherische Laryngitis mit den typischen Pseudomembranen tritt in 25% isoliert und in 75% kombiniert mit einer Nasen- und Rachendiphtherie (s. S. 647) auf. Der heute sehr seltene Diphtheriekrupp, welcher durch eine Entzündung von Kehlkopf und Trachea bedingt ist, beginnt allmählich mit Heiserkeit und einem bellenden Husten und wird von einem inspiratorischen Stridor begleitet. Trotz der im allgemeinen langsamen Zunahme der Atembehinderung kann es bei der Ablösung von Pseudomembranen plötzlich zu einem schweren Erstickungsanfall kommen, der ein sofortiges Eingreifen (Tracheotomie) erfordert. Die Kehlkopfdiphtherie wird laryngoskopisch und bakteriologisch (durch das mikroskopische Schnellpräparat und die Kultur) erkannt. Für eine Diphtherieerkrankung sprechen außerdem das schwere Krankheitsgefühl bei nur mäßig erhöhtem Fieber und der typische Lokalbefund im Nasen-Rachen-Raum (bei Kombination mit einer Nasen- und Rachendiphtherie), wobei eine starke Halslymphknotenschwellung niemals fehlt.

Retropharyngealer Abszeß: Dieser kann bei Säuglingen als Komplikation einer Entzündung im Nasen-Rachen-Raum auftreten oder von einer Osteomyelitis der Halswirbelsäule ausgehen. Die Erreger sind meistens hämolysierende Streptokokken oder Staphylokokken. Ein Retropharyngealabszeß führt zu erheblichen Schluckbeschwerden und einer stridorösen Atmung, die einer supraglottischen Laryngitis ähnelt. Der Kopf des Kindes wird dorsalflektiert gehalten. Der Abszeß ist als eine Vorwölbung der Rachenhinterwand sichtbar, mit dem Finger palpabel und läßt sich sonographisch als Raumforderung, röntgenologisch als Weichteilschatten vor der Wirbelsäule mit Verlagerung des pharyngealen Luftbandes erkennen. Er kann in den Pharynx durchbrechen oder bis in den Ösophagus, das Mediastinum oder den Gehörgang vordringen. Bei lateraler Ausbreitung bildet sich eine entzündliche Schwellung in der seitlichen Halsgegend. Wenn der Abszeß den Kehlkopf komprimiert oder in ein großes Blutgefäß am Hals einbricht, entsteht eine lebensbedrohliche Situation. Die Behandlung des Retropharyngealabszesses erfolgt durch die parenterale Gabe von hohen Dosen Flucloxacillin oder Penicillin G. Bei nachgewiesener Fluktuation wird eine Punktion vorgenommen und bei Nachweis von Eiter eine Inzision durchgeführt. Wird dagegen bei der Punktion Blut gewonnen, so hat der Abszeß ein großes Gefäß arrodiert, was sofort unterbunden werden muß.

Tab. 3. Unterschiede zwischen supraglottischer Laryngitis, Larynxdiphtherie und subglottischer Laryngotracheitis im Kindesalter.

Kriterien	Supraglottische Laryngitis	Larynxdiphtherie	Subglottische Laryngotracheitis
Erreger	Haemophilus influenzae	Corynebact. diphtheriae	Virus
Alter	1–7 Jahre	Jedes Alter	¼–3 Jahre
Beginn	Plötzlich	Allmählich	Allmählich
Epiglottis	Kirschrot, stark geschwollen	Meist normal, evtl. Membran	Wenig gerötet und geschwollen
Husten, Heiserkeit	(+)	+	+
Dysphagie	+	+	∅
Röntgenaufnahme (seitlich)	Epiglottis vergrößert	o. B.	Subglottische Verengerung
Verlauf	Rasch	Langsam	Nicht so rasch

6. Laryngitis

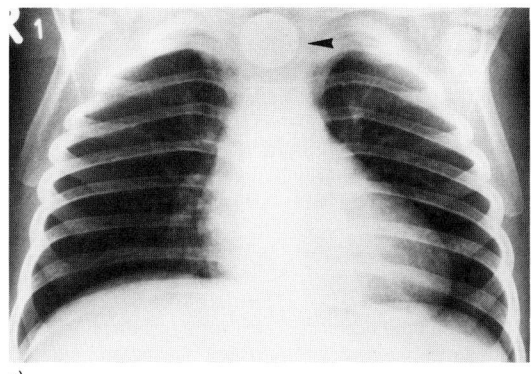

a)

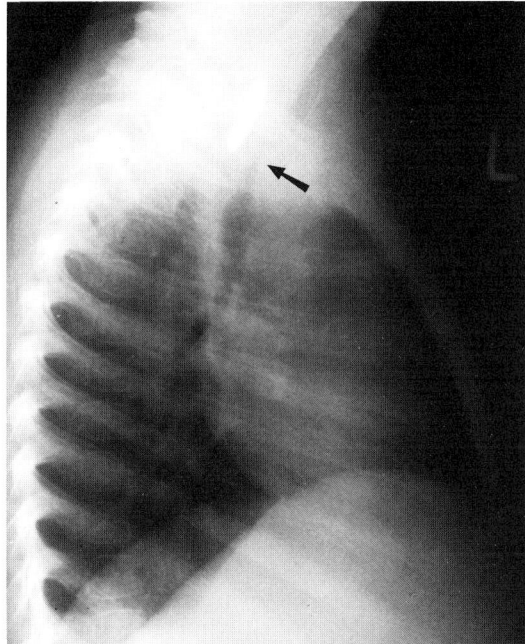

b)

Abb. 2. Fremdkörper im Speiseröhreneingang: Das 2-Pfennig-Stück (Pfeil) engt das tracheale Luftband deutlich ein. 2 Jahre alter Junge.

Fremdkörperaspiration: Ein Fremdkörper im Kehlkopf kann ein akutes Larynxödem und bei längerer Dauer eine eitrige Perichondritis hervorrufen. Die Symptome sind ähnlich wie bei einer akuten Laryngitis (Heiserkeit, bellender Husten, inspiratorischer Stridor und Atemnot). Die Diagnose wird durch die Laryngoskopie oder die Röntgenuntersuchung gesichert. Ein Fremdkörper, der in der **Speiseröhre** steckengeblieben ist, kann von hinten die Trachea komprimieren (Abb. 2) und Symptome wie bei einer Laryngotracheobronchitis erzeugen. Ein Fremdkörper in den **Bronchien** verursacht zuerst heftigen Husten, Keuchen und Würgen sowie einen exspiratorischen Stridor. Wenn dieser hierdurch nicht herausbefördert wird, entwickeln sich nach einem symptomfreien Intervall ein Emphysem, eine Atelektase und/oder eine Pneumonie, die zur Abszedierung neigt. Die Unterscheidung von einer primär infektiös bedingten Laryngotracheobronchitis ist schwierig, wenn der Fremdkörper (häufig eine Erdnuß) nicht schattengebend ist. Oft stellt sich auf der Thoraxaufnahme eine Transparenzerhöhung der Lungenanteile dar, die von dem verlegten Bronchus versorgt werden (Abb. 3). Die Transparenzerhöhung ist

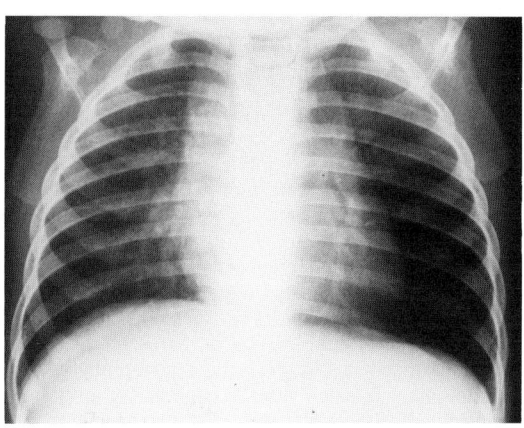

a)

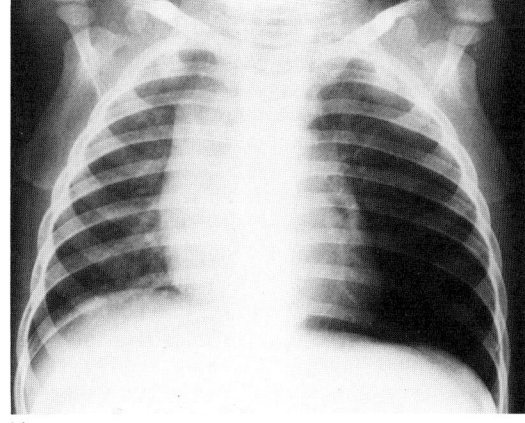

b)

Abb. 3. Fremdkörperaspiration:
a) Thoraxaufnahme in Inspiration: erhöhte Strahlentransparenz des linken Lungenunter- und -mittelfeldes.
b) Aufnahme in Exspiration: Mediastinalpendeln nach rechts, keine Bewegung des linken Zwerchfellschenkels. 13 Monate alter Junge. Bronchoskopisch Entfernung einer Erdnuß aus dem linken Unterlappenbronchus.

vor allem in Exspiration sichtbar (Ventilmechanismus). Bei der Durchleuchtung pendelt das Mediastinum, und der Zwerchfellschenkel der betroffenen Seite hinkt nach. Betroffen sind vor allem jüngere Kinder. Bei Fremdkörperverdacht wird so schnell wie möglich eine Endoskopie mit dem starren Bronchoskop in Intubationsnarkose durchgeführt.

Larynxödem: Eine nichtinfektiöse ödematöse Schwellung des Kehlkopfes tritt als allergische Reaktion bei Bienen- und Wespengiftallergie sowie bei Nahrungsmittel- und Medikamentenallergie auf. Dabei kommt es zu einer lebensbedrohenden Atemnot und Zyanose, verbunden mit lautem Stridor und starken interkostalen und subthorakalen Einziehungen. Sofortmaßnahmen sind die subkutane Injektion einer Adrenalinlösung und die intravenöse Verabreichung einer hohen Dosis Hydrokortison. Bei Erfolglosigkeit muß unverzüglich eine Tracheotomie durchgeführt werden.

Beim **hereditären Angioödem** (s. S. 527) führt ein autosomal dominant vererbter C1-Esteraseinhibitormangel durch Esteraseanstieg zu anfallsweisen Ödemen (auch Larynxödem). Im Anfall ist C4 im Serum erniedrigt, die C1-Esteraseaktivität gesteigert. Der Mangel an C1-Esteraseinhibitor läßt sich im Serum immunologisch nachweisen. Prednison wirkt im Anfall unsicher. Heute steht ein injizierbares C1-Esteraseinhibitorkonzentrat zur Verfügung. Prophylaktisch wendet man Danazol oder Oxymethalon an (abgeschwächte Androgene), welche den Plasmaspiegel des C1-Esteraseinhibitors anheben.

Konnataler Stridor: Ein von Geburt an bestehender inspiratorischer Stridor ist meistens die Folge einer abnormen Weichheit des Kehlkopfgerüstes (sog. Laryngomalazie), wodurch der Larynx bei der Inspiration kollabiert und die noch dünne Epiglottis und die Aryknorpel in die Kehlkopföffnung hineingezogen werden. Auch die obere Trachea kann zu weich sein. Der hierdurch entstehende Stridor kann ständig oder intermittierend vorhanden sein und schwankt in der Stärke je nach Atemintensität und Lage des Kindes. Wenn eine Atemwegsinfektion hinzukommt, verstärkt sich der Stridor und muß wie eine Laryngitis behandelt werden. Eine Laryngomalazie verschwindet spontan im Alter von ungefähr einem Jahr.

Ein konnataler Stridor kann auch andere laryngeale Ursachen haben, die durch eine Laryngoskopie auszuschließen sind. Nicht selten liegt eine geburtstraumatische Kehlkopfschädigung (Larynxödem, Dislozierung des Krikothyreoidgelenkes) oder eine geburtstraumatische Rekurrenslähmung (ein- oder beidseitig) vor. Als Fehlbildungen kommen vor: membranartige Verschlüsse des Kehlkopfes, eine Verdoppelung der Stimmbänder oder eine Spaltbildung des Larynx. Weiterhin können Hämangiome, Fibrome, Retentionszysten, branchiogene Zysten oder eine Laryngozele die Atmung behindern. – Der bei einer Neugeborenentetanie auftretende Laryngospasmus zeichnet sich durch einen hochtönenden inspiratorischen Stridor aus und wird an den übrigen Tetaniesymptomen (s. S. 50) erkannt. Ein laryngealer Stridor kann auch durch Druck oder Zug auf den Kehlkopf bei angeborener Struma (s. S. 534), persistierendem Ductus thyreoglossus, Lymphangiom oder Glossoptose (Pierre-Robin-Sequenz, s. S. 409) entstehen. Anomalien des Aortenbogens (s. S. 519) oder Mediastinaltumoren (s. S. 176) verursachen einen konnatalen in- oder exspiratorischen Stridor und sind oft schon bei der Kontrastdarstellung des Ösophagus oder auf Thorax-Röntgenaufnahmen zu erkennen.

Papillome des Kehlkopfes: Die viral bedingten Papillome rufen zunächst nur Heiserkeit hervor; später können sie auch einen Stridor und Dyspnoe erzeugen. Sie werden bei der Laryngoskopie instrumentell oder mit dem Laser abgetragen und rezidivieren häufig. Nach neueren Berichten ist auch eine Behandlung mit Interferon wirksam.

Ein **tetanischer Laryngospasmus** kann bei Säuglingen während einer Rachitis auftreten (s. S. 32).

> **Therapie:** Die **supraglottische Laryngitis** (Epiglottitis phlegmonosa acutissima) erfordert häufig eine Intubation.

Eine Tracheotomie wird wegen der Spätkomplikationen (Strikturen usw.) nach Möglichkeit vermieden. O_2-Zufuhr und parenterale Flüssigkeitszufuhr sind ebenfalls wichtig. Gegen Haemophilus influenzae gibt man Ceftriaxon parenteral, welches auch bei gleichzeitiger Ampicillin- und Chloramphenicolresistenz wirkt und außerdem Pneumokokken und Streptokokken beseitigt. Stets ist eine stationäre Behandlung erforderlich. Der Transport zur Klinik soll mit ärztlicher Begleitung in Intubationsbereitschaft erfolgen. Nicht gegen Haemophilus geimpfte Geschwister des Patienten unter 5 Jahren erhalten prophylaktisch Rifampicin oral.

Bei der **subglottischen Laryngotracheitis** sind bei leichten Erkrankungen eine vorsichtige Sedierung (z.B. mit Chloralhydrat, das keine Atemdepression hervorruft) und Anfeuchtung der Atemluft ausreichend. Sekretolytika und reichliche Flüssigkeitszufuhr sind zu empfehlen. Bei schweren Erkrankungen mit deutlicher Atemnot ist die Inhalation von razemischem Epinephrin (ggf. auch als Dosieraerosol) gut wirksam. Eine Intubation ist oft bei schwerer bakterieller Tracheitis erforderlich. Bei bakterieller Sekundärinfektion (sog. bakterielle Tracheitis häufig durch Staphylokokken) ist ein Antibiotikum (z. B. Cefuroxim) indiziert. Bei spasmodischem Krupp genügen eine milde Sedierung und die Inhalation feuchter Luft. Dexamethason-Suppositorien wirken offenbar günstig.

Bei der **Laryngitis älterer Kinder** (mit Heiserkeit, aber ohne Stridor) genügen Sprechverbot, vermehrtes Trinken und Anfeuchtung der Atemluft mit einem Kaltvernebler.

Zusammenfassung: Die akute Laryngitis wird bei jüngeren Kindern durch eine bakterielle oder virale Infektion ausgelöst und verläuft entweder als supraglottische Laryngitis oder als subglottische Laryngotracheitis. Die Hauptsymptome sind inspiratorischer Stridor, Atemnot und in schweren Fällen Zyanose, bei subglottischer Laryngotracheitis auch Heiserkeit und bellender Husten.

7. Bronchitis

Definition: Die Bronchitis ist eine meist mit Exsudatbildung einhergehende Entzündung der Bronchialschleimhaut. Sie kann mit einer Rhinitis, Sinusitis, Pharyngitis, Laryngitis und Tracheitis kombiniert sein. Die **akute Bronchitis** heilt innerhalb von höchstens 2 Wochen komplikationslos ab. Häufige Rezidive sind für das Kindesalter typisch: Bei mehr als 4 Atemwegsinfektionen pro Jahr mit Husten kann eine häufig rezidivierende Bronchitis diagnostiziert werden. Von großer Bedeutung ist das Krankheitsbild der **komplizierten Bronchitis,** das bei wiederholtem Auftreten von länger als 14 Tage andauerndem Husten und Auswurf vorliegt. Bei **chronischer Bronchitis** bestehen Husten und ein entsprechender Auskultationsbefund kontinuierlich länger als 3 Monate in mindestens 2 aufeinanderfolgenden Jahren. Sonderformen sind die **obstruktive Bronchitis** und die **Bronchiolitis,** bei denen auch Atemnot vorhanden ist.

Ätiologie, Pathogenese und pathologische Anatomie: Die Erreger sind meist Viren (Parainfluenza-, RS-, Rhino- und Adenoviren), die häufig Schrittmacher für Bakterien (Haemophilus influenzae, Pneumokokken, Moraxella) sind. Bei jüngeren Kindern scheinen bakterielle Sekundärinfektionen häufiger zu sein. Eine primäre bakterielle Infektion liegt beim Keuchhusten (s. S. 639) vor, auch bei den häufigen Infektionen durch Mycoplasma pneumoniae. Aspiration von infiziertem Fruchtwasser, von Erbrochenem oder einem Fremdkörper kann eine primär bakterielle Bronchitis und Pneumonie hervorrufen (meist als Mischinfektion durch verschiedene Bakterienarten, auch gramnegative Stäbchen). Eine Bronchitis ist häufiges Begleitsymptom von Infektionskrankheiten, wie Virusgrippe, Masern (s. S. 619), Typhus abdominalis (s. S. 651) u. a.

Bei der **unkomplizierten Bronchitis** findet man pathologisch-anatomisch ödematöse Schleimhautschwellung und diffuse Hyperämie mit samtartiger Oberfläche. Man unterscheidet 1. katarrhalische, 2. mukopurulente, 3. pseudomembranöse, 4. hämorrhagische und 5. nekrotisierende Formen (z. B. durch Grippeviren).

Bei der **chronischen Bronchitis** sieht man Kaliberunregelmäßigkeiten und Lichtungsentrundungen sowie granuläre Veränderungen der Schleimhautoberfläche. In fortgeschrittenen Stadien entstehen längsgerichtete Straßenbildungen als Folge einer wechselnden Hypertrophie oder Atrophie. Dabei wird oft vermehrt ein stark visköses Sekret abgesondert. Histologisch lassen sich lymphozytäre, plasmazelluläre und granulozytäre Infiltrate nachweisen.

Bei der **komplizierten Bronchitis** sind wie bei der chronischen Bronchitis verschiedene Ursachen möglich. Oft liegt neben einer Schädigung des Bronchialepithels eine Störung des mukoziliären Transportsystems vor (durch Stenosen, Bronchiektasen, Mukoviszidose, Aspiration). Auch immunologische Erkrankungen (Mangel an sekretorischem IgA, Mangel an IgG in den Subklassen 1–4 und Mangel an α_1-Antitrypsin) sowie eine Allergie müssen als Ursache in Betracht gezogen werden. Weiterhin ist an einen gastroösophagealen Reflux mit oder ohne wiederholte Aspiration zu denken.

Bei **obstruktiver Bronchitis** (Tab. 4, S. 164) kommt es durch Schleimhautschwellung und Sekretretention zu einer Lichtungseinschränkung und starken Atemnot mit Lungenüberblähung (wie bei Bronchiolitis, s. S. 168).

Vorkommen: Jedes Kind erleidet jährlich mehrere Atemwegsinfektionen (meist mit Bronchitis), ausgehend von Ansteckungen in der Familie, bei Spielgefährten, im Kindergarten oder in der Schule. Die größere Häufigkeit im frühen Kindesalter erklärt sich durch das Fehlen einer spezifischen Immunität, z. B. gegen RS-Viren und Haemophilus influenzae. Im Schulalter sind Mykoplasmeninfektionen häufiger. Im Winterhalbjahr treten Atemwegsinfektionen oft endemisch oder epidemisch auf. Eine komplizierte Bronchitis wird bei 3–6% aller Kinder beobachtet.

Tab. 4. Mögliche Ursachen von obstruktiver Bronchitis bei jüngeren Kindern.

Ursachen	Diagnostik
Bordetella pertussis, Haemophilus influenzae, Moraxella catarrhalis, Pneumokokken	Tiefer Nasenabstrich (Kultur), Blutbild (typisch bei Bordetellen)
Mycoplasma pneumoniae	Anzüchtung schwierig, Antikörpernachweis im Serum (ab 3. Krankheitswoche), Blutbild uncharakteristisch
Chlamydia trachomatis	Blut-Eosinophilie (>300/µl), Alter (1. Lebenshalbjahr), Antikörpernachweis im Serum
Adenoviren	Klinisches Bild (gleichzeitig Adenoiditis, Halslymphknotenschwellung, Konjunktivitis, Durchfälle)
Andere Viren	Generalisierter Schleimhautkatarrh, Kopfschmerzen, Myalgien

Symptome: Mit oder ohne Fieber – oft im Anschluß an eine Rhinitis und Pharyngitis – entwickelt sich ein trockener, später lockerer Husten, der bei begleitender Tracheitis bellend ist. Bei einer Mykoplasmeninfektion ist der Husten oft krampfartig (pertussiform). Sputum, das mukös oder mukopurulent aussieht, wird von Kindern selten expektoriert.

Bei allen Formen der akuten Bronchitis können Hustenanfälle Erbrechen auslösen.

Durch eine begleitende Rhinitis ist bei Säuglingen die Nahrungsaufnahme erschwert, und das schniefende Atemgeräusch wird über die Lungen fortgeleitet. Bei Pharyngitis sieht man eine flammende Rötung der Rachenhinterwand und oft eine Schleim-Eiter-Straße. Mittelohr (s. S. 154) und Kehlkopf (s. S. 159) können beteiligt sein. Bei einer Adenovirusinfektion bestehen eine katarrhalische Konjunktivitis und stärkere Halslymphknotenschwellungen. Bei Virusinfektionen kommen flüchtige uncharakteristische Exantheme (Rash) vor, besonders bei Echovirus-A-Infektionen. In den ersten 4 Lebensjahren kann ein sog. Fieberkrampf (s. S. 340) auftreten. Kleinkinder klagen oft über Bauchschmerzen.

Bei ungenügender Nahrungs- und Flüssigkeitsaufnahme entsteht – besonders bei Säuglingen – eine Dehydratation mit Ketonämie und leichter Bewußtseinstrübung, so daß parenterale Flüssigkeitszufuhr notwendig wird.

Ein Teil der Kinder zeigt meningeale Reizerscheinungen (Nackensteifigkeit), ohne daß die Liquoruntersuchung eine Meningitis aufdeckt.

Bei **obstruktiver Bronchitis** ist die Ausatmung erschwert und verlängert.

Es besteht eine von der Schwere der Erkrankung abhängige Überblähung. Über den Lungen hört man trockene und/oder feuchte grob- und mittelblasige Rasselgeräusche. Bei Säuglingen ist die rasselnde und oft beschleunigte Atmung bereits auf Distanz hörbar. Die bestehende Atemnot ist auch an einer Tachypnoe und in schweren Fällen an einer Tachykardie zu erkennen. Die Blutgase zeigen oft ein erniedrigtes pO_2, während das pCO_2 lange Zeit infolge Hyperventilation normal bleibt. Bei erhöhtem pCO_2 ist die Situation lebensbedrohlich, und es sind Atemhilfen (Intubation) notwendig.

Bei **Bronchiolitis** sind keine trockenen Rasselgeräusche zu hören. Besonders über den basalen Lungenabschnitten hört man feines Knisterrasseln, die Überblähung ist erheblich, und es besteht schwere Atemnot, häufig auch hohes Fieber.

Bei der **komplizierten Bronchitis** fehlt Fieber. Es besteht ein produktiver Husten, wobei das Sputum, wenn es ausgehustet wird, schleimig-eitrig ist. Über den Lungen hört man reichlich feuchte Rasselgeräusche (meist grobblasig und ohrfern). Häufig verschlimmert sich der Husten nachts.

Verlauf und Komplikationen: Der Verlauf ist unterschiedlich je nach Alter des Kindes und Hinzutreten bakterieller Komplikationen (Otitis media purulenta, Pneumonie, eitrige Sinusitis).

Jeder länger als 1–2 Wochen dauernde Husten ist verdächtig auf eine Mycoplasma-pneumoniae-Infektion oder eine bakterielle Sekundärinfektion.

Eine Pneumonie (s. S. 171) kann oft nur durch das Röntgenbild sicher ausgeschlossen werden.

Bei der komplizierten Bronchitis gelingt es zwar nach einiger Zeit, die Beschwerden zu bessern, jedoch folgt meist ein Rezidiv. Daraus kann sich eine chronische Bronchitis entwickeln.

Diagnose (Tab. 4): Das Blutbild ist für den vorliegenden Erreger meist uncharakteristisch. Bei beginnendem Keuchhusten findet man oft schon eine absolute und relative Lymphozytose, bei einer Chlamydia-trachomatis-Infektion im 1. Lebenshalbjahr eine Eosinophilie (>300/µl). Bei älteren Kindern lassen sich bakterielle Erreger aus dem Sputum isolieren. Für die Diagnostik der komplizierten Bronchitis sind zusätzlich röntgenologische, immunologische und bronchologische Untersuchungen erforderlich. Bei komplizierter und chronischer Bronchitis ist nach Asthma (s. S. 165), Tuberkulose (s. S. 640), Mukoviszidose (s. S. 242), Sinusitis (s. S. 150), einem Herzfehler, einem Immundefekt, nach Bronchiektasen oder einem aspirierten Fremdkörper zu suchen. Auch an Lungenfehlbildungen und ein immotiles Ziliensyndrom (s. S. 150) ist zu denken.

Therapie: Eine antibakterielle Therapie ist bei Komplikationen und bei Kindern mit Abwehrschwäche (wegen der Häufigkeit bakterieller Sekundärinfektionen) sowie bei jungen Säuglingen indiziert, die häufig bakterielle Sekundärinfektionen haben.

Geeignete Mittel, die oral appliziert werden können, sind Cefixim, Cefpodoxim und Cefuroxim-Axetil, die gegen Pneumokokken, Haemophilus und Moraxella sicher wirken. Roxithro- und Clarithromycin sind gegen Mycoplasma pneumoniae, Bordetella pertussis und Chlamydien wirksam. Bei chronischer Bronchitis richtet man sich bei der Wahl des Antibiotikums nach bakteriologischen Sputumbefunden.

Eine sekretolytische Therapie ist günstig; hierbei ist die Inhalation salinischer Lösungen (Kochsalzlösung) am wirksamsten. Ähnlich wirken Ambroxol, N-Azetylzystein und Kaliumjodid. Voraussetzung jeder sekretolytischen Therapie ist eine reichliche Flüssigkeitszufuhr. Ätherische Öle sollten vermieden werden, da ihr Effekt zweifelhaft ist. In der Anfangsphase einer akuten Bronchitis kann nachts ein Kodeinpräparat angewandt werden. Besonders bei komplizierter Bronchitis ist die Anwendung von β_2-Sympathikomimetika zur Verbesserung der mukoziliären Clearance nützlich (am besten in Form von Inhalationen).

Bei der obstruktiven Bronchitis des Säuglings und Kleinkindes kann ein Glukokortikosteroid gegeben werden, wenn die Dyspnoe (nicht das Giemen!) länger als 24 Stunden andauert. Ein Theophyllinpräparat verbessert die Effizienz der Atemmuskulatur. Die Inhalation von Ribavirin bei RS-Virusinfektionen kommt nur bei sehr schwerem Verlauf in Frage.

Bei komplizierter und chronischer Bronchitis ist häufig eine Abklopfdrainage wichtig. Je nach Ursache können eine Klimakur, Adenotomie, autogene Drainage (s. S. 247) usw. erfolgreich sein. Bei interkurrenten fieberhaften bakteriellen Infektionen und pneumonischen Komplikationen ist eine Antibiotikatherapie (z. B. mit Ceftriaxon oder Cefixim) indiziert, ebenso bei gleichzeitiger eitriger Sinusitis. Bei nachgewiesenem IgG-Mangel wird eine Substitutionsbehandlung mit Gammaglobulin durchgeführt. Bei häufigem Rezidivieren einer obstruktiven Bronchitis muß an ein Asthma bronchiale gedacht und eine Langzeittherapie durchgeführt werden (s. S. 170).

Zusammenfassung: Die akute Bronchitis tritt fast nie isoliert auf, sondern meist zusammen mit einer Rhinopharyngitis, Laryngitis oder Tracheitis. Sie ist meist viralen Ursprungs, verläuft bei jüngeren Kindern häufig als obstruktive Bronchitis und kann durch bakterielle Sekundärinfektion kompliziert sein. Daneben gibt es die sog. komplizierte Bronchitis und die chronische Bronchitis. Diese haben meist eine Störung der Reinigungsmechanismen oder der Immunantwort der Schleimhaut zur Ursache. Dabei ist die Therapie schwierig, die Prognose zweifelhaft.

8. Asthma bronchiale

Definition: Asthma ist eine reversible obstruktive Atemwegserkrankung mit Hyperreagibilität der Bronchien. Sie äußert sich typischerweise in anfallsweiser, vorwiegend exspiratorischer Atemnot, ausgelöst durch verschiedene Reize. Leitsymptome sind ein exspiratorisches Giemen und eine exspiratorische Dyspnoe. Sie entstehen durch einen Spasmus der Bronchialmuskulatur, ein Ödem und eine Dyskrinie (vermehrte Sekretion eines zähflüssigen Schleims) der Bronchialschleimhaut sowie durch eine Störung der Ziliartätigkeit. Die Obstruktion führt zu einem erhöhten Atemwegswiderstand.

Ätiologie und Pathogenese: Verschiedene Ursachen sind möglich. Erbeinflüsse spielen eine Rolle (polygene Vererbung). Neben immunologisch (allergisch) ausgelösten Asthmaanfällen, die bei ¾ aller Kinder mit Asthma zu beobachten sind, gibt es nichtimmunologische Ursachen, die bei dem immer hyperreagiblen Bronchialsystem die Atemstörung auslösen können. Bei jüngeren Kindern gehören hierzu vor allem Infektionen, körperliche Anstrengungen, Klimafaktoren und seelische Erregungen. Eine wichtige Rolle spielen Umweltfaktoren. Es kann als gesichert gelten, daß Zigarettenrauch Asthma auslösen kann; auch Kälte, trockene Luft, Staub, SO_2, Ozon und andere Abgase kommen in Betracht.

Die Asthmaform, bei der keine Allergie vorliegt, wird als **Intrinsic-Asthma** bezeichnet, das rein allergische Asthma als **Extrinsic-Asthma**.

Die meisten Kinder haben eine Mischform. Beim allergischen Asthma handelt es sich im wesentlichen um eine IgE-vermittelte Typ-I-Allergie. Die wichtigsten Allergene sind Inhalationsallergene: Pollen von Gräsern, Getreide, Bäumen (Erle, Hasel, Birke, Eiche) und Kräutern (Beifuß, Wegerich), außerdem Schimmelpilze (Alternaria, Cladosporium, Penicillium, Aspergillus), die Hausstaubmilbe und Tierhaare sowie tierische Ausscheidungen. Nahrungsmittelallergien kommen vor allem bei jüngeren Kindern vor, besonders gegen Nüsse, Hülsenfrüchte, Fischeiweiß, evtl. auch Hühner- und Milcheiweiß.

Beim **Extrinsic-Asthma** bildet der Körper zunächst unter Einfluß von T-Helfer- und T-Suppressorlymphozyten Plasmazellen, die das Immunglobulin E sezernieren. Ein Ungleichgewicht zwischen T-Helfer- und T-Suppressorzellen scheint eine wichtige Voraussetzung für eine Allergisierung zu sein. Dabei kommen Fremdproteine (z. B. aus Poren von Pollen heraustretende Proteine) mit dem Immunsystem in den oberen Atemwegen in Kontakt. Die IgE-Antikörper aus den Plasmazellen gelangen an die Oberfläche von Mastzellen und basophilen Granulozyten, an denen sie fixiert werden. Bei erneutem Kontakt zwischen sessilem IgE und dem spezifischen Antigen strömt bei der Vernetzung von IgE und Antigen Kalzium in die Zelle ein. Aus dieser Zelle werden gespeicherte Mediatorsubstanzen freigesetzt (Histamin, Leukotrien C4). Zusätzlich werden andere Mediatoren produziert und sezerniert, wie Leukotrien B4, PAF (Platelet Activating Factor) sowie Prostaglandine. Die Mediatoren können zu einer Sofortreaktion (durch Histamin) und zu einer verzögerten Reaktion (durch Leukotrien C4, PAF) führen. Sie können Mastzellen auch in tieferen Gewebsschichten erreichen und zur Mediatorausscheidung veranlassen (Mastzellkaskade) sowie Gewebsreaktionen, wie Ödem, Bronchospasmus und Dyskrinie, auslösen. Die Mediatoren bewirken außerdem eine Öffnung von winzigen Kanälchen zwischen den Zellen der Schleimhaut, in deren Tiefe afferente Fasern des Vagus von der Oberfläche her erreicht und erregt werden. Über efferente Fasern des Vagus kann es zu einem Reflexbronchospasmus kommen. Daneben erlauben die durchlässig gewordenen Zellverbindungen das Eindringen von Allergenen oder Viruspartikeln, evtl. auch von Schadstoffen in tiefere Schichten mit der Folge einer verstärkten Sensibilisierung bzw. Entzündung. Durch die Einwirkung der verschiedenen Mediatoren auf unterschiedliche Zellsysteme (Eosinophile, neutrophile Granulozyten, Makrophagen, Mastzellen) entsteht eine Entzündung der Bronchialschleimhaut, welche die Hyperreagibilität im Zusammenspiel mit dem parasympathischen Nervensystem bedingt oder verstärkt. Die Ausscheidung der Mediatorsubstanzen aus Mastzellen und basophilen Granulozyten wird durch das zyklische Adenosinmonophosphat gehemmt und durch das zyklische Guanosinmonophosphat gefördert. Die Bildung von zyklischem Adenosinmonophosphat aus Adenosintriphosphat wird durch Adenylatzyklase bewirkt, die durch Stimulation eines an der Oberfläche der Zelle gelegenen β-Rezeptors aktiviert werden kann.

Das sog. **Intrinsic-Asthma** kann durch einen direkten Vagusreflex (Kälte) ausgelöst werden, beim Kind häufiger durch eine Mediatorfreisetzung. Durch Freisetzung von Entzündungsmediatoren (eosinophil-chemotactic factor, neutrophil-chemotactic factor und platelet-activating factor) tritt sofort oder später eine Gewebsreaktion ein, welche besonders bei Infektionen eine schwere Atemnot erzeugt.

Beim **Analgetika-Asthma** (z. B. durch Azetylsalizylsäure) kommt es zu einer Störung des Zellstoffwechsels der mediatorfreisetzenden Zelle (Hemmung der Zyklooxygenase) mit verstärkter Freisetzung von Leukotrienen.

Beim **Asthmaanfall** sind die Bronchialverengungen nicht homogen über die Lungen verteilt, und es entstehen Verteilungsstörungen mit unter- und überbelüfteten Bezirken. So resultiert eine Hypoxie, während das pCO_2 durch Hyperventilation noch längere Zeit normal bleibt. Kommt es zur Hyperkapnie, besteht Lebensgefahr. Als Folge einer zusätzlichen exspiratorischen Lichtungseinengung entsteht das Leitsymptom der schweren exspiratorischen Dyspnoe mit Überblähung der Lungen. Die Zahl der Becherzellen in der Schleimhaut ist vermehrt, die Bronchialmuskulatur verdickt, und es finden sich zahlreiche eosinophile Infiltrate. Folgen der Atemnot sind Veränderungen des Brustkorbs mit Vorwölbung des Sternums und eine vermehrte Kyphosierung der Brustwirbelsäule (Thorax piriformis).

Vorkommen: Die Häufigkeit des Asthma bronchiale wird in der Bundesrepublik Deutschland auf 8% aller Kinder geschätzt. In 30% ist das Asthma mit Heuschnupfen oder mit atopischer Dermatitis kombiniert. Die Erkrankung hat an Häufigkeit zugenommen. Asthma kann in jedem Alter beginnen. Am häufigsten beginnt es in den ersten 5 Lebensjahren.

Symptome: Der akute Asthmaanfall tritt plötzlich auf (vor allem bei Auslösung durch ein Allergen, trockene, kalte Luft oder Abgase) und klingt innerhalb weniger Stunden bis zu 2 Tagen wieder ab. Der durch eine Virusinfektion ausgelöste Anfall entwickelt sich meist langsamer (oft im Anschluß an eine Rhinitis). Das Exspirium ist deutlich verlängert; über den Lungen ist exspiratorisches Giemen zu hören. Infolge Lungenüberblähung ist der Klopfschall hypersonor. Der Thoraxtiefendurchmesser ist erhöht, und die Rippen verlaufen horizontal. Oft besteht ein quälender Reizhusten. In dem abgehusteten zähen Schleim von weißer Farbe finden sich reichlich eosinophile Granulozyten sowie Charcot-Leyden-Kristalle (Auskristallisationsprodukte eosinophiler Zellen) und Curschmann-Spiralen (aus Schleim). Der Patient sitzt aufrecht im Bett, fixiert den Schultergürtel, um die Atemhilfsmuskulatur besser auszunutzen, und hat Erstickungsangst. Nach Abklingen der Atemnot und des exspiratorischen Giemens kann die Überblähung der Lungen noch Tage bestehenbleiben.

Verlauf: Es gibt verschiedene Verlaufsformen. Neben dem akuten **Asthmaanfall,** der häufig allergisch ausgelöst ist, kennt man die kürzer oder länger dauernde **asthmatische Bronchitis** (das sog. episodische Asthma), wobei meist gleichzeitig eine bakterielle oder virale Infektion besteht. Die Beschwerden beginnen dabei allmählich und halten über 4–5 Tage an. Das **saisonale Asthma** ist pollen- oder schimmelpilzbedingt und kann sowohl anfallsweise als auch episodisch auftreten. Das **chronische Asthma** ist die schwerste Form der Krankheit mit Thoraxverformung und irreversiblen Bronchuswandveränderungen. Das **nächtliche Asthma** kann auf die nächtliche Inhalation von Hausstaubmilbenallergenen zurückzuführen sein, aber auch durch die erniedrigte Kortisolsynthese und die gesteigerte Mediatorausscheidung in der Nacht bedingt sein. Der **Status asthmaticus** ist eine schwere Atemnot über mehrere Stunden, die auf die Gabe eines β_2-Sympathikomimetikums nicht anspricht. Hierbei scheint eine Erschöpfung der β-Rezeptoren vorzuliegen. Beim Status asthmaticus ist immer eine intensivmedizinische Behandlung erforderlich.

Die **maligne Asthmakrise** tritt plötzlich aus scheinbar völliger Gesundheit auf. Dabei werden die Kinder in wenigen Minuten tief zyanotisch und bewußtlos. Häufig wird ein zerebraler Anfall angenommen. Wird nicht sofort eine mechanische Beatmung begonnen, sterben die Kinder durch O_2-Mangel. Vorbedingung für das Auftreten der malignen Asthmakrise scheint eine hochgradige periphere Bronchialobstruktion zu sein (mit starker Überblähung der Lungen ohne Erhöhung des zentralen Atemwegswiderstandes), wobei der Patient die Gefährlichkeit seiner Situation nicht erkennt (Perzeptionsstörung). Die maligne Asthmakrise kommt bei Kindern und Jugendlichen zwischen 7 und 25 Jahren vor.

Nach der Pubertät bessert sich das Asthma häufig, und bei etwa der Hälfte der Patienten hören die Asthmaanfälle vorübergehend auf, können aber später (insbesondere bei Fehlern in der Lebensführung) erneut auftreten.

Im Verlaufe eines Asthma bronchiale können als **Komplikationen** Pneumothorax, Pneumomediastinum und Atelektasen auftreten.

Diagnose: Die **Anamnese** spielt in der Diagnostik eine wichtige Rolle und wird auch dazu benutzt, den Schweregrad der Erkrankung zu bestimmen. Von einer leichten Erkrankung (Grad 1) spricht man, wenn pro Jahr nicht mehr als 5 Asthmaanfälle oder Episoden auftreten. Als Asthmaanfall gilt eine über mindestens 4 Stunden anhaltende Atemnot. Finden die Anfälle 10–12mal pro Jahr statt, spricht man von einer mittelschweren Erkrankung (Grad 2). Dann ist der Grad der Behinderung (GdB) auf 50–70% einzuschätzen. Bei wöchentlichen Anfällen liegt ein schweres Asthma vor (Grad 3) mit einem GdB von 70–100%. Bei permanenter Ruhedyspnoe (tägliche Anfälle) handelt es sich um den Schweregrad 4; dabei bestehen Hilflosigkeit und Pflegebedürftigkeit. Bei der Anamnese fragt man auch nach atopischen Krankheiten in der Familie und dem sozialen Umfeld (Beruf des Vaters, Rauchgewohnheiten, Wohnungsart usw.). Wichtig ist die Feststellung einer saisonalen Häufung der Beschwerden (bei Pollenallergie) und die Erkennung von Umgebungsallergenen (Haustiere, Wohnungsausstattung, feuchte Räume, Schlafzimmerausstattung). Anschließend erfolgt eine gründliche körperliche Untersuchung, bei der auch auf Thoraxdeformierungen geachtet wird.

Hieran schließt sich die **Labordiagnostik** an (BSG, Blutbild mit Eosinophilenzählung usw.). Außerdem bestimmt man die Immunglobuline G, A und M sowie das α_1 Antitrypsin und führt die Pilokarpin-Iontophorese (Schweißuntersuchung auf Mukoviszidose) durch. Das Immunglobulin E ist bei einer Allergie deutlich erhöht, allerdings bei 20% aller Kinder mit Asthma bronchiale normal. Röntgenuntersuchungen des Thorax in 2 Ebenen ergänzen die Basisdiagnostik.

Eine genauere Diagnostik erfolgt durch **Prüfung der Lungenfunktion,** um eine Bronchusobstruktion zu quantifizieren und die Effizienz einer Broncholyse nachzuweisen. Lungenfunktionsprüfungen sollten im symptomfreien Intervall (zwischen den asthmatischen Krisen) normal sein. Die spirometrischen Untersuchungen sind von der Mitarbeit der Kinder abhängig und daher erst ab dem Schulalter durchführbar. Die Bestimmung der Vitalkapazität (VC), der Sekundenkapazität (FEV 1,0) und des Peak Flow (PEFR) sind technisch einfach, dienen aber nur zur groben Orientierung. Ein Peakflowmeter kann auch zu Hause benutzt werden, um den Behandlungserfolg zu kontrollieren. Bei kleineren Kindern kann die Oszillationsmethode angewandt werden. Genauere Untersuchungen sind mit der Ösophagus-Katheter-Methode (Bestimmung der dynamischen Compliance = C_{dyn}), des Lungengesamtwiderstandes (R_L) und der Ganzkörperplethysmographie möglich. Bei der Ganzkörperplethysmographie läßt sich der Atemwegswiderstand (R_{aw}) und die Leitfähigkeit des Bronchialbaums (G_{aw}) sowie der Blähungszustand der Lungen (thorakales Gasvolumen = TGV) beurteilen. Eine Zunahme der Sekundenkapazität nach Inhalation eines β_2-Sympathikomimetikums stützt die Diagnose »Asthma«. Zur Verlaufskontrolle einer schweren asthmatischen Krise kann auf die Untersuchung der Blutgase nicht verzichtet werden. Bei schwerem Verlauf ist eine Messung der O_2-Sättigung mit Pulsoximetrie indiziert. Durch Provokationstestungen mit Kaltluft ($-15°C$), Histamin oder Cholinergika (Metacholin, Carbachol) kann die Hyperreagibilität des Bronchialsystems gemessen werden.

Die **allergologische Diagnostik** beginnt mit dem Prick-Test, bei dem eine allergenhaltige Lösung auf die Haut getropft wird; danach wird mit einer feinen Nadel die Haut in dem Tropfen angehoben, so daß eine kleine Menge des Allergens in die Haut penetriert. Nach 10–15 Minuten ist die Reaktion abzulesen. Der Prick-Test ist für die pollenartigen Antigene ausreichend empfindlich.

Bei den übrigen Allergenen kann bei begründetem Verdacht ein Intrakutantest durchgeführt werden. Hierbei werden 0,05 ml eines Allergens streng intrakutan injiziert. Nach 15 Minuten kann an einer sich ausbildenden Quaddel und einem Erythem eine positive Reaktion erkannt werden. Bei jüngeren Kindern, auch bei atopischer Dermatitis oder während einer Therapie mit Antihistaminika kann zur Allergieprüfung der Radio-Allergo-Sorbens-Test (RAST) oder der Enzym-Allergo-Sorbens-Test (EAST) mit Serum vorgenommen werden. Sensitivität und Spezifität dieser Teste sind den Hauttesten nicht überlegen. Daher führt man bei Allergieverdacht möglichst erst die einfacheren Hautteste durch.

Inhalative oder nasale Allergenbelastungen sind erforderlich: 1. wenn die Anamnese und der Hauttest nicht übereinstimmen, 2. wenn eine Mehrfachallergie vorliegt und 3. wenn ein schweres Asthma bronchiale einer Hyposensibilisierungsbehandlung unterzogen werden soll (bei Grad 3 und 4). Auch bei Verdacht auf Allergie durch Hausstaubmilben oder Schimmelpilze sollte man vor einer Hyposensibilisierung erst die Aktualität des vermuteten Allergens durch einen Provokationstest überprüfen. Diese Untersuchungen dürfen allerdings nur bei Symptomenfreiheit durchgeführt werden.

Differentialdiagnose: Bei jüngeren Kindern ist es wichtig, eine **obstruktive Bronchitis** abzugrenzen. Gelingt es, bei einem Kleinkind eine bronchiale Obstruktion durch körperliche Anstrengung oder kalte Luft auszulösen, ist die Diagnose »frühkindliches Asthma« zu stellen. Auch eine atopische Dermatitis kann auf ein Asthma bronchiale hinweisen. Die Familienanamnese reicht jedoch allein nicht aus, um die Diagnose zu sichern.

Die **Bronchiolitis** kommt vorwiegend im 1. Lebensjahr vor, sie ist Folge einer Virusinfektion (meist RS-Viren) und nimmt in der Regel einen schweren Verlauf. Bei der Auskultation sind über dem Thorax nur feinblasige, ohrnahe (klingende) Rasselgeräusche zu hören. Giemen und Pfeifen fehlen. Im Vordergrund steht eine starke Überblähung der Lungen. Wegen des schweren Verlaufes ist immer eine stationäre Behandlung erforderlich.

Entzündliche **Bronchus-** und **Trachealstenosen** können bei jüngeren Kindern ein Asthma bronchiale imitieren; sie werden durch die radiologische und bronchiologische Diagnostik erkannt.

Eine **Mukoviszidose** muß bei rezidivierenden Atemwegsinfektionen, besonders bei Nachweis von intrapulmonalen Infiltraten ausgeschlossen werden.

Bei plötzlichem Beginn einer bronchialen Obstruktion ist immer auch an eine **Fremdkörperaspiration** zu denken.

Auch bei Kindern können **Kompressionen der Trachea** (durch Tuberkulose oder Tumoren) eine Bronchusobstruktion bewirken oder vortäuschen.

Über die allergische Alveolitis: s. S. 176.

Die **allergische bronchopulmonale Aspergillose,** welche durch Inhalation von Aspergillussporen entsteht, führt zu einem ständigen Befall der Bronchien mit Destruktion der Bronchialwand. Bei immunsupprimierten oder chronisch kranken Kindern können sich dann immer wiederkehrende, durch Bronchospasmen bedingte asthmatische Beschwerden einstellen (exspiratorische Dyspnoe, Giemen, Husten mit braunem Auswurf, der mikroskopisch sichtbare Hyphen enthält). In der Sputumkultur wächst reichlich Aspergillus an. Im Serum sind IgE und Aspergillus-spezifische IgE vermehrt, außerdem Präzipitine gegen Aspergillusantigen nachweisbar. Fast immer bestehen eine Eosinophilie und eine Überempfindlichkeit der Haut gegen Aspergillus (im Hauttest). Amphotericin B wirkt unsicher. Symptomatisch behandelt man mit einem Bronchodilatator und gibt evtl. zusätzlich ein Kortikosteroid (intermittierend).

Therapie: Bei der Behandlung des Asthma bronchiale muß zwischen der Therapie akuter Beschwerden und der Langzeittherapie unterschieden werden. Sie hat das Ziel, Anfälle und Komplikationen schnell zu beseitigen und weiteren Anfällen vorzubeugen.

In der **Anfallsbehandlung** sind die β_2-Sympathikomimetika am wichtigsten.

Nach inhalativer Anwendung (Fenoterol, Reproterol, Salbutamol, Terbutalin) kann eine asthmatische Atemnot in wenigen Minuten gebessert oder beseitigt werden. Hierfür stehen für Kinder ab 6 Jahren Dosieraerosole zur Verfügung, deren Wirkung durchschnittlich 4 Stunden anhält. Fenoterol und Salmeterol haben eine doppelt so lange Wirkungsdauer. Bei Schwierigkeiten in der Durchführung der Inhalationsbehandlung können Inhalierhilfen (Spacer) erfolgreich sein. Für kleinere Kinder können Pulverinhalationen angewandt werden. Die β_2-Mimetika stimulieren die Synthese von zyklischem Adenosinmonophosphat (cAMP) in der Bronchialmuskelzelle; hierdurch wird Kalzium aus den Myofibrillen in die Mikrosomen verlagert (Kalziumpumpe), es erfolgt eine Erschlaffung der glatten Muskelzelle, und der Atemwegswiderstand sinkt ab. In der Mastzelle bewirkt der cAMP-Anstieg eine Verminderung der Freisetzung von Mediatoren. β_2-Sympathikomimetika verbessern auch die Ziliartätigkeit durch Steigerung der mukoziliären Clearance. Die inhalative Anwendung ist der oralen Anwendung vorzuziehen; lediglich zur Förderung der Schleimclearance sind beide Applikationsformen gleichwertig. Das Atropinderivat Ipratropiumbromid kann beim Status asthmaticus zusätzlich gegeben werden, da es die Wirkung von β_2-Mimetika und Theophyllin verstärkt.

Die Theophyllinpräparate haben einen komplexen Effekt auf die asthmatische Atemstörung. Neben einer bronchialerweiternden Wirkung reduzieren sie die Mediatorfreisetzung aus Mastzellen und steigern die Schleimclearance. In dieser Hinsicht wirken sie allerdings schwächer als die β_2-Sympathikomimetika. Zusätzlich haben sie eine positiv inotrope Wirkung auf die Atemmuskulatur. Somit sind sie in der Akutversorgung bei anfallsweiser Atemnot von großer Bedeutung (als i. v. Injektion oder Infusion). Retardpräparate sind besonders geeignet, dem nächtlichen Asthma entgegenzuwirken. Die Schwierigkeiten bei der oralen Theophyllinbehandlung liegen in der Dosisfindung. Durch eine unterschiedliche Pharmakokinetik in den verschiedenen Altersklassen schwanken die notwendigen Dosen zwischen 15 und 25 mg/kg/Tag, um den therapeutischen Bereich von 8–20 mg/l zu erreichen (daher sind Serumspiegelkontrollen ratsam).

Glukokortikosteroide sind erforderlich, wenn eine Befundbesserung durch die Therapie mit β_2-Sympathikomimetika oder Theophyllinpräparaten nicht zu erreichen ist. Sie reaktivieren schnell den β-Rezeptor (permissive Wirkung), so daß eine folgende Therapie mit diesen Substanzen wieder wirksam wird. Auch können die körpereigenen Katecholamine ihre Aktivität zurückgewinnen. Daneben haben sie einen dämpfenden Effekt auf die Entzündungsreaktion und verhindern die Produktion von Mediatoren, indem sie die Synthese der Muttersubstanz verschiedener Mediatoren (der Arachidonsäure) aus Phospholipiden der Zellmembranen hemmen. Im Status asthmaticus sind hohe Dosen (2–10 mg/kg/Tag) anzuwenden, außerdem O_2-Zufuhr und i. v. Flüssigkeitszufuhr, bei drohendem Atemversagen Intubation und mechanische Beatmung.

Zur Vermeidung der episodischen Form des Asthma bronchiale (**asthmatische Bronchitis**) ist eine sekretolytische Behandlung hilfreich, z. B. durch Inhalation von salinischen Lösungen (0,9%ige Kochsalzlösung). Zusätzliche Gaben von Ambroxol oder N-Azetylzystein sind möglich. Wichtig ist eine ausreichende Flüssigkeitszufuhr. Eine meist metabolische Azidose kann im Status asthmaticus vorsichtig durch Natriumbikarbonatgaben ausgeglichen werden. Bei bakteriellen Infektionen ist ein Antibiotikum sinnvoll (z. B. ein Oralcephalosporin). Bei einem CO_2-Anstieg sind Intubation und Beatmung erforderlich, da ein Versagen der Atemmuskulatur vorliegt.

In der **Langzeitbehandlung** gilt es, anfallsauslösende Ursachen zu beseitigen (Expositionsprophylaxe).

So darf im Haushalt eines Kindes mit Asthma kein fell- oder federntragendes Haustier gehalten werden. Im Schlafzimmer dürfen keine Pflanzen stehen, und der Fußboden muß feucht wischbar sein. Das Bett des Kindes sollte aus einer geeigneten Matratze (Schaumgummi mit einer Kunststoffhülle) bestehen, das Bettzeug aus synthischen Materialien. Durch diese Maßnahmen wird die Belastung durch das Allergen Hausstaubmilbe reduziert. Ist eine Expositionsprophylaxe (Pollen) nicht möglich, kann eine Hyposensibilisierung durchgeführt werden, nachdem die Aktualität des Allergens gesichert ist. Die orale Hyposensibilisierung ist unwirksam. Die Injektionsbehandlung, bei der wöchentlich die aktuellen Allergene in steigender Konzentration subkutan injiziert werden, zeigt bei Pollenallergie eine gute Wirksamkeit. Dadurch kommt es zur Bildung blockierender Antikörper, und die Reagibilität des Zellsystems nimmt ab (vermutlich durch Verschiebung des Verhältnisses der Suppressor- und Helfer-T-Lymphozyten und eine geringere IgE-Bildung). Auch bei einer saisonalen Allergie wird eine ganzjährige Therapie angestrebt mit Auffrischungen im Abstand von 4 Wochen nach Erreichen der Höchstkonzentration (über einen Zeitraum von 3 Jahren).

Die medikamentöse Langzeitbehandlung soll die Hyperreagibilität des Asthmatikers vermindern.

Beim reinen Pollenasthma (saisonal) kann eine orale Therapie mit Ketotifen durchgeführt werden und bei gleichzeitigem Heuschnupfen vorübergehend Dinatrium-Cromoglicicum oder ein topisches Steroid inhaliert werden. Beim perennialen (andauernden) Asthma hat sich ein **Stufenschema** bewährt, bei dem in Stufe 1 Dinatrium-Cromoglicicum 3–4mal täglich inhaliert wird. Es stabilisiert die Mastzellen, hemmt den Kalziuminflux in die Mastzelle und vermindert die Mediatorproduktion und -ausscheidung. Eine ausschließliche Behandlung mit Dinatrium-Cromoglicicum führt nur bei leichten Erkrankungen zum Erfolg. In Stufe 2 der protektiven Langzeitbehandlung wird zusätzlich ein β_2-Sympathikomimetikum verabreicht, evtl. auch ein Theophyllinretardpräparat. Falls es nicht gelingt, eine Symptomfreiheit zu erreichen, ist die Inhalation eines topisch wirkenden Steroids (Beclometason, Budesonid, Fluticason) angezeigt (Stufe 3), das bei korrekter Anwendung keine Nebenwirkungen hat. Die inhalierbaren Steroide werden immer mit einer Inhalierhilfe angewandt, um eine befriedigende Deposition zu erreichen und einen Mundhöhlensoor zu vermeiden. Vor Anwendung des Steroids ist häufig zur Broncholyse ein β_2-Sympathikomimetikum erforderlich. Bei sehr schwerem Verlauf (Grad 4) ist eine Viererkombination notwendig (topisches Steroid, Dinatrium-Cromoglicicum, β_2-Sympathikomimetikum und Theophyllin n der Retardform). Wenn es nicht gelingt, den Patienten damit weitgehend symptomenfrei zu machen, wird eine systemische Kortikosteroidbehandlung erforderlich (Stufe 5), die zirkadian erfolgt. Nach etwa 2–3 Monaten versucht man, mit der obengenannten Viererkombination auszukommen.

Außerdem führt man eine Atemgymnastik durch. Eine Klimatherapie ist vor allem bei saisonalem Asthma oder regionalem Asthma (durch Hausstaubmilbe) sinnvoll. Seelische Konflikte und die Ängstlichkeit des Patienten und seiner Familie werden durch Psychotherapie behandelt.

Zusammenfassung: Das Asthma bronchiale ist eine durch anfallsweise Atemnot gekennzeichnete Krankheit, bei der neben allergischen Ursachen eine Hyperreagibilität das Krankheitsgeschehen bestimmt. Die generalisierte Obstruktion im Bronchialbaum ist durch Spasmus, Ödem und Dyskrinie bedingt. Leitsymptome sind exspiratorisches Giemen und exspiratorische Dyspnoe. Es lassen sich mehrere Verlaufsformen unterscheiden: Asthmaanfälle, Asthmaepisoden, saisonales Asthma, nächtliches Asthma, Anstrengungsasthma und Analgetikaasthma. Die Prognose ist meistens günstig, da 2/3 aller Kinder unter der Therapie symptomfrei werden. Die maligne Asthmakrise erfordert eine sofortige intensivmedizinische Behandlung, da sie durch Hypoxie zum Tode führen kann.

9. Pneumonie

Einteilung der Pneumonien: Pneumonien (Lungenentzündungen) können verschieden eingeteilt werden (Tab. 5). Üblicherweise unterscheidet man die Bronchopneumonie, die Lobärpneumonie und die interstitielle Pneumonie.

Zur Klassifikation der Pneumonien ist die Berücksichtigung von Grund- und Vorkrankheiten wichtig. Bei **primärer Pneumonie** fehlt ein schweres Grundleiden. Bei den häufigen **sekundären Pneumonien** wird das klinische Bild durch die Grundkrankheit und resistenzmindernde Faktoren stark verändert (z. B. Mukoviszidose, Leukämie, AIDS, Herzinsuffizienz, Lungenödem, längere Beatmung).

Klinische **Sonderformen** sind die abszedierende Pneumonie, Aspirationspneumonie, postoperative Pneumonie, angeborene und postnatale Pneumonie, Pneumonie bei Infektionskrankheiten (z. B. Pertussis, Masern, Varizellen, Influenza) und die chronische oder rezidivierende Pneumonie.

Ätiologie: Bakterielle Erreger von primären Pneumonien (ohne vorangegangenes Grundleiden) sind meist andere Mikroorganismen (vorwiegend Pneumokokken, Haemophilus, Mycoplasma pneumoniae, Chlamydien) als Erreger von sekundären Pneumonien (bei Grundleiden mit Abwehrschwäche), die z. B. durch Pseudoomonas, Klebsiella, Serratia, Legionellen, Pilze oder Pneumocystis carinii hervorgerufen werden.

Viruspneumonien können durch RS-Viren (»respiratory syncytial virus«), Adenoviren, Influenza- und Parainfluenzaviren, außerdem durch Masern-, Varizella-, Zytomegalieviren u. a. verursacht sein.

Bei der Pneumocystis-carinii-Pneumonie liegt eine **Protozoeninfektion** vor. Toxoplasmen sind häufige Pneumonieerreger bei AIDS (s. S. 628). Chronische Pneumonien entstehen durch Tuberkelbakterien, atypische Mykobakterien, Actinomyces israeli, Nocardien und bestimmte **Pilze**, z. B. Candida albicans, Aspergillus fumigatus, Histoplasma capsulatum und Coccidioides immitis.

Eine **chemische Pneumonie** wird durch Inhalation von Petroleum oder Öltropfen ausgelöst (Lipoidpneumonie). Außerdem gibt es **allergische Ursachen** einer Pneumonie.

Pathogenese: Bei der Pneumonieentstehung spielt die Disposition eine wichtige Rolle. Bei jüngeren Kindern begünstigt eine noch fehlende Immunität Lungenentzündungen durch Pneumokokken, Haemophilus influenzae und Chlamydien. Eine bakterielle Pneumonie durch andere Keime entsteht häufig bei Bronchusobstruktion mit Atelektasenbildung, bei Bewußtlosigkeit, Mukoviszidose, mechanischer Beatmung, Immundefektsyndromen, Tumoren, Aspiration von Erbrochenem oder Fremdkörpern, auch bei Bronchiektasen. Die Neugeborenenpneumonie ist oft die Folge von Atelektasen (dystelektatische Pneumonie) oder der Aspiration von infiziertem Fruchtwasser (Aspirationspneumonie). Die angeborene Pneumonie entwickelt sich pränatal durch Fruchtwasserinfektion (bei vorzeitigem Blasensprung) oder durch diaplazentare Übertragung der Erreger (bei Röteln, Zytomegalie, Listeriose, Lues). Rezidivierende Pneumonien von Säuglingen und Kleinkindern können auf Fehlbildungen beruhen, z. B. einer Zwerchfellhernie, einer Ösophagotrachealfistel oder auf einem gastroösophagealen Reflux.

Oft bahnen Virusinfektionen einer bakteriellen Pneumonie den Weg. So werden die Masern- und Grippepneumonie selten durch das Virus selbst, sondern meist durch eine bakterielle Sekundärinfektion (z. B. mit Staphylokokken) hervorgerufen. Eine hämatogene Entstehung kommt bei schweren Allgemeininfektionen vor (hervorgerufen durch Salmonellen, Rickettsien, Staphylokokken usw.) und führt zu multiplen Entzündungsherden, u. U. zu pyämischen Abszessen in beiden Lungen (vor allem bei Staphylokokkeninfektionen).

Tab. 5. Einteilung der Pneumonien.

Zeitlicher Verlauf:	akut
	chronisch
Lokalisation des Infiltrates:	alveolär
	interstitiell
Ausbreitung:	lobär
	segmental
	herdförmig
Ätiologie:	Bakterien
	Viren
	Pilze
	physikalische und chemische Schädigungen
Entstehungsweise:	aerogen
	bronchogen
	hämatogen
	lymphogen
Grundleiden:	primär
	sekundär

Vorkommen: Zahlen aus den USA geben für die ersten 6 Lebensjahre eine Häufigkeit von 40/1000, später von 9/1000 an. In Kinderkrankenhäusern ist die Häufigkeit der primären Pneumonie (ohne Grundleiden) in den letzten 20 Jahren stark zurückgegangen, während die sekundäre Pneumonie (bei anderen Grundleiden) weniger abgenommen hat.

Symptome: Dyspnoe, Zyanose, Husten und Fieber deuten auf eine Pneumonie hin. Die Schwere der Symptome geht mit der Ausdehnung der Lungenveränderungen nicht immer parallel.

Ähnliches gilt für den Auskultations- und Perkussionsbefund, der infolge der geringen Ausmaße des kindlichen Thorax häufig atypisch ist. Klingende (ohrnahe) feuchte Rasselgeräusche kommen bei jüngeren Kindern auch bei einfacher Bronchitis vor. Bronchialatmen über den zentralen Lungenpartien stellt in den ersten Lebensjahren einen Normalbefund dar. Eine Dämpfung ist nur bei einer ausgedehnten Lappenpneumonie oder bei einem Pleuraexsudat oder -empyem zu finden. Da jüngere Kinder in der Regel das Sputum verschlucken, lassen sich nur bei älteren Kindern aus der Sputumbeschaffenheit diagnostische Schlüsse ziehen. Manchmal kann man bereits aufgrund von klinischen und röntgenologischen Kriterien auf die dabei häufiger vorkommenden Erreger schließen (Tab. 6).

Symptome bei einzelnen Pneumonieformen:

Bei **lobärer Pneumonie durch Pneumokokken** gibt es ohne Antibiotikatherapie einen charakteristischen Fieberverlauf (steiler Anstieg, 9tägige Kontinua, danach meist kritische Entfieberung). Häufig sind ein plötzlicher Beginn mit hohem Fieber und Schüttelfrost, Pleuraschmerzen, Dyspnoe, Zyanose, Liegen auf der kranken Seite, Herpes labialis. Manchmal treten auch Meningismus, Delirium und Krämpfe auf. Das Sputum sieht durch Blutbeimengungen rostfarben aus. Über dem befallenen Lungenlappen hört man Dämpfung, Bronchialatmen und bei Lösung der Pneumonie zahlreiche feuchte Rasselgeräusche. Seltene Komplikationen sind Meningitis, Pleuraempyem, Lungenabszeß oder Übergang in eine chronische Verlaufsform. Im 1. Lebenshalbjahr verläuft die Pneumokokkenpneumonie immer unter dem Bild einer uncharakteristischen Bronchopneumonie.

Die **Haemophilus-influenzae-Pneumonie** ist meist eine Lappen- oder Segmentpneumonie, aber auch bronchopneumonische Veränderungen werden beobachtet. Die besondere Virulenz der bekapselten Erreger äußert sich in ausgedehnten Epithelzerstörungen in den Bronchien und Bronchiolen, einer schweren interstitiellen Entzündung und einem starken hämorrhagischen Ödem. Als Frühkomplikation kann ein Pleuraempyem, als Spätkomplikation eine Meningitis oder ein Pyarthros

Tab. 6. Typisches Erregerspektrum bei klinischen Pneumonieformen.

Klinische Form	Häufige Erreger	Seltenere Erreger
Primäre Pneumonie (Lobär, Segment-Pneumonie)	Pneumokokken	A-Streptokokken, Klebsiellen, Haemophilus, Legionellen
Bronchopneumonie	Pneumokokken, Haemophilus	Staphylokokken, gramnegative Stäbchen, Anaerobier u. v. a. Keime
Interstitielle Pneumonie	Mycoplasma pneumoniae, Chlamydia pneumoniae	Chlamydia trachomatis, Coxiella burnetii
Sekundäre Pneumonie ohne Vortherapie	Staphylokokken, Klebsiellen, Pneumokokken, Haemophilus, Bacteroides, E. coli, Legionellen u. a.	
Sekundäre Pneumonie unter Antibiotika-Therapie	Alle fakultativ pathogenen Erreger (meist solche, die von der Vortherapie nicht erfaßt wurden), oft hochresistente Pseudomonas-, Klebsiella-, Staphylococcus-, Serratia-Stämme	
Pneumonie bei Langzeitbeatmung	Pseudomonas	Staphylokokken, Klebsiellen u. a.
Aspirationspneumonie	Bacteroides, anaerobe Streptokokken	Staphylokokken, Pneumokokken u. a.
Abszedierende Pneumonie	Staphylokokken, Bacteroides	Klebsiellen, Pseudomonas
Postoperative Pneumonie	Staphylokokken	Pneumokokken, Streptokokken, Klebsiellen
Pneumonie bei AIDS	Pneumocystis carinii	Tuberkelbakterien, atypische Mykobakterien, Pilze, Zytomegalievirus u. a.

9. Pneumonie

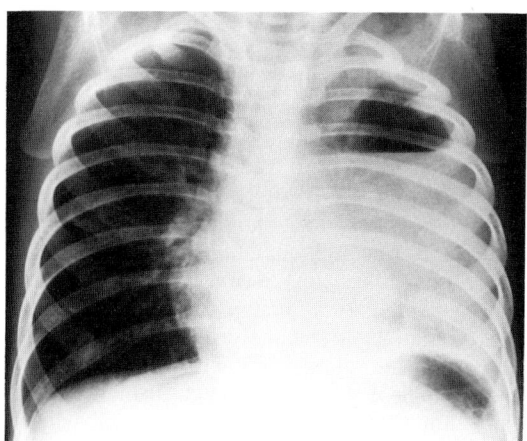

Abb. 4. Pyopneumothorax: homogene Verdichtung des linken Lungenunter- und -mittelfeldes. Spiegelbildung (Grenze Luft gegen Flüssigkeit) im Oberfeld. 11 Monate altes Mädchen (Thorax a.p. im Hängen).

auftreten. Sie kommt nach einer Haemophilusimpfung mit dem Kapselantigen seltener vor, jedoch können auch unbekapselte Haemophiluskeime eine Pneumonie hervorrufen.

Die **Staphylokokkenpneumonie** ist charakterisiert durch eine rasche Zunahme der Symptome mit Auftreten von keuchender Atmung, sternalen und interkostalen Einziehungen und Schocksymptomen. Innerhalb von wenigen Stunden kann sich ein Pyopneumothorax entwickeln (Abb. 4), der an einer hochgradigen Atemnot und starken Herzverdrängung, einem Nachschleppen der erkrankten Thoraxseite bei der Atmung und einer Vorwölbung der Zwischenrippenräume zu erkennen ist. Das Röntgenbild zeigt zahlreiche fleckige Verdichtungen, z.T. mit kleinen Aufhellungen, später oft eine oder mehrere Pneumatozelen. Die Leukozytenzahl ist meistens auf über 20000/µl erhöht.

Die **Mycoplasma-pneumoniae-Pneumonie,** welche häufiger bei Kindern über 5 Jahren und bei jüngeren Erwachsenen vorkommt, kann von einer Pharyngitis oder Otitis media begleitet sein. Sie äußert sich als Bronchopneumonie oder als interstitielle Pneumonie, selten als lobäre Pneumonie. Sie ist in 10-15% von einem Pleuraerguß begleitet. Die Krankheit beginnt nach 2-3wöchiger Inkubationszeit mit einem heftigen, oft pertussiformen Husten, starken Kopfschmerzen und einer im Verhältnis zum Fieber relativen Bradykardie. Der geringe physikalische Befund über den Lungen steht im Gegensatz zu der erheblichen Atemnot und dem Röntgenbefund (meist perihiläre Verdichtungen und fächerartige Streifenzeichnung). Die Leukozyten im Blut sind normal oder leicht vermehrt. Mycoplasma-pneumoniae-Infektionen verlaufen häufiger ohne Pneumonie als hartnäckige Tracheobronchitis mit paroxysmalem Husten, der sich unbehandelt über mehrere Wochen hinzieht.

Die **Ornithose-Psittakose** wird von Hühnern, Tauben, Kanarienvögeln, Wellensittichen und Papageien durch Einatmung der mit dem Kot ausgeschiedenen Chlamydien übertragen. Die menschliche Ornithose bzw. Psittakose variiert im Schweregrad und verläuft oft mit starken Kopfschmerzen, relativer Bradykardie und pneumonischen Erscheinungen. Das Röntgenbild zeigt Veränderungen, die einer interstitiellen Pneumonie oder diffusen Bronchopneumonie entsprechen. Pleurabeteiligung ist möglich. Das Fieber ist in der ersten Woche hoch und fällt danach allmählich ab. Die Ornithose-KBR wird in der 2. und 3. Woche positiv. Therapeutisch wirksam sind Doxycyclin (nicht Penicilline und Cephalosporine), wie bei der ähnlich verlaufenden Pneumonie durch Chlamydia pneumoniae.

Die **Chlamydia-trachomatis-Pneumonie** tritt in den ersten 6 Lebensmonaten auf und geht wahrscheinlich auf eine perinatale Infektion zurück, die zunächst zu einer eitrigen Konjunktivitis führt. Aber auch ohne Konjunktivitis kann sich ab 3. Lebenswoche eine afebrile Pneumonie entwickeln, die meist mit Atemnot und Stakkatohusten von längerer Dauer, jedoch ohne Fieber einhergeht. Im Blut sind oft die Eosinophilen vermehrt (>300/µl). Röntgenologisch erkennt man eine Beteiligung des Interstitiums. Bei älteren Kindern kann Chlamydia pneumoniae eine Pneumonie auslösen.

Die **Legionellenpneumonie** äußert sich durch Atemnot und Husten mit spärlichem Auswurf, der oft Blut und Eiterzellen enthält, aber wenig extrazellulär gelegene Bakterien, außerdem Durchfall, Erbrechen und heftige Bauchschmerzen sowie Zeichen einer Enzephalopathie (Bewußtseinstrübung, Verwirrtheit, Krämpfe, Ataxie) mit normalem Liquorbefund. Oft kommt es auch zu einer Nierenfunktionsstörung und einem Anstieg der Serumtransaminasen. Eine vorangegangene Behandlung mit einem Penicillin, Cephalosporin oder Aminoglykosid ist immer erfolglos gewesen. Röntgenologisch sieht man bilaterale Lungenfiltrate.

Die **Pneumocystis-carinii-Pneumonie** kam früher bei hospitalisierten Frühgeborenen im Alter von 1½-4 Monaten als sog. plasmazelluläre interstitielle Pneumonie vor. Heute findet man Erkrankungen nur noch bei älteren Kindern mit hochgradiger Abwehrschwäche (z.B. Tumorleiden oder AIDS). Das Risiko ist bei kombinierter Zytostatikatherapie höher als bei Monotherapie und steigt an bei zusätzlicher Bestrahlung. Oft besteht gleichzeitig eine Zytomegalie. Der Erreger ist eine Protozoenart, die sich in der Gewebekultur anzüchten läßt. Charakteristisch sind bei Säuglingen die ausgedehnten plasmazellulären Infiltrationen des Interstitiums und die im Alveolarexsudat enthaltenen Pneumozysten, Histiozyten und desquamierten Epithelzellen. Regelmäßig findet man in den Randpartien der Lunge ein interstitielles Emphysem, manchmal auch ein mediastinales Emphysem, das zu einem subkutanen Emphysem der oberen Körperhälfte oder zu einem Pneumothorax führen kann. Infolge der Widerstandserhöhung im Lungenkreislauf kommt es zu einer starken Dilatation der rechten Herzkammer. Bei Patienten unter immunsuppressiver Therapie (z.B. wegen eines Tumorleidens) ist das Interstitium weniger stark entzündlich infiltriert (Neutropenie unter Zytostatikatherapie); dafür findet man im Frühstadium eine Abstoßung von Alveolarzellen und Pneumozysten im Alveolarexsudat. Bei chronischem Verlauf kann eine interstitielle Fibrosierung resultieren.

Chronische Pilzpneumonien ohne vorangegangenes Grundleiden sind in Europa selten. Bei chronischen Lungenerkrankungen, z.T. mit Hohlraumbildung, ist besonders an eine Aspergillose (Erreger: Aspergillus fumigatus), Kryptokokkose (Cryptococcus neoformans) und Kokzidioidomykose (Coccidioides immitis) zu denken. Neben der allergischen bronchopulmonalen Aspergillose (s. S. 169) gibt es die invasive pulmonale Aspergillose bei hochgradiger Abwehrschwäche (z. B. Leukämie) und das Aspergillom. Beim Aspergillom handelt es sich um die nichtinvasive Aspergillusinfektion einer präformierten Höhle (eines ektatischen Bronchus oder einer tuberkulösen Kaverne) mit typischem Röntgenbild (Hohlraum mit Luftsichel). Differentialdiagnostisch kommen eine Lungenaktinomykose (durch Actinomyces israeli) und eine Lungennokardiose (durch Nocardia asteroides) in Frage. Beide Krankheiten haben eine bakterielle Ursache, sind aber den Pilzerkrankungen der Lunge verwandt. Eine granulomatöse Entzündung, die schwer von einer Tuberkulose zu unterscheiden ist, kann auf einem Lungensoor (durch Candida albicans) oder auf einer Histoplasmose (durch Histoplasma capsulatum) beruhen. Letztere hinterläßt nach Abheilung intrapulmonale Verkalkungen, die röntgenologisch lange Zeit nachweisbar sind.

Hinter den subakuten oder chronischen Pneumonien jüngerer Kinder steckt manchmal eine nicht erkannte Fremdkörperaspiration.

Verlauf: Je nach Ätiologie und Pathogenese beobachtet man akute oder chronische Verlaufsformen. Im allgemeinen ist die Prognose bei kindlichen Pneumonien günstig. Nur bei jungen Säuglingen und bei Kindern mit einem Grundleiden, z.B. schweren Organfehlbildungen oder Leukämie, kommen tödliche Erkrankungen häufiger vor.

Diagnose: Durch die **Röntgenaufnahme** wird die Diagnose einer Pneumonie bestätigt. Dabei macht der Befund einer interstitiellen Pneumonie eine Virus-, Chlamydien- oder Mykoplasmenätiologie wahrscheinlich.

Falls möglich, sollte eine mikroskopische und kulturelle Untersuchung des Sputums stattfinden. Ein Grampräparat des Sputums läßt die Erreger meist als einzige Keimart neben reichlich vorhandenen neutrophilen Granulozyten erkennen; sieht man viele Epithelzellen, so sind die vorkommenden Bakterien Mundhöhlenkeime ohne pathologische Bedeutung. Diagnostisch verwertbar ist auch die Keimzahlbestimmung im mit 1%iger Pankreatinlösung verflüssigten und danach verdünnten Sputum, wobei Keimzahlen über 10^6 auf Erreger aus den tiefen Atemwegen hinweisen. Wenn eine Sputumprobe nicht zu gewinnen ist, kann man bei Kindern einen tiefen Nasenabstrich vornehmen (mit einem dünnen Watteträger) und kulturell untersuchen, der häufig die Bronchialflora widerspiegelt. Da Pneumokokken und Haemophiluskeime leicht absterben, verwendet man zum Transport am besten eine Minitip-Culturette (Watteträger in Nährlösung). Bei Pneumokokken-, Haemophilus-, Candida- und Cryptococcuspneumonie ist ein schneller Antigennachweis im Serum und Urin durch den Latexagglutinationstest möglich (auch bei B-Streptokokken- sowie Meningokokkeninfektionen). Bei therapieresistenter Pneumonie unklarer Ätiologie ist es gerechtfertigt, Bronchialsekret für Untersuchungszwecke durch ein Fiberbronchoskop zu gewinnen oder eine bronchoalveoläre Lavage durchzuführen, wobei das Material auch auf Legionellen, Anaerobier, Pneumocystis carinii und Pilze untersucht werden kann. Chlamydia trachomatis kommt als Pneumonieerreger bei Säuglingen und onkologischen Patienten vor und kann im Rachensekret mit Immunfluoreszenz (MikroTrak) oder in der Zellkultur nachgewiesen werden.

Die Anzüchtung von Mykoplasmen, Chlamydien und Rickettsien ist schwierig und erfordert spezielle Versandmedien, da sonst die Erreger auf dem Transport zum Speziallabor absterben. Die Blutkultur ermöglicht bei der Pneumokokken-Pneumonie in 30% eine Anzüchtung der Erreger, bei anderen Pneumonie-Formen gelingt dies selten. In Pleurapunktaten können Pneumokokken, A-Streptokokken (Streptococcus pyogenes) und Haemophilus influenzae (Typ b) durch einen Latexagglutinationstest (Schnellnachweis) nachgewiesen werden.

Eine **serologische Diagnose** (Titeranstieg) ist bei folgenden Pneumonieerregern möglich: Ornithose/Psittakoseerreger (KBR), Chlamydia trachomatis und Chlamydia pneumoniae (Immunfluoreszenzreaktion), Mycoplasma pneumoniae (EIA, IgM), Legionellen (Immunfluoreszenzreaktion), Toxoplasma gondii (Immunfluoreszenzreaktion), RS-, Zytomegalievirus (ELISA, RIA), Influenza- und Parainfluenzaviren (ELISA), Staphylokokken (Antistaphylolysinreaktion), Streptococcus pyogenes (Antistreptolysinreaktion, Antistreptokokken-DN-ase b). Beweisend ist eine Serokonversion oder ein signifikanter Serumtiteranstieg. Bei der häufigen Mycoplasmenpneumonie wird der EIA erst nach 3 Wochen positiv, während Kälteagglutinine im Serum bereits früher nachweisbar sind.

Das Blutbild zeigt bei bakteriell bedingten Pneumonien meist eine Granulozytose mit Linksverschiebung, bei Viruspneumonien eine Linksverschiebung ohne Granulozytose. Die BSG ist bei allen Formen beschleunigt. CRP (C-reaktives Protein) ist im Serum bei den meisten bakteriellen Pneumonien erhöht, nicht jedoch bei der Mykoplasmenpneumonie, bei der Ornithose, Chlamydia-pneumoniae- und Chlamydia-trachomatis-Pneumonie. Während bei den meisten Virusinfektionen CRP niedrig bleibt, kann das CRP bei bestimmten Virusinfektionen (z. B. Adenovirusinfektionen) wie bei bakteriellen Infektionen ansteigen.

Differentialdiagnose:

Atelektasen: Primäre Atelektasen beruhen auf einer unvollständigen Entfaltung der Lungen bei Neugeborenen. Sekundäre Atelektasen können aus verschiedenen Gründen entstehen:
▶ durch Druck von außen als Kompressionsatelektase, z. B. bei Tumoren, Pleuraergüssen oder erheblicher Herzvergrößerung;
▶ durch Verschluß von Bronchiallichtungen, z. B. infolge von Sekretstauung, Fremdkörpern oder Bronchiolenspasmus (Obstruktionsatelektase). Auch Lymphknotenvergrößerungen (Tuberkulose, Malignom) können durch Bronchuskompression zur Atelektase führen. Weil dabei die Luft jenseits des Bronchusverschlusses resorbiert wird, spricht man auch von einer Resorptionsatelektase.
▶ Bei einem Pneumothorax kann die Lunge durch Entspannung kollabieren (Entspannungsatelektase).

Bei Säuglingen ist oft eine Aspiration von Erbrochenem die Ursache einer Atelektase. Fleckförmige (granuläre) Atelektasen treten infolge Sekreteindickung bei einer Bronchiolitis oder Mukoviszidose auf. Bei ausgedehnten Atelektasen kommt es nicht selten zu einer sekundären Pneumonie und einem kompensatorischen Emphysem. Dabei findet man immer eine schnelle, oberflächliche Atmung und verminderte Atemexkursionen auf der betroffenen Seite, außerdem Zyanose, Tachykardie und starke Unruhe. Über dem atelektatischen Lungenlappen sind

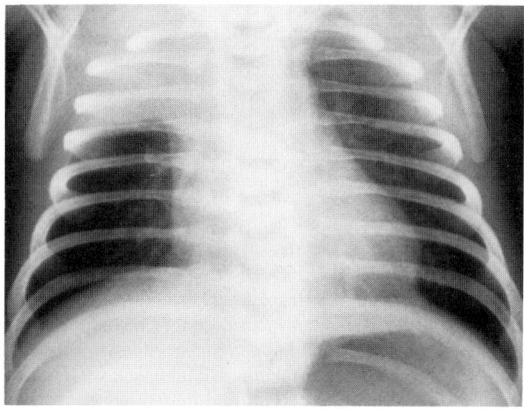

Abb. 5. Oberlappenatelektase: homogene, lappenspaltbegrenzte, scharf abgesetzte Transparenzminderung des rechten Oberfeldes. Der kleine Lappenspalt ist nach kranial verlagert. Leichte Mediastinumverlagerung nach rechts.

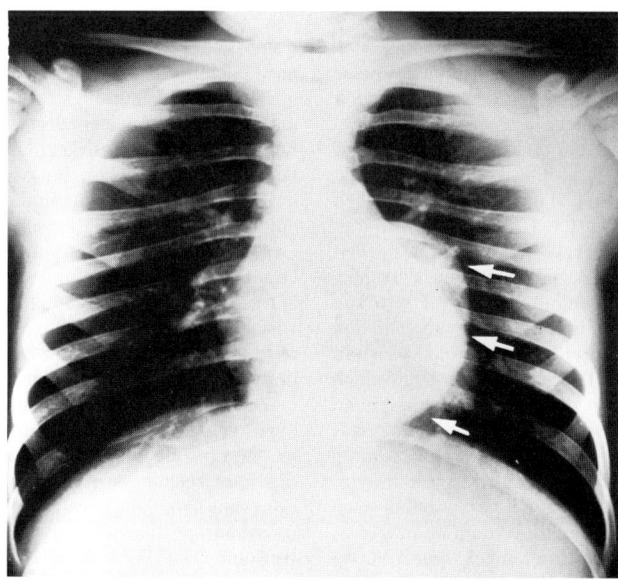

Abb. 6. Ganglioneurom: scharf begrenzte, z. T. im Herzschatten liegende, mediastinale Raumforderung (Pfeile). Nach dem Seitbild dorsal liegend. 7 Jahre alter Junge.

eine Dämpfung und ein abgeschwächtes oder fehlendes Atemgeräusch nachweisbar. Röntgenologisch sieht man eine Verdichtung, eine Verziehung des Lappenspaltes und Mediastinums zur Atelektase hin (Abb. 5) und einen Hochstand des entsprechenden Zwerchfellschenkels. Die Zwischenrippenräume der betroffenen Seite können verschmälert sein. Bei längerer Dauer können sich Bronchiektasen oder ein Lungenabszeß entwickeln.

Tumoren des Mediastinums: Diese können Atemnot und Husten, manchmal auch eine atelektatische Pneumonie erzeugen. Im vorderen Mediastinum kommen vor allem Teratome, besonders Dermoidzysten, seltener benigne Thymome, Thymusmalignome oder intrathorakale Strumen vor. Die Teratome komprimieren oft die obere Hohlvene und führen zu einer Einflußstauung am Hals. Eine Thymusvergrößerung beruht manchmal auch auf einer Leukämie oder einem Non-Hodgkin-Lymphom. Im mittleren Mediastinum werden bronchogene Zysten oder Lymphome verschiedener Art (auch M. Hodgkin) gefunden, die einen Bronchus verschließen können. – Bei den im hinteren Mediastinum gelegenen Tumoren handelt es sich vorwiegend um die zur Metastasierung neigenden Neuroblastome oder um die gutartigen Ganglioneurome (s. S. 596). Beide gehen hier von den Ganglien des Sympathikus aus (Abb. 6).

Löffler-Syndrom (eosinophile Pneumonie): Dieses stellt keine Krankheitseinheit dar und kann verschiedene Ursachen haben.

Wahrscheinlich handelt es sich um eine allergische Reaktion der Lunge, die bei Kindern meistens auf einer Wurminfektion beruht. Aus den oral aufgenommenen Eiern des Spulwurmes (Ascaris lumbricoides) entwickeln sich im Darm die Larven, welche die Darmwand durchbohren und auf dem Blut- und Lymphwege in die Leber und von dort in die Lunge gelangen. Nach ungefähr 1 Woche wandern die Larven in die oberen Luftwege und gelangen durch Verschlucken in den Darm, wo sie sich zu den geschlechtsreifen Würmern entwickeln. Auf der Röntgenaufnahme sind einzelne oder mehrere, unregelmäßig begrenzte, verschieden große Verdichtungen (ein- und beidseitig) nachweisbar. Diese verschwinden ohne Therapie in der Regel nach etwa 10 Tagen. Dabei steigt die Zahl der eosinophilen Granulozyten im Blut ständig an (bis zu 70%). Askarideneier finden sich im Stuhl erst nach Rückbildung des Lungeninfiltrates. Meistens fehlen Krankheitssymptome, jedoch können bei massivem Larvenbefall auch Hustenanfälle, Brustschmerzen und Atemnot auftreten. Die Therapie besteht in der Durchführung einer Wurmkur (nach Verschwinden des Infiltrates). – Auch durch die Larven des Hunde- oder Katzenspulwurmes (Toxocara canis oder cati, s. S. 274) sowie von Strongyloides stercorialis (s. S. 271) können ähnliche Lungeninfiltrate hervorgerufen werden.

Die **exogene allergische Alveolitis** beruht auf einer Sensibilisierung der Lungen gegen organische Staubbestandteile, die von Pilzen, Bakterien oder Tieren stammen. Bekannte Beispiele sind Berufserkrankungen von Erwachsenen, wie die Farmerlunge (Sensibilisierung gegen Thermoactinomyces vulgaris in faulendem Heu) und die Vogelhalterlunge (Sensibilisierung gegen die Ausscheidungen von Tauben, Wellensittichen und anderen Vögeln, auch bei Kindern nicht selten). Pilzbefall von Luftbefeuchtern und Klimaanlagen kann auch bei Kindern zu Erkrankungen führen. Darüber hinaus gibt es eine Vielzahl von Inhalationsallergenen, die bei kurzer Exposition eine akute Episode, bei längerer Exposition ständige Beschwerden hervorrufen.

Der Zusammenhang wird oft nicht erkannt, weil bei den akuten Episoden schwerere Symptome erst 4–8 Stunden nach Inhalation des Allergens auftreten. Die immunologische Reaktion entspricht dem Typ III nach Coombs und Gell. Im Serum können präzipitierende IgG-Antikörper gegen Pilzantigene, thermophile Aktinomyzeten oder Geflügelproteine nachgewiesen werden. Der IgE-Gehalt ist normal. Histologisch findet man im Frühstadium eine Vaskulitis der Alveolarkapillaren und eine Bronchiolitis mit Zellinfiltration, im Spätstadium interstitielle und nichtverkäsende Granulome; am Ende entstehen eine schwere Fibrose und irreversible Zerstörungen des Lungenparenchyms (Honigwabenlunge).

Die Symptomatik ist abhängig vom Stadium. Bei akuten Episoden wird die Atmung erst mehrere Stunden nach Staubinhalation schnell und oberflächlich, es treten hohes Fieber, Schüttelfrost, Husten, sogar Zyanose auf, und über den Lungen ist feines Knisterrasseln hörbar. Die Erscheinungen gehen bei 12–18 Stunden, manchmal nach mehreren Tagen spontan zurück. Bei fortgeschrittener Erkrankung steht eine Einschränkung der körperlichen Belastbarkeit (Treppensteigen) im Vordergrund. Die Lungenfunktionsprüfung ergibt eine restriktive Ventilationsstörung mit Reduktion der forcierten Vitalkapazität, eine verminderte Diffusionskapazität für Atemgase und eine verminderte Dehnbarkeit der Lungen. Die Leukozyten im Blut sind stark vermehrt (bis 25000/μl). Eosinophilie kommt vor, kann aber fehlen. IgG ist erhöht. Das Röntgenbild zeigt über der gesamten Lunge eine feine miliare Tüpfelung.

Die Diagnose wird ermöglicht durch die Erhebung einer genauen Anamnese, durch das Auftreten einer akuten Episode nach erneuter Allergenexposition sowie den entsprechenden Ausfall von Hauttesten (Spätreaktion) und serologischen Untersuchungen. Das Vorkommen von spezifischen Serumpräzipitinen ist nicht beweisend. Die Verdachtsdiagnose kann durch einen inhalativen Provokationstest (nicht ungefährlich) bestätigt werden. Neben der Expositionsprophylaxe besteht die Behandlung in einer längerfristigen Kortikosteroidgabe. Entscheidend für den Dauererfolg ist die Expositionsprophylaxe (Allergenkarenz).

Lungenfibrose: Die Lungenfibrose gehört neben der allergischen Alveolitis zu den Gerüsterkrankungen der Lunge. Sie entsteht in der Regel aus einer fibrosierenden Alveolitis, deren Ursache Infektionen durch Viren oder Mycoplasma pneumoniae sein können. Auch aus einer allergischen Alveolitis (s. o.) oder einer toxischen Schädigung des Lungenparenchyms (durch Zytostatika, Strahlen) kann sich eine Lungenfibrose entwickeln. Bei Systemerkrankungen (Lupus erythematodes, Sarkoidose u. a.) kann ebenfalls eine Lungenfibrose auftreten. Zu den interstitiellen Lungenerkrankungen mit unbekannter Ursache gehört u. a. die idiopathische diffuse interstitielle Lungenfibrose (Hamman-Rich-Syndrom). Sie ist bei Kindern sehr selten, verläuft chronisch und endet tödlich. – Eine Lungenfibrose beginnt schleichend. Zunächst bestehen ein trockener Reizhusten und eine zunehmende Kurzatmigkeit mit Leistungseinschränkung. Es kommt zur Entwicklung von Trommelschlegelfingern und Uhrglasnägeln. Charakteristisch sind feinblasige Rasselgeräusche über der Basis und doppelseitige, persistierende Röntgenveränderungen. Eine Rechtsherzinsuffizienz ist erst in einem fortgeschrittenen Stadium zu beobachten. Die Prognose ist meist schlecht; nur ein Teil der Patienten kann im Frühstadium durch Steroide gebessert oder geheilt werden.

Lungeninfarkt: Thrombosen der Femoral- oder Beckenvenen mit konsekutiver Lungenarterienembolie und Lungeninfarkt sind im Kindesalter selten. Sie kommen am ehesten nach Operationen vor. Multiple Lungeninfarkte durch kleine Emboli entstehen manchmal bei bakterieller Endokarditis und nach Anlegen eines ventrikulokardialen Shunts wegen Hydrozephalus.

Plötzliches Auftreten von heftigen Brustschmerzen, die zur Schulter ausstrahlen, verbunden mit Dyspnoe, Tachykardie, Kreislaufkollaps und Bluthusten, weist auf einen größeren Lungeninfarkt hin. Die physikalische Untersuchung des Thorax ergibt ein abgeschwächtes oder fehlendes Atemgeräusch, feuchte Rasselgeräusche, eine Bronchophonie und pleuritisches Reiben. Zur Frühdiagnose eignet sich das Lungenszintigramm, das einen Perfusionsausfall des entsprechenden Lungenbezirkes ergibt. Das Röntgenbild zeigt in der Frühphase eine Transparenzerhöhung mit Strukturarmut, später eine oft keilförmige Verdichtung. Eine bakterielle Sekundärinfektion kann eine Infarktpneumonie (mit oder ohne Abszedierung) hervorrufen. – Therapie: O₂-Zufuhr, Sedierung, Heparinisierung (zur Verhinderung einer weiteren Thrombenbildung) und Antibiotika, evtl. Schocktherapie und mechanische Beatmung.

Bronchiektasen äußern sich durch rezidivierenden oder chronischen Husten, oft verbunden mit Fieberschüben, durch schleimig-eitriges oder blutiges Sputum, das in größerer Menge gebildet wird (Nachweis durch Quinckesche Hängelage) und durch häufige Bronchopneumonien und Atelektasen.

Bronchiektasen entstehen: 1. angeboren aufgrund einer Entwicklungsstörung der Bronchien; 2. erworben auf der Basis eines abnormen, besonders zähen Schleimes (meist Mukoviszidose, s. S. 242), ferner postbronchitisch oder poststenotisch (bei Bronchusverschluß

Tab. 7. Pneumonieerreger und gezielte Antibiotikatherapie (bei bekanntem Erreger).

Erreger	Therapie der Wahl
Pneumokokken, Streptokokken, Staphylokokken (Penicillinase ∅)	Penicillin G
Staphylokokken (Penicillinase +)	Cefazolin
Haemophilus influenzae	Ceftriaxon
Klebsiella pneumoniae	Cefotaxim + Gentamicin
Pseudomonas aeruginosa	Azlocillin + Tobramycin
Bacteroides-Arten	Imipenem
Legionellen	Clarithromycin
Mycoplasma pneumoniae, Chlamydia pneumoniae, Chlamydia psittaci	Doxycyclin
Chlamydia trachomatis	Clarithromycin
Legionella pneumophila	Clarithromycin
Pneumocystis carinii	Co-Trimoxazol

durch Tumoren, Narben oder Fremdkörper) sowie in der Umgebung von schrumpfenden Narben als zirrhotische Bronchiektasen. Ihr Nachweis ist durch die Computertomographie (High-resolution-CT) erleichtert worden.

Lungensequestration: Seltene Anomalie, bei der funktionsloses embryonales zystisches Lungengewebe aus dem Körperkreislauf mit arteriellem Blut versorgt wird. Es gibt eine intra- und eine extralobär gelegene Form. Bakterielle Entzündungen entstehen durch Fisteln zum normalen Lungengewebe oder zum Darm oder durch Übergreifen einer Pneumonie in der Umgebung. Der Verlauf ist gekennzeichnet durch rezidivierende Pneumonien (oft mit Abszedierung) immer an gleicher Stelle (meist Unterlappen). Eine extralobäre Sequestration ist röntgenologisch als kugelige Verschattung überwiegend links zwischen Zwerchfell und Unterlappen zu erkennen. Bei der Bronchographie füllt sich die sequestrierte Lunge nicht mit Kontrastmittel, und bei der Aortographie stellt sich die anormale Blutversorgung dar. Therapie: operative Entfernung (bei der intrapulmonalen Form Lobektomie).

Therapie der Pneumonien: Die Antibiotikatherapie richtet sich nach dem gefundenen oder vermuteten Erreger (Tab. 7).

Die Grippe-, Masern- oder Keuchhustenpneumonie ist in der Regel sekundär durch Staphylokokken, Pneumokokken, Haemophilus influenzae u. a. bakterielle Erreger entstanden und sollte mit einem β-Lactamase-stabilen Cephalosporin, z. B. Ceftriaxon, behandelt werden. Das gilt auch für andere Viruskrankheiten mit einer sekundären bakteriellen Pneumonie. Die ätiologische Behandlung der Varizellenpneumonie erfolgt mit Acyclovir, der Zytomegalie der Lungen mit Ganciclovir. Zur ungezielten Therapie der Pneumonien bei Grundleiden mit Abwehrschwäche eignen sich besonders Kombinationen eines β-Lactamase-stabilen Cephalosporins mit Gentamicin oder Piperacillin. Zur Prophylaxe der Pneumocystis-Pneumonie bei Patienten mit Immundefekten oder Tumorkrankheiten wird Co-Trimoxazol oder die Inhalation von Pentamidine eingesetzt.

Zusammenfassung: Eine Einteilung der Pneumonien ist möglich nach Erregern (Bakterien, Viren, Pilzen, Protozoen), Verlauf (akut, chronisch), Ausdehnung (Lobär-, Lobulär-, Bronchopneumonie), Lokalisation der entzündlichen Infiltrate (alveolär, interstitiell) und Entstehungsweise (aerogen, bronchogen, Aspiration, hämatogen, lymphogen). Man kann *primäre* Pneumonien (ohne vorangegangenes Grundleiden) von *sekundären* Pneumonien (bei Grundleiden mit Abwehrschwäche) unterscheiden.

Die häufigsten Erreger von primärer Pneumonie sind Pneumokokken, Haemophilus influenzae, Chlamydien und Mycoplasma pneumoniae, von sekundärer Pneumonie bestimmte gramnegative Stäbchen, Legionellen, Pilze, Protozoen und Viren. Bakterielle Pneumonieerreger lassen sich z.T. nachweisen in Blutkultur, Sputum (bei älteren Kindern), Pleurapunktat (bei Empyem), Tracheal- oder Bronchialsekret. Ungewöhnliche Erreger bei Grundleiden mit Abwehrschwäche (auch Pilze, Protozoen, Viren) erfordern aus therapeutischen Gründen eine intensivere Diagnostik (einschließlich Serologie, evtl. bronchoalveoläre Lavage), da nur mit bestimmten Medikamenten eine Heilung zu erreichen ist.

Die klinischen Symptome sind bei Kindern am deutlichsten bei ausgedehnten Pneumonien (Tachypnoe, Zyanose, klingende Rasselgeräusche), weniger deutlich bei Bronchopneumonien, die oft nur röntgenologisch nachweisbar sind. Differentialdiagnostisch sind in Erwägung zu ziehen Atelektasen, Lungenödem, Tumoren, Tuberkulose, allergische Alveolitis, Lungenfibrose, Lungeninfarkt und andere Erkrankungen.

Die Therapie richtet sich nach dem gefundenen Erreger. Ist ein Erregernachweis nicht möglich, so muß die Erregerhäufigkeit in den einzelnen Altersstufen berücksichtigt werden: Bei Neugeborenen verwendet man am besten Cefotaxim + Piperacillin (wirksam gegen gramnegative Stäbchen, B-Streptokokken, Staphylokokken), bei jüngeren Kindern Cefotaxim oder Ceftriaxon (gegen Haemophilus u. a.), bei älteren Kindern Penicillin G (vor allem gegen Pneumokokken) oder Clarithromycin (auch gegen Mycoplasma pneumoniae wirksam). Wenn bei primär bakterieller Pneumonie eine vorangegangene ungezielte Therapie mit einem Penicillin oder Cephalosporin erfolglos geblieben ist, handelt es sich meist um Doxycyclin-empfindliche Erreger (Mycoplasmen, Chlamydien), die nach Gabe von Doxycyclin verschwinden. Eine Legionellose spricht nur auf Clarithromycin oder Erythromycin an.

VI. Herz- und Kreislauferkrankungen

A. Wessel und C. Simon

1. Angeborene Herzfehler

a) Allgemeine Vorbemerkungen

Angeborene Herzfehler stellen die häufigsten angeborenen Fehlbildungen dar (Häufigkeit 0,8–1%). Von den betroffenen Kindern ist ein Drittel asymptomatisch und bedarf keiner Herzoperation. Bei den verbleibenden zwei Dritteln mit Krankheitssymptomen ist meistens eine Herzoperation erforderlich, die oft zur Heilung führt. So hat die moderne Herzchirurgie einen entscheidenden Anteil an der mehrheitlich guten Prognose bei Kindern mit angeborenen Herzfehlern.

Ätiologie: Molekularbiologische Befunde weisen auf die Bedeutung genetischer Faktoren für die Entstehung angeborener Herzfehler hin, von denen etwa 8% durch Genmutationen oder Chromosomenanomalien bedingt sind. Davon kommt die Hälfte bei der Trisomie 21 vor (s. S. 118). Darüber hinaus besteht ein erhöhtes Herzfehlerrisiko durch Viruserkrankungen während der Gravidität (Rötelnembryopathie mit offenem Ductus Botalli oder peripheren Pulmonalstenosen), Medikamente (z. B. Thalidomid, Diphenylhydantoin, Trimethadion, Lithium), ionisierende Strahlen (Röntgen), Alkohol (Alkoholembryopathie mit Ventrikel- oder Vorhofseptumdefekt) und Erkrankungen der Mutter (z. B. Phenylketonurie). Das Risiko ist ebenfalls erhöht, wenn ein Elternteil und/oder ein Geschwister einen angeborenen Herzfehler haben (Tab. 1).

Vorkommen: Angeborene Herzfehler sind häufig mit extrakardialen Fehlbildungen kombiniert. Bei Vorhof- und Ventrikelseptumdefekten werden in 5–15% Fehlbildungen der Nieren und der ableitenden Harnwege beobachtet. Kombinierte Herz- und Nierenfehlbildungen kommen bei einer Reihe von Chromosomenanomalien, Syndromen und Stoffwechselstörungen vor.

Herzfehler sind auch Bestandteil zahlreicher Syndrome. Beispielhaft seien genannt: das Williams-Beuren-Syndrom mit supravalvulärer Aortenstenose und/oder peripheren Pulmonalstenosen (s. S. 195) das Marfan-Syndrom mit Aortendilatation, Aorteninsuffizienz, Mitralinsuffizienz (s. S. 546), das Holt-Oram-Syndrom mit Vorhofseptumdefekt (s. S. 409) und das Ellis-van-Crefeld-Syndrom mit Vorhofseptumdefekt (s. S. 407). Bei den Trisomien 13, 18, und 21 kommen Herzfehler in 90%, 99% bzw. 40% vor.

Einteilung: Üblicherweise werden angeborene Herzfehler in nichtzyanotische (azyanotische) und zyanotische Herzfehler unterteilt.

Herzfehler mit primärem Rechts-links-Kurzschluß (RL-Shunt) werden den **zyanotischen Herzfehlern** zugerechnet unabhängig davon, ob eine Zyanose sichtbar ist oder nicht. Andererseits werden Patienten, die keinen RL-Shunt haben, auch wenn sie aus anderen Gründen zyanotisch sein sollten (niedriges Herzzeitvolumen), den azyanotischen Herzfehlern zugerechnet. In diesem Zusammenhang sollte bedacht werden, daß eine Zyanose erst sichtbar wird, wenn der Anteil des reduzierten Hämoglobins im Kapillarblut mindestens 4–5 g/dl beträgt; bei geringeren Mengen ist die Zyanose nicht erkennbar (z. B. bei anämischen Patienten mit einem zyanotischen Herzfehler). Die **azyanotischen Herzfehler** lassen sich in solche mit Kurzschlußverbindungen

Tab. 1. Risiko für einen angeborenen Herzfehler bei familiärer Belastung (nach Nora JJ: Circulation 1968; 38: 604. Am J Cardiol 1987; 59: 459). TOF = Fallot-Tetralogie.

Herz-fehler	Risiko eines angeborenen Herzfehlers (%), wenn Herzfehler bei		
	Mutter	Vater	Geschwister
VSD	6–10	2	4,3
PDA	3,5–4	2,5	3,2
TOF	2,5	1,5	2,2
ASD	4–4,5	1,5	3,2
PS	4–6,5	2	2,9
AS	13–18	3	2,6

(Shunts, z. B. Vorhof-, Ventrikelseptumdefekt, offener Ductus Botalli) und solche mit Stenosen (Pulmonal-, Aortenstenose) unterteilen.

b) Hämodynamik

Zum besseren Verständnis der klinischen Symptomatik seien die Grundzüge der Herz- und Kreislauffunktion bei angeborenen Herzfehlern hier kurz erklärt.

Links-rechts-Shunts (LR-Shunts) führen zur Volumenbelastung und Vergrößerung der betroffenen Herzkammer (exzentrische Hypertrophie) sowie zu einer Lungenüberflutung. Das zentrale Blutvolumen ist vermehrt, und der Ventrikel muß ein erhöhtes Zeitvolumen bewältigen. Die ventrikuläre Pumpfunktion ist normal.

Eine **Herzinsuffizienz** ist Folge der Überbelastung des gesunden Myokards. Die klinischen Zeichen der Herzinsuffizienz umfassen: Ruhetachydyspnoe, Trinkschwäche, vermehrtes Schwitzen, Hepatomegalie und Ödeme. Radiologisch ist der Herzschatten vergrößert und die Lungengefäßzeichnung durch Überflutung oder Stauung vermehrt. Diese Symptome bilden sich zurück, wenn der LR-Shunt und damit die Volumenbelastung abnehmen. Günstigstenfalls liegt dieser Entwicklung eine Verkleinerung, eventuell sogar ein Spontanverschluß des Defektes zugrunde. Zu einem nur scheinbar günstigen klinischen Verlauf kommt es, wenn die Shuntverkleinerung Folge eines ansteigenden Lungengefäßwiderstandes ist. Diese Entwicklung führt letztlich zur Umkehr des primären LR-Shunts in einen RL-Shunt mit konsekutiver Zyanose und Lungenminderperfusion. Man spricht dann von einer Eisenmenger-Reaktion, die eine schlechte Prognose hat. Aus diesem Grunde ist die differentialdiagnostische Abgrenzung der beiden möglichen Ursachen einer Shuntverkleinerung von größter Wichtigkeit.

Beim Neugeborenen kann der rechtsventrikuläre Druck noch so hoch sein, daß der LR-Shunt zunächst klein ist und die typische Symptomatik verzögert einsetzt. In der frühen Neugeborenenzeit verursachen **Shunts** daher nicht immer deutliche Herzgeräusche. Ein systolisches Geräusch entsteht erst bei einer ausreichenden Druckdifferenz zwischen Körper- und Lungenkreislauf, die sich manchmal erst nach einiger Zeit entwickelt.

Stenosen an den Ventrikelausgängen führen zu Druckbelastung und konzentrischer Hypertrophie der betroffenen Kammer. Die ventrikuläre Pumpfunktion ist zunächst nicht vermindert. Eine signifikante radiologische Herzvergrößerung tritt auf, wenn das Myokard so stark geschädigt ist, daß es zu Dilatation und Pumpversagen des Ventrikels kommt. Dementsprechend treten klinische Herzinsuffizienzzeichen erst im Spätstadium auf und sind prognostisch ungünstig.

Im Unterschied zu den Shuntgeräuschen sind Stenosegeräusche bereits beim Neugeborenen hörbar, denn der Druckgradient, der für das Herzgeräusch verantwortlich ist, hängt von dem Schlagvolumen ab, das die Klappe passiert, und wird nicht vom Druckunterschied zwischen den Teilkreisläufen beeinflußt.

Die Hämodynamik **komplexer zyanotischer Herzfehler** bewegt sich zwischen zwei Extremen. Bei ungehindertem Zufluß zur Lunge entsteht ein überwiegender LR-Shunt mit Lungenüberflutung und Volumenbelastung. Klinisch imponieren die Zeichen einer Herzinsuffizienz mit geringer Zyanose. Im anderen Extremfall steht die starke Verminderung der Lungendurchblutung mit tiefer Zyanose im Vordergrund. Das Herz ist oft hypertrophiert, radiologisch aber nicht signifikant vergrößert, die Lungenzeichnung stark vermindert. Die Langzeitprognose der betroffenen Kinder hängt wesentlich davon ab, inwieweit sich spontan ein Verhältnis von Lungen- und Körperdurchblutung einstellt, das zwischen beiden Extremen liegt. Dieses Ziel, ein ausgewogenes Verhältnis von Lungen- zu Körperdurchblutung, läßt sich in den meisten Fällen nur durch chirurgische Interventionen erreichen, z. B. operative Einengung (Bändelung) der Pulmonalarterie oder Anlage eines aortopulmonalen Shunts.

c) Diagnostik

Angeborene Herzfehler können typische Symptome verursachen oder untypische Befunde haben. Ein harmloses akzidentelles Herzgeräusch kann unter Umständen eindrucksvoller sein als das Geräusch eines Ventrikelseptumdefektes mit Shuntumkehr und infauster Prognose (Eisenmenger-Reaktion). Es tritt also nicht bei allen schweren Herzerkrankungen ein lautes Herzgeräusch auf.

Die kinderkardiologische Diagnostik bedarf deshalb einer Reihe spezifischer Untersuchungen, deren Ergebnisse – im Zusammenhang betrachtet – eine exakte Diagnose ermöglichen. Die wichtigsten Untersuchungsmethoden sollen im folgenden kurz erläutert werden.

Im Rahmen der **Anamnese** wird besonderes Augenmerk auf die Familienanamnese, den Schwangerschaftsverlauf und die bisherige körperliche Entwicklung des Kindes gelegt. Tachypnoe, Zyanose oder hypoxämische Anfälle können auf einen Herzfehler hinweisen.

Bei der **körperlichen Untersuchung** steht das Herz-Kreislauf-System im Vordergrund. Sie schließt die Palpation der Arterienpulse an allen Extremitäten und die Blutdruckmessung, auch die Palpation des Abdomens zum Ausschluß einer Leber- und/oder Milzvergrößerung im Rahmen einer Herzinsuffizienz ein. Inspektion und Palpation des Brustkorbes geben Aufschluß über Verformungen durch chronische Atemnot (glockenförmiger Thorax), ein vergrößertes Herz (Herzbuckel), über verstärkte präkordiale Aktivität oder Schwirren. Bei der Auskultation wird auf die Herzgeräusche, Herztöne und Extratöne geachtet.

Am häufigsten sind **systolische Geräusche**.
▶ **Akzidentelle** Geräusche kommen bei etwa 50% aller Kinder vor. Sie sind harmlos und von uneinheitlicher Ursache. Es handelt sich meist um spindelförmige protomesosystolische Geräusche, die am linken Sternalrand im 2.–4. ICR am deutlichsten hörbar sind. Sie sind nicht fortgeleitet und ihre Lautstärke variiert mit der Körperlage.
▶ **Funktionelle** Herzgeräusche sind ebenfalls meist systolische Geräusche, die aber am besten über dem Aorten- und Pulmonalareal gehört werden. Sie haben eine höhere Frequenz als die akzidentellen Geräusche und treten bei Anämie, Fieber, körperlicher Belastung, Hyperthyreose und anderen Zuständen mit gesteigertem Herzzeitvolumen auf. Wenn sich das Herzzeitvolumen normalisiert, verschwinden diese Geräusche wieder.
▶ **Organische** Herzgeräusche sind Ausdruck eines Herzfehlers. Sie werden im Rahmen der einzelnen Herzfehler besprochen.

Das **Phonokardiogramm** dient der Objektivierung der Auskultationsbefunde am Herzen.

Das **Elektrokardiogramm** (EKG) ist für die Diagnostik von Herzrhythmusstörungen und Myokardhypertrophie unerläßlich. Bei einigen angeborenen Herzfehlern können typische Befunde von diagnostischer Bedeutung vorkommen.

Die **Echokardiographie** hat den höchsten Stellenwert unter den nichtinvasiven Untersuchungstechniken. Mit dem Ultraschallschnittbildverfahren können Morphologie und Funktion des schlagenden Herzens bildlich dargestellt und die klinische Verdachtsdiagnose bestätigt werden. Mittels integrierter und farbkodierter Blutflußdarstellung auf der Basis des Doppler-Effektes lassen sich abnorme Blutströmungsgeschwindigkeiten an Herzklappen, Septumdefekten oder Stenosen erkennen und messen. Solche Messungen bilden die Grundlage für die Abschätzung von Druckgradienten zwischen den Herzhöhlen und an Herzklappen.

Die **Herzkatheterisierung** und **Angiokardiographie** ist ein invasives Untersuchungsverfahren, bei dem biegsame, kontrastgebende Spezialsonden unter Röntgenkontrolle in Venen, Arterien und Herzhöhlen eingeführt werden, um Drücke zu messen, Blutproben zur Bestimmung der Sauerstoffsättigung zu entnehmen und Röntgenkontrastmittel einzubringen. Diese Untersuchung wird nach Ausschöpfung aller nichtinvasiven Untersuchungsverfahren und spezieller Indikationsstellung vorgenommen. Die so erhobenen Befunde haben die größte diagnostische Wertigkeit im Rahmen der kinderkardiologischen Untersuchung. Die Herzkatheteruntersuchung ist deshalb prinzipiell vor jedem operativen Eingriff indiziert.

Durch die **intrakardiale Druckmessung (Manometrie)** lassen sich die Druckverhältnisse in den verschiedenen Herz- und Kreislaufabschnitten objektivieren und Klappenstenosen durch die Messung des Druckgradienten quantifizieren. Durch die **Messung der Sauerstoffsättigung (Oximetrie)** in verschiedenen Herz- und Gefäßabschnitten können Shunts diagnostiziert werden.

Die hämodynamische Bedeutung eines Shunts ergibt sich nicht nur aus der anatomischen Größe des Defektes, sondern aus dem Kurzschlußblutvolumen, das den Defekt passiert. Dementsprechend wird die Shuntgröße als das Verhältnis von Lungendurchblutung (Qp) zu Körperdurchblutung (Qs) angegeben. Diese Verhältniszahl wird auf der Basis des Fick-Prinzips aus den arteriovenösen Sauerstoffdifferenzen (avD) der Blutproben berechnet, die aus den arteriellen und venösen Kreislaufabschnitten und Herzhöhlen entnommen wurden:

Qp/Qs = (avD Körperkreislauf) / (avD Lungenkreislauf).

Bei Werten < 1 liegt ein RL-Shunt vor, bei Werten > 1 ein LR-Shunt. Eine Operationsindikation besteht in der Regel, wenn Qp/Qs ≥ 1,5 ist.

Aus Druck- und Flußmessungen lassen sich die Relationen der **Kreislaufwiderstände** berechnen (Widerstand = Druck/Fluß). Widerstandserhöhungen im Lungenkreislauf erhöhen das Risiko eines kardiochirurgischen Eingriffs und sind prognostisch ungünstig, da sich dann eine progrediente Lungengefäßerkrankung entwickeln kann.

1.1. Azyanotische Herzfehler

a) Ventrikelseptumdefekt

Definition: Als **V**entrikel**s**eptum**d**efekt (VSD) wird eine Lücke in der Kammerscheidewand bezeichnet. Der VSD verursacht typischerweise einen LR-Shunt (Übertritt arteriellen Blutes vom linken in den rechten Ventrikel) und ein systolisches Geräusch (Abb. 1). Die Lungendurchblutung und das linksventrikuläre Schlagvolumen sind vermehrt.

Vorkommen: Der isolierte Ventrikelseptumdefekt ist der häufigste angeborene Herzfehler (20–25% aller angeborenen Herzfehler). Er kann einzeln oder multipel vorkommen und ist in 5% mit anderen Herzfehlern kombiniert (insbesondere mit einem Vorhofseptumdefekt, einem offenen Ductus arteriosus Botalli oder einer Aortenisthmusstenose). Die Defekte liegen meist im

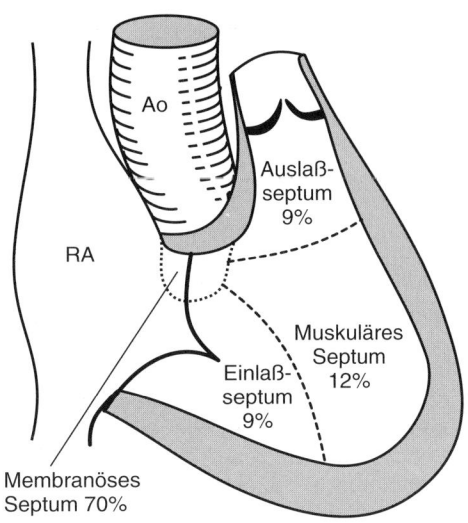

Abb. 2. Verschiedene Lokalisationen der Ventrikelseptumdefekte mit Häufigkeitsangabe. Blick auf das Ventrikelseptum vom rechten Ventrikel aus (schematisch). RA = rechter Vorhof; Ao = Aorta.

membranösen Teil des Ventrikelseptums, seltener im muskulären, Einlaß- oder Auslaßseptum (Abb. 2).

Hämodynamik: Symptomatik und Verlauf hängen nicht von der Lokalisation des Defektes ab, sondern werden durch die Größe des LR-Shunts bestimmt. Dabei wird das Blutvolumen, das pro Zeiteinheit über den Defekt fließt, durch die Größe der Defektfläche und den Widerstand des Lungengefäßsystems begrenzt, das diese Blutmenge zusätzlich zu der des rechten Ventrikels aufnehmen muß. Normale Gefäßwiderstände vorausgesetzt, kann deshalb die funktionelle Defektgröße als das Verhältnis von Lungen- zu Körperdurchblutung quantifiziert werden. Beim Ventrikelseptumdefekt kommt es zu einer Volumenbelastung des linken Ventrikel, der neben dem Körperzeitvolumen auch das Shuntzeitvolumen diastolisch aufnehmen und systolisch wieder auswerfen muß (Abb. 1).

Schweregrade und Verlaufsformen:
1. Kleiner VSD mit Spontanverschluß: Die Spontanverschlußrate der Ventrikelseptumdefekte beträgt 30–50%; von den sehr kleinen Defekten verschließen sich sogar 60–70% spontan. Ein Spontanverschluß erfolgt meistens bis zum Ende des 3. Lebensjahres und nur selten nach dem 8. Lebensjahr. Ursächlich hierfür sind Intimaproliferationen, Verwachsungen des septalen Trikuspidalsegels (bei membranösem

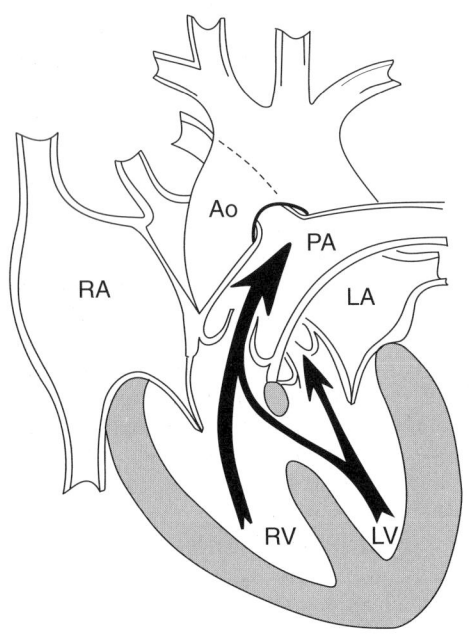

Abb. 1. Schematische Darstellung des Links-rechts-Shunts über einen Ventrikelkseptumdefekt. RA/RV = rechter Vorhof/Ventrikel; LA/LV = linker Vorhof/Ventrikel; Ao = Aorta; Pa = Pulmonalarterie.

Defekt) sowie Wachstum und myokardiale Hypertrophie (bei muskulärem Defekt). Etwa 30% der Defekte, die sich nicht spontan verschließen, zeigen eine Verkleinerungstendenz.
2. Kleiner VSD ohne Operationsindikation (Qp/Qs <1,5): Bei asymptomatischen Patienten mit normal großem Herzen ohne pulmonale Hypertension ist eine Operation im allgemeinen nicht notwendig. Die weitere Überwachung erfolgt klinisch, echokardiographisch und ggf. durch eine erneute Herzkatheteruntersuchung.
3. Größerer VSD, bei dem ein Verschluß indiziert ist (Qp/Qs >1,5): Die Operationsindikation ergibt sich aus der Shuntgröße. Der Zeitpunkt des elektiven Eingriffs hängt vom klinischen Verlauf ab (meist 2.–5. Lebensjahr). Bei Säuglingen mit therapierefraktärer Herzinsuffizienz und dystrophen, wenig belastbaren Kindern mit Kardiomegalie, bei denen die Herzkatheteruntersuchung einen signifikanten Shunt (Qp/Qs >1,5) und/oder eine Druckerhöhung im Lungengefäßsystem ergeben hat, wird der Ventrikelseptumdefekt innerhalb des 1., spätestens im 2. Lebensjahr operativ verschlossen. Damit kann dem weiteren Fortschreiten der pulmonalen Hypertension mit Entwicklung einer Widerstandserhöhung vorgebeugt werden. Patienten mit mäßiger pulmonaler Widerstandserhöhung sind noch operabel. Bei ihnen besteht jedoch ein Risiko von 25%, daß sich postoperativ eine progressive pulmonale Widerstandserhöhung entwickelt. Bei Patienten ohne pulmonale Hypertension beträgt dieses Risiko dagegen nur 1%.
4. Inoperabler VSD mit stark erhöhtem pulmonalen Gefäßwiderstand: Patienten, bei denen der Pulmonalarteriendruck dem Aortendruck entspricht und nur ein kleiner oder kein LR-Shunt vorliegt, werden im allgemeinen als inoperabel angesehen. Dabei hat sich aufgrund der lang anhaltenden Überflutung mit Drucksteigerung eine Erhöhung des Lungengefäßwiderstandes entwickelt. Die hierfür verantwortlichen Veränderungen der Lungenarterien beginnen während der Kindheit, führen aber erst beim Jugendlichen oder jüngeren Erwachsenen zu Symptomen. In diesem Alter ist es in der Regel bereits zur Shuntumkehr (Überwiegen des RL-Shunts) gekommen, so daß der Ventrikelseptumdefekt als Überlaufventil für den rechten Ventrikel fungiert. In solchen Fällen verbietet sich der Defektverschluß, zumal die pulmonale Widerstandserhöhung auch nach diesem Eingriff weiter fortschreitet.
5. VSD mit infundibulärer Pulmonalstenose: Ungefähr 5% der Kinder mit großem LR-Shunt entwickeln eine infundibuläre Pulmonalstenose. Dadurch entsteht ein Druckgradient zwischen rechtem Ventrikel und Pulmonalarterie mit konsekutiver Verringerung der Shuntgröße. Gelegentlich kann es auch zu einer Shuntumkehr mit RL-Shunt kommen. Der Lungengefäßwiderstand bleibt dabei aber normal.

Symptome und Befunde: Unmittelbar nach der Geburt kann das typische systolische Herzgeräusch fehlen, weil der Widerstand im Lungenkreislauf noch erhöht ist, so daß in beiden Ventrikeln Druckgleichheit herrscht und kein Shunt zustande kommt. Es ist deshalb nicht ungewöhnlich, daß das systolische Herzgeräusch erstmalig gegen Ende des 1. Lebensmonates auffällt. Im weiteren Verlauf haben Kinder mit kleinem oder mittelgroßem LR-Shunt keine kardialen Symptome. Es können jedoch häufiger Atemwegsinfektionen auftreten. Kinder mit großem LR-Shunt wirken schon im 1. Lebensjahr krank und sind dystroph. Dyspnoe, geringe Belastbarkeit und rasche Erschöpfung sind Zeichen der Herzinsuffizienz, die sich zwischen dem 1. und 6. Lebensmonat entwickelt. Typisch ist das Trinkverhalten: Der Säugling erwacht hungrig, saugt hastig, schwitzt dabei stark, muß wegen der Dyspnoe häufig Pausen einlegen und schläft, noch ehe er eine ausreichende Menge getrunken hat, vor Erschöpfung ein. Auch nach dem 1. Lebensjahr bleiben leichte Erschöpfbarkeit und vermehrtes Schwitzen als Zeichen der Herzinsuffizienz bestehen.

Die Untersuchungsbefunde hängen von der Shuntgröße ab. Bei kleinem LR-Shunt ist das Herz palpatorisch unauffällig. Der 1. Herzton ist normal, der 2. Herzton physiologisch gespalten. Ein mittel- bis hochfrequentes Protomeso- oder Holosystolikum ist am linken Sternalrand im 3. und 4. ICR hörbar. Ein diastolisches Geräusch fehlt.

Bei größerem LR-Shunt können das Präkordium prominent und der Herzspitzenstoß betont sein. Eventuell ist ein systolisches Schwirren im 3. und 4. Interkostalraum links zu palpieren. Der 2. Herzton ist meist gespalten, kann aber auch wegen des engen Spaltungsintervalls als singulär imponieren. Ein lautes holosystolisches Geräusch wird mit p.m. im 4. oder 5. ICR links gehört. Es kann auf den gesamten Thorax fortgeleitet sein. Ein diastolisches Geräusch über der Herzspitze weist auf eine relative Mitralstenose hin, die bei einem Qp/Qs >2 auftreten kann.

Bei sehr großem LR-Shunt mit pulmonaler Hypertension ist das Herz unter dem prominenten Präkordium palpabel. Ein Schwirren kann fehlen, der 2. Herzton ist eng gespalten oder singulär, seine Pulmonaliskomponente stark betont. Gelegentlich kann das Systolikum trotz eines großen Defektes leise sein. Ein diastolisches Geräusch weist auf den großen Shunt hin.

Röntgenologisch sieht man bei Patienten mit kleinem Shunt ein Herz von normaler Größe und Form; die Pulmonalgefäßzeichnung ist normal oder leicht vermehrt. Patienten mit großem LR-Shunt zeigen in der Regel eine deutliche Herzvergrößerung, welche beide Ventrikel und den linken Vorhof betrifft. Die Aorta ist normal weit, während das Pulmonalsegment dilatiert und die Lungengefäßzeichnung verstärkt ist.

EKG und Hämodynamik sind nicht streng miteinander korreliert. Bei Patienten mit kleinem LR-Shunt und normalem Lungenarteriendruck ist das EKG normal. Bei großem LR-Shunt und normalem Pulmonalgefäßwiderstand findet man die Zeichen der Linkshypertrophie. Eine biventrikuläre Hypertrophie mit großen R- und S-Amplituden in den Ableitungen V3 und V4 deutet auf eine pulmonale Hypertension durch vermehrten Fluß und/oder erhöhten Widerstand hin. Bei stark erhöhtem Pulmonalgefäßwiderstand dominieren die Rechtshypertrophiezeichen.

Mit der zweidimensionalen **Echokardiographie** könnten Defekte mit einem Durchmesser von >3 mm erkannt und lokalisiert werden. Farb-Doppler-echokardiographisch können auch kleinere Defekte nachgewiesen werden.

Herzkatheterisierung und Angiokardiographie: Der Shuntgröße entsprechend steigt die Sauerstoffsättigung im rechten Ventrikel und der Pulmonalarterie an. Aus den Meßwerten der Sauerstoffsättigung in den verschiedenen Herz- und Gefäßabschnitten werden die Relation von Lungen- zum Körperdurchfluß berechnet und die Shuntgröße bestimmt. Je nach Lungendurchfluß und Pulmonalgefäßwiderstand ist der Blutdruck in den Lungenarterien normal oder erhöht. Durch die Angiokardiographie des linken Ventrikels erkennt man Anzahl, Größe und Lokalisation der Ventrikelseptumdefekte.

Therapie: Am Beispiel der konservativen Therapie des Ventrikelseptumdefektes seien die Grundlagen der Herzinsuffizienz und ihrer medikamentösen Therapie dargestellt. Im Kindesalter sind angeborene Herzfehler die häufigste Ursache einer **Herzinsuffizienz**, d.h. des Unvermögens des Herzens, den Kreislauf in Ruhe und Belastung ausreichend mit Blut zu versorgen. Die Herzinsuffizienz tritt bevorzugt während des 1. Lebensjahrs in Folge von Volumen- oder Drucküberlastung der Herzkammern auf. Primäre Myokardschäden sind ungewöhnlich. Nichtkardiovaskuläre Ursachen, wie Azidose, Atemnotsyndrom, Erkrankungen des ZNS, Anämien, Sepsis und Hypoglykämie, sind selten. In der Therapie der Herzinsuffizienz stehen Digitalispräparate im Vordergrund. In der Regel ist die orale Gabe von Digitalispräparaten ausreichend. Für **β-Methyldigoxin** (Lanitop) gilt folgende Dosisempfehlung: Die Vollsättigungsdosis wird auf 6 Einzeldosen verteilt, die in 3 Tagen gegeben werden: 0,04–0,06 mg/kg bei Säuglingen bis 6 kg Körpergewicht, 1–1,2 mg/m^2 Körperoberfläche bei Kindern von >6 kg Gewicht. Vom 4. Tag an gibt man 25% der Vollsättigungsdosis als Erhaltungsdosis.

Wenn mit Digitalispräparaten allein keine ausreichende Rekompensation erreicht werden kann, müssen zusätzlich Diuretika verabreicht werden. Hierbei bieten sich Spironolacton in einer Dosis von 2–4 mg/kg/Tag, evtl. zusätzlich Furosemid (2–3 mg/kg/Tag) an. Bei schwerer Herzinsuffizienz werden die Kinder zusätzlich sediert und erhalten eine Sauerstoffvorlage. Der Oberkörper wird hochgelagert. Die Nahrungsmenge wird auf 8–10 kleine Mahlzeiten verteilt, die evtl. sondiert werden müssen.

Wenn sich die Herzinsuffizienz als therapierefraktär erweist oder Zeichen der progressiven pulmonalen Hypertension auftreten, ist der **operative Verschluß** des Ventrikelseptumdefektes unverzüglich indiziert. Der transkutane Verschluß von Ventrikelseptumdefekten mit interventionellen Kathetertechniken befindet sich derzeit noch in Erprobung. Wenn eine Operation indiziert ist (siehe oben), erfolgt die Operationsplanung nach den Ergebnissen der Herzkatheteruntersuchung (Größe, Lage, Anzahl der Defekte, Shuntgröße und Druckverhältnisse). Der Defekt kann mit einem Kunststoff-Flicken (Patch) oder durch direkte Naht verschlossen werden. Dabei operiert man bevorzugt vom rechten Vorhof aus durch die Trikuspidalklappe (transatrial) oder durch einen Schnitt in der Ventrikelwand (Ventrikulotomie). Nach einer Ventrikulotomie bleibt postoperativ meist ein kompletter Rechtsschenkelblock im EKG bestehen. Die operative Letalität beträgt <1%.

Zusammenfassung: Der Ventrikelseptumdefekt stellt mit 25% den häufigsten angeborenen Herzfehler dar. Symptomatik und Verlauf sind von der Weite des Defektes, Shuntgröße und Entwicklung des Lungenarterienwiderstandes abhängig. Die Spontanverschlußrate im frühen Kindesalter beträgt 30–50%. Von einer bestimmten Shuntgröße an muß der Defekt operativ verschlossen werden (3.–5. Lebensjahr). Bei erhöhtem pulmonalarteriellen Druck und Widerstand ist ein früher operativer Verschluß (im 1. Lebensjahr) indiziert.

b) Vorhofseptumdefekt

Definition: Ein Vorhofseptumdefekt (Atrium-Septum-Defekt: ASD) ist eine Lücke in der Vorhofscheidewand, durch die ein LR-Shunt zwischen beiden Vorhöfen ermöglicht wird. Dadurch kommt es zur rechtsventrikulären Schlagvolumenvermehrung (Volumenbelastung) und einem systolischen Herzgeräusch.

Es werden folgende Typen unterschieden:
1. Der **Ostium-secundum-Defekt** (ASD II) liegt im mittleren Teil des Vorhofseptums und schließt den Bereich der Fossa ovalis mehr oder weniger ein.
2. Der Vorhofseptumdefekt vom **Sinus-venosus-Typ** (ca. 10% aller ASD) liegt im kraniodorsalen Anteil des Vorhofseptums nahe der Einmündung der oberen Hohlvene. In über 90% der Fälle ist er mit einer partiellen Lungenvenenfehlmündung vergesellschaftet (Einmündung der rechten Lungenvenen in den rechten Vorhof).
3. Vorhofseptumdefekte vom **Ostium-primum-Typ** (ASD I) liegen in unmittelbarer Nähe der AV-Klappenebene. Sie sind der Gruppe der atrioventrikulären Septumdefekte zuzuordnen und werden deshalb mit ihnen zusammen besprochen (s. S. 188).

Vorkommen: Der Anteil der Vorhofseptumdefekte vom Secundum- und Sinus-venosus-Typ unter den angeborenen Herzfehlern beträgt etwa 8–10%. Der Ostium-secundum-Defekt kommt gelegentlich über mehrere Generationen hinweg familiär gehäuft vor. Vorhofseptumdefekte gibt es auch im Rahmen des autosomal dominant vererbten Holt-Oram-Syndroms. Die Kombination eines Vorhofseptumdefektes mit einem AV-Block 1. Grades kann ebenfalls autosomal dominant vererbt werden.

Hämodynamik: Die Hämodynamik wird mehr durch den Füllungsdruck und die Dehnbarkeit der Ventrikel als durch Größe und Lokalisation der Defekte bestimmt, weil die Lücke im Vorhofseptum diastolisch die Kommunikation zwischen allen vier Herzhöhlen freigibt (Abb. 3). Unter diesen Bedingungen bestimmt die Dehnbarkeit der Herzkammern den Grad der diastolischen Ventrikelfüllung: Das Blut beider Vorhöfe fließt überwiegend in den dehnbareren rechten Ventrikel ab. Daraus resultiert ein LR-Shunt mit konsekutiver Volumenüberlastung des rechten Ventrikels.

Im Neugeborenenalter liegen spezielle Verhältnisse vor. Die diastolische Dehnbarkeit des in diesem Alter noch dickwandigen rechten Ventrikels entspricht der des linken Ventrikels. Dann sind die Füllungsvolumina beider Kammern annähernd gleich, und es bildet sich kein signifikanter Shunt aus.

Bei älteren Patienten, bei denen die Dehnbarkeit des rechten Ventrikels vermindert ist (Hypertrophie infolge von Druck- und Widerstandserhöhung im Lungenkreislauf), kann ein RL-Shunt mit Zyanose entstehen (Eisenmenger-Reaktion).

Schweregrade und Verlaufsformen:
1. Spontanverschluß: Die Spontanverschlußrate von Vorhofseptumdefekten beträgt in den ersten zwei Lebensjahren 30–50%, bei Frühgeborenen bis zu 90%.
2. Kleiner ASD ohne Operationsindikation (Qp/Qs <1,5): Die Patienten sind in der Regel asymptomatisch und bedürfen keiner Therapie. Die Diagnose wird klinisch und echokardiographisch gestellt, die Shuntgröße bei der Herzkatheteruntersuchung ermittelt.
3. Größerer ASD, bei dem ein Verschluß indiziert ist (Qp/Qs >1,5): Wegen der hohen Spontanverschlußrate in den ersten zwei Lebensjahren sollte ein elektiver Verschluß nach dem 2. Lebensjahr erfolgen. Bei therapierefraktärer Herzinsuffizienz ist ein Verschluß bereits im 1. Lebensjahr notwendig.
4. ASD mit Shuntumkehr: Das Risiko einer Shuntumkehr mit Zyanose als Folge einer pulmonalen Gefäßerkrankung mit Widerstandserhöhung ist im frühen Kindesalter gering und beträgt bis zum 20. Lebensjahr 8%, bei älteren Patienten 15%.

Symptome und Befunde: Das Systolikum wird meistens schon in der Säuglingszeit bemerkt, nicht selten aber auch erst später. Eine Herzinsuffizienz ist selten, kann aber in Einzelfällen schon im 1. Lebensjahr therapierefraktär sein und einen frühzeitigen operativen Verschluß erfordern. Die meisten Kinder mit Vorhofseptumdefekt zeigen jedoch keine kardiovaskulären Symptome. Einige Patienten bleiben lebenslang asymptomatisch, andere haben im Schulalter einen Leistungsknick. Eine Zyanose tritt erst dann auf, wenn es zur Shuntumkehr kommt.

Die peripheren Pulse sind unauffällig. Eine verstärkte rechtsventrikuläre Kontraktion kann exspiratorisch am linken Sternalrand und inspi-

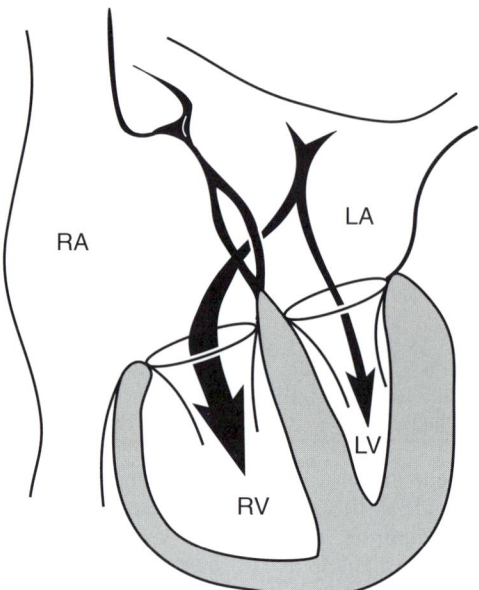

Abb. 3. Schematische Darstellung des Links-rechts-Shunts über einen Vorhofseptumdefekt während der Diastole. RA/RV = rechter Vorhof/Ventrikel; LA/LV = linker Vorhof/Ventrikel.

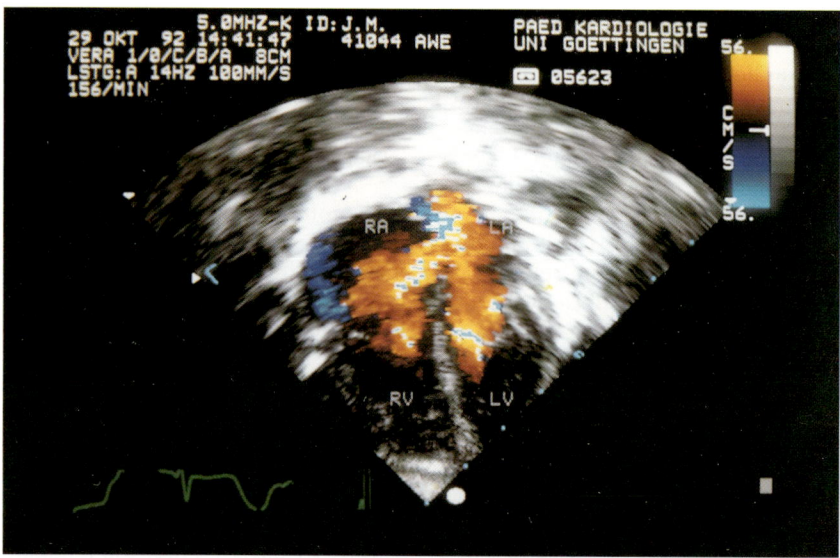

Abb. 4. Farb-Doppler-Echokardiogramm bei Vorhofseptumdefekt. Blickrichtung und Abkürzungen wie in Abb. 3. Die rot dargestellten Flußgeschwindigkeiten entsprechen den Pfeilen in Abb. 3.

ratorisch subxiphoidal palpiert werden. Schwirren ist ungewöhnlich. Der 2. Herzton ist weit und atemunabhängig fixiert gespalten, die Pulmonaliskomponente nur bei Druckerhöhung im Pulmonalarteriensystem betont. Ein leises bis mittellautes blasendes Austreibungsgeräusch, dessen Lautstärkemaximum im 2. ICR links parasternal liegt, ist typisch. Das Systolikum entsteht durch eine relative Pulmonalstenose, denn das vermehrte Blutvolumen kann die normal weite Pulmonalklappe nicht mehr geräuschlos passieren. Das Geräusch unterscheidet sich von einem akzidentellen Systolikum oft nur dadurch, daß es in den Rücken links paravertebral fortgeleitet wird. Ein zusätzliches weiches mittelfrequentes Mesodiastolikum ist Ausdruck einer relativen Trikuspidalstenose bei großem LR-Shunt (Qp/Qs >2).

Röntgenologisch ist das Herz vergrößert, der Pulmonalknopf dilatiert und die Lungengefäßzeichnung vermehrt.

Das **EKG** zeigt einen Rechtstyp mit inkomplettem Rechtsschenkelblock (rSr' oder rSR'-Konfiguration in V_1) und häufig einen AV-Block 1. Grades. Ein R' >0,7 mV spricht für eine Rechtshypertrophie durch Volumenbelastung.

Mit der zweidimensionalen **Farb-Doppler-Echokardiographie** können der Vorhofseptumdefekt und die Shuntrichtung dargestellt werden (Abb. 4). Bei eindeutigen echokardiographischen Befunden kann in Einzelfällen auf eine präoperative Herzkatheterisierung verzichtet werden.

Die **Herzkatheterisierung** dient der Shuntbestimmung und deckt eine begleitende Lungenvenenfehlmündung auf. Der Pulmonalarteriendruck ist in der Regel normal; ein geringer, flußbedingter Gradient von etwa 15 mmHg ist Ausdruck der relativen Pulmonalstenose. Mit dem Katheter gelangt man über den Defekt leicht vom rechten in den linken Vorhof. Bei großem Shunt zeigt die **Angiokardiographie** einen vergrößerten, nach links rotierten rechten Ventrikel. Nach Lungenpassage weist ein Kontrastmittelübertritt vom linken in den rechten Vorhof den Vorhofseptumdefekt nach. Fehlmündende rechte Lungenvenen können zu einer Anfärbung des rechten Vorhofes oder der oberen Hohlvene führen, bevor der Kontrastmittelübertritt vom linken Vorhof eingesetzt hat.

Therapie: Bei Herzinsuffizienz erfolgt eine Medikation mit Digitalis, evtl. auch Diuretika. Die Indikation zum operativen Defektverschluß folgt den oben dargestellten Regeln. Der Defekt wird direkt oder mit einem Flicken (Patch) verschlossen. Die Operationsletalität liegt unter 1%. Postoperativ können Vorhofarrhythmien bei bis zu 23% der Kinder auftreten. Der Verschluß des Vorhofseptumdefektes mit einem Doppelschirm durch interventionelle Katheterisierung ist in geeigneten Fällen möglich, befindet sich aber noch in der Erprobung.

Zusammenfassung: Der Vorhofseptumdefekt ist ein häufiger Herzfehler (8–10% aller Herzfehler). Die Symptomatik ist in der Regel wenig ausgeprägt. Sie wird oft erst relativ spät bemerkt. Das Systolikum ähnelt einem akzidentellen Geräusch, wird aber in den Rücken fortgeleitet. Wegen der hohen Spontanverschlußrate ist der elektive Verschluß des Defektes erst ab dem 3. Lebensjahr indiziert, wenn der LR-Shunt ein Verhältnis von Lungen- zu Körperdurchblutung >1,5 verursacht.

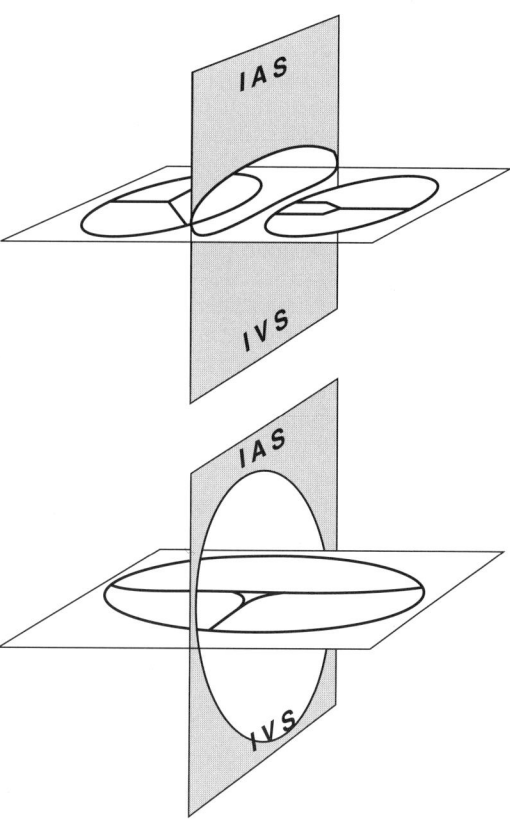

Abb. 5. Schematische Darstellung der atrioventrikulären Septumdefekte (AVSD). Vorhofseptum (IAS) und Kammerseptum (IVS) schattiert, AV-Klappenebene weiß. Beim inkompletten AVSD (oben) reicht der Vorhofseptumdefekt bis an die AV-Klappenebene, und die Mitralklappe weist eine Spaltbildung auf. Beim kompletten AVSD (unten) besteht eine gemeinsame AV-Klappe sowie ein großer Vorhofseptumdefekt, der unmittelbar in den Kammerseptumdefekt übergeht.

c) Atrioventrikulärer Septumdefekt

Definition: Atrioventrikuläre Septumdefekte (AVSD), bisher als »Endokardkissendefekte« und »persistierende Atrioventrikularkanaldefekte« bezeichnet, umfassen ein Spektrum angeborener Herzfehler, für welche Fehlbildungen der Atrioventrikularklappen (AV-Klappen) und des atrioventrikulären Septums charakteristisch sind (Abb. 5). Daraus resultieren Vorhof- und Ventrikelseptumdefekte mit besonderer Lokalisation, die oft ineinander übergehen, sowie Insuffizienzen der AV-Klappen und typische Veränderungen im EKG.

Die atrioventrikulären Septumdefekte entstehen durch mangelhafte Ausbildung oder komplettes Fehlen des atrioventrikulären Septums, das normalerweise den rechten Vorhof vom Einflußteil des linken Ventrikels trennt. Je nach Ausmaß der Defizienz kommt es zu einer breiten Palette von Fehlbildungen, die von einem kleinen AV-Klappen-nahen Vorhofseptumdefekt (Primum-Typ) mit minimaler Mitralinsuffizienz (durch Spaltbildung) bis hin zum großen Vorhof- und Ventrikelseptumdefekt mit inkompetenter singulärer AV-Klappe reichen. Obligat ist eine begleitende Fehlbildung des Reizleitungssystems, die zu typischen Veränderungen im EKG führt.

Es werden zwei Haupttypen unterschieden:
- Beim **inkompletten** atrioventrikulären Septumdefekt ist ein Vorhofseptumdefekt vom Primum-Typ mit einer AV-Klappeninsuffizienz kombiniert; das Ventrikelseptum ist intakt.
- Beim **kompletten** atrioventrikulären Septumdefekt wird der große Defekt, der vom Vorhof- bis tief in das Kammerseptum reicht, durch eine gemeinsame Atrioventrikularklappe in den Vorhof- und Kammerseptumdefekt unterteilt (Abb. 5).

Vorkommen: Die Häufigkeit der atrioventrikulären Septumdefekte unter den angeborenen Herzfehlern ist 4%. Mehr als 50% der betroffenen Kinder haben ein Down-Syndrom (20% aller Kinder mit einem Down-Syndrom haben einen atrioventrikulären Septumdefekt).

Hämodynamik: Je nach Ausprägung des Defektes dominiert die Hämodynamik des Vorhof- oder Ventrikelseptumdefektes, die vom Ausmaß der AV-Klappeninsuffizienz beeinflußt wird. Bei der schwersten Form, dem kompletten atrioventrikulären Septumdefekt mit stärkerer AV-Klappeninsuffizienz, kommunizieren alle Herzhöhlen systolisch und diastolisch miteinander. In dieser Situation kommt es rasch zu einer globalen Herzinsuffizienz mit körper- und lungenvenöser Rückstauung (durch die AV-Klappeninsuffizienzen) bei kleinem Körperzeitvolumen. Eine Erhöhung des pulmonalarteriellen Widerstandes entwickelt sich bereits zwischen dem 6. und 12. Lebensmonat.

Schweregrade und Verlaufsformen:
1. Inkompletter AVSD: Hier ist ein Vorhofseptumdefekt vom Primum-Typ mit einer AV-Klappeninsuffizienz (meist Mitralinsuffizienz) kombiniert. Bei kleinem LR-Shunt (Qp/Qs <1,5), milder AV-Klappeninsuffizienz und normalem Lungenarteriendruck sind die Patienten meist asymptomatisch. Die Langzeitprognose ist gut. Ein günstiger Effekt der Korrekturoperation ist nicht nachgewiesen.
2. Bedeutsamer inkompletter AVSD: Die Anatomie entspricht der oben genannten. Der LR-Shunt ist aber größer (Qp/Qs >1,5). Die AV-Klappeninsuffizienz kann unterschiedlich ausgeprägt sein. Der Druck in den Pulmonalarterien ist meist noch normal. Auch wenn die Patienten bis in das junge Erwachsenenalter hinein asymptomatisch bleiben können, ist die Langzeitprognose bei dieser Hämodynamik ungünstig. Bis zum Alter von 30 Jahren werden 8% der Betroffenen durch eine Herzinsuffizienz symptomatisch. Im Alter von über 30 Jahren kommt es bei 30% der Patienten zu manifester Herzinsuffizienz und zu Herzrhythmusstörungen. Die ungünstige Langzeitprognose begründet die Korrekturoperation, die (wie beim Vorhofseptumdefekt vom Sekundum-Typ) im frühen Kindesalter erfolgen soll.
3. Kompletter AVSD: Der Herzfehler stellt die schwerste Variante des Spektrums dar. Die Kinder zeigen bereits im frühen Säuglingsalter Zeichen einer Herzinsuffizienz, die medikamentös oft kaum zu beherrschen ist. Die operative Korrektur innerhalb des 1. Lebensjahres ist unumgänglich, zumal sich bereits im 2. Lebenshalbjahr eine bedeutsame pulmonale Widerstandserhöhung ausbilden kann.

Symptome und Befunde: Beim **inkompletten** atrioventrikulären Septumdefekt mit milder Mitralinsuffizienz entsprechen Symptome und Auskultationsbefunde denen eines Vorhofseptumdefektes vom Sekundum-Typ. Bei größeren Defekten und größerer AV-Klappeninsuffizienz werden die Patienten im Laufe des 1. Lebensjahres symptomatisch (Einschränkung der körperlichen Leistungsfähigkeit, rasche Ermüdbarkeit sowie Atemnot in Ruhe und unter Belastung).

Auch bei **kompletten** atrioventrikulären Septumdefekten ohne stärkere Klappeninsuffizienz ist in der Neugeborenenperiode so lange kein Herzgeräusch hörbar, wie die Drucke im Lungen-

und Körperkreislauf annähernd gleich sind und sich kein Shunt ausbildet, der groß genug ist, um ein Systolikum zu verursachen. Typischerweise entwickelt sich ein Systolikum, dessen Lautstärke rasch zunimmt, erst in der 2. Lebenswoche. Parallel dazu treten erste Zeichen einer progredienten Herzinsuffizienz auf: Trinkschwierigkeiten, Atemnot und Gewichtsstillstand. Das Herz nimmt deutlich an Größe zu. Ein systolisches Schwirren kann über dem 3. und 4. ICR links palpiert werden; bei Mitralinsuffizienz tritt es auch über der Herzspitze auf. Der 2. Herzton ist eng gespalten, die Pulmonaliskomponente betont. Ein mesodiastolisches Geräusch ist Ausdruck der relativen AV-Klappenstenose. Mit zunehmender Widerstandserhöhung im Lungengefäßsystem nimmt der Shunt ab, und die Zeichen der Herzinsuffizienz sind rückläufig. Das Systolikum wird leiser und kürzer. Ein Schwirren ist nicht mehr palpabel. Dieser Verlauf kann irrtümlich als Besserung des Krankheitsbildes gedeutet werden, vor allem wenn die Lautstärke des 2. Herztones unbeachtet bleibt. Sie hat zwischenzeitlich deutlich zugenommen, so daß der 2. Herzton jetzt als »knallend« imponiert.

Röntgenologisch ist das Herz stark vergrößert, die Lungenzeichnung erheblich vermehrt. Wenn im 2. Lebenshalbjahr der Lungenarterienwiderstand angestiegen ist, wird das Herz kleiner. Die periphere Lungengefäßzeichnung ist vermindert, die zentrale bleibt vermehrt.

Das Extremitäten-**EKG** ist bei allen Formen der atrioventrikulären Septumdefekte typisch verändert: Es zeigt einen überdrehten Linkstyp mit einer gegen den Uhrzeigersinn verlaufenden Vektorschleife. Die elektrische Herzachse kann sogar bei −150° liegen. Ursache dieser EKG-Veränderungen ist die angeborene Fehlanlage des Reizleitungssystems, die zu einer asynchronen Aktivierung des linken Ventrikels führt. Dieser EKG-Befund kann deshalb schon in der Neugeborenenzeit diagnostisch genutzt werden. Bei 60−90% der Patienten besteht zusätzlich ein AV-Block 1. Grades. Ventrikuläre Hypertrophiezeichen hängen vom Ausmaß der Belastung ab und sind nicht typisch für den Herzfehler.

Die zweidimensionale **Farb-Doppler-Echokardiographie** kann die anatomischen Verhältnisse darstellen; Shunts und Klappeninsuffizienzen sind gut erkennbar. Die Sensitivität dieser Methode entspricht der der Angiokardiographie.

Mit der **Herzkatheterisierung** werden Shunts, Drucke und der pulmonale Gefäßwiderstand quantifiziert. Die **Angiokardiographie** zeigt Septumdefekte und läßt Rückschlüsse auf die Beschaffenheit der AV-Klappen zu. Die Befunde dieser Untersuchung bilden die Grundlage für die Planung des operativen Vorgehens.

Therapie: Bei Herzinsuffizienz erfolgt die medikamentöse Therapie mit Digitalis und Diuretika. Die Indikationen zur Korrekturoperation sind oben dargestellt worden. Unter Einsatz der Herz-Lungen-Maschine werden die Septumdefekte durch Flicken verschlossen; die AV-Klappen lassen sich in den meisten Fällen rekonstruieren. Die Operationsletalität hängt von den anatomischen Gegebenheiten, dem Alter des Kindes und dem Widerstand im Pulmonalgefäßsystem ab. Bei inkompletten Formen ohne Ventrikelseptumdefekt beträgt sie je nach Lebensalter 1−4%. Bei den kompletten Formen mit normalem Pulmonalgefäßwiderstand liegt sie im Durchschnitt bei 10−25%, wenn der Eingriff innerhalb des 1. Lebensjahres vorgenommen werden muß; danach fällt sie auf 5−7%. Bei erhöhtem pulmonalen Gefäßwiderstand steigt die Letalität auf 30−35% an. Bei der Mehrzahl der Patienten bleibt trotz der Korrekturoperation eine milde Mitralinsuffizienz bestehen und ist in 10% so schwerwiegend, daß eine Reoperation erforderlich wird.

> **Zusammenfassung:** Die atrioventrikulären Septumdefekte sind seltene Herzfehler (4% aller angeborenen Herzfehler), die ein breites Spektrum von Vorhof- und Ventrikelseptumdefekten, kombiniert mit AV-Klappeninsuffizienzen, repräsentieren. Eine pulmonale Widerstandserhöhung entwickelt sich oft schon im 1. Lebensjahr. Die individuelle Hämodynamik und Symptomatik werden durch die bedeutsamste Läsion des Fehlbildungskomplexes geprägt. Bei kleinen Defekten ist die Langzeitprognose gut; mittelgroße und sehr große Defekte bedürfen einer operativen Korrektur. Diagnostisch wegweisend sind ein Systolikum und der überdrehte Linkstyp mit oder ohne AV-Block 1. Grades im Extremitäten-EKG.

d) Persistierender Ductus arteriosus Botalli

> **Definition:** Ein peristierender Ductus Arteriosus Botalli (PDA) ist die extrauterine Persistenz der normalen fetalen Gefäßverbindung zwischen Pulmonalarterie und Aorta. Typischerweise kommt es zu einem kontinuierlichen systolisch-diastolischen Maschinengeräusch, einer vermehrten Lungendurchblutung und einer Volumenbelastung des linken Ventrikels.

Der physiologische Verschlußmechanismus des Ductus Botalli (Muskelkontraktionen der Media, Einstülpungen der verdickten Intima und Auftreten von Nekrosen in der Wand) beginnt bei Reifgeborenen bereits innerhalb der ersten Lebensstunden und wird im Alter von 2–3 Wochen durch komplette Umwandlung in das fibröse Ligamentum Botalli vollendet. Verzögerte Spontanverschlüsse sind bis zum 3. Lebensmonat häufig und danach selten.

Vorkommen: Der offene Ductus Botalli (9–14% aller angeborenen Herzfehler) kommt häufig bei der Rötelnembryopathie und bei 80% aller Frühgeborenen unter 1200 g Geburtsgewicht vor. In 15% der Fälle ist er mit weiteren kardiovaskulären Fehlbildungen vergesellschaftet (Aortenisthmusstenose, Ventrikelseptumdefekt, komplexe zyanotische Herzfehler).

Hämodynamik: Die hämodynamischen Konsequenzen ergeben sich aus der Weite des Ductus, Größe des Lungengefäßwiderstandes und Kapazität des linken Ventrikels. Beim typischen Ductus übersteigt der Druck in der Aorta systolisch und diastolisch den Pulmonalarteriendruck. Daher kommt es während beider Herzphasen zu einem LR-Shunt mit Lungenmehrdurchblutung. Nach Lungenpassage gelangt das um das Shuntvolumen vermehrte Herzzeitvolumen in den linken Vorhof und die linke Kammer, um erneut in die Aorta ausgeworfen zu werden. Es resultiert also eine Volumenbelastung des linken Vorhofes und linken Ventrikels. Durch zunehmende Widerstandserhöhung im Lungengefäßsystem verringern sich Shuntgröße und Volumenbelastung für das linke Herz. Im Endzustand kommt es zu einer Shuntumkehr mit RL-Shunt über den Ductus. Das Risiko hierfür beträgt nach dem 2. Lebensjahr 11%.

Anders ist die Hämodynamik, wenn der offene Ductus arteriosus einen lebenswichtigen Bestandteil komplexer Herz-Gefäß-Fehlbildungen darstellt (Abb. 6): Bei hochgradiger Aortenisthmusstenose sichert er die Durchblutung der unteren Körperhälfte (RL-Shunt); bei Pulmonalatresie wird die Lunge nur über den offenen Ductus mit Blut versorgt (LR-Shunt). Man spricht in solchen Fällen von duktusabhängigen Herzfehlern.

Symptome und Befunde:
1. Typischer PDA: Die große Blutdruckamplitude führt zu einem Pulsus celer et altus, einem sichtbaren Kapillarpuls, bei Säuglingen auch zu einem Pulsieren der großen Fontanelle. Der 1. Herzton ist normal, der 2. Herzton in der Regel eng gespalten. Bei sehr großem LR-Shunt kann eine paradoxe Spaltung des 2. Herztones auftreten. Charakteristisch ist das kontinuierliche systolisch-diastolische Maschinengeräusch, das am besten über dem 1. und 2. ICR links zu hören ist. Es wird auf den gesamten frontalen Thorax fortgeleitet. Entsprechend dem Shuntverhältnis bei erhöh-

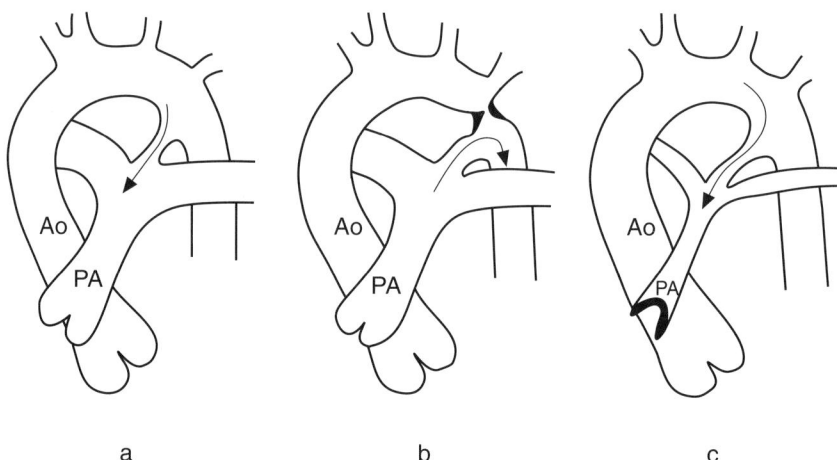

Abb. 6. Schematische Darstellung der Varianten eines persistierenden Ductus arteriosus (PDA) mit Angabe der Shuntrichtung (Pfeile).
a) Typischer PDA mit Links-rechts-Shunt.
b u. c) PDA als lebenswichtiger Bestandteil bei duktusabhängigen Herzfehlern. Bei der Aortenisthmusstenose wird die Durchblutung der unteren Körperhälfte durch den Rechts-links-Shunt über den PDA sichergestellt (b). Bei Pulmonalatresie garantiert der Links-rechts-Shunt über den Ductus die Lungendurchblutung (c).
Ao = Aorta; PA = Pulmonalarterie.

tem Druck in den Lungenarterien kann das Geräusch auf die Systole beschränkt sein. Ein Mesodiastolikum über der Herzspitze entsteht durch eine relative Mitralstenose bei großem Shuntvolumen. Klinische Zeichen der Herzinsuffizienz treten besonders bei großem Shunt auf.
2. Offener PDA mit pulmonaler Hypertension: Bei flußbedingter pulmonaler Hypertension mit niedrigem Lungenarterienwiderstand entsprechen die Befunde denen eines typischen Ductus mit großem Shunt. Bei Patienten mit erhöhtem Pulmonalarteriendruck aufgrund einer Widerstandserhöhung im kleinen Kreislauf ist der LR-Shunt klein; evtl. hat sich bereits ein RL-Shunt mit Zyanose ausgebildet. In diesen Fällen hört man kein signifikantes Herzgeräusch. Der 2. Herzton ist eng gespalten oder singulär, die terminale Komponente extrem betont; die Pulse sind normal.
3. Offener PDA bei Frühgeborenen mit Atemnotsyndrom: Eine abweichende Symptomatik zeichnet den offenen Ductus bei Frühgeborenen mit Atemnotsyndrom aus. Bei ihnen hört man oft kein Geräusch oder ein weiches uncharakteristisches Systolikum. Die peripheren Pulse sind kräftig, die präkordiale Aktivität gesteigert. Ein frühes und typisches Zeichen eines großen LR-Shunts sind steigender Sauerstoffbedarf und Beatmungspflichtigkeit. Zunehmende Herzgröße, Ausbildung eines Lungenödems und der echokardiographische Nachweis eines persistierenden Ductus ermöglichen die differentialdiagnostische Abgrenzung zur bronchopulmonalen Dysplasie.

Beim typischen Ductus arteriosus Botalli sind die **Röntgenbefunde** von der Shuntgröße abhängig. Bei kleinem oder mäßigem Shunt ist das Herz nicht vergrößert. Große Shunts führen zu Herzvergrößerung und vermehrter Lungengefäßzeichnung.

Entsprechend der Shuntgröße ist das **EKG** normal oder zeigt eine linksventrikuläre Hypertrophie. Bei Shuntumkehr dominieren die Zeichen der Rechtshypertrophie.

Farb-Doppler-echokardiographisch läßt sich ein offener Ductus bildlich und durch den abnormen diastolischen Rückfluß in die Pulmonalarterie darstellen. Bei Frühgeborenen, bei denen ein Ductus medikamentös oder chirurgisch verschlossen werden soll, kann echokardiographisch vorher sichergestellt werden, daß kein ductusabhängiger Herzfehler vorliegt.

Mit der **Herzkatheteruntersuchung** lassen sich Shunt- und Widerstandsverhältnisse quantifizieren. Durch die **Angiographie** in den linken Ventrikel oder in die Aorta werden der retrograde Einstrom in die Pulmonalarterie dargestellt (LR-Shunt) und begleitende Herz-Gefäß-Fehlbildungen ausgeschlossen.

Therapie: Bei Symptomen einer Herzinsuffizienz ist in jedem Lebensalter der Ductusverschluß durch Katheterintervention oder Operation indiziert.

Eine Ausnahme stellen **Frühgeborene** mit symptomatischem Ductus dar. Bei diesen Kindern wird nach Ausschluß eines ductusabhängigen Herzfehlers zunächst der Versuch unternommen, den Ductus medikamentös mit Indometacin zu verschließen. Man gibt, sofern Blutbild, Nieren- und Leberfunktionsparameter normal sind, 3 Dosen Indometacin oral oder parenteral (0,1–0,3 mg/kg alle 12 Stunden). Kontraindikationen sind Hyperbilirubinämie, Nierenversagen, Schock, nekrotisierende Enterokolitis, intrakraniale Blutung und Blutgerinnungsstörungen. Zusätzlich kann eine Flüssigkeitsrestriktion nützlich sein. Bei Versagen dieser Therapie ist die chirurgische Ductusdurchtrennung indiziert.

Die **operative Durchtrennung** des symptomatischen Ductus arteriosus Botalli mit großem LR-Shunt und Herzinsuffizienz sollte im 1. Lebensjahr unmittelbar nach Diagnosestellung erfolgen. Nach dem 1. Lebensjahr sollte jeder persistierende Ductus wegen des Endokarditisrisikos verschlossen werden. Neben der chirurgischen Ligatur und Durchtrennung wird zunehmend häufiger der Verschluß mit Hilfe eines über den Katheter eingeführten Doppelschirmes oder Spiraldrahtes vorgenommen.

Zusammenfassung: Patienten mit offenem Ductus arteriosus Botalli und kleinen bis mittelgroßen Shunts sind klinisch unbeeinträchtigt. In der 3. oder 4. Lebensdekade stellen sich jedoch häufig Dyspnoe und rasche Erschöpfbarkeit ein. Die Wahrscheinlichkeit eines Spontanverschlusses ist nach dem 1. Lebensjahr sehr gering, das Risiko einer bakteriellen Endokarditis beträgt 2%. Aus diesem Grunde sollte auch jeder asymptomatische offene Ductus arteriosus nach dem 1. Lebensjahr unverzüglich verschlossen werden.

e) Pulmonalklappenstenose mit intaktem Ventrikelseptum

Definition: Die Verengung der Lungenschlagaderklappe wird als **Pulmonalklappen-Stenose** (PS) bezeichnet (8–12% aller angeborenen

Herzfehler). Sie behindert den Abfluß des Blutes aus dem rechten Ventrikel, führt zu einem Systolikum und zur Rechtshypertrophie.

In den meisten Fällen ist der Klappenring normal weit; die Kommissuren sind immer verwachsen. Deshalb kann sich die Klappe systolisch nicht frei öffnen, sondern nimmt eine kuppelförmige Stellung an, in deren Zentrum das Blut je nach Ausmaß der Stenose preßstrahlartig hindurchtritt (Abb. 7). Der Grad der Klappenverengung schwankt von leichten Verschmelzungen der Kommissuren bis zu schwersten membranartigen Deformierungen mit nur stecknadelkopfgroßer zentraler Öffnung. In 20% ist eine dysplastische Pulmonalklappe die Ursache der Pulmonalstenose. Die weiteren Formen der Pulmonalstenosen sollen hier nur kurz erwähnt werden. Die **infundibuläre Pulmonalstenose** ist eine Enge unterhalb der Pulmonalklappe, die **supravalvuläre Pulmonalstenose** eine Enge des Pulmonalarterienstammes stromabwärts der Pulmonalklappe. Als **periphere Pulmonalstenosen** bezeichnet man die Verengungen vieler kleiner Äste in der Lungenperipherie.

Hämodynamik: Die Klappenstenose bedingt einen zusätzlichen, während der Systole nahezu konstanten Auswurfwiderstand, der nur durch eine Erhöhung des transvalvulären Druckgradienten von einem ausreichenden Schlagvolumen überwunden werden kann. Das Blut tritt

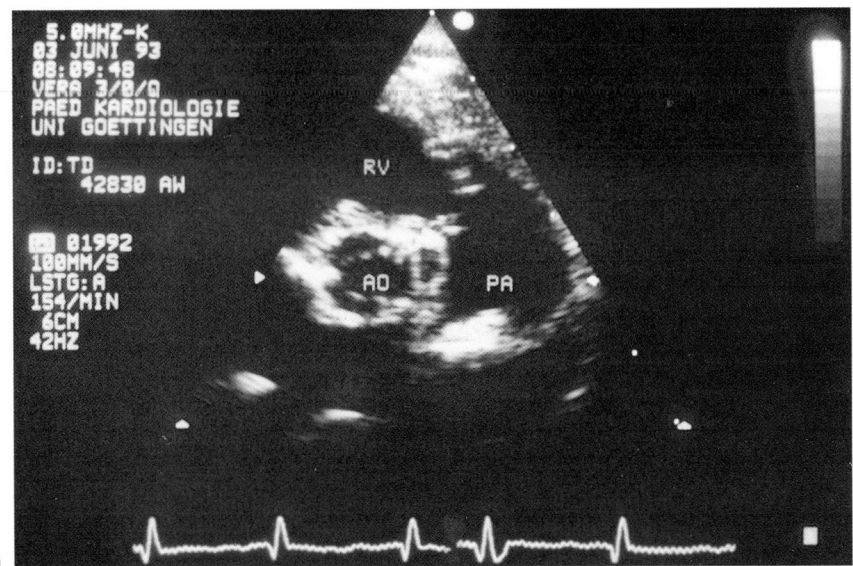

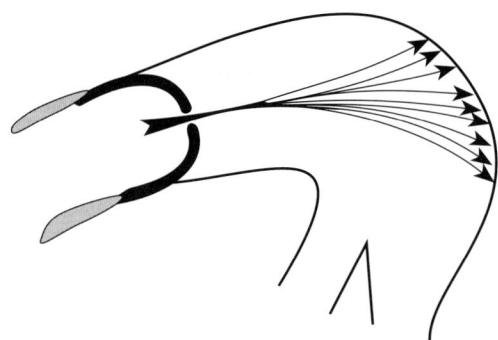

Abb. 7. a) Echokardiogramm bei Pulmonalstenose, das die kuppelförmige Stellung der Pulmonalklappe in der Systole und die poststenotische Dilatation des Pulmonalarterienstammes zeigt. RV = rechter Ventrikel; PA = Pulmonalarterie; Ao = Aorta (Querschnitt in Höhe der Aortenklappe).
b) Schematische Darstellung der Blutströmungsverhältnisse zur Erklärung der poststenotischen Dilatation bei Pulmonalstenose.

dann mit hoher Geschwindigkeit durch die Klappenöffnung, die wie eine Düse wirkt. Poststenotisch kommt es durch das Auftreffen des Preßstrahles auf die Gefäßwand und die vermehrte hydrostatische Belastung des Pulmonalarterienhauptstammes im Laufe der Zeit zu einer poststenotischen Dilatation (Abb. 7). Sie ist für Stenosen mit kurzer Wegstrecke charakteristisch und weitgehend unabhängig vom Ausmaß der Stenose. Der Schweregrad der Verengung wird als systolischer Druckgradient zwischen rechter Kammer und Pulmonalarterie gemessen. Er bestimmt das Ausmaß der rechtsventrikulären Drucksteigerung und Hypertrophie. Höhe und Dauer der intraventrikulären Druckentwicklung sind dafür verantwortlich, daß der Schweregrad der Pulmonalstenose mit dem akustischen Befund korreliert. Die Pulmonalstenose ist um so schwerer, je länger und lauter das Systolikum ist und je später es sein Amplitudenmaximum erreicht.

Symptome und Befunde: Die Symptomatik hängt von dem Schweregrad der Stenose ab. Dieser läßt sich nach dem systolischen Druckgradienten zwischen Ventrikel und Pulmonalarterie wie folgt einteilen: Unbedeutende und leichte Stenosen haben einen Druckgradienten bis 50 mmHg, mittelgradige einen Gradienten zwischen 50 und 80 mmHg und hochgradige Stenosen einen Gradienten über 80 mmHg. Patienten mit leichter oder mittelgradiger Stenose können bis in die Adoleszenz asymptomatisch sein. Patienten mit hochgradigen Stenosen können schon in der Neonatalperiode eine Zyanose oder Herzinsuffizienz entwickeln. Hypoxämische Anfälle, die durch das plötzliche Auftreten einer schweren Zyanose und Dyspnoe gekennzeichnet sind, treten viel seltener auf als bei der Fallot-Tetralogie (s. S. 199).

Patienten mit leichter und mittelgradiger Stenose sind in der Regel azyanotisch. Hingegen zeigen Patienten mit hochgradiger Stenose oft eine diskrete zentrale Zyanose, weil es durch den erhöhten rechtsatrialen Druck zu einem RL-Shunt über eine Lücke im Vorhofseptum (Foramen ovale oder Vorhofseptumdefekt) kommt. Säuglinge mit schwerer Pulmonalstenose haben typischerweise ein pausbäckiges rundes Gesicht und wirken auf den ersten Blick gesund. Der arterielle Puls ist in der Regel normal, kann aber eine verkleinerte Amplitude haben. Dagegen kontrastiert der betonte Jugularvenenpuls, der bei schweren Stenosen mit einer präsystolischen Pulsation der Leber verbunden sein kann. Bei der Untersuchung des Herzens kann ein prominentes Präkordium auffallen. Die verstärkte rechtsventrikuläre Kontraktion ist oft palpabel. Ein systolisches Schwirren tritt häufiger über der Pulmonalklappe als suprasternal auf. Bei milden und mittelgradigen Stenosen kann ein protosystolischer Klick (Pulmonalklappenöffnungston) im 2. ICR links gehört werden. Er ist typischerweise exspiratorisch deutlicher als inspiratorisch. Je früher der Klick einfällt, desto niedriger ist der diastolische Pulmonalarteriendruck und um so schwerer die Pulmonalstenose. Die weite fixierte Spaltung des 2. Herztones mit abgeschwächter Pulmonaliskomponente ist pathognomonisch für eine valvuläre Pulmonalstenose. Mit zunehmendem Schweregrad nimmt das Spaltungsintervall des 2. Herztones zu und die Lautstärke der Pulmonaliskomponente ab. Bei hochgradigen Stenosen können ein großes Spaltungsintervall und die starke Abschwächung der Pulmonaliskomponente einen singulären 2. Herzton vortäuschen. Das typische systolische Austreibungsgeräusch ist rauh; seine Dauer hängt vom Schweregrad der Stenose ab. Es ist am besten im 1. und 2. ICR links hörbar und wird zum Rücken fortgeleitet. Diastolische Geräusche fehlen.

Bei milden Pulmonalstenosen ist das Herz **röntgenologisch** normal groß. Die poststenotische Dilatation wird durch die Prominenz des Pulmonalsegmentes deutlich. Bei hochgradigen Stenosen kann es zu einer Vergrößerung des rechten Ventrikels kommen; eine poststenotische Dilatation kann fehlen. Bei zyanotischen Patienten ist die Pulmonalgefäßzeichnung vermindert, sonst ist sie in der Regel normal.

Bei leichten Pulmonalstenosen zeigt das **EKG** in der Regel Normalbefunde. Mittelgradige Pulmonalstenosen führen zu Zeichen der rechtsventrikulären Druckbelastung mit hohen R- und kleinen S-Zacken in V_1. Im Extremitäten-EKG findet sich eine Abweichung der Herzachse nach rechts. Bei schweren Stenosen nehmen diese Befunde zu. Zeichen der rechtsatrialen Hypertrophie können hinzukommen.

Farb-Doppler-echokardiographisch sieht man eine verdickte und vermindert bewegliche Klappe, evtl. einen verengten Klappenring sowie die poststenotische Dilatation des Pulmonalarterienstammes mit einem turbulenten Flußmuster (Abb. 7). Auf der Basis der maximalen Strömungsgeschwindigkeit im Pulmonalarterienstamm läßt sich der transvalvuläre Druckgradient abschätzen.

Herzkatheterisierung und Angiokardiographie: Sie dient der Quantifizierung des Schweregrades der Stenose, der sich aus dem systolischen Gradienten zwischen Pulmonalarterie und Ventrikel ergibt. Durch die angiokardiographische Darstellung des rechten Ventrikels und des

Lungengefäßsystems lassen sich die systolische Kuppelform der Klappe und die poststenotische Dilatation abbilden. Bei hochgradigen Pulmonalstenosen kann auch eine Hypertrophie der Muskulatur im Infundibulum erkannt werden, bei der das Infundibulum typischerweise diastolisch normal weit und systolisch verengt ist.

Therapie: Die Therapie der Wahl ist die Ballonvalvuloplastie (Sprengung der verengten Klappe mit einem Ballonkatheter). Die Indikation dazu ist bei Stenosen mit einem Druckgradienten von mehr als 35–40 mmHg gegeben. Bei hochgradigen Stenosen kann dieser Eingriff schon im Neugeborenen- und Säuglingsalter durchgeführt werden, sonst liegt der Zeitpunkt der Wahl im Alter von 2–4 Jahren. Die chirurgische Kommissurotomie ist auf ausgewählte Einzelfälle beschränkt, die der Ballonklappensprengung nicht zugänglich sind.

> **Zusammenfassung:** Pulmonalklappenstenosen sind relativ häufige Herzfehler. Das führende Symptom ist ein Systolikum, das zum Rücken hin fortgeleitet wird und dessen Lautstärke und Länge mit dem Schweregrad der Stenose korrelieren. Die Therapie der Wahl ist die Ballonvalvuloplastie, wenn der Druckgradient 35 mmHg übersteigt.

f) Aortenstenose

> **Definition:** Aortenstenosen sind Verengungen, die den Abfluß des Blutes aus dem linken Ventrikel in die Aorta behindern (etwa 5–6% aller angeborenen Herzfehler).

Nach den anatomischen Gegebenheiten lassen sich drei Typen unterscheiden.

1. **Aortenklappenstenosen (AS):** Sie sind am häufigsten (75% aller Aortenstenosen) und entstehen durch Größenunterschiede, Fehlbildung oder rudimentäre Anlage der Taschenklappen, auch durch Verschmelzen oder Fehlen von Kommissuren. Es resultieren meist bikuspide, selten unikuspide Klappen mit einem exzentrisch gelegenen Restostium unterschiedlicher Größe. Unikuspide Klappen sind oft Ursache der kritischen Aortenstenose im Neugeborenen- und Säuglingsalter; bikuspide Klappen gibt es bei den signifikanten Aortenstenosen des Klein- und Schulkindes. Unter den leichteren Stenoseformen dominieren trikuspide Klappen mit teilweise verschmolzenen Kommissuren.

2. **Subvalvuläre Aortenstenose:** Bei dieser Form (20% aller Aortenstenosen) wird die Stenose durch einen unmittelbar unterhalb der Klappe gelegenen membranösen oder fibrösen Ring verursacht, der den Ausflußtrakt des linken Ventrikels mehr oder weniger einengen kann. Die Aortenklappe und das vordere Mitralsegel sind bei dieser Form häufig ebenfalls verändert.

3. **Supravalvuläre Aortenstenose:** Unmittelbar oberhalb des Abganges der Koronararterien befindet sich eine Einengung der Aorta. Sie kann umschrieben sein oder einen längeren Bereich der Aorta ascendens umfassen. Diese Form der supravalvulären Aortenstenose ist typisch für das Williams-Beuren-Syndrom (s. u.).

Die **Einteilung des Schweregrades** der Stenose richtet sich nach dem systolischen Druckgradienten: unbedeutend (<25 mmHg), leicht (25–50 mmHg), mäßig (50–70 mmHg) und hochgradig (>70 mmHg).

Hämodynamik: Durch die Aortenstenosen ist der Auswurfwiderstand des linken Ventrikels erhöht, so daß ein angemessenes Schlagvolumen nur mit einem erhöhten linksventrikulären Druck ausgeworfen werden kann. Daraufhin hypertrophiert das Myokard. Gleichzeitig verschlechtert sich die myokardiale Sauerstoffversorgung (Erhöhung des intramyokardialen Druckes, Verkürzung der Diastole durch verlängerte Austreibungszeit, erhöhter enddiastolischer Ventrikeldruck, niedriger diastolischer Aortendruck). Die relative Koronarinsuffizienz mit subendokardialer Ischämie führt langfristig zur Ausbildung einer Endokardfibroelastose, welche die Myokardfunktion weiter einschränkt. Bei körperlicher Belastung mit erhöhter Herzfrequenz und verkürzter Diastole kann es zu akuter Myokardischämie mit Angina pectoris, ventrikulären Arrhythmien und zum plötzlichen Herztod kommen.

Symptome und Befunde: Die meisten Patienten mit Aortenstenosen haben keine kardiovaskulären Symptome. Es geht den Patienten oft bis in das 3. Lebensjahrzehnt gut, sofern keine hochgradige Stenose vorliegt. Bei etwa 10% der Kinder mit mäßigen Druckgradienten (50–70 mmHg) kommt es im Schulalter zu plötzlichen Todesfällen bei oder nach körperlicher Belastung. Obwohl die Aortenklappenstenose in der Säuglingszeit selten symptomatisch wird, kann es bei kritischen Stenosen zum Herzversagen kommen, so daß unverzüglich eine Operation stattfinden muß.

Die klinischen Befunde hängen von dem Typ der Läsion ab.

1. **Aortenklappenstenose:** Die Patienten sind in der Regel beschwerdefrei. Erst bei Druckgradienten über 80 mmHg fallen eine kleine Amplitude und eine geringe Anstiegssteilheit des arteriellen Pulses auf. Die Kontraktion des linken Ventrikels ist über der Herzspitze palpabel. Ein systolisches Schwirren kann über der Basis rechts, suprasternal und evtl. in beiden Karotiden getastet werden. Die Öffnung der verdickten Aortenklappe führt zu einem protosystolischen Klick, der am besten über der Spitze gehört wird. Sehr häufig kann er auch am linken unteren Sternalrand und über dem Aortenareal auskultierbar sein. Im Gegensatz zur Pulmonalstenose ist das Spaltungsintervall zwischen 1. Herzton und protosystolischem Klick atemunabhängig. Die aortale Komponente des 2. Herztones ist betont. Man hört ein lautes, rauhes, mittel- und hochfrequentes Holosystolikum mit p.m. im 1. und 2. ICR rechts, das nach suprasternal und in die Karotiden fortgeleitet wird. Es ist auch gut über der Herzspitze zu hören.
2. **Umschriebene subvalvuläre Aortenstenose:** Die Befunde entsprechen im wesentlichen denen der Aortenstenose. Ein protosystolischer Klick fehlt jedoch und kann zur Differenzierung von der Klappenstenose herangezogen werden. Außerdem sind das Schwirren und das Systolikum deutlicher im 3. und 4. ICR zu hören als über der Aorta. Ein Diastolikum ist Ausdruck der Aorteninsuffizienz und kommt in der Regel erst im Erwachsenenalter vor.
3. **Supravalvuläre Aortenstenose:** Bei supravalvulären Aortenstenosen werden ein Schwirren und das Systolikum charakteristischerweise am besten suprasternal und entlang der Karotiden palpiert bzw. gehört. Blutdruckdifferenzen von mehr als 20 mmHg zugunsten des rechten Armes sind Folge der durch die Verengung hervorgerufenen asymmetrischen Strömung in der Aorta ascendens (Coanda-Effekt).
Supravalvuläre Aortenstenosen kommen bevorzugt beim **Williams-Beuren-Syndrom** vor, das durch kraniofaziale Dysmorphie, statomotorische und mentale Entwicklungsverzögerung, Kleinwuchs, Nierenfehlbildungen, Hypertension und supravalvuläre Aortenstenose in Kombination mit peripheren Pulmonalstenosen gekennzeichnet ist. Abb. 8 zeigt das typische Koboldgesicht dieser Patienten (breiter Mund, vorstehende Oberlippe, Hypertelorismus, flache Stirn, eingesunkene Nasenwur-

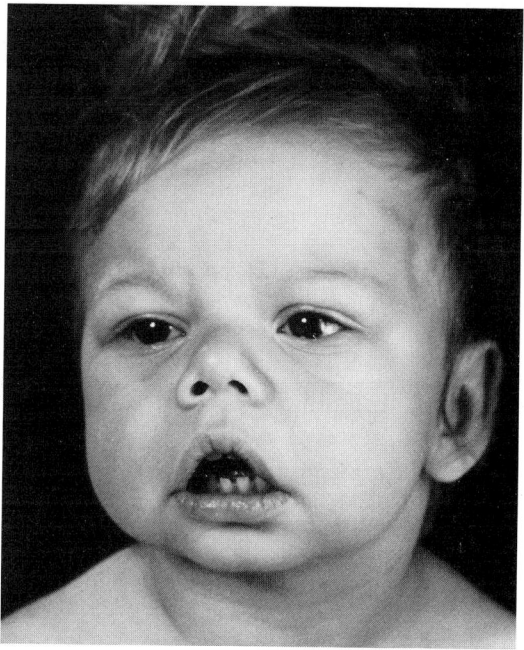

Abb. 8. Williams-Beuren-Syndrom: Koboldgesicht mit Epikanthus, eingezogener Nasenwurzel, nach vorn gerichteten Nasenlöchern, breitem Oberkiefer und voller, prominenter Oberlippe, Mikrogenie, weitem Mund, tiefem Ohransatz.

zel). Molekulargenetische Untersuchungen ergaben eine hemizygote Deletion im Bereich des Elastingens, die auf dem langen Arm des Chromosoms 7 lokalisiert ist.

Röntgenologisch findet man ein normal großes Herz mit geringer Prominenz des linken Ventrikels. Bei valvulärer und subvalvulärer Aortenstenose kann eine poststenotische Dilatation der Aorta ascendens erkennbar sein.

Das **EKG** zeigt bei 75% der Patienten mit hochgradigen Stenosen Linkshypertrophiezeichen. Eine größere diagnostische Bedeutung kommt seriellen EKGs zu, in denen zunehmende Hypertrophiezeichen und Repolarisationsstörungen auf die progrediente Druckbelastung hinweisen.

Echokardiographisch kann die verdickte und vermindert bewegliche Klappe, ggf. die sub- oder supravalvuläre Enge dargestellt werden. Die Flußinformation des Farb-Dopplers zeigt den Ausgangspunkt der turbulenten Strömung und trägt damit zur Lokalisation der Enge bei. Durch Messung der Blutströmungsgeschwindigkeit läßt sich der Druckgradient abschätzen.

Herzkatheterisierung und Angiokardiographie: Durch Rückzug des Katheters während der

Druckmessung lassen sich der Druckgradient messen und der Schweregrad der Stenose einschätzen. Durch die Kenntnis des Ortes, an dem der Drucksprung stattfindet, wird zusammen mit der Angiokardiographie die Diagnose gestellt. Wiederholte Herzkatheteruntersuchungen zur Druckmessung sind die verläßlichsten Untersuchungen, um eine Progression der Stenosierung zu beurteilen.

Therapie: Asymptomatische Patienten sollten bei einem Ruhedruckgradienten von 60 bis 80 mmHg operiert werden, symptomatische Patienten auch bei niedrigeren Gradienten. Kritische Aortenstenosen des Neugeborenenalters müssen unverzüglich der perkutanen Ballonvalvuloplastie oder einer Operation zugeführt werden. Bei allen Klappenoperationen im Kindesalter steht die Klappenrekonstruktion im Vordergrund, indem die verbackenen Kommissuren scharf getrennt werden (Kommissurotomie). Bei diesem Vorgehen muß eine Aorteninsuffizienz in Kauf genommen werden. Langfristig ist (besonders bei schweren Klappenveränderungen) ein Klappenersatz nicht zu umgehen. Aufgrund dieser Schwierigkeiten sollte der Zeitpunkt der Operation genau überlegt werden. Patienten, bei denen die Operation nicht indiziert ist, bedürfen der engmaschigen Kontrolle (ggf. durch Herzkatheteruntersuchungen in mehrjährigen Abständen).

Die umschriebene subvalvuläre Aortenstenose sollte bereits bei Druckgradienten von 30–40 mmHg operiert werden, weil die abnormale Strömung langfristig zu Schäden an der Aortenklappe führen kann. Postoperativ ist bei dieser Fehlbildung mit einer Rezidivrate von etwa 25% zu rechnen.

Zusammenfassung: Aortenstenosen können valvulär, supravalvulär oder subvalvulär gelegen sein. Sie behindern den Ausfluß des Blutes aus dem linken Ventrikel und erzeugen ein systolisches Geräusch, das bis in die Karotiden fortgeleitet wird. Zur Beurteilung des Schweregrades sind die Doppler-Echokardiographie und Herzkatheteruntersuchung geeignet. Auch bei mittleren Druckgradienten kann es bei körperlicher Belastung zu plötzlichem Tod kommen. Eine Operation ist bei asymptomatischen Patienten indiziert, wenn der Gradient 60–80 mmHg übersteigt. Dabei stehen rekonstruktive Maßnahmen im Vordergrund. Bei kritischen Aortenstenosen wird unverzüglich eine Kommissurotomie oder Ballonvalvuloplastie durchgeführt.

g) Aortenisthmusstenose

Definition: Die Aortenisthmusstenose ist eine angeborene Einengung jenes Abschnittes der Aorta, der zwischen dem Ursprung der linken A. subclavia und der Einmündung des Ductus arteriosus Botalli gelegen ist (**Is**thmus**s**tenosis **a**ortae: ISTA). Diese lokalisierte Form wird im angelsächsischen Schrifttum als »juxtaduktale Coarctation« bezeichnet und dem Formenkreis der Coarctationen der Aorta zugeordnet. Coarctationen (= Einengungen) können auch im Aortenbogen und (sehr selten) im Bereich der abdominellen Aorta vorkommen.

Die **kritische Aortenisthmusstenose**, die sich bereits im frühen Säuglingsalter durch eine kardiale Dekompensation manifestieren kann, stellt eine Sonderform der Aortenisthmusstenose dar. Dabei liegt funktionell eine präduktale Stenose vor, bei der eine tubuläre Hypoplasie des Aortenbogens unter Einbeziehung der linken Arteria subclavia in eine hochgradige Stenose oder Atresie im Bereich des Isthmus aortae übergeht. Hier persistiert der Ductus arteriosus Botalli in 80% der Fälle. Zusätzlich liegt häufig eine bikuspide Aortenklappe, bei 10–20% eine klinisch relevante Aorteninsuffizienz und bei 8% eine Aortenklappenstenose vor. Gelegentlich ist eine Aortenisthmusstenose mit einer Mitralklappenfehlbildung (singulärer Papillarmuskel), einer ringförmigen fibrösen Leiste im linken Vorhof oberhalb der Mitralklappe und einer Subaortenstenose kombiniert (Shone-Komplex).

Vorkommen: Die Aortenisthmusstenose (6% aller angeborenen Herzfehler) kann bei folgenden Syndromen vorkommen: Ellis-van-Crefeld-Syndrom (s. S. 407), Holt-Oram-Syndrom (s. S. 409), Marfan-Syndrom (s. S. 179) und Turner-Syndrom (s. S. 129).

Hämodynamik: Das anatomische Substrat der Aortenisthmusstenose ist eine wallartige Mediaaufwerfung in der Seiten- und Hinterwand der Aorta gegenüber der Duktusmündung, so daß in diesem Bereich ein exzentrisches Lumen entsteht. Solange der Ductus Botalli in der Neugeborenenzeit noch offen ist, kompensiert seine trichterförmige Mündung die durch die Mediaaufwerfung hervorgerufene Enge, so daß die typischen Symptome der Aortenisthmusstenose in den ersten Lebenstagen oder -wochen noch fehlen können. Durch den zunehmenden Duktusverschluß wird das Aortenlumen enger und die Stenose demaskiert (Abb. 9). Der Blutdruck stromaufwärts der Stenose steigt an, stromabwärts fällt er ab, und es entwickelt sich die

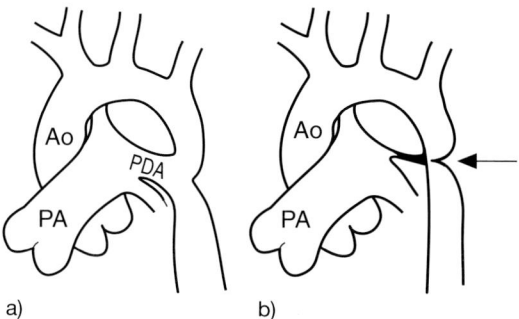

Abb. 9. Demaskierung einer Aortenisthmusstenose durch den physiologischen Verschluß des Ductus arteriosus (PDA) in der Neugeborenenzeit.
a) Solange der Ductus offen ist, besteht eine leichte, klinisch nicht erkennbare Einengung der Aorta im Isthmusbereich.
b) Erst nach physiologischem Duktusverschluß in der Neugeborenenzeit entsteht eine klinisch bedeutsame Aortenisthmusstenose (Pfeil) mit Puls- und Blutdruckdifferenz zwischen oberer und unterer Extremität.

typische Pulsdifferenz zwischen den kräftigen Arm- und den abgeschwächten Beinpulsen. Bei hochgradiger Stenose ohne Kollateralkreislauf kann der plötzliche Duktusverschluß zu einer akuten kardialen Dekompensation führen, bei der das Pumpversagen des linken Ventrikels im Vordergrund steht.

Bei der kritischen Aortenisthmusstenose des Neugeborenen- und Säuglingsalters ist der Ductus arteriosus meist weit offen und stellt die Durchblutung der unteren Körperhälfte sicher (RL-Shunt, Abb. 6b). Eine bedeutsame Puls- und Blutdruckdifferenz fehlt in dieser Situation. Aufgrund der rechtsventrikulären Druck- und Volumenbelastung kommt es zu einer kardialen Dekompensation, wobei die Zeichen des Rechtsherzversagens im Vordergrund stehen.

Symptome und Befunde: Patienten mit Aortenisthmusstenose können bis ins Schulalter asymptomatisch sein. Häufig wird die Diagnose erst anläßlich der Abklärung einer arteriellen Hypertension gestellt.

Andererseits kann sich eine Herzinsuffizienz bereits im frühen Säuglingsalter einstellen.

Der wegweisende Befund ist die Abschwächung oder das Fehlen der Beinpulse. Dieses Kriterium ist jedoch, wie oben erwähnt, in der Neugeborenen- und frühen Säuglingszeit nicht verläßlich. Bei der Untersuchung von Neugeborenen und jungen Säuglingen ist weiterhin zu beachten, daß der Blutdruck an den oberen Extremitäten im 1. Lebensjahr normalerweise etwas höher ist als an den unteren Extremitäten.

Erst nach dem 1. Lebensjahr werden an den Beinen höhere Blutdruckwerte als an den Armen gemessen. Bei gut ausgebildetem Kollateralkreislauf kann der Blutdruck trotz hochgradiger Stenose nur wenig erhöht sein. Der Ursprung der A. subclavia links kann in unterschiedlichem Maße in die Verengung einbezogen sein, so daß der Armpuls links abgeschwächt ist. Am zuverlässigsten läßt sich deshalb die Aortenisthmusstenose durch den Vergleich der Pulsqualität am rechten Arm und an den Beinen erkennen. Auskultatorisch imponiert oft ein protosystolischer Click, der ein Gefäßdehnungston der erweiterten Aorta ascendens ist. Der 2. Herzton ist in der Regel unauffällig. Das für die Aortenisthmusstenose typische systolische Geräusch ist am Rücken zwischen den Schulterblättern hörbar. Ein begleitendes, leises Systolikum über der Aorta spricht für eine bikuspide Aortenklappe.

Röntgenologisch findet man bei älteren Kindern in der Regel einen normal großen, evtl. links betonten Herzschatten. Gelegentlich führt die prästenotische Dilatation der Aorta zu einer Vorwölbung im rechten oberen Mediastinum. Ein ausgeprägter Kollateralkreislauf ruft Rippenusuren hervor, die als flachbogige Aussparungen am Unterrand der dorsalen Rippenanteile sichtbar sind. Im frühen Kindesalter sind sie sehr selten, kommen aber im Schulalter bei 30% und im Erwachsenenalter bei 75% der Patienten vor.

Das **EKG** ist nach dem 1. Lebensjahr meist normal, evtl. finden sich Zeichen der Linkshypertrophie. Bei Neugeborenen und Säuglingen überwiegen die Zeichen der Rechtshypertrophie.

Mit der **Farb-Doppler-Echokardiographie** läßt sich eine Aortenisthmusstenose oft verläßlich diagnostizieren.

Herzkatheterisierung und Angiokardiographie: Diese Untersuchungen zeigen die Lage, Anatomie und den Schweregrad der Einengung sowie das Ausmaß des Kollateralkreislaufes (Abb. 10).

Therapie: Säuglinge mit kritischer Aortenisthmusstenose und Herzversagen werden mit Digitalis und Diuretika behandelt. Durch eine Infusion von Prostaglandin E1 kann der Ductus arteriosus Botalli offengehalten oder wiedereröffnet werden. Durch die Wiederherstellung der fetalen Kreislaufverhältnisse kann oft eine Stabilisierung des Kreislaufes erreicht werden. Danach sollte unverzüglich die Korrekturoperation der Aortenisthmusstenose stattfinden. Die elektive Operation der Aortenisthmusstenose wird am besten im Alter von 3–5 Jahren vorgenommen.

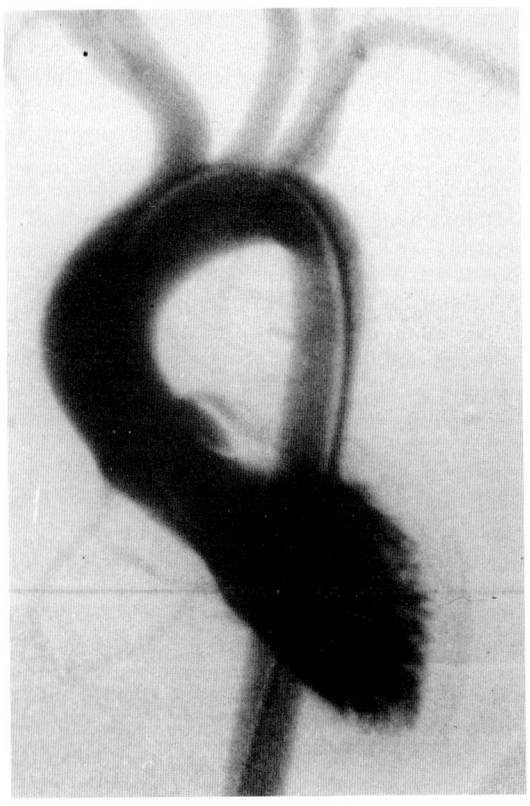 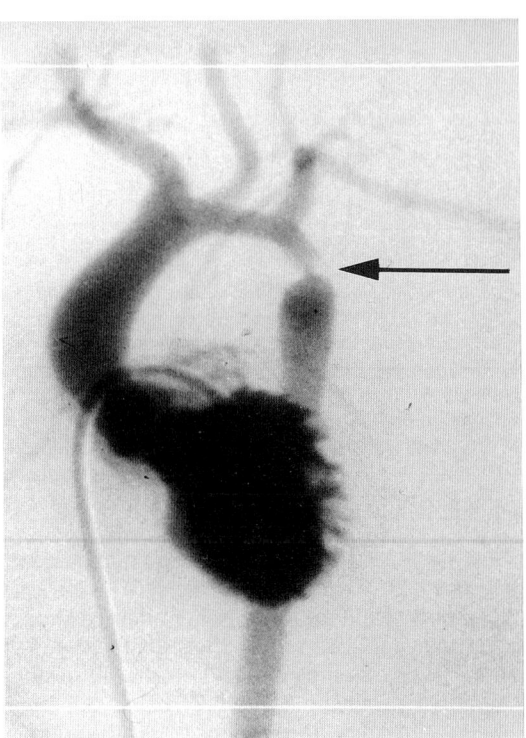

Abb. 10. Digitale Subtraktionsangiokardiographie nach Kontrastmittelinjektion in den linken Ventrikel.
a) Normale Aorta.

b) Hochgradige, umschriebene Aortenisthmusstenose (Pfeil) mit hypoplastischem Aortenbogen.

Zusammenfassung: Die Aortenisthmusstenose ist eine mehr oder weniger umschriebene Einengung der Aorta zwischen dem Ursprung der A. subclavia links und der Einmündung des Ductus arteriosus. Sie kann in der Neugeborenen- und Säuglingszeit noch maskiert sein, so daß die typische Puls- und Blutdruckdifferenz zwischen Armen und Beinen fehlt. Bei der kritischen Isthmusstenose des Neugeborenen, die zur schweren Rechtsherzinsuffizienz führt, ist die Enge so hochgradig, daß die Durchblutung der unteren Körperhälfte auf den offenen Ductus arteriosus angewiesen ist (duktusabhängiger Herzfehler). Bei allen Formen ist eine operative Korrektur notwendig.

1.2. Zyanotische Herzfehler

a) Fallot-Tetralogie

Definition: Die Fallot-Tetralogie ist ein komplexer zyanotischer Herzfehler, bei dem ein Ventrikelseptumdefekt mit einer erweiterten und rechtsverlagerten Aorta, einer verengten Pulmonalarterie und einem hypertrophierten rechten Ventrikel kombiniert ist (Abb. 11). Die Bezeichnung Fallot-Tetralogie geht auf den französischen Arzt A. Fallot zurück, der diesen Herzfehler im Jahr 1888 anhand klinischer Befunde erstmals diagnostizierte.

Die Fallot-Tetralogie ist der häufigste zyanotische Herzfehler (10–15% aller angeborenen Herzfehler). Die Pulmonalstenose wird in 50–75% durch eine muskuläre Enge im Bereich des rechtsventrikulären Ausflußtraktes verursacht; selten liegt

1. Angeborene Herzfehler

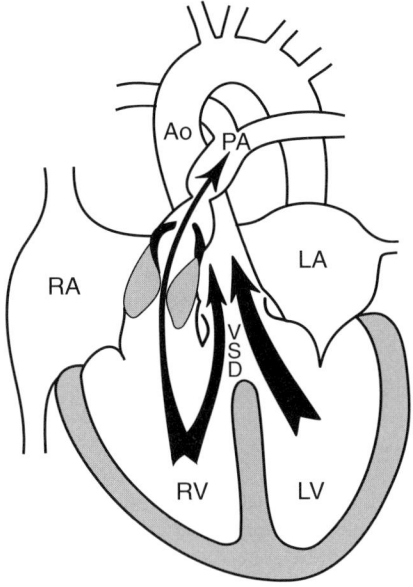

Abb. 11. Schematische Darstellung der Anatomie und Blutströmung (Pfeile) bei Fallot-Tetralogie. Die Aorta reitet über dem Ventrikelseptumdefekt (VSD), so daß das Blut des rechten Ventrikels (RV), ohne den VSD passieren zu müssen, direkt in die Aorta fließt. Die rechtsventrikuläre Ausflußbahn ist durch Muskelbündel eingeengt, die Pulmonalklappe stenotisch, und der Pulmonalarterienstamm weist eine supravalvuläre Stenose auf. Das Pulmonalgefäßsystem ist insgesamt hypoplastisch. Der rechte Ventrikel ist hypertrophiert (die Wanddicke entspricht der des linken Ventrikels). RA/RV = rechter Vorhof/Ventrikel; LA/LV = linker Vorhof/Ventrikel; PA = Pulmonalarterie; Ao = Aorta.

allein eine Pulmonalklappenstenose vor. Bei 25% der Kinder wird der Zufluß zum Lungengefäßsystem durch die Kombination von muskulärer Infundibulumstenose, Klappenstenose und supravalvulärer Pulmonalstenose behindert. Ohne Operation beträgt die mittlere Lebenserwartung 12 Jahre.

Hämodynamik: Die erweiterte und rechtsverlagerte Aorta entspringt über dem großen Ventrikelseptumdefekt, so daß sie funktionell beiden Ventrikeln zugeordnet ist (Abb. 11). Das hat zur Folge, daß die rechte und linke Kammer ihr Blut direkt in den Körperkreislauf auswerfen. Es resultiert ein RL-Shunt, ohne daß das Blut den Kammerscheidewanddefekt passieren muß, so daß er akustisch stumm bleibt. Nur die Pulmonalstenose, die den RL-Shunt verstärkt und die Lungendurchblutung beschränkt, ist für das typische systolische Herzgeräusch verantwortlich. Je hochgradiger die Stenose ist, desto leiser, kürzer und frühsystolischer wird das Geräusch. Diesem Geräuschbefund kommt besondere diagnostische Bedeutung zu, weil die muskuläre Enge im Infundibulum eine dynamische Pulmonalstenose darstellt, die anfallsweise so hochgradig sein kann, daß der Blutabfluß in die Pulmonalarterie nahezu komplett verhindert wird. Bei solchen Zuständen, die klinisch als hypoxämische Anfälle imponieren, ist das Systolikum extrem leise und kurz, u. U. gar nicht mehr hörbar.

Weil der rechte Ventrikel seit Geburt direkt an die Aorta angeschlossen ist, hypertrophiert sein Myokard, und eine Herzinsuffizienz tritt in der Regel nicht auf.

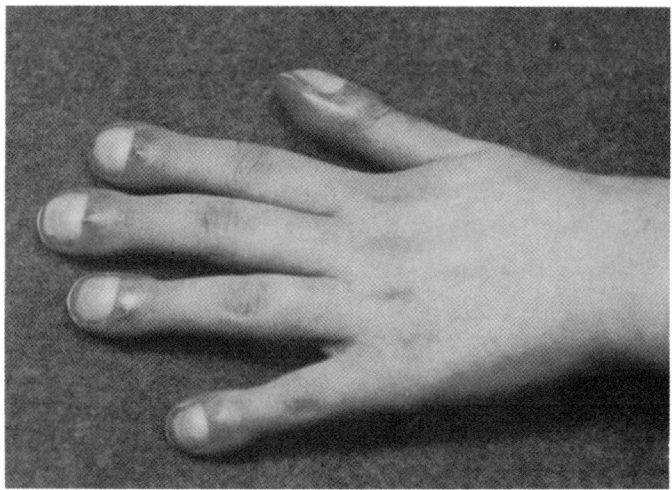

Abb. 12. Trommelschlegelfinger und Uhrglasnägel bei Fallot-Tetralogie.

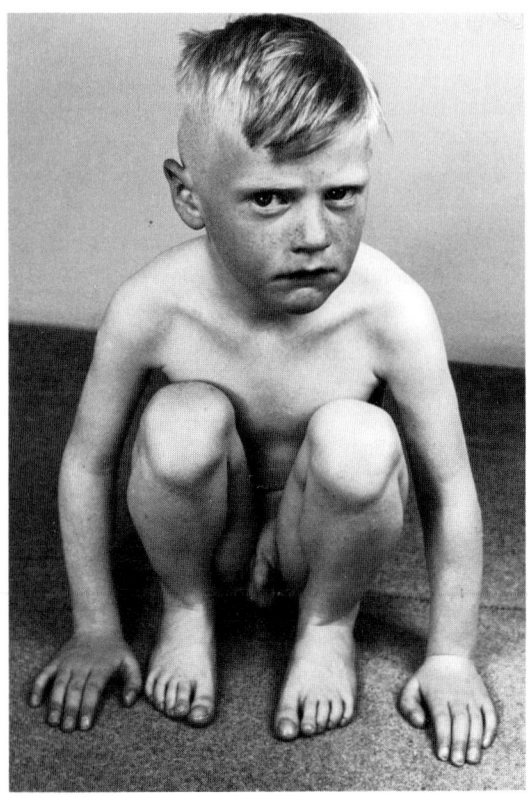

Symptome und Befunde: Die Symptome hängen vom Schweregrad der Pulmonalstenose ab. Patienten mit leichten Pulmonalstenosen sind azyanotisch oder nur leicht zyanotisch. Kinder mit schweren Pulmonalstenosen können von Geburt an eine ausgeprägte Zyanose mit Polyzythämie, Trommelschlegelfingern, Uhrglasnägeln (Abb. 12) und Gingivahyperplasie haben. Ruhe- oder Belastungsdyspnoe werden vom Ausmaß der Pulmonalstenose bestimmt. Im frühen Kindesalter wird typischerweise nach körperlicher Belastung eine Hockstellung eingenommen, weil dadurch die arterielle Sauerstoffsättigung verbessert wird (Abb. 13).

Hypoxämische Anfälle sind charakteristisch für die Fallot-Tetralogie. Sie entstehen durch eine fast vollständige Abschnürung des rechtsventrikulären Infundibulums, so daß nur noch ein minimaler Blutauswurf in die Pulmonalarterie möglich ist. Dann kommt es zu folgenden Symptomen: plötzliches Einsetzen von Zyanose und Dyspnoe, Änderung der Bewußtseinslage (von gesteigerter Erregbarkeit bis zur Synkope) und Abschwächung oder Verschwinden des systolischen Herzgeräusches. Solche Episoden können schon in der Neonatalzeit auftreten und sich bis zum Schulalter fortsetzen. Jeder Anfall stellt einen Notfall dar, der spezieller Behandlung bedarf (s. u.).

Abb. 13. Hockstellung eines 6jährigen Kindes mit Fallot-Tetralogie.

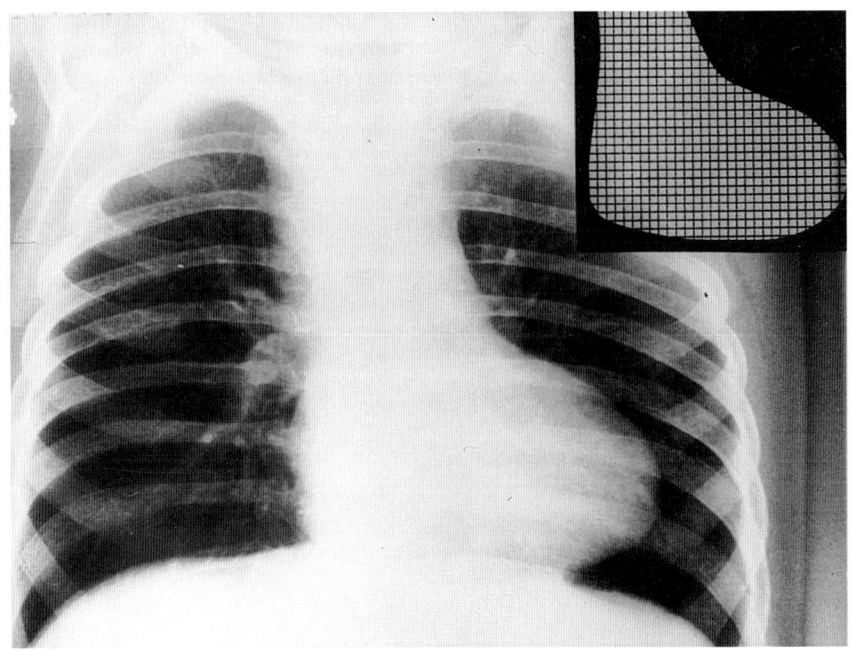

Abb. 14. Typisches Röntgenbild bei Fallot-Tetralogie: »Golfschlägerherz« und verminderte Lungengefäßzeichnung.

1. Angeborene Herzfehler

Bei der klinischen Untersuchung fällt ein links subxiphoidal verstärkter Herzspitzenstoß auf. Der Jugularvenenpuls und der arterielle Puls sind normal. Der 1. Herzton ist unauffällig, der 2. Herzton imponiert singulär oder ist sehr weit gespalten. Das typisch systolische Herzgeräusch entsteht an der Pulmonalstenose und ist um so leiser, kürzer und frühsystolischer, je schwerer die Pulmonalstenose ist. Das Geräusch ist am ganzen Thorax frontal und dorsal hörbar. Diastolische Geräusche fehlen. Im Blut findet man abhängig von dem Grad der Zyanose einen Anstieg von Hämoglobin, Hämatokrit und Erythrozytenzahl.

Radiologisch sieht man einen normal großen Herzschatten mit angehobener Spitze. Das Pulmonalsegment fehlt, so daß die Form des Herzschattens der eines Golfschlägers ähnelt (»Golfschlägerherz«, Abb. 14). Die Lungengefäßzeichnung ist vermindert.

Das **EKG** zeigt eine Abweichung der elektrischen Herzachse nach rechts und Rechtshypertrophiezeichen. Kleine R-Zacken in den linkspräkordialen Ableitungen sprechen für eine kleine linke Kammer.

Farb-Doppler-echokardiographisch läßt sich die typische Anatomie dieses Herzfehlers nachweisen. Der rechte Ventrikel ist normal groß, aber hypertrophiert. Er wirft das Blut direkt in die über dem Ventrikelseptumdefekt reitende Aorta aus. Das rechtsventrikuläre Infundibulum ist eng, der Pulmonalklappenring hypoplastisch und der Pulmonalarterienstamm unterentwickelt. Doppler-echokardiographisch läßt sich der Gradient zwischen rechtem Ventrikel und Pulmonalarterienstamm abschätzen.

Herzkatheterisierung und Angiokardiographie: Die vom Echo her bekannte Anatomie wird bestätigt. Manometrisch ergibt sich Systemdruck im rechten Ventrikel und ein sehr niedriger Druck im Pulmonalgefäßsystem (systolisch ca. 15–20 mmHg). Durch Rückzugskurven lassen sich die Verengungen zwischen Lungenarterienstamm und rechtem Ventrikel lokalisieren. Oximetrisch wird die Verminderung der Lungendurchblutung quantifiziert. Angiokardiographisch werden Details der Fehlbildung geklärt. Die Darstellung des rechtsventrikulären Infundibulums, der Pulmonalklappe sowie des zentralen und peripheren Pulmonalgefäßsystems sind für die Planung des operativen Vorgehens unabdingbar.

Therapie: Ohne hypoxämische Anfälle ist eine medikamentöse Therapie normalerweise nicht erforderlich.

Bei einem **hypoxämischen Anfall** geht man wie folgt vor:
1. Kind in »Hockstellung« bringen (Beugen im Knie- und Hüftgelenk, Knie an die Brust).
2. Sauerstoffzufuhr.
3. Morphin 0,1–0,2 mg/kg KG i. v., alternativ Propranolol (Dociton) 0,05–0,15 mg/kg KG i. v.
4. Azidoseausgleich.

Nach dem ersten hypoxämischen Anfall ist eine orale Anfallsprophylaxe mit Propranolol in einer Dosis von 1–4 mg/kg KG und Tag angezeigt. Bei wiederholten, medikamentös nicht beherrschbaren hypoxämischen Anfällen oder zunehmender Zyanose ist ein operatives Vorgehen erforderlich.

Je nach anatomischen Gegebenheiten kann es sinnvoll sein, bei Säuglingen zunächst eine **Palliativoperation** zur Verbesserung der Lungendurchblutung vorzunehmen. Die klassische Operation ist die Anlage einer Blalock-Taussig-Anastomose, durch die eine Verbindung zwischen einer Armarterie und der gleichseitigen Lungenarterie hergestellt wird. Während früher die A. subclavia End zu Seit mit der Lungenschlagader anastomosiert wurde, werden heute vielfach synthetische Gefäßprothesen zwischen der A. subclavia und der gleichseitigen Lungenschlagader (modifizierte Blalock-Taussig-Anastomose) oder zwischen der Aorta ascendens und dem Pulmonalarterienstamm eingesetzt.

Eine **Korrekturoperation** kann in der Regel auch bei ungünstigen anatomischen Verhältnissen zwischen dem 2. und 3. Lebensjahr mit einem vertretbaren Operationsrisiko durchgeführt werden (Letalität 2–15%). Der Ventrikelseptumdefekt wird mit einem Flicken verschlossen. Das rechtsventrikuläre Infundibulum wird ausgeschält und der Pulmonalklappenring erweitert. Nach dieser Operation sind die Kinder rosig. Meist besteht eine leichte Rest-Pulmonalstenose; eine Pulmonalinsuffizienz ist unvermeidbar. Bei gutem Operationsergebnis ist die Langzeitprognose günstig. Die Kinder sind körperlich normal leistungsfähig und können am Schulsport teilnehmen. Trotzdem kommt es bei 30% der Patienten im späteren Leben zu Herzrhythmusstörungen.

Zusammenfassung: Die Fallot-Tetralogie ist der häufigste zyanotische Herzfehler (10–15% aller angeborenen Herzfehler). Der Ventrikelseptumdefekt, über dem die Aorta reitet, ist akustisch stumm. Das systolische Herzgeräusch wird durch die Pulmonalstenose verursacht und ist um so leiser, kürzer und spätsystolischer, je hochgradiger die Verengung vor der

Lungenschlagader ist. Der rechte Ventrikel ist von Geburt an hypertrophiert, so daß eine Herzinsuffizienz im allgemeinen nicht auftritt. Hypoxämische Anfälle, die zum Verschwinden des systolischen Geräusches führen, sind eine typische Komplikation. Sie bedürfen der notfallmäßigen Behandlung. Der Herzfehler kann im Säuglingsalter palliativ operiert und im Vorschulalter korrigiert werden. Die Langzeitergebnisse der Operation sind gut. Die Mehrzahl der Kinder ist nach der Operation normal leistungsfähig.

b) Transposition der großen Arterien

Definition: Bei der kompletten Transposition der großen Arterien (TGA) entspringt die Aorta aus dem rechten Ventrikel und die Pulmonalarterie aus dem linken Ventrikel. Die Vorhöfe mit den normal einmündenden Venen sind den entsprechenden Ventrikeln zugeordnet. Es besteht eine atrioventrikuläre Konkordanz bei gleichzeitiger ventrikuloarterieller Diskordanz mit Parallelschaltung der Kreisläufe.

Der Herzfehler ist auf eine Entwicklungsstörung des embryonalen Konotrunkus sowie des aortopulmonalen Septums zurückzuführen. Als Resultat überkreuzen sich die großen Arterien nicht, sondern steigen parallel aus dem Herzen auf (Abb. 15). Bei der häufigsten Form, der **D**extrotransposition (**D-TGA**), liegt die Aortenklappe anterior und rechts der Pulmonalklappe; nur selten liegt sie anterior und links der Pulmonalklappe (Lävotransposition: **L-TGA**).

Vorkommen: Die komplette Transposition der großen Arterien ist der zweithäufigste zyanotische Herzfehler (5% aller angeborenen Herzfehler).

Hämodynamik: Aufgrund der anatomischen Gegebenheiten sind die Kreisläufe parallel geschaltet. Das sauerstoffarme systemvenöse Blut gelangt über das rechte Herz erneut in den Körperkreislauf, während das sauerstoffreiche pulmonalvenöse Blut über das linke Herz in die Lungen fließt (Abb. 15). Die betroffenen Neugeborenen sind zyanotisch, haben aber kein Herzgeräusch. Ein kurzzeitiges Überleben ist in dieser Situation möglich, weil der noch offene Ductus Botalli und das Foramen ovale für eine gewisse Zeit einen Blutaustausch zwischen beiden Kreis-

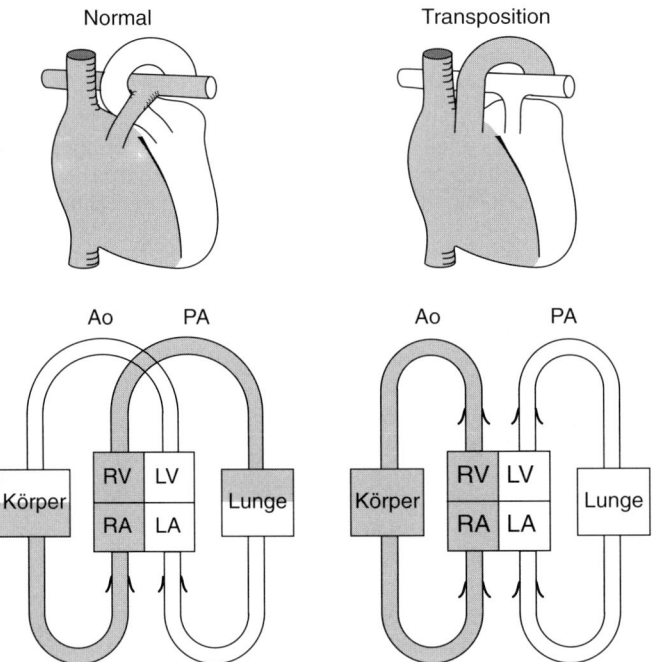

Abb. 15. Schematische Darstellung des Ursprungs der großen Arterien und des Blutkreislaufes bei normalem Herzen und Transposition der großen Arterien. Venöse Herz- und Gefäßabschnitte schattiert. Bei normalem Kreislauf überkreuzen sich die Aorta (Ao) und Pulmonalarterie (PA) kurz nach ihrem Ursprung aus dem Herzen. Körper- und Lungenkreislauf sind hintereinander geschaltet. Bei Transposition der großen Arterien steigen Aorta und Pulmonalarterie parallel aus dem Herzen auf. Die Teilkreisläufe sind parallel geschaltet.

läufen ermöglichen. Wenn keine ausreichende Mischung des Blutes beider Kreisläufe geschaffen wird, beträgt die mittlere Lebenserwartung etwa 4 Monate.

Bei der Hälfte der betroffenen Kinder liegt zusätzlich ein Ventrikelseptumdefekt vor, durch den eine Mischung von arteriellem und venösem Blut ermöglicht wird. Dann ist die Zyanose weniger ausgeprägt. Die Hämodynamik kann durch eine assoziierte Pulmonalstenose oder Aortenisthmusstenose modifiziert werden. Üblicherweise entwickelt sich bei allen Formen der kompletten Transposition früh eine Herzinsuffizienz, weil das Myokard mit sauerstoffarmem Blut versorgt wird und bei einem vorhandenen Ventrikelseptumdefekt zusätzlich eine Volumenbelastung des linken Ventrikels besteht.

Symptome und Befunde: Die Mehrzahl der betroffenen Neonaten ist normalgewichtig. Eine progrediente Zyanose entwickelt sich unmittel-

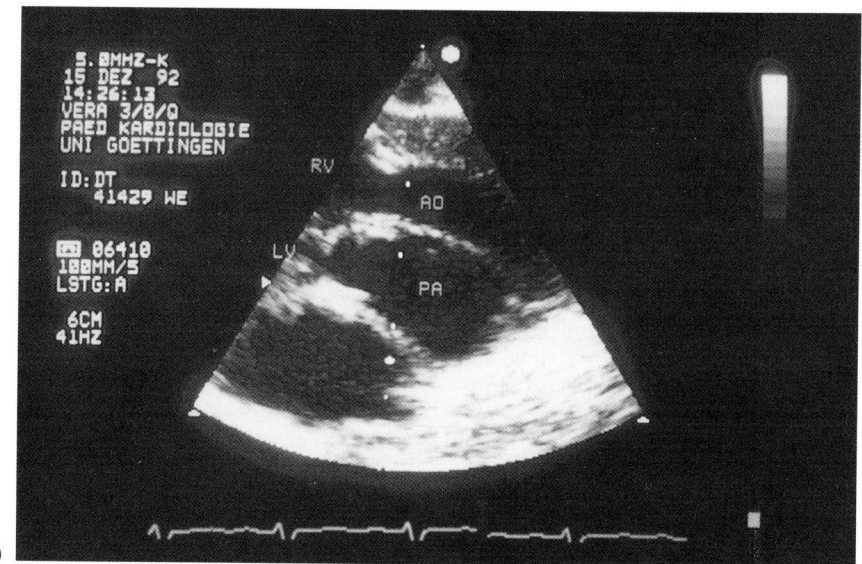

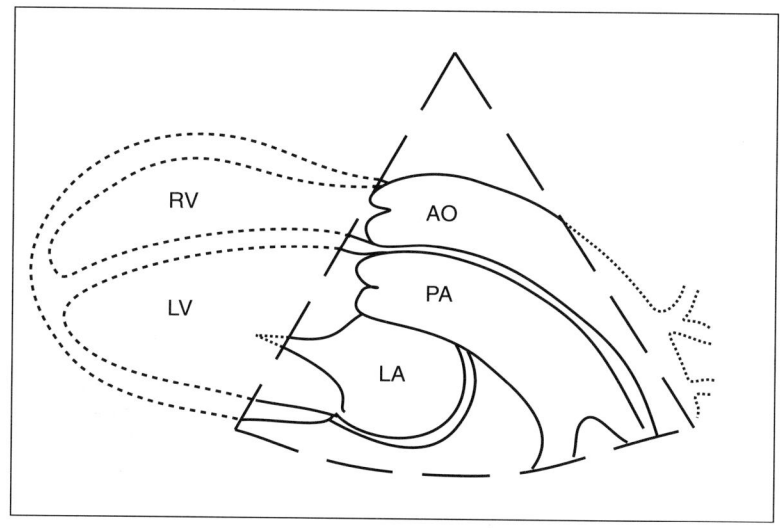

Abb. 16a) Echokardiographisches Bild bei Transposition der großen Arterien: paralleler Verlauf von Aorta ascendens (AO) und Pulmonalarterie (PA).
b) Schematische Darstellung. LA = linker Vorhof; RV = rechter Ventrikel; LV = linker Ventrikel.

bar nach der Geburt oder in den ersten Lebenstagen. Ohne Diagnostik und Therapie nimmt die Zyanose zu, und es kommt zum Auftreten hypoxämischer Zustände. Trommelschlegelfinger, Uhrglasnägel und zunehmende Dystrophie sind typisch.

Der Auskultationsbefund ist uncharakteristisch. Die Lautstärke des 2. Herztones ist wegen der vorn liegenden Aorta verstärkt. Ein Herzgeräusch fehlt, sofern keine Begleitdefekte vorliegen.

Im **Röntgenbild** kann ein eiförmiger Herzschatten mit schmalem Gefäßband den Verdacht auf das Vorliegen einer Transposition der großen Arterien lenken.

Das **EKG** ist uncharakteristisch und zeigt lediglich die beim Neugeborenen typische rechtsventrikuläre Dominanz.

Farb-Doppler-echokardiographisch läßt sich die Diagnose sichern. Die Aorta entspringt aus dem rechten Ventrikel und steigt anterior auf. Dorsal von ihr verläuft parallel die aus dem linken Ventrikel entspringende Pulmonalarterie, die sich nach kurzem Verlauf in den rechten und linken Ast aufzweigt (Abb. 16). Ventrikel und Vorhöfe zeigen beim Neugeborenen keinen auffälligen Befund. Farb-Doppler-echokardiographisch läßt sich der Shunt über ein Foramen ovale nachweisen. Ein evtl. noch offener Ductus arteriosus Botalli ist ebenfalls Farb-Doppler-echokardiographisch erkennbar, ebenso ein zusätzlicher Ventrikelseptumdefekt, eine Pulmonalstenose oder eine Aortenisthmusstenose.

Die **Herzkatheterisierung** dient sowohl der Diagnostik als auch der Therapie des Herzfehlers. Druck- und Sauerstoffmessung sowie die **Angiokardiographie** bestätigen die echokardiographische Diagnose, schließen weitere Fehlbildungen aus und ermöglichen eine klare Darstellung der Koronararterienanatomie, die im Hinblick auf die Korrekturoperation unerläßlich ist (s. u.). In gleicher Sitzung wird eine therapeutische Ballonatrioseptostomie nach Rashkind durchgeführt. Dabei wird ein künstlicher Vorhofseptumdefekt geschaffen, indem ein mit Kontrastmittel gefüllter Ballon, der an der Katheterspitze befestigt ist, ruckartig vom linken in den rechten Vorhof zurückgezogen wird. Der durch den Einriß des Vorhofseptums entstandene Defekt gestattet einen Übertritt des sauerstoffreichen pulmonalvenösen Blutes in den rechten Vorhof und rechten Ventrikel; umgekehrt kommt es zu einem Übertritt systemvenösen Blutes in das linke Herz und in die Lungenstrombahn (gekreuzter Shunt). Durch diese Maßnahme ist ein Überleben in der Neugeborenenperiode gewährleistet.

Therapie: Die medikamentöse Therapie eines Neugeborenen mit kompletter Transposition der großen Arterien ist zunächst darauf ausgerichtet, die Durchmischung der Kreisläufe bis zur Ballonatrioseptostomie zu verbessern. In einer Dauertropfinfusion wird Prostaglandin E1 verabreicht, um den Ductus arteriosus Botalli zu erweitern oder wieder zu eröffnen und auf diesem Wege einen Blutaustausch zwischen Pulmonalarterie und Aorta zu schaffen. Nach der Ballonatrioseptostomie kann diese Therapie beendet werden. Eine evtl. auftretende Herzinsuffizienz wird in typischer Weise mit Digitalis und Diuretika behandelt.

Bei der operativen Korrektur des Herzfehlers wird in geeigneten Fällen die arterielle Switch-Operation vorgenommen. Dabei werden die großen Arterien operativ den »richtigen« Ventrikeln zugeordnet und die Koronararterien aus dem vorn gelegenen Gefäß in die hinten gelegene neue Aorta umgepflanzt. Die arterielle Switch-Operation muß in aller Regel innerhalb der ersten zwei Lebenswochen durchgeführt werden, bevor sich der linke Ventrikel an die niedrigen Drucke des Pulmonalgefäßsystems adaptiert hat und nicht mehr in der Lage ist, unmittelbar nach der Operation den höheren Aortendruck aufzubringen. Bei richtiger Indikationsstellung liegt die Letalität dieser Operation unter 10%. Postoperativ ist die Langzeitprognose gut; die Patienten sind körperlich normal leistungsfähig. Patienten, bei denen die arterielle Switch-Operation nicht durchführbar ist, können sich einer Vorhofumkehroperation unterziehen (Mustard- oder Senning-Operation). Dabei wird ein Flicken im Vorhofbereich so eingenäht, daß das venöse Blut in den linken Ventrikel fließt, während das pulmonalvenöse Blut in den rechten Ventrikel gelangt. Nach dieser Operation sind beide Kreislaufsysteme ebenfalls hintereinander geschaltet, und die Zyanose ist beseitigt. Die ventrikuloarterielle Diskordanz bleibt jedoch erhalten, so daß der rechte Ventrikel den Systemkreislauf und der linke Ventrikel den Pulmonalkreislauf versorgt. Die operative Letalität bei diesem Vorgehen liegt unter 5%. Die Langzeitprognose ist jedoch wegen häufiger Herzrhythmusstörungen (bei >50% der Patienten) und Versagens des rechten Ventrikels schlechter als die der arteriellen Switch-Operation.

Zusammenfassung: Die komplette Transposition der großen Arterien ist der zweithäufigste zyanotische Herzfehler. Betroffene Neugeborene sind tief zyanotisch und haben typischerweise kein Herzgeräusch. Die Diagnose wird echokardiographisch gestellt. Bis zur Durchführung einer Ballonatrioseptostomie wird Prostaglandin E1 verabreicht werden, um den Ductus arteriosus offen zu halten und so eine Durchmischung des Blutes beider Kreislaufsysteme zu ermöglichen. Als Therapie der Wahl gilt die arterielle Switch-Operation, die innerhalb der ersten zwei Lebenswochen durchzuführen ist.

c) Trikuspidalatresie

Definition: Bei der Trikuspidalatresie (1–2% aller angeborenen Herzfehler) fehlt aufgrund einer kompletten Atresie der Trikuspidalklappe eine direkte Verbindung zwischen rechtem Vorhof und rechtem Ventrikel. Wegen des obligaten RL-Shuntes auf Vorhofebene besteht von Geburt an eine Zyanose.

Die Klassifikation berücksichtigt die Stellung der großen Arterien (Transpositionsstellung, Normalstellung) sowie das Vorhandensein und den Schweregrad einer Pulmonalstenose. In etwa 90% des Herzfehlers findet man eine Normalstellung der großen Arterien, einen kleinen Ventrikelseptumdefekt und eine Subpulmonalstenose. Eine Trikuspidalatresie mit Transpositionsstellung der großen Arterien und nichtrestriktivem Ventrikelseptumdefekt, aber ohne Pulmonalstenose kommt seltener vor.

Hämodynamik: Der obligatorische RL-Shunt auf Vorhofebene wird durch ein offenes Foramen ovale oder einen Vorhofseptumdefekt ermöglicht. Im linken Vorhof kommt es zur kompletten Durchmischung des venösen und arteriellen Blutes. Das Mischblut gelangt über die normale Mitralklappe in den morphologisch linken Ventrikel, der als Pumpkammer für beide Kreisläufe dient. Der linke Ventrikel ist über einen Ventrikelseptumdefekt mit dem hypoplastischen rechten Ventrikel, dessen Pumpfunktion in der Regel unbedeutend ist, verbunden. Bei Normalstellung der großen Arterien, die in der Regel mit einem restriktiven (fluß- und druckbegrenzenden) Ventrikelseptumdefekt und einer Subpulmonalstenose vergesellschaftet ist, liegt nur eine mäßige Volumenbelastung vor. Folglich ist der Ventrikel nur leicht vergrößert und die Zyanose deutlich. Wenn eine Transpositionsstellung der großen Arterien besteht, ist der Ventrikelseptumdefekt in der Regel nicht restriktiv und eine Pulmonalstenose fehlt. Der Lungengefäßwiderstand reguliert den Lungendurchfluß. Bei niedrigem Widerstand steigt der Lungendurchfluß erheblich an, und es kommt zu einer stärkeren Volumenbelastung und Vergrößerung des linken Ventrikels. Klinisch stehen dann die Zeichen der Herzinsuffizienz im Vordergrund, während die Zyanose nur gering ausgeprägt ist.

Symptome und Befunde: Bei der häufigsten Form der Trikuspidalatresie (Normalstellung, restriktiver VSD, Subpulmonalstenose) steht die Zyanose von Geburt an im Vordergrund. Im Verlauf des ersten Lebensjahres kann sie weiter zunehmen, weil der Ventrikelseptumdefekt, der die Lungendurchblutung begrenzt, sich in der Hälfte der Fälle spontan verkleinert oder verschließt. Solche Spontanverschlüsse erklären, warum dann häufig hypoxämische Anfälle auftreten.

Bei Transpositionsstellung der großen Arterien und fehlender Pulmonalstenose kommt es zu einer Lungenüberflutung und Volumenbelastung des linken Ventrikels, so daß klinisch die Zeichen der Herzinsuffizienz im Vordergrund stehen.

Bei der **Auskultation** fällt ein singulärer 1. Herzton auf, der 2. Herzton ist oft weit gespalten. Der Ventrikelseptumdefekt und/oder die Pulmonalstenose bestimmen die Lautstärke und Dauer des systolischen Geräusches. Bei der häufigsten Form (Normalstellung, restriktiver VSD, Pulmonalstenose) wird das Systolikum zunehmend leiser und kürzer, wenn eine Verkleinerung des Ventrikelseptumdefektes einsetzt.

Röntgenologisch findet man bei der häufigsten Form einen kugeligen, kaum vergrößerten Herzschatten sowie eine verminderte Lungengefäßzeichnung. Bei Transpositionsstellung mit Lungenüberflutung ist der Herzschatten vergrößert, die Lungenzeichnung vermehrt.

Das **EKG** ist von großem diagnostischen Wert. Aufgrund der Fehlanlage des Reizleitungssystems und der Dominanz des linken Ventrikels findet man in den Extremitätenableitungen bereits beim Neugeborenen einen Linkstyp mit einer gegen den Uhrzeigersinn verlaufenden Vektorschleife. Außerdem zeigen die Brustwandableitungen RS-Relationen, die für das Erwachsenenalter typisch sind (rechtspräkordial rS, linkspräkordial Rs). Ein P-Dextroatriale weist auf einen vergrößerten rechten Vorhof infolge einer restriktiven Lücke im Vorhofseptum hin.

Farb-Doppler-echokardiographisch kann die Diagnose sicher gestellt werden. An der Stelle, wo normalerweise die Trikuspidalklappe liegt, findet man eine echodichte Membran, durch die kein Fluß nachweisbar ist. Über die Lücke im Vorhofseptum besteht ein RL-Shunt. Die Ventrikelanatomie mit Septumdefekt und Pulmonalstenose kann ebenso erkannt werden wie die Stellung der großen Arterien. Doppler-echokardiographisch läßt sich der Druckgradient an einer Pulmonalstenose abschätzen.

Herzkatheterisierung und Angiokardiographie: Die Diagnose wird durch Sondierung und Angiokardiographie gesichert. Das in den rechten Vorhof injizierte Kontrastmittel fließt ausschließlich über die Lücke im Vorhofseptum in den linken Vorhof, von dort in den linken Ventrikel und über den Ventrikelseptumdefekt in den rechten Ventrikel ab.

Zur Sicherung des systemvenösen Blutabflusses wird eine Ballonatrioseptostomie nach Rashkind vorgenommen, wenn der Mitteldruckgradient zwischen beiden Vorhöfen 5 mmHg übersteigt.

Therapie: Bei starker Zyanose aufgrund erheblicher Lungenminderperfusion wird im Neugeborenenalter zunächst Prostaglandin E1 verabreicht, um den Ductus arteriosus offenzuhalten und so eine ausreichende Lungendurchblutung zu sichern. Im frühen Säuglingsalter ist dann oft die Anlage eines aortopulmonalen Shunts nicht zu umgehen. Patienten, die Zeichen einer Herzinsuffizienz aufweisen, werden mit Digitalis und Diuretika behandelt. Gegebenenfalls muß eine Bändelung (operative Einengung) der Pulmonalarterie erfolgen.

Eine Trennung der Kreisläufe kann im frühen Kindesalter mit der Fontan-Operation erfolgen, bei der der rechte Vorhof direkt mit der Lungenarterie anastomosiert wird, nachdem der Vorhofseptumdefekt verschlossen worden ist. Mit dieser Operation kann eine 10-Jahre-Überlebensrate von 80% erreicht werden.

Zusammenfassung: Die Trikuspidalatresie ist ein seltener Herzfehler, der in unterschiedlichen Varianten auftreten kann. Die Diagnose kann durch die Kombination einer seit Geburt bestehenden Zyanose und eines Linkstyps im EKG gestellt werden. Im Hinblick auf die Langzeitprognose muß eine Ein-Ventrikel-Palliation nach Fontan angestrebt werden.

d) Singulärer Ventrikel

Definition: Bei diesem Fehlbildungskomplex erhält ein Ventrikel das Blut aus beiden Vorhöfen und pumpt es sowohl in den Lungen- als auch in den Körperkreislauf (1–3% der angeborenen Herzfehler).

Der **Ventrikelmorphologie** entsprechend unterscheidet man:

- singulärer Ventrikel vom linksventrikulären Typ mit rudimentärer rechtsventrikulärer Ausflußkammer (etwa 70% der singulären Ventrikel),
- singulärer Ventrikel rechtsventrikulären Typs, bei dem der linke Ventrikel rudimentär angelegt ist (etwa 15% der singulären Ventrikel) und
- singulärer Ventrikel von unbestimmbarem Typ (ca. 15% der singulären Ventrikel).

Bei allen Typen gelangt das Blut aus den Vorhöfen über zwei getrennte oder eine gemeinsame AV-Klappe in den Ventrikel. In >90% liegt eine Transpositionsstellung der großen Arterien vor, d.h. beim singulären Ventrikel linksventrikulären Typs entpringt die Aorta aus der vorn gelegenen rudimentären rechtsventrikulären Ausflußkammer, die über einen Ventrikelseptumdefekt an den singulären Ventrikel angeschlossen ist.

Hämodynamik: Die Hämodynamik entspricht im wesentlichen der einer Trikuspidalatresie und hängt von dem Verhältnis Lungen- zu Körperdurchblutung ab.

Symptome und Befunde: Die Symptomatik und der natürliche Verlauf werden bestimmt vom Lungengefäßwiderstand sowie vom Vorhandensein und Ausmaß einer Pulmonalstenose. Bei niedrigem Lungengefäßwiderstand ohne Pulmonalstenose kommt es zu einer Lungenmehrdurchblutung, die rasch zu einer manifesten Herzinsuffizienz führt. Im anderen Extremfall ist die Lungendurchblutung durch eine hochgradige Pulmonalstenose stark vermindert, so daß Zyanose und Hypoxämie dominieren.

Auskultatorisch imponiert ein lauter 1. Herzton durch die vorn liegende Aorta. Lautstärke und Spaltungsintervall des 2. Herztones sind vom Vorliegen einer Pulmonalstenose und vom Druck im Lungengefäßsystem abhängig. Ein lautes Systolikum entsteht an dem Septumdefekt zwischen singulärem Ventrikel und rudimentärer Ausflußkammer. Bei Vorliegen einer Pulmonalstenose kommt es zu einem systolischen Pulmonalstenosegeräusch. Diastolische Geräusche entstehen nur bei großem Lungendurchfluß als Ausdruck der relativen AV-Klappenstenose.

Die **röntgenologischen** Befunde von Herz und Lunge sind uncharakteristisch. Bei singulärem linken Ventrikel mit rudimentärer Ausflußkammer und Transpositionsstellung der großen Arterien kann man eine doppelte Konvexität am linken oberen Herzrand durch die Aorta und die Ausflußkammer erkennen.

Das **EKG** ist von geringer Bedeutung. Es zeigt variable, oft unbestimmbare Hypertrophiemuster. Trotz Fehlens des Kammerseptums sind bei der Hälfte der Patienten Q-Zacken nachweisbar.

Farb-Doppler-echokardiographisch kann die Diagnose auf der Basis der Anatomie und Flußmuster gestellt werden.

Die **Herzkatherisierung und Angiokardiographie** dient der Sicherung der Diagnose, ermöglicht eine Abschätzung der Lungen- und Körperdurchblutung und stellt die Basis für das weitere therapeutische Vorgehen dar.

Die **Therapie** entspricht der bei Trikuspidalatresie.

Zusammenfassung: Im Rahmen des Fehlbildungskomplexes »«singulärer Ventrikel« unterscheidet man solche vom linksventrikulären, rechtsventrikulären und unbestimmbaren Typ. Diese Ventrikel erhalten das Blut aus beiden

Tab. 2. Hauptmerkmale seltener komplexer Herzfehler. »Natürlicher Verlauf« bedeutet Lebenserwartung ohne Operation.

Herzfehler	Definition	Prognose	Hauptsymptome und Befunde
Totale Lungenvenenfehlmündung	Einmündung aller Lungenvenen in das zentrale Venensystem oder den rechten Vorhof	Natürlicher Verlauf: 0,2 Jahre. Op.-Letalität: 20%	Geringe Zyanose, Systolikum, betonter 2. Herzton, Rechts- und Linkshypertrophiezeichen, Herzvergrößerung
Truncus arteriosus communis	Ursprung eines über einem VSD reitenden Truncus, aus dessen aszendierendem Anteil die Koronararterien, die Pulmonalarterien und der Körperkreislauf gespeist werden	Natürlicher Verlauf: 0,1 Jahre. Op.-Letalität: 20%	Zyanose im Neugeborenenalter, Klick, Herzinsuffizienz
Pulmonalatresie mit intaktem Ventrikelseptum		Natürlicher Verlauf: 0,2 Jahre. Op.-Letalität: <10%	Zyanose seit Geburt, kontinuierliches systolisch-diastolisches Geräusch, ausgeprägte Herztaille, verminderte Lungengefäßzeichnung
Ebstein-Anomalie	Dystopie (Verlagerung in den rechten Ventrikel), Dysplasie und distale Anheftung der Trikuspidalklappe im rechten Ventrikel	Natürlicher Verlauf: 20 Jahre. Op.-Letalität: 6–17%	Systolikum, multiple Extratöne, Kardiomegalie
Mitralstenose, Cor triatriatum	Abflußbehinderung des Lungenvenenblutes durch eine verengte Mitralklappe und/oder eine Membran innerhalb des linken Vorhofes (Cor triatriatum)	Natürlicher Verlauf: 10 Jahre. Op.-Letalität: 26–47%	Dyspnoe, Diastolikum, Lungenstauung
Hypoplastisches Linksherz-Syndrom	Hypoplasie des linken Ventrikels mit Aorten- und/oder Mitralatresie	Natürlicher Verlauf: 0,02 Jahre. Inoperabel.	Dyspnoe, Herzinsuffizienz, »graue« Zyanose, schwache Pulse an allen Extremitäten
Double-outlet-Ventrikel	Ursprung beider großen Arterien aus einem Ventrikel	Natürlicher Verlauf: 20 Jahre. Op.-Letalität: 15–25%	Symptomatik abhängig vom Verhältnis Lungen- zu Körperperfusion
Bland-White-Garland-Syndrom	Ursprung der linken Koronararterie aus der Arteria pulmonalis	Natürlicher Verlauf: <1 Jahr. Op.-Letalität: bis 50%	Herzinsuffizienz, pektanginöse Schmerzen, Infarktzeichen im EKG

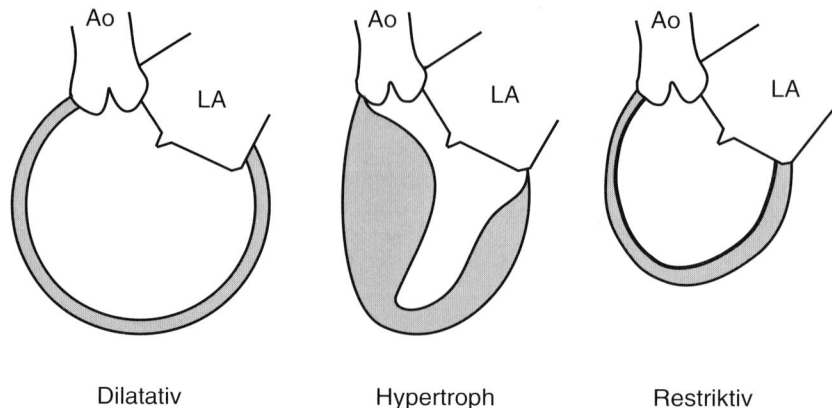

Abb. 17. Schematische Darstellung der Kardiomyopathien. Ao = Aorta; LA = linker Vorhof.

Vorhöfen und pumpen es in beide Kreisläufe. Der unterentwickelte rechte bzw. linke Ventrikel ist funktionell bedeutungslos (er kann ggf. als Ausflußkammer fungieren). In der Regel liegt eine Transpositionsstellung der großen Arterien vor. Zur Behandlung kann in den meisten Fällen eine Ein-Ventrikel-Palliation nach Fontan vorgenommen werden.

e) Seltene Herzfehler

Die Hauptmerkmale seltener komplexer Herzfehler (Häufigkeit <1% aller Herzfehler) sind in Tab. 2 zusammengefaßt.

2. Kardiomyopathien

Definition: Kardiomyopathien sind Herzmuskelerkrankungen unbekannter Genese. Wenn Herzmuskelveränderungen in Verbindung mit einer anderen Erkrankung (Infektion, Stoffwechselerkrankung, Systemerkrankung, angeboren oder toxisch bedingt) auftreten, spricht man von sekundären Kardiomyopathien.

Nach dem Erscheinungsbild werden die Kardiomyopathien in 3 Gruppen eingeteilt (Abb. 17):

a) Dilatative Kardiomyopathie

Sie ist mit 55% aller Kardiomyopathien die häufigste Form und charakterisiert durch eine Dilatation des linken Ventrikels mit normal dicker Wand, vergrößertem Volumen und herabgesetzter Pumpfunktion. Ätiologisch werden hereditäre Faktoren und Autoimmunmechanismen diskutiert.

Hämodynamisch steht die systolische Funktionsstörung des Ventrikels im Vordergrund. Die meisten Kinder werden erstmalig innerhalb der ersten 2 Lebensjahre unter dem Bild einer Herzinsuffizienz auffällig. Dabei geht der Manifestation oft eine Atemwegs- oder Darminfektion voraus. Ein Herzgeräusch fehlt in der Regel. Das Herz ist **radiologisch** stark vergrößert, eine Lungenstauung oft vorhanden. **Echokardiographisch** findet man einen großen linken Ventrikel mit sehr geringer Pumpfunktion. Häufig werden intraventrikuläre Thromben nachgewiesen. Im **EKG** zeigen sich Hypertrophiezeichen und Repolarisationsstörungen. Mit der **Herzkatheteruntersuchung** und Angiokardiographie werden Koronararterienanomalien ausgeschlossen.

Eine kausale **Therapie** ist nicht bekannt. Die Herzinsuffizienz wird symptomatisch behandelt. In der Langzeitbehandlung haben sich besonders ACE-Hemmer bewährt. Eine Antikoagulation sollte zur Verhütung thrombembolischer Ereignisse durchgeführt werden.

Die **Prognose** ist schlecht; 35–65% der Kinder versterben an einer Herzinsuffizienz im 1. Lebensjahr. Bei Kindern bleibt in 50% eine dauerhafte linksventrikuläre Funktionsstörung zurück.

b) Hypertrophe Kardiomyopathie

Sie ist durch eine ausgeprägte Hypertrophie des links- und evtl. auch des rechtsventrikulären Myokards bedingt (40% aller Kardiomyopathien). Die hypertrophe Kardiomyopathie kommt in einer obstruktiven und einer nichtobstruktiven

Form vor. Bei beiden Formen besteht eine systolische und diastolische Funktionsstörung des Ventrikels. Die Ätiologie ist unklar. Der familiären Häufung entsprechen auffällige Befunde am Chromosom 14. Daneben spielen Kollagenvermehrung und intrazelluläre Anhäufung von Kalziumionen eine Rolle. Pathologisch-anatomisch ist das Myokard, insbesondere das interventrikuläre Septum, stark hypertrophiert. In 50% kommt es zu einer linksventrikulären Ausflußbahnobstruktion, im 1. Lebensjahr häufig auch zu einer Einengung des rechtsventrikulären Ausflußtraktes. Histologisch sind die Myokardfasern nicht parallel angeordnet, sondern zeigen einen spiraligen, teils netzartigen Verlauf. Daneben bestehen Verengungen der Koronararterien.

Hämodynamisch ist die systolische Verkleinerung des Ventrikels verstärkt und die diastolische Dehnbarkeit vermindert. Betroffene Kinder werden im 1. Lebensjahr häufig durch eine Herzinsuffizienz auffällig. Die **Symptome** nach dem 1. Lebensjahr sind ein Systolikum durch linksventrikuläre Ausflußbahnobstruktion (bei der obstruktiven Form), Synkope, Schwindelzustände und Herzrasen. **Radiologisch** ist das Herz mäßig vergrößert, eine Lungenstauung fehlt. **Echokardiographisch** wird die Verdickung des linksventrikulären Myokards erkennbar. Durch die starke Kontraktion kann es systolisch zu einer intrakavitären Abschnürung des Ventrikels kommen. Im **EKG** fallen Hypertrophiezeichen, Repolarisationsstörungen und eine Verlängerung der QT-Zeit auf. Arrhythmien sind häufig. Die **Herzkatheteruntersuchung** bestätigt die Diagnose und ermöglicht die zuverlässige Messung des Druckgradienten.

Therapeutisch können Betablocker wie Propranolol (Senkung der Herzfrequenz, Verminderung der Pumpfunktion) oder Kalziumantagonisten wie Verapamil (Verbesserung der diastolischen Füllung, Verminderung der Hypertrophie, Senkung der Herzfrequenz) verwendet werden. Verapamil sollte nicht im 1. Lebensjahr und bei höhergradiger ventrikulärer Ausflußbahnobstruktion eingesetzt werden. Operativ kommt eine Myektomie in Betracht, um die Ausflußbahnobstruktion durch das verdickte Septum zu vermindern.

Die **Prognose** der hypertrophen Kardiomyopathie ist schlecht. Im 1. Lebensjahr versterben etwa 60% der Kinder an progredienter Herzinsuffizienz. Später kann es zu plötzlichem Herztod kommen (besonders nach Belastung).

c) Restriktive Kardiomyopathie

Mit 5% aller Kardiomyopathien ist die restriktive Kardiomypathie eine seltene Erkrankung, die durch eine Endokardverdickung in beiden Ventrikeln mit verminderter diastolischer Dehnbarkeit gekennzeichnet ist. Die Ätiologie ist unklar, die Klinik durch biventrikuläre Stauungszeichen gekennzeichnet. Therapieversuche zielen auf eine Verminderung der Stauungssymptomatik. Die Prognose ist schlecht. Etwa $^2/_3$ der Kinder versterben im 1. Lebensjahr.

3. Entzündliche Herzerkrankungen

a) Myokarditis

Definition: Die Myokarditis ist eine Herzmuskelentzündung, die häufig durch Coxsackie-B-Viren hervorgerufen wird, aber auch durch andere Erreger (Viren, Rickettsien, Bakterien, Protozoen, Parasiten, Pilze) sowie durch Toxine (z. B. bei Diphtherie), Medikamente (z. B. Sulfonamide), durch Autoimmunmechanismen oder Hypersensitivität (z. B. rheumatisches Fieber) entstehen kann.
Myokarditiden sind seltene Erkrankungen im Kindesalter, die in einem hohen Prozentsatz unerkannt bleiben und spontan heilen.

Die Prognose der klinisch erkennbaren Myokarditiden ist ernst. Bei Kindern kommt es in 50% zu einer vollständigen Heilung, bei etwa 40% der Patienten bleiben EKG-Abnormalitäten oder eine Herzvergrößerung zurück, und 10–25% der betroffenen Kinder versterben. Bei Neugeborenen hat die akute Myokarditis eine schlechte Prognose (75% Letalität).

Hämodynamik: Die Entzündung beeinträchtigt die Myokardfunktion, so daß die Ventrikelgröße zunimmt und die systolische Pumpfunktion abnimmt. Infolgedessen verringert sich das Schlagvolumen. Im Interesse eines ausreichenden Herzzeitvolumens kommt es kompensatorisch zu einer Sinustachykardie. Ein ausreichender Blutdruck wird durch eine Erhöhung des peripheren Gefäßwiderstandes aufrechterhalten. Die diastolische Dehnbarkeitsstörung der Ventrikel verursacht einen venösen Rückstau mit Hepatomegalie und Lungenödem.

Symptome und Befunde: Es lassen sich zwei Verlaufsformen unterscheiden. Die akute maligne Myokarditis des Neugeborenen, die auch durch das Röteln-, Herpes-simplex- und Varizellenvirus verursacht sein kann, manifestiert sich meist durch einen plötzlichen Kreislaufzusammenbruch. Die Haut ist blaß und grau. Es bestehen eine periphere Zyanose, Tachykardie, schwache Pulse und Ödeme. Auskultatorisch fallen leise Herztöne und ein Galopprhythmus auf; ein Herzgeräusch fehlt meistens. Radiologisch kann das Herz noch normal groß sein, echokardiographisch ist die Pumpfunktion deutlich eingeschränkt.

Beim älteren Kind sind die Symptome diskreter und entwickeln sich langsamer. Anamnestisch ist oft eine Atemwegs- oder Darminfektion vorangegangen. Je nach Schwere der Erkrankung imponiert eine Sinustachykardie unterschiedlicher Ausprägung. Eine nach einer fieberhaften Erkrankung aufgetretene Arrhythmie sollte stets an eine Myokarditis denken lassen und Anlaß zu weiterer Diagnostik sein. Die Zeichen der Herzinsuffizienz hängen vom Ausmaß der Erkrankung ab.

Röntgenologisch ist der Herzschatten vergrößert und vermehrt gerundet. Zeichen einer pulmonalen Stauung treten nur bei schweren Erkrankungen auf.

Farb-Doppler-echokardiographisch lassen sich vergrößerte Ventrikel mit verminderter Pumpfunktion nachweisen, evtl. auch begleitende AV-Klappeninsuffizienzen.

Der **EKG-Befund** ist variabel. Typisch sind Niedervoltage mit ST-Streckensenkungen und T-Inversionen in den Ableitungen I, III, aVF und linkspräkordial. Sinustachykardie und ventrikuläre Extrasystolen sind häufig vorhanden.

Die **Labordiagnostik** kann eine Vermehrung von CK, CKMB, SGOT, SGPT und LDH im Serum ergeben. Ein Virusnachweis aus dem Myokard oder der Perikardflüssigkeit ist anzustreben.

Therapie: Nur in Ausnahmefällen (z. B. bei Toxoplasmose) ist eine kausale Behandlung möglich. Die symptomatische kardiale Behandlung ist darauf ausgerichtet, ein adäquates Herzzeitvolumen aufrechtzuerhalten. Je nach klinischem Zustand des Patienten behandelt man mit Bettruhe allein oder im Schock mit intensivmedizinischen Maßnahmen. Im allgemeinen steht die medikamentöse Behandlung mit Diuretika (Furosemid) im Vordergrund. Digitalis ist mit Vorsicht zu geben, da das entzündete Myokard digitalisüberempfindlich sein kann und Arrhythmien ausgelöst werden können. Die Gabe von Cyclosporin und Kortikosteroiden wird kontrovers beurteilt.

> **Zusammenfassung:** Die Myokarditis ist eine seltene Erkrankung des Kindesalters, die meist durch Coxsackie-Viren verursacht wird. Sie verläuft bei Neugeborenen akut mit einer Letalität um 75%. Später ist die Prognose besser. Diagnostisch wegweisend sind eine inadäquate Sinustachykardie und/oder eine Arrhythmie nach einer fieberhaften Infektion. Im EKG dominieren Repolarisationsstörungen. Die Therapie richtet sich nach der Ursache und dem Schweregrad der Krankheit. Digitalispräparate sollen mit Vorsicht verabreicht werden.

b) Infektiöse Endokarditis

> **Definition:** Die infektiöse (subakute) Endokarditis ist eine durch Mikroorganismen bedingte destruierende Entzündung des Endokards, der Herzklappen oder der Intima herznaher großer Arterien. Endokardläsionen durch angeborene Herzfehler, chirurgische Eingriffe oder Traumen begünstigen die Erkrankung.

Vorkommen: Im Kindesalter ist die infektiöse Endokarditis selten; 75–95% der betroffenen Kinder haben einen angeborenen Herzfehler. Das höchste Endokarditisrisiko besteht bei Patienten mit synthetischen aortopulmonalen Shunts, Obstruktionen des linksventrikulären Ausflußtraktes und Ventrikelseptumdefekten. Bei 30% der Endokarditiden gehen zahnärztliche Eingriffe oder herzchirurgische Operationen der Erkrankung voraus.

Die Inzidenz der infektiösen Endokarditis scheint zuzunehmen, weil 1. die Anzahl der Kinder mit operativ korrigierten angeborenen Herzfehlern stetig zunimmt, 2. bei Operationen komplexer angeborener Herzfehler oft künstliche Herzklappen und synthetische Gefäßprothesen implantiert werden und 3. zentrale Venenkatheter in der neonatologischen Intensivtherapie immer häufiger verwendet werden.

Zur Endokarditis bei rheumatischem Fieber (keine Erreger): s. S. 410, zur akuten ulzerierenden Endokarditis im Rahmen einer Sepsis: s. S. 652.

Die **Erreger** der infektiösen Endokarditis sind überwiegend Streptokokken (80%) und Staphylokokken (10%); andere Bakterien und Pilze kommen seltener vor.

Pathogenese: Endokard- oder Intimaläsionen, die durch abnorme turbulente Blutströmungen innerhalb des Herzens oder der großen Arterien entstanden sind, werden von Fibrinbelägen, die von Thrombozyten durchsetzt sind, abgedeckt. Derartige Auflagerungen bilden sich typischerweise abseits des zentralen Preßstrahles, der einen Septumdefekt oder eine verengte Klappe passiert, in der strömungsberuhigten Zone des stromabwärts gelegenen Niederdruckgebietes. Im Rahmen vorübergehender Bakteriämien, die nicht selten sind, werden die primär sterilen Auflagerungen bakteriell besiedelt. So entsteht eine infizierte endokarditische Vegetation, in der die Bakterien mehr oder weniger abgekapselt sind, so daß sie für Antibiotika schwer erreichbar sind.

Symptome und Befunde: In der **Vorgeschichte** findet sich fast immer ein angeborener Herzfehler. Oft geht ein ärztlicher Eingriff innerhalb des Mund- oder Nasen-Rachen-Raumes der Endokarditis voraus. Als klassische **Symptome** gelten Fieber, Anämie und Herzgeräusch. Letzteres kann jedoch bei bekanntem Herzfehler diagnostisch nicht genutzt werden. Folgende Symptome weisen auf eine infektiöse Endokarditis hin (abnehmende Häufigkeit): Fieber, Gewichtsverlust, allgemeines Krankheitsgefühl, Splenomegalie, Petechien, embolische Ereignisse, neue oder wechselnde Herzgeräusche, Kardiomegalie, erhöhte BSG und Leukozytose. Weitere Befunde können Hämaturie, Herzinsuffizienz, Gelenkschmerzen, subunguale Blutungen und Hepatomegalie sein. Die **höchste diagnostische Wertigkeit** kommt positiven Blutkulturen und dem echokardiographischen Nachweis endokarditischer Vegetationen zu.

Therapie: Fieber unklarer Ursache erweckt bei einem Patienten mit bekanntem Herzfehler den Verdacht auf eine infektiöse Endokarditis. Sie wird grundsätzlich kombiniert mit Höchstdosen bakterizider Antibiotika parenteral behandelt. Vor Beginn der antibiotischen Behandlung sollten mindestens zwei Blutkulturen in kurzem Abstand gewonnen worden sein. Auch bei negativem Ausfall der Blutkulturen ist im Verdachtsfall eine antibiotische Behandlung indiziert.

Bei **unbekanntem Erreger** wird die Therapie der infektiösen Endokarditis auf mäßig penicillinsensible Streptokokken ausgerichtet und Penicillin G mit Gentamicin kombiniert. Bei **bekanntem Erreger** richtet sich die Wahl des Antibiotikums nach der Keimart und dem Antibiogramm.

Die antibiotische Therapie sollte in voller Dosierung mindestens 6 Wochen oder darüber hinaus bis zur Normalisierung der BSG durchgeführt werden. Bei Therapieresistenz oder schwerwiegenden Klappendestruktionen muß rechtzeitig eine herzchirurgische Intervention erfolgen.

Zur Therapie anderer Endokarditisformen s. S. 329 u. 411.

Die **Prognose** ist stets ernst und hängt wesentlich von frühzeitiger Diagnose und konsequenter Therapie ab. Die Letalität der infektiösen Endokarditis beträgt trotz antibiotischer Behandlung etwa 20%. Bei einem Drittel der Patienten muß mit Defektheilungen (Klappeninsuffizienzen) gerechnet werden.

Endokarditisprophylaxe: Wegen der ernsten Prognose einer infektiösen Endokarditis ist bei allen Patienten mit angeborenen Herz- oder Gefäßfehlbildungen, unabhängig davon ob eine korrigierende Operation erfolgt ist, eine Endokarditisprophylaxe indiziert. Sie wird in Form einer antibiotischen **Gelegenheitsprophylaxe** bei möglichen Bakteriämien praktiziert. Solche Gelegenheiten sind: zahnärztliche Eingriffe (Zahnextraktionen, Zahnsteinentfernung), Operationen innerhalb des Mund- und Rachenraumes, Eingriffe im Respirationstrakt (Intubation, Bronchoskopie), Gastrointestinaltrakt (Endoskopie) und Urogenitaltrakt (Blasenkatheterisierung, Zystoskopie). Prophylaktisch wird 30 bis 60 Minuten vor derartigen Eingriffen eine Dosis eines geeigneten Penicillins verabreicht; eine zweite Gabe erfolgt 6 Stunden später.

Auch bei fieberhaften Infektionen, die länger als 2 Tage anhalten und bei denen eine bakterielle Ursache nicht ausgeschlossen werden kann, sollte Kindern mit einem angeborenen Herzfehler prophylaktisch ein Penicillinpräparat bis zur Normalisierung der Körpertemperatur gegeben werden.

> **Zusammenfassung:** Die infektiöse subakute Endokarditis ist eine destruierende, prognostisch ernste Entzündung der Herzinnenhaut, die überwiegend durch Streptokokken und Staphylokokken hervorgerufen wird. Sie tritt besonders bei Patienten mit Herzfehlern auf und führt unter anderem zu Fieber, Anämie und wechselnden Herzgeräuschen. Diagnostisch beweisend sind der Nachweis endokarditischer Vegetationen (Echokardiographie) und positive Blutkulturen. Eine mindestens 6wöchige parenterale Antibiotikatherapie ist bereits im Verdachtsfall indiziert. Bei Kindern mit Herzfehlern sollte eine Endokarditisprophylaxe immer dann erfolgen, wenn Bakteriämien auftreten können (Gelegenheitsprophylaxe).

c) Perikarditis

Definition: Als Perikarditis bezeichnet man eine Entzündung des Perikards, die zu Ergußbildung (mit oder ohne Herzbeuteltamponade) und sekundärer Fibrose (mit oder ohne Konstriktion) führen kann. Infektiöse Ursachen (Viren, Bakterien) kommen ebenso vor wie Mitreaktionen des Perikards im Rahmen eines rheumatischen Fiebers, einer rheumatoiden Arthritis oder Urämie.

Vorkommen: Im Kindesalter dominiert die akute Perikarditis. Häufig entwickelt sich ein Perikarderguß. Die Symptomatik und der Krankheitsverlauf hängen von der Menge der Ergußflüssigkeit sowie von der Geschwindigkeit ab, mit der sich die Flüssigkeit im Herzbeutel ansammelt. Rasch entstehende große Ergüsse führen oft zur Perikardtamponade, die ohne rechtzeitige Drainage tödlich verlaufen kann.
Pathophysiologie: Die Flüssigkeitsansammlung im Herzbeutel, der kaum dehnbar ist, behindert die diastolische Füllung von Vorhöfen und Kammern. Im Extremfall wird der venöse Rückstrom durch Kompression der intraperikardialen Venenabschnitte, Vorhöfe und Kammern so stark reduziert, daß das Herzzeitvolumen auf eine kritische Größenordnung abfällt. Im Verlauf der Flüssigkeitsansammlung im Herzbeutel sinken zunächst das Füllungs- und konsekutiv das Schlagvolumen ab. Die Herzfrequenz steigt kompensatorisch an. Dies ist bereits ein ungünstiges Zeichen, weil in dieser Situation ein ausreichendes Herzzeitvolumen nur vorübergehend aufrechterhalten werden kann. Bei anhaltender Kompression genügt schon ein geringfügiges Absinken des Füllungs- bzw. Schlagvolumens, um ein plötzliches Kreislaufversagen mit Blutdruckabfall und Schocksymptomatik herbeizuführen.
Als Frühzeichen einer Herzbeuteltamponade gilt der sog. paradoxe Jugularvenenpuls: Inspiratorisch sinkt der intrathorakale Druck, und der venöse Rückstrom zum Herzen nimmt zu. Der durch den Perikarderguß komprimierte und in seiner Dehnbarkeit behinderte rechte Vorhof kann das Volumen nicht aufnehmen, so daß der Druck im rechten Vorhof und in den zentralen Venen ansteigt. Klinisch imponiert dann ein inspiratorisch verstärkter Jugularvenenpuls.
Eine drohende Tamponade kann auch zu einem inspiratorischen Abfall des systolischen Blutdrucks von >10 mmHg führen. Diesem Phänomen, das fälschlicherweise als paradoxer Puls bezeichnet wird, liegt eine Steigerung der normalen respiratorischen Schwankung des arteriellen Blutdrucks zugrunde, die bei einer kritisch verminderten diastolischen Kammerfüllung besonders deutlich ausfällt.

Symptome und Befunde: Die Kinder klagen über stechende Schmerzen in Brust, Schulter und Nacken. Sie verstärken sich bei tiefer Inspiration und nehmen beim aufrechten Sitzen oder Vorwärtsbeugen ab. Kurzatmigkeit ist die Regel. Die Untersuchungsbefunde hängen vom Ausmaß des Perikardergusses ab.
Ohne Perikarderguß sind arterielle und venöse Pulse normal. Man auskultiert ein kratzendes, hochfrequentes Reibegeräusch, das systolisch und diastolisch auftritt und dessen Lokalisation im Krankheitsverlauf wechseln kann. Die Herztöne sind normal. Das Herz ist radiologisch nicht vergrößert.
Bei **größeren Perikardergüssen** sieht man im Röntgenbild einen vergrößerten, plumpen Herzschatten (Bocksbeutelform der Herzsilhouette). Das Präkordium ist inspektorisch und palpatorisch auffallend ruhig. Die Herztöne sind gedämpft, Reibegeräusche fehlen. Bei drohender Perikardtamponade findet man inspiratorisch verstärkte Jugularvenenpulse und ein verstärktes inspiratorisches Absinken des arteriellen Drucks.
Im **EKG** kann eine Niedervoltage auf einen bedeutsamen Perikarderguß hinweisen. Im frühen Krankheitsverlauf sind die ST-Strecken angehoben, die T-Wellen zunächst normal. Im weiteren Verlauf flachen sie ab, um nach etwa zwei Wochen negativ zu werden.
Die **Echokardiographie** ist von entscheidender diagnostischer Bedeutung, weil sich damit Perikardergüsse jeder Größe sicher nachweisen lassen.
Spezielle Verlaufsformen: Die Perikarditis bei **akutem rheumatischen Fieber** entsteht meist im Rahmen einer Pankarditis. In der Regel treten kleinere serofibrinöse Ergüsse auf, die sich unter Kortikosteroidtherapie rasch zurückbilden. Selten kommt es zu sekundären Perikardkonstriktionen.
Die **virale** Perikarditis ist bei Kindern und jungen Erwachsenen selten. Sie wird meistens durch Coxsackie-B4- oder Influenzaviren hervorgerufen. Typischerweise geht meist eine Atemwegsinfektion der Erkrankung voraus. Ein Perikarderguß kann über mehrere Wochen persistieren. Perikardtamponaden sind selten. Rezidivergüsse, die Monate oder Jahre nach dem initialen Ereignis auftreten, kommen vor, ebenso sekundäre konstruktive Perikarditiden.
Eine **purulente** Perikarditis ist immer die Folge einer anders lokalisierten Primärinfektion. Erreger sind Pneumokokken, Streptokokken, Staphylokokken, E. coli oder Haemophilus influenzae. Neben den Symptomen der Perikardtamponade sind Zeichen der Sepsis vorhanden. Eine

chirurgische Intervention mit Perikardiotomie und kombinierte antibiotische Behandlung sind unumgänglich.

Das **Postperikardiotomiesyndrom** ist durch Fieber, Brustschmerzen, perikardiale Reibegeräusche und Perikardergüsse charakterisiert, die 2–3 Wochen nach einer offenen Herzoperation auftreten. Myokardantikörper im Serum können auf eine Autoimmunerkrankung hinweisen. Nicht selten gibt es auch Hinweise auf eine frische oder reaktivierte Virusinfektion (z. B. Zytomegalie). Die Erkrankung ist meist selbst limitierend und spricht gut auf Kortikosteroide an.

Therapie: Die Behandlung richtet sich gegen die Ursache der Perikarditis. Jede stärkere Kompression des Herzens durch einen Perikarderguß (mit oder ohne begleitende Tachykardie) und jede Tamponade müssen unverzüglich durch Punktion, Drainage oder chirurgische Perikardiotomie behandelt werden.

Zusammenfassung: Die Perikarditis kann isoliert oder im Rahmen einer anderen Krankheit auftreten. Es kommt zu retrosternalen Schmerzen, die sich bei tiefer Inspiration verstärken und in vornübergebeugter Haltung abnehmen. Fieber und Kurzatmigkeit sind die Regel. Oft hört man ein perikardiales Reibegeräusch. Eine Tachykardie weist auf eine Behinderung der diastolischen Ventrikelfüllung durch einen Perikarderguß hin. Die Diagnose wird echokardiographisch gestellt. Bei größerem Erguß und drohender Tamponade ist die sofortige Drainage des Ergusses lebensrettend. Bei purulenter Perikarditis sind chirurgische Maßnahmen nicht zu umgehen. Beim Postperikardiotomiesyndrom sind Kortikoide wirksam.

4. Herzrhythmusstörungen

Definition: Abweichungen von der normalen Herzschlagfolge werden als Herzrhythmusstörungen bezeichnet. Sie werden bei Kindern zunehmend häufiger diagnostiziert. Dies ist auf verbesserte Vorsorge- und klinische Überwachungsmaßnahmen zurückzuführen, aber auch bedingt durch die steigende Anzahl herzoperierter Kinder, die zu Arrhytmien neigen.

Herzrhythmusstörungen kommen bei herzgesunden Kindern aller Altersstufen (einschließlich des Neugeborenen- und Säuglingsalters) vor und sind oft harmlos. Bei herzkranken Kindern können sie aber lebensbedrohlich sein.

Tab. 3. Untere Normgrenzen des normalen Sinusrhythmus bei herzgesunden Kindern in verschiedenen Altersstufen. Im Standard-EKG liegen die Werte höher als im Langzeit-EKG, in dem auch die niedrigen Nachtwerte erfaßt werden.

Alter	HF (1/Min.)
Langzeit-EKG	
<1 Jahr	60 (Schlaf)
	80 (wach)
2– 6 Jahre	60
7–11 Jahre	45
>11 Jahre	40
Standard-EKG	
<3 Jahre	100
3–9 Jahre	60
>9 Jahre	50

Diagnostisch müssen stets Elektrolytentgleisungen, hormonale Störungen, Systemerkrankungen, Myokarditiden und angeborene Herzfehler ausgeschlossen werden. Wichtig sind das EKG ohne oder mit körperlicher Belastung (Belastungs-EKG) und das Langzeit-EKG, das die Herzstromkurve kontinuierlich über 24 Stunden aufzeichnet und speichert. In speziellen Fällen kann auch die elektrophysiologische Untersuchung mittels Herzkatheter indiziert sein.

Therapeutisch steht die medikamentöse Therapie im Vordergrund. Bei therapierefraktären Arrhytmien kann man arrhythmogene Bezirke innerhalb des Herzens mit gezielten Stromstößen durch einen Herzkatheter veröden (Ablation). Bei bradykarden Rhythmusstörungen können Herzschrittmacher implantiert werden.

Zur Beurteilung von Schweregrad und Prognose einer Rhythmusstörung werden die Normabweichungen der Herzfrequenz (Brady-, Tachykardie) und der Regelmäßigkeit (Arrhythmie) herangezogen. Dabei müssen die variablen Herzfrequenzen mit ihren Grenzwerten berücksichtigt werden (s. S. 6 und Tab. 3).

a) Sinusarrhythmie

Eine phasische Variation der Herzfrequenz ist normal (Sinusarrhythmie). Typischerweise ist die Sinusfrequenz atemabhängig. Inspiratorisch nimmt sie zu, exspiratorisch sinkt sie ab. Die Zeitwerte des EKGs (P-QRS-T) bleiben normal.

b) Sinusbradykardie

Abhängig vom Alter des Patienten kann eine Sinusbradykardie normal sein, insbesondere wenn sie in Ruhe oder im Schlaf auftritt. Schlafende Säuglinge oder Kleinkinder haben häufig Sinusfrequenzen um oder unter 80/Min. Bei schwerkranken Kindern werden Sinusbradykardien häufig durch Hypoxie, Medikamente oder zentralnervöse Störungen hervorgerufen. Der Sinusbradykardie liegt in der Regel keine Schädigung des Herzens zugrunde.

c) Sinustachykardie

Die Herzfrequenz steigt infolge körperlicher Belastung, Fieber, Hypovolämie, Anämie oder Herzinsuffizienz regelmäßig an. Eine Sinustachykardie mit vermindertem Herzzeitvolumen ist Ausdruck eines Schocks oder einer Tachyarrythmie. Falls eine Therapie erforderlich ist, sollte die Tachykardieursache beseitigt werden (Transfusion bei schwerer Anämie, Flüssigkeitszufuhr bei Hypovolämie, Fiebersenkung).

d) Supraventrikuläre Extrasystolie

Supraventrikuläre Extrasystolen können durch einen ektopen Fokus im Vorhof ausgelöst werden. Sie gehören zu den häufigsten Rhythmusstörungen im Kindesalter und treten besonders in der Neugeborenenperiode auf (Abb. 18). Sie können blockiert sein (Ausfall des QRS-Komplexes), aberrant übergeleitet werden (verbreiterter QRS-Komplex) oder normal übergeleitet werden (schmaler QRS-Komplex). Eine kompensatorische Pause ist möglich.

Isolierte supraventrikuläre Extrasystolen sind in der Regel gutartig und erfordern keine Behandlung. Bei Patienten mit vorgeschädigtem

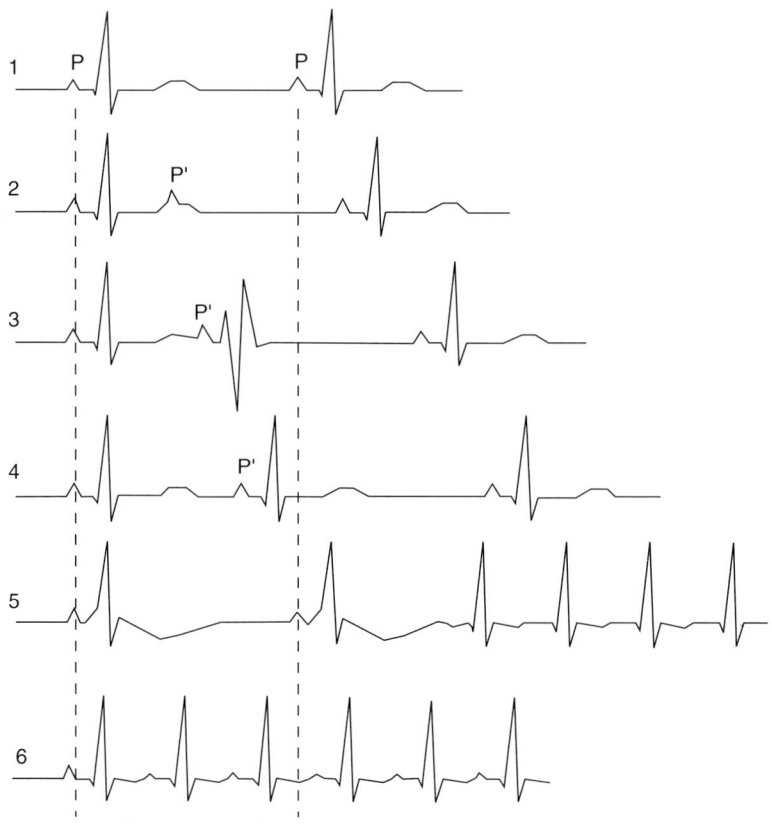

Abb. 18. Schematische Darstellung häufiger Arrhytmien.
1. Sinusrhythmus.
2. Blockierte Vorhofextrasystole.
3. Aberrant übergeleitete Vorhofextrasystole.
4. Regelrecht übergeleitete Vorhofextrasystole.
5. WPW-Syndrom mit Übergang in supraventrikuläre Tachykardie.
6. Supraventrikuläre Tachykardie.
P = Vorhofwelle; P' = Vorhofextrasystole.

Herz werden sie nur behandelt, wenn Tachyarrhythmien vorkommen.

e) Ventrikuläre Extrasystolie

Ventrikuläre Extrasystolen entstehen im Ventrikel und führen zu einem verbreiterten QRS-Komplex, der länger als 100 ms dauert, und einer kompensatorischen Pause (das Intervall zwischen 2 Schlägen, die eine Extrasystole einschließen, ist doppelt so lang wie das normale RR-Intervall). Der Extrasystole geht keine P-Welle voraus. Unifokale ventrikuläre Extrasystolen führen zu gleichförmig verbreiterten QRS-Komplexen. Bei multifokalen Extrasystolen wechselt das Bild des QRS-Komplexes. Zwei aufeinander folgende Extrasystolen werden als Couplet bezeichnet. Eine ventrikuläre Tachykardie liegt vor, wenn 3 oder mehr konsekutive ventrikuläre Extrasystolen auftreten. Bei Herzgesunden sind ventrikuläre Extrasystolen meist gutartig. Dies trifft besonders zu, wenn sie unter Belastung verschwinden. Sollten sie bei Belastung zunehmen, so muß eine organische Herzerkrankung ausgeschlossen werden. Multifokale ventrikuläre Extrasystolen sind immer anormal.

f) Paroxysmale supraventrikuläre Tachykardie

Paroxysmale supraventrikuläre Tachykardien sind die häufigsten Tachykardien bei Kindern und kommen oft im 1. Lebensjahr vor. Für die Hälfte aller Tachykardien ist das Wolff-Parkinson-White-Syndrom (WPW-Syndrom) verantwortlich: Im EKG ist der QRS-Komplex durch eine Delta-Welle verbreitert, und die PQ-Zeit ist verkürzt (Abb. 18).

Symptome und Befunde: Säuglinge, bei denen eine supraventrikuläre Tachykardie vorliegt, sind oft blaß und irritabel. Bei Persistenz der Tachykardie entwickelt sich eine Herzinsuffizienz. Die Herzfrequenz liegt zwischen 240 und 300/Min. Die frühzeitige Diagnose und prompte Therapie ist lebensrettend. Ältere Kinder klagen in dieser Situation über Schwindelgefühl, Palpitationen, Schwäche und Brustschmerzen. Die Tachykardiefrequenz ist bei jüngeren Kindern typischerweise etwa 240/Min., bei Jugendlichen 150–180/Min. Eine Herzinsuffizienz entwickelt sich in diesem Alter seltener. Supraventrikuläre Tachykardien können bei angeborenen Herzfehlern, Kardiomyopathien oder Myokarditiden vorkommen. Bei der ersten Episode einer paroxysmalen supraventrikulären Tachykardie ist immer eine kardiologische Untersuchung erforderlich.

Das **EKG** zeigt typische Befunde:
1. Die Herzfrequenz liegt zwischen 160 und 320/Min.
2. Der Herzrhythmus ist auffallend regelmäßig. Variationen des PQ- oder RR-Intervalls fehlen.
3. P-Wellen können vorhanden sein oder fehlen. Ihre Erkennbarkeit wird dadurch erschwert, daß sie von der vorangehenden T-Welle überdeckt werden können.
4. Der QRS-Komplex entspricht dem bei normalem Sinusrhythmus. Beim WPW-Syndrom fehlt häufig die Delta-Welle während der Tachykardie.
5. Bei Beendigung der Tachykardie kommt es sofort zum normalen Sinusrhythmus.

Therapie: Während der Tachykardie ist eine strenge Überwachung erforderlich. Das Therapieregime beinhaltet:
1. Vagusreiz durch Spateldruck, Pressen eines Eisbeutels auf das Gesicht, Valsalva-Preßversuch, Trinken von Eiswasser.
2. Propafenon i.v. (1–2 mg/kg KG) oder Propranolol i.v. (0,05–0,15 mg/kg KG).
3. Elektrische Kardioversion (1–2 J/kg KG), falls die medikamentösen Maßnahmen erfolglos geblieben sind oder ein Schock auftritt.

Die Langzeittherapie wird mit Propafenon und Digitalis durchgeführt. Bei Säuglingen wird diese Medikation mindestens bis zum Ende des 1. Lebensjahres fortgesetzt. Dann kann ein Auslaßversuch unternommen werden. In hartnäckigen Fällen kann eine Ablationsbehandlung (s. o.) mittels Herzkatheter erfolgreich sein.

g) Vorhofflattern und -flimmern

Diese Rhythmusstörungen sind bei herzgesunden Kindern sehr selten, treten aber bei vorgeschädigtem Herzen häufiger auf. Bei Vorhofflattern mit 1:1-Überleitung kommt es zu ähnlichen Symptomen wie bei der paroxysmalen supraventrikulären Tachykardie. Bei Vorhofflimmern liegt ein irregulärer Kammerrhythmus mit variablen Frequenzen vor. Im akuten Stadium ist eine elektrische Kardioversion erforderlich. Langfristig ist eine antiarrhythmische Therapie indiziert.

h) Ventrikuläre Tachykardie

Die ventrikuläre Tachykardie ist bei Kindern eine sehr seltene Rhythmusstörung. Sie weist auf eine organische Herzerkrankung oder einen myokardialen Tumor hin. Alle QRS-Komplexe sind verbreitert. Die Herzfrequenz liegt zwischen 120 und 180/Min. Einer anhaltenden ventrikulären Tachykardie gehen häufig kurze intermittierende Tachykardien voraus. Die Behandlung erfolgt mit Lidocain i.v. (1 mg/kg als Bolus). Wenn dadurch keine Regularisierung erreicht wird, ist umgehend die elektrische Kardioversion indiziert.

i) AV-Block 1. Grades

Der AV-Block 1. Grades ist durch eine Verlängerung der PQ-Zeit gekennzeichnet. Diese Erscheinung allein hat keine Auswirkungen auf die Herzfunktion. Ein AV-Block 1. Grades ist jedoch häufig mit einem Vorhofseptumdefekt, einer rheumatischen Karditis oder einer Virusmyokarditis vergesellschaftet. Bei Digitalistherapie ist ein AV-Block 1. Grades normal und kein Zeichen einer Überdosierung.

j) AV-Block 2. Grades

Der Mobitz-Typ-I-Block (Wenckebach-Block) ist gekennzeichnet durch eine progressive Verlängerung der PQ-Zeit bis hin zum Ausfall der Überleitung. Danach kann sich dieser Zyklus wiederholen. Beim Mobitz-Typ-II-Block (2:1-Block) wird jede zweite Vorhofaktion nicht übergeleitet. Ein zweitgradiger AV-Block jeden Typs kann zwar auch bei einem normalen Herzen auftreten, ist aber in der Regel Ausdruck einer organischen Herzerkrankung oder einer Medikamentenintoxikation. Die Behandlung sollte in erster Linie die Ursache beseitigen.

k) AV-Block 3. Grades

Beim AV-Block 3. Grades schlagen die Vorhöfe und Ventrikel unabhängig voneinander. Die Vorhoffrequenz liegt über der Ventrikelfrequenz, welche zwischen 40 und 80 Schlägen/Min. schwankt. Der angeborene AV-Block 3. Grades ist die häufigste Form dieser Herzrhythmusstörungen im Kindesalter und meist (zu 80%) mit einem maternalen systemischen Lupus erythematodes (s. S. 416) verbunden. Deshalb sollten serologische Untersuchungen bei Mutter und Kind erfolgen. Angeborene AV-Blöcke 3. Grades kommen bei der korrigierten Transposition der großen Arterien, beim atrioventrikulären Septumdefekt (s. S. 188) und bei Kardiomyopathien (s. S. 209) vor. Myokarditis, Digoxinüberdosierung und chirurgische Interventionen können zu erworbenen AV-Blöcken 3. Grades führen.

Symptome und Befunde: Eine pränatale Bradykardie ist häufig das erste Zeichen eines angeborenen AV-Blocks 3. Grades. Daraus leitet sich aber keine Indikation zur vorzeitigen Entbindung ab. Die postnatale Adaptation des Kindes hängt weitgehend von der Herzfrequenz ab. Neugeborene und Säuglinge mit Frequenzen unter 60/Min. und/oder breitem QRS-Komplex haben ein erhöhtes Risiko für einen plötzlichen Tod. Häufig treten durch das erhöhte Schlagvolumen funktionelle Herzgeräusche auf. Eine kardiologische Untersuchung ist stets erforderlich.

Behandlung: Bei Patienten mit erhöhtem Risiko eines plötzlichen Herztodes oder eines Adam-Stokes-Anfalles sowie bei Patienten mit Herzinsuffizienz stellt die Schrittmacherimplantation die Therapie der Wahl dar. Vorübergehend kann auch Isoproterenol als Dauertropfinfusion verabreicht werden.

5. Arterielle Hypertension

Definition: Eine arterielle Hypertension liegt vor, wenn der systolische und/oder diastolische Blutdruck dauerhaft (d. h. bei mindestens 3 Messungen an verschiedenen Tagen) auf oder über der 95. Perzentile des normalen Blutdrucks für Alter und Gewicht liegt. Dabei lassen sich zwei Gruppen unterscheiden: Bei Werten zwischen der 95. und 99. Perzentile spricht man von einer Hypertension; liegen die Werte auf oder über der 99. Perzentile, so handelt es sich um eine schwere Hypertension. Anhaltende Blutdruckwerte zwischen der 90. und 95. Perzentile bedeuten einen hochnormalen Blutdruck. Bei Werten unterhalb der 90. Perzentile ist der Blutdruck normal (Tab. 4).

Nach **hämodynamischen Gesichtspunkten** lassen sich folgende Hochdruckformen unterscheiden:
1. **Widerstandshochdruck:** Auf funktioneller (nerval bedingter) oder organischer Grundlage kommt es zu einer Erhöhung des peripheren Widerstandes im Bereich der Arteriolen. Systolischer und diastolischer Blutdruck sind erhöht, das Herzminutenvolumen normal. Diese Form liegt beim renalen Hochdruck, Phäochromozytom, Hyperaldosteronismus, Cushing-Syndrom, neurogenen Hochdruck und bei der essentiellen Hypertension vor.

Tab. 4. Grenzwerte des systolischen und diastolischen Blutdruckes im Kindesalter. Nach: Report of the 2nd Task Force on Blood Pressure Control in Children 1987. Pediatrics 1987; 79: 1–25. P 90 = 90. Perzentile; P 95 = 95. Perzentile.

Alter	Normal (<P 90)		Hypertonie (>P 95)		Schwere Hypertonie (>P 99)	
	Systole (mmHg)	Diastole (mmHg)	Systole (mmHg)	Diastole (mmHg)	Systole (mmHg)	Diastole (mmHg)
7 Tage	87	68	96		106	
8–30 Tage	101	65	104		110	
<2 Jahre	106	70	112	74	118	82
3–5 Jahre	109	70	116	76	124	84
6–9 Jahre	115	75	122	78	130	86
10–12 Jahre	122	80	126	82	134	90
13–15 Jahre	126	82	136	86	144	92
16–18 Jahre	136	84	142	92	150	98

2. **Elastizitätshochdruck:** Die organisch oder funktionell verringerte Dehnbarkeit der Arterienwand führt zu einer Erhöhung des elastischen Widerstandes. Der systolische Blutdruck ist erhöht, der diastolischer Blutdruck normal oder erniedrigt, das Herz-Minuten-Volumen normal. Diese Form des Hochdrucks liegt bei Arteriosklerose, angeborenen Engen der Aorta und bei Dehnbarkeitsänderungen durch Erschlaffung der glatten Muskulatur in den Arterienwänden vor.
3. **Minutenvolumenhochdruck:** Ein erhöhter Sympathikotonus, zentrale Regulationsstörungen, periphere arteriovenöse Fisteln oder eine schwere Anämie führen zu einer Erhöhung des Herzminutenvolumens. Typischerweise ist der systolische Blutdruck erhöht, der diastolische Blutdruck erniedrigt oder normal, das Herzminutenvolumen erhöht. Diese Form des Hochdrucks kommt vor bei psychischer Erregung, Hyperthyreose, körperlicher Belastung, einem offenen Ductus arteriosus Botalli oder einer peripheren arteriovenösen Fistel.

Langfristig führt die arterielle Hypertension zu einer Linksherzhypertrophie mit konsekutiver Herzinsuffizienz, zur Arteriosklerose mit Ausbildung einer koronaren Herzkrankheit, zur Niereninsuffizienz und zu zerebralen Ischämien. Augenhintergrundveränderungen und arterielle Verschlußkrankheiten sind typisch. Zerebrale Blutungen und Hochdruckenzephalopathie sind möglich.

Die essentielle Hypertension ist die häufigste Form der Hochdruckkrankheit. Daneben werden aber in jedem Alter bevorzugt bestimmte Ursachen gefunden:

▶ bei Neugeborenen:
Nierenarterienstenose oder -thrombose, angeborene Nierenfehlbildung, Aortenisthmusstenose,
▶ bei Kleinkindern:
Nierenparenchymerkrankung, Nierenarterienstenose, Aortenisthmusstenose,
▶ bei 6- bis 10jährigen Kindern:
Nierenarterienstenose, Nierenparenchymerkrankungen,
▶ bei Jugendlichen:
Nierenparenchymerkrankungen.

Blutdruckmessung und Normalwerte: Der Blutdruck wird unblutig mit einer aufblasbaren Blutdruckmanschette am rechten Oberarm gemessen. Mindestens bei der Erstuntersuchung erfolgt die Messung an beiden Armen und einem Bein.

Die Breite des aufblasbaren Innenteils der Manschette muß so gewählt werden, daß etwa 75% des Oberarms, d.h. der Distanz zwischen Schulter und Olekranon, bedeckt werden. Außerdem muß gewährleistet sein, daß die gesamte Zirkumferenz des Oberarmes umfaßt wird. Die Abmessungen der Blutdruckmanschetten beziehen sich stets auf den aufblasbaren Innenteil und sind nur Anhaltswerte. Zur Messung wird die Manschette rasch auf einen Druck aufgeblasen, der 20 mmHg über dem Druck liegt, bei dem der Radialispuls verschwindet. Der Druck innerhalb der Manschette wird dann etwa 2–3 mmHg/Sek. abgelassen, während die Brachialarterie auskultiert wird. Beim ersten Auftreten der Korotkoff-Geräusche wird der systolische Blutdruck abgelesen. Verabredungsgemäß wird bei Säuglingen und Kindern bis zu 12 Jahren der Wert als diastolischer Blutdruck angesehen, der abgelesen wird, wernn die Korotkoff-Geräusche gedämpft werden (Korotkoff Phase IV). Bei älteren Kindern und Erwachsenen wird der diastolische Druck durch das Verschwinden der Geräusche (Korotkoff Phase V) markiert. Die Tab. 4 gibt die Normalwerte sowie die Grenzwerte für Hypertension und schwere Hypertension im Kindesalter wieder.

Symptome und Befunde: Die Symptomatik hängt vom Alter des Kindes, Schweregrad der Hypertension und von einer eventuellen Grunderkrankung ab. Bei Säuglingen kann eine Hypertension bis zum Auftreten einer Herzinsuffizienz weitgehend symptomlos sein. Bei älteren Kindern treten initial Kopfschmerzen, Übelkeit, Erbrechen und Reizbarkeit auf. Bauchschmerzen, Dysurie und Ödeme können auf eine renale Genese der Hypertension hinweisen. An ein Phäochromozytom als Ursache der Hypertension ist zu denken, wenn Gewichtsverlust trotz guten Appetits, anfallsweises Schwitzen, Hautrötung und Palpitationen auftreten. Muskelkrämpfe, allgemeine Schwäche und Obstipation können auf einer Hypokaliämie bei Hyperaldosteronismus beruhen. Bei der körperlichen Untersuchung sollte besonders auf Ödeme (mögliche Nierenerkrankung), plötzliche Hautrötung mit vermehrtem Schwitzen in Ruhe (Phäochromozytom), Café-au-lait-Flecken und Neurofibrome (Morbus von Recklinghausen) sowie auf Zeichen des Cushing-, Turner- oder Williams-Beuren-Syndroms geachtet werden. Fehlende Beinpulse sprechen für eine Aortenisthmusstenose, Geräusche über den Nierenarterien für eine Nierenarterienstenose. Die Veränderungen des Augenhintergrundes deuten auf eine chronische Hypertension hin. Neurologische Ausfälle sind Zeichen einer zerebralen Blutung oder einer hypertensiven Enzephalopathie (Sehstörung, Schläfrigkeit, Koma, Krämpfe).

Diagnose: Durch die Blutdruckmessung wird die Verdachtsdiagnose bestätigt. Das individuelle Vorgehen kann in Anlehnung an Abb. 19 erfolgen. In Verdachtsfällen ist eine Langzeit-Blutdruckmessung über 24 Std. anzustreben.

Die Basisdiagnostik umfaßt Blutbild, Urinstatus und -kultur, Elektrolyte im Blut, Blutgasanalyse, Kreatinin, Harnsäure, Nüchternwerte von Cholesterin und Triglyzeriden sowie Lipopro-

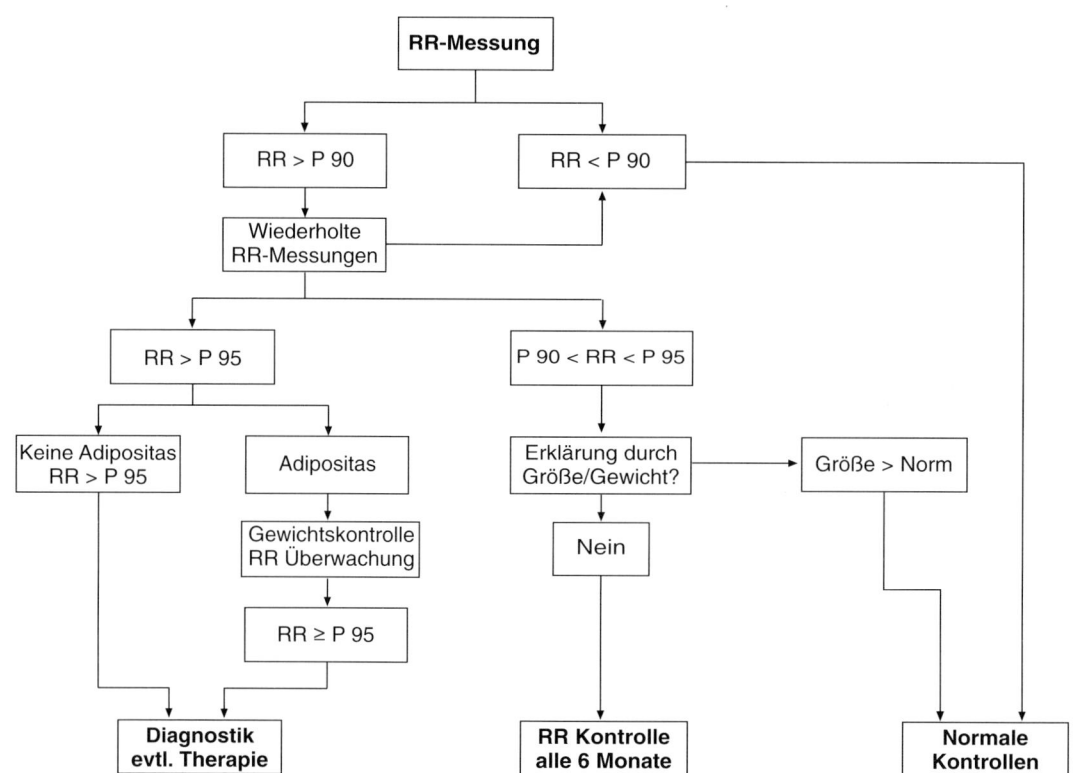

Abb. 19. Flußdiagramm zur Diagnostik der arteriellen Hypertension.

teine. EKG, Echokardiographie und Thoraxaufnahme sind unverzichtbar.

Zur erweiterten Diagnostik gehören die radiologische und sonographische Untersuchung der Nieren sowie Hormonuntersuchungen (Katecholamine, Clonidintest, Reninaktivität, Aldosteron, Kortisol, 18-Hydroxykorticosterol).

Therapie: Die therapeutischen Ziele einer antihypertensiven Therapie sind:
1. Diastolischer Blutdruck unter der 90. Perzentile.
2. Möglichst geringe Dosen von Antihypertensiva.
3. Minimale Nebenwirkungen.
4. Eine gute Mitarbeit des Patienten (Compliance).

Wenn der systolische und/oder diastolische Blutdruck bei halbjährlichen Kontrollen anhaltend hochnormal sind (d. h. zwischen der 90. und 95. Perzentile liegen), kann man zunächst auf eine medikamentöse Therapie verzichten. Wichtig sind dann Gewichtsreduktion, Verbesserung der körperlichen Leistungsfähigkeit durch Ausdauertraining und Reduktion der Kochsalzzufuhr.

Die Indikation für die **medikamentöse antihypertensive Therapie** ist gegeben, wenn eine systolische und/oder diastolische Hypertension vorliegen (bei Blutdruckwerten zwischen der 95. und 99. Perzentile) oder wenn hypertensionsbedingte Symptome bzw. Organschäden diagnostiziert werden. Die gebräuchlichen Therapieschemata entsprechen denen bei Erwachsenen.

▶ **Monotherapie**
Zunächst wird eines der folgenden Medikamente verwendet:
Betablocker, Diuretikum, Kalziumantagonist, ACE-Hemmer.

▶ Bei Erfolglosigkeit wird eine **2fach-Kombination** eingesetzt:
Diuretikum + Betablocker oder
Diuretikum + ACE-Hemmer oder
Kalziumantagonist + ACE-Hemmer.

▶ Eine Steigerung stellt die **3fach-Kombination** dar:
Diuretikum + ACE-Hemmer + Kalziumantagonist oder
Diuretikum + ACE-Hemmer + Betablocker.

Zusammenfassung: Im Kindesalter spricht man von einer arteriellen Hypertension, wenn der systolische und/oder diastolische Blutdruck oberhalb der 95. Perzentile für Alter und Geschlecht liegen. Im Hinblick auf die Langzeitprognose (besonders bei familiärer Belastung) ist eine regelmäßige Überwachung des Blutdrucks unabdingbar. Die essentielle Hypertension stellt die häufigste Form der Hochdruckerkrankung im Kindesalter dar. Ursächlich kommen aber auch in verschiedenen Altersstufen bestimmte Grundkrankheiten vor. Wird mehrfach ein erhöhter Blutdruck gemessen, so muß zunächst eine Grunderkrankung ausgeschlossen werden. Therapeutisch stehen bei nicht zu schwerer Hypertension zunächst Gewichtsreduktion, Ausdauertraining und Kochsalzrestriktion im Vordergrund. Wenn die Blutdruckwerte konstant über der 95. Perzentile liegen, ist eine medikamentöse Therapie indiziert.

6. Störungen der Kreislaufregulation

a) Schock

Definition: Ein Schock entsteht durch das Unvermögen des Herz-Kreislauf-Systems, die Organe mit lebenswichtigen Substraten zu versorgen und toxische Metabolite abzutransportieren. Dieser Zustand führt zu anaerobem Zellstoffwechsel und schließlich zu irreversiblen Zellschäden. Man unterscheidet den kompensierten, dekompensierten und den irreversiblen Schock.

Hämodynamik: Im kompensierten Schock sind das Herzzeitvolumen und der Blutdruck noch weitgehend normal, die Mikrozirkulation ist gestört, und es kommt zu einer Umverteilung des zirkulierenden Blutvolumens. In diesem Stadium setzen altersspezifische Kompensationsmechanismen ein, mit denen vorübergehend ein ausreichendes Herzzeitvolumen aufrechterhalten werden kann (Herzzeitvolumen = Schlagvolumen × Herzfrequenz). Bei Säuglingen kann das Schlagvolumen kaum gesteigert werden, weil die myokardiale Reserve begrenzt ist. Folglich steigt die Herzfrequenz kompensatorisch relativ stark an und erreicht dabei Werte um 190–210 Schläge/Min. Bei älteren Kindern wird das Herzzeitvolumen sowohl über das Schlagvolumen als auch über die Herzfrequenz reguliert. Bei ihnen nimmt deshalb die Herzfrequenz vergleichsweise weniger zu als bei Säuglingen. Der arterielle Blutdruck kann durch Erhöhung des peripheren Gefäßwiderstandes zunächst noch im Normbereich gehalten werden. Eine Hypotension tritt spät auf und ist typisch für den dekompensierten Schock. Dabei verschlechtert sich die Versorgung der Organe mit Sauerstoff und Substraten weiter, und es kommt zum Zusammenbruch des zellulären Stoffwechsels mit Anhäufung toxischer Metabolite. In diesem Stadium sind das Herzzeitvolumen und der Blutdruck auf kritische Werte abgefallen. Jetzt droht der irreversible Schock, der durch Hirn- und Herzschädigung zum Tode führt.

Pathophysiologie: Unter pathophysiologischen Gesichtspunkten kann man 3 Schockformen unterscheiden, die ineinander übergehen können.

Ein **hypovolämischer Schock** entsteht nach Blut- oder Plasmaverlusten, exzessiven Flüssigkeitsverlusten über die Niere oder den Darm. Durch die Kompensationsmechanismen des Herz-Kreislauf-Systems können das Herzzeitvolumen und der Blutdruck zunächst im Normbereich gehalten werden. Bereits in diesem Stadium des kompensierten Schocks bewirken lokale Widerstandsänderungen des Gefäßsystems eine Umverteilung des zirkulierenden Blutvolumens zugunsten von Herz, Gehirn und Nieren. Unbehandelt kann der kompensierte Schock entgleisen, so daß es zum dekompensierten, evtl. sogar zum irreversiblen Schock kommt.

Dem **kardiogenen Schock** liegt primär ein Myokardschaden mit konsekutivem Pumpversagen der Herzkammern zugrunde. Diese Schockform kommt bei angeborenen Herzfehlern, nach Herzoperationen, bei Kardiomyopathien, infolge von Infektionen oder Toxinwirkung vor. In dieser Situation wirken die Kompensationsmechanismen ungünstig, denn durch den katecholaminvermittelten Anstieg von Herzfrequenz und Gefäßwiderstand nimmt die Belastung des geschädigten Myokards weiter zu.

Unter dem Begriff »**Verteilungsschock**« werden die Schockformen zusammengefaßt, bei denen arterielle und kapilläre Kurzschlußverbindungen eröffnet werden und die venöse Kapazität gesteigert ist. Als Beispiele seien der anaphylaktische und septische Schock genannt. Beim septischen Schock durch gramnegative Bakterien führen Endotoxine zur Freisetzung endothelschädigender und vasoaktiver Substanzen, die gefäßerweiternd wirken. In der Frühphase des Schocks fällt deshalb der systemische Gefäßwiderstand ab, und das Herzzeitvolumen steigt kompensatorisch an. Die Haut ist zunächst noch gut durchblutet und warm (»warmer Schock«). Im weiteren Verlauf des Schocks ist das Herz nicht mehr in der Lage, das hohe Herzzeitvolumen aufrechtzuerhalten. Außerdem bewirken vasoconstriktive Substanzen aus Blutplättchen, Leukozyten und Endothel eine Gefäßverengung, die zur Abnahme der peripheren Durchblutung führt. Die Extremitäten werden kühl, die Urinausscheidung nimmt ab und die Versorgung der Gewebe mit Sauerstoff verschlechtert sich. Diese Mechanismen laufen beim anaphylaktischen Schock sehr schnell ab; beim septischen Schock kommen auch langsamere und heimtückische Verläufe vor.

Organbeteiligung: Ein Schockzustand hat Auswirkungen auf den gesamten Organismus und führt deshalb üblicherweise zu Funktionsstörungen verschiedener Organe. Das Gerinnungssystem wird durch freigesetzte Mediatoren aktiviert; es kommt zur Hyperkoagulabilität mit Verbrauchskoagulopathie. In den durch die Vasokonstriktion verengten Gefäßabschnitten bilden sich Thromben und verschließen kleinste Arterien und Arteriolen (Mikrozirkulationsstörung). In der Niere verursacht die Mikrozirkulationsstörung zusammen mit der arteriellen Hypotension ein Absinken der glomerulären Filtration und Urinproduktion; auch Nekrosen der Tubuli können vorkommen (Schockniere). In der Lunge behindern Mikrothromben den Gasaustausch, es entstehen Atelektasen und hyaline Membranen (Schocklunge). Leberfunktionsstörungen führen zu einer Erhöhung der Enzymaktivitäten im Blut; die Produktionsrate von Gerinnungsfaktoren sinkt und trägt damit neben der Verbrauchskoagulopathie zur Gerinnungsstörung bei. Folgeschäden im Gastrointestinaltrakt können sich als Blutungen oder Ileus manifestieren. Das Zentralnervensystem reagiert besonders empfindlich auf Hypotension und Sauerstoffmangel. Durch ein schockbedingtes Versagen mehrerer Organe (Multiorganversagen) verschlechtert sich die Prognose des Patienten erheblich.

Symptome und Befunde: Die klinischen Befunde, die in der akuten Situation unverzüglich erhoben werden müssen, sind für die Diagnose und Einschätzung des Schockstadiums unerläßlich.

▶ **Herz-Kreislauf-System:** Die Tachykardie ist ein frühes, aber unspezifisches Symptom des Schocks. Sie kann trotz Hypotension fehlen oder durch andere Erkrankungen wie Herzrhythmusstörungen hervorgerufen werden (supraventrikuläre Tachykardie s. S. 215). Der Blutdruckabfall ist spezifisch, tritt aber bei Kindern erst spät auf. Die schockbedingte Vasokonstriktion wird an der Diskrepanz zwischen abgeschwächten peripheren Pulsen (A. radialis, A. tibialis posterior, A. dorsalis pedis) und weitgehend normaler Pulsqualität an den zentralen Arterien erkennbar (A. carotis,

A. brachialis, A. femoralis). Erst im dekompensierten Schock ist der Blutdruck erniedrigt, dann sind die zentralen und peripheren Pulse abgeschwächt.

▶ **Haut:** Schon im frühen Schockstadium wird die Hautdurchblutung zugunsten der Durchblutung lebenswichtiger Organe eingeschränkt. Neugeborene zeigen eine graue Hautfarbe, während ältere Kinder blaß aussehen; marmorierte Haut kann in allen Altersstufen vorkommen. Die Kapillarfüllung (z. B. des Nagelbettes) ist verlangsamt (>3 Sek.).

▶ **Muskulatur:** Der Sauerstoffmangel führt zu muskulärer Hypotonie, verminderter Spontanaktivität und Kraftlosigkeit.

▶ **Niere:** Die Urinproduktion ist der Nierenperfusion proportional und kann deshalb als Parameter der Durchblutung des lebenswichtigen Organs »Niere« dienen. Dazu ist die Messung der Urinausscheidung mittels Blasenkatheter unerläßlich. Die normale Urinausscheidung beträgt ≥1 ml/kg/Std., bei Werten <0,5 ml/kg/Std. ist sie signifikant vermindert (Oligurie).

▶ **Zentralnervensystem:** Die Bewußtseinslage des Kindes reflektiert den Zustand der zerebralen Durchblutung. Im fortgeschrittenen kompensierten Schock sind die Kinder apathisch, reagieren nicht mehr auf Ansprache und wehren sich bei Venen- oder Lumbalpunktionen kaum. Im dekompensierten Schock ist die Hirnstammperfusion auch vermindert, und es kommt zum Verlust des sympathischen Tonus, zu Atemstörungen und schließlich zum Atemstillstand.

Die intensivmedizinische Überwachung und Therapie eines Kindes im Schock ist unumgänglich. Nach Intubation und Beatmung werden der zentrale Venendruck, evtl. der Pulmonalkapillardruck und der arterielle Druck kontinuierlich über intravasale Katheter gemessen. Dopplerechokardiographisch werden die Pumpfunktion der Herzkammern und das Herzzeitvolumen abgeschätzt. Zusammen mit den arteriellen und gemischtvenösen Sauerstoffsättigungswerten lassen sich der Sauerstoffverbrauch und die Kreislaufwiderstände berechnen. Diese Daten bilden zusammen mit den Blutgasanalysen, Elektrolyt- und Gerinnungsanalysen im Blut sowie dem Blutbild die Basis der Schocktherapie.

Therapie: Nur mit einer frühzeitigen Therapie, die auf die auslösende Ursache abzielt (kausale Therapie), können der Schock unterbrochen und weitere Organschäden verhindert werden.

Die intravenöse **Flüssigkeitsgabe** kann das Fortschreiten eines hypovolämischen und Verteilungsschocks aufhalten. Dagegen kann ein kardiogener Schock durch Flüssigkeitsgabe verstärkt werden, weil zusätzliches Volumen bei eingeschränkter Pumpfunktion des Herzens nicht bewältigt werden kann. Initial kann den meisten Kindern eine kristalline Lösung (0,9% NaCl) gegeben werden, die auch bei Kapillarlecks und Plasmaverlusten einen günstigen Effekt hat. Kolloidale Lösungen können bei Kindern mit intakten Kapillaren und Hypalbuminämie zur Auffüllung des intravasalen Volumens vorteilhaft sein. Die Flüssigkeitsmenge orientiert sich an den kardiovaskulären Meßwerten, dem Zustand des Kindes und den Laborwerten. Dabei ist zu beachten, daß eine Volumenüberlastung durch reichliche Flüssigkeitsgabe bei verminderter Pumpfunktion des Herzens schlechter toleriert wird als bei normaler Herzfunktion.

Die **medikamentöse Therapie** des Herz-Kreislauf-Versagens im Schock zielt auf eine Verbesserung der Organperfusion ab, die durch Normalisierung von Herzzeitvolumen und Blutdruck erreicht werden soll. Hierzu stehen positiv inotrop wirksame Medikamente mit Wirkung auf den pulmonalen und systemischen Gefäßwiderstand zur Verfügung, die je nach Ursache des Schocks und dem angestrebten Effekt eingesetzt werden. Dopamin bewirkt über beta- und dopaminerge Rezeptoren eine Durchblutungssteigerung von Nieren, Koronararterien und Gehirn. In hoher Dosierung überwiegt die alpha-rezeptorenvermittelte Vasokonstriktion. Dobutamin, oft mit Dopamin kombiniert, wirkt ebenfalls positiv inotrop, ohne den systemischen Widerstand bedeutsam zu beeinflussen. Noradrenalin kann (speziell im septischen Schock) eingesetzt werden, um den peripheren Widerstand zu erhöhen. Adrenalin sollte mit Zurückhaltung verwendet werden, da es den myokardialen Sauerstoffverbrauch erheblich steigert. Speziell im kardiogenen Schock kommt der Entlastung des Myokards durch Anpassung von Vorlast (zentralvenöser bzw. pulmonalkapillärer Druck) und Nachlast (systemischer Gefäßwiderstand = Blutdruck/Herzzeitvolumen) an die Ventrikelfunktion große Bedeutung zu. Hierzu können Nitrate in unterschiedlicher Dosierung verwendet werden.

Die Verbrauchskoagulopathie wird mit Heparin, bakterielle Infektionen werden mit geeigneten Antibiotika behandelt; Kortikosteroide können im septischen Schock von Nutzen sein.

Zusammenfassung: Der Schock ist ein mehr oder weniger akutes Ereignis, das durch Blut- oder Flüssigkeitsverluste (Volumenmangelschock), Herzversagen (kardiogener Schock) oder Änderungen der Gefäßkapazität (»Verteilungsschock«, z. B. anaphylaktischer und septischer Schock) ausgelöst wird. Das Herz-Kreislauf-System ist primär betroffen, so daß es zu Störungen der Organperfusion kommt. Dadurch wird ein Circulus vitiosus in Gang gesetzt, der durch zellulären Sauerstoffmangel, Anhäufung toxischer Substanzen, Aktivierung des Gerinnungssystems mit Hyperkoagulabilität und Thrombenbildung die Sauerstoffversorgung der Organe weiter verschlechtert. Durch Kompensationsmechanismen (Vasokonstriktion) wird das zirkulierende Blutvolumen umverteilt, so daß Herz, Gehirn und Nieren bevorzugt perfundiert werden und der Blutdruck noch weitgehend normal gehalten werden kann (kompensierter Schock). Die Herzfrequenz ist erhöht und die Hautdurchblutung durch Vasokonstriktion vermindert (blaßgraue Hautfarbe). Wenn der Blutdruck auf kritische Werte abfällt, kommt es zum dekompensierten, später zum irreversiblen Schock mit tödlichem Ausgang. Nur durch eine frühzeitige Diagnose und intensive Kausaltherapie können der Kreislauf stabilisiert (Flüssigkeitsabgabe, positiv inotrope und vasoaktive Medikamente), die Blutgerinnung normalisiert und der Schock durchbrochen werden.

b) Orthostatische Kreislaufdysregulation

Definition: Es handelt sich um eine hypotone Kreislaufregulationsstörung, die – überwiegend oder ausschließlich – beim Aufrichten aus dem Liegen oder beim Stehen auftritt und bei Horizontallagerung bald verschwindet.

Ätiologie und Pathophysiologie: Normalerweise kommt es unter orthostatischer Belastung durch die Blutverschiebung in die untere Körperhälfte und einen kurzdauernden Blutdruckabfall zu einer Sympathikusaktivierung mit kompensatorischer Vasokonstriktion, so daß der arterielle Mitteldruck, der venöse Rückstrom zum Herzen und das Herzminutenvolumen sich rasch wieder normalisieren. Zusätzlich fördert eine reflektorische Tonussteigerung in der Muskulatur durch Venenkompression den venösen Rückstrom des Blutes.
Bei der orthostatischen Dysregulation besteht eine gegenüber der Norm verringerte Anpassungsfähigkeit des Kreislaufes an eine veränderte Körperlage, wofür es mehrere auslösende Ursachen gibt. Dabei ist die Kreislaufregulation auf der venösen und/oder der arteriellen Seite gestört (ungenügende venöse Tonisierung bzw. Arteriolenkonstriktion). Die Verminderung des venösen Rückflusses bewirkt eine stärkere Abnahme des Herzminutenvolumens, einen Blutdruckabfall und eine zerebrale Minderdurchblutung, wodurch Schwindelgefühl, evtl. Ohnmacht entstehen.
Nach dem Verhalten von Blutdruck und Herzfrequenz lassen sich 2 Formen der orthostatischen Kreislaufdysregulation unterscheiden:
1. Hyperdiastolische Regulationsstörung (sympathikotone Reaktion). Beim Wechsel vom Liegen in stehende Position steigen Herzfrequenz und diastolischer Blutdruck an, während der systolische Blutdruck abfällt (Verkleinerung der Amplitude). Der arterielle Mitteldruck ist fast normal.
2. Hypodiastolische Regulationsstörungen (asympathikotone Reaktion). Dabei fallen sowohl der systolische als auch der diastolische Blutdruck ab (hierdurch Absinken des arteriellen Mitteldrucks), während die Herzfrequenz unverändert bleibt. Es fehlt die kompensatorische Sympathikusaktivierung (verschiedene Ursachen möglich). Diese sehr seltene Form tritt auch als sog. neurogene Hypotension (Positionshypotension) bei bestimmten ZNS-Krankheiten (z. B. Syringomyelie) auf.

Vorkommen: Disponiert sind Kinder im Schulalter, besonders in der Pubertät, mit asthenischem Habitus und Neigung zu vegetativer Dystonie. Orthostatische Kreislaufdysregulationen kommen manchmal auch bei sekundärer (symptomatischer) Hypotension im Verlauf von Infektionen, Intoxikationen, endokrinen Krankheiten (z. B. Hypothyreose oder Morbus Addison) und bei kardiovaskulären Krankheiten (z. B. Aortenstenose) sowie nach Krankheiten mit langdauernder Bettlägerigkeit vor.

Symptome: Beim Aufrichten (besonders morgens und nach längerem Liegen) oder bei längerem Stehen treten Schwindelgefühl, Leeregefühl im Kopf, Hautblässe, Parästhesien und Muskelschwäche auf. Im orthostatischen Kollaps kommt es zu Flimmern, Schwarzwerden vor den Augen, Schweißausbruch, Bewußtseinstrübung oder -verlust (Ohnmacht), manchmal auch zu Kopfschmerzen, Übelkeit und Erbrechen.

Diagnose: Der Ruheblutdruck ist meistens normal. Bei der Kreislauffunktionsprüfung nach Schellong werden in 2minütigen Abständen Pulsfrequenz, Blutdruck und EKG zunächst im Liegen, dann im Stehen (jeweils 10 Minuten) und anschließend wieder im Liegen gemessen (am besten mit Kipptisch). Im Steh-EKG findet man in einem Teil der Fälle in Ableitung II und III eine ST-Senkung und T-Abflachung.

Differentialdiagnose: Die **vasovagale Synkope** ist gekennzeichnet durch einen plötzlichen Abfall des systolischen und diastolischen Blutdrucks (infolge Vasodilatation) mit Bradykardie und wird durch Trauma, Schreck, Schmerz usw. ausgelöst. Sie führt zu Schwäche, Schwindelgefühl, Blässe, Schweißausbruch und teilweise auch zu Bewußtseinsverlust. Hinlegen bewirkt rasche Besserung. – Die sog. **konstitutionelle Hypotension** (mit konstanter Erniedrigung des Blutdruckes) ist bei Kindern selten und hat im allgemeinen keine krankhafte Bedeutung. Sie äußert sich nur gelegentlich bei orthostatischer Belastung durch entsprechende Beschwerden.

Therapie: Ein orthostatischer Kollaps geht bei Hochlagerung der Beine und Kopftieflage meistens schnell vorüber. Oft hört die Neigung zu orthostatischen Kreislaufdysregulationen bei Adoleszenten nach einiger Zeit ohne medikamentöse Behandlung auf. Günstig wirken Muskeltraining (Gymnastik, Schwimmen), Gefäßtraining (Hydrotherapie) und eiweißreiche Kost (bei Asthenikern). In hartnäckigen Fällen einer hyperdiastolischen Regulationsstörung kann eine längere Behandlung mit Dihydroergotamin (Dihydergot) erfolgreich sein, das eine vasokonstriktorische und leicht sympathikolytische Wirkung hat. Sympathikomimetika sind wenig sinnvoll, da die sympathische Gegenregulation bereits gesteigert ist. Dagegen werden bei der hypodiastolischen Regulationsstörung Sympathikomimetika empfohlen, weil hier der Sympathikus ungenügend aktiviert wird.

Zusammenfassung: Die orthostatische Kreislaufdysregulation ist eine beim Aufrichten oder längerem Stehen auftretende hypotone Regulationsstörung, die meistens mit einer Tachykardie und Verkleinerung der Blutdruckamplitude einhergeht. Die besonders bei jugendlichen Asthenikern vorkommende Störung äußert sich durch Schwindelgefühl, Blässe, Muskelschwäche, Bewußtseinstrübung oder -verlust (Ohnmacht). Die orthostatische Dysregulation, für welche verschiedene Ursachen möglich sind, wird durch Kreislauffunktionsprüfungen diagnostiziert und ist von einer vasovagalen Synkope zu unterscheiden, die durch Trauma, Schreck oder Angst ausgelöst wird.

VII. Krankheiten der Verdauungsorgane

C. Simon und D. Harms

1. Angeborene und anlagebedingte Krankheiten

a) Ösophagusatresie

Definition: Die Ösophagusatresie ist eine häufige Fehlbildung der Speiseröhre, die dabei meistens im mittleren Drittel blind endigt. Die Ösophagusatresie ist oft mit einer Trachealfistel kombiniert.

Pathologie: In 85–90% der Fälle endet der obere Blindsack stumpf in Höhe der Bifurkation, während das untere Segment durch eine Fistel dicht oberhalb der Bifurkation in die Trachea mündet (Abb. 1), so daß Luft durch die Ösophagotrachealfistel in den Magen gelangen kann. Die zweithäufigste Form ist die Ösophagusatresie ohne Fistel; diese ist in therapeutischer Hinsicht insofern ungünstig, als die beiden Enden relativ weit voneinander entfernt sind. Dann gibt es Fehlbildungen des Ösophagus, bei denen dieser zwar durchgängig ist, jedoch eine dünne Ösophagotrachealfistel im Klavikula- oder Halsbereich besteht, durch welche Nahrung in die Lungen fließt. – In etwa 30% ist die Ösophagusatresie mit einer anderen Fehlbildung kombiniert (Duodenal- oder Analatresie, Herzfehler, Down-Syndrom, Urogenitalfehlbildung).

Pathogenese: Die Ösophagusatresie beruht auf einem gestörten Zellwachstum entlang dem Septum zwischen Trachea und Ösophagus, während die Ösophagotrachealfistel durch eine fehlerhafte Septierung bei der Entwicklung von Ösophagus und Trachea aus einer gemeinsamen Anlage entsteht. Die auslösende Ursache ist unbekannt.

Vorkommen: Auf 3000 bis 4000 Geburten kommt ein Fall von Ösophagusatresie.

Symptome: Nach der Geburt beobachtet man bei einer Ösophagusatresie schaumigen Speichel vor Mund und Nase.

Beim ersten Trinken kommt es zu heftigem Husten und Würgen, zu Zyanose und Regurgitieren der Nahrung.

Bei einer Ösophagusatresie mit unterer Fistel ist das Abdomen stark vorgewölbt, bei Fehlen einer Fistel eingesunken. Mekonium wird normal entleert. Häufige Komplikation ist eine **Aspirationspneumonie.** Diese kann auch durch Überlaufen von Sekret aus dem oberen Blindsack oder bei Rückfluß von Mageninhalt durch die untere Fistel in die Lungen entstehen.

Bei Sondierung des Ösophagus mit einem nicht zu weichen Schlauch fühlt man nach 10–12 cm einen Stopp (Entfernung vom Mund zum Magen normalerweise 18 cm).

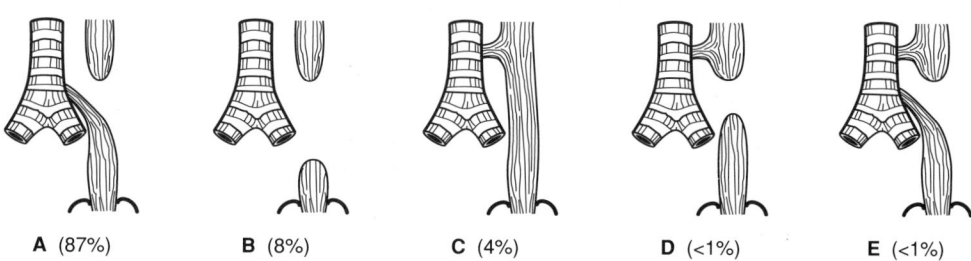

Abb. 1. Ösophagusatresie. Typ A: Atresie mit unterer Fistel; Typ B: Atresie ohne Fistel; Typ C: Fistel ohne Atresie; Typ D: Atresie mit oberer Fistel; Typ E: Atresie mit oberer und unterer Fistel.

Ein **Hydramnion** beruht auf einer Unterbrechung der Fruchtwasserzirkulation; es fehlt jedoch, wenn das Fruchtwasser durch eine untere Fistel aus den Lungen in den Magen abfließen kann. Bei einer Ösophagotrachealfistel *ohne* Atresie treten in den ersten Lebenswochen und -monaten häufig bedrohliche Hustenanfälle mit Zyanose auf; dabei ist der Bauch durch Einströmen von Luft in den Magen stark vorgewölbt. Röntgenologisch werden rezidivierende Bronchopneumonien und ein abnormer Luftgehalt des Magens festgestellt.

Verlauf: Ohne Operation tritt der Tod in der 1. oder 2. Lebenswoche an Erstickung oder einer Pneumonie ein. Bei rechtzeitigem chirurgischen Eingreifen und Fehlen anderer Fehlbildungen überleben heute >90% der Patienten.

Diagnose: Bei jedem Hydramnion und beim Auftreten von Erstickungsanfällen anläßlich von Trinkversuchen muß an eine Ösophagusatresie gedacht werden. Vielerorts wird nach der Geburt bei allen Neugeborenen der Ösophagus sondiert, um eine Atresie früh zu erkennen.

Die Röntgenaufnahme zeigt oft einen weiten, luftgefüllten oberen Blindsack und die eingeführte Sonde.

Luft im Magen und Darm beweist eine untere Fistel, während das Fehlen von Luft für eine Atresie ohne Fistel spricht. Nach Absaugen des schleimigen Sekretes aus dem oberen Blindsack kann zur röntgenologischen Darstellung einer oberen Fistel ein wasserlösliches Kontrastmittel (0,5 bis 1 ml) durch die Sonde injiziert und anschließend wieder abgesaugt werden (Abb. 2 a–c). Der Nachweis einer Ösophagotrachealfistel ohne Atresie kann schwierig sein, da die vom Ösophagus schräg nach oben verlaufende Fistel manchmal sehr dünn ist und sich auch bei Kopftieflagerung des Patienten nicht füllt. Bei einer Bronchoskopie erkennt man die Fistelmündung in der Trachea.

Differentialdiagnose: Eine **Choanalatresie** führt beim Trinken ebenfalls zu schweren Erstickungsanfällen und wird bei einer Sondierung der Nase festgestellt. Außerdem ist an eine **neurogene Schluckstörung** zu denken, bei welcher ständig Nahrung und Schleim den Pharynx ausfüllen; sie kommt bei angeborenen Rückenmarksfehlbildungen und geburtstraumatischen Hirnläsionen vor.

Therapie: Nach Rehydrierung, Einleitung einer Antibiotikatherapie gegen eine bereits bestehende Aspirationspneumonie und ständigem Ab-

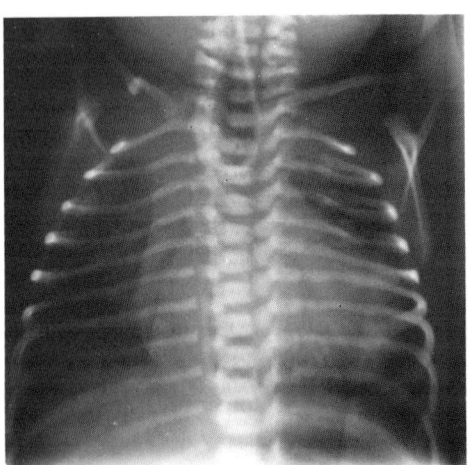

Abb. 2. a) Ösophagusatresie mit unterer Fistel: Die Sonde markiert den Boden des oberen Blindsackes, der mit Luft gefüllt ist. Zusätzlich besteht ein Vitium cordis mit Shunt (Kardiomegalie und verstärkte Lungengefäßzeichnung).

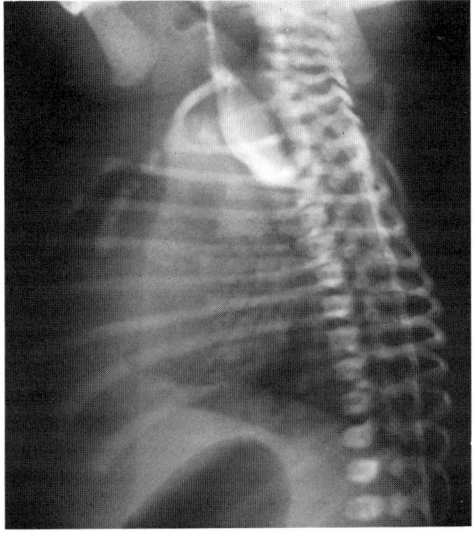

Abb. 2. b) Im Seitbild ist der obere Blindsack mit Kontrastmittel gefüllt. Die Luft im Magen beweist die untere Fistel.

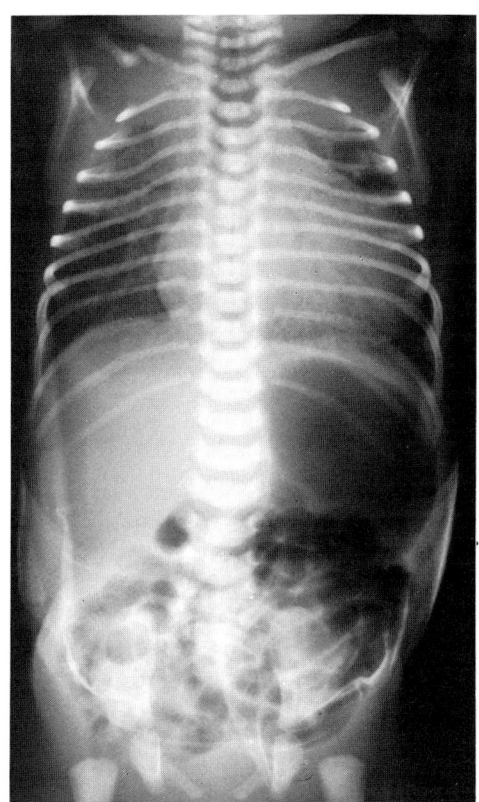

einem Hydramnion führen (selten) und nach der Geburt schwere Erstickungsanfälle und eine Aspirationspneumonie hervorrufen. Die Diagnose wird durch die Ösophagussondierung und die Röntgenuntersuchung gestellt. Eine Heilung ist bei rechtzeitiger Operation in 95% möglich.

b) Ösophagusstenose

Die seltene **angeborene** Ösophagusstenose (Abb. 3) hat eine andere formale Genese als die Ösophagusatresie. Sie beruht entweder auf einer inneren Einengung (durch Schleimhautfalten oder eine zentral gefensterte Membran) oder auf einer Kompression von außen durch Gefäßanomalien (doppelter Aortenbogen, Arcus aortae dexter mit links absteigen-

Abb. 2. c) Thorax-Abdomen-Aufnahme mit starker Luftfüllung des Magen-Darm-Traktes über die untere Fistel, Vitium mit pulmonaler Hypertension und geburtstraumatischer Klavikulafraktur rechts. 2 Tage alter Junge.

saugen des oberen Blindsackes wird so früh wie möglich eine End-zu-End-Anastomose der Ösophagusteile vorgenommen (nach vorheriger Unterbindung bestehender Fisteln). Wenn das Risiko dieser Operation zu groß ist (bei Frühgeburt, ausgedehnter Pneumonie, anderen Fehlbildungen), beschränkt man sich zunächst auf die Anlage einer Gastrostomie. Bei der Ösophagusatresie ohne Fistel ist in der Regel als Folge des weiten Abstandes der Blindsäcke eine primäre Anastomosierung unmöglich. Hier wird zur Ernährung zunächst eine Gastrostomie angelegt. Später erfolgt durch eine Magenhochzugsoperation eine Anastomosierung der beiden Ösophagusenden. Postoperativ entwickeln sich oft narbige Strikturen, die durch Bougierung behandelt werden müssen.

Zusammenfassung: Die Ösophagusatresie ist meistens mit einer unteren Ösophagotrachealfistel kombiniert. Sie kann intrauterin zu

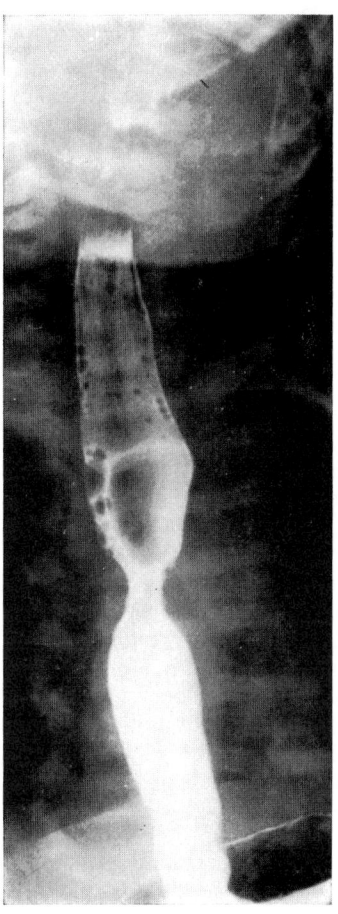

Abb. 3. Ösophagusstenose: Einengung des Ösophagus im mittleren Drittel (in Höhe der Bifurkation). Geringe prästenotische Aufweitung. 2 Monate altes Mädchen.

der Aorta, A. lusoria) oder Tumoren (bronchogene oder tracheogene Zysten, Neuroblastom, zystische Doppelbildung des Ösophagus usw.). Die meistens im distalen Drittel des Ösophagus gelegene Stenose ruft ständige oder intermittierende Schluckbeschwerden hervor, welche beim Übergang von flüssiger auf feste Nahrung zunehmen. Die Behandlung richtet sich nach der Krankheitsursache. – Die durch eine Hiatushernie und Refluxösophagitis entstandenen **sekundären** Ösophagusstenosen werden auf S. 235 besprochen.

c) Dünndarmatresie

Definition: Der Dünndarmatresie liegt eine fehlende Lichtungsausbildung in einem meist umschriebenen Dünndarmabschnitt zugrunde.

Pathologie: Die Atresie besteht entweder in einem Verschluß des Lumens durch eine zwerchfellartig vorgewölbte Membran, die ein- oder mehrfach perforiert ist, oder in einer völligen Trennung der Kontinuität zwischen dem proximalen (sekundär erweiterten) und dem distalen (kollabierten) Darmteil oder in einer strangartigen Verbindung zwischen dem proximalen und distalen Segment des Darmes. Kombinationen mit anderen Fehlbildungen (auch im Gastrointestinaltrakt) sind nicht selten.

Vorkommen: Duodenal- und Ileumatresien sind häufiger als Atresien des Jejunums. Eine Duodenalatresie kommt beim Down-Syndrom öfters vor.

Symptome: Bei einer **Duodenalatresie** setzt in den ersten 24 Stunden nach der Geburt schwallartiges Erbrechen ein, das bei einem Verschluß unterhalb der Papilla Vateri gallig gefärbt ist. Das Epigastrium ist vorgewölbt, das übrige Abdomen eingesunken. Manchmal werden in der Magengegend wie bei einer Pylorusstenose peristaltische Wellen beobachtet. Mekonium wird nicht oder nur in geringer Menge entleert. Bei hochsitzenden Dünndarmverschlüssen tritt durch Unterbrechung der Fruchtwasserzirkulation regelmäßig ein Hydramnion auf.

Bei einer **Ileumatresie** ist das gesamte Abdomen stark vorgewölbt; infolge des Zwerchfellhochstandes können Atemstörungen auftreten. Das Erbrechen beginnt meistens erst 12–36 Stunden nach der Geburt. Bald entwickelt sich eine schwere Dehydratation mit Gewichtsabnahme und Hypochlorämie. Bei Perforation einer dilatierten Darmschlinge entsteht eine Peritonitis.

Diagnose: Starkes Erbrechen nach der Geburt, Auftreibung des Abdomens und fehlender Stuhlabgang, dazu ein Hydramnion in der Vorgeschichte begründen den Verdacht auf eine Dünndarmatresie (oder -stenose).

Bei mikroskopischer Untersuchung des Mekoniums werden weder Lanugohaare noch Hautschüppchen gefunden, die normalerweise mit dem Fruchtwasser aufgenommen werden. Die Röntgenaufnahme des Abdomens im Hängen zeigt oberhalb der Atresie stark erweiterte, luftgeblähte Darmschlingen mit Spiegelbildung, während unterhalb derselben die Luft fehlt. Bei einem Duodenalverschluß erkennt man typischerweise 2 nebeneinanderliegende große Luftblasen mit Flüssigkeitsspiegel.

Differentialdiagnose: In erster Linie ist an eine angeborene **Dünndarmstenose** zu denken (s. u.). Eine erworbene Dünndarmstenose, die verschiedene Ursachen haben kann (s. u.), führt ebenfalls zum Erbrechen, das meistens später beginnt. Beim **Mekoniumileus** (s. S. 245) fehlen auf dem Röntgenbild oft Spiegel, und an den Stellen starker Mekoniumansammlung stellt sich ein schaumig-granulierter Darminhalt dar. Das **Mekoniumpfropfsyndrom** (s. S. 246) beruht auf einem meist im distalen Kolon gelegenen Verschluß durch eingedicktes Mekonium, das sich durch hohe Einläufe entfernen läßt. Ein **Megacolon congenitum,** bei dem in seltenen Fällen eine Aganglionie des gesamten Kolons vorliegen kann, ist von einer tiefen Ileumatresie röntgenologisch abzugrenzen (s. S. 240).

Therapie: Eine Duodenalatresie wird durch eine Duodenoduodeno- oder Duodenojejunostomie behandelt. Bei einer Jejunum- oder Ileumatresie reseziert man das stark erweiterte proximale Darmstück und führt eine End-zu-End-Anastomose durch.

Zusammenfassung: Eine Dünndarmatresie ist am häufigsten im Duodenum und Ileum, seltener im Jejunum lokalisiert. Die hochsitzenden Atresien können sich durch galliges Erbrechen nach der Geburt manifestieren, während die tiefsitzenden Dünndarmverschlüsse zunächst durch eine Auftreibung des Bauches auffallen. Nach spärlichem oder fehlendem Mekoniumabgang bleiben Stuhlentleerungen aus. Die sichere Unterscheidung einer Dünndarmatresie von einer Dünndarmstenose oder einem Mekoniumileus ist oft erst bei der Laparotomie möglich.

1. Angeborene und anlagebedingte Krankheiten

d) Dünndarmstenose

Angeborene Dünndarmstenosen sind seltener als die Atresien; sie kommen durch innere Membranen, wandbedingte Verengerungen des Darmlumens, peritoneale Bänder (bei Malrotation), Briden, äußere und innere Hernien oder durch Druck von außen (z. B. Darmduplikaturen, s. S. 239) zustande. Das Duodenum kann im oberen Drittel durch eine atypisch verlaufende Mesenterialwurzel verengt sein. Eine Stenose des Duodenum descendens kann durch eine Pankreasanomalie (Pancreas anulare) bedingt sein, wodurch der Darm ringförmig eingeschnürt wird; bei peripapillärem Sitz kann durch Abklemmung des Ductus choledochus ein Verschlußikterus entstehen.

Bei schweren Stenosen kommt es frühzeitig zu galligem Erbrechen. Bei leichteren Stenosen beobachtet man einen intermittierenden Krankheitsverlauf über Wochen, Monate oder Jahre; dabei wechseln Perioden völliger Beschwerdefreiheit mit Subileuskrisen ab. Der Röntgenbefund ähnelt oder gleicht dem bei einer Atresie in entsprechender Höhe, jedoch stellt sich Luft oft auch distal der Stenose dar. Zur Therapie werden eine Resektion der Stenose und End-zu-End-Anastomosierung durchgeführt.

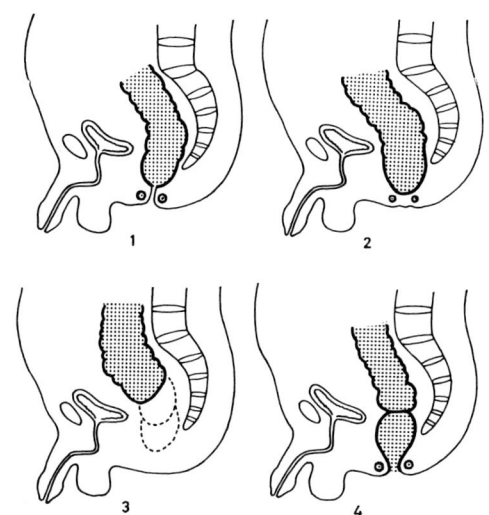

Abb. 4. Atresie und Stenose des Rektums und/oder des Anus. Typ 1: Analstenose. Typ 2: Analatresie, Typ 3: Anal- und Rektumatresie. Typ 4: Rektumatresie.

e) Kolonatresie und -stenose

Die angeborenen Atresien und Stenosen des Kolons sind selten. Sie führen 24–36 Stunden nach der Geburt zu Ileussymptomen, deren Ursache durch einen Röntgenkontrasteinlauf erkannt wird.

f) Anorektale Fehlbildungen

Pathologie: Man unterscheidet vier Typen (Abb. 4):
Die isolierte **Analstenose** (Typ 1) beruht gewöhnlich auf einem fibrösen Ring in der Wand des Analkanals.
Bei der isolierten **Analatresie** (Typ 2), die auch als »nichtperforierter Anus« bezeichnet wird, liegt eine Persistenz der Analmembran vor. Unter der Analhaut sieht man eine dunkle Membran, die sich beim Schreien des Kindes vorwölbt.
Bei der **Anal- und Rektumatresie** (Typ 3) fehlt der Anus, und das Rektum endet blind in verschiedenem Abstand von der Haut. Meistens besteht eine Fistel zwischen dem Rektumblindsack und der Dammhaut, Vagina, Harnblase oder Urethra (rektoperineale bzw. rektovaginale bzw. rektovesikale bzw. rektourethrale Fistel).
Bei der isolierten **Rektumatresie** (Typ 4) ist der Anus normal angelegt. Der 3–4 cm oberhalb des Afters endende distale Blindsack ist mit dem kleinen Finger erreichbar und von dem proximalen Ende völlig getrennt.

Die anorektalen Fehlbildungen lassen sich nach der unterschiedlichen Beziehung des blindes Endes zur puborektalen Schlinge des M. levator ani wie folgt einteilen:
▶ In der Gruppe der tiefen Fehlbildungen (**Translevator-Gruppe**) geht das blinde Ende durch die puborektale Schlinge hindurch. Hierzu gehören u. a. die Analstenose und die Persistenz der Analmembran. Der äußere und innere Schließmuskel sind vorhanden.
▶ In der Gruppe der hohen Fehlbildungen (**Supralevator-Gruppe**) endet der Darm oberhalb der puborektalen Schlinge (bei der kombinierten Anal- und Rektumatresie und bei der isolierten Rektumatresie). Der Sphincter internus ist unvollständig ausgebildet, der Sphincter externus rudimentär. Dabei besteht nach der Operation nur in 50–60% eine Kontinenz.

Vorkommen: Am häufigsten ist der Typ 3 (85%). Eine Kombination mit anderen Fehlbildungen (Harnwegs-, Wirbelsäulenanomalien, Ösophagusatresie) kommt häufig vor, besonders bei hochsitzenden Anomalien. Bei Wirbelfehlbildungen im Bereich des Sakrums fehlt meist der M. levator ani oder ist in der Funktion gestört.

Symptome: Bei der **kombinierten Anal- und Rektumatresie** treten Ileussymptome frühestens am 2.–4. Lebenstag auf, da durch die meist vorhandene Fistel zunächst eine ausreichende Stuhlentleerung möglich ist. Bei einer in die Blase oder Harnröhre mündenden Fistel findet man im Urinsediment Mekonium oder Stuhl. Wenn der äußere Sphinkter angelegt ist, läßt sich durch eine mechanische Reizung der Analhaut reflektorisch eine Kontraktion des Schließmuskels auslösen. – Eine **Analstenose** kann anfangs übersehen werden; später entwickelt sich eine hartnäckige Obstipation. Bei der Defäkation wird bandförmiger Stuhl entleert. Häufig findet sich dabei eine äußere Fistel zur Dammhaut oder zum Scheidenvorhof. – Bei einer **isolierten Analatresie oder Rektumatresie** tritt schon 1–2 Tage nach der Geburt eine Ileussymptomatik auf. Auf der seitlichen Röntgenaufnahme erkennt man bei nach unten hängendem Kopf den mit Luft gefüllten Rektumblindsack in verschiedenem Abstand von der Analhaut, die mit einer Bleimarke markiert wird. Eine genauere Distanzbestimmung ist durch Ultraschall möglich. – Wegen der Häufigkeit von begleitenden Fehlbildungen der Harnwege sollten immer eine Sonographie der Harnwege und bei Fistelverdacht ein Miktionszystourethrogramm durchgeführt werden.

Therapie: Eine Persistenz der Analmembran und eine Analstenose können relativ leicht operativ korrigiert werden, ebenso eine tiefe Fehlbildung der Translevatorgruppe. Bei allen supralevatorischen Formen der Anal- und Rektumatresie wird nach sofortiger Anlage einer Kolostomie im Alter von einigen Monaten eine abdominoperineale Durchzugsoperation durchgeführt (unter Schonung muskulärer Strukturen).

Bei der Analstenose genügt eine Bougierungsbehandlung oder eine Sphinkteromyotomie. Das Erreichen einer Stuhlinkontinenz ist abhängig von der mehr oder weniger vollständig angelegten Kontinenzmuskulatur. Wegen der Häufigkeit von postoperativen Strikturen mit der Gefahr eines sekundären Megakolons wird in den meisten Fällen eine Bougierung angeschlossen.

Zusammenfassung: Am häufigsten ist eine kombinierte Anal- und Rektumatresie, die oft von anderen Fehlbildungen begleitet wird. Diese wird wie die isolierte Analatresie bereits bei der ersten Untersuchung des Neugeborenen bemerkt. Dagegen wird die isolierte Rektumatresie erst nach dem Auftreten von Ileussymptomen erkannt. Bei der Operation wird eine Anastomose zwischen dem proximalen Rektumblindsack und dem distalen Blindsack bzw. der Analhaut hergestellt. Eine Fistel zur Vagina, Harnblase oder Urethra wird unterbunden.

g) Extrahepatische Gallengangsatresie und -aplasie

Definition: Unter einer extrahepatischen Gallengangsatresie und -aplasie versteht man das isolierte oder kombinierte Vorkommen eines Verschlusses bzw. Fehlen des Ductus hepaticus, cysticus oder choledochus, das mit einer vollständigen oder teilweisen Atresie oder Aplasie der intrahepatischen Gallengänge verknüpft sein kann. Auch ein Fehlen der Gallenblase und eine Stenose des Ductus choledochus sind möglich.

Ätiologie: Die Ursache ist nicht genau bekannt. Zusammenhänge mit entzündlichen Prozessen (pränatalen Virusinfektionen) und gleichzeitiges Vorkommen einer neonatalen Hepatitis (s. S. 94) sind möglich.

Pathologie: Die **extrahepatischen** Gallengänge können völlig fehlen, einen harten, undurchgängigen Strang bilden oder in der Kontinuität unterbrochen sein. Bei einer gleichzeitigen Aplasie oder Hypoplasie der **intrahepatischen** Gallengänge fehlen in den periportalen Feldern die Gallengänge oder sind vermindert.

Die Leber zeigt bei extrahepatischer Gallengangsatresie eine ausgeprägte periportale Fibrose mit Proliferation von Gallengängen und nach einigen Monaten das Bild einer biliären Zirrhose, welche die Ursache einer portalen Hypertension mit Milzvergrößerung, Ösophagusvarizen, Hämorrhoiden, Caput Medusae und Blutungen ist.

Symptome: In den ersten Lebenstagen oder -wochen entwickelt sich ein zunehmender Verschlußikterus, der mit acholischen Stühlen und einer dunkelbraunen Urinfärbung einhergeht. Unmittelbar nach der Geburt kann ein Ikterus zunächst fehlen, da in utero die Bilirubinausscheidung diaplazentar erfolgt und die Gallenproduktion bei Neugeborenen erst allmählich zunimmt. Der Serumgehalt an direktem Bilirubin steigt nach wenigen Wochen an. Ohne operative

Behandlung sieht die Haut schließlich graugrün (Verdinikterus) oder bronzefarben aus. Die Stühle sind entweder grauweiß oder hellgelb (durch gelbliches Darmdrüsensekret und abgestoßene ikterisch verfärbte Darmepithelien). Die Kinder gedeihen zunächst trotz der Acholie gut und geraten erst später mit beginnender biliärer Leberzirrhose in eine zunehmende Dystrophie. Hautblutungen beruhen anfangs auf der gestörten Vitamin-K-Resorption aus dem Darm und später auf der sich entwickelnden Leberzirrhose, wodurch Prothrombin und andere Gerinnungsfaktoren ungenügend gebildet werden. Eine portale Hypertension ist an einer zunehmenden Milzvergrößerung, einer hiermit einhergehenden Thrombozytopenie, einem Aszites und der Ausbildung eines Kollateralkreislaufes (mit Ösophagusvarizen, Hämorrhoiden und Caput medusae) erkennbar. Rachitische Knochenveränderungen können bei Unterlassung einer parenteralen Vitamin-D-Zufuhr oder oralen Behandlung mit Calcidiol auftreten. Anhaltender Vitamin-E-Mangel ruft ein neuromuskuläres Syndrom hervor, das sich durch Areflexie, Kleinhirnataxie, Ophthalmoplegie und Empfindungsstörungen äußert und durch Vitamin-E-Zufuhr gebessert oder verhindert werden kann. Bei längerem Bestehen einer Cholestase bilden sich Xanthome in der Haut als Folge der Hypercholesterinämie.

Verlauf: Patienten mit einer inoperablen extrahepatischen Gallengangsatresie sterben in der Regel gegen Ende des 1., spätestens im Verlauf des 2. Lebensjahres im Leberkoma, an Blutungen oder interkurrenten Infektionen, jedoch haben sich die Überlebenschancen durch eine Lebertransplantation (s.u.) deutlich gebessert. Wenn bei vorhandenem Ductus hepaticus rechtzeitig eine Anastomose zum Duodenum angelegt werden kann, ist die Prognose relativ günstig, auch nach einer gelungenen Kasai-Operation.

Diagnose: Ein nach der Geburt zunehmender und über Wochen konstant bleibender Verschlußikterus beruht meistens auf einer Gallengangsatresie oder -aplasie.

Im Serum findet man überwiegend wasserlösliches direktes Bilirubin, oft aber auch kleine Mengen von wasserunlöslichem indirekten Bilirubin, das infolge einer toxischen Leberzellschädigung nicht glukuronisiert werden kann. Im Urin läßt sich Bilirubin, jedoch meist kein Urobilinogen nachweisen. Letzteres kann aber im Urin auftreten, wenn bei starkem Ikterus Bilirubin mit Sekret der Intestinaldrüsen in den Darm abgesondert und dort zu Sterkobilinogen umgewandelt wird. Gallensäuren und die alkalische Serumphosphatase, vor allem die Gamma-Glutamyltranspeptidase (γ-GT), sind stark vermehrt. Erhöht ist auch der Gehalt an Transaminasen (meist nicht über 200 U/l) und an Leuzinarylamidase (über 40 U/l). Häufig besteht eine Hypoprothrombinämie, bei stärkerer Leberschädigung außerdem eine Verminderung des Albumins. Eine i. v. injizierte ^{99m}Technetiumpräparation kann bei Gallengangsatresie nicht in den Darm ausgeschieden werden. Ob eine Gallengangsatresie besteht, ob eine biliäre Zirrhose eingetreten ist oder eine sog. Neugeborenenhepatitis vorliegt, läßt sich durch eine Leberbiopsie klären. Die genaue Lokalisation der Gallengangsatresie wird bei einer intraoperativen Cholangiographie erkannt.

Differentialdiagnose:

Sog. **Neugeborenenhepatitis:** Die meist schon intrauterin entstandene Neugeborenenhepatitis kann infektiöse und nichtinfektiöse Ursachen haben. Sie verläuft oft chronisch und kann in eine Zirrhose übergehen, welche tödlich endet.

Die Riesenzellbildung, die sich auf das gesamte Leberparenchym ausdehnen kann, ist eine für diese Altersstufe typische, in der Ätiologie aber unspezifische Reaktion der noch unreifen Leber. Als Ursache der entzündlichen Veränderungen kommen Virusinfektionen in Betracht: Hepatitis B, Zytomegalie (s. S. 83), generalisierte Herpesvirusinfektion, Röteln, Coxsackie-Virusinfektion. Andere pränatale Infektionen, wie Lues, Toxoplasmose oder Listeriose, gehen ebenfalls mit einer »Hepatitis« einher. Ähnliche histologische Veränderungen gibt es bei verschiedenartigen nichtinfektiösen Krankheiten (z. B. α_1-Antitrypsinmangel und Galaktosämie) sowie bei isolierter intrahepatischer Gallengangshypoplasie. Wenn keine Ursache gefunden wird, spricht man von »idiopathischer Neugeborenenhepatitis«.

Der Ikterus beginnt oft erst in der 2. oder 3. Lebenswoche. Die Stühle sind zunächst noch gefärbt und werden mit zunehmender, entzündlich bedingter Erschwerung des Gallenflusses acholisch. Die Serumtransaminasen sind meistens stark erhöht (auf mehr als 400 U/l). Im Urin läßt sich außer Bilirubin Urobilinogen nachweisen. Bei i.v. Injektion einer ^{99m}Technetiumpräparation wird bei der Neugeborenenhepatitis typischerweise ein Teil des Nuklids mit der Galle in den Darm ausgeschieden, nicht dagegen bei einer Gallengangsatresie.

Choledochuszyste: Die angeborene zystische Dilatation des Ductus choledochus kann starke Ausmaße erreichen und durch ihr Gewicht den Choledochus abknicken, so daß intermittierend ein teilweiser oder völliger Verschluß des distalen Gangabschnittes und ein Ikterus auftreten. Eine flüssigkeitsgefüllte Choledochuszyste läßt sich durch Ultraschall darstellen.

Verschlußikterus anderer Genese: Ein Verschlußikterus im 1. Lebensjahr kann durch einen Gallenstein oder einen Gallenpfropf im Ductus choledochus oder hepaticus hervorgerufen werden. Manchmal entsteht er auch durch einen Druck von außen (bei einer entzündlichen Lymphknotenschwellung an der Leberpforte oder einem Tumor). Das sog. »**Syndrom der eingedickten Galle**« wird gelegentlich bei Säuglingen mit einer Hyperbilirubinämie (infolge Hämolyse) beobachtet und äußert sich durch eine Zunahme des direkten und indirekten Bilirubins im Blut. Der Ikterus beruht weniger auf einem Verschluß als vielmehr auf einer toxischen Leberschädigung und geht innerhalb von einigen Wochen spontan zurück.

Ein **hepatozellulärer Ikterus** kann bei Sepsis, Stoffwechselkrankheiten und als Medikamentennebenwirkung auftreten. Hierbei besteht fast immer eine Urobilinogenurie.

Eine **Leberzirrhose**, die der biliären Zirrhose verwandt ist, kommt außerdem bei Mukoviszidose (s. S. 243) vor.

Therapie: Eine Heilung ist nur möglich, wenn eine Anastomose zwischen einem vorhandenen Ductus hepaticus und einer ausgeschalteten Jejunumschlinge hergestellt werden kann.

Diese Operation sollte möglichst vor Ende des 2. Lebensmonats stattfinden, bevor eine Leberzirrhose entstanden ist. In sonst inoperablen Fällen kann die Hepatoportojejunostomie nach Kasai durchgeführt werden – vorausgesetzt, daß der intraoperativ angefertigte Gefrierschnitt drainagefähige intrahepatische Gallengänge im Bereich des Leberhilus zeigt. Später kann eine Lebertransplantation erfolgreich sein. Nach Bedarf werden fettlösliche Vitamine parenteral verabreicht. In der Nahrung bevorzugt man mittelkettige Triglyzeride, die besser resorbiert werden. Bei Gallengangshypoplasie kann gegen den Juckreiz Cholestyramin oral gegeben werden, welches Gallensäuren im Darm bindet und den entsprechenden Kreislauf unterbricht.

Zusammenfassung: Die extrahepatische Gallengangsatresie oder -aplasie ruft einen chronischen Verschlußikterus hervor, welcher unbehandelt nach einigen Monaten zu einer biliären Leberzirrhose und portalen Hypertension (mit Aszites, Splenomegalie und Ösophagusvarizen) führt. Zur Feststellung der Operabilität werden im 2. Lebensmonat eine Laparotomie und intraoperative Cholangiographie durchgeführt. In günstigen Fällen kann eine Anastomosenoperation das Gallenabflußhindernis beseitigen.

h) Hypertrophische Pylorusstenose

Definition: Es handelt sich um eine relativ häufige, durch Hypertrophie der Pylorusmuskulatur bedingte Entleerungsstörung des Magens im 1. Lebensvierteljahr, die zu schwallartigem Erbrechen, Flüssigkeitsverlust, Elektrolytstörungen, Dystrophie und schließlich zum Coma pyloricum führt.

Ätiologie: Die Ursache ist unbekannt. Genetische Einflüsse sind bekannt (familiäre Häufung).

Pathologie: In den ersten 2–3 Lebenswochen entwickelt sich eine starke Hypertrophie der zirkulären Wandmuskulatur des Pylorus, die in geringem Maße auch die längsverlaufenden Muskelfasern betrifft und bei der Geburt in der Regel noch nicht vorhanden ist. Die hypertrophische Muskulatur und das begleitende Submukosaödem engen den Pyloruskanal ein. Der auf das Doppelte vergrößerte Pylorusmuskel hat eine olivenartige Gestalt von 2–3 cm Länge und ist von knorpelharter Konsistenz. In der Wandung des erweiterten Magens finden sich oft Hämorrhagien und Ulzerationen.

Vorkommen: Die Häufigkeit beträgt 1 auf 200 männliche und 1 auf 800 weibliche Lebendgeborene.

Symptome: Das Erbrechen beginnt meistens in der 2.–3. Lebenswoche, selten früher oder erst im 2. oder 3. Lebensmonat. Es erfolgt im Schwall (explosionsartig) während der Mahlzeit oder unmittelbar danach, manchmal jedoch erst einige Zeit später. Auf dem Höhepunkt der Erkrankung wird fast jede Mahlzeit erbrochen; mit Eintritt einer Besserung werden die Pausen länger. Das Erbrochene besteht aus angesäuerter Nahrung und Magensaft; manchmal enthält es auch Hämatin oder frisches Blut, niemals aber Galle wie bei einer Duodenalstenose. Nach Verabreichung von Tee oder Nahrung sieht man in der Magengend von links nach rechts ablaufende peristaltische Wellen (Abb. 5), die auch durch mechanische Reize (Palpation) auslösbar sind. Sie kommen außerdem bei Duodenalstenose und bei adrenogenitalem Syndrom vor. Ihr Fehlen schließt bei starker Magendilatation eine Pylo-

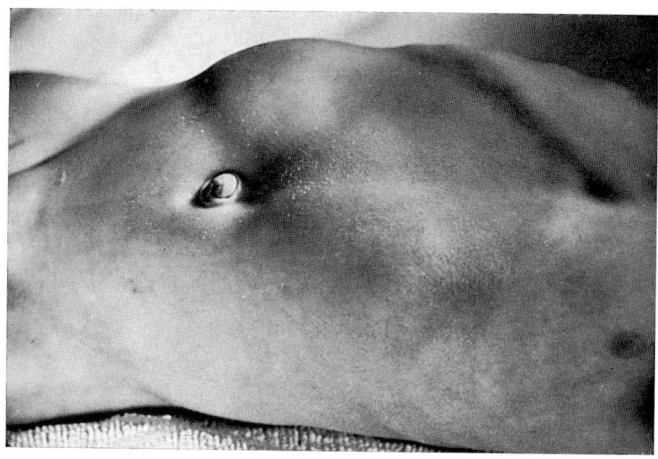

Abb. 5. Hypertrophische Pylorusstenose: sichtbare peristaltische Wellen.

russtenose nicht aus. Der verdickte Pylorus (»Pylorustumor«) ist häufig als olivengroße harte Resistenz am rechten Rand des M. rectus abdominis mit dem Finger in der Tiefe zu tasten. Die Kinder haben bei längerer Krankheitsdauer einen greisenhaften Gesichtsausdruck (Stirnfalten, tiefliegende Augen, Schwund des Unterhautfettgewebes). Sie sind meistens unruhig, mißgelaunt und dauernd hungrig. Durch die Entleerungsverzögerung des Magens kommt es entweder zu einer Scheinobstipation oder einer Pseudoenteritis mit substanzarmen grünlich-braunen Hungerstühlen. Oft besteht eine Oligurie mit einem relativ hohen spezifischen Gewicht des Harns. Eine Dehydratation ist an dem herabgesetzten Hautturgor, der eingesunkenen großen Fontanelle und der starken Gewichtsabnahme zu erkennen. Je nach dem Verhältnis von Wasserdefizit und Elektrolytverlusten entwickelt sich eine hypo-, iso- oder hypernatriämische Dehydratation mit herabgesetzten, normalen oder erhöhten Elektrolytkonzentrationen im Blut.

> Meistens liegt eine hyponatriämische, seltener eine isonatriämische Dehydratation vor.

Durch das Erbrechen gehen größere Mengen von Chlorid und Kalium verloren, und es entsteht bald eine hypochlorämische metabolische Alkalose mit Vermehrung des basischen Natriumbikarbonats, die bei Dekompensation (Verschiebung der Natriumbikarbonat-Kohlensäure-Relation) zu einem Anstieg des pH über 7,45 führt. Kompensatorisch wird mit dem Harn vermehrt Kalium ausgeschieden (zur Einsparung von H^+-Ionen). Hierdurch und durch den bei jeder Dehydratation stattfindenden Übertritt von Kalium und Wasser aus dem Intrazellular- in den Extrazellularraum wird die Hypokalie durch das Erbrechen verstärkt. Die Hypokalie äußert sich am Herzen durch eine Verlangsamung oder Beschleunigung der Herzfrequenz und typische EKG-Veränderungen (Abflachung der T-Zacke), außerdem durch eine Muskelhypotonie und Darmatonie. Bei einer Alkalose wird die Atmung oberflächlich (kompensatorische Hypoventilation zur Erhöhung des pCO_2) und setzt manchmal vorübergehend aus.

> Im Coma pyloricum ist das Kind infolge hochgradiger Dehydratation, Alkalose und Hypoxie bewußtseinsgetrübt und befindet sich in einem lebensbedrohlichen Zustand.

Die Alkalose vermindert den Anteil des ionisierten Kalziums, so daß tetanische Krämpfe auftreten können.

Verlauf und Komplikationen: Bei rechtzeitiger Operation (nach Rehydrierung und Ausgleich einer Elektrolytstörung) hört das Erbrechen rasch auf, so daß die Kinder nach etwa 2wöchigem Klinikaufenthalt geheilt entlassen werden. Ohne operative Behandlung bleibt die Pylorushypertrophie monatelang bestehen. In einem Teil der Fälle wird die Krankheit durch eine Bronchopneumonie, Otitis media oder Pyelonephritis kompliziert. Bei Ulzeration der Magenschleimhaut kommt es manchmal zu schweren Blutungen und bei Geschwürsdurchbruch zu einer Peritonitis.

Diagnose: Ein Krankheitsbeginn in der 2.–4. Lebenswoche, schwallartiges Erbrechen, peristaltische Wellen und Nachweis einer Hypochlorämie, Hypokaliämie und metabolischen Alkalose sind charakteristisch.

Die hypertrophische Muskulatur ist durch die sonographische Untersuchung (Abb. 6) darzustellen.

Bei eindeutigen Befunden ist eine Röntgenuntersuchung entbehrlich.

Differentialdiagnose:
Adrenogenitales Syndrom mit Salzverlust (21-Hydroxylasemangel): Ein Salzverlust beim adrenogenitalen Syndrom tritt meist in den ersten vier Lebenswochen auf (s. S. 537). Dabei kommt es wie bei einer Pylorusstenose zu schwallartigem Erbrechen mit sichtbaren peristaltischen Wellen, das oft von Durchfällen begleitet wird. Beweisend sind die erhöhten 17-OH-Progesteronspiegel im Plasma, die Hyperkaliämie, metabolische Azidose und die erhöhten Natriumkonzentrationen im Urin.

Duodenalstenose: Dabei nimmt das schwallartige Erbrechen nach der Geburt erst allmählich zu (s. S. 238). Das Erbrochene ist bei einer Stenose unterhalb der Papilla Vateri gallig gefärbt. Auf dem Röntgenbild erkennt man einen weiten Magen und ein weites oberes Duodenum (im Hängen 2 Luftblasen mit Spiegelbildung). Bei der Ileumatresie beginnt das Erbrechen später als bei der Duodenalatresie.

Chalasie (Kardiainsuffizienz): Charakteristisch ist ein schlaffes Erbrechen nach Mahlzeiten (besonders bei horizontaler Lage des Kindes).

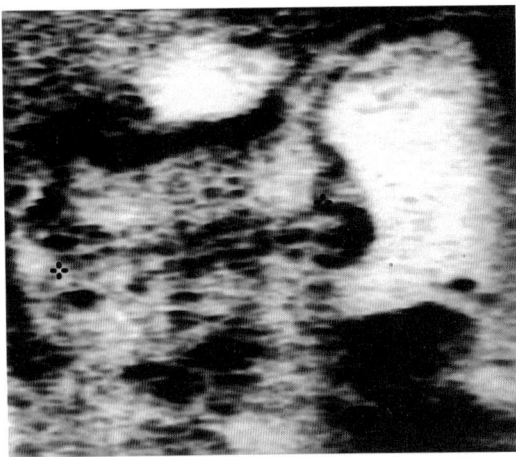

Abb. 6. Hypertrophische Pylorusstenose (Sonographie): verlängerter, verdickter Pyloruskanal (Distanz zwischen den Punkten 23 mm) mit Impression des flüssigkeitsgefüllten Antrums.

Bei der Röntgenkontrastdarstellung sieht man eine Erschlaffung des distalen Ösophagus am Übergang in die Kardia und einen Reflux (retrograde Füllung des Ösophagus), der besonders bei Kopftieflagerung während der Einatmung oder bei Zunahme des intraabdominellen Druckes erfolgt. Die Ursache ist vermutlich eine neurovegetative Störung, begünstigt durch eine Abstumpfung des Hisschen Winkels zwischen Ösophaguseinmündung und Magenfornix (bei älteren Kindern spitz- bis rechtwinklig). Die Chalasie wird durch Schräglagerung des Kindes und Eindicken der Nahrung behandelt und verschwindet in der Regel nach einigen Monaten spontan.

Hiatushernie (s. S. 235): Bei einer Hiatushernie setzt das Erbrechen oft schon in der Neugeborenenperiode ein. Bei längerem Bestehen kommt es infolge der Refluxösophagitis immer zu Blut- oder Hämatinerbrechen, einer schweren Anämie und einem sekundären Brachyösophagus.

Achalasie: Die früher als Kardiospasmus bezeichnete Achalasie beruht möglicherweise auf einem angeborenen oder erworbenen Mangel an intramuralen Ganglienzellen im distalen Ösophagus, der hierdurch verengt wird, während der proximale Ösophagus erweitert ist. Die im 1. Lebensjahr sehr seltene Störung äußert sich durch Schluckbeschwerden, Regurgitation von unverdauter Nahrung, häufige Aspirationspneumonien und Gewichtsabnahme.

Zentrales Erbrechen kann die Folge einer geburtstraumatischen Hirnschädigung oder einer anderen zerebralen Krankheit sein.

Weitere Ursachen von Erbrechen im 1. Lebensjahr: s. Tab. 1.

Therapie: Bei jeder ausgeprägten Hypertrophie der Pylorusmuskulatur ist die Pyloromyotomie nach Weber-Ramstedt erforderlich. Die Operation besteht in der longitudinalen Durchtrennung der Pylorusmuskulatur bis zur Schleimhaut und wird 1–2 Tage nach Rehydrierung und Beseitigung einer Elektrolytstörung vorgenommen. Bereits 6 Std. nach der Operation werden zunächst in stündlichen, dann in vierstündlichen Abständen kleine Mengen von Ringerlösung und 5%iger Glukoselösung (im Verhältnis 1:1) oral zugeführt, die ab 2. Tag durch Muttermilch oder eine Anfangsnahrung ersetzt werden. Eine Fortdauer des Erbrechens beruht entweder auf einer unvollständig durchgeführten Pyloromyotomie, einer Gastritis oder auf einer gleichzeitig bestehenden Hiatushernie (Roviralta-Syndrom). Seltene postoperative Komplikationen sind eine Perforation des Duodenums, eine Peritonitis oder ein paralytischer Ileus. Bei leichten Erkrankungen

Tab. 1. Ursachen des Erbrechens vor und nach der 1. Lebenswoche.

In der 1. Lebenswoche	Nach der 1. Lebenswoche
Zerebrale Ursachen (Blutungen, Meningitis) Nekrotisierende Enterokolitis Andere Zwerchfellhernien (außer Hiatushernie) Ösophagusatresie (Regurgitieren) Dünndarmstenose oder -atresie Mekoniumileus Megacolon congenitum	Infekterbrechen (Bronchitis usw.) Pylorusstenose Gastroenteritis Pyelonephritis Zerebrale Ursachen (Meningitis, Enzephalitis usw.) Invagination Andere Ursachen eines Verschlußileus Rumination
Vor und nach der 1. Lebenswoche	
Überfütterung Aerophagie Chalasie (Kardiainsuffizienz) Hiatushernie Angeborene Stoffwechselleiden (Phenylketonurie, Galaktosämie u. a.) Adrenogenitales Syndrom (Salzverlustsyndrom)	

gibt man Spasmolytika, z. B. Methylscopolaminiumbromid und häufig kleine Mahlzeiten.

Zusammenfassung: Die hypertrophische Pylorusstenose ist eine im 1. Lebensvierteljahr auftretende und mit schwallartigem Erbrechen einhergehende Krankheit, welche zu hypochlorämischer Alkalose mit Hypokaliämie führt. Die Ursache der Pylorushypertrophie, welche sich allmählich in den ersten 2–3 Lebenswochen entwickelt, ist ungeklärt. Die Therapie besteht – nach Rehydrierung und Ausgleich der Elektrolytstörung – in der Pyloromyotomie nach Weber-Ramstedt.

i) Gleitende Hiatushernie

Definition: Unter einer gleitenden Hiatushernie versteht man den Vorfall der Kardia durch einen abnorm weiten Hiatus oesophageus in den Thoraxraum, wodurch eine Kardiainsuffizienz mit Erbrechen, in der Folge eine Refluxösophagitis und teilweise eine Verkürzung und/oder Stenosierung des Ösophagus hervorgerufen werden.

Pathologie: Ein abnorm weiter Hiatus des Zwerchfells (als angeborene Anomalie) begünstigt die Entstehung einer Hiatushernie, die besser als Prolaps des Magens bezeichnet werden sollte, da ein peritonealer Bruchsack gewöhnlich fehlt. Als Folge des häufigen Rückflusses von saurem Mageninhalt durch die insuffiziente Kardia in den Ösophagus entwickeln sich dort entzündliche Veränderungen und Schleimhautulzerationen mit sekundärer Fibrose, welche schließlich zu einer Verkürzung und Stenosierung der Speiseröhre führen.

Pathogenese: Durch den Vorfall des Magens entsteht eine Funktionsstörung der Kardia. Bei intraabdomineller Drucksteigerung (z. B. während der Inspiration) gleitet die bewegliche Kardia durch den Hiatus in den Thorax hinein, wo sie später (nach eingetretener Verkürzung und infolge periösophagealer entzündlicher Verwachsungen) in zunehmendem Maße fixiert wird. – Möglicherweise stellt die Chalasie (Kardiainsuffizienz) bei jüngeren Kindern eine Schwachform der gleitenden Hiatushernie dar; allerdings fehlt dabei eine Verlagerung der Kardia.

Symptome: Bald nach der Geburt setzt Erbrechen von kleinen oder größeren Nahrungsmengen ein, das bei längerer Dauer zur Dystrophie führt. Infolge der hämorrhagischen Ösophagitis und Schleimhautulzerationen ist das Erbrochene mit hellem oder braunem Blut vermischt (Hämatemesis bzw. Hämatinerbrechen), wodurch sich allmählich eine hypochrome Eisenmangelanämie ausbildet. In etwa 20% kommt es später zu einer sekundären Ösophagusstenose und -verkürzung, welche die Ursache von heftigen Schluckbeschwerden und retrosternalen Schmerzen sind.

Verlauf: Der Schweregrad der Erkrankung hängt von der Größe der Hiatushernie ab. In leichteren Fällen tritt nach Wochen oder Monaten eine Spontanheilung ein. Bei schweren Er-

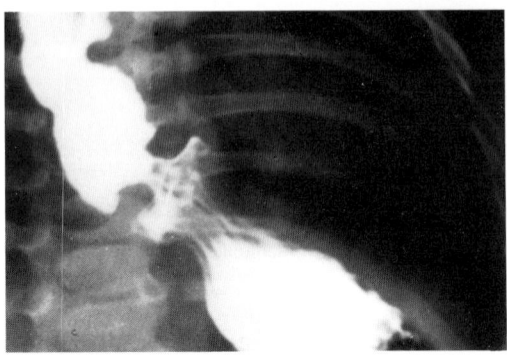 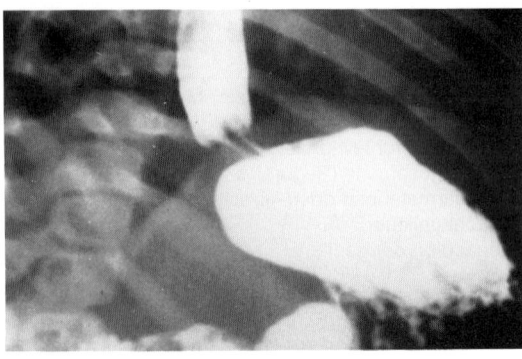

a) b)
Abb. 7. Gleitende Hiatushernie.
a) Epiphrenale Magentasche oberhalb des linken Zwerchfellschenkels. Die Kardia liegt ebenfalls über dem linken Zwerchfellschenkel. Aufnahme in Kopftieflage.
b) In horizontaler Lage gleitet die Hernie unter den linken Zwerchfellschenkel. Breischluck. 14 Wochen altes Mädchen.

krankungen wird der weitere Verlauf durch die eingetretene Stenosierung und Verkürzung der Speiseröhre bestimmt.

Komplikationen: Bei Neugeborenen und jüngeren Kindern kann als Komplikation eine Aspirationspneumonie auftreten.

Diagnose: Anhaltendes Erbrechen seit der Geburt (oft mit Blutbeimengungen) und eine sonst nicht erklärbare Anämie im Säuglingsalter stellen eine Indikation für die Röntgenkontrastdarstellung des Ösophagus und Magens dar. Diese zeigt bei Kopftieflage (oder bei Erhöhung des intraabdominellen Druckes) eine Kardiaverlagerung über den linken Zwerchfellschenkel. Außerdem erkennt man eine epiphrenale Magentasche mit typischer Magenschleimhaut (Abb. 7). Der Schweregrad und die Häufigkeit eines Refluxes können durch eine intraösophageale pH-Messung (über 24 Std.) beurteilt werden. Die Ösophagusperistaltik und der Druck im unteren Ösophagussphinkter lassen sich durch eine Ösophagusmanometrie prüfen.

Differentialdiagnose:
Paraösophageale Hernie: Durch den Hiatus oesophageus wölbt sich ein peritonealer Bruchsack mit Teilen des Magens neben dem Ösophagus in den Thoraxraum vor. Die Kardia liegt dabei an normaler Stelle. Diese im Kindesalter seltene Anomalie kann Oberbauchschmerzen und Völlegefühl erzeugen. Ein Reflux fehlt. Auf der Thoraxaufnahme stellt sich in aufrechter Position oft eine Spiegelbildung im Herzschatten dar, die im seitlichen Strahlengang dorsal des Herzens liegt.

Eine **Chalasie** (Kardiainsuffizienz ohne Hiatushernie) kann zu häufigem gastroösophagealen Reflux und ähnlichen Symptomen führen wie eine gleitende Hiatushernie, aber röntgenologisch unterschieden werden.

Die **hypertrophische Pylorusstenose** (s. S. 232) beginnt in der Regel erst zwischen dem 10. und 20. Lebenstag und führt zu schwallartigem Erbrechen.

Andere Ösophagusfehlbildungen (Ösophagusstenose, Ösophagusdivertikel, Doppelbildungen des Ösophagus) sind sehr selten.

Therapie: In leichteren Fällen genügt eine konservative Behandlung durch Schräglagerung des Kindes, Eindicken der Nahrung und Antazida. In den meisten Fällen heilt die Krankheit im Laufe des 2. Lebenshalbjahres spontan. Durch Gabe von Metoclopramid wird die Magenperistaltik und Muskelaktivität im Ösophagus angeregt, was zu einer schnelleren Magenentleerung und einer Verminderung des gastroösophagealen Refluxes führt. Bei Versagen der konservativen Therapie und bei schweren Erkrankungen muß eine Operation stattfinden.

Zusammenfassung: Die relativ häufige Hiatushernie äußert sich durch schlaffes Erbrechen mit Blutbeimengungen, das bald nach der Geburt einsetzt. Die Folgen sind eine Refluxösophagitis, Blutungsanämie und Dystrophie, evtl. auch eine Ösophagusverkürzung und -stenose. In schweren Fällen muß eine Operation (Fundoplicatio oder Hiatoplastik mit Einengung des Hiatus oesophageus) durchgeführt werden.

j) Andere Zwerchfellhernien

Pathologie: Bei den übrigen angeborenen Zwerchfellhernien handelt es sich um den Durchtritt von Abdominalorganen durch persistierende Lücken des Zwerchfells (Abb. 8). Da ein peritonealer Bruchsack meistens fehlt, liegt keine echte Hernie vor; besser wäre daher die Bezeichnung »Prolaps« oder »Eventration durch das Zwerchfell«. Am häufigsten sind die **posterolateral** gelegenen **lumbokostalen** Hernien (durch das Foramen Bochdalek und die lumbokostale Lücke), während die **pleuroperitonealen** Hernien (zentral gelegen) und die **retrosternalen** Hernien (durch das Foramen Morgagni) selten sind. Durch eine Zwerchfellücke können Teile von Magen, Dünndarm, Dickdarm, Leber oder Milz »hochtreten« (Enterothorax), wodurch ein Ileus, Blutungen, eine Kompression und Hypoplasie der betroffenen Lunge oder eine Mediastinumverdrängung verursacht werden.

Symptome: Bei großen Zwerchfellbrüchen besteht von Geburt an eine hochgradige Atemnot mit Zyanose, die zunächst an ein idiopathisches Atemnotsyndrom, ein schweres Vitium cordis oder eine zerebrale Schädigung denken läßt. Auffälligerweise bessert sich die Dyspnoe nach einer Hochlagerung des Oberkörpers. Das Abdomen ist oft eingesunken. Bei einem Vorfall von Magen oder Darm hört man über dem Thorax einen tympanitischen Klopfschall, ein abgeschwächtes Atemgeräusch und plätschernde Darmgeräusche. Bei Durchführung von Reanimationsmaßnahmen mit einer Maske kommt es durch Luft leicht zu einer Überdehnung des Magens, die durch Intubation und eine nasogastrale Sonde vermieden werden kann. Bei älteren Kindern bestehen intermittierend kolikartige Leibschmerzen, Erbrechen, Verstopfung oder Durchfall. Als Komplikationen können eine Pneumonie, eine Abklemmung der großen Gefäße und ein Ileus auftreten.

Die **Diagnose** wird röntgenologisch gestellt (Abb. 9). Sonographisch ist die Konturunterbrechung des Zwerchfellschenkels meist zu erkennen. Differentialdiagnostisch müssen eine geburtstraumatische Zwerchfellähmung (s. S. 79), eine Zwerchfellhypoplasie (Relaxatio diaphragmatica), ein (Pyo-)Pneumothorax, eine Zystenlunge und Pneumatozelen abgegrenzt werden. – Eine Zwerchfellhernie wird operativ behandelt. Die Prognose hängt u. a. vom Schweregrad und von der möglichen Kombination mit einer Lungenhypoplasie oder anderen Organfehlbildung ab. In der schwierigen postoperativen Phase kann eine extrakorporale Membranoxygenierung (ECMO) des Blutes notwendig sein.

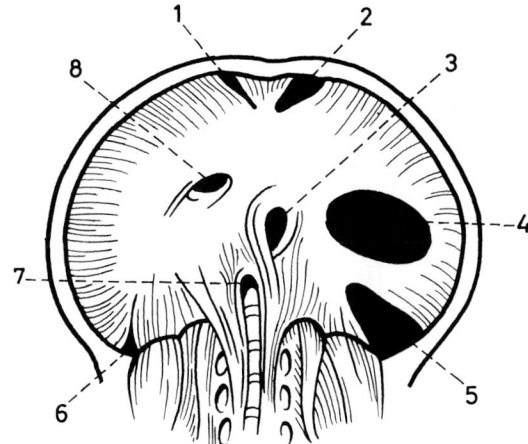

Abb. 8. Zwerchfellhernien: persistierende Lücken des Zwerchfells. 1 = Larreysche Spalte oder Foramen Morgagni, 2 = sternokostale Lücke, 3 = Hiatus oesophageus, 4 = pleuroperitoneale Lücke, 5 = lumbokostale Lücke, 6 = Trigonum lumbocostale (Bochdalek), 7 = Hiatus aortae, 8 = Hiatus venae cavae caudalis.

k) Rotations- und Fixationsanomalien (Malrotation)

Definition: Unter einer Rotations- und Fixationsanomalie versteht man eine fehlerhafte Darmdrehung und mangelhafte Befestigung des Mesenteriums an der hinteren Bauchwand.

Pathogenese und Pathologie: Normalerweise dreht sich während der embryonalen Entwicklung die ursprünglich in der Medianebene sagittal gestellte Nabel-

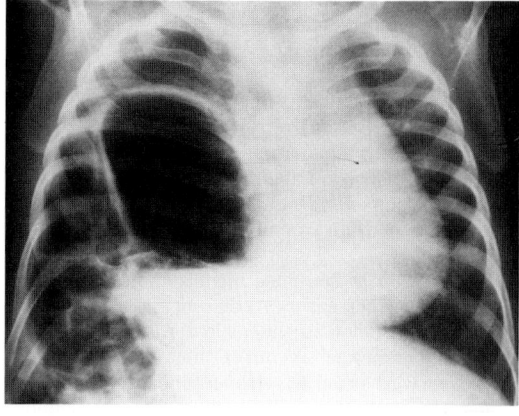

Abb. 9. Lumbokostale Hernie mit Enterothorax rechts: Fast der gesamte rechte Hemithorax ist von Darmanteilen und Leber (mediobasal) eingenommen. Leichte Mediastinumverlagerung nach links. 5 Monate altes Mädchen.

238 VII. Krankheiten der Verdauungsorgane

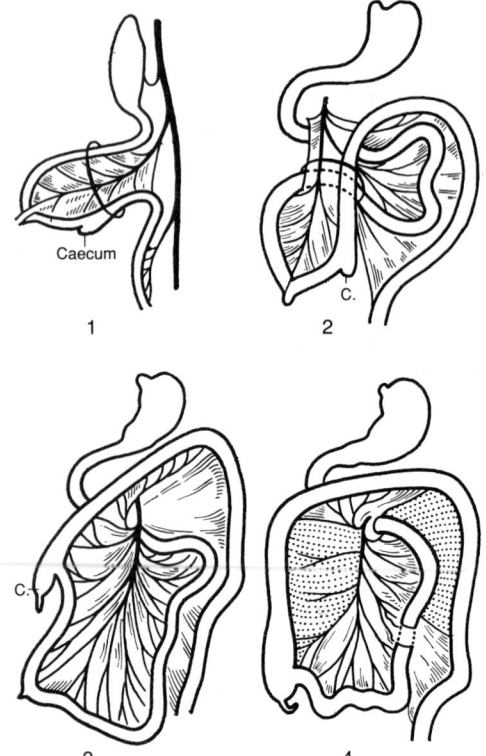

Abb. 10. Normale embryonale Drehung der Nabelschleife und Darmentwicklung.

schleife, aus welcher der Dünndarm und das proximale Kolon hervorgehen, im Gegenuhrzeigersinn um insgesamt 270°, wodurch Zäkum und Colon ascendens nach rechts und der Dünndarm nach links verlagert werden (Abb. 10). Danach verklebt das Mesocolon ascendens mit der hinteren Bauchwand. Durch eine Störung der embryonalen Darmdrehung sind verschiedene Lageanomalien möglich:

▶ **Nonrotation:** Bei ungenügender Drehung um nur 90° liegt der Dünndarm rechts, der Dickdarm links. Diese relativ häufige Anomalie bleibt meistens symptomlos, disponiert aber wegen des gemeinsamen Mesenteriums von Dünndarm und proximalem Kolon (Mesenterium commune) zur Entstehung eines Volvulus.

▶ **Malrotation I:** Bei einer unvollständigen Drehung um 180° bleiben das im Wachstum zurückgebliebene Zäkum und Colon ascendens in der Duodenalgegend liegen und verwachsen mit der hinteren Bauchwand. Hierbei wird das nicht retroperitoneal gelegene Duodenum durch Verwachsungen, peritoneale Bänder oder einen engen Mesenterialstiel komprimiert und teilweise oder völlig verschlossen. Bei gleichzeitig bestehendem Mesenterium commune kann leicht ein Volvulus entstehen. Die Malrotation I ist nicht selten mit inneren Duodenalverschlüssen kombiniert und kommt häufiger bei Kindern mit einer Omphalozele oder Trisomie 18 vor. Eine seltene Anomalie ist die **Malrotation II**, eine kombinierte +90°- und −90°-Drehung, bei der sich der Dünndarm und der Dickdarm gegensinnig drehen; hierdurch liegt das Duodenum vor und das Kolon hinter der Gefäßachse.

▶ **Mesenterium commune** und **Caecum mobile**: Ein völliges Ausbleiben der Verwachsung des Mesocolon ascendens mit der hinteren Bauchwand führt zum Mesenterium commune; eine nur teilweise Befestigung erzeugt ein Caecum mobile.

Eine sehr seltene Fixationsanomalie ist die **Interpositio hepatodiaphragmatica** (Chilaiditi-Syndrom), bei der die rechte Kolonflexur ständig oder intermittierend über die Leberkuppe verschoben ist.

Symptome:
Chronisch-rezidivierende Bauchbeschwerden (Erbrechen, Schmerzen, Stuhlunregelmäßigkeiten) bei Kindern aller Altersstufen erklären sich manchmal durch eine Drehungs- oder Fixationsanomalie des Darmes, welche durch die Röntgenuntersuchung oder bei einer Laparotomie erkannt wird.

Ein **Volvulus** (Drehung einzelner Darmschlingen, des gesamten Dünndarmes oder des Zäkums um die Mesenterialwurzel) kann bei einem Mesenterium commune zu Ileus- oder Subileuserscheinungen führen, die eine sofortige Operation erfordern. Bei Unterbrechung der Blutzirkulation treten oft schwere Darmblutungen (infolge Infarzierung der Darmwand) auf. Auch ohne Rotationsanomalie ist ein Volvulus möglich (z. B. bei einer angeborenen Verlängerung des Mesenterialstieles).

Eine **Duodenalstenose** oder ein völliger Verschluß des unteren Duodenums entsteht bei Malrotation I durch Bänder, Verwachsungen, ein hochgelagertes Zäkum oder eine strangförmige Mesenterialwurzel (arteriomesenterialer Duodenalverschluß). Die Symptome (galliges Erbrechen, Auftreibung des Epigastriums, Spiegelbildung in der Pars descendens des Duodenums) entwickeln sich häufig schon in der Neugeborenenperiode. Ein arteriomesenterialer Duodenalverschluß kann bei asthenischen Personen auch ohne Malrotation zustandekommen, wenn die Mesenterialwurzel den unteren Teil des Duodenums gegen die Wirbelsäule drückt. Charakteristischerweise nehmen die Subileusbeschwerden in aufrechter oder liegender Körperlage zu, während sie in Bauchlage verschwinden.

Diagnose: Durch einen rektalen Kontrasteinlauf läßt sich eine atypische Lage des Dickdarmes erkennen. Ist die Dünndarmstenose nicht auf der Übersichtsaufnahme nachweisbar, sollte mit wasserlöslichem Kontrastmittel die Obstruktion der rotierten Dünndarmschlinge sichtbar gemacht werden.

Therapie: Bei einem Volvulus werden die verdrehten Dünndarmschlingen reponiert, bei irreversiblen Durchblutungsstörungen reseziert und bei zusätzlicher Duodenalstenose Bänder oder Verwachsungen gelöst. Nach Beseitigung des Volvulus infolge Nonrotation wird der Darm in die nichtrotierte Stellung gebracht (der Dünndarm auf die rechte Seite, der Dickdarm auf die linke Seite). Eine Befestigung an der hinteren Bauchwand ist nicht ratsam. Wenn ein Darmteil bereits nekrotisch geworden ist, muß dieser reseziert werden.

Zusammenfassung: Eine fehlerhafte Darmdrehung und unterbliebene Befestigung des Mesenteriums an der hinteren Bauchwand während der embryonalen Entwicklung sind die Ursache von Lageanomalien des Darmes (Nonrotation, Malrotation, Mesenterium commune und Caecum mobile). Diese können sich nach der Geburt durch die Symptome einer Duodenalstenose, später als Volvulus, Obstruktionsileus oder arteriomesenterialer Duodenalverschluß manifestieren.

l) Doppelbildungen des Gastrointestinaltraktes

Synonyma: Enterokystome, enterogene Zysten.

Definition: Die vorwiegend im Dünndarm- und Ösophagusbereich vorkommenden Doppelbildungen des Gastrointestinaltraktes sind angeborene Anomalien, die als zystische oder schlauchförmige Gebilde zwischen den Blättern des Mesenteriums bzw. hinter dem Ösophagus liegen. Die zystischen Doppelbildungen stehen nicht mit dem benachbarten Darmteil in Verbindung und enthalten nie Magenschleimhaut, während die schlauchförmigen Strukturen mit dem normalen Darm kommunizieren und von HCl-bildender Magenschleimhaut ausgekleidet sein können, wodurch manchmal Ulzerationen, Blutungen und eine Perforation entstehen können.

Pathologie: Doppelbildungen können an jeder Stelle im Magen-Darm-Kanal vorkommen. Am häufigsten sind sie im Bereich des terminalen Ileums und Ösophagus. Die vom Duodenum oder Jejunum ausgehenden Duplikationen dringen manchmal durch eine Zwerchfellücke bis ins Mediastinum vor (abdominothorakale Doppelbildungen). Eine schlauchförmige Duplikatur des Ösophagus kann die Speiseröhre über eine längere Strecke begleiten und blind enden oder in den Magen bzw. Ösophagus einmünden. Die Schleimhaut der Duplikatur entspricht nicht immer dem Schleimhauttyp des benachbarten Darmabschnittes. Sekundäre Folgen der Doppelbildungen sind ein Verschlußileus (durch Kompression des Darmes), eine Darmgangrän (durch Abklemmung von Mesenterialgefäßen), Darmblutungen, eine Peritonitis oder rezidivierende Pneumonien (infolge Kompression der Bronchien und Lungen bei mediastinalem Sitz). Die dem Ösophagus benachbarten Doppelbildungen sind oft mit Wirbelsäulenanomalien (Spina bifida anterior, Halb- oder Blockwirbeln) im Zervikal- oder Thorakalbereich kombiniert.

Symptome: Die Erscheinungen variieren stark nach Art, Größe und Lokalisation der Doppelbildung. Oft bleiben sie längere Zeit unbemerkt und werden als Nebenbefund bei einer Röntgenuntersuchung oder Laparotomie entdeckt. Plötzlich auftretende oder protrahierte Darmblutungen können das erste Symptom darstellen. In anderen Fällen ist ein langsam zunehmender Ileus Grund für eine Laparotomie, die zur Diagnose führt. Krampfartige oder ziehende Leibschmerzen sind auf einen peritonealen Zugschmerz oder entzündliche Reaktionen zurückzuführen. Bei den im Mediastinum gelegenen Duplikaturen stehen Atem- und Schluckbeschwerden im Vordergrund.

Diagnose: Bei größeren Doppelbildungen im Abdomen läßt sich ein beweglicher Tumor tasten. Die Röntgenaufnahme zeigt manchmal einen Weichteilschatten im Abdomen oder im hinteren Mediastinum, bei Kontrastmittelgabe eine Stenose des Darmlumens oder eine Füllung der Doppelbildung. Oft läßt sich die Fehlbildung auch durch Sonographie und Computertomographie darstellen. Eine Doppelbildung mit Magenschleimhaut ist szintigraphisch mit ^{99m}Technetium nachweisbar.

Differentialdiagnose: Bei schmerzhaften Darmblutungen müssen in erster Linie eine Invagination, ein Volvulus, eine Enterokolitis, ein Morbus Crohn, eine Colitis ulcerosa und eine Purpura abdominalis ausgeschlossen werden. Ein Obstruktionsileus kann bei Kindern viele Ursachen haben (z.B. Malrotation, Volvulus, Invagination usw.). Wenn durch die Bauchdecken ein Tumor fühlbar ist, kommen vor allem ein

Nephroblastom (s. S. 598), ein Neuroblastom (s. S. 596) und eine schwere Hydronephrose (s. S. 280) in Frage.

Therapie: In der Mehrzahl der Fälle gelingt eine Resektion der Duplikatur und des benachbarten Darmsegmentes, in dessen Mesenterium die Fehlbildung liegt. Bei sehr ausgedehnten Duplikaturen wird als Palliativmaßnahme zunächst eine Fensterung der Duplikatur zum benachbarten Darm vorgenommen.

Zusammenfassung: Die seltenen angeborenen Doppelbildungen des Gastrointestinaltraktes liegen meistens im Bereich des Dünndarms und Ösophagus. Als Symptome können Bluterbrechen, Meläna, Ileuserscheinungen (durch Druck von außen oder Invagination), krampfartige oder ziehende Leibschmerzen sowie Atem- und Schluckbeschwerden (bei Sitz im Mediastinum) auftreten. Die endgültige Diagnose wird oft erst bei der Operation gestellt.

m) Megacolon congenitum (Hirschsprungsche Krankheit)

Definition: Die auf einer angeborenen Aganglionie des distalen Kolons beruhende Krankheit führt zu einer als Passagehindernis wirkenden Verengerung des Rektums und Sigmoids und hierdurch zu einer starken Erweiterung und Hypertrophie des proximalen Kolons.

Pathologie und Pathogenese: Beim Morbus Hirschsprung fehlen aufgrund einer genetisch determinierten Entwicklungsstörung in einem wechselnd langen distalen Dickdarmsegment die Ganglienzellen des Plexus myentericus und des Plexus submucosus. Somit besteht an umschriebener Stelle ein Mangel an intramuraler parasympathischer Innervation, und daher ist hier die normale Peristaltik unmöglich. Zahl und Größe der myenterischen Nervenfasern sind vermehrt. Gleichzeitig aber ist die extramurale parasympathische Innervation – durch Nervenfasern aus dem Plexus sacralis – gesteigert. Histochemisch läßt sich im aganglionären Segment eine starke Vermehrung der Azetylcholinesterase nachweisen (ebenso in der durch Saugbiopsie gewonnenen Rektumschleimhaut). Das Überwiegen der extramuralen parasympathischen Innervation und das Fehlen eines nichtadrenergen Hemmsystems im Plexus myentericus im aganglionären Segment hat eine Dauerkontraktion der Ringmuskulatur zur Folge. Auf diese Weise entsteht das »enge Segment« als eine funktionelle Darmstenose. Da die Darmpassage hierdurch stark behindert wird, erweitert sich der prästenotische Dickdarmabschnitt auf das 2–3fache. Das Megakolon entwickelt sich also erst sekundär und ist die Folge der distalen Aganglionie.

In 80% erstreckt sich das aganglionäre Segment nur auf das Rektum und distale Sigmoid (bis 25 cm proximal vom Anus). In den übrigen Fällen reicht die Aganglionie höher hinauf; sie kann sogar das gesamte Kolon einbeziehen, das als Mikrokolon imponiert, und ausnahmsweise auf das terminale Ileum übergreifen (Long-Segment-Typ). Selten sind ultrakurze Segmente von Aganglionie mit einem Megarektum, welches mit einem atonischen Megakolon verwechselt werden kann.

Vorkommen: Die Häufigkeit wird auf 1:5000 geschätzt. Es erkranken in 80% Jungen.

Symptome: Bei Neugeborenen kann sich bereits in den ersten Lebenstagen ein lebensbedrohlicher Obstruktionsileus mit Erbrechen, Auftreibung des Bauches, Hyperperistaltik und fehlendem oder spärlichem Mekoniumabgang einstellen. Bei rektalen Untersuchungen entleeren sich oft explosionsartig Stuhl und Luft. Als Folge der Kotstauung tritt in diesem Alter häufig eine Darmperforation mit Peritonitis oder eine schwere Enterokolitis mit profusen wäßrigen Durchfällen auf, welche tödlich sein können. Nach vorübergehender Besserung entwickeln sich in den ersten Lebenswochen und -monaten eine chronische Obstipation und Vorwölbung des Leibes. Stuhlentleerungen lassen sich meistens nur mit Laxantien oder Einläufen erreichen. Spontan abgegangener Stuhlgang ist ziegenkotartig oder bandförmig, manchmal auch von flüssiger Konsistenz.

Palpatorisch fühlt man das dilatierte Kolon und bei rektaler Untersuchung ein verengtes leeres Rektum.

Bei längerem Bestehen kommt es zu Unterernährung, Wachstumsstörung, Hypoproteinämie und hypochromer Anämie, intermittierend auch zu einer Enterokolitis, die durch bakterielle Fäulnis und mangelhafte Wasserresorption bedingt ist. Beim ultrakurzen Segment einer Aganglionie kann Enkopresis auftreten (sonst fehlend).

Verlauf: Neugeborene mit einer das ganze Kolon und untere Ileum einschließenden Aganglionie können bald nach der Geburt unter dem

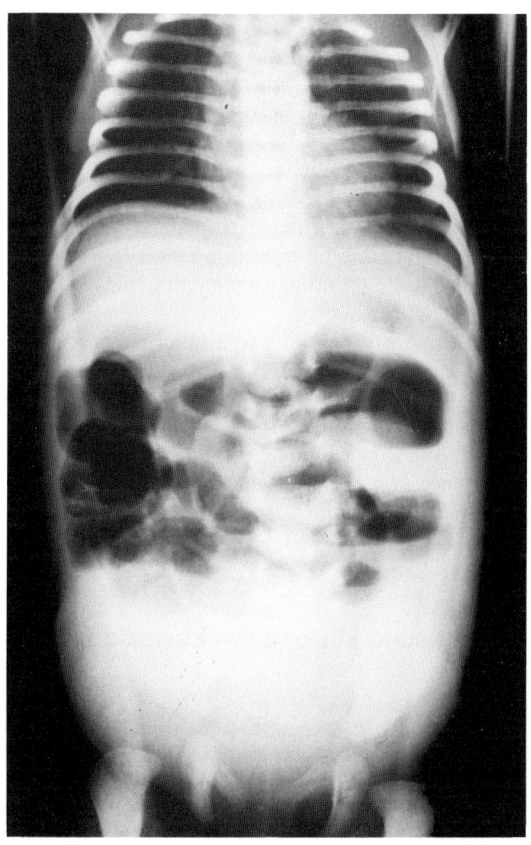
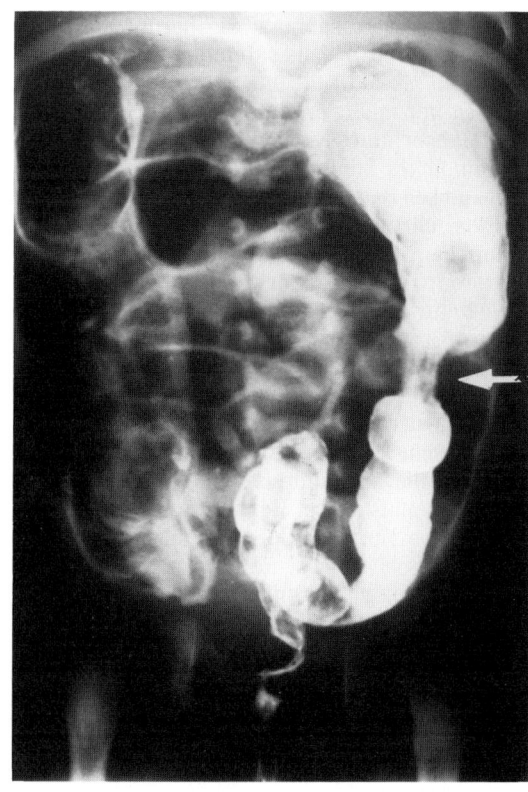

Abb. 11. Megacolon congenitum.
a) Leeraufnahme im Hängen: mechanischer Ileus mit zahlreichen Spiegeln, luftarmes Becken.
b) Kontrasteinlauf: Kalibersprung im Colon descendens (Pfeil) und Erweiterung des Kolons vor dem aganglionären Segment. 5 Wochen altes Mädchen.

Bild eines Darmverschlusses sterben, sofern nicht rechtzeitig eine Ileostomie vorgenommen wird. Bei früher Erkennung und rechtzeitiger Operation werden die meisten Patienten später beschwerdefrei.

Diagnose: Auf dem Röntgenbild erkennt man die stark erweiterten Dickdarmschlingen und beim Kontrasteinlauf (ohne vorherige Darmspülung) den plötzlichen Übergang des aganglionären Darmteiles (meist Rektosigmoid) in das trichterförmig erweiterte proximale Kolon (Abb. 11). Die anorektale Manometrie ergibt bei Aufblasen eines Ballons einen pathologischen Druckanstieg im Bereich des inneren Sphinkters (dagegen einen Druckabfall beim Gesunden). Hierdurch kann auch ein ultrakurzes Segment von Aganglionie im Rektum nachgewiesen werden, bei dem der Kalibersprung beim Röntgenkontrasteinlauf fehlt.

Die Diagnose wird durch eine Rektumschleimhautbiopsie gesichert; in (unfixierten) Gefrierschnitten findet man histochemisch eine charakteristische Steigerung der Azetylcholinesteraseaktivität.

Die Biopsie soll 3 cm oberhalb des Anus erfolgen, da die Aganglionie in der Regel bis an den Analsphinkter heranreicht. Durch weitere höhere Biopsien läßt sich die Länge der Aganglionie und damit des engen Segmentes genau bestimmen.

Differentialdiagnose:
Die seltene neuronale intestinale Dysplasie (Typ B) führt infolge einer Dickdarminnerva-

tionsstörung ebenfalls zu chronischer Obstipation und einem Megakolon, bessert sich aber meist im Verlauf spontan. Sie beruht auf einer Hyperplasie des Plexus submucosus. Die Azetylcholinesteraseaktivität in der Rektumschleimhaut ist nur mäßig erhöht.

Malabsorptionssyndrome (s. S. 250) können ein ähnliches klinisches Bild erzeugen (Dystrophie, dicker Bauch, intermittierende Durchfälle).

Eine **chronische Obstipation ohne Megakolon** kann viele Ursachen haben: psychische Faktoren, Fehler bei der Reinlichkeitserziehung (Toilettentraining), falsche Ernährung (schlakkenarm), neurologische Störungen, Rückenmarksläsionen (Spina bifida), Muskelhypotonie (z. B. bei unbehandelter Hypothyreose), Vitamin-D-Überdosierung (mit Hyperkalziämie). Mögliche anatomische Ursachen sind schmerzhafte Analfissuren, die zu Stuhlretention führen, Hämorrhoiden, Analstenose, Rektumprolaps, Tumoren und innere Hernien. Geistig retardierte Kinder mit motorischen Bewegungsstörungen (s. S. 331) leiden oft unter chronischer Obstipation. Bei rektaler Untersuchung fühlt man harte Stuhlmassen im erweiterten Rektum. Häufig kommt es dabei zum sog. Stuhlschmieren (Überlaufinkontinenz). Die erworbenen Formen der Obstipation beginnen meist später als beim Megacolon congenitum, führen in der Regel nicht zu Enterokolitis und Unterernährung und können röntgenologisch, durch die anorektale Manometrie und die Rektumbiopsie unterschieden werden.

Therapie: Die Therapie der Wahl ist die tiefe Resektion nach State-Rehbein mit End-zu-End-Anastomosierung entweder in Handnaht- oder Maschinennahttechnik. Der günstigste Termin für eine Rektosigmoidektomie ist das zweite Lebenshalbjahr. Wenn es vorher bereits zu einem Ileus oder einer schweren Enterokolitis gekommen ist, wird zunächst ein Anus praeter im ganglionären Darmabschnitt im Sinne einer doppelläufigen Kolostomie angelegt und später eine Durchzugsoperation durchgeführt. Die Obstipation behandelt man mit Darmspülungen mit physiologischer NaCl-Lösung. Bei einer Entleerung großer Stuhlmengen geraten die Kinder durch den starken Wasser- und Salzverlust manchmal in einen Schock. In kritischen Phasen kann eine vollständige oder teilweise parenterale Ernährung erforderlich sein. Postoperative Komplikationen können Stuhlinkontinenz oder Analstenosen sein, die durch Bougierung behandelt werden. Selten sind Rezidive durch unvollständige Resektion des aganglionären Darmsegmentes, die zu chronischer Enterokolitis führen können.

Zusammenfassung: Die beim angeborenen Megakolon vorliegende Aganglionie ist in 80% auf das Rektum und untere Sigmoid beschränkt und führt zu einer starken Erweiterung des proximalen Kolons. Als Folge entwickelt sich in den ersten Lebenswochen und -monaten eine hochgradige Obstipation, die schon beim Neugeborenen einen Obstruktionsileus oder eine Darmperforation hervorrufen kann. Durch eine Rektosigmoidektomie werden die meisten Patienten später beschwerdefrei. Bei einer bis ins Ileum hinaufreichenden Aganglionie (selten) ist das gesamte Kolon verengt und verkürzt. Dabei muß zunächst eine Ileostomie angelegt werden, der später eine ileoanale Anastomose (ohne Resektion des Kolons) folgt. Bei ultrakurzem Segment von Aganglionie kann eine interne Sphinktermyotomie vorgenommen werden.

n) Zystische Fibrose (Mukoviszidose)

Definition: Die zystische Fibrose (CF) ist eine autosomal rezessiv vererbte Krankheit der exokrinen (besonders der schleimbildenden) Drüsen, welche ein abnorm visköses Sekret bilden, wodurch die Drüsenausführungsgänge teilweise verlegt und erweitert werden und zystischfibröse Veränderungen im Pankreas entstehen.

Pathologie: Charakteristisch sind:
▶ Vermehrte Bildung eines eingedickten, abnorm zusammengesetzten Drüsensekretes in Pankreas (Abb. 12), Gallenwegen, Darmschleimhaut, Tracheal- und Bronchialschleimhaut, Glandula submandibularis und sublingualis.
▶ Kardiopulmonale Veränderungen. Durch Sekretverschluß der kleineren und größeren Bronchien entstehen eine chronische Bronchitis und Peribronchitis, umschriebene Atelektasen und ein Emphysem, das durch eine Ventilbronchostenose oder kompensatorisch bedingt ist. Außerdem kommt es häufig zu miliaren Bronchopneumonien, Lungenabszessen und Bronchiektasen und einem Cor pulmonale (Hypertrophie des rechten Ventrikels bei pulmonaler Hypertension).
▶ Übermäßige Exkretion von Elektrolyten (Natrium, Chlorid) mit dem Schweiß.

Die auf einer Sekretstauung beruhenden Gewebsveränderungen sind am stärksten im Pankreas ausgeprägt und bestehen in einer zystischen Erweiterung der Ausführungsgänge mit sekundärer Gewebsatrophie und progressiver diffuser Fibrose. Die Langerhansschen Inseln sind gut erhalten; nur bei jahrelangem Bestehen der Krankheit nehmen sie an Zahl ab und werden teilweise fibrös umgewandelt. In der Leber

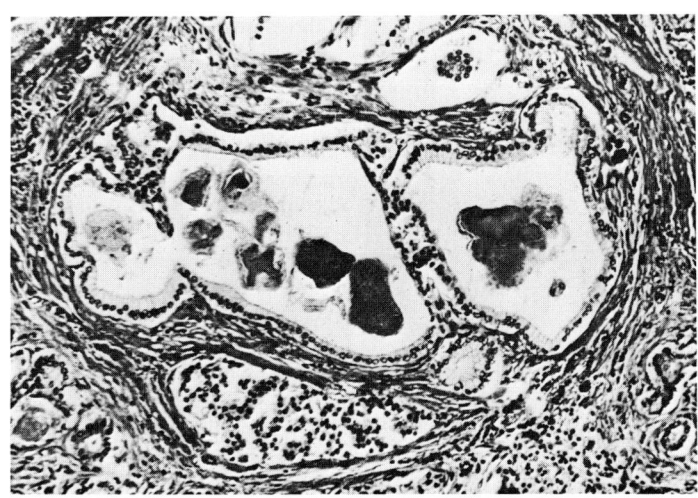

Abb. 12. Mukoviszidose (zystische Pankreasfibrose): zystisch lichtungserweiterte Ausführungsgänge, die eingedicktes Sekret enthalten (Bildmitte). Ausgeprägte Fibrose. Unten eine erhaltene Langerhanssche Insel (Goldner-Färbung).

verstopfen eingedickte Sekrete kleine Gallengänge. Die Sekrete, die gallig imbibiert sein können, wirken als chronischer Entzündungsreiz; hieraus kann bei Progression der Krankheit eine Leberzirrhose resultieren. Die Vernarbungen erstrecken sich dabei jeweils auf mehrere Läppchen; deshalb spricht man auch von einer multilobulären Leberzirrhose (im Gegensatz zu der üblichen biliären Zirrhose). In der Glandula submandibularis und sublingualis und in den mukösen Drüsen der Darmschleimhaut sind die zystische Erweiterung und Epithelatrophie im allgemeinen geringgradiger als im Pankreas. Der Ductus deferens ist meist abnorm angelegt und nicht durchgängig, was häufig eine Infertilität zur Folge hat. Bei Frauen sind die endozervikalen Drüsenzellen durch Muzin aufgetrieben. Die Fertilität kann durch Anhäufung von zähem Schleim im Zervikalkanal und eine Cervicitis herabgesetzt sein.

Ätiologie und Pathogenese: Der Gendefekt befindet sich auf dem langen Arm des Chromosoms 7 und besteht in der Mehrzahl der betroffenen Gene im Verlust von 3 Basenpaaren. Folge dieser Deletion ist die Elimination der Aminosäure Phenylalanin in Position 508 (ΔF_{508}-Mutation). Außerdem wurden zahlreiche andere Defekte gefunden. Das Genprodukt wird als CFTR (zystische Fibrose-Transmembran-Regulator) bezeichnet, fungiert als Chloridkanal und ist wohl auch ein Membrantransportprotein für kleine Moleküle in den betroffenen Drüsen und Epithelien. Der klinische Verlauf korreliert nur teilweise mit den vorkommenden Unterschieden im Genotyp.

Der Mekoniumileus des Neugeborenen kommt bei zystischer Fibrose durch die lehmartige Beschaffenheit des abnorm zusammengesetzten Mekoniums zustande, das einen erhöhten Proteingehalt hat. Es verschließt das Lumen des distalen Ileums und kann auch durch verstärkte Peristaltik nicht weitertransportiert werden. Als Folge hiervon ist das proximale Ileum stark dilatiert und mit Luft gefüllt, während das gesamte Kolon klein und luftleer ist (»Mikrokolon«).

Durch Darmperforationen kann bereits intrauterin oder bald nach der Geburt eine Mekoniumperitonitis entstehen, die zu röntgenologisch sichtbaren peritonealen Verkalkungen führt.

Das zähe Bronchialsekret beeinträchtigt die Lungenbelüftung erheblich (erkennbar an einer Abnahme der Vitalkapazität und der Flowrate, einer Zunahme des Residualvolumens und einer Erhöhung des Atemwiderstandes). Die Kompression der Lungengefäße und das häufige Vorkommen von Atelektasen begünstigen die Entwicklung einer pulmonalen Hypertension und eines Cor pulmonale. – Die Pankreasinsuffizienz (Mangel an Lipase, Trypsin und Amylase) bedingt die Steatorrhoe und Azotorrhoe und ist Teilursache der starken Abmagerung und Wachstumsstörung. Im Gegensatz zum Nahrungsfett wird das aufgenommene Eiweiß relativ gut vertragen, so daß bei ausreichender Zufuhr eine positive Stickstoffbilanz erreicht werden kann. Die Verwertung der Kohlenhydrate im Darm ist nur gering oder mäßig eingeschränkt. Die fettlöslichen Vit-

244 VII. Krankheiten der Verdauungsorgane

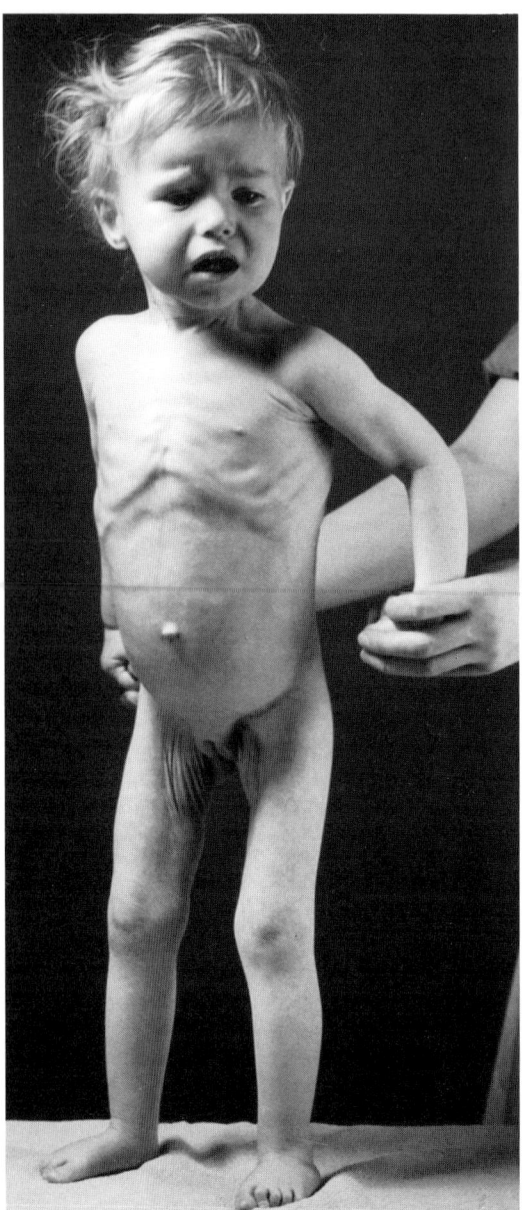

Abb. 13. Mukoviszidose: 3jähriges dystrophisches Kind mit vorgewölbtem Abdomen.

führt werden. Bei indirekter Genanalyse (Art der Mutation unbekannt) weist man die genetische Kopplung zwischen bekannten DNS-Markern und dem Gen der zystischen Fibrose auf dem langen Arm von Chromosom 7 nach. Voraussetzung ist dabei eine Untersuchung des Erkrankten und seiner Eltern. Mit der Genanalyse kann auch eine pränatale Diagnose durch Chorionzottenbiopsie oder Amniozentese erfolgen. Ein Massenscreening bei allen Neugeborenen wird nicht befürwortet.

Symptome: Bei der zystischen Fibrose kommt es in 10% in der Neugeborenenperiode zu einem Mekoniumileus. Während des weiteren Verlaufes entwickeln sich bei fast allen Patienten die beschriebenen pulmonalen Veränderungen, und in 80–85% tritt eine Pankreasinsuffizienz auf. In der Mehrzahl der Fälle bestehen demnach gleichzeitig pulmonale und intestinale Erscheinungen, jedoch gibt es auch ein isoliertes Vorkommen von intestinalen oder pulmonalen Symptomen.

Die **pulmonalen Symptome** beginnen meist im 1. oder 2. Lebensjahr. Die Kinder leiden unter rezidivierenden Bronchitiden, die häufig zu Lungenkomplikationen (Bronchopneumonien, Atelektasen, Abszessen, Bronchiektasen) führen. Leichtere Erkrankungen manifestieren sich manchmal erst später (im 2. Lebensjahrzehnt). Bei dem oft anfallsweisen pertussiformen Husten wird ein zäher, eiterhaltiger Schleim entleert. Im 1. Lebensjahr können rezidivierende Bronchiolitiden mit Dyspnoe und Zyanose auftreten, ohne daß die Ursache erkannt wird. Bei geschwächten Säuglingen und Kleinkindern sind schwere Erstickungsanfälle möglich. Atemnot, Zyanose und der physikalische Lungenbefund weisen auf eine pulmonale Beteiligung hin. Ein faßförmiger Thorax (Emphysemfolge), eine Trommelschlegelform der Finger und Zehen und Uhrglasnägel fehlen bei fortgeschrittenen Erkrankungen selten. Manchmal entsteht ein Spontanpneumothorax oder Mediastinalemphysem. Ein Cor pulmonale äußert sich durch eine Rechtsvergrößerung des Herzens und bei Dekompensation durch Ödeme.

Oft findet man außerdem eine Sinusitis maxillaris oder Kieferhöhlenobstruktion durch zähen Schleim und Nasenschleimhautpolypen.

Die **intestinalen Symptome** treten früher (im 1. Lebensjahr) auf als die pulmonalen Symptome und bestehen in mangelndem Gedeihen und häufigen Stuhlentleerungen. Dabei ist das Abdomen als Folge der Verdauungsinsuffizienz und Erweiterung von Darmschlingen stark vorgewölbt. Trotz reichlicher Nahrungsaufnahme sind die Kinder unterernährt (Abb. 13) und entleeren

amine A, D, E und K werden zum größten Teil mit dem Stuhl wieder ausgeschieden.

Vorkommen: Die zystische Fibrose kommt in Mitteleuropa mit einer Häufigkeit von 1:2000 vor. In den betroffenen Familien beträgt das Risiko einer Geschwistererkrankung 25%. Bei Geschwistern eines Erkrankten kann (wenn die Mutation bekannt ist) ein Heterozygotentest mit Hilfe der direkten Genanalyse durchge-

massige, weißgelbliche, fettig glänzende, übelriechende Stühle (Fettstühle). Periodisch können Durchfälle (Fäulnis- oder Gärungsdyspepsie) oder hartnäckige Verstopfung, verbunden mit rekurrierenden krampfartigen Leibschmerzen (sog. distales intestinales Obstruktionssyndrom = DIOS), auftreten. Hierdurch können rezidivierende Invaginationen in der Ileozökalgegend ausgelöst werden. Bei Vitamin-A-Mangel findet man eine keratinisierende Metaplasie des Epithels der Atem- und Harnwege, seltener eine Xerophthalmie. Rachitische Veränderungen bleiben in der Regel aus, da der Vitamin-D-Bedarf infolge des verzögerten Wachstums vermindert ist. Ein Vitamin-K-Mangel führt zu Hypoprothrombinämie und Hautblutungen. Bei fortschreitender Leberzirrhose (in 2% der Fälle) entwickelt sich eine portale Hypertension mit Splenomegalie, Aszites und Ösophagusvarizen. Bei Adoleszenten und jungen Erwachsenen mit Restfunktion des exokrinen Pankreas kann wiederholt eine akute Pankreatitis auftreten.

Ein **Mekoniumileus** äußert sich durch Auftreibung des Abdomens, Erbrechen, fehlenden Mekoniumabgang, Stenoseperistaltik, zunehmende Dehydratation und Elektrolytstörungen. In der Ileozökalgegend fühlt man die stark erweiterten und mit Mekonium gefüllten Dünndarmschlingen als eine längliche, teigige Resistenz. In 1/3 der Fälle kommt es außerdem zu einem Volvulus.

Verlauf und Prognose: Die Krankheit verläuft immer chronisch, jedoch gibt es im Schweregrad und in der Geschwindigkeit des Fortschreitens eine große Variabilität. Insgesamt hat sich die Prognose gegenüber früher dramatisch gebessert. Heute erreichen die meisten Patienten das Erwachsenenalter und üben einen Beruf aus. Im Erwachsenenalter kann sich ein Diabetes mellitus entwickeln, der z. T. mit Insulin behandelt werden muß. Todesursache sind dann fast immer schwere entzündliche Lungenkomplikationen.

Komplikationen: Ein Rektumprolaps ist besonders im 1. Lebensjahr nicht selten. Eine Invagination kommt bei Mukoviszidose gehäuft vor. Im Endstadium entwickelt sich in wenigen Fällen eine Leberzirrhose. Übermäßige Elektrolytverluste mit Hyponatriämie und Hypochlorämie (bei starkem Schwitzen oder Fieber) bewirken Erbrechen, Kreislaufkollaps (durch Reduktion der Extrazellularflüssigkeit), Hyperthermie und Koma. Ein wiederholt auftretender Pneumothorax bildet sich manchmal spontan oder während einer Saugdrainage zurück; sonst ist eine Thorakotomie notwendig (mit partieller Pleurektomie). Eine nicht seltene Komplikation ist die allergische bronchopulmonale Aspergillose, die sich durch Asthmaanfälle oder chronisches Asthma äußert. Sie muß mit einem Bronchodilatator und zusätzlich mit einem Kortikosteroid behandelt werden.

Diagnose: Chronisch-rezidivierende Bronchitiden und Bronchopneumonien in Verbindung mit einer Verdauungsinsuffizienz (Steatorrhoe) begründen den Verdacht auf eine Mukoviszidose. Die wichtigste Nachweismethode ist die Bestimmung der Natrium- und Chloridkonzentration in dem nach Pilokarpiniontophorese gewonnenen Schweiß des Patienten (Tab. 2). Chlorid- und Natriumwerte über 60 mmol/l (bei Erwachsenen über 90 mmol/l) sind pathologisch und kommen sonst nur bei Nebenniereninsuffizienz, Hypothyreose, schwerer Unterernährung und bei einigen seltenen Stoffwechselkrankheiten vor. Ein pathologischer Schweißtest sollte durch Genanalyse bestätigt werden. Die Schweißuntersuchung sollte nach Diagnosestellung auch bei den Geschwistern eines Patienten stattfinden, da eine Mukoviszidose sich manchmal erst später (in der 2. Hälfte der Kindheit) manifestiert. Im Blut fehlt die aus dem Pankreas stammende Isoamylase (bei Pankreasbeteiligung), und das immunreaktive Trypsinogen ist in frühen Krankheitsphasen erhöht. Im Duodenalsaft ist bei 80% der Patienten Trypsin nicht nachweisbar (oder stark vermindert). Bei der bakteriologischen Sputumuntersuchung werden anfangs meist Staphylokokken oder Haemophilus influenzae, später meist Pseudomonas aeruginosa gezüchtet. Röntgenologisch lassen sich oft überblähte Lungen, Bronchiektasen (am besten im CT) und die Zeichen einer Cor pulmonale (Abb. 14) nachweisen. Bronchopneumonische Infiltrate und Atelektasen sind häufig. Durch die Lungenfunktionsprüfung erkennt man das Ausmaß der obstruktiven, später auch der restriktiven Veränderungen.

Differentialdiagnose:
Chronische Bronchitis, z. B. bei Tuberkulose, einem aspirierten Fremdkörper oder Bronchiektasen anderer Ursache.

Bei **primären Immunmangelkrankheiten** (s. S. 512) kommen ebenfalls rezidivierende Atemwegsinfektionen, Unterernährung und Durchfälle vor. Die Ursache erkennt man durch bestimmte Laboruntersuchungen. Bei zystischer Fibrose sind die Immunglobuline normal oder vermehrt, die Zahl der B- und T-Lymphozyten nicht vermindert.

246 VII. Krankheiten der Verdauungsorgane

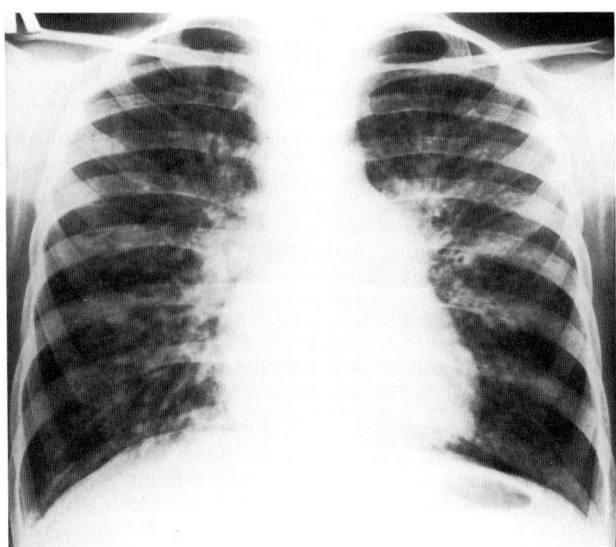

Abb. 14. Zystische Fibrose (Mukoviszidose): z.T. retikuläre, z.T. streifige, perihilär am stärksten ausgeprägte Zeichnungsvermehrung mit Luftbronchogramm (Bronchiektasen). Kardiomegalie, Prominenz des Pulmonalissegmentes und kräftige zentrale Pulmonalarterien (Cor pulmonale). 5 Jahre altes Mädchen.

Eine **Zöliakie** (s. S. 248 u. Tab. 3), die auch mit einer Steatorrhoe und Wachstumsstörung einhergeht, zeigt eine durch Schleimhautbiopsie nachweisbare Zottenatrophie und keine erhöhten Elektrolytwerte im Schweiß. Pulmonale Veränderungen fehlen.

Das **Shwachman-Syndrom** (die angeborene Pankreashypoplasie) äußert sich durch Steatorrhoe und Minderwuchs, jedoch ist der Schweiß normal zusammengesetzt. Es werden von der Pankreasdrüse keine Verdauungsenzyme gebildet. Gleichzeitig findet man in einem Teil der Fälle eine Neutropenie, hypoplastische Anämie, Thrombozytopenie oder Panzytopenie, außerdem metaphysäre Dysostosen und eine Neigung zu schweren und häufigen Infektionen. Die Krankheit wird anscheinend autosomal rezessiv vererbt.

Ein **Obstruktionsileus** kann bei Neugeborenen auch durch eine Dünndarmatresie, einen Volvulus oder eine Invagination hervorgerufen werden oder beim Long-Segment-Typ des Megacolon congenitum auftreten. Beim seltenen **Mekoniumpfropfsyndrom** ist das Rektosigmoid durch eingedicktes Mekonium unpassierbar, wodurch klinisch und röntgenologisch ein Megacolon congenitum vorgetäuscht werden kann. Meistens geht der Mekoniumpfropf nach einem Kontrasteinlauf oder einer Darmspülung spontan ab.

Tab. 2. Typische Untersuchungsbefunde bei zystischer Fibrose und gluteninduzierter Zöliakie.

Krankheit	Untersuchungsbefunde
Zystische Fibrose	Schweißuntersuchung: Na und Chlorid >60 mmol/l Nachweis des Gendefektes Stuhl: vermehrte Fettausscheidung Rö.-Thorax: Bronchiektasen, Atelektasen, Emphysem, Bronchopneumonie, Cor pulmonale
Gluteninduzierte Zöliakie	Vermehrte Fettausscheidung im Stuhl Mikroskopischer Nachweis der Zottenatrophie nach peroraler Saugbiopsie Gliadinantikörper im Serum Ansprechen auf eine glutenfreie Kost Glutentoleranztest pathologisch

1. Angeborene und anlagebedingte Krankheiten

Tab. 3. Gegenüberstellung von zystischer Fibrose und Zöliakie.

	Zystische Fibrose	Zöliakie
Pathologie	Krankheit der exokrinen Drüsen mit typischen Veränderungen und Fermentmangel	Resorptionsstörung durch Dünndarmschleimhautatrophie
Ursache	Angeborener Gendefekt	Gliadinüberempfindlichkeit
Beginn	Neugeborenenperiode, 1. oder 2. Lebensjahr (oder später)	Meist im 6.–24. Lebensmonat
Gemeinsame Symptome	Steatorrhoe, Azotorrhoe, vorgewölbtes Abdomen, Durchfallperioden, Abmagerung	dito
Typische Symptome	Mekoniumileus (in 10%), rezidivierende Bronchitiden (95%), Bronchiektasen, oft Trommelschlegelfinger, Uhrglasnägel	Seelische Verstimmung, Anorexie, Zöliakiekrisen
Komplikationen	Pneumonie, Cor pulmonale, Leberzirrhose, Rektumprolaps, Invagination, Vitaminmangelzustände	Invagination, Anämie, Vitaminmangelzustände
Therapie	Inhalationen, Bronchusdrainage, Antibiotika, Pankreasfermente, u. U. NaCl-Zufuhr, Vitamine	Glutenfreie Diät (kalorien- und eiweißreich), Vitamine

Therapie: Bei einer zystischen Fibrose ist fast immer eine Dauertherapie erforderlich.

Eine Verflüssigung des Bronchialsekretes kann durch orale Verabreichung eines Mukolytikums (z. B. N-Azetylzystein) oder regelmäßige Inhalationen mit einem Aerosol erreicht werden, das 0,9%ige NaCl-Lösung oder ein Mukolytikum enthält. Als Adjuvans kann man Salbutamol inhalieren lassen, das Bronchospasmen löst und die Zilienfunktion verbessert. Es ist streng darauf zu achten, daß der Vernebler nicht durch Wasserkeime (z. B. Pseudomonas) kontaminiert ist. Daher nur steriles Wasser verwenden und Verneblerzubehör regelmäßig sterilisieren! Eine Bronchusdrainage ist durch autogene Drainage, verschiedene Lagerung, Beklopfen des Thorax und Vibrationsmassage möglich. Bei einer Rechtsherzinsuffizienz wirkt Digitalis unzuverlässig; günstiger ist Furosemid (evtl. + Spironolacton). Bei ständiger Hypoxämie (durch Pulsoximetrie nachweisbar) kommt eine niedrig dosierte O_2-Zufuhr (besonders nachts) in Frage. Bei schwerem Cor pulmonale kann eine Herz-Lungen-Transplantation erfolgreich sein.

Das Ziel der Antibiotikatherapie muß es sein, die Intensität von Lungeninfektionen so zu verringern, daß sich keine fortschreitenden Lungenveränderungen entwickeln. Bewährt hat sich bei ständiger Keimbesiedelung eine intermittierende i. v. Antibiotherapie (3–4mal im Jahr). Eine absolute Indikation zur Antibiotikatherapie ist gegeben bei akuten Schüben der chronischen Bronchitis und bei Pneumonie, auch bei Pneumothorax, bei akutem Atemversagen und bei Herzinsuffizienz, da hier immer auch eine schwere bakterielle Infektion vorliegt.

Zur Pneumoniebehandlung (häufig Mischinfektionen) eignen sich Antibiotikakombinationen, welche ein umfassendes Spektrum haben. Kombinationen sind auch notwendig, um die Pseudomonas-Wirksamkeit zu verstärken. Gegen Pseudomonas wirken meistens Tobramycin + Ceftazidim (oder Imipenem). Clindamycin ist als Kombinationspartner besonders gegen Staphylokokken und Anaerobier wirksam.

Bei einer Pankreasinsuffizienz erhält der Patient während der Mahlzeit Pankreasfermente (mikroverkapselt) in ausreichender Menge, so daß mit dem Stuhl keine größeren Fettmengen ausgeschieden werden. Die benötigte Dosis ist individuell verschieden. Eine Überdosierung kann Inappetenz und Verstopfung auslösen. Eine spezielle Diät ist im allgemeinen nicht notwendig. Die Ernährung soll kalorienreich sein sowie hochwertiges Eiweiß und bis zu 40% Fett enthalten. Der erhöhte NaCl-Bedarf (besonders im Sommer und in warmen Ländern) wird durch eine tägliche Gabe von 1–2 (bis 5) g Kochsalz gedeckt. Außerdem empfiehlt sich die tägliche Verabreichung eines Polyvitaminpräparates, in dem die fettlöslichen Vitamine in wassermischbarer Form enthalten sind. Bei Hypoprothrombinämie gibt man Vitamin K parenteral.

Die Behandlung des Mekoniumileus besteht in der operativen Eröffnung des Ileums an der Stelle der stärksten Passagebehinderung, in der Entfernung der harten Mekoniummassen nach vorsichtiger Spülung des Darmlumens mit warmer physiologischer NaCl-Lösung durch einen dünnen Schlauch und notfalls in der Resektion vorgeschädigter oder besonders englumiger Segmente und Durchführung einer Ileostomie. In leichteren Fällen läßt sich auch ohne Operation durch hohe Einläufe mit verdünntem Gastrografin (einem jodhaltigen Kontrastmittel von hoher Osmolarität) der Ileus beheben. Beim Auftreten eines distalen intestinalen Obstruktionssyndroms kann eine salzhaltige Polyethylenglykollösung (durch Magensonde) oder N-Azetylzystein (oral) nützlich sein; manchmal hilft ein hoher Einlauf mit Gastrografin.

Zusammenfassung: Die zystische Fibrose (Mukoviszidose) ist eine autosomal rezessiv vererbte Krankheit der exokrinen Drüsen mit progredienten zystisch-fibrösen Gewebsveränderungen. Die Krankheit tritt beim Neugeborenen als Mekoniumileus, später als bronchopulmonale Erkrankung in Kombination mit einer schweren Verdauungsinsuffizienz auf. Die Diagnose wird durch den Nachweis eines erhöhten Natrium- und Chloridgehaltes im Schweiß gesichert. Die Behandlung besteht im wesentlichen in der Aerosolbehandlung, Antibiotikatherapie der Lungeninfektionen, Verabreichung von Pankreasfermenten und einer kalorienreichen Ernährung.

2. Erworbene Krankheiten

a) Zöliakie

Definition: Die Zöliakie ist eine relativ häufige Malabsorptionskrankheit, die durch chronisch-rezidivierende Durchfälle mit Steatorrhoe, Vorwölbung des Bauches, Unterernährung und Vitaminmangelsymptome gekennzeichnet ist. Durch das im Brotgetreide vorkommende Gluten wird eine schwere, zur Atrophie führende Schädigung der Dünndarmschleimhaut hervorgerufen, so daß wichtige Nährstoffe (vor allem Fett), Mineralien und Vitamine nicht mehr in vollem Umfang resorbiert werden.

Pathologie: Die mikroskopische Untersuchung der durch perorale Saugbiopsie gewonnenen Dünndarmschleimhaut zeigt eine Verkürzung oder ein völliges Fehlen der Zotten (sog. »Kahlschlag«, Abb. 15). Dadurch wird die Resorptionsfläche hochgradig vermindert. Im Gegensatz zur Verkürzung der Zotten steht eine auffallende Verlängerung der Dünndarmkrypten. Diese Veränderungen sind bei einer Glutenkarenz zumindest teilweise reversibel.

Ätiologie und Pathogenese: Die Krankheit wird durch das im Mehlkern des Weizens und Roggens enthaltene Kleberprotein Gluten und Gliadin (Bestandteil des Glutens) ausgelöst, dem in der Gerste das Hordein und im Hafer das Avenin entspricht. Auf welche Weise Gliadin den Dünndarm schädigt, ist noch unklar. Offenbar werden dabei zelluläre und zellvermittelte Immunreaktionen stimuliert. Eine bestimmte prolinreiche Subfraktion des Gliadins (ein Peptid) wirkt besonders toxisch. IgA-Antigliadine sowie Antiretikulin- und Antimysiumantikörper sind Indikatoren für die Sensibilisierung gegen Gliadin. Eine Gliadinüberempfindlichkeit ist auch bei der Enteropathie bei Dermatitis herpetiformis Duhring (s. S. 436) nachweisbar. Die Malabsorption erstreckt sich auf fast alle Nährstoffe, in besonderem Maße aber auf Fett, so daß je nach Schwere der Krankheit 30–60% des zugeführten Fettes in Form von Fettsäuren und Neutralfett mit dem Stuhl ausgeschieden werden. Da auch die Kohlenhydrate schlecht resorbiert werden, gelangen sie mit anderen Nahrungsbestandteilen in tiefere Darmabschnitte, wo sie der bakteriellen Zersetzung anheimfallen und eine Enteritis hervorrufen können. Die mangelhafte Resorption von Mineralien (Ca, P, Fe), Vitaminen (A, B, C, D, K) und Folsäure führt zu den charakteristischen Mangelsymptomen (s. S. 26). So entwickeln sich bei diesen Kindern allmählich eine schwere Abmagerung und Wachstumsstörung.

Vorkommen: Die Häufigkeit variiert zwischen 1:1000 bis 1:4000. In 2–3% tritt die Krankheit familiär gehäuft auf. Sie ist meist mit den HLA-Antigenen B 8, DR 3 und DR 7 assoziiert.

Symptome: Die Krankheit beginnt frühestens einige Wochen nach Beginn einer Ernährung mit gliadinhaltigen Speisen (Breie!), meist in den ersten zwei Lebensjahren, kann sich aber auch jederzeit später manifestieren.

Am Anfang bestehen Appetitlosigkeit, Neigung zu Erbrechen und periodische Durchfälle. Später entwickeln sich die typischen Symptome einer Zöliakie, wie Steatorrhoe, großer Bauch und Abmagerung. Die massigen, 2–3mal täglich entleerten Stühle sind durch ihren starken Fettgehalt hellglänzend (salbenartig), manchmal säuerlich riechend und schaumig. Außerdem werden größere Eiweißmengen in den Darm abgesondert. Das Ausmaß der Steatorrhoe hängt von der Fettzufuhr mit der Nahrung ab.

Bei akuten Exazerbationen (Zöliakiekrisen) treten wäßrige Durchfälle mit Dehydratation, Azidose und Elektrolytverlusten auf.

Infolge der stark gefüllten Darmschlingen ist das Abdomen vorgewölbt (»Pseudoaszites«). Bei längerer Dauer verlieren die Kinder immer mehr an Gewicht. Unterhautfettgewebe und Muskulatur sind mangelhaft entwickelt; schließlich entstehen Eiweißmangelödeme und ein beträchtlicher Rückstand im Knochenwachstum. Charakteristisch ist die seelische Verstimmung der Kinder, die an einem traurigen und verdrießlichen Gesichtsausdruck, an Reizbarkeit, Eigenbrötelei und Autismus erkennbar ist. Hautblutungen (bei Vitamin-K- und -C-Mangel), eine Glossitis und Stomatitis (Folsäuremangel), rachitische Veränderungen oder nur Osteoporose (D-Mangel), eine Anämie (hypochrom bei Fe-Mangel, hyperchrom und megalozytär bei Folsäuremangel) und eine Keratomalazie (A-Mangel) können hinzutreten.

Verlauf: Unbehandelt nimmt die Krankheit einen chronischen Verlauf, der durch rezidivierende Durchfälle, hochgradige Abmagerung und schwere sekundäre Infektionen charakterisiert ist. Nach Entzug des toxisch wirkenden Glutens tritt rasch eine Besserung ein, die in einer Hebung der Stimmungslage, Zunahme von Appetit und Gewicht sowie Normalisierung der Stühle zum Ausdruck kommt. Diätfehler können ein schweres Rezidiv auslösen. Die einheimische Sprue der Erwachsenen ist mit der gluteninduzierten Zöliakie im Kindesalter identisch.

Komplikationen: Durch die Motilitätssteigerung des Darmes tritt bei Zöliakie häufiger eine Invagination (s. S. 253) auf. Bei Erwachsenen können intestinale Lymphome oder Adenokarzinome entstehen.

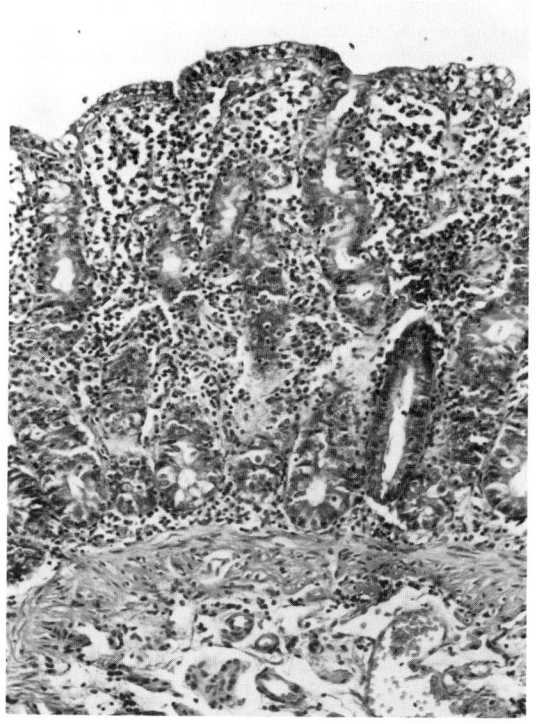 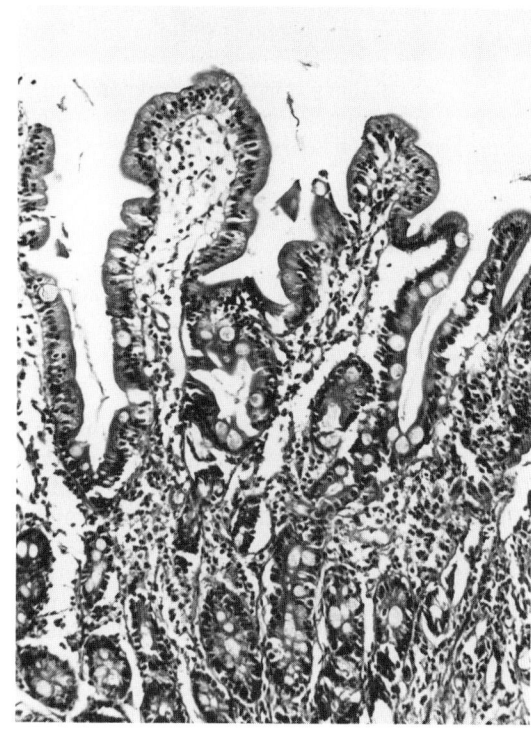

a) b)

Abb. 15. Zöliakie vor und nach Behandlung.
a) Bei der Diagnose bestand eine hochgradige Zottenatrophie. Die Dünndarmoberfläche ist glatt (sog. Kahlschlag). Demgegenüber sind die Krypten verlängert.
b) Nach 5monatiger Behandlung sind die Zotten weitgehend regeneriert, und die Dicke der Schleimhaut hat deutlich zugenommen. Beide durch eine Jejunumbiopsie gewonnenen Präparate wurden bei gleicher Vergrößerung fotografiert. HE-Färbung.

Diagnose (Tab. 2, S. 246):
- Feststellung der Steatorrhoe: Die quantitative Fettbestimmung im Stuhl ergibt eine Ausscheidung von 30–60 (bis 90)% der zugeführten Menge.
- Mikroskopischer Nachweis der totalen oder subtotalen Zottenatrophie durch perorale Saugbiopsie der Dünndarmschleimhaut (im distalen Duodenum oder proximalen Jejunum). Eine Zottenatrophie kann auch andere Ursachen als eine Glutenintoleranz haben. Gliadin-, Endomysium- und Retikulinantikörper im Serum weisen auf eine Glutenintoleranz hin.
- Ansprechen auf eine glutenfreie Kost (in der Regel nach 2–4 Wochen). Die völlige Zottenregeneration kann jedoch länger dauern (manchmal Monate). Eine zweite Biopsie (zum Nachweis der Zottenregeneration) und eine dritte Biopsie (nach Provokation mit Gluten) wird heute nur noch ausnahmsweise durchgeführt (bei Zweifel an der Diagnose).
- Wenn zum Ausschluß einer anderen Ursache eine Röntgenuntersuchung (fraktionierte Magen-Darm-Passage) stattfindet, zeigt sie ausgeprägte Motilitätsstörungen, Fraktionierung der Kontrastmittelsäule und einen fleckigen, unregelmäßigen Schleimhautbeschlag.

Differentialdiagnose (bei Vorliegen einer Steatorrhoe):
Zystische Fibrose: Positiver Schweißtest und Nachweis des Gendefektes sprechen für eine zystische Fibrose (Tab. 2).

Andere Ursachen einer Malabsorption mit oder ohne Steatorrhoe sind eine Dünndarminfektion durch Giardia lamblia oder andere Parasiten, durch Rotaviren, eine Kuhmilchintoleranz (s. S. 263), angeborene Immunmangelkrankheit, ausgedehnte Darmresektion sowie operativ angelegte Anastomose zwischen höheren und tieferen Darmabschnitten, die zu Malabsorption infolge Aszension von Gärungs- und Fäulniserregern führt. Bei der Acrodermatitis enteropathica, die auf einer Zinkresorptionsstörung beruht, findet man die typischen Hautsymptome (s. S. 263). Bei der sog. postenteritischen Malabsorption (meist mit partieller Zottenatrophie und verminderter Disaccharidaseaktivität) ist nach einer schweren Enteritis noch einige Zeit eine Diät einzuhalten, die wenig Zucker, evtl. auch keine Milch enthält und vorwiegend aus Fleisch und Zerealien besteht. Über die Disaccharidaseintoleranz: s. S. 263.

Exsudative Enteropathie mit Proteinverlust und Steatorrhoe: Eine pathologische Durchlässigkeit der intestinalen Lymphgefäße für Serumproteine (z. B. bei gestörtem Lymphabfluß) oder eine starke Exsudation bei Darmentzündungen führt zu einer beträchtlichen Hypalbuminämie und Hypogammaglobulinämie mit Ödemen, außerdem zu einer Lymphozytopenie. Die Störung kann mit einer leichten oder mittelschweren Malabsorption einhergehen, welche intermittierend Durchfälle und eine Steatorrhoe hervorruft.

Eine exsudative Enteropathie kommt vor allem bei der angeborenen intestinalen Lymphangiektasie vor, die mit Störungen des Lymphabflusses in anderen Organen und Geweben kombiniert sein kann und bioptisch an einer Dilatation der Lymphgefäße in den Darmzotten erkannt wird. Dabei findet man eine starke Lymphozytopenie und eine Verminderung der Immunglobuline (durch den Eiweißverlust). Bei Neugeborenen kann ein chylöser Aszites auftreten. Auch bei Nephrose, Colitis ulcerosa, Morbus Crohn u. a. kann eine exsudative Enteropathie mit Proteinverlust und Steatorrhoe vorkommen. Zum Nachweis dient die α_1-Antitrypsinausscheidung im Stuhl oder der Test mit ^{51}Cr-markiertem Albumin, das nach Injektion rasch aus dem Serum verschwindet und in größerer Menge mit dem Stuhl ausgeschieden wird.

Abetalipoproteinämie: Diese rezessiv vererbte Krankheit beruht auf der Unfähigkeit der Darmzellen zur Chylomikronenbildung und mangelnden Synthese der β- und Prä-β-Lipoproteine. Im Plasma fehlen die Apoproteine Apo B-48 und Apo B-100. Die Krankheit beginnt im 1. Lebensjahr mit einer Malabsorption, Steatorrhoe und Durchfällen. Ab 10. Lebensjahr können zentralnervöse Ausfälle infolge degenerativer Veränderungen (meist zerebellare Ataxie und Retinitis pigmentosa) hinzukommen. Charakteristisch sind eine Akanthozytose der Erythrozyten, die dornenartige Fortsätze haben, ein Fehlen der β-Lipoproteine sowie eine Cholesterin- und Triglyzeriderniedrigung im Plasma. Die Dünndarmschleimhautbiopsie zeigt charakteristischerweise eine Anhäufung von Fettpartikeln in den Mukosazellen.

Therapie der Zöliakie: Glutenhaltige Nahrungsmittel (Weizen-, Roggen-, Hafer- und Gerstenprodukte) dürfen in der Diät nicht enthalten sein. Brot- und Backwaren können mit glutenfreier Weizenstärke, Maismehl, Kartoffel-, Reis- oder Sojabohnenmehl hergestellt werden. Bei Behandlungsbeginn ist oft eine Enteritisdiät erforderlich. Da die Laktaseaktivität im Dünndarm noch einige Zeit herabgesetzt sein kann, ist in einem Teil der Fälle anfangs auch eine laktosefreie Kost ratsam. Im weiteren Verlauf ist eine Fetteinschränkung nicht mehr notwendig. Auf eine ausreichende Versorgung mit Vitaminen und Mineralien ist zu achten. Die Diät soll lebenslang fortgesetzt werden, da jederzeit Rezidive möglich sind. Bei Erwachsenen können sich später im Magen-Darm-Kanal maligne Lymphome und Karzinome entwickeln.

Zusammenfassung: Die Zöliakie ist eine mit Steatorrhoe, Vorwölbung des Bauches und Abmagerung einhergehende Dünndarmerkrankung, welche auf einer Zottenatrophie beruht. Beweisend ist das Ergebnis der Duodenalschleimhautbiopsie in Verbindung mit dem Ansprechen auf eine glutenfreie Diät, die lebenslang durchgeführt werden muß.

b) Appendizitis

Definition: Die akute Appendizitis ist eine besonders im Kindesalter häufig vorkommende unspezifische eitrige Entzündung des Wurmfortsatzes, die in charakteristischen morphologischen Stadien abläuft und in kurzer Zeit zu Perforation, Peritonitis und anderen Komplikationen führen kann.

Ätiologie und Pathogenese: Bei Kindern besteht eine größere Entzündungsbereitschaft der Appendix als beim Erwachsenen. Eine Lichtungseinengung durch das physiologisch reichlich vorhandene lymphatische Gewebe, durch Kotsteine, evtl. auch Obststeine, Abknickung oder Adhäsion begünstigt das Angehen einer bakteriellen Entzündung durch gramnegative Stäbchen, Staphylokokken, Streptokokken oder Anaerobier (Bacteroides).

Pathologie: Die akute Appendizitis beginnt mit einem kleinen **Primäraffekt**, der bereits wenige Stunden nach Krankheitsbeginn mikroskopisch nachzuweisen ist. Zunächst besteht nur eine kleine Schleimhauterosion, aus der Leukozyten in die Lichtung des Wurmfortsatzes eintreten. Aus dem Primäraffekt entwickelt sich etwa 12 Std. nach Beginn die **phlegmonöse Appendizitis** mit einer diffusen granulomonozytären Infiltration sämtlicher Wandschichten. Jetzt ist die Serosa deutlich gerötet und die Appendix verdickt und versteift (für den Operateur ohne weiteres als Appendizitis zu erkennen). Diese Form geht bald in die **ulzerös-phlegmonöse Appendizitis** über (etwa 24 Std. nach Krankheitsbeginn), aus der nach einem weiteren kurzen Zeitraum eine **abszedierende Appendizitis** werden kann. Zuerst sind nur kleine Abszesse vorhanden, die perforieren können. Kommt es sekundär zur Besiedlung mit Fäulniserregern, so resultiert am 3. Krankheitstag eine **gangränöse Appendizitis.** Hierbei werden immer größere Wandanteile nekrotisch, und breite Perforationen sind die Folge.

Die Appendizitis kann in den beiden ersten Stadien nahezu spurlos abheilen; bei der ulzerös-phlegmonösen Appendizitis und der abszedierenden Appendizitis ist in günstigen Fällen eine Heilung mit Vernarbung möglich. Eine Perforation führt entweder zu einem periappendizitischen Empyem oder zu einer diffusen eitrig-fibrinösen Peritonitis. Ein Übergreifen der Entzündung auf die peripheren Mesenterialvenenäste bewirkt über eine eitrige Thrombophlebitis der Mesenterialvene oder der Pfortader Leberabszesse. Wenn diese die Leberkapsel durchbrechen, so entwickelt sich ein sog. subphrenischer Abszeß (Empyem).

Vorkommen: Eine akute Appendizitis ist in jedem Lebensalter möglich, kommt aber in den ersten 2 Lebensjahren und im höheren Alter seltener vor. Ab 4. Lebensjahr nimmt die Häufigkeit der Appendizitis in der Kindheit ständig zu. 70% aller Erkrankungen treten vor dem 30. Lebensjahr auf.

Symptome: Plötzlich auftretende oder langsam zunehmende Leibschmerzen werden bei einer Appendizitis zunächst periumbilikal, später in den rechten Unterbauch lokalisiert. Dabei bestehen Übelkeit, Erbrechen, subfebrile oder mäßig erhöhte Temperaturen und Stuhlunregelmäßigkeiten (meistens Obstipation, seltener Durchfall).

Bei typischer Lokalisation der Appendix wird ein Druckschmerz am MacBurneyschen Punkt (zwischen Nabel und rechter Spina iliaca ventralis) angegeben.

Manchmal findet man eine umschriebene Bauchdeckenspannung (infolge peritonealer Reizung) oder einen typischen Loslaßschmerz. Durch eine leichte Perkussion läßt sich über der entzündeten Appendix eine Schmerzempfindung auslösen. Bei retrozäkalem Sitz können diese Lokalsymptome fehlen, ebenso bei einer Entzündung der ins kleine Becken verlagerten Appendix, welche sich bei rektaler Untersuchung durch einen Douglas-Schmerz äußert. Bei retrozäkalem Sitz wird manchmal ein Flankenschmerz angegeben. Bei Lage im kleinen Becken kommt es nicht selten zu häufigen Harnentleerungen, bei Nachbarschaft zum Ureter oder zur Blase auch zu Leukozyturie. Wenn der entzündete Wurmfortsatz in der Nähe des Psoasmuskels liegt, ruft das Anheben des gestreckten rechten Beines einen heftigen Schmerz im Hüftgelenk hervor (Psoaszeichen), weshalb die Kinder beim Liegen das rechte Bein spontan an den Leib ziehen.

Bei Eintritt einer Perforation lassen die Schmerzen plötzlich nach, der Leib ist vorübergehend weicher und weniger druckempfindlich, bis sich als Folge der diffusen Peritonitis nach 1 bis 2 Std. eine brettharte Bauchdeckenspannung und eine hochgradige Berührungsempfindlichkeit des gesamten Abdomens, verbunden mit hohem Fieber, entwickeln.

Aschgraue Hautfarbe, ängstlicher Gesichtsausdruck, Nasenflügeln, stöhnende Atmung und Pulsjagen deuten auf eine Peritonitis hin.

Verlauf: Die akute Appendizitis schreitet in der Regel rasch fort und führt um so eher zu einer Perforation, je jünger das Kind ist. Die Letalität beträgt auch bei perforierter Appendix <1%. Mit dem Vorkommen einer chronischen Appendizitis ist im allgemeinen nicht zu rechnen.

Komplikationen: Nach Perforation einer phlegmonös oder gangränös veränderten Appendix kann sich ein sog. **Abszeß** in der Bauchhöhle entwickeln (genauer wäre die Bezeichnung »Empyem«). Auf der Röntgenaufnahme kann eine Luftsichel unter dem Zwerchfell zur Darstellung kommen. Liegt der Abszeß im kleinen Becken (Douglas-Abszeß), so kann er bei rektaler Untersuchung an einer fluktuierenden Vorwölbung der Rektumvorderwand diagnostiziert werden. Selten kommt es bei einer Appendizitis zu einem subphrenischen Abszeß, welcher sich durch Schmerzen im Oberbauch oder in der Schulter, eine Schmerzhaftigkeit bei der Perkussion des Rippenbogenrandes und durch septische Temperaturen zu erkennen gibt. Der Abszeß läßt sich durch Ultraschall (Sonographie) darstellen. – Eine **Peritonitis** ruft hohes Fieber, häufiges Erbrechen, starke Schmerzen, einen Schock und einen paralytischen Ileus mit Dehydratation und schweren Elektrolytstörungen hervor. Greift die Entzündung auf kleine Venen im Mesenteriolum über, so entsteht eine eitrige Thrombophlebitis, die sich auch auf die Mesenterialvenen erstrecken kann. Wenn Eiter im portalen Kreislauf verschleppt wird, entwickeln sich pyämische **Leberabszesse.** Ein postoperativer Verschlußileus infolge Adhäsionen (Verwachsungen) erfordert in der Regel erneute Operation. Wundinfektionen mit oder ohne Fieber treten meist in den ersten 3 Tagen nach der Operation auf und werden bei Eiteransammlung durch Wunderöffnung und Drainage behandelt.

Diagnose: In jedem Fall sollten der Loslaßschmerz und der Gasverlagerungsschmerz (bei Ausstreichen des Dickdarmes nach dem Zäkum, Rovsingsches Zeichen) geprüft und eine rektale Untersuchung durchgeführt werden.

Bei atypischer Lage der Appendix werden Schmerzen in der linken Bauchseite, im rechten Oberbauch oder in der Flanke angegeben. Wenn sich die Appendix retrozäkal oder im kleinen Becken befindet, fehlt ein Druckschmerz überhaupt.

Die abgestufte Kompressionssonographie kann in vielen Fällen einen Appendizitisverdacht bestätigen.

Im Blut besteht meistens eine Leukozytose (um 15000/µl); höhere Zahlen als 20000/µl sprechen für eine Peritonitis. Eine normale Leukozytenzahl schließt eine beginnende Appendizitis nicht aus.

Differentialdiagnose:
Lymphadenitis mesenterialis: Diese Krankheit tritt nicht selten bei akuten Infektionen der oberen Atemwege auf und unterscheidet sich in ihrer Symptomatik (Leibschmerzen, Erbrechen, Fieber, Druckschmerz) kaum von einer Appendizitis. Dabei findet sich ebenfalls eine umschriebene Bauchdeckenspannung, so daß in vielen Fällen eine Laparotomie wegen Verdachts auf Appendizitis erfolgt. Im allgemeinen ist die Prognose dabei günstig und eine antibiotische Behandlung nicht notwendig. Im Gegensatz hierzu bilden sich bei der **retikulozytären abszedierenden Lymphadenitis Masshoff** im lymphatischen Gewebe regelmäßig kleine, von Retikulumzellen umgebene Abszesse, in denen als Erreger Yersinia pseudotuberculosis oder Yersinia enterocolitica gefunden wird. Die Lymphknoten und die Peyerschen Haufen können dabei derartig vergrößert sein, daß bei der Laparotomie eine maligne Neoplasie angenommen und (bei der spontan heilenden Krankheit!) fälschlich eine Resektion des Ileozäkalbereiches vorgenommen wird.

Neurogene Appendikopathie: Hierbei besteht eine neuromartige Proliferation nervaler Strukturen, die entweder in der Schleimhaut der Appendix, submukös oder zentral-axial lokalisiert ist. Die submuköse Form entwickelt sich häufig nach einer abgelaufenen Appendizitis, während die intramuköse und zentrale Form keine Beziehung zu einer Appendizitis aufweisen, dafür jedoch Zellen mit neurokriner Sekretion enthalten. Die neurogene Appendikopathie ist im frühen Kindesalter selten; ihre Inzidenz steigt mit zunehmendem Lebensalter. Klinisch induziert die neurogene Appendikopathie Symptome einer akuten oder rezidivierenden Appendizitis und kann auch zu vegetativen Symptomen führen. Die Diagnose kann nur mikroskopisch gestellt werden; daher sollte auch jede bei der Operation normal aussehende Appendix zur histologischen Untersuchung eingesandt werden.

Gastroenteritis: Dabei kommen ebenfalls Erbrechen und Leibschmerzen vor, jedoch ist die Unterscheidung von einer Appendizitis aufgrund des klinischen Bildes und durch wiederholte Palpationen des Bauches in den meisten Fällen ohne Schwierigkeiten möglich.

Pyelonephritis, Hydronephrose, paranephritischer Abszeß: Eine Nierenerkrankung muß bei Verdacht auf Appendizitis ausgeschlossen werden. Dabei ist zu berücksichtigen, daß bei einer plötzlich entstandenen Hydronephrose infolge Abflußbehinderung durch Ureterabknickung oder Ureterstein Harnveränderungen fehlen können. Bei einem paranephritischen Abszeß ist das Psoaszeichen ebenfalls positiv.

Meckelsches Divertikel: Eine Persistenz des proximalen Teiles des Ductus omphaloentericus, welcher in der frühen Fetalperiode das terminale Ileum mit dem Dottersack verbindet, führt zum Meckelschen Divertikel, das bei Kindern etwa 40 cm (oder mehr) oberhalb der Ileozäkalklappe liegt und an der antimesenterialen Seite mit dem Ileum in Verbindung steht. Bei einer akuten Entzündung des Meckelschen Divertikels (**»Divertikulitis«**) werden die Leibschmerzen meistens in die Nabelgegend lokalisiert. Die Unterscheidung von einer akuten Appendizitis ist oft erst bei der Operation möglich. Häufiger läßt sich ein Meckelsches Divertikel, das Magenschleimhautinseln enthält, mit einem Technetiumszintigramm nachweisen, da dieses Isotop von Magenschleimhaut ausgeschieden wird. – Bei einer **Blutung** aus der ulzerierten Divertikelschleimhaut, die oft HCl- und pepsinbildende Magenschleimhautinseln enthält, gehen mit dem Stuhl größere Mengen von zunächst dunkelrotem, später hellrotem Blut ab, jedoch fehlen Schmerzen, wodurch sich die Divertikelblutung von einer Invagination (siehe S. 255) unterscheidet. Evtl. kommt es sogar zu einer **Perforation** des Divertikels mit Peritonitis. – Ein Meckelsches Divertikel kann außerdem eine **Invagination** oder einen Volvulus auslösen.

Pneumonie, Pleuritis: Bei Pneumonie (vor allem bei einer Lokalisation im rechten Unterlappen) und bei Pleuritis sicca oder exsudativa bestehen oft eine Druckschmerzhaftigkeit und muskuläre Abwehrspannung der rechten Bauchseite, so daß zunächst an eine Appendizitis gedacht wird.

Differentialdiagnostisch ist außerdem an eine Invagination, einen Morbus Crohn und ein Karzinoid der Appendix zu denken.

Therapie: Bei einer akuten Appendizitis sollte so früh wie möglich (in den ersten 24 Std.) operiert werden. Bei einer durch Perforation bedingten Abszeßbildung oder Peritonitis führt man nach Möglichkeit ebenfalls eine Appendektomie und evtl. eine Drainage durch. In anderen Fällen wird zunächst nur der Abszeß gespalten und nach 6–8 Wochen eine sog. Intervallappendektomie vorgenommen. Antibiotika sind bei Komplikationen (Perforation, Peritonitis, Pylephlebitis, intraabdomineller Abszeß) erforderlich; wegen der dabei immer bestehenden Mischinfektion mit aeroben und anaeroben Keimen gibt man Cefotaxim + Gentamicin + Metronidazol. Wenn eine derartige Komplikation schon vor der Operation vermutet wird, soll die Antibiotikatherapie präoperativ begonnen werden. Bei Peritonitis kommt es vor allem auf eine Schocktherapie durch Infusion (Kreislaufauffüllung) an. Findet man bei der Operation eine normale Appendix, wird diese entfernt, der Dünndarm auf ein Meckelsches Divertikel oder einen Morbus Crohn inspiziert, und bei Mädchen werden die Ovarien palpiert.

Zusammenfassung: Die akute Appendizitis äußert sich durch Schmerzen, Übelkeit, Erbrechen und subfebrile Temperaturen und kann nach Perforation zu einem Abszeß oder einer Peritonitis mit entsprechenden Symptomen führen. Die Diagnose ist bei atypischer Lage der Appendix erschwert. Die Frühoperation ist die Behandlung der Wahl.

c) Invagination (Intussuszeption)

Definition: Unter Invagination (Abb. 16) versteht man das teleskopartige Einschieben eines proximalen Darmsegmentes (Intussuszeptum) in das Lumen des anschließenden distalen Darmteiles (Intussuszipiens).

Ätiologie und Pathogense: Der Invagination liegt eine Darmmotilitätsstörung zugrunde Dabei handelt es sich im 1. Lebensjahr in 95% um eine ätiologisch ungeklärte Übererregbarkeit des Darmes (Hyperperistaltik); nur in 5% werden

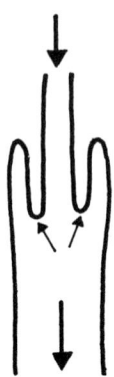

Abb. 16. Schematische Darstellung einer Invagination.

mechanische Ursachen gefunden. Dagegen liegen bei älteren Kindern und Erwachsenen in 80% »primäre« Darmerkrankungen vor. So können Darmtumoren, Darmpolypen, Darmblutungen, Enteritiden oder ein Meckelsches Divertikel durch eine Dysregulation der Darmmotilität eine Invagination herbeiführen.

Das Weiterwandern des Invaginats wird dadurch gefördert, daß der eingestülpte Darmteil die Peristaltik des eingescheideten Darmteiles anregt.

Pathologie: Nach der Lokalisation unterscheidet man:
1. Ileokolische und ileozäkokolische Form, welche zusammen in 95% vorkommen. Bei der ileokolischen Invagination ist das Ileum der Invaginatkopf und die Valvula Bauhini der feststehende Kragen der Scheide. Bei der ileozäkokolischen Form besteht der Invaginatkopf aus dem Ileum und dem Zäkum mit der Valvula Bauhini; der Kragen ist das sich anschließende Kolon.
2. Isolierte Dünndarmform.
3. Isolierte Dickdarmform.

Die durch die Invagination hervorgerufene Zirkulationsbehinderung führt über eine ödematöse Schwellung in kurzer Zeit zu einer hämorrhagischen Infarzierung des Intussuszeptums, die am Invaginatkopf beginnt und rasch bis zum Kragen des Invaginats fortschreitet. Dagegen wird das Intussuszipiens fast nie infarziert. In seltenen Fällen stößt sich das nekrotische Intussuszeptum ins Darmlumen ab, und es tritt durch Autoanastomosierung zwischen den verbleibenden Darmabschnitten eine Spontanheilung ein. Im Stadium der Infarzierung wandern Bakterien durch die Darmwand in die Bauchhöhle und rufen eine umschriebene oder diffuse Peritonitis hervor.

Vorkommen: Am häufigsten tritt eine Invagination zwischen dem 3. und 11. Lebensmonat auf. Nach dem 3. Lebensjahr kommt sie nur noch selten vor. Es sind überwiegend Jungen betroffen.

Symptome: Ein plötzlicher Krankheitsbeginn mit heftigen krampfartigen Leibschmerzen ist für eine Invagination charakteristisch. Die sich nach kurzen Pausen wiederholenden Schmerzattacken sind so intensiv, daß das Kind laut aufschreit und sich nicht beruhigen läßt. Die Beine werden dabei an den Leib gezogen. Nur in 10% fehlen Schmerzäußerungen. Wenn die intermittierenden Schmerzen einige Stunden bestanden haben, können sie an Intensität nachlassen (beginnende Gangrän). Das Erbrochene kann gallig gefärbt sein. Während in den ersten Stunden kleine Mengen Stuhl entleert werden, geht später nur noch blutiger (himbeergeleeartiger) Schleim ab (in 75%). Starke Blässe und Schweißausbruch sind Ausdruck des peritonealen Schocks. Im rechten oder mittleren Oberbauch, manchmal auch im rechten unteren Quadranten, palpiert man in $2/3$ der Fälle eine wurstförmige, leicht druckschmerzhafte und gering bewegliche Resistenz, welche dem Invaginat entspricht. Bei rektaler Untersuchung fühlt man eine leere Ampulle, und beim Herausziehen des Fingers fließt blutiger Schleim ab. Infolge der Stenoseperistaltik sind metallisch klingende Darmgeräusche hörbar. Bei der ileoilealen Invagination steht das gallige Erbrechen im Vordergrund. Schocksymptome und Apathie sprechen für eine fortgeschrittene Erkrankung.

Verlauf: Unbehandelt führt die Krankheit durch den Ileus und die Peritonitis nach 2–6 Tagen zum Tod. Spontanheilungen sind selten. Die Prognose hängt entscheidend vom Zeitpunkt des Therapiebeginnes ab. Die Letalität beträgt bei frühzeitigem Eingreifen <3%. Rezidive kommen in 4–6% vor.

Komplikationen: Bei zu spätem Erkennen kommt es fast immer zu einer Peritonitis, einer Darmperforation und einem Schock.

Diagnose: Das Auftreten von kolikartigen Leibschmerzen, Erbrechen und blutigem Stuhl in Verbindung mit dem typischen Palpations- und rektalen Befund läßt an der Diagnose wenig Zweifel, die durch die Sonographie (Abb. 17) bestätigt wird. Mittels Röntgenkontrasteinlauf (z. B. Kombination von wasserlöslichem Kontrastmittel und Luft) kann die Invagination in den meisten Fällen reponiert werden.

Röntgenologisch stellt sich die Invagination durch einen scharfen Abbruch des Kontrastmittels (Amputationsform) als becher- oder zapfenförmige Aussparung des Invaginatkopfes

2. Erworbene Krankheiten

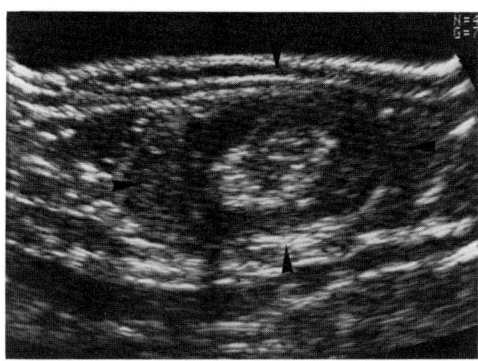 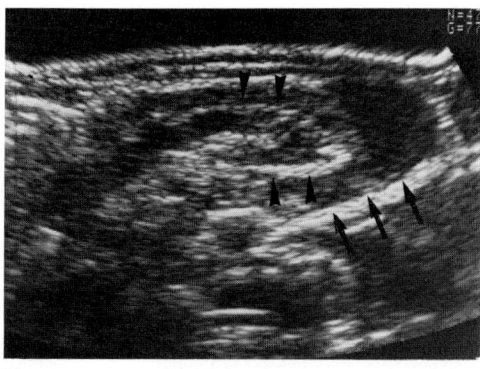

Abb. 17. Invagination (Sonographie).
a) Querschnitt durch das Invaginat (Längsschnitt durch den Körper) im Bereich der Flexura lienalis. Echoärmerer, peripherer Bezirk (Pfeile), der durch die ödematöse Dickdarmwand hervorgerufen wird. Zentral stellt sich der echoreiche Bezirk der Mukosa mit Restlumen dar.
b) Längsschnitt durch das Invaginat (Querschnitt durch den Körper): Peripher die echoärmere, ödematöse Dickdarmwand des Invaginatkopfs (Kopfpfeile). Zentral lassen sich Mucosa und evtl. ein Restlumen (Dreieckspfeile) erkennen. Einjähriges Mädchen.

(Abb. 18) oder als Kokardenform dar (wenn der Füllungsdefekt axial oder halbaxial getroffen ist). Kontraindikationen für eine röntgenologische Desinvagination sind eine Perforation, eine Peritonitis und ein länger bestehender ausgeprägter mechanischer Ileus.

Differentialdiagnose:
Purpura abdominalis (Schoenlein-Henoch): Hierbei treten ebenfalls kolikartige Leibschmerzen und blutige Stühle auf, die häufig, aber nicht regelmäßig, mit Hauterscheinungen (Purpura, Exanthem), Ödemen und Gelenkschwellungen verbunden sind. Eine Purpura abdominalis kann durch eine Invagination kompliziert werden. Für eine Invagination sprechen eine tastbare Resistenz im Abdomen und der typische sonographische Befund.
Nekrotisierende Enterokolitis (s. S. 260): Blutige Stühle und Leibschmerzen kommen auch bei einer nekrotisierenden Enterokolitis vor. Für eine Invagination sprechen eine tastbare Resistenz im Abdomen und der typische Ultraschallbefund.
Meckelsches Divertikel: Darmblutungen aus einem ulzerierten Meckelschen Divertikel (s. S. 253) gehen in der Regel ohne Schmerzen einher. Dabei werden meistens größere Mengen hellroten Blutes entleert, wodurch Blässe und Schocksymptome hervorgerufen werden. Eine Invagination kann auch durch ein Meckelsches Divertikel ausgelöst werden.

Andere Ursachen eines Obstruktionsileus: Ein Volvulus, postoperative Adhäsionen, angeborene Fehlbildungen, Tumoren usw. sind auszuschließen. Die Unterscheidung von einem hochsitzenden Dünndarmverschluß durch eine Duodenalstenose oder Malrotation ist oft erst bei der Operation möglich.

Therapie: Durch den Röntgenkontrasteinlauf gelingt eine Desinvagination in den ersten 24 Std. in >75%.

Der Erfolg ist an einem Rückfluß des Kontrastmittels bis ins untere Ileum zu erkennen. Der Kontrasteinlauf versagt bei längerem Bestehen der Invagination, bei ileoilealer Invagination und bei Vorliegen einer anatomischen Ursache (z. B. Meckelsches Divertikel). Dann muß sofort laparotomiert werden, ebenso wenn schon peritonitische Zeichen bestehen, die auf eine Darminfarzierung hindeuten. In einem Teil der Fälle ist dabei eine manuelle Reposition möglich. Bei schon erfolgter Infarzierung muß der betroffene Darmabschnitt reseziert werden.

Zusammenfassung: Die Invagination (Einstülpung von Darmteilen) führt durch eine Passagebehinderung zu einem akuten Verschlußileus. Am Intussuszeptum treten Ödem, Blutungen, Nekrosen und Gangrän auf. Perforation und Peritonitis sind ernste Komplikationen. Kolikartige Leibschmerzen, Erbrechen, Blutabgang

VII. Krankheiten der Verdauungsorgane

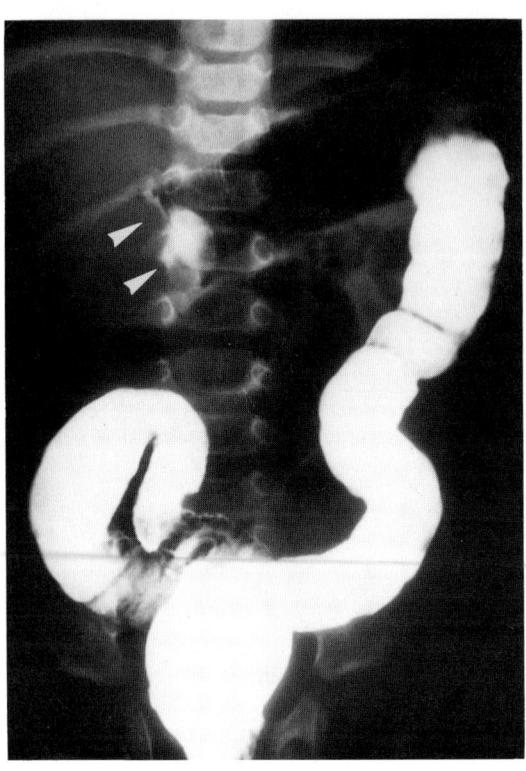
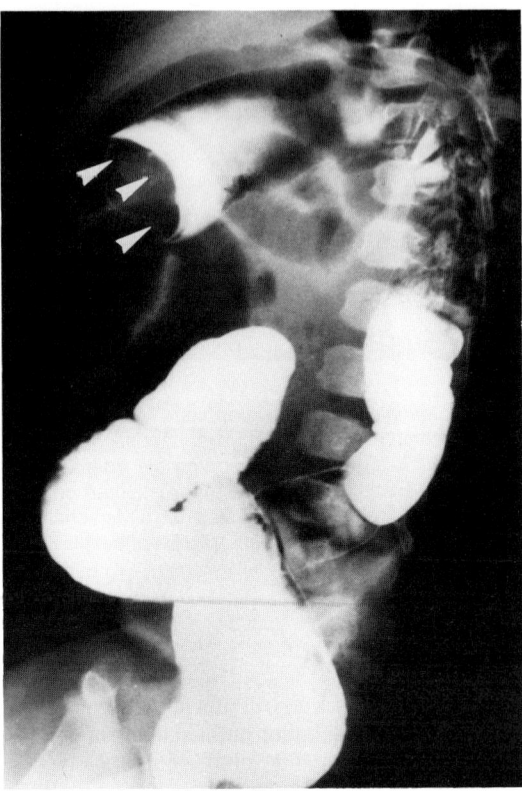

a) b)

Abb. 18. Ileozäkokolische Invagination.
a) Darstellung des Invaginationskopfes im luftgefüllten Colon transversum (Pfeile).
b) Darstellung von Kontrastmittel (Pfeile), a. p. und schräge Aufnahme. 5 Monate alter Junge.

mit dem Stuhl und Ileussymptome sind für eine Invagination charakteristisch und erfordern eine sofortige Operation.

d) Diarrhoe

Definition: Die Diarrhoe, d. h. die häufige Entleerung dünner Stühle, ist ein auf einer Motilitäts-, Resorptions- oder Sekretionsstörung des Darmes beruhendes Symptom, das verschiedene Ursachen haben kann.

Ätiologie und Pathogenese: Als Ursachen kommen in Betracht: Infektionen (Tab. 4) und Entzündungen, Ernährungsfehler, Vergiftungen, endokrine und Stoffwechselstörungen, Nahrungsmittelallergie, angeborene Anomalien und neurovegetative Störungen.

Man unterscheidet nach ihrer Entstehungsweise 2 Haupttypen einer Enteritis. Bei der **invasiven Enteritis vom Ruhrtyp** findet eine Invasion von Erregern in die Darmwand statt, was zu einer stärkeren Entzündung und oft auch zu einer Geschwürsbildung führt, die schleimige oder blutige Stühle und längeres Fieber hervorrufen. Wenn die Entzündung (wie dabei häufig) im Dickdarm lokalisiert ist, sieht man im mit Methylenblau gefärbten Stuhlpräparat viele Granulozyten (jedoch nicht, wenn die Entzündung auf den Dünndarm beschränkt ist). Der zweite Typ ist die **nichtinvasive Enteritis vom Choleratyp.** Hier kommt es durch ein von den Bakterien gebildetes Enterotoxin im Dünndarm zu einer Störung der Sekretion und Reabsorption, wobei große Mengen von Flüssigkeit und Salzen verlorengehen (sekretorische Diarrhoe). Der Durchfall ist wäßrig, und im Stuhl werden keine oder nur wenige Granulozyten ausgeschieden. Fieber fehlt meistens. Wie Tab. 5 zeigt, gibt es Erreger, die vorwiegend eine invasive Entzündung, und solche, die vorwiegend eine nichtinvasive Enteritis auslösen. Bei ein und derselben Bakterienart

Tab. 4. Wichtige infektiöse Ursachen der akuten und chronischen Diarrhoe.

Erreger	Entero-toxin-bildung	Invasions-eigenschaft	Leukozyten im Stuhl	Blut im Stuhl	Verlauf akut	Verlauf chronisch
Choleravibrionen	+	∅	∅	∅	+	
E. coli (bestimmte Typen)	+	∅	∅	∅	+	
Staphylokokken (bestimmte Typen)	+	∅	∅	∅	+	
Yersinia enterocolitica	(+)	+	+	(+)	+	+
Salmonellen*	∅ (Endotoxin)	+	+	(+)	+	
Campylobacter jejuni	∅	+	+	+	+	
Shigellen	∅ (Ektotoxin)	+	++	++	+	
Viren (Rota-, Adeno-, ECHO-, Coxsackie-)	∅	+	∅	∅	+	
Giardia lamblia	∅	+	?	∅	+	+
Entamoeba histolytica	∅	+	+	+		+
Mykobakterien	∅	+	+	+	+	+

* Außer Salmonella typhi.

(z. B. Salmonellen und Clostridium difficile) kommen Stämme vor, die stärker invasiv wirken, und andere, die stärker Enterotoxin bilden. Einige Erregerstämme (z. B. bei Salmonellen, Shigellen, Yersinien und Campylobacter) haben sowohl ein Antigen zur Erzeugung einer invasiven Enteritis als auch ein Enterotoxin zur Erzeugung einer wäßrigen Diarrhoe. Es hängt dann von dem Infektionsmodus ab, welche Symptome dominieren (bei fäkooraler Übertragung die Zeichen einer invasiven Erkrankung, bei Übertragung durch ein infiziertes, stark bakterienhaltiges Lebensmittel wäßrige Durchfälle).

Außer der Invasionseigenschaft und der Fähigkeit zur Enterotoxinbildung kennt man noch andere Auslösemechanismen einer Enteritis. Der **Adhärenzfaktor,** d. h. die Fähigkeit der Erreger, sich an die Schleimhautzellen der Darmwand

Tab. 5. Invasive und nichtinvasive Erreger einer Darmentzündung.

Erreger	Invasiv	Nichtinvasiv
Pathogenese	Mukosa-Invasion	Enterotoxin Reduzierte Resorption
Lokalisation	Dickdarm (ausschließlich oder gleichzeitig im Dünndarm)	Vorwiegend Dünndarm
Durchfall	Oft blutig, evtl. Tenesmen	Meist wäßrig
Erreger	Salmonellen Shigellen Campylobacter jejuni Yersinia enterocolitica E. coli 0157 (u. a. invasive Typen) Clostridium difficile Entamoeba histolytica	Vibrio cholerae Salmonellen E. coli (Enterotoxin-bildend) Clostridium perfringens Bacillus cereus Staphylococcus aureus

anzuheften und sie zu besiedeln, bewirkt im Dünndarm einen Verlust an resorbierender Zottenoberfläche. Die dadurch bedingte Malabsorption führt zu chronischen Durchfällen, wie es bei Darminfektionen durch Giardia lamblia und Cryptosporidum häufig vorkommt, auch bei Infektionen durch enteropathogene E. coli, die früher Dyspepsie-Coli genannt wurden und deren krankmachende Wirkung vor allem auf ihren Adhärenzeigenschaften beruht. Andere Bakterienarten können nicht nur Enterotoxin, sondern auch **Zytotoxin** bilden, z. B. Clostridium difficile, das in der Dickdarmschleimhaut ausgedehnte Nekrosen hervorruft. Eine andere Keimart mit starker Zytotoxinbildung sind die Verotoxin-bildenden E. coli der Serogruppe O 157, welche schwere Ulzerationen erzeugen. Bei Ruhrbakterien kennt man Zytotoxin-bildende Shigella-dysenteriae-Stämme vom Typ 1, welche die lebensgefährliche klassische Dysenterie mit blutigen Stühlen bedingen, während die diarrhoische Form mit wäßrigem Durchfall durch andere Shigellentypen ausgelöst wird, die kein Zytotoxin, sondern reichlich Enterotoxin produzieren.

Bei profusen Durchfällen besonders jüngerer Kinder kann sich rasch eine **Toxikose** entwickeln.

Die durch das Erbrechen, den Durchfall und die verminderte Flüssigkeitsaufnahme entstandene Dehydratation erzeugt einen hypovolämischen Schock, wodurch es zu einer Hypoxie im Gewebe und zu einer Minderdurchblutung der Nieren mit Oligurie oder Anurie kommt. Dadurch fällt die Niere zur Regulierung des Säure-Basen-Gleichgewichtes aus, was die Dekompensation einer schon bestehenden Azidose begünstigt. Letztere beruht vor allem auf dem starken Verlust von Natrium, Kalium und Bikarbonat mit dem Stuhl, der Anhäufung von Milchsäure im Gewebe (Hypoxiefolge) und der Bildung von Ketonkörpern durch die verstärkte Fettverbrennung (infolge Glykogenverarmung der Leber). Die Hypokalie wird durch die bei einer Dehydratation stattfindende Wanderung von Kalium aus den Zellen in den Extrazellularraum und die teilweise Ausscheidung durch die Nieren verstärkt. Dabei kann der Kaliumwert im Blut wegen der Hypovolämie zuerst normal sein und sinkt erst später bei einer Rehydrierung stärker ab. Während einer Anurie besteht manchmal sogar trotz Kaliumdefizits im Intrazellularraum eine Hyperkaliämie. Die Hypokalie ist der Hauptgrund für die allgemeine Muskelhypotonie, die Auftreibung des Bauches infolge Darmatonie (paralytischer Ileus) und die Störung der Herztätigkeit (s. S. 42).

Akute Diarrhoe

Pathologie: Neben einer **katarrhalischen** Entzündung des Darmes gibt es schwere Entzündungen mit einem **fibrinösen** und/oder **eitrigen** Exsudat. Oberflächliche und tiefgreifende Ulzerationen werden bei **nekrotisierender** Entzündung durch invasive Bakterien (z. B. Shigellen oder Yersinia enterocolitica) hervorgerufen. Bei der Entstehung der nekrotisierenden Enterokolitis des Früh- oder Neugeborenen sind Schockzustände mit Hypoperfusion auslösend. In der ischämisch vorgeschädigten Schleimhaut wird die Ansiedlung bakterieller Erreger begünstigt. Die Endotoxine von gramnegativen Bakterien können den Schock in deletärer Weise verstärken (Endotoxinschock). Auch Hämorrhagien unterschiedlicher Ausdehnung werden bei Enteritis beobachtet. – Die auf den Dünndarm beschränkten Entzündungen werden als Enteritiden bezeichnet. Ist auch der Magen oder das Kolon beteiligt, so spricht man von Gastroenteritis bzw. Enterokolitis. Bei den Enteritis-Salmonellen-Infektionen z. B. ist vorwiegend der Dünndarm, bei der Ruhr vorwiegend der Dickdarm betroffen. – Die **Leber** zeigt bei Darminfektionen oft eine sich rasch entwickelnde starke Epithelverfettung. In den Nieren können die Zeichen einer **Schockniere**, bei Infektionen durch Enterotoxin-bildende E.-coli-Typen sogar bilaterale Nierenrindennekrosen auftreten.

Vorkommen: Akute Enteritiden gehören mit den Atemwegsinfektionen zu den häufigsten Erkrankungen im Kindesalter. In Entwicklungsländern ist die Letalität erschreckend hoch (jährlich >5 Mill. Todesfälle).

Symptome: Oft beginnt die Durchfallerkrankung zunächst mit Inappetenz, Erbrechen, Blässe, Gewichtsabnahme. Manchmal setzen sofort Durchfälle mit oder ohne Fieber ein. Die Stühle sind entweder wäßrig oder (bei Dickdarmgeschwüren) schleimig-eitrig-blutig. Manchmal sind sie grünlich gefärbt und riechen sauer oder faulig. Die Gesäßhaut ist gerötet, nicht selten ulzeriert. Eine Exsikkose verrät sich an dem herabgesetzten Hautturgor, den tiefliegenden Augäpfeln und (im ersten Lebenshalbjahr) an der eingesunkenen großen Fontanelle. Akrozyanose, schneller und fadenförmiger Puls und leise Herztöne gehören zum Krankheitsbild. Die Kinder werden auffallend ruhig, bewegungsarm und zunehmend komatös. Die schwere metabolische Azidose ruft eine beschleunigte und vertiefte Atmung hervor (Kussmaulsche Atmung). Muskelatonie oder -hypotonie und Ileussymptome deuten auf eine erhebliche Hypokalie hin.

Salmonellenenteritis

Akute, z. T. fieberhafte Gastroenteritis wechselnder Schwere, meist 8–24 Std. nach Verzehr einer salmonellenhaltigen Speise, oft als Gruppeninfektion auftretend.

Typhus und Paratyphus (als septikämische Erkrankungen) dürfen nicht mit einer Salmonellenenteritis verwechselt werden und erfordern eine andere Therapie (s. S. 652). Eine Salmonellenenteritis kann – je nach Erregereigenschaften – zu einer Mukosainvasion mit Entzündung, zu einer wäßrigen Diarrhoe (durch Enterotoxinbildung) und/oder zu Geschwürsbildung und pseudomembranöser Enterokolitis (durch Zytotoxinbildung) mit dem Risiko septischer Absiedlungen führen.

Bei leichten, schnell vorübergehenden Störungen findet eine Spontanheilung statt; daher sind Antibiotika nicht erforderlich. Schwere Formen mit längerem Fieber und blutigen Stühlen oder mit positiver Blutkultur oder Erkrankungen im 1. Lebensjahr sollten auch wegen der Gefahr einer Absiedlung in anderen Organen (z. B. Osteomyelitis) einer intensiven Antibiotikatherapie unterzogen werden. Auch bei immunsupprimierten Patienten darf man bei Salmonellenerkrankungen auf eine antibakterielle Behandlung (z. B. mit Co-Trimoxazol) nicht verzichten.

Yersiniosen

Unter dem Bild einer Appendizitis, Enteritis oder Sepsis verlaufende intestinale Infektion durch Yersinia (Pasteurella) pseudotuberculosis oder Yersinia enterocolitica mit Schwellung der Mesenteriallymphknoten.

Die Enteritis verläuft meist akut, manchmal auch protrahiert und ist teils im Ileum, teils im Dickdarm lokalisiert. Oft entstehen Geschwüre, aus denen es blutet. Charakteristisch sind die starken Schmerzen, besonders im rechten Unterbauch. Bei älteren Kindern schließt sich nicht selten eine akute Polyarthritis oder ein Erythema nodosum an. Die Erreger können aus exzidierten Mesenteriallymphknoten (Laparotomie wegen Appendizitisverdacht) oder aus dem Stuhl angezüchtet werden. Serologische Diagnose möglich (Nachweis von spezifischen Antikörpern, Titeranstieg). Verlauf meist gutartig mit Tendenz zur Spontanheilung. Co-Trimoxazol ist gut wirksam.

Campylobacterenteritis

Schmerzhafte blutige Durchfälle mit Fieber, z. T. auch Erbrechen.

Die Erreger (Campylobacter jejuni) sind weitverbreitete Krankheitserreger bei Tieren und Menschen. Die Infektion erfolgt häufig mit Nahrungsmitteln (Fleisch, Milchprodukte). Epidemische Ausbrüche sind möglich. Die Anzüchtung erfordert einen Selektivnährboden und mehrtägige anaerobe Bebrütung (bei erhöhter CO_2-Spannung). Erythromycin verkürzt den Verlauf.

Shigellenruhr: Akute fieberhafte Durchfallerkrankung (Bakterienruhr) mit Tenesmen und schleimigen, z. T. blutigen Stühlen. Neben der invasiven (dysenterischen) Krankheitsform gibt es eine diarrhoische Form durch Enterotoxinbildende Shigella dysenteriae vom Typ I mit wäßrigen Durchfällen. Co-Trimoxazol wirkt zuverlässig.

Cholera und choleriformes Syndrom

Akute Enteritis mit anhaltenden wäßrigen Stühlen, starken, durch Toxine bedingten Wasser- und Elektrolytverlusten, hypovolämischem Schock, metabolischer Azidose, Wadenkrämpfen, Aphonie.

In schwereren Fällen charakteristisches klinisches Bild. Erregernachweis mikroskopisch und kulturell möglich. Cholera kommt in Mitteleuropa nicht vor; bei Durchfällen nach Mittelmeer- und Tropenreisen ist jedoch auch an Cholera zu denken. Ein choleriformes Syndrom tritt manchmal bei anderen Enteritiden (durch Salmonellen, Cryptosporidien und Enterotoxin-bildende E. coli) auf.

Therapie: In erster Linie ausreichende Infusionsbehandlung mit glukosehaltigen Elektrolytlösungen und Ausgleich der Azidose. Bei Fortsetzung der Infusionsbehandlung (Erhaltungstherapie) sind laufende Überwachung der Flüssigkeitsverluste und Laborkontrollen notwendig, um ein Schockrezidiv zu verhindern.

Zur schnelleren Elimination der Erreger wird eine antibiotische Therapie mit Tetracyclin oder Co-Trimoxazol für mindestens 5 Tage empfohlen.

Colienteritis

E. coli kann zu verschiedenen Formen einer Enteritis führen.

Enterotoxin-bildende Stämme von E. coli rufen wäßrige Durchfälle hervor. Dabei besteht kein Fieber. Im Stuhl (Deckglaspräparat) sind keine Granulozyten nachweisbar. Die zweite Form einer Colienteritis (»Coli-Ruhr«) beruht auf einer Infektion durch **E. coli mit invasiven Eigenschaften,** die insbesondere bei älteren Kindern und Erwachsenen zu einem ruhrartigen Krankheitsbild mit blutigen Stühlen führen können. Der Stuhl enthält reichlich Granulozyten. Blutende Darmgeschwüre ohne Fieber kommen in letzter Zeit häufiger bei Darminfektionen durch Verotoxin-bildende **E. coli O 157** vor. Dieser Serotyp kann als Komplikation ein hämolytisch-urämisches Syndrom auslösen. Früher waren Hospitalinfektionen durch **enteropathogene E. coli** der Serogruppe O 55, O 111 u. a. häufig. Sie sind heute so selten geworden, daß eine routinemäßige Suche danach nicht mehr lohnt.

Ruhrartige E.-coli-Infektionen können mit Co-Trimoxazol oder Ampicillin therapiert werden. Bei Nachweis der gefährlichen E. coli O 157 ist immer eine antimikrobielle Therapie ratsam.

Reisediarrhoe

Reisende in Südeuropa und anderen warmen Ländern erkranken häufig an akuten, meist afebrilen Diarrhoen.

Ihre Genese ist nicht einheitlich, in der Mehrzahl der Fälle sind Enterotoxin-bildende E. coli die Ursache, gegen welche die einheimische Bevölkerung z. T. schon immun geworden ist.

Andere Ursachen der Reisediarrhoe können Salmonellen, Yersinien, Campylobacter, Shigellen, Giardia lamblia, enteroinvasive E. coli, Aeromonas, Vibrio parahaemolyticus und Viren sein.

Therapie: Bei leichten Formen ohne Fieber und Allgemeinerscheinungen kann die meist schnelle Spontanheilung abgewartet werden. Bei schwereren Formen ist Co-Trimoxazol oder Doxycyclin indiziert.

Virusenteritiden

Meist leichtere Darmerkrankungen durch Rotaviren, Coronaviren, Enteroviren (ECHO-, Coxsackie-Viren) und Adenoviren, z. T. mit Atemwegsinfektion.

Antigennachweis im Stuhl bei Rota- und Adenovirusinfektionen durch Latex-Test oder ELISA-Technik. Chemotherapie nicht möglich. Behandlung mit Diät, evtl. Infusionen oder orale Rehydrierung.

Antibiotikaassoziierte Enterokolitis

Während einer Antibiotikatherapie kann es zu einer Beeinträchtigung der normalen Darmflora und zum Überwuchern fakultativ pathogener Keime im Darm kommen.

Die gefährliche **pseudomembranöse Enterokolitis** durch Selektion von Clostridium difficile tritt relativ häufig nach Therapie mit Clindamycin, Ampicillinen und Tetracyclinen auf. Andere Mittel, die eine pseudomembranöse Enterokolitis auslösen können, sind sonstige Penicilline, Cephalosporine, Aztreonam, Imipenem, Co-Trimoxazol, Erythromycin und Chloramphenicol, aber auch Zytostatika. Die pseudomembranöse Enterokolitis äußert sich in profusen Durchfällen, Erbrechen, Kollaps und Kreislaufversagen; sie verläuft oft chronisch und kann tödlich enden. Das Krankheitsbild ähnelt einer Colitis ulcerosa und beruht auf der Bildung von Zytotoxin und Enterotoxin durch Clostridium difficile. Es gibt aber auch wäßrige Durchfälle ohne Blutbeimengung. Bei beiden Formen findet man im Stuhl mikroskopisch reichlich Granulozyten. Clostridium difficile ist aus den Fäzes in großer Menge anzüchtbar. Beweisend ist der Toxinnachweis, der in der Gewebekultur oder durch einen Immunoassay möglich ist. Die Diagnose kann auch durch eine vorsichtige Koloskopie gestellt werden.

Die **Therapie** muß auf Verdacht hin begonnen werden. Schwere Formen einer pseudomembranösen Enterokolitis, die einen plötzlichen Beginn mit starken Durchfällen und Allgemeinsymptomen zeigen, haben eine schlechte Prognose. Mittel der Wahl ist Vancomycin per os. Bei Unmöglichkeit einer oralen Applikation wirkt auch i. v. infundiertes Metronidazol.

Botulismus

Erbrechen und Durchfälle mit symmetrischen Hirnnervenlähmungen bei klarem Bewußtsein.

Gefahr von Atemstillstand. Toxinnachweis im Serum und in Speiseresten (Tierversuch). Bei Säuglingen gibt es den sog. infantilen intestinalen Botulismus, bei dem zwar die typischen neurologischen Ausfälle und Herzrhythmusstörungen bestehen, jedoch kein Durchfall (trotz Anwesenheit und Toxinbildung der Clostridien im Darm).

Therapie: Sofortige Gabe von trivalentem antitoxischen Botulismusserum (außer bei infantilem intestinalen Botulismus). Kortikosteroide, Schocktherapie, Intensivpflege, notfalls mechanische Beatmung, Herzschrittmacher. Zur Entfernung von noch nicht resorbiertem Toxin werden Abführen mit Magnesiumsulfat, Kohletabletten und hoher Einlauf empfohlen.

Amöbenruhr

Akute oder chronische Form, häufig nur symptomloser Darmlumenbefall.

Diagnose durch mikroskopischen Nachweis von Amöbenzysten und Minutaformen im Stuhl, ggf. Einsendung der konservierten Stuhlprobe an ein Speziallabor (s. u.). Der Befall der Darmschleimhaut wird durch das Auftreten von Gewebeformen (Magnaformen) im frischen Stuhl bewiesen.

Ein Leberabszeß läßt sich durch Sonographie oder Computertomographie feststellen.

Bei Gewebeinfektionen ist im Serum ein Antikörpernachweis möglich.

Giardiasis

Früher als Lambliasis bezeichnet.

Übertragung durch Trinkwasser, Nahrungsmittel, Kontakt (Mensch, Haustiere). Häufiger bei Kindern und immunsuprimierten Patienten, auch bei Hypogammaglobulinämie, IgA-Mangel, Magenulkus, Gallengangserkrankungen und Pankreatitis.

Akute oder chronische (wäßrige) Durchfälle, z. T. mit Malabsorption.

Mikroskopischer Erregernachweis im Duodenalsaft sicherer als im Stuhl (intermittierende Ausscheidung). Heute Antigennachweis im Stuhl mit ELISA-Technik möglich.

Therapie: Metronidazol für 7 Tage oder Einmaltherapie mit Tinidazol.

Kokzidieninfektionen

Erreger Isospora belli und Cryptosporidium spp. (zu den Kokzidien gehörende Protozoen). Vorkommen bei Mensch und Tier (auch Haustieren). Erkrankungen in jedem Lebensalter, besonders bei Abwehrschwäche (z. B. AIDS).

Choleraähnliche Durchfälle, z. T. mit niedrigem Fieber und krampfartigen Leibschmerzen, bei immunsuprimierten Patienten oft protrahiert verlaufend, z. T. mit Malabsorptionssyndrom (subtotale Dünndarmzottenatrophie), bei immunkompetenten Personen dagegen von kürzerer Dauer und selbstheilend.

Bei Isospora-belli-Infektionen sind die Durchfälle teilweise nicht ganz so schwer. Mikroskopischer Nachweis im Dünndarmbiopsat (alkoholfixiertes Tupfpräparat nach Giemsa färben) oder Nachweis der Oozysten im Stuhl (säurefeste Färbung, evtl. nach Anreicherung der Erreger). Die Kryptosporidien heften sich an die Zottenmembran der Dünndarmepithelien an. Auch wenn im Stuhl keine Oozysten nachweisbar sind, können im Dünndarmbiopsat die verschiedenen Entwicklungsformen der Erreger gefunden werden.

Therapie: Bei **Cryptosporidium-Infektionen** führt Spiramycin (oral für 2–4 Wochen) manchmal zu einer Besserung.

Bei **Isospora-Infektion** wirkt Co-Trimoxazol oral.

Peitschenwurmbefall

Dickdarmerkrankung (durch Trichuris trichiura). Bei starker Wurmbelastung schleimige oder blutige Durchfälle, kolikartige Leibschmerzen, evtl. Rektalprolaps.

Häufiger in südlichen Ländern. Mikroskopischer Nachweis der charakteristischen zitronenförmigen Eier (mit knopfartigen Verdickungen an beiden Polen) im Stuhl.

Therapie: Mebendazol oder Pyrantel.

Ätiologische Diagnostik bei Diarrhoe: Bei leichten und rasch vorübergehenden Erkrankungen ist keine Diagnostik erforderlich. Eine Erregerdiagnostik ist aber stets indiziert bei längerem Fieber, blutigen Durchfällen, länger als 1 Woche dauernden Durchfällen und bei bestimmten Personengruppen (immunsuprimierten Patienten, hospitalisierten Patienten, Beschäftigten in Lebensmittelbetrieben und Gemeinschaftsküchen).

Die **Stuhlbeschaffenheit** (Blutbeimengung, Wassergehalt usw.) sowie das Vorhandensein oder Fehlen von längerem **Fieber** gibt Hinweise darauf, ob es sich um invasive oder nichtinvasive Erreger handelt. Der Nachweis von fäkalen Granulozyten deutet auf einen Erreger mit Invasionseigenschaften oder Zytotoxinbildung hin (die Stuhlprobe muß frisch untersucht werden).

Die **mikroskopische Untersuchung des Stuhls** ist wichtig bei Darminfektionen durch Protozoen und Parasiten (besonders bei länger dauernden Durchfällen). Flüssigen Stuhl soll man innerhalb 1 Std. im Deckglaspräparat auf lebende Trophozoiten von Protozoen und Larven von Strongyloides untersuchen. In festem Stuhl lassen sich Zysten oder Wurmeier nachweisen.

Zuverlässiger als die Stuhluntersuchung ist bei Verdacht auf Protozoen- oder Parasitenbefall die Untersuchung eines Biopsates aus der Duodenalschleimhaut (Tupfpräparat für Giardia, Gewebsschnitt für Strongyloides und Cryptosporidium). Eine modifizierte säurefeste Färbung ist für die Darstellung von Cryptosporidium und Isospora belli notwendig.

Bei der **Stuhlkultur** sollte heute überall routinemäßig auf Salmonellen, Shigellen, Campylobacter und Yersinien untersucht werden. Bei blutigen Durchfällen ist zusätzlich eine Untersuchung auf E. coli O157 zu verlangen, bei klinischem Choleraverdacht auf Vibrionen und bei Verdacht auf antibiotikaassoziierte Enteritis durch Clostridium difficile (bei Anzüchtung auch Toxinnachweis erforderlich). Rota- und Adenoviren lassen sich im Stuhl durch einen Schnelltest (einen käuflichen Latextest) einfach nachweisen. Bei Fieber sollte vor Behandlungsbeginn immer eine Blutkultur angelegt werden, in der Salmonellen, Yersinien und Campylobacter anwachsen können (bakteriämische Form).

Ein **Antikörpernachweis** ist im Serum nur bei länger dauernden Durchfällen von praktischem Nutzen (z. B. bei Yersinien- und Amöbeninfektionen). Dabei sind aber Verlaufsuntersuchungen notwendig, um aus den Serumtitern auf eine noch bestehende oder kürzlich stattgefundene Infektion schließen zu können.

Differentialdiagnostisch müssen bei Durchfällen unklarer Ätiologie viele andersartige Erkrankungen berücksichtigt werden, wie Colitis ulcerosa, Morbus Crohn, Nahrungsmittelallergie, irritables Kolon, Malabsorption, Pankreasinsuffizienz, Laktoseintoleranz, Fruktosetoleranz, Addisonsche Krankheit, Hyperthyreose, Phäochromozytom, Laxantienabusus, Vergiftungen.

Therapie: Bei leichten und mittelschweren Erkrankungen, die ambulant behandelt werden können, genügt eine diätetische Behandlung.

Nach einer 6stündigen Nahrungspause, in der man eine orale Rehydrierung mit einer Glukose-Elektrolyt-Lösung (z. B. Oralpädon) durchführt, gibt man eine Karottenreisschleimmischung, die als Instantpräparat im Handel ist oder selbst hergestellt werden kann (aus Karottensuppe und 5%igem Reisschleim mit Zusatz von Kochsalz). Ältere Kinder erhalten außer Flüssigkeit Knäckebrot, Zwieback, Karotten-, Apfel-, Bananenbrei oder dgl. Ab 2. (oder 3.) Tag der Behandlung fügt man dem Karottenreisschleim in steigender Menge die altersgemäße Säuglingsnahrung zu und geht beim älteren Kind langsam auf die Normalkost über.

Bei schweren Erkrankungen mit stärkerem Flüssigkeitsdefizit und häufigem Erbrechen muß in der Klinik eine i. v. Flüssigkeitstherapie (s. S. 36) stattfinden, welche den altersabhängigen Normalbedarf und das geschätzte Defizit berücksichtigt.

Aufgetretene Elektrolytstörungen, eine Azidose und Ketose werden entsprechend behandelt. Je nach Schwere der Erkrankung beginnt man nach 1–2–3 Tagen vorsichtig mit einer oralen Ernährung (unter Reduzierung der i. v. verabreichten Flüssigkeitsmenge) und nimmt die Umstellung auf die Normalkost um so langsamer vor, je jünger das Kind ist, um ein Rezidiv zu vermeiden. Sollte sich bei einem Kind ein sog. postenteritisches Malabsorptionssyndrom (s. S. 250) entwickeln, wendet man vorübergehend eine semielementäre Diät (mit einem Kasein- oder Molkenproteinhydrolysat) an, bis sich die geschädigte Dünndarmschleimhaut wieder erholt hat.

Bei leichteren Erkrankungen ist eine Antibiotikatherapie nicht notwendig. Schwere Enteritiden mit Fieber, Enteritiden mit blutig-eitrigen Durchfällen vom Ruhrtyp sowie Enteritiden bei schweren Grunderkrankungen (Leukämie, Leberzirrhose usw.) und während einer immunsuppressiven Behandlung benötigen eine systemische Antibiotikatherapie.

Die Antibiotikatherapie kann in diesen Fällen die Krankheit abkürzen und Komplikationen verhüten oder heilen. Bei Shigellose und Cholera hört hierdurch die Infektiosität auf. Nach Möglichkeit sollte das Antibiotikum oral genommen werden. Mittel der Wahl zur ungezielten Therapie von bakteriellen Enteritiden sind Co-Trimoxazol und bei Jugendlichen (nach Aufhören des Längenwachstums) Ciprofloxacin. Gegen Campylobacter jejuni wirkt Erythromycin, gegen Giardia und Amöben Metronidazol.

Zusammenfassung: Die akute Diarrhoe kann verschiedene Ursachen haben (Lebensmittelvergiftung, bakterielle oder virale Infektion, falsche Ernährung usw.). Eine ernste Gefahr stellen große Wasserverluste, Elektrolytstörungen und Schocksymptome dar, welche immer eine intravenöse Flüssigkeitstherapie erfordern.

Chronisch-rezidivierende Diarrhoe

Eine chronische oder intermittierend auftretende Diarrhoe hat in Mitteleuropa selten infektiöse Ursachen (z. B. Amöbenruhr oder Giardiasis). Unter den zahlreichen nichtinfektiösen Ursachen kommen besonders in Betracht:

Chronische Darmentzündungen, wie Colitis ulcerosa (s. S. 263), Morbus Crohn (s. S. 266) u.a.

Chronisch unspezifische Diarrhoe von jüngeren Kindern (»Toddler-Diarrhoe«): Wahrscheinlich handelt es sich um die Frühmanifestation eines sog. Reizdarmes oder rekurrierenden Bauchschmerzsyndroms. Die Kinder klagen periodisch über krampfartige Leibschmerzen (»Nabelkoliken«), die oft von Blässe, Übelkeit, Erbrechen und Kopfschmerzen begleitet werden. Obstipationsperioden wechseln mit rekurrierenden leichteren Durchfällen ab. Auch am selben Tage können harte und weiche Stühle nacheinander auftreten. Bei dieser häufig vorkommenden Krankheit müssen stets ernste Krankheiten des Magen-Darm-Kanals und der Nieren ausgeschlossen werden. Da von Diät und Medikamenten keine anhaltende Besserung zu erhoffen ist, kommt es vor allem auf eine psychische Führung von Kind und Eltern an (s. S. 380).

Disaccharidintoleranz: Bei einem angeborenen Laktasemangel im Darm **(Laktoseintoleranz)** kann Laktose nicht in Glukose und Galaktose gespalten werden. Beim angeborenen Saccharase-Isomaltasemangel **(Saccharose-Stärkeintoleranz)** bleibt die Spaltung von Saccharose in Glukose und Fruktose sowie von Stärke aus. Im sauren Stuhl ist Laktose bzw. Saccharose nach hydrolytischer Spaltung als reduzierende Substanz nachweisbar (mit Clinitest-Tbl.). Genauer ist der Enzymnachweis in der Dünndarmschleimhaut (gewonnen durch Saugbiopsie). Die Nichtverwertung von Laktose bzw. Saccharose führt aufgrund des osmotischen Effektes der Zucker und infolge bakterieller Vergärung zu einer chronischen Diarrhoe mit Malabsorption, die nach Weglassen des Milch- bzw. Rohrzuckers aus der Nahrung rasch verschwindet. Ein vorübergehender sekundärer Laktase- oder Saccharasemangel kann bei Darminfektionen mit schweren Schleimhautveränderungen auftreten.

Kuhmilchproteinintoleranz: Gefährdet sind besonders junge Säuglinge mit einem physiologischen Mangel an sekretorischem IgA, das die Schleimhäute des Magen-Darm-Traktes gegen die Resorption von Kuhmilchprotein schützt. Nach Beginn einer Kuhmilchernährung (oder einige Zeit später) kommt es plötzlich zu anhaltendem Erbrechen, wäßrigen oder blutigen Durchfällen, Gewichtsverlust, oft auch zu Fieber und Schocksymptomen. In einem Teil der Fälle entwickelt sich infolge Malabsorption eine chronische, sog. intraktable Diarrhoe, welche vorübergehend eine vollständige parenterale Ernährung erfordert. Die Schleimhautbiopsie im Dünndarm ergibt subtotale oder partielle Zottenatrophie. Auch leichtere Verlaufsformen mit Steatorrhoe sind möglich. Wenn nach vorübergehendem Weglassen erneut Milch verabreicht wird (Karenz- bzw. Expositionsversuch), können sofort Schocksymptome auftreten. Milchantikörper im Serum sind nicht beweisend, da diese auch bei gesunden Personen gefunden werden. Unter milchfreier Ernährung (z. B. mit einem Kaseinhydrolysat) ist Gedeihen möglich. Manchmal besteht gleichzeitig eine Laktoseintoleranz. Ab 2. oder 3. Lebensjahr wird Kuhmilcheiweiß vertragen, und es ist keine Diät mehr notwendig.

Acrodermatitis enteropathica: Diese ohne entsprechende Therapie meist tödlich endende Krankheit beginnt in der Regel im 1. Lebensjahr (meist nach dem Abstillen) und ist charakterisiert durch schwere Durchfälle, die von blasenförmigen Hauteffloreszenzen (symmetrisch an den Extremitäten, im Mundbereich und in der Analregion) begleitet werden und sich später teils ekzematös, teils psoriasiform umwandeln. Außerdem bestehen Nagelveränderungen und Haarausfall. Es handelt sich um eine rezessiv erbliche intestinale Zinkresorptionsstörung, die durch höhere orale Zinkdosen günstig beeinflußt wird. Der Zinkspiegel im Plasma ist stark herabgesetzt, auch der Spiegel der zinkabhängigen alkalischen Phosphatase.

Es gibt auch einen erworbenen Zinkmangel mit ähnlichen Krankheitserscheinungen (z. B. nach längerer vollständiger parenteraler Ernährung ohne Zinksubstitution).

e) Colitis ulcerosa

Definition: Die Colitis ulcerosa ist eine teilweise schon im Kindesalter beginnende, chronisch verlaufende, unspezifische Entzündung des Kolons mit ernster Prognose, die – meist vom Rektum und Sigmoid ausgehend – das gesamte Kolon befallen kann und zu geschwürigen, pseudopolypösen und fibrösen Veränderungen der Darmwand führt.

Ätiologie und Pathogenese: Die Ursache der Krankheit ist unbekannt. Der Nachweis von Autoantikörpern gegen Dickdarmschleimhaut im Serum könnte – wenn diese nicht sekundär entstanden sind – für eine Autoaggressionskrankheit sprechen. Daß in einem Teil der Fälle gleichzeitig eine Arthritis, ein Erythema nodosum und/oder eine Iritis bestehen, deutet ebenfalls auf ein immunologisches Geschehen hin.

Pathologie: Die Entzündung ist vor allem im Rektum und distalen Kolon lokalisiert und kann sich auf das übrige Kolon ausbreiten. Eine Mitbeteiligung des Ileums ist selten. Durch Zusammenfließen einer großen Zahl kleiner Ulzerationen entstehen großflächige blutende Geschwüre; ihre Ränder bilden durch Hyperplasie »Pseudopolypen«. Bei Übergreifen der Entzündung auf tiefere Schichten der Darmwand kommt es zu Fibrosierung, Schrumpfung des Darmlumens, Verkürzung des betroffenen Kolonabschnittes und Verlust der Haustrierung, manchmal auch zu Geschwürsperforationen, Fistelbildungen, Strikturen und Adhäsionen mit der Umgebung. Mikroskopisch besteht kein »spezifisches« Bild. Deshalb kann man die Diagnose bioptisch nur in Verbindung mit dem klinischen Befund stellen. Besonders im Frühstadium sind Pseudomembranen zu erkennen. Die einzelnen Geschwüre sind jedoch uncharakteristisch. Die entzündliche Infiltration ist vor allem in den basalen Anteilen der Krypten lokalisiert. Es können kleine Abszesse entstehen, die sich manchmal bis in die Submukosa erstrecken und gelegentlich von Schleimhautbrücken bedeckt sind. Später dominieren granulierende und fibrosierende Entzündungsvorgänge.

Vorkommen: Die relativ seltene Colitis ulcerosa befällt vorwiegend Erwachsene zwischen 20 und 40 Jahren, beginnt aber in 10–15% bereits im Kindesalter. Familiär gehäuftes Auftreten wurde beobachtet.

Symptome: Die Krankheit ist charakterisiert durch periodisch auftretende blutig-schleimige Durchfälle mit heftigen Schmerzen, besonders im linken Unterbauch, und Tenesmen, die auf eine Proktitis hinweisen. Der häufig und in kleinen Mengen entleerte Stuhl enthält außer Schleim Blut und Eiter. Der am stärksten betroffene Kolonabschnitt kann durch die Bauchdecken palpabel sein. Während einer Exazerbation der Krankheit kommt es zu Fieber, Gewichtsabnahme und größeren Wasser-, Elektrolyt-, Blut- und Eiweißverlusten. Im Verlauf der Krankheit treten häufig eine Anämie, in 15% Arthralgien und in 1% eine Iritis oder Uveitis auf. Eine Leberbeteiligung (als Hepatitis oder sklerosierende Cholangitis) ist möglich. Manchmal entwickelt sich auch ein Erythema nodosum oder ein Erythema multiforme.

Verlauf: Die fulminante Verlaufsform mit raschem, tödlichen Ausgang ist selten. Meistens kommt es zu einem intermittierenden Verlauf mit Remissionen und akuten Exazerbationen. Rezidive sind noch Monate und Jahre nach einer Remission möglich. Die Prognose ist günstiger, wenn die Erkrankung auf das Rektosigmoid beschränkt ist. In einem Teil der Fälle setzt sich die Krankheit bis ins Erwachsenenalter fort.

Komplikationen: Gefährliche, oft lebensbedrohende Komplikationen stellen eine Darmperforation, massive Geschwürsblutungen, eine Thrombose der großen Bauchgefäße, zum Obstruktionsileus führende Strikturen und eine Septikämie dar. Eine extreme Dilatation des Kolons (sog. »toxisches Megakolon«) kann während einer akuten Exazerbation zum Tode führen. Die Häufigkeit einer späteren karzinomatösen Entartung des Kolons (am häufigsten des Rektums), die nicht selten multizentrisch, d. h. an mehreren Stellen zugleich, stattfindet, beträgt >20%. Das Risiko ist um so größer, je früher die Krankheit beginnt und je länger sie dauert.

Diagnose: Bei der Rektoskopie und Koloskopie sieht man eine ödematöse, hämorrhagische, bei Kontakt leicht blutende Schleimhaut und Ulzerationen, evtl. auch Pseudopolypen.

Bei der Rektumschleimhautbiopsie findet man eine chronische ulzeröse Proktitis ohne erkennbare Spezifität.

Der heute selten erforderliche Röntgenkontrasteinlauf zeigt anfangs das Bild einer unspezifischen Kolitis und später die charakteristischen Veränderungen (Wandstarre, Lumenunregelmäßigkeiten, Ulzera, Doppelkonturierung durch Unterminierung der Schleimhaut, Verlust der Haustrierung, Pseudopolyposis).

Die Veränderungen treten zuerst in den distalen Dickdarmabschnitten auf und sind dort am stärksten ausgeprägt (Abb. 19). Sehr selten ist das terminale Ileum beteiligt.

Differentialdiagnose: Bei chronisch-rezidivierenden Durchfällen mit Blutbeimengungen ist u. a. an folgende Darmkrankheiten zu denken:

Der **Morbus Crohn** (s. S. 266) ähnelt der Colitis ulcerosa in den Symptomen und im Verlauf, unterscheidet sich aber – vor allem im weiteren Verlauf – in verschiedener Hinsicht (Tab. 6).

Yersinia-enterocolitica-Infektionen verlaufen meist als akute Enteritis. In einem Teil der Fälle entwickelt sich jedoch eine chronisch-rezidivierende Diarrhoe über Wochen und Monate, wobei die Stühle oft Blut und Schleim enthalten. Bei Adoleszenten und Erwachsenen können außerdem ein Erythema nodosum und eine Polyarthritis auftreten. Die Schmerzen werden häufig in den rechten Unterbauch lokalisiert, weil auch das terminale Ileum entzündet ist. Wenn wegen Appendizitisverdacht eine Laparotomie stattfindet, sieht man viele entzündlich geschwollene Mesenteriallymphknoten. Die Diagnose wird gesichert durch die Erregeranzüchtung aus dem Stuhl und den Nachweis agglutinierender Antikörper im Serum (im Beginn Titeranstieg).

Die **pseudomembranöse Enterokolitis**, hervorgerufen durch Clostridium difficile und ausgelöst durch Lincomycin, Clindamycin, Ampicilline, Cephalosporine u. a., verläuft meist chronisch wie eine Colitis ulcerosa. Hinweisend sind die Anamnese und Anzüchtung von toxinbildendem Clostridium difficile. Therapie: Vancomycin oral.

2. Erworbene Krankheiten

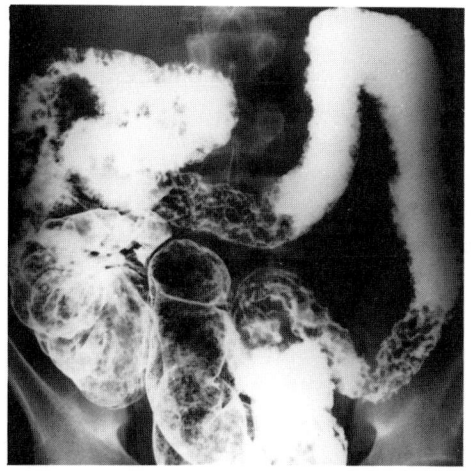

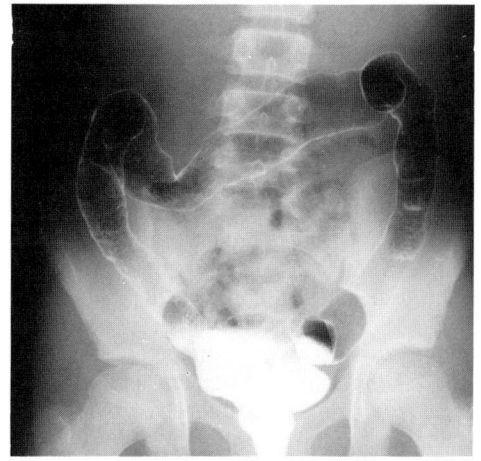

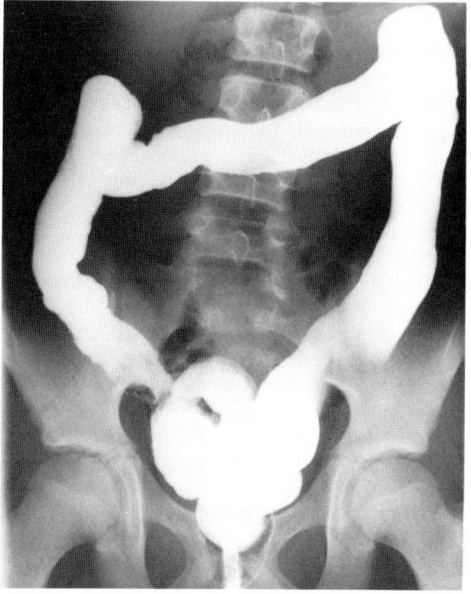

Abb. 19. Colitis ulcerosa.
a) In allen Dickdarmanteilen sind zahlreiche Zerstörungen der Schleimhaut erkennbar. Die erhaltenen Schleimhautinseln täuschen multiple Polypen vor (»Pseudopolyposis«). 17 Jahre alter Jugendlicher. Kontrasteinlauf.

b) Der gesamte Dickdarm ist ohne Haustrierung und insgesamt enggestellt (»starres Rohr«).

c) Auch während der Doppelkontrastuntersuchung weitet der Dickdarm nicht auf. Die Dickdarmwand hat ihre typische Innenstruktur verloren (»starres Rohr«). 15 Jahre alter Junge. Kontrasteinlauf.

Tab. 6. Wichtigste Merkmale von Colitis ulcerosa und Morbus Crohn.

Unterscheidungsmerkmale	Colitis ulcerosa	Morbus Crohn
Entzündung der Darmwand	Vorwiegend Mukosa	Transmural
Mesenteriallymphknoten	∅	+
Ileumbeteiligung	Selten	Oft
Unterbauchschmerzen	Besonders links	Besonders rechts
Blutige Stühle	Oft	Selten
Rektoskopie	Schleimhaut diffus entzündet, bei Berührung leicht blutend	Schleimhaut diskontinuierlich entzündet, im Analkanal Fissuren, Fisteln, Geschwüre
Rö.-Kontrastdarstellung	Ulzera, Lumenerweiterung	Pflastersteinrelief, Lumeneinengung
Histologie	Pseudopolypen	Epitheloidzellgranulome

Tuberkulöse Enteritis: Es sind 2 Formen zu unterscheiden: 1. eine enterale Primärinfektion des Darmes, die meistens nur zu einem kleinen Primärherd im Darm führt, jedoch mit einer erheblichen Vergrößerung der mesenterialen Lymphknoten einhergeht, und 2. eine sekundäre Darmtuberkulose durch Verschlucken von erregerhaltigem Sputum bei offener, kavernöser Lungentuberkulose. Hierbei können sich ausgedehnte Geschwüre entwickeln, besonders im distalen Ileum und proximalen Kolon, welche Schmerzen und blutige Durchfälle hervorrufen.

Amöbenruhr (Erreger: Entamoeba histolytica). Diese kommt im allgemeinen nur in tropischen und subtropischen Ländern vor. Sie nimmt einen subakuten oder chronischen afebrilen Verlauf und führt zu Dickdarmgeschwüren, evtl. auch zu Leber- oder Hirnabszeß. Dabei treten blutige Durchfälle oft mit heftigen Leibschmerzen auf. Die Diagnose wird durch den Nachweis der vegetativen Formen der Erreger im Ulkussekret oder durch den Nachweis der Zysten im Stuhl gestellt.

Therapie: Prednison kann eine akute Exazerbation rasch bessern und muß manchmal über längere Zeit gegeben werden.

In therapieresistenten Fällen kann eine Kombination von Prednison mit einem Immunsuppressivum (Azathioprin) erfolgreich sein. Retentionseinläufe (Klysmen) mit einem Kortikosteroid (z. B. Betnesol-Rektal) werden nur vorübergehend angewandt. In leichteren Fällen genügt Salazosulfapyridin. Besser verträglich ist die 5-Aminosalizylsäure (Mesalazin). Bei Notwendigkeit werden Blut- und Plasmatransfusionen vorgenommen. Außerdem wird eine Psychotherapie durchgeführt. Eine operative Behandlung, d. h. Kolektomie mit ileoanaler Anastomose und Konstruktion eines Stuhlreservoirs (Pouch), ist bei besonders schwerem und bei längerem Verlauf, außerdem bei Darmperforationen und Strikturen indiziert und führt meist zur Heilung.

Zusammenfassung: Die chronisch verlaufende Colitis ulcerosa führt zu geschwürigen, pseudopolypösen und fibrösen Veränderungen der Darmwand. Sie geht mit chronischen oder in akuten Exazerbationen auftretenden, blutigschleimigen Durchfällen und Gewichtsabnahme, z.T. auch mit Arthralgien, Erythema nodosum und einer Leberschädigung einher; als Komplikationen können Darmperforationen, Strikturen und später eine karzinomatöse Entartung des Darmes auftreten.

f) Morbus Crohn

Synonyma: Ileitis terminalis, Enteritis regionalis, granulomatöse Enterokolitis.

Definition: Chronische granulomatöse Enteritis (vorwiegend im Dünndarm und Anus, teilweise auch im Dickdarm), welche alle Wandschichten betrifft und zu Ulzerationen, Fibrosierung und Fistelbildung führt. Im Gegensatz zur Colitis ulcerosa ist die Schleimhaut diskontinuierlich entzündet. In einem Teil der Fälle ist nur das Kolon betroffen.

Ätiologie: Die Ursache ist nicht bekannt. Genetische Faktoren spielen eine Rolle.

Pathologie: Es besteht eine diskontinuierliche, im Gegensatz zur Colitis ulcerosa alle Darmwandschichten ergreifende granulomatöse Entzündung. Das Lumen der betroffenen Darmabschnitte ist deutlich und z.T. röhrenförmig eingeengt. Die angrenzende Darmwand ist ödematös aufgequollen und wird im weiteren Verlauf versteift. Erkrankte Schleimhautbezirke mit Ulzerationen und Fissuren gehen abrupt in normale Schleimhautanteile über. Da die Serosa mitbeteiligt ist, entstehen ausgedehnte Verwachsungen mit der Umgebung. Fistelbildung zu Nachbarorganen und Darmperforationen (meistens gedeckt durch Omentum oder Mesenterium) sind möglich. Die mesenterialen Lymphknoten sind stark geschwollen. Die betroffenen Darmwandabschnitte zeigen eine chronisch entzündliche Zellinfiltration und ein Granulationsgewebe, das später vernarbt. Typisch ist der Befund von Lymphfollikeln »an falscher Stelle« (in Submukosa, Muscularis propria und Serosa). Diese neu gebildeten Lymphfollikel und die Lymphfollikel in den regionären Lymphknoten enthalten nicht selten Epitheloidzellgranulome ohne Verkäsung.

Vorkommen: Der Morbus Crohn hat bei Kindern die gleiche Häufigkeit wie die Colitis ulcerosa (Häufigkeit in der gesamten Bevölkerung etwa 6 : 100 000). Er ist bei Erwachsenen häufiger, fängt aber nicht selten schon im Schulalter an.

Symptome: Die Krankheit beginnt allmählich mit Bauchschmerzen und Durchfällen und nimmt einen chronischen Verlauf. Manchmal fallen zunächst Gewichtsverlust und Wachstumsstillstand auf. Die anfangs periumbilikal, später besonders in den rechten Unterbauch lokalisierten Schmerzen können ständig vorhanden sein oder intermittierend auftreten und sind meist krampfartig. Manchmal tastet man in der Tiefe des rechten Unterbauches eine schmerzhafte Resistenz, so daß bei akutem Beginn ein Appendizitisverdacht entsteht. Plötzliche starke Leibschmerzen können auf eine Darmperforation hindeuten. In ⅓ der Fälle findet man zeitweise hohes Fieber.

Die Durchfälle sind fast immer wäßrig und enthalten selten Blut.

In 15–30% ist das Rektum beteiligt, und der Patient leidet unter proktitischen Beschwerden. Nicht selten findet man eine Analfistel, Analfissuren, einen perianalen Abszeß oder ein perianales Ulkus. Wie bei Colitis ulcerosa können ein Erythema nodosum, eine Leberfunktionsstörung, Polyarthritis oder Uveitis hinzukommen. Allerdings können die charakteristischen Granulome anfangs noch fehlen, und die Veränderungen ähneln denen einer Colitis ulcerosa. Bei Beteiligung des Duodenums kann sich eine Pankreatitis entwickeln.

Verlauf: Die Krankheit schreitet in der Regel langsam fort. Dabei kommt es häufig zu Komplikationen, die vor allem mit der Geschwürs- und Fistelbildung sowie den Eiweißverlusten zusammenhängen (Peritonitis, perianale Entzündungen, Anämie, Eiweißmangelödeme). Spontanheilungen sind selten, Rezidive in kürzeren oder längeren Abständen die Regel. Das Risiko für eine spätere maligne Entartung (Darmkarzinom nach dem 40.–50. Lebensjahr) ist erhöht, jedoch geringer als bei der Colitis ulcerosa.

Diagnose: Die Röntgenbefunde »Pflastersteinrelief« (durch Lymphfollikelschwellung vergrößertes Schleimhautrelief), Tonusschwankungen, später Lumeneinengung und Wandstarre (»Schwanenhals« des terminalen Ileums, Abb. 20) sowie Fisteln sind fast beweisend.

Allerdings sind Frühstadien einer Ileumerkrankung differentialdiagnostisch oft schwer abzugrenzen. Charakteristisch ist der segmentale Befall von Dünndarm- und Dickdarmabschnitten. Sofern das Rektum mitbetroffen ist, zeigt die Endoskopie Längsgeschwüre und eine unebene noduläre derbe Schleimhaut.

Die histologische Untersuchung von Schleimhautbiopsaten ergibt charakteristische Veränderungen (s. o.) und in ca. 60% Epitheloidzellgranulome.

Nicht selten bestehen gleichzeitig eine Stomatitis aphthosa und Trommelschlegelfinger. Oft wird die Krankheit erst bei einer Laparotomie wegen Appendizitisverdacht erkannt.

Differentialdiagnostisch sind eine Colitis ulcerosa (Tab. 6, S. 265) abzugrenzen, außerdem die dort unter Differentialdiagnose genannten Krankheiten (s. S. 264).

Die **Therapie** entspricht weitgehend der bei Colitis ulcerosa: Akute Exazerbationen werden mit Prednison (systemisch) und 5-Aminosalizylsäure (Mesalazin) behandelt. Nach Eintritt einer Remission schleicht man sich mit dem Prednison aus und gibt Mesalazin weiter. Ein Teil der Fälle spricht erst auf zusätzliche Gaben von Azathioprin oder 6-Mercaptopurin an. Operative Eingriffe werden nur in Notfällen durchgeführt (bei Darmverschluß, Darmperforation, unstillbarer Blutung, Fisteln mit Abszeßbildung). Die Resektion längerer Darmabschnitte kann Rezidive nicht verhindern. Ein Defizit an Eisen, Folsäure, Vitamin B_{12} und Zink muß ausgeglichen werden. Bei starker Verschlimmerung des Leidens kann die orale Ernährung vorübergehend unterbrochen und eine vollständige parenterale Ernäh-

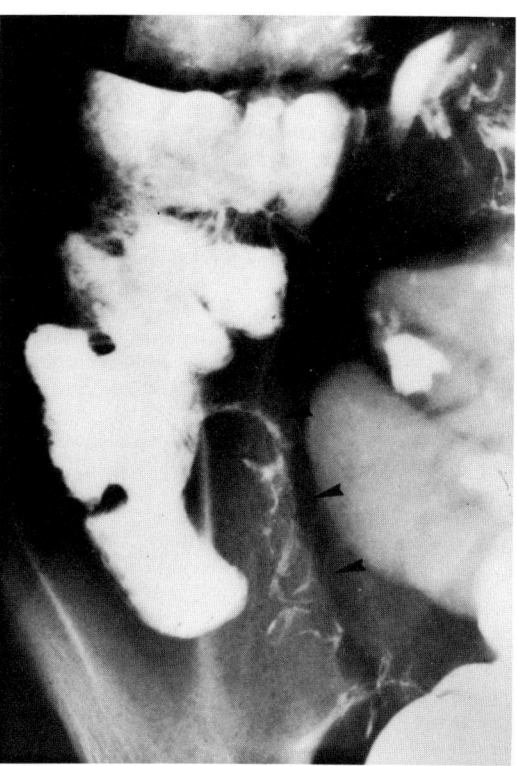

Abb. 20. Morbus Crohn: enges und starres terminales Ileum mit sog. »Schwanenhals« (Pfeile). Einen gleichen Befund zeigen weitere Dünndarmschlingen. Kleine Ulzerationen. Magen-Darm-Passage. 15 Jahre alter Junge.

rung durchgeführt werden. Manchmal führt die orale Ernährung mit einer Elementardiät oder semielementaren Diät (z. B. Alfaré) über mehrere Wochen in Verbindung mit der antiphlogistischen Behandlung zu einer Besserung.

Zusammenfassung: Der bei Erwachsenen relativ häufige Morbus Crohn kann bereits in der 2. Hälfte der Kindheit (selten früher) beginnen und ist eine chronische granulomatöse Darmentzündung, welche zu rezidivierenden Durchfällen, krampfartigen Bauchschmerzen und Unterernährung führt. Komplikationen sind häufig (z.B. Darmperforation, Abszedierung, Ileus). Die Therapie mit Mesalazin, auch mit Prednison kann den ungünstigen Verlauf vorübergehend bessern.

g) Portale Hypertension

Definition: Die portale Hypertension ist ein Hochdruck im Pfortaderkreislauf, der prä-, intra- oder posthepatische Ursachen haben kann.

Pathologie und Pathogenese: Bei **prähepatischer** Entstehung kann die Obstruktion auf einer Pfortaderthrombose beruhen, die sich im Anschluß an eine Nabelinfektion mit fortgeleiteter Endophlebitis umbilicalis (z.B. bei Nabelsepsis oder als Folge eines Nabelkatheterismus bei Austauschtransfusion) entwickelt hat. Dabei kann es zur kavernösen Umwandlung der Pfortader kommen. Eine septische Pfortaderthrombose (Pylephlebitis) kann auch von einer Appendizitis ausgehen. Die Pfortaderthrombose greift nicht selten auf die Mesenterialvenen über, so daß eine hämorrhagische Infarzierung des Darmes (evtl. mit Perforation und Peritonitis) eintritt. Eine Milzvenenstenose oder -thrombose kommt ätiologisch ebenfalls in Betracht. – Bei **intrahepatischer** Ursache einer portalen Hypertension handelt es sich meistens um eine der verschiedenen Formen der Leberzirrhose (nach Hepatitis, bei zystischer Fibrose, hepatolentikulärer Degeneration, Galaktosämie, Glykogenose Typ IV, α_1-Antitrypsinmangel, Gallengangsatresie u.a.). Eine konnatale Leberfibrose (cholangiodysplastische Pseudozirrhose) kann zur portalen präsinusoidalen Hypertension führen. Bei postsinusoidalem Block (z.B. durch Leberzirrhose) ist der Druck in der Vena hepatica stark erhöht. – Der **posthepatisch** entstandenen portalen Hypertension kann eine Trikuspidalinsuffizienz, eine Concretio pericardii (s. S. 212) oder eine akute bzw. chronische Lebervenenthrombose (Budd-Chiari-Syndrom) zugrundeliegen. Bei dieser Form stehen die Druckerhöhung in den Lebervenen und die Hepatomegalie mit Aszites im Vordergrund, während die Milz nur geringgradig vergrößert ist. Bei der sog. **venookklusiven Krankheit** (VOD) sind die kleinen Lebervenen verschlossen. Der Verschluß beruht auf einer Endothelläsion, die 1–6 Wochen nach einer Knochenmarktransplantation und bei bestimmten Tumorleiden (z. B. Leukämie) entstehen kann und mit der durchgeführten Bestrahlung und Zytostatikatherapie in Zusammenhang steht. Die venookklusive Krankheit kann akut, subakut oder chronisch verlaufen und durch Leberversagen oder Enzephalopathie zum Tode führen.

Beim Pfortaderhochdruck, insbesondere bei einer Milzvenenstenose, entwickelt sich regelmäßig eine **portale Stauungsmilz**. Da hierbei das Volumen der roten Pulpa stark zunimmt, werden vermehrt Blutzellen (Erythrozyten, Granulozyten und Thrombozyten) in der Milz »gepoolt« und somit der Blutzirkulation entzogen. Dieser Mechanismus kann eine erhebliche Panzytopenie zur Folge haben. Inwieweit dabei eine »splenogene Markhemmung« eine Rolle spielt, ist sehr fraglich.

Infolge der portalen Hypertension entwickeln sich **Kollateralen** zwischen dem Pfortadergebiet und dem übrigen Kreislauf, vor allem von den Kardia- und unteren Ösophagusvenen zu den Zwerchfell- und Interkostalvenen, von den Gefäßen des Lig. falciforme zu einer offengebliebenen Nabelvene (Caput Medusae in der Nabelregion) und aus dem Abflußgebiet der Hämorrhoidalvenen über die Venen des Iliaca-interna-Bereiches zu den Gefäßen der vorderen Bauchwand. Die erweiterten Kollateralgefäße rupturieren leicht, so daß schwere Varizenblutungen auftreten können, welche die Anämie verstärken. Die Bildung von Aszites als Komplikation der portalen Hypertension ist (außer vom gestörten Lymphabfluß bei Lebererkrankungen) abhängig von dem Vorkommen einer Hypoproteinämie, einer Aldosteron-induzierten Natriumretention und einer möglicherweise unzureichenden Adiuretin-(ADH-)Bildung.

Symptome: Oft ist Bluterbrechen oder Meläna (durch blutende Ösophagusvarizen) oder eine Anämie das erste Krankheitssymptom.

Bei der Untersuchung des Patienten wird ein Milztumor (vor allem bei prähepatischer Entstehung) oder eine Lebervergrößerung (besonders bei intra- oder posthepatischer Ursache) festgestellt. Die Leberfunktion ist bei der Pfortader- oder Milzvenenthrombose fast immer normal; bei den übrigen Formen tritt die Leberinsuffizienz erst relativ spät in Erscheinung. Aszites bildet sich in erster Linie bei Leberzirrhose und bei einer Blutstauung infolge Concretio pericardii. Bei der Inspektion der Bauchwand fallen die erweiterten Hautgefäße oder ein Caput medusae auf. Durch die portale Hypertension bedingte Hämorrhoiden können Schmerzen und Blutungen hervorrufen.

Verlauf und Prognose: Die Prognose hängt von der Ursache und den Operationsmöglichkeiten (s.u.) ab. Bei ausgedehnter Leberzirrhose nimmt die Krankheit immer einen tödlichen Ausgang.

Diagnose: Ösophagusvarizen können endoskopisch und röntgenologisch durch orale Kontrastmittelgabe dargestellt werden.

Wichtige Hinweise auf eine portale Hypertension gibt die Doppler-Sonographie, die oft auch die Entstehungsursache (prä-, intra- oder posthepatisch) erkennen läßt.

CT, MRT und röntgenologische Gefäßdarstellungen schließen sich an. Durch Sonographie und CT können strukturelle Leberveränderungen (z.B. Zysten bei konnataler Leberfibrose) nachgewiesen werden. Eine perkutane oder bei der Laparotomie vorgenommene Messung des intralienalen Druckes (nach Punktion der Milz mit einer weiten Kanüle) gibt über den Pfortaderdruck Aufschluß. Durch die anschließende Injektion von Kontrastmittel kann ein Verschluß im Bereich der Milzvene oder Pfortader lokalisiert werden (Splenoportovenographie). Durch perkutane Leberbiopsie können intrahepatische Ursachen einer portalen Hypertension von extrahepatischen Ursachen unterschieden werden.

Therapie: Bei blutenden Ösophagusvarizen kommen als Sofortmaßnahmen Bluttransfusion und das Hypophysenhinterlappenhormon Terlipressin (Glycylpressin) in Frage, das den Pfortaderdruck senkt. Bei Erfolglosigkeit kann man mit einer Ballonsonde (Sengstaken-Sonde) die Kardiavenen komprimieren, um den Blutzustrom zu den Ösophagusvarizen zu drosseln. Sowohl im akuten Stadium als auch im Intervall kann die endoskopische Sklerosierung der Varizen erfolgreich sein. Außerdem kann der Pfortaderdruck durch Propanolol gesenkt werden. Gegen den Aszites wendet man Saludiuretika, z.B. Furosemid, vor allem aber den Aldosteronantagonisten Spironolacton (Aldactone) an. Eine Milzexstirpation hat als alleinige Maßnahme nur bei isoliertem Verschluß der Milzvene (sog. Milzvenenstenose) einen Sinn. Auch beim sog. Hypersplenismus ist eine Splenektomie zu erwägen, da es in einer vergrößerten Milz zu einer vermehrten Speicherung und zu einem gesteigerten Abbau von Blutzellen kommen kann, die durch verstärkte Blutbildung im Knochenmark nicht immer kompensierbar ist. Die Splenektomie bei Leberzirrhose muß jedoch mit einer Shuntoperation kombiniert werden, da sonst starke Blutungen aus Ösophagusvarizen auftreten würden. Die Indikation und Art einer Shuntoperation zur Entlastung des Pfortaderkreislaufes hängen ab von der Lokalisation der Obstruktion, der Häufigkeit und Schwere vorangegangener Blutungen und dem Alter des Patienten. Shuntoperationen haben gegenüber früher wegen anderer Behandlungsmöglichkeiten an Bedeutung verloren. Je nach Grundkrankheit und Leberfunktion kommt eine Lebertransplantation in Frage, die in etwa 80% erfolgreich ist.

Zusammenfassung: Die im Kindesalter seltene portale Hypertension kann prähepatische Ursachen (z.B. eine Pfortaderthrombose), intrahepatische Ursachen (z.B. eine Leberzirrhose) und posthepatische Ursachen (z.B. eine Trikuspidalinsuffizienz) haben. Durch die Behinderung des Blutabflusses im Pfortaderkreislauf kommt es zur Ausbildung eines Kollateralkreislaufes (Ösophagusvarizen, Hämorrhoiden usw.) und zur Milzvergrößerung, bei intra- und posthepatischer Ursache auch zu Erscheinungen einer Leberinsuffizienz. Die Gefährdung durch Blutungsrezidive läßt sich durch die endoskopische Sklerosierung der Varizen vermindern. Nach Lokalisation des Abflußhindernisses kann darüber entschieden werden, ob eine Shuntoperation, Lebertransplantation und Milzexstirpation indiziert sind.

h) Wurminfektionen

Einteilung: Von medizinischem Interesse sind 3 Gruppen von Wurmarten, von denen nur die hierzulande häufigsten besprochen werden können:

1. **Nematoden** (Rundwürmer): Diese sind zylindrisch, nicht segmentiert, haben einen Darm und eine Körperhöhle (Pseudocoel) und variieren in der Größe von wenigen Millimetern bis zu über einem Meter.

Die weiblichen Rundwürmer sind gewöhnlich größer als die männlichen Rundwürmer und können täglich bis zu 200 000 Eier abgeben. Zu den Rundwürmern, deren befruchtete Eier den Menschen infizieren, gehören **Ascaris, Enterobius, Trichuris** und **Toxocara** (Tab. 7). Dagegen sind bei Erkrankungen durch **Strongyloides stercoralis** die Larven infektiös, welche die Haut des Menschen penetrieren und so in den Kreislauf und die Lungen gelangen. Ebenfalls durch Larven, die in infiziertem Schweinefleisch vor-

Tab. 7. Wurmarten, Übertragungsweise und mögliche Symptome.

Wurmart	Übertragung auf den Menschen	Symptome
Ascaris lumbricoides (Spulwurm)	Hand-zu-Mund (nach Kontakt mit Erde), Kontamination von Nahrung oder Wasser (Eier im Boden)	Husten, Lungeninfiltrat mit Eosinophilie, Bauchschmerzen, selten Darm- oder Gallengangsverschluß
Strongyloides stercoralis (Zwergfadenwurm)	Penetration durch Haut (Larven im Boden), auch Autoinfektion und Kontaktinfektion von Mensch zu Mensch	Haut-, Lungen-, Darmsymptome. Bei Immunsuppression Hyperinfektionssyndrom
Enterobius vermicularis (Madenwurm)	Kontakt, Gegenstände (Eier auf Haut, an Wäsche, im Staub)	Pruritus ani, auch Urethritis und Vulvovaginitis möglich
Trichuris trichiura (Peitschenwurm)	Wie bei Ascariasis	Blutige Durchfälle, Tenesmen, selten Rektalprolaps
Toxocara canis, T. catis	Tierkontakt, Sandkasten (Eier im Boden)	Oft Hepatomegalie, auch Pneumonie, Myokarditis, Retinitis, ZNS-Symptome
Trichinella spiralis (Trichinen)	Genuß von Wurst oder Fleisch (Larven in Schweinefleisch, roh oder nicht genügend erhitzt)	Anfangs Darmstörungen, dann Myalgien, Gesicht- und Augenlidödeme, Myokarditis, Enzephalitis
Taenia saginata (Rinderbandwurm)	Genuß von rohem Rindfleisch (Zystizerken im Fleisch)	Bauchschmerzen (nüchtern)
Taenia solium (Schweinebandwurm)	Genuß von rohem Schweinefleisch (zystizerkenhaltig), bei Zystizerkose Übertragung der Eier durch Kontakt, Nahrung, Wasser	Bauchschmerzen, bei Infektion mit Eiern Zystizerkose in Subkutis, Auge, Gehirn, Herz (mit Verdrängungserscheinungen)
Diphyllobothrium latum (Fischbandwurm)	Genuß von rohem oder geräuchertem Fisch (Larven im Fischfleisch)	Vitamin-B_{12}-Mangelanämie
Echinococcus granulosus (Hundebandwurm)	Kontakt mit Hunden, Erde, Kontamination von Nahrung, Wasser (Eier im Hundekot)	Zysten in Leber, Lungen, Knochen, Gehirn (Ruptur, Allergie, anaphylaktischer Schock möglich)

kommen, wird die Trichinose übertragen, deren Erreger der Rundwurm **Trichinella spiralis** ist.

2. **Trematoden** (Saugwürmer): Diese sind meist abgeflachte blattähnliche Würmer ohne Körperhöhle, haben aber einen Darm, der die Funktion eines Gefäßsystems hat.

Sie vollziehen ihren Lebenszyklus in mehreren Wirten. Für die humanpathogenen Trematoden ist der Mensch der Endwirt, in dem die sexuelle Reproduktion der erwachsenen Würmer stattfindet. Trematoden kommen weltweit vor, besonders häufig in unterentwickelten Ländern (z. B. **Schistosomen**).

3. **Zestoden** (Bandwürmer): Diese sind dorsoventral abgeflacht, haben keinen Darm und keine Körperhöhle und bestehen aus dem Kopf (Scolex) mit Saugnäpfen, aus der Halsregion (Wachstumszone) und der segmentierten Strobila.

Die distalen Segmente der Strobila (die Proglottiden) enthalten die Eier; sie können abgestoßen und mit dem Stuhl ausgeschieden werden. Der adulte **Rinder- und Fischbandwurm** (Tab. 7) kommen nur beim Hauptwirt (dem Menschen) im Darm vor, während sich die Larven beim Zwischenwirt (Rind bzw. Fisch) im Fleisch entwickeln. Bei Erkrankungen durch den **Schweinebandwurm** (Endwirt ebenfalls der Mensch) gibt es zwei Möglichkeiten: Entweder entwickelt sich im menschlichen Darm ein erwachsener Wurm (das ist aber nur möglich, wenn der Mensch Zystizerken-(Larven-)haltiges Fleisch gegessen hat), oder es entsteht die gefährliche Zystizerkose in den inneren Organen (nach Aufnahme von Eiern mit Nahrung oder Wasser). – Für den **Hundebandwurm** ist der Hund der Endwirt; in seinem Darm bildet der erwachsene Wurm die Eier, welche den Zwischenwirt infizieren. Zwischenwirt ist meistens das Schaf, seltener der Mensch. Die vom Zwischenwirt aufgenommenen

Eier des Hundebandwurms wandeln sich dort in Larven um und gelangen durch die Darmwand ins Blut und in die inneren Organe, wo sich große Zysten mit zahlreichen Hydatiden entwickeln.

Der Rinder- und der Fischbandwurm können bis zu 15 m lang werden, der Schweinebandwurm bis zu 8 m. Dagegen ist der Hundebandwurm relativ klein (3–9 mm). Der Zwergbandwurm **Hymenolepis nana** hat eine Länge von 4 cm; er entwickelt sich in tropischen Ländern im menschlichen Darm aus den oral aufgenommenen Eiern und kann bei massiver Infektion zu Bauchschmerzen und Durchfall führen.

Ascariasis

Erreger: Ascaris lumbricoides (Spulwurm).

Vorkommen: Häufige Wurminfektion in entwickelten und unterentwickelten Ländern bei feuchtem Klima. Besonders sind jüngere Kinder betroffen (Spielen in Bodennähe).

Epidemiologie: Infektiös sind mit menschlichem Kot ausgeschiedene (befruchtete) Eier erst, wenn sie sich im Boden in 1–2 Wochen zu larvenhaltigen Eiern entwickelt haben. Die Eier sind gegen äußere Einflüsse sehr widerstandsfähig und überleben lange Zeit. Am häufigsten ist die Hand-zu-Mund-Übertragung nach Kontakt mit eierhaltiger Erde. Lebensmittel können durch Fliegen infiziert werden, Blattpflanzen und Obst, wenn sie mit menschlichen Exkrementen gedüngt werden.

Symptome: Entsprechend dem Lebenszyklus der Würmer sind verschiedene Symptome möglich:

Pulmonale Ascariasis. Wenn im Dünndarm aus vielen Eiern Larven freigesetzt worden sind, welche die Darmwand penetrieren und durch den Pfortaderkreislauf in die Lungen gelangen, entwickeln sich dort entzündliche Veränderungen. Sie äußern sich durch krampfartigen Husten mit Giemen, Fieber und Blut-Eosinophilie. Das Sputum kann blutig tingiert sein. Röntgenologisch erkennt man 1–2 Wochen anhaltende Lungeninfiltrate (verstreute fleckförmige Verschattungen, meist peribronchial). Gleichzeitig kann eine Urtikaria auftreten. In dieser frühen Phase sind im Stuhl noch keine Wurmeier nachweisbar. Nach ca. 2 Wochen normalisiert sich die Eosinophilenzahl im Blut.

Gastrointestinale Symptome. Diese entwickeln sich nur in einem Teil der Fälle (bei massiver Infektion), nachdem die Larven aus dem Lungengewebe in die Bronchien und Trachea, von dort nach Wiederverschlucken von Sekret in den Dünndarm gelangt und in ungefähr 2 Monaten zu weiblichen oder männlichen Würmern herangereift sind. Die weiblichen Würmer leben 1–2 Jahre oder länger und scheiden große Mengen von Eiern aus. Bei starker Wurmbelastung können krampfartige Leibschmerzen auftreten. Selten ist ein Verschluß des Ductus choledochus oder pancreaticus (mit entsprechenden Symptomen) oder ein Obstruktionsileus.

Unter bestimmten Umständen (z.B. bei Fieber) kann ein erwachsener Wurm kopfwärts wandern, erbrochen werden oder aus der Nase kommen; auch eine Wanderung in den Dickdarm und Ausscheidung mit dem Stuhl sind möglich.

Diagnose: Beim relativ seltenen Abgang von 18–40 cm langen Rundwürmern im Stuhl ist die Diagnose einfach. In den Fäzes lassen sich mikroskopisch im Deckglaspräparat einer dünnen Stuhlsuspension die charakteristischen ovalen Wurmeier nachweisen. Die befruchteten Eier (Größe 40×60 μm) erkennt man an der höckrigen Außenschale; die unbefruchteten Eier (Größe 45 × 90 μm) sind oft elliptisch geformt und haben eine dünne Schale (Abb. 21, S. 272). Im Serum lassen sich teilweise spezifische Antikörper nachweisen. Bei röntgenologisch festgestellten Lungeninfiltraten mit Blut-Eosinophilie, auch bei Urtikaria unklarer Ätiologie ist an Askariden zu denken und nach 3 Wochen eine Stuhlprobe auf Wurmeier zu untersuchen. Larven können auch im Sputum mikroskopisch erkannt werden. Bei Lungeninfiltraten mit Blut-Eosinophilie kommen als Ursache auch eine Infektion durch Strongyloides stercoralis (s. u.) und Toxocara canis (s. S. 274) in Frage.

Therapie: Einmalgabe von Pyrantel (Helmex). Auch Mebendazol (Vermox) ist gut wirksam (Therapiedauer 3 Tage). Die Larven werden durch Anthelmintika nicht beeinflußt; daher sollte die Einmalgabe von Pyrantel nach einigen Wochen wiederholt werden.

Prophylaxe: Ordnungsgemäße Beseitigung menschlicher Exkremente, Vermeidung der Kontamination von Trinkwasser, keine Verwendung menschlicher Fäkalien zur Düngung.

Strongyloidiasis

Erreger: Strongyloides stercoralis (Zwergfadenwurm).

Vorkommen: Vorwiegend in tropischem und subtropischem Klima, aber auch in gemäßigten Zonen. Gehäuft in Anstalten mit geistig behinderten Kindern. Bei immunsupprimierten Patienten oft schwere Erkrankungen.

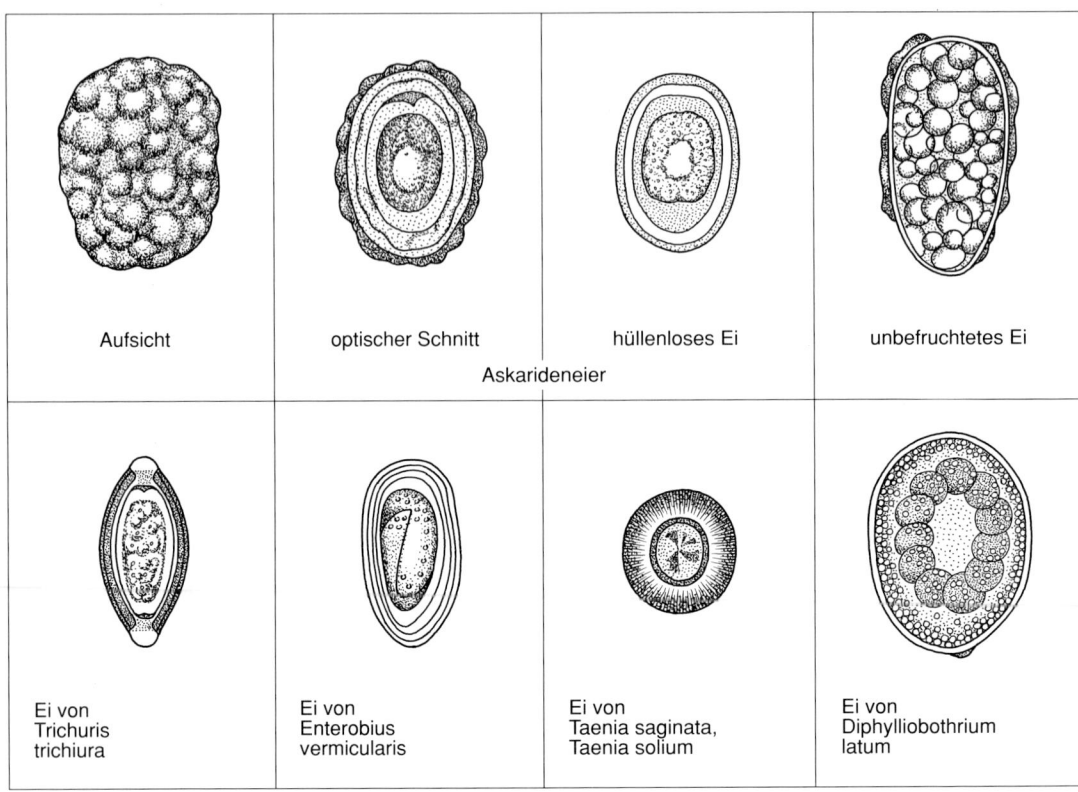

Abb. 21. Wurmeier (ca. 450fache Vergrößerung).

Epidemiologie: Die Infektion erfolgt durch die im Boden enthaltenen filariformen Larven, welche die Haut durchdringen, durch den Kreislauf in die Lungen gelangen und von dort (ähnlich Askaridenlarven) in den Dünndarm kommen. Die 2 mm langen weiblichen Würmer saugen sich an der Mukosa fest und setzen etwa 4 Wochen nach stattgefundener Infektion die Eier ab, aus denen noch im Darm infektionstüchtige Larven entstehen, welche mit dem Stuhl ausgeschieden werden. Die Larven können aber auch durch die Darmwand oder die Afterhaut dringen (Autoinfektion) und so zu einer massiven Parasiteninfektion führen. Außer einer Hand-zu-Mund-Übertragung (nach Kontakt mit Erde) gibt es eine Kontaktinfektion von Mensch zu Mensch (bei schlechter Hygiene).

Symptome: Nur ein kleiner Anteil von infizierten Personen erkrankt:
▶ **Hautsymptome** an der Eintrittsstelle können fehlen; Juckreiz mit einem papulösen Hautausschlag ist jedoch möglich. Bei wiederholter Invasion von Larven an der Afterhaut entstehen dort große Quaddeln mit rasch wechselnden Rändern (Larva currens).
▶ **Lungensymptome** sind selten und, wenn sie auftreten, meist leichterer Art als bei Ascariasis. Eine Blut-Eosinophilie kommt sowohl bei Lungeninfiltraten als auch beim späteren Eindringen von weiblichen Würmern in die Darmwand vor. Im Sputum können Larven gefunden werden.
▶ **Darmsymptome** sind schleimige Durchfälle, Erbrechen, Bauchschmerzen. Bei chronischer Strongyloidiasis kann sich ein Malabsorptionssyndrom mit Eiweißverlust (durch den Darm) und Gewichtsverlust entwickeln. Bei immunsupprimierten Patienten mit sog. **Hyperinfektionssyndrom** sind die Stühle meist blutig, die Infektion oft disseminiert (Larveninvasion in innere Organe), Erkrankungen nicht selten tödlich. Eine Eosinophilie kann dabei fehlen.

Diagnose: Bei Lungen- oder Darmerscheinungen in Verbindung mit einer Eosinophilie ist auch an eine Strongyloides-Infektion zu denken. Die Larven (Größe 25 × 16 µm) findet man bei mikroskopischer Untersuchung der Fäzes (im einfachen Ausstrich oder nach Konzentrierung in einem Formaldehyd-Äther-Gemisch) oder von

Duodenalsaft. Stuhl ist mehrfach zu untersuchen, da die erste Untersuchung negativ sein kann.

Therapie: Ein gut wirksames Mittel ist Thiabendazol (Minzolum), das 2 Tage gegeben wird, bei disseminierter Strongyloidiasis für 2 Wochen. Eine Alternative ist Ivermectin (MSD). Eine Behandlung ist wegen der Gefahr einer fortschreitenden Autoinfektion auch bei Nichterkrankten indiziert.

Prophylaxe: Hygienische Maßnahmen zur Verhinderung einer Übertragung von Mensch zu Mensch und einer Bodenverunreinigung durch menschlichen Kot.

auch die kleinen weißlichen Würmer auf der Analhaut oder in den Fäzes.

Therapie: Einmalgabe von Pyrantel (Helmex) oder Mebendazol (Vermox), ebenso bei den mitbefallenen Familienangehörigen. Wiederholung nach 2 Wochen ratsam. Das früher übliche Pyrvinium (Molevac) färbt Stuhlgang und Zähne, evtl. auch die Wäsche rot und kann gastrointestinale Störungen hervorrufen. Wichtig sind hygienische Maßnahmen: Kurzschneiden der Fingernägel, bei Behandlungsbeginn täglicher Wechsel von Bett- und Unterwäsche (diese muß auf 100 °C erhitzt werden) sowie häufiges Waschen der Hände.

Enterobiasis

Erreger: Enterobius (Oxyuris) vermicularis (Madenwurm).

Vorkommen: Häufiger in gemäßigtem als in heißem Klima. Alle Altersstufen betroffen (meist 5–14jährige Kinder).

Epidemiologie: Der Mensch ist der einzige Wirt. Die Übertragung der embryonierten Eier erfolgt von Mensch zu Mensch (Hände), durch Gegenstände (Bettwäsche) und Staub. Reinfektionen durch erneute Eiaufnahme sind häufig, besonders wenn der Infektionsweg After-Hand-Mund nicht unterbrochen wird (Autoinfektion). Die aufgenommenen Eier entwickeln sich im Magen zu Larven, die ins Zäkum wandern, wo die reifen Würmer von etwa 0,5–1 cm Länge entstehen. Die befruchteten weiblichen Würmer wandern nachts in der Bettwärme zur Analregion, legen auf der Haut die klebrigen Eier ab und sterben danach. Die in den Eiern enthaltenen Larven bleiben ungefähr 20 Tage lebensfähig.

Die **Symptome** sind harmlos, aber lästig: nächtliches Afterjucken, dadurch Schlafstörungen, manchmal Dysurie (durch Urethritis), Vulvareizung und Vaginalfluor. Eine Eosinophilie fehlt im allgemeinen.

Diagnose: Eiernachweis mit Zellophanklebestreifen (Tesafilm), der auf die Analhaut geklebt und danach zur mikroskopischen Untersuchung auf einen Objektträger gebracht wird. Der Zellophanklebestreifen soll morgens (vor dem Aufstehen und Waschen) aufgeklebt werden. Die Oxyureneier sind asymmetrisch, auf einer Seite abgeflacht und 40×60 µm groß. Oft sind wiederholte Untersuchungen notwendig, um ein positives Ergebnis zu erhalten. In Stuhlproben findet man die Eier nur in 5%. Manchmal sieht man

Trichuriasis

Erreger: Trichuris trichiura (Peitschenwurm).

Vorkommen: Ubiquitär, jedoch häufiger in feuchtwarmen Gebieten. Am ehesten erkranken Kinder.

Epidemiologie: Die mit menschlichem Kot ausgeschiedenen Eier werden im Boden unter günstigen Bedingungen nach 2–4 Wochen infektiös. Nach Eiaufnahme durch den Menschen schlüpfen die Larven aus den Eiern und dringen in die Dünndarmzotten ein, wo sie 3–4 Tage bleiben, bis sie als reife, 3–5 cm lange Würmer ins Zäkum und Colon ascendens wandern. Dort saugen sie sich mit dem peitschenähnlichen Ende in der Darmwand fest, nehmen Blut auf und geben viele Eier ab. Die Übertragung erfolgt wie bei Ascariasis durch Hände (bei Kontakt mit infizierter Erde), durch Fliegen, welche Nahrung kontaminieren, oder durch Gemüse, das mit menschlichen Fäkalien gedüngt worden ist.

Symptome: Nur bei starker Wurmbelastung können Bauchschmerzen, blutige Durchfälle und Rektalprolaps auftreten. Die meist nüchtern auftretenden Bauchschmerzen bessern sich nach Nahrungsaufnahme.

Diagnose: Nachweis der zitronenförmigen 50 µm langen Eier im Stuhlpräparat (Abb. 21).

Therapie: Mebendazol (Vermox) für 3 Tage führt in 70–90% zur Heilung.

Prophylaxe: Wie bei Ascariasis.

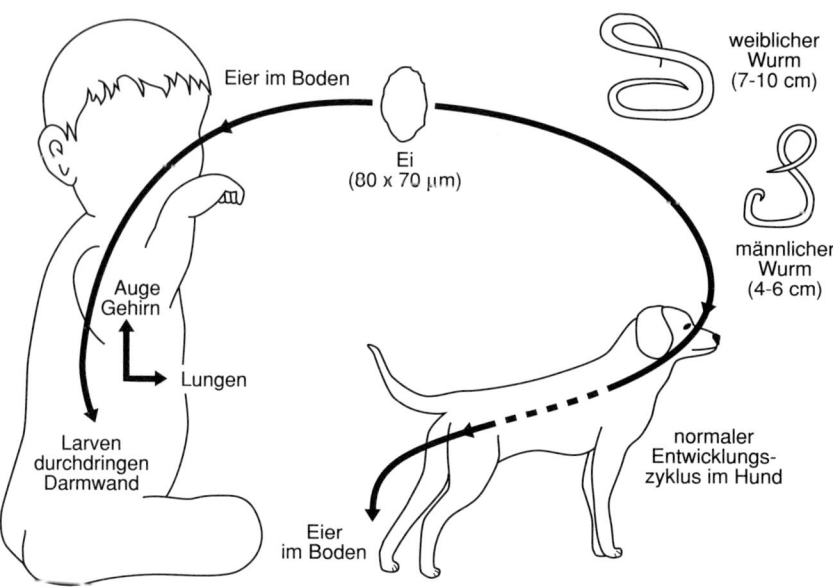

Abb. 22. Infektionsweg bei Toxocariasis.

Toxocariasis (viszerale Larva migrans)

Erreger: Toxocara canis und T. catis.

Vorkommen: Ubiquitär. Es erkranken vorwiegend Kleinkinder, an okulärer Toxocariasis häufiger ältere Kinder. Besonders gefährdet sind Kinder, die Erde essen (Geophagie).

Epidemiologie: Endwirt ist der Hund (Toxocara canis) oder die Katze (für T. catis). Bei diesen Tieren entwickeln sich nach einer Infektion mit Eiern im Darm die Larven, welche über den Kreislauf in die Lungen, von dort wieder in den Dünndarm gelangen und hier zu Würmern von 8–12 cm Länge heranwachsen (Abb. 22). Die mit dem Hunde- bzw. Katzenkot ausgeschiedenen Eier werden im Boden nach etwa 1–2 Wochen infektiös. Wenn kleine Kinder in Sandkästen und auf Spielplätzen mit den Händen infizierte Erde anfassen, kommen die Eier leicht in den Mund. Die sich im Dünndarm bildenden Larven wandern durch die Darmwand ins Blut und in innere Organe, wo granulomatöse Entzündungen mit Eosinophilie und Gewebsnekrosen entstehen. Es gelingt den Larven aber nicht, sich im menschlichen Organismus in geschlechtsreife Würmer umzuwandeln.

Für den Menschen sind vor allem junge Hunde und Katzen ansteckend, da diese häufig bereits vor der Geburt in utero durch die Mutter infiziert worden sind. Im Alter von 6 Monaten tritt bei den Jungtieren eine Immunität ein, und es werden keine Wurmeier mehr ausgeschieden. Bei trächtigen Hündinnen und Katzen allerdings kann dieser erworbene Schutz vorübergehend erlöschen, und es kommt zur Reaktivierung einer latenten Infektion (von Gewebslarven) oder zur Neuinfektion. Die Übertragung auf den Menschen erfolgt also entweder durch Kontakt mit Erde oder durch Kontakt mit Tieren, welche die Eier im Maul oder Fell haben.

Symptome: Die Larven können sich in Leber, Lungen, Nieren, Herz, Muskeln, Gehirn oder Auge ansiedeln und zu Gewebsreaktionen führen. Erkrankungen dauern unbehandelt Monate bis zu 2 Jahren, haben aber eine relativ gute Prognose.

▶ **Leber-** und **Milzvergrößerung** kommen häufig vor und sind oft begleitet von Fieber und einer starken Blut-Eosinophilie.

▶ **Husten mit Atemnot** und **Rasselgeräuschen** haben über die Hälfte aller Erkrankten. Röntgenologisch finden sich verstreut fleckförmige Verdichtungen in beiden Lungen.

▶ **ZNS-Symptome** sind Krämpfe und Liquorpleozytose (mit vorwiegend eosinophilen Granulozyten), auch Polyradikulitis (s. S. 316).

▶ **Augensymptome** sind Visusverschlechterung (ein- oder doppelseitig), manchmal auch Strabismus und periorbitale Ödeme. Am Augenhintergrund erkennt man einzelne Granulome (meist in der Nähe der Papille oder der Macula), manchmal auch wandernde Larven auf der Retina. Die Veränderungen, wenn sie sich als einseitiger granulomatöser Pseudotumor der Retina präsentieren, können mit einem Retinoblastom verwechselt werden und zur unnötigen Enukleation des Auges führen. Andere Organsymptome fehlen dabei meist.

Diagnose: Klinisch und serologisch (Antikörpernachweis mit ELISA-Technik), manchmal auch durch Leberbiopsie. Die meist vorhandene Blut-Eosinophilie ist bei isolierter Augenerkrankung schwächer.

Therapie: Diäthylcarbamazin für 3 Wochen, evtl. zusätzlich Prednison (besonders bei Augenbeteiligung). Früher wurde Thiabendazol verwandt.

Prophylaxe: Bei allen jungen Hunden und Katzen sollten frühzeitig Wurmkuren durchgeführt werden. Hunde und Katzen dürften nicht auf Kinderspielplätzen umherlaufen.

Trichinose

Erreger: Trichinella spiralis (Trichinen).

Vorkommen: Selten in Ländern mit gesetzlich vorgeschriebener Fleischbeschau, in anderen Ländern häufiger.

Epidemiologie: Infektionen des Menschen durch Verzehr von rohem oder ungenügend erhitztem Schweinefleisch, das Trichinenlarven enthält (Wurst, Hamburger usw.). Räuchern und Pökeln tötet die Larven nicht, jedoch längeres Erhitzen auf über 70° C und Einfrieren auf –15° C über 3 Wochen.

Die **Symptome** hängen ab von der Menge der aufgenommenen Larven und dem Stadium der Infektion:
▶ Im **Frühstadium** (1. Woche) wachsen die Larven im Duodenum zu erwachsenen Würmern heran und können eine Gastroenteritis (Bauchschmerzen, Durchfälle) erzeugen.
▶ Im **Stadium der Dissemination** (2. Woche) bohren sich die befruchteten weiblichen Würmer in die Darmwand und setzen Larven frei, welche durch den Kreislauf in andere Organe, besonders in die quergestreifte Muskulatur, transportiert werden. Ab 3. Woche beginnt die Zystenbildung in der Muskulatur. Hier können die Larven jahrelang überleben, sterben aber meist nach 6–9 Monaten ab und können langsam verkalken. Ab 2.–4. Woche nach Infektion treten Muskelschmerzen auf, besonders im Masseter, im Diaphragma und in der Interkostalmuskulatur. In ca. 80% finden sich Ödeme im Gesicht und periorbital, oft auch eine Konjunktivalrötung (Chemosis), splitterartige Hämorrhagien im Nagelbett und starke Eosinophilie (20–90%). Fieber und Urtikaria sind ebenfalls häufig, kardiale und respiratorische Symptome nicht selten. ZNS-Beteiligung (Meningitis, Entzündung in Basalganglien, Zerebellum und Medulla) ist möglich. Die Prognose ist im allgemeinen günstig; meist kommt es zur Spontanheilung.

Diagnose: Zuerst klinisch (bei Auftreten von Lidödemen, Chemosis, Nagelbetthämorrhagien und Myalgien in Verbindung mit einer Eosinophilie). In 50% sind die Muskelenzyme (CK, LDH) im Serum vermehrt. Ein Antikörpernachweis im Serum ist ab 3. Woche möglich mit dem ELISA- oder indirekten Immunfluoreszenztest. Die Muskelbiopsie (am besten aus dem M. deltoideus) kann durch mikroskopischen Larvennachweis die Diagnose bestätigen.

Therapie: Mebendazol für 10 Tage. Prednison kommt zusätzlich nur bei Myokarditis und ZNS-Beteiligung in Frage.

Prophylaxe: Einhaltung der veterinärhygienischen Vorschriften. Ausreichend langes Kochen von Schweinefleisch, wenn es bei der Schlachtung nicht tierärztlich kontrolliert worden ist.

Taeniasis und Diphyllobothriasis

Erreger: Taenia saginata (Rinderbandwurm), Taenia solium (Schweinebandwurm), Diphyllobothrium latum (Fischbandwurm).

Vorkommen: Infektionen durch den Rinder- und Schweinebandwurm sind hierzulande selten geworden (wegen der besseren sanitären Verhältnisse). Eine Diphyllobothriasis kommt vorwiegend in nördlichen Ländern mit kalten Binnenseen vor (z.B. in Skandinavien, Kanada, Sibirien).

Epidemiologie: Endwirt, in dem sich der erwachsene Rinder- oder Schweinebandwurm entwickeln kann, ist der Mensch, während als Zwischenwirt, in dem sich die Larven (Zystizerken) befinden, das Rind bzw. Schwein dient. Beim Fischbandwurm sind fischverzehrende Säugetiere (Mensch, Hund, Katze) der Endwirt, und Fische sind der Zwischenwirt, in welchem die im Wasser aus den Eiern geschlüpften Larven zu den infektionstüchtigen Larven (den sog. Plerozerkoiden) heranreifen. Der Mensch infiziert sich durch den Verzehr von larvenhaltigem Fleisch bzw. Fisch, welche nicht oder ungenügend erhitzt worden sind. Während die Eier des Rinder- und Fischbandwurmes für den Menschen nicht infektiös sind, können die Eier des Schweinebandwurmes den Menschen infizieren. Diese können durch Autoinfektion (After-Hand-Mund-Übertragung) oder Heteroinfektion (Übertragung durch Nahrung oder Wasser) in den Darmkanal des Menschen gelangen und von dort zu einer Zystizerkose (Larveninvasion in den inneren Organen) führen. Die Infektion der Rinder erfolgte früher durch Grasen auf mit menschlichen Fäkalien gedüngten Wiesen. Schweine infizierten sich meist durch larvenhaltiges Schweinefleisch in Küchenabfällen.

Symptome: Die meisten Infektionen, welche durch den Verzehr von Zystizerken-haltigem Fleisch bzw. Fisch zustandekommen, bleiben symptomlos. Wenn sich aber mehrere Bandwürmer im Dünndarm befinden, können Bauchschmerzen auftreten, sogar ein Obstruktionsileus entstehen. Bei einer Fischbandwurmerkrankung kann es bei disponierten Personen zu einer megaloblastären Anämie infolge Vitamin-B_{12}-Mangels kommen.

Bei einer **Zystizerkose** (entstanden durch orale Aufnahme von Eiern des Schweinebandwurmes) haben die Larven die Darmwand penetriert und sind durch das Blut in Gehirn, Auge, Muskulatur oder Subkutis gelangt, wo sie Entzündungen und Zystenbildung mit Verkalkungen hervorrufen. Die Zystizerken sind elliptische, durchscheinende Zysten mit eingestülptem Kopf (Scolex). Organsymptome sind z.B. Erbrechen (durch intrakranielle Drucksteigerung), Hydrozephalus, zerebrale Herdanfälle und Netzhautablösung. Eine Eosinophilie fehlt meistens.

Diagnose: Distale Bandwurmteile (Proglottiden), die mit dem Stuhl abgehen oder aus dem After herauswandern, sind die ersten Symptome. Bei mikroskopischer Untersuchung zwischen 2 Objektträgern erkennt man bei **Taenia saginata** 15–20 seitliche Verzweigungen des Uterus auf jeder Seite, bei **Taenia solium** nur 7–13 Verzweigungen. Eier lassen sich im Stuhlausstrich selten nachweisen (sie sind in den Proglottiden enthalten). Da die beweglichen Proglottiden von Taenia saginata den Darm verlassen können und ihre Eier auf der Analhaut ablegen, kann man diese (wie bei Madenwürmern) mit einem Zellophanklebestreifen (Tesafilm) auf einen Objektträger bringen und dort mikroskopisch nachweisen. Die Eier von Taenia saginata und Taenia solium sehen gleich aus und haben eine Größe von 35 µm im Durchmesser; sie sind gelbbraun und enthalten im Zentrum mehrere Häkchen.

Bei **Zystizerkose** (durch Taenia solium) lassen sich im Serum spezifische Antikörper nachweisen. In einem Teil der Fälle sieht man auf der Röntgenaufnahme verkalkte Zystizerken im Gehirn oder in anderen Organen, im MRT oder CT auch nichtverkalkte Zystizerken.

Die Eier des **Fischbandwurms** (Durchmesser 70 µm) werden in großer Zahl mit den Fäzes ausgeschieden und sind im Stuhlausstrich leicht an den Dotterzellen im Ei zu erkennen. Mit dem Stuhl abgehende Proglottiden sind im Gegensatz zum Rinder- und Schweinebandwurm breiter als lang und haben einen zentral gelegenen Uterus und Genitalporus.

Therapie: Die Einmalgabe von Niclosamid (Yomesan) wirkt zuverlässig gegen Rinder-, Schweine- und Fischbandwürmer, nicht jedoch gegen die Zystizerken von Taenia solium im Gewebe. Diese können durch Praziquantel (Cesol) abgetötet werden. Bei Zystizerkose ist ein chirurgischer Eingriff zu erwägen. Bei Vitamin-B_{12}-Mangelanämie durch den Fischbandwurm ist das fehlende Vitamin zu ersetzen.

Prophylaxe: Menschliche Fäkalien dürfen nicht zur Düngung benutzt werden. In Endemiegebieten sollte man kein rohes oder geräuchertes Fleisch essen. Erhitzen auf über 72° C für mindestens 5 Min. oder Einfrieren des Fleisches auf $-10°$ C für 5 Tage tötet die Larven des Rinder- und Schweinebandwurmes ab. Ähnliches gilt in Endemiegebieten für die Verhütung von Fischbandwurminfektionen.

Echinococcosis

Erreger: Echinococcus granulosus (Hundebandwurm) und Echinococcus multilocularis (Fuchsbandwurm).

Vorkommen: weltweit. Endemiegebiete sind in Europa Italien, Griechenland und Spanien. Infektionen bei Kindern häufiger (Erstmanifestationen aber oft erst im Erwachsenenalter).

Epidemiologie: Hauptwirt von Echinococcus granulosus ist der Hund. Zwischenwirt sind der Mensch und pflanzenfressende Haustiere (Schaf, Ziege, Rind u.a.). Die von Hunden mit dem Kot ausgeschiedenen Proglottiden und Eier infizieren den Boden, evtl. auch Nahrung und Wasser. Die Übertragung auf den Menschen erfolgt durch Kontakt mit Hunden und infizierter Erde, auch durch Verzehr von kontaminierter Nahrung. Für Schafe und Ziegen sind mit Hundekot infizierte Weiden die Infektionsquelle; bei ihnen entstehen larvenhaltige Zysten in Leber und Lungen, welche von Hunden gefressen werden. Im Dünndarm des Hundes entwickeln sich dann die 3–9 mm langen erwachsenen Würmer.

Symptome: Die nach oraler Aufnahme von Eiern entstehenden Larven von E. granulosus dringen durch die Darmwand ins Blut ein und werden zum großen Teil im Organismus abgetötet. Eine Absiedlung überlebender Larven kann in der Leber, bei Kindern auch in den Lungen stattfinden. Es bilden sich große Zysten, welche außer Flüssigkeit die Hydatiden (eingekapselte Larvenscolices) und Tochterzysten enthalten. Zysten, die in parenchymatösen Organen meist in Einzahl vorkommen, einen Durchmesser bis zu 20 cm haben und verkalken können, perforieren manchmal und breiten sich dann in der Umgebung aus. Eine Entwicklung zum erwachsenen Wurm ist beim Menschen nicht möglich.

▶ Bei **Lokalisation in der Leber** fühlt man eine Lebervergrößerung oder einen Tumor im rechten Oberbauch. Dabei können Bauchschmerzen und ein Ikterus (durch Gallengangsobstruktion) auftreten. Bei Zystenruptur kann ein schwerer anaphylaktischer Schock die Folge sein, auch eine Peritonitis mit Ansiedlung von Hydatiden in der gesamten Bauchhöhle. Bei **E.-multilocularis-Infektionen** sind die Zysten multipel und wachsen schneller. Sie führen zu Lebervergrößerung und starkem Ikterus.

▶ **Größere Hydatidenzysten in der Lunge** äußern sich durch Husten, Atemnot, Hämoptoe. Bei Ruptur in einen Bronchus kommt es zur Aussaat in die Lungen und manchmal zum Aushusten von Hydatiden und Häkchen (mikroskopischer Nachweis im Sputum möglich).

▶ Bei **Lokalisation im Knochen** wächst die Germinalschicht der Zyste entlang der Knochenkanälchen und arrodiert die Knochentrabekel, was zu Spontanfrakturen führen kann. Die radiologisch nachweisbaren Knochenveränderungen können mit einem Osteosarkom verwechselt werden.

▶ **Intrakranielle Zysten** rufen Symptome wie bei einem wachsenden Hirntumor hervor. Auch die *Nieren* können befallen sein (Symptome: Nierenschmerzen, Hämaturie).

▶ **Allergische Erscheinungen** (Eosinophilie, Urtikaria usw.) sind häufig.

Diagnose: Röntgenaufnahme der Lungen, Sonographie und Computertomographie sind zur Lokalisation wichtig. Es gibt mehrere serologische Methoden, die auf die Ätiologie hinweisen können (z. B. EIA). Eine Blut-Eosinophilie ist nicht immer vorhanden. Der früher durchgeführte Intradermaltest gibt häufig falsch positive und falsch negative Reaktionen. Eine Leberbiopsie oder Punktion ist kontraindiziert. Die Diagnose wird bestätigt durch die Operation und die mikroskopische Untersuchung des Zysteninhaltes.

Therapie: Nur wachsende Zysten werden operativ entfernt. Bei der Operation wird vor der Resektion der Zysteninhalt abpunktiert (wegen der Gefahr einer Ruptur), in die Zyste eine Alkohol- oder H_2O_2-Lösung instilliert und nach 15minütiger Einwirkung wieder abgesaugt. In nichtoperablen Fällen ist ein Behandlungsversuch mit Albendazol möglich.

Prophylaxe: In Endemiegebieten sollten bei Hunden regelmäßig (2mal jährlich) Wurmkuren durchgeführt werden. Tierische Eingeweide sollten Hunden nicht ohne vorheriges Kochen verfüttert werden.

VIII. Krankheiten des Urogenitaltraktes

C. Simon

1. Pyelonephritis

Definition: Die Pyelonephritis ist eine herdförmige, bakterielle Entzündung des Nierenparenchyms. Sie tritt ein- oder doppelseitig auf und kann zu schwerer Destruktion des Nierengewebes führen. Nach dem Verlauf unterscheidet man akute und chronische Pyelonephritiden. Der Begriff »Harnwegsinfektionen« schließt die Entzündungen der unteren Harnwege (Urozystitis, Urethritis) ein. Es gibt Harnwegsinfektionen mit und ohne Harnwegsobstruktion. Eine länger bestehende Obstruktion führt regelmäßig zu einer Pyelonephritis.

Ätiologie und Pathogenese: Bakterielle Erreger sind E. coli (in 60–80%), Klebsiella, Enterobacter, Proteus (vorwiegend Proteus mirabilis), Pseudomonas aeruginosa und Enterokokken (in je 5%). Selten kommen Staphylokokken, B-Streptokokken, Anaerobier, Candida u. a. vor. Mischinfektionen und Infektionen durch mehrfach resistente Erreger sind bei der chronischen Pyelonephritis und nach urologischen Eingriffen häufig. – Die **hämatogene** Entstehung einer Pyelonephritis ist bei einer bakteriellen Allgemeininfektion möglich (häufiger bei Neugeborenen). Meist entsteht die Pyelonephritis durch eine **aszendierende Infektion,** wobei verschiedene Faktoren eine Rolle spielen (Adhärenzfaktor der

Tab. 1. Angeborene Fehlbildungen der Nieren und Harnwege, die zu Harnwegsinfektionen und Pyelonephritis disponieren.

Anomalie	Befund
Nierenhypoplasie	Verminderung der Zahl der Nierenläppchen und -kelche, ein- oder doppelseitig
Doppelniere	Verdoppelung der Niere, meist auch des Ureters, in der Regel keine Symptome
Zystenniere	Verschiedene Formen: einseitig (palpabler Nierentumor) oder doppelseitig (polyzystische Nierenkrankheit mit und ohne Leberbeteiligung)
Hydronephrose	Erweiterung des Nierenbeckens bei Harnabflußstörung (beidseitig bei infravesikalem, ein- oder beidseitig bei supravesikalem Verschluß)
Nierendystopie und Wanderniere	Nierenverlagerung (ein- oder beidseitig), oft mit Ureterabknickung und Hydronephrose kombiniert
Hufeisenniere	Teilweise Verschmelzung beider Nieren (meist am unteren Pol), z. T. mit Uretereinengung und Hydronephrose
Anomalien des Ureterabganges	Durch Briden, hohe Ureterinsertion, aberrierendes Gefäß, Stenose
Anomalien des Ureters	Doppelbildungen, ektopische Uretermündung (Vestibulum, Vagina), Ureterozele, Uretermündungsstenose, Megaureter, Ureteratresie
Blasen- und Urethraanomalien	Vesikorenaler Reflux, Blasendivertikel, Megazystis, Urethralklappe, Urethralstenose
Blasenekstrophie	Verlagerung der evertierten Blase durch eine Bauchwandlücke nach außen (meist mit Spaltung der Symphyse und Kryptorchismus)
Hypo-, Epispadie	Atypische Mündung der Urethra an der Ventral- bzw. Dorsalseite des Penis, evtl. mit Stenosierung

Bakterien, fehlende lokale Immunität durch IgA u. a.). Oft besteht bei Harnwegsinfektionen ein vesikoureteraler Reflux, der das Vordringen der Bakterien in das Nierenbecken begünstigt. Eine Blasenlähmung, welche die Entstehung einer Pyelonephritis auslöst, kann schlaff oder spastisch sein (s. S. 352). Bei spastischer (partieller) Lähmung mit Restharn ist die Gefahr einer aszendierenden Infektion größer als bei schlaffer (vollständiger) Lähmung. Eine Dauerkatheterisierung der Harnblase (z. B. postoperativ) über mehrere Tage führt fast regelmäßig zu einer Harnwegsinfektion.

Häufige Ursachen einer Harnwegsinfektion, besonders bei Jungen, sind **Abflußstörungen** durch angeborene Fehlbildungen (Tab. 1).

Nicht selten findet man eine Ureterozele, eine Stenose am pyeloureteralen Übergang, eine Stenose des distalen Ureters oder des Ureterostiums oder eine Ureterabknickung durch ein aberrierendes Polgefäß. Eine Obstruktion der unteren Harnwege, z. B. durch eine Urethralklappe oder Meatusstenose, erzeugt im allgemeinen früher Symptome als eine Obstruktion der oberen Harnwege. Manchmal finden sich obstruierende Fehlbildungen gleichzeitig an den oberen und unteren Harnwegen. Eine Hydronephrose kann angeboren (Folge einer schon pränatal vorhandenen Ureterobstruktion) sein; meistens entsteht sie erst später durch ein verschieden lokalisiertes Abflußhindernis. **Harnkonkremente** (z. B. infolge Hyperkalziurie oder Zystinurie) können bei Harnstauung eine sekundäre bakterielle Entzündung hervorrufen.

Pathologie: Unter Pyelonephritis versteht man eine ein- oder doppelseitige interstitielle bakterielle Nephritis. Die Pyelonephritis ist keine diffuse, sondern eine herdförmige Nierenerkrankung. Bei der **akuten** Pyelonephritis kann man an der Nierenoberfläche in gruppenförmiger Anordnung bis hirsekorngroße gelbliche Eiterherde beobachten, die jeweils von einem hyperämischen Saum umgeben sind. Auf der Schnittfläche sind streifenförmige Abszesse zu erkennen. Bei der hämatogen entstandenen Pyelonephritis dominieren im Bereiche der Papillen und Markstrahlen radiär angeordnete sog. Ausscheidungsabszesse. Mikroskopisch sieht man in den Entzündungsherden massenhaft neutrophile Leukozyten und Monozyten in Verbindung mit einer Gewebseinschmelzung. Insbesondere werden die Tubuli zerstört. Viele Harnkanälchen enthalten Leukozytenzylinder (→ Pyurie). Oft sind Bakterienrasen nachzuweisen. Die Entzündung kann auch auf die Glomerula übergreifen. Meistens sind die entzündlichen Veränderungen in der Rinde stärker ausgeprägt als im Mark. Das Nierenbecken ist oft nur geringgradig beteiligt. Die akute Pyelonephritis kann unter Narbenbildung »ausheilen«. Sie kann aber auch bereits während des akuten Stadiums den Tod an Urämie verursachen. Relativ häufig geht sie in eine chronische Pyelonephritis über.

Bei der **chronischen** Pyelonephritis findet man vorwiegend lymphoplasmazytäre Infiltrate neben narbigen Veränderungen. Die Harnkanälchen sind herdförmig atrophisch. Die Glomerula rücken in den Narbenbezirken dichter zusammen und können sekundär veröden. Wenn der Untergang von Nierenparenchym und die Narbenbildung besonders stark ausgeprägt sind, resultiert eine pyelonephritische Schrumpfniere mit irreversiblem Nierenschaden.

Vorkommen: Die Pyelonephritis ist die häufigste Nierenerkrankung im Kindesalter. In der Neugeborenenperiode erkranken häufiger Jungen, im Schulalter Mädchen. Da die Unterscheidung von unteren Harnwegsinfektionen schwierig sein kann, liegen über die Häufigkeit der Pyelonephritis keine genauen Zahlen vor.

Symptome: Die **akute** Pyelonephritis beginnt in typischen Fällen plötzlich mit hohem Fieber, das beim Säugling von Erbrechen, gelegentlich auch von Durchfall, Krämpfen oder einem Meningismus begleitet wird. Beim älteren Kind stehen außer dem Fieber dysurische Harnbeschwerden, Leibschmerzen und eine Druckempfindlichkeit in der Lendengegend im Vordergrund. Die Krankheit kann auch schleichend beginnen oder völlig symptomlos verlaufen. Manchmal fällt zuerst eine Makrohämaturie auf, die jedoch schon nach 1 oder 2 Tagen zurückgeht.

Die **chronische** Pyelonephritis, die sich im Anschluß an eine nicht ausgeheilte akute Erkrankung allmählich entwickelt, hat sehr oft Harnabflußstörungen als Ursache (s. o.) und kann bei akuten Exazerbationen intermittierend zu Fieberschüben mit Leukozyturie und Bakteriurie führen. Bei längerem Bestehen findet man eine Anämie, Polyurie, Hypertension und bei zunehmender Tubulusinsuffizienz eine schwere Elektrolytstörung mit Hyponatriämie, Hyperkaliämie und metabolischer Azidose. Dabei kann ein sekundärer Hyperparathyreoidismus (s. S. 355) entstehen. Im Endstadium der Krankheit (oft erst im Erwachsenenalter) kann es zu einer Urämie mit tödlichem Ausgang kommen.

Verlauf: Eine akute Pyelonephritis spricht im allgemeinen rasch auf die antibakterielle Therapie an, rezidiviert aber häufig (je nach Ursache). Als Komplikationen können sich eine Urosepsis oder eine chronische Pyelonephritis entwickeln. Manchmal entstehen auch im Verlauf einer Pyelonephritis Nierensteine oder narbige Obstruktionen. Rezidive haben oft weniger Allgemeinsymptome und werden nur bei regelmäßigen Urinkontrollen erkannt. Die chronische Pyelonephritis kann sich in akuten Schüben äußern und hat eine schlechte Langzeitprognose.

Diagnose:

Bei der **akuten** Pyelonephritis bestehen meistens eine Leukozytose, stärkere Senkungsbeschleunigung und CRP-Vermehrung im Blut.

Bei schwerer Obstruktion tastet man oft durch die Bauchdecken die vergrößerte Blase und Niere. Zur zytologischen und bakteriologischen Harnuntersuchung gewinnt man nach sorgfältiger Reinigung des äußeren Genitales den Mittelstrahlurin des Patienten. Bei Säuglingen kann der spontan gelassene Urin in einem sterilen Urinkollektor aufgefangen werden, der kurzfristig vor der Vulva bzw. über dem Penis befestigt wird. Bei jüngeren Kindern mit starkem Krankheitsverdacht kann es zweckmäßig sein, sofort Katheterurin zu gewinnen oder eine suprapubische Blasenpunktion vorzunehmen.

Die Zuverlässigkeit des Untersuchungsergebnisses hängt entscheidend davon ab, daß der Urin sofort untersucht wird.

Die Leukozytenzahl im unzentrifugierten Mittelstrahlurin, welche in der Zählkammer bestimmt wird, übersteigt bei einer Pyelonephritis 20 Leukozyten/µl (Tab. 2). Mit dem sog. Multistix-Teststreifen (Fa. Merck) läßt sich enzymatisch ein erhöhter Leukozytengehalt im Urin nachweisen. Der Keimgehalt im Mittelstrahlurin beträgt in der Regel über 100000 Bakterien/ml (Keimzahlen unter 10000/ml sind durch die Urethralflora bedingt). Keimzahlen von 10000 bis 100000/ml liegen im Grenzbereich. Bei größerer Entfernung zum bakteriologischen Labor benutzt man das Objektträgerkulturverfahren (z. B. Uricult), bei dem der mit Nähragar beschichtete Objektträger in den Urin eingetaucht und nach der Bebrütung auf den Keimgehalt beurteilt wird. Die beimpfte Objektträgerkultur kann mit der Post an das bakteriologische Labor gesandt werden. Das Verfahren ist heute in Praxis und Klinik die Methode der Wahl. Katheter- oder Punktionsurin, der normalerweise steril ist, enthält die Erreger oft in Reinkultur. Bei der unbehandelten akuten Pyelonephritis gehen Keimzahl und Zellgehalt in der Regel parallel. Eine erhöhte Keimzahl bei normalem Zellgehalt kann auf unsachgemäßer Gewinnung und verzögerter Verarbeitung des Urins beruhen. Nur im Beginn einer Pyelonephritis kann der Leukozytengehalt noch normal sein. Eine Leukozyturie ohne Bakteriurie kann auf Vorbehandlung mit einem Antibiotikum beruhen; sie kommt aber auch bei anderen Krankheiten vor, die mit Fieber oder Dehydratation verlaufen. Die klinische Bedeutung der sog. asymptomatischen Bakteriurie ist umstritten. Sie kann mit einer angeborenen Anomalie der Harnwege zusammenhängen und dann Vorstufe einer Pyelonephritis sein; manchmal ist sie auch Restsymptom einer unerkannten früheren Harnwegsinfektion und sollte regelmäßig kontrolliert werden. Bei hämatogener Entstehung einer Pyelonephritis ist oft die Blutkultur positiv.

Bei einer fortgeschrittenen **chronischen** Pyelonephritis können Bakteriurie und Leukozyturie fehlen (»ausgebrannte« Infektion). Der Eiweißgehalt im Urin ist leicht erhöht; Erythrozyten sind oft nur spärlich vorhanden; manchmal werden Leukozytenzylinder gefunden. Häufig bestehen eine Polyurie, Azotämie, Azidose, Hyperkaliämie, Hyperphosphatämie, Anämie und Hypertension. Das Konzentrationsvermögen der Niere kann eingeschränkt, die Serumosmolalität erhöht sein.

Tab. 2. Harnbefunde und Albumingehalt im Serum bei akuter Poststreptokokken-Glomerulonephritis, akuter Pyelonephritis und nephrotischem Syndrom.

Kriterien	Akute Poststreptokokken-Glomerulonephritis	Akute Pyelonephritis	Nephrotisches Syndrom*
Proteinurie	+	+	+++
Hämaturie	++/+++	(+)	∅
Leukozyturie	(+)	+++	∅
Bakteriurie	∅	+++	∅
Zylindrurie	Erythrozytenzylinder	Leukozytenzylinder	Lipoidzylinder
Serumalbumin	Normal oder leicht erniedrigt	Normal	Erniedrigt

* Bei Minimal-Change-Glomerulonephritis.

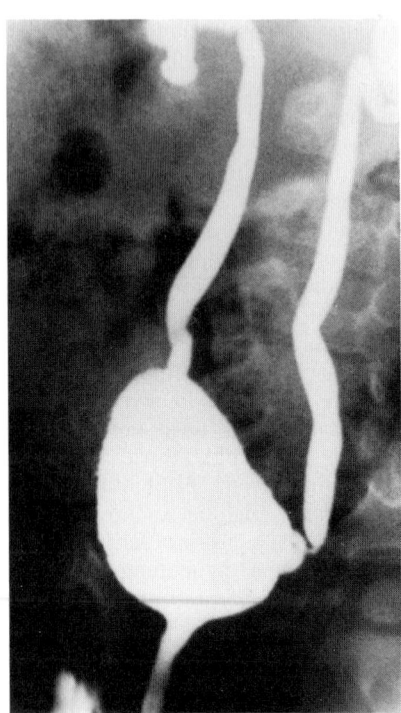

Abb. 1. a) Miktionszystourethrogramm: Reflux in beide Ureteren und beide Nierenbecken. Normale Urethra. 1 Jahr altes Mädchen.

delt es sich um eine angeborene Anomalie (Verkürzung des intramuralen Uretertunnels an der Einmündungsstelle in die Harnblase) oder um die Folge einer infravesikalen Obstruktion, die operativ behandelt werden muß. Ein Refluxnachweis sollte daher erst 6–8 Wochen nach erfolgreicher Behandlung einer akuten Pyelonephritis oder eines akuten Schubes versucht werden. Man unterscheidet 5 Schweregrade (je nach Erweiterung des Ureters, evtl. auch des Nierenbeckens, einer Verplumpung der Kelche und Verkleinerung des Nierenparenchyms). Sonographisch läßt sich bei vesikoureteralem Reflux auch nach vollständiger Blasenentleerung bald wieder Urin in der Blase (»Restharn«) nachweisen, der nach dem Reflux schnell wieder in die Blase zurückgeflossen ist.

Durch die Ultraschalluntersuchung sind Harnabflußstörungen, Tumoren, Zysten und Nierenkonkremente erkennbar. Eine Urolithiasis kann außerdem auf der Abdomenübersichtsaufnahme als Kalkschatten vermutet oder durch die Ausscheidungsurographie (Kontrastmittelauspa-

> Die Erkennung einer Obstruktion ist wichtig für die ätiologische Behandlung und zur Vermeidung von Rezidiven der Harnwegsinfektion. Erste bildgebende Untersuchung ist grundsätzlich die Sonographie – auch bei der ersten Harnwegsinfektion.

Je nach Klinik und sonographischem Befund können Ausscheidungsurographie (Erkennung von Fehlbildungen, s. Abb. 1 b, Nachweis einer chronischen Pyelonephritis) und Miktions-Zysto-Urethrogramm (Nachweis eines vesiko-ureterorenalen Refluxes, s. Abb. 1 a, oder eines infravesikalen Abflußhindernisses, s. Abb. 2) notwendig werden. Wenn bei einer Ausscheidungsurographie die ableitenden Harnwege erweitert sind, kann durch i. v. Injektion von Furosemid eine Obstruktion als Ursache ausgeschlossen werden (erkennbar an einer nun eintretenden vollständigen Ausscheidung des Kontrastmittels), während eine gleichbleibende oder zunehmende Dilatation der ableitenden Harnwege nach Furosemidinjektion ein Abflußhindernis anzeigt.

Ein vesikoureteraler Reflux kann ein vorübergehender entzündungsbedingter Befund sein. Bei Persistieren des Refluxes (trotz Behandlung) han-

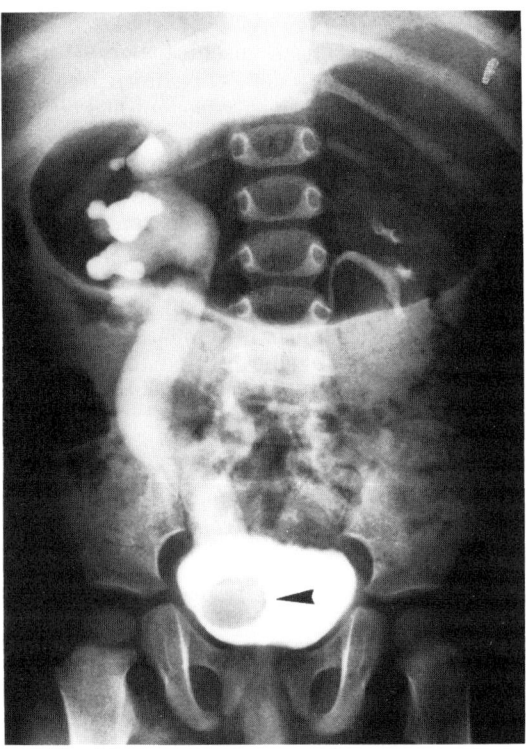

Abb. 1. b) Adulte Form der Ureterozele: Ein singuläres Hohlsystem mündet in die Ureterozele (rechts), die vom kontrastierten Blasenlumen durch die Ureterozelenwand getrennt ist (Pfeil). 1 Jahr altes Mädchen.

1. Pyelonephritis

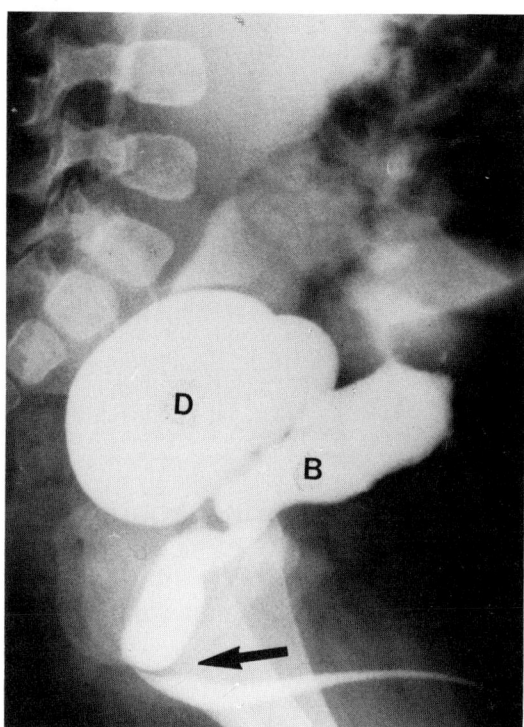

Abb. 2. Miktionszystourethrogramm: Urethralklappe (Pfeil), prästenotische Aufweitung, großes Divertikel (D), weitgehend entleerte Harnblase (B). 6 Monate alter Junge.

rung) erkannt werden. Für Nierenbeteiligung bei einer Harnwegsinfektion sprechen u.a. folgende Röntgensymptome: Vergrößerung oder Verkleinerung des Nierenschattens, verzögerte Kontrastmittelausscheidung, Verplumpung der Nierenbeckenkelche, narbige Einziehungen an der Nierenoberfläche und Stillstand im Nierenwachstum (bei sonographischen Verlaufskontrollen). Durch Szintigraphie können die Nierenfunktion (Nierenperfusion, die glomeruläre Filtrationsrate) seitengetrennt bestimmt und das Ausscheidungssystem dargestellt werden.

Bei neurogener Blasenfunktionsstörung (neurogener Blase) z. B. infolge einer Myelomeningozele sind rezidivierende Harnwegsinfektionen häufig und ein vesikoureteraler Reflux in 30–50% nachweisbar. Hier sind wiederholte Restharnbestimmungen (durch Sonographie) und urodynamische Messungen (z. B. Blasenmanometrie) wichtig. Wird dabei eine Sphincter-Detrusor-Dyssynergie (bei partieller Blasenlähmung) nachgewiesen, kann durch ein anticholinergisches Medikament (z. B. Oxybutynin) der Blasenausgangswiderstand gesenkt oder durch intermittierende Selbstkatheterisierung eine vollständige Blasenentleerung erreicht werden. Besteht bei neurogener Blase ein hochgradiger Reflux mit starker Ureterdilatation, so muß der Harn konsequent abgeleitet werden (entweder durch einen Dauerkatheter oder durch eine Ileumneoblase).

Differentialdiagnostisch ist eine isolierte **Harnblasenentzündung** (Zystitis) abzugrenzen, die sich bei älteren Kindern durch brennende Schmerzen beim Urinieren (Dysurie), Blasentenesmen und Harndrang äußert. Sie verläuft meist afebril und ohne Leukozytose; es fehlen ein Klopfschmerz der Nierenlager und eine Beschleunigung der Blutsenkungsgeschwindigkeit. Eine akute hämorrhagische Zystitis kann durch eine Adenovirusinfektion bedingt sein oder während einer Cyclophosphamid-Therapie (s. S. 589) auftreten.

Eine isolierte bakterielle **Urethritis** äußert sich durch eitrigen Ausfluß aus der Harnröhre und Schmerzen beim Wasserlassen und kann bei Kindern durch einen Fremdkörper oder eine Vulvovaginitis bedingt sein. Dabei enthält die erste Harnportion mehr Leukozyten als die folgenden Harnportionen, und der durch Blasenpunktion gewonnene Urin ist in der Regel nicht verändert. Eine Urethritis kann durch Oxyuren bedingt sein. In der Adoleszenz ist bei eitrigem Ausfluß aus der Harnröhre auch an Gonorrhoe zu denken. Die sog. nichtgonorrhoische Urethritis wird in diesem Alter durch Chlamydia trachomatis, Ureaplasma urealyticum oder Trichomonas vaginalis hervorgerufen (durch Geschlechtsverkehr übertragbar).

Tab. 3. Antibiotikatherapie der Pyelonephritis je nach Erregerempfindlichkeit.

Erreger	Bevorzugtes Mittel
E. coli, Klebsiella	Co-Trimoxazol Augmentan*
Enterobacter	Co-Trimoxazol Cefotaxim
Proteus mirabilis	Amoxycillin Co-Trimoxazol
Pseudomonas aeruginosa	Tobramycin Azlocillin
Enterokokken	Amoxycillin
Staphylokokken	Flucloxacillin Cefalexin

* Amoxycillin + Clavulansäure.

Therapie:

Die Behandlung erfolgt je nach Erreger und Antibiogramm mit einem Antibiotikum oder Co-Trimoxazol (Bactrim) für 2 Wochen (s. Tab. 3).

Wenn bei regelmäßigen Nachuntersuchungen mit Urinkontrolle ein Rezidiv (durch denselben Erreger) oder eine Reinfektion (durch andere Erreger) festgestellt wird, ist eine erneute Behandlung notwendig, an die sich u. U. eine längere Rezidiv- bzw. Reinfektionsprophylaxe anschließen kann. Hierfür sind auch Harnwegschemotherapeutika geeignet. Der akute Schub einer chronischen Pyelonephritis wird wie eine akute Erkrankung therapiert. Danach führt man weiterhin Urinkontrollen durch, da bei chronischer Pyelonephritis häufig Rezidive, Reinfektionen, Infektionswechsel, sekundäre Resistenz und Erregerpersistenz vorkommen. Sollte ein Rezidiv oder eine Reinfektion eintreten, erfolgt eine gezielte Behandlung nach dem Antibiogramm. Bei Fortbestehen einer durch anatomische Veränderungen bedingten Rezidivneigung wird eine Suppressionsbehandlung über längere Zeit mit einem Antibiotikum oder einem Chemotherapeutikum empfohlen.

Bei einer Fehlbildung der Harnwege ist als kausale Therapie die operative Korrektur anzustreben.

Bei einer einseitigen Nierenanomalie, welche den Krankheitsverlauf ungünstig beeinflußt, oder einer therapieresistenten einseitigen chronischen Pyelonephritis kann eine Nephrektomie zur Heilung führen.
 Eine Antirefluxoperation (z. B. durch Neuimplantation des Ureters in die Harnblase) ist indiziert bei längerem Bestehen eines hochgradigen primären vesikoureteralen Refluxes mit starker Ureterdilatation und entsprechenden Nierenbeckenveränderungen (wegen der Gefahr eines intrarenalen Refluxes und der Entstehung einer sog. Refluxnephropathie mit oder ohne Hypertension). Bei sekundärem Reflux durch eine Ureterozele, ein Blasendivertikel oder eine Urethralklappe wird die auslösende Ursache operativ beseitigt.

Zusammenfassung: Die im Kindesalter häufige akute Pyelonephritis beruht entweder auf einer aszendierenden oder einer hämatogenen bakteriellen Infektion. Einer rezidivierenden Erkrankung in den ersten Lebensjahren liegt oft eine angeborene Fehlbildung der Harnwege zugrunde. Häufige Krankheitserscheinungen sind hohes Fieber mit starker Leukozytose und Senkungsbeschleunigung, Leibschmerzen, Flankenschmerz und dysurische Beschwerden. Bei Zweiterkrankungen und chronischem Verlauf können derartige Symptome fehlen. Entscheidend für die Diagnose einer Harnwegsinfektion ist die zytologische und bakteriologische Urinuntersuchung, welche auch die Grundlage für die antibiotische Behandlung darstellt. Die Unterscheidung von einer Zystitis kann nach klinischen Kriterien schwierig sein. In jedem Fall muß nach der auslösenden Ursache gesucht werden. Die Beseitigung der Ursache verhindert Rezidive, Reinfektionen und Übergang in chronische Pyelonephritis.

2. Diffuse Glomerulonephritiden

Definition:

Bei den diffusen Glomerulonephritiden liegt eine nichteitrige, nahezu alle Glomerula betreffende Entzündung beider Nieren vor. Dabei handelt es sich meistens um sog. Immunkomplexnephritiden. Die Ablagerung von Immunkomplexen und Autoantikörpern gegen Basalmembranantigen in den Glomerula läßt sich histologisch mit fluoreszinmarkierten Antiseren nachweisen, die mit IgA, IgG, IgM und Komplement-Faktoren spezifisch reagieren.

Einteilung: Die diffusen Glomerulonephritiden lassen sich in 3 Gruppen einteilen (Tab. 4, S. 285):
 Gruppe I: Leitsymptom nephritisches Syndrom (Hämaturie, mäßige Proteinurie, evtl. Hypertension),
 Gruppe II: Leitsymptom nephrotisches Syndrom (stärkere Proteinurie, Hypoproteinämie, Ödeme),
 Gruppe III: Leitsymptom rapid progressiver Verlauf (Niereninsuffizienz).

Zu jeder Gruppe gehören mehrere Krankheitsformen, die sich im morphologischen Substrat unterscheiden. Je nach den Veränderungen im Schlingenkonvolut sieht man proliferative, exsudative, membranöse und sklerosierende Glomerulonephritiden. Bei den proliferativen Erkrankungen gibt es je nach Lokalisation eine endokapilläre (mesangiale) Form, eine endo- und extrakapilläre Form sowie eine membranoproliferative Form. Bei der extrakapillären Form ist die Bowmansche Kapsel beteiligt, bei der endokapillären Form nicht. Immunkomplexe können sich mesangial, subendothelial oder epimembranös niederschlagen. Aus den 3 Gruppen werden hier nur die im Kindesalter wichtigsten Krankheitsformen dargestellt:

2. Diffuse Glomerulonephritiden

Tab. 4. Wichtigste Formen der diffusen Glomerulonephritis (GN) unter Bezugnahme auf klinische Leitsymptome.

Gruppe	Leitsymptom	Krankheitsformen
I	Nephritisches Syndrom	Akute Poststreptokokken-GN
II	Nephrotisches Syndrom	Minimal-Change-GN Fokale segmentale Glomerulosklerose Membranöse GN Membranoproliferative GN
III	Rapid-progressiver Verlauf	Rapid progressive GN mit starker extrakapillärer Proliferation (mehrere Formen)

▶ Akute Poststreptokokken-Glomerulonephritis.
▶ Minimal-change-Glomerulonephritis mit nephrotischem Syndrom.
▶ Chronische Glomerulonephritis.
▶ Rapid progressive Glomerulonephritis mit diffuser Halbmondbildung.

a) Akute Poststreptokokken-Glomerulonephritis

Synonyma: Endokapilläre akute Glomerulonephritis nach Streptokokkeninfektion, akute postinfektiöse Glomerulonephritis.

Ätiologie und Pathogenese:

Die akute Poststreptokokken-Glomerulonephritis beruht auf einer Ablagerung von Immunkomplexen auf der Basalmembran, die IgG und C_3 enthalten. Sie wird durch eine 1–3 Wochen vorher stattgefundene A-Streptokokkeninfektion (Angina, Sinusitis, Otitis media, Impetigo, Erysipel) ausgelöst.

Bestimmte Streptokokkentypen (vorwiegend Typ 12 und 49 der serologischen Gruppe A) scheinen in besonderem Maße »nephritogen« zu wirken. Beim ebenfalls Streptokokken-bedingten Scharlach kommt eine Glomerulonephritis in ungefähr 1–3% der Fälle vor (meistens in der 3.–4. Krankheitswoche). Es gibt auch akute Glomerulonephritiden nach vorangegangenen Pneumokokken-, Meningokokken-, Staphylokokken- und Mycoplasma-pneumoniae-Infektionen.

Pathologie: Die vergrößerten Nieren haben eine blasse, von flohstichartigen Blutungen durchsetzte Rinde. Mikroskopisch sind die Glomerula vergrößert, die Bowmanschen Kapselräume eingeengt. Die glomerulären Endothel- und Mesangiumzellen sind vermehrt (proliferiert). Außerdem besteht eine Endothelschwellung. Neutrophile Granulozyten sind zwar vorhanden, doch findet sich kein eitriges Exsudat. Die Kapillarlichtungen der Glomerula sind eng. Mit besonderen Untersuchungsmethoden lassen sich Eiweißpräzipitate zwischen Endothelzellen und Basalmembran sowie warzenförmige Protuberanzen auf der Außenseite der Basalmembran (Antigen-Antikörper-Präzipitate) nachweisen.

Vorkommen: Die akute Poststreptokokken-Glomerulonephritis ist am häufigsten im Schulalter. Sie kommt vor dem 3. Lebensjahr kaum vor und nimmt nach dem 12. Jahr in der Häufigkeit kontinuierlich ab. Jungen erkranken öfter als Mädchen.

Symptome: Die akute Poststreptokokken-Glomerulonephritis kann plötzlich oder allmählich beginnen und variiert im Schweregrad beträchtlich. Die klassische Symptomentrias (Hämaturie, Ödeme, Hypertension) zeigen nur 60 bis 70% der Patienten.

Das früheste und sicherste Zeichen der Krankheit sind die Hämaturie (in über 50% als Makrohämaturie) und die leichte Proteinurie (beide aufgrund der erhöhten Durchlässigkeit der Glomerulumkapillaren).

Im Anfangsstadium besteht infolge der verminderten Glomerulumfiltration bei nicht eingeschränkter Wasserrückresorption in den Tubuli eine Oligurie, so daß bei Fortdauer der oralen Wasserzufuhr eine Hypervolämie und Hyperelektrolytämie (außer Natrium) resultiert. Die Ödeme, welche besonders im Gesicht als Lid- und periorbitale Schwellung auffallen, sind geringgradiger als bei einer minimal proliferierenden Glomerulonephritis mit nephrotischem Syndrom (s. u.) und beruhen in der oligurischen Phase der Krankheit vor allem auf einer Wasser- und Salzretention. Eine Steigerung des systolischen und diastolischen Blutdruckes findet sich bei zwei Dritteln der Erkrankten und hält in der Regel 4–7 Tage an. Die Hypertension entsteht multifaktoriell; sie beruht nicht nur auf dem Renin-Angiotensin-System, sondern auch auf der Vermehrung des Blutvolumens (Minutenvolumenhochdruck als Folge der Wasser- und Elektrolytretention). In 5–10% entwickelt sich eine hypertensive Enzephalopathie (eklamptische Pseudourämie), bei welcher durch Gefäßspasmen Hirnsymptome, wie Kopfschmerzen, Erbrechen, Schläfrigkeit, Krämpfe, Sehschwäche, Doppeltsehen, hervorgerufen werden. Die Netzhautarterien sind ebenfalls verengt. Eine Stauungspapille (Papillenödem) ist nur bei gleichzeitigem Hirnödem vorhanden. Der Puls ist während des Hypertensionsstadiums relativ langsam; Beschleunigung deutet auf Herzdekompensation hin. Diese kann bei starker Hypervolämie plötzlich auftreten und äußert sich durch Tachykardie, Dyspnoe, Herz- und Lebervergrößerung, evtl. auch durch ein Lungenödem.

Verlauf und Prognose: Makrohämaturie, Ödeme, Oligurie und Hypertension gehen unter entsprechender Behandlung nach 4–7 Tagen zurück. Eine Mikrohämaturie und leichte Proteinurie können noch bis zu 8 Wochen oder länger nachweisbar sein. Der Komplementgehalt des Serums (C_3-Fraktion), welcher in 90% der Fälle anfangs erniedrigt ist, normalisiert sich gewöhnlich nach 5 Wochen und dient als Indikator für die Aktivität der Erkrankung. Rezidive sind sehr selten. Ein tödlicher Ausgang infolge hypertensiver Enzephalopathie oder Herzversagen kommt heute kaum noch vor. Akutes Nierenversagen ist möglich und wird entsprechend behandelt (s. S. 298). Ein Übergang in die rapid progressive Glomerulonephritis (s. S. 294) ist sehr selten.

Diagnose:

> Das Vorkommen von Hämaturie, Erythrozytenzylindern im Harn und Oligurie in Verbindung mit Ödemen und Hypertension ist für eine akute Poststreptokokken-Glomerulonephritis charakteristisch.

Im Serum ist der Komplementgehalt (C_3-Komplement) erniedrigt. Bei akuter Glomerulonephritis nach einer Streptokokkeninfektion findet man im Serum als Streptokokkenantikörper Antistreptolysin O und Anti-DNase B.

Differentialdiagnose:

IgA-Nephritis: Die IgA-Glomerulonephritis ist bei Kindern häufiger als die Poststreptokokken-Glomerulonephritis. Sie tritt meist zwischen dem 5. und 12. Lebensjahr auf und hat ihren Namen von den IgA-Ablagerungen im Mesangium der Glomerula. Wahrscheinlich handelt es sich dabei ebenfalls um eine Immunkomplexnephritis. Die Proliferation der Mesangiumzellen ist – wie die Nierenbiopsie zeigt – überwiegend fokal und segmental, selten generalisiert. Episoden von Makrohämaturie wechseln mit kürzeren oder längeren Episoden von Mikrohämaturie oder fehlender Hämaturie ab. Eine Mikrohämaturie kann auch das einzige Symptom der Krankheit sein. Meist ist die Nierenfunktion nicht eingeschränkt, Ödeme und Hypertension fehlen, und der Komplementgehalt im Serum ist normal. Die Dauer der Erkrankung ist verschieden, die Prognose meistens günstig. In 20% aber schreitet die Erkrankung fort und führt später zu Hypertension, Einschränkung der Nierenfunktion und stärkerer Proteinurie. Eine sicher wirksame Therapie ist nicht bekannt.

Anaphylaktoide Purpura (Schoenlein-Henochsche Purpura, s. S. 496): Die hierbei vorkommenden Ödeme werden fast immer von Hautblutungen und/oder einem pleomorphen symmetrischen Exanthem (besonders an den Beinen) begleitet. Auch Gelenkschwellungen und Darmblutungen (mit Koliken) sind möglich. Eine gleichzeitige Makro- oder Mikrohämaturie (mit oder ohne Hypertension) spricht für eine Schoenlein-Henoch-Nephritis, die in eine chronische Verlaufsform übergehen kann. Auch ein nephrotisches Syndrom (s. S. 497) ist möglich. Der C_3-Komplementspiegel im Serum ist meist normal. Wie bei der IgA-Nephritis finden sich bioptisch nachweisbare IgA-Ablagerungen im Mesangium der Glomerula.

Die **Minimal-Change-Glomerulonephritis** mit nephrotischem Syndrom (s. S. 289) führt zu starken Ödemen, einer erheblichen Proteinurie und Hypoproteinämie und im allgemeinen nicht zu Makrohämaturie und Hypertension (Tab. 2).

Bei der **membranoproliferativen Glomerulonephritis** (s. S. 290) ist der Verlauf chronisch und das C_3-Komplement im Serum dauernd erniedrigt. Sie geht oft mit Hämaturie und Hypertension einher und beginnt meist im Schulalter. Die sichere Unterscheidung von anderen chronischen Verlaufsformen ist durch Nierenbiopsie möglich.

Angioneurotische (allergische) Ödeme, welche besonders im Gesicht (auch an den Lippen) auftreten, werden durch ein bestimmtes Allergen ausgelöst. Ein pathologischer Harnbefund fehlt.

Die **akute Pyelonephritis** (s. S. 279) geht in ungefähr 10% mit einer passageren Hämaturie einher. Immer bestehen Bakteriurie, Leukozyturie und Leukozytose, dagegen keine Ödeme und keine Hypertension (Tab. 2, S. 281).

Eine **hämorrhagische Zystitis** führt zu Harndrang, Blasentenesmen, Brennen beim Wasserlassen und manchmal auch zu einer Bakteriurie. Ödeme, Hypertension und Zylindrurie fehlen.

2. Diffuse Glomerulonephritiden

Urolithiasis: Eine Steinbildung in den ableitenden Harnwegen ruft eine Makro- oder Mikrohämaturie sowie kolikartige oder ziehende Schmerzen hervor, bei einer Harnstauung außerdem eine Pyelonephritis oder Hydronephrose. Sie kann auch symptomlos bleiben.

Eine Urolithiasis kommt bereits im frühen Kindesalter vor; sie ist relativ häufig bei Stoffwechselkrankheiten, die mit einer Hyperurikosurie und mit einer Hyperkalziurie einhergehen (Hyperparathyreoidismus, s. S. 555. Vitamin-D-Überdosierung, s. S. 35, idiopathische Hyperkalziämie), und entsteht manchmal auch während einer längeren Kortisonbehandlung, bei osteolytischen Knochenerkrankungen und bei Nierentubuluskrankheiten (z. B. Zystinurie, s. S. 295). Auch bei renaler tubulärer Azidose (s. S. 34) kommt Urolithiasis vor. Harnwegskonkremente sind bei Kindern überwiegend kalkdicht (z. B. Oxalatsteine) und dann schon auf der Röntgenaufnahme des Abdomens zu erkennen. Die seltenen, nichtschattengebundenen Konkremente (z.B. Uratsteine) lassen sich als Füllungsdefekte bei der Ausscheidungsurographie und oft an dem durch sie verursachten Aufstau diagnostizieren. Intrarenale Konkremente sind sonographisch eindeutig zu erkennen. Der Urin sollte auf Kalzium, Oxalat und Zystin untersucht werden. Eine renale tubuläre Azidose kann man durch Bestimmung von Urin-pH und Natriumbikarbonat im Blut erkennen.

Das **hämolytisch-urämische Syndrom** ist eine ätiologisch unklare Krankheit von jüngeren Kindern, seltener von älteren Kindern und Erwachsenen. Es handelt sich um eine akute, erworbene, antikörpernegative hämolytische Anämie, Thrombozytopenie (mit Haut- und Schleimhautblutungen) und Urämie (durch akutes Nierenversagen), welche nach einer uncharakteristischen Erkrankung der Atemwege oder des Gastrointestinaltraktes auftreten. Die Pathogenese ist unklar (wahrscheinlich fehlt ein die Prostazyklin-Synthese stimulierender Faktor, der die Thrombozytenaggregation hemmt).

Die Nierenveränderungen bestehen aus Nierenrindennekrosen und Fibrinthromben in den Arteriolen und Glomerulumkapillaren, manchmal auch fibrinoiden Nekrosen an den Vasa afferentia der Glomerula. Charakteristisch sind die bei akuter Hämolyse auftretenden Erythrozytenfragmente (Abb. 3). Wahrscheinlich sind die Formveränderungen der Erythrozyten, Hämolyse und Thrombozytopenie durch eine mechanische Schädigung der Zellen bei der Passage durch partiell thrombosierte oder anderweitig alterierte Gefäße entstanden (mechanische Hämolyse). Die schwere Nierenfunktionsstörung äußert sich in Oligurie bis Anurie, Mikro- oder Makrohämaturie, Retention von Wasser und Elektrolyten sowie Hypertension und führt in einem Teil der Fälle durch Urämie oder Linksherzversagen (maligne Hypertension) zum Tode. Therapeutisch ist bei schwerer Erkrankung mit akuter Niereninsuffizienz eine Peritonealdialyse die wichtigste Maßnahme. Heparin und Streptokinase sind nicht ratsam. Nur bei starker Anämie sollen gewaschene Erythrozytenkonzentrale, notfalls auch Thrombozytenkonzentrate gegeben werden.

Die Prognose ist vom Grad der Nierenschädigung und rechtzeitigen Behandlungsbeginn (Dialyse) abhängig. Bei der Mehrzahl der Patienten heilt die Krankheit restlos aus. In etwa 10% bleiben Hypertension und eine Nierenfunktionseinschränkung zurück. Rezidive sind möglich, aber selten.

Bei der sog. **Herdnephritis** (fokalen Glomerulonephritis) erkrankt nur ein Teil der Glomerula, und innerhalb eines Glomerulums ist jeweils nur

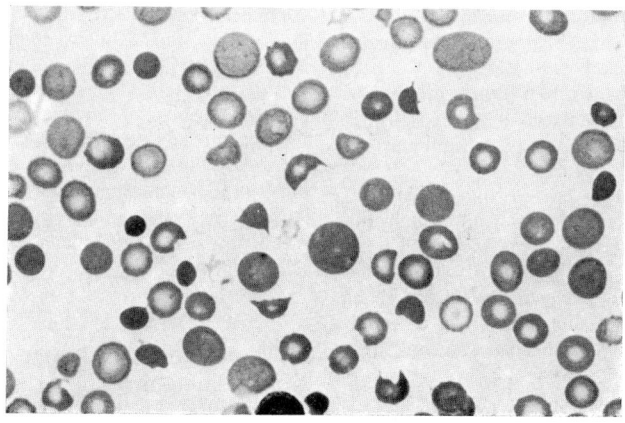

Abb. 3. Hämolytisch-urämisches Syndrom: reichlich Erythrozytenfragmente im peripheren Blut. Pappenheim-Färbung, etwa 900×.

ein Läppchen betroffen. Eine Herdnephritis gibt es als sog. Löhleinsche nicht-»embolische« Herdnephritis bei der Endocarditis lenta und bei Shuntinfektionen durch Staphylococcus epidermidis (Shuntnephritis, s. S. 329), ferner beim generalisierten Lupus erythematodes (s. S. 416), bei der Periarteriitis nodosa (s. S. 498), bei der Purpura Schoenlein-Henoch und Goodpasture-Krankheit (mit Lungenblutungen) u.a. Die verschiedenen Herdnephritiden haben eine unterschiedliche Pathogenese. Dementsprechend ist das mikroskopische Bild nicht einheitlich. Neben leichten Verlaufsformen kommen schwere Manifestationen vor, die schließlich zur Niereninsuffizienz führen. Klinisches Leitsymptom ist die Mikrohämaturie (meist ohne wesentliche Beeinträchtigung der Nierenfunktion).

Eine **hereditäre Nephritis** (z.T. mit langsam zunehmender Innenohrschwerhörigkeit) wird als Alport-Syndrom bezeichnet. Das Alport-Syndrom kann mit Augenfehlbildungen (z.B. Katarakt) kombiniert sein. Die Krankheit manifestiert sich im Laufe der frühen Kindheit durch Makro- oder Mikrohämaturie und Zylindrurie und schreitet langsam fort. Die Schwerhörigkeit wird zunächst durch das Audiogramm erkannt. Die Diagnose wird durch Nierenbiopsie gesichert. Die meisten Patienten benötigen ab 2. oder 3. Lebensjahrzehnt intermittierende Dialysebehandlung. Bei weiblichen Patienten ist die Prognose meistens günstiger. – Demgegenüber fehlen bei der **idiopathischen familiären Hämaturie** eine Niereninsuffizienz, begleitende Augenfehlbildungen und eine Schwerhörigkeit.

Bei nichteitriger **akuter interstitieller Nephritis** (z.B. bei Scharlach oder Diphtherie) können ebenfalls Hämaturie und Proteinurie auftreten; teilweise besteht eine Polyurie, teilweise eine Oligurie. Die Symptome bessern sich meist nach Aufhören der auslösenden Ursache. Nephrotoxische Medikamente, die eine interstitielle Nephritis hervorrufen können, sind z.B. Amidopyrine, Phenylbutazon und Salyzylate. Eine allergische interstitielle Nephritis kann durch Penicilline, Cephalosporine, Sulfonamide, Diphenylhydantoin und Furosemid ausgelöst werden.

Akuter Schub einer **chronischen Glomerulonephritis** (s. S. 294): Die Nierenfunktion ist eingeschränkt (nicht kurzfristig wie bei akuter Poststreptokokken-Glomerulonephritis).

Bei der **infantilen polyzystischen Nierenkrankheit** (meist mit Leberzysten) bestehen intermittierende Hämaturien, Nierenvergrößerung, Hypertension, zunehmende Niereninsuffizienz und später evtl. Zeichen der portalen Hypertension (bei Leberfibrose). Der Verlauf der autosomal rezessiv vererbten Krankheit ist unterschiedlich (je nach Ausdehnung der Veränderungen).

Ein **Nephroblastom** (Wilms-Tumor, s. S. 598) führt selten zu einer Hämaturie, manchmal zu einer Hypertension (infolge vermehrter Reninproduktion durch Ischämie des angrenzenden Nierengewebes). In den meisten Fällen läßt sich der Tumor durch die Bauchdecken fühlen (klinisches Leitsymptom).

Eine **Nierenvenenthrombose** (ein- oder doppelseitig) kann eine hämorrhagische Infarzierung der Niere hervorrufen und die Ursache einer plötzlich auftretenden Makro- oder Mikrohämaturie mit Nierenvergrößerung sein. In schweren Fällen kommt es zu Oligurie und Harnstoffretention. Oft sind die Thrombozyten und mehrere Gerinnungsfaktoren vermindert.

60% aller Nierenvenenthrombosen im Kindesalter kommen bei Kindern unter 2 Monaten (am häufigsten in der 2. Lebenswoche) vor. Sie können bei Neugeborenen diabetischer Mütter, bei verschiedenen Formen des Schocks (besonders in der Perinatalperiode) und bei zyanotischen Herzfehlern auftreten, außerdem beim nephrotischen Syndrom. Häufig steht eine Schocksymptomatik am Beginn der Erkrankung. Sonographisch stellt sich anfangs eine erheblich vergrößerte, echoreiche Niere mit sehr schmalem Mittelecho (keine Harntransportstörung!) dar. Bei Doppler-Sonographie erkennt man die fehlende venöse Durchblutung bei veränderter arterieller Pulsation. Weitere Untersuchungen sind dann selten erforderlich. Bei einer i.v. Urographie, die bei entsprechendem Verdacht kontraindiziert ist, wird das Kontrastmittel durch die infarzierte Niere schlecht ausgeschieden. Bei doppelseitigen Erkrankungen ist eine Peritonealdialyse indiziert und eine Thrombektomie zu erwägen. Bei Nachweis einer gleichzeitig bestehenden Verbrauchskoagulopathie wird eine entsprechende Behandlung (s. S. 490) durchgeführt.

Tuberkulose: Im frühen Kindesalter ist die Niere nur bei einer Miliartuberkulose mitbetroffen. Dabei stehen die Veränderungen in den anderen Organen (Lungen, Meningen) im Vordergrund. Die eigentliche Nierentuberkulose als Organtuberkulose tritt nach einer längeren Latenzzeit auf (meistens nach 7–20 Jahren). Dementsprechend wird eine Nierentuberkulose fast ausschließlich bei Erwachsenen diagnostiziert. Die wichtigsten morphologischen Formen der Nierentuberkulose sind die käsig-kavernöse Tuberkulose und die tuberkulöse Kittniere. Bei »offener« Nierentuberkulose können auch die ableitenden Harnwege infiziert werden. Die chronische Harnblasentuberkulose führt dabei nicht selten zur Schrumpfblase. Im Urin können Erythrozyten und/oder Leukozyten, im Tierversuch und in der Kultur Tuberkelbakterien nachgewiesen werden.

Andere Ursachen einer Hämaturie: Trauma, primäre Tumoren oder Metastasen, Blutungsübel, Fremdkörper u.a.

Therapie der akuten Poststreptokokken-Glomerulonephritis:

Im oligurischen Anfangsstadium muß die Flüssigkeitszufuhr eingeschränkt werden.

2. Diffuse Glomerulonephritiden

Man gibt deshalb zunächst nur so viel 10%ige Traubenzuckerlösung, wie es dem durch die Perspiratio insensibilis entstandenen Wasserverlust (400 ml/m^2 Körperoberfläche in 24 Std.) und der ausgeschiedenen Harnmenge entspricht.

In den ersten Tagen muß die Diät eiweißarm, bei Ödemen kochsalzfrei sein, jedoch ausreichend Energie enthalten.

Kaliumhaltige Fruchtsäfte sind im Beginn gefährlich. Nach eingetretener Besserung (Blutdrucksenkung, Verschwinden der Ödeme) können Eiweiß und Salz in normaler Menge zugeführt werden. Beim Nachweis von Streptococcus pyogenes (hämolysierenden Streptokokken der Gruppe A) im Pharynx ist eine mindestens 10tägige Penicillinbehandlung indiziert (auch bei Familienangehörigen, die Streptococcus pyogenes im Rachen haben). Zur Therapie einer bedrohlichen Hyperkaliämie: s. S. 42. Bei einer länger anhaltenden Anurie und starken Hypervolämie (Lungenödem, Lebervergrößerung) wird eine Peritonealdialyse durchgeführt. Als Diuretikum kann Furosemid verabreicht werden. Bei einer Steigerung des diastolischen Blutdruckes über 100 mmHg wendet man ein Antihypertensivum, evtl. in Kombination mit einem zweiten Mittel an (s. S. 219). Krampfanfälle behandelt man mit Diazepam (langsam i.v.). Bei Herzinsuffizienz ist eine Digitalisierung notwendig, evtl. auch ein Diuretikum.

Zusammenfassung: Die akute Poststreptokokken-Glomerulonephritis tritt 1–3 Wochen nach einer Atemwegs- oder Hautinfektion durch Streptococcus pyogenes (A-Streptokokken) auf und beruht auf einer Antigen-Antikörper-Reaktion an den Glomerula. Die Folgen der Glomerulonephritis sind im Anfangsstadium eine Oligurie (durch Verminderung der Glomerulumfiltration), eine Hypervolämie mit Hyponatriämie sowie eine Retention von Kalium, Phosphat, Sulfat und H-Ionen (Azidose). Regelmäßig kommt es zu Hämaturie und Proteinurie, meistens auch zu Ödemen und Hypertension, in schweren Fällen zu hypertensiver Enzephalopathie (Kopfschmerzen, Erbrechen, Krämpfe), zu Hirnödem mit Stauungspapille oder zu Lungenödem und Herzversagen. Meist tritt nach kürzerer oder längerer Krankheitsdauer Heilung ein. Die Therapie besteht anfangs in Flüssigkeitseinschränkung und eiweißfreier Kost und bei stärkerem Blutdruckanstieg in der i. v. Gabe von Diazoxid.

b) Minimal-Change-Glomerulonephritis (mit nephrotischem Syndrom)

Synonyma: Minimal proliferierende Glomerulonephritis, idiopathisches nephrotisches Syndrom, Lipoidnephrose.

Definition: Die Minimal-Change-Glomerulonephritis (mit nephrotischem Syndrom) ist eine im Kindesalter häufige Nephritisform mit selektiver Proteinurie, die auf eine Kortikosteroidbehandlung in der Regel gut anspricht. Unter dem Begriff »nephrotisches Syndrom« versteht man das gleichzeitige Vorkommen von stärkerer Proteinurie, Hypoproteinämie, Hyperlipidämie und Ödemen.

Ätiologie und Pathogenese: Die Ursache ist nicht bekannt. Es wird eine Lymphozytenfunktionsstörung vermutet. Die »primäre« Störung ist eine gesteigerte Durchlässigkeit der glomerulären Basalmembran, besonders für die niedermolekularen Plasmaproteine. Vor allem hierdurch kommt es zu einer Verminderung des Albumins, der α_1- und γ-Globuline, des Transferrins und Zäruloplasmins sowie zu einer Vermehrung der großmolekularen α_2- und β-Globuline (einschließlich der Lipoproteine). Letztere erklärt sich auch durch den geringen Abstrom dieser Eiweißkörper ins Interstitium bei gleichzeitiger Hypovolämie. Die Hypoproteinämie und Senkung des kolloidosmotischen Druckes im Blut sind die Hauptursache der generalisierten Ödeme. Infolge der Hypalbuminämie ist das Plasmavolumen in der Ödemphase erniedrigt. Die Hypovolämie bewirkt einen sekundären Hyperaldosteronismus mit Retention von Natrium und Wasser und infolge erhöhter Plasmaosmolalität eine vermehrte Produktion von antidiuretischem Hormon, wodurch die Ödembildung zunimmt. Die Hyperlipidämie (Zunahme der Triglyzeride und des Cholesterins im Serum) kann teilweise mit einem verminderten Lipidkatabolismus bei erniedrigten Plasmaspiegeln von Lipoprotein-Lipase erklärt werden.

Pathologie: Bei der Minimal-Change-Glomerulonephritis (mit nephrotischem Syndrom) fehlen stärkere Glomerulumveränderungen und Eiweißablagerungen an der Basalmembran, ebenso eine Komplementerniedrigung im Serum. Bei länger bestehender Proteinurie können die Mesangiumzellen leicht vermehrt sein. Elektronenmikroskopisch findet man minimale glomeruläre Veränderungen (Fusion der Fußfortsätze der Deckzellen). Die Permeabilität der Glomerulumkapillaren ist erheblich gestört, so daß eine »selektive« Proteinurie resultiert.

Tab. 5. Krankheitsformen bei nephrotischem Syndrom.

Form	Krankheits-beginn	Klinische Besonderheiten	Histologie
Minimal-Change-Glomerulonephritis (mit nephrotischem Syndrom)	2–5 Jahre	Häufigste Form im Kindesalter. Meist steroidempfindlich, häufig Rezidive. Komplementgehalt im Serum normal	Minimale Zellproliferation, Verlust der Fußfortsätze, keine Eiweißauflagerungen an der Basalmembran
Fokale segmentale Glomerulosklerose	1–14 Jahre	Meist steroidresistent, Komplementgehalt im Serum normal	Fokale Hyalinisierung und Sklerosierung meist nur eines Teils der Glomerulumschlingen
Membranöse Glomerulonephritis	Häufiger im Erwachsenenalter	Meist steroidresistent (häufig Spontanheilungen), Komplementgehalt im Serum normal	Verdickung der Basalmembran mit Ablagerung von Immunkomplexen
Membranoproliferative Glomerulonephritis	Adoleszenz	Oft steroidresistent, Komplementgehalt im Serum erniedrigt	Proliferative Veränderungen der Glomerula, Ablagerung von Immunkomplexen an der Basalmembran
Angeborene Nephrose (finnischer Typ)	1–3 Monate	Stets steroidresistent, in den ersten 5 Lebensjahren tödlich	Meist kleinzystische Dilatation der proximalen Tubuli
Sekundäre Formen (chronische Infektionen, anaphylaktoide Purpura, Medikamente)	Verschieden	Meist steroidresistent, keine Komplementerniedrigung im Serum	Je nach Ursache verschieden

Differentialdiagnostisch kommen in Gruppe II der diffusen Glomerulonephritiden (Leitsymptom: nephrotisches Syndrom) noch andere Krankheitsformen in Betracht (Tab. 5). Bei der **fokalen segmentalen Glomerulosklerose** findet man meist nephrotische Symptome, in 10% aber auch nephritische Symptome. Es entwickelt sich bald eine Hypertension. Da Prednison meist versagt und die Krankheit langsam fortschreitet, stirbt etwa die Hälfte der Patienten nach kürzerer oder längerer Dauer an einer schweren Niereninsuffizienz. Bei der **mesangioproliferativen Glomerulonephritis** (ebenfalls häufig steroidresistent) wird durch die Nierenbiopsie eine diffuse mesangiale Proliferation nachgewiesen. Sie ist bei Kindern sehr selten. Bei der **membranösen Glomerulonephritis** ist die Basalmembran der Glomerulumkapillaren verdickt und zeigt an der Außenseite Ablagerungen von Immunkomplexen, die mit zunehmender Krankheitsdauer in die Basalmembran inkorporiert werden. Die Veränderungen an den Harnkanälchen (z. B. hyalintropfige Eiweißspeicherung und Lipoidablagerungen) sind die Folge und nicht die Ursache der Krankheit. Die membranöse Glomerulonephritis ist bei Kindern selten. In etwa 30% tritt Spontanheilung ein.

Dem nephrotischen Syndrom kann auch eine **membranoproliferative Glomerulonephritis** zugrundeliegen (s. Tab. 5). Hier ist der Komplementgehalt im Serum erniedrigt. Die Krankheit äußert sich entweder nephrotisch oder nephritisch, gemischt nephritisch-nephrotisch, als asymptomatische Proteinurie oder als progrediente chronische Niereninsuffizienz. Sie spricht teilweise auf eine Kombinationstherapie mit Azathioprin und Prednison an. Die **angeborene Nephrose** vom finnischen Typ ist charakterisiert durch die kleinzystischen Erweiterungen der proximalen Tubuli und wird autosomal rezessiv vererbt. Ödeme können schon bei Geburt vorhanden sein oder entwickeln sich in den ersten Lebenswochen oder -monaten. α-Fetoprotein kann im Fruchtwasser und mütterlichen Serum vermehrt sein. **Bestimmte Nephritisformen** (z. B. bei der anaphylaktoiden Purpura Schoenlein-Henoch, beim generalisierten Lupus erythematodes oder bei einer Medikamentenreaktion) äußern sich teilweise ebenfalls durch eine Proteinurie und können alle Symptome eines nephrotischen Syndroms aufweisen. Bestimmte **Medikamente** können ein nephrotisches Syndrom hervorrufen. Die histologischen Befunde ähneln einer membranösen Glomerulopathie (Penicillamin, Gold), Minimal-Change-Nephritis (Ethosuximid, Lithium) oder proliferativen Glomerulonephritis (Trimethadion).

Vorkommen: Die Minimal-Change-Glomerulonephritis ist zwar die häufigste Ursache eines nephrotischen Syndroms bei Kindern, kommt jedoch im Kindesalter insgesamt selten vor. Über die Altersdisposition s. Tab. 5.

2. Diffuse Glomerulonephritiden

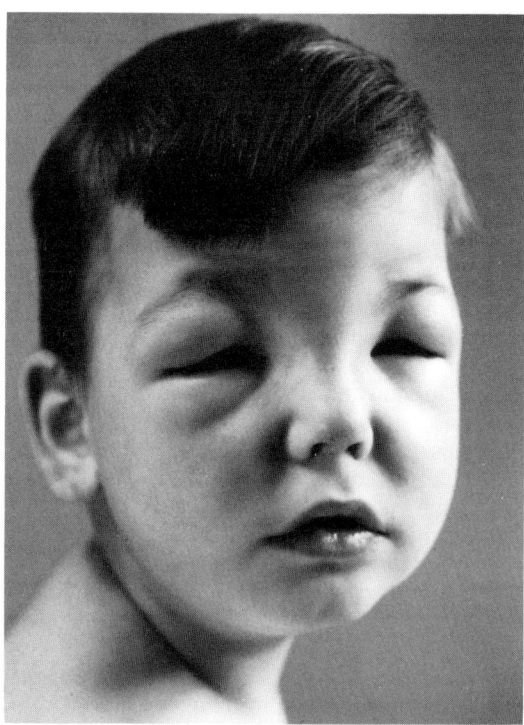

Abb. 4. Nephrotisches Syndrom bei 6jährigem Jungen: generalisierte Ödeme, besonders im Gesicht (periorbital).

Symptome:

Das erste Zeichen einer Minimal-Change-Glomerulonephritis, die meistens zwischen dem 3. und 5. Lebensjahr beginnt, sind die generalisierten Ödeme, die besonders im Gesicht (periorbital, Abb. 4) auffallen und am Hals und Skrotum bzw. an den großen Labien am stärksten ausgeprägt sind.

Manchmal bilden sich ein Aszites (Abb. 5) und ein Hydrothorax. Das Abdomen ist dabei aufgetrieben und die Atmung erschwert. Bei starken Ödemen bestehen immer eine Hypovolämie und Oligurie, jedoch keine Hypertension oder Makrohämaturie. Bei längerer Dauer der Krankheit beobachtet man schwere Unterernährung, Wachstumsstillstand und Osteoporose.

Verlauf und Prognose:

Die Krankheit hat, wenn keine schweren Infektionen auftreten, eine gute Prognose. Ein Drittel der Patienten hat nur eine Episode, ein Drittel wenige Rezidive und ein weiteres Drittel häufige Rezidive.

Auch ohne Prednisonbehandlung hört die Krankheit nach monate- oder jahrelangem Verlauf auf. Nierenversagen kommt nicht vor. Rezidive werden häufig durch interkurrente Atemwegsinfektionen ausgelöst. In seltenen Fällen kann jedoch eine Masernerkrankung oder eine andere Infektion zu einer überraschend schnellen Heilung führen. Durch Kortikosteroidbehandlung wird der Krankheitsverlauf erheblich verkürzt, das Auftreten von Rezidiven aber nur z.T. verhindert. Ein kleiner Teil der Patienten mit einer Minimal-Change-Glomerulonephritis (etwa 8%) spricht auf die Prednisontherapie nicht an (auch nicht bei höherer Dosierung oder bei längerer Dauer über 2 Monate), während die meisten Patienten im 1. Monat, einige erst im 2. Monat der Behandlung symptomfrei werden. Bei Kortikosteroidresistenz wird eine Nierenbiopsie durchgeführt; sie ist außerdem indiziert, wenn Zweifel an der Diagnose einer Minimal-Change-Glomerulonephritis bestehen, z.B. bei Kindern, die jünger als 1 Jahr und älter als 10 Jahre sind,

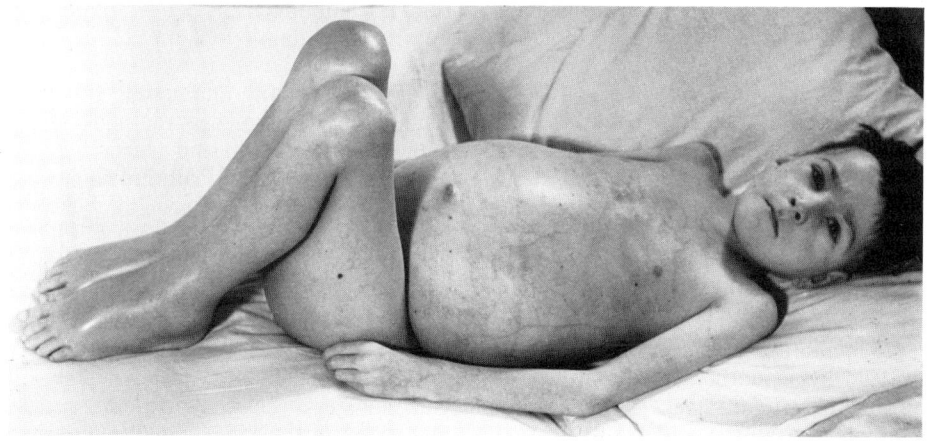

Abb. 5. Nephrotisches Syndrom bei 8jährigem Jungen: generalisierte Ödeme mit Aszites.

eine nichtselektive Proteinurie und einen C_3-Mangel sowie nephritische Symptome haben. Wenn sich bei der Nierenbiopsie eine membranöse Glomerulonephritis herausstellt, ist die Prognose günstiger als bei einer membranoproliferativen Glomerulonephritis oder einer extrakapillären Form mit diffuser Halbmondbildung.

Komplikationen:

Besonders infolge der Hypogammaglobulinämie sind die Patienten für bakterielle Infektionen (besonders durch Pneumokokken und gramnegative Stäbchen) anfällig, welche foudroyant verlaufen können.

Am häufigsten entsteht dabei eine Peritonitis, Sepsis oder Pneumonie. Bei stärkerer Hypovolämie ist ein akutes Nierenversagen möglich. Eine Nierenvenenthrombose ist bei Kindern seltener als bei Erwachsenen. Manchmal kommt es auch zu gefährlichen Embolien in Pulmonal- oder Hirnarterien.

Diagnose:

Die schwere Proteinurie (täglich 2–10 g oder mehr) erstreckt sich vor allem auf das Albumin und niedermolekulare Globuline.

Der oft schaumige Urin hat infolge des starken Eiweißgehaltes ein hohes spezifisches Gewicht und enthält reichlich hyaline, granulierte und Lipoidzylinder. Im Polarisationsmikroskop sind doppelt-lichtbrechende Lipoidkristalle (Malteserkreuze) nachweisbar. Das Persistieren einer Hämaturie spricht für eine andere Form der Glomerulonephritis. Dagegen kommt eine passagere Mikrohämaturie bei einer Minimal-Change-Glomerulonephritis nicht selten vor. Im oligurischen Anfangsstadium kann eine leichte, vorübergehende Azotämie bestehen. Die Konzentrationsfähigkeit der Nieren ist normal, die glomeruläre Filtration und die Nierendurchblutung sind nicht eingeschränkt. Nur bei länger bestehender Krankheit, besonders bei den seltenen steroidresistenten Formen, sind infolge einer Niereninsuffizienz die Inulin-, PAH- und Kreatininclearance herabgesetzt. Die Hypoproteinämie betrifft vor allem das Albumin, im geringeren Maße die α_1- und γ-Globuline, das Transferrin und Zäruloplasmin, während das α_2-Globulin vermehrt ist. Der C_3-Komplementspiegel ist normal, bei der membranoproliferativen Glomerulonephritis jedoch erniedrigt. Ödeme treten gewöhnlich erst bei einem stärker verminderten Plasmaalbuminwert auf. Die Blutsenkungsreaktion ist infolge der verschobenen Albumin-Globulin-Relation beschleunigt. Die Hyperlipidämie wird an einem hohen Cholesteringehalt (7,7–46 mmol/l = 300–1800 mg/dl) erkannt; die Lipoproteine sind vermehrt. Eine Nierenbiopsie ist vor allem bei Steroidresistenz indiziert.

Differentialdiagnose:

Fokale segmentale Glomerulosklerose: Diese meist steroidresistente Form kommt in etwa 8% der Fälle mit nephrotischem Syndrom vor und wird durch eine Nierenbiopsie erkannt. Die Proteinurie ist dabei weniger selektiv als bei der Minimal-Change-Glomerulonephritis.

Die **membranöse Glomerulonephritis,** welche meist steroidresistent ist, unterscheidet sich im klinischen Bild nicht wesentlich von der Minimal-Change-Glomerulonephritis. Sie hat bei Kindern eine relativ gute Prognose. Bei der **membranoproliferativen Glomerulonephritis,** die vor allem bei älteren Kindern vorkommt, können auch nephritische Symptome (Hämaturie, Hypertension, Azotämie) auftreten. Bei der **angeborenen Nephrose** bilden sich frühzeitig generalisierte Ödeme. Meist sterben diese Kinder nach einigen Monaten oder Jahren an Nierenversagen oder einer schweren Infektion. – Die **sekundären Formen** des nephrotischen Syndroms sind durch die Symptome der Grundkrankheit gekennzeichnet.

Die **hypoproteinämischen Ödeme** bei exsudativer Enteropathie (s. S. 250) und bei Dystrophie sowie Eiweißmangelschaden (s. S. 24) sind nicht renal bedingt. Proteinurie und Hyperlipidämie fehlen.

Allergische Ödeme, die u. a. durch Nahrungsmittel oder Medikamente ausgelöst werden, sind oft flüchtig und von Juckreiz oder urtikariellen Hauterscheinungen begleitet. Hypoproteinämie und Hyperlipidämie fehlen.

Kardiale Ödeme und **renale Ödeme** anderer Genese (bei akuter Poststreptokokken-Glomerulonephritis s. S. 285) sind auszuschließen.

Die **orthostatische Proteinurie** ist eine harmlose Störung ohne Hypoproteinämie und Hyperlipidämie, die vor allem bei asthenischen Jugendlichen zwischen 13 und 15 Jahren beobachtet wird. Dabei kommt es bei aufrechter Körperhaltung (nicht im Liegen) zu einer mäßigen Eiweißausscheidung im Urin, während der Morgenurin unmittelbar nach dem Aufstehen stets eiweißfrei ist. Eine starke Lendenlordose kann das Auftreten einer orthostatischen Proteinurie begünstigen.

Therapie:

Im Beginn wird eine tägliche hochdosierte Prednisontherapie (60 mg/m^2 Körperoberfläche) für 6 Wochen durchgeführt. Zur Rezidivprophylaxe geht man nach Verschwinden der Proteinurie für weitere 6 Wochen auf eine alternierende Prednisonbehandlung mit einer geringeren Dosis über.

Durch alternierende Gabe (jeden 2. Tag morgens 40 mg/m^2 über 6 Wochen) wird die Gefahr eines medikamentös bedingten Cushing-Syndroms herabgesetzt, welches sich bei einer Langzeittherapie mit hohen Dosen von Prednison einstellen würde (Mondgesicht, Osteoporose, Wachstumsstillstand, hypokaliämische Alkalose mit Krämpfen, Pseudotumor cerebri durch intrakranielle Drucksteigerung, Stauungspapille, Kopfschmerzen, Doppeltsehen, Glukosurie u.a.). Bei Rezidiven (mit Ödemen) gibt man wieder kontinuierlich Prednison, bis der Harn 3 Tage eiweißfrei ist. Danach folgt eine 4wöchige alternierende Therapie mit Prednison. Bei häufigen Rezidiven kann eine längere alternierende Steroidtherapie (über Monate) in niedriger Dosis weitere Rezidive verhüten. Bei starker Steroidtoxizität oder bei Steroidabhängigkeit kommt die Behandlung mit einem Immunsuppressivum (Cyclophosphamid) für 2 Monate in Frage. Als steroidabhängig bezeichnet man Patienten, die während alternierender Therapie oder bald nach Therapieende ein Rezidiv bekommen. Während der Behandlung mit Cyclophosphamid wird Prednison alternierend weitergegeben (für 4–6 Wochen). Cyclophosphamid kann jedoch beträchtliche Nebenwirkungen haben (Knochenmarkdepression, hämorrhagische Zystitis, Alopezie, Schwächung der Infektabwehr, Hodenschädigung), so daß die Eltern über das Risiko einer solchen Behandlung aufgeklärt werden müssen. Bei Steroidresistenz (keine Remission während einer 8wöchigen Prednisontherapie) ist eine Nierenbiopsie indiziert. Ergibt diese nur Minimalveränderungen an den Glomerula, tritt manchmal unter fortgeführter alternierender Prednisonbehandlung (maximal 3–6 Monate) doch noch eine Remission ein. Wenn Prednison wegen starker Nebenwirkungen nicht weiter gegeben werden kann, führt Cyclophosphamid bei den meisten Patienten zur Remission. Findet man aber an den Glomerula stärkere morphologische Veränderungen (fokale Glomerulosklerose oder mesangiale Proliferation), ist nur in 10–15% mit dem Ansprechen auf eine Cyclophosphamid- oder Chlorambucilbehandlung zu rechnen.

Bei Eintritt einer chronischen Niereninsuffizienz kann eine intermittierende Dialysebehandlung, später eine Nierentransplantation durchgeführt werden. Diuretika, z.B. Chlorothiazid oder Furosemid, können bei hochgradigen Ödemen nützlich sein. Auch durch die i.v. Injektion von humanem salzarmen Albumin (in Kombination mit einem Diuretikum wegen der Gefahr einer Hypervolämie) läßt sich die Diurese in Gang bringen, jedoch wird das zugeführte Albumin rasch wieder durch die Nieren ausgeschieden.

Zum Ausgleich der Eiweißverluste mit dem Urin ist eine eiweißreiche Kost zu verabreichen.

Eine NaCl-freie Diät ist nicht erforderlich, eine Kochsalzeinschränkung aber im Ödemstadium (wegen der Tendenz zur Natriumretention) ratsam. Eine Beschränkung der normalen Flüssigkeitszufuhr ist wertlos und kann bei einer Hypovolämie sogar schaden (Auftreten von Schocksymptomen trotz vorhandener Ödeme). Ein großer Pleuraerguß oder Aszites muß bei stärkeren Atem- bzw. Bauchbeschwerden drainiert werden.

Zusammenfassung: Die Minimal-Change-Glomerulonephritis mit nephrotischem Syndrom (selektive Proteinurie, Hypoproteinämie, Ödeme) beginnt gewöhnlich zwischen dem 2. und 5. Lebensjahr. Die primäre Störung ist eine gesteigerte Durchlässigkeit der glomerulären Basalmembran für die niedermolekularen Plasmaproteine (vor allem Albumin). Ohne Behandlung ist der Verlauf oft chronisch-rezidivierend und wird durch schwere bakterielle Infektionen kompliziert. Die Therapie besteht vor allem in einer Prednisonbehandlung, welche die Krankheit abkürzt, aber Rezidive z.T. nicht verhindern kann.

c) Chronische Glomerulonephritis

Unter den verschiedenen Formen einer chronischen Glomerulonephritis ist die diffuse mesangioproliferative Glomerulonephritis bei älteren Kindern und jüngeren Erwachsenen am häufigsten und hat eine schlechte Prognose. Sie führt zu einer ungleichmäßig fortschreitenden Verödung von Glomerula. Andere Glomerula sind kompensatorisch hypertrophiert, so daß die Nierenfunktion für eine bestimmte Zeit noch aufrechterhalten wird. Diese Form der Glomerulonephritis bedingt nach einiger Zeit eine glomerulonephritische Schrumpfniere. Auch andere Formen (z.B.

die membranöse, proliferierende oder sklerosierende Glomerulonephritis) können chronisch werden und zur Schrumpfniere führen.

Bei chronischer Glomerulonephritis findet man in fortgeschrittenen Fällen eine Hypertension, Retention harnpflichtiger Substanzen, Hyperelektrolytämie (Phosphat, Sulfat, Kalium), Zeichen eines sekundären Hyperparathyreoidismus (s. S. 555), eine Hyponatriämie, Hypochlorämie und Azidose. Eine Polyurie mit niedrigem spezifischem Gewicht oder Isosthenurie (spezifisches Gewicht von 1010) deutet auf ein mangelndes Konzentrationsvermögen der Nieren hin. Die Inulin- und Kreatininclearance sind mehr oder weniger eingeschränkt. Häufig entwickelt sich eine Anämie. Die Thrombozyten können vermindert und funktionell geschädigt sein, so daß es zu Haut-, Schleimhaut- und Retinablutungen kommt. Nicht selten treten Störungen im Magen-Darm-Trakt auf (sog. urämische Gastroenteritis), die auf eine Ausscheidung von harnpflichtigen Substanzen zurückgeführt werden. Gelegentlich entsteht eine schwere, nekrotisierende Kolitis. An den Lungen entwickeln sich Veränderungen, die in ihrer Gesamtheit als »urämische Pneumonie« zusammengefaßt werden. Hierbei findet man ein fibrinreiches Exsudat in den Alveolen mit Makrophagen, Neutrophilen und kleinen Blutungen. Bei der sog. **stillen Urämie** mit Retention von harnpflichtigen Substanzen kann es zu einer fibrinösen Perikarditis oder einer peripheren Neuritis kommen. Im urämischen Koma bestehen eine erhebliche Dehydratation und Azidose, außerdem profuse Blutungen und manchmal schwere bakterielle oder virale Infektionen, welche früher 5–20 Jahre nach Krankheitsbeginn den Tod herbeiführten.

Heute sind die Lebensaussichten durch die intermittierende Dialysebehandlung verbessert worden, vor allem wenn eine Nierentransplantation möglich ist.

d) Rapid progressive Glomerulonephritis

Die rapid progressive Glomerulonephritis kommt bei einer Reihe von Nierenerkrankungen mit verschiedener Pathogenese vor. Häufig ist die Ursache unklar (idiopathische Form). Sehr selten ist eine Streptokokkeninfektion vorangegangen, oder es besteht ein Zusammenhang mit einer Periarteriitis nodosa (s. S. 498), einem generalisierten Lupus erythematodes (s. S. 415) oder einer anaphylaktoiden Purpura Schoenlein-Henoch (s. S. 496). Es kann sich auch um eine fortgeschrittene fokale Glomerulosklerose oder um eine membranoproliferative Glomerulonephritis handeln.

Gemeinsam ist diesen Erkrankungen eine starke extrakapilläre Proliferation mit diffuser Halbmondbildung und Aggregation der Deckzellproliferate an die Kapselwand (Abb. 6). Die Halbmonde können Fibrin enthalten, bei der nichtidiopathischen Form auch Ablagerungen von Komplementfaktoren und IgG (Schädigung durch im Blut zirkulierende Immunkomplexe). In anderen Fällen finden sich IgG-Ablagerungen auf der Basalmembran (Basalmembranantikörper).

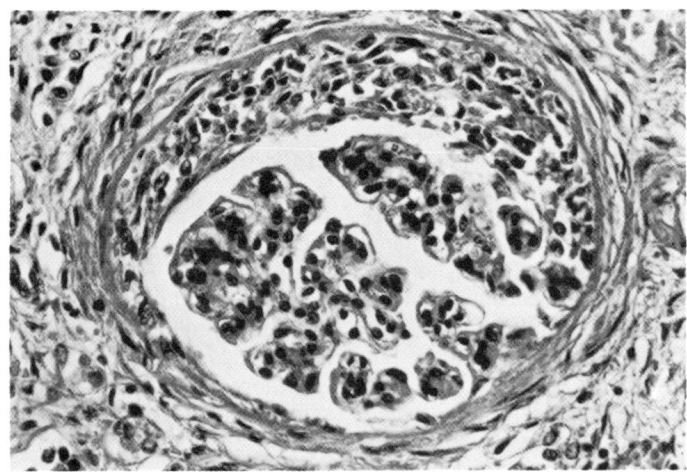

Abb. 6. Rapid progressive Glomerulonephritis mit extrakapillärer Epithelproliferation (Halbmond-Bildung). Ladewig-Färbung.

Häufig besteht dabei ein nephritisch-nephrotisches Krankheitsbild mit fortschreitender Niereninsuffizienz, welche unbehandelt in wenigen Wochen oder Monaten zum Tode führt. Die Diagnose wird bei klinischem Verdacht durch Nierenbiopsie gestellt. Bei immunologisch bedingten Erkrankungen versucht man eine immunsuppressive Behandlung mit Azathioprin oder Cyclophosphamid in Kombination mit Prednison und wiederholter Plasmapherese. Zur Therapie der Niereninsuffizienz wird eine kontinuierliche Peritonealdialyse durchgeführt. Eine Nierentransplantation kann lebensrettend sein, vorausgesetzt, daß die transplantierte Niere nicht auch erkrankt.

3. Hereditäre Tubulopathien

Definition und Einteilung: Die seltenen angeborenen Tubulopathien werden unterteilt in Krankheiten der proximalen und der distalen Tubulusabschnitte (Tab. 6). Die Krankheiten des proximalen Tubulus betreffen als isolierte oder kombinierte Störung die Rückresorption von Glukose, Aminosäuren, Bikarbonat und Phosphaten, während die Krankheiten des distalen Tubulus in einer Störung der Wasser- und Natriumrückresorption sowie der H-Ionensekretion zum Ausdruck kommen.

Die **renale Glukosurie** (mehrere Typen) ist eine meist autosomal rezessiv vererbte Störung der Glukoserückresorption im proximalen Tubulus bei normalem Blutzucker. Die tägliche Harnzuckerausscheidung kann 20–30 g oder mehr betragen. Die Diurese ist nicht gesteigert. Die Glukosetoleranzkurve ist normal. Krankheitssymptome fehlen.

Tab. 6. Hereditäre Krankheiten der proximalen und distalen Tubuli.

Lokalisation	Angeborene Tubulopathien
Proximaler Tubulus	Renale Glukosurie Zystinurie Hartnupsche Krankheit de Toni-Debré-Fanconi-Syndrom Zystinose Proximale tubuläre Azidose Familiäre Hypophosphatämie (Phosphatdiabetes) Pseudohypoaldosteronismus
Distaler Tubulus	Diabetes insipidus renalis Distale tubuläre Azidose

Die **Zystinurie** ist eine rezessiv vererbte, meistens asymptomatische Tubulopathie (Aminosäurentransportstörung), bei welcher gleichzeitig Zystin, Lysin, Arginin und Ornithin im Harn ausgeschieden werden. Das im sauren Urin schlecht lösliche Zystin läßt sich im Sediment mikroskopisch an den typischen sechseckigen Kristallen erkennen. Ein Zystinnachweis im Harn ist mit der Zyanid-Nitroprussid-Probe (Rotfärbung) und durch die Chromatographie möglich. Eine Urolithiasis tritt nur in ungefähr 3% bei stärkerer Zystinurie auf. Zur Vorbeugung werden Alkalisierung des Harns und reichliche Flüssigkeitszufuhr empfohlen. Bei Erfolglosigkeit kommt eine Behandlung mit D-Penicillamin in Frage, welches die Bildung von besser löslichen Disulfiden aus D-Penicillamin und Zystein bewirkt.

Bei der **Hartnupschen Krankheit** handelt es sich um eine autosomal rezessiv vererbte Transportstörung des Tryptophans, das aus dem Dünndarm schlecht resorbiert wird. Der Tryptophanmangel führt zu einer verminderten Nikotinsäureamidsynthese, wodurch sich die neurologischen Symptome (z. B. zerebellare Ataxie) und die Hautsymptome (pellagraähnliche schuppende Erytheme an lichtexponierten Stellen) erklären. Im Harn werden infolge einer Rückresorptionsstörung nicht nur Tryptophan, sondern auch andere neutrale Aminosäuren in größerer Menge ausgeschieden, außerdem Indikan, das im Darm durch Bakterien aus Tryptophan gebildet wird. Die klinischen Symptome können durch hohe Dosen Nikotinsäureamid gebessert werden.

Der primäre **Diabetes insipidus renalis**, welcher beim Typ 1 X-chromosomal rezessiv vererbt wird, beruht nicht auf einem Mangel an Adiuretin (ADH), sondern einem Nichtansprechen des distalen Tubulus auf ADH, so daß ungenügend Wasser rückresorbiert wird. Es gibt auch eine erworbene Form, die bei chronischer Niereninsuffizienz oder durch Medikamente (Vinblastin, Cisplatin, Amphotericin B u. a.) hervorgerufen wird. Die Symptome sind eine starke Polyurie und Polydipsie; bei mangelhafter Flüssigkeitszufuhr entwickelt sich eine hypernatriämische Dehydratation mit Fieber, Krämpfen und Erbrechen. Besonders im 1. Lebensjahr kann es bei interkurrenten Infektionen zu lebensbedrohenden Krisen kommen. Die körperliche und geistige Entwicklung dieser Kinder bleibt meistens zurück. Niedrige Harnosmolalität, spezifisches Gewicht unter 1012 und Ausbleiben einer Harnkonzentrierung nach einer Testdosis Vasopressin oder DDAVP (Vasopressinanalogon) sind charakteristisch. Bei Dehydratation steigt die Harnosmolalität ungenügend an (maximal auf 400 mosmol/kg, bei ADH-Mangel dagegen nur auf 150 mosmol/kg). Der ADH-Spiegel im Plasma ist nicht erniedrigt.

Zur Therapie sind wichtig ausreichende Flüssigkeitszufuhr, NaCl-arme Kost und Gabe von Hydrochlorothiazid (Esidrix), das durch eine Steigerung der Natriumausscheidung die Hyperosmolalität des Blutes senkt. Hierdurch kann im proximalen Tubulus mehr Glomerulumfiltrat rückresorbiert werden, und es gelangen weniger Wasser und Natrium in den distalen Tubulus. Die zusätzliche Gabe von Indometacin (einem Prostaglandin-E-Antagonisten) kann die Wirkung des Thiazids verstärken.

Bartter-Syndrom

Das Bartter-Syndrom (eine kaliumverlierende Nephropathie) ist charakterisiert durch chronische Hypokliämie bei starkem renalen Kaliumverlust, hypochlorämische Alkalose, Hyperreninämie, Hyperaldosteronismus und erhöhte Prostaglandinausscheidung bei normalem Blutdruck, vaskulärer Angiotensinresistenz und Hypertrophie des juxtaglomerulären Apparates der Niere. Es gibt neben der seltenen meist autosomal rezessiv vererbten Form symptomatische Formen, z. B. durch Laxantien- oder Diuretikamißbrauch.

Der **Pathomechanismus** ist noch nicht völlig geklärt. Wahrscheinlich steht am Anfang die Erniedrigung der aktiven Chloridrückresorption (und damit auch der Natriumrückresorption) im aufsteigenden Schenkel der Henleschen Schleife. Das führt zu einer verstärkten Natriumrückresorption im distalen Tubulus und zu einer vermehrten Sekretion von K^+ und H^+ mit dem Harn. Die resultierende Hypokaliämie, Hypochlorämie und Alkalose bewirken eine gesteigerte renale und vaskuläre Prostaglandinsynthese und diese wiederum eine Stimulation des Renin-Angiotensin-Systems, die zur Hypertrophie des juxtaglomerulären Apparates und zum sekundären Hyperaldosteronismus führt. Der Blutdruck ist wegen der beim Bartter-Syndrom bestehenden Angiotensinresistenz nicht erhöht.

Symptome treten oft schon im 1. Lebensjahr auf und bestehen aus Polyurie, Polydipsie, häufigem Erbrechen mit Nahrungsverweigerung, Dehydratation, Obstipation, Muskelhypotonie und Minderwuchs.

Typische Laborbefunde sind eine ständige Hypokaliämie, hypochlorämische Alkalose, Hyponatriämie, außerdem hohe Renin- und Aldosteronspiegel im Plasma und eine starke Chlorid- und Kaliumausscheidung im Harn.

Zur **Therapie** verwendet man KCl und NaCl per os, bei Hypomagnesiämie $MgCl_2$, als Kalium-sparendes Diuretikum Amilorid oder Triamteren und notfalls auch den Prostaglandinantagonisten Indometacin. Wichtig ist die rasche Erkennung und intensive Behandlung hypokaliämischer Krisen (s. S. 43).

Über das De-Toni-Debré-Fanconi Syndrom s. S. 34, über Zystinose s. S. 34, die hypophosphatämische Vitamin-D-resistente Rachitis (familiäre Hypophosphatämie, Phosphatdiabetes) s. S. 34, Pseudohypoaldosteronismus, renale tubuläre Azidose s. S. 34 und Lowe-Syndrom s. S. 34.

Die **erworbenen Tubulopathien,** zu denen auch die Tubulusstörungen bei Hypokaliämie und Hyperkalziämie gehören, unterscheiden sich kaum von den Erkrankungen bei Erwachsenen.

4. Akutes Nierenversagen

Definition:

Das akute Nierenversagen ist eine plötzlich eintretende Verschlechterung der Nierenleistungen, die zur Homöostase von Wasser- und Salzhaushalt notwendig sind. Hierdurch kommt es auch zu einer Störung des Säuren-Basen-Gleichgewichtes und zu einem Anstieg der harnpflichtigen Substanzen im Blut.

Ätiologie: Nach der Entstehungsweise unterscheidet man prä-, intra- und postrenale Ursachen (Tab. 7). **Prärenale** Ursachen, die zu einer Minderdurchblutung der Nieren führen, sind eine schwere Dehydratation bei Gastroenteritis, ein Salzmangel bei anhaltendem Erbrechen, ein hypovolämischer Schock bei Blutverlusten, Verbrennungen oder Sepsis und eine Herzinsuffizienz bei angeborenem Vitium oder Myokarditis. Bei sehr schweren und länger anhaltenden zirkulatorischen Störungen können durch renale Ischämie und Hypoxie Tubulusnekrosen hervorgerufen werden. Auch Fehltransfusionen und hämolytische Krisen lösen durch Schockmechanismen häufig eine Nierenfunktionsstörung aus. **Intrarenale** Ursachen sind eine Glomerulonephritis, eine Pyelonephritis, ein hämolytisch-urämisches Syndrom und die akute Exazerbation eines chronischen Nierenleidens. Tumoren können die Niere infiltrieren oder durch die freigesetzte Harnsäure Nierentubuli verschließen (infolge Ablagerung von Harnsäurekristallen). Nephrotoxine, die ein akutes Nierenversagen verursachen, sind Pilzgifte, Schwermetalle, Tetrachlorkohlenstoff, Salizylate u. a.

Tab. 7. Ursachen des akuten Nierenversagens.

Entstehung	Pathogenese	Auslösende Ursachen	Therapie
Prärenal	Verminderung der Nierendurchblutung	Dehydratation, Salzmangel, schwere Herzinsuffizienz, Schock (nach Blutverlust, Op., Verbrennung, bei Sepsis usw.), Fehltransfusion, hämolytische Krisen	Flüssigkeitszufuhr, Beseitigung eines Salzmangels, Herzstützung, bei Verbrauchskoagulopathie evtl. Heparinisierung
Intrarenal	Primäre Schädigung des Nierenparenchyms	Nieren- und Nierengefäßkrankheiten, Vergiftungen	Flüssigkeitseinschränkung (bei Fortdauer der Oligurie oder Anurie, jedoch nicht im diuretischen Stadium), Ausgleich einer Elektrolytstörung, Diät, notfalls Peritoneal- oder Hämodialyse
Postrenal	Verschluß der ableitenden Harnwege	Angeborene Fehlbildungen, Konkremente, Tumoren, Trauma (z. B. Ruptur der Urethra)	Operation (falls möglich)

Postrenale Ursachen sind angeborene Fehlbildungen der Harnwege, Konkremente, Tumoren oder Traumafolgen, die den Abfluß behindern und zur Urämie führen.

Vorkommen: Bei Neugeborenen kann ein akutes Nierenversagen durch schwere Geburtstraumen, lang anhaltende Asphyxien, Fehlbildungen der Harnwege (z. B. Harnröhrenklappe) und septische Infektionen entstehen. Selten liegt eine Nierenvenenthrombose vor. In den ersten Lebensjahren kommt als Ursache ein Schock häufiger nach Operationen, Verbrennungen oder Traumen vor. Bei jüngeren Kindern führt ein hämolytisch-urämisches Syndrom, bei Schulkindern eine akute Glomerulonephritis manchmal zum akuten Nierenversagen.

Symptome: Das akute Nierenversagen kann bei prä- und intrarenaler Entstehung in 3 Phasen ablaufen:

1. **Oligurische Phase:** Die Oligurie, in der Regel das erste Symptom des akuten Nierenversagens, wird angesichts der im Vordergrund stehenden Grundkrankheit manchmal übersehen.

Das tägliche Harnvolumen kann auf 10–30 ml zurückgehen und beträgt bei Oligurie <250 ml/m^2 Körperoberfläche, im 1. Lebensjahr <15 ml/kg. Bei prärenaler Entstehung durch schwere Dehydratation erfolgt eine Abnahme der glomerulären Filtration auf 5–10%. Die Störung der Tubulusfunktion drückt sich durch ein niedriges spezifisches Harngewicht um 1010 aus. Der Urin enthält gewöhnlich Eiweiß, Zylinder und einige rote und weiße Blutkörperchen, evtl. auch Hämoglobin (nach intravasaler Hämolyse). Es entwickelt sich eine rasch zunehmende Azotämie (Anstieg der Harnstoff- und Kreatininkonzentration im Blut), welche sich durch die verminderte glomeruläre Ausscheidung, die Rückdiffusion von Harnstoff aus der Tubulusflüssigkeit und den oftmals gesteigerten Eiweißkatabolismus erklärt. Im Anfang ruft die Retention harnpflichtiger Substanzen noch keine Symptome hervor; erst später treten Übelkeit, Erbrechen und Durchfälle auf als Folge der durch die Ausscheidung harnpflichtiger Substanzen in den Magen-Darm-Trakt erzeugten Gastroenteritis. Außerdem kann sich eine Entzündung der serösen Häute, insbesondere eine trockene Perikarditis, entwickeln. Krämpfe und Somnolenz beruhen auf einem Hirnödem, einer Hypertension und einer Diffusion harnpflichtiger Substanzen in das Hirngewebe. Auch eine Lungenstauung durch Linksversagen des Herzens (bei hochgradiger Hypertension) und ein Lungenödem (bei zu starker Flüssigkeitszufuhr) sind möglich. Bei einem Schock ist der Blutdruck anfangs erniedrigt und steigt später an. Ödeme werden besonders bei der akuten Glomerulonephritis festgestellt. Eine metabolische Azidose kommt vor allem durch das Versagen des distalen Tubulusabschnittes zustande. Mit der Retention von Wasserstoffionen wandert Kalium aus den Zellen in das Plasma, und es entsteht – begünstigt durch die verminderte K$^+$-Sekretion in den Tubuli – eine lebensbedrohliche Hyperkaliämie, die Kammerflimmern und Herzstillstand auslösen kann. Im Plasma sind die Phosphate, Sulfate und Magnesium vermehrt, dagegen Kalzium, Natrium und Chlorid vermindert. Die Hypokalziämie führt wegen der gleichzeitig bestehenden Azidose nicht zu tetanischen Krämpfen, da der Gehalt an ionisiertem Kalzium relativ hoch ist. Die Hyponatriämie und Hypochlorämie können verschiedene Ursachen haben (Zunahme des Gesamtkörperwassers infolge übermäßiger Zufuhr von Flüssigkeit und Freiwerden von metabolischem Wasser beim Fettabbau, ferner verminderte Natrium- und Chloridrückresorption in den Tubuli, ungenügende Zufuhr von Natrium und Chlorid). Die bei akutem Nierenversagen vorkommende Anämie kann durch Blutverlust oder Hämolyse bedingt sein. – Die oligurische Phase dauert mehrere Tage bis zu 2–3 Wochen. Bei Reparation des geschädigten Nierengewebes erfolgt der Übergang in die

2. Polyurische Phase: Dabei normalisieren sich die Nierendurchblutung und die glomeruläre Filtrationsrate, während das Konzentrationsvermögen des Tubulusapparates noch insuffizient bleibt.

Bei einem übergroßen Harnvolumen kann sich eine schwere Dehydratation mit starkem Gewichts- und Salzverlust (Natrium, Chlorid, Kalium) entwickeln (renaler Diabetes insipidus). Durch die Störung des glomerulotubulären Gleichgewichtes, die Harnstoffrückdiffusion in den Tubuli und die Dehydratation steigt der Harnstoff im Blut erneut an. Auch in diesem Stadium kann als Folge einer sich entwickelnden Hypertension und Urämie der Tod eintreten. – Bei fortschreitender Heilung vermindert sich die übermäßige Harnmenge, und der Blutharnstoff sinkt kontinuierlich ab. Nach der polyurischen Phase können diskrete Tubulusstörungen (z.B. Isosthenurie und Azidoseneigung) noch monatelang bestehenbleiben.

Verlauf und Prognose: Bei prärenaler Entstehung (z.B. Dehydratation, Schock usw.) kann die rechtzeitige Infusionsbehandlung (Schocktherapie) das Auftreten von irreversiblen Funktionsstörungen verhindern. In einem Teil der Fälle sind die Nierenveränderungen jedoch nicht mehr rückbildungsfähig. Bei postrenaler Entstehung kommt es auf die möglichst rasche Beseitigung des Abflußhindernisses durch eine Operation an.

Diagnose:

Für ein akutes Nierenversagen sprechen:
▶ Entwicklung einer Oligurie oder Anurie,
▶ Hohe Osmolalität und hohes spezifisches Gewicht des Harnes bei prärenaler Entstehung, niedrige Osmolalität und niedriges spezifisches Gewicht des Harnes bei renaler Entstehung. Entsprechend ist auch der Natriumgehalt im Urin erniedrigt bzw. erhöht. Die sog. fraktionelle Exkretion von Natrium (Urin-/Plasma-Konzentration von Natrium, dividiert durch Urin-/Plasma-Konzentration von Kreatinin × 100) ist bei prärenaler Ursache <1%, bei renaler Ursache >4%.
▶ Hyperkaliämie und Azotämie.
▶ Metabolische Azidose.

Bei prärenaler Entstehung wird oft durch die probatorische Infusion einer isotonen NaCl-Lösung (20 ml/kg) in 30 Min. die Harnbildung in den nächsten 2 Std. wieder in Gang gesetzt. Anderenfalls liegt eine erhebliche Nierenparenchymschädigung vor, die dann wegen der Gefahr einer Hypervolämie eine Flüssigkeitseinschränkung erfordert. Eine Hypovolämie oder Hypervolämie kann am besten durch einen zentralen Venenkatheter und die Druckmessung beurteilt werden. Auf eine postrenale Entstehung können die Zeichen einer Harntransportstörung (vergrößerte Harnblase, Restharn, weite Ureteren, weites Nierenhohlraumsystem) hinweisen, was auch durch eine Sonographie rasch festgestellt wird.

Therapie:

Am Anfang ist die Frage zu klären, ob das Nierenversagen renal oder extrarenal ausgelöst ist.

Bei nachweisbarer Dehydratation wird zunächst eine isotone oder halbisotone NaCl-Lösung (ohne Kalium!) in kleiner Menge infundiert (s. S. 41).

Bei zu schneller Infusion größerer Mengen besteht die Gefahr einer Wasserintoxikation, eines Lungenödems und Herzversagens.

Bei anhaltender Oligurie muß die tägliche Flüssigkeitsmenge eingeschränkt werden, um eine gefährliche Hypervolämie zu verhindern. Das Kind erhält nur so viel Flüssigkeit, wie der abgesonderten Harnmenge und dem Wasserverlust durch Schweiß und Atemluft (400 ml/m^2 Körperoberfläche/Tag) entsprechen. In der polyurischen Phase dagegen ist der Flüssigkeitsbedarf wegen der vermehrten Harnausscheidung erhöht. Ein Diuretikum (z.B. Furosemid) wendet man bei prärenaler Entstehung des Nierenversagens erst nach erfolgter Rehydrierung an, falls die Urinproduktion noch unzureichend ist. Aus kalorischen Gründen gibt man in der oligurischen Phase täglich 3–5 g Kohlenhydrate/kg Körpergewicht bzw. 100–150 g Zucker/Tag, um der Ketose und einem übermäßigen Eiweißabbau vorzubeugen. Bei Besserung der Nierenfunktion (2. Phase) ist Eiweiß in beschränkter Menge erlaubt. Bei längerer Dauer des Nierenversagens ist manchmal eine vollständige parenterale Ernährung (s. S. 44) erforderlich. – Gegen eine gefährliche Hyperkaliämie injiziert man Kalzium i. v. (antagonistische Wirkung) und/oder Kurzzeitinsulin (0,1 E/kg Körpergewicht) mit 5%iger Glukoselösung (im Verhältnis von 1 E Insulin zu 3–4 g Glukose). Bei der durch Insulin angeregten Glykogenbildung wird Kalium in die Zellen eingelagert. Eine Hyperkaliämie kann auch durch die orale oder rektale Anwendung des Kationenaustauschers Resin gebessert werden. Eine dekompensierte Azidose behandelt man mit einer isotonischen Natriumbikarbonatlösung, die langsam infundiert wird. Hierdurch bessert sich auch die Hyperkaliämie, da K^+ in die Zellen eintritt und H^+ austritt. Mit einer Peritonealdialyse lassen sich eine schwere Hyperkaliämie, Azotämie und Azidose günstig beeinflussen. Auch bei schwerer Hypertension oder länger als 24 Std. dauernder Anurie ist eine Dialysebehandlung indiziert, welche die Letalität beim akuten Nierenversagen drastisch gesenkt hat. Eine Hämodialyse, die technisch schwieriger durchzuführen ist, aber rascher und intensiver wirkt, kommt vor allem bei Patienten nach einer Bauchoperation in Frage. Bei einer Hochdruckkrise gibt man Diazoxid i. v. oder Nifedipin sublingual und geht anschließend bei stärkerer Hypertension auf eine Kombinationstherapie (s. S. 219) über. Bei nicht so schwerer Hypertension genügt oft Furosemid in Kombination mit Propanolol. Bei schwerer Anämie werden kleine Mengen frischer sedimentierter Erythrozyten transfundiert. Krämpfe können eine verschiedene Ursache haben (Hypokalziämie, Wasserintoxikation, Hyper- oder Hyponatriämie, Hypertension u. a.). Zunächst wird Diazepam (Valium) langsam i. v. injiziert; danach versucht man, die Ursache zu behandeln. Bei Herzinsuffizienz entschließt man sich frühzeitig zu einer Dialysebehandlung; Digoxin wird nur ausnahmsweise in vorsichtiger Dosierung verabreicht (cave: Überempfindlichkeit bei Hypo- und Hyperkaliämie und Kumulation bei Niereninsuffizienz). Nephrotoxische Antibiotika sind bei Niereninsuffizienz zu vermeiden oder bei dringender Indikation in reduzierter Dosierung anzuwenden. Bei postrenaler Ursache muß durch einen urologischen Eingriff der Harnabfluß rasch wiederhergestellt werden.

Prognose: Diese ist je nach Ursache verschieden. Bei prärenaler Entstehung kommt es unter entsprechender Behandlung meistens rasch zu einer Besserung und Heilung, ebenso bei postrenaler Entstehung. Dagegen ist die Prognose bei bestimmten Nierenerkrankungen (rapid progressive Glomerulonephritis, bilaterale Nierenvenenthrombose, bilaterale Nierenrindennekrosen) ungünstig.

Zusammenfassung: Das akute Nierenversagen ist gekennzeichnet durch eine rasch sich entwickelnde Oligurie oder Anurie, Harnstofferhöhung und Elektrolytstörung (insbesondere Azidose und Hyperkaliämie), deren auslösende Ursache prärenal, intrarenal oder postrenal liegt. Frühzeitige Erkennung und genaue Untersuchungsdaten sind wichtige Voraussetzungen für den Therapieerfolg. Bessere Behandlungsmethoden haben die Letalität des akuten Nierenversagens drastisch gesenkt.

5. Chronische Niereninsuffizienz

Definition: Unter **chronischer Niereninsuffizienz** versteht man die infolge einer progressiven Abnahme des funktionsfähigen Nierengewebes bedingten Störungen in der Zusammensetzung des Harnes und der Körperflüssigkeiten mit den verschiedensten Auswirkungen auf den Gesamtorganismus. Dabei liegt das Serumkreatinin ständig über 132 µmol/l (1,5 mg/dl) und die glomeruläre Filtrationsrate unter 30 ml/Min./ 1,73 m^2 Körperoberfläche. Als **Urämie** bezeichnet man das bei stark fortgeschrittener globaler Niereninsuffizienz auftretende Syndrom von renalen und extrarenalen Symptomen, denen außer der Retention harnpflichtiger Stoffe im Blut andere Faktoren, wie die Elektrolyt- und Wasserhaushaltsstörung, bestimmte Urämiegifte, die Anämie und Hypertension, zugrundeliegen.

Ursachen: Unter den zahlreichen Ursachen einer chronischen Niereninsuffizienz (bei Erwachsenen und älteren Kindern vor allem chronische Pyelonephritis und chronische Glomerulonephritis) kommen im frühen Kindesalter angeborene Störungen häufiger vor, z. B. Nierenhypoplasie, Nephronophthise, Zystennieren, Zystinose usw. Auch Abflußhindernisse infolge Anomalien der ableitenden Harnwege oder erworbene Störungen, wie Vitamin-D-Intoxikation und bestimmte Vergiftungen, sind vorwiegend bei jüngeren Kindern die Ursache einer chronischen Niereninsuffizienz. Demgegenüber sind vaskulär bedingte Nierenkrankheiten bei Kindern seltener als bei Erwachsenen.

Pathophysiologie: Die Einschränkung der Nierenfunktion ist der Nierenschrumpfung und der Zahl der fehlenden oder zerstörten Nephrone proportional. In den Anfangsstadien ist noch eine kompensatorische Filtratzunahme der restlichen funktionierenden Glomerula möglich, so daß das Endharnvolumen zunimmt (Polyurie und Nykturie) sowie die Natrium-, Phosphat- und Harnsäureausscheidung (pro Einzelnephron) ansteigen. Bei stärkerer Abnahme der glomerulären Filtration, der effektiven Plasmadurchströmung und der Transportmaxima für sezernierte und resorbierte Substanzen kommt es durch den Verlust der Verdünnungs- und Konzentrationsfähigkeit der Nieren zunächst zur Hyposthenurie und schließlich zur Isosthenurie (spezifisches Harngewicht konstant um 1010). In der Urämie (Endstadium) bestehen eine Oligurie, Retention harnpflichtiger Stoffe (Anstieg von Harnstoff, Harnsäure, Kreatinin) und eine schwere metabolische Azidose mit einem Abfall des Plasmabikarbonats und einem Anstieg der Anionen Sulfat und Phosphat sowie von organischen Säuren (bei gleichzeitigem Rückgang der Ammoniakbildung in den Nieren).

Zum Unterschied vom älteren Kind und Erwachsenen wird eine länger bestehende Niereninsuffizienz beim Neugeborenen und jungen Säugling wegen der bereits physiologischerweise bestehenden Nierenunreife rascher zu einer Dekompensation führen. In der Adoleszenz kann sich eine bisher latente Niereninsuffizienz infolge der Wachstumsbeschleunigung und hiermit verbundenen stärkeren Nierenbelastung erstmalig manifestieren oder sich schnell verschlechtern. Gefährlich sind interkurrente Infektionen, die bei chronischer Niereninsuffizienz einen akuten Schub des Grundleidens und ein völliges Nierenversagen auslösen können.

Symptome: Im Beginn können trotz leicht erhöhter Harnstoff- und Kreatininwerte im Blut jegliche Symptome fehlen. Manchmal stellen sich zuerst rasche Ermüdbarkeit, Kopfschmerzen, Inappetenz, Gewichtsabnahme und/oder eine blaßgelbe Hautfarbe ein (durch Anämie und Ablagerung von Urochrom in der Haut). Polyurie, Bettnässen und Polydipsie sowie eine geringe oder mäßige Blutdrucksteigerung und Azidose sind die Folge der gestörten Nierenfunktion. An Elektrolytstörungen findet man eine Hyperphosphatämie und eine Hypokalzämie (die zu einem sekundären Hyperparathyreoidismus führt), bei stärkerer Hypertension und Ödemen eine Hypernatriämie, bei Polyurie öfters eine Hyponatriämie und im Terminalstadium eine Hypermagnesiämie und Hyperkaliämie (bei Anurie) oder Hypokaliämie (bei starkem Erbrechen). Die Hypokalziämie beruht in erster Linie auf der verminderten Bildung des Vitamin-D_3-Metaboliten Calcitriol in den Nieren, der u. a. die Kalziumresorption aus dem Darm begünstigt. Je nach Harnmenge und Flüssigkeitszufuhr können gefährliche Dehydratations- oder Hyperhydratationszustände auftreten.

Zum Urämiesyndrom gehören u. a.:
▶ **Hämatologische** Symptome durch Anämie (s. S. 450), Leukozytose, Thrombozytopenie, Thrombopathie, hämorrhagische Diathese.
▶ **Kardiale** Symptome durch Perikarditis und Linksherzversagen mit Lungenödem.
▶ **Pulmonale** Symptome durch urämische Pneumonie und Pleuritis.
▶ **Neurologische** Symptome, wie Somnolenz, Koma, Muskelschwäche, Krämpfe, sowie Zeichen einer peripheren Neuropathie.
▶ **Gastrointestinale** Symptome, wie Erbrechen, Übelkeit, blutige Durchfälle.
▶ **Ossäre** Symptome durch eine renale Rachitis (s. S. 34), Osteomalazie oder Osteopathia fibrosa (Osteodystrophie) sowie Minderwuchs.

Therapie:

Die Therapie hat das Ziel, akute Exazerbationen zu beseitigen, Homöostase herzustellen und für längere Zeit ein weitgehend beschwerdefreies Leben zu ermöglichen.

Dennoch schreitet jede chronische Niereninsuffizienz unaufhaltsam bis zum Erreichen des sog. Endstadiums fort, in dem die Patienten dialysepflichtig werden. Wenn dann eine Nierentransplantation möglich ist, kann mit der gesunden Spenderniere ein längeres Überleben erreicht werden. – Zur konservativen Therapie (vor einer Nierentransplantation) gehören folgende Maßnahmen:

Eiweißarme, kohlenhydrat- und fettreiche **Diät.** Das zugeführte Eiweiß soll eine hohe biologische Wertigkeit haben und den altersabhängigen Normalbedarf decken. Bei kontinuierlicher ambulanter Peritonealdialyse (s. u.) ist der Proteinbedarf allerdings höher (wegen des ständigen Eiweißverlustes durch das Peritoneum). Eine Kochsalzbeschränkung ist nur bei Hypertension und Ödemen notwendig. Bei salzverlierender Nephropathie sind sogar NaCl-Zulagen erforderlich. Kuhmilch sollte wegen des hohen Phosphatgehaltes eingeschränkt oder vermieden werden.

Die **Flüssigkeitszufuhr** richtet sich nach der ausgeschiedenen Harnmenge (Polyurie, Normurie oder Oligurie) und den übrigen Wasserverlusten. Zu geringe oder zu große Flüssigkeitsmengen führen zu Dehydratation bzw. Wasserintoxikation (s. S. 39).

Eine bei chronischer Niereninsuffizienz auftretende hypoplastische Anämie kann heute mit gentechnisch hergestelltem **Erythropoetin** behandelt werden. Ein nachgewiesener Mangel an Eisen oder Folsäure wird substituiert. Nur bei schwerer Anämie (Hbg <6 g/dl) transfundiert man ein Erythrozytenkonzentrat.

Bei Blutdruckkrisen werden **Antihypertensiva**, wie Diazoxid i.v., angewandt, bei länger dauernder Hypertension eine Kombination von Salzeinschränkung, Furosemid, Propanolol und Hydralazin.

Gegen eine stärkere Azidose (Bikarbonat <15 mval/l) gibt man **Natriumbikarbonat** oder -zitrat; bei Ödemen und Hypertension ist jedoch eine vorsichtige, einschleichende Dosierung notwendig (Gefahr einer Hypernatriämie mit Krämpfen). Eine unnötige vollständige Korrektur der Azidose kann zu einer Erniedrigung des ionisierenden Kalziums im Blut und so zu tetanischen Krämpfen führen.

Elektrolytstörungen (Hyper- oder Hyponatriämie oder -kaliämie) werden nach den in Kapitel II, 6 dargestellten Grundsätzen behandelt (s. S. 41). Die orale Gabe von Kalziumkarbonat kann die Resorption von Phosphat aus dem Darm einschränken. Kalziumlaktat oder -glukonat oral wirkt der Hypokalziämie entgegen.

Gegen die renale Rachitis oder Osteomalazie gibt man Calcitriol per os, zur Prophylaxe Vitamin D$_3$.

Herzglykoside müssen bei gegebener Indikation wegen der verzögerten Ausscheidung durch die Nieren in herabgesetzter Dosis verwandt werden.

Dialysebehandlung: Hierzu eignet sich bei Kindern jeden Alters am besten die ständige ambulante Peritonealdialyse (Continuous Ambulatory Peritoneal Dialysis = CAPD).

Die Dialyseflüssigkeit wird durch einen dauerhaft implantierten Katheter in die Bauchhöhle instilliert, dort 2–4 Std. belassen und dann gegen frische Dialyseflüssigkeit ausgetauscht. Dieser Wechsel wird ständig wiederholt. Nach Einlaufen des Dialysats wird der leere Dialysebeutel nicht vom Katheter getrennt, sondern zusammengerollt am Körper getragen. Als Heimdialyseverfahren hat die CAPD den Vorteil, daß die Kinder zu Hause bleiben können, weniger Bluttransfusionen benötigen als bei der intermittierenden Hämodialyse und die Azidose besser unter Kontrolle ist. Eine Alternative ist die CCPD (Continuous Cycling Peritoneal Dialysis), bei der die Dialyseflüssigkeit besonders nachts (im Schlaf) maschinell ausgetauscht wird. Als Komplikation kann eine Peritonitis auftreten (durch Staphylokokken, Streptokokken oder Candida). Bei bakterieller Infektion gibt man einmalig Vancomycin und Gentamicin i.v. und setzt dem Dialysat täglich Vancomycin und Gentamicin zu (für etwa 2 Wochen). Wenn nach 7 Tagen immer noch Bakterien nachweisbar sind, wird der infizierte Peritonealkatheter entfernt. Bei einer Candidainfektion fügt man dem Dialysat Amphotericin B zu und gibt oral Flucytosin.

Die intermittierende **Hämodialyse** ist bei Erwachsenen mit terminaler Niereninsuffizienz eine Standardmethode (auch als Heimdialyse durchführbar), aber bei jüngeren Kindern wegen der Notwendigkeit eines Gefäßzuganges (Shunt, arteriovenöse Fistel, V.-subclavia-Katheter) technisch schwieriger. Die Dialyse wird 3mal wöchentlich für 4 Std. durchgeführt. Gefahren sind Shuntinfektionen, die Übertragung von Hepatitisvirus und die Entstehung einer Hämosiderose (wegen der häufig notwendigen Bluttransfusionen). Die Überlebensrate nach 5 Jahren ist bei fortgesetzter Dialysebehandlung >90%. Die Indikationen sind Unterschreiten der glomerulären Filtrationsrate von 10%, ständige Kreatininerhöhung im Blut über 900 μmol/l (10 mg/dl) und schwerwiegende Symptome, wie Herzinsuffizienz, unbeherrschbare Hypertension oder Hyperkaliämie. Unter der Dialysebehandlung ist eine spezielle Diät nicht erforderlich, jedoch sind eine übermäßige Flüssigkeits- und Kaliumzufuhr zu vermeiden.

Eine **Nierentransplantation** ist unter gegebenen Voraussetzungen heute schon vom 2. Lebensjahr an durchführbar.

Es können Lebendspendernieren von nahen Verwandten oder Leichennieren transplantiert werden. Entscheidend ist die immunologische Verträglichkeit zwischen Spenderorganen und Empfänger. Zur Verhinderung einer Abstoßungsreaktion ist eine immunsuppressive Dauerbehandlung mit Prednison + Azathioprin oder Cyclosporin notwendig. Zusätzlich kann Antilymphoblastenglobulin gegeben werden. Die 5-Jahres-Überlebensrate ist 60–80%, in einigen Zentren höher. Komplikationen sind schwere Infektionen (z.B. durch Zytomegalie- oder Herpes-simplex-Viren), eine Erkrankung der transplantierten Niere an derselben Krankheit, die zur chronischen Niereninsuffizienz geführt hat (z. B. membranproliferative Glomerulonephritis), und eine jederzeit mögliche Abstoßungsreaktion. Nach Transplantatabstoßung ist eine neue Transplantation oder Fortsetzung der Dialysebehandlung möglich.

6. Hodentorsion

Synonym: Torsion des Samenstranges.

Definition: Unter einer Hodentorsion versteht man eine Drehung des Hodens und des Samenstranges um die Längsachse; die Drehung führt zur Unterbrechung des Blutabflusses und damit zu einer hämorrhagischen Infarzierung und Nekrose des Hodens.

Ätiologie und Pathogenese: Die Ursache ist meistens nicht bekannt. Selten löst ein Trauma oder eine körperliche Anstrengung die Torsion aus. Man unterscheidet eine **intravaginale** Torsion des Hodens (innerhalb der Tunica vaginalis) und eine **extravaginale** Torsion (bei offengebliebenem Processus vaginalis peritonei). Bei der letzteren ist der Hoden häufig verspätet deszendiert und kann sich mit den Hodenhüllen leichter um den Samenstrang drehen (besonders bei Neugeborenen). Voraussetzung ist in jedem Falle eine abnorme Beweglichkeit des Hodens (z. B. durch eine Anomalie der Tunica vaginalis oder ein Fehlen des Gubernaculum testis).

Pathologie: Da zunächst der venöse Abfluß gedrosselt wird und später erst der arterielle Zufluß aufhört, kommt es gleich im Anfang zu einer Blutstauung, einem blutig-serösen Erguß in die Tunica vaginalis und bereits nach wenigen Stunden zur hämorrhagischen Infarzierung und Nekrose des Hodens. Eine doppelseitige Erkrankung kann Sterilität zur Folge haben.

Vorkommen: Die Hodentorsion kommt in jedem Alter (auch bei älteren Erwachsenen) vor. Die intravaginale Form ist im 2. Lebensjahrzehnt häufiger, während die extravaginale Form fast nur im 1. Lebensjahr beobachtet wird. Die extravaginale Form kann sogar schon in utero oder bei der Geburt entstehen.

Symptome:

Die Hodentorsion tritt meistens einseitig auf und beginnt plötzlich mit heftigen Schmerzen sowie einer Schwellung und Rötung oder bläulichen Verfärbung einer Skrotumhälfte (oder des ganzen Skrotums).

Durch eine konstante Kremasterkontraktion entsteht trotz eines normal deszendierten Hodens ein Hodenhochstand, der eine inkarzerierte Leistenhernie vortäuschen kann. Eine Hodentorsion kommt auch bei unvollständig deszendiertem Hoden vor. Ältere Kinder haben außerdem Übelkeit, Erbrechen und Bauchschmerzen. Bei Neugeborenen und jungen Säuglingen können Schmerzäußerungen und Fieber fehlen. Außer akuten Erkrankungen gibt es subakute und chronische Verläufe (mit vorübergehenden Besserungen und akuten Exazerbationen). Spontane Rückbildung und intermittierender Verlauf sind möglich. Durch die Doppler-Sonographie ist eine Unterscheidung von Orchitis, Leistenbruch, Hydrocele und Hodentumoren möglich.

Eine **Torsion** der bläschenförmigen, gestielten **Appendizes** von Hoden, Nebenhoden oder Samenstrang, z.B. der Morgagni-Hydatide (= Rest des Müller-Ganges), äußert sich ebenfalls durch starke einseitige Schmerzen und Schwellung einer Skrotumhälfte. Bei Torsion der Appendix testis tastet man oberhalb des Hodens einen schmerzhaften Knoten; nach eingetretener Infarzierung ist die darüberliegende Skrotalhaut bläulich verfärbt.

Verlauf und Prognose: Der Grad der Hodenschädigung hängt von der Anzahl der Umdrehungen, der Dauer des Bestehens und dem Zeitpunkt der Operation ab.

Nach 4–6 Std. kann der Hoden durch Detorquierung meistens noch gerettet werden. Nach 48 Std. ist immer bereits eine schwere Infarzierung eingetreten. Daher ist eine Frühoperation für die Erhaltung des Hodens wichtig.

Differentialdiagnose: Eine **Orchitis,** die ebenfalls zu ein- oder doppelseitiger Hodenrötung und -schwellung mit Schmerzen und Fieber führt, ist im frühen Kindesalter sehr selten und kommt in der Adoleszenz bei Mumps, Varizellen, Coxsackie-B-Virusinfektionen, Typhus, bakterieller Sepsis und bei kanalikulären Infektionen durch Gonokokken, E. coli u.a. vor. Während eine Hodenhochlagerung bei Orchitis die Schmerzen verringert, nehmen diese bei einer Hodentorsion hierdurch zu (Prehnsches Zeichen).

Eine **Epididymitis,** die kanalikulär oder hämatogen entsteht, ist oft mit einer Orchitis kombiniert. Der entzündlich verhärtete Nebenhoden läßt sich bei isoliertem Auftreten einer Epididymitis anfangs palpatorisch vom Hoden abgrenzen; später greift die Entzündung auch auf den Hoden über. Die Therapie der Orchitis und Epididymitis besteht in der Verabreichung von Antibiotika, Bettruhe, Hodenhochlagerung und kalten Umschlägen.

Ein **eingeklemmter Leistenbruch** kann ähnliche Symptome wie eine Hodentorsion hervorrufen und ist von einem torquierten Leistenhoden schwer zu unterscheiden.

Ein **Hodentrauma** kann bei Beckenendlage in den Testes interstitielle Blutungen hervorrufen, die allmählich resorbiert werden. Skrotalhämatome entstehen bei Sportunfällen, Fußtritten usw. und gehen in der Regel ohne entzündliche Erscheinungen einher.

Eine **Hydrocele testis** ist prall elastisch, schmerzlos und lichttransparent (im Gegensatz zu Hodentorsion und Orchitis).

Als **Hodentumoren** kommen bei Kindern hauptsächlich Dottersacktumoren sowie Teratome vor. Schmerzlose Vergrößerung und Verhärtung des Hodens deuten auf einen Tumor hin. Bösartige Hodentumoren metastasieren bevorzugt in die parailiakalen und paraortalen Lymphknoten sowie in die Lungen. Nur bei Einbruch in die Hodenhüllen ist mit einer Metastasierung in die inguinalen Lymphknoten zu rechnen.

Therapie: Bei der sofort durchzuführenden Operation wird der Hoden detorquiert und anschließend eine bilaterale Orchidopexie vorgenommen. Wenn der Hoden infarziert ist und sich nach Detorquierung nicht erholt, wird er entfernt. Eine torquierte Hydatide wird abgetragen.

Zusammenfassung: Die Hodentorsion äußert sich durch eine plötzliche, schmerzhafte Hodenschwellung und erfordert die sofortige Operation, um eine Nekrose des Hodens zu verhindern.

7. Krankheiten des äußeren Genitales

Vulvovaginitis: Prädisponierend sind bei Kindern vor der Pubertät Fehlen eines sauren Scheidenmilieus und mangelnde Sauberkeit. Ein Diabetes mellitus begünstigt Candidainfektionen. Als Erreger kommen in Frage Gonokokken (selten), Trichomonas vaginalis (vor der Pubertät selten), Candida albicans und Oxyuren (häufiger), außerdem Streptococcus pyogenes, Pneumokokken, Staphylococcus aureus, Gardnerella vaginalis und verschiedene gramnegative Stäbchen. Der Ausfluß (Fluor vaginalis) ist gelb oder weißlich, bei Trichomoniasis schaumig und stinkend, bei Candidiasis krümelig (hier von starkem Juckreiz begleitet). Blutiger Ausfluß, der faulig riecht, weist auf einen Fremdkörper in der Vagina hin (z. B. Holzstück, Knopf, Haarnadel, Tampon). Bei Gonorrhoe, die durch erkrankte Erwachsene oder infizierte Gegenstände übertragen wird, wird reichlich gelber Eiter abgesondert. Ein Übergreifen auf die inneren Genitalien ist vor der Pubertät nicht zu befürchten. Bei jeder Vulvovaginitis sind die Schleimhäute gerötet und geschwollen. Bei Exkoriationen bestehen starke Schmerzen, auch bei der Miktion. Eine herpetische Vulvovaginitis ist an Bläschen oder Ulzerationen an den kleinen Schamlippen zu erkennen und oft von einer schmerzhaften Lymphadenitis inguinalis begleitet. Papova-Viren rufen die sog. Condylomata accuminata hervor (trockene warzenartige Läsionen an Haut und Schleimhaut mit Fluor). Auf einer Virusinfektion beruht auch das juckende Molluscum contagiosum (s. S. 447). Juckreiz am äußeren Genitale kann weiterhin durch eine Pedikulose (s. S. 448) oder Krätze (s. S. 447) bedingt sein. Hautkrankheiten, wie atopische Dermatitis, Seborrhoe oder Psoriasis, können auch an den äußeren Genitalien lokalisiert sein und müssen als solche erkannt und behandelt werden.

Zur **Klärung** der Ursache werden mikroskopische und kulturelle Untersuchungen vorgenommen, wobei das Untersuchungsmaterial mit Öse oder steriler Pipette entnommen werden sollte. Gonokokken sind kulturell nur nachweisbar, wenn der Eiter sofort auf einem Spezialnährboden verimpft wird. Die lebhaft beweglichen Trichomonaden werden mikroskopisch im Deckglaspräparat auf vorgewärmtem Objektträger oder im gefärbten Präparat (mit Löfflerscher Methylenblaulösung) dargestellt. Im Methylenblaupräparat lassen sich auch Sproßzellen und Pseudomyzelien von Candida albicans nachweisen, kulturell mit der Objektträgerkultur. Herpesviren erkennt man an den intranukleären Einschlußkörperchen in vielkernigen Riesenzellen in einem nach Papanicolaou gefärbten Ausstrich. Bedeutsamer ist der Nachweis von Streptococcus pyogenes, Staphylococcus aureus und Gardnerella vaginalis. Eine bakterielle Vaginose durch Gardnerella wird an dem Fischgeruch des Fluors nach Zugabe eines Tropfens KOH-Lösung auf den Objektträgerausstrich erkannt (Aminfreisetzung). Differentialdiagnostisch ist an eine rektovaginale Fistel oder an einen in die Vagina mündenden (ektopischen) Ureter zu denken, ferner an Lichen sclerosus (s. u.).

Behandlung je nach Ursache: bei kulturell nachgewiesener Gonokokkeninfektion einmalig 0,5 g Cefotaxim i. v., bei nachgewiesener Infektion durch Gardnerella Metronidazol, durch Pneumokokken, Streptokokken u. a. Amoxycillin oder Cefaclor, außerdem Sitzbäder (mit Kamillenextrakt 2mal tgl.). Ermahnung zur Sauberkeit, Beruhigung überängstlicher Mütter. Fremdkörper entfernen. Bei Oxyurenbefall (s. S. 273) Wurmkur und hygienische Maßnahmen (Wäschewechsel, Kurzschneiden der Fingernägel usw.). Durch Trichomonaden hervorgerufene Entzündungen werden oral mit Metronidazol behandelt. Bei Candida- und bakterieller Vulvovaginitis Lokalbehandlung mit Povidon-Jod (Waschung der Vulva, Vaginalgel) und Sitzbäder in Kaliumpermanganatlösung, bei Herpesinfektion Vidarabinsalbe. Bei Candida-Vulvovaginitis kommt auch Miconazol-Vaginalcreme in Frage. Condylomata accuminata können lokal mit Laser oder Podophyllinlösung behandelt werden.

Lichen sclerosus et atrophicus

Der Lichen sclerosus et atrophicus ist eine Autoimmunkrankheit der Haut und des Übergangsepithels, die auch bei Kindern vorkommt und in diesem Alter vorwiegend an der Vulva und am Damm bzw. am Penis lokalisiert ist. Die fleckförmigen, verschiedengroßen Veränderungen sind charakterisiert durch Sklerosierung, Atrophie und Weißverfärbung, verbunden mit starkem Juckreiz und Brennen. Anfangs erkennt man eine Rötung, dann eine fleckige Weißfärbung und Verhärtung der kleinen Labien und der Innenfläche der großen Labien. Die Haut der Vulva erscheint an der Oberfläche rauh und insgesamt geschrumpft (Kraurosis vulvae). Häufig finden sich auch extragenital Herde in mehr oder weniger symmetrischer Anordnung: kleine porzellanweiße Flecken und Papeln am Rumpf oder an den Extremitäten (sog. Weißfleckenkrankheit). Beim männlichen Geschlecht sind die Glans penis und Vorhaut fleckförmig verhärtet und weißlich verfärbt, so daß wegen der Phimose das Präputium nicht mehr über die Glans penis zurückgestreift werden kann. Die Diagnose wird durch die Hautbiopsie gesichert. Als Therapie kommen Anwendung einer Kortikosteroidsalbe oder von Testosteronpropionat (in Linola Emulsion) in Frage. Spontanheilung (am ehesten in der Pubertät) ist möglich.

Synechie der Labia minora

Eine Synechie der Labia minora darf nicht mit einem angeborenen Fehlen der Vagina verwechselt werden. Es handelt sich um eine bei kleinen Mädchen nicht selten auftretende Verschmelzung der kleinen Schamlippen durch Adhäsionen, die von hinten nach vorn fortschreitet. Sie sind wahrscheinlich die Folge einer wiederholten oder ständigen Reizung und Entzündung des äußeren Genitale. Die Synechie läßt für den Harndurchtritt oft nur eine kleine Lücke zwischen der entstandenen Membran und der Klitoris frei. Durch teilweise Obstruktion der Harnröhrenmündung kann sich eine Harnwegsinfektion entwickeln. Die Ursache ist unklar (Östrogenmangel?). Eine angeborene Anomalie liegt nicht vor. Die Synechie wird in leichteren Fällen durch Spreizen der kleinen Labien und mit Hilfe einer kleinen Sonde getrennt. Bei Rezidivneigung wird die kurzfristige Anwendung einer Östrogencreme empfohlen (fördert Epithelverhornung).

Hydrometrokolpos

Ein Hydrometrokolpos kann bei Vaginal- oder Hymenalatresie entstehen. Bei **Vaginalatresie** ist meist der untere Teil der Vagina (dicht hinter dem Hymen) durch eine häutige Membran verschlossen. Bei der **Hymenalatresie** fehlt die normalerweise vorhandene kleine Öffnung im Hymen, durch die Sekret abfließen kann. Die Inspektion der Vulva zeigt eine sich vorwölbende Membran. Wenn sich bei Hydrometrokolpos in den ersten Lebenswochen größere Flüssigkeitsmengen aufstauen, beobachtet man Harnretention und Bauchschmerzen und fühlt im Unterbauch einen größeren Tumor, der nach Inzision der Membran bzw. des Hymens rasch verschwindet. Bei Ansammlung nur sehr kleiner Sekretmengen bleibt die Fehlbildung zunächst unbemerkt und äußert sich erst in der Pubertät als **Hämatokolpos**. Bei den ersten Menstruationen füllt sich die verschlossene Vagina mehr und mehr mit Blut, und es treten in monatlichen Abständen heftige Bauchschmerzen ohne Blutabgang auf. Dabei ist oft auch die Miktion erschwert, oder es kommt zur völligen Harnverhaltung. Die im Unterbauch tastbare Schwellung beruht zum Teil auf der Blutretention in der Vagina oder auf der Harnblasenvergrößerung. Eine sich vorwölbende bläuliche Membran in der Vulva deutet auf die Ursache hin. Ein Hydrometrokolpos oder Hämatokolpos ist sonographisch darstellbar. Bei rektaler Untersuchung fühlt man die erweiterte Vagina.

Therapie: Inzision bzw. Exzision der Membran. Die Hymenalatresie kann mit Fehlbildungen der ableitenden Harnwege assoziiert sein.

7. Krankheiten des äußeren Genitales

Dysmenorrhoe

Stärkere krampfartige Schmerzen bei der Menstruation werden als Dysmenorrhoe bezeichnet. Bei **primärer** Dysmenorrhoe kennt man die auslösende Ursache nicht. Es wird vermutet, daß dabei im Endometrium die Prostaglandine $F_{2\alpha}$ und E_2 vermehrt gebildet werden, welche die glatte Muskulatur stimulieren. In diesen Fällen bringt Azetylsalizylsäure (ein Prostaglandinantagonist) Erleichterung, welche man 3 Tage lang vor der erwarteten Menstruation verabreicht. Ähnlich wirkt Naproxen, das bei unregelmäßigen Menses am 1. Tag der Menstruation genommen werden soll. Bei **sekundärer** Dysmenorrhoe ist die auslösende Ursache zu beseitigen, z. B. eine Endometriose, eine Endometritis oder ein Intrauterinpessar.

Hypermenorrhoe

Übermäßige Monatsblutungen können schmerzfrei oder schmerzhaft sein. Unter den **schmerzfreien** Hypermenorrhoen sind in den ersten 2 Jahren nach der Menarche am häufigsten anovulatorische Blutungen (sog. dysfunktionelle Blutungen), bei denen die Östrogenwirkung auf das Endometrium nicht durch Progesteron unterbrochen wird, weshalb das Endometrium stark proliferiert. Der andauernde Östrogeneffekt hemmt außerdem die Bildung von LH, welches normalerweise die Ovulation anregt. Das Fehlen von Ovulationen läßt sich durch regelmäßige Messungen der Basaltemperatur feststellen. Bei schweren Blutungen können eine Hypovolämie und Anämie auftreten. Wenn Gefahr droht, wird eine solche Blutung durch Gabe eines Östrogen-Gestagen-Präparates in kurzer Zeit gestillt; am 5. Tag der Abbruchblutung beginnt man eine Therapie mit einem oralen Östrogen-Progestin-Präparat, das über 3 Perioden wie zur Konzeptionsverhütung dosiert wird. Diese und die weitere Behandlung sollte stets von einem erfahrenen Gynäkologen überwacht werden. – Andere Ursachen für schmerzfreie Hypermenorrhoen können Blutungsübel sein (v.-Willebrand-Syndrom, Thrombozytopenien, Thrombozytenfunktionsstörungen, z. B. durch Azetylsalizylsäure). Auch falscher (meist zu kurzer) Gebrauch der Antibabypille, eine Hypo- oder Hyperthyreose, eine Nebennierenerkrankung oder ein Östrogen-sezernierender Ovarialtumor können Hypermenorrhoen auslösen.

Schmerzhafte Hypermenorrhoen sind häufig die Folge von Verletzungen. Es kann aber auch ein Spontanabort die Ursache einer verlängerten Blutung sein.

Vaginalblutungen vor der Pubertät

Vaginalblutungen vor der Pubertät müssen immer ätiologisch geklärt werden. Manchmal handelt es sich um Verletzungsfolgen (z. B. durch Fremdkörper), eine Vulvovaginitis oder einen Vaginalpolypen, hinter dem sich ein Sarcoma botryoides (s. S. 600) verbergen kann. Auszuschließen sind auch ein Urethralprolaps, welcher eine Vaginalblutung vortäuschen kann, und eine Pubertas praecox, die eine Menstruationsblutung hervorrufen kann.

Phimose

Eine Phimose (Vorhautverengung) in den ersten Lebensjahren hat nur Krankheitswert, wenn sie die Harnentleerung behindert. Der Harnstrahl ist dann sehr dünn, und die Vorhaut bläht sich bei der Miktion ballonartig auf. In diesem Fall muß eine Zirkumzision stattfinden. Die bei kleinen Kindern physiologische Verklebung des Präputiums mit der Glans bedarf keiner Behandlung. Übertriebene Versuche, das Präputium zurückzustreifen, führen durch das Trauma und die entstehenden Narben zu einer erworbenen Phimose.

Eine **Paraphimose** entsteht bei Jungen mit leichter Phimose durch gewaltsame Retraktion der Vorhaut über die Glans. Die zurückgestreifte ödematöse Vorhaut kann die Glans strangulieren. Zur Verhinderung einer Gangrän wird eine manuelle Reposition in Narkose (nach Anwendung kalter Kompressen zur Ödembeseitigung) versucht, oder es muß eine Operation stattfinden (dorsale Inzision des Vorhautringes). Eine Paraphimose kann in der Adoleszenz auch bei Masturbation oder beim ersten Koitus zustandekommen.

Balanoposthitis

Bei Balanoposthitis (Entzündung von Glans und Präputium) findet man eine diffuse Rötung und Schwellung der Glans und Vorhaut. Bei Balanitis ist nur die Glans penis entzündet, bei Posthitis nur die Vorhaut. Begünstigend wirken bei Säuglingen die nassen Windeln, bei älteren Kindern Unsauberkeit. Bei Diabetikern beobachtet man häufiger eine Candida-Balanoposthitis, bei welcher ein faulig riechendes, bröckliges Sekret abgesondert wird. Bei beschnittenen Kindern sieht man dabei an der entzündeten Glans einen leicht schuppenden Rand und als Satellitenherde erodierte Pusteln. Die Therapie einer Candidainfektion besteht in der lokalen Anwendung einer Nystatin-haltigen Salbe.

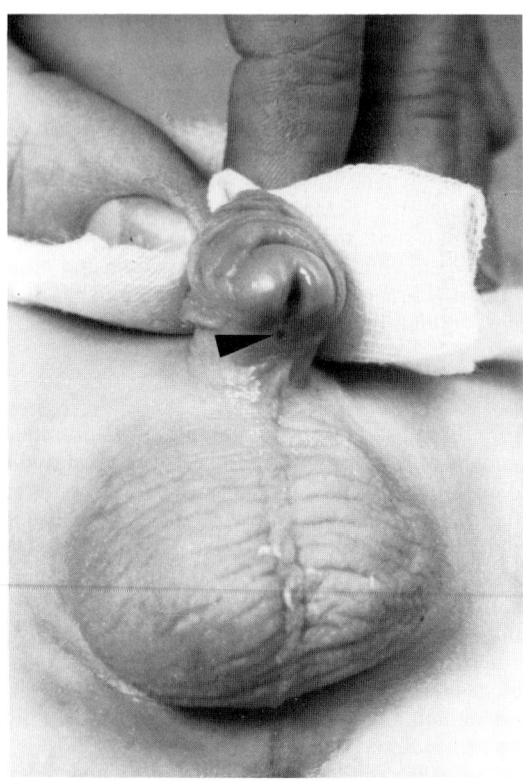

Abb. 7. Hypospadia penis: Urethralöffnung mit Pfeil markiert.

Hypospadie

Unter Hypospadie versteht man die atypische Mündung der Urethra an der ventralen Seite des Penis (Abb. 7). Sie kann mit einer Stenosierung der Harnröhrenmündung verbunden sein und erfordert dann stets einen operativen Eingriff, der sonst nur notwendig ist, wenn der Harnstrahl in stärkerem Maße in die falsche Richtung gelenkt wird. Bei der Hypospadia scrotalis oder perinealis mündet die Harnröhre am Hodensack bzw. Damm. Der Penis ist meist ventralwärts gekrümmt. Bei schwerer Hypospadie mit Peniskrümmung werden die Aufrichtoperation und Harnröhrenplastik möglichst im 1. Lebensjahr vorgenommen. Eine Meatusstenose muß frühzeitig beseitigt werden.

Epispadie

Die Epispadie (dorsale Harnröhrenspalte) kommt in verschiedenen Schweregraden vor. Reicht die Spalte bis in den Blasenhals hinein, besteht Inkontinenz. Die Epispadie ist häufig mit einer Blasenekstrophie kombiniert, bei der die evertierte Blase durch eine Bauchwandlücke nach außen verlagert ist. Jungen haben bei totaler Epispadie einen breiten, kurzen Penis, der gegen die Blasenplatte hochgeschlagen ist. Die dorsale Urethralrinne wird erst sichtbar, wenn der Penis nach unten gezogen wird. Beim Mädchen sind die beiden Klitorishälften breit getrennt, und man erkennt in der Mitte eine kurze Urethralrinne, die mit der meist evertierten Blase in Verbindung steht.

Therapie: Bei einer isolierten dorsalen Spaltung der Harnröhre wird eine Harnröhrenplastik vorgenommen. Ist die Spaltung ausgedehnter und der Penis stärker dorsal gekrümmt, erfolgt zunächst eine Operation zur Aufrichtung des Penis.

Bei gleichzeitiger Blasenekstrophie verschließt man frühzeitig die Blase und hintere Harnröhre, verlängert die Urethralplatte und den Penis und verschließt die Bauchwand. Mit 1–2 Jahren erfolgt dann die Harnröhrenplastik und mit 3 Jahren (falls nötig) eine Blasenhalsrekonstruktion mit Ureterreimplantation. Ist ein Harnabfluß durch die rekonstruierte Urethra nicht möglich, können die Ureteren in eine ausgeschaltete Dünndarmschlinge mit abdominellem Stoma eingepflanzt werden.

Hodenhochstand

Hodenhochstand (oder Maldescensus testis) ist der Oberbegriff für alle in der Entwicklung unvollständig deszendierten Hoden (ein- oder doppelseitig, Abb. 8). Unter **Kryptorchismus** (im engeren Sinne) versteht man die in der Bauchhöhle verbliebenen Hoden (Hoden in der Bauchhöhle

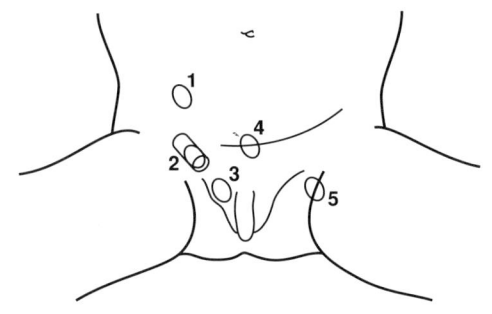

1 Bauchhoden (im Bauchraum, nicht tastbar)
2 Leistenhoden
3 Gleithoden
4, 5 } ektopischer Hoden

Abb. 8. Hodenhochstand.

oder Bauchhoden). Ein Bauchhoden läßt sich meist sonographisch lokalisieren. Wenn der Hoden sich im Leistenkanal palpieren läßt, aber nicht ins Skrotum luxierbar ist, spricht man vom **Leistenhoden**. Ein **Gleithoden** befindet sich im Skrotumeingang; er läßt sich nur unter Spannung des Samenstranges ins Skrotum verlagern und gleitet sofort wieder zurück. Der **Pendelhoden** (nicht behandlungsbedürftig) tritt erst bei Abkühlung oder bei mechanischer Reizung durch Kremasterzug in den Leistenkanal ein und kann ohne Spannung ins Skrotum reponiert werden. Um Verwechslungen mit einem Gleithoden zu vermeiden, kann es zweckmäßig sein, das Kind im warmen Bad oder in Hockstellung zu untersuchen. Beim sog. **ektopischen Hoden** handelt es sich um eine Verlagerung des deszendierten Hodens in die Damm-, Schambein- oder Schenkelgegend. Die **suprafasziale Ektopie** ist eine Sonderform des Leistenhodens, wobei der Hoden um den äußeren Leistenring nach oben geschlagen und fixiert ist.

Mögliche **Ursachen** des Hodenhochstandes sind anatomische Hindernisse, fehlgebildete Hoden (die auf den hormonalen Stimulus der Gonadotropine nicht ansprechen) oder unzureichende mütterliche oder kindliche Gonadotropinsekretion. Bei Hodenhochstand besteht im Erwachsenenalter ein erhöhtes Risiko, an einem malignen Hodentumor (vor allem Seminom) zu erkranken.

Ein Hodenhochstand findet sich bei 2–4% aller männlichen Neugeborenen. Im Laufe des ersten Lebensjahres erfolgt in 75% noch ein spontaner Deszensus, danach nicht mehr. Nicht selten ist der Leistenhoden mit einem Leistenbruch kombiniert und muß dann immer operativ behandelt werden. Da die Frühbehandlung eine mit dem Alter zunehmende Hodenschädigung und spätere Fertilitätsstörung vermeiden kann, wird bei ein- oder doppelseitigen Bauch-, Leisten- und Gleithoden zu Beginn des 2. Lebensjahres eine 5wöchige **Behandlung** mit humanem Choriongonadotropin (HCG) begonnen, das die Testosteronbildung anregt. In Einzelfällen kommt eine Behandlung mit LHRH in Frage, das 4 Wochen lang intranasal angewandt wird (Kryptocur). Die Erfolgsaussichten der Hormonbehandlung sind bei Leistenhoden besser als bei Bauchhoden. Da nach eingetretenem Deszensus Rezidive möglich sind, muß der Befund nach ½ und 1 Jahr kontrolliert werden. Bei Erfolglosigkeit oder bei nur teilweisem Erfolg wird möglichst vor Vollendung des 2. Lebensjahres die Operation (Orchidopexie) angeschlossen. Intraabdominell gelegene Hoden, die am inneren Leistenring liegen, lassen sich operativ oft gut verlagern. Bei nicht tastbarem Hoden (Verdacht auf Kryptorchismus) ist differentialdiagnostisch an eine Monorchie oder Anorchie zu denken (Fehlen eines bzw. beider Hoden). Bei Fehlen beider Hoden sind in der Regel die Gonadotropinspiegel im Plasma erhöht, und nach 5wöchiger Injektionsbehandlung mit humanem Choriongonadotropin steigt der Testosteronspiegel im Plasma nicht an (zum Unterschied von Jungen mit einem oder zwei Hoden). Sind die basalen Gonadotropinspiegel nicht erhöht, sollte bei nicht palpablen Testes immer eine chirurgische Exploration stattfinden. Bei nachgewiesener Anorchie wird bei Auftreten pubertärer LH-Spiegel im Blut (etwa mit 11 Jahren) eine Androgenbehandlung begonnen und über die mittleren Lebensjahrzehnte fortgesetzt. In der Adoleszenz kann dann eine Hodenprothese aus Kunststoff implantiert werden. Bei ektopischem Hoden hat eine vorherige HCG-Behandlung keinen Sinn.

Hydrocele testis

Die Hydrocele testis ist eine pathologische Flüssigkeitsansammlung innerhalb der Tunica vaginalis des Hodens und beruht als angeborene Anomalie auf einer unvollständigen Obliteration des Processus vaginalis. Es besteht manchmal ein winziger Verbindungsgang zur Bauchhöhle, woraus sich der zeitweise wechselnde Füllungszustand einer Hydrozele erklärt (kommunizierende Hydrozele). Gelegentlich kann man den Inhalt zur Bauchhöhle hin auspressen. Nicht selten ist die Hydrocele testis oder Hydrocele funiculi spermatici (des Samenstranges) mit einem indirekten Leistenbruch kombiniert (sonographisch nachweisbar). Eine Hydrocele testis ist als pralle schmerzlose Schwellung des Skrotums tastbar, die bei Transillumination hell aufleuchtet. Bei einer Hydrocele funiculi spermatici befindet sich die zystische Schwellung im Leistenkanal, und man fühlt den Hoden distal im Skrotum. Es gibt jedoch auch Kombinationen von Hydrocele testis und Hydrocele funiculi spermatici. Dann kann die Unterscheidung von einem nicht reponierbaren Leistenbruch schwierig sein. Ein Leistenbruch, der Darmteile enthält, ist bei Beleuchtung meist weniger transparent. Kleine Hydrozelen verschwinden im ersten Lebensjahr oft spontan; größere Hydrozelen müssen operiert werden. Nach dem ersten Lebensjahr auftretende Hydrozelen sind selten und entstehen meist traumatisch (nach Traumen in der Dammgegend).

IX. Krankheiten des Nervensystems

C. Simon

1. Meningitis

Definition: Die Meningitis ist eine Entzündung der Pia und Arachnoidea, welche durch verschiedene Erreger (Bakterien, Viren, Pilze) hervorgerufen wird und durch eine hämatogene oder fortgeleitete Infektion entsteht.

Ätiologie: Die häufigsten **bakteriellen** Erreger sind Meningokokken (in 40 bis 50% der eitrigen Meningitiden), Pneumokokken (20%) und Haemophilus influenzae (früher 20% bei ungeimpften Kindern). Bei Neugeborenen und jungen Säuglingen überwiegen gramnegative Stäbchen (E. coli, Klebsiella, Enterobacter, Proteus usw.) und B-Streptokokken (Streptococcus agalactiae). Seltene Erreger sind Staphylokokken, Listerien, Salmonellen, Pseudomonas, Campylobacter, Leptospiren, Treponemen, Borrelia burgdorferi, Mycoplasma pneumoniae u.a. Die tuberkulöse Meningitis ist in der Häufigkeit stark zurückgegangen. – Unter den **Virusmeningitiden** war die Mumpsmeningitis früher am häufigsten (vor Einführung der aktiven Impfung). Andere Viren, die gleichzeitig eine Enzephalitis hervorrufen können, sind die Enteroviren (Coxsackie-, ECHO- und Polioviren), außerdem ARBOR-Viren, Herpes-simplex-Virus, Epstein-Barr-Virus u.a. – Eine **Pilzmeningitis** (durch Candida albicans, Aspergillus fumigatus oder Cryptococcus neoformans) tritt nicht selten bei Patienten mit Abwehrschwäche auf, z.B. bei Leukämie während oder nach einer Behandlung mit Kortikosteroiden, Zytostatika oder Strahlen.

Pathogenese: Ausgehend von einer Infektion im Nasen-Rachen-Raum (Meningokokken), einer Atemwegsinfektion (Pneumokokken, Haemophilus influenzae), einer Darminfektion (E. coli) oder im Rahmen einer generalisierten Infektion (Typhus, Neugeborenenlisteriose, Nabelsepsis usw.), kommt es durch **hämatogene** Ausbreitung zu einem Befall der Meningen. Die Candida-Meningoenzephalitis geht bei onkologischen Patienten meist von infizierten länger liegenden Venenkathetern aus, während die Aspergillus- und Cryptococcusmeningitis bei einer disseminierten Pilzinfektion nach primärer Lungeninfektion oder als **fortgeleitete** Infektion (bei Sinusitis ethmoidalis) auftritt. Die tuberkulöse Meningitis entsteht entweder hämatogen oder durch fortgeleitete Infektion von einem Gehirntuberkulom. Eine Meningitis kann auch von entzündlichen Prozessen in den Stirnhöhlen, Siebbeinzellen und im Mastoid, ferner von einem Schädelbruch, einer Schädel-Osteomyelitis, einem Hirnabszeß oder einer Sinusthrombose ausgehen. Eine **aszendierende** Infektion kommt vor bei offener Myelomeningozele, bei traumatischer Liquorfistel (z.B. im Bereich des Siebbeins) sowie beim angeborenen Dermalsinus (einem epitheliasierten Verbindungsgang zwischen äußerer Haut und Neuralrohr in der dorsalen Medianlinie, meist Sakralgegend, Okzipital- oder Frontalregion), wodurch eine rekurrierende Meningitis ausgelöst werden kann. Es gibt auch eine Ventilmeningitis nach einer Hydrozephalusoperation. Eine Begleitmeningitis tritt als **Nachbarschaftsreaktion** bei Hirnabszeß, Sinusitis, Mastoiditis u. dgl. auf und kann in eine bakterielle eitrige Meningitis übergehen.

Pathologie: Bei der Meningokokkenmeningitis sind die entzündlichen Veränderungen oft am stärksten über dem Kleinhirn und den Parietal- und Okzipitallappen des Gehirns ausgeprägt, bei der Pneumokokkenmeningitis besonders über den Frontal- und Parietallappen (»Hauben«-Meningitis). Bei der fortgeleiteten Meningitis (oft durch Pneumokokken, Streptokokken oder Staphylokokken bedingt) findet sich das Maximum der Entzündung in der Umgebung des Ausgangsherdes (z.B. bei otogener Meningitis über dem Temporallappen). Bei der tuberkulösen Meningitis ist besonders die Hirnbasis betroffen.

Stärkere Eiteransammlungen sind meist die Folge einer Staphylokokken-, Streptokokken- und Pneumokokkenmeningitis; bei der letzteren ist das Exsudat auffallend fibrinreich und erklärt die langsame Heilungstendenz. Vom Subarachnoidalraum greift die Entzündung über die Foramina Luschkae und Magendii auf die Hirnventrikel über. Bei Verschluß des Aquäduktes oder der Foramina entwickelt sich ein Verschlußhydrozephalus.

Pilzmeningitiden sind oft mit einer Enzephalitis verbunden. Es gibt aber auch isolierte Hirnhaut- und Hirnerkrankungen. Die pathologischen Veränderungen variieren je nach Erreger. Candida albicans erzeugt im Gehirn häufiger Abszesse (solitär oder multipel), Aspergillus-Gefäßentzündungen mit nachfolgendem Hirninfarkt. Cryptococcus neoformans ruft knötchenförmige Entzündungen in der Hirnrinde und Ventrikelerweiterungen hervor.

Die Meningen können (unabhängig vom Erreger) diffus oder umschrieben entzündet sein, und das angrenzende Hirngewebe ist mehr oder minder infiltriert und geschwollen. Entzündliche Zellinfiltrationen finden sich nicht nur im Bereich der Meningen, sondern auch im Hirngewebe. Bei der Staphylokokken- und Streptokokkenmeningitis bilden sich an der Hirnoberfläche häufig multiple kleine Abszesse. Durch entzündliche Gefäßprozesse mit Thrombosierung können außerdem ischämische Nekrosen in der Hirnrinde entstehen.

Vorkommen: Im Vergleich zur Enzephalitis kommen Meningitiden häufiger vor. Dabei handelt es sich meistens um sporadische Erkrankungen; zeitweise treten auch epidemische Häufungen auf (z. B. bei der Mumps-, Coxsackie-B-Virus- und Meningokokkenmeningitis). Die bakteriellen Meningitiden sind in den ersten Lebensjahren zahlreicher, während die Virusmeningitiden (außer Poliomyelitis) ihren Häufigkeitsgipfel zwischen dem 3. und 8. Lebensjahr haben. In Abhängigkeit von der Jahreszeit treten die Virusmeningitiden bevorzugt im Sommer und Frühherbst auf, die bakteriellen Meningitiden (durch Meningokokken, Pneumokokken und Haemophilus influenzae) vorwiegend im Winterhalbjahr.

Symptome:

Allgemeinerscheinungen: Plötzliches Auftreten von Fieber, Krankheitsgefühl und Erbrechen sind die Regel, können aber auch fehlen.

Zerebrale Symptome:

Ein generalisierter oder fokaler Krampfanfall, verbunden mit Fieber, kann das erste Krankheitszeichen sein.

Eine Bewußtseinstrübung wird bei schweren Erkrankungen selten vermißt. Eine Unregelmäßigkeit von Atmung, Herzschlag und Puls ist Ausdruck der begleitenden Hirnschädigung.

Meningeale Reizsymptome: Zur Entspannung der entzündeten Hirn- und Rückenmarkshäute werden der Kopf in den Nacken gebeugt, die Wirbelsäule lordotisch gekrümmt (Opisthotonus) und die Beine an den Leib gezogen. Infolge der durch die Schmerzen reflektorisch ausgelösten Muskelverspannungen bestehen Nackensteifigkeit und Unmöglichkeit der Streckung des Beines im Kniegelenk bei gleichzeitiger Beugung im Hüftgelenk (Kernigsches Zeichen). Auch eine Beugung im Hüftgelenk bei im Kniegelenk gestrecktem Bein (Lasèguesches Zeichen) bereitet starke Schmerzen. Das Brudzinskische Zeichen ist positiv, wenn bei passiver Beugung des Kopfes auf die Brust die vorher gestreckten Beine im Hüft- und Kniegelenk gebeugt werden. Wenn durch eine Bewußtseinstrübung die Schmerzempfindung aufgehoben ist, fehlen die genannten Meningitiszeichen (häufig bei jungen Kindern vor dem 3. Lebensjahr). Eine Hyperästhesie der Haut und ein verstärkter Dermographismus sind meistens vorhanden.

Im ersten Lebensjahr ist die große Fontanelle infolge der Hirndrucksteigerung vorgewölbt (nicht bei Dehydratation durch gehäuftes Erbrechen und unzureichende Nahrungsaufnahme).

In einem Teil der Fälle entwickeln sich eine Stauungspapille und durch Übergreifen der Entzündung auf die Hirnnerven Lähmungen des N. opticus, N. facialis, N. statoacusticus und anderer Hirnnerven (besonders bei tuberkulöser Meningitis), die auf einer Schädigung der intrakraniellen Nervenanteile durch den Entzündungsreiz beruhen.

Eine **Erkrankung anderer Organe,** z. B. eine Pneumonie (bei Pneumokokkenmeningitis) oder eine Otitis media (bei Haemophilusmeningitis), kommt häufig vor und darf nicht über das gleichzeitige Bestehen einer Meningitis hinwegtäuschen.

Die **Meningokokkenmeningitis** (Meningitis epidemica) geht von einer Infektion der oberen Luftwege durch Meningokokken aus. Gesunde Meningokokkenträger kommen während einer Epidemie zu 70–80% in der Bevölkerung vor. Die Disposition zu einer meningitischen Erkrankung ist jedoch bei den meisten Menschen gering. Bei einer Meningokokkenmeningitis treten häufig Hautblutungen (Petechien, Sugillationen), roseolenartige Flecken an der Bauchhaut (durch bakterielle Mikroembolien) und ein Herpes labialis auf. Nicht selten sind auch andere Organe beteiligt (Arthritis, Optikusneuritis, Uveitis, Chorioiditis, Ophthalmie u. a.). Bei der Pathogenese spielt das Endotoxin der Meningokokken eine wichtige Rolle und ist für die Entstehung bestimmter Komplikationen (Waterhouse-Friderichsen-Syndrom) mitverantwortlich.

Das **Waterhouse-Friderichsen-Syndrom,** das nicht nur bei Meningokokken-, sondern auch bei

Haemophilussepsis vorkommt, ist gekennzeichnet durch einen schweren Schockzustand (kalte Extremitäten, kaum fühlbarer Puls, Zentralisation des Kreislaufes), durch erhebliche Wasserverluste und Elektrolytverschiebungen (insbesondere Hyponatriämie), durch diffuse Blutungen in die Haut, Schleimhäute und Nebennieren und durch eine Verbrauchskoagulopathie mit Thrombozytopenie, Mangel an Fibrinogen, Prothrombin, Proaccelerin (Faktor V) und Faktor VIII. Die Verbrauchskoagulopathie beruht auf einer durch die Infektion ausgelösten intravasalen Gerinnung in allen Organen bei mangelhafter fibrinolytischer Aktivität des Blutes. Bei einer später stattfindenden Aktivierung der Fibrinolyse sind im Blut Fibrinspaltprodukte nachweisbar. Das Waterhouse-Friderichsen-Syndrom ist für die meisten Frühtodesfälle bei Meningokokkensepsis und -meningitis verantwortlich.

Die **Pneumokokkenmeningitis**, die meist hämatogen, z. T. auch fortgeleitet entsteht, zeichnet sich durch Rezidivneigung und protrahierten Verlauf aus (abhängig vom Ausgangsherd und von den häufigen Komplikationen).

Die **Haemophilus-influenzae-Meningitis** tritt vom 2. Lebenshalbjahr bis zum 3. Lebensjahr häufiger auf. Als Vorläufer oder Begleiterkrankung findet man oft eine katarrhalische Erkrankung der oberen Luftwege oder eine Otitis media. Oft besteht noch längere Zeit (bis zu 3 Wochen) Fieber, obwohl der Liquor steril ist. Ein postmeningitischer Subduralerguß ist im 1. Lebensjahr relativ häufig.

Die **Colimeningitis** junger Säuglinge, welche von einer Infektion des Nabels, der Haut, des Gastrointestinal- oder Urogenitaltraktes ausgeht, wird wegen des Fehlens von meningealen Reizerscheinungen oft zu spät erkannt und kann rasch zum Tode führen. Spätschäden sind häufig.

Die **B-Streptokokkenmeningitis** des Neugeborenen (s. S. 93) verläuft als Frühform (in der ersten Lebenswoche) meist schwerer als die Spätform und hinterläßt häufiger neurologische Schäden. Die Erkrankung äußert sich zunächst durch Trinkschwäche, Somnolenz, Hyperexzitabilität, Krämpfe, Fieber und ist oft von Atemstörungen begleitet, die z. T. auf einer gleichzeitig bestehenden Pneumonie beruhen. Auch eitrige Arthritis, Osteomyelitis und Konjunktivitis kommen vor. Die Erreger lassen sich aus Blut und Liquor, oft auch aus Abstrichen von Nase, Gehörgang (bei Fruchtwasserinfektion) und Nabel anzüchten.

Bei der **Borreliose** (Lymeschen Krankheit) tritt 2–11 Wochen nach einem Zeckenbiß eine Meningitis oder Meningoenzephalitis auf, die durch Borrelia burgdorferi hervorgerufen ist. Der Zeckenbiß, welcher in 60% nicht bemerkt worden ist, führt in der Hälfte der Fälle zunächst zu einem Erythema migrans der Haut, das nach einigen Wochen abheilt. Bei der später folgenden Meningitis fehlt meistens Fieber oder es ist niedrig. Häufig kommt es dabei zu Hirnnervenlähmungen. Im nichtgetrübten Liquor sind überwiegend Lymphozyten enthalten. Eine Anzüchtung der Erreger gelingt selten. Im Serum sind CRP und IgG meist normal. Anfangs fehlen spezifische IgM-Antikörper im Serum, sind aber im weiteren Verlauf nachweisbar. An eine Borreliose ist immer zu denken, wenn eine subakute seröse Meningitis von Hirnnervenlähmungen oder einer Polyradikulitis begleitet ist oder wenn gleichzeitig eine Myokarditis mit AV-Block oder eine Arthritis besteht.

Die **Staphylokokkenmeningitis** entwickelt sich im Verlauf einer Staphylokokkensepsis und führt zu multiplen Hirnabszessen. Der Ausgangsherd kann eine Staphylodermie, Sinusitis, Sinusthrombose oder Mastoiditis sein, nach Hydrozephalusoperation auch ein infizierter ventrikulokardialer Shunt. Die Letalität ist hoch. ist hoch.

Die **Listerienmeningitis** (mit serösem oder trübem Liquor) bei Früh- und Neugeborenen geht meist auf eine intrauterine Infektion zurück (s. S. 87). Bei älteren Kindern kommt sie selten, vor allem bei resistenzschwächenden Grundleiden vor.

Eine **tuberkulöse Meningitis** kann sich im Anschluß an eine Primärinfektion entwickeln (am ehesten bei jüngeren Kindern). Im Vorstadium bestehen oft nur Allgemeinerscheinungen, wie Fieber, Erbrechen, Inappetenz, Müdigkeit, Reizbarkeit und Kopfschmerzen, die langsam zunehmen. Im Übergangsstadium treten meningeale Reizerscheinungen und Zeichen des erhöhten Schädelinnendruckes (Stauungspapille usw.) auf. Hirnnervenlähmungen (besonders der Augenmuskelnerven), Chorioideatuberkel und Stupor fehlen selten. Im Endstadium, welches bei unbehandelten Patienten nach 2–3 Wochen erreicht wird, findet man ausgedehnte Lähmungen, Koma sowie zentrale Atem- und Kreislaufstörungen, welche den Tod herbeiführen. – Die Prognose hängt vor allem vom Zeitpunkt des Behandlungsbeginns ab. Durch die Therapie werden heute die meisten Patienten gerettet. Defektheilungen sind häufig.

Die **Mumpsmeningitis**, welche mit oder ohne gleichzeitige Parotisschwellung auftreten kann, ist eine häufige Komplikation des Mumps (bei Personen über 15 Jahren in 50–60%). Die meningealen Symptome sind oft nur schwach ausgeprägt. Während die Mumpsmeningitis eine gute Prognose hat, verläuft die seltene Mumpsenzephalitis schwerer und hinterläßt nicht selten Dauerschäden.

Die **Coxsackie-Meningitis** tritt meistens epidemisch im Spätsommer auf. Bei Coxsackie-A-

Virusinfektionen können gleichzeitig eine Herpangina oder Hand-Fuß-Mund-Krankheit (mit vesikulösen Effloreszenzen) bestehen, bei Coxsackie-B-Virusinfektionen Muskelschmerzen, Pleurodynie, Myokarditis oder Perikarditis. Vorübergehende schlaffe Lähmungen (auch Fazialisparese) sind möglich.

Die **ECHO-Meningitis** wird im Spätsommer häufiger beobachtet und nimmt in der Regel einen gutartigen Verlauf. Sie ist oft von einem rötelnähnlichen Exanthem begleitet. Auch hierbei können flüchtige schlaffe Lähmungen auftreten. Enzephalitische Symptome sind selten.

Die **Herpes-simplex-Meningoenzephalitis,** welche mit Acyclovir behandelt werden muß, ist auf S. 316 besprochen.

Die **ARBOR-(»arthropod-borne«-)Meningitis** ist eine durch Arthropoden (Stechmücken oder Zecken) auf den Menschen übertragene Virusinfektion, welche auch bei Säugetieren und Vögeln vorkommt. Die verschiedenen Virustypen sind die Erreger der sog. Frühsommer-Meningoenzephalitis, zentraleuropäischen Enzephalitis und Pferdeenzephalitis. Nach einem virämischen Vorstadium und symptomfreien Intervall schließt sich ein vorwiegend meningitisches, enzephalitisches oder paralytisches Stadium an. Beim Auftreten von enzephalitischen Symptomen können Spätschäden zurückbleiben.

Bei der seltenen **Candida-Meningoenzephalitis** kommen außer allgemeinen Meningitissymptomen – bei Bildung von Hirnabszessen – neurologische Herdsymptome vor. Meningitische Reizerscheinungen können fehlen (trotz Bestehens einer Pilzmeningitis). Der Liquor enthält bei meningealer Beteiligung überwiegend neutrophile Granulozyten und kulturell anzüchtbare Candidakeime. Durch Computertomographie können Abszesse oder Granulome im Gehirn nachgewiesen werden, auch wenn die Meningen nicht entzündet sind (gilt ebenfalls für Aspergillus- und Cryptococcusinfektionen). Die **Cryptococcus-Meningoenzephalitis** verläuft subakut oder chronisch mit Remissionen und Exazerbationen. Die Krankheit beginnt allmählich mit Kopfschmerzen und nur geringem Fieber; später kommt es oft zu einer Hemiparese oder Fazialisparese, zu Krämpfen und schließlich zum Koma. Der Liquor enthält überwiegend Lymphozyten. Cryptococcus ist im Ausstrich des Liquorsedimentes nur nach Färbung mit Indiaink mikroskopisch sichtbar. Die **Aspergillus-Meningoenzephalitis** wird häufig erst post mortem diagnostiziert. Typisch sind Hirninfarkte durch Obstruktion pilzbefallener Gefäße; hierdurch treten neurologische Herdsymptome auf. Die Erreger lassen sich nur selten aus Liquor oder Blut anzüchten. Die Kultur auf Sabouraud-Agar wird manchmal erst nach längerer Bebrütung (bis zu 10 Tage) bei 45° C positiv.

Komplikationen: Neugeborene und Säuglinge entwickeln häufig einen Hydrozephalus, da bei ihnen oft die Liquorwege blockiert werden (besonders im Bereich der Zysternen). Andere Komplikationen sind Schock, Subduralempyem (besonders im 1. Lebensjahr), inadäquate ADH-Sekretion (s. S. 547). Als Spätschäden gibt es Intelligenzdefekte, seelische Veränderungen, zerebrale Anfälle, Seh- und Hörstörungen, Hirnnervenlähmungen und spastische Lähmungen.

Tab. 1. Kriterien und Liquorbefunde bei verschiedenen Meningitisformen.

Häufigste Meningitisformen	Kriterien	Liquor
Meningokokkenmeningitis	Häufig Hautblutungen, roseolenartige Flecken (Bauchhaut), evtl. Waterhouse-Friderichsen-Syndrom	Intrazelluläre gramnegative Diplokokken
Pneumokokkenmeningitis	Hämatogen oder otogen entstanden. Rezidivneigung, nicht selten Komplikationen	Bekapselte grampositive Diplokokken
Haemophilus-influenzae-Meningitis	Besonders bei jüngeren Kindern, länger anhaltendes Fieber, evtl. Waterhouse-Friderichsen-Syndrom	Pleomorphe gramnegative Stäbchen
Coli-Meningitis	Besonders bei Neugeborenen und jungen Säuglingen. Oft tödlich	Gramnegative Stäbchen
B-Streptokokkenmeningitis	Bei Neugeborenen Frühform (intrauterin entstanden) oder Spätform (postnatal entstanden)	Grampositive Diplokokken
Neuroborreliose	Subakuter Verlauf oft mit Hirnnervenlähmung oder Polyradikulitis	Klar
Tbc-Meningitis	Vorwiegend basale Meningitis mit Hirnnervenlähmungen, Liquorzucker ↓	Säurefeste Stäbchen
Coxsackie-Meningitis	Coxsackie A: evtl. mit Herpangina, Exanthem. Coxsackie B: evtl. mit Pleurodynie, Myo- oder Perikarditis	Klar
ECHO-Meningitis	Oft mit Exanthem	Klar

> **Diagnose:** Bei geringstem Verdacht (unklares Fieber, sog. Fieberkrampf, Bewußtseinstrübung) muß eine Liquoruntersuchung stattfinden, auch wenn meningeale Reizsymptome fehlen und gleichzeitig eine andere Krankheit (Enteritis, Pneumonie, Otitis o. dgl.) vorliegt.

Die **Liquorzellzahl** ist bei der bakteriellen Meningitis im allgemeinen hoch (über 400/µl, trübes Aussehen), während sie bei der tuberkulösen Meningitis, Borrelien-, Campylobacter-, Listerien- und Leptospirenmeningitis sowie in der Heilphase der eitrigen Meningitis niedriger ist. Im Beginn der eitrigen Meningitis kann die Zellzahl niedrig sein und steigt (trotz Behandlung und Liquorsterilisierung) danach erst an. Einen klaren (serösen) Liquor mit Zellzahlen unter 400/µl erhält man bei Virus- und Pilzinfektionen (außer bei Mumps- und bestimmten Virusmeningitiden, die manchmal einen leicht getrübten Liquor und höhere Zellzahlen haben). Bei der bakteriellen eitrigen Meningitis enthält der Liquor im Beginn überwiegend polymorphkernige Granulozyten, der Zuckergehalt ist erniedrigt, der Eiweißgehalt stark erhöht; in der Heilphase nimmt der Anteil der Lymphozyten ständig zu. Bei der Virusmeningitis und der tuberkulösen Meningitis können im Anfangsstadium die Granulozyten überwiegen; im weiteren Verlauf dominieren Lymphozyten; der Eiweißgehalt ist nur mäßig erhöht, der Zuckergehalt bei der Virusmeningitis meist normal, bei der tuberkulösen Meningitis dagegen erniedrigt. Bei bakterieller eitriger Meningitis sind die Laktatdehydrogenase (LDH) und Milchsäure im Liquor stark vermehrt (manchmal aber auch bei viraler Meningitis). CRP (C-reaktives Protein) im Serum und Liquor kann im Beginn einer eitrigen Meningitis noch negativ sein und ist häufig negativ bei seröser Meningitis bakterieller Genese, so daß das CRP zur Unterscheidung von einer viralen Meningitis allein nicht ausreicht. Durch die sofort nach der Lumbalpunktion durchzuführende mikroskopische Untersuchung des Liquorausstriches und den **Latex-Agglutinationstest** (Schnellnachweis von Meningo-, Pneumo-, B-Streptokokken- und Haemophilus-Antigen im Liquor und Serum) lassen sich wichtige Hinweise für die Wahl des Antibiotikums gewinnen (Tab. 1).

Unabhängig vom mikroskopischen Befund des Direktpräparates sollte stets sofort eine **Bakterienkultur** angelegt werden. In der Nacht kann ein Teil der Liquorprobe (um keine Zeit zu verlieren) in eine Blutkulturflasche mit aufschraubbarem Dipslide gespritzt und sofort bei 37° C bebrütet werden (der andere Teil wird wie üblich am nächsten Tag kulturell verarbeitet). Bei klinischem Verdacht ist der Liquor auch auf Tuberkelbakterien kulturell zu untersuchen. Zur Anzüchtung von Pilzen sollte eine größere Liquormenge zentrifugiert werden; das Sediment wird auf Spezialnährböden verimpft und längere Zeit bebrütet. Stets wird eine **Blutkultur** angelegt (positiv bei hämatogen entstandener Meningitis) und nach einem möglichen Ausgangsherd der Meningitis gesucht (Nebenhöhlen- oder Mittelohrprozesse, Schädeltrauma o. dgl.). Bei Verdacht auf Hirn- oder Subduralabszeß wird frühzeitig eine Computertomographie vorgenommen. Bei klarem Liquor mit erhöhter Zellzahl ist eine **Virusdiagnostik** einzuleiten (Einsendung einer Liquor- und Stuhlprobe sowie von zwei in Abständen von 10 Tagen gewonnenen Serumproben an das virologische Labor). Eine Borreliose (s. S. 655) wird serologisch erkannt. Bei physikalisch bedingter Meningitis (Insolation, Trauma) und Begleitmeningitis ist der Liquor steril.

> Im 1. Lebensjahr sollte immer nach Überstehen einer eitrigen Meningitis eine Sonographie oder bei Verschluß der großen Fontanelle eine Magnetresonanz- oder Computertomographie durchgeführt werden, um einen progressiven Hydrozephalus frühzeitig zu erkennen.

Tab. 2. Bevorzugte Antibiotika bei Meningitis (je nach Antibiogramm).

Meningitiserreger	Therapie
Meningokokken	Ceftriaxon (evtl. Penicillin G)
Pneumokokken	Ceftriaxon (evtl. Penicillin G)
Listerien, Enterokokken	Ampicillin + Gentamicin
B-Streptokokken	Penicillin G + Gentamicin
Staphylokokken	Imipenem + Rifampicin
Borrelia burgdorferi	Ceftriaxon (evtl. Penicillin G)
Haemophilus influenzae	Ceftriaxon (oder Cefotaxim)
E. coli, Klebsiella, Enterobacter	Ceftriaxon + Gentamicin
Pseudomonas aeruginosa	Azlocillin + Tobramycin
Tuberkelbakterien	INH, Streptomycin, Rifampicin und Ethambutol
Pilze (Candida, Cryptococcus)	Amphotericin B + Flucytosin

Differentialdiagnose: Meningeale Reizsymptome und eine Liquorpleozytose kommen auch beim **Medulloblastom** (s. S. 323) und bei der **Meningosis leucaemica** (s. S. 472) vor. Dabei findet man Tumor- bzw. Leukämiezellen im Liquorausstrich und einen erniedrigten Liquorzucker. Bei den klinischen Erscheinungen einer Meningitis ist auch an eine **Subarachnoidalblutung** und eine **Enzephalitis** (mit Begleitmeningitis) zu denken.

> **Therapie:** Bei bakterieller Meningitis hängt der Therapieerfolg von der raschen Diagnosestellung und dem rechtzeitigen Behandlungsbeginn ab.

Die **Initialtherapie** richtet sich nach dem Liquorbefund und der klinischen Situation (Lebensalter, Grundkrankheit, Vorbehandlung, Schock usw.). Wegen des zunehmenden Vorkommens von Penicillin-resistenten Pneumokokken, Meningokokken und Haemophilusbakterien erfolgt die Initialtherapie bei entsprechendem mikroskopischen Befund und positivem Latex-Agglutinationstest heute vorzugsweise mit dem fast immer wirksamen Ceftriaxon, das relativ hohe Liquorkonzentrationen erreicht (Tab. 2). Alternativen sind Cefotaxim und Ceftazidim (in hoher Dosierung). Bei völliger Penicillinresistenz von Pneumokokken wirkt nur Vancomycin.

In den ersten 2 Lebensmonaten kommen zahlreiche Erreger in Betracht (Enterobakterien, auch Listerien und Enterokokken); initial sind lückenlose Kombinationen, wie Cefotaxim + Piperacillin + Gentamicin, notwendig.

Die **Weiterbehandlung** geschieht nach Anzüchtung und Testung der Bakterien bei Pneumokokken und Meningokokken entweder mit Ceftriaxon oder (bei nachgewiesener Empfindlichkeit) mit Penicillin G. Bei einer Haemophilus-Meningitis (In-vitro-Testung unzuverlässig) behandelt man stets mit Ceftriaxon weiter.

Die Therapie beim **Waterhouse-Friderichsen-Syndrom** besteht in erster Linie in einer Auffüllung des Kreislaufes (Infusion eines Plasmaexpanders), dem Ausgleich von Elektrolytstörungen und einem raschen Beginn der Antibiotikatherapie, außerdem in einer Heparinisierung (zur Vorbeugung weiterer Gerinnungsvorgänge), der Verabreichung von Antithrombin III und dem Ersatz fehlender Gerinnungsfaktoren und Thrombozyten (bei starker Blutungsbereitschaft nach voll wirksamer Heparinisierung).

Eine **tuberkulöse Meningitis** wird initial kombiniert mit INH, Streptomycin, Rifampicin und Ethambutol behandelt. Bei einer Pilzmeningitis (Candida, Cryptococcus, Aspergillus) gibt man Amphotericin B + Flucytosin.

Zur **symptomatischen Behandlung** gehören Intensivpflege, bei schweren Atemstörungen mechanische Beatmung, ausreichende Flüssigkeitszufuhr, parenterale Ernährung, Schockbehandlung, Therapie eines Hirnödems und einer intrakraniellen Drucksteigerung mit Dexamethason, Furosemid, Phenobarbital und Hyperventilation mit epiduraler Druckmessung. Bei Krampfanfällen gibt man Diazepam oder Phenobarbital. Auf eine inadäquate ADH-Sekretion (s. S. 547) ist zu achten (ggf. Flüssigkeitsbeschränkung). Subduralergüsse bei Haemophilus- oder Pneumokokken-Meningitis bilden sich meist spontan zurück.

Eine Chemoprophylaxe der Meningokokkenmeningitis (Meningitis epidemica) ist in der Umgebung des Erkrankten mit Rifampicin möglich (Familienprophylaxe). Penicilline sind dabei unwirksam. Bei engem Kontakt mit einem an Haemophilus-Meningitis Erkrankten ist bei ungeimpften Kindern eine 4tägige Prophylaxe mit Rifampicin (oral) ratsam.

> **Zusammenfassung:** Die Meningitiden, welche durch eine hämatogene oder fortgeleitete Infektion entstehen, werden ätiologisch unterteilt in bakterielle, virale, Pilz- und Begleitmeningitiden. Die häufigsten bakteriellen Erreger im Kindesalter sind Meningokokken, Pneumokokken und Haemophilus influenzae, die häufigsten viralen Erreger Coxsackie- und ECHO-Viren. Das Krankheitsbild wechselt, je nachdem ob die Allgemeinsymptome, zerebralen Symptome, meningealen Reizsymptome oder Symptome der Begleitkrankheit im Vordergrund stehen. Entscheidend für die Diagnose ist die Liquoruntersuchung (Zellzahl, Erregernachweis, Zuckergehalt). Für den Therapieerfolg kommt es bei bakterieller Ursache auf frühzeitigen Beginn der Antibiotikabehandlung und den unverzüglichen Einsatz der notwendigen Intensivpflegemaßnahmen an.

2. Enzephalitis

> **Definition:** Eine Enzephalitis ist eine durch bestimmte Erreger im Gehirn ausgelöste Entzündung, die je nach Ausdehnung zu verschiedenen neurologischen Symptomen und meist auch zu entzündlichen Liquorveränderungen führt.

Tab. 3. Mögliche Ursachen einer Enzephalitis.

Viren	Bakterien	Andere
Coxsackie A und B	Tuberkelbakterien	Toxoplasmen
ECHO	Borrelien	Amöben
Polio	Mycoplasmen	Trichinen
ARBOR	Rickettsien	Zystizerken
Herpes simplex	Listerien	Echinococcus
Zytomegalie	Treponemen	Pilze
Tollwut	Sepsiserreger	
Papova		
Masern		
Röteln		
Varizellen/Zoster		
Mumps		
Infektiöse Mononukleose		
HIV		
Virusimpfungen		

Bei einer Enzephalopathie dagegen (z. B. beim Reye-Syndrom, s. S. 636) fehlen typische Entzündungszeichen im Gehirn.

Ätiologie: Eine Enzephalitis kann durch verschiedene Erreger (Viren, Bakterien, Pilze, Protozoen oder Parasiten) hervorgerufen werden (Tab. 3). Die nach einer Latenzzeit auftretende sog. postinfektiöse Enzephalitis geht fast immer auf eine Virusinfektion oder Virusimpfung zurück.

Pathogenese und Pathologie: Meist gelangen die Erreger auf dem Blutweg in das Gehirn. Nur bei der Tollwut wandern die Viren von der Bißstelle aus entlang den peripheren Nerven kranialwärts. Als Folge der **Virusinfektion** kommt es in den grauen Anteilen des Gehirns zu entzündlichen Infiltrationen, herdförmigen oder diffusen Mikrogliaproliferationen und einem Untergang von Ganglienzellen (Neuronophagie), Achsenzylindern und Markscheiden.

Bei der Herpes-simplex-Virusenzephalitis entstehen durch die Entzündung und Nekrose der Gefäßwände perivaskuläre Nekrosen und Hämorrhagien (nekrotisierende hämorrhagische Enzephalitis). In den Nerven- und Gliazellen können Einschlußkörperchen auftreten, die entweder intranukleär (bei Herpesviruserkrankungen), im Zytoplasma (Negrische Körperchen bei Tollwut) oder im Kern und Zytoplasma (Zytomegalie, Masern) liegen (s. S. 620). – Bei der Herpes-simplex-Enzephalitis sind besonders der Stirn- und der Schläfenlappen befallen, bei der ARBOR-Enzephalitis das gesamte Hirn einschließlich der Purkinjeschen Zellen des Kleinhirns. Die Polioenzephalitis erstreckt sich vor allem auf das Gebiet vom vorderen Hypothalamus über das Mittelhirn bis zum verlängerten Mark. Bei der Lyssa sind das Mittel-, Zwischen- und Kleinhirn betroffen.

Bakterielle Entzündungen des Gehirns kommen bei Tuberkulose (s. S. 643), Borreliose (s. S. 654), Listeriose (s. S. 87), Rickettsiosen (Fleckfieber usw.) und Lues (s. S. 85) sowie bei Septikämie vor.

Bei der **tuberkulösen** Enzephalitis findet man multiple kleine Tuberkulome (selten ein größeres Solitärtuberkulom), die in verschiedenen Regionen des Gehirns lokalisiert sein können (bevorzugt in den basalen Hirnbezirken). Manchmal besteht eine obliterierende Arteriitis der A. cerebri media und ihrer Äste, welche die Ursache einer Enzephalomalazie ist. – Bei konnataler Lues können eine mononukleäre (lympho- und plasmazelluläre) Infiltration der Meningen (seröse Meningitis), zerebrale Endarteriitis, Chorioretinitis, Optikusneuritis und Keratitis auftreten. Über **Pilzinfektionen:** s. S. 312

Unter den **Protozoeninfektionen** führt die angeborene oder erworbene **Toxoplasmose** häufig zu Nekrosen und intrazerebralen Verkalkungen. Bei der **Amöbenmeningoenzephalitis** durch Acanthamoebaarten handelt es sich um eine granulomatöse Enzephalitis mit geringer lymphozytärer Begleitmeningitis, die bei immunsupprimierten Patienten vorkommt und einen subakuten oder chronischen Verlauf nimmt. Die Erreger sind mikroskopisch im Liquor nicht nachweisbar, dagegen im Hirnbiopsat.

Parasitäre Infektionen mit ZNS-Beteiligung gibt es bei Trichinose (s. S. 275), Zystizerkose (s. S. 276), Echinokokkose (s. S. 276), Toxocariasis (s. S. 274).

Die Meningen sind bei einer Enzephalitis meist von mononukleären Zellen infiltriert (seröse Begleitmeningitis).

Bei der 10–20 Tage nach Beginn einer Viruserkrankung auftretenden sog. **postinfektiösen Enzephalitis** finden sich entzündliche Reaktionen des Nervengewebes auf das Virusantigen mit Schädigung von Ganglienzellen, Achsenzylindern und Markscheiden. Wegen der Tendenz zu perivenöser Entmarkung in der weißen Substanz wurde diese Enzephalitisform früher als Leukoenzephalitis bezeichnet.

Vorkommen: Virusbedingte Enzephalitiden sind bei Kindern häufiger als bei Erwachsenen und kommen in jeder Altersstufe vor. Am häufigsten sind in Mitteleuropa Coxsackie-, ECHO- und Herpes-simplex-Viruserkrankungen.

Symptome: Eine Enzephalitis ist häufig mit einer Meningitis, selten mit einer Myelitis oder Polyradikulitis kombiniert und wird dann als Meningoenzephalitis, Enzephalomyelitis oder Meningoenzephalomyelitis bezeichnet.

Die bei einer Enzephalitis fakultativ auftretenden **meningealen Symptome** sind bereits auf S. 310 besprochen worden.

Die **enzephalitischen Symptome** sind abhängig von der Lokalisation der Entzündung. Sie setzen plötzlich oder allmählich ein und bestehen zunächst in Kopfschmerzen, Wesensveränderungen und Müdigkeit, später in hohem Fieber (meist zentral bedingt), in zerebralen Krampfanfällen und Koma. Weitere Zeichen sind Hirnnervenlähmungen, Doppeltsehen, Sprachstörungen, Ataxie und spastische Lähmungen (als Mono-, Di- oder Hemiplegie). Häufig beobachtet man auch schrilles Schreien, Zähneknirschen, Speichelfluß, Schweißausbrüche und eine Starre der Gesichtsmuskulatur (maskenartige Gesichtszüge, Salbengesicht).

Die **myelitischen Symptome** sind je nach Lokalisation verschieden. Im Beginn bestehen oft Parästhesien, Muskelschwäche und Sphinkterstörungen. Gliedmaßenlähmungen (bei Erkrankung des peripheren Neurons als schlaffe, bei Erkrankung des zentralen Neurons als spastische Lähmungen) treten meist symmetrisch auf. Als Folge einer Affektion der Hinterstrangbahnen entstehen ataktische und Lagesinnstörungen und bei einer Lokalisation im Bereich des Zentralkanals eine dissoziierte Empfindungslähmung (kontralateraler Ausfall der Schmerz- und Temperaturempfindung bei erhaltener Berührungs- und Bewegungsempfindung).

Eine **Polyradikulitis** (Guillain-Barré-Syndrom) manifestiert sich durch symmetrische schlaffe Lähmungen mit gleichzeitigem Ausfall der Sensibilität. Bei einer aufsteigenden Landryschen Paralyse können das Zwerchfell und die Interkostalmuskeln gelähmt und hierdurch lebensbedrohliche Atemstörungen ausgelöst werden.

Einzelne Enzephalitisformen: Enzephalitiden durch Coxsackie- und ECHO-Viren können unter Mitbeteiligung anderer Organe verlaufen (s. S. 315). Über die Erkrankungen durch Polioviren s. S. 637, ARBOR-Viren s. S. 312, Zytomegalie-Virus s. S. 83.

Eine **Herpes-simplex-Virusenzephalitis** kann mit oder ohne gleichzeitige Herpeserkrankung der Schleimhaut (Stomatitis aphthosa, Vulvovaginitis, Keratokonjunktivitis) oder der Haut auftreten. Neugeborene infizieren sich bei Geburt durch den Kontakt mit der Vaginalschleimhaut der Mutter. Sie kommt sowohl bei Primärinfektionen als auch bei rekurrierenden Infektionen in jedem Alter vor. Nach einem fieberhaften Vorstadium von 1–7 Tagen (mit oder ohne Haut- oder Schleimhautbläschen) entwickeln sich ZNS-Symptome (oft schon im Beginn Krämpfe, außerdem Wesensveränderungen, Sprachstörungen, Ataxie, Gedächtnislücken u. a.). Im Liquor findet man 50–2000 Zellen pro µl (anfangs überwiegend Neutrophile, später Lymphozyten, in 80% auch Erythrozyten). Das Virus ist aus dem Liquor fast nie anzüchten. Das EEG zeigt ein- oder beidseitige periodische fokale Spitzen bei verlangsamter (flacher) Grundaktivität. Das Computertomogramm ist anfangs noch normal; erst später lassen sich Verdichtungsherde, besonders in der Temporalgegend, mit Ödem und Blutungen nachweisen. Serologisch findet man bei einer Primärinfektion Serokonversion (in Serum und Liquor), aber oft langsam und verspätet. Bei einer rekurrierenden Infektion ist ein mindestens 4facher Titeranstieg der spezifischen IgM in Serum und Liquor typisch.

Der Verdacht auf eine Herpesenzephalitis muß bei seröser Meningitis entstehen:
▶ wenn im frühen Verlauf enzephalitische Symptome (auch Hirnnervenlähmungen, Sprachstörungen oder Krämpfe) auftreten,
▶ wenn im EEG oder im Computertomogramm konstant ein Herd nachweisbar ist.

Wegen der schlechten Prognose wartet man das Ergebnis der Liquor- und Serumuntersuchungen nicht ab, sondern beginnt bei begründetem Verdacht sofort eine intravenöse Behandlung mit Acyclovir. Die Verträglichkeit ist gut. Bei Behandlungsbeginn in den ersten Krankheitstagen ist eine völlige Heilung möglich.

Die **Tollwut** (Lyssa) wird durch den Biß eines infizierten Tieres übertragen und hat meist eine lange Inkubationszeit (mehrere Wochen bis Monate). Sie führt nach Durchlaufen eines Vorstadiums in anschließenden Exzitationsstadium (mit Hydrophobie) oder im terminalen Lähmungsstadium regelmäßig zum Tode.

Die **Masernenzephalitis** (Häufigkeit 1:1000) tritt vorwiegend bei 5- bis 10jährigen ungeimpften Kindern 2–7 Tage nach dem Exanthemausbruch auf und äußert sich durch Krämpfe, Koma, Lähmungen usw. Die Letalität beträgt etwa 15%. Dauerschäden sind häufig.

Enzephalitiden bei **Varizellen, Mumps** und **Röteln** sind selten. Dabei können meningitische, enzephalische, myelitische oder polyradikulitische Symptome dominieren. Die Varizellenenzephalitis verläuft oft unter dem Bilde einer Zerebellitis (sog. akute zerebellare Ataxie, s. S. 322). Eine Polyradikulitis kann in größerem Zeitabstand nach Röteln, infektiöser Mononukleose oder Mumps sowie bei Borreliose auftreten. Bei immunsupprimierten Patienten können die sog. progressiven

Varizellen oder ein disseminierter Herpes zoster zur Virusinvasion des ZNS und zu schwerer Meningoenzephalitis führen.

Postvakzinale Komplikationen nach einer **Tollwutschutzimpfung** verliefen früher als Myelitis, Neuritis, Polyradikulitis oder Enzephalitis, kommen aber mit den heutigen Impfstoffen, die aus Kulturen mit humanen Zellen hergestellt werden, kaum noch vor. Eine Enzephalitis nach anderen Virusimpfungen (Masern, Röteln, Mumps, Gelbfieber, Poliomyelitis) ist extrem selten.

Der **subakuten sklerosierenden Panenzephalitis (SSPE)** liegen pathologisch-anatomisch (besonders im Marklager) eine perivenöse lymphozytäre Zellinfiltration mit Untergang von Axonen und Markscheiden, eine sekundäre Gliose (vor allem von faserbildender Astroglia) und eine diffuse »sklerosierte« Entmarkung zugrunde. Geschädigte Nervenzellen zeigen eine Neuronophagie. Es sind intranukleäre und intrazytoplasmatische Einschlußkörperchen nachweisbar. Die über Wochen und Monate verlaufende, meist tödlich endende Krankheit beginnt mit psychischen Störungen, äußert sich weiterhin durch Agnosie, Aphasie, Gedächtnisverlust, Demenz, extrapyramidale Hyperkinesien (Chorea, Athetose, Tremor) und charakteristische Myoklonien und Sehstörungen. Im Endstadium zeigen die Patienten das Bild einer Enthirnungsstarre mit Stupor und schwerer Kachexie. – Im Liquor findet man häufig eine γ-Globulinvermehrung (vor allem IgG) und fast immer Masernantikörper (wie im Serum). Im EEG lassen sich im Zusammenhang mit den Myoklonien periodisch auftretende bi-, tri- oder polyphasische Wellenkomplexe hoher Amplitude mit nachfolgender Abflachung nachweisen (aber nicht mehr im Endstadium). Die Pathogenese ist teilweise noch unklar. In der Regel ist eine akute Masernerkrankung Monate oder Jahre (im Durchschnitt 6 Jahre) vorangegangen. Die geschätzte Häufigkeit nach Masernerkrankung ist 1 : 1 Mill., nach Masernimpfung 1 : 10 Mill. Bei einem Teil der Patienten konnten Masernviren aus dem Gehirn isoliert werden. Anscheinend handelt es sich um eine »slow-virus-infection« (Langzeit-Virusinfektion) unter besonderen immunologischen Bedingungen. Der Verlauf ist unterschiedlich; meist tritt der Tod im Laufe eines Jahres ein; vereinzelt wurde eine Krankheitsdauer bis zu 20 Jahren beobachtet. Eine ähnliche Erkrankung kann mehrere Jahre nach einer angeborenen oder erworbenen Rötelninfektion auftreten (sog. **progressive Rötelnpanenzephalitis**).

Die **progressive multifokale Leukoenzephalopathie (PML)** ist eine multifokale Entmarkungskrankheit, welche durch eine Papovavirusinfektion der Astrozyten und Oligodendrogliazellen hervorgerufen wird. Bei Kindern (ab 6. Lebensjahr) schaffen angeborene oder erworbene Immundefekte die Voraussetzung für eine Erkrankung, welche durch Demenz, Sehstörungen, Aphasie und Hemiparesen gekennzeichnet ist und meist innerhalb von 6 Monaten zum Tode führt. Die Hirnbiopsie ist beweisend (Demyelinisierung, bizarre Astrozyten und geschwollene Oligodendrogliazellen mit intranukleären Einschlußkörperchen). Im Liquor lassen sich durch Immunfluoreszenz und Elektronenmikroskopie spezifische Immunaggregate nachweisen. Die Virusanzüchtung ist sehr schwierig. Es ist unklar, ob es sich hierbei um eine reaktivierte Langzeit-Virusinfektion oder um eine Neuinfektion handelt.

Verlauf und Prognose: Der Verlauf einer Enzephalitis kann sehr verschieden sein. Dauer und Schweregrad sind von mehreren Faktoren (Erreger, Pathogenese, Lebensalter usw.) abhängig. Als Spätschäden bleiben oft Krampfleiden, Intelligenzdefekte, Wesensveränderungen, spastische Paresen, Hirnnervenlähmungen usw. zurück. Unter den Virusinfektionen haben die Tollwut und eine unbehandelt gebliebene Herpessimplex-Enzephalitis die schlechteste Prognose.

Diagnose: Neben dem klinischen Bild sind folgende Untersuchungsbefunde diagnostisch verwertbar:
▶ **Augenhintergrundsveränderungen,** wie Chorioretinitis (Toxoplasmose, Lues, Tbc), Stauungspapille (Hirndruckzeichen), Optikusneuritis und Optikusatrophie (letztere im Endstadium).
▶ **EEG-Veränderungen,** wie Verlangsamung und Unregelmäßigkeiten des Grundrhythmus.
▶ **Liquorveränderungen:** Eine leichte Pleozytose und eine Eiweißvermehrung im Liquor deuten auf eine Begleitmeningitis hin, können aber auch fehlen. Teilweise ist der Liquorzucker erhöht.
▶ **Erregernachweis** aus Liquor, Hirngewebe, Blut, bei Enteroviren auch aus den Fäzes, und **Antikörpernachweis** im Serum (nur signifikanter Titeranstieg verwertbar).

Differentialdiagnose
Fieberkrämpfe: Durch eine infektiöse oder toxische Hirnschädigung im Verlauf akuter Erkrankungen können bei jüngeren Kindern sog. »Fieberkrämpfe« und Bewußtseinsstörungen auftreten, die schnell vorübergehen und in der Regel keine Residuen hinterlassen. Bei Keuchhusten (S. 639) ist eine toxische Enzephalopathie möglich, die sich vor allem in Krampfanfällen äußert. Die Abgrenzung gegenüber einer Enzephalitis ist oft schwierig und erfordert eine Reihe von Untersuchungen (EEG, Liquor, Augenfundus, Verlaufskontrolle). Beim **Reye-Syndrom** (s. S. 636) das nach einer Virusgrippe oder grippeähnlichen Viruserkrankungen, auch nach Varizellen, auftreten kann und oft mit Krämpfen und Bewußtseinsstörungen einhergeht, fehlt eine Liquorpleozytose, jedoch ist der Liquordruck erhöht.

Hirngeschwülste (s. S. 320) können eine ähnliche neurologische Symptomatik erzeugen. Es fehlt jedoch der Zusammenhang mit einer Infektion, der bei einer Enzephalitis oft erkennbar ist.

Vergiftungen, die bei jüngeren Kindern durch unbemerkte Einnahme von Tabletten zu zerebralen Symptomen führen, müssen differentialdiagnostisch erwogen und nach Möglichkeit durch toxikologische Untersuchungen von Erbrochenem, Urin u. a. ausgeschlossen werden. **Barbituratintoxikationen** können im EEG durch den Nachweis von β-Wellen wahrscheinlich gemacht werden. Vergiftungen durch **Phenothiazinverbindungen,** die als Tranquilizer weit verbreitet sind, rufen vor allem extrapyramidale Störungen, wie Dyskinesien, Parkinsonismus usw., hervor (dyskinetisches Syndrom). Diese verschwinden bald nach Verabreichung eines Antiparkinsonmittels, z. B. Biperiden (Akineton).

Die **Bleienzephalopathie** entsteht durch orale Aufnahme von bleihaltigen Farben (Belecken von Gegenständen) oder von bleihaltigem Trinkwasser, ferner durch Einatmen von Bleistaub oder -dämpfen. Dabei wird Blei in den Körper aufgenommen und in Knochen, Leber, Pankreas und Gehirn abgelagert. Bei chronischer Vergiftung beobachtet man periodisches Auftreten von Bauchkoliken und eine hartnäckige spastische Obstipation, ferner Hautblässe, Kopfschmerzen, Hypertension, Anämie und Zeichen einer Nieren- und Leberschädigung. Bei einer Mobilisierung von Kalzium aus dem Knochen tritt Blei aus den Knochendepots in das Blut über. Die zerebralen Erscheinungen beruhen in erster Linie auf dem gesteigerten Hirndruck (Hirnödem), auf Gefäßspasmen und der Zerstörung von Ganglienzellen. Die Symptome ähneln denen einer Enzephalitis: gesteigerte Erregbarkeit, Verwirrtheit, Krämpfe, unkoordinierte Bewegungen, Somnolenz, Koma, Stauungspapille, später auch Optikusatrophie. Periphere schlaffe Lähmungen sind Ausdruck einer Neuritis oder Polyneuritis. Eine Sicherung der Diagnose ist durch den Bleinachweis im Blut und einen erhöhten Protoporphyringehalt in den Erythrozyten möglich. Außerdem findet man eine basophile Tüpfelung der Normoblasten im Knochenmark und der Erythrozyten sowie eine verstärkte Ausscheidung von δ-Aminolävulinsäure im Urin. Der unter erhöhtem Druck stehende Liquor enthält vermehrt Eiweiß und Zellen (gewöhnlich <100/µl). Die Röntgenaufnahme der Knochen zeigt an den Metaphysen im Bereich der provisorischen Verkalkungszonen bandförmige Verdichtungen durch Einlagerungen von unlöslichem tertiären Bleiphosphat.

Eine **Sinusthrombose** oder **Sinusthrombophlebitis** ist klinisch schwer von einer Enzephalitis zu unterscheiden. Durch die Zirkulationsstörung kommt es zu Allgemeinerscheinungen, wie Fieber und Leukozytose, Hirndrucksymptomen und neurologischen Zeichen, wie Krämpfen und Lähmungen. Der Liquor enthält oft einige Erythrozyten und vermehrt Eiweiß.

Die **Thrombose des Sinus transversus** geht fast immer von einer akuten oder chronischen Otitis media aus (durch Thrombophlebitis); es bestehen Hirndruckerscheinungen; neurologische Herdsymptome fehlen meistens. Eine **Sinus-cavernosus-Thrombose** kann bei einer Entzündung im Bereich der Orbita, des Gesichtes oder der Nasennebenhöhlen entstehen. Dabei kommt es zu einer Protrusio bulbi mit Thrombose der Retinavenen, einer Stauungspapille und zu Augenmuskellähmungen. Die Entzündung kann auf die andere Seite übergehen. Die **Thrombose des Sinus sagittalis superior** kann bei stark dehydrierten Säuglingen auftreten und äußert sich durch Vorwölbung der großen Fontanelle und Stauung der äußeren Schädelvenen.

Ein **Hirnabszeß** (überwiegend solitär) entsteht entweder durch eine fortgeleitete Infektion (Mastoiditis, Sinusitis, Schädelosteomyelitis), durch eine direkte bakterielle Kontamination (bei einem Schädeltrauma oder einer Kraniotomie) oder hämatogen (z. B. bei Bronchiektasen, bakterieller Endokarditis und angeborenen Herzfehlern mit Rechts-links-Shunt).

Die Erreger sind meist anaerobe Streptokokken, Bacteroides, Pneumokokken, Staphylokokken und selten Nocardien, Toxoplasmen (z. B. bei AIDS) und Pilze. Im Anfangsstadium bestehen nur uncharakteristische Symptome, wie Fieber, Leukozytose, Kopfschmerzen und Nackensteifigkeit (seröse Begleitmeningitis). In einem Teil der Fälle fehlen jedoch Fieber, meningitische Symptome und Leukozytose. In dem anschließenden Latenzstadium kapselt sich der Abszeß weiter ein und ruft keine oder nur geringe Erscheinungen hervor (Rückgang des begleitenden Hirnödems). Im 3. Stadium treten Hirndrucksymptome, Herdsymptome und (bei Ventrikeleinbruch) Symptome einer bakteriellen, eitrigen Meningitis auf. Eine Astereognosie, Apraxie oder Agraphie spricht für eine Lokalisation im Parietallappen, eine Aphasie für einen Abszeß im linken Temporallappen (bei Rechtshändern), Gesichtsfeldausfälle für einen Temporal- oder Okzipitallappenabszeß, eine zerebellare Ataxie und Hirnnervenlähmungen für einen Abszeß in der hinteren Schädelgrube. Bei einer Perkussion des Schädels wird über dem Abszeß manchmal ein Klopfschmerz angegeben. Die Diagnose wird durch die Magnetresonanz- oder Computertomographie gesichert.

Therapie der Enzephalitis: Eine ätiologische Behandlung ist bei bakterieller Genese (Tbc, s. S. 643, Borreliose, s. S. 654, Lues, s. S. 85, Listeriose, s. S. 87) und bei Toxoplasmose (mit Pyrimethamin und einem Sulfonamid) möglich, bei Herpes-simplex-Enzephalitis mit Acyclovir.

Gegen HIV wirkt Azidothymidin (Ziduvudin). Bei progressiven Varizellen oder desseminiertem Herpes zoster mit Meningoenzephalitis (wobei Viren im Hirngewebe nachweisbar sind) ist Acyclovir wirksam. Eine Zytomegalie-Enzephalitis spricht meist auf Ganciclovir an. Auch eine Parasiteninfektion (s. S. 261) und Pilzinfektion (s. S. 312) lassen sich chemotherapeutisch beeinflussen.

Die symptomatische Behandlung besteht – je nach Notwendigkeit – in parenteraler Ernährung, mechanischer Beatmung, Gabe von Antikonvulsiva, Sorge für Blasen- und Darmentleerung, Flüssigkeitseinschränkung bei inadäquater ADH-Sekretion (s. S. 547) usw. Bei Hirndrucksteigerung (durch ein stärkeres Hirnödem) wendet man Dexamethason in Kombination mit Furosemid, evtl. auch Phenobarbital an; eine mechanische Hyperventilation kann den Hirndruck herabsetzen.

Zusammenfassung: Nach der Ätiologie unterscheidet man virale, bakterielle, durch Pilze, Protozoen und Parasiten hervorgerufene Erkrankungen. Virale Enzephalitiden sind am häufigsten durch Coxsackie-, ECHO- oder Herpes-simplex-Viren verursacht. Die Symptome richten sich nach der Lokalisation der entzündlichen Veränderungen und sind oft mit den Erscheinungen einer gleichzeitig bestehenden Meningitis, Myelitis oder Polyradikulitis kombiniert. Da heute bei vielen Erkrankungen eine ätiologische Therapie möglich ist, kommt es auf eine frühzeitige Erregerdiagnose an.

3. Hirngeschwülste

G. Geile und C. Simon

Vorkommen: Die Hirngeschwülste stehen unter den kindlichen Tumoren in der Häufigkeit mit

Tab. 4. Hirngeschwülste im Kindesalter.

Lokalisation	Tumorart	Hauptsymptome
Infratentoriell	Medulloblastom (Kleinhirn)	Frühzeitiger Hirndruck (Erbrechen usw.), zerebellare Symptome, Zwangshaltung des Kopfes, Verschlußhydrozephalus. Schnelles Wachstum des Tumors, evtl. Abtropfmetastasen (Spinalkanal)
	Astrozytom (Kleinhirn)	Später Hirndruck, seitenbetonte zerebellare Symptome, Zwangshaltung des Kopfes, Verschlußhydrozephalus. Langsames Wachstum des Tumors, oft zystisch, gut abgegrenzt
	Ependymom (IV. Ventrikel)	Frühzeitiger Hirndruck, zerebellare Symptome, Pyramidenbahnzeichen, evtl. Hirnnervenbeteiligung. Verschlußhydrozephalus. Vorwiegend intraventrikuläres Wachstum
	Hirnstammgliom (kaudaler Hirnstamm)	Später Hirndruck, multiple bilaterale Hirnnervenlähmungen, Pyramidenbahnzeichen. Selten Stauungspapille
Supratentoriell	Tumoren der Großhirnhemisphären	Oft relativ spät auftretender Hirndruck, fokale und/oder generalisierte Krampfanfälle, zerebrale Lähmungen, Sprach- oder Wahrnehmungsstörungen
	Mittelliniengeschwülste: a) Kraniopharyngeom (supra- oder intrasellär)	Oft relativ spät auftretender Hirndruck. Chiasmasyndrom (bitemporale Hemianopsie), hypophysäre Störung (Diabetes insipidus, Kleinwuchs, Hypoglykämien)
	b) Optikusgliom (Chiasma)	Kaum Hirndruck, Sehstörungen (evtl. bitemporale Hemianopsie), Optikusatrophie, dienzephal-hypophysäre Störung
	c) Tumoren des oralen Hirnstammes (Gliom, Pinealom)	Hirndruck durch Verschlußhydrozephalus (Aquäduktverschluß), vertikale Blicklähmung (Parinaud), Konvergenzverlust, Pyramidenbahnzeichen, hypothalamische Störung (Pubertas praecox, Abmagerung)

10–15% an zweiter Stelle (nach den Leukämien). Sie werden im 1. Lebensjahr selten diagnostiziert. Danach verteilen sie sich mit etwa gleichbleibender Häufigkeit auf die folgende Kindheit. Die Medulloblastome haben ihren Häufigkeitsgipfel bei 5 Jahren, die Kleinhirn-Astrozytome bei 8 Jahren.

Im Vorkommen der einzelnen **Geschwulstarten** bestehen zwischen Kindern und Erwachsenen Unterschiede. Glioblastome haben bei Kindern unter den Hirngeschwülsten einen Anteil von 5%, bei Erwachsenen von 25%.

Tumoren, die vorwiegend bei Kindern gefunden werden, sind die Kleinhirn-Astrozytome und Medulloblastome sowie die Kraniopharyngeome, Optikusgliome, Hirnstammgliome, Keimzelltumoren und Ependymome.

Dagegen werden die bei Erwachsenen häufigen Meningeome, Hypophysenadenome, Akustikusneurinome und Metastasen selten beobachtet.

Auch die **Lokalisation** ist bei Kindern anders als bei Erwachsenen (Tab. 4). Hirngeschwülste finden sich vom 3. bis 11. Lebensjahr vorwiegend infratentoriell, d.h. im Kleinhirn und kaudalen Hirnstamm.

Meistens handelt es sich um mittelliniennahe Geschwülste, die in Beziehung zum Ventrikelsystem (III. und IV. Ventrikel, Aquädukt) stehen und meist frühzeitig zum Verschlußhydrozephalus führen.

Bei Adoleszenten und Erwachsenen überwiegen die supratentoriell gelegenen Tumoren, z.B. der Großhirnhemisphären (Gliome aller Malignitätsgrade).

Die **Malignität** eines Hirntumors wird von der histologischen Beschaffenheit bestimmt. Seine Kurabilität hängt außerdem von der Lokalisation und Größe ab. Medulloblastome wachsen schnell und infiltrierend, Kleinhirn-Astrozytome langsam und expansiv. Zur Metastasierung neigen Medulloblastome und Retinoblastome.

Symptome:

Bei den Hirntumoren des Kindesalters stehen wegen ihrer Lokalisation **Hirndrucksymptome** im Vordergrund.

Der Hirndruck wird seltener durch das raumfordernde Wachstum des Tumors, sondern meist durch den sich entwickelnden Verschlußhydrozephalus verursacht. Ein Hirndruck manifestiert sich je nach Alter des Kindes und Festigkeit des Schädels auf verschiedene Weise. So ist im 1. Lebensjahr ein pathologisches Schädelwachstum oft das erste Zeichen einer Hirngeschwulst. Bei älteren Kindern kommt es – wenn überhaupt – nur zu einer geringen Größenzunahme des Schädels mit Nahtdehiszenz; dafür stehen als Frühsymptome die psychischen Veränderungen mit Apathie oder Reizbarkeit im Vordergrund. Als Ausdruck des zunehmenden Hirndrucks ist bei Kindern Erbrechen (Nüchternbrechen, Erbrechen im Schwall) häufig. Über Kopfschmerzen wird seltener geklagt. Bei den Tumoren der hinteren Schädelgrube fallen Nackensteifigkeit und Zwangshaltung des Kopfes auf, die auf einen meningealen Reiz in diesem Bereich zurückzuführen sind. Bei Perkussion deutet Schädelschettern (Geräusch des gesprungenen Topfes) auf Nahtdehiszenzen hin. Stauungserscheinungen am Augenhintergrund mit Papillenödem und peripapillären Blutungen entstehen frühzeitig bei Tumoren der hinteren Schädelgrube, während sie bei Ponstumoren im allgemeinen fehlen. Bei Hirndruck sind Schielen und Doppelbilder (durch Kompression des N. abducens) häufig. Der unbehandelt zunehmende Hirndruck kann einen Visusverlust infolge sekundärer Optikusatrophie hervorrufen und schließlich zu einer zerebralen Dekompensation mit Bewußtseinsstörungen führen. Der Endzustand ist bei supratentoriellen Geschwülsten die obere Einklemmung und bei infratentoriellen Geschwülsten die untere Einklemmung (Kompression des Hirnstammes bzw. der Medulla oblongata im Tentoriumschlitz bzw. Foramen occipitale magnum) mit tiefer Bewußtlosigkeit, Streckkrämpfen, zentralen Atemstörungen und schließlich Atemstillstand.

Neurologische Herdsymptome sind bei Kindern weniger ausgeprägt als bei Erwachsenen und müssen mit besonderer Sorgfalt geprüft werden (Tab. 4).

Bei Kleinhirntumoren werden – je nach Lokalisation – zerebellare Ataxie mit Muskelhypotonie, Tremor, Adiadochokinese oder Nystagmus beobachtet. Tumoren des Hirnstammes äußern sich durch Hirnnervenlähmungen und Pyramidenbahnzeichen (gekreuzte Lähmungen). Parasellär gelegene Tumoren rufen das Chiasmasyndrom hervor (bitemporale Hemianopsie) neben hypophysär-dienzephalen Störungen (Kleinwuchs, Diabetes insipidus, Hypoglykämie). Auch hypothalamische Symptome (Somnolenz, Fieber, Miosis usw.) können auftreten. Wachstumsstörungen in Kombination mit einer vertikalen Blicklähmung (Parinaud) weisen auf Pinealistumoren hin. Großhirntumoren bewirken umschriebene Reiz- und Ausfallserscheinungen, z.B. Lähmungen (kontralateral), Sprach- oder Wahrneh-

3. Hirngeschwülste

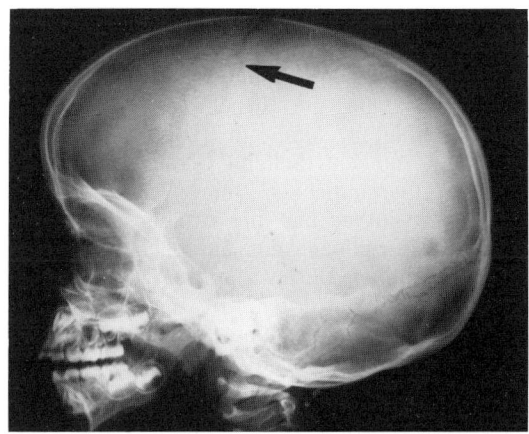
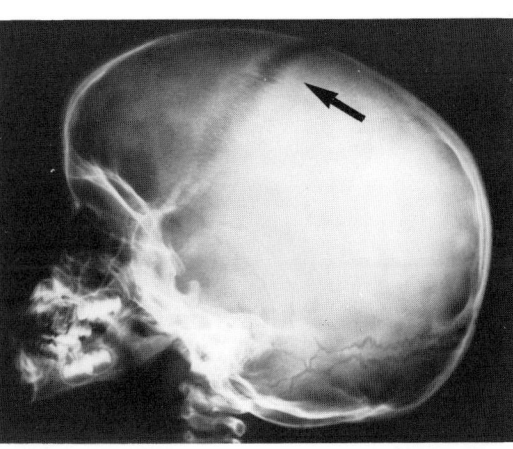

Abb. 1. a) Relativ großer Hirnschädel ohne Anhalt für erhöhten Schädelinnendruck (normal weite Schädelnähte [Pfeil], normales Lumen der Sella turcica). 2 Jahre altes Mädchen.

Abb. 1. b) 5 Monate später sind alle Nähte (Pfeil) gesprengt, insbesondere die Koronarnaht. Histologie: Astrozytom.

mungsstörungen und bei Kindern besonders häufig fokale oder generalisierte Krampfanfälle. Diese sind oft erster Hinweis auf das Vorliegen eines Großhirntumors.

Diagnose: Die genaue Art und Lokalisation eines Hirntumors läßt sich aus den klinischen Symptomen nicht erkennen. Bei klinischem Verdacht sind daher spezielle Untersuchungen notwendig. Bei der Röntgenuntersuchung des Schädels werden oft Nahtdehiszenzen (Abb. 1), Sellaaufweitungen (Drucksella) und intrakranielle Verkalkungen im Tumor (z. B. beim Kraniopharyngeom, Abb. 2) festgestellt.

Methoden der Wahl sind die Magnetresonanz- und die Computertomographie (s. S. 676), durch welche fast alle Hirntumoren und die sie begleitenden Veränderungen der Hirnkammern sichtbar gemacht werden (Abb. 3).

Durch Computertomographie (CT) wird jedoch ein Teil der Kraniopharyngeome, Hypophysenadenome und Hirnmetastasen nicht erkannt. Durch Magnetresonanztomographie (MRT) mit oder ohne Kontrastmittel werden Hirnstammgliome und Strukturveränderungen in der weißen Substanz besser dargestellt als durch CT. Durch Angiographie lassen sich Gefäßmißbildun-

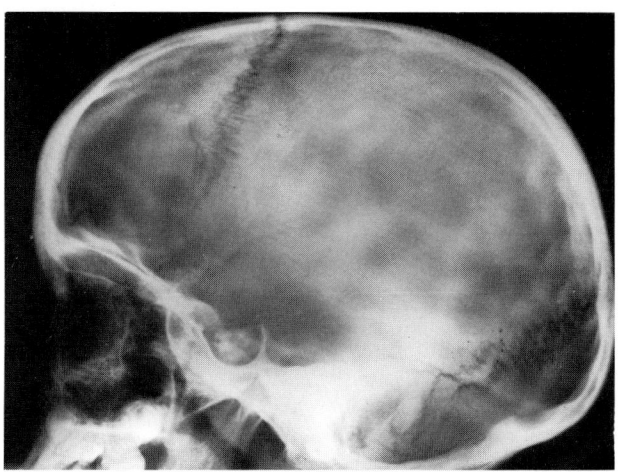

Abb. 2. Kraniopharyngeom: ausgedehnte intraselläre Verkalkung sowie Aufweitung der Sella turcica mit schmalem und aufgebogenen Dorsum sellae. Geringe Nahterweiterung als Zeichen eines erhöhten Schädelinnendruckes. 10 Jahre alter Junge.

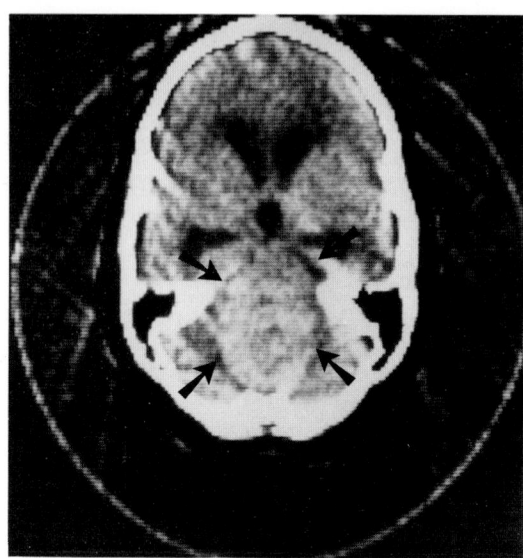

Abb. 3. Kleinhirntumor: große Raumforderung im Kleinhirnbereich, bis zur mittleren Schädelgrube reichend (Pfeile). Zeichen eines Hydrozephalus (Verschluß) mit Erweiterung der Seitenventrikel und des 3. Ventrikels. Pyramiden und pneumatisierte Mastoide gut erkennbar. Computertomographie. 11 Jahre altes Mädchen.

durch einen raumfordernden Prozeß oder einen Verschluß der Liquorwege bedingt ist. Bei der Entstehung können eine abnorme Liquorbildung oder -resorption, ein Hirnödem, eine gestörte Hirndurchblutung und ein venöser Verschluß eine Rolle spielen. Seltene Ursachen sind ein Hypoparathyreoidismus, eine Galaktosämie, Kortikosteroidtherapie (bei rascher Dosisreduzierung oder plötzlichem Abbrechen) oder die Gabe von hohen Dosen Vitamin A. Meist bleibt die Ursache unklar. Die auftretenden Hirndrucksymptome (oft auch eine Abduzenslähmung) können längere Zeit bestehenbleiben. Eine Stauungspapille (Papillenödem) ist fast immer vorhanden. Die Schädelnähte sind erweitert. Ein Hirntumor und eine Ventrikelerweiterung werden durch Computertomographie ausgeschlossen. Die Prognose ist im allgemeinen günstig. Es kann aber durch den ständigen Hirndruck zu einer Sehnervenschädigung kommen, welche durch VEP (visuell evozierte Potentiale) festgestellt werden kann. In schweren Fällen ist eine symptomatische Behandlung (z. B. mit Dexamethason) nützlich.

Die **akute zerebellare Ataxie** ist eine bei Kleinkindern relativ häufige Krankheit, die im

gen am besten beurteilen. Im Liquor findet man bei manchen Tumorarten eine geringe, bei anderen (z. B. Neurinomen) eine starke Eiweißvermehrung. Blutiger oder xanthochromer Liquor bei kommunizierendem Hydrozephalus kommt bei Plexuspapillomen vor. Medulloblastome werden manchmal durch den Nachweis von Tumorzellen im Liquor erkannt. Sicherer ist der Nachweis von spinalen Medulloblastommetastasen durch MRT, evtl. auch durch CT mit Myelographie. Knochenmetastasen sind durch Skelettszintigraphie, CT oder MRT nachweisbar. Im EEG finden sich bei Großhirngeschwülsten verschiedenartige Veränderungen (z. B. eine fokale Verlangsamung), jedoch stimmt der EEG-Herd nicht immer mit dem Tumorsitz überein.

Differentialdiagnostisch muß bei einer Hirndrucksteigerung an entzündliche Veränderungen (Enzephalitis, Hirnabszeß), toxische Hirnschädigungen (chronische Bleivergiftung), chronisches Subduralhämatom oder an ein Tuberkulom gedacht werden. Auch bei Hydrozephalus anderer Genese kann Hirndruck entstehen.

Bei sog. **Pseudotumor cerebri** handelt es sich um eine Hirndrucksteigerung, welche nicht

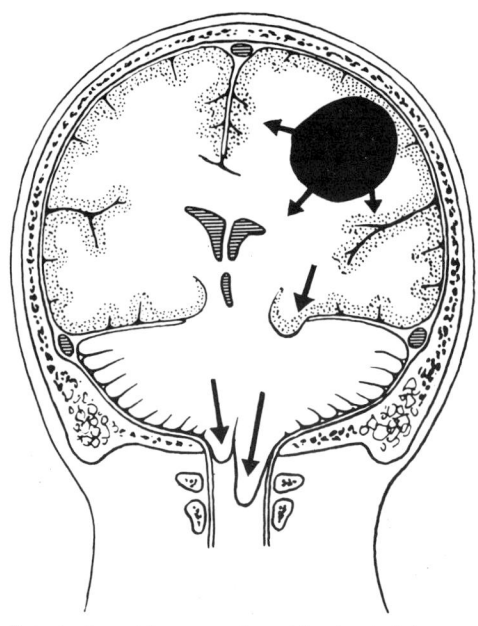

Abb. 4. Auswirkungen einer Hirndrucksteigerung bei linksseitigem Großhirntumor: obere Einklemmung (Uncus-Hippocampus-Verlagerung mit Kompression des Hirnstammes) und untere Einklemmung (Kleinhirntonsillenverlagerung mit Kompression der Medulla oblongata).

Anschluß an eine Virusinfektion (vor allem Varizellen) und oft auch ohne Vorerkrankung auftritt. Die plötzlich einsetzenden Symptome lassen zunächst an einen Kleinhirntumor denken und bestehen in einer zerebellaren Ataxie mit Hypotonie und Hyporeflexie sowie in einer gesteigerten Erregbarkeit. Im Liquor findet sich manchmal eine Eiweißvermehrung. Hirndruckzeichen fehlen. Die Symptome bilden sich in der Regel nach wochen- oder monatelangem Verlauf spontan zurück.

Verlauf und Therapie:

Die meisten Hirntumoren führen ohne Behandlung durch den zunehmenden Hirndruck zu zerebraler Dekompensation und enden bei oberer oder unterer Einklemmung (Abb. 4) durch Atemlähmung tödlich.

Die Beseitigung der Hirndrucksteigerung ist daher das vordringliche Ziel der neurochirurgischen Behandlung (möglichst durch Entfernung der Geschwulst). Bei den häufig infiltrativ wachsenden Geschwülsten der hinteren Schädelgrube kann die weitgehende Tumorentfernung zur Wiederherstellung der Liquorpassage führen. Auch bei den infiltrativ wachsenden supratentoriellen Geschwülsten ist eine Tumorentfernung soweit wie möglich anzustreben. Beim Medulloblastom werden nach subtotaler Entfernung eine Chemotherapie und Strahlenbehandlung durchgeführt, wodurch in einem Teil der Fälle eine Heilung oder längere Überlebenszeit erreicht wird. Auch bei den anderen Tumorarten (s. u.) gibt es Empfehlungen für eine zusätzliche Radio- und/oder Chemotherapie. Die Bestrahlung der Neuroachse führt als Spätfolge oft zu endokrinen Störungen, zur Knochenmarksuppression, Enzephalopathie, Myelopathie, Skoliose und zu Wachstumsstörungen. Auch kann sich später ein Schilddrüsenkarzinom entwickeln. Der durch einen inoperablen Tumor hervorgerufene Verschlußhydrozephalus wird durch einen ventrikuloperitonealen Shunt behandelt (s. S. 329).

Klinik und Therapie der bei Kindern häufigsten Hirntumoren (Tab. 4): Das **Medulloblastom** ist der zweithäufigste Hirntumor im Kindesalter (nach dem Kleinhirn-Astrozytom) und gehört zu den primitiven neuroektodermalen Tumoren. Es geht in der Regel vom Boden oder Dach des IV. Ventrikels aus, den es durch sein infiltrierendes und verdrängendes Wachstum vollständig verschließen kann. So kommt es frühzeitig zu Hirndruck, Kleinhirnsymptomen und – beim Vordringen auf den Hirnstamm – zu Lähmungen des V. und VII. Hirnnerven sowie zu Pyramidenbahnzeichen. Mit dem Liquor können Tumorzellen in den Spinalkanal gelangen (Abtropfmetastasen). In etwa 5% werden extrakranielle Metastasen im Knochenmark, in den Lungen oder Lymphknoten festgestellt. Eine Totalexstirpation gelingt selten. Eine partielle Resektion hat den Zweck, die Liquorpassage durch den IV. Ventrikel wiederherzustellen. Heute schließt sich an die Primäroperation eine mehrwöchige Chemotherapie mit mehreren Zytostatika an, der eine Strahlenbehandlung der gesamten Neuroachse (Hirn, Rückenmark) folgt. Die Strahlendosis entspricht dem Rezidivrisiko. Bei nachweisbarem Resttumor wird danach eine Erhaltungschemotherapie mit z.B. Vincristin, Lomustin (einem Nitrosoharnstoffderivat) und Cisplatin durchgeführt. Hierdurch konnte die Überlebensrate nach 5 und 10 Jahren beträchtlich gesteigert werden.

Das **Kleinhirn-Astrozytom** entwickelt sich meistens in einer Kleinhirnhemisphäre; es wächst als gutartiger Tumor langsamer als das Medulloblastom und bildet oft Zysten, in welche es bluten kann. Gelegentlich findet sich diese Geschwulst auch im Hirnstammbereich. Die zerebellaren Symptome können seitenbetont (meist ipsilateral) sein, und der Kopf wird nach der Seite des Tumors gehalten. Die Prognose ist gut, weil sich die Geschwulst meist in toto entfernen läßt (Heilungsrate über 90%). Eine Strahlenbehandlung wird nur bei ungünstiger Histologie und erneuter Größenzunahme des Tumors nach der Operation durchgeführt.

Das **Ependymom** geht fast immer von den Hirnkammern aus, im Großhirn von den Seitenventrikeln, in der hinteren Schädelgrube vom IV. Ventrikel und kann sich in verschiedener Richtung ausdehnen. Dementsprechend treten außer Hirndrucksymptomen Pyramidenbahn- oder zerebellare Zeichen auf, die nur langsam zunehmen. Die vom IV. Ventrikel ausgehenden Ependymome können zu Abtropfmetastasen im Spinalkanal führen. Eine Totalexstirpation ist meist nicht möglich; bei partieller Resektion verbessert eine Strahlenbehandlung die Prognose.

Das **Hirnstammgliom** manifestiert sich durch doppelseitige Hirnnervenlähmungen, Gangstörungen und Pyramidenbahnsymptome (bei zunächst fehlendem Hirndruck). Bei Vordringen in das Hypothalamusgebiet können Somnolenz und Hyperthermie auftreten. Der IV. Ventrikel und Aquädukt sind nach hinten und oben verschoben, ohne daß eine Seitenverlagerung stattfindet. Wegen ihres Sitzes ist diese Tumorart einem neurochirurgischen Eingriff nicht zugänglich. Ein Teil der Hirnstammgliome spricht auf eine fraktionierte Strahlenbehandlung an.

Das **Plexuspapillom** ist ein gutartiger Hirntumor, der vom Plexus chorioideus ausgeht und meist im linken Seitenventrikel, seltener im IV. oder III. Ventrikel lokalisiert ist. Plexuspapillome sind weiche, stark vaskularisierte Tumoren mit blumenkohlartiger Oberfläche, die teilweise verkalken und kleine Retentionszysten enthalten. Sie führen bereits in den ersten 2 Lebensjahren zu Hydrozephalus (teils durch Liquorüberproduktion, teils durch Obstruktion) und rufen selten neurologische Symptome hervor. Abtropfmetastasen sind möglich (wie bei Ependymomen). In 50% ist das Liquoreiweiß stark vermehrt. Durch Totalexstirpation gelingt meist vollständige Heilung.

Das **Kraniopharyngeom** entwickelt sich aus embryonalen Resten des Ductus craniopharyngicus (Hypophysengang oder Rathkesche Tasche) und ist ein fester und/oder zystischer, langsam wachsender Tumor, der supra- oder intrasellär liegt. Die Geschwulst kann den III. Ventrikel verdrängen und das Chiasma opticum komprimieren. Dementsprechend werden Sehstörungen (bitemporale Hemianopsie) und Hypothalamus-Hypophysen-Symptome beobachtet (Tab. 4). Die Röntgenaufnahmen des Schädels zeigen oft intra- und/oder supraselläre Verkalkungen und eine Selladeformierung. Die Verkalkungen sind am besten durch CT, der Tumor durch MRT nachweisbar. Die Totalexstirpation der meist partiell mit der Umgebung fest verwachsenen Geschwulst ist in einem Teil der Fälle nicht möglich. Dann wird der Zysteninhalt abgesaugt und die Zystenwand teilweise reduziert. Anschließend kann, falls nötig, eine Strahlenbehandlung stattfinden. Bei den besonders postoperativ auftretenden hormonellen Störungen (Diabetes insipidus usw.) ist eine entsprechende Substitutionstherapie erforderlich.

Das **Optikusgliom** ruft einen nichtpulsierenden Exophthalmus (bei intraorbitaler Lokalisation), Sehstörungen und dienzephale Störungen hervor. Einseitige Sehstörungen sprechen für ipsilateralen Tumorsitz vor dem Chiasma, bitemporale Hemianopsie für Tumorsitz im Chiasmabereich. Am Augenfundus findet sich eine primäre Optikusatrophie oder Stauungspapille oder beides. Röntgenologisch läßt sich eine ein- oder beidseitige Vergrößerung des Foramen opticum nachweisen. Durch MRT lassen sich auch kleine Tumoren lokalisieren und der N. opticus darstellen. Einem Optikusgliom kann eine Neurofibromatose v. Recklinghausen zugrunde liegen. Eine vollständige Entfernung ist nur möglich, wenn der Tumor auf einen Optikusnerven beschränkt ist. Bei Chiasmagliomen älterer Kinder kann eine Bestrahlung lang anhaltende Besserungen bewirken. Bei jüngeren Kindern wird zur Vermeidung von Strahlenschäden eine Chemotherapie mit Aktinomycin D und Vincristin bevorzugt.

Die **Tumoren der Pinealisregion** und des oralen Hirnstammes (Pinealome, Gliome, Hamartome u.a.) erzeugen mesenzephale hypothalamische Störungen, vor allem Pubertas praecox. Das Parinaud-Syndrom (Blicklähmung nach oben, Lichtstarre der relativ weiten Pupille, verzögerte Konvergenzreaktion) ist bezeichnend für Tumoren der Pinealisgegend. Ein Teil der Geschwülste kann operativ entfernt werden; andere sprechen auf eine Bestrahlung oder Chemotherapie an.

Über **Hypophysenadenome** s. S. 547 u. 548.

Das **Retinoblastom** ist ein von der Retina ausgehender, dem Neuroblastom verwandter, embryonaler Tumor, der rasch nach vorn und über den Sehnerven in das Gehirn wächst. In mehr als 50% sind beide Augen betroffen. Der Tumor ist häufig schon im 1. Lebensjahr erkennbar an einem weißen Reflex in der Pupille (amaurotisches Katzenauge), an einer Pupillenerweiterung und einem Exophthalmus. Die Chromosomenanalyse ergibt teilweise eine Deletion am Chromosom 13. Die Prognose ist ungünstig (außer bei einseitigem Sitz und früher Erkennung). Therapie: Operation, evtl. zusätzliche Bestrahlung und Zytostatika.

Tumoren der Großhirnhemisphären sind relativ selten und werden oft zu spät erkannt. Sie manifestieren sich häufig zuerst durch zerebrale Anfälle verschiedener Art (generalisierte psychomotorische oder fokale Anfälle, oft in Kombination), z.T. durch Hirndrucksymptome. Später entwickelt sich oft eine Hemiparese, Hemianopsie oder Aphasie. Die Prognose ist je nach Histologie verschieden. Bei Astrozytomen mit niedrigem Malignitätsgrad kann die operative Entfernung genügen; bei hohem Malignitätsgrad ist meist eine zusätzliche Bestrahlung, evtl. auch eine Chemotherapie erforderlich. Bei den übrigen Tumorarten ist die Therapie je nach Histologie verschieden.

Zusammenfassung: Die im Kindesalter relativ häufigen Hirngeschwülste sind überwiegend in der hinteren Schädelgrube und im Hirnstammbereich lokalisiert. Allgemeine Hirndrucksymptome, die meist durch Liquorzirkulationsstörungen hervorgerufen werden, stehen im Vordergrund. Neurologische Herdsymptome sind weniger ausgeprägt als bei Erwachsenen. Krampfanfälle kommen besonders bei Großhirntumoren vor, Sehstörungen und Ataxie bei Geschwülsten der hinteren Schädelgrube. Nach Durchführung der bildgebenden Diagnostik wird eine totale, notfalls partielle Exstirpation vorgenommen und diese bei bestimmten Tumoren durch eine Strahlen- und Zytostatikabehandlung ergänzt.

4. Hydrozephalus

G. Geile und C. Simon

Definition: Der Hydrozephalus stellt eine pathologische Liquoransammlung dar, die mit einer Erweiterung des Ventrikelsystems und/oder des Subarachnoidalraumes einhergeht. Der Hydrozephalus ist keine Krankheitseinheit und kann verschiedene Ursachen haben.

Pathogenese: Normalerweise fließt der vorwiegend in den Plexus chorioidei gebildete Liquor durch das Ventrikelsystem und aus dem IV. Ventrikel durch die Foramina Luschkae und das Foramen Magendii in die Basalzisternen und Cisterna magna (Abb. 5 u. 6). Danach gelangt der Liquor in die Subarachnoidalräume über den Hemisphären, wo er durch die Arachnoidalzotten resorbiert und in die venösen Sinus aufgenommen wird; z.T. wird er auch im spinalen

4. Hydrozephalus

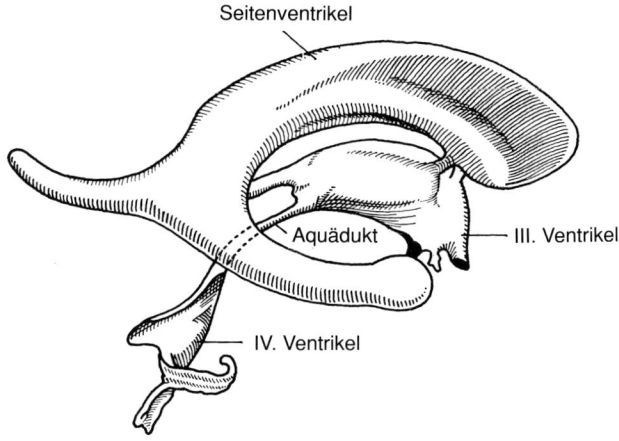

Abb. 5. Schematische Zeichnung der Hirnventrikel.

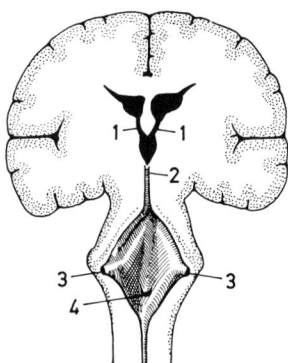

Abb. 6. Möglichkeiten einer Liquorzirkulationsbehinderung im Ventrikelsystem. 1 = Interventrikuläre Foramina Monroe, 2 = Aquädukt, 3 = Foramina Luschkae, 4 = Foramen Magendii.

Subarachnoidalraum resorbiert. Ein Hydrozephalus beruht fast immer auf einer Liquorzirkulationsstörung, die ventrikulär oder extraventrikulär gelegen sein kann. Bei ventrikulärem Verschluß spricht man von einem **Verschlußhydrozephalus** (Hydrocephalus occlusivus oder nichtkommunizierenden Hydrozephalus), bei extraventrikulärer Zirkulationsbehinderung vom **kommunizierenden Hydrozephalus** (da die Passage zwischen den Ventrikeln und der Cisterna magna frei ist). Beim kommunizierenden Hydrozephalus kann auch die Resorption gestört sein (daher die alte Bezeichnung Hydrocephalus aresorptivus). Ein Hydrocephalus hypersecretorius kommt selten bei einem in den Seitenventrikeln lokalisierten Papillom des Plexus chorioideus vor. Ebenfalls selten ist ein **Hydrocephalus e vacuo**, welcher die Folge einer allgemeinen oder umschriebenen Hirnatrophie ist und keine Hirndrucksteigerung hervorruft. Als Hydrocephalus externus bezeichnete man früher die bei Hirnatrophie vorkommende Erweiterung der äußeren Liquorräume (des Subarachnoidalraumes), die mit einer Ventrikelerweiterung (einem Hydrocephalus internus) kombiniert sein kann.

Nach dem Verlauf unterscheidet man den progressiven Hydrozephalus vom nichtprogressiven Hydrozephalus, bei dem zwischen Liquorraum und Hirnparenchym kein größeres Druckgefälle besteht.

Ätiologie: Die Ursachen des **Verschlußhydrozephalus** können Fehlbildungen, Entzündungen, Blutungen oder Tumoren sein (Tab. 5). Verschiedene Schweregrade (von partiellem bis totalem Verschluß) sind möglich.

1. Als Fehlbildungen kommen vor:

   a) Ein Aquäduktverschluß (Atresie, Gabelung, Septum).
   b) Eine vollständige Tamponade der Cisterna magna durch eine schwere Form der Arnold-Chiari-Fehlbildung (Verlagerung von Kleinhirnteilen in den Spinalkanal), bei der die Ausgänge des IV. Ventrikels verschlossen werden.
   c) Ein Verschluß des Foramen Magendii und der Foramina Luschkae mit einer zystenartigen Erweiterung des IV. Ventrikels, verbunden mit einer Hypoplasie des Kleinhirnwurmes und einer Verlagerung der Kleinhirnhemisphären (Dandy-Walker-Syndrom).

Tab. 5. Hydrozephalusformen im Kindesalter.

Hydrozephalusform	Entstehung	Ursachen
Verschlußhydrozephalus	Ventrikulärer Verschluß (Foramina, Aquädukt)	Fehlbildungen, Tumoren, entzündliche Verwachsungen
Kommunizierender Hydrozephalus	Extraventrikuläre Liquorzirkulationsstörung	Verwachsungen nach Meningitis und Subarachnoidalblutung, Fehlbildungen, subdurales Hämatom
Hydrocephalus e vacuo	Hirnatrophie, Mikrozephalie	Geburtstraumatische Hirnschäden, Zustand nach Enzephalitis, zerebrale Fehlbildungen

2. Eine entzündungsbedingte Verlegung der Foramina oder des Aquädukts bei bakterieller Meningitis, bei angeborener Syphilis, Toxoplasmose oder Zytomegalie.
3. Ein Subduralhämatom in der hinteren Schädelgrube, das bei der Geburt entstanden ist und den Aquädukt komprimieren kann. Ein posthämorrhagischer Hydrozephalus kann bei Frühgeborenen auch durch Aquäduktstenose infolge eines Blutgerinnsels entstehen.
4. Tumoren, besonders die Geschwülste um den III. Ventrikel (z. B. Kraniopharyngeom), am Aquädukt (z. B. Pinealom) und um den IV. Ventrikel (z. B. Medulloblastom, Kleinhirn-Astrozytom).

Ursachen für einen **kommunizierenden Hydrozephalus** sind die Arnold-Chiari-Fehlbildungen, die durch die Verlagerung der Kleinhirntonsillen und Medulla oblongata zu einer teilweisen Verlegung der Cisterna magna geführt haben, und postmeningitische Verwachsungen zwischen Pia und Arachnoidea im Bereich der Basalzisternen und der Großhirnhemisphären (leptomeningeale Fibrose). Adhäsionen können auch durch eine Subarachnoidalblutung hervorgerufen werden.

Ein **Hydrocephalus e vacuo** kommt durch eine Hirnatrophie nach geburtstraumatischen Hirnschäden oder nach Enzephalitis zustande; er kann auch auf einer zerebralen Fehlbildung (z. B. Mikrozephalie) beruhen.

Pathologie: Die Hirnkammererweiterung bildet sich beim Verschlußhydrozephalus immer oberhalb des Zirkulationshindernisses aus und betrifft bei einem Verschluß am IV. Ventrikel alle Hirnkammern. Beim Hydrocephalus communicans sind infolge der außerhalb des Ventrikelsystems gelegenen Zirkulationsstörung ebenfalls alle Hirnkammern erweitert, teilweise auch die basalen Zisternen (bei stärkeren Adhäsionen über den Hemisphären). Durch einen langanhaltenden erhöhten Liquordruck kommt es zu einer Druckatrophie des Gehirns, die vor allem auf Kosten der weißen Substanz geht. Dabei sind die Marklager der Stirn- und Schläfenlappen stärker betroffen als die der Okzipitallappen und die Stammganglien. Der Hirnmantel kann in schweren Fällen bis auf wenige Millimeter verdünnt sein.

Vorkommen: Mit dem Auftreten eines angeborenen oder postnatal entstandenen Hydrozephalus ist in 1–3 Fällen auf 1000 Lebendgeborene zu rechnen. Bei älteren Kindern ist ein Hydrozephalus seltener.

Symptome: Ein Hydrozephalus als Folge einer Hirnfehlbildung oder pränatalen Infektion (Toxoplasmose, Zytomegalie) oder einer pränatalen intrakraniellen Blutung kann schon bei der Geburt vorhanden sein (**angeborener** Hydrozephalus).

Im 1. Lebensjahr kommt es bei noch offener Fontanelle und nicht geschlossenen Schädelnähten zu einer starken Größenzunahme des Kopfes. Dabei kommt es zu einer Vorwölbung der Stirnbeine (Balkonstirn), Verdünnung der Schädelknochen, Atrophie der Kopfschwarte, Stauung der Schädelvenen und Abdrängung der Ohrmuschel nach unten (Abb. 7).

Liegt der wiederholt gemessene Kopfumfang eines Kindes oberhalb des Normbereiches und nimmt im Vergleich zur normalen Wachstumskurve (Abb. 8 und S. 5) stärker zu, so besteht der Verdacht auf einen progredienten Hydrozephalus.

Manchmal ist der Kopfumfang bei rascher Entstehung des Hydrozephalus anfangs nur wenig vergrößert, obwohl die Ventrikelerweiterung schon weit fortgeschritten ist. Bei großem Hydrozephalus kann der Kopf nicht mehr gehoben werden. Im Verhältnis zum vergrößerten Hirnschädel wirkt der Gesichtsschädel klein. An den Augen beobachtet man das Sonnenuntergangsphänomen (Sichtbarwerden der Sklera über der Iris) als Folge einer Bulbusverdrängung nach unten und außen sowie einer Retraktion des

4. Hydrozephalus

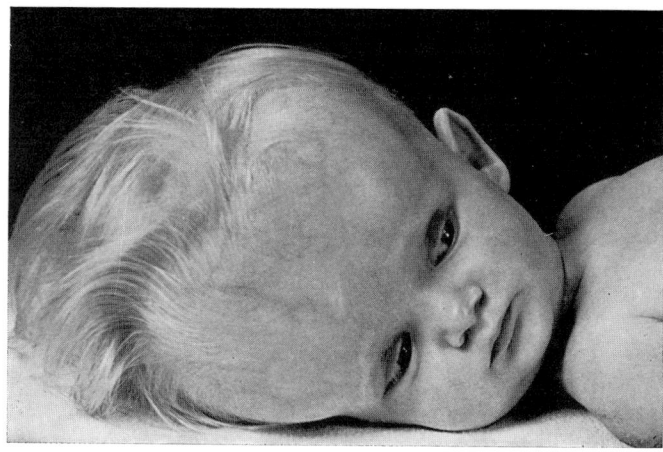

Abb. 7. Hydrozephalus bei 9 Monate altem Kind: hydrozephale Kopfform mit Balkonstirn, Stauung der Schädelvenen und tiefstehende Ohren.

Oberlides (Abb. 9). Eine Stauungspapille ist in diesem Alter selten. Außerdem werden Reizbarkeit, schrilles Schreien, Reflexsteigerungen, Strabismus und ein Rückstand der statischen Entwicklung beobachtet. Die Intelligenz ist auch bei hochgradigem Hydrozephalus oft nur wenig beeinträchtigt.

Nach dem 1. Lebensjahr bleibt bei geschlossener Fontanelle ein exzessives Schädelwachstum aus. Bei der Schädelperkussion hört man das sog. Schettern. Hirndruckzeichen, wie Kopfschmerzen, Schwindel, Erbrechen und Stauungspapille, evtl. Optikusatrophie, treten in den Vordergrund. Bei der neurologischen Untersuchung finden sich spastische Paresen besonders der unteren Extremitäten, eine zerebrale oder zerebellare Ataxie und – bei Druck im Bereich des vorderen III. Ventrikels – Gesichtsfeldeinschränkungen, hypothalamische oder hypophysäre Störungen (Chiasmasyndrom). Zerebrale Krampfanfälle werden selten beobachtet. Bei plötzlicher Entstehung eines Verschlußhydrozephalus (z. B.

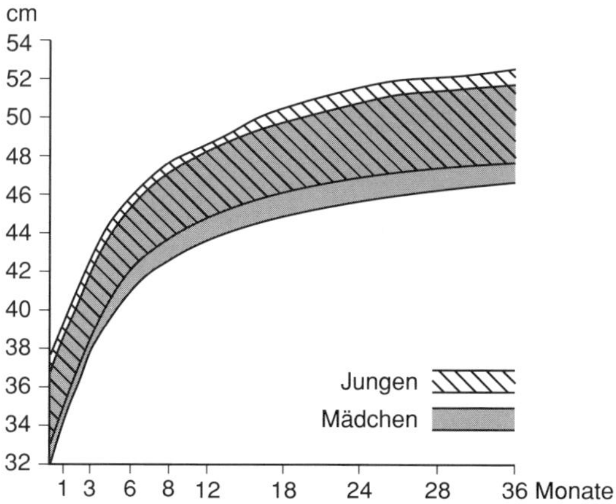

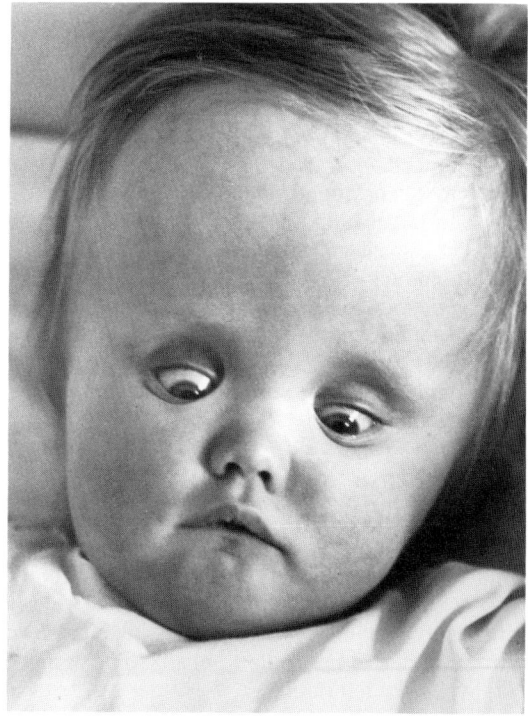

Abb. 8. Normale Größenzunahme des Kopfumfanges (mit Streubereich) bei Jungen und Mädchen in den ersten 3 Lebensjahren.

Abb. 9. Hydrozephalus: Sonnenuntergangsphänomen bei einem 8 Monate alten Mädchen.

durch Obstruktion eines ventrikulokardialen Shunts, s.u.) treten sehr schnell heftigste Beschwerden, auch Stauungspapille, bei Einklemmung u.U. der Tod ein. Bei langsamer Entstehung (innerhalb von Wochen) durch zunächst partiellen Verschluß entwickelt sich ein chronischer Hydrozephalus mit allmählich zunehmenden Symptomen.

Verlauf: Verlauf und Prognose des kindlichen Hydrozephalus richten sich nach der Ursache.

Bei kommunizierendem Hydrozephalus tritt in einem Teil der Fälle zwischen dem 9. Monat und dem 2. Lebensjahr ein spontaner Stillstand des Hirnkammerwachstums ein.

Ein Stillstand gilt nur dann als erwiesen, wenn bei wiederholten Computertomographien die Ventrikelerweiterung nicht zugenommen hat (bei gebesserter neurologischer Symptomatik). In den übrigen Fällen kommt es ohne Therapie nach Monaten (manchmal erst nach Jahren) zum Exitus. Ein akuter Verlauf mit evtl. tödlichem Ausgang kann beim tumorbedingten Verschlußhydrozephalus beobachtet werden. Die Todesursache liegt in einer zunehmenden zerebralen Dekompensation bei exzessivem Hirndruck mit oberer Einklemmung (Kompression des Hirnstammes im Tentoriumschlitz) oder unterer Einklemmung (Kompression des verlängerten Markes im Foramen occipitale magnum). Die rechtzeitige Diagnose gestattet einen neurochirurgischen Eingriff, der bei Verschlußhydrozephalus nach Möglichkeit in der Beseitigung des Passagehindernisses besteht. In den übrigen Fällen wird eine Shuntoperation durchgeführt. Die operative Sterblichkeit ist gering (<3%). In 70–80% werden anhaltende Besserungen erreicht. Die meisten Patienten sind lebenslang shuntabhängig; nur bei einem Teil der Kinder mit kommunizierendem Hydrozephalus wird später kein Shunt mehr benötigt. Häufig sind im Verlauf Shuntrevisionen erforderlich.

Diagnose:

Der klinische Verdacht wird, solange die große Fontanelle noch offen ist, durch die Sonographie widerlegt oder bestätigt. Später ist immer eine Computertomographie erforderlich, welche eine genaue Beurteilung der Weite der Hirnkammern und die Lokalisation einer Liquorblockade erlaubt.

Da es sich um eine nichtinvasive Methode handelt, sind hiermit Verlaufsuntersuchungen möglich, um das Fortschreiten eines Hydrozephalus und Veränderungen der Hirnmanteldicke festzustellen. Durch Magnetresonanz (MRT) oder CT können Hirntumoren und arteriovenöse Mißbildungen erkannt werden. Intrazerebrale Verkalkungen (z. B. bei Tumoren, Toxoplasmose oder Zytomegalie) sind manchmal nur computertomographisch sichtbar. Beim Dandy-Walker-Syndrom läßt sich durch Computertomographie sowohl die exzessive Erweiterung des IV. Ventrikels als auch die begleitende Kleinhirnfehlbildung nachweisen. Beim kommunizierenden Hydrozephalus sieht man die Erweiterung nicht nur aller Ventrikel, sondern auch der Subarachnoidalräume. Bei diffuser Hirnatrophie sind die Subarachnoidalräume auch über den höheren Partien der Konvexität deutlich erweitert. Die Röntgenaufnahme des Schädels zeigt bei einer Arnold-Chiari-Fehlbildung eine erhebliche Verkürzung, bei Dandy-Walker-Syndrom eine starke Verlängerung der hinteren Schädelgrube (Dolichozephalus). Bei computertomographisch nachgewiesener Hirngefäßfehlbildung ist zusätzlich eine Hirnangiographie indiziert.

Eine Toxoplasmose als Ursache des Hydrozephalus kann durch den Augenhintergrundbefund (Chorioretinitis), die sonographische Hirnuntersuchung durch die große Fontanelle (echoreiche Verkalkungen), die Computertomographie bzw. MRT des Schädels, evtl. auch durch den mikroskopischen Erregernachweis im Liquor und serologische Untersuchungen diagnostiziert werden. Eine Zytomegalie wird durch Virusanzüchtung aus Liquor, Blut oder Urin und Nachweis der Zytomegaliezellen (Eulenaugenzellen) im Urinsediment festgestellt.

Differentialdiagnose: Die **familiäre Makrozephalie** bei einem gesunden Kind darf nicht mit einem Hydrozephalus verwechselt werden. Dabei liegt der Kopfumfang oberhalb der altersbezogenen 97. Perzentile, jedoch erfolgt die Größenzunahme des Kopfumfanges entsprechend seiner Perzentile und der Körpergröße. Eine Makrozephalie kommt u.a. beim zerebralen Gigantismus (Sotos-Syndrom, s. S. 546) und beim Wiedemann-Beckwith-Syndrom (s. S. 98) vor. Das **chronische Subduralhämatom** (s. S. 330) verursacht durch sein wachsendes Volumen häufig eine Makrozephalie und kann von einem mäßigen Hydrozephalus begleitet werden. Der Nachweis gelingt durch Magnetresonanztomographie. Eine sog. **Megaenzephalie** (Zunahme an Hirnsubstanz) gibt es bei Speicherkrankheiten (z. B. Mukopolysaccaridosen); dabei fehlen meistens Hirndruckzeichen.

Bei einer **Hydranenzephalie** fehlt die gesamte Großhirnrinde (bis auf Teile des Schläfen- und Okzipitallappens), und das Großhirn selbst ist durch einen mit Flüssigkeit gefüllten Sack ersetzt, während Kleinhirn, Stammhirn und die Stammganglien angelegt sind. Symptome sind Entwicklungsverzögerung, Krämpfe oder spastische Lähmungen. Der Kopfumfang kann normal, vermindert oder vermehrt sein; die Kopfform ist meist normal. Die Diagnose wird durch Sonographie, Computertomographie oder MRT gestellt. Das EEG zeigt keine oder sehr geringe Spannungsaktivität. Die Hydranenzephalie führt fast immer im Laufe des 1. Lebensjahres zum Tode.

Therapie: Bei Vorliegen eines Hydrozephalus muß zunächst geprüft werden, ob es sich um einen Verschlußhydrozephalus oder um einen kommunizierenden Hydrozephalus handelt. Bei einem Verschlußhydrozephalus sind Lokalisation und Art des Verschlusses zu klären, um nach Möglichkeit das Zirkulationshindernis (z. B. einen Tumor) zu entfernen. Bei einer nicht zu beseitigenden Ursache des Hydrozephalus ist bei einem Neugeborenen zu überlegen, in welchem Verhältnis das Risiko einer Shuntoperation zum Risiko der Nichtbehandlung steht. Wenn nach der Geburt kein größerer Hydrozephalus und kein stark erhöhter Hirndruck bestehen, kontrolliert man bei dem Kind in kürzeren Abständen die neurologische Symptomatik, den Kopfumfang, den Ultraschallbefund und evtl. das CT (auch zur Beurteilung der Hirnmanteldicke).

> Eine Shuntoperation sollte bei klinischer Verschlechterung, Zunahme des Hirndruckes und Abnahme der Hirnmanteldicke unter 3,5 cm stattfinden.

Die Operationsindikation ergibt sich außerdem aus der Ätiologie und dem Verlauf.

Die Shuntoperation besteht in der Herstellung einer druckkontrollierten Verbindung zwischen dem Ventrikelsystem und der Bauchhöhle. Das Ventil läßt den gestauten Liquor bis zum Erreichen eines Normaldruckes im Ventrikelsystem austreten. Bei übermäßiger Liquorableitung wegen fehlerhafter Ventilfunktion entsteht ein zu niedriger intrakranieller Druck, der einen Ventrikelkollaps (ein sog. Schlitz-Ventrikel-Syndrom) oder auch ein Subduralhämatom hervorrufen kann.

Man bevorzugt heute ventrikuloperitoneale Shunts, weil sie weniger Komplikationen haben. Früher verwandte man ventrikulokardiale Shunts, bei denen nach einigen Jahren wegen des Körperwachstums der nach oben retrahierte Herzkatheter ausgewechselt werden mußte. Ein weiterer Nachteil war, daß sie leichter thrombosierten. Durch einen ventrikulokardialen Shunt kann auch eine septische Endokarditis, eine septische Lungenembolie oder eine Immunkomplex-Glomerulonephritis (sog. Shuntnephritis, s. S. 329) ausgelöst werden. Mögliche, aber seltene Komplikationen eines ventrikuloperitonealen Shunts sind die Entstehung einer umschriebenen oder generalisierten Peritonitis und eine ungenügende Liquorresorption durch das Peritoneum. Nicht selten führt das Einwachsen von Plexusgewebe oder Ependymanteilen in den Ventrikelkatheter zu einer Ventildysfunktion. Eine Ventildysfunktion äußert sich bei ungenügendem Liquorabfluß in plötzlichem Hirndruck, bei Überdrainage durch ähnliche Erscheinungen (Kopfschmerzen, Somnolenz und Erbrechen). Bei Überdrainage kann es auch zum bleibenden Aquäduktverschluß und hierdurch zu einer starken Erweiterung des IV. Ventrikels kommen, der ebenfalls liquorbildendes Plexusgewebe enthält.

Der Erfolg der Shuntoperation sollte durch regelmäßige klinisch-neurologische Nachuntersuchungen, evtl. auch durch Computertomographie überprüft werden.

Bei akutem Hydrozephalus nach eitriger Meningitis, der oft nach einiger Zeit von allein zum Stillstand kommt, können wiederholte Lumbalpunktionen zur Druckentlastung ausreichend sein. Das gilt auch für Frühgeborene, die nach einer intrakraniellen Blutung einen wachsenden Hydrozephalus bekommen und bei denen eine Shuntoperation noch nicht durchführbar ist.

> **Zusammenfassung:** Der Hydrozephalus ist eine krankhaft gesteigerte Liquoransammlung (mit Erweiterung des Ventrikelsystems) und beruht entweder auf einer extraventrikulären Liquorzirkulationsstörung (kommunizierender Hydrozephalus) oder auf einer mechanischen Verlegung der ventrikulären Liquorzirkulation (Verschlußhydrozephalus). Selten liegt ein Hydrocephalus e vacuo (ohne Hirndrucksteigerung) vor. Die häufigsten Ursachen für einen Hydrozephalus sind Fehlbildungen, entzündliche Veränderungen, Blutungen und Tumoren. Im ersten Lebensjahr kommt es hierdurch zu einer starken Größenzunahme des Kopfes und einer Entwicklungsverzögerung, während bei älteren Kindern andere Hirndrucksymptome auftreten. Nach Sicherung der Diagnose durch Sonographie und Computertomographie wird entweder die normale Liquorpassage durch einen neurochirurgischen Eingriff wiederhergestellt oder eine Shuntoperation durchgeführt.

5. Chronische Subduralhämatome

G. Geile und C. Simon

Definition: Das chronische Subduralhämatom entwickelt sich häufig aus einer akuten traumatischen Subduralblutung und stellt eine eingekapselte, zu Hirndruck führende Flüssigkeitsansammlung im Subduralraum dar.

Ätiologie und Pathogenese: Die Traumatisierung des kindlichen Schädels während der Geburt kann zu einem Abriß von Brückenvenen und zu einer subduralen Blutung führen; auch ein späteres Schädeltrauma oder eine Mißhandlung (s. S. 695) im 1. Lebensjahr kommt als Ursache in Frage. Oft genügen schon Bagatelltraumen, z. B. bei Hämophilie. Das akute Hämatom wird in einem Teil der Fälle nach kurzer Zeit infolge bindegewebiger Organisation von der Durainnenseite durch sog. Neomembranen (eine duranahe äußere und eine rindennahe innere Membran) eingekapselt. Infolge der fibrinolytischen Aktivität der äußeren Hämatommembran verflüssigt sich das geronnene Blut, die Erythrozyten werden aufgelöst, und es bildet sich eine eiweißreiche, xanthochrome Flüssigkeit. Hauptgrund für das Bestehenbleiben des Hämatoms ist eine vermehrte Durchlässigkeit der äußeren Duramembran für Albumin. In diesem Stadium sind die chronischen Subduralhämatome nicht von den postmeningitischen Subduralergüssen (s. S. 311) zu unterscheiden. Der hohe Eiweißgehalt bewirkt einen Anstieg des kolloidosmotischen Druckes und einen Flüssigkeitseinstrom aus der Umgebung und dem Blut. Hierdurch kommt es zu einer weiteren Volumenzunahme des Ergusses, manchmal auch zu einem Einriß der Neomembranen und zu Nachblutungen.

Pathologie: Das chronische Subduralhämatom besitzt eine äußere, mit der Dura verwachsene Membran, die stärker vaskularisiert ist, und eine innere, der Leptomeninx anhaftende Membran, die meistens dünner und weniger gefäßreich ist. Der Hämatomsack enthält eine eiweißreiche, xanthochrome Flüssigkeit mit mehr oder weniger ausgeprägten Blutbeimengungen. Das darunterliegende Gehirn wirkt komprimiert, bei längerem Bestehen der Flüssigkeitsansammlung atrophisch. Die weiche Hirnhaut ist in den meisten Fällen infolge einer entzündlichen Mitreaktion milchig getrübt, jedoch von der inneren Kapsel des Ergusses gut abgegrenzt. In einigen Fällen kommt es zwischen der inneren Hämatomkapsel und der Leptomeninx zu einer entzündlichen Verklebung mit Einsprossung von Kapillaren. Die chronischen Subduralhämatome finden sich meistens über dem vorderen und mittleren Anteil der Hirnkonvexität und treten in 80% der Fälle beidseitig auf.

Vorkommen: Chronische Subduralhämatome kommen als Folge eines Geburtstraumas im ersten Lebenshalbjahr nur noch selten vor. Bei Unfällen sind sie ebenfalls selten. Über Subduralhämatome bei Mißhandlung: s. S. 695.

Symptome: Erste Symptome treten meist zwischen dem 2. und 6. Lebensmonat auf. Neben Allgemeinstörungen mit Unlust und Trinkschwäche sowie einem Entwicklungsrückstand führt die hämatombedingte Hirnstörung zu generalisierten Krampfanfällen und zerebralem Erbrechen. Die chronischen Subduralhämatome im 1. Lebensjahr verursachen im weiteren Verlauf ein pathologisches Schädelwachstum mit Spannung und Vorwölbung der großen Fontanelle. Am Augenhintergrund werden in etwa 25% Netzhautblutungen und seltener eine Stauungspapille beobachtet. Eine Abduzensparese als Folge gesteigerten Hirndrucks findet sich nur bei sehr großen Hämatomen. Später kommt es zu einer statischen und geistigen Retardierung sowie spastischen Lähmungen, die sich als Tetraparesen manifestieren können. In einem Teil der Fälle entwickelt sich infolge der Liquorzirkulationsstörung im Subarachnoidalraum ein kommunizierender Hydrozephalus.

Diagnose: Die **Schädelsonographie** bei offener Fontanelle zeigt die Flüssigkeitsansammlung im Subduralraum. Im **EEG** sind eine Spannungsverminderung und – bei einseitigem Hämatom – eine Seitendifferenz nachweisbar. Die **Magnetresonanztomographie** mit Kontrastmittel läßt Größe und Ausdehnung des Subduralhämatoms erkennen und sichert die Diagnose. Die **Fontanellenpunktion** ergibt bei Vorhandensein eines chronischen Subduralhämatoms eine mehr oder weniger blutige oder xanthochrome, eiweißreiche Flüssigkeit, die unter erhöhtem Druck steht. Gleichzeitig entnommener Lumballiquor ist nicht verändert. Eine Gerinnungsstörung ist auszuschließen. Bei unklaren Allgemeinstörungen oder neurologischen Symptomen im 1. Lebensjahr sollte stets an die Möglichkeit eines chronischen Subduralhämatoms gedacht und bei begründetem Verdacht eine Computertomographie durchgeführt werden.

Verlauf und Therapie: In günstigen Fällen tritt eine spontane Rückbildung ein. Bei Auftreten von Hirndrucksymptomen werden wiederholte transfontanelläre Punktionen durchgeführt. Wenn das Punktatvolumen nicht abnimmt und eine Besserung ausbleibt, ist ein neurochirurgischer Eingriff notwendig. Früher wurde dann eine Kraniotomie mit Resektion der Membranen durchgeführt; heute bevorzugt man eine subduroperitoneale Drainage (geringeres Operationsrisiko). Dauerschäden (spastische Lähmungen, statisch-geistige Retardierung) beruhen meist auf der durch das anfängliche Schädeltrauma ausgelösten Hirnschädigung.

Zusammenfassung: Das chronische Subduralhämatom geht entweder auf ein Geburtstrauma oder ein späteres Schädeltrauma zurück. Die klinischen Erscheinungen sind zerebrale Anfälle und Lähmungen, Entwicklungsverzögerung und Hirndrucksymptome. Die Diagnose wird durch Computer- oder Magnetresonanztomographie gesichert. Die Therapie besteht konservativ (bei Säuglingen) in Fontanellenpunktionen, operativ im Anlegen eines subduroperitonealen Shunts.

6. Infantile Zerebralparese

Synonyma: Zerebrale Kinderlähmung, zerebrale Bewegungsstörung.

Definition: Unter dem Begriff »Infantile Zerebralparese« werden die während der frühkindlichen Hirnentwicklung durch einen nichtprogredienten Zerebralschaden entstandenen motorischen Störungen zusammengefaßt, die sich als spastische Lähmung, Athetose oder Ataxie, im Anfang auch als Atonie oder Hypotonie äußern können. Die infantile Zerebralparese stellt keine Krankheitseinheit, sondern ein Defektsyndrom dar.

Ätiologie und Pathogenese: Definitionsgemäß ist die infantile Zerebralparese die Folge einer vorangegangenen kindlichen Hirnschädigung, für welche eine Vielzahl von prä-, peri- und postnatalen Ursachen in Betracht kommt. Zu diesen gehören vor allem die Asphyxie (s. S. 62) und die geburtstraumatischen Hirnblutungen, außerdem pränatale Infektionen (Toxoplasmose, Zytomegalie, Röteln u. a.), Meningoenzephalitiden, Kernikterus und Fehlbildungen (Mikrozephalie, Balkenmangel usw.). Der hohe Anteil von Frühgeborenen unter den zerebral gelähmten Kindern beruht vor allem auf der größeren Gefäßfragilität und Häufigkeit von intrakraniellen Blutungen.

Die vor der Geburt oder in den ersten 4 Lebensjahren erfolgte Hirnschädigung verhindert die normale Reifung und Differenzierung des Zentralnervensystems und hemmt die Entwicklung der Willkürmotorik.

Hierdurch kommt es zur Persistenz primitiver Reflexe (s. S. 52) sowie zum Auftreten von pathologischen Reflexen und störenden Bewegungssynergien. Daher können sich höher koordinierte Reflexmechanismen (die sog. Stellreflexe, s. S. 334, und die Gleichgewichtsreaktionen) nicht ausbilden, und die motorische Entwicklung ist verzögert oder stagniert.

Pathologie: Bei verstorbenen Patienten findet sich in der Hirnrinde häufig eine Schrumpfung und Sklerose der Windungen. Atrophie, Gliose und Markzerfall in der weißen Substanz können zur Porenzephalie (Höhlenbildung mit Öffnung zur Konvexität oder zum Ventrikelsystem) führen. In einem Teil der Fälle ist das Kleinhirn beteiligt. Als Fehlbildungen kommen vor: Anomalien der Hirnrinde, wie Pachygyrie und Mikropolygyrie, Balkenagenesie und Mikrozephalie mit Ventrikelerweiterung (als Folge der mangelhaften Ausbildung des Marklagers). Bei einem Kernikterus sind besonders der Globus pallidus und das Hypothalamusgebiet betroffen.

Vorkommen: Auf 1000 Lebendgeborene kommen ungefähr 1–2 Kinder mit einer Zerebralparese.

Symptome: Die neurologischen Symptome entwickeln sich trotz des nichtprogredienten Hirnschadens in der Regel langsam im Laufe des 1. und 2. Lebensjahres. Der Zeitpunkt des Auftretens hängt nicht nur vom Alter des Kindes bei Eintritt der zerebralen Schädigung, sondern auch von der Schwere der Hirnveränderungen ab. Bei minimalen Läsionen werden die Symptome der Zerebralparese erst relativ spät erkannt. Im 1. Lebensjahr ist die Unterscheidung der verschiedenen Formen einer zerebralen Bewegungsstörung noch schwierig. Diese können auch kombiniert auftreten.

Am häufigsten sind spastische Lähmungen (>70%), während Athetosen und Ataxie seltener vorkommen.

Spastische Hemiplegie: Die spastische Lähmung ist meist am Arm stärker als am Bein und geht mit gesteigerten Sehnenreflexen, mit Fuß- und Patellarkloni sowie positivem Babinski- und

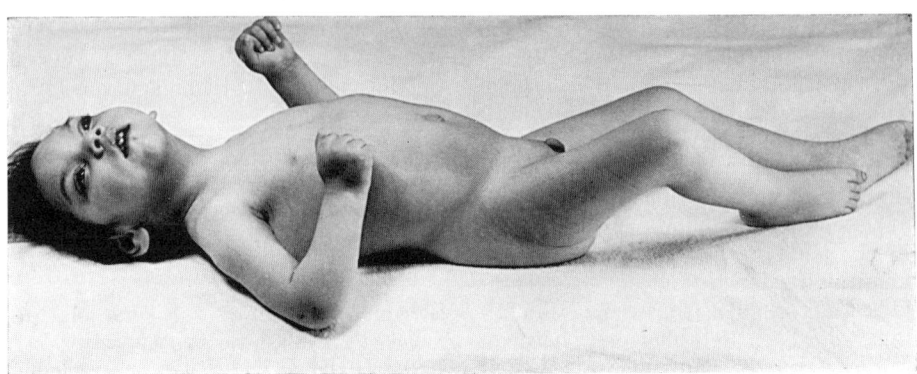

Abb. 10. Infantile Zerebralparese: spastische Tetraplegie bei 3jährigem Jungen.

Knipsreflex (an der Hand) einher. Dabei werden charakteristischerweise der im Ellenbogengelenk halb gebeugte und pronierte Arm adduziert, die Hand gebeugt, die Finger flektiert und der Daumen eingeschlagen. Infolge des Überwiegens der Oberschenkeladduktoren und -flexoren, Knieflexoren und Plantarbeuger des Fußes kann das Bein in der Hüfte nicht vollständig abduziert, das Knie nicht vollständig gestreckt und der Fuß nicht vollständig dorsalflektiert werden. Das Bein ist daher dauernd leicht gebeugt, adduziert und innenrotiert. Oft kommt es im Beginn des Laufens zum Einschießen von Spasmen (Intentionsspasmen). Beim Gehen führt der spastisch gelähmte Arm rudernde Mitbewegungen aus oder wird überhaupt nicht bewegt. Weitere Zeichen sind ein Zirkumduktions- und Zehengang, eine Equino-varus-Stellung des Fußes, später auch eine Skoliose der Wirbelsäule (infolge eines halbseitigen Spasmus der Rumpfmuskulatur) sowie eine Wachstumsverzögerung in den gelähmten Gliedern (Hemiatrophie). Auch eine Astereognosie (Unfähigkeit, bei geschlossenen Augen einen in der Hand liegenden bekannten Gegenstand zu identifizieren), eine Fazialisschwäche und eine homonyme Hemianopsie können auftreten. In der Hälfte der Fälle ist die spastische Hemiplegie mit einem zerebralen Anfallsleiden verbunden.

Spastische Tetraplegie und Diplegie: Bei der Tetraplegie sind alle Extremitäten im gleichen Maße gelähmt (Abb. 10), während bei der spastischen Diplegie die Beine stärker betroffen sind als die Arme (»beinbetonte Tetraplegie«). Charakteristisch sind das Adduzieren oder Überkreuzen der gestreckten Beine beim Gehversuch (Abb. 11a), die Tendenz zur Spitzfußstellung (Abb. 11b) und die hochgradig gesteigerten Eigenreflexe, die sich aber wegen der starken Spastizität der Muskulatur manchmal nicht auslösen lassen. Von einer spastischen Paraplegie spricht man, wenn ausschließlich beide Beine gelähmt sind. Auch Mono- und Triplegien kommen selten vor.

Gelenkkontrakturen und Sehnenverkürzungen kommen durch einen ständig wechselnden Muskeltonus der Agonisten und Antagonisten zustande. – Eine Pseudobulbärparalyse, die meist auf einer doppelseitigen Striatumläsion beruht, äußert sich durch Sprach-, Schluck- und Kaustörungen sowie durch eine starre oder ins Fratzenhafte gesteigerte Mimik. Dabei kommt es häufig zu einer Aspirationspneumonie.

Die **atonische Diplegie** (selten) ist durch eine hochgradige Muskelhypotonie oder -atonie mit Unfähigkeit zum Sitzen, Stehen und Kopfhalten charakterisiert. Dabei findet man eine starke Überstreckbarkeit der Gelenke und geringe Spontanmotilität. Die Eigenreflexe sind normal oder gesteigert, die Pyramidenbahnzeichen negativ. Später (nach 2–12 Monaten) kann die atonische in eine spastische Diplegie oder in eine andere Form der Bewegungsstörung übergehen.

Athetose: Extrapyramidale Dyskinesien, wie Athetose, Choreoathetose oder Tremor, manifestieren sich häufig erst nach dem 1. Lebensjahr. Bei einer Athetose verlaufen die unwillkürlichen abnormen Bewegungen langsam, während bei einer Choreoathetose ruckartige irreguläre Bewegungen hinzukommen. Die meist symmetrischen Bewegungsstörungen, welche an den Händen am stärksten ausgeprägt sind, nehmen bei intendierten Bewegungen zu und sistieren im Schlaf. Sprache und Willkürmotorik sind schwer beeinträchtigt. Häufig zeigen die Kinder grimassierende Gesichtsbewegungen. Die Intelligenz ist meistens normal, der Muskeltonus wechselnd. Im 1. Lebensjahr besteht oft eine Muskelhypotonie.

6. Infantile Zerebralparese

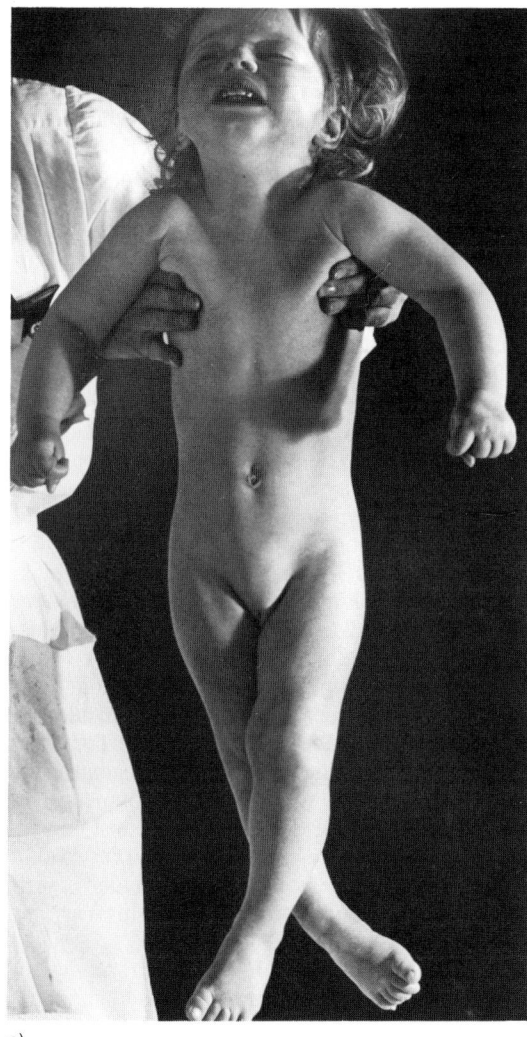

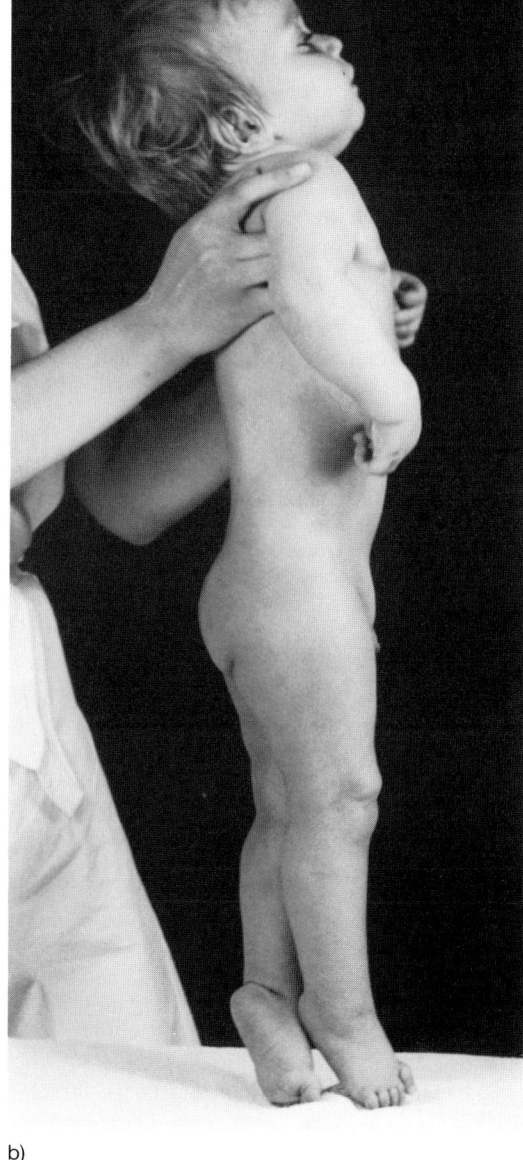

Abb. 11. Infantile Zerebrallähmung:
a) Überkreuzen der Beine beim Gehversuch.
b) Spitzfußstellung.

Ataktische Form: Zerebellare Schädigungen rufen Ataxie, Intentionstremor, Dysmetrie (Finger-Nasen-Versuch), Muskelhypotonie, Sprachstörungen, Nystagmus hervor.

Die sog. **minimale zerebrale Dysfunktion** (MCD) wird häufig erst im Schulalter erkannt. Charakteristisch sind abnorme Bewegungsabläufe bei gestörter visomotorischer Koordination. Es fehlt die flüssige Ausführung rhythmischer Bewegungsabläufe (z. B. beim Zeichnen, Schreiben, Hüpfen auf einem Bein, Grätschsprung, Scherensprung, Zehen- und Hackengang, Strichgang). Schulschwierigkeiten sind durch bestimmte Teilleistungsstörungen und Konzentrationsstörungen bedingt, welche oft erst durch die psychologische Diagnostik festgestellt werden. Die allgemeine Intelligenz ist entweder normal oder leicht vermindert. Beim **hyperkinetischen Syndrom** ist die Konzentrationsspanne stärker verkürzt (verbunden mit einer größeren Ablenkbarkeit und psychomotorischen Unruhe).

Zusätzliche Störungen: Minderbegabung (besonders bei spastischer Di- und Tetraplegie) kommt in etwa $2/3$ der Fälle vor. **Seelische Störungen** (Erethie, Apathie, Affektinkontinenz, Verhaltensstörungen usw.) sind häufig. **Zerebrale Anfälle**, die herd- oder seitenbetont sein können, treten öfter bei der spastischen Hemiplegie auf. **Trophische Störungen** erkennt man an einer Verkürzung und Umfangsverminderung der gelähmten Extremität oder an einer verminderten Körperlänge (dyszerebraler Minderwuchs). Häufige **Augensymptome** sind Begleitschielen, Nystagmus, Blickparesen, Gesichtsfeldausfälle u. a. Auch **Hör-** und **Sprachstörungen** sind oft vorhanden.

Verlauf und Prognose: Während die Zerebralparese unbehandelt meist zu einer schweren körperlichen Behinderung führt, sind bei frühzeitigem Behandlungsbeginn und nicht zu schwerer Hirnschädigung funktionelle Besserungen möglich. Dabei kann auch die geistige Entwicklung erstaunliche Fortschritte machen.

Diagnose: Das Auftreten typischer Symptome im 1. Lebensjahr (selten später) in Verbindung mit einer vorangegangenen Hirnschädigung spricht für eine infantile Zerebralparese. Allerdings können anamnestische Hinweise auf die Ursache fehlen.

Wichtig für die Diagnose sind die Prüfung bestimmter Bewegungsabläufe (z. B. beim Hochziehen zum Sitzen), die Feststellung von Haltungsasymmetrien, gestörten Spontanbewegungen und gesteigerten Sehnenreflexen, außerdem Persistieren, Verstärkung oder Wiedererscheinen der sog. Primitivreflexe (s. S. 52), das Auftreten von pathologischen Reflexen (z. B. Streckreflex) und die Unfähigkeit zum Erlernen von gezieltem Greifen, Kopfheben in Rückenlage, Krabbeln und Kriechen.

Komplexe (höhere) Reflexe können fehlen, wie Sprungbereitschaft, Labyrinthstellreflex (Einstellung des Kopfes bei Lageänderung), Stellreaktionen (Körperstellreflexe auf Körper und Kopf) und Gleichgewichtsreaktionen (z. B. im Sitzen und Stehen). Muskelhypotonie kann einer spastischen Lähmung oder Choreoathetose vorausgehen. Die Computertomographie kann Hirnläsionen (z. B. eine periventrikuläre Leukomalazie oder eine Porenzephalie) lokalisieren. Röntgenologisch lassen sich oft Dislokationen im Hüftgelenk als Folge der spastischen Lähmungen nachweisen.

Differentialdiagnose: Spastische Lähmungen kommen u. a. bei den **degenerativen Hirnkrankheiten** vor, die sich zum Unterschied von der infantilen Zerebralparese durch ihre Progredienz auszeichnen. Dabei ist oft ein Verlust bereits erworbener Funktionen (ein Entwicklungsknick) zu beobachten. Stets ist auch ein **Hirntumor** auszuschließen.

Eine Muskelhypotonie, die im Beginn einer infantilen Zerebralparese (bei erhaltenen Eigenreflexen) auftreten kann, findet sich außerdem bei verschiedenen myogenen und neurogenen Myopathien (s. S. 401). Die **spinale progressive Muskelatrophie Werdnig-Hoffmann** geht mit Areflexie und Faszikulieren der Zunge einher (außer Muskelhypotonie). Typisch für die Werdnig-Hoffmannsche Krankheit sind die Fibrillationspotentiale (Denervierungszeichen) im Elektromyogramm (EMG) und die herabgesetzte oder aufgehobene elektrische Erregbarkeit der Muskeln (evtl. mit Entartungsreaktion).

Eine Ataxie kommt bei verschiedenen zerebralen Krankheiten vor, z. B. bei der **akuten zerebellaren Ataxie** (s. S. 322) oder bei der hereditären **Friedreichschen Ataxie** (Degeneration der Hinterstränge und der Tractus spinocerebellares im Rückenmark), welche sich meist erst im späteren Kindesalter manifestiert. Die **Ataxia teleangiectatica** (s. S. 520) kann mit der ataktischen Form einer infantilen Zerebralparese verwechselt werden.

Therapie: Ein früher Beginn der krankengymnastischen Behandlung (im 1. Lebensjahr) hat die besten Erfolgsaussichten.

Aktive und passive Bewegungsübungen haben das Ziel, die vorhandenen Tonusregulationsstörungen zu normalisieren (durch Abbau pathologischer Bewegungsmuster) und physiologische Bewegungsabläufe (z. B. Drehen) zu bahnen. Dadurch werden auch Kontrakturen verhindert.

Es gibt heute zwei anerkannte Methoden der krankengymnastischen Behandlung (nach Bobath und nach Vojta).

Bei der **Behandlung nach Bobath** geht es zunächst darum, den abnormen Haltungstonus zu durchbrechen und zu normalisieren. Von bestimmten, meist proximal gelegenen Schlüsselpunkten (Kopf, Schultern, Becken usw.) aus werden die pathologischen Haltungs- und Bewegungsmuster gehemmt. Gleichzeitig werden Stell-, Stütz- und Gleichgewichtsreaktionen gebahnt. Diese bilden die Haltungsbasis, auf der eine differenzierte, willkürliche Motorik aufbauen kann.

Bei der **Behandlung nach Vojta** werden bestimmte Koordinationskomplexe gebahnt, die für die Beherrschung der Körperlage, die Aufrichtungsmechanismen und die phasische Beweglichkeit notwendig sind. Damit werden die pathologischen Bewegungsstereotypien durchbrochen. Mit dem Training der Zusammenarbeit von Muskelgruppen soll die Voraussetzung für eine normale Weiterentwicklung geschaffen werden. In bestimmten Ausgangspositionen werden durch Druck auf sog. Auslöserzonen die angestrebten Koordinationskomplexe ausgelöst. Gleichzeitige Stimulationen an mehreren Stellen erleichtern die Bewegungsantwort.

Die Krankengymnastik wird am besten in Behandlungszentren für Spastiker von speziell ausgebildeten Physiotherapeuten durchgeführt, wo auch eine optimale orthopädische und heilpädagogische Betreuung (einschließlich Sprachtherapie) gewährleistet ist. Die schulische Unterrichtung sollte bei schweren Erkrankungen in einer Körperbehindertenschule erfolgen. Zerebrale Anfälle werden mit einem Antikonvulsivum behandelt. Bei Strabismus muß die augenärztliche Behandlung zur Verhinderung einer Schielamblyopie frühzeitig einsetzen. Wichtig ist auch die Anwendung von elektronisch verstärkenden Hörhilfen (besonders bei Vorliegen einer Hochtonschwerhörigkeit).

Zur Behandlung einer minimalen zerebralen Dysfunktion (MCD) gibt es psychomotorische Übungsprogramme, welche die wichtigen heilpädagogischen Maßnahmen ergänzen.

Zusammenfassung: Die infantile Zerebralparese ist die Folge einer in früher Kindheit abgelaufenen Hirnschädigung, welche die normale Entwicklung des Gehirns hemmt. Hierdurch kommt es zu einer zerebralen Bewegungsstörung, die sich als spastische Lähmung, Athetose oder Ataxie (vorübergehend auch als Atonie) äußern kann. Teilweise ist die infantile Zerebralparese mit einem Anfallsleiden und einer Minderbegabung kombiniert.

7. Minderbegabung

Synonyma: Mentale Retardierung, geistige Entwicklungsverzögerung.

Definition: Es handelt sich um eine angeborene oder erworbene Behinderung in der Entwicklung und Aneignung der zur Bewältigung der Lebensaufgaben notwendigen geistigen Funktionen. Anders ausgedrückt:

Unter Minderbegabung versteht man einen Rückstand der intellektuellen Leistungen (d. h. eine im Vergleich zum Altersdurchschnitt geistige Subnormalität), wodurch die Entwicklung der gesamten Persönlichkeit beeinflußt und die schulische und berufliche Eingliederung sowie die soziale Anpassung erschwert werden.

Die WHO definiert Minderbegabung als eine »unvollständige oder ungenügende Entwicklung der mentalen Fähigkeiten«. Eine sichere Prognose, inwieweit ein Kind seinen geistigen Entwicklungsrückstand aufholen kann, ist oft nicht möglich. Bei Kindern mit Lernstörungen oder Deprivationssyndrom (s. S. 372), die normal begabt sind, kann bei rechtzeitiger Einleitung heilpädagogischer Maßnahmen die geistige Entwicklungsverzögerung ausgeglichen werden. Wie zu spät erkannte und behandelte Seh-, Hör- oder Sprachstörungen können auch seelische und motorische Entwicklungsstörungen oder ein nicht kompensierbarer Milieuschaden eine geistige Retardierung zur Folge haben.

Ätiologie: Es gibt endogene (erbliche) und exogene Ursachen der Minderbegabung, die sich manchmal kombinieren. Zusätzlich können affektive Störungen und deprivierende Milieueinflüsse (falsche Erziehung, niedriger Bildungsstand der Eltern, Verwahrlosung usw.) die intellektuellen Leistungen beeinträchtigen. Krankheitsbedingte Minderbegabung ist meist mittel- oder hochgradig, obwohl auch leichtere Grade vorkommen. Ihr Anteil beträgt etwa $1/5$ der Minderbegabungen.

Etwa $4/5$ der Minderbegabungen sind nicht durch Hirnerkrankungen bedingt und fast immer leichterer Art.

Diese polygen vererbte leichtere Minderbegabung stellt in der Mehrzahl der Fälle das untere Ende der Gaußschen Normalverteilungskurve der Intelligenz dar. Die Übergänge zum Normalen sind fließend. Intelligenzquotienten zwischen 70 und 85 stellen den Grenzbereich dar.

Krankheitsursachen können pränatal, perinatal oder postnatal gelegen sein. Die **pränatalen Ursachen** der Minderbegabung (Tab. 6) sind teils genetisch bedingte Krankheiten, teils angeborene Infektionen oder andere Störungen in der Schwangerschaft. Als **perinatale Ursachen** kommen in erster Linie zerebrale Geburtstraumen (Blutungen usw.) und hypoxämische Hirnschäden in Betracht. **Postnatale Ursachen** können Infektionen (Enzephalomeningitis), Schädel-Hirn-Traumen, Vergiftungen (CO, Blei u. a.) oder

Hirngefäßerkrankungen sein. Beim Rett-Syndrom, dessen genauere Ursache unklar ist, entwickelt sich, beginnend im 2.–3. Lebensjahr (fast nur bei Mädchen) eine schwerere Demenz (durch fortschreitende Hirnatrophie) mit charakteristischen stereotypen Handbewegungen im Wachzustand (Zusammenschlagen der Hände, Kneten und Drücken der Finger), begleitet von autistischem Verhalten und einer Gang-Ataxie und -Apraxie.

Vorkommen: Genaue Häufigkeitsangaben fehlen. Im schulpflichtigen Alter sind ungefähr 3% aller Kinder lernbehindert und 0,3% geistig behindert.

Symptome:

Es gibt verschiedene Schweregrade: Lernbehinderung, geistige Behinderung und hochgradige Minderbegabung.

Tab. 6. Pränatale Ursachen der Minderbegabung.

Gruppe	Krankheit	Nachweis
Chromosomen-aberrationen	Down-Syndrom	Karyotyp: Trisomie 21
	Trisomie 13 und 18	Karyotyp: Trisomie 13 bzw. 18
	Klinefelter Syndrom	Karyotyp: XXY, X-Chromatin
	Marker-X-Chromosom mit geistiger Retardierung	Fragiles X
	Katzenschreisyndrom	Partieller Verlust des kurzen Arms eines Chromosoms 5
Hirn- und Schädel-anomalien	Mikrozephalie (Abb. 12)	Kopfumfangsmessung
	Hydrozephalus	Computertomographie
	Kraniostenosen	Röntgenaufnahme des Schädels
Pränatale Infektionen	Siehe Tab. 6, S. 81	Siehe Tab. 6, S. 81
Intrauterin erworbene Hirnschädigung	Plazentadysfunktion, Asphyxie, embryofetales Alkoholsyndrom	Vorgeschichte
Endokrine Krankheiten	A- oder Hypothyreose	$T_4 \downarrow$, TSH $\uparrow$ (Serum)
Angeborene Stoffwechselanomalien und Speicher-krankheiten	Phenylketonurie	Chromatographie (Urin), Guthrie-Test (Blut)
	Ahornsirup-Krankheit	Hyperleuzinämie, Leuzinurie, Enzymnachweis (Leukozyten)
	Galaktosämie	Galaktosurie, Galaktosämie (nach Milchzufuhr), Enzymnachweis (Erythrozyten)
	Pfaundler-Hurlersche Krankheit	Berry-Test, Dermatan- und Heparansulfat im Urin $\uparrow$, Enzymnachweis (Leukozyten)
	Amaurotische Idiotie Tay-Sachs	Kirschroter Makulafleck, Enzymnachweis (Serum, Leukozyten)
	Niemann-Picksche Krankheit	Kirschroter Makulafleck, Enzymnachweis (Leukozyten)
	Gauchersche Krankheit	Gaucher-Zellen im Knochenmark, Enzymnachweis (Leukozyten)
	Wilsonsche Krankheit	Zäruloplasmin (Serum) $\downarrow$, Kupfer (Urin) $\uparrow$
	Lesch-Nyhansche Krankheit	Hyperurikämie, Hyperurikurie, Enzymnachweis (Erythrozyten)

7. Minderbegabung

Tab. 6. (Fortsetzung)

Gruppe	Krankheit	Nachweis
Entmarkungskrankheiten (Leukodystrophien)	Metachromatische Leukodystrophie (s. S. 570) Krabbesche Krankheit (s. S. 571) u. a.	N.-suralis-Biopsie, Nervenleitgeschwindigkeit herabgesetzt, Nachweis des Enzymdefektes
Phakomatosen	Tuberöse Hirnsklerose (S. 595)	Depigmentierte Hautnävi, intrazerebrale Verkalkungen (Computertomographie)
	Sturge-Webersche Krankheit (s. 593)	Rö.: intrazerebrale Verkalkungen
Fehlbildungssyndrome	Bardet-Biedl-Syndrom (S. 28)	Klinisches Bild, Retinitis pigmentosa
	Prader-Willi-Syndrom (S. 28)	Klinisches Bild, z. T. Veränderungen am Chromosom 15
	Lowe-Syndrom (S. 34)	Katarakt, Azidose, Hyperaminoazidurie, renale Rachitis

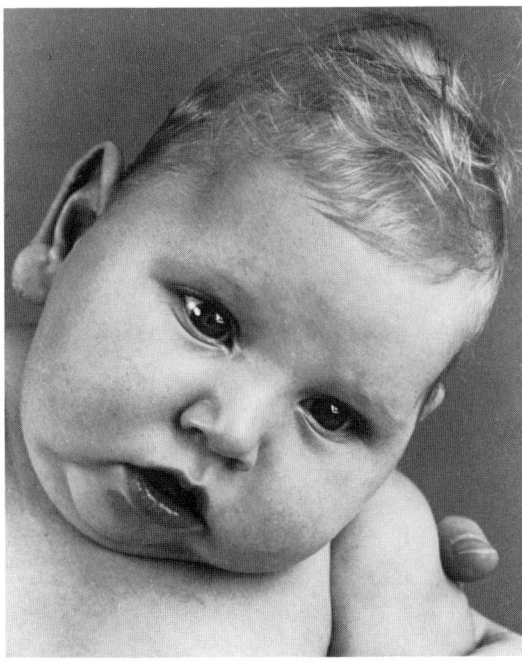

Abb. 12. Mikrozephalie: typische Kopfform.

Lernbehinderung (leichte Minderbegabung): Die Lernbehinderung kann genetisch bedingt sein oder sie beruht auf einer leichteren frühkindlichen Hirnschädigung. Sie kommt aber auch als geistige Entwicklungsverzögerung bei Normalbegabten infolge affektiver Störungen (s. o.) und Milieuschäden (soziokulturelle Deprivation) vor. Bei Intelligenzmangel behindern oft zusätzlich emotionale und soziokulturelle Faktoren die intellektuelle Entwicklung. Eine Lernbehinderung ist im Vorschulalter schwerer zu erkennen. Gegenüber der Altersnorm sind die Fähigkeit zum Lernen, zum abstrakten und kausalen Denken, das sprachliche Ausdrucksvermögen und die Symbolerfassung eingeschränkt. Ungewohnte Situationen werden nicht bewältigt. Die Kinder sind nach dem Schulgesetz bei zweimaligem Sitzenbleiben in den unteren Grundschulklassen zur Sonderschule für Lernbehinderte meldepflichtig, können aber bei offensichtlichem Schulversagen auf Antrag auch bereits früher dort aufgenommen werden. Ansätze zur integrierten Unterrichtung von lernbehinderten und nichtlernbehinderten Kindern in der Grundschule zeigen positive Resultate. Das Erlebnis des eigenen Versagens in der Normalschule kann schwere seelische Störungen, wie Aggression, Regression, Resignation, Schulangst, asoziales Verhalten, erzeugen, welche die Schulleistungen weiter verschlechtern. Bei frühzeitiger Umschulung sind daher die Spätresultate (Schulabschluß, Berufsfähigkeit) günstiger als bei zu spätem Wechsel. In der Sonderschule durchlaufen Lernbehinderte meist alle Klassen ohne Schwierigkeiten und erreichen einen Abschluß, der eine berufliche Eingliederung ermöglicht. Der Intelligenzquotient (s. u.) liegt zwischen 55 und 70 (Tab. 7).

Geistige Behinderung (mittelgradige Minderbegabung): Diese Kinder erlernen zwar die Sprache (begrenzter Wortschatz, Agrammatismus), fallen aber bereits im frühen Kindesalter durch langsame und sehr kleine Lernfortschritte sowie geringes Denkvermögen auf. Sie sind nur be-

Tab. 7. Grade der Minderbegabung.

Grad der Minderbegabung	Intelligenz-quotient	Fähigkeiten
Leichte Behinderung (Lernbehinderung)	55–70	In Förderschulen für Lernbehinderte bildungsfähig, einfache Berufe möglich
Mäßige Behinderung	35–54	In Förderschulen für geistig Behinderte praktisch bildbar, praktische berufliche Tätigkeit unter ständiger Anleitung möglich
Schwere Behinderung	20–34	In einfachen Funktionen trainierbar, berufsunfähig
Schwerste Behinderung	<20	Nicht bildbar, pflegebedürftig

grenzt bildungsfähig (in Sonderhorten und Sonderschulen für geistig Behinderte) und erlernen kaum das Lesen und Schreiben (höchstens einzelne Wörter im Sinne eines Wort-Bild-Trainings), sind aber im Hinblick auf Körperbeherrschung, einfache Arbeiten (besonders in beschützenden Werkstätten) und soziales Verhalten trainierbar. Der Intelligenzquotient beträgt 35–54.

Hochgradige Minderbegabung: Kinder mit einem Intelligenzquotienten unter 35 sind nicht oder nur begrenzt trainierbar. Sie können meist nur einzelne Worte sprechen oder stoßen unartikulierte Laute aus. Die Kinder sind entweder teilnahmslos und phlegmatisch oder von einer starken motorischen Unruhe getrieben (erethisch) und widerspenstig, zeigen zerstörerische Tendenzen und sind für die Umgebung eine schwere Belastung. Lernen zur Bewältigung einfacher Aufgaben ist durch operante Methoden der Verhaltenstherapie (s. S. 382) möglich.

Diagnose: Schwere Grade der Minderbegabung sind leicht zu erkennen.

Schwieriger ist die Beurteilung einer Lernbehinderung, da sie auch bei einem normal begabten Kind mit geistiger Entwicklungsverzögerung vorkommen kann, welche durch Sinnesstörungen (Sehfehler, Hörfehler), seelische Störungen oder Milieuschäden verursacht ist. Bei infantiler Zerebrallähmung kann durch die motorische Störung und einen hierdurch bedingten Sprachfehler ein Intelligenzmangel vorgetäuscht werden.

Hier finden sich oft Teilleistungsschwächen, die sich von der geringgradigen Minderbegabung mit einer generellen Lernbehinderung schwer abgrenzen lassen. Die häufige Legasthenie (Lese-Rechtschreib-Schwäche, s. S. 372) z. B. führt trotz normaler Intelligenz zum partiellen Schulversagen und bedarf einer intensiven heilpädagogischen Behandlung. Bei Schulschwierigkeiten liegt nur in einem Teil der Fälle ein Intelligenzmangel vor; es kann sich dabei auch um eine verzögerte Reifung, Sinnesbehinderung, sog. Werkzeugstörung (z. B. Störung der Sprachentwicklung), neurotische Spiel- oder Lernstörung oder um eine psychische Störung, evtl. in Verbindung mit einer übertriebenen Elternerwartung, handeln.

Bei der Intelligenzprüfung vergleicht man den derzeitigen Entwicklungsstand eines Kindes mit dem altersentsprechenden Durchschnitt.

Der Intelligenzquotient gibt das Verhältnis vom festgestellten Intelligenzalter zum Lebensalter (mal 100) an.

Der Mittelwert liegt bei 100 (Standardabweichung ±15). Als Abweichungs-IQ bezeichnet man die individuelle Abweichung vom Mittelwert der jeweiligen Altersgruppe. Der Intelligenzquotient dient als Richtwert für die Einschulung (s. S. 385). Es gibt eine größere Zahl von Intelligenztesten, die nur von geschulten Personen (in der Regel Psychologen) je nach Fragestellung kritisch ausgewählt werden können. Ihre sachgerechte Interpretation setzt Kenntnisse der Testtheorie voraus. Bestimmte Teste eignen sich besonders für Vorschulkinder, Schulkinder oder Erwachsene, für Minderbegabte oder für Kinder mit einer Sinnesstörung. Bei jüngeren Kindern wird zum Screening oft der Denver-Entwicklungstest benutzt (s. S. 9). Bei der Untersuchung von Kindern ausländischer Mitbürger sind kulturunabhängige Teste zu bevorzugen; geeignet sind der Denver-Entwicklungstest, die Münchener funktionelle Entwicklungsdiagnostik und die Griffith-Entwicklungsskalen. Bekannte Intelligenzteste sind die TBGB (Testbatterie für geistig behinderte Kinder) und der Hamburg-Wechsler-Intelligenztest für Kinder in der revidierten Form von 1983 (HAWIK-R).

Diese Teste können ergänzt werden durch Konzentrationsteste und Persönlichkeitsteste zur

Erfassung von Affektivität, sozialen Einstellungen, Interessen und neurotischen Tendenzen. Teste unterscheiden sich in ihrer Zuverlässigkeit, Gültigkeit, Normierung, Standardisierung und Objektivität und müssen in zeitlichen Abständen wiederholt werden, um Änderungen der Resultate festzustellen. Da bei lernbehinderten Kindern Persönlichkeitsteste oft nicht einsetzbar sind, kommt der Verhaltensbeobachtung zur Erfassung der Persönlichkeit besondere Bedeutung zu.

Bei jedem Kind mit Minderbegabung sollten außerdem eine eingehende körperliche und neurologische Untersuchung sowie eine fachärztliche Prüfung der Sinnesorgane stattfinden. Eine ätiologische Klärung der Minderbegabung ist so früh wie möglich anzustreben, da bei einigen Stoffwechselanomalien (Phenylketonurie, Ahornsirup-Krankheit, Galaktosämie u. a.) eine bestimmte Diät und bei Hypothyreose eine Hormonbehandlung das Fortschreiten der geistigen Retardierung (Demenz) verhindern kann.

Therapie: Die spezielle Therapie richtet sich nach der Ursache. Bei der durch Krankheit bedingten Minderbegabung ist meist eine ätiologische Behandlung nicht möglich. In jedem Fall kommt es auf eine dem Intelligenzgrad des Kindes angepaßte Unterrichtung und heilpädagogische Betreuung in Sonderhorten, Förderschulen, Kinderheimen, beschützenden Werkstätten oder Anstalten an, wo die Kinder nicht überfordert werden und geschulte Fachkräfte zur Verfügung stehen.

> Wichtig sind die Früherfassung und heilpädagogische Betreuung bereits im Vorschulalter, denn je früher ein minderbegabtes Kind durch spezielle Maßnahmen gefördert wird, desto größer sind die Erfolgsaussichten.

Daher müssen die Eltern rechtzeitig aufgeklärt und auf die vorhandenen Förderungsmöglichkeiten hingewiesen werden (z. B. sog. Frühförderung durch den Deutschen Paritätischen Wohlfahrtsverband). In Förderschulen für **Lernbehinderte** wird das vom Normalbegabten abweichende Lernverhalten dieser Kinder berücksichtigt. Zunächst müssen die Leistungsbereitschaft und Gemeinschaftsfähigkeit gefördert, die Selbsttätigkeit angeleitet und ggf. ein Sprachtraining durchgeführt werden. Zu den besonderen Unterrichtsprinzipien gehören stärkere Individualisierung, Konkretisierung, kleine Schritte, Isolierung der Schwierigkeiten sowie die praktische Einübung sozialer Verhaltensweisen und eigener Entscheidungen. Eine Rückversetzung in eine Grundschulklasse ist möglich, wenn die Lernbehinderung nicht mehr besteht. Ein Hauptschulabschluß kann auch im Anschluß an die Förderschule oder in eigenen Sonderklassen der Lernbehindertenschule erreicht werden. Nach erfolgreichem Besuch der Förderschule für Lernbehinderte besteht je nach Leistungsstand die Möglichkeit zur beruflichen Eingliederung (in einen Lehrberuf, einen Anlernberuf oder eine ungelernte Tätigkeit). An größeren Berufsschulen sind für ehemalige Sonderschüler Förderklassen zur nachträglichen Ablegung der Abschlußprüfung für die Hauptschule eingerichtet worden. Bei Verlassen der Förderschule sollten die noch berufsunreifen Lernbehinderten zur Berufsvorbereitung ein Anlern- oder Werkstattjahr (z. B. im Jugendaufbauwerk) durchlaufen.

In Horten und Förderschulen für **geistig Behinderte** werden durch heilpädagogische Maßnahmen Sozialverhalten, Sprache, Selbständigkeit, Körperbeherrschung, Symbolverständnis und einfache Tätigkeiten geübt. Im Anschluß an die Schulzeit werden die geistig Behinderten in beschützenden Werkstätten und besonderen Anlernwerkstätten betreut. Günstig ist auch die Unterbringung in einer therapeutischen Wohngemeinschaft (mit einem Erzieher), um die Selbständigkeit zu fördern.

Bei Erbleiden, die zu Minderbegabung führen, wird von den Eltern oft eine genetische Beratung gewünscht. Bei Trisomie 21 und bestimmten angeborenen Stoffwechselleiden ist eine pränatale Diagnostik möglich (s. S. 147).

> **Zusammenfassung:** Minderbegabung ist ein angeborener oder in früher Kindheit erworbener Intelligenzmangel. Leichtere Grade sind meist nicht durch Krankheit bedingt. Manchmal liegt nur eine ausgleichbare geistige Entwicklungsverzögerung (bei normaler Begabung) vor, die durch außerintellektuelle Störungen oder Milieuschäden entstanden ist. Schwerere Grade beruhen meist auf Krankheiten, wie Hirnfehlbildungen, Hypothyreose, Speicherkrankheiten, Chromosomenaberrationen, pränatalen Infektionen oder postnatalen Hirnschädigungen. Seelische Störungen und Umwelteinflüsse können bei Minderbegabung die Intelligenzleistung eines Kindes ungünstig beeinflussen. Eine Beurteilung des Schweregrades mit Hilfe von Intelligenz-, Entwicklungs- und Persönlichkeitstesten gibt Hinweise auf die Beschulungsmöglichkeiten (in Förderschulen für Lernbehinderte oder für geistig Behinderte). Zur Behandlung ist die rechtzeitige Erkennung

von zusätzlichen Seh-, Hör-, Sprachstörungen sowie motorischen oder seelischen Störungen wichtig. Bei Phenylketonurie, Ahornsirup-Krankheit, Galaktosämie u.a. kann eine bestimmte Diät, bei Hypothyreose eine Hormonbehandlung eine Minderbegabung oder deren Fortschreiten verhüten.

8. Zerebrale Anfälle

Definition: Zerebrale Anfälle sind Ausdruck einer Hirnfunktionsstörung, die zu abnormen synchronen Entladungen von Ganglienzellgruppen führt.

Einteilung: Man unterscheidet die Okkasionskrämpfe (Gelegenheitskrämpfe) von den chronisch-rezidivierenden Anfällen (Epilepsie) und verschiedene Anfallstypen, die in Tab. 8 aufgeführt sind.

Ätiologie und Pathogenese: Für die Okkasionskrämpfe und die chronisch-rezidivierenden Anfälle im Kindesalter gibt es eine Vielzahl von ätiologischen Möglichkeiten (Tab. 9).

Bei den **Okkasionskrämpfen** stehen die Infektionen, insbesondere Meningitis und Enzephalitis, an erster Stelle, aber auch Hirnblutungen, hypoxämische Hirnschädigungen und Stoffwechselstörungen sind häufig. Die sog. Infekt- oder Fieberkrämpfe, welche meist vom 2. bis zum 4. Lebensjahr bei verschiedenartigen Infektionen (Atemwegsinfektionen, Enteritis, Pyelonephritis, Exanthema subitum, Vakzinationen usw.) vorkommen, sind pathogenetisch noch nicht völlig geklärt. Dabei spielen das Alter des Kindes, eine genetisch determinierte Anfallsbereitschaft und das ansteigende Fieber eine wichtige Rolle. Vor dem 6. Lebensmonat und nach dem 5. Lebensjahr sind Fieberkrämpfe selten. Ausnahmsweise tritt ein Krampfanfall bereits im fieberfreien Anfangsstadium einer Infektion auf. Die Fieberkrämpfe sind meistens generalisierte tonisch-klonische Anfälle, in 10–15% Herdanfälle mit

Tab. 8. Anfallstypen und bevorzugte Therapie.

Anfallstypen	Bevorzugte Therapie
Primär generalisierte Anfälle:	
Primär generalisiertes Grand mal	Valproinat, Primidon
Primär generalisierte kleine Anfälle:	
Absencen	Valproinat, Ethosuximid
Myoklonische Anfälle	Valproinat (evtl. + Ethosuximid)
Myoklonisch-astatische Anfälle	Valproinat (evtl. + Ethosuximid)
Impulsiv-Petit mal	Valproinat
Generalisierte Anfälle fokaler Genese:	
Grand mal fokaler Genese	Carbamazepin, Phenytoin
BNS-Anfälle (West-Syndrom)	ACTH
Astatische (Sturz-)Anfälle fokaler Genese	Primidon (evtl. + Clonazepam)
Fokale Anfälle (Partialanfälle):	
Motorische Herdanfälle	Carbamazepin, evtl. auch Primidon, Phenytoin u.a.
Adversivkrämpfe	
Sensorische Herdanfälle	
Komplexe Partialanfälle	

Tab. 9. Ätiologie der Okkasionskrämpfe und chronisch-rezidivierenden Anfälle (Epilepsie).

Okkasionskrämpfe	Chronisch-rezidivierende Anfälle
Infektionen	Hirnschädigung durch Asphyxie, Meningitis,
Hirnblutungen	Enzephalitis, Trauma, Gefäßmißbildung u.a.
Asphyxie	Prozeßhafte Krankheiten des ZNS, z.B. Speicherkrankheiten,
Stoffwechselstörungen	Entmarkungskrankheiten u.a.
Vergiftungen	Hirnfehlbildungen
Hirnödem	Phakomatosen, z.B. tuberöse Hirnsklerose
Hirntumor	Ätiologie unbekannt (kryptogenetische Epilepsie)

herdförmigem Beginn oder Halbseitenbetonung, selten tonische oder atonische Anfälle. Mit einem erneuten Fieberkrampf von jüngeren Kindern ist bei einer späteren fieberhaften Infektion in etwa 30% zu rechnen. Über die komplizierten Fieberkrämpfe s. S. 345.

Elektrolytverschiebungen können bei gestörter Zellpermeabilität im Gehirn einen Anfall auslösen (z. B. bei Hypernatriämie durch Eindringen von Natriumionen in die Zellen). Auch hypoglykämische Krisen können Konvulsionen hervorrufen. Okkasionskrämpfe können außerdem durch Vergiftungen, ein Hirnödem (z. B. bei akuter Glomerulonephritis) oder einen Hirntumor (s. S. 321) verursacht sein.

Bei den Neugeborenenkrämpfen (s. S. 73) spielen geburtstraumatische Hirnschädigungen (Blutungen, Asphyxie) und ZNS-Infektionen die Hauptrolle, außerdem Hypokalziämie und Hypoglykämie. Infolge Hirnunreife (mangelnder Ausbildung von Myelinscheiden und synaptischen Verbindungen) tritt meistens nicht der typische Grand-mal-Anfall auf; statt dessen kommt es zu einer tonischen Verkrampfung der Muskulatur, welcher manchmal einzelne klonische Zuckungen vorangehen oder folgen; außerdem werden Unregelmäßigkeiten der Atmung, Zyanose, Bewußtseinsverlust, Pupillendilatation, Verdrehen der Augen, Kaubewegungen oder Zuckungen der Finger, Zehen oder Augenlider beobachtet.

Bei den **chronisch-rezidivierenden Anfällen** (Epilepsie) sind ebenfalls viele Ursachen möglich (Tab. 9). Dabei kommt es häufig zu einem Zusammenwirken von exogenen und endogenen Faktoren (multifaktorielle Ätiologie).

Endogene (Erb-)Einflüsse spielen vor allem bei den pyknoleptischen Absencen, beim Impulsiv-Petit mal, beim primär generalisierten Grand mal und bei der Rolando-Epilepsie (s. u.) eine Rolle.

Die erbliche Disposition ist auch an dem Vorkommen pathologischer EEG-Merkmale (z. B. von Spitze-Welle-Komplexen) in der Verwandtschaft erkrankter Kinder erkennbar. – Überstandene Hirnkrankheiten (z. B. Enzephalitis oder Trauma) können eine Epilepsie zur Folge haben. Eine seltene Ursache von chronisch-rezidivierenden Anfällen sind Hirnfehlbildungen (z. B. Mikrozephalie) oder prozeßhafte Krankheiten (Speicher- und Entmarkungskrankheiten). Eine Epilepsie kommt auch bei der tuberösen Hirnsklerose und bei der Sturge-Weberschen Krankheit (s. S. 593) vor, welche zu den Phakomatosen (neurokutanen Dysplasien, phakos = naevus) gehören.

Die tuberöse Hirnsklerose geht an der Haut meist mit einem Adenoma sebaceum des Gesichts (s. S. 431) und multiplen depigmentierten Hautnävi einher. Außerdem finden sich geschwulstartige Hirnrindenknoten (Gliome) mit intrazerebralen Verkalkungen, die sich frühzeitig durch Computertomographie nachweisen lassen; oft sind auch Netzhaut- und Nierentumoren sowie Rhabdomyome des Herzens vorhanden. Klinisch bestehen (einzeln oder kombiniert) eine Epilepsie, motorische und/oder psychische Retardierung. Im 1. Lebensjahr treten häufig BNS-Krämpfe auf, und im EEG ist eine Hypsarrhythmie nachweisbar.

Bezüglich der Ausbreitung von zerebralen Anfällen unterscheidet man die primär generalisierten Anfälle, zu denen das Grand mal ohne fokale Symptomatik, die Absencen, die myoklonisch-astatischen Anfälle und das Impulsiv-Petit mal gehören, von den fokalen (von einem Herd ausgehenden) Anfällen (Tab. 8).

Bei den fokalen Anfällen (Partialanfällen) entsteht die Funktionsstörung in einem umschriebenen Hirnbezirk und führt entweder zu einer entsprechenden Herdsymptomatik oder – bei Ausbreitung der Erregung auf benachbarte Regionen oder die gesamte Hirnrinde – zu sekundär generalisierenden Anfällen.

So können die Grand-mal-Anfälle und die astatischen Anfälle als primär generalisierte Anfälle oder als sekundär generalisierende Anfälle fokaler Genese auftreten. Die BNS-Anfälle sind immer generalisierte Anfälle fokaler Genese. Manchmal wechselt die Herdsymptomatik; häufig sind wie bei den BNS-Anfällen auch mehrere Herde vorhanden (multifokale Epilepsie). Das primär generalisierte Grand mal kann im Verlauf mit anderen primär generalisierten Anfällen kombiniert sein. Andererseits sind Herdanfälle (z. B. komplexe Partialanfälle) nicht selten mit generalisierenden Anfällen fokaler Genese (z. B. Grand-mal-Schlafepilepsie) assoziiert.

Anfallauslösend (bei bestehender Epilepsie) können Fieber, körperliche Überanstrengung, Schlafentzug und seelische Erregung sein, auch bestimmte Sinnesreize, z. B. Flackerlicht oder Fernsehen.

Vorkommen: Im Laufe der Kindheit erleiden 4% aller Kinder einen oder mehrere zerebrale Anfälle. Am häufigsten kommen diese in den ersten Lebensjahren vor (infolge der Unreife und Stoffwechsellabilität des kindlichen Gehirns und der niedrigeren Krampfschwelle). Eine Epilepsie, d. h. das Auftreten von chronisch-rezidivierenden Anfällen, hat in der Bevölkerung eine Häufigkeit von 0,5% und beginnt in über der Hälfte der Fälle bereits in der Kindheit.

Die Häufigkeit der einzelnen Anfallstypen im Kindesalter beträgt – ohne Berücksichtigung der Altersdisposition – für Grand mal 40–50%, für Absencen 15% und die anderen Typen 5–10%. Kombinationen von 2 oder mehreren Anfallstypen werden etwa in 20% beobachtet. Der Häufigkeitsgipfel liegt bei den BNS-Anfällen im 1. Lebenshalbjahr, bei den myoklonisch-astatischen Anfällen zwischen dem 3. und 5. Lebensjahr, bei den pyknoleptischen Absencen zwischen dem 5. und 8. Lebensjahr, der Rolando-Epilepsie zwischen dem 7. und 10. Lebensjahr und beim Impulsiv-Petit mal zwischen dem 12. und 20. Lebensjahr. Grand-mal-Anfälle treten in jeder Altersstufe auf, sind jedoch im 1. Lebensjahr seltener. – Im allgemeinen erkranken Jungen in den ersten Lebensjahren häufiger als Mädchen; im Schulalter überwiegt bei den Absencen das weibliche Geschlecht.

Symptome der generalisierten Anfälle:

Primär generalisiertes Grand mal: Primär generalisierte Grand-mal-Anfälle (tonisch-klonische Anfälle) treten bevorzugt nach dem Aufwachen oder nachmittags auf (sog. Aufwachepilepsie).

Prodromalerscheinungen, wie Verstimmung, Reizbarkeit, Kopfschmerzen oder eine Aura, fehlen gewöhnlich. Der Anfall beginnt plötzlich mit Bewußtseinsverlust, Hinstürzen und generalisierten tonischen Krämpfen für 10–20–30 Sek., denen allgemeine Kloni unterschiedlicher Dauer (meist einige Minuten) folgen. Während des Anfalles kommt es nach anfänglicher Blässe zu Atemunregelmäßigkeiten und Zyanose, Pupillendilatation, Zungenbiß, Speichelfluß, Schaumbildung vor dem Mund, Augenverdrehen, unwillkürlicher Urinentleerung und selten auch zur Stuhlentleerung. Nach dem Anfall besteht Schläfrigkeit oder postkonvulsiver Schlaf.

Varianten großer Anfälle sind der tonische Grand-mal-Anfall und der klonische Grand-mal-Anfall, bei denen die klonische bzw. tonische Phase fehlt. Bei rascher Folge mehrerer großer Anfälle (ohne Wiedererlangung des Bewußtseins) spricht man von einem Grand-mal-Status, der tödlich enden kann.

Absencen (Abb. 13) sind kurze Perioden von Bewußtseinsverlust (5–30 Sek.) ohne Hinstürzen, in denen die momentane Tätigkeit (Sprechen, Spielen, Gehen usw.) kurz unterbrochen und anschließend fortgesetzt wird, als wäre nichts gewesen. Eine Aura fehlt.

Während der Absence sind die Augen halb geöffnet, der Blick nach oben gewandt, der Kopf und Rumpf werden oft nach hinten gebeugt. Manchmal beobachtet man ein leichtes Zittern der

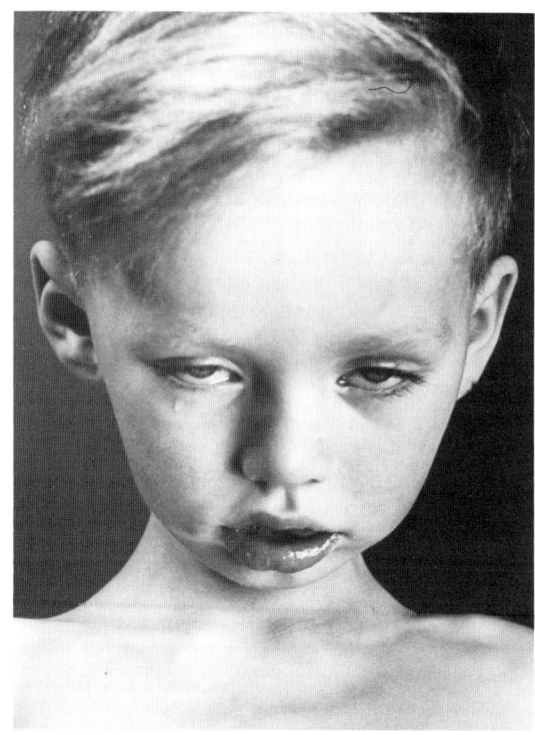

Abb. 13. Absence.

Muskulatur, bei längeren Absencen auch Schluck-, Leck- und Kaubewegungen, sowie Zupfen und Nesteln mit den Händen. Die Anfälle sind häufig durch Hyperventilation auslösbar. An einem Tag können viele (bis zu 100 oder mehr) Anfälle auftreten. Bei sehr starker Häufung spricht man von einem Absence-Status (oder Petit-mal-Status), dessen Auftreten prognostisch ungünstig ist.

Es gibt verschiedene Verlaufsformen. Bei den sog. pyknoleptischen Absencen erkranken überwiegend Mädchen im Schulalter. Charakteristisch ist das stark gehäufte Auftreten der Anfälle. Die Intelligenz ist meist nicht beeinträchtigt. Ohne Behandlung droht Übergang in eine Grand-mal-Aufwachepilepsie. Die sog. nicht-pyknoleptischen Absencen können im frühen Kindesalter beginnen und haben dann eine schlechte Prognose oder sie manifestieren sich zuerst in der Pubertät und sind häufig mit einer Grand-mal-Aufwachepilepsie verbunden.

Myoklonische und **myoklonisch-astatische Anfälle** primär generalisierten Typs (Abb. 14): Betroffen sind bis dahin überwiegend normal entwickelte Kleinkinder.

8. Zerebrale Anfälle 343

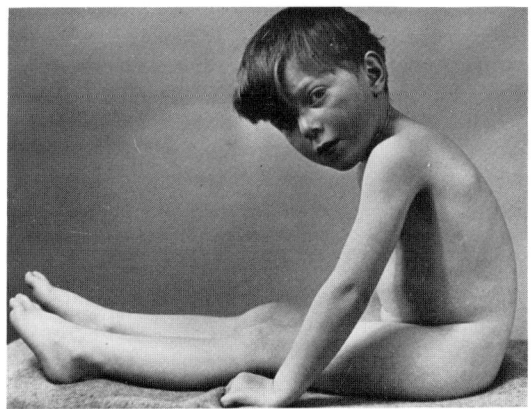

Diese verschiedenen Anfallsformen können sich kombinieren und in dichter Häufung auftreten (Serien und Staten). Ein großer Teil der Kinder hat außerdem generalisierte tonisch-klonische Anfälle. Nicht selten besteht Therapieresistenz. Dann kann sich eine erhebliche Demenz entwickeln.

Impulsiv-Petit mal (juvenile myoklonische Epilepsie): Dabei treten einzelne oder mehrere blitzartige symmetrische Muskelzuckungen im Bereich des Schultergürtels und der Arme auf, die so heftig sein können, daß die Patienten zu Boden stürzen.

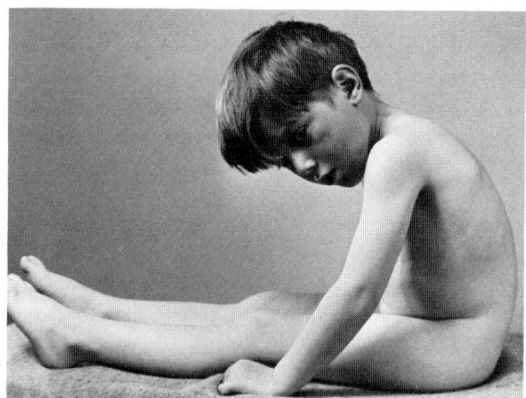

Typischerweise löst Schlafmangel Anfälle aus. Diese seltene Anfallsform kommt vorwiegend bei Jugendlichen von 12–20 Jahren vor und ist häufig mit Grand-mal-Anfällen beim Aufwachen kombiniert. Genetische Faktoren sind bei der Pathogenese entscheidend. In der Anamnese fehlen Hinweise auf eine organische Hirnschädigung.

Grand-mal-Anfälle fokaler Genese haben oft eine Aura (als Herdsymptom) sowie fokale Initial- oder Begleitsymptome (z. B. initiale Kopfwendung oder starke Seitenbetonung des Anfalles). Sie treten häufiger im Schlaf auf.

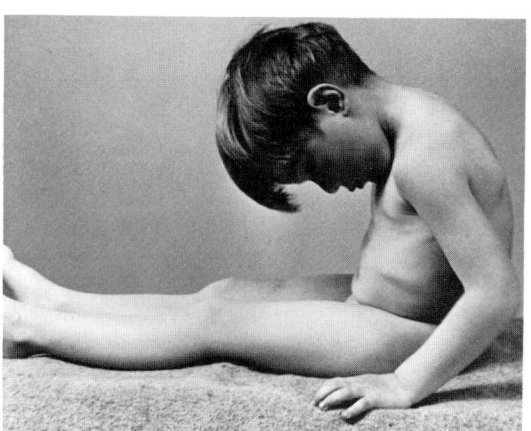

Abb. 14. Astatischer Anfall.

Eine umschriebene postkonvulsive Parese beweist einen Anfall fokaler Genese. Bei wiederholten Anfällen fokaler Genese muß die Seitenbetonung konstant sein (dagegen ist bei primär generalisierten Anfällen eine wechselnde Seitenbetonung möglich). So sind auch die sog. Halbseitenkrämpfe nur dann als Herdanfälle zu werten, wenn sie immer auf derselben Seite beobachtet werden. Im frühen Kindesalter kommen nicht selten alternierende Halbseitenkrämpfe vor, welche oft in Serien oder statusartig auftreten und auf der ungenügenden Synchronisationsfähigkeit des Gehirns in diesem Alter beruhen. Im übrigen ähnelt die Symptomatik der Halbseitenkrämpfe weitgehend dem Grand-mal-Anfall (mit Bewußtseinsverlust).

Die tonischen Anfälle fokaler Genese sind eine Variante des Grand mal; dabei fehlt die klonische Phase oder ist sehr kurz.

Es gibt auch einen atonischen Grand-mal-Anfall fokaler Genese, bei dem weder eine tonische noch eine klonische Phase vorkommt; dafür besteht eine allgemeine Muskelatonie bei leichter Zyanose und aufgehobenem Bewußtsein (sog. abortiver großer Anfall).

Leitsymptome sind myoklonische Zuckungen im Bereich des Schultergürtels und der Arme, weniger ausgeprägt auch der Beine, bei astatischen Anfällen plötzlicher Tonusverlust, der zu heftigen Stürzen führen kann. Dabei können auch Absencen auftreten.

IX. Krankheiten des Nervensystems

> Die **BNS-(Blitz-Nick-Salaam-)Anfälle** (West-Syndrom) sind eine für das unreife Gehirn typische Anfallsform und beginnen am häufigsten zwischen dem 3. und 8. Lebensmonat.

Sie beruhen meistens auf einem organischen Hirnschaden (z.B. einer pränatalen Infektion, perinatalen Asphyxie oder einer Hirnfehlbildung). Häufig findet man bei diesen Kindern Minderbegabung und Zeichen einer infantilen Zerebrallähmung, einer tuberösen Hirnsklerose (s. S. 595) oder anderen degenerativen Hirnerkrankung. Es können 3 verschiedene Anfallstypen (isoliert oder alternierend) auftreten:
▶ **Blitzkrämpfe:** Blitzartiges Zusammenfahren des ganzen Körpers oder einzelner Körperabschnitte (mit Beugen, Strecken oder Heben der Arme, Anziehen der Beine und Beugen des Kopfes, Abb. 15). Blitzkrämpfe sind die Folge generalisierter symmetrischer Beugemyoklonien der Extremitäten.
▶ **Nickkrämpfe:** Beugen des Kopfes (ohne Beteiligung der Extremitäten).
▶ **Salaam-(Gruß-)Krämpfe:** Tonisches Beugen des Kopfes und Rumpfes mit Zusammenführen der Arme vor der Brust (Abb. 16).

Die oft in Serien auftretenden Anfälle können sich täglich viele Male wiederholen. Das Bewußtsein bleibt dabei anscheinend erhalten. Im 2. oder 3. Lebensjahr werden BNS-Anfälle oft von anderen Anfallstypen abgelöst (Grand mal oder myoklonisch-astatischen Anfällen, später evtl. komplexen Partialanfällen). Die kryptogenetischen BNS-Anfälle, bei denen keine prä- oder postnatale Ursache nachweisbar ist, haben eine bessere Prognose (z.T. normale Intelligenzent-

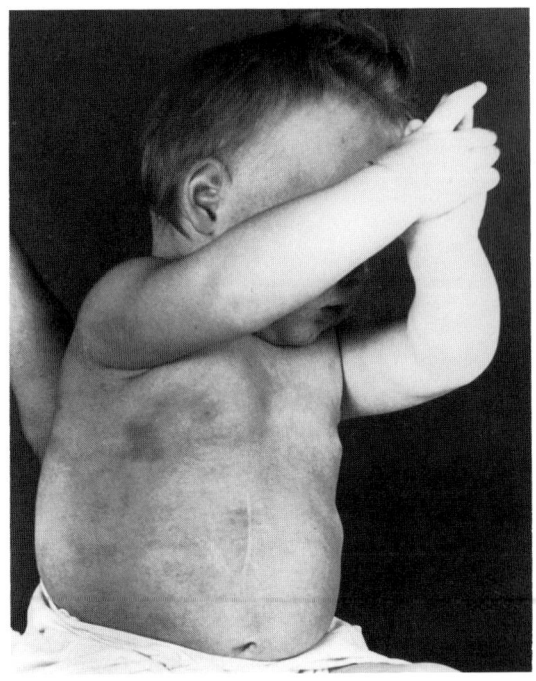

Abb. 16. Salaam-Krampf.

wicklung und keinen Übergang in andere Anfallstypen). Diese Kinder sind bis zum Beginn der BNS-Anfälle (in der Regel nach dem 3. Lebensmonat) neurologisch unauffällig und sprechen auf die antikonvulsive Behandlung rasch an.

Lennox-Syndrom: Es handelt sich wie bei den Blitz-Nick-Salaam-Krämpfen um ein polyätiologisches epileptisches Syndrom bei meist zerebral geschädigten Kindern. Die Symptomatik umfaßt tonisch-astatische, myoklonische, fokale tonische und tonisch-klonische Anfälle sowie atypische Absencen. Das Lennox-Syndrom beginnt zwischen dem 2. und 7. Lebensjahr. Häufig sind Blitz-Nick-Salaam-Krämpfe vorausgegangen. Therapieresistenz ist häufig.

Symtome der fokalen Anfälle: Motorische Herdanfälle: Die einfachen Herd-(Partial-)Anfälle gehen ohne Bewußtseinstrübung einher, die komplexen Partialanfälle mit Bewußtseinstrübung. Zu den einfachen Herdanfällen gehören die motorischen Herdanfälle (einschließlich Adversivkrämpfe) und die sensorischen Herdanfälle. Der typische Jackson-Anfall beginnt bei erhaltenem Bewußtsein in einem umschriebenen Abschnitt (am häufigsten im Gesicht, an der Hand und am Fuß), welcher von einem relativ großen Feld der Hirnrinde versorgt wird. Der Anfall kann sich auf einer Körperseite von distal nach

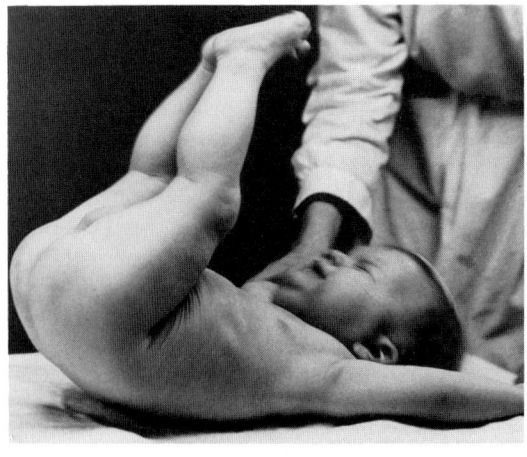

Abb. 15. Blitzkrampf.

proximal ausbreiten und sogar generalisieren, wobei das Bewußtsein verlorengeht.

Bei Kindern verlaufen motorische Herdanfälle öfters als Halbseitenkrampf mit postiktaler Hemiparese von kürzerer oder längerer Dauer (Hemikonvulsion-Hemiplegie-Syndrom).

Bei den Adversivkrämpfen kommt es zu einer paroxysmalen tonischen Blick- und Kopfwendung, evtl. auch Rumpfdrehung. Das Bewußtsein bleibt erhalten. Manchmal schließt sich ein motorischer Herdanfall, Halbseitenkrampf oder Grand-mal-Anfall an.

Sensorische Herdanfälle: Bei einer Lokalisation des Herdes in der hinteren Zentralwindung treten an einer umschriebenen Stelle anfallsweise Taubheitsgefühl oder Parästhesien auf. Sensorische Herdanfälle können sich auch als auditive Empfindungen (z.B. Hyperakusis) oder als optische Empfindungen (z.B. Mikropsie), als gustatorische oder olfaktorische Phänomene äußern.

Die **komplexen Partialanfälle** (Temporallappenepilepsie, psychomotorische Anfälle) beruhen meistens auf einer organischen Hirnschädigung im Bereich des Temporallappens.

Der Anfall beginnt häufig mit einer Aura, die von Kindern als unbestimmte Sensation, ein »komisches«, vom Leib aufsteigendes Gefühl, Engigkeitsgefühl im Hals und in der Brust, Schwindel, Angst, Kopf- und Leibschmerzen geschildert wird. Dann folgt als Hauptsymptom die Bewußtseinstrübung, die bis zur völligen Bewußtseinsaufhebung gehen kann (Dauer meist 1–5 Min.). Dabei zeigt der Patient orale Automatismen (Schmatzen, Lecken, Schlucken, Kauen usw.), führt ziellose Bewegungen aus (Zupfen und Nesteln mit den Händen, Scharren mit den Füßen oder ähnliches) und bietet vegetative Symptome (Erröten, Erblassen, Speichelfluß, Tachykardie). Häufig werden unartikulierte Laute ausgestoßen; seltener sind ungeordnetes Sprechen, Lachen oder ausgestaltete Handlungsabläufe. Nach dem Anfall ist das Kind oft noch einige Zeit schläfrig oder schläft kurze Zeit. Kinder mit komplexen Partialanfällen haben oft Intelligenzdefekte und Verhaltensstörungen.

Verlauf und Prognose: Bei den **Okkasionskrämpfen** hängen der Verlauf und die Prognose von der Krankheitsursache ab.

Die bei jüngeren Kindern häufigen Fieberkrämpfe sind im allgemeinen prognostisch günstig, jedoch entwickelt sich bei einfachen Fieberkrämpfen in 1–2% später ein chronisches Anfallsleiden.

Das Risiko für eine Epilepsie ist jedoch größer (etwa 10–15%), wenn der Fieberkrampf länger als 15 Min. dauert, wenn ein Anfall seitenbetont ist oder nach dem Anfall isolierte Lähmungen auftreten und wenn im EEG konstant ein Herdbefund oder Krampfaktivität nachweisbar ist. Auch die besonders lange Dauer eines Fieberkrampfes oder häufige Wiederholungen, ferner eine familiäre Belastung mit Epilepsie oder eine bekannte zerebrale Vorschädigung sind ungünstige Zeichen. Die Notwendigkeit einer Langzeitprophylaxe bei wiederholten Fieberkrämpfen ist umstritten. Eine Dauertherapie mit Primidon ist zu erwägen, wenn Anfälle länger als 15 Min. dauerten, eindeutig fokal waren oder Anfallsserien beobachtet wurden, die sich über >30 Min. erstreckten. Bei erneutem Auftreten einer fieberhaften Erkrankung sollte stets eine antipyretische und sedierende Behandlung stattfinden.

Unter den **chronisch-rezidivierenden Anfällen** haben die BNS-Anfälle, myoklonisch-astatischen Anfälle und komplexen Partialanfälle eine relativ ungünstige Prognose, weil hier meist eine schwere Hirnschädigung zugrunde liegt.

Dabei kommt es trotz Behandlung oft zu einem Übergang in andere Anfallstypen. Bei der Grandmal-Epilepsie sind die Erfolge der antikonvulsiven Therapie günstiger, es sei denn, daß ein schwerer Zerebralschaden mit spastischen Lähmungen und Minderbegabung vorliegt. Die pyknoleptischen Absencen, die nicht mit Grandmal-Anfällen kombiniert sind, sprechen auf die Therapie gut an und verschwinden in der Adoleszenz oft spontan.

Eine günstige Prognose hat auch die häufige sog. gutartige Epilepsie mit zentro-temporalem Focus (**Rolando-Epilepsie,** benigne Partialepilepsie des Kindesalters).

Dabei treten meist aus dem Schlaf heraus fokale Anfälle oder sekundär generalisierte große Anfälle auf. Charakteristisch ist der Beginn der Anfälle mit oralen Parästhesien und einer motorischen Sprachstörung bei typischerweise erhaltenem Bewußtsein. Nur bei Auftreten großer Anfälle ist das Bewußtsein aufgehoben. Die Sprachstörung hält noch einige Minuten nach Aufhören der tonischen oder klonischen Krämpfe der Kaumuskulatur und einer Gesichtshälfte an. Bei Beteiligung der Larynx- und Pharynxmuskulatur entsteht das Gefühl einer Atembeklemmung; dabei stoßen die Kinder stöhnende Laute aus und zeigen Angstreaktionen. Im Schlaf-EEG sieht man neben anderen Veränderungen einen zentro-temporalen Sharp-wave-Focus (ein- oder beidseitig). Im Gegensatz zu komplexen Partialanfällen fehlen Umdämmerung, Automatismen und eine Amnesie. Die Anfälle reagieren gut auf Antiepileptika (Sultiam) und sistieren in der Regel bis zum 15. Lebensjahr. Sie beruhen auf einer speziellen genetischen Disposition.

Bei einer Epilepsie sind seelische Veränderungen (Verstimmungen, Antriebsarmut, Übererregbarkeit, Verhaltensstörungen usw.) teils krankheitsbedingt, teils medikamentös verursacht und sollten entsprechend behandelt werden.

Diagnose: Die **EEG-Untersuchung** dient der Objektivierung anamnestisch berichteter Anfälle und hilft bei der Klassifizierung des Anfallstyps. Beim primär generalisierten Grand mal kann man im Intervall über allen Hirnregionen gleichzeitig – bilateral synchron – Krampfpotentiale (spikes and waves und polyspike-waves) nachweisen, nicht selten auch eine Photosensibilität (hypersynchrone Aktivität bei Stimulation mit intermittierenden Lichtreizen). Unmittelbar nach dem Anfall (und in den ersten 10 Tagen danach) sieht man häufig ein flaches EEG mit Vorherrschen langsamer Wellen, nach fokalen Anfällen manchmal herdförmige Verlangsamungen.

Im Intervall (zwischen den Anfällen) finden sich manchmal keine oder andere EEG-Veränderungen als während des Anfalles. Typische Veränderungen lassen sich in einem Teil der Fälle durch Schlaf oder Schlafentzug, Photostimulation oder Hyperventilation provozieren. Das Schlafentzugs-EEG leitet man nach einer auf 3–4 Std. reduzierten Nachtruhe ab. Das Langzeit-EEG (über 24 Std.) am frei beweglichen Patienten erfaßt seltene Anfälle, subklinische Anfälle und nächtliche Anfälle, die sonst nicht bemerkt werden, und ist wichtig zur Therapiekontrolle (z.B. vor Beendigung einer Behandlung).

Durch wiederholte EEG-Untersuchungen ist oft eine Unterscheidung zwischen primär generalisierenden Anfällen und sekundär generalisierenden Anfällen fokaler Genese möglich. Allerdings stimmt der EEG-Herd nicht immer mit dem Sitz der organischen Läsion überein, da die vom Herd ausgehenden Erregungen in die Umgebung streuen können. Von besonderer Bedeutung ist ein konstanter Herdbefund, wenn dieser in Übereinstimmung mit dem klinischen Befund steht.

Einen charakteristischen EEG-Befund im Intervall erhält man bei den BNS-Anfällen (Hypsarrhythmie) und im Anfall bei den pyknoleptischen Absencen (3/sec-»spike-wave«).

Unter Hypsarrhythmie versteht man die kontinuierliche Folge irregulärer amplitudenhoher langsamer Wellen, in die multifokal oder generalisiert polymorphe Krampfpotentiale (spikes) eingeschoben sind. Die 3/sec-»spike-wave«-Komplexe (Komplexe aus einer raschen Spitze und einer amplitudenhohen langsamen Welle) beginnen wie die Anfälle plötzlich (generalisiert, bilateral-synchron) und hören ebenso unvermittelt wieder auf.

Außer dem EEG sind **weitere Untersuchungen,** wie Augenhintergrundspiegelung, Liquordiagnostik, Sonographie (bei Säuglingen), Blutzucker-, Kalziumbestimmung, Blutelektrolyte, bei gleichzeitiger Entwicklungsverzögerung außerdem eine Urinuntersuchung auf Aminosäuren und organische Säuren, bei Neugeborenen auch eine Ammoniak- und Laktatbestimmung im Blut, u.U. MRT oder CT usw. erforderlich, um besondere Anfallsursachen zu erkennen.

> Bei Herdanfällen und konstantem Herdbefund im EEG ist stets ein raumfordernder intrakranieller Prozeß auszuschließen.

Dagegen ist bei bestimmten Epilepsieformen (z.B. Impulsiv-Petit mal und pyknoleptischen Absencen) mit einer organischen Hirnkrankheit nicht zu rechnen. Auch bei der gutartigen Epilepsie mit zentrotemporalen Foci (Rolando-Epilepsie) ist bei nachweisbarer familiärer Belastung keine umfassende Diagnostik notwendig.

Differentialdiagnose: Bei der **Tetanie** (s. S. 554) werden Karpopedalspasmen (als Folge eines tonischen Dauerkrampfes), Laryngospasmus oder generalisierte tonisch-klonische Krämpfe mit Bewußtlosigkeit beobachtet, die durch das Bestehen einer Hypokalziämie oder Alkalose und das Ansprechen auf eine Kalziuminjektion charakterisiert sind.

Die **respiratorischen Affektkrämpfe** (Wegschreien, Schreikrämpfe) sind Wutreaktionen bei jüngeren Kindern, die nach heftigem Schreien auftreten und mit Atemstillstand in Exspiration und Zyanose, bei zerebraler Hypoxie mit Bewußtlosigkeit einhergehen. Manchmal kommt es dabei zu einer tonischen Starre der Muskulatur oder zu einzelnen Kloni, teilweise auch zu einer unwillkürlichen Urin- oder Stuhlentleerung. Bei diesen Kindern weist der emotionale Anlaß auf einen Affektkrampf hin. Immer sind die Kinder zunächst schlaff, und das EEG zeigt im Anfall keine hypersynchronen Potentiale, jedoch eine allgemeine Verlangsamung (infolge Hypoxie). Beim sog. **Wegbleiben** kann bei Kleinkindern durch Schreck oder Schmerz (z.B. Stoß mit dem Kopf an der Tischkante) ein Sturz mit Bewußtlosigkeit ausgelöst werden (ohne initiales Schreien). Die Kinder sehen dabei blaß aus (im Gegensatz zur zyanotischen Verfärbung beim respiratorischen Affektkrampf).

Synkopale Anfälle sind Ohnmachtsreaktionen, verbunden mit einer Muskelhypotonie, welche durch eine orthostatische oder infolge Aufregung ausgelöste Kreislaufregulationsstörung mit vorübergehender zerebraler Hypoxie entstehen (s. S. 63). Synkopen kommen auch bei Romano-Ward-(QT-)Syndrom, atrioventrikulärem Block 3. Grades, paroxysmaler Tachykardie oder bei Adams-Stokesschen Anfällen vor. Außer Bewußtseinsverlust werden manchmal leichte Verkrampfungen tonischer Art, evtl. auch wenige Kloni beobachtet. Das Absinken des Blutdruckes und die veränderte Pulsqualität deuten auf die Ursache der Störung hin.

Psychogene Anfälle mit krampfähnlichen Symptomen sind im Kindesalter selten. Die Abgrenzung von einer Epilepsie kann schwierig sein und gelingt manchmal erst durch das Langzeit-EEG.

Beim **Tetanus** treten bei erhaltenem Bewußtsein tonische Streckkrämpfe und Trismus (Kiefersperre) auf. Charakteristisch ist die Auslösbarkeit der Anfälle durch mechanische, akustische, optische oder andere Reize.

Bei der **komplizierten Migräne** (s. S. 349) gibt es anfallsweise lokalisierte Parästhesien und Lähmungen, die mit sensomotorischen Herdanfällen und postkonvulsiven Lähmungen verwechselt werden können. Der Anfallsbeginn ist weniger plötzlich. Es dominieren Ausfallssymptome (Lähmung, Sprachstörung) anstelle von Symptomen der Erregung. Charakteristisch sind bei Migräne die Licht- und Geräuschempfindlichkeit und das Fehlen einer Bewußtseinspause. Das EEG im Migräneanfall zeigt keine hypersynchrone Krampfaktivität, manchmal aber eine fokale Verlangsamung und im Intervall entweder keine Veränderungen oder uncharakteristische paroxysmale Dysrhythmien.

Bei der seltenen **Narkolepsie** treten im Laufe des Tages plötzlich Schlafanfälle mit Tonusverlust auf, die nicht unterdrückt werden können. Nach 5–15 Min. Dauer wachen die Kinder erfrischt auf und setzen ihre Tätigkeit unbeeinträchtigt fort. Sie sind während des Anfalles leicht erweckbar und haben einen normalen Nachtschlaf. Die Narkolepsie kommt vor allem im 2. Lebensjahrzehnt vor. Im EEG erkennt man, daß die Patienten beim Einschlafen sofort in einen sog. aktiven oder REM-(Rapid-Eye-Movement-)Schlaf fallen, ohne (wie normalerweise) die 4 Stadien des Non-REM-(Non-Rapid-Eye-Movement-)Schlafes zu durchlaufen. Therapeutisch verwendet man bei Narkolepsie, die fast immer nach Jahren spontan sistiert, Methylphenidat.

Ein **Pavor nocturnus** könnte mit nächtlichen komplexen Partialanfällen verwechselt werden. Ein Pavor nocturnus kommt nicht selten bei 4–7jährigen Kindern vor, die aus dem tiefen Non-REM-Schlaf (s. oben) plötzlich erwachen, aber verwirrt, desorientiert und ängstlich sind. Die Augen sind geöffnet, scheinen jedoch nichts wahrzunehmen. Das Kind spricht (wenn überhaupt) einzelne Worte, die es öfter wiederholt, und es kann besondere visuelle Wahrnehmungen haben. Dabei beobachtet man vertiefte Atmung, Tachykardie und Schwitzen. Teilweise läuft das Kind im Halbschlaf umher (Somnambulismus), wobei es sich verletzen kann. Oft schläft das Kind nach wenigen Minuten wieder ein und kann sich später nicht mehr an den Vorfall oder einen vorangegangenen Traum erinnern. Bei differentialdiagnostischen Schwierigkeiten kann eine EEG-Ableitung über Nacht hilfreich sein. Die abendliche Gabe von 2 mg Diazepam verhindert einen Pavor nocturnus, während komplexe Partialanfälle hierdurch nicht beeinflußt werden.

Therapie: Die sofortige Unterbrechung eines Krampfanfalles ist zur Vermeidung iktogener Hirnschäden (infolge verlängerter zellulärer Hypoxie) wichtig.

Bei jedem länger dauernden Grand-mal-Anfall oder bei einem Grand-mal-Status gibt man eine langsame intravenöse Injektion von 0,5–3 mg Clonazepam oder 2–10 mg Diazepam (Dosierung je nach Alter). Das langsamer wirkende Phenytoin (Phenhydan) wird unter EKG-Kontrolle als i.v. Kurzinfusion (in 30 Min.) verabreicht (3–8 mg/kg Körpergewicht). Eine Alternative ist Phenobarbital parenteral (5 mg/kg), das bei i.v. Gabe wie Diazepam zu Atemdepression führen kann. Bei Phenytoin i.v. ist starker Blutdruckabfall möglich. Clonazepam und Diazepam i.v. wirken nur etwa 40 Min. antikonvulsiv, Phenytoin i.v. etwa 4 Stunden. Clonazepam und Diazepam sind auch bei anderen Anfällen wirksam, bei tonischen Anfällen aber kontraindiziert, da sie diese verschlimmern können; dann kommt Phenobarbital oder Phenytoin in Frage.

Ist eine i.v. Injektion nicht durchführbar, gibt man Diazepamlösung zur rektalen Anwendung (Diazepam rectal tube), von der Kinder unter 10 kg Körpergewicht 5 mg, schwerere Kinder 10 mg erhalten; hierdurch sistiert der Anfall in 90% der Fälle, in 10% erst nach i.v. Gabe von Diazepam. Diazepam-rectal-tubes sollten bei chronisch-rezidivierenden Anfällen von Kindern im Haushalt griffbereit liegen, damit bei Auftreten eines Anfalles die Mutter sofort eine Tube rektal applizieren kann. Die Anwendung von Diazepamsuppositorien genügt nicht. Jeder Krampfanfall mit Bewußtseinsverlust ist als Notfall zu versorgen (richtige Lagerung, Freihalten der Atemwege, bei Fieber Antipyrese usw.).

Bei **Neugeborenen** gibt man als Soforttherapie zunächst 20%ige Glukoselösung und Kalziumglukonat i.v., evtl. auch Magnesiumsulfat i.m. und Pyridoxin. Bei Nichtansprechen ist Phenobarbital am besten wirksam; bei Versagen ist Clonazepam i.v. indiziert. Phenytoin ist bei Neugeborenen wegen der Gefahr einer Kleinhirnschädigung möglichst zu vermeiden.

> Eine Epilepsie muß zur Erzielung einer Anfallsfreiheit kontinuierlich über Jahre behandelt werden.

Nur bei sog. Oligoepilepsie älterer Kinder (mit sehr seltenen Anfällen) kann auf eine medikamentöse Behandlung verzichtet werden. Die wichtigsten Antikonvulsiva für das primär generalisierte Grand mal sind Valproinat, für die Absencen Valproinat oder Ethosuximid (Tab. 8, S. 340). Für die primär generalisierten myoklonisch-astatischen Anfälle verwendet man bevorzugt Valproinat, evtl. kombiniert mit Ethosuximid, und für die BNS-Anfälle ACTH. Bei fokalen Anfällen und komplexen Partialanfällen sind meist Carbamazepin, Phenytoin, Primidon und Sultiam wirksam.

Aus Gründen der Verträglichkeit schleicht man sich langsam bis zur wirksamen Dosis ein. Eine volle Wirkung des Medikamentes ist erst nach Erreichen des Fließgleichgewichtes (nach Tagen oder Wochen) zu erwarten (je nach Präparat verschieden). Bei Versagen eines Medikamentes wechselt man auf ein anderes Mittel über. Eine Kombination kommt vor allem bei gleichzeitigem Vorkommen mehrerer Anfallstypen in Frage. Bei einer Absencebehandlung mit Ethosuximid wird besonders bei jüngeren Kindern und Adoleszenten eine Grand-mal-Prophylaxe mit Primidon durchgeführt, da Ethosuximid große Anfälle provozieren kann.

Eine laufende ärztliche Überwachung und regelmäßige EEG-Kontrollen während der Therapie sind notwendig. Bei Therapieversagen sollte der Blutspiegel des Antikonvulsivums gemessen werden; häufige Ursachen sind Nichteinnahme des Medikamentes oder zu niedrige Blutspiegel (infolge schlechter Resorption oder stärkerer Metabolisierung durch den Patienten).

> Eine plötzliche Unterbrechung der Therapie kann einen Anfallsstatus auslösen.

Ein stufenweises Absetzen der Medikamente (nicht in der Pubertät) darf erst bei jahrelanger Anfallsfreiheit erfolgen. Auf allergische Erscheinungen (Exantheme usw.) und toxische Nebenwirkungen (Ataxie, Schläfrigkeit, Doppeltsehen, Sprachstörungen, evtl. Blut-, Leber- oder Nierenschäden) ist sorgfältig zu achten. Die Bestimmung der Antikonvulsiva-Blutspiegel (besonders von Phenytoin) hat auch den Zweck, Intoxikationen bald zu erkennen oder zu vermeiden. Valproinat, welches im Gehirn die Konzentration an Gamma-Aminobuttersäure (GABA) erhöht (durch Hemmung der GABA-Transaminase), hat den Vorteil, daß es im allgemeinen nicht müde macht und keine Ataxie verursacht; sehr selten tritt eine Thrombozytopenie oder ein toxischer Leberschaden auf, weshalb in den ersten 6 Monaten regelmäßig Laborkontrollen durchgeführt werden müssen. Bei Phenytoinüberdosierung ist eine Kleinhirnschädigung mit bleibender Ataxie möglich. Während einer Therapie mit Phenytoin, Primidon und Phenobarbital kann eine Vitamin-D-Mangelrachitis (s. Seite 30) auftreten, die an einem Anstieg der alkalischen Serumphosphatase frühzeitig erkannt und durch Vitamin D (unter Fortsetzung der antikonvulsiven Behandlung) geheilt wird.

Ethosuximid kann, wenn es zur Behandlung kleiner Anfälle eingesetzt wird, einen Grand-mal-Anfall provozieren, weshalb gleichzeitig ein Grand-mal-verhütendes Antiepileptikum gegeben wird.

Bei der sog. photogenen Epilepsie, die zu den Reflexepilepsien gehört (Anfallsauslösung durch intermittierende Lichtreize, z.B. Schwarzweißfernsehen), ist längeres Fernsehen zu vermeiden, beim Fernsehen eine Sonnenbrille zu tragen und ein Bildabstand von mindestens 3,5 m einzuhalten. Werden trotz dieser Vorsichtsmaßnahmen durch intermittierende Lichtreize häufiger Myoklonien, Grand mal oder Absencen ausgelöst, kann eine Behandlung mit Valproinat erfolgreich sein. Übermüdung begünstigt das Auftreten photogener Anfälle und ist zu vermeiden.

> **Zusammenfassung:** Zerebrale Anfälle sind Ausdruck einer Hirnfunktionsstörung, die verschiedene Ursachen haben kann. Man unterscheidet die Okkasionskrämpfe von den chronisch-rezidivierenden Anfällen (Epilepsie) und nach der Anfallsform Grand mal, Absencen, myoklonisch-astatische Anfälle, Impulsiv-Petit mal, BNS-Anfälle, das Lennox-Syndrom und verschiedenartige fokale Anfälle (motorische, sensorische, Adversiv-Anfälle, komplexe Partialanfälle). Die Feststellung der Anfallsursache und des Anfallstyps ist im Hinblick auf die verschiedene Prognose und Therapie wichtig.

9. Migräne

Definition: Als Migräne bezeichnet man das rezidivierende anfallsweise Auftreten von heftigen Kopfschmerzen (typischerweise halbseitig), oft verbunden mit Übelkeit und Sehstörungen.

Ätiologie und Pathogenese: Die genaue Ursache ist unbekannt. Genetische Faktoren spielen eine Rolle; in etwa 80% leidet oder litt früher ein Elternteil oder Geschwister ebenfalls an Migräne. Auslösend können seelische Erregungen, körperliche Anstrengungen, Menstruation u. a. sein. In der kurzen Anfangsphase eines Migräneanfalles sind die A. carotis externa und Äste der A. carotis interna kontrahiert, in der zweiten Phase dilatiert, so daß die Hirndurchblutung leidet und oft ein perivaskuläres Ödem entsteht.

Vorkommen: Die häufige Krankheit kommt in jedem Alter vor und beginnt meist im Alter zwischen 7 und 15 Jahren. Es erkranken vorwiegend ängstliche und sensible Kinder.

Symptome: Ein Anfall kündigt sich oft Stunden vorher durch Unwohlsein, Reizbarkeit, Bauchschmerzen oder Hautblässe an. Im Beginn des Anfalles treten plötzlich kurzfristig Sehstörungen auf, die sich auf verschiedene Weise äußern können: durch Flimmern oder verschwommenes Sehen, Gesichtsfeldausfälle (Hemianopsie, Flimmerskotome) oder visuelle Halluzinationen (z. B. Mikropsie). Es ist aber oft schwer, von Kindern hierüber genaue Angaben zu erhalten. Auch Taubheitsgefühl und Parästhesien (in den Extremitäten und perioral) kommen vor. Im sich sofort anschließenden Zweitstadium klagen die Patienten über starke klopfende Kopfschmerzen, die bei Kindern im Gegensatz zu Erwachsenen nicht nur halbseitig, sondern öfter beidseitig sind und meist frontal oder temporal, seltener okzipital lokalisiert werden. Sie halten stundenlang an und sind so heftig, daß sich das Kind oft von allein zu Bett legt. Übelkeit und Erbrechen sind häufige Begleitsymptome, auch Schwindel und Lichtscheu. Fällt das Kind in Schlaf, so sind die Kopfschmerzen nach dem Aufwachen meist verschwunden. Bei der komplizierten Migräne (Migraine accompagnée) kommen als weitere Symptome flüchtige Augenmuskel- oder Gliedmaßenlähmungen auf der anderen Seite der Kopfschmerzen vor, sogar Hemiplegie oder Aphasie. Bei der sog. Basilar-Migräne (betroffen sind die Äste der Vertebralarterie) treten Ataxie und besonders Hinterhauptskopfschmerzen auf; vorübergehende Augenmuskellähmungen sind häufiger als bei der gewöhnlichen Migräne.

Verlauf: Meist lassen die Kopfschmerzen nach 1–2 Stunden nach. Selten hält ein Anfall bis zum nächsten Tag an. Wiederholungen in kürzeren oder längeren Abständen sind charakteristisch. In über der Hälfte der Patienten werden die Anfälle in der Adoleszenz seltener und verschwinden später völlig.

Diagnose und Differentialdiagnose: Die Diagnose wird klinisch gestellt.

Für Migräne sprechen paroxysmale Kopfschmerzen mit schmerzfreien Intervallen in Verbindung mit mindestens 2 Kriterien, wie Einseitigkeit der Schmerzen, Übelkeit und Erbrechen, visuelle Prodromi und familiäres Vorkommen (bei einem Elternteil oder Geschwister).

Anfallsweise auftretende Kopfschmerzen können auch auf einer Hypertension, z. B. beim Phäochromozytom, oder auf intrakraniellen Gefäßfehlbildungen (z. B. einer arteriovenösen Fehlbildung oder einem Aneurysma) beruhen. Bei komplexen Partialanfällen (s. S. 345) können plötzlich auftretende Kopfschmerzen und Sehstörungen einer Migräne ähneln; dabei findet man meist einen charakteristischen Herdbefund im EEG. Stets ist bei Migräneverdacht auch an die Möglichkeit einer Hirngeschwulst zu denken. Nasennebenhöhlenerkrankungen können ebenfalls Kopfschmerzen hervorrufen. Bei flüchtigen Lähmungen ist eine Herdepilepsie (mit postkonvulsiver Lähmung) auszuschließen.

Therapie: Bettruhe, Analgetika, bei häufigem Erbrechen Dimenhydrinat, nur bei sehr schweren Anfällen im Beginn Cafergot (Ergotamin + Coffein), prophylaktisch Streßvermeidung, evtl. Psychotherapie. Eine medikamentöse Dauerbehandlung ist selten notwendig.

Zusammenfassung: Eine Migräne (anfallsweise Kopfschmerzen mit Übelkeit, Erbrechen und Schwindel) beginnt oft schon im Kindesalter. Im Gegensatz zu Erwachsenen haben Kinder meist beidseitige (statt einseitige) Kopfschmerzen, seltener Sehstörungen und eine kürzere Anfallsdauer.

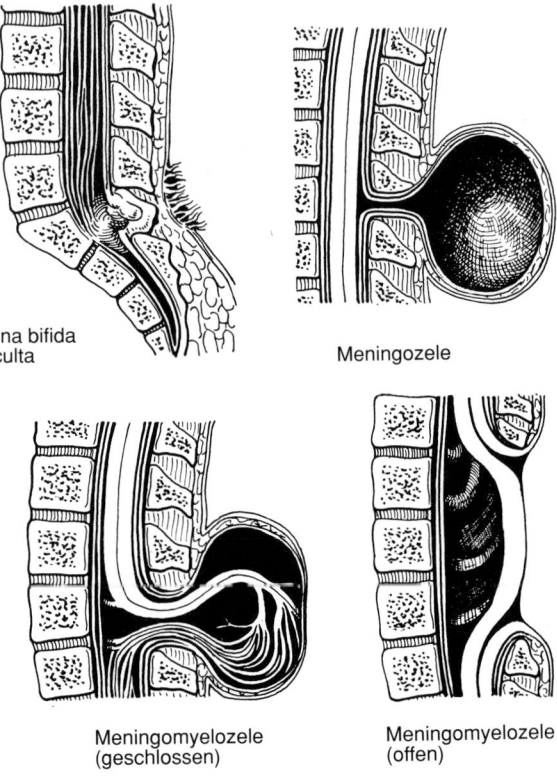

Abb. 17. Spina-bifida-Formen.

10. Spina bifida

G. Geile und C. Simon

Definition: Die Spina bifida ist eine dysrhaphische Fehlbildung (dorsale Schlußstörung) der Wirbelsäule in einem umschriebenen Bereich, die mit einem fehlenden Verschluß des Neuralrohres verbunden sein kann.

Ätiologie und Pathogenese: Das Offenbleiben von Wirbelbögen mit oder ohne Verschluß des Neuralrohres stellt eine Hemmungsfehlbildung (s. S. 142) dar, deren genaue Ursache meist nicht bekannt ist. Zytostatikaanwendung (Aminopterin) oder Valproinateinnahme in der Frühgravidität und Chromosomenaberrationen (Trisomie 9) sind mögliche, aber seltene Ursachen. In einem Teil der Fälle kommen Meningomyelozelen familiär gehäuft vor. Nach einer Geschwistererkrankung an Meningomyelozele ist das Wiederholungsrisiko 5%.

Pathologie (Abb. 17): Je nach dem Zeitpunkt der embryonalen Entwicklungsstörung treten verschiedene Formen auf. Nach ihrer klinischen Bedeutung sind folgende Bezeichnungen üblich:
▶ **Spina bifida occulta** (Wirbelbogen offen, Rückenmarkshäute, Rückenmark und Wurzeln nicht verlagert). Selten ist die Spina bifida occulta mit okkulten intraspinalen Anomalien assoziiert (einem Lipom, einer Dermoidzyste, einer Diastematomyelie) oder mit Rückenmarksadhäsionen, die heute durch Magnetresonanztomographie (MRT) nachweisbar sind.
▶ **Meningozele** (sackartige Ausstülpung der Rückenmarkshäute bei offenen Wirbelbögen. Rückenmark und Wurzeln nicht verlagert).
▶ **Meningomyelozele** (sackartige Ausstülpung der Rückenmarkshäute sowie von pathologischen Rückenmarksanteilen und Nervenwurzeln im Bereich offener Wirbelbögen mit unvollständiger Überhäutung, Abb. 18). Dabei erkennt man in der Mitte die dunkelrote Medullarplatte (Zona medullovasculosa), evtl. mit kleinen Öffnungen des Zentralkanals (Pol-

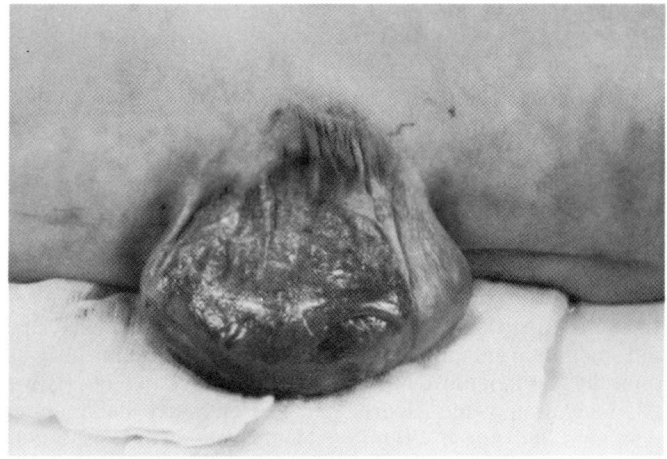

Abb. 18. Meningomyelozele im Lumbalbereich.

grübchen), daneben die von der Pia mater überzogene Zona epithelioserosa und – daran anschließend – die mit Rückenhaut bedeckte Zona dermatica. Es gibt auch weit offene Meningomyelozelen, die früher als Myelozelen bezeichnet worden sind. Gleichzeitig kann oberhalb der Meningomyelozele eine Hydromelie (Erweiterung des Zentralkanals) oder Syringomyelie (Hohlraumbildung im Rückenmarksgewebe) bestehen.

Die Spina bifida ist am häufigsten im lumbosakralen Bereich (50%); sie findet sich in je 20% lumbal und thorakolumbal, in 9–10% sakrokokzygeal und in ungefähr 1% zervikothorakal. Bei der sehr seltenen **vorderen Meningomyelozele** hat sich der Wirbelkörper ventral nicht geschlossen. Sie kommt in allen Abschnitten der Wirbelsäule vor und kann bei Sitz im Lumbal- oder Sakralbereich zu Darmkompression und Ileus führen (Nachweis durch Myelographie, CT oder MRT).

Der Spina bifida verwandte dysrhaphische Fehlbildungen sind die **kraniale Meningozele** (Abb. 20, S. 353) und die **Meningoenzephalozele** (Cranium bifidum), welche meist mittelständig (in der median gelegenen Verschlußrinne) und okzipital, seltener frontal, parietal oder nasopharyngeal lokalisiert sind.

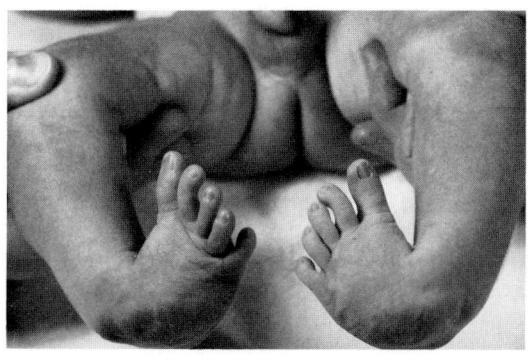

Abb. 19. Klumpfußhaltung bei Meningomyelozele.

Vorkommen: Am häufigsten ist die symptomlose Spina bifida occulta. Die Häufigkeit der Meningomyelozelen wird bei Lebendgeborenen auf 0,1% geschätzt. Meningozelen werden seltener beobachtet.

Symptome: Eine **Spina bifida occulta** ruft in der Regel keine neurologischen Ausfälle hervor, ebensowenig eine **Meningozele**. Über einer Spina bifida occulta befindet sich öfter ein Hautgrübchen, Haarbüschel, Pigmentfleck, kapilläres Hämangiom, Dermalsinus (s. S. 309) oder ein in der Subkutis gelegenes Lipom. Nur sehr selten sind bei Spina bifida occulta Rückenmark oder Nervenwurzeln fehlgebildet, so daß hierdurch Fußdeformitäten, Schwäche der Fußmuskeln und Störungen der Blasen- und Mastdarmsphinkter erklärt werden.

Die **Meningomyelozelen** gehen fast immer mit neurologischen Störungen einher, welche von der Lokalisation und Ausdehnung der Rückenmarks- und Wurzelschädigung abhängen.

▶ Die **lumbosakralen Meningomyelozelen** (häufigste Lokalisation) führen zu einer partiellen Beinlähmung mit distaler Betonung (besonders Fußlähmungen). Dagegen sind die Hüftmuskeln und der Quadrizeps meist nicht betroffen. Gleichzeitig bestehen sensible Ausfälle im Bereich derselben Wurzeln sowie Blasen- und Mastdarmstörungen. Durch Ungleichgewicht zwischen gelähmten und nicht gelähmten Muskeln können Kontrakturen und Fehlstellungen entstehen (z.B. Subluxation im Hüftgelenk oder Klumpfußhaltung, s. Abb. 19).

▶ Die **sakrokokzygealen Meningomyelozelen** rufen aufgrund ihres Sitzes kaum Beinlähmungen hervor; es besteht aber fast immer eine kombinierte Blasen-, Mastdarm- und Beckenbodenlähmung (fehlender Analreflex). Die Blasenlähmung ist entweder komplett (ständiges Harnträufeln ohne Retention) oder partiell (Retentionsblase). Die partielle Blasenlähmung beruht vor allem auf einer spastischen Kontraktur des Sphincter externus, außerdem auf einer Funktionsstörung des M. detrusor; sie bedingt Restharn und intravesikale Drucksteigerung. Die Harnentleerung erfolgt automatisch (reflektorisch), wenn ein bestimmter intravesikaler Druck überschritten wird. Die Folgen sind (ohne entsprechende Behandlung) chronische Pyelonephritis (mit oder ohne Reflux), Megaureter und Hydronephrose, die später den Tod durch Urämie verursachen können. Intermittierendes Harnträufeln kommt sowohl bei schlaffer als auch bei spastischer Blase vor. Die Mastdarmlähmung äußert sich durch eine Entleerungsstörung mit hartnäckiger Obstipation (infolge Darmatonie). Weniger häufig ist ständiger Stuhlabgang durch den klaffenden Anus. Aufgrund der trophischen Störung der Haut können sich unterhalb der Läsion schlecht heilende Druckgeschwüre entwickeln. Die Sensibilität ist im Bereich der geschädigten kaudalen Nervenwurzeln gestört oder aufgehoben (Reithosenanästhesie).

▶ Die **zervikothorakalen** und **thorakolumbalen Meningomyelozelen** gehen je nach Höhe der Markschädigung mit Tetra- oder Paraparesen oder -plegien und entsprechenden Sensibilitätsstörungen einher.

Die im Schädelbereich vorkommenden **kranialen Meningozelen** rufen keine neurologischen Störungen hervor; sie pulsieren synchron mit dem Gehirn, sind durchleuchtbar und meistens gut überhäutet (Abb. 20). Die **Meningoenzephalozelen** haben verschiedene Symptome je nach Ausmaß der sie begleitenden Hirnfehlbildung. Dabei können Gesichtsfeldeinschränkungen und zerebrale Lähmungen sowie geistige Veränderungen bestehen. Durch Computer- und Magnetresonanztomographie lassen sich die kranialen Meningozelen von den Meningoenzephalozelen sicher unterscheiden.

Bei den lumbosakralen Meningomyelozelen wird in über 90% ein Arnold-Chiari-Syndrom (Abb. 21) oder eine Aquäduktstenose beobachtet, die meist eine Liquorzirkulationsstörung hervorrufen und damit zur Ausbildung eines Hydrozephalus führen (s. S. 325).

Außerdem findet sich fast regelmäßig in den ersten Lebenswochen ein Leistenlückenschädel, der auf einer pathogenetisch ungeklärten Ossifikationsstörung der Schädelknochen beruht. Der schon bei der Geburt vorhandene Hydrozephalus nimmt in den ersten Lebenswochen meist rasch zu und erfordert frühzeitig eine Behandlung. Da in einem Teil der Fälle der Hydrozephalus schneller wächst, als der Kopfumfang zunimmt, ist ein sicherer Nachweis nur durch wiederholte Sonographie oder Computertomographie möglich.

Verlauf und Therapie: Ohne Operation sterben die meisten Kinder mit einer Meningomyelozele im Laufe des 1. Lebensjahrs an einer aszendierenden Meningitis oder einem dekompensierten Hirndruck (infolge Hydrozephalus).

Die operative Behandlung der Zele soll nach Möglichkeit in den ersten 6–8 Std., auf keinen Fall später als 48 Std. nach der Geburt stattfinden, da bei längerem Zuwarten die Infektionsgefahr erheblich zunimmt und das Nervengewebe zusätzlich geschädigt wird. Bei der Operation wird unter dem Mikroskop das exponierte Nervengewebe möglichst schonend freipräpariert und in den Spinalkanal zurückverlagert, ohne die Gefäßversorgung der Neuralplatte zu gefährden. Arachnoidea und Dura werden so vorsichtig verschlossen, daß es an keiner Stelle zu Gewebsschädigungen der Neuralplatte und später zu stärkerer Narbenbildung kommt.

Vor operativer Behandlung einer **Meningozele** sollte stets eine Sonographie oder MRT stattfinden, um eine gleichzeitige intraspinale Veränderung (Dermoidzyste, Lipom, Diastematomyelie, Rückenmarkadhäsionen) zu erkennen.

Da sich bei einer Meningomyelozele (nicht bei einer Meningozele) häufig ein progressiver Hydrozephalus entwickelt, muß dieser frühzeitig durch eine Shuntoperation (s. S. 329) behandelt werden, um einer stärkeren Druckatrophie des Gehirns vorzubeugen.

Zur Behandlung der neurogenen Blasenentleerungsstörung ist es notwendig, sich durch wiederholte Untersuchungen über Grad und Art der Funktionseinschränkung zu vergewissern. Bei partieller Blasenlähmung mit Retention beurteilt man das Ausmaß der subvesikalen Harnabflußstörung durch Blasenkatheterismus mit Druckmessung (Zystomanometrie), durch sonographische Untersuchung der Nieren und der ableitenden Harnwege einschließlich Kapazitätsbestimmung, Miktions-Zysto-Urethrographie, evtl. i. v. Pyelogramm oder Isotopennephrogramm sowie eine Kreatinin-Clearance. Blutdruck, Serumharnstoff und -kreatinin sowie Leukozyten- und Bakteriengehalt des Urins sind regelmäßig zu kontrollieren.

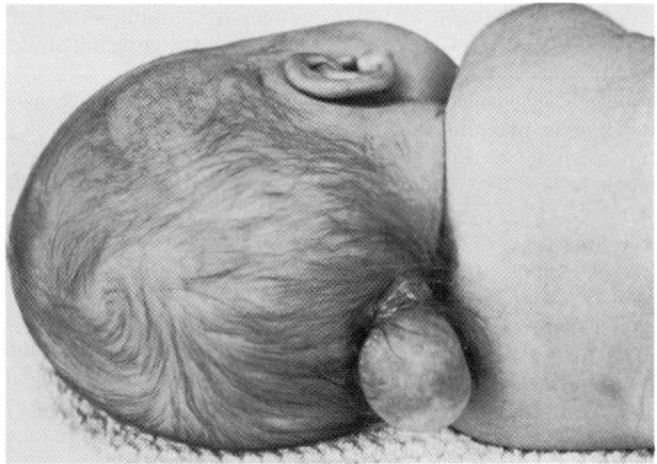

Abb. 20. Kraniale Meningozele im Okzipitalbereich.

Durch regelmäßige Selbstkatheterisierung der Harnblase (intermittierende Katheterisierung) läßt sich bei 80% der Patienten eine Harnretention verhindern und eine sog. soziale Kontinenz (Trockenheit für 3–4 Std.) erreichen.

Vor dem 6. Lebensjahr übernehmen Pflegepersonen die Katheterisierung, die lebenslang durchgeführt werden kann. Sie beugt der Entstehung einer Hydronephrose und chronischen Niereninsuffizienz vor. Zusätzlich kann bei spastischer Blasenlähmung das Anticholinergikum Oxybutynin verabreicht werden, wodurch die Blase erschlafft, Kontinenz ermöglicht wird und ein Reflux mit Ureterdilatation unterbleibt. Das Ausdrücken der Harnblase mit dem Credéschen Handgriff wird wegen der Gefahr eines vesikoureteralen Refluxes heute abgelehnt. Bei 20% der Patienten gelingt die regelmäßige Selbstkatheterisierung nicht; dann sind verschiedenartige urologische Eingriffe möglich, um eine Harnretention zu verhindern und die Urinentleerung zu kontrollieren.

Die Mastdarmlähmung ist weniger belastend, da mit Hilfe der Bauchpresse willkürliche Stuhlentleerungen möglich sind. Die Stuhlkonsistenz läßt sich durch Diät oder Laxanzien bessern.

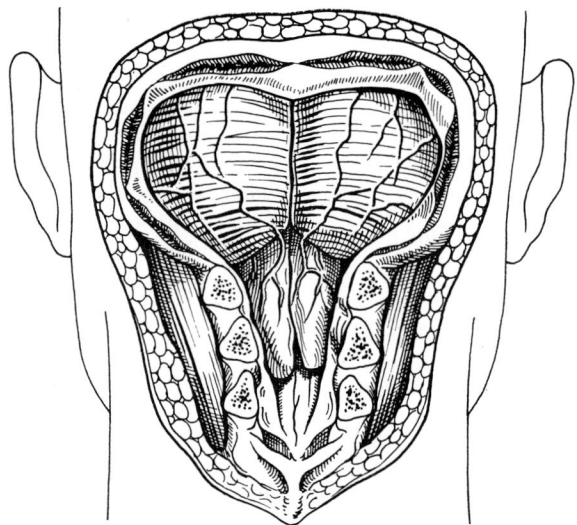

Abb. 21. Arnold-Chiari-Syndrom: Die Kleinhirntonsillen reichen durch das Hinterhauptloch bis in den Halsmarkbereich. Verquellung der Cisterna magna.

Kinder mit Bein- oder Fußlähmungen bedürfen orthopädischer Behandlung (durch Gehschienen, Sehnentransplantationen usw.), krankengymnastischer Behandlung sowie sozialpädagogischer Betreuung und sollten in einer Körperbehindertenschule unterrichtet werden. Auch Einzelunterricht ist möglich.

Prognose: Durch Frühoperation der Meningomyelozelen und rechtzeitige Shuntoperation bei Hydrozephalus hat sich die Prognose wesentlich gebessert. Die Überlebensrate beträgt in den ersten 10 Lebensjahren 85%. Die Haupttodesursache ist bei starker Hirndrucksteigerung eine schwere Störung der Stammhirnfunktion, die zu plötzlichem Atemstillstand oder zu einer Schluckstörung mit massiver Aspiration führt. Die Spätergebnisse sind vom Ausmaß der angeborenen neurologischen Störungen abhängig.

Im Durchschnitt sind etwa 20% der überlebenden Kinder später körperlich voll leistungsfähig,

50% haben eine partielle und 20% eine komplette Beinlähmung. 70–80% der Patienten zeigen eine normale Intelligenz, während die übrigen Kinder minderbegabt sind.

Die wichtigsten **Spätkomplikationen** sind neben einer Shuntdysfunktion schwere Stammhirnfunktionsstörungen durch die Arnold-Chiari-Fehlbildung, die auch nach erfolgreicher Shuntoperation plötzlich zum Tode führen kann, außerdem narbige Verwachsungen des Rückenmarkes an der Verschlußstelle und eine Hydromyelie (Erweiterung des Spinalkanales), welche zu fortschreitender Skoliose, Hypo- oder Hypertonie vorher nicht gelähmter Muskeln und zu Muskelschwäche führen können. Sie lassen sich bei rechtzeitiger Erkennung durch einen neurochirurgischen Eingriff beseitigen.

Pränataldiagnostik: Offene (nicht geschlossene) Meningomyelozelen können schon in der 16.–18. Schwangerschaftswoche durch Untersuchung des Fruchtwassers auf α-Fetoprotein und Azetylcholinesterase erkannt werden.

Die Amniozentese findet meist zum Ausschluß einer Chromosomenaberration (s. S. 147) statt. In 60–70% ist das plazentagängige α-Fetoprotein bei einer offenen Meningomyelozele auch im mütterlichen Serum nachweisbar. Da bei der Fruchtwasseruntersuchung falsch positive und falsch negative Resultate vorkommen, muß die Diagnose durch wiederholte Ultraschalluntersuchungen des Feten überprüft werden. Bei rechtzeitiger Erkennung kann auf Wunsch der Eltern eine Schwangerschaftsunterbrechung vorgenommen werden.

Zusammenfassung: Die Spina bifida kommt in mehreren Formen vor. Die Spina bifida occulta (Spaltbildung eines oder mehrerer Wirbelbögen) ist in der Regel neurologisch symptomlos, ebenso die Meningozele (einfache Ausstülpung der Rückenmarkshäute). Eine Verschlußstörung mit Ausstülpung von Rückenmarkshäuten, dysplastischem Rückenmark und Nervenwurzeln wird als Meninomyelozele bezeichnet. Dabei bestehen verschiedengradige, von Lokalisation und Ausdehnung abhängige neurologische Ausfälle (Beinlähmungen, partielle oder komplette Blasen- und Mastdarmlähmung und Sensibilitätsstörungen). Ein in 85% vorkommender Hydrozephalus ist durch ein Arnold-Chiari-Syndrom oder eine Aquäduktstenose bedingt. Die Therapie besteht in der Frühoperatopm der Zele innerhalb der ersten 48 Lebensstunden, dem rechtzeitigen Anlegen eines ventrikuloperitonealen Shunts bei wachsendem Hydrozephalus und der jahrelangen Nachbehandlung durch Ärzte verschiedener Fachrichtungen.

11. Schädel-Hirn-Traumen

G. Geile und C. Simon

Definition und Ätiologie: Schädel-Hirn-Traumen sind die Folge einer stumpfen oder scharfen Gewalteinwirkung auf den Kopf. Je nach Intensität und Einwirkungsart entstehen Verletzungen der Kopfschwarte, des knöchernen Schädels, der Hirnhaut und/oder des Gehirns mit seinen Gefäßen. Unter den Kopfverletzungen mit Hirnbeteiligung muß zwischen gedeckten und offenen Hirntraumen unterschieden werden.

Ursachen sind bei jüngeren Kindern meistens Stürze aus geringer Höhe (Wickelkommode, Stuhl), bei größeren Kindern Verkehrsunfälle. Auch an Kindesmißhandlung ist zu denken.

Vorkommen: Unfälle mit einem Schädel-Hirn-Trauma sind bei Kindern erschreckend häufig. Bezogen auf die Gesamtzahl von Unfallverletzten, sind Kinder stärker beteiligt als Erwachsene. Betroffen sind besonders

Kinder zwischen 2 und 6 Jahren. die geburtstraumatischen intrakraniellen Blutungen sind auf S. 71 behandelt.

Symptome: Die Symptome von Schädel-Hirn-Traumen werden bestimmt durch die Schwere und Art der Gewalteinwirkung auf den Kopf. Generell muß zwischen Kopfprellungen (mit oder ohne Kopfschwartenverletzung), gedeckten und offenen Schädel-Hirn-Traumen unterschieden werden.

Kopfprellungen sind die Folgen einer Gewalteinwirkung auf den Kopf, bei denen das Hirn nicht beteiligt ist.

Sie sind oft mit umschriebenen Kopfschwartenhämatomen oder Platzwunden verbunden.

Die gedeckten Schädel-Hirn-Traumen haben den größten Anteil unter den Schädel-Hirn-Verletzungen und führen zu einer Störung der Hirnfunktion.

Der Schweregrad des gedeckten Hirntraumas hängt von dem Ausmaß der initialen zerebralen Störungen und ihrer Dauer ab. Nach der Klinik unterscheidet man 3 Schweregrade, die bestimmten pathologisch-anatomischen Veränderungen entsprechen:

Das **Hirntrauma I (Commotio)** ist zu erkennen an einem plötzlichen Bewußtseinsverlust von relativ kurzer Dauer mit einer Erinnerungslücke für das Unfallgeschehen und einige Zeit danach (Amnesie). Vegetative Störungen mit Brechreiz und Erbrechen sind häufig, neurologische Ausfälle fehlen. Subjektiv wird oft über Schwindel und Kopfschmerzen geklagt.

Das **Hirntrauma II (Contusio)** beruht auf einer Substanzschädigung im Bereich des Großhirns, besonders der basalen Anteile der Frontal- und Temporallappen und ist bei Kindern meist mit einem Hirnödem verbunden. Klinisch steht die plötzlich beginnende Bewußtlosigkeit im Vordergrund; sie kann bis zu 24 Stunden andauern und geht oft in ein mehrere Tage anhaltendes hirnorganisches Psychosyndrom (Durchgangssyndrom) über. Dabei können kurzdauernde Paresen, Reflexdifferenzen oder Augenstörungen auftreten. Die vegetativen Folgen (Brechreiz oder Erbrechen) sind ähnlich wie beim Hirntrauma I.

Das **Hirntrauma III (Compressio)** basiert auf schweren Hirngewebszerstörungen, wobei nicht selten ganze Hirnlappen betroffen sind und es in zerstörtes Hirngewebe hineinblutet. Die Funktion des Großhirns und des Stammhirns ist schwer gestört. Es kommt zu längeren, bis zu Wochen anhaltenden Bewußtseinsveränderungen und Störungen der vegetativen Regulationen, welche Temperatur, Kreislauf und Atmung betreffen. Hirnnervenausfälle, spastische Lähmungen und Streckkrämpfe sind häufig.

Bei den **gedeckten Impressionsfrakturen** ist die Kopfschwarte intakt, jedoch sind Knochenanteile in das Schädelinnere verlagert. Impressionsfrakturen sind bei jüngeren Kindern relativ häufig (7% aller Schädelbrüche). Eine spezielle Form der Impressionsfraktur ist die Pingpongball-Fraktur im 1. Lebensjahr.

Offene Hirntraumen sind Schädel-Hirn-Verletzungen mit Eröffnung des Subarachnoidalraumes.

Die **Schädelbasisfraktur** ist meistens eine leichtere Form der offenen Hirnverletzung. Sie führt im Bereich der vorderen Schädelbasis zu einer Nasoliquorrhoe, im Bereich der mittleren Schädelbasis und des Felsenbeins zu einer Otoliquorrhoe. Die Otoliquorrhoe ist häufig von einer Blutung aus dem äußeren Gehörgang begleitet.

Die **penetrierende Kopfverletzung** ist eine schwere Form der offenen Hirnverletzung. Dabei sind Kopfschwarte, Schädelknochen, Dura und Hirn betroffen. Sie entsteht durch eine scharfe umschriebene Gewalteinwirkung. Neben stärkeren Blutungen findet man fast immer Austritt von Hirnbrei. Neurologische Herdsymptome sind häufig. Radiologisch stellen sich tief reichende Knochen- und Fremdkörperimprimate dar. Es bestehen die gleichen Symptome wie beim gedeckten schweren Hirntrauma.

Traumatische intrakranielle Hämatome sind gefährliche Komplikationen des Schädel-Hirn-Traumas, die rasch erkannt werden müssen. Man unterscheidet:

▶ Das **epidurale Hämatom.** Es wird meist durch eine Verletzung der A. meningea media oder von einem ihrer Äste hervorgerufen und ist bei linearen Frakturen im Bereich des Schläfenbeins häufig. Ein epidurales Hämatom kann sich auch nach leichten Hirntraumen entwickeln und ist überwiegend einseitig. Es kommt dabei nach kurzer initialer Bewußtlosigkeit und einem freien Intervall zu erneuter Bewußtseinseintrübung, die relativ rasch zunimmt und durch Hirnkompression mit anschließender »oberer oder unterer Einklemmung« (s. S. 323) infolge Atemlähmung tödlich enden kann. Verdächtig sind Bradykardie und verlangsamte unregelmäßige Atmung. Wichtige Hinweise geben eine Okulomotoriuslähmung mit lichtstarrer weiter Pupille auf der Seite der Läsion und eine rasch zunehmende spastische Hemiparese auf der Gegenseite. Der Verdacht auf ein epidurales Hämatom entsteht auch, wenn durch das Trauma Nahtsprengungen eingetreten sind und eine von Anbeginn beobachtete tiefe Bewußtlosigkeit über längere Zeit fortbesteht.

▶ Das **Subduralhämatom** ähnelt in der Symptomatik dem epiduralen Hämatom und entwickelt sich bei arterieller Blutung rascher als bei der häufigeren venösen Blutung. Es tritt vorzugsweise nach schweren Hirntraumen mit Hirngewebszerstörungen und Blutungen auf. Ein Subduralhämatom ist wahrscheinlich, wenn die traumabedingte Bewußtlosigkeit ohne Intervall in die von der zunehmenden Blutung hervorgerufene Bewußtseinsstörung übergeht.

▶ Das **intrazerebrale Hämatom** ist als Traumafolge bei Kindern selten. Man findet dabei Zeichen einer intrakraniellen Raumforderung mit Hirndrucksteigerung, Bewußtseinsverlust und neurologischen Störungen.

Diagnose: Die Hirntraumen werden in ihrem Schweregrad nach Symptomen und Verlauf klassifiziert. Der Bewußtseinszustand wird in regelmäßigen Abständen geprüft (z. B. nach dem Glasgow-Coma-Scale). Auch der neurologische Status und der Augenhintergrund sind sorgfältig zu überwachen. Bei leichten gedeckten Hirntraumen (Schweregrad I) sind bei rascher Wiederherstellung einer normalen Hirnfunktion besondere diagnostische Verfahren nicht erforderlich. Bei Verdacht werden Röntgenaufnahmen des Schädels in 2 Ebenen angefertigt, um eine eventuelle Fraktur mit der Wahrscheinlichkeit eines epiduralen Hämatoms zu erkennen.

Bei Hirntraumen der Schweregrade II und III sollte immer eine Computertomographie des Schädels durchgeführt werden, wodurch ein traumatisches Ödem, kontusionelle Einblutungen oder Hämatome frühzeitig erkannt werden.

Die Computertomographie gestattet darüber hinaus eine wirksame Verlaufskontrolle der Hirntraumafolgen. Bei länger anhaltender Bewußtlosigkeit müssen Bewußtsein, Blutdruck, Puls, Atmung und Pupillen in regelmäßigen Abständen kontrolliert werden. Bei Säuglingen ist außerdem auf die große Fontanelle zu achten, die nach Hirntraumen, besonders bei der Ausbildung von intrakraniellen Hämatomen, vorgewölbt und gespannt sein kann.

Die gedeckten Impressionsfrakturen sind in ihren Symptomen wenig charakteristisch und werden durch die Röntgenuntersuchung erkannt.

Die offenen Hirnverletzungen bereiten keine diagnostischen Schwierigkeiten. Aus der Nase oder dem Gehörgang austretender, oft mit Blut vermischter Liquor ist ein sicherer Hinweis auf eine Schädelbasisfraktur. Bei offenen Hirnverletzungen mit Austritt von Hirnbrei können Umfang und Tiefe der Läsion durch die Computertomographie beurteilt werden (s. S. 676).

Posttraumatische rezidivierende Krampfanfälle sind im Kindesalter relativ häufig. Sie treten nach gedeckten Hirnverletzungen in 5% und nach offenen Hirnverletzungen in 30% auf. Während der ersten Woche kommen sog. Frühanfälle vor (besonders bei Impressionsfrakturen).

Therapie: Kopfprellungen und **gedeckte Hirntraumen** müssen mindestens 24 Stunden klinisch beobachtet werden. Bei leichten Hirntraumen (Schweregrad I) ist nach Verschwinden der subjektiven und objektiven Störungen eine weitere klinische Behandlung nicht notwendig. Bei Fortbestehen von Symptomen (Schweregrad II oder III) wird nach Ausschluß eines intrakraniellen Hämatoms eine konservative Behandlung durchgeführt, welche die ganze Palette moderner Intensivpflege umfaßt. Bei bewußtlosen Patienten müssen Atmung, Herz und Kreislauf laufend kontrolliert und auftretende Störungen entsprechend behandelt werden. Bei schweren Schädel-Hirn-Traumen gehört die laufende Messung des intrakraniellen Druckes durch eine epidurale Sonde (zur Erkennung eines zunehmenden Hirnödems oder Hämatoms) zur Routineüberwachung. Die Therapie des Hirnödems besteht aus i. v. Gaben von Dexamethason und Phenobarbital sowie maschineller Hyperventilation (zur pCO_2-Erniedrigung und Hirndrucksenkung). Die Barbiturattherapie erfordert eine kontinuierliche epidurale Hirndruckmessung (mit einer epiduralen Drucksonde). Wichtig sind auch die Infusionsbehandlung und physiotherapeutischen Maßnahmen. Wenn in den ersten 2–4 Tagen eine inadäquate ADH-Sekretion auftritt (erkennbar an einer Hyponatriämie und einer niedrigen Serumosmolalität bei hoher Harnosmolalität), ist die Flüssigkeitszufuhr einzuschränken (s. Seite 547) Eine Hypernatriämie kann auf eine Zwischenhirnschädigung und einen Diabetes insipidus hinweisen. Unruhezustände und zerebrale Krämpfe werden mit Diazepam behandelt. Bei Blutgerinnungsstörungen (z. B. durch Mangel an

Fibrinogen, Faktor V und VIII oder Thrombozytopenie) ist entsprechend zu substituieren.

Die **offenen Hirnverletzungen, intrakraniellen Hämatome** und **Impressionsfrakturen** werden sofort neurochirurgisch versorgt:

Entfernung des Hämatoms und des zerstörten Hirngewebes mit Stillung der zerebralen Blutungen, fester Duraverschluß, vollständige oder partielle Deckung des Knochendefektes, Kopfschwartenverschluß.

Bei **Schädelbasisfraktur** mit Naso- oder Otoliquorrhoe wartet man zunächst ab. Erfahrungsgemäß sistiert eine Otoliquorrhoe fast immer ohne operative Behandlung, während eine Nasoliquorrhoe nach einer Fraktur im Bereich der vorderen Schädelgrube lange anhalten kann und oft operiert werden muß. Nach möglichst genauer Lokalisation wird die Duralücke an der vorderen Schädelbasis freigelegt und plastisch gedeckt. **Lineare Frakturen** im Bereich der Schädelkonvexität bedürfen keiner speziellen Behandlung. Eine Besonderheit im frühen Kindesalter sind die »wachsenden Frakturen«, bei denen Hirnhaut und Hirngewebe in den Frakturspalt verlagert sind und eine Heilung der Fraktur verhindern. Bei der Operation wird Narbengewebe, das Zysten enthalten kann, abgetragen, die Dura verschlossen und der Knochendefekt plastisch gedeckt. Subgaleale Hygrome (Liquoransammlungen über einer linearen Schädelfraktur infolge eines Risses in der Hirnhaut) bilden sich in der Regel von allein zurück, wenn der Durariß abgeheilt ist.

Behandlungsergebnisse: Schädel-Hirn-Traumen haben bei Kindern eine günstigere Prognose als bei Erwachsenen. Kopfprellungen und leichte Hirntraumen können in kurzer Zeit folgenlos heilen. Nach gedeckten Hirntraumen, intrakraniellen Blutungen und Hirnverletzungen bilden sich neurologische Störungen erstaunlich gut zurück (manchmal erst nach längerer Zeit). Das kindliche Gehirn hat Kompensationsmöglichkeiten, die dem Erwachsenen fehlen. Wesensänderungen, Intelligenzminderung, spastische Lähmungen und Werkzeugstörungen können völlig zurückgehen.

Spätfolgen können eine posttraumatische Epilepsie und ein kommunizierender Hydrozephalus sein. Bei schwerem Hirntrauma kann sich ein apallisches Syndrom (durch Ausfall des Großhirns) entwickeln.

Dabei haben die Kinder die Arme in fixierter Beugestellung, die Beine in fixierter Streckstellung, die Fäuste sind geschlossen, der Rumpf befindet sich in Opisthotonushaltung, und es besteht ein Coma vigile (kein Kontakt möglich, Augen geöffnet, jedoch kein Fixieren, Lidschlag normal, Schlaf-Wach-Rhythmus erhalten). Die Aussichten auf eine mehr oder weniger vollständige Rückbildung hängen von der Schwere der vorangegangenen Hirnsubstanzschädigung ab. Rehabilitationsmaßnahmen müssen in Zusammenarbeit mit dem Neuropädiater, Orthopäden, Physiotherapeuten, Psychologen und Pädagogen durchgeführt werden.

Zusammenfassung: Schädel-Hirn-Traumen sind bei Kindern häufig. Dabei muß zwischen gedeckten und offenen Schädel-Hirn-Traumen unterschieden werden. Bei den gedeckten Schädel-Hirn-Traumen gibt es neben der Kopfprellung ohne Hirnbeteiligung 3 Schweregrade: Hirntrauma I (Commotio) mit kurzdauerndem Bewußtseinsverlust ohne neurologische Störungen, Hirntrauma II (Contusio) mit Bewußtlosigkeit bis zu 24 Stunden und leichteren neurologischen und vegetativen Störungen, Hirntrauma III (Compressio) mit bis zu Monaten anhaltenden Bewußtseinsstörungen, Halbseitenlähmungen oder Ausfall der Großhirnfunktion (apallisches Syndrom). Offene Schädel-Hirn-Traumen führen in leichten Formen zu Liquoraustritt aus Nase oder Ohren. Schwere Formen sind durch ausgedehnte Hirngewebsschädigungen mit Impression von Kopfschwarten- und Knochenanteilen (durch die verletzte Dura) gekennzeichnet. Bei allen Formen können intrakranielle raumfordernde Hämatome auftreten, die frühzeitig diagnostiziert und unverzüglich operativ behandelt werden müssen. Die Diagnose stützt sich auf die klinischen Symptome, Computer- oder Magnetresonanztomographie. In der konservativen Behandlung ist bei schweren Hirntraumen eine aufwendige Intensivpflege unumgänglich. Die Spätergebnisse sind bei Kindern günstiger als bei Erwachsenen, erfordern aber den Einsatz aller für die Rehabilitation verfügbaren Mittel.

X. Psychogene Störungen in der Entwicklung des Kindes

G. Gutezeit

1. Der Verlauf der seelisch-geistigen Entwicklung

Die seelisch-geistige Entwicklung des Kindes vollzieht sich nicht kontinuierlich in gleichbleibendem Rhythmus, sondern in Schüben, denen eine Plateaubildung folgt.

Dabei sind die Zeiten, zu denen ein bestimmter Entwicklungsstand erreicht wird, nicht genau anzugeben. Die Varianz ist erheblich. Oft ist mit einer Progression in einem Teilbereich und mit einer Retardierung in einem anderen Bereich der Persönlichkeit zu rechnen. Werden hier Zeitangaben gemacht, so sind diese nur als Richtwerte zu verstehen.

Die Vorstellungen über den Verlauf und das Ziel seelischer Entwicklung sind unterschiedlich. Von der Stufenlehre bis zur Sequenztheorie und der Annahme eines sich spiralförmig vollziehenden Entwicklungsverlaufes, von der Differenzierungs- und Strukturierungshypothese bis zur Schichtentheorie und der Entwicklung von Signalsystemen haben diese hypothetischen Vorstellungen einen Beitrag zum Verständnis der Entwicklung des Kindes geleistet.

In der Folge soll die seelisch-geistige Entwicklung des Kindes in den 3 wesentlichen Bereichen – dem geistigen, emotionalen und sozialen – kurz dargestellt werden.

a) Die geistige Entwicklung

Die geistige Entwicklung vollzieht sich nach Piaget in Stadien.

Einer Phase der Progression folgt jeweils eine Phase der Plateaubildung, in der die neu erworbene Fertigkeit gefestigt, vertieft und anwendend eingeübt wird. Entwicklung, insbesondere die geistige Entwicklung, vollzieht sich in enger Verbindung mit der Hirnreifung. Verfrühte Forderungen müssen daher Frustrationen zur Folge haben. Vernachlässigungen führen demgegenüber nicht zur vollständigen Funktionalisierung vorhandener Anlagen. Es kommt im wesentlichen darauf an, Entwicklungsanreize in der Umwelt anzubieten, um die geistige Entwicklung entsprechend der vorhandenen Kapazität zu fördern.

Die erste wichtige Entwicklungsphase ist die der sensomotorischen Intelligenz. Sie umfaßt das **1. bis 2. Lebensjahr** und hat den Erwerb der motorischen Fähigkeiten zum Ziel. Die opto- und akustomotorischen Koordinationsleistungen werden in dieser Phase stufenweise aufgebaut. Dazu gehören vor allem der zweckmäßige Gebrauch der Hand, die Fähigkeit zur Lokomotion durch Laufen, der Erwerb der Sprache in den ersten Anfängen (Ein- und Mehrwortsätze) und die visuelle und akustische Diskriminationsfähigkeit (Unterscheidungsfähigkeit). Sie bilden wichtige Voraussetzungen für das Denken schlechthin.

Die Phase des symbolhaft magischen Denkens umfaßt das **3. bis 4. Lebensjahr.** Kinder dieses Alters können oft noch nicht den Zusammenhang zwischen Ursache und Wirkung erfassen und sind daher einem Allmachtsglauben zugänglich, in den Vater oder Mutter einbezogen werden. Die Welt wird nach ihren Bedürfnissen organisiert und entsprechend erlebt. Primäres Denken im Sinne Freuds herrscht vor. Das Kind ist egozentrisch im Welterleben, beseelt seine Umwelt (Anthropomorphisierung) und neigt zur Überschätzung seiner Fähigkeiten.

Vom **4. bis 7. Lebensjahr** ist das Kind vorwiegend auf anschauliches Denken angewiesen. Dieses Denken ist wenig reversibel und verfügt nicht über Konstanzphänomene und feste Raumorientierungsschemata (Euklidische Raumvorstellung). In ihrem Denken können die Kinder noch nicht mehrere Dimensionen berücksichtigen und aufeinander relativieren. So wird eine in einen Glasbehälter anderer Form umgeschüttete Menge Himbeersaft als veränderte Menge aufgefaßt.

Vom **7. bis 10. Lebensjahr** wird das Kind zu konkreten Denkoperationen befähigt. Diese Phase wird auch als kritischer Realismus des Kindes bezeichnet. Das Kind kann jetzt z. B. Zeit und Strecken zueinander in Relation setzen, verfügt über die Mengenkonstanz und eine sichere Raumorientierung. Diese neu erworbenen Fähigkeiten erleichtern die Kooperation und den Umgang mit der Umwelt. Aufgrund dieser Fähigkeiten kann das Kind jetzt bewußt am Alltagsleben teilnehmen und sich im Rahmen der Schule Kulturtechniken aneignen. Mit dem **11. Lebensjahr** tritt das Kind in die Phase des formalen Denkens ein, die sich von den konkreten Denkoperationen dadurch abhebt, daß das Kind jetzt systematisch mit Möglichkeiten operieren kann. Das Denken erhält dadurch einen hohen Grad an Reversibilität. Das Kind kann abstrahieren, Gemeinsamkeiten erfassen, diese in Relation zueinander setzen, Regeln verstehen und ableiten, kombinatorisch denken und systematisch und planvoll vorgehen.

Im Rahmen der geistigen Entwicklung kommt es zur Aneignung und Vervollkommnung zahlreicher Fertigkeiten. So werden die Sprache über die Signal- und Mitteilungsfunktion hinaus zu einem wesentlichen Kommunikations- und Darstellungsmedium ausgebildet, das quantitative Denken weiterentwickelt und vervollkommnet und zahlreiche andere operationale Denkfunktionen, wie das Vergleichen, Abwägen und Urteilen, erworben.

b) Die emotionale Entwicklung

Die Emotionen spielen eine wichtige Rolle im Leben des Kindes, da sie Antriebe setzen, die das Kind für sich nutzbar machen kann.

Die Fähigkeit, emotional zu reagieren, ist schon beim Neugeborenen vorhanden und muß nicht erlernt werden. Dies zeigt sich in diffusen Erregungszuständen des Neugeborenen, die bei starker Reizung zu beobachten sind. Bereits nach kurzer Zeit beginnen sich die Emotionen zu differenzieren, und noch im 1. Lebenshalbjahr sind Mißfallen und Freude deutlich voneinander zu unterscheiden. Mit dem 1. Lebensjahr zeigt das Kind bereits dem Erwachsenen ähnliche emotionale Zustände, die sich mit dem Älterwerden ausdifferenzieren und im Kleinkindalter als Wut, Freude, Angst, Eifersucht, Glück, Neugier, Neid und Haß zu erkennen sind. Diese Emotionen sind nicht festgelegt, sondern unterliegen in Kindheit und Jugend vielfältigem Wandel. So fällt auf, daß die Emotionen mit zunehmendem Alter stärker gerichtet sind und daher geordneter und nicht mehr sinnlos erscheinen.

Das emotionale Verhaltensmuster, das ein Kind im Verlauf der Entwicklung erwirbt, hängt sowohl von der Veranlagung als auch von zahlreichen peristatischen Einflüssen ab. Es ist nicht unbedeutend, ob ein Kind in einer ruhigen Atmosphäre oder in einer Atmosphäre der Feindseligkeit, des Mißtrauens oder der Unsicherheit und Ungeborgenheit aufwächst. Ebenso hängt das Ausmaß der emotionalen Reaktionen von der jeweiligen Entwicklungsphase ab. Im Trotzalter, in der ödipalen Phase und in der Pubertät werden heftigere Emotionen mit rascherem Wechsel beobachtet als in der auch als Latenzphase bekannten späten Kindheit.

Die Bedeutung der emotionalen Entwicklung liegt im Erwerb der Bindungsfähigkeit, der Antriebslenkung und -beherrschung und in der Umsetzung der Energie in Leistung.

c) Die soziale Entwicklung

Im Verlauf der sozialen Entwicklung wird die Fähigkeit erworben, sich in Übereinstimmung mit den sozialen Erwartungen und Normen seiner Umwelt zu verhalten. Dazu gehören 3 Prozesse:
1. Lernen angemessener Verhaltensweisen.
2. Übernehmen anerkannter sozialer Rollen.
3. Entwicklung einer sozialen Einstellung.

Die soziale Entwicklung läßt sich hinsichtlich ihres Verlaufes gut schematisch darstellen. Fehlt dem Kleinstkind noch jedes Gefühl der Gemeinschaft, so folgt mit dem 3. Lebensjahr eine Phase der teilweisen Anpassung, indem das Kind Rollen übernimmt und beim Spiel mit anderen Kindern Ansätze zur Kooperation zeigt. Überhaupt erwirbt das Kind soziale Einstellungen und Verhaltensweisen im wesentlichen in der Auseinandersetzung mit Gleichaltrigen, das heißt in der Regel beim Spiel.

Im Schulalter schließlich werden feste Beziehungen zur Gruppe aufgenommen, weshalb man das Schulalter auch als Phase der Sozialisation kennzeichnet. Vor diesem Alter stellt sich das Kind noch viel zu sehr in den Mittelpunkt. Ist das Kind 10 Jahre alt, so kann es seine Gefühle zum Teil den Anforderungen der Gruppe anpassen. Dies führt zu reiferen Verhaltensweisen. In der Pubertät spielen schließlich soziale Haltungen und Einstellungen eine große Rolle, unterliegen aber hier einem Wechsel von starker Egozentrizität bis zur völligen Selbsthingabe. Dieser Wechsel zwischen Egozentrizität und Selbsthingabe ist kennzeichnend für die Unsicherheit des Pubertierenden im sozialen Feld. Der Jugendliche möchte sich als Individualist geben, aber er weiß nicht, wie weit er sich von seiner Gruppe entfernen darf, und pendelt deshalb immer wieder in sie zurück.

Auf die frühen sozialen Erfahrungen übt die Familie einen dominierenden Einfluß aus. Das Elternhaus ist als Grundlage für die Entwicklung sozialer Fertigkeiten und des Wunsches, am sozialen Leben teilzuhaben, anzusehen. Waren die sozialen Beziehungen der Kinder zu den Mitgliedern der Familie gut, so wird das Kind auch später gute soziale Beziehungen zu anderen Menschen aufbauen, Freude an ihnen haben und somit lernen, sich in seiner jeweiligen Altersgruppe adäquat zu verhalten. Viele Anpassungsstörungen sind daher in der Familie, in der frühen Phase des Erwerbs sozialer Erfahrungen zu suchen. Das ist insofern von Bedeutung, als diese frühen Erfahrungen nachweislich eine hohe Konsistenz haben.

Die drei hier gegebenen Längsschnitte zeigen die komplizierte Verflechtung auf, mit der sich die Entwicklung vollzieht. Sie geben ebenso zu erkennen, daß neben Reifungsprozessen vor allem Lernprozesse die Entwicklung vorantreiben und es hierbei zur Ausdifferenzierung der Persönlichkeit kommt. Es wird aber auch deutlich, daß zur Entwicklung von Fähigkeiten Anlagen gehören, konstitutionelle Voraussetzungen zu beachten sind und die Umwelteinflüsse in dem durch sie gegebenen Rahmen fördernd und hemmend eingreifen. Solche Eingriffe scheinen zu früheren Zeitpunkten der Entwicklung eher möglich als zu späteren.

d) Kritische Phasen in der Entwicklung

Entwicklungsbedingte Störungen sind zu erwarten, sobald in eine neue Phase eingetreten wird und nun Anforderungen an das Kind gestellt werden, denen es noch nicht gewachsen ist oder seinen Widerstand entgegensetzt, weil es den geforderten Entwicklungsschritt noch nicht gehen kann oder möchte.

Im **1. Lebensjahr** ist das Kind aufgrund seiner Nesthockersituation auf intensive und liebevolle Pflege angewiesen. Aus diesem Grunde ist der enge Kontakt zur Mutter bedeutsam, der zunächst diffus, dann aber immer differenzierter und schließlich dialogisch erlebt wird. Wird dieser für längere Zeit unterbrochen und findet sich keine angemessene Ersatzpflegerin, so treten erhebliche psychische und psychosomatische Störungen auf. Das Kind zeigt deutliche Merkmale der Retardierung in der Gesamtentwicklung. Es kommt zur Ausbildung des Deprivationssyndroms.

Im **2.** und **3. Lebensjahr** löst die Forderung zur motorischen Integration beim Kind nicht selten Krisen aus. Falsche Sauberkeitserziehung aufgrund ungeduldiger Erwartungen und Inkonsequenz in der Handhabung und Einengung in der motorischen Entfaltung haben eine Reihe akuter psychischer Störungen zur Folge, z.B. Trotzverhalten, Mißerfolg in der Sauberkeitserziehung, Nägelbeißen. Viele dieser Störungen führen zwar spontan zu einer Remission, aber ebenso können sie sich als Symptom erhalten.

Im **4.** und **5. Lebensjahr** finden wir erste Ansätze kritischer Realitätsprüfung. Vor allem erkennen die Kinder, daß sie unterschiedlichen Geschlechts sind. Sie entwickeln Interesse an den Genitalien, zeigen sie sich gegenseitig vor, spielen an ihnen herum und fordern unter Umständen das Eingreifen der Eltern heraus. Es ist auch eine Phase (phallische Phase), in der das Kind nicht selten in einer ödipalen Situation steht. Damit ist die besondere Bindung an den gegengeschlechtlichen Elternteil mit Inzestwünschen und ambivalenter Einstellung (Haß und Identifikationswunsch) zum gleichgeschlechtlichen Elternteil gemeint. Das Kind befindet sich in einer »kleinen Pubertät«, in der die Anpassungskonflikte aus gesteigerter Aggressivität resultieren und sich in Trotzhaltungen fixieren können. Die pathogene Bedeutung der ödipalen Situation tritt demgegenüber heute aufgrund der in sexueller Hinsicht emanzipatorischen Entwicklung zurück.

Mit dem Eintritt in das **Schulalter** (6.–11. Lebensjahr) tritt die soziale Eingliederung in den Verband Gleichaltriger in den Vordergrund. Das Kind befindet sich im ersten Gestaltwandel oder hat ihn gerade hinter sich.

Das schulreif gewordene Kind soll in der Gruppe bildbar sein; dies setzt neben der körperlichen Reife auch die geistige und soziale Reife des Kindes voraus.

Kann das Kind diesen Forderungen nicht oder nur ungenügend entsprechen, so treten generalisierte Lern- und Anpassungsstörungen auf, derentwegen die Kinder häufig in der Erziehungsberatung vorgestellt werden. Diese Kinder stellen plötzlich fest, daß ihre Beliebtheit in der Schule wie im Elternhaus an der Leistung und am Grad ihrer sozialen Eingliederungsfähigkeit gemessen wird. Sie können deshalb auch aus emotionaler Verunsicherung eine Lernstörung entwickeln. Die Schule wird für spät- wie frühreifende, für anpassungsschwierige wie ängstlich gehemmte Kinder zu einem Konfliktfeld erster Ordnung. Es liegt vor allem an einer guten Kooperation zwischen Elternhaus und Schule, die Spannung abzubauen und den Konflikt zu beseitigen oder zu mildern.

Mit dem zweiten Gestaltwandel tritt das Kind in die **Pubertät** ein. Diese Phase, in der die Jugendlichen sich von den Eltern ablösen, deren Werte und Normen in Frage stellen, sogar häufig kategorisch ablehnen, sich mit verstärkten sexuellen Antrieben konfrontiert sehen und neue Eingliederungsprozesse (Berufs- und Arbeitswelt) zu bewältigen haben, birgt besondere Probleme in sich und ist als einer der bedeutendsten Krisenpunkte in der psychischen Entwicklung zu kennzeichnen. Der Jugendliche bedarf in dieser Phase verständnisvoller partnerschaftlicher Zuwendung. Autoritären Bestrebungen in der Erziehung wird er sich widersetzen und ihnen bewußt entgegenhandeln. So sind viele Anpassungsstörungen des Jugendlichen Ausdruck des puberalen Protestes. Dieser richtet sich gegen die Autorität, die in unserer »vaterlosen Gesellschaft« häufig durch staatliche Institutionen ersetzt wird. Kein geringer Teil von Jugendlichen weicht dem Leistungsanspruch unserer Gesellschaft aus und gefährdet sich selbst durch den Genuß rauscherzeugender Substanzen. Es hängt im wesentlichen von dem Grad an Selbständigkeit und Freizügigkeit und von den erzieherischen Vorbildern des Jugendlichen ab, wie gut oder wie schlecht er diese Entwicklungsphase überwindet und die Eingliederung in die vorgegebene gesellschaftliche Situation vollzieht.

e) Die Entwicklung heterosexueller Beziehungen

Bei den meisten Jugendlichen – Mädchen wie Jungen – gibt es die ersten Kontakte mit heterosexuellem Charakter im Alter zwischen 14 und 16 Jahren.

Unter den 15jährigen Mädchen ist die Mehrzahl der Meinung, daß man in diesem Alter einen festen Freund haben dürfe. Nur 10% der Hauptschülerinnen und 12% der Oberschülerinnen lehnen dies ab. Ebenso halten nahezu 90% der Mädchen eine Heirat im Alter von etwa 22 Jahren für möglich.

Der Partnerwahl wird recht optimistisch entgegengesehen. Etwa 2/3 der 15jährigen Mädchen glaubt, den idealen Mann zu finden. Die Partnerwahl wird überwiegend als eine selbständige persönliche Entscheidung angesehen. Viele Mädchen sind bereit, den erwählten Mann selbst dann zu heiraten, wenn ihn die Eltern nicht akzeptieren. Bei dieser Frage führen regionale und erzieherische Einflüsse zu abweichenden Haltungen.

Die heterosexuellen Beziehungen sind – wie viele Untersuchungen bestätigen – durch die Schritte: einfacher Kuß (14 Jahre), Zungenkuß (16), Berührung der bekleideten Brust (16), Berührung der unbekleideten Brust (17), manueller genitaler Kontakt mit Aktivität des Mannes (17), manueller genitaler Kontakt mit aktiver Beteiligung des weiblichen Partners (18) und Koitus (18) gekennzeichnet. Die Zahlen in Klammern geben die Altersstufen in Jahren an, in denen mehr als 50% der befragten Jugendlichen entsprechende Erfahrungen hatten.

Die Schritte vom einfachen Kuß zum Zungenkuß und von der Brustberührung zum genitalen Petting beanspruchen aufgrund ihrer emotionalen und sozialen Bedeutung etwa 1–2 Jahre. Bei der Brustberührung und beim genitalen Petting gewinnen Jungen etwas früher Erfahrungen als Mädchen. Diese Erfahrungen können sich jedoch zeitpunktmäßig ausgleichen, wenn man an die vor allem im letzten Jahrzehnt mehr in den Vordergrund tretende aktive Rolle der Frau in den heterosexuellen Beziehungen als Folge emanzipatorischer Bestrebungen denkt. Sie gibt andererseits der Frau mehr Entscheidungsfreiheit im Sinne des Sichversagens aus dem Gefühl eines selbständigeren Verfügens über den eigenen Körper.

In der Entwicklung der geschlechtlichen Beziehungen gewinnt das Petting eine zweifache Bedeutung. Einmal ist es eine Durchgangsstufe der oben beschriebenen Verhaltenssequenz, und zum anderen dient es als Ersatzbefriedigung, wenn der Koitus aus verschiedenen Gründen vermieden werden soll. Der Koitus als letzte Stufe in der Sequenz heterosexueller Erfahrungen ist selbst im späteren Jugendalter noch nicht die Regel. Vielmehr ist anzunehmen, daß das Pettingverhalten weitaus häufiger ist. Koituserfahrungen im frühen Jugendalter sind eher vereinzelte Erlebnisse, und die Frequenz steigt, wie Untersuchungen zeigen, nur langsam an. Die Jugendlichen sind im allgemeinen von regelmäßiger Kohabitation noch weit entfernt. Ort der ersten Kohabitation ist in den meisten Fällen (70%) das Elternhaus. Auch wird das Petting lieber an Plätzen vollzogen, für die die Eltern verantwortlich sind (Wohnung, vor der Haustür). Öffentlich kontrollierte Orte (Kino, Schule, Club) nehmen hintere Rangplätze ein. Motivation für die erste Kohabitation ist bei beiden Geschlechtern Neugier. Während für 74% der Mädchen die emotionale Partnerbeziehung wichtig ist, gilt dies nur für 58% der Jungen und konkurriert bei diesen mit dem sexuellen Verlangen (58%), das nur bei 26% der Mädchen ausschlaggebend ist. Angenehm wird der erste Koitus von 73% der Jungen, aber nur von 36% der Mädchen empfunden, bei denen unangenehme Gefühle – Scham, schlechtes Gewissen, Angst vor Schwangerschaft – überwiegen. Dieses negative Erleben bei einem hohen Prozentsatz der Mädchen in einer bedeutsamen Dimension künftigen Erwachsenseins sollte eher Bedenken gegen eine restriktive Sexualmoral wecken, als dieser das Wort reden.

Hieraus ergeben sich Konsequenzen für die **Sexualerziehung,** die heute unter dem Titel »Sexuelle Aufklärung« viel zu biologisch und damit statisch abgehandelt wird. Sie vermeidet nicht Ängste, sondern setzt neue. Es ist wichtig, aus dem sexuellen Handeln den Leistungsbegriff herauszuhalten, der viele Jugendliche in Konflikte stürzt, zumal hier mit einer Potenz als Norm gehandelt wird, die unzutreffend ist. Sexualerziehung sollte sich vor allem der dabei anstehenden emotionalen und sozialen Bedingungen annehmen. Nur über eine angemessene Erziehung zu gegenseitiger Partnerschaft, die die auftretenden Gefühlsspannungen, Motive und sozialen Beziehungen berücksichtigt, können die Jugendlichen zu einem reifen, glückhaften, Befriedigung verheißenden Sexualverhalten finden. Sie sollte zu dauernder und gegenseitig achtender Partnerschaft führen, die von den Jugendlichen angestrebt, gewünscht und vielfach auch schon gelebt wird. Promiskuität wird von ihnen weitgehend abgelehnt. Generell findet sich bestätigt, daß Verbote oder Appelle an die Enthaltsamkeit ebensowenig zur Sexualerziehung beitragen wie eine Überbewertung des Sexuellen mit ausdrücklicher Betonung sexueller Freizügigkeit als Gegenreaktion auf eine früher herrschende strenge Sexualmoral.

Sexuelles Handeln sollte immer verantwortliches Handeln beider Partner sein, das die Folgen bedenkt. Es schließt ein, daß ein Gefühl für gegenseitiges Nehmen und Geben geweckt wird, an dem beide Partner als Subjekt teilhaben, und daß nicht der eine den anderen als Objekt egoistischer und geltungsbedürftiger Ziele mißbraucht. In diese Richtung hat die Sexualerziehung vor allem zu wirken, will sie psychosexuell bedingte Fehlhaltungen vermeiden, die über Jahrzehnte das Erwachsenendasein unerträglich belasten können.

f) Drogenkonsum im Kindes- und Jugendalter

> Drogenkonsum kommt in späteren Phasen des Jugendalters (18–25 Jahre) und im frühen Erwachsenenalter (26–35) häufiger vor, wird jedoch auch im Kindesalter (10–13) und in frühen Phasen des Jugendalters (14–17) beobachtet.

Dabei ist es wichtig, zu den Drogen nicht allein die Derivate des Opiums (z.B. Heroin), Kokain, Kannabis, Halluzinogene, Beruhigungs- und Schlafmittel zu zählen, sondern ebenso **Alkohol und Nikotin**. Gegenüber den beiden letztgenannten Drogen besteht eine höhere psychosoziale Toleranz, da der Genuß alkoholischer Getränke und das Tabakrauchen in unserer Kultur eingeführt sind und viele damit maßvoll umgehen können, so daß eine suchtartige Abhängigkeit nicht entsteht. Dennoch weisen Untersuchungen darauf hin, daß etwa 4% der deutschen Bevölkerung alkoholabhängig sind. Auf der Basis von Längsschnittuntersuchungen weisen männliche Problemtrinker schon in ihrer Jugend folgende Wesensmerkmale auf:
▶ schlecht kontrollierte Impulsivität,
▶ extravertiertes Verhalten,
▶ eine Tendenz zur Überbetonung der Männlichkeit und
▶ soziale Schwierigkeiten in der Schule und in der Ausbildung.

In den psychologischen Theorien zum Alkoholkonsum werden unterschiedliche Begründungen gegeben. In analytischen Darstellungen werden Abhängigkeitsbedürfnisse auf der Basis über- oder unterbefriedigter Mutter-Kind-Beziehungen mit der Folge der oralen Fixierung für den Alkoholismus verantwortlich gemacht. Ebenso wird Trinken als Abwehrmechanismus beschrieben, mit dem Konflikte reduziert oder Schuldgefühle beseitigt werden sollen. Bildlich gesprochen wird das »Über-Ich« für »alkohollöslich« gehalten. Daß Alkoholkonsum Spannungen vorübergehend mindert, wird auch aus lerntheoretischer Sicht betont. Die langfristigen negativen Nebenwirkungen kommen infolge des Konzeptes vom »Gradienten des Belohnungsaufschubs« nicht zur Geltung. Dies gilt für alle Suchtformen. Auf der Basis dieses Konzeptes nimmt die Wirkung von Belohnungen und Bestrafungen, gemessen an deren Auswirkungen auf ein bestimmtes Verhalten, mit der zeitlichen Entfernung von der Reaktion ab. Insofern ist die relativ schnelle Spannungsminderung beim Alkohol- und Nikotingenuß oder die subjektiv erlebte Bewußtseinserweiterung beim Drogengenuß gegenüber den Langzeitschäden im Vorteil und wirkt sich erschwerend auf eine erfolgreiche Behandlung der Patienten aus. Bei Alkohol- und Nikotingenuß spielt ebenfalls das **Modellernen** eine nicht unerhebliche Rolle. Allzu häufig demonstrieren Eltern ihren Kindern die positive Wirkung des Alkohols und Nikotins. So finden sich in der Vorgeschichte stark rauchender und trinkender Jugendlicher häufig Eltern, die einen hohen Konsum an Nikotin und Alkohol haben. Dies gibt andererseits auch Veranlassung, an eine genetische Disposition zur Nikotin- und Alkoholsucht zu denken. Die Vermeidung von Nikotin- und Alkoholgenuß bei Jugendlichen ist im wesentlichen durch prophylaktische Maßnahmen herbeizuführen. Dabei ist die Aufklärung nur ein Mittel, obwohl diese gegenüber der Reklame unterlegen ist. Wichtiger erscheint eine Strukturierung der Freizeit mit sinnvollen Beschäftigungen und aktiven Betätigungen mit der Gelegenheit zur Selbstbestätigung im verantwortlichen, kreativen Handeln sowie Spiel und Sport. Hierzu bedarf es eines langen Erziehungsprozesses. Insofern benötigen Eltern gerade in dieser Beziehung Beratung und Hilfen.

Der Weg zum Drogenkonsum ist nicht in dem Maße »geebnet« wie zum Alkohol- und Nikotinkonsum. Die Droge ist – sieht man vom beinahe selbstverständlichen Tablettenkonsum ab – im Vergleich zum Alkohol und Nikotin geächtet. Darin liegt eine zusätzliche Gefahr, weil die Droge nur illegal erhältlich ist und Kinder und Jugendliche, die zu Drogen tendieren, oft Subkulturen mit kriminellem Einschlag und somit der Gefahr des Mißbrauchs ausgeliefert sind. Ausschließlich aus diesem Grunde wurde in einigen Ländern der Zugang zum relativ harmlosen Kannabis gelockert. Diese Droge darf jedoch deshalb nicht verharmlost werden, weil Jugendliche selten dabei bleiben und sie daher als Einstiegsdroge gilt.

> Als Startbedingungen für den **Drogenkonsum** werden genannt: Druck der Peer-Gruppe, das Bedürfnis, Spannungen zu mindern, Reizbarkeit, Langeweile, Wunsch nach Bewußtseinsänderung, Gefühl des Machtgewinns oder, wie beim Konsum von Nikotin und Alkohol, zum Teil auch Tabletten, eine traditionelle Billigung in der Gesellschaft.

In der Regel liegt bei Kindern und Jugendlichen, die sich harten Drogen zuwenden und über das Probieren hinaus zu regelmäßigen Konsumenten und Abhängigen werden, eine gestörte Entwicklung vor.

Die nachstehende schematische Übersicht (Tab. 1) zeigt in Anlehnung an Ramström (1984) die Phasen der Entwicklung zur Drogensucht auf.

1989 wurden in der Bundesrepublik 561 Tote durch Heroin gemeldet.

Das weist auf die Bedeutung und Notwendigkeit **therapeutischer Maßnahmen** hin, zumal für den Süchtigen durch die Entwicklung einer physiologischen Sucht durch Gewöhnung das Problem des Aufhörens existiert. Eher werden höhere Dosen benötigt und dadurch immer stärkere Entzugserscheinungen nach Absetzung der Droge hervorgerufen. Das oben angeführte Schema zeigt, daß vorbeugende Maßnahmen am ehesten zu Erfolgen führen. Ist ein Jugendlicher erst einmal drogenabhängig, hilft in der Regel nur ruhige Führung und Überwindung der Entzugserscheinungen im Rahmen einer klinischen Behandlung; danach erweist sich die Weiterbetreuung in einer therapeutischen Wohngemeinschaft als effektivste Maßnahme.

2. Psychogene Störungen mit überwiegend psychischer Symptomatik

Angstneurose

Eine Angstneurose liegt vor: 1. bei erhöhter Bereitschaft zur Angstreaktion, 2. beim Auftre-

Tab. 1. Phasen der Entwicklung zur Drogensucht. In Anlehnung an Ramström (1984).

Gesunde Entwicklung	Kompensatorische Vorgänge	Gestörte Entwicklung
Eltern mit guten Ressourcen ↓	**1. Phase** Verbesserung der sozialen Situation, Eltern entwickeln sich persönlichkeitsmäßig	Primäre oder sekundäre Ressourcenschwäche ↓
Zeitlich normale Entwicklung ↓	← Entwicklung durch Therapie, soziale flankierende Maßnahmen	Entwicklung einer frühen Charakterstörung ↓
	2. Phase Vater kommt kompensierend zur Geltung. Entwicklung der Eltern bzw. Änderung der sozialen Situation	
Integration in etablierte Gesellschaft ↓	← Soziale flankierende Maßnahmen, Psychotherapie (Eltern, Kind, Familie), Überweisung in Pflegefamilie	Ausstoßungsprozeß (Schulverweis, fliegt aus sozialer Gruppe heraus, Isolation, Ablehnung) ↓
	3. Phase Ein Erwachsener schafft Bindung zu einem gestörten Individuum und hält den Ausstoßungsprozeß auf (Verwandter, Lehrer, Freizeitpädagoge)	
Geglückte Identitätsfindung. Übernahme einer positiven Identität ↓	← Verschiedene Formen der Therapie und/oder Unterstützung bei sozialer Entwicklung	Mißglückte Identitätsfindung. Übernahme einer negativen Fixeridentität ↓
	4. Phase Spontane Heilung der Drogensucht	
Keine Drogensucht	← Behandlung der Drogenabhängigkeit	Drogensucht

> ten der Angst in Situationen, die für die Mehrheit in der Regel nicht angstauslösend sind, und 3. bei verstärkter Beschäftigung mit ungelösten emotionalen Problemen und Konflikten, durch die das Gesamtverhalten störend beeinflußt wird.

Angst als bedrohlicher Erregungszustand wird immer dann erlebt, wenn für die Gefahren bergende Situation keine angemessene, die Angst reduzierende Lösung gefunden wird und sich demzufolge das Gefühl der Hilflosigkeit ausbreitet. In solchen Situationen glaubt sich der Patient anstürmendem Drängen, lästigen Impulsen sowie angst- und aggressionsbesetzten Phantasien ausgeliefert. Im Sinne Freuds ist in diesem Falle Angst ein Signal, mit dem das »Ich« vor den verbotenen Triebregungen des »Es« warnt. Hier ist die Angst eher eine Reaktion gegenüber inneren Zuständen, die nicht realitätsgerecht gelebt werden können, während häufiger äußere Zustandsbedingungen für den Unvorbereiteten Angst erzeugen.

Die Angst ist durch drei Merkmale bestimmt: **1. Gefahrenreize, 2. Unsicherheits- und Mehrdeutigkeitserlebnisse und 3. Reaktionsblockierung.** Die Reaktionsblockierung ist eher als Angstauslöser zu betrachten als der Gefahrenreiz. Mit anderen Worten:

> Angst tritt erst auf, wenn der Gefahrenreiz so komplex ist, daß er zu Unsicherheits- und Mehrdeutigkeitserlebnissen führt, die eine Steigerung des Erregungszustandes und schließlich die Reaktionsblockierung zur Folge haben.

Furcht und Schreck beziehen sich auf Situationen, in denen die Gefahrenreize klar auszumachen sind. Furcht ist im Gegensatz zur Angst mit der Verhaltenssequenz Flucht assoziiert. Schreck bezeichnet jene Art von Erregungen, die bei einer plötzlichen und überraschenden Gegenüberstellung mit dem Gefahrenreiz entstehen.

Ängstlichkeit und Furchtsamkeit sind erworbene Verhaltenstendenzen. Je nach ihren Erfahrungen sind Personen mehr oder weniger stark disponiert, Umweltereignisse als Bedrohung aufzufassen. Ängstliche Kinder haben nicht selten ängstliche Mütter und Väter oder wurden häufig in Gefahrensituationen, für die sie nicht vorbereitet waren, im Stich gelassen.

Für die individuellen Differenzen in der Angstreaktion sind drei Größen verantwortlich:
▶ Die personenspezifische Veranlagung zur Erkennung von Umweltreizen als Bedrohung.
▶ Die Situation, d.h. die mehr oder weniger große Anzahl aktuell gewordener und vorhandener Gefahrenreize.
▶ Die personenspezifische Art der Kontrolle der Angsterregung.

Das äußert sich in spezifischen Angstverarbeitungsmechanismen, die sensitivierend oder repressiv sein können. Angst als Erregungsprozeß ist mit neurophysiologischen Zuständen verbunden. Üblicherweise werden unspezifische Erregungsprozesse stets von spezifischen Hemmungsprozessen begleitet. Sie sorgen dafür, daß die physiologisch tragbare Erregungshöhe nicht überschritten wird. Starke Angsterregungen sind immer ein Indiz mißlungener Koordination von Erregungs- und Hemmungsprozessen. So ist Angst mit der Dominanz des sympathischen Nervensystems assoziiert, das in Belastungssituationen aktiviert wird. Als Folge findet man bei Angsterregungen eine Erhöhung der Schlagfrequenz des Herzens, der Schweißdrüsenaktivität, der Aktivität der quergestreiften Muskeln und eine Verengung der peripheren Blutgefäße. Somit tritt eine Verflechtung von psychischem und somatischem Erleben in der Angst besonders deutlich hervor. Psychosomatische Erkrankungen haben daher häufig in der unbewältigten Angst ihren Ursprung. Sie treten bei Angstunterdrückung (Angstrepressern) eher auf als beim sensitiv Ängstlichen, der die Gefahren betont und sich auf der Erlebnisebene z.B. durch Intellektualisierung, Kompensierung, Projektion, Phantasien, Tagträumereien und zwangsneurotische Reaktionen Ventile für Abreaktionen verschafft, die zwar nicht problemlösend sind, aber im Rahmen fixierter Handlungsmöglichkeiten vorübergehend für Entlastung sorgen. Der Angstrepresser leugnet, verdrängt oder verschiebt die Gefahr, handelt leichtsinnig und setzt sich hierdurch ständig neuen Gefahren aus. Er gerät demzufolge in einen Circulus vitiosus, der schließlich in die psychosomatische Erkrankung (Konversionsneurose) mündet.

> Bei Kindern sind immer entwicklungsspezifische Ängste zu berücksichtigen.

Hier sind die 8-Monats-Angst (das Fremdeln), die Trennungs- und Dunkelangst vom Kleinkindalter bis in das Grundschulalter typisch. Ein die Ängste des Kindes respektierendes, aber auch ermutigendes und stützendes Erziehungsverhalten der Eltern hat dafür Sorge zu tragen, daß sich diese Ängste nicht fixieren. Hinzu treten Straf- und Gewissensängste, Schulangst (als kindspezifische Angst im Lern- und Leistungsfeld) sowie Versagensangst im kindlichen Alltag. Letztere führt oft zum Rückzug aus der Spielgruppe (soziale Isolation), weil bestimmte, für das Spiel notwendige Funktionen noch nicht hinreichend beherrscht werden. Die letzten drei Angstformen sind erworben und Folge überhöhter Forderungen und Erwartungen der Eltern, die andererseits mit Verwöhnungsverhalten in der Erziehung kombiniert sind. So entwickelt sich ein für das Kind nicht kalkulierbares, mehrdeutiges und inkompatibles elterliches Erziehungsverhalten, das, abgesehen von der oben erwähnten Ängstlichkeit der Eltern, immer wieder als Hauptursache für das Auftreten von Angstneurosen anzutreffen ist.

Die **Therapie** von Angstneurosen ist auf verschiedenen Wegen möglich. Die medikamentöse Behandlung ist stets repressiv und sollte allein – vor allem bei Kindern – nur in Ausnahmefällen angewandt werden. Tranquilizer bei leichten Zuständen, Neuroleptika oder Antidepressiva bei schweren Zuständen sind nur kurzfristig zu verordnen. Entspannungstherapie (autogenes Training oder Muskelrelaxation) kann bei Kindern im Schulalter schon durchgeführt werden. Nondirektive oder psychoanalytisch orientierte Spieltherapie ist bei jüngeren Kindern und Schulkindern am erfolgversprechendsten, kombiniert mit einer Psychotherapie der Eltern (hier genügt in der Regel Gesprächspsychotherapie oder Verhaltenstraining). Es ist für das Kind von großem Gewinn, wenn die Einzeltherapie in eine Gruppentherapie überführt werden kann.

Prophylaktisch ist innerhalb der Erziehung die Schaffung von Vertrauensräumen und tragenden emotionalen Bindungen wesentlich. Angst soll dem Kind gestattet und als etwas Natürliches dargestellt werden. Nur so wird eine Basis für angemessene Angstbewältigung geschaffen. Eltern sollten dem Kind berichten, daß auch sie als Kinder Angst hatten und heute noch haben und Angst etwas ist, das vor unbedachtem Handeln schützt. So wird das Selbstgefühl des Kindes gestärkt. Mögliche Gefahrensituationen sollten mit Kindern besprochen, Lösungsmöglichkeiten gemeinsam gesucht und erprobt werden. Die Erziehungshaltung muß eindeutig sein und zur Selbständigkeit ermutigen. Nur so wird Vertrauen geschaffen und Selbstvertrauen im Kinde geweckt, die Voraussetzung für jede Art von Angstbewältigung sind.

Phobie

> In der Phobie ist die diffuse Angst des Kindes durch die Furcht vor einem spezifischen Objekt oder einer spezifischen Situation ersetzt.

Phobische Kinder fürchten sich z.B. vor bestimmten Tieren, wie Hund, Schlange, Spinne, Maus, Pferd oder Gegenständen, wie weißer Kittel, Luftballon oder Auto, oder vor bestimmten Situationen, wie Alleinsein, Aufenthalt im Dunkeln, Schule und anderes mehr. Obwohl die Furcht des Kindes durchaus realen Charakter haben kann, sind die dahinterstehenden Faktoren für das Kind oft unbewußt. Vom psychoanalytischen Standpunkt her kann die Phobie daher auch als eine auf ein weniger gefährliches Objekt verschobene Angst verstanden werden. Die ursprünglichen angstauslösenden Ursachen sind verdrängt worden. Vom verhaltenstherapeutischen Aspekt wird die Phobie als eine gelernte Reaktion auf eine oder mehrere angstbesetzte Situationen verstanden. Die Phobie wird dabei dadurch verstärkt, daß die angstauslösende Situation vom Patienten in der Folge ständig gemieden wird. Dieses Vermeidungsverhalten unterhält demzufolge die Phobie.

Einige Phobien (z. B. Dunkelangst) treten auf bestimmten Entwicklungsstufen des Kindes auf. Sie sind daher eine Manifestation situativer Störungen. Häufig anzutreffen ist die Schulphobie bei Kindern. Von psychoanalytischer Seite wird sie mit Trennungsangst erklärt. Diese Angst besteht nicht nur seitens des Kindes, sondern auch seitens der Eltern. Ebenso kann die Schulphobie natürlich auch auf ein Versagen des Kindes in der Schule wie auf Kontaktschwierigkeiten innerhalb der Klasse zurückgeführt werden.

Therapie: Die Phobie beim Kind kann sowohl durch eine psychoanalytisch orientierte Spieltherapie als auch verhaltenstherapeutisch aufgelöst werden. Die Verhaltenstherapie wendet dabei in der Regel die Methode der Desensibilisierung an. Sie besteht in einer stufenweisen Annäherung an das gefürchtete Objekt. Die Kinder sollten zusätzlich für die Annäherung belohnt werden. Bei der Desensibilisierungsmethode ist es wichtig, vorher mit dem Kind eine Angsthierarchie aufzubauen, an die man sich während der Therapie zu halten hat.

Zwanghafte Reaktionen

Zwanghafte Reaktionen liegen bei Zwangsvorstellungen und -befürchtungen und bei Zwangshandlungen vor.

> Zwangsvorstellungen und -befürchtungen können flüchtig, aber aufdringlich sein; immer sind sie angstbesetzt.

Zwangserlebnisse können auch beim seelisch gesunden Menschen auftreten, z.B. wenn er den ganzen Tag über durch eine bestimmte Melodie verfolgt wird. Hierbei handelt es sich um Perseverationen. Allerdings liegt in diesem Fall keine Angstbesetzung vor.

> Zwangshandlungen sind als Abwehrreaktionen gegen aggressive Willkürhandlungen zu verstehen, die die andressierte Ordnung zu durchbrechen drohen.

Bei Unterbrechung der Zwangshandlungen können panische Ängste auftreten.

Der **Ursprung** zwanghafter Reaktionen ist in der frühen Kindheit (2.–3. Lebensjahr) zu suchen, in einer Phase also, in der die Erziehung auf Selbstbeherrschung, Unterdrückung der Handlungsimpulse, Aufbau der Ordnung, Sauberkeit (Beherrschung von Darm und Blase) und den Erwerb erster Mengenvorstellungen ausgerichtet ist. Wichtig ist das in dieser Phase dominant magische Welterleben des Kindes, da späteren Zwangshandlungen regelhaft ein magisch-symbolischer Charakter anhaftet.

Bei sehr strengen erzieherischen Forderungen bildet sich ein überempfindliches Gewissen (Über-Ich) aus, das heteronom ist und die Entwicklung und Entfaltung der Persönlichkeit (Ich) einengt und einzwängt in dressathafte Forderungen. Triebimpulse (Es) und Gewissen (Über-Ich) sind direkt konfrontiert. Die Person ist dem Gewissen unterstellt und ausgeliefert, weil sie unter einer derartigen Erziehung zu schwach bleibt. Um die Antriebe zu kontrollieren, werden Zwänge als Abwehrmechanismen eingesetzt. Handlungsschemata und spezifische Zeremonien, die immer eingehalten werden, wirken entlastend.

Typische Zwangshandlungen sind Wasch-, Putz-, Korrektur-, Wisch-, Zähl- und Rückversicherungszwänge. Sie sind zweifellos den beschriebenen Erziehungsstilen des 2. und 3. Lebensjahres zuzuordnen. Sie treten jedoch nur auf, wenn eine sehr strenge, dressathafte und die Persönlichkeitsentwicklung nicht berücksichtigende Erziehung vorgelegen hat. Die betroffenen Kinder haben ein übertriebenes Schuldgefühl. Sie sind in ihrem Verhalten rigide, wenig flexibel und scheuen jedes Risiko.

Therapie: In jedem Fall ist eine psychotherapeutische Betreuung der Kinder notwendig. Ihre unterdrückten aggressiven Impulse müssen in der Spieltherapie frei werden und sie selbst zu einer angepaßteren und flexibleren Reaktionsweise und selbständigen Kontrolle ihrer aggressiven Impulse finden. Die Eltern sollten ihre überstrenge schuldsetzende Erziehung weitgehend korrigieren. Dies wird oft erst durch eine begleitende Therapie der Eltern ermöglicht.

Aggressionen

> Die Aggression ist eine Reaktion des Menschen auf gefahrenbezogene Emotionen wie Ärger, Wut und Zorn.

Dient die Flucht aus Angst ausschließlich dem Schutz des Daseins, so steht bei der durch Wut und Zorn ausgelösten Aggression zusätzlich die Selbstbehauptung auf dem Spiel. Angst und Wut oder Zorn sind daher nicht so voneinander verschiedene affektive Zustände; sie unterscheiden sich jedoch grundsätzlich auf der Verhaltensebene, da Angst zur Flucht oder Reaktionsblockierung führt, Wut und Zorn hingegen im Angriff gegen andere oder sich selbst ihren Ausdruck finden. Die gemeinsamen Auslöser der Affektzustände Wut, Zorn und Angst (Gefahrenreize) erklären die in Auswegslosigkeit zu beobachtende Kippreaktion der Angst in Wut oder Zorn, wobei Flucht in sich nicht mehr schonenden Angriff mündet.

Wut oder Zorn sind wie jede stärkere Emotion, die auch als Affekt bezeichnet wird, von neurophysiologischen Zuständen des sympathischen Systems begleitet. Finden diese affektiven Zustände durch Verdrängung keine angemessene Abreaktion in der Aggression, so können sich auch hieraus psychosomatische Beschwerden entwickeln (z. B. Enuresis, Enkopresis, Stottern, Tic, Asthma, Magengeschwüre). Andererseits werden unter solchen Umständen auch Umkehrreaktionen der Aggression gegen die eigene Person beobachtet (z. B. Nägelbeißen, Kratzreaktionen, Haarausreißen), die als **Autoaggressionen** bezeichnet werden.

> Aggressionen können im Verhalten des Kindes direkt oder indirekt zum Ausdruck gebracht werden; sie können gehemmt oder verdrängt sein.

Die **direkten** Aggressionen äußern sich in der Lust zum körperlichen Kräftemessen mit anderen, in sadistisch getönten Mißhandlungen, Tierquälereien und im Destruktionsdrang.

Indirekte Aggressionen setzen ein höheres Maß an intellektueller Differenziertheit voraus. Petzen, Lügen, Andere-hinters-Licht-führen, Nörgeln, Verletzen mit Worten, Opponieren, Stänkern, Schadenfreude, Spott, trotziges Schweigen und Verschweigen gehören ebenso dazu wie Fortlaufhandlungen, Brandstiftung, Diebstahl oder Schuleschwänzen. Nimmt man die Gefall- und Putzsucht pubertierender Mädchen als versteckte sexuelle Herausforderung und Spiel mit der Macht, über die man urplötzlich verfügt, dann liegt auch hierin eine aggressive Tendenz verborgen.

Die **aggressive Gehemmtheit** eines Kindes wird durch übermäßige Bravheit, Demut, Bescheidenheit und Anpassung augenfällig. Diese Haltungen werden von gelegentlichen Jähzornausbrüchen bei oft nichtigen Anlässen unterbrochen. Die Aggression stellt sich dann häufig als eine Karikatur dar. Ursache hierfür ist die Unfähigkeit des Kindes, seine Aggressionen angemessen zu gestalten, zielbewußt einzusetzen, d. h. sie sich verfügbar zu machen.

Zwar gehört das aggressive Verhalten zum Menschen ebenso wie das libidinöse; die Erfordernisse jeglichen gesellschaftlichen Zusammenlebens erfordern jedoch eine gewisse Eindämmung, Kanalisierung und Regulierung der natürlichen aggressiven Impulse. Beim Kleinkind steht das Zerstören oder auch experimentelles Quälen von Tieren in engem Zusammenhang mit seiner Neugier und seinem Explorationsdrang. Ihm ist keine nachteilige Bedeutung beizumessen. Bei älteren Kindern oder Jugendlichen ist ein solches Verhalten dagegen unangemessen und stellt in Verbindung mit Verwahrlosungserscheinungen immer eine Gefahr dar, die nicht selten zur Delinquenz führt (Körperverletzung, Bandennotzucht, Bandenvandalismus, Verkehrsdelikte bei Autodiebstahl).

Die **Ursachen** von aggressiven Fehlentwicklungen sind vielfältig. Häufig werden in der Umgebung aggressiver Kinder entsprechende aggressive Verhaltensmuster gezeigt. Sowohl Identifikation mit dem Aggressor, die als Abwehrmechanismus eine aggressive Reaktion auslöst und zu aggressiven Dauerhaltungen mit oder ohne Verdrängung und Hemmung führt, als auch direkte Imitationen anerkannter und beliebter Vorbilder (Idole im Film und Fernsehen), unterstützt durch die gesteigerte kindliche Suggestibilität, können aggressives Fehlverhalten auslösen.

Bei gehemmter und verdrängter Aggression spielen vor allem die Unduldsamkeit gegenüber Aggressionshandlungen durch die Erzieher und deren absolutistische Erziehungshaltung eine entscheidende Rolle. Die naive Aggressionsfreude, aus der sich Leistungshaltungen, Wettbewerbsbereitschaften, das Messen der geistigen Kräfte entwickeln, wird so im Keim erstickt. Das Kind erhält keine Rückmeldung über die Möglichkeiten und Grenzen seiner Leistungsfähigkeit, wird unsicher und kann sich aufgrund sich aufdrängender Absicherungstendenzen gestellten Aufgaben nicht voll zuwenden. So findet sich in Verbindung mit gehemmter und unterdrückter Aggression, die zu einem unerträglichen Spannungszustand führen kann, immer wieder die Unfähigkeit zur Konzentration. Eine alles tolerierende Erziehung führt ebenso wie extreme Verwöhnung zu gestörter Aggressivität.

Therapie: Oft müssen durch vorsichtige Beratung der Eltern erst die Einsicht und die Bereitschaft zur Änderung ihres Erziehungsstiles geweckt werden. Dies ist für die Anordnung und Durchführung weiterer Maßnahmen entscheidend. Autoritäre Eltern sind darauf vorzubereiten, daß bei der Auflockerung ihrer Erziehungshaltung nicht selten zunächst eine verstärkte Aggressivität beim Kind zu beobachten ist. Psychotherapeutisch sind Einzel- und Gruppentherapie geeignet und vor allem bei aggressiv gehemmten Kindern anzuwenden, bei denen es vordringlich um die Lösung ihrer aggressiven Impulse und den Aufbau angepaßter aggressiver Verhaltensmuster geht. Aggressiv enthemmte Kinder sind durch verhaltenstherapeutische Maßnahmen (operantes Konditionieren) gut zu beeinflussen. Dies sollte jedoch sorgfältig kontrolliert, am besten stationär oder in dafür geeigneten Institutionen durchgeführt werden.

Suizid bei Kindern und Jugendlichen

Suizidhandlungen im Kindes- und Jugendalter kommen in der Bundesrepublik Deutschland relativ häufig vor. Dabei treten Suizide im Kindesalter seltener auf als im Jugendalter, wo die Quote im Alter von 15–25 Jahren einen deutlichen Anstieg aufweist. Die Zahl der Suizidversuche liegt etwa 5- bis 10mal so hoch.

Das bedeutet, daß pro Jahr mit 10000 bis 15000 Suizidversuchen bei Kindern und Jugendlichen zu rechnen ist.

Ein Anstieg der Suizidhäufigkeit wird vor allem bei männlichen Jugendlichen mit vollendetem Suizid registriert.

Soweit Suizidhandlungen familiär gehäuft auftreten, werden dafür 1. suggestive Wirkungen, 2. ein Identifikationsmechanismus oder dessen völliges Fehlen und 3. eine genetische Disposition in Verbindung mit psychiatrischen Erkrankungen (endogene Depression oder Schizophrenie) als Ursachen angenommen.

Die Neigung zu Suizidhandlungen ist in vielen Fällen bei genauerer Beobachtung erkennbar. Folgende Entwicklungsschritte zeichnen sich hierbei ab:
1. Unspezifische Symptome (z. B. Lustlosigkeit, Aktivitätsverlust und psychosomatische Äquivalente wie Appetitlosigkeit und Schlafstörungen).
2. Depressionen,
3. Selbstmordgedanken und -vorstellungen,
4. Selbstmorddrohungen,
5. Selbstmordgesten und schließlich
6. Selbstmordversuche und ausgeführter Selbstmord.

Als **Gründe oder Anlässe** für die Suizidhandlungen werden am häufigsten Probleme mit der Familie oder dem Freundeskreis genannt.

In der weiteren Rangfolge erscheinen Schul- und Ausbildungsprobleme sowie sexuelle Schwierigkeiten, die häufiger von männlichen Jugendlichen als von weiblichen angegeben werden. Broken-home-Situationen sind häufig, allein jedoch nie verantwortlich. In der Regel treten weitere Belastungen hinzu, die die Bewältigung und Aufarbeitung dieser Problemsituation erschweren und unmöglich machen.

Im Interesse des Ergreifens angemessener **therapeutischer Maßnahmen** ist es wichtig, die weitere Suizidgefährdung abzuschätzen. Ist die Wiederholungswahrscheinlichkeit gering, kann eine ambulante psychotherapeutische Betreuung genügen. Anderenfalls ist eine stationäre psychiatrisch-psychotherapeutische Behandlung einzuleiten, die je nach Behandlungsfortschritt in eine ambulante Nachsorge münden sollte. Die Einbeziehung der Familie in die Therapie und die Beratung der Miterzieher (z. B. Lehrer und Ausbilder) ist je nach Problemlage und Anlaß anzuraten. Die Einbindung in eine soziale Gruppe und die sinnvolle Ausgestaltung der Freizeit sind wichtig. Der Kinderarzt sollte bei der Wahrnehmung und Beobachtung präsuizidaler Tendenzen das Kind oder den Jugendlichen sofort an einen Facharzt für Kinder- und Jugendpsychiatrie überweisen.

Mutismus

Das mutistische Kind versagt sich das Sprechen. Es reagiert jedoch auf Sprache mit angemessenen Handlungen, zeigt also ein voll ausgebildetes Sprachverständnis.

Es wird zwischen totalem und elektivem Mutismus unterschieden. Im ersteren Fall wird auf sprachliche Kommunikation vom Kind gänzlich verzichtet, im letzteren diese nur zu ausgewählten Personen oder in bestimmten Situationen aufrechterhalten.

Es ist grundsätzlich falsch, den Mutismus als eine Trotzreaktion aufzufassen und darauf mit Zwang zum Sprechen zu reagieren. Vielmehr gehören mutistische Kinder zum psychasthenischen oder sensitiven Reaktionstypus. Hinter dem Sprachverzicht verbirgt sich eine resignierende Haltung oder Angst, sich bloßzustellen. Die Ursachen des totalen Mutismus sind in einer Störung des Mutter-Kind-Verhältnisses im Sinne eines tiefen Vertrauensbruches zu sehen. Häufig reagieren die Mütter der Kinder selbst empfindlich und sind subdepressiv. Die Kinder wurden in den Anfängen der Sprachlernphase (Lallphase, 6. bis 7. Monat) häufig nicht genügend angeregt und stellten daher »den Sprachkontakt« ein. Beim elektiven Mutismus liegt häufig Angst vor Repräsentationsaufgaben (Aufsagen von Reimen oder Versen vor Freunden) oder ein entsprechendes Erlebnis des Gehänselt- oder Ausgelachtwerdens durch bestimmte Bezugspersonen oder in spezifischen Situationen (Kindergarten, Schule) zugrunde, worauf der Sprachkontakt zu diesen Personen oder in diesen Situationen eingestellt wird.

Therapie: Beim Mutismus empfiehlt sich häufig eine nondirekte Spieltherapie in der Gruppe. Die Eltern sollten das Kind nicht zum Sprechen zwingen. Auf die vom Kind zur Erhaltung der Kommunikation benutzten nonverbalen Gebärden und Gesten sollte sachlich eingegangen werden. Beim Auftreten von Sprechreaktionen seitens des Kindes ist nicht in übertriebene Lobhudelei auszubrechen, sondern schlicht darauf einzugehen. Die Freude über das Sprechen sollte dem Kind dezent gezeigt werden. Insgesamt sollte man sich dem Kind gegenüber abwartend, jedoch verstehend zuwenden und auf keinen Fall drängend verhalten.

Schulschwierigkeiten

Schulschwierigkeiten umfassen eine Vielzahl von Verhaltensauffälligkeiten, die es dem Kind oder Jugendlichen erschweren, sich den täglichen Anforderungen der Schule zu stellen und sich in das Interaktionsgefüge »Schule« mit seinen Interaktionsdimensionen Schüler-Klassenkameraden, Schüler-Lehrer, Lehrer-Eltern und Schüler-Eltern einzuordnen.

Die Dimension Schüler-Eltern wurde bewußt hinzugezogen, weil aus vielfältiger Erfahrung die Einsicht gewonnen wurde, daß Eltern nach der Einschulung ihrem Kind nur mehr in seiner Funktion als Schüler entgegentreten und das Verhalten des Kindes in der Schule weitgehend die Einstellung der Eltern zum Kinde bestimmt. Das Kind erfährt hierbei häufig erstmals die Bedingtheit seines Angenommenseins in der Familie, wodurch die Bedeutung der Schule einmal mehr überhöht wird.

Allgemeine Anlässe für Schulschwierigkeiten sind der Erfolgsdruck unserer Leistungsgesellschaft, eine Überschätzung der schulischen Bildungsziele für die tatsächliche spätere Lebensbewährung, Reformsüchtelei mit Orientierungsverlust, Unsicherheit in den Bildungszielen und ein Freizeitangebot, das in die Familie und das gesellschaftliche Leben mit seinen kurzlebigen und auf Effekthascherei abgestellten Zielsetzungen gerade dort ablenkend einwirkt, wo das Verhältnis zur Schule bereits angekränkelt ist.

Schulschwierigkeiten lassen sich 1. auf Überforderung des Kindes, 2. Störungen in seiner Leistungsmotivation, 3. Störungen in seiner Konzentration, 4. auf Entwicklungskrisen, 5. auf neurotische Fehlhaltungen und 6. auf Erziehungsfehler zurückführen.

1. Überforderung des Kindes: Sie ist immer dann gegeben, wenn ein Schüler eine Schulart besucht, die seine Begabung und sein Lernvermögen übersteigt. Dies ist heute nicht selten der Fall, da Eltern den verständlichen Wunsch hegen, ihrem Kind eine möglichst gute Ausbildung angedeihen zu lassen. Dadurch werden viele Schüler entgegen dem Rat des Grundschulgutachtens in weiterführende Schulen geschickt. Im Einzelfall kann sich ein Lehrer irren, aber in der Regel stimmen die Lehrerurteile mit der künftigen Leistung des Kindes gut überein. Wo Eltern Zweifel hegen, sollte eine zusätzliche psychodiagnostische Untersuchung des Kindes den wichtigen Schritt der Umschulung begleiten. Man könnte hiermit Kind wie Eltern viel Ungemach ersparen. Querversetzte Kinder zeigen häufig Störungen in der Leistungsmotivation und eine negative Einstellung zur Schule.

Oft wird das Kind durch Eltern überfordert, die ein zu hohes Anspruchsniveau haben, mit dem sich das Kind in einigen Fällen zudem identifiziert. Dieses Kind ist schon verunsichert, wenn es unabhängig von der Schulart, die es besucht, »nur« ausreichende oder befriedigende Noten erhält. Es fordert sich oft mehr ab, als es zu leisten vermag, und die Eltern sorgen für Nachhilfe, die von »Nebenschulen« – geschäftstüchtigen Nachhilfeinstitutionen – angeboten wird. Dem Kind wird hier mehr und mehr von seiner Freizeit genommen, und es wird zum »Schwerarbeiter«. Folgen sind häufig psychosomatische Beschwerden, insbesondere Kopfschmerzen, Schlafstörungen und Übelkeit.

Quelle der Überforderung sind manchmal auch ehrgeizige Lehrer, die die prallvollen Lehrpläne zügig durchziehen wollen und dabei die Kapazität der Mehrzahl ihrer Schüler überfordern. Diese Lehrer sind oft selber unsicher und zeigen Mangel an Gespür für das Wesentliche und die Bedeutung des Exemplarischen. Hier ist es Sache der Eltern, auf diese Probleme hinzuweisen. Ebenso können Häufungen von Schulaufgaben und Klassenarbeiten die Kinder vorübergehend überfordern. Dem ist durch eine bessere Koordination, Organisation und Absprache der Lehrer untereinander zu begegnen. Dabei ist zu bedenken, daß passagere Überforderungen beim Schüler eine nachhaltige Leistungskrise bewirken können.

2. Störungen in der Leistungsmotivation: Untersuchungen zeigen immer wieder, daß rechtzeitig zur Selbständigkeit angehaltene Kinder in der Schule selbstsicher auftreten und erfolgreich sind. Sie sind bald anerkannt und fühlen sich in der Klasse als Lerngemeinschaft und in der Schule wohl. Andererseits zeigt sich, daß Kinder, die nicht zur Selbständigkeit angehalten wurden, denen keine Ziele gesetzt wurden, die eher verwöhnt und überbehütet wurden, Anpassungsschwierigkeiten in der Schule haben. »Er könnte mehr leisten, wenn er sich besser am Unterricht beteiligen würde«, ist die typische Aussage der Lehrer, und die Mütter klagen, daß ihre Kinder nicht an die Schularbeiten heranzubekommen sind. Oft geht es nur, wenn die Mütter ständig daneben sitzen. Solche Kinder und Jugendliche sind »underachiever«, das heißt Kinder, die weniger leisten, als sie aufgrund ihrer Begabung schaffen könnten. Hier liegt eine Störung in der Leistungsmotivation vor. Da die Mitarbeit in der Schule ein wesentliches Beurteilungskriterium der Lehrer ist, erhalten diese Schüler seitens der Lehrer eher eine negative als positive Rückmeldung, wodurch es zu einer weiteren Demotivierung kommt. In späteren Schuljahren ist einem solchen Defizit in der Motivation kaum beizukommen. Insofern ist es wichtig, dies rechtzeitig zu korrigieren und Eltern und Lehrern bereits in der Grundschule zu helfen, der Unselbständigkeit des Kindes zu begegnen. Ermutigende Bemerkungen zur Aktivierung der kindlichen Kräfte gehören ebenso dazu wie eine gesteuerte, systematische Rücknahme der bisher gewährten Hilfen. Der Lehrer könnte durch positive Stellungnahme zu kleinen Fortschritten in der Selbständigkeit beitragen nach dem Prinzip: Selbst gemachte Hausaufgaben mit ein paar Fehlern sind mehr wert als fehlerfreie Hausaufgaben, bei denen die Eltern Regie geführt haben. Bei Mangel an Leistungsmotivation ist die Zusammenarbeit zwischen Eltern und Schule bei gleichzeitiger Konsultierung eines Schulpsychologen oder Beratungslehrers empfehlenswert.

3. Störungen der Konzentration: Diese können vorübergehend nach Krankheiten oder kurz vor Ausbruch von Krankheiten auftreten und kurzfristig einen Leistungsknick bewirken. Hier kommt es darauf an, die Zusammenhänge zu erkennen und das Versagen nicht zu dramatisieren. Kinder sollten nach einer schweren Erkrankung nicht zu früh zur Schule geschickt werden.

Konzentrationsstörungen finden sich jedoch länger anhaltend im Zusammenhang mit Interessensverlust, Interessensplitterung, konkurrierenden Freizeitveranstaltungen, die den täglichen Rhythmus zu sehr beeinflussen, bei familiären Problemen (Eheschwierigkeiten, wirtschaftliche Nöte, zuviel Unruhe in der Familie durch Mangel an Organisation) oder bei umweltbedingten Schwierigkeiten (laute Wohnung, ungünstige Platzbedingungen für Schulaufgaben). Hier kann durch Änderung der Bedingungen, durch Bewußtmachung der Ursachen, durch Gespräche mit den Eltern, soweit es möglich ist, vieles korrigiert werden. In einigen Fällen ist zu prüfen, ob ein Kind an einem anderen Platz seine Schulaufgaben machen sollte (z. B. Schulaufgabenaufsicht, von Wohlfahrtsverbänden organisiert, oder bei einem Freund oder einer Freundin, die ein besseres Zimmer zum Arbeiten haben). Hier könnten auch Schulen Hilfe anbieten. Der Beratende sollte auf jeden Fall Gespräche zwischen Elternhaus und Schule vermitteln, damit der Lehrer über die Ursachen des Konzentrationsabfalls informiert ist und so diesem besser entgegenwirken kann. Dies kann häufig durch Aktivierung des Interesses des Schülers geschehen. Medikamentöse Hilfen sind in solchen Fällen nicht angebracht, da für die Konzentrationsstörungen keine organischen Ursachen vorliegen.

Konzentrationsstörungen finden sich gleichfalls bei unruhigen Kindern. Auf die damit verbundenen Lernprobleme wird auf S. 338 eingegangen.

4. Entwicklungskrisen: Das Erreichen eines neuen Status in der Entwicklung kann die Lernfähigkeit des Kindes stark beeinflussen. Der Eintritt in das 7. Lebensjahr ist häufig mit Krisen belastet, die im Zusammenhang mit ödipalen

Konflikten, mit Trennungsängsten und nicht erreichter sozialer Reife im Sinne von Selbständigkeit zu sehen sind. Das Kind wird in solchen Fällen seine Kräfte nicht auf die Schule zentrieren können und zu viel Energie mit der Konfliktverdrängung verbrauchen. In solchen Fällen sind psychotherapeutische Maßnahmen dringend geboten, um den Schulstart nicht von Anbeginn zu belasten. Selbständigkeit bekräftigende, Ängste abbauende und konfliktüberwindende spieltherapeutische Maßnahmen sind hier angezeigt.

Gleichfalls finden sich mit der beginnenden Pubertät immer wieder Leistungseinbrüche, die sich bei Dramatisierung auf der einen und Bagatellisierung auf der anderen Seite zu permanenten Lernstörungen auswachsen können. Der Pubertierende wird nicht nur von einer größeren Unruhe erfaßt, die je nach Verlauf seiner Pubertät milder oder stärker ausgeprägt ist und seine Konzentration beeinflußt, sondern zeigt ebenso häufig Interessensverlagerungen, die mit seinen schulischen Zielen konkurrieren. Hinzu kommt die Ablehnung von Autorität, die Infragestellung der herkömmlichen Wertvorstellungen, die Verletzbarkeit seiner Person, die Absorbierung seiner Interessen und Zielsetzung bei erster Verliebtheit, die ihn meist total beansprucht. All dies kann ihn in persönliche Krisen führen, die das Leistungsvermögen erheblich beeinträchtigen. Hier braucht der Jugendliche vor allem verständnisvolle Führung seitens der Eltern und der Lehrer, bei der sich Konsequenz und Toleranz paaren müssen. Hat der Jugendliche bis zu diesem Zeitpunkt klaglos gearbeitet und auch sonst bereits einen weitgehend selbständigen Status erreicht, wird eine solche Krise immer ein passageres Ereignis sein, die überwunden werden kann. In Fällen, wo vorher schon neurotische Mechanismen das Verhalten beherrschen, droht nicht selten totales Versagen mit der Gefahr des Aussteigens in Subkulturen. Hier wird selbst ein verstärktes Engagement von Pädagogen und Eltern kaum ausreichen. Vielmehr sind immer psychotherapeutische Maßnahmen zu ergreifen, um der Persönlichkeitskrise, bei der die Schulprobleme nur vordergründig sind, Herr zu werden.

5. Neurotische Fehlhaltungen: Neurotischer Ehrgeiz mit erhöhtem Anspruchsniveau, Selbstunsicherheit im Sinne erlernter Hilflosigkeit, zwanghafte Verhaltensweisen mit Absicherungstendenzen, mutistische Züge und infantile Desorganisationsformen im Verhalten sind Folgen verfehlter Erziehung und behindern das Kind im Lernen ebenso wie eine Minderbegabung. Hier sind ausschließlich eine psychotherapeutische Behandlung oder entsprechend orientierte Betreuung und Beratung von Kindern und Eltern hilfreich, wobei dies gleichzeitig in Rückkopplung mit der Schule vonstatten gehen sollte, um Verhaltensänderungen dort in die zu leistende weitere Therapie und Beratung einfließen zu lassen.

6. Erziehungsfehler: Fehler in der Erziehung sind häufig mitverantwortlich für Schulschwierigkeiten. Hat das Kind Interaktionsformen gelernt, die auf die Schule übertragbar sind, so wird es sich problemlos in das Schulleben eingliedern können. Es wird zum Lehrer Kontakt aufnehmen, von ihm bestärkt werden und mit seinen Klassenkameraden kooperieren können. Eine selbständige, die Interessen des Kindes wahrnehmende, aber auch gegen die eigenen Interessen abgegrenzte Erziehung, in der das Kind aktiv zur Zielbewältigung angeregt und angehalten wird, in der die Eltern Vorbild sind und so auch mehr indirekt als direkt erziehen und wo Konflikte offen bewältigt werden, ist immer eine der wichtigsten Voraussetzungen für eine sich mehr und mehr verselbständigende und verantwortliche Lebensgestaltung bei Kindern. Inkonsequenz, Verwöhnung, übermäßige Strenge, Entmutigung und mangelnde Anteilnahme am Handeln des Kindes sind Haltungen in der Erziehung, in denen elterliche Egoismen und deren erzieherische Insuffizienz zum Ausdruck kommen. Sie hemmen die Entwicklung des Kindes und nicht zuletzt sein Lernvermögen. Bei Schulschwierigkeiten ist es daher immer von Bedeutung, den elterlichen Erziehungsstil zu erfassen und zu korrigieren. Nur wenn solche Korrekturen erfolgen, haben eventuelle Nachhilfemaßnahmen, die nur vorübergehend sein sollten, oder eine psychotherapeutische Behandlung des Kindes eine langfristige Erfolgschance in der Überwindung erziehungsbedingter Schulschwierigkeiten.

> Überblickt man die Vielschichtigkeit des Problems »Schulschwierigkeiten«, so erwächst daraus die Pflicht einer sorgfältigen Anamneseerhebung und Psychodiagnostik, um die eher polyätiologische Bedingtheit der Schulschwierigkeiten zu erfassen und die einzelnen Verursachungsmomente richtig zu bewerten. Nur von dieser Warte kann eine richtige Indikation für eine optimale Behandlung gestellt werden.

Legasthenie

> Unter Legasthenie wird die partielle Schwäche des Kindes im Erlernen des Lesens und der Rechtschreibung bei einer noch im Normbereich liegenden Gesamtintelligenz verstanden.

Den betroffenen Kindern fällt die Herstellung fester Assoziationen zwischen dem Laut und dem Schriftzeichen schwer. Das belastet sowohl das Erfassen des Buchstabens als auch den Wortaufbau. Bei einer Schwäche in der Buchstabenauffassung spricht man von literaler und bei der Wortaufbaustörung von verbaler Legasthenie. Bei der literalen Legasthenie soll die Schwäche in der Buchstabenauffassung bis über das 10. Lebensjahr hinausgehen.

Die Untergliederung nach visueller, auditiver und einer visuell-auditiven Legasthenie ging von der Annahme aus, daß eine eindeutige Fehlertypizität vorliegt, wobei theoretische Annahmen einflossen, die sich nicht generell bestätigen ließen. So wurde die **visuelle Legasthenie** auf eine Raumlageabilität zurückgeführt, die Inversionsfehler (n statt u, g statt b) und Reversionsfehler (b statt d, q statt p, ie statt ei) begünstigt. Ebenso wurde eine visuelle Gestaltgliederungsschwäche und optische Differenzierungsschwäche angenommen. Die erstere beeinträchtigt die sequentielle Worterfassung, die letztere die Differenzierung optisch ähnlicher Zeichen, wie n und m, r und n, h und k.

Für die **auditive Legasthenie** wurde eine Lautnuancentaubheit mit einer Schwäche in der Vokaldifferenzierung für jene Vokale angenommen, die im Hellwagschen Triangel direkt miteinander verbunden sind (z. B. a und o, u und o). Die phonematische Differenzierungsschwäche bezog sich überwiegend auf das Erfassen von akustisch ähnlichen Buchstaben (d – t, b – p, g – k) und die akustische Durchgliederung des Wortes. Fehleranalysen in letzter Zeit haben jedoch gezeigt, daß zwischen Legasthenikern und Nichtlegasthenikern in den Fehlern nicht qualitative, sondern lediglich quantitative Unterschiede existieren. Das liegt vor allem an dem Versuch, die Legasthenie von der Rechtschreibung her zu definieren. So existieren heute operationale Definitionen, bei denen ein in einem diagnostischen Rechtschreibtest (z. B. DRT) erzielter Prozentrang zu dem in einem Intelligenztest erzielten Prozentrang in Beziehung gesetzt wird, wobei im DRT höchstens ein Prozentrang von 15 und im Intelligenztest mindestens ein Prozentrang von 25 erzielt werden soll. Wichtig ist auch die seit Beginn der 70er Jahre entwickelte Auffassung, daß die Legasthenie überwiegend auf Milieufaktoren zurückzuführen sei. Es wird in diesem Zusammenhang sogar von einer Milieulegasthenie gesprochen. Es ist davon auszugehen, daß höchst selten einzelne Faktoren für das Auftreten einer Legasthenie verantwortlich sind. Vielmehr wird in weitgehender Übereinstimmung angenommen, daß die Legasthenie multifaktoriell bedingt ist.

Das Lerngeschehen des Lesens und Rechtschreibens ist komplex und setzt nicht nur eine störungsfreie intersensorische, sondern auch interhemisphärische Zusammenarbeit des Zentralnervensystems voraus. Wichtig erscheint, daß sukzessive kognitive Informationsverarbeitungsprozesse dabei eine größere Rolle spielen als simultane visuell-spatiale. Der linken Hemisphäre wachsen damit im Laufe des Leselernprozesses immer mehr Aufgaben zu, wobei sie vor allem die Koordination der verschiedenen notwendigen Teilprozesse zu leisten hat. Die Störung dieser Koordinationsleistung aus unterschiedlichen Ursachen wird aus neuropsychologischer Sicht vor allem für das Entstehen der Lese- und Rechtschreibschwäche verantwortlich gemacht. Dieser Störung fällt vor allem die Fähigkeit zur Segmentierung, der Aufbau größerer, das Lesen und Schreiben ökonomisierender Informationseinheiten zum Opfer.

Als **Ursachen** für die Legasthenie sind in der Diskussion: 1. Vererbung, 2. Vorhandensein leichter Hirnschäden, 3. Häufung von Linkshändigkeit in der Familie, 4. Verzögerung in der Entwicklung einer zentralen funktionellen Dominanz, 5. Dysphasie, 6. generelle Entwicklungsverzögerung mit Psychoinfantilismus, 7. wenig anregendes Milieu, 8. Verhaltensstörungen mit Unterentwicklung der Leistungsmotivation, 9. Schwachen in den Leselernmethoden und 10. allgemeine schulische Lernbedingungen. Die Vielfalt der möglichen Auslöser hat natürlich zu der Kritik an der Legasthenieforschung herausgefordert und zu der überspitzten Anschauung geführt, daß es sich um eine artifizielle Lernschwäche handelt. Ungeachtet dieser Deutung sind bei Kindern mit Lernschwächen im Lesen und in der Rechtschreibung fördernde Maßnahmen notwendig.

Therapie: Ein üblicher Nachhilfeunterricht ist bei legasthenischen Kindern abzulehnen. Die Eltern sind darauf hinzuweisen, daß die Legasthenie nichts mit Dummheit zu tun hat. Das Kind sollte dringend Förderunterricht erhalten, bei dem insbesondere auf die Verbesserung der akustischen oder optischen Gliederungsschwäche je nach Art der Legasthenie Wert gelegt wird. Die Übungen sind anfangs spielerisch durchzuführen, damit das Kind wieder eine bessere Motivation zum Lesen und zur Rechtschreibung erhält. Ein tachistoskopisches Training, bei dem dem Kind sehr kurzfristig (0,5 Sek.) und wiederholend bis zur sicheren Wortauffassung Wörter dargeboten werden, hat sich ebenfalls bewährt. Eine Umschulung zur Sonderschule sollte nur bei sehr schweren Formen der Legasthenie und beim Vorliegen geringerer intellektueller Leistungsfähigkeit (IQ <90) vorgenommen werden. Die Legasthenie sollte auch nicht Anlaß sein, ein begabtes Kind vom Besuch der weiterführenden Schule fernzuhalten.

Deprivationssyndrom

> Unter Deprivationssyndrom versteht man eine peristatisch bedingte allgemeine oder partielle Retardierung in der Entwicklung der affektiven, intellektuellen und statomotorischen Funktionen des Kindes.

Dieses Bild der allgemeinen oder partiellen Retardierung wurde früher auch als psychischer Hospitalismus bezeichnet.

Ausgelöst wird diese Entwicklungsstörung durch das Fehlen einer emotionalen Geborgenheit und Nestwärme ausstrahlenden **Mutter-Kind-Beziehung**. Ein Deprivationssyndrom ist daher nicht nur bei Kindern zu finden, die längere Zeit ihres Säuglings- und Kleinkindalters in Heimen oder Krankenhäusern verbrachten, sondern auch bei Kindern, die zwar von einer präsenten Mutter gepflegt werden, der es aber an der Fähigkeit zur emotionalen mütterlichen Hingabe mangelt, was Asperger als »Instinktschwäche« umschreibt.

Pechstein berichtet, daß etwa 2,5% aller Neugeborenen (25 000 Säuglinge) eines Jahrgangs in der Bundesrepublik Deutschland jährlich für kürzere oder längere Zeit in Heime eingewiesen werden (50% für mehr als 6 Monate). Obwohl die entwicklungshemmenden Auswirkungen einer unzureichenden Unterbringung der Säuglinge und Kleinkinder hinlänglich bekannt sind, fand dies in der Rechtsprechung des Bundesfinanzhofes 1966 noch keinerlei Berücksichtigung. In einem Urteil (V 24/62 U) wurde festgestellt: »Säuglingsheime sind in der Hauptsache keine Erziehungsstätten. Der Hauptzweck der Aufnahme eines Kindes unter 1 Jahr ist die Sorge um dessen körperliches Wohlergehen durch Ernähren und Behüten.«

Nach Dauer und Intensität der emotionalen Frustrierungen lassen sich 4 verschiedene **Schweregrade**, die einander ablösen können, abgrenzen:
▶ Der Separationsschock (Bowlby) mit der regelhaften Abfolge von Protest, Verzweiflung und Ablehnung.
▶ Die anaklitische Depression (Spitz), gekennzeichnet durch Apathie, Resignation und Retardierung.
▶ Die mentale Inanition (Tramer) mit psychosomatischen Störungen und irreversiblen psychischen Schädigungen.
▶ Der »Hospitalismus« im engeren Sinne, der schwere psychische wie physische Dauerschäden mit vitaler Bedrohung und Tod beinhaltet.

An **Entwicklungsstörungen** findet man bei Kindern, die länger oder häufig für kürzere Zeit von ihren Müttern getrennt waren, im motorischen Bereich Verzögerungen im Erlernen des Sitzens, Stehens und Laufens. Der Gebrauch der Hände bei einfachen Hantierungen ist schwerfällig und ungeschickt. Die Kau- und Eßvorgänge laufen nur sehr langsam ab. Ebenso wird die Beherrschung der Schließmuskeln erst spät erlernt.

Besonders auffällig ist die **intellektuelle Entwicklung**. Die Sprachentwicklung ist deutlich verzögert (Sprechbeginn oft erst gegen Ende des 2. oder 3. Lebensjahres, normal mit 12–18 Monaten).

Der aktive und der passive Wortschatz bleiben lange dürftig, die Sprache ist undeutlich, stammelnd und in vielen Fällen agrammatisch. Störungen zeigen sich ebenso in den Denkabläufen und in der Perzeption. Das Spiel bleibt primitiv und zeigt kaum planende, konstruktive Ansätze. Häufig werden Mangel an Ausdauer, intentionale Hemmung und Konzentrationsschwäche beobachtet. Diese »exogene intellektuelle Verkümmerung« (Busemann) führt schließlich zur Pseudodebilität.

Neurotische Verhaltensweisen, wie Enuresis, Enkopresis, Jactatio, motorische Unruhe, Bewegungsstereotypien und genitale Manipulationen, sind bei diesen Kindern ebenso zu finden wie Kontaktsüchtigkeit mit fehlender Distanz und nur oberflächlicher Bindungsfähigkeit, resignierende passive Haltungen oder ängstlich-abweisendes Zurückschrecken. Die emotionale Fehlentwicklung wird durch anfangs aggressiv-feindselige Gefühle gekennzeichnet, die bei andauernder emotionaler Mangelsituation jedoch der Ratlosigkeit, Ängstlichkeit und Resignation im Sinne der »anaklitischen Depression« (Spitz) weichen und schließlich zur Stumpfheit und Apathie führen.

Bei der differentiellen Diagnostik muß vor allem bedacht werden, daß derartige Zustandsbilder auch außerhalb der Heime zu finden sind und nicht selten bei zerebralen Schädigungen, Schwachsinn verschiedener Genese, Autismus und Sinnesdefekten (Schwerhörigkeit und Taubheit) auftreten.

Therapeutisch kommt es vor allem auf prophylaktische Maßnahmen an. Zu Recht werden für die Heime eine Verringerung des Bettenschlüssels und eine Verbesserung der Ausbildung für die Betreuungskräfte gefordert. Verlegungen sollten vermieden werden, die Vermittlung zur Adoption und in Pflegestellen ist ebenso zu fördern wie die Schaffung von Pflegenestern und familienähnlichen Heimgruppen. Heilpädagogische Betreuung ist zu gewährleisten. Die Kinder sollten bei begrenzter Einweisung einen Teil ihrer vertrauten Umgebung behalten dürfen (Lieblingsspielzeug). In den Kliniken wird heute durch eine großzügigere Gestaltung der Besuchszeiten versucht, dem Trennungsschock zu begegnen. Der geforderten Mitaufnahme der Mütter in Kliniken steht allzu häufig noch der Platzmangel entgegen.

Manifeste Hospitalismusschäden bedürfen einer langen geduldigen Einzelbehandlung, wobei es vor allem auf die Schaffung einer emotionalen Bindung zu einer Bezugsperson ankommt. Eine Verurteilung der Heimerziehung ist jedoch nicht angebracht, da allzu viele Kinder auch zu Hause Mangelsituationen ausgesetzt sind, die zum Teil zu noch ernsteren Schäden führen können. Eine Verbesserung der Heimerziehung (im Sinne größerer personaler Zuwendung für das Kind) sollte jedoch immer erstrebenswert sein.

3. Psychogene Störungen mit überwiegend somatischer Symptomatik

Schlafstörungen

Schlafstörungen des Kindes äußern sich in Ein- und Durchschlafstörungen, Pavor nocturnus und Somnambulismus (Schlafwandeln).

Die Häufigkeitsangaben über das Auftreten vorübergehender Schlafstörungen bei Kindern gehen bis zu 30%.

Die Beurteilung von Schlafstörungen erfordert die Kenntnis des durchschnittlichen Schlafbedürfnisses, das sich im Laufe der Entwicklung vermindert (erste Lebenswochen 16–18 Std., 2. Lebensjahr 14–16 Std., 5. Lebensjahr 11–12 Std., 7. Lebensjahr 10–11 Std., 10. Lebensjahr 9–10 Std., 14. Lebensjahr 8–9 Std.). Die individuellen Abweichungen von diesen Normen können jedoch beachtlich sein, ohne daß ihnen pathologische Bedeutung beizumessen wäre.

Die Schlaftiefe (Grad der Weckbarkeit durch Reize) ist bei jedem Menschen unterschiedlich. Sie verändert sich auch im Verlauf des Nachtschlafes, bei dem Stadien des Tiefschlafes und oberflächlichen Schlafes einander ablösen.

Schlafstörungen können jeweils im Zusammenhang mit Erkrankungen, emotionalen Belastungen und Erwartungsspannung auftreten.

Die Regulation des Schlafes ist also in enger Abhängigkeit zur psychophysischen Gesamtverfassung zu sehen.

Einschlafstörungen findet man häufig bei Kindern, deren Müttern es nicht gelungen ist, die Zeitspanne zwischen dem Zubettgehen und dem Einschlafen spannungsfrei zu halten. Diese Kinder zeigen oft habituelle Manipulationen, wie Daumenlutschen, Haarezwirbeln und Jaktationen, oder sie entwickeln Rituale.

Durchschlafstörungen müssen nicht an Angstsymptome gebunden sein, da manche Kinder ruhig in ihrem Zimmer spielen, ohne es den Eltern kundzugeben. Spielt Angst eine Rolle, werden die Eltern gerufen, weinen die Kinder oder kommen ins Schlafzimmer. Das Kind kann über die Angst inhaltlich gut Auskunft geben (Dunkelangst, Angst vor dem Alleinsein, böser Traum). Bei Ein- und Durchschlafstörungen können die Kinder nicht zur Ruhe finden und sich nur schwer von der vertrauten Umgebung trennen. Äußere Bedingungen sind Unruhe im Haus, Aufregungen vor dem Schlafengehen, Belastungen durch elterlichen Streit, besonders vor dem Zubettgehen (häufig bei Trunksucht des Vaters).

Der **Pavor nocturnus** äußert sich in Aufschreien, Stöhnen, Jammern oder gequältem Weinen. Die Kinder sind äußerst gespannt und klammern sich an die Eltern. Die Angstinhalte der Kinder bleiben über lange Zeit gleich. Ein Gähnen wirkt lösend und kann den Zustand beenden. Der Pavor nocturnus tritt etwa 1½–2 Stunden nach dem Einschlafen auf.

Beim **Pavor nocturnus** steht die Angstsymptomatik im Vordergrund. Die Kinder sind brav und übergefügig. Es besteht ein Konflikt zwischen verdrängten motorisch-aggressiven Impulsen und dem Bemühen um Folgsamkeit und Angepaßtheit. Das vorwiegende Auftreten des Pavor nocturnus bei Vorschulkindern gibt Anlaß, auf die Phasen spezifischer Angstbereitschaft zu achten. Im Trotzalter kommt es zu ersten Ablösungsversuchen des Kindes von der Mutter, denen es aber noch ambivalent gegenübersteht. Die Trennungsangst des Kindes hat oft ihre Ursache in Problemen der Mutter, soweit diese Weglauftendenzen zeigt (unglückliche Ehe, Ablehnung der Rolle als Hausfrau und Mutter).

Der **Somnambulismus** kann auch als geordneter Dämmerzustand umschrieben werden, zumal alle Handlungsabläufe situationsangemessen, folgerichtig und koordiniert erscheinen. Die Angst tritt in diesem Zustand zurück.

Therapie: Im Vordergrund steht die Beratung der Eltern. Die Überbewertung der Störung ist zu vermeiden. Eine Korrektur der Zubettgehzeiten – dem Alter angemessen – unter Berücksichtigung der individuellen Bedürfnisse des Kindes ist anzustreben. Gewohnheiten sind auszubilden (gleiche Zubettgehzeit, regelmäßige Zuwendungsformen der Mutter beim Zubettbringen des Kindes). Hilfsmittel, wie gedämpftes Licht, Tür offenlassen oder noch vom Nebenraum her mit dem Kind sprechen, sind angebracht. Bei stärkeren Ängsten könnte dem Wunsch des Kindes, bei Vater oder Mutter zu schlafen, vorübergehend entsprochen werden. Das Kind sollte sich aus die Ablösung vollziehen. Durch systematische Belohnung könnte die Ablösung beschleunigt werden. Bei älteren Kindern könnten sowohl autogenes Training als auch die paradoxe Intention (»Ich will nicht einschlafen«) hilfreich sein. Bei hartnäckigen Schlafstörungen ist Psychotherapie unter Mitbeteiligung der Mutter angebracht. Die Prognose bei Schlafstörungen ist günstig.

Allgemeine motorische Unruhe

Eine allgemeine motorische Unruhe kann vorübergehend auftreten oder ein die Kindheit überdauerndes Wesensmerkmal sein.

Im letzteren Fall gilt der Terminus **Hyperaktivität**. Eltern und Lehrer dieser Kinder beklagen, daß die Kinder nicht stillsitzen können, kein Ziel stetig und ruhig verfolgen, keine Bewegung ohne Unterbrechung durch Nebenbewegungen (Übersprungshandlungen) ausführen können. Sie stehen z. B. bei Schulaufgaben oft auf, wackeln am Tisch mit dem Stuhl, können die Füße nicht stillhalten und sind mit den Händen immer »unterwegs«.

Das Syndrom der Hyperaktivität ist in Anlehnung an Laufer und Denhoff durch folgende **Verhaltensmerkmale** gekennzeichnet:
- Gesteigerte und oft überschießende Motorik. Es kommt häufig zu einer Überzahl motorischer Reaktionen auf Reize, die außerhalb des Reizgefüges liegen, das die motorische Zielhandlung bedingt. Die Habituation an irrelevante Umgebungsreize gelingt nicht.
- Störung der Aufmerksamkeit. Das unruhige Kind wird keinem der 3 Aspekte gerecht, durch die sich eine gute Aufmerksamkeit auszeichnet. Diese sind:
  a) Dauer der Zuwendung (Aufmerksamkeitsspanne),
  b) Grad der Zuwendung (Aufmerksamkeitsintensität),
  c) Beachtung des Wesentlichen in der Zuwendung (selektive Aufmerksamkeit).
- Hohe Variabilität im Verhalten. Damit wird die Unvorhersagbarkeit des Verhaltens in einer umschriebenen Situation bezeichnet. Hier wird auf Störungen in der Aufrechterhaltung des Motivationsgefüges hingewiesen, die oft zu unverständlichen Leistungsdiskrepanzen in gleichen Leistungsbereichen führen.
- Impulsivität und Feldabhängigkeit. Impulsive Kinder sind erhöht reagibel. Sie bedenken ihre Schritte nicht und antworten vorschnell im Vergleich zum reflektiven Kind, das mehrere Antwortmöglichkeiten in Betracht zieht, bevor es reagiert. Das feldabhängige Kind kann die wesentlichen und unwesentlichen Reize einer Feldsituation nicht klar trennen. Nicht das Kind, sondern die im Feld nicht kontrollierten Reize bestimmen sein Handeln.
- Erniedrigte Frustrationstoleranz. Hiermit ist die Unfähigkeit zur Aufschiebung der Bedürfnisbefriedigung gemeint. Die Kinder sind aufgrund ihrer Verunsicherung auch eher irritiert und reagieren bei gesteigerter Reizbarkeit schneller explosiv.
- Schlechte Schulleistungen. Das Lernen des Kindes wird durch die unter 1–5 genannten Punkte beeinträchtigt. Das ist besonders der Fall, wenn der Hyperaktivität eine Hirnschädigung zugrunde liegt.

Die **Hyperaktivität** finden wir häufig bei hirngeschädigten Kindern. Hier ist die Hyperkinese oder Erethik als Hypermotorik mit stark erhöhter Reizbarkeit und Erregung zu beobachten. Ebenso kann eine vegetative Labilität zur Hyperaktivität führen, wenn Eltern und Miterzieher die gesteigerte Sensibilität dieser Kinder nicht berücksichtigen.

Bei sehr unruhigen häuslichen Verhältnissen und einer das Kind beunruhigenden Erziehung kann die dadurch provozierte motorische Unruhe des Kindes sich manifestieren und zur Hyperaktivität führen. Problematischer wird es, wenn mehrere Ursachen zusammentreffen, weil sie ein therapeutisches Vorgehen erschweren und in der Regel zu einer oft unerträglichen Steigerung der Symptomatik führen, unter der Umwelt und Kind leiden.

Die **vorübergehende motorische Unruhe** kann als Folgezustand von Krankheiten, erlittenen leichten Hirntraumen, schulischer Überforderung, Störungen im familiären Bereich (Verlust, Scheidung usw.) und als Folge von Fehlhaltungen in der Erziehung, vor allem Inkonsequenz, angesehen werden.

Bei der **Diagnostik** ist eine genaue Verhaltensbeobachtung unter verschiedenen Bedingungen unerläßlich, da die Beurteilung der Unruhe des Kindes in der Regel von den Toleranzgrenzen der Erzieher geprägt ist und das Kind ein Bedürfnis hat, seinen motorischen Impulsen nachzugeben. Eine systematisch durchgeführte Verhaltensanalyse könnte zur Differentialdiagnostik der Hyperaktivität beitragen, da vor allem die zerebral ausgelöste Unruhe bereits ohne oder bei nur geringfügigen Belastungen und Überreizungen aufzutreten pflegt.

Therapie: Neben der nur im Falle zerebral gesteigerter Hyperaktivität notwendigen medikamentösen Behandlung (Methylphenidat, wie Ritalin, oder Sedativa) ist vor allem die Förderung der Selbstkontrolle in der Steuerung der motorischen Reaktionen notwendig. Im Schulbereich käme mehr Sportunterricht oder Unterbrechung des Unterrichts durch sinnvoll ins Unterrichtsgeschehen einbezogene Bewegungsspiele in Frage. Eltern sollten die Bewegungen der Kinder nicht zu sehr drosseln, sondern kanalisieren und gezielt aktivieren (Sport, Tanz, Gymnastikgruppen, Schwimmen, Wandern usw.). Positives Eingehen auf das Kind durch Teilnahme an einfachen Spielen des Kindes, Heranziehen zu kleinen Bastelarbeiten, Bekräftigung aller Bemühungen des Kindes, Verdeutlichung seiner Fortschritte usw. fördern die Motivation des Kindes und indirekt sein Aufmerksamkeits- und Lernverhalten. Organisationsspiele mit dem Kind (z. B.: wie bereite ich eine Geburtstagsfeier vor) können die Impulsivität überwinden helfen und zu reflektivem Handeln anleiten. Eine gute Dosierung der Belastungen kann die niedrige Frustrationstoleranz dieser Kinder anheben. Das sollte jedoch unter psychotherapeutischer Führung geschehen. Einzel- und besonders Gruppenspieltherapie sowie Elterntraining werden diese Maßnahmen begleiten, wenn ein andauernder Erfolg oder Teilerfolg erreicht werden soll. In letzter Zeit gibt es erfolgversprechende Ansätze einer kombinierten Therapie (medikamentös, psychotherapeutisch und heilpädagogisch), die es ermöglicht, sich alsbald mit dem Medikament auszuschleichen. Vorteil solcher Therapien ist, daß das Kind sich den Erfolg im Sinne einer positiven Attribuierung zuschreiben kann, wodurch seine Motivation zur Kooperation verbessert wird.

Jaktationen

Während die allgemeine motorische Unruhe hauptsächlich bei Schulkindern anzutreffen ist, treten die ihnen nahestehenden Jaktationen vorwiegend bei Kleinkindern auf.

> Bei Jaktationen wirft das Kind den Kopf oder den ganzen Körper rhythmisch hin und her.

Dies kann sowohl im Liegen als auch im Sitzen geschehen; im letzteren Falle spricht man auch vom Pagodenwackeln. Ein gehäuftes Auftreten der Jaktationen findet sich vor allem bei Waisenhaus- und Hospitalkindern. Sie sind jedoch auch bei Familienkindern anzutreffen, bei denen sie oft bis ins Erwachsenenalter andauern können.

> Besonders häufig treten Jaktationen vor dem Einschlafen, während des Schlafes oder auch bei Tagträumereien des Kindes auf.

Bei der Jactatio handelt es sich im wesentlichen um eine Selbststimulation des Kindes, durch die es Beruhigung findet.

Die Häufigkeit des Auftretens der Jactatio in Institutionen, wo viele Kinder gleichzeitig betreut werden müssen, gibt zu erkennen, daß eine der wesentlichen Ursachen hierfür die Vernachlässigung des Kindes ist. Vor allem können viele der subjektiven Bedürfnisse des Kleinkindes nicht in dem Maße befriedigt werden, wie es im Regelfalle in der Familie geschieht. Treten Jaktationen bei Kindern in der Familie auf, so erfährt man nicht selten, daß schon eines der Familienmitglieder (Vater oder Mutter) ebenfalls in der Kindheit Jaktationen gezeigt hat. Die Erziehung der Eltern ist gewöhnlich einengend; es besteht eine Neigung zu motorischen Dressaten. Nicht selten sind auch die Eltern hinsichtlich des Zärtlichkeitsbedürfnisses ihres Kindes verunsichert. Eine sehr unruhige und inkonsequente Mutter neben einem verhältnismäßig strengen Vater wird für besonders geeignet gehalten, die Entwicklung ihrer Kinder wie dargestellt negativ zu beeinflussen.

Therapie: Es kommt wesentlich darauf an, die behinderte Motorik der Kinder weitgehend zu entwickeln. Hier bieten sich über Tag insbesondere rhythmische Bewegungsspiele an. Gleichzeitig sollten die Spielfähigkeit und das Zärtlichkeitsbedürfnis der Kinder entwickelt werden. Insofern sollte beim Vorliegen schwerer und hartnäckiger Jaktationen immer an eine Spieltherapie und eine begleitende Beratung der Mutter gedacht werden.

Tic

> Beim Tic handelt es sich um unwillkürliche, angedeutete, unterbrochene, also nur zum Teil ausgeführte Bewegungen von rudimentärem Charakter.

Es gibt verschiedenartige Formen von Tics. Am häufigsten sind Gesichtstics mit sehr unterschiedlichen Grimassen und ticartige Bewegungen des Kopfes, der Schulter oder des Armes (Kopfnicken, Schulterzucken, Ausfahren des Armes oder der Hand). Seltener sind akustische Tics, wie Grunzen, Räuspern oder auch Husten. Im Vergleich zu den Jaktationen ist der Tic unrhythmisch. Der willkürlichen Beherrschung des Tics sind sehr enge Grenzen gesetzt.

Ursachen und Entstehungsbedingungen des Tics sind in jener Entwicklungsphase zu suchen, in der vor allem die körperliche Bewegung besonders lebhaft am Ausdrucksgeschehen des Kindes beteiligt ist. Insofern ist der Tic auf eine abrupte Behinderung der reifenden Motorik des Kindes zurückzuführen. Die Umweltschäden bei Kindern mit Ticerscheinungen sind härter, dauerhafter und starrer als bei Jaktationskindern. Zudem fehlt diesen Kindern, die anlagehaft über ein geringeres rhythmisches Empfinden verfügen, die Möglichkeit, sich über rhythmische Bewegungen Abfuhr und Entlastung zu verschaffen. Onanieverbote bei gleichzeitiger Androhung schwerer Strafen können auslösend für ein Ticgeschehen sein. Die Unterdrückung von Wut und Ärgerreaktionen spielen in vielen Fällen eine Rolle.

Therapie: Kinder mit Tics bedürfen einer eingehenden psychotherapeutischen Behandlung. Gleichzeitig sollte im Spiel Aggression in motorischer Weise abgeführt werden. Andererseits sollten die Kinder lernen, ihrem Zorn und ihrem Ärger angemessenen Ausdruck zu verleihen. Bei sehr ungünstigen Milieubedingungen empfiehlt sich ein Milieuwechsel. Die Teilnahme an Tanz- und Gymnastikgruppen kann den Therapieverlauf unterstützen.

Stottern

> Das Stottern ist eine nicht selten auftretende Störung der expressiven Sprache und imponiert als Sprachflußhemmung.

Man unterscheidet **tonisches Stottern** (Schwierigkeiten bei der Aussprache von Explosiva, die von starken Verkrampfungen und Mitbewegungen begleitet sind) und **klonisches Stottern** (mehrfache Wiederholung von Silben oder ganzen Wörtern). Außerdem ist die **Mischform,** das klonisch-tonische Stottern, anzutreffen. Das Stottern kann als eine perzeptive Verarbeitungsschwäche akustischer Signale aufgefaßt werden, wobei an einen Rückkoppelungsdefekt zu denken ist. Zusätzlich spielen Erwartungsängste eine Rolle.

> Das Stottern ist auf drei wesentliche Ursachen zurückzuführen. Wir unterscheiden 1. neurogenes Stottern, 2. entwicklungsbedingtes Stottern und 3. psychogenes Stottern.

Neurogenes Stottern findet sich häufig im Zusammenhang mit minimalen zerebralen Dysfunktionen. Im Sinne einer motorischen Dysphasie sind die angemessene Planung und Bildung motorischer Muster bei der Aussprache gestört. Gelegentlich kann auch Stottern im Zusammenhang mit gebrochener Linkshändigkeit auftreten. EEG-Untersuchungen bei Stotterern haben gleichfalls gezeigt, daß die Prävalenz für die linkshemisphärische funktionelle Dominanz beim Sprechen nicht so ausgebildet ist wie bei Nichtstotterern.

Am häufigsten finden wir **entwicklungsbedingtes Stottern,** das im 3.–4. Lebensjahr bei Kindern einsetzt. Die Kinder beginnen in dieser Zeitspanne, ihre Erlebnisse zu berichten und Geschichten zu erzählen. Das Einhalten des zeitlichen Nacheinander beim Sprechen fällt den Kindern in diesem Alter sehr schwer, da sie dem Ansturm ihrer Gedanken noch nicht gewachsen sind. So kommt es zu Stockungen, die das Stottern auslösen. Eine schnell sprechende Mutter oder ein schnell sprechender Vater sowie Eltern, die sich keine Zeit zum Zuhören nehmen, können die Entwicklung dieses Stotterns begünstigen. Die Erfahrung lehrt, daß bei entwicklungsbedingten Stotterern in der Familie gleichfalls Belastungen zu finden sind. Bei 80% dieser Form des Stotterns kommt es jedoch zu spontanen Remissionen.

Psychogenes Stottern kann durch traumatische Ereignisse ausgelöst werden. Andererseits tritt es auch auf, wenn dem Kind häufig das Wort abgeschnitten wird oder das Sprechen gar verboten ist. Dahinter verbirgt sich häufig eine strenge, die Entwicklung des Kindes einschränkende Erziehung. Zudem wird dem Kind häufig schon eine Sprachzensur zugemutet (was darf ich zu Hause sagen, was darf ich anderen über unser Zuhause erzählen), der es einfach nicht gewachsen ist. Beim Stottern liegt somit immer ein Sprechimpuls mit Gegenimpuls vor, wodurch der Aufbau angemessener motorischer Muster und deren Koordination im Sprechvorgang behindert wird.

Therapie: Besonders bei neurogenem und entwicklungsbedingtem Stottern kommen sprachheiltherapeutische Maßnahmen mit verhaltenstherapeutischer Orientierung in Frage. Dabei spielen Kontrollreize, wie Metronom, oder Ablenkungsreize eine Rolle. Der Metronomrhythmus kann variiert und generalisiert werden. Shadowing (Sprechen im Schatten des Therapeuten) und Sprechen vor dem Spiegel sind andere direkte Hilfen. Indirekt leisten eine Atemtherapie, Spiel- und Bewegungstherapie Unterstützung. Spieltherapie sollte vor allem dann vorrangig betrieben werden, wenn es sich um psychogenes Stottern handelt. In dieser Therapie sollten aggressive Impulse abgeleitet und kanalisiert werden. Gleichzeitig sind hierbei die Sprechängste des Kindes abzubauen. Die Eltern sind anzuhalten, das Stottern des Kindes zu ignorieren, sich dem Kind unbefangen zuzuwenden, sich beim Zuhören Zeit zu nehmen und dem Kind nicht ins Wort zu fallen. Die Erziehungshaltung sollte übereinstimmend und betont ruhig sein.

Adipositas

> Neben der konstitutionellen Disposition spielen bei der Entstehung der Adipositas ein traditionelles Festhalten an Eßgewohnheiten, die Wertigkeit des Essens für die Familie, die Einbeziehung von Nahrung in den Erziehungsablauf und streß- oder kummerbedingte polyphage Phasen eine bedeutsame Rolle.

Das reichliche und vielfältige, jederzeit zugängliche Überangebot von kohlenhydrathaltiger Nahrung und gleichrangigen Getränken erschweren die Kontrolle einer vernünftigen Ernährung beim Kinde. Hinzu kommt ein nicht zu übersehender Bewegungsmangel, der mit der Gewichtszunahme konform geht. Mangel an Bewegung und ungesteuerte Nahrungszufuhr lassen das Kind in einen Circulus vitiosus geraten, aus dem es nur unter großen Mühen herauszuführen ist.

Als **psychische Ursache** der Fettsucht wird eine durch falsche Erziehung gesteigerte externale Reizorientierung im Eßverhalten angenommen. Appetit- und Sättigungsverhalten werden unter diesen Bedingungen nicht mehr durch Hunger oder Durst als physiologische internale Reizzustände gelenkt, sondern von der Attraktivität der Reize, zu denen leichte Zugänglichkeit, Vielfalt der Auswahl, optische Hervorhebung und Schmackhaftigkeit zählen. Ebenso ändert sich unter diesen Bedingungen der Stilart des Essens. Die ursprünglich negativ beschleunigte Eßkurve bei Säuglingen und Kleinkindern wird im späteren Kindesalter und bei Erwachsenen mehr und mehr durch einen linearen oder positiv beschleunigten Eßverlauf abgelöst. Schnelles, schlingendes Essen und eine größere Toleranz gegenüber Zuckerkonzentrationen in der Nahrung sind bei Übergewichtigen häufig.

In erzieherischer Hinsicht wirken sich folgende Verhaltensweisen negativ aus: 1. Bestehen auf Leeressen des Tellers und stetes Leertrinken der Flasche. 2. Einseitige Beantwortung von Unlustäußerungen bei Säuglingen und Kleinkindern mit Nahrungszufuhr (Mangel an diskriminativer Beantwortung innerer Gefühlszustände beim Kind durch die Mutter führt auf seiten des Kindes zu deren Fehlinterpretation). 3. Einbeziehung von Nahrung in die Bekräftigung von und Löschung von Verhaltensweisen (Belohnung mit Süßigkeiten für gutes Verhalten, Entzug von Süßigkeiten für schlechtes Verhalten). 4. Ersatz des Mangels an elterlicher Zuwendung durch Nahrung oder erhöhtes Taschengeld (ideelle Zuwendung wird durch materielle abgelöst). Diese Verhaltensweisen auf Elternseite werden durch Mangel an Harmonie, Solidarität und gemeinsamem Interesse am Kind gefördert. Oft haben es die Eltern selbst nicht anders erfahren. Rejektive Haltungen zum Kind können gleichzeitig Überversorgung mit Nahrung auslösen, wobei Nahrung als Ersatz für Liebesentzug steht und die ablehnende Haltung überdecken soll.

Nicht alle Kinder essen aus Kummer zuviel. Reichlich essen wird dort, wo Nahrung das wichtigste Thema in der Familie ist, nicht selten mit offensichtlichem Vergnügen getan. Hier liegt ein Koordinationsmangel zwischen Nahrungsbedarf und Appetitzentrum vor, der durch externe Einflüsse hervorgerufen wird.

Übergewicht und Fettsucht üben auf die betroffene Persönlichkeit gravierende Einflüsse aus. Im Vordergrund stehen die Verlangsamung im Tempo, Unbeholfenheit und Reduzierung der Spontanaktivität. Die Kommunikation bei Kindern vollzieht sich vielfach in Bewegungsspielen. Der Adipöse wird aus Spielgemeinschaften ausgeschlossen, weil er hierzu kaum beitragen kann. Der Isolationsprozeß nimmt seinen Lauf. So sind Kontaktprobleme, Gehemmtheiten, erhöhte Reizbarkeit mit Verstimmungszuständen und schließlich Resignation nur eine Frage der Zeit. Adipöse Kinder geraten so leicht in einen Bereich ständiger Frustration. Zu den Hänseleien durch Gleichaltrige und Erwachsene kommt das eigene Unzulänglichkeitsgefühl, sich selbst aus dieser Lage nicht mehr befreien zu können.

Therapie: Neben der stets notwendigen Reduktionsdiät ist eine Aktivierung der Kinder unerläßlich. Hierzu gehört eine **Bewegungstherapie** mit dem Ziel, dem übergewichtigen Kind wieder eine bessere Einordnung in die Gruppe zu gewährleisten. Mit der Reduktionsdiät muß ein Gewinn an Leistungsfähigkeit und Selbstbewußtsein verbunden werden, der es dem Kind erlaubt, Selbstkontrolltechniken bewußt einzusetzen, um das Gewonnene zu sichern. Eltern sollten, soweit notwendig, mit in die Therapie einbezogen werden. Tägliche Sportübungen und bessere Durchgliederung des Tages mit Freizeitaktivitäten sind unerläßlich. Dabei muß das Kind lernen, sich Versuchungen angemessen zu widersetzen. Anschauliches Einüben von richtiger Ernährung ist bei Kindern besser als Reden über Kalorien oder Joule. Ebenso sollten die Kinder beim Essen selbst zur Kontrolle aufgefordert werden. In der Familie ist die Ablösung der Nahrung als Erziehungsmittel wichtigstes Ziel; hier bedürfen die Eltern anfangs Anregung und Führung. Nachkontrollen über 1–2 Jahre sind notwendig.

Eßverweigerung

Unter Eßverweigerung versteht man das Verweigern der Nahrungsaufnahme bei Kindern. Wird ein solches Kind zum Essen gezwungen, so reagiert es häufig mit Erbrechen.

Die **Ursachen** der Eßverweigerung sind vielfältig. Oft steht ein Machtkampf zwischen Mutter und Kind im Vordergrund. So kann ein Kleinkind das Essen verweigern, weil es nicht selbst mit dem Löffel essen darf. Ebenso ist es unsinnig, einem Kind Speisen aufzwingen zu wollen, die es aus Geschmacksgründen oder aus mechanischen Reizgründen – sie führen oft zur Auslösung des beim Kinde noch labilen Brechreizes – ablehnt. Ohnehin wechseln Kinder ihre Eßgewohnheiten und Geschmacksrichtungen im Verlauf ihrer Entwicklung.

Diesen mehr vordergründigen und leicht korrigierbaren Schwierigkeiten stehen nicht selten komplexere Probleme gegenüber. Dies ist besonders dann der Fall, wenn eine Mutter ihr Kind ursprünglich ablehnte oder noch ablehnt und nun dieses Verhalten auf dem Ernährungssektor wiedergutmachen will oder kompensiert. Die Ablehnung der Speise seitens des Kindes wird in solchen Fällen von der Mutter in der Regel als Ablehnung ihres guten Willens empfunden. Dadurch vertieft sich der Konflikt; die Mutter reagiert nervös, gereizt, häufig sogar aggressiv und fixiert das Kind damit in der Eßverweigerung.

Therapie: Bei der Eßverweigerung ist es vor allem notwendig, die Mutter in ihrem Verhältnis zum Kind umzustimmen. Besonders ist ihr zu raten, das Kind nicht zum Essen zu zwingen, sondern es selbst bestimmen zu lassen, wieviel und was es essen will. Es ist sehr schwer, Mütter mit Schuldgefühlen gerade in diesem Punkt zu beeinflussen. Die Behandlung dürfte aus diesem Grunde immer auf die Mutter zentriert sein, die ihre Einstellung zum Kinde ändern muß, ehe die Nahrungsverweigerung schrittweise abgebaut werden kann.

Anorexia nervosa

Die Anorexia nervosa (Anorexia mentalis, Pubertätsmagersucht) ist die in ihrer Hartnäckigkeit und ihren Konsequenzen beeindruckendste Störung in der Nahrungsaufnahme mit negativer Energiebilanz. In den letzten 20 Jahren wird von einer starken Häufigkeitszunahme dieser Erkrankung berichtet.

Die Anorexia nervosa tritt überwiegend bei Mädchen im Zusammenhang mit der Pubertät auf, in seltenen Fällen auch bei Jungen (Verhältnis 20:1) und findet sich als Postpubertätsmagersucht ebenfalls bei Frauen.

Meyer (1976) berichtet, daß etwa 25% der Magersuchtsfälle vor dem 14. Lebensjahr, etwa 50% zwischen dem 15. und 18. Lebensjahr und etwa 25% nach dem 18. Lebensjahr erkranken.

Als **Diagnosekriterien** gelten:
▶ Krankheitsbeginn vor dem 25. Lebensjahr.
▶ Anorexie mit einem Gewichtsverlust von mindestens 25% des früheren Körpergewichts (bei niedrigem Körpergewicht genügt bereits ein Gewichtsverlust von 15–20%).
▶ Verzerrte, nicht korrigierbare Einstellungen zu Essen, Nahrung oder Gewicht, die trotz Hunger, Ermahnungen, Bekräftigung und Drohung weiterbestehen. Krankheitsverleugnung, Freude am Gewichtsverlust bei einem Körperidealbild von extremer Schlankheit und ungewöhnliches Umgehen mit Nahrung werden ebenfalls beobachtet.
▶ Keine organische Erkrankung, auf die die Anorexie und der Gewichtsverlust zurückgeführt werden können.
▶ Keine andere psychische Erkrankung, insbesondere keine endogenen Depressionen, Schizophrenie oder Zwangsneurosen.
▶ Mindestens 2 der folgenden 6 Symptome (das 1. obligatorisch) sollten vorhanden sein:
 a) Amenorrhoe,
 b) Lanugobehaarung,
 c) Bradykardie (Ruhepuls von 60 pro Min. oder weniger),
 d) Perioden körperlicher Hyperaktivität,
 e) Heißhungeranfälle mit Freßattacken (Bulimie) und
 f) Erbrechen (zum Teil selbstinduziert) und/oder Laxanzienabusus.

Als **Ursachen** kommen gesellschaftlich-kulturelle Bedingungen, familiäre Probleme, Entwicklungs- und Persönlichkeitsprobleme in Frage.

Die gesellschaftlich-kulturellen Bedingungen sind insofern von Bedeutung, als in Industrienationen die Magersucht signifikant häufiger auftritt als bei Naturvölkern und in Entwicklungsländern. Zum anderen herrscht in der westlichen Zivilisation ein Körperidealbild für Frauen vor, das ohnehin durch Untergewicht und Überschlankheit gekennzeichnet ist. Zu beachten ist, daß Frauen heute zunehmend durch die Emanzipationsbestrebungen unter Erfolgszwang geraten und somit mehr und mehr in die Leistungskonkurrenz zu Männern eintreten. Die Rolle wird dadurch weitgehend unbestimmter und kann bei vielen Mädchen Bewältigungsängste auslösen.

Dies schlägt sich auch in den Familien – überwiegend Ober- und Mittelschicht – nieder, wo alte patriarchalische Strukturen in Frage gestellt werden. Die Ehe- und Familiengestaltung im Sinne der gleichrangigen Partnerschaftlichkeit, wie sie dem heutigen Gesellschaftsbild entspricht, können Eltern anorektischer Patienten häufig nicht realisieren. Eher findet sich bei den Partnern ein ausgeprägtes Dominanz-Subdominanz-Verhältnis, das zudem kommunikationsblockierend wirkt. So werden Konflikte nicht ausgetragen, sondern verdrängt und unterdrückt. Die Familie schottet sich gleichsam häufig nach außen ab. Man bringt sich Opfer, ohne dabei Wünsche wirklich zu erfüllen. Insofern bleiben die Beziehungen oft diffus, aber nicht minder eng und vermascht. Die Familienmitglieder müssen sich immer ihrer Treue und Opferbereitschaft versichern, was zu kaum entwirrbaren Verstrickungen und Verflechtungen führt. Die Mädchen geraten so in eine Abhängigkeit, lernen nicht, Konflikte zu bewältigen, und bauen Ängste gegenüber eigenen Wünschen und Bedürfnissen auf. Sie sind damit in ihrer Persönlichkeitsentwicklung beeinträchtigt und behindert. Introvertierte Mädchen, die ihrer sexuellen Rolle und der Frauenrolle kritisch gegenüberstehen, sind in solchen Beziehungen besonders gefährdet. Häufig trifft sie die Pubertät mit ihren Anforderungen unvorbereitet, und die Symptomwahl der Anorexia nervosa erfolgt unter den hieraus resultierenden Streßbedingungen im Sinne des Diathese-Streß-Modells. Als Diathese oder Krankheitsbereitschaft gelten hierbei die Konstitution, die körperlich-sexuelle Reifung und die prämorbide Persönlichkeit.

Im Verhaltensbild sind zwei Formen der Anorexia nervosa deutlich voneinander abzugrenzen. Zum einen finden wir vor allem bei jüngeren Patientinnen (12–15 Jahre) Mädchen, die ausschließlich durch Diät das Gewicht reduzieren, und zum anderen beobachten wir neben der Diät Heißhungeranfälle mit Erbrechen und Laxanzienabusus – also bulimische Attacken –, die mehrheitlich bei Patientinnen über 16 Jahren das Bild prägen. Bei chronischem Verlauf wird die Diät in der Regel nach 1–2 Jahren mehr und mehr von bulimischen Attacken unterbrochen. Beide Gruppen werden in der Literatur auch als zwanghafte Form (nur Diät) und hysterische Form (Diät + bulimische Attacken) der Anorexia nervosa beschrieben. Das psychische Bild der Mädchen reicht von oberflächlicher aktiver Betriebsamkeit bis zur Aufgabe jeden Sozialkontaktes bei enger Fixierung an die Familie. Oft ziehen sich die Mädchen zurück, um den ständigen Ermahnungen zum Essen zu entfliehen. Depressives Verstimmtsein steht häufig hinter den Aktivitäten, kann aber in schweren Fällen nicht mehr hinter der zur Schau getragenen Burschikosität verborgen werden.

Therapie: Die Therapie magersüchtiger Mädchen ist ambulant nur bei guter Einflußnahme auf die Familie durchführbar. In der Regel sollte sie anfänglich stationär erfolgen. Es hat sich bewährt, die Behandlung nach verhaltenstherapeutischen Richtlinien zu beginnen. Dabei ist es notwendig, übliche Vergünstigungen zu entziehen und sie zu gewähren, wenn die Patientin zunimmt. Auf welche Weise sie zunimmt, sollte zunächst ihr überlassen bleiben. Das Essen wird möglichst wenig dirigistisch gehalten, die Patientinnen können Wunschkost wählen und auch zwischen den Mahlzeiten essen.

Der Therapeut beginnt langsam mit Besuchen während des Essens, um die Scheu abzubauen, ohne jedoch das Thema Essen zu berühren. Diese Haltung müssen auch die Eltern unter Anleitung des Therapeuten einüben. Bei den verhaltenstherapeutischen Maßnahmen ist es wichtig, diese mit der Patientin im voraus zu besprechen. Sie muß den erheblichen Restriktionen zustimmen. Es ist auch abzumachen, unter welchen Bedingungen Sondenernährung unumgänglich ist. Ist eine intensive psychotherapeutische Behandlung gesichert, kann auf medikamentöse Therapie weitgehend verzichtet werden. Gesprächspsychotherapie in bezug auf die der Patientin angemessene Ausgestaltung der eigenen Rolle setzt ein, sobald die Patientin beginnt, zuzunehmen. Von 70 eigenen Patientinnen hatten 16 einen Rückfall; von Patientinnen mit Rezidiven sprachen 9 auf die erneute Therapie gut an, 7 mußten verlegt werden, von denen 4 in anderen Einrichtungen nicht erfolgreich behandelt werden konnten. Gelingt es, ein gutes Therapeut-Patienten-Verhältnis aufzubauen, kommt man unter diesen Bedingungen ohne Sondenernährung aus. In therapieresistenten Fällen und in Situationen, in denen sich ein Therapeut-Patienten-Verhältnis nicht aufbauen läßt, ist unbedingt ein Wechsel der Behandlung zu empfehlen.

Bulimia nervosa

Diese Form der Eßstörung, bei der Heißhungeranfälle mit Erbrechen auftreten, das Gewicht jedoch im Normbereich gehalten wird, wurde erstmals 1979 von Russell eindeutig beschrieben. Der Definition zufolge sollen die Anfälle mehrmals wöchentlich auftreten.

Dabei werden im Rahmen einer bulimischen Attacke, die etwa 1–2 Stunden andauert, Unmengen von Nahrungsmitteln hastig und gierig verschlungen (5000 bis 10 000 Kalorien pro Anfall). Danach eilen die Patientinnen (überwiegend junge Mädchen und Frauen) zur Toilette, um sich durch Erbrechen zu »befreien«. Häufig werden gleichzeitig Laxanzien benutzt. Nach einem solchen Anfall mit Erbrechen fallen die Patientinnen oft in einen tiefen 2- bis 4stündigen Schlaf. Der Tag-Nacht-Rhythmus ist daher nicht selten gestört. Während anorektische Patientinnen Nahrungsaufnahme und Gewicht weitgehend kontrollieren, erstreckt sich die Kontrolle der bulimischen Patienten nur auf das Gewicht und nicht auf das Essen.

Die **Ursachen** sind bislang nicht eindeutig geklärt; es wird angenommen, daß die Bulimia nervosa vor allem bei Frauen und Mädchen in frustrierenden Leistungssituationen auftritt. Andererseits kommen hier Triebansprüche vielfältiger Natur (oral und sexuell) zu kurz. Die bulimische Attacke dient dann als Ausgleich.

Therapie: Die Therapie wird prognostisch weitgehend als ungünstig beurteilt. Als allgemeine Regeln werden empfohlen, häufig kleine Mahlzeiten über den Tag zu verteilen, die Mahlzeiten zeitlich zu strecken und eine reflektierende Form des Genießens aufzubauen. Gleichfalls ist es wichtig, den Tag besser zu planen und befriedigende Aktivitäten aufzunehmen, um die Wahrscheinlichkeit bulimischer Attacken, die durch unbefriedigende Langeweile geradezu heraufbeschworen werden, zu reduzieren. In psychotherapeutischen Gesprächen gilt es, das gestörte Selbstbewußtsein der Patientinnen zu restituieren.

Rezidivierende vegetative Dysregulationen und Schmerzzustände

Die **Symptomatik** umfaßt rezidivierende Schmerzzustände, Kopfweh, Bauchschmerzen (Nabelkoliken) mit und ohne Übelkeit, seltener Gliederschmerzen, auch rezidivierendes Erbrechen (habituelles oder ketonämisches Erbrechen).

Derartige Symptome können bei jedem Kind aus irgendeinem Anlaß (Infekt, Streß, Diätfehler, Klimawechsel, Reise und seelische Erregung) auftreten. Diesbezügliche Klagen der Kinder ohne erkennbaren Anlaß werden häufig als Wachstumsbeschwerden abgetan.

Die Beschwerden können kombiniert und isoliert auftreten. In der Familie des Patienten finden sich erhöhte Erregbarkeit und Personen mit ähnlichen Symptomen, die dem Patienten als Modell dienen (Symptomidentifikation). Die Patienten selbst neigen zu seelischer und körperlicher Asthenie und erhöhter Reaktionsbereitschaft im Sinne einer Neuropathie.

Psychische Ursachen: Das Auftreten derartiger Symptome ist häufig bei verwöhnten Einzelkindern mit überbesorgten Eltern. Die Kinder nutzen die Symptomatik aus, um ihre Bedürfnisse durchzusetzen. Emotionale Spannungen, wie sie bei Überforderungen in der Schule auftreten, können ebenfalls auslösend wirken. Typisch ist dabei die zeitliche Bindung der Symptome an Schulstunden, Frühstücks- oder Hausaufgabenzeiten. Die Eltern solcher Kinder können oft nicht die Belastbarkeitsgrenzen abschätzen. Dabei spielen nicht selten elterliches Prestige und Ehrgeiz eine Rolle. In solchen Fällen dient die Symptomatik dem Kind als Schutz und Abwehrmechanismus. Besonders die Kopfschmerzen werden häufig in Beziehung zu einem affektstarken Innenleben gesehen, das nicht selten zum Affektstau führt. Diagnostisch sollten organische Erkrankungen immer ausgeschlossen werden.

Therapie: Bei psychischer Verursachung steht die Beratung der Eltern im Vordergrund. Oft genügt es, unzumutbare Belastungen vom Kind fernzuhalten. Teilnahme an Spiel- und Gymnastikgruppen ist wünschenswert. In hartnäckigen Fällen ist Psychotherapie angezeigt.

Enuresis

Definition: Unter Enuresis versteht man die unwillkürliche Urinentleerung am Tage und/oder in der Nacht nach dem 4. Lebensjahr bei gleichzeitigem Fehlen von kongenitalen und erworbenen Anomalien des Urintraktes.

Die Mehrzahl der Kinder wird zwischen dem 2. und 4. Lebensjahr trocken. Das Trockenwerden am Tage geht dem in der Nacht voraus. Als Enuresis nocturna bezeichnet man die Schwäche in der nächtlichen Blasenkontrolle, als Enuresis diurna die Schwäche tagsüber. Eine **primäre Enuresis** liegt vor, wenn das Kind für einen längeren Zeitpunkt nie trocken war. Das gilt für die Mehrzahl der Fälle. Bei einer **sekundären Enuresis** tritt ein Verlust der Blasenkontrolle nach einer mindestens 12monatigen Phase des Trockenseins nach dem vollendeten 3. Lebensjahr ein. Es ist üblich, von einer **Enuresis nocturna** zu sprechen, wenn ein Kind mehr als einmal pro Woche nachts einnäßt. Unter diesem Aspekt wären 15–20% der 5jährigen Kinder, 7% der 7jährigen Kinder, 5% der 10jährigen Kinder und 1–2% der 15jährigen Kinder und Jugendlichen als Enuretiker einzustufen.

Die **Enuresis diurna** tritt im Vergleich zur Enuresis nocturna viel seltener auf und ist bei Mädchen häufiger als bei Jungen. Mädchen nässen zwischen dem 5. bis 8. Lebensjahr tagsüber bis zu 1% ein, Jungen bis zu 0,5%.

Als **Ursachen** für die Enuresis kommen in Frage:
1. Familiäre und hereditäre Faktoren.
2. Eine verzögerte Reifung.
3. Streßvolle Lebensereignisse (life events).
4. Emotionale Belastung.
5. Geringe funktionelle Blasenkapazität.

Zu 1: Es ist danach zu fragen, ob in der Familie Einnässen häufiger vorkam und ob Unsicherheit oder Intoleranz die Sauberkeitserziehung beeinflußten und sich auf den Erwerb der Blasenkontrolle hemmend auswirkten.

Zu 2: Eine Verzögerung der Reifung ist bis zum 5. Lebensjahr möglich. Danach ist der Anteil der Kinder mit verzögerter Reifung gering.

Zu 3 und 4: Trennung von der Mutter in der kritischen Phase der Sauberkeitserziehung, längere oder häufige Hospitalisierung des Kindes oder die Geburt eines Geschwisters zwischen dem 2. und 4. Lebensjahr können sich verzögernd auf den Erwerb der Blasenkontrolle auswirken. Diese Ereignisse stellen für Kinder in dieser Altersstufe oft eine emotionale Belastung dar. Wichtig ist auch, ob Eltern in der Phase der Sauberkeitserziehung selbst von affektiven Störungen betroffen waren.

Zu 5: Ist ein häufiger Urinabgang in der Nacht mit starkem Urindrang während des Tages verbunden, weist dies auf eine geringe funktionelle Blasenkapazität hin. Allerdings ist es nicht gesichert, ob das die Ursache oder die Folge der Enuresis ist.

Die Enuresis bleibt nicht ohne Auswirkungen auf die Familie. Die Eltern werden erziehungsunsicher, ängstlich und haben Schuldgefühle. Sie stehen unter dem Druck anderer Familienmitglieder und der Schule (bei Tagnässen). Die daraus resultierenden Spannungen wirken oft konfliktverschärfend und stören die Beziehungen zum Kind. Das Kind verliert sein Selbstvertrauen, zieht sich zurück, hat Schwierigkeiten im Schließen und Aufrechterhalten von Freundschaften, vermeidet soziale Aktivitäten, die Übernachtungen außer Haus bedingen, und kann schließlich in der Schule geringere Leistungen zeigen. Hinzu kommen finanzielle Belastungen (für Bettlaken, Matratzen, Schlafanzüge, Kleidung usw.).

Therapie: Bevor eine Psychotherapie eingeleitet wird, sollte immer eine organische Ursache ausgeschlossen werden. Wichtig ist, ob es sich um eine primäre oder eine sekundäre Enuresis handelt. Bei primärer Enuresis ist der Grad des Bewußtseins für die Notwendigkeit des Urinlassens und der Grad der Selbständigkeit in bezug auf die Selbstversorgung und auf den Toilettenbesuch zu prüfen. Bei sekundärer Enuresis sind die bisher längste Trockenheitsperiode, die Länge der erneuten Einnäßperiode und das Auftreten eines belastenden Ereignisses sowie das Vorliegen von Stressoren zu erfragen. In jedem Fall ist festzustellen, ob das Kind die Blase vollständig entleeren, eine bestimmte Flüssigkeitsmenge halten und bei einer teilweise gefüllten Blase Urin lassen kann.

Die Einschätzung und Bewertung der Problematik bei den Eltern zu kennen, ist notwendig, weil davon ihre Bereitschaft zur Mitarbeit im Behandlungsprogramm, ihre Ausdauer und ihre Reaktion auf das Einnässen des Kindes abhängen. Eltern, die das Einnässen bestrafen oder das Kind demütigen, stellen oft falsche und unangemessene Anforderungen an das Kind. Das beeinflußt auch die Einstellung des Kindes zum Einnässen. Solange das Kind nicht einsieht, daß das Einnässen es selbst und seine Lebensumstände beeinträchtigt, bleibt eine Behandlung wenig erfolgversprechend. Das Kind muß überzeugt werden, daß ein Trockenwerden möglich ist und positive soziale und emotionale Konsequenzen hat.

Vor dem Therapiebeginn sollten (ohne irgend eine andere Intervention) 2 bis 4 Wochen lang grundlegende Informationen gesammelt werden, um das Programm vor dem Hintergrund dieser Daten bezüglich der Erfolgsaussichten einschätzen zu können. Bei Therapiebeginn sollten die Eltern und das Kind die Gewißheit haben, nicht allein gelassen zu werden und vor keiner unlösbaren Aufgabe zu stehen.

Kennzeichen guten therapeutischen Vorgehens sind:
1. Einhalten regelmäßiger Kontakte.
2. Motivierung des Kindes zur aktiven Teilnahme an dem Programm.
3. Fokussierung der Aufmerksamkeit auch auf kleine Therapiefortschritte.
4. Unterstützung des Kindes bei der Evaluierung des eigenen Fortschrittes.

Bei Vorliegen einer primären Enuresis nocturna hat sich bei älteren Kindern das Durchführen von **Weckmethoden** bewährt, wobei heute der Klingelmatratze oder Klingelhose der Vorzug gegeben wird. Zwar kommt es auch hierbei zu Rückfällen (in 20–50%), jedoch kann mit einer kurzen Auffrischung der Rückfall meist überwunden werden (Rezidive nur noch in 10%). Systematisches Wecken (wobei der Zeitpunkt des Einnässens zu berücksichtigen ist) führt ebenfalls zum Erfolg. Während der Therapie sollten die Therapiefortschritte sozial oder durch ein Token-System verstärkt werden.

Bei Kindern mit primärer Enuresis diurna und häufigem Urindrang ist ein **Blasenfunktionstraining** angezeigt. Es umfaßt Übungen zum Anhalten des Urins, Übungen zum kontrollierten Zurückhalten des Urins und Sphinkter-Kontrollübungen. Dieses Training erhöht die funktionelle Blasenkapazität und kann auch die Enuresis nocturna beeinflussen. Das Blasenfunktionstraining eignet sich für Kinder nach dem 6. Lebensjahr.

Schwierigkeiten gibt es bei Kindern mit häufiger Einnäßfrequenz und ängstlichen Müttern. Therapieabbrüche sind nicht selten bei kombiniertem Auftreten von Enuresis nocturna und diurna, bei gehäuftem familiären Vorkommen und bei mütterlicher Intoleranz. Ungünstige Voraussetzungen sind auch langsames Ansprechen auf die Therapie sowie Schreckreaktionen und kein Ansprechen auf den Weckalarm. Daraus geht hervor, daß die Therapie mit dem Kind und mit den Eltern gut vorbereitet werden muß. Außerdem muß alles getan werden, um den eingetretenen Therapieerfolg zu sichern.

Enkopresis

Bei Enkopresis handelt es sich um das Einkoten von Kindern nach dem vollendeten 3. Lebensjahr.

Hier wird ebenfalls zwischen primärer und sekundärer Enkopresis unterschieden. Sekundäre Enkopresis liegt vor, wenn das Kind mindestens $\frac{1}{2}$ Jahr sauber war. Dieses Symptom wiegt schwerer als die Enuresis, tritt jedoch auch viel seltener auf. Kinder sind erst gegen Ende des 2. Lebensjahres in der Lage, die Schließmuskeln zu beherrschen und den Stuhlgang selbst zu regulieren.

Jede vorausgehende strenge Sauberkeitserziehung überfordert das Kind. Es kann jedoch nach dem 1. Lebensjahr vorsichtig mit der Sauberkeitserziehung begonnen werden. Wie bei der Enuresis versagen hier besonders strenge und auf pünktliche Erfüllung beharrende Mütter, die zudem das Besitzstreben des Kindes ungebührlich einschränken. Oft wird nicht voll eingekotet, sondern nur in der Hose abgeschmiert. Hiernach sollte gefragt werden. Kinder mit Enkopresis werden in ihrem Streben nach Selbständigkeit oft besonders eingeengt oder haben eine harte Erziehung; die Enkopresis ist daher auch als »karikierte aggressive Antwort« auf die erlebte Einengung zu verstehen. Das wird verständlich, wenn man bedenkt, daß die Enkopresis gerade in der Vorpubertät sowohl bei Jungen als auch bei Mädchen wieder öfter auftritt. Die Vorpubertät ist eine Phase, in der aggressives Verhalten gesteigert vorkommt. Seine Unterdrückung und Hemmung können daher die Enkopresis begünstigen.

Therapie: Bei Enkopresis können bei jüngeren Kindern verhaltenstherapeutische Maßnahmen (operantes Konditionieren) mit entsprechender Erziehungsumstellung seitens der Mutter noch helfen. Sind die Kinder jedoch älter, sollten sie stationär mit psychoanalytisch orientierter Spieltherapie in Kombination mit verhaltenstherapeutischen Maßnahmen zwecks schnelleren Symptomabbaus behandelt werden. Den Eltern ist zu raten, die überfordernde und einengende Erziehung abzubauen und die Ordnung nicht überzubetonen. Dem Kind sind Sandkastenspiele u. dgl. zu erlauben. Eltern und Geschwister sollten den Besitz des Kindes respektieren.

4. Autismus im Kindesalter

Unter kindlichem Autismus versteht man eine tiefgreifende Kontaktstörung, die die Auseinandersetzung mit der Umwelt blockiert und zu einer Retardierung in der Persönlichkeitsentwicklung führt.

Es werden 4 Formen unterschieden: der psychogene Autismus, der frühkindliche Autismus, die autistische Psychopathie und der somatogene Autismus.

Da der **psychogene** Autismus als Folge lang anhaltender emotionaler Frustration (psychischer Hospitalismus) durch intensive Zuwendung weitgehend aufhebbar ist (es kommt hierbei häufig zu schnellen Verbesserungen in der emotionalen Kontaktfähigkeit), ist seine Subsumierung unter den Begriff »kindlicher Autismus« in Frage zu stellen. Der **somatogene** Autismus ist selbst für den erfahrenen Diagnostiker von schizophrenen Zustandsbildern nach Hirnläsionen oder hirnorganischen Krankheitsprozessen nur schwer abzugrenzen. Ebenso zeigen sich Ähnlichkeiten zu frühkindlichem Autismus. Aus diesen Gründen wird hier nur auf den frühkindlichen Autismus und die autistische Psychopathie eingegangen.

Frühkindlicher Autismus

Der frühkindliche Autismus ist durch zwei immer wiederkehrende Symptome, eine von Anfang an bestehende extreme Abkapselung von der Umwelt und eine schwere Störung in der Sprachentwicklung im Sinne einer Retardierung, gekennzeichnet.

An weiteren wichtigen Symptomen finden sich Veränderungsängste und ein Zurückbleiben in der geistigen Entwicklung. Letzteres ist wohl als ein sekundäres Phänomen aufzufassen, da die Störung des Umweltbezuges eine Auseinandersetzung mit der Umwelt und damit eine Funktionalisierung vorhandener Anlagen blockiert. Im motorischen Verhalten fallen ebenfalls zwanghafte Ritualisierungen, aber auch typische manieristische Handbewegungen auf. Der frühkindliche Autismus wird in der Regel zwischen dem 12. und 30. Lebensmonat diagnostiziert. 50% der frühkindlich autistischen Kinder sprechen mit 5 Jahren noch nicht.

Als **Ursachen** nimmt man sowohl hereditäre organische als auch psychische Faktoren an. In letzter Zeit wird davon ausgegangen, daß dem frühkindlichen Autismus eine Entwicklungsaphasie zugrunde liegt. Die schwere Störung in der Sprachentwicklung in Verbindung mit der auch nonverbalen Kommunikationslosigkeit sprechen dafür. Bei der Diagnose sind vor allem Hörstörungen auszuschließen.

Die **Therapie** des frühkindlich autistischen Kindes gestaltet sich äußerst schwierig. Es bedarf intensiver Zuwendung über lange Zeiträume, um eine oft nur geringe Besserung des Zustandes zu erzielen. Im Mittelpunkt der Therapie steht der Sprachaufbau. Wichtig hierfür ist, daß das autistische Kind imitieren lernt. Hier hat sich nach den heute vorliegenden Erkenntnissen vor allem die verhaltenstherapeutische Technik des operanten Konditionierens bewährt. Die Prognose ist insgesamt ungünstig. Sie hängt weitgehend davon ab, wie intelligent das Kind ist und ob es noch vor dem 5. Lebensjahr sprechen lernt. Die Therapie muß, wenn eine erkennbare Besserung des Zustandes erzielt werden soll, über längere Zeit stationär unter Einbeziehung aller heilpädagogischen Maßnahmen erfolgen.

Autistische Psychopathie

Während der frühkindliche Autismus bei Jungen und Mädchen vorkommt, findet man das Syndrom der autistischen Psychopathie nur bei Jungen. Es wurde daher als »Extremvariante des männlichen Charakters« bezeichnet.

Gekennzeichnet ist die autistische Psychopathie durch übersteigerten Intellektualismus, verschrobene Originalität und Verkümmerung der Emotionalität.

Nur in diesem letzten Punkt besteht eine Übereinstimmung zwischen frühkindlichem Autismus und autistischer Psychopathie.

Die Sprachentwicklung ist demgegenüber progressiv, auch wenn die Sprachmelodie eintönig leiernd oder überspitzt prononciert sein kann, jedoch sind diese Kinder sprachschöpferisch, eigenwillig im Ausdruck und verleihen ihrer Sprache mithin einen autonomen Charakter. Verzögert ist gegenüber dem frühkindlichen Autismus die statomotorische Entwicklung. Die Kinder zeigen sich in der Motorik ungeschickt, lernen später laufen als sprechen, und ihre Körperbewegungen sind disharmonisch und eckig. Die Intelligenz dieser Kinder ist durchschnittlich bis überdurchschnittlich; nur selten ist sie retardiert. Sonderinteressen, spezifische Vorlieben und eng umschriebene Wissensgebiete sind typisch. Die Lernmethoden dieser Kinder sind zwanghaft eigenständig, weshalb sie in der Schule leicht in Anpassungsschwierigkeiten bei wechselnder Methodik geraten. Im Spiel gehen sie vorwiegend eigenen Interessen und Intentionen nach; die Umwelt ist gleichsam bedeutungslos. Stereotype Gewohnheitshandlungen werden komplexeren Spielen vorgezogen. Soziale Rollenspiele kommen ohnehin nicht in Betracht. Sonst bedeutungslose Gegenstände (Garnrollen, Dosen, Schachteln) können in autistischen Psychopathen Sammlerleidenschaften wecken. Er hütet diese Gegenstände sorgfältig wie einen Fetisch. Über die von Asperger beschriebene Erbbedingtheit der autistischen Psychopathie besteht weitgehend Übereinstimmung. Meist werden männliche Erbträger festgestellt.

Die **Therapie** kann nicht kausal sein. Wichtig ist auch hier eine heilpädagogische Führung. Vor allem Training zur Überwindung motorischer Ungeschicklichkeit und zur Aneignung von Arbeitstechniken ist hilfreich. Die Prognose hängt von der Intelligenz des Kindes und der Schwere der Symptomatik ab.

5. Psychologische Diagnostik

Die psychologische Diagnostik stützt sich auf **3 Methoden**: 1. Anamneseerhebung und Exploration, 2. Testuntersuchung und 3. freie und standardisierte Verhaltensbeobachtung.

Die **Anamnese** und Exploration dienen der Erhebung objektiver und subjektiver Lebensdaten und bemühen sich um eine Klärung der aktuellen Erlebenssituation des Patienten.

Die Daten sollen Auskunft über die Lebens-, Erziehungs- und Bildungsgeschichte des Kindes unter Berücksichtigung des vorgegebenen sozioökonomischen Status geben. Anamnese und Exploration haben ausführlich zu sein und müssen alle Lebensbereiche und Entwicklungsschritte des Kindes einbeziehen.

Testuntersuchungen nehmen in der traditionellen Psychodiagnostik eine zentrale Rolle ein. Ihr Wert für daraus ableitbares therapeutisches Vorgehen wird heute vor allem von seiten der Verhaltenstherapie in Frage gestellt.

Lienert (1976) definiert den Test als ein wissenschaftliches Routineverfahren zur Untersuchung eines oder mehrerer empirisch abgrenzbarer Persönlichkeitsmerkmale mit dem Ziel einer möglichst quantitativen Aussage über den relativen Grad der individuellen Merkmalsausprägung. Ein guter Test muß den **3 Kriterien: Objektivität, Reliabilität und Validität** gerecht werden. Das erfordert Normierung, Vergleichbarkeit, Ökonomie und Nützlichkeit. Unter Objektivität wird die Unabhängigkeit der Ergebnisse eines Testes vom Untersucher verstanden. Reliabilität bezeichnet den Grad der Genauigkeit, mit der ein Test ein bestimmtes Persönlichkeits- oder Verhaltensmerkmal erfaßt. Validität hat zur Voraussetzung, daß der Test auch dasjenige Persönlichkeitsmerkmal tatsächlich mißt, das er messen soll oder zu messen vorgibt.

Teste werden nach verschiedenen Zweckmäßigkeitsgesichtspunkten eingeteilt. Ordnet man sie nach der Art der zu erfassenden Persönlichkeitsmerkmale, so lassen sich Intelligenzteste von Leistungs- und Persönlichkeitstesten unterscheiden.

Intelligenzteste erfassen allgemeine oder auch spezifische Merkmale der Begabung. Leistungsteste prüfen spezielle Funktionen, z. B. die Motorik und Sensorik oder auch Fertigkeiten, wie Lesen und Rechnen. Persönlichkeitsteste sollen über bestimmte Eigenschaften, Interessen, Motive, Haltungen und Einstellungen der Persönlichkeit Auskunft geben. Je nach der Anzahl der durch die Teste erfaßten Persönlichkeits- und Leistungsaspekte wird von ein- oder mehrdimensionalen Testen gesprochen.

Von gleichrangiger Bedeutung ist die Unterteilung nach **direkten** psychometrischen Testen (Intelligenz-, Leistungs- und Fragebogentest) und **indirekten** oder auch **projektiven** Testen (Baumtest, thematischer Apperzeptionstest [TAT], Szeno-Test oder das Rorschachsche Formdeutungsverfahren). Während die direkten oder psychometrischen Verfahren die subjektiven Interpretationen weitgehend einengen, geben die indirekten oder projektiven Teste dem Auswerter einen vergleichsweise weiten Spielraum, wodurch die Objektivität dieser Teste – ein Hauptgütekriterium – von vornherein in Frage gestellt wird. Besonders das Rorschachsche Formdeuteverfahren und der Szeno-Test mit ihren Möglichkeiten der Symbolinterpretation des Gedeuteten oder der Spielszene öffnen der subjektiven Auslegung Tür und Tor. In der Hand des erfahrenen Experten können diese Verfahren allerdings wertvolle Hinweise über die Persönlichkeit geben.

Die **Strukturiertheit** des Testes ist ein weiterer wichtiger Ordnungsgesichtspunkt. In hochstrukturierten Testen (alle Intelligenzteste) lassen die Aufgaben nur eine richtige Lösung zu. Je geringer der Grad der Strukturiertheit eines Testes wird, um so mehr Möglichkeiten zur Beantwortung bietet er, die dann als mehr oder weniger richtig eingestuft werden können. Bei niedrig strukturierten Testen (z. B. Rorschach) kann von richtigen oder falschen Antworten nicht mehr die Rede sein.

In der Praxis der klinischen Psychologie und der Erziehungsberatung stellt sich immer wieder das Problem der **Testauswahl.** Dieses ist jedoch durch die Fragestellung, mit der das Kind vorgestellt wird, und unter Berücksichtigung seines Entwicklungsstandes zu lösen. Als Prinzip gilt: so wenig testen wie nötig. Der Untersucher sollte nur jene Verfahren anwenden, in deren Handhabung er Sicherheit gewonnen hat. Durch Verwendung objektiver Meßverfahren können von vornherein Fehler aufgrund subjektiver Unsicherheit in der klinischen Urteilsbildung vermieden werden.

Im Säuglings- und frühen Kindesalter sollten bei Kindern mit Entwicklungsrisiken allgemeine **Entwicklungsteste** durchgeführt werden. Hierzu eignen sich der McCarthy-Test, die Griffith-Skalen und die Münchener Funktionelle Entwicklungsdiagnostik. Gerade in der Anwendung dieser Teste ist es notwendig, daß die Untersucher eingewiesen sind und über die nötige Übung verfügen.

In vielen Fällen wird es notwendig sein, die intellektuelle Leistungsfähigkeit eines Kindes zu prüfen. Dafür steht heute eine große Anzahl von Testen zur Verfügung. Die an Binet-Simon angelehnten **Intelligenzteste** (Binet-Norden, Stanford-Binet und Kramer) sind Staffelverfahren. Für jede Altersstufe gibt es eine angemessene Aufgabensammlung. Es wird so lange absteigend im Alter geprüft, bis der Proband alle Aufgaben einer Altersstufe gelöst hat, oder aufsteigend, bis noch ein Drittel der Aufgaben gelöst wird. Die Binet-Verfahren können in den Altersstufen 3–15 benutzt werden; sie dienten ursprünglich überwiegend der Auslese für Sonderschulen. Die Aufgaben erfassen Sprachverständnis, motorische Fertigkeiten, Merkfähigkeit, visuelle Diskriminationsleistung, Denkfähigkeit und Mengenverständnis.

Der IQ wird errechnet, indem man das Intelligenzalter durch das Lebensalter dividiert (die Zahl der gelösten Aufgaben wird nach einem Schlüssel in Monate umgerechnet). Ein IQ-Bereich von 90–110 entspricht der Norm.

Die Revision des Hamburg-Wechsler-Intelligenztestes für Kinder von 1983 = HAWIK-R (6–15; 11 Jahre) besteht aus 11 Subtesten, die allgemeines Wissen, allgemeines Verständnis, rechnerisches Denken, Gemeinsamkeitenfinden, Wortschatz, Zahlennachsprechen, Zahlensymbolzuordnung, Bilderergänzen, Bilderordnen, Mosaikgestaltung und Figurenlegen erfassen. In der Revision der Wechsler-Teste sind die sprachlichen Teste der heute gegebenen kulturellen Situation besser angepaßt. Das Bilderergänzen, der Mosaiktest und der Untertest Bilderordnen haben sehr viel mehr Aufgaben, und beim Bilderergänzen und Bilderordnen entsprechen die Aufgaben besser den heutigen Verhältnissen. Der Untertest Figurenlegen ist im Vergleich zum alten HAWIK weitgehend verändert. Neben dem planend-schöpferischen Denken wird hier auch die Raumlage-Orientierung des Kindes angesprochen. Zwar besteht ein Verbalteil mit 6 Subtesten und ein Handlungsteil mit 5 Untertesten, jedoch ist die Reihenfolge der einzelnen Teste verändert worden. Unterteste aus dem Handlungsteil und dem Verbalteil wechseln einander ab. Dadurch wird der Test für die Kinder abwechslungsreicher. Wie beim alten Wechsler-Test lassen sich neben dem Gesamt-IQ ein Verbal- und Handlungs-IQ ermitteln. Beim HAWIK-R-IQ handelt es sich um einen **Abweichungs-IQ**. Die tatsächliche Leistung wird zur erwarteten Leistung in Beziehung gesetzt. Die Rohpunkte werden in Wertpunkte umgerechnet, wodurch einheitliche Skalen geschaffen werden, die es gestatten, inter- und intraindividuelles Abweichen in den einzelnen Subtesten zu erfassen. Allerdings muß die Interpretation vorsichtig geschehen, da die Korrelation der Subteste untereinander recht hoch ist. So ließen sich auch nur 2 Faktoren – ein Verbal- und ein Handlungsfaktor – aus den 11 Subtesten extrahieren. Immerhin gestatten hohe Diskrepanzen zwischen dem Verbal- und Handlungs-IQ (15 Punkte) Hinweise auf Begabungsschwerpunkte und -schwächen, wobei nach Wechsler Ausfälle im Handlungsteil des Testes – vor allem im Mosaiktest – auch auf hirnorganisch bedingte Funktionsschwächen verweisen. Der HAWIK-R ist heute sehr verbreitet. Bei der Interpretation des HAWIK-R-IQ sollte beachtet werden, daß der Standardmeßfehler 15 Punkte beträgt und bei einer Retestreliabilität von $r_{tt} = 0{,}94$ der Vertrauensbereich des IQ ± 7 Punkte umfaßt.

Die Coloured Progressive Matrices von Raven sind als **nonverbaler Intelligenztest** geeignet (5–11 Jahre) und geben einen relativ raschen Überblick über die allgemeine Begabung. Der Test ist schnell durchführbar, dient aber mehr der Grobauslese. Erfaßt wird vor allem die Bildung und Ableitung von Regeln und Gesetzmäßigkeiten aufgrund geometrischer Muster.

Bei geistig behinderten Kindern ist die **Testbatterie für geistig behinderte Kinder** (TBGB) zu empfehlen, die im unteren Intelligenzbereich besser diskriminiert und qualifiziertere Aussagen über die verbliebenen Fähigkeiten und ihre Förderung gestattet. Neben der allgemeinen Begabung (Columbia-Mental-Maturity-Scale = CMMS und Bunte Tafeln und Matrices von Raven) werden das Sprachverständnis (Peabody-Picture-Vocabulary-Test = PPVT) und die Motorik und Konzentration (Kreise punktieren), der Stand der sozialen Eingliederung und Selbständigkeit (revidierte Kurzform der Vineland-Social-Maturity-Scale = VSMS) und die Durchführbarkeit von Aufträgen (Beantwortung von Aufträgen = BA) gemessen. Der Leistungsstand wird in T-Werten angegeben. Die Testbatterie ist für die Altersstufen von 7 bis 12 Jahren geeicht. Die in der TBGB enthaltenen Teste können auch einzeln angewandt werden. Zur Überprüfung der sprachlichen Entwicklung empfiehlt sich die Anwendung des Psycholinguistischen Entwicklungstests (PET).

Die **Konzentrationsleistung** bei Kindern kann mit dem d_2-Test (ab 9 Jahren) gemessen werden. Andere Konzentrationsteste sind der Konzentrations-Leistungs-Test (KLT) oder der Frankfurter Konzentrationstest für Fünfjährige.

Die **Perzeptionsleistung** wird mit dem Göttinger-Form-Reproduktionstest (GFT), einem modifizierten Benton-Test, oder dem Test zur Entwicklung der visuellen Wahrnehmung, kurz Frostig-Test, geprüft. Beide Teste geben bei größeren Defiziten Hinweise auf mögliche Hirnschädigungen und spezifische Entwicklungsstörungen.

Schulreifediagnostik: Besondere Aufmerksamkeit gilt der Schulreife- bzw. Schuleignungsdiagnostik.

Mit dem Begriff »Schulreife« wird der endogene Reifungsaspekt hervorgehoben, wobei die körperliche, geistige und soziale Reife des Kindes für die Bildbarkeit in der Gruppe gefordert wird. Mit dem Begriff »Schuleignung« wird neben den endogenen auch den exogenen Einflüssen Rechnung getragen, die bei komplexen Fähigkeiten immer stärker an Einfluß gewinnen, weil diese im größeren Maße lernabhängig sind.

So ist die große Variationsbreite bei der Schuleignungsfähigkeit, die vom 5. bis zum 8. Lebensjahr reicht, ein Produkt endogener Faktoren und exogener Lernbedingungen.

Psychodiagnostik im Rahmen der Vorsorgeuntersuchung U 9

Bei 4 bis 5jährigen Kindern ist die U 9 durchzuführen. Dabei sollten Teilleistungsschwächen erkannt werden, wofür psychodiagnostische Verfahren notwendig sind. Für den Begriff Teilleistungsschwäche wurde der Begriff »Umschriebene Entwicklungsstörungen (UES)« eingeführt. Sie werden wie folgt klassifiziert: 1. Störungen des Sprechens und der Sprache (einfache Artikulationsstörung, expressive Sprachstörung und rezeptive Sprachstörung), 2. umschriebene Entwicklungsstörungen der motorischen Funktionen (unter Einfluß der sensomotorischen Funktionen).

Da Sprachentwicklungsstörungen häufig vorkommen, sollte die **allgemeine Intelligenz** mit einem nonverbalen Test geprüft werden. Hierzu bieten sich die Columbia-Mental-Maturity-Scale und die Coloured-Progressive-Matrices von Raven an. Als Kriterien für eine **umschriebene Entwicklungsstörung** gelten: IQ über 80, eine Diskrepanz zwischen Teilleistung und Intelligenzleistung von mindestens 1½ bis 2 Standardabweichungen oder eine Teilleistung, die mindestens 1½ bis 2 Standardabweichungen unter dem Mittelwert der Altersgruppe liegt.

Als Teilleistung sollten geprüft werden: die artikulierte Sprache mit dem Möhring-Test, die expressive Sprache mit dem Grammatiktest und die rezeptive Sprache mit dem Wörterergänzungstest (aus dem psycholinguistischen Entwicklungstest von Angermeier). Die motorische Koordination wird mit dem Motoriktest 4–6 (von Zimmer und Volkamer) und die Sensomotorik mit dem Test für Visumotorik (aus dem Frostik-Entwicklungstest von Lockowandt) untersucht.

Im Vorschulalter kann auch der Hannover-Wechsler-Intelligenztest für das Vorschulalter (HAWIVA) empfohlen werden. Hier wird kein IQ erhoben, sondern es werden 4 Teilleistungsbereiche getrennt geprüft (Sprachverständnis, Visumotorik, Mengenerfassung und einfaches Rechnen im Zahlenraum von 1 bis 10 sowie die Konzentration). Das Sprachverständnis wird mit 3 Untertesten untersucht (allgemeines Wissen, Wortschatz und allgemeines Verständnis), die Visumotorik mit den 3 Untertesten Labyrinthedurchfahren, Figurenabzeichnen und Mosaiktest. Dieser Test dauert 30–40 Minuten. Man sollte jedoch zweimal 20–30 Minuten einplanen, da das kindgemäßer ist und dann auch die oben erwähnten Ergänzungsteste (nach Bedarf) eingesetzt werden können.

Bei einem Prozentrang von 50 im allgemeinen nonverbalen Intelligenztest sollte bei einer Teilleistungsschwäche oder einer umschriebenen Entwicklungsstörung (in den entsprechenden Subtesten) ein Prozentrang von 7 erreicht werden. Das entspricht 1½ Standardabweichungen. Wird ein Prozentrang von 69 im nonverbalen Intelligenztest erreicht, so ist in dem spezifischen Test bereits ein Prozentrang von 15 auffällig. Bei jüngeren Kindern sind eine wechselnde Arbeitshaltung, kürzere Aufmerksamkeitsspanne und deutliche Motivationsschwankung zu berücksichtigen, die eine Gesamtbeurteilung erschweren.

Kinder, die in Teilleistungsbereichen um 1½ Standardabweichungen und mehr abweichen, sind einer Logopädie, Motopädie oder Förderung in der Visumotorik zuzuführen. Die U 9 mit der geschilderten Psychodiagnostik kann die übliche Einschulungsuntersuchung mit Schulreifetesten ersetzen, weil hier schon früh Weichen gestellt werden und die Entwicklungs- und Förderberichte meistens ausreichen, um die Schuleignung, welche Bildbarkeit in der Gruppe voraussetzt, zu beurteilen.

Persönlichkeitsteste im Kindesalter sind fragwürdig, im Jugendalter dagegen angemessen. Im Vorschulalter eignen sich am ehesten Zeichenteste, der Fabel-Test und der Szeno-Test – vor Überinterpretation sei jedoch gewarnt. Ab 9 Jahren stehen Fragebogenteste, wie die Hamburger Neurotizismus- und Extraversionsskala (HANES) und der Angstfragebogen für Schüler (AFS), zur Verfügung. Ab 11 Jahren kann man bei normalbegabten Kindern auch das Mannheimer Biographische Inventar anwenden. Als differentieller Persönlichkeitstest bietet sich zwischen 9 und 14 Jahren der Persönlichkeitsfragebogen für Kinder (PFK 9–14) an. Für Jugendliche ab 16 Jahren kann das Freiburger Persönlichkeitsinventar mit den Formen FPI-A1 und FPI-R empfohlen werden.

Allerdings sind auch diese Fragebogenteste, die eine objektive Beurteilung gestatten, mit Vorsicht zu behandeln, da ihre Validität nicht in jedem Fall endgültig gesichert ist. An projektiven Verfahren, die jedoch viel klinische Erfahrung erfordern, sind die Picture-Frustration Study für Kinder (PFS, 6–14 Jahre), der Children Apperception Test (CAT, ab 4 Jahren), der Thematische Apperzeptionstest (TAT) und der Rorschach-Test anwendbar. Für den PFS sind für 6- bis 14jährige neue Normen ermittelt worden, die im Handbuch zum Rosenzweig-Picture-Frustration-Test (PFT) Band II von Rauchfleisch veröffentlicht wurden. Alle projektiven Teste unterliegen den theoretischen Standpunkten und dem Können des klinischen Psychologen. Es kann daher zu recht abweichenden Urteilen in der Persönlichkeitsdiagnostik kommen. Insgesamt ist zu sagen, daß im Vergleich zur relativ befriedigenden Intelligenz-

und spezifischen Leistungsdiagnostik die Persönlichkeitsdiagnostik des Kindes noch viele Fragen offenläßt und vom Standpunkt der Psychometrie keinesfalls zufriedenstellend gelöst ist. Die Anwendung mehrerer Verfahren ist oft notwendig, um ein angemessenes Urteil zu finden.

Um das Erziehungsverhalten der Eltern zu erfassen, wurden ebenfalls neue Verfahren entwickelt. Beispielhaft sei hier die Hamburger Erziehungsliste (Hamel) erwähnt.

Neben der Testdiagnostik kommt besonders im Kindesalter der **Verhaltensbeobachtung** besondere Bedeutung im Rahmen der Psychodiagnostik zu.

Hier interessieren vor allem die Häufigkeit und die Art und Weise, in der ein bestimmtes Verhalten sich äußert oder ein erwartetes Verhalten nicht gezeigt oder unterdrückt wird. So kann man am ehesten erfassen, ob von den Eltern berichtete Aggressionen wirklich so auffällig sind oder noch der Norm entsprechen, ob Hemmungen vorhanden sind oder unter welchen Bedingungen sie sich besonders auswirken. Ebenso gilt es hier, die Interaktion Mutter–Kind zu erfassen.

Verhaltensbeobachtungen sollten immer nur auf bestimmte Verhaltensweisen abzielen, da das Gesamtverhalten kaum objektiv und genau erfaßt werden kann. Auf vorbereiteten Beobachtungsbögen könnte eine Strichliste z. B. darüber geführt werden, wie oft ein Kind ein begonnenes Spiel unterbricht, um auf Ablenkung zu reagieren, oder wie oft eine Mutter beim gemeinsamen Spiel ihr Kind tadelt oder ermuntert. Aus solchen Beobachtungen ergeben sich für die Beratung und Behandlung des Kindes bessere Hinweise als aus Persönlichkeitstesten. Die Verhaltensbeobachtung kann z. B. auch standardisiert durchgeführt werden, indem ein bestimmtes Spiel mit klar definierten Schwierigkeitsgraden eingeführt wird. Zusätzlich könnte z. B. eine Störquelle (Autohupe) eingeführt werden, die in gleichen Abständen ertönt. Unter solchen Bedingungen könnten Frustrationstoleranz und Ablenkbarkeit des Kindes erfaßt werden. Verhaltensbeobachtung erfordert eine gute Schulung. Es ist am Anfang sinnvoll, Verhalten von verschiedenen Beobachtern aufnehmen zu lassen oder Verhalten mit dem Videorecorder aufzuzeichnen, um aus der Übereinstimmung oder Nachkontrolle Hinweise auf eigene Beobachtungsfehler zu gewinnen. Im Rahmen der Verhaltenstherapie nimmt die Verhaltensbeobachtung einen besonderen Platz ein.

Die Psychodiagnostik kann nur dann effektiv sein, wenn Anamnese, Exploration, Testuntersuchung und Verhaltensbeobachtung einander ergänzen, das so gewonnene Datenmaterial geordnet und unter verschiedenen theoretischen Gesichtspunkten auf seine mögliche Relevanz für den Einzelfall und die daraus abzuleitenden Maßnahmen – Beratung, Milieuveränderung und Therapie – kritisch interpretiert wird.

6. Kind und Krankheit

a) Allgemeine Aspekte der Krankheitsverarbeitung

Die Verarbeitung von Erkrankungen bei Kindern erfolgt bei Kurzfristigkeit des Krankheitszustandes in der Regel problemlos. Diese Aussage läßt sich dagegen bei langfristigen Erkrankungen nicht aufrechterhalten. Hier spielen **familiäre Charakteristika, soziales Umfeld und vor allem Persönlichkeitseigenschaften und Entwicklungsstand des Kindes** eine wichtige Rolle.

Das Selbstkonzept des Kindes, das Ausmaß seiner emotionalen Stabilität bzw. Labilität, Bewältigungs-(Coping-)Stile und der mit der Erkrankung verbundene Streß sind hierbei zu beachten.

Gleichzeitig kommt der Art der Erkrankung – Schwere, Bedrohlichkeit, Stigmatisierung, Einschränkung – eine wesentliche Bedeutung zu. Hiervon hängt die Antwort auf die Erkrankung ab. Dabei erhebt sich die Frage, in welchem Umfang Korrekturen am Selbstkonzept vorgenommen werden müssen und in welchem Ausmaß neue Bewältigungsstrategien zu entwickeln sind. Dies spielt bei der Entscheidung, ob die psychologische Umsetzung der langfristigen Erkrankung in eine akzeptable Form der Anpassung oder in unterschiedliche Formen der Fehlanpassung mündet, eine Rolle. Die weitere Einstellung zur Krankheit in der Adoleszenz und im Erwachsenenalter wird durch diese frühen Entscheidungen beeinflußt.

Bei der Verarbeitung der Krankheit bei Kindern ist stets in besonderer Weise die Familie mitbetroffen. Dies um so mehr, je jünger und abhängiger das Kind noch ist. Deshalb kommt bei der Erkrankung von Kindern unter dem Aspekt der Mitbetroffenheit der Familie dem Transaktionsmodell von Lazarus und Launier besondere Bedeutung zu.

Je nach Entwicklungsstand werden Kind und/oder Eltern zunächst eine kognitive Bewertung der neu eingetretenen Situation vornehmen. Die Krankheit wird in der Regel weder als irrelevant noch als positiv, sondern als streßhaft eingeschätzt werden. Diese streßhafte Bewertung differenziert noch weiter zwischen Schadenszufügung, Bedrohung und Herausforderung. Gleichzeitig oder unmittelbar danach findet eine sekundäre Bewertung der verfügbaren Bewältigungsmöglichkeiten und eigenen Fähigkeiten im Hinblick auf die durch die Erkrankung geschaffene neue Situation statt.

Die Bewältigung (Coping-Verhalten) kann nun palliativ und instrumentell erfolgen.

Die palliative Bewältigung hat die Akzeptanz der neu eingetretenen Situation zum Ziel, wobei emotionale Aspekte wesentlich sind. Ebenso gehen Zukunftsperspektiven, neue Arrangements im sozialen Umfeld, Änderung der Aktivitäten mit in diese Form der Bewältigung ein. Die instrumentelle Bewältigung bezieht sich auf jene Aktivitäten, die direkt auf das Krankheitsgeschehen Einfluß nehmen können; das wären z.B. beim diabetischen Kind die Einhaltung der Diät, die rechtzeitige Insulingabe und die genaue Blutzuckerkontrolle.

Dabei sind vier von der Funktion der Bewältigung (palliativ-instrumentell) und dem Schwerpunkt (Umwelt, eigene Person betreffend) unabhängige **Bewältigungsformen** hervorzuheben:
1. Informationssuche.
2. Direkte Aktion.
3. Aktionshemmung.
4. Intrapsychische Bewältigung.

▶ Bei der **Informationssuche** versuchen die Personen bzw. die betroffenen Eltern herauszufinden, welches Problem besteht und was getan werden muß (z.B. Abwägung der Eltern, ob sie einen weiteren Arzt hinzuziehen, sich selbst belesen, ob sie sich für oder gegen eine Operation entscheiden).
▶ Bei der **direkten Aktion** geht es um das Einhalten der Bettruhe, die Durchführung körperlicher Übungen, die regelmäßige Gabe von Medikamenten, die Spannungsabfuhr durch Spiele etc.
▶ Die **Aktionshemmung** bedeutet das Nichtausüben von Handlungsimpulsen, die die Anpassungsprozesse gefährden oder behindern (z.B. das Unterlassen des direkten Ausdrucks von Ärger seitens des Kranken bzw. dessen Familie gegenüber Personen, von denen sie abhängig sind).
▶ **Intrapsychische Prozesse** subsumieren sämtliche kognitiven Prozesse der Aufmerksamkeitsausrichtung, Informationsaufnahme und -verarbeitung sowie die von der Psychoanalyse postulierten Abwehrmechanismen. Letzteren werden als Hauptfunktionen im normalen psychischen Geschehen folgende Effekte zugeschrieben:
– Entlastungsfunktion.
– Anpassungsfunktion an die Umwelt.
– Schutzfunktion zur Vermeidung von Unlust.

Der Abwehrmechanismus der Verdrängung und seine Steigerungsform, die Verleugnung, spielen bei schweren Erkrankungen eine wesentliche Rolle.

Ihr Vorteil ist, daß man sich im Erkrankungsfall nicht mit der bedrohenden Realität auseinandersetzen muß und eine von ihr abweichende, weniger gefährlich erscheinende Umweltperspektive aufrechterhalten oder konstruieren kann. Verdrängungen und Verleugnungen gelingen selten vollständig oder sind nicht längerfristig aufrechtzuerhalten. Insofern kann es zu gleichzeitigem Wissen und Nichtwissen kommen.

Wesentlich ist das grundsätzliche Erleben von Krankheit bei Eltern und Kind, weil hiervon emotionale Reaktionen, innere Einstellung zur Krankheit und Verhaltensweisen im Umgang mit der Krankheit, mit den Mitmenschen und anderen Lebensumständen abhängen.

Die Übersicht in Tab. 2 gibt einige wichtige Erlebnisverarbeitungen mit den entsprechenden Reaktionen wieder.

Es ist zu betonen, daß das Erleben von Krankheit bei Eltern und Kind einem Wechsel unterliegt und verschiedene Erlebnisweisen miteinander konkurrieren können. Nur selten wird lediglich eine der nachstehend aufgeführten Erlebnisweisen krankheitsüberdauernd dominieren.

Tab. 2. Erlebnisweisen und Reaktionsformen bei Eltern und Kindern im Erkrankungsfall

Erlebnisweise	Reaktion
1. Krankheit als Zeichen von Schwäche	Scham
2. Krankheit als gerechte Strafe	Resignation
3. Krankheit als ungerechte Strafe	Kränkung
4. Krankheit als Feind	Kampf
5. Krankheit als Herausforderung	Flexible Veränderung der Aktivitäten
6. Krankheit als Entlastung	Regressive Haltung
7. Krankheit als irreparabler Verlust an Lebensqualität	Trauer
8. Krankheit als Strategie	Im Verhaltenskodex eingeplant
9. Krankheit als Wert	Imponieren

Als Kategorien für **Coping-Techniken** sind bei Kindern zu berücksichtigen:
1. Entwicklungsstand der kognitiven Funktionen des Gedächtnisses, der Sprache und des Verstehens.
2. Kompensatorische körperliche und intellektuelle Aktivitäten.
3. Angemessene Entlastung und Kontrolle der Gefühle.
4. Rückzug und Anspruchsdurchsetzung.
5. Abwehrstrategien zur Angstbewältigung.

Zu den allgemeinen Anforderungen bei Krankheit gehört das Bewahren bzw. Wiedergewinnen der emotionalen Balance. Gefühle der Hoffnung sind seitens der Eltern und Behandler den Ängsten und Abhängigkeitsgefühlen gegenüberzustellen. Ebenso geht es um das Bewahren eines befriedigenden Selbstbildes und um die Aufrechterhaltung von Kompetenzgefühlen. Dem kranken Kind sollte deutlich gemacht werden, was es selbst zu seiner Heilung beitragen kann. Es sollte auch das alles selbständig ausführen dürfen, was ihm zugetraut werden kann. Von Bedeutung ist ebenso die Aufrechterhaltung von Beziehungen zur Familie und zu Freunden sowie das Vorbereiten auf künftige Lebensbewältigungen, vor allem wenn Funktionsausfälle irreparabel bleiben (z.B. Querschnittslähmung bei Myelomeningozele oder Insulinabhängigkeit bei Diabetes mellitus Typ I). Bedenkt der behandelnde Arzt diese Aspekte und kann er sie in sein Handeln einbeziehen, so wird er wesentliche Bewältigungshilfen für das kranke Kind und dessen immer mitbetroffene Familie leisten können.

b) Psychosoziale Aspekte chronischer Erkrankungen im Kindesalter

Chronische Erkrankungen sind durch Langwierigkeit im Verlauf und durch die Unsicherheit in der Vorhersage bezüglich der Wiederherstellung der Gesundheit gekennzeichnet. Sie belasten die betroffenen Kinder durch
1. weitgehende Unveränderbarkeit oder Fortschreiten der Krankheit,
2. Unvorhersagbarkeit des Krankheitsverlaufes,
3. verringerte körperliche Leistungsfähigkeit,
4. lange Abhängigkeit von Spezialisten,
5. Bedrohung der körperlichen Unversehrtheit,
6. Krankenhausaufenthalte und
7. Einschränkungen und Verluste in persönlicher und sozialer Hinsicht.

In den Industrieländern liegt die Prävalenzrate chronisch erkrankter Kinder bei ca. 5–18%. Asthmatiker stehen mit einer Inzidenz von 10 auf 1000 Kinder an der Spitze, gefolgt von Kindern mit kongenitalen Herzkrankheiten (8 auf 1000), chronischen Nierenerkrankungen (2 auf 1000), Spina bifida und Diabetes mellitus Typ I (1 auf 1000). An zystischer Fibrose erkranken in Deutschland jährlich etwa 120 Kinder, an Muskelerkrankungen 110 Kinder und an Krebs 1200 Kinder. Die Rate psychisch bedeutsamer Störungen beträgt bei chronisch kranken Kindern etwa 30% (gegenüber 10–20% in einer unausgelesenen Population).

Kinder werden unter unterschiedlichen Entwicklungsbedingungen von einer chronischen Krankheit betroffen. Daher ist es problematisch, allgemeingültige Modelle der Krankheitsverarbeitung und -bewältigung (sog. Coping) zu entwickeln. Die Krankheitsverarbeitung ist wie bei Erwachsenen abhängig von
1. der Schwere der Erkrankung,
2. der Stigmatisierung,
3. der aktuellen Belastung (Schmerzen, Immobilität),
4. der Vorhersagbarkeit im Verlauf und
5. der individuellen Verlaufsbeeinflussung.

Je nach Entwicklungsalter des Kindes sind seine Abhängigkeit von der Familie und die durch sie erfahrene Stützung von ausschlaggebender Bedeutung.

Intrapersonale, krankheitsbezogene und umweltbezogene Faktoren sind die drei wesentlichen Einflußgrößen bei einer chronischen Erkrankung und Ursachen für die Anpassung oder Fehlanpassung an die neue Situation.

Es fehlen jedoch noch größere Untersuchungen über die Interaktion der verschiedenen Variablen und genaue Beschreibungen, wie Kinder auf die jeweils empfundene Situation reagieren. Dabei sollte besonders erfaßt werden, in welchem Ausmaß Kinder und ihre Familie im Verlauf chronischer Erkrankungen mit unlösbaren Problemsituationen konfrontiert werden. Hierdurch ließen sich situationsspezifischere Bewältigungsmöglichkeiten finden. Auch bei Kindern wird Streß zu einer Problemsituation, die eine Lösung oder neue Entscheidungsprozesse erfordern.

Die Modelle zum aktiven Coping für die Reduzierung auftretender Stressoren, welche für chronisch kranke Erwachsene aufgestellt worden sind, lassen sich aus drei Gründen nicht auf Kinder übertragen:

1. Kinder sind in stärkerem Maße von Erwachsenen abhängig, die das aktive Coping behindern können.
2. Die Fähigkeit zum aktiven Coping hängt von biologischen und psychologischen Entwicklungsvoraussetzungen ab.
3. Die entwicklungsbedingten Veränderungen können als zusätzliche Belastungssituation erlebt werden.

Zu 1: Eine auf Selbständigkeit ausgerichtete und das Kind stützende Erziehungshaltung der Eltern kann die aktive Krankheitsbewältigung fördern, während eine überbehütende und das Kind in seiner Heranreifung hemmende Erziehungshaltung der Eltern eine aktive Krankheitsbewältigung durch das Kind eher unmöglich macht. Es ist auch wichtig zu wissen, ob die Eltern durch die chronische Erkrankung ihres Kindes überfordert sind, weil schon andere Erschwernisse (Arbeitslosigkeit, Eheprobleme, Alkoholismus) bestehen.

Zu 2: Erziehungsschwierige Kinder (z. B. hyperaktive, lerngestörte oder affektgestörte Kinder) haben ungünstigere Entwicklungsvoraussetzungen und sind hierdurch in der aktiven Krankheitsbewältigung beeinträchtigt. Diese Kinder benötigen einen erhöhten Erziehungsaufwand, der nicht von allen Eltern geleistet werden kann.

Zu 3: Werden Kinder in der Phase erhöhter Trennungsängstlichkeit (2.–3. Lebensjahr), in der Phase notwendiger neuer sozialer Erfahrungen (Einschulungsalter) oder in der Identitätsfindungsphase der Pubertät chronisch krank, entstehen besondere entwicklungsspezifische Schwierigkeiten, welche die Betreuung chronisch kranker Kinder erschweren.

Am **Beispiel der Leukämie** (s. S. 478) soll auf die Krankheitsverarbeitung und -bewältigung bei Kindern ausführlicher eingegangen werden.

Die Diagnose Leukämie stellt für Eltern und ältere Kinder eine extreme Belastung dar. Sie führt nicht selten zu einem Diagnoseschock. Verleugnung der Schwere der Krankheit oder Verdrängung der damit verbundenen Konsequenzen sind häufig zu beobachten. Die Verarbeitung der Diagnose ist daher ein erster wichtiger Schritt und sollte auch bei ernster Prognose zur Hoffnung auf Heilung führen. Mit dieser Hoffnung sind die nachfolgenden mit der Therapie verbundenen Belastungen eher zu ertragen. Mit dem Kind sollte je nach Alter in anschaulicher Weise darüber gesprochen werden, daß das Ziel der Therapie die Vernichtung möglichst aller Leukämiezellen im Organismus und die dauerhafte Erhaltung der klinischen und hämatologischen Erscheinungsfreiheit ist. Dabei wird das Kind auch über die erkennbaren Nebenwirkungen (Übelkeit, Erbrechen, Haarausfall) und die mit der Therapie verbundenen Schmerzen aufgeklärt. Die Therapiemaßnahmen (Chemotherapie, Strahlentherapie, evtl. antibiotische Therapie) sind für das Kind in einfachen Lernschritten aufzuarbeiten.

Die Eltern sind in die Aufklärung einzubeziehen und auf das Ertragen dieser oft schmerzhaften Prozeduren vorzubereiten, damit sie dem Kind hilfreich zur Seite stehen können. Bei der anfangs notwendigen Zentrierung auf die Krankheit des Kindes und der damit verbundenen depressiven Reaktion kommen die Partnerbeziehung und die Geschwister oft zu kurz. Daher ist es wichtig, die Lasten so zu verteilen, daß jeder das Gefühl haben kann, an der Krankheitsbewältigung teilzuhaben.

Den affektiven Reaktionen bei der Diagnoseverarbeitung ist besondere Aufmerksamkeit zu widmen. Ängste, Zorn und Verzweiflung wechseln mit hoffnungsvoller Erwartung. In dieser Phase müssen Ärzte, Schwestern und die Mitarbeiter des psychosozialen Dienstes Zeit, Verständnis und Geduld aufbringen und alle durch die Wechselbäder der Gefühle entstandenen Mißverständnisse beseitigen. Bei der Informationsvermittlung an Kind und Eltern sind die jeweilige emotionale Befindlichkeit und die kognitiven Fähigkeiten zu berücksichtigen. Die Informationsvermittlung sollte sich immer auf die jeweilige Behandlungsphase beziehen. Es sind daher zahlreiche gut strukturierte Informationsgespräche notwendig. Auf die jeweiligen Nebenwirkungen und Belastungen ist unbedingt einzugehen. Das Kind ist geduldig anzuhören, und es muß ihm gesagt werden, was Ärzte und Schwestern, aber auch es selbst tun können, um die Belastungen zu verringern.

> Das Herstellen eines Vertrauensverhältnisses von Kind und Eltern zu den Mitarbeitern des Krankenhauses ist eine wesentliche Voraussetzung, damit psychische Hilfen akzeptiert werden.

Durch Zubilligung von möglichst viel Mitbestimmung (z. B. wer soll dich zur Bestrahlung begleiten?) kann die Motivation des Kindes gestärkt werden. Andererseits ist darauf zu achten, daß die Kinder durch emotional dramatisierte Szenen sich keine Vergünstigungen zum Nachteil anderer erzwingen. Dies ist in der Praxis nicht immer leicht und kann vorübergehend die Therapiebereitschaft des Kindes beeinträchtigen. Die mit der Chemotherapie auftretende Übelkeit und das Erbrechen können durch Kopplung ursprünglich neutraler Reize mit der Zytostatikagabe aufgrund klassischer Konditionierung antizipiert werden. Dem kann mit verhaltenstherapeutischen Methoden begegnet werden. Dazu gehören Entspannungsübungen und die systematische Desensibilisierung.

Wiederkehrende, schmerzhaft empfundene und ängstlich erwartete Maßnahmen sind die Knochenmarks- und Lumbalpunktionen. Diese sind auch deshalb so unangenehm, weil das Kind das Geschehen nicht verfolgen kann. Fast alle Kinder haben hiervor Angst und verspannen sich, wodurch die Eingriffe schmerzhafter werden. Punktionsängste können durch Hypnose abgebaut werden, die wirksamer ist als Gespräche und Ablenkungsversuche. Die Hypnose setzt allerdings Kooperationsbereitschaft voraus und muß auf die Persönlichkeit des Kindes und seine Gefühlslage abgestimmt sein. Alternativen sind kombinierte Programme (Modellfilme, Verstärkung, Atemübungen, Imaginationstechniken, Verhaltensübungen). Nach einer Problemanalyse werden die verschiedenen Bewältigungsmöglichkeiten geübt und schließlich in der realen Situation angewandt.

Bei starken Schmerzen müssen häufig Medikamente gegeben werden. Es hat sich gezeigt, daß Kinder im Schulalter gut bestimmen können, wann sie Medikamente benötigen. Der Medikamentenkonsum wird dadurch nicht erhöht, jedoch zeigen diese Kinder eine bessere Gesamtbefindlichkeit.

In der Gruppenarbeit mit den Eltern sollte die Unterstützung ihrer Kinder erörtert werden. Dabei sind Modellfilme heranzuziehen. Da sich elterliche Unruhe und Unsicherheit auf das Kind übertragen können, sind mit den Eltern Entspannungsübungen durchzuführen.

In der Nachbehandlungsphase ist die Notwendigkeit der Fortsetzung der Chemotherapie für die Eltern belastend. Sorgen und Ängste vor einem Rückfall führen zu Unsicherheit und Ungewißheit. Kommt es zum Rezidiv, wird dies oft bedrückender erlebt als die Anfangsdiagnose, da nun die Angst vor dem Tod des Kindes größer ist.

Bei anhaltender Remission ist die Reintegration des Kindes in die Schule und in den Freundeskreis wichtig. Die Patienten haben Befürchtungen, sich mit sichtbaren Stigmata (z. B. Haarausfall) den anderen zu zeigen. Dann sind Vorgespräche notwendig. Eltern sollten bereits während des Krankenhausaufenthaltes mit den Lehrern Kontakt halten, Bilder vom kranken Kind mitbringen, diese den Lehrern übergeben, damit sie den Schülern in der Klasse die Bilder zeigen und über die Krankheit sprechen. So wird die Rückgliederung in die Schule am besten vorbereitet. Über eine Leistungsdiagnostik sollte den Eltern der Grad der Belastbarkeit ihres Kindes mitgeteilt werden. Die Reintegration sollte so schonend wie nötig erfolgen. Die Vorbereitung von Lehrern und der Klasse kann auch durch Mitarbeiter der Klinik stattfinden. Eltern, die ihr Kind zu sehr abschirmen und vor Belastung zurückhalten, übertragen unnötig ihren Pessimismus auf das Kind.

In einem Endstadium der Erkrankung ist Offenheit über den unausweichlichen Tod von Bedeutung. In einem ausführlichen Gespräch mit den Eltern sollte die Situation realistisch dargestellt werden. Es werden zwei Vorgehensweisen angeboten: entweder erneuter Therapieversuch mit experimentellen Medikamenten, evtl. Knochenmarkstransplantation, oder eine sinnvoll gestaltete Zeit ohne spezielle Therapiemaßnahmen bis zum Tode des Kindes. Im letzteren Fall werden mit den Eltern und dem Kind wichtige Einzelheiten besprochen. Bisher wurden als Reaktion auf diese Gespräche keine Verhaltensstörungen des Kindes beobachtet. Dieses Vorgehen kann jedoch kritisiert werden, weil damit alle Hoffnung aufgegeben wird. Es ist aber zu bedenken, daß Kinder oft ihren Tod ahnen und ein Mangel an Offenheit zu unerträglichen Situationen in den Beziehungen zwischen Eltern und Kind führen würde.

Insgesamt ist zu sagen, daß auch bei anderen chronischen Krankheiten von Kindern sich viele verhaltenstherapeutische Maßnahmen anbieten, die der Bewältigung der Krankheit dienen. Spezielle Programme für Asthmatiker und Diabetiker liegen vor und werden bereits vielversprechend angewandt. Auch wenn noch viele Fragen offen sind, können solche auf die jeweilige Entwicklung des Kindes adaptierten Interventionen dazu beitragen, Kindern bei der Bewältigung chronischer Krankheiten zu helfen.

7. Kind und Krankenhausaufenthalt

In den Kinderkliniken hat sich in Kenntnis des Hospitalismussyndroms in den letzten zwei Jahrzehnten ein erheblicher Wandel unter dem Primat der Kinderfreundlichkeit und Kindgerechtigkeit vollzogen.

Dies heißt jedoch nicht, daß der Krankenhausaufenthalt nunmehr vom Kind belastungsfrei erlebt wird. Jede Krankenhauseinweisung ist für das Kind zwangsläufig mit einer Unterbrechung enger Beziehungen zu vertrauten Personen, einer Konfrontation mit einer neuen und fremdartigen Umwelt, der Erduldung nicht immer ohne Schmerz und Unbehaglichkeiten ablaufender medizinischer Prozeduren sowie der Auseinandersetzung mit fremden Personen verbunden.

Durch die **Hospitalismusforschung,** die Ende des vergangenen Jahrhunderts in v. Pfaundler einen ihrer ersten Repräsentanten hatte und in den 40er und 50er Jahren durch die Arbeiten von Bowlby, A. Freud, Robertson & Spitz verbreitete Beachtung fand (1959 Einsetzung des »Platt Committees« durch die britische Regierung, 1961 Gründung der »National Association for the Welfare of Children in Hospitals«, Ende der 60er Jahre Aktion »Kind im Krankenhaus«, getragen vom Kinderschutzbund, und in den 70er Jahren Aktion »Fröhliches Krankenzimmer«, getragen vom Deutschen Ärztinnenbund), kam es seitens dieser Vereinigungen und Aktionen zu folgenden Forderungen:
▶ Unterstützung und Förderung eines uneingeschränkten Besuches der kranken Kinder durch die Eltern.
▶ Einrichtung von Mutter-Kind-Einheiten.
▶ Kindgemäße Gestaltung der Krankenhäuser und Stationen.
▶ Einschränkung der stationären Behandlung unter dem Aspekt der notwendigen Indikation und des Fehlens anderer Alternativen.

1984 wurde festgestellt, daß die Erweiterung der Besuchsregelung und im Bedarfsfall die Mitaufnahme von Müttern in den Kinderkliniken der BRD weitgehend realisiert waren.

Obwohl sich die Situation in den Kinderkliniken deutlich verbessert hat und die stationäre Verweildauer im Krankenhaus im statistischen Durchschnitt deutlich gesunken ist, muß auf *vier* **Störvariablen** hingewiesen werden, die heute noch immer zu berücksichtigen sind. Zu ihnen zählen:
▶ Unfamiliäres Klima in der Klinik.
▶ Zeitweilige Trennung von den Eltern.
▶ Alter des Kindes.
▶ Persönlichkeit des Kindes.

Das unfamiliäre Klima in der Klinik ist bereits durch die anderen Betten und die veränderte Routine (andere Essens- und Schlafenszeiten), durch technische Geräte in den Räumen, zeitweilige Immobilität, viele Ansprechpersonen und Schichtwechsel der Schwestern hinreichend beschrieben. Auf die diagnostischen und weiteren Prozeduren im Rahmen der medizinischen Versorgung muß hier gar nicht erst hingewiesen werden. Im folgenden sollen drei Aspekte behandelt werden:
1. Die Krankenhauseinweisung im Erleben des Kindes.
2. Der Krankenhausaufenthalt im Erleben des Kindes.
3. Die Vorbereitung des Kindes auf größere medizinische Eingriffe.

Krankenhauseinweisung im Erleben des Kindes

Mit der Krankenhauseinweisung ist für eine Vielzahl von Kindern immer eine vorübergehende Trennung von den Eltern verbunden.

Diese Trennung gefährdet die Bindung an die Eltern um so mehr, je jünger das Kind ist, je länger der Krankenhausaufenthalt dauert, je mehr negative Trennungserfahrungen (Heimweh) vorliegen und je weniger stabil die bestehenden Beziehungen sind.

Am ehesten führt die Trennung auf der Altersstufe zwischen dem 6. Lebensmonat und dem 5. Lebensjahr zu traumatischen Folgereaktionen.

Folgende **Kriterien zur Vulnerabilität** eines Kindes durch eine mit der Krankenhauseinweisung verbundene Trennung werden beschrieben:
– Es sind eher die einzigen oder jüngsten Kinder der Familie.
– Die Kinder reagieren in Testen bezüglich Kommunikationsfähigkeit, Reaktivität und Aggressivität eher ungünstig.
– Sie haben Mütter, die entweder extrem ängstlich oder zu unbesorgt hinsichtlich der Krankenhauseinweisung sind.
– Sie reagieren ablehnend/abwehrend gegenüber fremden Erwachsenen oder neuartigen situativen Bedingungen.
– Sie haben in ihrer Vergangenheit kaum Familien und Wohnungen anderer Kinder besucht.
– Sie haben vor kurzem eine traumatische Trennungserfahrung erlebt (z.B. Schuleintritt, Krankenhausaufenthalt eines Elternteils).

Wesentlich ist gleichfalls, ob das Kind die Krankenhauseinweisung als eine dringlich notwendige Maßnahme erfährt, die ihm Hilfe verspricht, oder ob sie als Strafe erlebt wird, weil sich das Kind selbst für eine Erkrankung anschuldigt oder von anderen deswegen angeschuldigt wird. Davon hängt auch weitgehend die Einstellung zum behandelnden und betreuenden Personal und die Bewertung der notwendigen diagnostischen und der Heilung dienenden Maßnahmen als Hilfen oder als Strafen ab. Gleichfalls sollte bedacht werden, ob das Kind einen sehr langen Krankenhausaufenthalt erwartet oder gar fürchtet, nie wieder aus dem Krankenhaus herauszukommen oder dort zu sterben.

Kinder reagieren auf eine Krankenhauseinweisung sehr verschieden, was bei den voraus beschriebenen unterschiedlichen Einstellungen und Erwartungen nicht verwunderlich ist. Die Reaktionsskala reicht vom lauten verbalen Protest über Weinen, Klammern an die Eltern, aggressive Handlungen gegen Objekte und Personen bis hin zur stillen Ergebenheit, die letztlich nicht mit Anpassung verwechselt werden darf. Kinder, die bei der Aufnahme ein Neugierverhalten zeigen, gleich die neue Situation erkunden, viele Fragen stellen, Kontakte zu bereits aufgenommenen Kindern knüpfen und bald zu spielerischen Beschäftigungen übergehen, werden am ehesten mit dem Krankenhausaufenthalt fertig.

Die **Reaktionen der Eltern** auf die Krankenhauseinweisung ihres Kindes werden von den gleichen Faktoren mitbestimmt, die für die Kinder gelten. Das Alter ihres Kindes, die Art der Erkrankung, die durch Vorerfahrungen bei Trennungen gewonnene Sicherheit oder Unsicherheit im Umgang mit dem Kind, die Enge der Bindung und die Persönlichkeit der Eltern sind jeweils ausschlaggebend für das Verhalten der Eltern bei der Einweisung ihres Kindes. Hinzu kommen der Grad des Vertrauens oder Mißtrauens, den man der Institution Krankenhaus und seinen Mitarbeitern entgegenbringt, die Verantwortlichkeit oder Schuldzuweisung für die Erkrankung des Kindes und der in der Familie bisher übliche Erziehungsstil. Letzterer kann im Krankenhaus eine demonstrative Wandlung aus Schuldgefühlen seitens der Eltern erfahren. Elternreaktionen sind zu beachten, weil das Kind sie bei der Krankenhauseinweisung mit zu verarbeiten hat. Ein stark verändertes Elternverhalten trägt eher zur Beunruhigung des Kindes bei und steigert dessen ängstliche Erwartungen. Das Angstverhalten bei Eltern bezieht sich nicht nur auf die Frage: »Kann man meinem Kind helfen oder nicht?«, sondern ebenso auf den Umgang des Personals mit dem Kind, auf eigene Versäumnisse in der Selbständigkeitserziehung des Kindes, auf die gefährdete Aufrechterhaltung einer dualen Beziehung (symbiotische Mutter-Kind-Beziehung) mit Rivalitätsgefühlen gegenüber den Mitarbeitern.

Eltern, die ein geringes Angstniveau haben, sich sachlicher zur Krankheit des Kindes durch ihr Vertrauen zur Institution und zu den Ärzten einstellen können und die sich bereits vor dem Klinikaufenthalt um eine auf Selbständigkeit ausgerichtete Erziehung bemühten, wirken bei der Klinikeinweisung am ehesten beruhigend und unterstützend auf ihr Kind. Sie bedenken am ehesten, daß es ihr Kind ist, das die Einweisung in die Klinik erdulden muß.

Krankenhausaufenthalt im Erleben des Kindes

> Das Hineinfinden in die neuen Gegebenheiten eines Krankenhauses bei gleichzeitiger Trennung von den Eltern und beeinträchtigtem Gesundheitszustand stellt an die Belastbarkeit des Kindes hohe Anforderungen, denen es aus bereits dargestellten Gründen häufig nicht gewachsen ist.

Insofern kann ein Krankenhausaufenthalt durchaus Streßcharakter für das Kind haben. In nur wenigen empirischen Untersuchungen ist bisher der Frage nach den *entwicklungsbedingten Veränderungen in den kindlichen Konzepten vom »Krankenhaus«* nachgegangen worden. In einer Befragung zum Wissen über Abläufe im Krankenhaus konnten die Antworten drei Kategorien zugeordnet werden:
1. Beschreibung **körperlicher Vorgänge** (einschl. medizinischer Maßnahmen).
2. Beschreibung **sozialer Vorgänge** (Rolle der behandelnden Ärzte und Schwestern, der Mitpatienten und Besucher).
3. Beschreibung von **negativen Erlebnissen** (Langeweile, Einsamkeit, Gefahr von Schmerzen oder Tod).

Jüngere Kinder (4–6 J.) gaben häufig Antworten, die der Kategorie 1 zuzuordnen waren, während ältere Kinder (8–10 J.) sich eher auf Antworten zu Kategorie 2 zentrierten. In anderen Untersuchungen wurde gefunden, daß auch Jugendliche den mit dem Krankenhausaufenthalt verbundenen sozialen Veränderungen größere Bedeutung zumessen (Reaktion von Freunden, Einschränkung sozialer Aktivitäten) als der Angst vor Schmerzen oder medizinischen Prozeduren. Für jüngere Kinder bedeutet Krankenhausaufenthalt überwiegend Im-Bett-liegen-Müssen, während ältere Kinder (7–10 J.) ebenso an Spielen mit anderen Kindern, Lesen, Fernsehen und an Langeweile dachten. Zum Zeitaspekt des Krankenhausaufenthaltes können jüngere Kinder keine realistischen Angaben machen (1 Tag – 1000 Jahre). Ältere Kinder geben hier schon präzisere Grenzen an. Dies ist nicht verwunderlich, da ein objektives Zeitempfinden sich nach Piaget erst im 8. Lebensjahr entwickelt.

Insgesamt ist festzuhalten, daß jüngere Kinder im Krankenhaus am ehesten die Schmerzzufügung befürchten, während ältere Kinder häufiger das Vermissen von Familienangehörigen und

Freunden sowie das Gelangweiltsein ansprechen.

Obwohl medizinische Maßnahmen den Kindern im Krankenhaus heute weitgehend nahegebracht werden, werden darüber häufig kleinere Routinemaßnahmen vergessen (Puls und Temperatur messen). Aus lerntheoretischer Sicht ist es oft schwierig, den Kindern Eingriffe zu begründen. Da Kinder Schmerz und Krankheit gleichsetzen, kann die Schmerzzufügung im Rahmen einer Behandlung nicht als Heilmaßnahme verarbeitet werden. So ist zu bedenken, daß vor allem Kleinkinder die mit Schmerzen verbundene Blutentnahme oder Spritzen oder die postoperativen Schmerzen als Strafmaßnahme beurteilen. Dies ist besonders dann zu erwarten, wenn die Krankheit vom Kind als selbstverschuldet – weil ich nicht artig war – betrachtet wird. Erst 7–10jährigen Kindern können die wahren Gründe der medizinischen Behandlung bewußt gemacht werden. Kinder unter 10 Jahren trauen Ärzten und Schwestern oft nicht zu, daß sie die schmerzhaften Aspekte von Behandlungen wahrnehmen und sehen daher im Weinen und Schreien die einzige Möglichkeit der Schmerzkundgabe. Erst nach dem 10. Lebensjahr wird Ärzten und Schwestern zugebilligt, sich in das Schmerzerleben des Kindes einfühlen zu können.

Das Erleben des Krankenhausaufenthaltes ist bei Kindern an das Alter und an die kognitiven Einsichtsmöglichkeiten gebunden. Ihre psychische Stabilität und Reife hängt weitgehend von der Erziehung ab. Gleichzeitig sollte jedoch bedacht werden, wie »normal« man eigentlich sein muß, um nicht immer leichte Krankheitszustände zu ertragen. Hierzu gibt es kaum verbindliche Aussagen, da die Forschung hier noch in den Anfängen steckt. Am hilflosesten sind allemal Säuglinge und Kleinkinder, und diese Hilflosigkeit hält vor dem Hintergrund begrenzter Einflußmöglichkeiten auf das Geschehen bis in das 7. Lebensjahr hinein an. Säuglinge und Kleinkinder reagieren daher auf Krankenhausaufenthalt mit den drei bekannten Phasen: Protest, Resignation und scheinbare Anpassung. Die letzte Phase ist in der Regel erst bei längerem Krankenhausaufenthalt zu beobachten. Das Kind schickt sich hier in sein Los, nimmt Kontakt zu anderen Kindern und Pflegepersonal auf, fügt sich den Anforderungen und erscheint plötzlich ganz »vernünftig«. Dies geht von Fall zu Fall auch mit einer Verschlechterung der Mutter-Kind-Beziehung einher. Wenn daher Kinder gelegentlich vor der Entlassung äußern, daß sie noch gerne im Krankenhaus bleiben würden, spiegelt dies eher die Enttäuschung über das Verlassen-worden-Sein wider.

Neuere Untersuchungen haben gezeigt, daß nicht alle Kinder diesem Schema folgen. Reifere, selbstbewußte und selbständige Kinder werden besser mit dem Krankenhausaufenthalt fertig. Bei einigen wirkt er wie eine Bewährungsprobe, die zu Reifefortschritten führt statt zu den bekannten regressiven Reaktionen wie Einnässen, Kleinkindsprache, Klammern oder Sich-wiederanziehen-Lassen. Die Reaktion des Kindes auf einen Krankenhausaufenthalt verdient in jedem Fall eine differenzierte Betrachtungsweise.

Unter dem Aspekt der Hilflosigkeit des Kleinkindes und der besonderen Belastung des schwerkranken Kindes hat sich die **Mitaufnahme eines Elternteils** (in der Regel der Mutter) als eine Möglichkeit der besseren Bewältigung des Krankenhausaufenthaltes und der Krankheit selbst erwiesen. Der Trennungsschock bei Kleinkindern kann dadurch überwunden werden. Das Kind findet in seiner durch die Krankheit bedingten Bedürftigkeit Trost, und die Routine vieler kleiner Verrichtungen wird durch die Einbeziehung der Mutter aufrechterhalten. Hierdurch können Irritationen vermieden werden. Die Mitaufnahme von Mutter oder Vater ist ebenfalls beim Auftreten chronischer Erkrankungen angezeigt, da die Eltern mit den behandlungsrelevanten Maßnahmen vertraut gemacht werden müssen (z. B. Diabetes mellitus Typ I). Oft genügt eine Mitaufnahme der Mutter für ein paar Tage, um dem Kind den Übergang in die neue Umgebung zu erleichtern.

Mitaufgenommenen Müttern sollte mitgeteilt werden, daß sie nicht jede Minute bei ihrem Kind verbringen müssen. Dies wäre zu Hause unter der Belastung mit anderen Pflichten ebenfalls nicht realisierbar. Deshalb kann die Mutter in der Klinik ruhig Pflegepausen einlegen. Dies kann für Mutter und Kind gut sein. Mütter oder Väter sollten gleich bei der Mitaufnahme mit dem Krankenhausalltag und den notwendigen Maßnahmen vertraut gemacht werden. Dies beugt Mißverständnissen vor und schützt vor falschen und überzogenen Erwartungen.

Eltern als Besucher sollten sich möglichst natürlich verhalten und die Besuchszeit zum Spielen, Erzählen, Lesen mit dem Kind usw. nutzen. Eltern, die sich »ganz anders« als sonst verhalten, beunruhigen das Kind eher. Wichtig ist, daß Eltern angsterzeugende Informationen vermeiden und selbst nicht ein zu hohes Angstniveau aufweisen. Dies wirkt sich nachteilig auf das Erleben des Kindes im Krankenhaus aus, und Untersuchungen zeigten zudem, daß ein hohes Angstniveau bei Eltern mit dem Gebrauch von Strafe, Druck und der Bekräftigung von abhängigem Verhalten seitens des Kindes korreliert ist.

Positive Beziehungen zu Ärzten und Schwestern reduzieren das Angstniveau bei Kindern und erleichtern das Ertragen des Krankenhausaufenthaltes. Dies gilt ebenso, wenn sich Kinder in den Krankenzimmern untereinander gut verstehen. Die Einzelunterbringung von Kindern ist daher weitgehend zu vermeiden.

Vorbereitung des Kindes auf den Krankenhausaufenthalt und auf einzelne medizinische Maßnahmen

Die Vorbereitung von Kindern auf den Krankenhausaufenthalt hat sich generell als vorteilhaft für die Bewältigung dieser Trennungssituation erwiesen.

Insofern ist es wichtig, Kinder in angemessener Weise auf das Krankenhaus vorzubereiten und sie auf verschiedene Weise mit dem Krankenhaus vertraut zu machen. In ganz allgemeiner Form kann dies durch Führung von Kindergartengruppen und Schulklassen geschehen. Hier sollten die wichtigsten Routinemaßnahmen wie Röntgen, Sonographie, EEG und EKG demonstriert werden und den Kindern ein Krankenzimmer, das Spielzimmer, der Physiotherapieraum und die Krankenhausschule gezeigt werden. Die Menge der Information und Dauer der Führung sollte auf das Alter der Kinder abgestimmt sein. Derartige allgemein informative Führungen sind deshalb zweckmäßig, weil im Notfall keine Vorbereitung mehr stattfinden kann. Bei bevorstehender oder geplanter Aufnahme des Kindes sollten sich Eltern wie Kind ein Bild von der Einrichtung machen und möglichst die Stationsschwester und den behandelnden Arzt auf der Station kennenlernen. Dabei sollten der Tagesablauf und die Routinemaßnahmen unbedingt besprochen werden. Bei Kleinkindern bis zum 4. Lebensjahr genügt es, wenn sich die Eltern ein Bild von der Einrichtung verschaffen, weil der hierdurch gewonnene Einblick und das so hergestellte Vertrauen sich auf die Kinder in diesem Alter überträgt. Der Zeitpunkt der Vorbereitung sollte bei jüngeren Kindern kurz vor der Aufnahme liegen, bei älteren Kindern kann er etwas längerfristig angelegt sein. Jüngere und vor allem ängstliche Kinder könnten sonst zuviel vergessen bzw. Lücken durch Angstphantasien ausfüllen. Hier hätte die Aufklärung dann ihren Zweck verfehlt. Bei der mündlichen Vorbereitung der Kinder sind Sachlichkeit und Verständnis für seine Ängste gefragt, damit sie effektiv ist. Durch Rückfragen bei Mutter und Kind kann man sich vergewissern, ob das Wesentliche verstanden wurde. Man kann für die Vorbereitung auch Bücher und Videofilme benutzen. Besonders bei Bilderbüchern sollte man aufpassen, daß sie die Siutation nicht verharmlosen. Als gut ist hier ein Bildband von Dworzak und Höfling einzustufen, der durch klare Textführung und gute Fotographien das Erleben im Krankenhaus –»...dann war ich wieder gesund« – darstellt (Druck: R. Lanzinger, Buch- u. Offsetdruck, Oberbergkirchen 1988). Bei der Verwendung von Filmbeispielen (Videoaufnahmen) ist es wichtig, daß sich Kind und Eltern mit dem betroffenen Kind und der Familie identifizieren können. Die Patienten in den Filmen sollten keine »Helden« mit Indianermentalität bezüglich der Schmerzerduldung sein und in etwa dem Alter des Kindes entsprechen. Wesentlich sind Hinweise, daß die Kinder ihr Lieblingsstofftier, ihre Puppe, ihr Lieblingsspiel, ihr Einschlafkissen usw. mitbringen dürfen, im Krankenhaus Spielmöglichkeiten sind und sogar ein Lehrer kommen kann, wenn es dem Kind wieder besser geht.

Die **Vorbereitung auf spezielle medizinische Maßnahmen** ist besonders dann erforderlich, wenn sie mit Schmerzen einhergehen (z.B. Lumbalpunktion, Operation, Injektion). Akute Schmerzzustände heben sich von chronischen Schmerzzuständen vor allen Dingen durch die gravierende Intensität und ihre Assoziation mit der Angst ab. Somit enthält die akute Schmerzerfahrung immer zwei Komponenten – die originäre Sensation und die emotionale Reaktion auf die Schmerzwahrnehmung. Die Antwort mit Furcht bzw. Angst auf Schmerz kann Schmerzempfindungen modulieren und trägt häufig zur Intensivierung des Schmerzes bei noxischer Stimulation bei. Der Verschmelzungsprozeß von Schmerzsensation und Angstreaktion kann bei Kindern Phobien auslösen. Auf der durch Phänomenalismus gekennzeichneten prälogischen Stufe der kognitiven Entwicklung kann daher durch eine vordergründige Reduktion der Informationsverarbeitung mit falscher Generalisierung die **»Weiße-Kittel-Phobie«** auftreten. Auf der konkret-logischen Stufe der kognitiven Entwicklung werden die Zusammenhänge genauer erfaßt und führen bei unangemessen hoher Angstreaktion zur **»Nadel-Phobie«** oder »Injektions-Phobie«, die nicht selten bis in das Erwachsenenalter hinein persistiert.

Bei der Wahl der **Vorbereitungsmethoden** sollten der kognitive Entwicklungsstand des Kindes, seine emotionale Verfassung und die Art seiner Vorerfahrungen berücksichtigt werden. Allgemein ist nach den heute vorliegenden Erfahrungen zu empfehlen, daß distraktive Methoden (Ablenkung) besonders bei jüngeren Kindern und solchen mit negativen Vorerfahrungen zu bevorzugen sind.

Auf der Stufe der **sensomotorischen Intelligenz** (1.–2. Lj.) ist eine Vorbereitung der Kinder nicht durchführbar. Die Aufklärung der Mutter genügt, damit diese auf das Kind während der Prozedur beruhigend einwirken kann. Arzt und Schwester sollten dies ebenfalls beherzigen und das Kind ablenken, trösten und beruhigen.

Während der **prälogischen Stufe** der kognitiven Entwicklung ist die Informationsvermittlung an die Mutter vorrangig. An das Kind können Informationen kurz vor oder während des Eingriffes weitergegeben werden. Dabei sind Sensationsinformationen den Prozedurinformationen vorzuziehen, da erstere dem phänomenologischen Verständnis des Kindes auf dieser Stufe entgegenkommen. Zudem gibt es Hinweise, daß Sensationsinformationen einen besseren Einfluß auf die Streßtoleranz ausüben. Kinder dieser Stufe sollten aktiv über Puppenspiele, Rollenspiele oder kreative Beschäftigung zur Auseinandersetzung mit ihren Ängsten geführt werden.

Auf der **konkret-logischen Entwicklungsstufe,** auf der die Kinder bereits die sequentiellen Zusammenhänge zwischen medizinischen Maßnahmen und der Besserung des Befindens durch die Möglichkeit der Internalisation erfassen, ist eine bessere Einsicht in die Notwendigkeit der Maßnahme gegeben. So können prozedurale und sensationale Informationen übermittelt werden. Die Information kann mit Ausnahme bei ängstlichen Kindern längerfristig vor den Maßnahmen erfolgen.

Auf der **formal-logischen Stufe** kann die Information bereits auf der Ebene physiologischen Verständnisses gegeben werden, wobei die Informationsvermittlung nicht zu viele Fachtermini enthalten sollte.

Bevor auf den verschiedenen Entwicklungsstufen Vorbereitungsmaßnahmen ergriffen werden, sollte man vorher das Kind befragen, wie es bislang mit Blutentnahme und Injektionen fertig geworden ist. Man sollte also an das **Selbsthilfepotential** mit den vorhandenen Kompetenzen bei den Kindern appellieren. Dies dient dazu abzuklären, inwieweit man das Kind aktiv mit einbeziehen kann, was immer wünschenswert ist, und es erspart unnötige und von älteren Kindern oft als »kindisch« empfundene Bemühungen.

Die Vorbereitungsmethoden, ob mündlich, mit Bildtafeln, Bilderbuch, Videofilm oder längerfristiger Unterweisung sollten immer **an das jeweilige Kind adaptiert** und in Hinblick auf seine Persönlichkeit ausgewählt werden. Bei extrem ängstlichen Kindern und Kindern mit negativer Vorerfahrung sollten Vorbereitungen eher unterbleiben. Ablenkung kann hier günstiger sein. Wichtig ist, daß man im nachhinein dem Kind die Bewältigung der Situation bestätigt. Die meisten der angebotenen Vorbereitungsmethoden gelten für Schulkinder und Jugendliche mit mittlerem Angstniveau. Die Aufklärung und Vorbereitung in kleineren Gruppen ist nicht nur aus ökonomischen Gründen zweckmäßig, sondern bringt oft gut verwendbare Vorschläge, die von den Kindern ausgetauscht werden können. Die sich dabei entwickelnden Gruppengespräche tragen zur gegenseitigen Stützung bei.

8. Sexueller Mißbrauch im Kindesalter

Inzidenz: Obwohl sexuelle Handlungen an Kindern in unserer Kultur und sogar in der Subkultur (unter Kriminellen) sehr negativ eingeschätzt werden, wurde der sexuelle Mißbrauch von Kindern erst in den letzten 10 Jahren als ein bedeutendes Problem erkannt. Für die »alten« Bundesländer gilt, daß jedes vierte Mädchen und jeder neunte Junge einem sexuellen Mißbrauch unterschiedlichen Schweregrades ausgesetzt sind. Jährlich werden bei 200000–300000 Kindern sexuelle Handlungen vorgenommen. In den vergangenen 10 Jahren sind 10000–13000 Anzeigen pro Jahr erstattet worden. Tatverdächtige sind fast ausschließlich Männer. In 40% werden Gerichtsverfahren eingeleitet, von denen 80% mit einer Verurteilung enden. Die Dunkelziffer ist weitaus höher.

Definition: Der sexuelle Mißbrauch von Kindern wird im § 176 des Strafgesetzbuches behandelt. Es wird unterschieden zwischen sexuellen Handlungen am Kind, vor dem Kind, dem ausgeübten Zwang zu sexuellen Handlungen des Kindes an oder vor dem Täter oder an Dritten sowie dem Zeigen pornographischer Bilder, dem Abspielen pornographischer Tonträger und dem Halten obszöner Reden.

Genitale Berührungen durch den Täter und heterosexueller Geschlechtsverkehr ereignen sich häufiger bei intrafamiliärem sexuellen Mißbrauch, während exhibitionistische Handlungen häufiger bei extrafamiliärem Mißbrauch vorkommen. Zum Personenkreis des intrafamiliären Mißbrauchs zählen auch Verwandte, die sich oft in der Familie aufhalten, und sogenannte »gute Freunde«. Im Zusammenhang mit der öffentlichen Debatte über den sexuellen Mißbrauch ist eine Verunsicherung bezüglich der Grenzen zwischen normalen Zärtlichkeiten oder normalen Körperkontakten zwischen Kind und Erwachsenen einerseits und sexuellen Handlungen andererseits entstanden.

Berührung der Kinder in der Genitalzone kommen beim Baden, Säubern und Ins-Bett-Bringen vor. Auch ist damit zu rechnen, daß kleine Kinder beim Baden oder beim Kuscheln im Bett den Penis des Vaters ansehen oder anfassen. Eine Grenzüberschreitung liegt vor, wenn das Kind zur Genitalberührung mit dem Ziel der Erregung des Erwachsenen aufgefordert wird. Ebenso ist die länger dauernde und gezielte Manipulation am Genitale des Kindes während des Badens und des Pflegens mit der Absicht, sich oder das Kind zu erregen, verwerflich.

Symptome: Zu den Erscheinungen somatischer, psychosexueller und psychosozialer Schäden infolge sexuellen Mißbrauchs von Kindern gehören:

▶ **Somatische Schäden:** Verletzungen des Hymens, Rhagaden, Entzündungen und Infektionen im Genitalbereich (Vagina, Labien, Klitoris), klaffende Labien, Hämatome an den oberen Innenseiten der Oberschenkel und den Labien.

▶ **Psychosexuelle Symptome:** Bei Schulkindern exzessive Masturbation, Imitation und Nachvollzug der Tat, sexuelles Renommieren, Exhibitionieren.
Bei Jugendlichen sexuelle Enthemmung (Promiskuität) oder sexuelle Hemmung und Blokkierung der Sexualentwicklung (Sexualangst), funktionelle Sexualstörungen (Frigidität, Erektionsstörungen).

▶ **Psychosomatische Symptome:** Bei Kleinkindern Enuresis, Enkopresis, Schlaf- und Eßstörungen.
Bei Schulkindern Kopfschmerzen, Schlafstörungen, Alpträume, Genital- und Abdominalbeschwerden.
Bei Jugendlichen Nahrungsverweigerung, Schwindelgefühle, Genital- und Abdominalbeschwerden.

▶ **Verhaltensstörungen:** Bei Kleinkindern Sprachregression, Tics, Nägelkauen, Fingerlutschen, Furcht mit Anklammerungsverhalten.

Bei Schulkindern Ängste, Verstörtheit, Mutismus, Depressionen, Kurzschlußreaktionen, Aggressionen, Weglaufen, Schulversagen, Regression oder Pseudoreife, Selbstdestruktion, Suizidgefahr.
Bei Jugendlichen Verwahrlosung, dissoziales Verhalten, hysterische Reaktionen, Isolation und Rückzugsverhalten, psychoseähnliches Verhalten.

Bei Auftreten eines psychischen Symptomes sollte man nicht gleich einen sexuellen Mißbrauch vermuten. Es müssen schon mehrere Symptome zusammenkommen, um einen Verdacht zu begründen und angemessene Maßnahmen einzuleiten.

In der DSM-III/R werden sexuelle Traumatisierungsfolgen zu den »Post-Traumatic-Stress-Disorders« gerechnet. Hier wird zwischen internalisierten (erlebnisbezogenen) und externalisierten (verhaltensbezogenen) Symptomen unterschieden. Im ersteren Fall würde ein Schulkind Schlafstörungen, Verstörtheit und Mutismus zeigen, im zweiten Fall sexuelles Renommieren, Kopfschmerzen, Kurzschlußreaktionen und Aggressionen. Dazu gehören auch Störungen im Sinne von Hemmungen und Enthemmungen (z. B. Sexualangst versus Promiskuität bei Jugendlichen).

Ursachen: Abgesehen von Päderasten, die in ihrer Persönlichkeit derart gestört sind, daß sie sich nur Kindern nähern, kommt sexueller Mißbrauch vor allem in Familien vor, in denen die partnerschaftlichen Beziehungen der Eltern gestört sind, die Väter oder Mütter zu Alkoholismus neigen und die Elternschaft nicht als verpflichtende Aufgabe angesehen wird. Das Kind wird als Partner mißbraucht und in ein gemeinsames Geheimnis verstrickt, ohne gleichrangig zu sein. Dabei unterliegt das Kind der Macht der Eltern, meist des Vaters. Auch Mütter können ihre Söhne verführen und sie dadurch in eine unglückliche Gefühlsverstrickung verwickeln. Die heute verbreitete Senkung der Hemmschwellen in der Sexualmoral wirkt bei belasteten Eltern begünstigend.

Interventionen: Bei Verdacht auf sexuellen Mißbrauch sollten zunächst somatische Symptome festgestellt und dokumentiert werden. Hierzu ist eine möglichst kurzfristige Untersuchung bei einem erfahrenen Kinder- und Jugendgynäkologen anzuraten. Spuren, die an der Kleidung des Kindes auf sexuellen Mißbrauch hindeuten, sollten labormedizinisch erfaßt werden.

Die weiteren Maßnahmen dienen dem Schutz des Kindes. Die vorübergehende Aufnahme in eine Kinderklinik oder in ein gut geführtes Heim ist bis zur Klärung der Vorfälle und des weiteren

Vorgehens zweckmäßig. Hierbei sollten Kinderschutzzentren, Kinderärzte, Kinder- und Jugendpsychiater, klinische Psychologen, Kriminalpolizei, Jugendamt und Richterschaft zusammenarbeiten. Von der Art und Schwere des kindlichen Mißbrauchs und der Bereitschaft der Eltern zu einer Therapie hängt es ab, ob das Kind oder der Vater in der Familie bleiben kann. Für eine Fremdunterbringung des Kindes sollten ein kleines Heim oder besonders verständnisvolle Pflegeeltern gefunden werden. Eine Psychotherapie zur Aufarbeitung der sexuellen Traumata ist dringend geboten. Diese Maßnahmen sind auch für die Eltern notwendig, um die Partnerschaftsbeziehungen wieder in Ordnung zu bringen. Bei der Psychotherapie des Kindes kommt es vor allem auf den Wiederaufbau eines angemessenen Vertrauens zu Erwachsenen und Erziehern sowie auf den Abbau der durch den sexuellen Mißbrauch entstandenen Verhaltensstörungen und psychosomatischen Reaktionen an.

XI. Krankheiten der Muskeln, Knochen und Gelenke

C. Simon

1. Duchennesche Muskeldystrophie

Definition: Die Duchennesche Muskeldystrophie gehört zu einer Gruppe von primär degenerativen Muskelkrankheiten, die durch eine fortschreitende Schwäche und Atrophie der Skelettmuskulatur charakterisiert sind. Die Duchennesche Muskeldystrophie unterscheidet sich von den anderen Krankheiten vor allem durch den frühen Beginn und den ungünstigen Verlauf (Tod im 2. Lebensjahrzehnt).

Ätiologie und Pathogenese: Die Krankheit wird X-chromosomal vererbt. Ein Drittel der Erkrankungen beruht auf einer Neumutation. Das Defektgen liegt auf dem kurzen Arm des X-Chromosoms und ist das größte menschliche Gen, das bisher identifiziert worden ist. Fragmente dieses Gens werden als Gensonde zur direkten Genanalyse benutzt. Die meisten Erkrankten haben Deletionen eines Teils des verantwortlichen Gens; es gibt aber auch Punktmutationen und Duplikationen. Das Proteinprodukt dieses Gens heißt Dystrophin und fehlt in der Skelettmuskulatur der Erkrankten völlig, während beim Typ Becker (s. Tab. 1) der Dystrophingehalt auf ca. 20% der Norm erniedrigt ist (bei unterschiedlicher Ausprägung des Defektes im gleichen Gen). Der Strukturdefekt führt zur Freisetzung von Kreatininkinase und anderen Muskelenzymen, zu vermehrtem Einstrom von Kalzium in die Zellen und hierdurch zu einem Untergang von Muskelfasern. Die Aktivität der Kreatinkinase, welche in der Muskulatur Kreatin zu Kreatinphosphat umwandelt, ist nur im präklinischen und dystrophischen Stadium, solange noch ausreichend Muskelmassen vorhanden sind, im Serum stark gesteigert und geht dann im atrophischen Stadium langsam auf niedrigere Werte zurück. Sie ist auch bei asymptomatischen Heterozygoten meist leicht erhöht.

Pathologie: Typischerweise findet man in der quergestreiften Muskulatur eine Atrophie der Muskelfasern, begleitet von einer Zunahme des interstitiellen Bindegewebes und einer Fettanhäufung zwischen den Muskelfasern. Charakteristisch sind dabei die ungleichmäßige Verteilung der Faseratrophie über alle Muskelpartien, die auffallenden Kaliberschwankungen der abgerundeten (statt polygonalen) Muskelfasern, das Auftreten zentral gelegener Kerne und der Verlust der Faserquerstreifung. Das Myokard zeigt im histologischen Bild ähnliche, aber schwächer ausgeprägte Veränderungen.

Vorkommen: Von allen Muskelkrankheiten ist die Duchennesche Muskeldystrophie am häufigsten. Es erkranken fast nur Jungen (sehr selten sind Konduktorinnen symptomatisch). Man rechnet mit einer Häufigkeit von 1 auf 4000–6000 männliche Neugeborene.

Symptome: Erste Symptome treten meist im 3.–6. Lebensjahr auf. Bei frühem Beginn fällt eine verzögerte motorische Entwicklung (Laufenlernen usw.) auf.

Mit Zunahme der Muskelschwäche in den Beinen wird der Gang watschelnd, und die Kinder haben Schwierigkeiten beim Treppensteigen.

Beim Übergreifen der Dystrophie von der Beckengürtel- auf die Schultergürtel- und Oberarmmuskulatur können die Hände nicht mehr über den Kopf gehoben werden. Charakteristisch sind das An-sich-selbst-Emporklettern beim Aufrichten aus dem Liegen (Abb. 1), die abstehenden Schulterblätter (Scapulae alatae) sowie die starke Lendenlordose und der vorgestreckte Bauch (Abb. 2). Die Muskelatrophien treten symmetrisch und außer am Rumpf besonders an den proximalen Extremitätenmuskeln auf. Eine Pseudohypertrophie (Fettanhäufung in der atrophischen Muskulatur) ist besonders deutlich an den Waden (Gnomenwaden, Abb. 3) und an den Mm. deltoideus und infraspinatus zu erkennen. Durch die Störung des Muskelgleichgewichtes und die Bindegewebsvermehrung in der Muskulatur entwickeln sich Beugekontrakturen (besonders Spitzfußkontrakturen). Bei einem Teil der Er-

XI. Krankheiten der Muskeln, Knochen und Gelenke

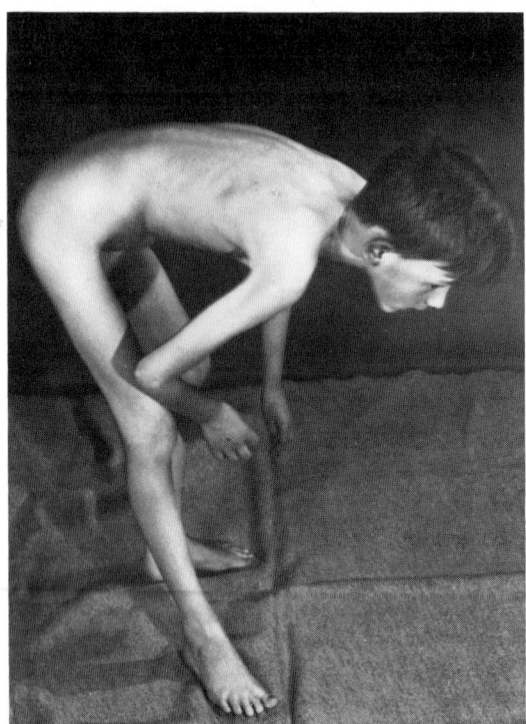

Abb. 1. Duchennesche Muskeldystrophie: An-sich-selbst-Emporklettern beim Aufrichten aus dem Liegen.

gefunden werden. Bei histochemischer Untersuchung ist ein Fehlen von Dystrophin an der Innenseite der Muskelmembranen typisch. Der Gendefekt ist durch direkte oder indirekte Gen-Analyse bei Erkrankten und bei Konduktorinnen nachweisbar und kann unter bestimmten Voraussetzungen auch pränatal erkannt werden.

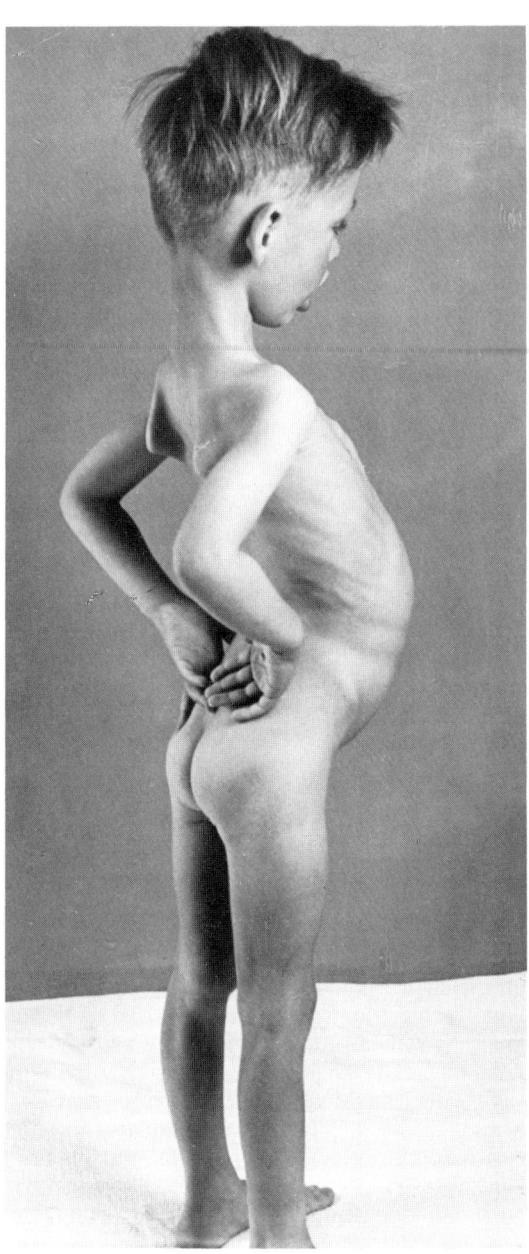

krankten besteht eine leichte Minderbegabung. Die zunächst normal auslösbaren Sehnenreflexe werden allmählich schwächer und erlöschen schließlich. Eine Myokardbeteiligung kann sich in Tachykardie und Herzvergrößerung äußern. Im Spätstadium, wenn fast alle Skelettmuskeln (auch die Interkostalmuskeln) ergriffen sind, können sich die Patienten kaum noch bewegen und sterben meist im 18.–20. Lebensjahr an pulmonalen Infektionen oder Herzversagen.

Diagnose: Die **Serumkreatinkinase (CK)** ist stark erhöht.

Im **Elektromyogramm** sieht man ein myopathisches Muster. Die Amplitudenhöhe ist verringert, die Amplitudendauer verkürzt, und es treten vermehrt polyphasische Potentiale auf. Die Nervenleitgeschwindigkeit ist normal. Sonographisch lassen sich die Muskelveränderungen lokalisieren und ihr Schweregrad bestimmen.

Die **Muskelbiopsie** mit einer speziellen Biopsienadel ermöglicht nach dem histologischen Bild (s.o.) die sichere Unterscheidung von einer neurogenen Muskelatrophie, bei welcher in Gruppen angeordnete Fasern ohne Kaliberschwankungen

Abb. 2. Duchennesche Muskeldystrophie: starke Lendenlordose und vorgestreckter Bauch bei 6jährigem Jungen.

1. Duchennesche Muskeldystrophie

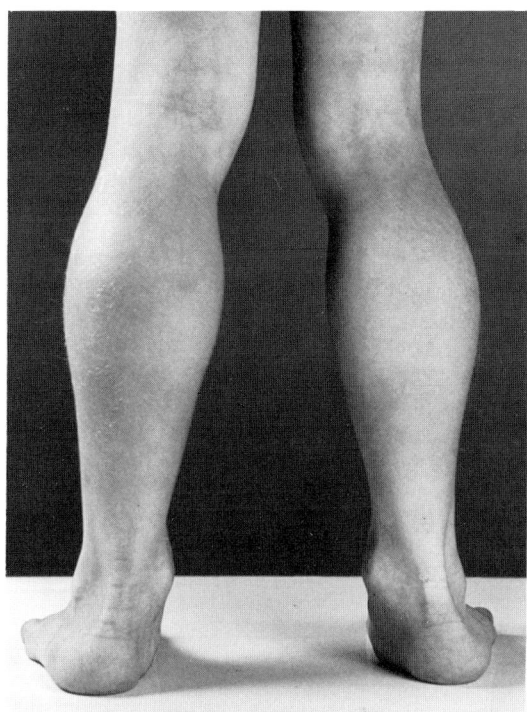

Abb. 3. Duchennesche Muskeldystrophie: Gnomenwaden (Pseudohypertrophie der Muskulatur).

Die elektrische **Erregbarkeit** der Muskeln ist herabgesetzt, jedoch findet sich keine Entartungsreaktion.

Differentialdiagnose: Andere, selten vorkommende Muskeldystrophien sind in Tab. 1 (S. 402) aufgeführt.

Die sog. **kongenitalen Myopathien** sind eine Gruppe von Muskelerkrankungen, bei denen die Muskelfasern entweder qualitativ verändert sind oder quantitative Anomalien in der Größe und Verteilung der Muskelfasertypen bestehen. Sie werden bei entsprechender Symptomatik (Muskelhypotonie und -schwäche von Geburt an) bioptisch durch histologische, histochemische und elektronenmikroskopische Untersuchungen erkannt. Dazu gehören u. a.

▶ die **Central-Core-Myopathie** (mit zentral gelegenen Substanzdefekten im Querschnitt der Muskelfasern),

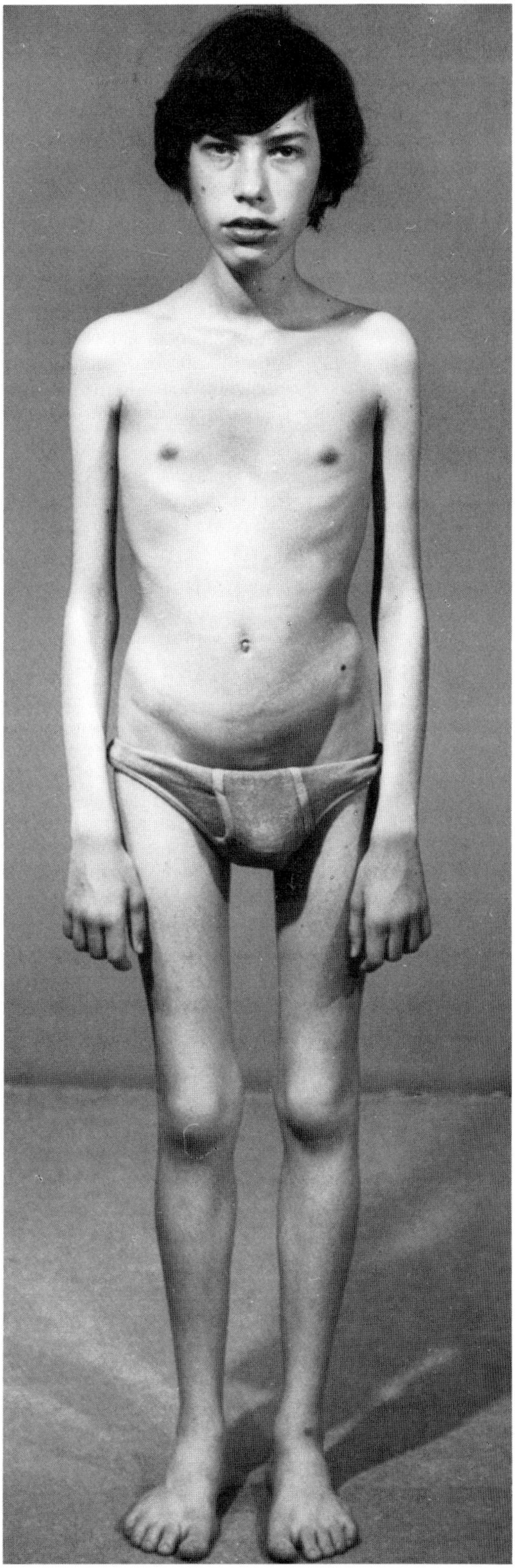

Abb. 4. Fazioskapulonumerale Muskeldystrophie (Schultergürtelform).

Tab. 1. Hauptmerkmale der hereditären Muskeldystrophien. Abkürzungen: CK = Kreatinkinase im Serum, aut. dom. = autosomal dominant, aut. rez. = autosomal rezessiv.

Muskeldystrophie	Klinik	Verlauf	Vererbung
Duchenne	Beginn: 3–6 Jahre. Zuerst Beckengürtel, dann Schultergürtel und Arme. Gnomenwaden. CK ↑	Rasch fortschreitend, Tod im 2. Lebensjahrzehnt	X-chrom.
Becker	Beginn: Adoleszenz oder später. Symptome wie bei Duchennescher Muskeldystrophie	Langsam fortschreitend. Tod im 3.–5. Lebensjahrzehnt	X-chrom.
Emery-Dreifuß	Beginn: 1. oder 2. Dekade mit Atrophie der Arm- und Wadenmuskeln, Gelenkkontrakturen. CK: normal oder leicht ↑	Langsam fortschreitend. Plötzlicher Herztod durch Kardiomyopathie häufig	X-chrom.
Fazioskapulohumerale Muskeldystrophie Landouzy-Déjerine (S. a. Abb. 4)	Beginn: meist 7–12 Jahre. Gesichts- und Schultermuskeln (evtl. später Beine). CK: normal oder ↑	Meist langsam fortschreitend und bei spätem Beginn normale Lebenserwartung	Aut. dom.
Kongenitale Muskeldystrophie	Beginn: Geburt. Allgemeine Muskelhypotonie, Gelenkkontrakturen, oft Hirnfehlbildungen und Kardiomyopathie. CK: mäßig oder leicht ↑	Meist rasch fortschreitend und Tod im 1. Lebensjahr	Aut. rez.
Myotonische Dystrophie (Steinert)	Myotonie (Zunge, Hand) zusammen mit Muskelatrophie (zuerst Gesicht, dann Glieder). Neonatale und infantile Form: allgemeine Muskelhypotonie, Spätform: Muskelschwund (oft auch glatte Muskulatur), Katarakt, Hodenatrophie, Arrhythmie. CK: normal oder leicht ↑	Rasch fortschreitend und Tod im 1. Lebensjahr (Frühform) oder langsam fortschreitend (Spätform)	Aut. dom.

▶ die **Nemalin-Myopathie** (mit faden- oder stäbchenförmigen Einschlüssen aus kontraktilem Protein) und
▶ die **myotubuläre (zentronukleäre) Myopathie** (mit zentraler Lage der Muskelfaserkerne).

Außer der Muskelschwäche findet man oft Wirbelsäulen-, Gelenk- und Fußdeformitäten. Die Serum-CK ist normal oder leicht erhöht. Die Vererbung ist unterschiedlich.

Die **mitochondrialen Myopathien** sind eine heterogene Gruppe von Muskelkrankheiten, bei denen die Struktur oder die Zahl der Mitochondrien und/oder die Mitochondrienfunktion verändert sind. Sie sind oft Teil einer Systemkrankheit (z.B. Enzephalomyopathie) und äußern sich durch Muskelschwäche, externe Ophthalmoplegien, Kardiomyopathien oder verschiedene neurologische Störungen. Typisch sind eine Laktatazidose nach Belastung und eine Laktat-, Alanin- und CK-Vermehrung im Serum. Die Diagnose kann durch eine Muskelbiopsie gestellt werden. Über mitochondriale Vererbung (s. S. 112).

Über die kongenitalen Muskeldystrophien und die myotonische Dystrophie (Steinert): s. Tab.1.

Die **chronische juvenile spinale Muskelatrophie Kugelberg-Welander** manifestiert sich erst später (im 1. oder 2. Lebensjahrzehnt). Sie verläuft milder als die akute infantile Form.

Die Symptome ähneln anfangs denen der Duchenneschen Muskeldystrophie. Im weiteren Verlauf sprechen das Übergreifen der Atrophie auf die distalen Extremitätenmuskeln, der frühzeitige Verlust der Sehnenreflexe und das Auftreten von faszikulären Muskelzuckungen für eine neurogene Muskelatrophie.

Die **neurale Muskelatrophie Charcot-Marie** (peroneale Muskelatrophie) beruht auf einer vererbten Degeneration peripherer Nerven, insbesondere des N. peroneus (manchmal mit Beteiligung der an den hinteren Wurzeln gelegenen Ganglien und der Hinterstränge).

Die Krankheit beginnt meistens in der Adoleszenz und schreitet langsam fort. Als Folge der Lähmungen entwickelt sich zunächst eine symmetrische Atrophie der Extensoren des Fußes, der Fußrandheber und der kleinen Fußmuskeln. Erste Symptome sind ein Spreizfuß oder Hohlfuß mit Hammerzehe und der typische Steppergang. Schließlich kann die Muskulatur des gesamten Unterschenkels (Storchenbeine), des unteren Oberschenkeldrittels sowie der Hände und Unterarme betroffen sein. Es können leichte distale Sensibilitätsstörungen auftreten. Charakteristisch sind das Faszikulieren der Muskulatur, das Verschwinden der Achillessehnenreflexe (bei erhaltenen Patellarsehnenreflexen), die herabgesetzte elektrische Erregbarkeit und Entartungsreaktion, die für neurogene Atrophie typischen histologischen Befunde (s. S. 400) und die meist autosomal dominante Vererbung der Krankheit. Elektromyographisch sind in den myatrophischen Bezirken die Zeichen einer peripheren Nervenschädigung festzustellen, insbesondere eine zunehmende Rarefizierung der Potentialmuster bei Maximalinnervation. Kennzeichnend ist die herabgesetzte Nervenleitgeschwindigkeit ohne Erholungstendenz.

Polymyositis und **Dermatomyositis** sind wahrscheinlich immunologisch bedingt. Dabei kommt es zu einer generalisierten Entzündung der Skelettmuskulatur mit nachfolgender Atrophie der Rumpf- und proximalen Gliedmaßenmuskeln, so daß eine ähnliche Symptomatik (Muskelschwäche, Areflexie, Gangstörung) wie bei einer hereditären Muskeldystrophie auftreten kann. Die geschwollene Muskulatur ist druckschmerzhaft. Außer akuten Verläufen gibt es subakute und chronische Verlaufsformen, die schlechter auf eine Behandlung mit Kortikosteroiden ansprechen als die akuten Erkrankungen.

Auf eine **Dermatomyositis** weisen polymorphe Hautveränderungen hin (schmetterlingsförmiges Erythem im Bereich des Nasenrückens, Lilafärbung der oberen Augenlider, Sklerodermie-ähnliche Hautverdickungen mit nicht eindrückbaren Ödemen, makulopapulöse Exantheme, schuppende Erytheme über den Gelenken, Purpura, Ödeme, ferner Kalkablagerungen in der Subkutis und Muskulatur sowie eine Beteiligung innerer Organe (Herz, Niere, Leber, Magen-Darm-Kanal). Die **Polymyositis** kann allein mit Muskelerscheinungen (Muskelschwäche und -schmerzen) oder in Kombination mit Haut- oder Gelenksymptomen verlaufen. Eine Unterscheidung von Polymyositis und Dermatomyositis ist oft nur schwer möglich. – Wie bei der Muskeldystrophie bestehen immer eine CK-Erhöhung im Serum und eine Kreatinurie, während die Muskelbiopsie und Elektromyographie bei der Poly- und Dermatomyositis einen abweichenden Befund zeigen. Die Therapie beider Krankheiten besteht in lang dauernden Prednisongaben und in krankengymnastischer Behandlung (zur Konktrakturverhütung).

Die **Myasthenia gravis** ist eine Erkrankung der neuromuskulären Synapsen und beruht auf einer Autoimmunreaktion gegen Azetylcholinrezeptoren in der Muskulatur. Im Serum können in 90% Antikörper gegen Azetylcholinrezeptoren nachgewiesen werden. Selten findet man bei diesen Patienten ein Thymom. Die Krankheit kommt bei Erwachsenen häufiger vor, kann aber bereits in der Kindheit (selten vor dem 5. Lebensjahr) beginnen (juvenile Form). Hauptsymptom ist die rasche Ermüdbarkeit der Muskulatur bei Anstrengung, besonders im Gesichtsbereich, meistens auch in den Armen und Beinen.

Die Folgen sind Ptose (meist asymmetrisch), Schielen, mimische Erschlaffung sowie Schluck-, Sprach- und Atemstörungen. Die Sehnenreflexe sind erhalten; stärkere Muskelatrophien fehlen. Die Kreatinkinase im Serum ist normal. Beweisend sind die deutliche Zunahme der Beschwerden am Abend, die myasthenische Reaktion bei der elektrischen Erregbarkeitsprüfung, der elektromyographische Befund (Amplitudenerniedrigung der Potentiale nach Dauerreizung eines Nerven) und vor allem die schlagartige Besserung nach einer Testdosis von Edrophoniumchlorid (Tensilon), bedingt durch eine Hemmung der Cholinesterase. Leichtere Erkrankungen sprechen auf eine Dauertherapie mit einem Azetylcholinesterasehemmer (Pyridostigmin oder Ambenomium) an. Eine Thymektomie kann bei generalisierter progressiver Myasthenia gravis (vor allem wenn die Therapie mit Cholinesterasehemmern erfolglos geblieben ist) zu einer Besserung oder Heilung führen. Prednison, welches die Antikörperbildung hemmt, wird nur bei schwer zu behandelnden Erkrankungen täglich oder jeden 2. Tag für eine bestimmte Zeit gegeben. Mit der rasch, aber nur vorübergehend wirkenden Plasmapherese (zur Entfernung der Autoantikörper) liegen günstige Erfahrungen bei myasthenischen Krisen vor. Wenn dabei Atemstörungen auftreten, kann eine mechanische Beatmung lebensrettend sein. Eine angeborene Muskeldystrophie ist von einer passageren Myasthenie des Neugeborenen und von einer angeborenen Myasthenie klinisch manchmal schwer zu unterscheiden.

Die **passagere Myasthenia neonatorum** tritt bei Neugeborenen myasthenischer Mütter in etwa 10% auf und äußert sich durch allgemeine Muskelschwäche, Hypomimie, Ptose, Schielen, Trink- und Schluckschwäche, Atemnot, schwaches Schreien. Regelmäßige Pyridostigmingaben vor jeder Mahlzeit wirken prompt. Nach einigen Tagen oder Wochen erfolgt die Spontanheilung.

Bei der **angeborenen Myasthenie,** die z. T. familiär gehäuft auftritt, bleiben die von Geburt an vorhandenen Symptome bestehen und erfordern eine Dauertherapie.

Carnitinmangel gehört zu den erblichen Fettstoffwechselstörungen und führt zu Fettspeicherung in der Muskulatur und fortschreitender allgemeiner Muskelschwäche und -atrophie, z. T. auch zu Herzinsuffizienz (infolge Kardiomyopathie). Bei der erblichen **myopathischen Form** ist der Carnitingehalt im Serum normal, in der Muskulatur erniedrigt (Defekt des Carnitintransportes durch die Muskeln). Die Kreatinkinase im Serum kann vermehrt sein, das EMG zeigt eine Myopathie an, und die Biopsie (mit Carnitinbestimmung) sichert die Diagnose. Die myopathische Form spricht teilweise auf hohe orale Dosen von L-Carnitin und eine Diät mit wenig langkettigen Fettsäuren, evtl. auch auf Prednison an. – Beim erblichen **systemischen Carnitinmangel** findet man ebenfalls progressive Muskelschwäche und eine Kardiomyopathie, aber zusätzlich Leberfunktionsstörungen und rekurrierende Episoden von akuter hepatischer Enzephalopathie mit Erbrechen (ähnlich dem Reye Syndrom), die tödlich enden können. Hier ist auch der Carnitinspiegel im Serum niedrig. Die Therapie mit Carnitin kann Hypoglykämien mit metabolischer Azidose verhindern.

Beim bösartigen Typ II (Pompe) der **Glykogenspeicherkrankheit** mit generalisierten Glykogenablagerungen, besonders in der Herz- und Skelettmuskulatur, liegt ein angeborener Mangel an lysosomaler α-Glukosidase vor.

Die beim infantilen Typ bereits in den ersten Lebenstagen auftretenden Symptome ähneln weitgehend denen einer spinalen progressiven Muskelatrophie Werdnig-Hoffmann (hochgradige Muskelhypotonie und Hyporeflexie). Für eine Glykogenese sprechen die Makroglossie, die Kardiomegalie mit Dyspnoe und Zyanose sowie das Ergebnis der Muskelbiopsie. Der Tod tritt meistens im 1. Lebensjahr durch Herzversagen ein. Beim spätjuvenilen Typ II (später beginnend) fehlt die Kardiomegalie. Eine Muskelbeteiligung (neben einer Hepatomegalie) findet man auch bei anderen Typen der Glykogenosen. Bei den Typen V und VII ist nur die Muskulatur betroffen. Beim Typ V (McArdle) fehlt die Muskelphosphorylase, beim Typ VII die Muskelphosphofruktokinase; die Symptome bestehen in Muskelschwäche und -schmerzen nach Anstrengungen und in einer Myoglobinurie. Beim Typ III (Mangel an Amylo-1,6-Glukosidase in Leber und Muskulatur) kann ebenfalls Muskelschwäche auftreten.

Therapie der Duchenneschen Muskeldystrophie: Krankengymnastische Übungen zur Kontrakturverhütung und knappe, aber ausreichende Ernährung zur Vermeidung einer Fettsucht sind die einzigen Behandlungsmaßnahmen, welche den Zeitpunkt der völligen Bewegungsunfähigkeit hinausschieben können. Die genetische Beratung wird durch die Möglichkeit einer direkten Genanalyse (s. S. 112) erleichtert, welche bei der Fruchtwasser- und der Heterozygotenuntersuchung bei Vorliegen einer Deletion immer verwertbare Resultate liefert. Bei Punktmutationen ist eine indirekte Genanalyse (siehe S. 113) möglich.

Zusammenfassung: Die relativ häufige Duchennesche Muskeldystrophie ist eine in den ersten Lebensjahren beginnende, unaufhaltsam fortschreitende degenerative Muskelkrankheit, die infolge zunehmender Atrophie und Gelenkkontrakturen zur völligen Bewegungsunfähigkeit und nach 5–10 Jahren zum Tode führt. Die Verdachtsdiagnose wird durch eine Elektromyographie und Muskelbiopsie gesichert. Heute ist bei Erkrankten und bei Heterozygoten eine direkte Genanalyse möglich, die auch zur Pränataldiagnostik verwandt wird. Eine spezielle Therapie der Erkrankung ist nicht bekannt.

2. Myotonien

Bei den teils dominant, teils rezessiv vererbten **Myotonien** ohne Muskelatrophie können nach festem Faustschluß und Lidschluß die Hand bzw. die Augen nur langsam geöffnet werden. Bei Beklopfen der Muskulatur entsteht ein Muskelwulst oder eine Muskeldelle. Bei der **Myotonia congenita (Typ Thomson)** ist die Myotonie mit einer Hypertrophie der Bein- und Rumpfmuskulatur kombiniert. Procainamid bessert die Beschwerden. Bei der **Paramyotonia congenita Eulenburg** wird die Myotonie (besonders der Hand- und Gesichtsmuskulatur) durch Kältereize ausgelöst, worauf eine länger anhaltende Muskelschwäche folgt. Bei der Paramyotonia congenita kann nach einer myotonischen Reaktion eine mehrere Stunden anhaltende Parese mit Areflexie auftreten, wobei der Kaliumwert im Blut erhöht ist. Die Paramyotonie steht in enger pathogenetischer Beziehung zu den sog. periodisch auftretenden hyperkaliämischen Paresen, die auch als **Adynamia episodica hereditaria** (siehe S. 638) bezeichnet werden. Zur Verhinderung häufiger hyperkaliämischer Paresen gibt man Salbutamol.

Diesen Formen gemeinsam ist die myotonische Reaktion, d. h. eine nach Innervation auftretende tonische Starre bestimmter Muskelgruppen, die sich nach Sekunden löst und bei der Myotonia congenita bei wiederholten Bewegungen geringer wird. Im Elektromyogramm sieht man Salven hochfrequenter Entladungen zwischen 50 und 150/Sek., die, wenn sie über einen Lautsprecher hörbar gemacht werden, sich wie ein

Motorradrennen anhören. Sie lassen sich durch Beklopfen des Muskels oder durch den Einstich der Elektrode auslösen.

3. Maligne Hyperthermie

Ursache: Bei der lebensbedrohlichen Krankheit liegt eine erhebliche Störung des intrazellulären Kalziumstoffwechsels in der quergestreiften Muskulatur vor. Der Gendefekt für den Kalziumkanal (den Ryanodin-Rezeptor) befindet sich im Chromosom 19. Offenbar ist die Kalziumfreisetzung oder die Kalziumwiederaufnahme in das sarkoplasmatische Retikulum gestört, wodurch es zur Dauerkontraktion der Muskeln (Muskelrigidität und -nekrosen) und zu starker Wärmeproduktion (Hyperthermie) kommt.

Auslösend sind Inhalationsanästhetika (z. B. Halothan) und depolarisierende Muskelrelaxanzien (z. B. Succinylcholin).

Symptome: Im Beginn oder im Verlauf der Narkose kommt es zu einem starken Anstieg der exspiratorischen CO_2-Konzentration (Frühsymptom, evtl. kann sie mit triggerfreien intravenös anwendbaren Anästhetika fortgesetzt werden). Wichtig sind Hyperventilation und Beatmung mit reinem Sauerstoff.

Die anaerobe Glykolyse und die starke Stoffwechselsteigerung führen dabei zu Azidose und Laktatanstieg sowie Hypoxie und Zyanose. Hypoxie und Hyperkapnie bewirken eine Ausschüttung von endogenen Katecholaminen, welche die oft beobachtete Tachykardie und Tachyarrhythmie erklären. Charakteristisch sind die Hyperkaliämie, der starke CK-Anstieg im Blut und die Myoglobinurie (evtl. mit Nierenversagen). Rascher Temperaturanstieg sowie Auftreten einer Kieferklemme und gemischten Azidose im Blut bei Narkosebeginn deuten auf eine maligne Hyperthermie hin.

Zur **Therapie** eignen sich im Notfall Dantrolen (ein Hydantoin-Präparat) und Hyperventilation mit reinem O_2. Die Narkose muß sofort abgebrochen werden. Die lebensbedrohende Hyperkaliämie wird mit Glukose und Kurzzeitinsulin, evtl. Hämodialyse behandelt (kein Kalzium!), die Azidose mit Natriumbikarbonat i. v. Wichtig sind die Oberflächenkühlung mit feuchten Tüchern, Flüssigkeitssubstitution und Furosemid. Bei tachykarden Herzrhythmusstörungen wird ein β-Rezeptorenblocker angewandt. Zur Sicherung der Diagnose wird der In-vitro-Kontrakturtest mit bioptisch gewonnenem Muskel und Coffein angewandt. Ein einfacher präoperativer Suchtest fehlt. Die Häufigkeit manifester Erkrankungen wird auf 1:20000 geschätzt.

4. Osteomyelitis

Definition: Bakteriell ausgelöste, meistens eitrige Entzündung des Knochenmarks mit sekundärer Beteiligung des kompakten Knochens.

Ätiologie: Erreger Staphylokokken (in >90%), Streptokokken, Haemophilus, Salmonellen, Pseudomonas, E. coli, Anaerobier u. a.

Pathogenese: In der Mehrzahl der Fälle hämatogene Infektion des Knochens von einem Primärherd aus (Hauteiterung, Angina, Pneumonie usw.), selten fortgeleitete Infektion (z. B. Sinusitis, Zahnwurzelentzündung) oder direkte Infektion (offene Fraktur), dabei nicht selten Mischinfektion. Erhöhte Disposition nach vorangegangenem Trauma.

Nach ihrer Entstehung und dem Verlauf unterscheidet man die akute hämatogene Osteomyelitis, die traumatische und die postoperative Osteomyelitis sowie die chronische Osteomyelitis.

Pathologie: Ansiedlung der Erreger in der Metaphyse, hierdurch Markphlegmone, Durchbruch des Eiters unter das Periost (durch die Haversschen Kanäle), Bildung eines subperiostalen Abszesses, Entstehung von Knochennekrosen (Kortikalissequester) durch Gefäßverschlüsse und Bakterientoxine sowie periostale Knochenneubildung (Totenlade). Häufigste Lokalisation: proximales Tibia- und distales Femurdrittel, Humerus, im 1. Lebensjahr auch Maxilla. Bei Säuglingen in 40% mehrere Knochen befallen (bei älteren Kindern in 10%). Im 1. Lebensjahr nicht selten Gelenkeinbruch, da die Äste der A. nutricia in der Epiphyse noch nicht obliteriert sind. Bei Osteomyelitis des Oberschenkelhalses ist in jedem Alter ein Einbruch ins Hüftgelenk möglich (intrakapsuläre Lage der Metaphyse).

Bei Übergang in sekundär chronische Osteomyelitis kommt es zu Sequesterbildung mit Fisteleiterung, Randsklerosierung und Bildung einer Periostschale. Sonderformen sind (besonders nach unvollständiger Antibiotikabehandlung einer akuten Staphylokokkeninfektion): Brodie-Abszeß (umschriebener osteomyelitischer Herd ohne Ausbreitungstendenz, meist im oberen Femurdrittel, Abb. 5a), plasmazelluläre Osteomyelitis und sklerosierende Osteomyelitis Garré (Kortikalisverdickung ohne Eiterbildung). Über Knochentuberkulose: s. S. 644.

Vorkommen: Akute hämatogene Osteomyelitis heute durch Antibiotikatherapie von möglichen Ausgangsherden seltener geworden. Vorkommen am ehesten noch bei jungen Säuglingen (erhöhte Empfänglichkeit für Staphylokokkeninfektionen) und bei 8–14jährigen Kindern (beschleunigtes Wachstum).

Symptome: Bei **akuter** Osteomyelitis plötzlich hohes Fieber, schweres Krankheitsgefühl, Schüttelfrost, Spontanschmerzen, Druckschmerz über dem betroffenen Glied, Schonhaltung. In einem Teil der Fälle fehlen Allgemeinerscheinungen wie Fieber usw. Bei Auftreten eines subperiostalen Abszesses Rötung und Schwellung der darüberliegenden Weichteile, evtl. Abszeßdurchbruch nach außen oder Pyarthros. Bei sofortiger Antibiotikaanwendung meist abgeschwächte Erkrankung, jedoch erhöhte Rezidivgefahr bei zu kurzer Behandlung. Bei **chronischer** Osteomyelitis häufig nur Lokalsymptome (Schmerzen, Fisteleiterung).

Verlauf: Bei frühzeitiger Therapie in der Regel vollständige Heilung.

Bei hämatogener Entstehung nicht selten Absiedlung der Erreger in anderen Organen (Meningen,

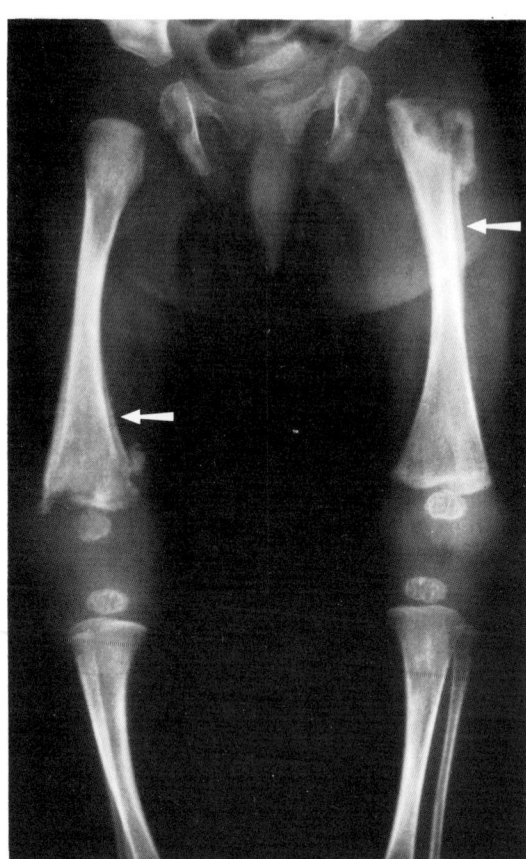

Abb. 6. Säuglingsosteomyelitis: teilweise Zerstörung der linken proximalen und der rechten distalen Femurmetaphyse (Pfeile). Breite unregelmäßige periostale Verkalkungen. 5 Wochen altes Mädchen.

Lungen, Nieren usw.). In fortgeschrittenen Fällen Defektheilung (Wachstumsstörung, Deformierung) oder Übergang in chronische Osteomyelitis möglich.

Diagnose: Starke Granulozytose mit Linksverschiebung. Erregeranzüchtung aus Blutkultur und durch Punktion gewonnenem Eiter, evtl. auch Knochenbiopsat. Latexagglutinationstest mit Serum auf Haemophilus-Typ-b- und B-Streptokokken-Antigen u. U. positiv. Oft Anstieg des Serumtiters in der Antistaphylolysinreaktion. Ein subperiostaler Abszeß und ein Pyarthros (eitriger Gelenkerguß) sind sonographisch nachweisbar. Röntgenveränderungen (Abb. 5 u. 6) frühestens nach 8–14 Tagen (Osteolysen, später reaktive Sklerosen, periostale Verkalkungen, Sequester, selten Totladenbildung). Magnet-Resonanz (MRT) und Knochenszintigramm oft

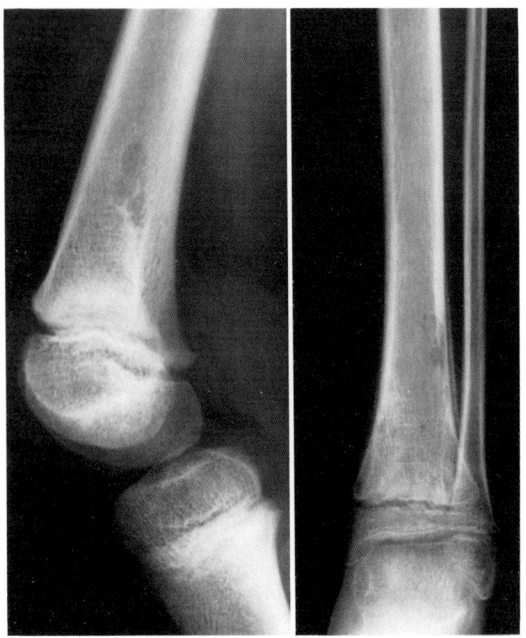

a) b)
Abb. 5.
a) Brodie-Abszeß: scharf abgegrenzte Knochendestruktion im oberen Femurdrittel mit zarter Randsklerose. Keine weitere Umgebungsreaktion. 6 Jahre alter Junge.
b) Akute hämatogene Osteomyelitis: Der proximale und mittlere Anteil des linken Tibiaschaftes ist von unregelmäßigen Osteolysen und reaktiven Sklerosen durchsetzt. Periostale Verkalkungen im oberen Drittel. Die proximale Tibiaepiphyse ist mitbefallen. 9 Jahre alter Junge.

schon in der röntgennegativen Frühphase positiv.

Differentialdiagnose: Rheumatisches Fieber (hier Schmerzen meist in mehreren Gelenken, Karditis), Leukämie (Blutbild, Knochenmark), Ewing-Sarkom (Beginn in der Diaphyse, Lungen- und Lebermetastasen), Tumormetastasen (z. B. Neuroblastom), Arthritis purulenta, Skorbut, Weichteilentzündungen. Bei chronischem Knochenprozeß unklarer Ätiologie ist auch an Tbc, Lues, Brucellose, Aktinomykose und Systemmykosen zu denken.

Therapie: Bei Staphylokokkeninfektion Penicillin G in hohen Dosen oder Cefazolin (vor

Tab. 2. Konstitutionelle Skelettdysplasien.

Störung	Krankheit	Weitere Bezeichnung	Hauptmerkmale
Enchondrale Knochenbildung	Achondroplasie	Chondrodystrophie (metaphysäre Dysplasie)	Kurze Extremitäten, dysproportionierter Minderwuchs, großer Hirnschädel, Balkonstirn, Maxillahypoplasie, Rö: geringer Bogenwurzelabstand (LWS), verbreiterte Darmbeinschaufeln und Metaphysenenden
	Chondrodysplasia punctata Conradi-Hünermann	Chondrodystrophia calcificans congenita	Meist asymmetrische Verkürzung einzelner Röhrenknochen, Gelenkkontrakturen, Kalkspritzer im wachsenden Knorpel, Sattelnase, Katarakt, ichthyosiforme Hautveränderungen
	Ellis-van-Creveld-Syndrom	Chondroektodermale Dysplasie	Kurze distale Extremitäten, kurze Rippen, Minderwuchs, Polydaktylie, Nagelhypoplasie, Zahnhypoplasie, z. T. Vorhofseptumdefekt
	Dysplasia cleidocranialis (Abb. 7, S. 408)	Scheuthauer-Marie-Sainton-Syndrom	Teilweises oder völliges Fehlen der Klavikula, verzögerter Fontanellenschluß mit vorspringenden Stirn- und Scheitelbeinhöckern, verspäteter Zahndurchbruch, evtl. auch Anomalien von Wirbeln, Schambein, Finger- und Fußknochen
Zusammensetzung von Knorpel- und Fasergewebe	Fibröse Dysplasie	Jaffé-Lichtenstein-Syndrom	Spontanfrakturen, Knochenschmerzen, Verkrümmung der langen Röhrenknochen und Auftreibung der flachen Knochen (Becken, Gesichts- und Hirnschädel)
Knochendichte, Knochenmodellierung	Osteogenesis imperfecta	Abnormes Kollagen (in Knochen, Bändern, Haut, Augen, Ohren)	Verschiedene Typen (Knochenbrüchigkeit, z. T. mit blauen Skleren, unvollständiger Zahnbildung, Schwerhörigkeit, Gelenkkapsel- und Bänderschlaffheit)
	Diaphysäre Dysplasie Camurati-Engelmann	Systematisierte sklerotische Hyperostose der Diaphysen der langen Röhrenknochen	Entengang (wegen dystoner Myopathie), Rö.: Kortikalisverdickung der Diaphysen der langen Röhrenknochen, z. T. auch an Hirn- und Gesichtsschädel (besonders Unterkiefer)
	Kraniometaphysäre Dysplasie	–	Vergrößerte und verbreiterte Metaphysenenden der langen Röhrenknochen, X-Beine, Verdickung der Schädelkalotte mit Hirnnervenkompression, Knochenwulst über der verbreiterten Nasenwurzel und Glabella
	Osteopetrose	Marmorknochenkrankheit (Osteoklastendefekt)	Abnorme Knochendichte. Bei der Frühform schwere Anämie (Markhöhlen nicht ausgebildet), Hepatosplenomegalie (extramedulläre Blutbildung), Erblindung durch Sehnervenkompression im Canalis opticus, Tod im 1. Lebensjahr. Spätform: leichterer Verlauf

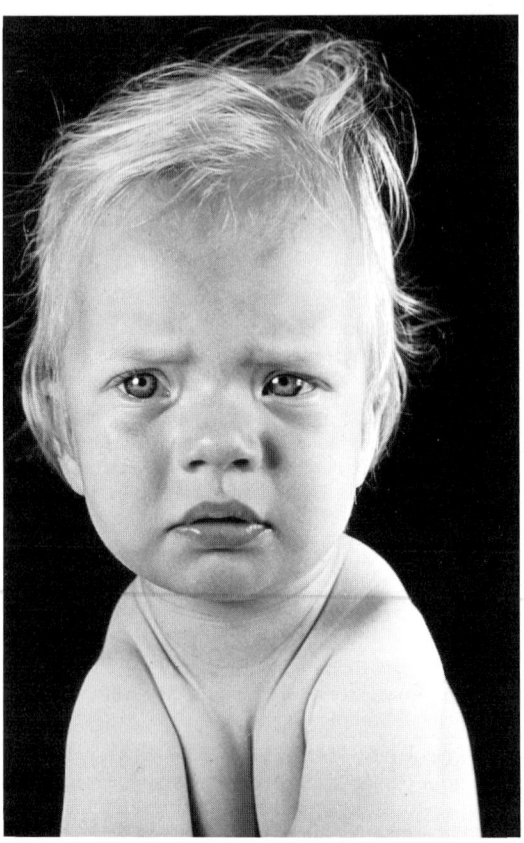

Abb. 7. Dysplasia cleidocranialis. Fehlen beider Schlüsselbeine.

Die Gruppe der **Skelettdysplasien** kann unterteilt werden in Störungen der enchondralen Knochenbildung, die sich vor allem an Röhrenknochen und Wirbelsäule äußern, in Störungen der Zusammensetzung von Knorpel und Fasergewebe und in Störungen der Knochendichte und der Knochenmodellierung (Tab. 2). Die Diagnose dieser Krankheiten beruht vor allem auf morphologischen Kriterien (klinischen Befunden und röntgenologisch nachweisbaren Anomalien). Bei einigen generalisierten Skelettdysplasien sind ursächliche Stoffwechseldefekte nachgewiesen worden. Sie betreffen den Kalzium-Phosphor-Stoffwechsel, Mukopolysaccharid- und Kollagenstoffwechsel. Hierzu gehören u. a. die Hypophosphatasie (s. S. 33), der Pseudohypoparathyreoidismus (s. S. 554) und die Mukopolysaccharidosen (s. S. 573). Konstitutionelle **Dysostosen** (Knochenfehlbildungen) betreffen entweder den Schädel und das Gesicht oder die Wirbelsäule oder die Extremitäten und sind in Tab. 3 (S. 409) aufgeführt.

6. Rheumatisches Fieber

Synonyma: Polyarthritis rheumatica acuta, akuter Gelenkrheumatismus.

Erregeranzüchtung Kombination von beiden). Bei jüngeren Kindern gegen Haemophilus hochdosiert Cefotaxim oder Ceftriaxon (wirksam auch gegen Salmonellen, E. coli u. a.). Behandlungsdauer mindestens 4 Wochen parenteral, danach oral mit entsprechenden Antibiotika bis zur völligen Heilung. Bei anderen Erregern Antibiotika je nach Antibiogramm (stets zunächst parenteral). Außerdem Ruhigstellung, Abszeßpunktion oder Punktion des Gelenkempyems, Sequesterentfernung. Bei chronischer Osteomyelitis evtl. auch Spüldrainage oder Antibiotikainstillation.

5. Konstitutionelle Knochenkrankheiten

Bei den konstitutionellen Entwicklungsstörungen des Skeletts unterscheidet man generalisierte Störungen (Skelettdysplasien) und umschriebene Störungen (Dysostosen), die nur einzelne Skelettabschnitte betreffen.

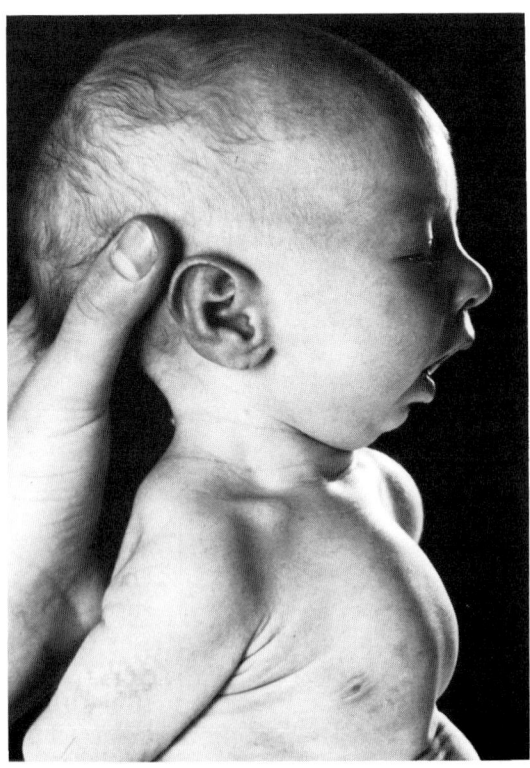

Abb. 8. Pierre-Robin-Sequenz: typische Mikrogenie.

Tab. 3. Konstitutionelle Dysostosen.

Umschriebene Störung von	Krankheit	Weitere Bezeichnung	Hauptmerkmale
Schädel und Gesicht	Crouzonsche Krankheit	Kraniofaziale Dysostose	Kraniosynostose, Buckel im Bereich der großen Fontanelle, Akrozephalie, Exophthalmus mit flachen Orbitae, Sehnervenatrophie, Oberkieferhypoplasie, Adlernase
	Apert-Syndrom	Akrozephalosyndaktylie	Kraniosynostose (Akrozephalie), kurze, aufwärts gebogene Nase, Hypertelorismus, Syndaktylie, Minderbegabung
	Carpenter-Syndrom	Akrozephalopolysyndaktylie	Kraniosynostose (Akrozephalie), typisches Gesicht, Poly- und Syndaktylie, Fettsucht, Minderbegabung, Hypogenitalismus
	Treacher-Collins-Franceschetti-Syndrom	Mandibulofaziale Dysostose	Fischmaulgesicht, Unterkieferhypoplasie, Fehlen der Jochbeinfortsätze, antimongolide Augenstellung, Lidkolobom, Fehlbildung des äußeren Ohres
	Pierre-Robin-Sequenz (Abb. 8, S. 408)	Mandibuläre Hypoplasie mit Glossoptose	Mikrogenie, Glossoptose, Gaumenspalte, Atemstörungen, lageabhängiger Stridor
Wirbelsäule	Klippel-Feil-Syndrom	Halswirbelverschmelzungen, Block-, Keil- oder Halbwirbel der HWS	Kurzer Hals mit eingeschränkter Beweglichkeit, faßförmiger Thorax mit Rundbuckel, tiefe Nacken-Haar-Grenze, evtl. neurologische Ausfälle
	Sprengelsche Deformität	Angeborener Schulterblatthochstand	Ein- oder beidseitiger Skapulahochstand, z.T. mit knöcherner Verbindung zur Wirbelsäule, Bewegungseinschränkung des Armes, Skoliose der BWS
Extremitäten	Fanconi-Syndrom	Panzytopenie-Dysmelie-Syndrom	Panzytopenie (s. S: 493), hypoplastischer Daumen und Radius, Mikrozephalie, Mikrophthalmie, Minderwuchs, dunkle Hautpigmentationen (fleckig oder flächenhaft)
	Thrombozytopenie-Radiusaplasie-Syndrom	–	Radiusaplasie (meist beidseitig) bei erhaltenem Daumen, frühzeitig Thrombozytopenie (Fehlen von Megakaryozyten)
	Holt-Oram-Syndrom	Kardiodigitales Syndrom	Vorhof- oder Ventrikelseptumdefekt, Hypo- oder Aplasie oder Dreigliedrigkeit des Daumens, evtl. Radiusdys- oder -aplasie
	Bardet-Biedl-Syndrom	Dienzephaloretinale Degeneration	Polydaktylie, Minderwuchs (nicht obligat), Genitalhypoplasie, Retinitis pigmentosa, Minderbegabung

Definition: Das rheumatische Fieber ist eine vorwiegend bei Kindern vorkommende Streptokokkennachkrankheit mit multifokaler Entzündung am mesenchymalen Gewebe, besonders von Herz, Blutgefäßen und Gelenken.

Ätiologie und Pathogenese: Das rheumatische Fieber stellt eine Reaktionskrankheit dar, ausgelöst durch eine Infektion mit Streptococcus pyogenes (A-Streptokokken). Die in den oberen Luftwegen, meistens in den Tonsillen oder Adenoiden lokalisierte Streptokokkeninfektion ruft bei disponierten Personen nach einer Latenzzeit von 1–4 Wochen eine sterile, nichteitrige Entzündung des Bindegewebes hervor, die in verschiedenen Organen lokalisiert sein kann. Für die Pathogenese des rheumatischen Fiebers gibt es bisher noch keine voll befriedigende Erklärung. Man vermutet, daß eine Überempfindlichkeit gegen Streptokokkenantigene vorliegt und daß sich am mesenchymalen Gewebe eine Antigen-Antikörper-Reaktion abspielt, wobei vielleicht Autoantikörper beteiligt sind. Auf eine besondere individuelle Disposition weist die Tatsache hin, daß nach einer A-Streptokokkeninfektion ein rheumatisches Fieber nur in weniger als 3% auftritt.

Pathologie: Rheumatische Gewebsveränderungen finden sich vorzugsweise in Herzmuskel, Herzklappen, Gefäßwänden der Aorta und Arterien, Gelenken (Synovia, periartikuläres Bindegewebe) und peritonsillärem Gewebe, manchmal auch in der Kutis, Subkutis, Muskulatur, an serösen Häuten und im Gehirn. In der exsudativen **Frühphase** findet man zunächst ein örtliches Ödem und eine fibrinoide Verquellung des Bindegewebes (vorwiegend perivaskulär). Wegen dieser »fibrinoiden Degeneration des Kollagens« rechnet man das rheumatische Fieber auch zu den »Kollagenosen«.

In der **Proliferationsphase** der Krankheit entwickelt sich als Reaktion auf die fibrinoide Verquellung ein histiozytäres Granulom mit mehrkernigen Riesenzellen, Lymphozyten, Plasmazellen und Fibroblasten. Im Myokard (besonders im Septum) entstehen die typischen Aschoffschen Knötchen, welche Muskelriesenzellen (Anitschkow-Zellen) enthalten. Bei der Abheilung kommt es durch Fibrosierung zu spindelförmigen, meist perivaskulär gelegenen Narben mit Kollagenfasern. Bei rheumatischer **Endokarditis** erkennt man am Schließungsrand der Klappen eine ausgeprägte fibrinoide Verquellung mit starker entzündlicher Reaktion (Histiozyten und polymorphkernige Leukozyten). An der Oberfläche bilden sich durch Fibrinablagerungen grauweiße glasige Wärzchen. Nach Gefäßeinsprossung mit sekundärer Narbenbildung, die später zu Schrumpfungen und Verwachsungen führt, entwickeln sich nach Monaten und Jahren die rheumatischen Herzklappenfehler (Stenose und/oder Insuffizienz), vor allem an der Mitral- und Aortenklappe, selten auch an der Trikuspidal- und Pulmonalklappe. Die Klappenveränderungen stellen die wichtigsten Dauerschäden des rheumatischen Fiebers dar; dagegen bilden sich die Veränderungen an den Gelenken und Gefäßen, an der Haut und im Gehirn meistens völlig zurück.

Tab. 4. Haupt- und Nebenkriterien des rheumatischen Fiebers.

Hauptkriterien	Nebenkriterien
Karditis	Fieber
Polyarthritis	Arthralgie
Chorea	EKG: PR-Verlängerung
Erythema marginatum	Laborbefunde (C-reaktives Protein, BSG, Leukozytose)
Subkutane Knoten	Vorerkrankung (an rheumatischem Fieber)

Vorkommen: Die Häufigkeit des rheumatischen Fiebers ist in den letzten 40 Jahren stark zurückgegangen. Es kommt am häufigsten zwischen dem 5. und 14. Lebensjahr vor. Bei der rheumatischen Chorea sind vorwiegend Mädchen betroffen.

Symptome: Einen Überblick über die in verschiedener Kombination auftretenden Symptome gibt Tab. 4.

Bei Kleinkindern steht meistens die Karditis, bei Schulkindern die Polyarthritis im Vordergrund.

Die Chorea kommt entweder isoliert oder in Kombination mit einer Karditis vor, jedoch selten mit einer Polyarthritis.

Das **Fieber** ist in der ersten Woche meistens hoch, in den folgenden 2–4 Wochen – ohne Behandlung – mäßig oder gering. Häufig klagen die Kinder über Bauchschmerzen und zeigen Gewichtsverlust, Nasenbluten und Anämie.

Die **Polyarthritis** äußert sich in von Gelenk zu Gelenk wandernden Schmerzen, in Gelenkschwellungen mit Hitze und Rötung und in einer Bewegungseinschränkung; manchmal bestehen nur Arthralgien ohne Schwellungen (besonders bei Kleinkindern). Die großen Gelenke sind bevorzugt befallen, jedoch können auch die kleinen Gelenke beteiligt sein. Größere Gelenkergüsse fehlen.

Eine **Karditis** kommt in 40–80% vor. Eine Myokarditis und Perikarditis sind im akuten Stadium leichter zu erkennen als eine Endokarditis, die oft erst nachträglich diagnostiziert wird, wenn sich ein Mitral- und/oder Aortenklappenfehler herausstellt. Für Myokarditis sprechen eine im Mißverhältnis zur Körpertemperatur stehende Tachykardie, außerdem Galopprhythmus, Arrhythmie (Extrasystolie), Vorhof- oder Kammerflimmern, sinuaurikulärer oder atrioventrikulärer Block, Herzdilatation mit systolischem Spitzengeräusch (infolge einer relativen Mitralinsuffizienz), Akrozyanose, Dyspnoe und Druckgefühl über dem Herzen. Bei Perikarditis hört man ein charakteristisches Reibegeräusch, das bald verschwindet, wenn sich im Herzbeutel Flüssigkeit ansammelt. Auf eine Endokarditis weisen diastolische Geräusche und hochfrequente, lageunabhängige systolische Geräusche hin.

Eine **Chorea minor Sydenham** beginnt meistens nach monatelanger Latenzzeit allmählich und bleibt mehrere Wochen bestehen. Manchmal tritt sie auch erst bei einem Rezidiv des rheumatischen Fiebers auf. Die Symptome der Chorea minor beruhen auf einem Befall der Stammganglien, z. T. auch des Kleinhirns, und bestehen in Zwangsbewegungen, Bewegungsunruhe, Grimassieren, in einer Störung der Feinbewegungen beim Schreiben, Lesen und Sprechen, außerdem in Muskelschwäche, Ataxie und seelischen Störungen (Zwangslachen und -weinen, Reizbarkeit, Affektinkontinenz). Fieber, Leukozytose und Senkungsbeschleunigung fehlen häufig.

Das **Erythema marginatum** (auch Erythema annulare oder circinatum genannt) kommt in etwa 10% vor und ist für ein rheumatisches Fieber nicht pathognomonisch (ebensowenig wie das Erythema nodosum, s. S. 438). Es handelt sich dabei um kreis- oder girlandenförmige Erythemstreifen (besonders am Rumpf), die oft nur kurze Zeit nachweisbar sind, aber rezidivieren können.

Indolente **subkutane Knoten** (Noduli rheumatici) von wechselnder Größe finden sich über der Streckseite großer und kleiner Gelenke, am Schädel oder entlang der Wirbelsäule. Die darüberliegende Haut ist frei verschieblich.

Verlauf und Prognose:

Die Gelenkerscheinungen und das Fieber gehen unter der Therapie rasch zurück.

Eine Chorea sistiert nach einigen Wochen spontan. Ein Herzversagen tritt selten auf.

Die Spätprognose des rheumatischen Fiebers hängt von der erfolgreichen Behandlung der Karditis ab.

Ob ein Klappenfehler zurückbleibt, stellt sich erst nach Jahren heraus. Dieser kann später durch eine bakteriell bedingte subakute Endocarditis (lenta) kompliziert werden. Die Rezidivgefahr ist besonders in den ersten 5 Jahren nach Krankheitsbeginn ohne konsequente Durchführung einer Penicillinprophylaxe sehr groß (30–50%); sie wird um so geringer, je länger die Erkrankung zurückliegt. Mit jedem Rezidiv wächst die Gefahr eines bleibenden Herzschadens.

Diagnose: Da oft nur ein Teil der genannten Symptome vorhanden ist und atypische Verläufe nicht selten sind, bereitet die Diagnose manchmal Schwierigkeiten. Die Wahrscheinlichkeit eines rheumatischen Fiebers ist groß, wenn bei einem Patienten 2 Hauptkriterien oder mindestens 1 Hauptkriterium und 2 Nebenkriterien (Tab. 4) erfüllt sind. Allerdings kommt eine Polyarthritis in Verbindung mit Fieber und Senkungsbeschleunigung bei vielen anderen Krankheiten vor (s. Differentialdiagnose).

Die Anzüchtung von Streptococcus pyogenes im Rachenabstrich und ein erhöhter Antistreptolysintiter im Serum beweisen ein rheumatisches Fieber nicht; andererseits schließt ihr Fehlen ein solches nicht aus, da der Bakteriennachweis manchmal nicht gelingt und der Antistreptolysintiter nach einer längeren Latenzzeit (z.B. bei Chorea) bereits wieder abgefallen sein kann. Streptokokkenantikörper können auch als Anti-DNase B (gegen Streptokokken-Desoxyribonuklease B) und als Antihyaluronidase nachgewiesen werden. Nicht in jedem Fall findet man eine Leukozytose (>10000/μl) mit Linksverschiebung und eine PR-Verlängerung im EKG (noch kein Beweis für Karditis).

Der sog. Rheumafaktor, welcher z. T. bei rheumatoider Arthritis (s. S. 414) gefunden wird, ist negativ.

Zur Aktivitätsbeurteilung eignen sich die Blutsenkungsreaktion und der Nachweis des C-reaktiven Proteins (Präzipitation der C-Polysaccharide von Pneumokokken durch das Patientenserum). Eine Herzbeteiligung ist durch Echokardiographie, eine Klappenerkrankung durch Doppler-Echokardiographie nachweisbar.

Differentialdiagnose: Bei fortgeschrittener rheumatoider Arthritis (s. S. 412) sprechen der chronische Verlauf und die röntgenologisch nachweisbaren Gelenkveränderungen gegen ein rheumatisches Fieber. Folgende Krankheiten können ebenfalls mit Gelenkerscheinungen und Fieber einhergehen: Serumkrankheit (s. S. 662), Penicillinallergie, anaphylaktoide Purpura (s. S. 496), Leukämie (s. S. 472), Osteomyelitis (s. S. 406), systemischer Lupus erythematodes (s. S. 416), Dermatomyositis (s. S. 403), Lymesche Krankheit (s. S. 654) u.a. Eine Perikarditis kommt vor bei Virusinfektionen (Coxsackie B, ECHO, infektiöser Mononukleose), bei bakterieller Sepsis und bei Tuberkulose. Eine Myokarditis kann auch virale und toxische Ursachen haben (s. S. 209). Bei einer Chorea müssen andere Ursachen einer Bewegungsstörung ausgeschlossen werden, z.B. Wilsonsche Krankheit (s. S. 576), Enzephalitis (s. S. 317) und Vergiftungen (durch Phenothiazine). Außerdem ist eine Abgrenzung gegen die häufig vorkommenden Tics notwendig.

Therapie
1. Penicillin G oder Penicillin V für 10 Tage.
2. Azetylsalizylsäure, 0,1 g/kg/Tag. Die Serumspiegel sollen bei 0,25 g/l liegen. Nebenwirkungen sind Reizung der Magenschleimhaut, Übelkeit, Erbrechen, Schwindel, Ohren-

sausen, Schwerhörigkeit, vertiefte Atmung (durch Reizung des Atemzentrums) und respiratorische Alkalose, Benommenheit, Prothrombinmangel. Die Einnahme soll zur Vermeidung einer Magenunverträglichkeit stets unmittelbar nach der Mahlzeit erfolgen.
3. Prednison oder ein anderes Kortikosteroid: Anfangsdosis 2 mg/kg/Tag, dann Dosisreduzierung. Dauer: mehrere Wochen. Anwendung nur bei mäßiger oder schwerer Karditis. Bei Dosisreduzierung beginnt man eine Behandlung mit Azetylsalizylsäure und setzt diese nach Weglassen des Prednisons zur Rezidivverhütung noch einige Zeit fort.
4. Bettruhe während des akuten Stadiums.
5. Bei Herzinsuffizienz Digitalis und ein Diuretikum.
6. Bei Chorea Sedativa (Diazepam, Phenobarbital oder Chlorpromazin).

Rezidivprophylaxe: Zur Verhütung einer Streptokokkeninfektion, die ein Rezidiv oder eine subakute bakterielle Endokarditis auslösen kann, ist die tägliche Einnahme von Penicillin V (2mal 200000 E) für die Dauer von mindestens 5 Jahren unbedingt notwendig. Statt dessen kann auch Benzathinpenicillin (Tardocillin 1200), 1mal monatlich 1,2 Mill. E, intramuskulär injiziert werden. Bei Penicillinallergie kommt ein Sulfonamid in Frage. Wenn eine rheumatische Karditis bestanden hat, ist wegen der erheblich größeren Rezidivgefahr eine konsequente Prophylaxe bis zum 25. Lebensjahr ratsam, bei bestehendem Herzklappenfehler lebenslang.

Zusammenfassung: Das hauptsächlich im Kindesalter vorkommende rheumatische Fieber ist eine bei disponierten Personen auftretende Streptokokkennachkrankheit, die auf einer multifokalen Entzündung des Mesenchyms an Herz, Gefäßen, Gelenken, Haut oder Gehirn beruht. Die Pathogenese (Überempfindlichkeitsreaktion? Autoantikörper?) ist bisher noch unklar. Beim rheumatischen Fieber kommen eine Karditis, Polyarthritis, Chorea, ein Erythema marginatum und subkutane Knoten in verschiedener Kombination vor. Die Spätprognose hängt von der Schwere der Herzerkrankung (Peri-, Myo-, Endokarditis) ab. Die Therapie besteht in der Anwendung von Penicillin und antiphlogistischen Mitteln (Salizylate, evtl. in Kombination mit einem Kortikosteroid) sowie Bettruhe. Zur Rezidivprophylaxe ist eine jahrelange Penicillingabe erforderlich.

7. Rheumatoide Arthritis im Kindesalter

Definition: Die rheumatoide Arthritis ist eine chronisch-entzündliche Systemerkrankung des Bindegewebes, die sich vorwiegend an den Gelenken abspielt und sich auch extraartikulär manifestieren kann, besonders bei der systemisch beginnenden Form Morbus Still).

Ätiologie und Pathogenese sind weitgehend ungeklärt (Autoimmunkrankheit?).

Pathologie: Die Entzündung der Gelenkkapsel (Synovitis) äußert sich zunächst in einer Exsudation und diffusen oder herdförmigen Anhäufung von Entzündungszellen (vorwiegend Lymphozyten und Plasmazellen). Die infiltrierte und zottig hyperplasierte Synovia wandelt sich schließlich in ein gefäßreiches Granulationsgewebe (den Pannus) um, das den Gelenkknorpel abbaut und den darunterliegenden Knochen zerstört. Bei weiterem Fortschreiten kommt es zu Gelenkdeformierungen mit Subluxation sowie fibröser und knöcherner Ankylose. Sehnenscheiden, Schleimbeutel und Muskulatur zeigen ebenfalls entzündliche Veränderungen. Subkutane Rheumaknoten (meist an der Streckseite der Gelenke gelegen) bestehen aus Bindegewebe mit zentraler fibrinoider Nekrose. Pleura, Perikard und Peritoneum zeigen u. U. eine unspezifische fibrinöse Entzündung. Bei schweren lang dauernden Erkrankungen entsteht eine sekundäre Amyloidose mit entsprechenden Nierenveränderungen.

Vorkommen: Die rheumatoide Arthritis ist im Kindesalter relativ selten, jedoch häufiger als das rheumatische Fieber. Das Alter bei Erstmanifestation und die Geschlechtsverteilung sind je nach Krankheitsform verschieden (Tab. 5). Am häufigsten ist die oligoartikuläre Form vom Typ I, am seltensten die Rheumafaktor-positive polyartikuläre Form.

Symptome: Es gibt mehrere Verlaufsformen, die sich vor allem hinsichtlich Diagnose und Prognose deutlich unterscheiden:
1. Die beiden **polyartikulären Formen** können allmählich oder plötzlich mit Gelenkerscheinungen beginnen. Die Rheumafaktor-positive Form ist charakterisiert durch Beginn in der späten Kindheit, schwere Arthritis und häufiges Vorkommen von subkutanen Rheumaknötchen. Die Rheumafaktor-negative Form kann in jedem Kindesalter beginnen, verläuft häufiger leicht und führt selten zu Rheumaknötchen. Meistens bestehen Bewegungsschmerz, Steifigkeit (besonders morgens) und Schwellung in den befallenen Gelenken, jedoch keine Rötung. Die Bewegungseinschrän-

Tab. 5. Untergruppen der rheumatoiden Arthritis im Kindesalter und Unterscheidungsmerkmale.

Kriterien	Polyartikuläre Form		Oligoartikuläre Form		Systemisch beginnende Form (Morbus Still)
	Rheumafaktor −	Rheumafaktor +	Typ I	Typ II	
Häufigkeit (%)	20−25	5−10	35−40	10−15	20
Geschlecht	90% Mädchen	80% Mädchen	80% Mädchen	90% Jungen	60% Jungen
Alter bei Erkrankungsbeginn	Jedes Kindesalter	Späte Kindheit	Frühe Kindheit	Späte Kindheit	Jedes Kindesalter
Gelenke	Multipel	Multipel	Wenige große Gelenke (Knie, Knöchel, Ellenbogen)	Wenige große Gelenke (besonders Hüftgürtel)	Multipel
Sakroiliitis	Nein	Selten	Nein	Häufig	Nein
Iridozyklitis	Selten	Nein	In 30% chronische Iridozyklitis	In 10−20% akute Iridozyklitis	Nein
Rheumafaktor im Serum	−	Immer +	−	−	−
Antinukleäre Antikörper im Serum	25%	75%	90%	−	−
HLA-Befunde	?	DR4	DR5, DRW6, DRW8	B27	?
Verlauf	Schwere Arthritis in 10−15%	Schwere Arthritis in >50%	Augenschädigung (in 10%), Polyarthritis in 20%	Spondyloarthropathie (später)	Schwere Arthritis (in 25%)

kung beruht anfangs auf der Synovialschwellung, dem Gelenkerguß und auf Muskelspasmen, im weiteren Verlauf auf der Gelenkzerstörung mit Versteifung oder auf Kontrakturen (Abb. 9). Es können sowohl die großen als auch die kleinen Gelenke (fast immer symmetrisch) befallen sein; besonders häufig sind die Interphalangeal-, Halswirbel-, Hüft- und Unterkiefergelenke beteiligt. In einem Teil der Fälle erkrankt zunächst nur ein Gelenk (oder wenige Gelenke); später sind im allgemeinen mehr als 4 Gelenke betroffen. Bei Kindern wird dabei manchmal das lokale Knochenwachstum beschleunigt, oder es tritt ein vorzeitiger Epiphysenschluß mit Wachstumsstillstand ein (z.B. eine Mikrogenie nach einer Entzündung des Unterkiefergelenkes). Extraartikuläre Symptome sind selten und, wenn vorhanden, nur schwach ausgeprägt. Eine Iridozyklitis ist bei der Rheumafaktor-negativen Form selten und kommen bei der Rheumafaktor-positiven Form nicht vor.

2. Bei den **oligoartikulären Formen** sind in den ersten 6 Monaten der Erkrankung nur wenige Gelenke (höchstens 4) entzündet, und zwar vor allem große Gelenke (häufig asymmetrisch). Beim häufigeren Typ I erkranken meist Mädchen vor dem 4. Lebensjahr, und es entwickelt sich in 30% eine chronische Iridozyklitis. Beim Typ II erkranken vorwiegend Jungen nach dem 8. Lebensjahr und bekommen in 10−20% eine akute Iridozyklitis. Eine Sakroiliitis ist dabei häufig, und im Erwachsenenalter kommt es nicht selten zu einer ankylosierenden Spondylitis (Bechterew-Krankheit). Als HLA-Typ findet man dann in 75% das Leukozyten-Antigen B 27 (in der übrigen Bevölkerung nur in 5−7%). Eine Beteiligung innerer Organe ist nicht so häufig wie bei der systemisch beginnenden Form (Morbus Still).

3. Die **systemisch beginnende Form** (Morbus Still) äußert sich anfangs in mäßigem oder hohem Fieber (meist intermittierend), in einem flüchtigen, rezidivierenden, kleinflecki-

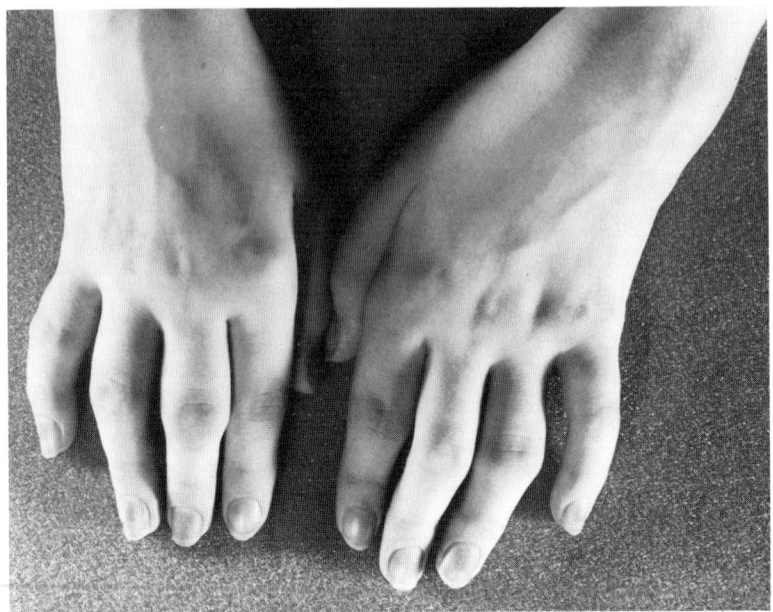

Abb. 9. Rheumatoide Arthritis.

gen Exanthem oder Erythema multiforme (s. S. 437), in einer Milz- und generalisierten Lymphknotenschwellung, Hepatomegalie und Anämie. Es können alle Gelenke betroffen sein. Oft fehlen im Anfang arthritische Symptome oder sind nur geringgradig, so daß sie leicht übersehen werden. Eine Perikarditis (evtl. mit Erguß) wird in etwa 65% beobachtet, ist aber im allgemeinen gutartig. Auch eine Myokarditis oder interstitielle Lungeninfiltrate kommen vor. Eine Iridozyklitis fehlt im allgemeinen.

Verlauf und Prognose: Der Verlauf ist chronisch (in jedem Fall länger als 3 Monate) und bei jeder Verlaufsform bezüglich Schwere und Dauer individuell sehr verschieden, daher im Einzelfall schwer vorhersehbar. Im allgemeinen kommt es nach einem von akuten Exazerbationen unterbrochenen Verlauf in den meisten Fällen doch zu einer Heilung, wenngleich sich auch nach vielen Jahren noch Spätrezidive einstellen können.

Übergang des Still-Syndroms in eine polyartikuläre Form ist möglich.

In einem Teil der Fälle bleiben schwere Gelenkdeformierungen zurück, die später zu Invalidität führen. Die Frühsterblichkeit ist gering. Spättodesfälle durch Amyloidose (Urämie) sind möglich. Eine akute oder chronische Iridozyklitis und Uveitis kommen bei bestimmten Formen der rheumatoiden Arthritis (Tab. 5) in einem Früh- oder Spätstadium häufiger vor und müssen durch regelmäßige augenärztliche Kontrollen (einschließlich Spaltlampenuntersuchung) rechtzeitig erkannt werden. Ohne entsprechende Behandlung können später Narbenbildung, Synechien (sekundäres Glaukom) und Katarakt zurückbleiben.

Diagnose: Die Diagnose muß klinisch gestellt werden.

Persistierende Arthritis oder längeres Bestehenbleiben von Allgemeinsymptomen und anderen Organsymptomen sind verdächtig. Zum Unterschied vom Erwachsenen läßt sich der klassische Rheumafaktor (IgM-Antikörper gegen IgG) bei den meisten kindlichen Formen nicht nachweisen. Er kommt auch bei systemischem Lupus erythematodes und bei Sklerodermie vor.

Antinukleäre Antikörper findet man im Serum bei der Rheumafaktor-negativen polyartikulären Form in 25%, bei der Rheumafaktor-positiven Form in 75% und bei der oligoartikulären Form vom Typ I in 90%, bei den übrigen Formen selten. Antikörper gegen die DNS der Zellkerne sind bei rheumatoider Arthritis im Serum manchmal in geringer Menge, bei systemischem Lupus erythematodes in größerer Menge vorhanden.

Antikörper gegen Doppelstrang-DNS sprechen für einen systemischen Lupus erythematodes.

Die Blutuntersuchung gibt nur unspezifische Hinweise auf eine entzündliche Erkrankung: Senkungsbeschleunigung, Vermehrung der α_2- und γ-Globuline mit Verminderung der Albumine, Leukozytose (vorwiegend beim Morbus Still) mit Überwiegen neutrophiler Granulozyten, Nachweis des C-reaktiven Proteins. Der Antistreptolysingehalt im Serum ist nicht erhöht. Die Gelenkergüsse sind steril und enthalten überwiegend Granulozyten. Bei länger bestehender Monarthritis kann eine Synovialbiopsie mit histologischer Untersuchung zur Diagnose führen. Röntgenologische Frühsymptome sind periostale Knochenneubildungen in Gelenknähe und an den Phalangen, vorzeitiges Auftreten oder beschleunigtes Wachstum von einzelnen Epiphysenkernen und vorzeitiger Epiphysenschluß. Eine Sakroiliitis läßt sich röntgenologisch gut darstellen.

Differentialdiagnose: Im Anfangsstadium müssen akute Arthritiden (z. B. bei Osteomyelitis, Sepsis, Virusinfektionen, Gonorrhoe) abgegrenzt werden, ferner anaphylaktoide Purpura, Arthritiden bei entzündlichen Darmerkrankungen (Colitis ulcerosa, Crohnsche Krankheit), reaktive Arthritiden (nach Yersinien-, Shigella-, Campylobacter-Infektionen), Gicht, Leukämie, aseptische Knochennekrosen, Traumen usw. Bei rheumatischem Fieber wandern die polyarthritischen Beschwerden, und es kann eine Endokarditis auftreten. Ein systemischer Lupus erythematodes kann ähnliche Gelenksymptome hervorrufen und muß nach den weiteren Symptomen unterschieden werden. Eine Lyme-Borreliose (s. S. 654) kann bei Gelenkbeteiligung der oligoartikulären Form einer rheumatoiden Arthritis sehr ähnlich sein.

Therapie: Eine ätiologische Therapie ist nicht möglich.

> Die symptomatische Behandlung hat das Ziel, die Schmerzen zu beseitigen, die Gelenkbeweglichkeit wiederherzustellen und Spätschäden (vor allem Gelenkkontrakturen und Knochendestruktionen) zu verhindern.

Mittel der ersten Wahl sind die analgetisch und antiphlogistisch wirkenden Prostaglandinsynthesehemmer, vor allem Azetylsalizylsäure. Diese muß ausreichend hoch dosiert werden (etwa 0,1 g/kg/die), so daß Blutspiegel von 0,25 g/l erreicht werden. Der Erfolg tritt oft erst nach 1–3 Monaten ein. Bei Unverträglichkeit oder Unwirksamkeit kann ein anderes Mittel aus dieser Gruppe, z. B. Diclofenac (Voltaren), Ibuprofen (Brufen) oder Naproxen (Proxen), verwandt werden. Auf Nebenwirkungen ist zu achten. Alternativ kommen Indolderivate in Frage, wie Indometacin (Amuno). Indometacin kann auf Leber und ZNS toxisch wirken und Magen-Darm-Ulzera hervorrufen. Pyrazolderivate, wie Phenylbutazon (Butazolidin) und Oxyphenbutazon (Californit), werden wegen der gefährlichen Nebenwirkungen bei Kindern nicht empfohlen. Bei völliger Therapieresistenz kann ein sog. Basistherapeutikum (Gold, notfalls auch D-Penicillamin oder Chloroquin) verwandelt werden, welches manchmal eine Remission herbeiführt. Die Anwendung muß wegen der Gefahr von ernsten Nebenwirkungen sorgfältig überwacht werden. Eine Prednisonbehandlung ist nur indiziert bei Herzdekompensation durch Perikarditis oder Myokarditis sowie bei Iridozyklitis, wenn eine lokale Kortikosteroidanwendung erfolglos geblieben ist. Sie wird in der notwendigen Mindestdosierung und nur für bestimmte Zeit durchgeführt. Die Dosis dar wegen der Rezidivgefahr nur langsam reduziert werden. Prednison soll möglichst alternierend (jeden 2. Tag) verabreicht werden. Von großer Bedeutung ist eine über längere Zeit durchgeführte krankengymnastische Behandlung und Hydrotherapie, welche Gelenkversteifungen verhüten soll. Eine chirurgische Behandlung (z. B. Synovektomie) ist im Kindesalter selten erforderlich.

8. Systemischer Lupus erythematodes

> **Definition:** Chronisch verlaufende Bindegewebskrankheit mit Bildung von verschiedenen Autoantikörpern und Kernantikörpern, die viele Organe befallen kann.

Hauptsymptome sind Fieber, Gelenk- und Hauterscheinungen sowie nephritische oder nephrotische Symptome. Im histologischen Präparat sind charakteristisch die sog. Hämatoxylinkörperchen (degenerierte Zellkerne) im entzündeten Gewebe.

Ätiologie und Pathogenese: Wie es bei der häufigeren idiopathischen Form zur Immunkomplexvaskulitis und Autoantikörperbildung kommt, ist nicht bekannt. Genetische Faktoren spielen eine Rolle (dafür sprechen Erkrankungen von eineiigen Zwillingen und genetische Marker im HLA-System). Nur in einem kleinen Teil der

Fälle sind bestimmte Medikamente krankheitsauslösend, z. B. Hydantoin, Hydralazin, Procainamid und Sulfonamide. Im Serum findet man antinukleäre Antikörper, DNS-Antikörper sowie Autoantikörper gegen verschiedene Organe, häufig auch gegen Blutzellen (Erythro-, Leuko-, Thrombozyten) und gegen Plasmaproteine (Prothrombin u. a.). Bei der Hälfte der Patienten sind im Serum Antikörper gegen extrahierbares nukleäres Antigen (ENA) nachweisbar. Es liegt eine T-Zell-Immunregulationsstörung bei vermehrter B-Zell-Aktivität vor.

Pathologie: Im entzündeten Bindegewebe und in Gefäßwänden sieht man außerhalb der Zellen die typischen Hämatoxylinkörperchen (wahrscheinlich degenerierte Zellkerne) sowie Fibrinoidablagerungen (eosinophiles amorphes Material). Besonders in der Milz bilden sich die sog. Zwiebelschalenläsionen (infolge perivaskulärer Fibrosierung). Die Vaskulitis und Perivaskulitis betrifft vor allem kleine Arterien und Arteriolen, selten Venen. Als LE-Phänomen bezeichnet man neutrophile Granulozyten, welche einen Immunkomplex aus Desoxyribonukleoprotein (DNP), Anti-DNP-Antikörper und Komplement phagozytiert haben. Bei der Lupus-Nephritis kommt es zu granulären Ablagerungen von Immunkomplexen in Glomerulumschlingen, Mesangiumproliferation und Drahtschlingenphänomen. Meist sind mehrere Organe gleichzeitig betroffen (vor allem Haut, Niere, Herz, ZNS). Nicht selten sind die Mundschleimhaut und seröse Häute (Pleura, Peritoneum) beteiligt.

Vorkommen: Die insgesamt seltene Krankheit beginnt am häufigsten im Schulalter (nach dem 8. Lebensjahr). Sie ist bei Mädchen 8mal häufiger als bei Jungen.

Symptome: Die Krankheit kann langsam oder plötzlich beginnen. Initialsymptome sind meist Fieber, Gelenkschmerzen und Hautausschlag. Das Fieber ist entweder intermittierend oder kontinuierlich. Die Krankheit nimmt einen chronischen Verlauf, der aus akuten Exazerbationen und spontanen Remissionen besteht. Dabei können zahlreiche Organsymptome auftreten, die in der Reihenfolge der Häufigkeit genannt werden:
1. Nichtdeformierende Polyarthritis. Schmerzen und Steifheit in den Gelenken sind häufig, führen aber seltener als bei rheumatoider Arthritis zu Schwellungen und fast nie zu Deformierungen.
2. Hautveränderungen. Charakteristisch ist ein ausgedehntes schmetterlingsförmiges scharf begrenztes schuppendes Erythem auf beiden Wangen und am Nasenrücken. Das Exanthem kann sich auf den behaarten Kopf, auf den Rumpf und die Extremitäten ausbreiten und sich bullös umwandeln. Häufig besteht eine Lichtüberempfindlichkeit. Manchmal findet man auch bläulich-rote Flecken an den Handinnenflächen, Fußsohlen und Fingerspitzen sowie Raynaud-Phänomene. Auch ein Erythema nodosum oder Erythema multiforme kommt vor, außerdem Haarausfall (umschrieben oder generalisiert). In 35% beobachtet man Schleimhautveränderungen, besonders an Gaumen, Wangenschleimhaut und Zahnfleisch; dabei handelt es sich um erythematöse Bezirke, z. T. mit Hämorrhagien, die bald in schmerzhafte Ulzera übergehen; diese sind oft von weißlichen Pseudomembranen bedeckt.
3. Glomerulonephritis. Sie äußert sich durch Hämaturie oder stärkere Proteinurie, verläuft schubweise und kann zum Tod führen.
4. Blutbildveränderungen beruhen auf einer hämolytischen Anämie (Coombs-Test positiv), Leukozytopenie, Thrombozytopenie (evtl. mit Purpura).
5. ZNS-Beteiligung äußert sich durch Krämpfe, Wesensveränderung (Psychose), andere Hirnfunktionsstörungen (bedingt durch Gefäßveränderungen) oder periphere Neuritis. An der Retina kommt es zu Blutungen oder Exsudationen. Iritis und Keratitis sind möglich.
6. Am Herzen kann sich eine Perikarditis, verruköse Endokarditis (Libman-Sacks-Endokarditis) oder Myokarditis entwickeln. Ein Myokardinfarkt kann Ursache eines plötzlichen Todes sein.
7. Weitere Manifestationen sind Pleuritis, Peritonitis, Hepatosplenomegalie, Darminfarkte und blutige Durchfälle, Lungeninfiltrate (auch sekundäre Pneumonie, Lungenblutungen, Lungenfibrose), generalisierte Lymphknotenschwellung, Myositis, aseptische Knochennekrosen.

Diagnose: Die Diagnose wird zunächst klinisch gestellt und durch Laboruntersuchungen bestätigt.

Nahezu beweisend sind der Nachweis von Antikörpern gegen Doppelstrang-DNS und von DNS-Anti-DNS-Komplexen sowie eine Komplementverminderung (besonders C3) im Serum.

Antinukleäre Antikörper fehlen fast nie, können aber auch bei rheumatoider Arthritis vorkommen. Immunhistologisch findet man im Hautschnitt Immunglobuline (besonders IgG) und Komplement (C1, C3) am dermoepidermalen Übergang. Eine Nierenbiopsie (bei Verdacht auf Nephritis) zeigt den Typ und das Stadium der Veränderungen.

Differentialdiagnose: Bei der Vielgestaltigkeit des systemischen Lupus erythematodes kommen zahlreiche andere Krankheiten in Betracht, insbesondere rheumatoide Arthritis und die auf S. 415 unter Differentialdiagnose genannten Krankheiten. Zur Abgrenzung sind serologische Untersuchungen (s. o.) von großem Wert. Über Periarteriitis nodosa s. S. 498, Dermatomyositis s. S. 403 und Sklerodermie s. S. 444.

Bei der **gemischten Bindegewebskrankheit** (Sharp-Syndrom) findet man eine dem systemischen Lupus erythematodes ähnliche Symptomatik (Polyarthritis, Perikarditis, Myositis, Lymphknotenschwellung, Raynaud-Phänomen) und Hautsymptome, welche auch bei Dermatomyositis und Sklerodermie vorkommen. Dabei lassen sich im Serum Antikörper gegen Ribonukleoprotein und gesprenkelte antinukleäre Antikörper mit hohem Titer nachweisen. – Ein diskoider (umschriebener) Lupus erythematodes (ohne Beteiligung innerer Organe) ist im Kindesalter sehr selten; er kann in eine systemische Form übergehen.

Prognose und Therapie: Es gibt leichtere und schwere Erkrankungen. Spontanremissionen sind selten, aber möglich.

> Die 5-Jahres-Überlebensrate beträgt unter moderner Therapie heute >90%.

Ob aber Heilungen möglich sind, ist noch fraglich. Zur Aktivitätsbeurteilung kann der Komplementgehalt oder der Gehalt an DNS-Antikörpern im Serum herangezogen werden. Die angewandten Therapeutika wirken antiphlogistisch und unterdrücken manchmal auch die Bildung von Immunkomplexen. In leichteren Fällen genügt Azetylsalizylsäure in hoher Dosierung (oder ein anderer Prostaglandinsynthesehemmer). Eine Kortikosteroidcreme (oder -salbe) beseitigt das Gesichtserythem. Bei Lichtexposition ist eine Sonnenschutzcreme ratsam. Bei schweren Erkrankungen gibt man Prednison (in der notwendigen Mindestdosierung). Bei Therapieresistenz kommt Azathioprin oder Cyclophosphamid in Frage. Die Malariamittel Chloroquin und Hydrochloroquin werden wegen der gefürchteten Retinopathie nur selten angewandt.

> **Zusammenfassung:** Der systemische Lupus erythematodes ist eine Autoimmunkrankheit des Bindegewebes, die in vielen Organen (besonders Gelenken, Haut, Nieren) zu Entzündungserscheinungen führt. Charakteristisch ist ein schmetterlingsförmiges schuppendes Gesichtserythem. Todesursachen können Nierenversagen, ZNS-Komplikationen, Infektionen, Atem- und Herzinsuffizienz sein. Die Diagnose wird durch Antikörperbestimmungen im Serum gesichert. Durch Behandlung mit Antiphlogistika, besonders Prednison, kann bei einem Teil der Patienten ein Fortschreiten der Krankheit verhindert werden.

9. Angeborene Hüftgelenkdysplasie und Hüftgelenkluxation

Definition: Die häufige angeborene Hüftgelenkdysplasie (Hüftdysplasie) ist eine Anlage-(Reifungs-)Störung der Hüftpfanne. Unbehandelt kann sich daraus im Laufe des 1. Lebensjahres eine Subluxation oder Luxation des Hüftgelenkes entwickeln. Dagegen ist die seltene pränatal entstandene Hüftgelenkluxation (teratologische Hüftgelenkluxation) schon bei der Geburt vorhanden und häufig mit anderen Fehlbildungen (z. B. Arthrogryposis multiplex oder Klumpfuß) assoziiert.

Ätiologie: Die angeborene **Hüftgelenkdysplasie** ist eine fetale Entwicklungsstörung und hat eine multifaktorielle Ätiologie. Exogene Faktoren (z. B. Beckenendlage, Fruchtwassermangel, hormonelle Einflüsse in der Schwangerschaft) können eine auslösende Rolle spielen. Familiäre Häufung spricht für genetische Faktoren. Dagegen beruht die pränatal entstandene **Hüftgelenkluxation** auf einer embryonalen Entwicklungsstörung. Sie kann verschiedene Ursachen haben (z. B. eine Chromosomenaberration, s. S. 126).

Pathologie: Bei der angeborenen **Hüftgelenkdysplasie** ist primär die Hüftpfanne betroffen. Die **Hüftpfanne** (das Azetabulum) ist steilgestellt, abgeflacht und nach oben ausgezogen. Unbehandelt wandert der Femurkopf nach kranial, die Hüftpfanne wird weiter abgeflacht und bleibt im Wachstum zurück. Es resultiert ein Mißverhältnis von Hüftkopf- und Pfannengröße (Hüftkopf für die Pfanne zu groß).

Bei **vollständiger Luxation** ist der Femurkopf über den verformten Limbus und Pfannenrand hinweggeglitten, die Kapsel ist dann schlauchförmig ausgezogen, und es entwickelt sich eine Sekundärpfanne. Dann ist eine unblutige Reposition häufig nicht mehr möglich. Die Coxa valga ist durch den steil aufgerichteten Schenkelhals bedingt, die Coxa antetorta durch eine pathologisch vermehrte Antetorsion des Schenkelhalses.

Vorkommen: Die angeborene Hüftgelenkdysplasie hat eine Häufigkeit von 2–4%, die pränatal entstandene Hüftgelenkluxation von 0,2%. Mädchen erkranken 5mal häufiger als Jungen.

Symptome und Früherkennung:

> Jedes Neugeborene sollte in den ersten Lebenstagen klinisch und möglichst auch sonographisch auf eine angeborene Hüftgelenkdysplasie und -luxation untersucht werden.

Auch bei negativem Ergebnis ist die klinische Prüfung bei allen Vorsorgeuntersuchungen im 1. Lebensjahr zu wiederholen, damit Reifungsstörungen, die sich erst später manifestieren, nicht übersehen werden.

Bei **angeborener Hüftgelenkdysplasie** können klinische Zeichen anfangs fehlen. Die Instabilität oder Subluxierbarkeit des Hüftgelenkes läßt sich in den ersten Lebenstagen mit dem Ortolani-Test nachweisen: Bei Hüftbeugung um 90° und voller Kniebeugung wird der Hüftkopf durch Adduktion des Oberschenkels und Druck nach dorsolateral an den Pfannenrand in die Subluxationsstellung gedrängt und schnappt bei anschließender Abduktion hörbar und fühlbar in das Pfannenzentrum zurück (Schnapp-Phänomen). Es gibt jedoch leichte Hüftgelenkdysplasien ohne Instabilität, bei denen der Ortolani-Test negativ ist und erst die Sonographie einen Hinweis gibt.

Bei einer **Luxation** oder **Subluxation** (prä- oder postnatal entstanden) ist die Abduktion im Hüftgelenk meist auf <60° eingeschränkt (zu prüfen bei passiver Hüft- und Kniebeugung um 90°). Manchmal sind beide Hüftgelenke betroffen. Bei einseitiger Luxation findet man oft eine Bewegungsasymmetrie und Stellungsabweichung der Beine. Sichere Zeichen für eine Luxation sind eine leere Hüftpfanne und eine Palpation des Hüftkopfes oberhalb der Pfanne (an der Darmbeinschaufel). Als unsichere Zeichen gelten Asymmetrie der Gesäßfalten, Verziehung der Analfurche, überzählige Adduktorenfalte, Adduktionsbeugekontraktur oder Beinverkürzung. Bei doppelseitiger Luxation sind jedoch Seitendifferenzen nicht vorhanden. Diese Kinder fallen später durch watschelnden Gang, Hyperlordose und positives Trendelenburg-Zeichen auf (im Stehen kommt es zum Absinken des Beckens zur Gegenseite infolge einer Insuffizienz der Abduktoren).

Durch **Ultraschall** lassen sich im 1. Lebensjahr der knorpelige Pfannenrand, das Labrum acetabulare und das Pfannendach darstellen. Man erkennt auch die Stellung des Hüftkopfes zur Pfanne und den prognostisch wichtigen Entwicklungsstand des Pfannenerkers. Nach Graf lassen sich 4 Haupttypen und mehrere Untertypen unterscheiden, die für die Therapie wichtig sind. Durch die Sonographie sind eine Beurteilung des Schweregrades und Verlaufskontrollen ohne Strahlenbelastung möglich.

Röntgenaufnahmen sind in den ersten 3 Monaten wegen der mangelhaften Ossifikation schwer zu beurteilen und werden, falls noch erforderlich, erst ab dem 4. Lebensmonat angefertigt. Dabei stellt man dann häufig eine verzögerte Entwicklung des einen Femurkopfkernes fest, evtl. auch eine abnorme Stellung des Femurkopfkernes, einen pathologischen Pfannendachwinkel und eine Unterbrechung der Ménardschen Linie (Verbindungslinie zwischen den Schenkelhälsen und dem Schambein, die normalerweise gleichmäßig gerundet ist). Die genaue Form und Lagebeziehung der knorpeligen Gelenkpartner kann bei dysplastischen oder luxierten Gelenken durch eine Röntgen-Kontrastdarstellung des Hüftgelenkes erkannt werden.

Therapie:

> Bei der angeborenen **Hüftgelenkdysplasie** genügt in den ersten Lebensmonaten fast immer das Tragen einer Spreizschale.

Durch die Beugung und gleichzeitige Abduktion des Oberschenkels wird der Hüftkopf in die Pfanne zentriert, und das dysplastische Pfannendach kann im Laufe von mehreren Wochen oder Monaten voll ausreifen, ohne daß ein Schaden entsteht (Behandlung durch den Orthopäden). Eine zu starke Spreizung (über 70°) ist wegen der Gefahr einer Hüftkopfnekrose zu vermeiden. Auch bei subluxierter Hüfte kann eine Spreizbehandlung erfolgreich sein. Wenn der Hüftkopf stabil in der Pfanne eingestellt werden kann, wird der richtige Sitz der Spreizschale alle 1–2 Wochen kontrolliert. Entsprechend dem Wachstum des Kindes ist von Zeit zu Zeit eine größere Spreizschale anzuwenden. Die Dauer der Behandlung richtet sich nach dem jeweiligen sonographischen Befund und Röntgenbefund. Bei anhaltender Instabilität oder ungenügender Zentrierung des Hüftkopfes in die Pfanne sind andere Behandlungsverfahren notwendig (Bandagen, Schienen, Gipsverbände).

Bei länger bestehender **vollständiger Luxation** muß die Luxation alsbald beseitigt, eine Reluxation durch geeignete Maßnahmen verhindert und eine bestehende Dysplasie behandelt werden. Manchmal ist vor einer Reposition eine

Extensionsbehandlung notwendig. Bei schweren Erkrankungen führt erst die operative Einstellung des Hüftkopfes mit nachfolgender Ruhigstellung durch Gipsverband (in Abduktion und Innenrotation) zum Erfolg. Teilweise muß später ein pfannenverbessernder Eingriff (z. B. eine Pfannendachplastik) durchgeführt werden.

Zusammenfassung: Eine Invalidität des Erwachsenen als Folge einer angeborenen Hüftgelenkdysplasie mit nachfolgender Hüftgelenkluxation und schwerer Koxarthrose ist heute durch Früherkennung und Frühbehandlung beim Neugeborenen vermeidbar geworden. Auch die pränatal entstandene Hüftgelenkluxation hat bei rechtzeitiger und richtiger Behandlung gegenüber früher eine wesentlich bessere Prognose.

10. Perthessche Krankheit

Definition: Die Perthessche Krankheit (juvenile Hüftkopfnekrose) ist eine nichtentzündliche Osteochondrose des Femurkopfes (infolge einer mangelhaften Blutversorgung der proximalen Femurepiphyse). Die proximale Femurmetaphyse und die Epiphysenfuge können beteiligt sein.

Ätiologie und Pathogenese: Die genaue Ursache ist unbekannt. Wie Arteriographien gezeigt haben, kommt es im Beginn der Erkrankung zu einer Gefäßunterbrechung im Bereich der Arteria circumflexa femoris, welche für die Blutversorgung des Hüftkopfes im Kindesalter wichtig ist. Die lokale Minderdurchblutung bewirkt die initiale Nekrose des Hüftkopfes; danach folgen die Revaskularisierung mit Abbau der Nekrosen und der Ersatz durch Bindegewebe. Im Heilungsstadium kommt es zur Reossifikation und Wiederherstellung der Knochenstruktur. Bei einem Teil der Erkrankten bleibt eine Verformung des Femurkopfes und der Pfanne zurück. Diese präarthrotischen Deformitäten begünstigen bereits im 3. Lebensjahrzehnt oder später die Entstehung einer Koxarthrose.

Vorkommen: Die Krankheit ist beim männlichen Geschlecht häufiger und kommt bei 1 von 750 Jungen vor, dagegen nur bei 1 von 3700 Mädchen. Es erkranken Kinder im Alter von 2–12 Jahren, am häufigsten von 4–8 Jahren.

Symptome: Die Krankheit beginnt langsam und äußert sich durch rasche Ermüdbarkeit und intermittierende oder ständige Schmerzen in der Leistengegend, im Oberschenkel oder im Knie. Hinken tritt anfangs nur während der Schmerzattacken, später konstant auf. Abduktion und Innenrotation im Hüftgelenk sind durch Reizung der Gelenkkapsel und einen Gelenkerguß eingeschränkt. Das betroffene Bein ist oft leicht verkürzt (anatomisch oder infolge einer Beugekontraktur). Gesäß- und Oberschenkelmuskulatur können atrophieren. Bei 10–20% der Erkrankten sind beide Hüften betroffen. Differentialdiagnostisch kommen eine Koxitis und ein Gelenkempyem (bei Osteomyelitis) in Frage.

Röntgenologisch erkennt man im **Initialstadium** eine Gelenkspalterweiterung. Im Stadium der **Kondensation** ist der Hüftkopfkern gleichmäßig verdichtet und abgeflacht, die Metaphyse unregelmäßig strukturiert. Im Stadium der **Fragmentation** zerfällt der Hüftkopfkern scholig. Das fragmentierte Aussehen entsteht durch das Einwachsen von Granulationsgewebe, das die nekrotischen Partien in viele Fragmente unterteilt. Dabei wird nekrotisches Gewebe abgebaut und neuer Knochen aufgebaut, wobei sich der noch weiche Hüftkopf als Folge der Belastung weiter verformen kann. Im **Regenerationsstadium** kommt es zum Wiederaufbau des Knochens, wodurch der Hüftkopf wieder homogen kalkdicht wird und teilweise seine normale Form wiedererlangt. Häufig bleibt eine Deformierung des Hüftkopfes zurück. Typisch ist dann die pilzförmige Abflachung und Verbreiterung des Hüftkopfes oder die Walzenform mit verkürztem Schenkelhals in Varusstellung, hochstehendem Trochanter major und Beinverkürzung. Bei starker Deformierung entsteht als Dauerschaden manchmal eine Inkongruenz von Femurkopf mit der Gelenkpfanne und hierdurch eine Subluxation.

Die **Knochenszintigraphie** kann in der röntgennegativen Frühphase kurzfristig eine Minderbelegung, später eine Mehrbelegung zeigen. **Sonographisch** läßt sich im Frühstadium oft ein Gelenkerguß nachweisen.

Verlauf und Prognose: Die Krankheitsdauer ist meistens 1½–3 Jahre.

Deformitäten (als Dauerschaden) sind bei spätem Krankheitsbeginn (nach dem 5. Lebensjahr) häufiger, ebenso bei ausgedehnter Nekrotisierung und bei stärkerer Mitbeteiligung der Metaphyse.

Günstig wirkt sich früher Behandlungsbeginn (Vermeidung deformierender Belastungen) aus. Ein Teil der Koxarthrosen im Erwachsenenalter beruht auf einer früheren Perthesschen Krankheit.

Therapie: Das Ziel der Behandlung ist die Verhinderung bleibender Gelenkveränderungen. Zur Beseitigung von Reizzuständen im Hüftgelenk kann eine Extensionsbehandlung notwendig sein, welche den Hüftkopf entlastet. Nach Abklingen des Reizzustandes ist eine teilweise Entlastung durch einen orthopädischen Gehapparat möglich, der je nach Röntgenbefund 1–2 Jahre lang getragen werden muß. Ein operativer Eingriff kommt besonders dann in Frage, wenn der Hüftkopf exzentrisch und lateralisierend wächst. Dabei versucht man, durch eine Varisierungsosteotomie des proximalen Femurendes oder durch eine Beckenosteotomie den Hüftkopf in der Pfanne zu zentrieren bzw. eine bessere Überdachung des Hüftkopfes zu erreichen.

Zusammenfassung: Die Perthessche Krankheit (juvenile Hüftkopfnekrose) ist eine aseptisch-ischämische Knochennekrose unbekannter Ätiologie, die bei Kindern zu intermittierenden oder ständigen Schmerzen im Hüftgelenk und Hinken führt. Sie ist in 10–20% doppelseitig, verläuft über Jahre und kann bleibende Gelenkdeformitäten hinterlassen. Die Diagnose wird durch das Röntgenbild gesichert. Zur Therapie sind konservative Maßnahmen zur Entlastung des Hüftgelenkes, selten ein operativer Eingriff notwendig.

11. Scheuermannsche Krankheit

Definition: Die Scheuermannsche Krankheit (juvenile Kyphose) ist eine nichtentzündliche Erkrankung der Wirbeldeckplatten im Bereich der Brustwirbelsäule, seltener der Lendenwirbelsäule. Es handelt sich um eine in der Adoleszenz auftretende Wachstumsstörung an der Wirbelkörper-Bandscheiben-Grenze.

Ätiologie und Pathogenese: Die Ursache ist nicht genau bekannt. Möglicherweise kommt es durch ein Mißverhältnis zwischen mechanischer Beanspruchung und mechanischer Belastbarkeit zu Nekrosen. In den knorpeligen Wachstumszonen der Wirbel (vor allem in den vorderen Abschnitten) entstehen durch intraossäre Bandscheibenvorfälle oder durch genetische Faktoren Unregelmäßigkeiten der Wirbeldeckplatten, eine vermehrte Kyphose und später evtl. auch eine vordere Keilwirbelbildung (im Scheitelbereich der Kyphose).

Charakteristisch sind die Schmorlschen Knötchen (Einkerbungen der Wirbeldeckplatten) als Folge von intraspongiösen Hernien der Zwischenwirbelscheiben.

Betroffen ist die Brustwirbelsäule von Th_4 bis Th_{10} oder der thorakolumbale Übergang. Bei der später eintretenden Verknöcherung der Wachstumszonen kommt es zum Stillstand der Krankheit (mit partieller Rekonstruktion der geschädigten Anteile). Bleibende Deckplattenveränderungen können jedoch bei Erwachsenen eine Osteochondrose zur Folge haben.

Vorkommen: Die Häufigkeit schwankt zwischen 0,3% und 4%. Mädchen erkranken häufiger als Jungen. Die Krankheit beginnt am häufigsten zwischen dem 12. und 13. Lebensjahr.

Symptome: Nur 30–50% der Erkrankten klagen über diffuse dumpfe Schmerzen im Bereich der Brust- oder Lendenwirbelsäule (besonders nach Anstrengungen), die bei Ruhe verschwinden. Oft steht die Kyphosierung der BWS (der verstärkte Rundrücken) im Vordergrund, die anfangs im Liegen noch ausgleichbar ist. Beim Bücken sieht man von der Seite die mediothorakale oder thorakolumbale Kyphose mit großem Krümmungsradius, die bei schweren Erkrankungen fixiert ist. Dabei kommt es häufig kompensatorisch zu einer verstärkten Lordose der Lendenwirbelsäule. Die Rückenmuskeln sind oft schwach entwickelt, manchmal auch schmerzhaft kontrakt.

Röntgenologisch erkennt man auf der seitlichen Wirbelsäulenaufnahme unregelmäßig begrenzte Deckplatten, Keilwirbelbildung, Schmorlsche Knötchen (Aussparungen im Wirbelkörper) und eine Abtrennung von Randleisten an den vorderen Wirbelkanten. Bei schweren Erkrankungen kann der Kyphosewinkel mehr als 50° betragen.

Therapie: Bei leichtem oder mittelgradigem ausgleichbaren Rundrücken genügen tägliche Gymnastik und Schwimmen zur Kräftigung der Rückenmuskeln. Das sog. Haltungsturnen bezweckt eine aktive Korrektur der Lordose und des Rundrückens. Bei nichtausgleichbarem Rundrücken (schwere Erkrankung) führt man bis zum Wachstumsende ein gezieltes Muskeltraining durch (zur Aufrichtung der BWS) und wendet eine sog. passive Aufrichtemethode an (Reklinationskorsett). Nach dem Wachstumsende kann bei sehr schweren Erkrankungen ein operativer Eingriff notwendig sein.

Zusammenfassung: Die Scheuermannsche Krankheit (juvenile Kyphose) verläuft bei leichten Erkrankungen häufig ohne Beschwerden, führt aber bei schweren Erkrankungen zu starken Rückenschmerzen und zur Bewegungseinschränkung der Brustwirbelsäule. Wenn anatomische Veränderungen zurückbleiben, begünstigen diese im Erwachsenenalter die Entstehung degenerativer Wirbelsäulenprozesse (Spondylose, Spondylarthrose, Osteochondrose).

12. Angeborener Klumpfuß

Definition: Der angeborene Klumpfuß (Pes equinovarus) ist eine komplexe Deformität des gesamten Fußes, die auf einer Fehlbildung von Fußskelett, Bändern, Sehnen und Muskeln beruht. Die Klumpfußform ergibt sich aus einer Vorfußadduktion und -supination, Varusstellung der Ferse, Spitzfußstellung (bei meist verkürzter Achillessehne) und Hohlfußstellung (mit Vertiefung des Längsgewölbes).

Ätiologie: Die Ursache des angeborenen Klumpfußes ist meistens unbekannt. Erbeinflüsse sind möglich. Bei eineiigen Zwillingen sind beide Kinder 10mal häufiger betroffen als bei zweieiigen Zwillingen. Jungen erkranken doppelt so häufig wie Mädchen. Wenn ein Elternteil und/oder ein Geschwister erkrankt ist, steigt das Wiederholungsrisiko an. Ein angeborener Klumpfuß kann mit einer anderen Fehlbildung (z.B. mit einer angeborenen Hüftgelenksluxation) assoziiert sein. Der Klumpfuß bei Lähmungen (z.B. durch eine Meningomyelozele, s. S. 351) beruht auf einem Ungleichgewicht der Muskeln.

Pathologie: Der Pes equinovarus hat 4 Komponenten:
1. **Pes equinus** (Spitzfuß, d.h. Steilstellung im oberen Sprunggelenk, Hochstand des Tuber calcanei, Verkürzung der Achillessehne).
2. **Pes varus** (d.h. starke Supination im Rückfuß).
3. **Pes adductus** (d.h. Einwärtskrümmung von Mittelfuß und Zehen).
4. **Pes cavus** (Hohlfuß, d.h. Erhöhung des Längsgewölbes des Fußes).

Es sind hierbei nicht nur Teile des Fußskelettes betroffen, sondern auch bestimmte Bänder und Sehnen, welche nach medial und dorsal kontrakt sind. Der Musculus triceps surae ist verkürzt und atrophisch.

Vorkommen: Der angeborene Klumpfuß hat in Europa eine Häufigkeit von 1‰.

Symptome: Der Fuß ist plantar gebeugt und steht auf dem äußeren Fußrand. Der Vorfuß ist einwärts gekrümmt. Die Ferse steht hoch und weicht im O-Sinne ab. An der entspannten Fußsohle kann eine abnorme Hautfalte zu sehen sein. Die Wadenmuskeln sind hypoplastisch. Die Achillessehne ist verkürzt, die Spitzfußstellung passiv nicht völlig korrigierbar. Bei der Klumpfußhaltung, die durch eine abnorme Lage des Feten im Uterus entstanden ist, kann der Fuß im Gegensatz zum strukturellen Klumpfuß passiv ohne Schwierigkeiten in eine normale Stellung gebracht werden.

Ohne Behandlung, die möglichst bald nach der Geburt beginnen sollte, bleibt der Fuß im Wachstum zurück, und es kommt durch die Dysfunktion der Muskeln und die fortschreitende Weichteilschrumpfung zu bleibenden Verformungen des Fußes.

Röntgenologisch erkennt man im dorsoplantaren und seitlichen Strahlengang, daß die Längsachsen von Kalkaneus und Talus beim Klumpfuß parallel verlaufen. Das Os naviculare ist nach medial und plantar verschoben und die Ferse steht hoch.

Therapie: Die Behandlung mit redressierenden Gipsverbänden sollte am 1. Lebenstag beginnen, da das Fußskelett und die Bänder dann noch formbar sind.

Die Korrektur erfolgt stufenweise, um Gewebeschädigungen zu vermeiden. Die Gipsbehandlung sollte zunächst die Varusstellung der Ferse sowie die Adduktion und Supination des Vorfußes ausgleichen. Die Spitzfußstellung darf wegen der Gefahr einer Fehlentwicklung der Fußwurzel und des Mittelfußes nur allmählich von plantar gegen das Kuboid korrigiert werden. Gipswechsel werden in den ersten Lebenswochen alle 2–4 Tage, später einmal pro Woche vorgenommen. Etwa im 4. Lebensmonat kann die Spitzfußstellung durch Achillessehnenverlängerung, Durchtrennung der hinteren Kapsel der Sprunggelenke und hinteren Anteile der Außenknöchelbänder operativ korrigiert werden. Wenn durch diese Behandlung eine gute Fußstellung erreicht ist, wird diese durch Gipsschienen oder Fußnachtschienen in Verbindung mit einer intensiven krankengymnastischen Behandlung aufrechterhalten.

Nach erfolgreicher Behandlung werden für längere Zeit regelmäßige Nachuntersuchungen durchgeführt, um ein Rezidiv rechtzeitig zu erkennen.

Restdeformitäten (z. B. Varusstellung der Ferse oder leichte Spitzfußstellung) können durch Schuhzurichtungen (Fersenerhöhung, Abrollhilfen, stützende oder korrigierende Einlagen) behandelt werden. Es gibt auch spezielle Operationsverfahren zur Korrektur einer noch bestehenden Vorfußadduktion, einer Innenrotationsstellung des Fußes und einer Varusstellung der Ferse.

13. Andere angeborene Fußdeformitäten

Der seltene angeborene **Sichelfuß** (Pes adductus) ist eine meist doppelseitige Abweichung des Vorfußes in Adduktionsstellung. Der Rückfuß befindet sich in Mittelstellung oder Valgusstellung (Knickfußhaltung). Die C-förmige Fußbiegung beginnt im Lisfrancschen Gelenk (Fußwurzel-Mittelfuß-Gelenk) oder im Chopartschen Gelenk (Articulatio tarsi transversa). Ohne Behandlung würden sich bald Weichteilkontrakturen und Knochenveränderungen entwickeln. Gleichzeitig kann bei Sichelfüßen eine Hüftgelenkdysplasie bestehen.
Therapie: Angeborene Sichelfüße, die manuell nicht leicht korrigierbar sind, müssen frühzeitig durch redressierende Gipsverbände behandelt werden. Nach der Korrektur verordnet man Nachtschalen oder Antivarusschuhe und Dreipunkteinlagen, um ein Rezidiv zu verhindern.

Der angeborene **Plattfuß** (oder Knickplattfuß) ist eine seltene, meist einseitige Fußfehlbildung. Dabei ist der Kopf des Sprungbeines sohlenwärts gekippt und unter der Fußsohle tastbar. Die Fußsohle ist konvex, der Rückfuß steht in Knickfußstellung, der Vorfuß ist abduziert und die Fußspitze angehoben. Röntgenologisch sieht man den steil stehenden Talus (Talus verticalis), einen vergrößerten Talokalkaneawinkel und eine Subluxation im Talokalkanealgelenk.
Therapie: Frühzeitig sind redressierende Gipsverbände anzulegen. Später behandelt man durch Krankengymnastik, Nachtschienen, Schuheinlagen und bei Versagen der konservativen Maßnahmen durch Operation.

Der angeborene **Hackenfuß** (Pes calcaneus) ist als Fehlbildung selten. Dagegen kommt eine passagere Hackenfußstellung des Neugeborenen häufiger vor, bei der die Plantarflexion des Fußes nicht eingeschränkt ist wie beim angeborenen Hackenfuß. Bei hochgradigem Hackenfuß ist die Dorsalflexion des Fußes so stark ausgeprägt, daß der Fußrücken dem Unterschenkel anliegt und eine Plantarflexion nicht möglich ist.
Therapie: Bei schweren Formen werden frühzeitig redressierende Gipsverbände angelegt. Die Nachbehandlung erfolgt durch Krankengymnastik und Nachtschienen.

XII. Hautkrankheiten im Kindesalter

E. Christophers und C. Simon

1. Vorbemerkungen

Hautkrankheiten sowie Hautsymptome bei systemischen Krankheiten sind bei Kindern häufig und werden oft zuerst vom Pädiater und praktischen Arzt festgestellt. Dieses Kapitel enthält eine Auswahl der für den Kinderarzt wichtigen Krankheiten nach der Häufigkeit (Dermatitiden, Erytheme, Exantheme, Infektionen) und nach dem Erstmanifestationsalter (angeborene Anomalien, Miliaria, Pityriasis rosea, Akne). Die Neu- und Fehlbildungen der Haut (Naevi, Hämangiome, Lymphangiome usw.) sind im Kapitel »Pädiatrische Onkologie« behandelt, einige bei Neugeborenen vorkommende Hautkrankheiten im Kapitel »Krankheiten des Neugeborenen«. Zur Vertiefung der Kenntnisse über diese und andere Hautkrankheiten wird auf Lehrbücher der Dermatologie verwiesen. Über Verbrennungen und Verbrühungen ist in einem Lehrbuch der Chirurgie nachzulesen.

2. Altersdisposition

Besonders bei Säuglingen besteht eine Neigung zu entzündlichen Hautaffektionen, bedingt durch die hohe Follikeldichte der Haut, die leichte Vulnerabilität (dünne Hornschicht) und mangelnde Festigkeit des dermoepidermalen Verbundes. So erklärt sich auch die häufige Erythem- und Blasenbildung. Die größere Bereitschaft für primäre bakterielle Infektionen geht vor allem auf die immunologische Inkompetenz der Haut in diesem Alter zurück. Im ersten Trimenon treten allergische Dermatosen vom Soforttyp wegen der Unfähigkeit der Haut zu einer Histamin-induzierten urtikariellen Reaktion in der Regel nicht auf. Die Windeldermatitis und seborrhoische Dermatitis sind bei Säuglingen häufig. Exantheme bei Kleinkindern sind entweder toxisch bedingt (durch bakterielle oder virale Infektionen oder durch Medikamente), oder sie entstehen auf allergischer Grundlage (bei Infektionen oder nach Arzneimittelgebrauch). Allergische Exantheme und Dermatitiden nehmen nach dem 1. Lebensjahr an Häufigkeit zu. In der Adoleszenz begünstigen endokrine Faktoren die Entstehung einer Akne.

Tab. 1. Haupttypen der Ichthyosis.

Haupttypen	Vererbung	Beginn	Morphologie, Verteilung
Ichthyosis vulgaris	Autosomal dominant	Nach dem 1. Trimenon (1. Lebensjahr oder später)	Mittellamellöse oder feine Schuppung an Rumpf und Extremitäten (Aussparung der Gelenkbeugen). Handlinien, Handteller und Fußsohlen verdickt
Nichtbullöse ichthyosiforme Erythrodermie[1]	Autosomal rezessiv	Angeboren	Flächenhafte Schuppung bei Erythrodermie (auch Gelenkbeugen, Handteller, Fußsohlen), oft Ektropium
Bullöse ichthyosiforme Erythrodermie[2]	Autosomal dominant	Angeboren oder 1. Lebensjahr	Feinere Schuppung, z. T. Blasenbildung, Erythrodermie (auch Gelenkbeugen)
X-chromosomal vererbte Ichthyosis	X-chromosomal rezessiv	Angeboren oder 1. Lebensjahr	Größere bräunliche Schuppen (auch Gelenkbeugen). Handteller und Fußsohlen frei

[1] Auch »Lamelläre Ichthyosis« genannt.
[2] Auch »Epidermolytische Hyperkeratose« genannt.

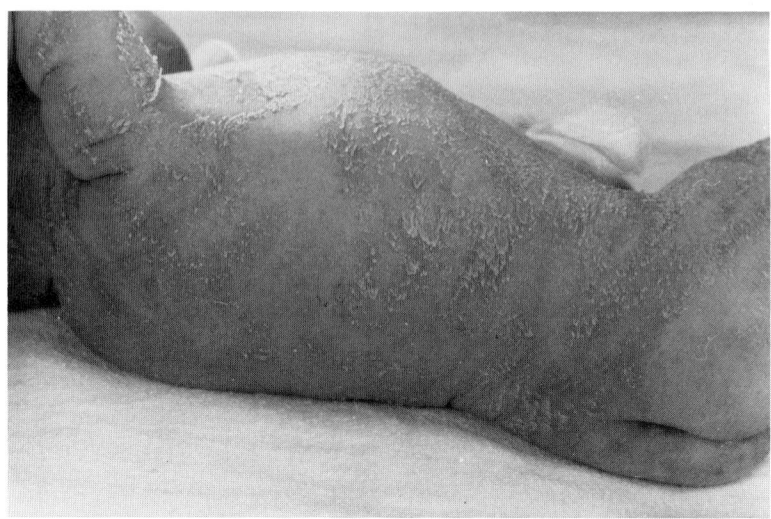

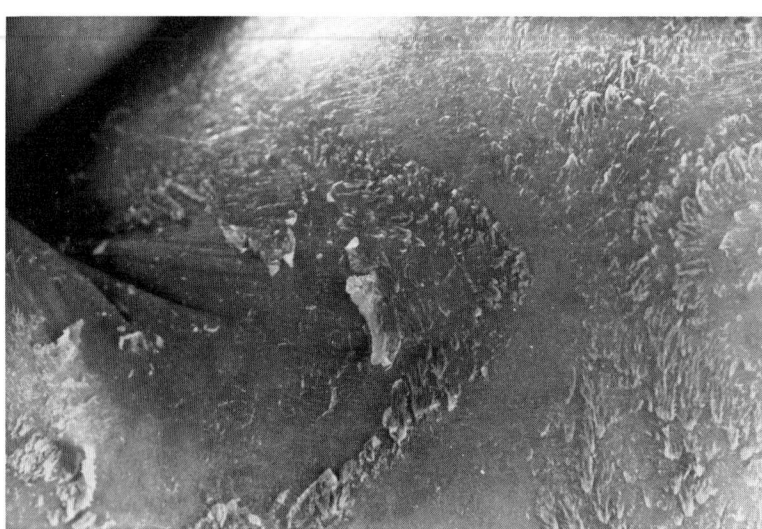

Abb. 1. Ichthyosis congenita bei einem 4 Monate alten Jungen (nichtbullöse ichthyosiforme Erythrodermie).

3. Angeborene Anomalien

a) Ichthyosis

Definition: Die Ichthyosis (Fischschuppenkrankheit) ist eine angeborene Störung der Keratinisation (Verhornung), charakterisiert durch eine generalisierte trockene Schuppung. Sie kommt in 4 Haupttypen vor (Tab. 1), die sich im Vererbungsmodus und Erstmanifestationsalter sowie in den Hauterscheinungen und histologischen Veränderungen unterscheiden. Die Talg- und Schweißsekretion ist vermindert.

Haupttypen: Die häufigere **Ichthyosis vulgaris** manifestiert sich nach dem ersten Trimenon (meist im 1.–4. Lebensjahr). Die Haut zeigt eine mittellamellöse, grau-weiße, festhaftende Schuppung mit Bevorzugung der Rumpfhaut und der Streckseite der Extremitäten; die Gelenkbeugen sind ausgespart. Die Handteller und Fußsohlen sind verdickt und z.T. rissig. Häufig besteht eine Keratosis pilaris (pfropfartige Keratinisierung von Haarfollikeln) an den Armen und Oberschenkeln sowie am Gesäß. Die Hautbiopsie zeigt Hyperkeratose (durch Retention von Keratin, Retentionshyperkeratose), fehlendes oder vermindertes Stratum granulosum und eine normale Mitosezahl. Die Keratohyalinbildung ist gestört. Es gibt verschiedene Schweregrade. Die Prognose ist günstig. Die Ichthyosis vulgaris kann mit einer atopischen Dermatitis assoziiert sein. Die Erscheinungen können sich nach der Pubertät bessern.

Bei der **Ichthyosis congenita** (Abb. 1) bestehen die Hautefloreszenzen von Geburt an. Man unterscheidet die nicht-bullöse ichthyosiforme Erythrodermie (auch als »lamelläre Ichthyosis« bezeichnet) von der bullösen ichthyosiformen Erythrodermie (s. Tab. 1). Bei beiden Formen ist die Granulosumschicht verbreitert und die Mitoserate in der Epidermis gesteigert (Proliferationskeratose); bei der bullösen Form enthält das Stratum spinosum große ballonierte Zellen. Unmittelbar nach der Geburt sind die Symptome oft stärker ausgeprägt, und die Kinder werden bei starker lamellöser Schuppung als »Kollodium-Babies« und bei panzerartigen Hornplatten als »Harlekin-Feten« bezeichnet. Die nicht-bullöse Form spricht auf die symptomatische Behandlung besser an als die bullöse Form.

Die **X-chromosomal vererbte Ichthyosis** kommt nur bei Jungen vor und ist zum Teil schon bei der Geburt vorhanden. Sie unterscheidet sich histologisch von der Ichthyosis vulgaris (bei sonst gleichem Bild) durch die normale oder verbreiterte Granulosumschicht. In den Epidermiszellen fehlt Arylsulfatase C (eine Steroidsulfatase). Hierdurch kommt es im Stratum corneum zur Anhäufung von Cholesterolsulfat, das nicht hydrolysiert werden kann. Im Plasma zeigt sich bei der Lipoprotein-Elektrophorese eine erhöhte Wanderungsgeschwindigkeit der Beta- und Präbetalipoproteine. Auch in den Blutleukozyten ist die Sulfataseaktivität vermindert. Größere bräunliche Schuppen finden sich am ganzen Körper, bevorzugt im Gesicht, am Hals und auf dem behaarten Kopf, jedoch sind Handteller und Fußsohlen immer frei. Häufig findet man später tiefe Hornhauttrübungen (kommen auch bei Konduktorinnen vor).

> Die **Therapie** zielt auf die Entfernung der übermäßigen Schuppen (z. B. mit 3%iger Salizylvaseline) und auf die Erhöhung des Wassergehaltes der Haut (durch Ölbäder, Kochsalzsalben mit Harnstoffzusatz, Fettcreme etc.).

Die innerliche Behandlung mit aromatischem Retinoid (Acitretin) kann bei ichthyosiformer Erythrodermie zu vorübergehender Besserung führen; bei längerer Anwendung sind Wachstumsstörungen möglich. Tägliche Bäder mit Zusatz von Kochsalz oder Badeöl sind nützlich. Seife und Hautdetergentien sind zu meiden. Bakterielle Sekundärinfektionen bei der bullösen Form werden durch Antibiotika behandelt.

b) Epidermolysis bullosa hereditaria

> **Definition:** Es handelt sich um eine Gruppe hereditärer Hautkrankheiten, bei denen sich nach mechanischen Traumen nichtentzündliche Blasen bilden.

Die Pathogenese ist unterschiedlich. In jüngster Zeit konnten die Lokalisationen einzelner verantwortlicher Gene sowie fehlerhafte Strukturproteine (Keratin, Kollagen, Adhäsionsmoleküle) identifiziert werden. Es gibt etwa 20 verschiedene Varianten, von denen hier nur die wichtigsten besprochen werden.

> Nach der Klinik unterscheidet man nicht-dystrophische und dystrophische Formen (ohne bzw. mit Narbenbildung).

Die **Epidermolysis bullosa simplex** wird autosomal dominant vererbt und gehört wie die Herlitzsche Krankheit und der Typ Weber-Cockayne (s. u.) zu den nicht-dystrophischen Formen. Die generalisierte Form manifestiert sich schon bei der Geburt oder bald danach. Bereits nach minimalen Traumen (Reiben der Haut) treten innerhalb von 10–15 Min. intraepidermal gelegene Bläschen oder Blasen auf, die mit wasserklarer Flüssigkeit gefüllt sind und aufplatzen können. Sie heilen rasch ohne Narbenbildung ab. Schleimhäute und Nägel sind meist nicht betroffen. Blasen entstehen vor allem an den Extremitäten (über vorstehenden Knochen). Die Häufigkeit der Blasenbildung nimmt bei höheren Temperaturen (in den Sommermonaten) zu. Die Krankheit bleibt lebenslang bestehen. Erwachsene schützen sich vor Traumen besser als Kinder und haben meist weniger Beschwerden. Bei histologischer Untersuchung erkennt man in der Basalschicht der Epidermis eine Desintegration des Zytoplasmas (Abb. 2).

Der Typ **Weber-Cockayne** ist eine relativ gutartige nicht-dystrophische Epidermolysis der Hände und Füße und manifestiert sich im Laufe der Kindheit oder in der Adoleszenz. Hierbei heilen die intraepidermal gelegenen Blasen ohne Narbenbildung ab.

Eine andere nicht-dystrophische Form ist die **Herlitzsche Krankheit** (Epidermolysis bullosa junctionalis). Die Vererbung ist autosomal rezessiv. Die Krankheit endet in schweren Fällen in den ersten 2 Lebensjahren letal. Die subepidermalen Blasen, die in der Lamina lucida entstehen (Abb. 2), sind generalisiert mit Aussparung von Handtellern und Fußsohlen; auch die Schleimhäute können beteiligt sein. Bei älteren Kindern ist die Dentition gestört, und die von Karies befallenen Zähne fallen aus.

Die generalisierte **Epidermolysis bullosa dystrophica** tritt in zwei Hauptformen auf. Die dominant vererbte Form beginnt meist im frühen Säuglingsalter und verläuft leicht. Die häufigere rezessiv vererbte Form manifestiert sich gleich nach der Geburt in Form von flächenhafter blasiger Ablösung der Epidermis (Bildung subepidermaler Blasen). Die entstehenden Erosionen heilen langsam ab und hinterlassen atrophische Narben, Keloide, Milien und Flexionskontrakturen. Weitere Komplikationen sind Nageldystrophie (Abb. 3), Knochendestruktionen (Verstümmelung der Endphalangen, Syndaktylien), Zahnausfall, Ernährungsschwierigkeiten (infolge Schleimhautbeteiligung), Sekundärinfektionen, Anämie. Die Prognose ist zweifelhaft. Ein Teil der Patienten stirbt in der frühen Kindheit. Erwachsene sind fast immer arbeitsunfähig. Die histologischen Veränderungen sind in der Dermis lokalisiert; man findet dabei einen Mangel oder ein Fehlen der Verankerungsfibrillen (s. Abb. 2). Von den Hautfibroblasten wird eine abnorme Kollagenase gebildet.

Therapie: Antibiotika gegen bakterielle Sekundärinfektionen, adäquate Lokalbehandlung (z. B. mit Umschlägen), weiche Kost (kalorien- und eiweißreich), Schutz vor Traumen, Vermeidung von heißen Bädern (bei der Epidermolysis bullosa simplex), u. U. plastische Operationen. Phenytoin wirkt bei der rezessiv vererbten Epidermolysis bullosa dystrophica teilweise günstig (durch Hemmung der gesteigerten Kollagenasebildung in den Hautfibroblasten).

c) Incontinentia pigmenti

Definition: Die Incontinentia pigmenti (Bloch-Sulzberger-Syndrom) ist ein erbliches Syndrom von teils vesikulären, teils hyperkeratotischen

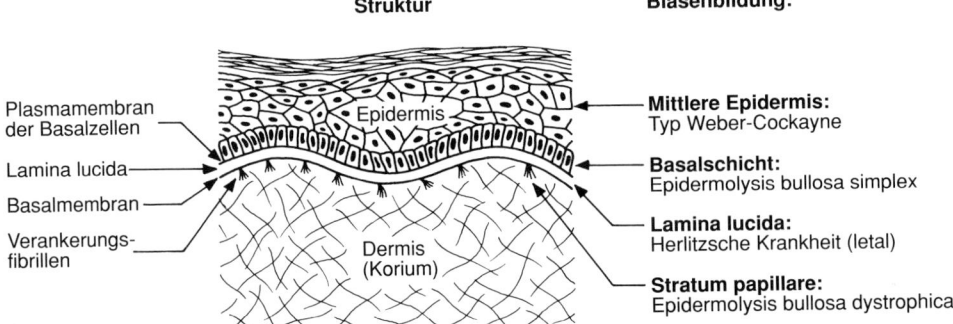

Abb. 2. Blasenbildung an verschiedenen Stellen der Haut bei Epidermolysis bullosa.

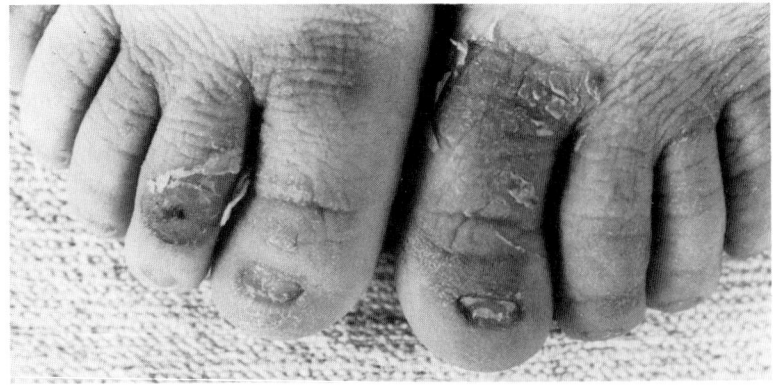

Abb. 3. Epidermolysis bullosa.

3. Angeborene Anomalien

und später auch pigmentierten Hautveränderungen, verbunden mit bestimmten Augen-, ZNS- und Zahnanomalien.

Vorkommen: Die seltene Krankheit kommt fast nur bei Mädchen vor und wird X-chromosomal dominant vererbt (sie ist für das männliche Geschlecht in der Regel letal).

Symptome: Die Hautveränderungen bestehen entweder von Geburt an oder entwickeln sich in den ersten 2 Lebensmonaten. 3 Stadien werden beobachtet, die in der Dauer variieren und sich überlappen können:
1. Zunächst findet man Gruppen von entzündlichen **Bläschen,** oft linear angeordnet, vorzugsweise an den Extremitäten, schubweise auftretend, die Wochen oder Monate bestehen bleiben können. Im Blut ist in diesem Stadium eine Eosinophilie (bis zu 50%) nachweisbar.
2. Die Bläschen werden begleitet oder sind gefolgt von rötlichen Knötchen oder warzenförmigen Läsionen **(Hyperkeratosen)** an den Extremitäten und am Rumpf, welche ebenfalls oft linear angeordnet sind und nach mehreren Wochen oder Monaten verschwinden (Abb. 12, S. 434).
3. Die **Hyperpigmentierungen** treten in der Regel nicht vor dem 3. Lebensmonat auf. Sie sind graubraun bis rötlichbraun, meist wirbelartig oder gefiedert und stets symmetrisch angeordnet (Abb. 4). Die Pigmentationen können einziges Hautsymptom sein und blassen allmählich ab, sind manchmal aber auch lebenslang vorhanden. Die Melaninablagerungen im oberen Korium beruhen auf der Unfähigkeit der Epidermis, das aus geschädigten Basalzellen freigesetzte Pigment zu retinieren (daher die Krankheitsbezeichnung).

Augenanomalien (Optikusatrophie, Katarakt, Strabismus) haben etwa 20% der Patienten. In 30% kommen ZNS-Anomalien (Minderbegabung, Krämpfe, spastische Tetraplegie, Hydrozephalus) vor, häufiger noch Zahnanomalien (z.B. verzögerte Dentition und Fehlen von Zähnen). Eine umschriebene oder diffuse Alopezie haben bis zu 40% der Patienten.

Diagnose: Die Kombination von Bläschen mit linear angeordneten papulösen oder warzenförmigen Effloreszenzen bei einem weiblichen Säugling ist pathognomonisch.

Wenn nur Bläschen oder Pigmentationen vorhanden sind, müssen andere blasenbildende Dermatosen oder Pigmentierungsstörungen abgegrenzt werden. Häufig besteht eine Bluteosinophilie. Die histologische Untersuchung eines intradermal gelegenen Bläschens zeigt unspezifische entzündliche Veränderungen und im Bläscheninhalt vorwiegend eosinophile Granulozyten. In einem pigmentierten Hautbezirk finden sich im Endstadium pigmentbeladene Makrophagen in der Epidermis.

Therapie: Meist ist eine symptomatische Behandlung nicht erforderlich. Bei Sekundärinfektionen kommen Antibiotika, bei längerer Dauer entzündlicher Veränderungen Kortikosteroide in Frage. Die Lebenserwartung ist, wenn keine schweren neurologischen Defekte vorliegen, normal.

d) Urticaria pigmentosa

Definition: Die Urticaria pigmentosa ist eine seltene, ätiologisch ungeklärte Hautkrankheit und beruht auf der Ansammlung von Mastzellen im Korium (Mastozytose). Durch Freisetzung von Histamin entstehen Juckreiz, Rötung und Schwellung.

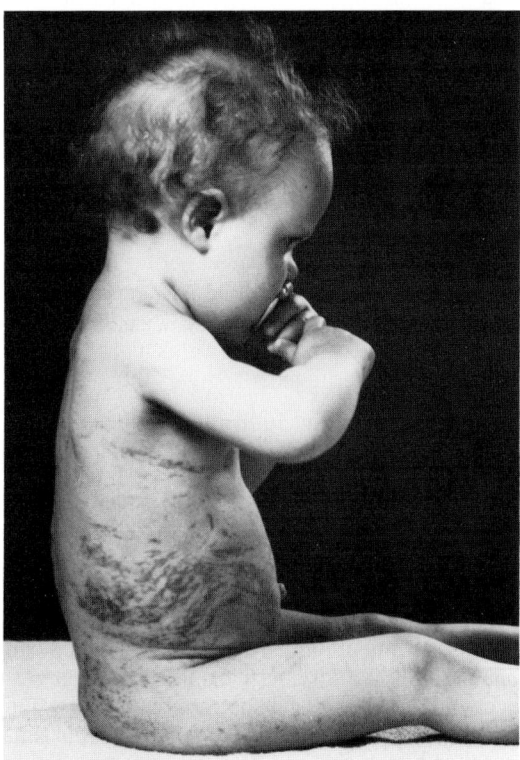

Abb. 4. Incontinentia pigmenti.

Symptome: Die Krankheit beginnt entweder kurz nach der Geburt oder in den ersten 4 Lebensjahren, selten später. Die Hauterscheinungen können solitär (isoliertes Mastozytom), multipel (generalisiert) oder diffus auftreten. Besonders beim jüngeren Kind finden sich zunächst Bläschen oder Blasen, die durch Reiben in eine Quaddel übergehen können (Darierches Zeichen). Auch orange oder bräunlich pigmentierte makulopapulöse Effloreszenzen kommen vor, die sich aus Bläschen entwickeln können. Die Effloreszenzen sind in Größe, Form und Farbe variabel und am Rumpf, an den Extremitäten oder am Kopf lokalisiert. Juckreiz und anfallsweise Hautrötung, manchmal auch Durchfälle, sind durch Histaminfreisetzung bedingt, oft ausgelöst durch Traumen oder Hitze. Hautrötung und Blutdruckabfall können hierbei auch durch Medikamente ausgelöst werden, welche Mastzellen stimulieren (z. B. Codein oder Azetylsalizylsäure). Die Pigmentierung kommt durch Melaninbildung zustande, welche durch die Mastzellen stimuliert wird. Beim älteren Kind dominieren Quaddeln; diese hinterlassen hyperpigmentierte Hautbezirke.

Bei der seltenen, diffusen, kutanen Mastozytose ist die Haut lederartig verdickt (besonders in den Achseln und Kniebeugen), und es besteht starker Juckreiz mit Neigung zur Blasenbildung. Wie bei der Urticaria pigmentosa können auch innere Organe durch Mastzellen infiltriert sein, wodurch es zu Hepatosplenomegalie und Lymphknotenschwellungen, am Knochen zu osteoporotischen oder osteosklerosierenden Veränderungen sowie zu gastrointestinalen Symptomen kommen kann (sog. systemische Mastozytose).

> **Diagnose:** Das klinische Bild ist typisch: Juckreiz, Quaddelbildung bei Reiben, rekurrierendes Auftreten von Blasen und fleckförmige Hyperpigmentierungen.

Die Hautbiopsie zeigt Infiltrationen durch Mastzellen mit intrazellulären, sich metachromatisch anfärbenden Granula. Im Urin werden Histamin und Histaminmetaboliten vermehrt ausgeschieden.

Verlauf und Therapie: Die Krankheit verläuft chronisch. Im Anfang (in den ersten 6 Monaten) können Pigmentationen noch fehlen, die im späteren Verlauf oft überwiegen. Die Blasen verschwinden in der Regel spontan bis zum 10. Lebensjahr. Bei Krankheitsbeginn im frühen Kindesalter bilden sich die Erscheinungen im Laufe der Adoleszenz meist allmählich zurück. Bei solitärem Mastozytom kann eine Exzision erwogen werden. Bei starkem Juckreiz oder anfallsweise auftretenden Hautrötungen können Antihistaminika versucht werden. Die Photochemotherapie (PUVA) unter Verwendung von Meladinine und UV-A führt beim Erwachsenen zu anhaltender Besserung. Bei systemischer Mastozytose scheinen Prednison und Dinatrium-Cromoglykat (Intal) nützlich zu sein.

e) Psoriasis

> **Definition:** Die Psoriasis (Schuppenflechte) ist eine häufige, genetisch determinierte, chronische Hautkrankheit ungeklärter Ätiologie, bei der plattenartige, leicht erhabene, rötliche Herde von dicken, silbrig-glänzenden Schuppen bedeckt sind. Sie sind scharf begrenzt und konfluieren oft; nur in feuchten Beugefalten der Haut fehlt die charakteristische Schuppenbildung.

Pathologie: Histologisch findet man eine verdickte parakeratotische Hornschicht und mächtige Verdickung (Akanthose) der Epidermis, außerdem epidermale Mikroabszesse, eine Erweiterung der Hautkapillaren und perivaskuläre entzündliche Infiltrate. Die Mitoserate in den basalen Schichten der Epidermis ist um ein Vielfaches gesteigert.

Symptome: Die Krankheit beginnt in ²/₃ der Fälle in den ersten zwei Lebensjahrzehnten (häufig bereits vor dem 10. Jahr, selten vor dem 3. Jahr). Oft wird ein gehäuftes Vorkommen in der gleichen Familie berichtet. Bei frühem Erkrankungsbeginn findet sich ein charakteristisches HLA-Muster (HLA Cw6, B13, Bw57, DR7). Die typischen Läsionen unterscheiden sich in der Größe und sind bei Kindern oft nur so groß wie ein Tropfen (Psoriasis guttata). Am häufigsten findet man sie an der Streckseite der Extremitäten (besonders Ellenbogen und Knie), am behaarten Kopf, am Nabel sowie perianal; sie können aber auch generalisiert auftreten (Abb. 7 u. 8, S. 433). Juckreiz ist möglich.

Charakteristisch sind:
▶ Das **Kerzenfleckphänomen** (bei leichtem Kratzen verfärbt sich die Schuppenauflagerung kerzenwachsartig).
▶ **Phänomen des »letzten Häutchens«** (bei stärkerem Kratzen kann die gesamte Schuppenauflagerung abgehoben werden).
▶ **Tautropfenphänomen** (auf der verbleibenden, nun schuppenfreien Hautoberfläche zeigen sich punktförmige Blutungen).
▶ **Köbner-Phänomen** (Auslösen typischer Hautläsionen durch Kratzen mit dem Fingernagel).

Eine Hautbiopsie kann in Zweifelsfällen ein charakteristisches Ergebnis haben (Verdickung des Stratum corneum mit Parakeratose, Hyperplasie der Epidermis mit verlängerten Epithelzapfen und Mikroabszessen, Infiltration des Koriums mit Entzündungszellen).

Im Kindesalter werden akute Schübe einer Psoriasis guttata häufiger beobachtet, die meist im Abstand von etwa 3 Wochen einer akuten Streptokokken- oder Virusinfektion folgen. Die Herde kommen dabei am Rumpf, Kopf und an den Gliedern vor. Nagelveränderungen (Tüpfelnägel, ölfleckartige Verfärbung der Nagelplatte, Onycholyse) können bei Kindern für längere Zeit das erste Zeichen der Krankheit sein.

Verlauf und Therapie: Die Psoriasis verläuft in der Regel chronisch, jedoch variiert der individuelle Verlauf beträchtlich. Spontanheilungen sind selten, Rezidive häufig. Bei einem Teil der Patienten werden längere symptomenfreie Intervalle beobachtet. Im allgemeinen hat die Psoriasis guttata eine günstigere Prognose. Zum Abschuppen verwendet man warme Seifenbäder und 3%ige Salizylvaseline, zur weiteren Behandlung Teersalben, kurzfristig auch Kortikosteroidsalben (Gefahr der Hautatrophie bei längerer Anwendung), jedoch keine Kortikosteroide innerlich, kein Amethopterin (Methotrexat), kein Etretinat (Retinoid) und keine Photochemotherapie (Methoxypsoralen und anschließende Bestrahlung mit langwelligen UV-Strahlen).

Seit Jahrzehnten hat sich Cignolin in steigender Konzentration als Lokaltherapeutikum bei Psoriasis bewährt.

Klimakuren (Sonnenlichtbestrahlung und Baden im Meer, z.B. an der Nordsee) können zur Erhaltungstherapie benutzt werden, ebenso UV-B-Bestrahlungen.

f) Andere Anomalien

Ektodermale Dysplasie

Die **ektodermale Dysplasie** kommt in **zwei Formen** vor:

Bei der **anhydrotischen Form,** die X-chromosomal rezessiv vererbt wird, fehlen die Schweißdrüsen oder sind hypoplastisch. Die Unfähigkeit zu schwitzen bedingt die Hitzeintoleranz, welche sich in zunächst unerklärlichen Fieberschüben äußern kann. Mangelnde Behaarung an Kopf und Körper (Abb. 5), Fehlen der Wimpern und Zahnanomalien (An- oder Hypodontie, konische Zahnform, erhöhte Kariesanfälligkeit) sind weitere Hauptmerkmale der erblichen Krankheit. Die Haut ist dünn, trocken und häufig hyperpigmentiert. Die mukösen Drüsen im Respirations- und Gastrointestinaltrakt können fehlen oder hypoplastisch sein, wodurch sich die Neigung zu rezidivierenden Infektionen, Heiserkeit, intermittierender Aphonie und Dysphagie erklärt. Die verminderte Schweißsekretion kann durch Pilokarpiniontophorese nachgewiesen werden. Die Behandlung ist symptomatisch (Regulierung der Raumtemperatur, zahnärztliche Versorgung mit Prothesen, Tragen einer Perücke usw.). Bei vermindertem Tränenfluß müssen zum Schutz der Hornhaut künstliche Tränen verordnet werden.

Bei der **hidrotischen Form,** die autosomal dominant vererbt wird, ist die Schweißsekretion normal. Hauptsymptome sind die Nageldystrophie und die Hyperkeratosen an Handtellern und Fußsohlen. Die Kopfhaare sind spärlich, fein und brüchig, Wimpern können fehlen, die Zähne sind oft normal.

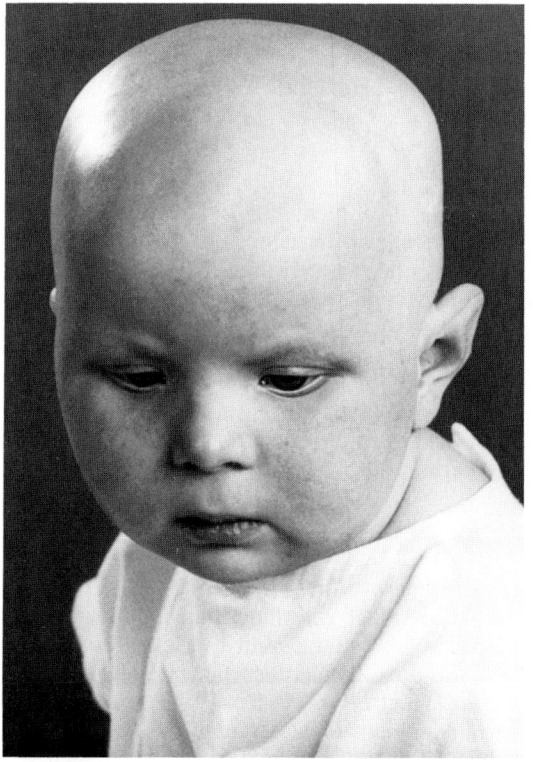

Abb. 5. Ektodermale Dysplasie.

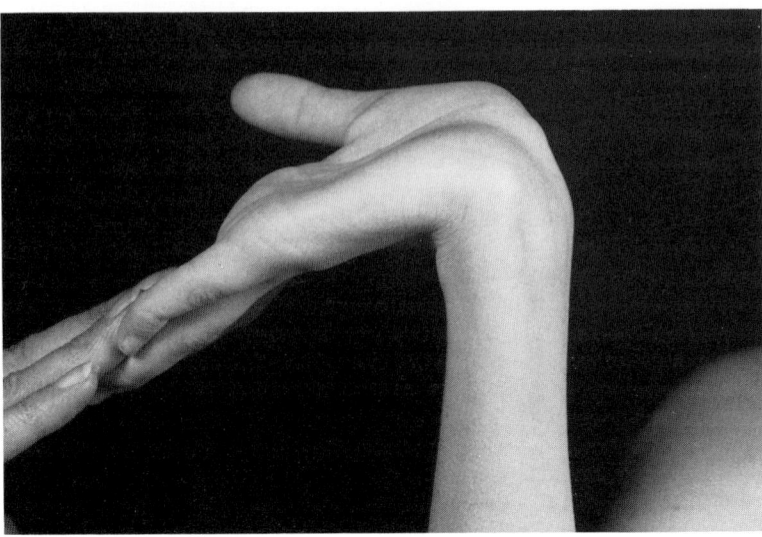

Abb. 6. Ehlers-Danlos-Syndrom.

Aplasia circumscripta

Die Aplasia cutis circumscripta ist ein umschriebenes Fehlen der Haut (Epidermis und Dermis, oft mit Hypoplasie der Subkutis) in einer Ausdehnung von meist 1–2 cm (im Durchmesser). Am häufigsten sind die rundlichen oder ovalen Herde (einzeln oder multipel) am behaarten Kopf nahe der Mittellinie lokalisiert, manchmal auch an den Extremitäten (oft symmetrisch) oder am Rumpf. Sie imponieren als scharf begrenzte Wunden mit roter granulierender Basis und werden am Kopf nicht selten mit Zangenmarken verwechselt. Im allgemeinen heilen die Läsionen langsam durch Epithelisierung vom Rand her unter Hinterlassung einer meist eingezogenen atrophischen Narbe. Als Komplikationen können Blutungen oder Infektionen auftreten.

Ehlers-Danlos-Syndrom

Das Ehlers-Danlos-Syndrom (Cutis hyperelastica) ist ein erblicher Defekt im Bindegewebe (Kollagen), welcher zu Hyperelastizität der Haut, Überbeweglichkeit der Gelenke und leichter Verletzbarkeit der Haut führt. Es gibt mindestens 10 Formen, die sich teils im Vererbungsmodus, teils im Schweregrad und Enzymdefekt unterscheiden. Die elastischen Fasern sind normal oder vermehrt. Die Haut fühlt sich weich (samtartig) an und schnellt bei Anheben einer Hautfalte nur zögernd in die Ausgangslage zurück. Abheilende Wunden hinterlassen flache Narben mit zigarettenpapierdünner Narbenhaut (häufig an Ellenbogen und Knien). Schon nach geringen Traumen auftretende subkutane Hämatome verkalken leicht. Die Überbeweglichkeit der Gelenke (Abb. 6) kann zu Subluxationen und Gangstörungen führen. Oft bestehen ein Genu recurvatum und eine Kyphoskoliose. Gefäßaneurysmen und Augenanomalien kommen vor.

Cutis laxa

Die Cutis laxa (Schlaffheit der Haut) ist eine wahrscheinlich erbliche Entwicklungsstörung des elastischen Gewebes (mit Verminderung und Degeneration der elastischen Fasern). Die schlaffe, unelastische Haut hängt im Gesicht und am Rumpf in lockeren Falten herab und verleiht den Kindern ein greisenhaftes Aussehen. Die Gelenke sind nicht überstreckbar. Häufig ist ein Lungenemphysem, das die Lebenserwartung einschränken kann.

Xeroderma pigmentosum

Das Xeroderma pigmentosum (Abb. 13, S. 434) beruht auf einer verminderten Endonukleaseaktivität, so daß die durch UV-Licht geschädigte DNS in den Zellen der Haut (Epidermis und Dermis) nicht repariert werden kann. Damit verbunden ist eine extreme Lichtüberempfindlichkeit. Die Hautveränderungen finden sich vor allem an lichtexponierten Stellen (Gesicht, Hals,

Hände, Arme, Unterschenkel). Die Krankheit wird autosomal rezessiv vererbt. Erstes Symptom sind Epheliden-ähnliche Pigmentflecken verschiedener Größe und zunehmende Hauttrockenheit (Xeroderma = trockene Haut), zuerst im Gesicht, oft verbunden mit Photophobie und Konjunktivitis. Braune Pigmentationen finden sich oft auch an den Lippen und Konjunktiven und können auf den Rumpf übergreifen. Daneben entwickeln sich später weiße atrophische Flecken, Teleangiektasien und kleine Angiome. Erstmanifestationsalter ist das 1. Lebensjahr. Vesikulobullöse und geschwürige Veränderungen, Keratosen und Epitheliome sind häufig. Der Repair-Defekt kann in kultivierten Hautfibroblasten nachgewiesen werden. Bereits im Kindesalter oder in der Adoleszenz entstehen oft multipel vorkommende Hautmalignome (Basaliome, Spinaliome, Melanome), welche zum Teil infolge Metastasierung frühzeitig zum Tode führen können. Man versucht, das Fortschreiten der Krankheit aufzuhalten durch Sonnenschutzmaßnahmen, wie Schutzkleidung, Lichtschutzcreme und Tragen einer Brille mit UV-Licht absorbierenden Gläsern, sowie frühzeitige Exzision von malignen Hauttumoren.

Adenoma sebaceum

Das Adenoma sebaceum (Morbus Pringle) ist häufig Teilerscheinung einer tuberösen Sklerose (in 80%). Die Hautsymptome entwickeln sich meist zwischen dem 5. und 10. Lebensjahr und können in der Pubertät an Intensität zunehmen. Sie finden sich im Gesicht symmetrisch an Wangen, Nasolabialfalten und Kinn und bestehen aus dicht beieinander stehenden, gelblich-rötlichen Knötchen, oft mit Teleangiektasien (Abb. 5, S. 594). Es handelt sich dabei um Angiofibrome (nicht um Tumoren der Schweißdrüsen, wie der Name vermuten läßt), die durch Laserstrahlen entfernt werden können. Gleichzeitig kommen häufig subunguale Fibrome (sog. Koenensche Tumoren) und chagrinlederartige Bindegewebsnaevi in der Lumbosakralgegend vor.

4. Dermatitiden

a) Atopische Dermatitis

Synonyma: Neurodermitis diffusa, endogenes oder atopisches Ekzem, Ekzema infantum.

Definition: Die atopische Dermatitis ist eine häufige, genetisch (polygen) determinierte Hautkrankheit mit chronisch-rezidivierendem Verlauf, charakterisiert durch Ekzematisation, Lichenifikation und Juckreiz.

Sie ist häufig mit Asthma bronchiale und Heuschnupfen kombiniert. Atopie bedeutet veränderte Reaktionsbereitschaft des Organismus.

Ätiologie: Die familiär gehäuft auftretende Krankheit zeichnet sich durch eine T-Zell-abhängige Steigerung der Zytokinproduktion mit Anreicherung von Eosinophilen in der Haut und in den oberen und unteren Atemwegen aus. Genetische Einflüsse dominieren; in etwa 70% der Fälle sind in der Familie eine atopische Dermatitis, ein Asthma bronchiale oder Heuschnupfen bekannt. Klimatische und psychologische Faktoren können einen Krankheitsschub auslösen. Im Verlauf kann eine Allergie auf bestimmte Antigene hinzutreten; sie stellt aber nicht den Basisdefekt dar.

Symptome: In der Mehrzahl der Fälle beginnt die Krankheit zwischen dem 2. und 6. Lebensmonat, selten später. Führendes Symptom ist ein überaus starker (oft nächtlicher) Juckreiz. Im ersten Lebensjahr sind die Effloreszenzen vor allem im Gesicht (Wangen, Stirn) und an der Streckseite der Extremitäten lokalisiert und bestehen aus einzeln stehenden oder konfluierenden, stark juckenden, ödematösen Papeln oder Bläschen, die sich durch Kratzen bald in eine nässende, zum Teil mit Krusten bedeckte Fläche verwandeln. Bakterielle Sekundärinfektion (Impetiginisierung) ist häufig. Die übrige Haut kann sehr trocken sein, die Kopfhaut schuppen (»Milchschorf«). Selten ist ein generalisiertes Erythem (atopische Erythrodermie). Nach dem ersten Lebensjahr sind besonders die Gelenkbeugen (Ellbogen-, Hand-, Knie-, Fußgelenke) und die seitlichen Halspartien befallen. Die Exsudation tritt zurück, und die Haut ist meist lichenifiziert. Eine umschriebene Dermatitis an Händen oder Füßen kann zunächst das einzige Krankheitszeichen sein. Für eine atopische Diathese sprechen auch eine feine Schuppung am Körper, hypopigmentierte Gesichtsflecken (Pityriasis alba), kleine follikuläre Papeln an der Streckseite der Arme und Oberschenkel (Keratosis pilaris) und verstärkte Palmarlinien. Am Unterlid finden sich oft eine oder mehrere zusätzliche Hautfalten.

Verlauf: Charakteristisch ist ein chronisch-rezidivierender Verlauf mit kürzeren oder längeren Spontanremissionen.

Im Lauf der Kindheit nimmt die Krankheit in der Schwere häufig ab und verschwindet oft nach dem 15. Lebensjahr spontan. In einem Teil der Fälle dauert sie über das 30. Lebensjahr hinaus an. In 30–50% folgt einer atopischen Dermatitis, die im 1. Lebensjahr begonnen hat, ein Asthma bronchiale oder Heuschnupfen. Die atopische Dermatitis kann mit einer Ichthyosis vulgaris (s. S. 424) kombiniert sein.

Diagnose: Das klinische Bild und der Verlauf sind entscheidend. Im Serum sind Immunglobuline E (Reagine) vermehrt (in Abhängigkeit von der Akuität der Erkrankung). In nichtentzündeter Haut beobachtet man nach mechanischer Hautbelastung den sog. weißen Dermographismus (Weißreaktion), welcher aber für eine atopische Dermatitis nicht beweisend ist. Differentialdiagnose gegenüber der seborrhoischen Dermatitis: s. Tab. 2. Über Kontaktdermatitis: s. S. 436.

Therapie: Durch die Therapie ist eine Heilung nicht zu erwarten, jedoch sind Remissionen möglich, die kürzere oder längere Zeit anhalten.

Die Behandlung ist empirisch und dem individuellen Verlauf anzupassen. Bei nässenden Effloreszenzen feuchte Umschläge, z. B. mit physiologischer Kochsalzlösung, Chinosol-Lösung (1:1000), $KMNO_4$-Lösung (1:10000). Bei Lichenifikation äußerliche Kortikosteroidanwendung, gegen Juckreiz kurzfristig Antipruriginosa oder Sedativa, bei Impetiginisierung systemische Gabe von Antibiotika. Kortikosteroide wendet man meist als Creme an, bei sehr trockener Haut evtl. als Salbe. Fluorierte Kortikosteroide wirken zwar intensiver, können aber bei längerer Anwendung zu Hautatrophie (besonders in Gesichtsfalten oder Beugefalten) und zu verstärkter Behaarung (im Gesicht) führen. Zur Weiterbehandlung verwendet man kurzfristig Teerpräparate, evtl. Klimakuren (z. B. Nordsee). Präventive Maßnahmen gegen erneute Verschlimmerung sind Vermeidung von Überwärmung (leichte Bettdecke, lockere, nichtwollene Kleidung, keine heißen Bäder) sowie Vermeidung von alkalischen Seifen und Detergentien, welche die Haut reizen. Stattdessen sollten nichtalkalische Hautreinigungsmittel (z. B. Dermowas oder Satina) verwandt werden. Da viele Patienten eine trockene, schuppende Haut (Sebostase) haben, ist vor dem Auftreten entzündlicher Veränderungen eine Hautpflege mit wasserfreien Fettsalben, weichen Pasten oder lipophilen Emulsionen ratsam, welche die Haut feucht halten. Dagegen sind zu vermeiden austrocknende Grundlagen, wie Puder, alkoholische Lösungen, Schüttelmixturen, harte Pasten und hydrophile Emulsionen. In Salben enthaltene Konservierungsstoffe (z. B. Paraben) können allergisieren und sind zu vermeiden. Bei einer Badetherapie ist Nachfettung der noch feuchten Haut mit einer fetthaltigen Salbe wichtig. Diätetische Maßnahmen sind im allgemeinen nicht erforderlich. Eine unnötige Diät, die zu wenig Kalorien und Eiweiß enthält, kann Unterernährung erzeugen. Bestimmte Nahrungsmittel (z. B. Erdbeeren), die bei einem Kind offensichtlich eine Verschlimmerung oder eine Urtikaria mit Juckreiz auslösen, sind streng zu vermeiden. Psychische Betreuung ist wichtig, auch Berufsberatung (Vermeidung reizender Chemikalien und physikalischer Traumen).

Der Kontakt mit Herpes-simplex-Patienten ist zu meiden (Gefahr des Eczema herpeticatum). Von Personen mit Molluscum contagiosum (s. S. 447) oder Verrucae vulgares (s. S. 447) kann das Virus übertragen und ein Eczema molluscatum bzw. verrucatum hervorgerufen werden.

Tab. 2. Unterschiede zwischen atopischer Dermatitis und seborrhoischer Dermatitis.

Kriterien	Atopische Dermatitis	Seborrhoische Dermatitis
Familiäre Häufung	Ja	Nein
Beginn	Selten vor dem 2. Lebensmonat	Erste Lebenswochen
Verteilung	Im 1. Jahr Gesicht und Streckseiten der Glieder, später Gelenkbeugen	Behaarter Kopf, Hals, Genitoanalbereich
Effloreszenzen	Erythem, Papeln, Bläschen, später Lichenifikation	Erythem mit fettigen Schuppen
Pruritus	Stark	Fehlend oder schwach
Verlauf	Chronisch-rezidivierend	Verschwinden meist nach einigen Wochen oder Monaten

4. Dermatitiden

Tafel I

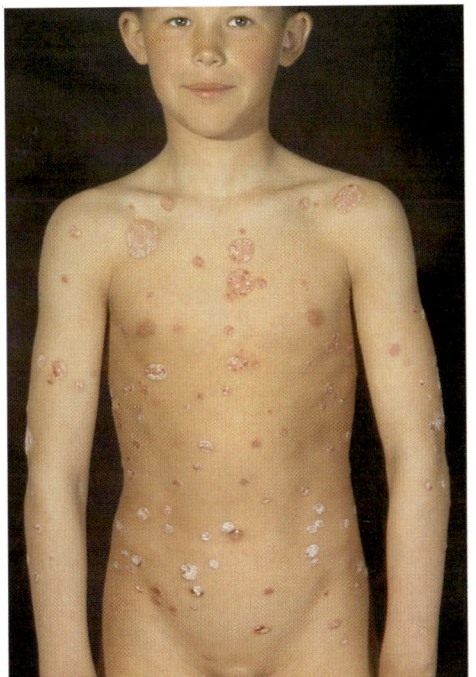

Abb. 7. Psoriasis vulgaris.

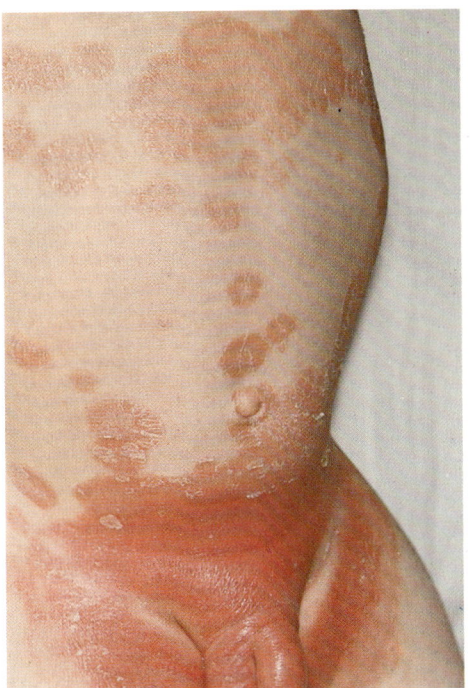

Abb. 9. Dermatitis seborrhoides.

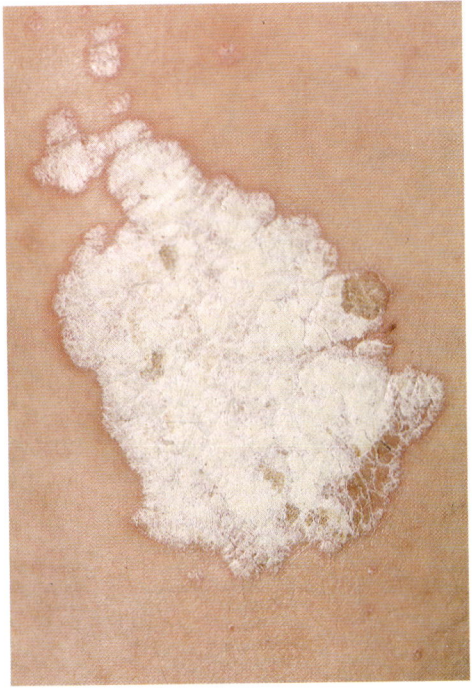

Abb. 8. Psoriatischer Einzelherd.

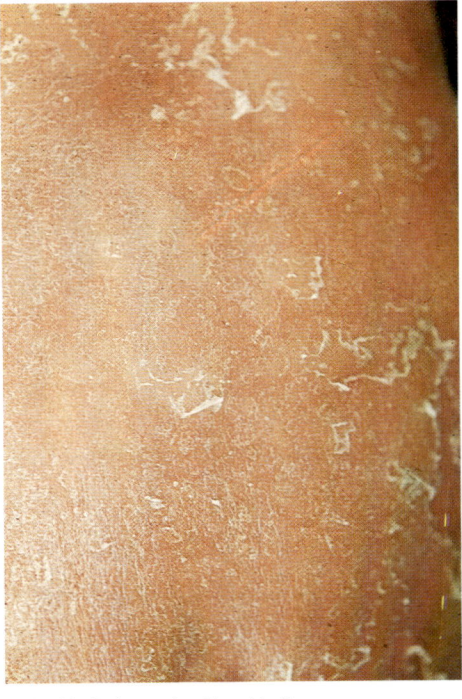

Abb. 10. Leinersche Krankheit.

Tafel II

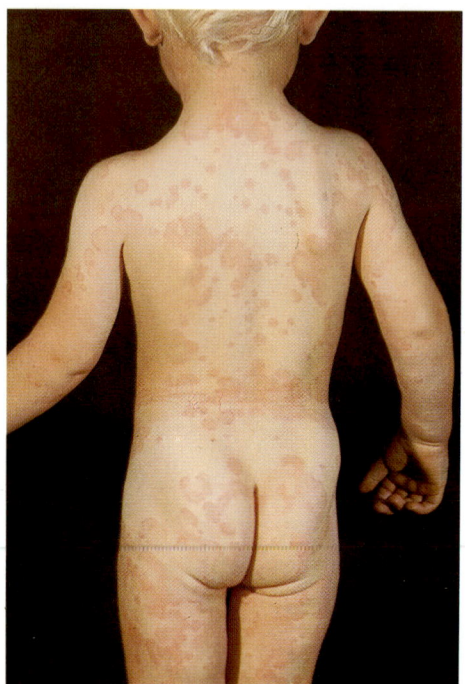

Abb. 11. Urticaria acuta.

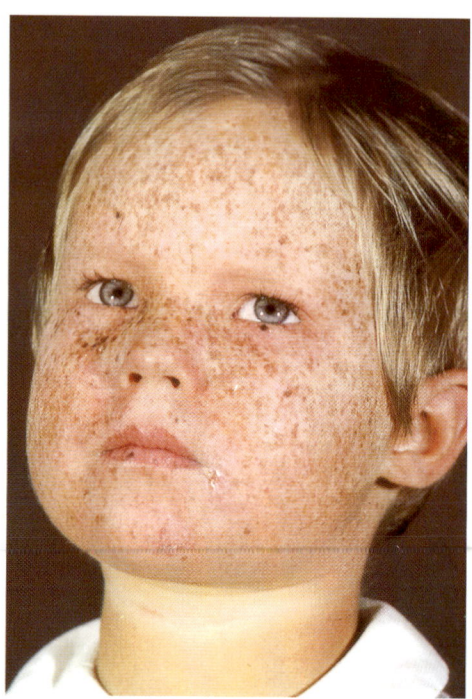

Abb. 13. Xeroderma pigmentosum.

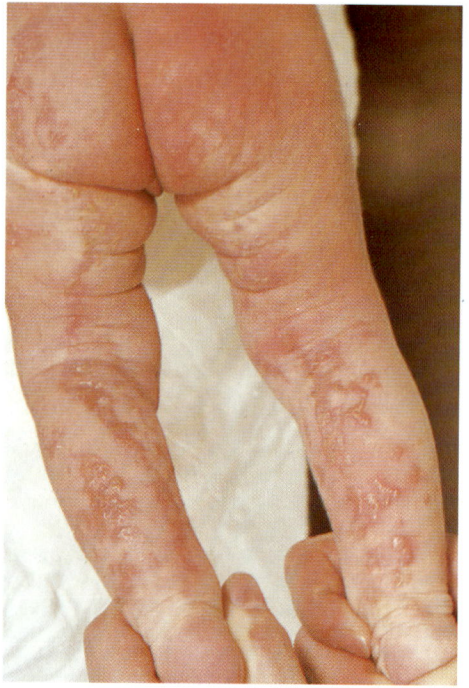

Abb. 12. Incontinentia pigmenti.

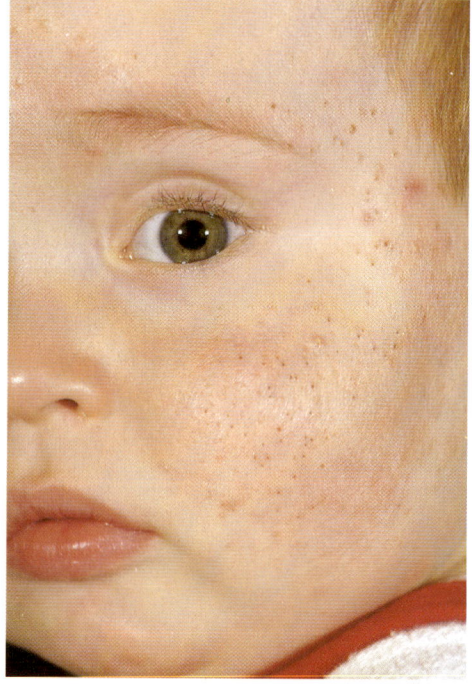

Abb. 14. Komedonen-Akne.

b) Seborrhoische Dermatitis

Definition: Die seborrhoische Dermatitis (seborrhoisches Ekzem) ist eine häufige, vorwiegend im frühen Säuglingsalter vorkommende Hautkrankheit ungeklärter Ätiologie, bei welcher ein nichtjuckendes, schuppendes Erythem an typischen Stellen (behaarter Kopf, Genitoanalbereich) auftritt (Abb. 9, S. 433).

Die seborrhoische Dermatitis ist oft mit einer verstärkten Talgsekretion verbunden; die Talgdrüsen sind aber nicht entzündet.

Symptome: Die Krankheit beginnt zwischen der 2. und 10. Lebenswoche, am häufigsten in der 3. oder 4. Lebenswoche. Es gibt aber auch Erkrankungen in der Adoleszenz und im höheren Lebensalter. Für die Altersdisposition scheinen hormonelle Einflüsse (Geschlechtshormone) eine Rolle zu spielen. Zunächst entstehen scharf begrenzte runde oder ovale erythematöse Herde, welche zu größeren wabigen oder polyzyklisch begrenzten Bezirken zusammenfließen können. Sie sind von fest haftenden, gelblich fettigen Schuppen bedeckt. Meist ist zuerst die behaarte Kopfhaut betroffen, und die Erkrankung kann auf diese beschränkt bleiben. Prädilektionsstellen sind der Scheitel und die Stirnhaargrenze, die Haut hinter den Ohren und die Augenbrauen. Häufig finden sich gleichartige Veränderungen in Gelenkbeugen (Axilla, Leistenbeuge usw.), an der Brust, am Nabel, im Genitoanalbereich und im Gesicht an den Augenlidern und Nasenflügeln. Das Allgemeinbefinden ist nicht gestört. Die Prognose ist günstig. In unkomplizierten Fällen verschwinden die Veränderungen bei Säuglingen ohne Behandlung in einigen Wochen oder Monaten.

Als **Komplikationen** kommen vor:
▶ Ekzematisation (Bläschen- und Krustenbildung), z.B. nach Lokalbehandlung der Haut mit Neomycin-haltigen Präparaten.
▶ Sekundärinfektionen durch Candida, Pityrosporum ovale, Staphylokokken, Streptokokken oder Viren.
▶ Leinersche Krankheit (Erythrodermia desquamativa) als Maximalvariante einer seborrhoischen Dermatitis, Beginn im 2.–4. Monat, generalisierte Rötung und Schuppenbildung der Haut, zum Teil ungünstiger Verlauf mit schweren Durchfällen, Malabsorption, Hypoproteinämie, Sekundärinfektionen und tödlichem Ausgang (Abb. 10, S. 433). Ursache kann eine Störung der Leukozytenfunktion (Chemotaxis) und der Komplementfunktion (C 5) sein.

Diagnose: Die Diagnose wird klinisch gestellt. Gemeinsam mit der atopischen Dermatitis sind die Lokalisation im Gesicht und das Ansprechen auf die Kortikosteroidbehandlung; verschieden sind u.a. das Alter bei Krankheitsbeginn, der Pruritus und der Verlauf (s. Tab. 2, S. 432), jedoch kann die Unterscheidung in den ersten Lebensmonaten schwierig sein.

Therapie: Zunächst Schuppen entfernen mit Paraffinöl oder Salizylvaseline (2%), dann für 1–2 Wochen Kortikosteroidcreme (3–4mal tgl.) anwenden, in Hautfalten trocknende Lotio applizieren (z.B. Lotio zinci), komplizierende Pilzinfektion mit Ketoconazol (Nizoralcreme) behandeln, nässende Läsionen mit 0,1%iger Gentianaviolettlösung pinseln. Die Kopfhaut kann mit einem milden antiseborrhoischen Babyshampoo behandelt werden. Ständige Hautpflege mit Creme oder weicher Paste ist wichtig.

c) Windeldermatitis

An Windeldermatitis (eine Sonderform der Kontaktdermatitis) erkranken Säuglinge mit empfindlicher Haut, welche durch die Feuchtigkeit der Windeln mazeriert und durch Urin- und Fäzesbestandteile gereizt wird.

Sekundär kann es zu einer Candida- oder Bakterieninfektion kommen. Manchmal besteht gleichzeitig eine seborrhoische oder atopische Dermatitis, oder diese folgt einer Windeldermatitis. Im Anfang findet man im Windelbereich (ausgenommen in der Tiefe der Hautfalten) ein Erythem, später auch Papeln oder Bläschen, in schweren Fällen kleinere oder größere Geschwüre. Bei Abheilung setzt Schuppung ein. Bei chronischen Formen kann feine Schuppung mit einem scharf begrenzten hochroten Erythem kombiniert sein. Eine Heilung tritt erst nach sorgfältiger und intensiver Behandlung ein. Hierzu gehören Trokkenhalten der Genitoanalgegend (häufiges Windeln), häufige Reinigung der Haut mit warmem Wasser oder Babyöl, Vermeidung von Windelhosen (aus Plastik), gründliches Spülen der Windeln zur Entfernung von Waschmittelresten (am besten Einmalwindeln), Lokalbehandlung mit einer Kortikosteroidcreme, bei nässenden Effloreszenzen feuchte Kompressen (mit Kaliumpermanganatlösung), bei Sekundärinfektionen durch Candida Nystatin lokal. Nach eingetretener Besserung wird die Gesäßhaut mit Zinkpaste gegen Feuchtigkeit geschützt.

d) Kontaktdermatitis

Definition und Einteilung: Exogen, d.h. durch Kontakt mit der Haut ausgelöste Dermatitiden (Kontaktdermatitiden) werden nach ihrer Entstehung eingeteilt in:
- **Allergische Kontaktdermatitis** (allergisches Kontaktekzem). Sie entsteht nach vorausgehender Sensibilisierung gegenüber Kontaktstoffen, z.B. Nickel oder Chromat (Allergie vom Spättyp).
- **Toxische Kontaktdermatitis**, entstanden durch toxisch wirkende Stoffe (z.B. Chemikalien).
- **Kumulativ-toxische Dermatitis**, entstanden durch kumulative Reize (z.B. Detergentien oder Benzin), die erst bei wiederholter Einwirkung zu Hautveränderungen führen.
- **Phototoxische** und **photoallergische Kontaktdermatitis**, entstanden durch toxische bzw. allergisierende Stoffe (z.B. Bergamottöl bzw. Sulfonamide), welche am Ort der Applikation in Kombination mit Lichteinwirkung eine toxische oder allergische Dermatitis hervorrufen.

Symptome: Im Anfang bestehen an exponierten Stellen Erythem mit Ödem und papulovesikulöse Effloreszenzen, die in nässende Bezirke mit gelblichen Krusten übergehen. Bei Abtrocknung tritt Schuppung ein. Bei chronischem Verlauf ist die Haut lichenifiziert, d.h. sie wird zunehmend dicker, ist stärker entzündlich infiltriert, und die Hautfelderung ist vergröbert. Neben Rhagaden entstehen durch Kratzen Exkoriationen. Die Veränderungen sind immer unscharf begrenzt und neigen zum flächenhaften Konfluieren. In jedem Stadium ist eine vollständige Abheilung (Restitutio ad integrum) möglich.

Die **allergische Kontaktdermatitis** ist im ersten Lebensjahr selten und nimmt bei älteren Kindern und Erwachsenen in der Häufigkeit zu. Manchmal erzeugen Neomycin- oder Parabenhaltige Salben eine Kontaktdermatitis (auch Schleimhautentzündungen). Eine Ausbreitung in die Umgebung ist hierbei möglich (z.B. von den Händen auf die Arme).

Die **toxische Kontaktdermatitis** kann auch bei Kindern durch Kosmetika, Seifen und Detergentien verursacht werden. Bei der Windeldermatitis (s. S. 435) sind Urin- und Fäzesbestandteile die Ursache. Anamnese und Lokalisation ergeben oft Hinweise auf die in Frage kommenden Noxen.

Die **toxisch-degenerative Dermatitis** ist meist eine Berufskrankheit und bei Kindern selten. Allerdings kann es bei häufigem und intensivem Waschen, besonders mit bestimmten Seifen und Badezusätzen zu übermäßiger Entfettung der Haut kommen, so daß entzündliche Erytheme mit Schuppung entstehen (Exsikkations-Ekzem).

Bei der **phototoxischen Dermatitis** tritt eine Reaktion bereits Minuten bis wenige Stunden nach Sonnenbestrahlung ein. Bei der **photoallergischen Dermatitis** bedarf es einer Sensibilisierungsphase von 7–10 Tagen nach Allergenzufuhr, bis die Haut bei Sonnenbestrahlung reagiert. Phototoxisch wirken z.B. Teerbestandteile oder bestimmte Wiesengräser, deren Furocumaringehalt bei Kontakt mit nasser Haut eine Wiesengräserdermatitis auslöst. Photoallergisierend können z.B. Sulfonamidsalben, Hexachlorophen und das Pilzmittel Jadit (Butylchlorsalizylamid) sein. Die Symptomatik (Erythem, Papulovesikeln, Bullae, Nässen) ist bei beiden Dermatitisformen gleich.

Verlauf und Therapie: Es gibt akute und chronische Verlaufsformen. Wichtig sind die frühzeitige Erkennung der auslösenden Ursache (Anamnese, bei begründetem Allergieverdacht Hauttestung) und die strikte Vermeidung der Noxe. Die Therapie richtet sich nach Stadium und Art der Hauterscheinungen (wie bei atopischer Dermatitis, s. S. 432).

e) Dermatitis herpetiformis Duhring

Definition: Gutartige, chronisch-rezidivierende Erkrankung mit pleomorphen, symmetrischen Hautveränderungen, die meist aus einem urtikariellen Erythem mit gruppiert stehenden Bläschen bestehen.

Ätiologie und Pathogenese: Meist besteht gleichzeitig eine Zöliakie (Dünndarmzottenatrophie) mit Glutenüberempfindlichkeit (s. S. 248). Man nimmt an, daß in der Darmwand von Zöliakiepatienten gebildete Immunkomplexe an den Papillenspitzen der Haut abgelagert werden und dort nach Komplementaktivierung zur Entzündung führen. Durch direkte Immunfluoreszenz lassen sich in den Papillenspitzen der Haut granuläre IgA-Ablagerungen nachweisen (in der Nachbarschaft von subepidermalen Blasen, aber auch in normal erscheinender Haut). Genetische Faktoren spielen eine Rolle (gleichzeitiges Vorkommen bei eineiigen Zwillingen, Assoziation mit bestimmten HLA-Typen, z.B. HLA B8).

Pathologie: Charakteristische Veränderungen sieht man in der Nachbarschaft von frisch entstandenen Blasen oder in entzündeter Haut vor Blasenbildung (Mikroabszesse aus neutrophilen und eosinophilen Granulozyten in den Hautpapillen). Bei Fortschreiten der Veränderungen wird die Epidermis abgehoben, und es bilden sich subepidermale Blasen, die ulzerieren können.

Vorkommen: Insgesamt selten, bei Erwachsenen häufiger als bei Kindern (ab 5. Lebensjahr).

Symptome: Beginn entweder plötzlich oder allmählich. Frühsymptom: starker brennender Juckreiz (kann bei Kindern fehlen). Zuerst finden sich erythematöse Papeln oder Quaddeln oder Gruppen von kleinen Bläschen auf erythematösem Grund. Es können auch Blasen von 1–2 cm Durchmesser entstehen. Manchmal treten nur Papeln (ohne Blasen) auf. Prädilektionsstellen der symmetrischen juckenden Hautläsionen sind Streckseiten der Extremitäten, Gesicht, behaarter Kopf, auch Schultern, Axilla und Gesäßregion. Eine Steatorrhoe hat ein Drittel der Patienten. Gliadin-Antikörper sind im Serum bei zwei Dritteln nachweisbar.

Verlauf: Jahrelanger Verlauf mit häufigen Exazerbationen und Remissionen ist typisch (ohne Behandlung).

Therapie: Dapson (Diaminodiphenylsulfon), das den Juckreiz sofort aufhebt, muß über längere Zeit gegeben werden. Auch Sulfapyridin (ein Sulfonamid) ist wirksam. Glutenfreie Kost (bei Nachweis einer Zottenatrophie und Glutenüberempfindlichkeit) bessert die Hautsymptome langsam und ist zur Behandlung der Zöliakie unbedingt erforderlich.

5. Exanthematische und allergische Dermatosen

a) Erythema multiforme

Definition: Das nicht seltene Erythema multiforme ist eine plötzlich auftretende, manchmal rezidivierende Überempfindlichkeitsreaktion der Haut und Schleimhäute, die verschiedene Ursachen haben kann. »Multiform« sind die Hautsymptome, welche aus roten Erythemflecken, papulösen, vesikulösen oder bullösen Effloreszenzen bestehen können. Die schwerste Form ist das Stevens-Johnson-Syndrom (mit flächenhaften Erosionen und Schleimhautbeteiligung).

Ätiologie: Auslösend kann eine vorangegangene Virusinfektion (z. B. durch Herpes-simplex-Virus) oder bakterielle Infektion (z. B. durch Mycoplasma pneumoniae) oder ein Medikament (z. B. Sulfonamid) sein. Ein Erythema multiforme kann auch im Verlauf einer rheumatoiden Arthritis oder eines systemischen Lupus erythematodes auftreten. In etwa 50% läßt sich keine Ursache finden. Die Pathogenese ist unbekannt. Wahrscheinlich handelt es sich um eine Immunkomplexkrankheit.

Symptome: Bei **leichteren** Erkrankungen treten plötzlich an der Streckseite der Glieder, besonders an Hand- und Fußrücken, seltener im Gesicht und am Rumpf dunkelrote erythematöse Flecken oder flache Papeln auf, die in 48 Std. auf eine Größe von 1–2 cm (im Durchmesser) anwachsen. Charakteristisch ist die Kokardenform (kreisrunde Effloreszenzen mit eingesunkenem und zyanotisch verfärbtem Zentrum und hellrotem, wallartig aufgeworfenen Rand). Durch Ineinanderfließen erythematöser Flecken entstehen girlandenförmige (polyzyklische) Formen. Oft wandelt sich das Zentrum des Erythems blasig um, und am Rand entsteht ein Ring von Bläschen. Die Effloreszenzen treten an mehreren Tagen in Schüben auf und verschwinden meist nach 1–4 Wochen. Rezidive sind möglich.

Bei **schweren** Erkrankungen, die als **Stevens-Johnson-Syndrom** oder pluriorifizielle Ektodermose bezeichnet werden, sind die Schleimhäute an den Körperöffnungen (Augen, Nase, Mund, Anus, Urethramündung) beteiligt. Dort bilden sich große Blasen, die exulzerieren und dann mit hämorrhagischen Krusten bedeckt sind. An der Haut finden sich teils makulopapulöse, teils bullöse Veränderungen. Meist liegen auch eine Balanitis bzw. Vulvovaginitis und eine Stomatitis, in 25% eine Pneumonie vor. Das Allgemeinbefinden ist schwer gestört, die Nahrungsaufnahme und Harnentleerung (wegen der schmerzhaften Schleimhautgeschwüre) erschwert oder unmöglich. Es besteht hohes Fieber. Hornhautulzerationen sind häufig. Nierenversagen ist möglich, auch Polyarthritis (selten).

Therapie: Innerlich Kortikosteroide (außer bei leichten Erkrankungen), bei Sekundärinfektionen Antibiotika, bei Mycoplasma-pneumoniae-Infektion Clarithromycin, bei Stevens-Johnson-Syndrom zusätzlich parenterale Ernährung und lokale Behandlung der Schleimhautläsionen.

b) Erythema nodosum

Definition: Das Erythema nodosum ist eine nicht seltene hyperergische Reaktion der Haut, die zum Teil im Anschluß an eine akute Streptokokkeninfektion, im Beginn einer Tuberkulose und bei anderen Krankheiten vorkommt. Es ist charakterisiert durch schubweises Auftreten von verschieden großen, druckschmerzhaften, knotigen Infiltraten in der Kutis und Subkutis, bevorzugt an den Streckseiten der Unterschenkel, oft verbunden mit Fieber und Arthralgien.

Ätiologie: Bei Kindern sind auslösende Ursachen eine akute Streptokokkeninfektion (meist Angina), eine Tuberkulose oder andere Krankheiten (Colitis ulcerosa, Morbus Crohn, Yersiniose, generalisierter Lupus erythematodes u.a.), manchmal auch Medikamente (z.B. Sulfonamide, orale Kontrazeptiva). In 20–30% ist die Ursache unbekannt.

Symptome: Die Krankheit kommt in jedem Alter vor (am häufigsten zwischen dem 20. und 30. Lebensjahr, bei Kindern in der Regel erst nach dem 6. Lebensjahr). Sie beginnt plötzlich, bei Kindern meist 1–2 Wochen nach einer Streptokokkenangina, mit mäßigem Fieber, Arthralgien und Hautveränderungen, die fast immer an der Streckseite beider Unterschenkel lokalisiert sind. Oberschenkel, Streckseite der Arme, Gesicht und Hals sind selten beteiligt. Schubweise (in 2–3 Tagen) treten mehrere in der Kutis und Subkutis gelegene, runde oder elliptische, derbe Knoten verschiedener Größe auf, die leicht über die Hautoberfläche hinausragen, sich heiß anfühlen und druckschmerzhaft sind. Ihre Größe variiert im Durchmesser zwischen 1 und 10 cm. Die darüberliegende Haut ist gespannt, glänzend, zunächst hellrot, dann blaurot, später bräunlich verfärbt. Die Knoten heilen innerhalb von 3–6 Wochen ohne Narbenbildung ab und hinterlassen für einige Zeit eine bräunliche Pigmentierung. Die Blutsenkungsgeschwindigkeit ist stark beschleunigt. Durch Tuberkulintestung und (bei Positivität) auch durch eine Röntgenaufnahme des Thorax sollte eine Tuberkulose ausgeschlossen werden, bei Tuberkulinnegativität eine Sarkoidose und durch serologische Untersuchungen eine Infektion durch Streptococcus pyogenes und Yersinien (als Ursache der Überempfindlichkeit). Manchmal findet man im Tonsillen- und Rachenabstrich noch Streptococcus pyogenes. Rezidive (nach erneuter Streptokokkeninfektion) sind selten.

Therapie: Die Behandlung ist symptomatisch (Bettruhe, Analgetika, nur in schweren Fällen Kortikosteroide) und ist bei nachgewiesener Ursache gegen die Grundkrankheit gerichtet.

c) Morbilliformes Arzneimittelexanthem

Entstehung: Arzneimittelexantheme sind häufige Formen einer Arzneimittelreaktion und zumeist allergisch bedingt. Neben den morbilliformen Arzneimittelexanthemen gibt es skarlatiniforme, vesikulöse, bullöse, urtikarielle und polymorphe Exantheme.

Häufig angewandte Medikamente, die ein morbilliformes Exanthem hervorrufen können, sind Penicilline, Sulfonamide, Barbiturate, Hydantoine, Phenothiazine, Thiazide, Phenylbutazon und Salizylate. Ampicillinexantheme sind meistens nicht immunologisch bedingt.

Symptome: Morbilliforme Arzneimittelexantheme beginnen oft 5 Tage bis 3 Wochen nach Beginn einer oralen oder parenteralen Medikamentengabe und können nach Unterbrechung der Medikation noch Tage (bis zu 2 Wochen) anhalten. Das Exanthem ist meist zuerst im Gesicht und am Rumpf zu finden und breitet sich symmetrisch auf die Extremitäten aus. Die makulösen Einzeleffloreszenzen sind 1–3 mm groß, können konfluieren (besonders im Gesicht und in den Gelenkbeugen) und sind in abhängigen Partien manchmal hämorrhagisch. Juckreiz ist möglich, ebenso Fieber. Schleimhautbeteiligung fehlt gewöhnlich. In schweren Fällen (z.B. ausgelöst durch Diphenylhydantoin) können eine Hepatosplenomegalie und generalisierte Lymphknotenschwellungen, auch Gelenkschmerzen vorhanden sein. Die Unterscheidung von viralen Exanthemen ist schwierig; dabei sieht man oft auch ein Enanthem am weichen Gaumen. Als Therapie kommt bei schweren Erkrankungen ein Kortikosteroid in Frage. Bei erneuter Arzneimittelexposition kann ein morbilliformes Exanthem in leichterer oder schwererer Form auftreten, aber auch völlig ausbleiben.

Das **fixe Arzneimittelexanthem** tritt bei schon bestehender Allergie gegen ein bestimmtes Mittel (z.B. Barbiturat oder Pyrazolonderivat) immer an derselben umschriebenen Stelle (z.B. an Händen, Füßen, am Genitale) nach erneuter systemischer Allergenzufuhr auf.

In wenigen Minuten bis Stunden entsteht ein scharf begrenzter, runder oder ovaler, meist markstückgroßer, juckender, erythematöser Herd, der in 1–3 Tagen dunkelviolett, später bräunlich wird. Im Zentrum kann sich eine Blase bilden, die exulzeriert und verkrustet. Danach kann für längere Zeit eine Pigmentierung zurückbleiben. Anfangs sind die Herde solitär, bei wiederholter Allergenzufuhr auch multipel.

d) Urtikaria

Definition: Urtikaria ist das plötzliche Auftreten von Quaddeln in der Kutis und Subkutis, das mit Juckreiz verbunden ist. Die lokalisierte, oft im Schleimhautbereich auftretende Form (angioneurotisches Ödem) und die generalisierte Urtikaria zeigen immer ein durch abnorme Gefäßpermeabilität bedingtes interstitielles Ödem.

Ätiologie und Pathogenese: Die Urtikaria ist meist Folge einer allergischen Reaktion vom Typ I (Allergie vom Soforttyp), welche durch Antikörper (IgE = Reagine) vermittelt wird. Das Allergen stimuliert die Bildung von IgE, welche mit Mastzellen in der Haut reagieren. Bei erneuter Allergenzufuhr kommt es zur Histaminfreisetzung aus Mastzellen. Durch Vasodilatation und gesteigerte Gefäßpermeabilität entstehen das Erythem und Ödem der urtikariellen Quaddeln. Andere Substanzen, z.B. Bradykinin, Leukotrien, proteolytische Enzyme, können beteiligt sein. Es gibt auch nicht-IgE-abhängige immunologische Reaktionen und nichtimmunologische Ereignisse, welche durch Aktivierung von Komplement und des Kinin-bildenden Systems eine Urtikaria auslösen. Bestimmte Medikamente, Chemikalien und Nahrungsbestandteile wirken direkt auf das C3-Komplement, wodurch es zur Bildung von Anaphylatoxin und Histaminfreisetzung aus Mastzellen kommt. Häufige Allergene sind:
- Medikamente (z.B. Penicilline, Sulfonamide, Azetylsalizylsäure).
- Nahrungsbestandteile (z.B. in Eiern, Erdbeeren, Fisch), auch Konservierungsmittel und Farbstoffe.
- Tierhaare (z.B. von Pferden, Katzen, Hunden).
- Inhalationsallergene (z.B. Pollen).
- Infektionen (durch Viren, Bakterien, Würmer).

Mit dem Radio-Allergo-Sorbent-Test (RAST) läßt sich im Serum spezifisches IgE nachweisen (z.B. gegen Penicillin, Nahrungsmittel etc.). Wenn Parasiten die Ursache der Urtikaria sind, findet man oft eine Bluteosinophilie und erhöhte IgE-Spiegel im Serum. Bei Verdacht auf Penicillinallergie läßt sich ein Stich-(Prick-)Test oder Skarifikations-(Scratch-)Test durchführen.

Oft läßt sich die Noxe nicht ermitteln, besonders bei länger als 6 Wochen anhaltender Urtikaria (chronische Urtikaria). Über andere Urtikariaformen: s.u.

Symptome: Eine Urtikaria ist im Schulalter häufiger als im Vorschulalter. Die juckenden Quaddeln können verschieden groß sein und haben meist ein weißes ödematöses Zentrum, das von einem Erythemhof umgeben ist. Sie sind entweder rund oder unregelmäßig begrenzt und bilden manchmal Ring- oder Girlandenmuster. Die Effloreszenzen kommen in verschiedener Zahl und an vielen Stellen der Haut, oft generalisiert vor. Manchmal findet sich auch nur ein Erythem, gelegentlich Blasenbildung. Obwohl eine Urtikaria insgesamt nur Stunden bis wenige Tage (selten länger als 24–48 Std.) anhält, verschwinden die einzelnen Effloreszenzen schneller und können an anderer Stelle neu auftreten (Abb. 11, S. 434).

Ein rasch vorübergehendes **angioneurotisches Ödem** (Quincke-Ödem) kann die Urtikaria begleiten und beruht auf einer Ödembildung in der Subkutis.

Sie ist besonders an den Augenlidern, Lippen oder Wangen gut zu erkennen und kann auch die Schleimhäute betreffen. Über das hereditäre angioneurotische Ödem: s. S. 527.

Die **Therapie** besteht in der Ausschaltung des Allergens und in der oralen Gabe eines H_1-Antihistaminikums (z.B. Hydroxyzin oder Diphenhydramin). Kortikosteroide wendet man nur zusätzlich bei Schleimhautreaktionen (z.B. Glottisödem) an.

Sonderformen einer Urtikaria

Bei der allergischen und/oder toxischen **Kontakturtikaria** kommt es durch exogenen Kontakt mit urtikariogenen Stoffen (z.B. Brennesseln, Feuerquallen, Insektenstichen oder -bissen) zur lokalen Quaddelbildung. Auch Milben können umschriebene urtikarielle Reaktionen hervorrufen. Wenn der Patient vorher bereits sensibilisiert ist, tritt bei erneutem Eindringen des Kontaktallergens (z.B. Wespengift) eine besondere starke Lokalreaktion auf (evtl. auch eine disseminierte Urtikaria, ein Larynxödem usw.).

Eine **Strophulus** (papulöse Urtikaria) ist eine im 1. Lebensjahrzehnt vorkommende hyperergische Hautreaktion auf Insektenstiche und -bisse (von bestimmten Fliegen, Mücken, Flöhen usw.), die sich durch linsengroße Papeln auf dem Boden einer Quaddel, oft mit einem Bläschen im Zentrum, äußert. Die stark juckenden Effloreszenzen sind in Gruppen angeordnet und besonders an den Gliedern lokalisiert, kommen aber auch an bedeckten Hautstellen (ohne Insekteneinstiche) vor und persistieren länger (mehrere Tage). Sie können durch Kratzen mit Blutkrusten bedeckt sein und impetiginisieren.

Bei **physikalischer Urtikaria** (ausgelöst durch Kälte, Reiben, Druck, Sonnenlicht) wird in der Haut Histamin freigesetzt. Bei der häufigeren Kälteurtikaria unterscheidet man die Kontakturtikaria (nur an Hautstellen nach direkter Kälteeinwirkung) von der Reflexurtikaria (auch an entfernten Stellen nach örtlicher Kälteeinwirkung). Kälteurtikaria der Haut kann auch durch kalte Speisen oder Getränke hervorgerufen werden. Nach einem Sprung ins kalte Wasser kann durch Freisetzung großer Histaminmengen plötzlich der Tod eintreten. Gegen Kälteurtikaria wirkt Cyproheptadin als Serotoninantagonist günstig.

Bei der **cholinergischen Urtikaria,** welche durch körperliche Anstrengung, Hitze oder seelische Erregung ausgelöst werden kann (nichtimmunologische Irritation von Mastzellen), scheint eine Überempfindlichkeit gegen Azetylcholin vorzuliegen, die auch durch einen Intrakutantest mit Azetylcholin oder Metacholin nachweisbar ist. Sie kommt vor allem bei Adoleszenten und jüngeren Erwachsenen vor. Besonders am Rumpf, an den Oberarmen und Oberschenkeln entwickeln sich kleine Quaddeln oder 2–3 mm große Papeln, die oft von einem auffallend breiten Erythemhof umgeben sind. Diese verschwinden meist in Minuten oder in 1–2 Std. wieder. Schwere Ausbrüche können von systemischen cholinergischen Symptomen (Schwitzen, Salivation, Abdominalkoliken, Durchfall) begleitet sein. Hierbei wirkt Hydroxyzin (Atarax) günstig, das stärker anticholinergisch wirkt.

Von der Urtikaria abzugrenzen ist die **Serumkrankheit,** welche nach parenteraler Zufuhr von artfremdem Eiweiß (z. B. Pferdeserum oder menschlichem Gammaglobulin) oder durch bestimmte Medikamente (z. B. Penicillin) entsteht (s. S. 662). Sie beruht meist auf einer Immunkomplexreaktion (Typ III, Arthus-Reaktion. Soforttyp), welche durch IgG und IgM vermittelt wird. Eine Aktivierung des Komplementsystems kann zur Bildung von Anaphylatoxinen führen, welche Mastzelldegranulation und Histaminfreisetzung bewirken. Die Symptome treten entweder 8–12 Tage nach erstmaliger Gabe des Fremdantigens auf oder bei einer vorher sensibilisierten Person bereits wenige Stunden nach wiederholter Gabe. Die Serumkrankheit äußert sich in einer generalisierten Urtikaria und in Ödemen (besonders im Gesicht, an Händen und Füßen sowie am Genitale). Außerdem bestehen Fieber, wandernde Gelenkschmerzen, Lymphknotenschwellungen, gelegentlich auch Schleimhautschwellungen. Zur Therapie verwendet man Antihistaminika, Prednison oder Salizylate, bei anaphylaktischem Schock vor allem ein Adrenalinderivat.

e) Lyell-Syndrom

Synonyma: Toxische epidermale Nekrolyse, Epidermolysis necroticans.

Definition: Das Lyell-Syndrom ist eine bei älteren Kindern und Erwachsenen meist durch Medikamente ausgelöste Hautkrankheit, bei der sich die Epidermis infolge der Nekrotisierung in großen Bezirken blasig abhebt.

Ätiologie: Das Lyell-Syndrom wird meist durch Medikamente (z. B. Sulfonamide oder Phenylbutazon) hervorgerufen. In einem Teil der Fälle ist die auslösende Ursache unklar.

Symptome: Meist entwickelt sich plötzlich mit Temperaturanstieg ein schmerzhaftes Erythem, oft beginnend in den Achseln und Leistenbeugen, das sich bald auf den ganzen Körper ausbreitet. Auch Handteller und Fußsohlen sind beteiligt. Bald darauf wird die Epidermis durch schlaffe (subepidermale) Blasen angehoben, die mit klarer Flüssigkeit gefüllt sind, und löst sich in großen Fetzen ab, so daß ausgedehnte, nässende, schmerzhafte Flächen (wie bei Verbrennungen 2. Grades) entstehen. Das Nikolskische Zeichen ist positiv (durch leichtes Reiben der geröteten Haut hebt sich die Epidermis an dieser Stelle blasig ab). Oft sind die Schleimhäute ebenfalls stark entzündet. Das akute Stadium dauert etwa 1 Woche, das Heilstadium 1–2 Wochen. Bei Erkrankung von Kindern sind Heilungen häufiger als bei Erwachsenen. Sekundärinfektionen, Schock, Lungenödem und Nierenversagen mit tödlichem Ausgang sind häufig.

Die Staphylokokken-bedingte **Dermatitis exfoliativa** (Rittersche Krankheit) ähnelt dem Lyell-Syndrom und kommt vor allem bei Neugeborenen und jungen Säuglingen vor, selten bei älteren Kindern und Erwachsenen.

Es wird hervorgerufen durch Exfoliatin-bildende Staphylokokken, welche von einer eitrigen Konjunktivitis oder Otitis media, von einem Abszeß oder einer Bakteriämie stammen. Diese lassen sich gewöhnlich nicht aus den Hautläsionen züchten und gehören der Phagenlysogruppe II an. Hierbei kommt es zu teils fleckiger, teils diffuser Rötung der Haut mit großflächiger Ablösung der Epidermis und Bildung von subkornealen Blasen (Beginn meist im Gesicht, am Hals, in den Axillen und in der Leistengegend). Der Verlauf ist kurz (2–4 Tage), die Sterblichkeit gering. Unter antibiotischer Behandlung heilen die Läsionen in 5–7 Tagen ohne Narbenbildung ab.

Therapie: Beim Lyell-Syndrom, Intensivpflege, Lokalbehandlung wie bei Verbrennungen, gegen bakterielle Sekundärinfektion systemische Antibiotikagaben. Die systemische Gabe eines Glukokortikoids ist umstritten. Bei Dermatitis exfoliativa Flucloxacillin i.v. (kein Glukokortikoid).

6. Photodermatosen

Photodermatosen sind eine Gruppe verschiedener Krankheiten mit Lichtüberempfindlichkeit, die gegen bestimmte Anteile (Wellenlängen) des natürlichen Sonnenlichtes gerichtet ist (Tab. 3).

Bei Verdacht auf Lichtüberempfindlichkeit ist zur Klärung der Ursache eine genaue Diagnostik (einschließlich Phototestung mit gefiltertem Licht) notwendig. Hauterscheinungen sind Erythem, Ödem, Papeln, Bläschen oder Blasen, Quaddeln, Lichenifikation, Narbenbildung, Pigmentierung oder Exkoriationen, welche einzeln oder kombiniert auftreten. Prädilektionsstellen sind bestimmte Teile des Gesichtes, wie Nase, Wangen, Nasolabialfalten, außerdem Nacken, Hände und Arme. Bei Kindern vorkommende Photodermatosen sind:

Sommerprurigo. Die ätiologisch ungeklärte Sommerprurigo kommt fast nur bei Kindern vor und kann sich im Erwachsenenalter als polymorphe Lichtdermatose (s.u.) fortsetzen. An lichtexponierten Stellen (besonders Gesicht und Handrücken) treten juckende Papeln auf, die im Zentrum ein Bläschen haben, durch Exkoriation verkrusten und kleine oberflächliche Narben hinterlassen.

Als **polymorphe Lichtdermatose** bezeichnet man eine besonders im Frühling oder Frühsommer vorkommende Photosensibilität, die sich bei Kindern in juckenden papulösen oder papulovesikulösen Veränderungen an lichtexponierten Stellen äußert. Es können auch erythematöse Plaques, Urtikaria, Bläschen oder Blasen auftreten. Oft entwickeln sich nässende oder impetiginisierte Flächen, die später ohne Narbenbildung abheilen. Beim einzelnen Patienten sind die Hauteffloreszenzen immer monomorph. Man nimmt an, daß sich in der Haut bei zunächst normalem Sonnenbrand Metaboliten bilden, die als Antigen wirken und eine verzögerte allergische Reaktion hervorrufen. Dementsprechend findet man eine Latenzzeit von 2–5 Tagen (nach Lichtexposition). Die Krankheit verläuft in Schüben (abhängig von der UV-Lichtexposition) und kann chronisch werden.

Die **Urticaria solaris** ist selten. Wenige Minuten nach Lichteinwirkung treten ausschließlich Quaddeln auf, die etwa eine Stunde bestehen bleiben. Ätiologie und Pathogenese sind unterschiedlich. Antihistaminika sind meist unwirksam.

Die sehr seltene **Hydroa vacciniforme** äußert sich an lichtexponierten Stellen durch Blasen mit Krustenbildung, die große, tief eingesunkene Narben hinterlassen. Ätiologie und Pathogenese sind unbekannt. Oft rezidiviert die Krankheit im nächsten Frühjahr und hört im Erwachsenenalter spontan auf. In schweren Fällen kann vorübergehend mit einem topischen Glukokortikoid behandelt werden.

Tab. 3. Photodermatosen und Hauptsymptome.

Photodermatosen	Hauptsymptome
Sommerprurigo	Juckende Papeln (mit Exkoriation)
Polymorphe Lichtdermatose	Papulovesikulöse Effloreszenzen (bei Erwachsenen öfters Erythem und Ödem)
Urticaria solaris	Ausschließlich Quaddeln
Hydroa vacciniforme	Größere Blasen, die tiefe Narben hinterlassen
Photoallergische Dermatitis	Papeln oder Papulovesikeln mit Erythem, Juckreiz, geringe Pigmentierung
Phototoxische Dermatitis	Erythem, evtl. Blasen, starke Pigmentierung
Stoffwechselkrankheiten, z.B. Porphyrie	Verstärkte Erytheme, Bläschen, Quaddeln, evtl. Blasen
Xeroderma pigmentosum	Hyper- und Depigmentierung, Atrophien, Teleangiektasien, vesikulöse Effloreszenzen, Keratosen, Epitheliome, Angiome

Bei **phototoxischer** oder **photoallergischer Dermatitis** rufen photosensibilisierende Stoffe nach Lichtexposition eine Dermatitis hervor. **Phototoxische** Reaktionen zeigen alle Personen, bei denen ein photosensibilisierendes Agens (Medikament, Chemikalie) in der Haut kumuliert. Die Hautreaktion ist beschränkt auf lichtexponierte Stellen und ähnelt einem verstärkten Sonnenbrand, kann aber auch urtikariell oder bullös sein und eine verstärkte Pigmentierung hinterlassen. – Eine **photoallergische** Dermatitis beruht auf einer T-Zell-vermittelten Überempfindlichkeit vom verzögerten Typ, wobei der auslösende Stoff als Hapten wirkt und sich mit einem Hautprotein zum Vollantigen verbindet. Das Allergen kann perkutan, enteral oder parenteral aufgenommen werden. Bei allergischer Photosensibilität bestehen meist juckende, papulöse oder vesikulöse Effloreszenzen, die geringe Pigmentierung hinterlassen. Sie finden sich gelegentlich auch an nicht-lichtexponierten Stellen und halten länger an. Auch Lichenifikation ist möglich. Häufig angewandte, photosensibilisierende Medikamente sind Sulfonamide, Thiazide, Phenothiazine, Chinoline, Griseofulvin, orale Kontrazeptiva u. a. Meist besteht eine Überempfindlichkeit besonders gegen langwelliges UV-Licht (UV-A), welches gewöhnliches Fensterglas durchdringt. UV-A wird in Sonnenschutzcreme durch Benzophenon oder Cinnamat absorbiert. Über phototoxische und photoallergische Kontaktdermatitis: s. S. 436.

Bei den sog. **erythropoetischen Porphyrien** entstehen im Organismus, besonders in den Erythrozyten, photoaktive Substanzen (Uro- und Kopro- oder Protoporphyrine), die in starkem Maße photosensibilisieren. Durch Lichteinwirkung können außer verstärkten Erythemen vesikulöse und urtikarielle Hautreaktionen ausgelöst werden. Bei der erythropoetischen Porphyrie (im engeren Sinne) findet man nach Sonnenlichteinwirkung ausgedehnte Ulzerationen und später narbige Deformierungen, besonders an den Extremitäten und an lichtexponierten Stellen, außerdem Hypertrichose und Braunfärbung der Zähne, die unter der Woodlampe fluoreszieren. Oft besteht eine hämolytische Anämie mit Splenomegalie (s. S. 467). – Bei der **erythropoetischen Protoporphyrie** entwickeln sich durch Sonnenlicht schon nach wenigen Minuten juckende Erytheme, die in Quaddel-ähnliche ödematöse Plaques übergehen. Als Folge der chronischen Dermatitis nach wiederholtem Sonnenbrand können kleine eingezogene (atrophische) Narben zurückbleiben. Oft kommt es dabei auch zu Nagelveränderungen mit Onycholyse. Im Plasma und in den Erythrozyten sind Protoporphyrine in hoher Konzentration nachweisbar. Mit dem UV-Mikroskop erkennt man eine stabile Fluoreszenz der Erythrozyten. – Bei erythropoetischer Porphyrie und Protoporphyrie ist die Haut gegen Wellenlängen um 400 nm überempfindlich, die zum langwelligen UV-Licht (UV-A) und zum sichtbaren Licht gehören. Die orale Gabe von Beta-Karoten vermindert die Photosensibilität.

Eine **Lichtüberempfindlichkeit** kommt außerdem vor bei der Hartnupschen Krankheit s. S. 295), bei angeborenem Melaninmangel (Albinismus), beim Bloom-Syndrom (s. S. 129) und bei Xeroderma pigmentosum (s. S. 430), außerdem bei generalisiertem Lupus erythematodes.

Eine **Vorbeugung** von Lichtschäden ist möglich durch Vermeiden von photosensibilisierenden Stoffen bzw. Photoallergenen, durch spezielle Lichtschutzcreme (auch im UV-A-Bereich wirksam), geeignete Kleidung, Sonnenschirme, Vermeidung von Sonnenbädern usw.

7. Erworbene Krankheiten verschiedener Ätiologie

a) Akne

Definition: Akne ist eine in der Adoleszenz häufig vorkommende Talgdrüsenkrankheit auf dem Boden einer Seborrhoe, die mit einer follikulären Hyperkeratose beginnt und zur Bildung von Komedonen, Papeln, Pusteln, Knoten und Abszessen führen kann (Abb. 14, S. 434).

Pathologie und Pathogenese: Der in den Haarfollikel mündende Talgdrüsenausführungsgang verengt sich durch eine Hyperkeratose des Epithels, welche sich in den Follikularkanal bis zur Hautoberfläche fortsetzt unter Bildung eines Komedo. Die genaue Ursache für die follikuläre Hyperkeratose ist nicht bekannt. Dihydrotestosteron, das vermehrt gebildet wird, bewirkt eine Hypertrophie der Talgdrüse und eine Zunahme der Talgproduktion. Eine sekundäre Entzündungsreaktion entsteht durch Vermehrung bestimmter Bakterien, vor allem Propionibacterium acnes, welche durch ihre Lipase aus Triglyzeriden freie Fettsäuren bilden, außerdem durch bakterielle Proteasen, Hyaluronidasen und chemotaktische Faktoren. So entwickeln sich meist entzündliche Papeln, und bei Ruptur der Follikelwand dringen Talg und Zersetzungsprodukte in die umgebende Haut und verstärken die Entzündung, so daß Pusteln, Knoten und Abszesse entstehen. Als »Zysten« bezeichnet man aus der Haut hervorragende größere Knoten von prall-elastischer Konsistenz; auf Druck entleeren sich aus einer zentralen Pore käsig-weiße Massen (Zelldetritus und Bakterien), welche fötide riechen. Je nach Entzündungsgrad können Narben zurückbleiben, die entweder scharf ausgestanzte Dellen oder erhabene Keloidnarben sind. Fettreiche Nahrungsmittel (Schokolade, Nüsse u. dgl.) sind für die Pathogenese bedeutungslos. Kaltes Wetter kann eine Akne verschlimmern.

Vorkommen: In leichter Form kommt Akne bei 30–50% aller Jugendlichen vor. Am häufigsten beginnt sie zwischen dem 10. und 13. Lebensjahr, manchmal bereits einige Jahre früher und erreicht ihren Höhepunkt beim weiblichen Geschlecht mit 14–17 Jahren, beim männlichen Geschlecht mit 16–19 Jahren. Im 3. Jahrzehnt nehmen Häufigkeit und Schwere kontinuierlich ab.

Symptome: Offene Komedonen, die an der Spitze einen schwarzen Punkt (durch Melanin von Keratinozyten) haben, sind weniger gefährlich, da sich der Inhalt durch den erweiterten Ausführungsgang leicht entleeren kann. Dagegen entwickeln sich aus den geschlossenen (weißen) Komedonen Papeln und Pusteln, in schweren Fällen auch Abszesse.

Eine besonders schwer verlaufende Variante, die vorwiegend bei jungen Männern vorkommt, ist die Acne conglobata.

Dabei konfluieren benachbarte Abszeßhöhlen und hinterlassen nach Abheilung entstellende Narben. Meist kommen verschiedene Akne-Effloreszenzen nebeneinander vor, jedoch kann auch ein Typ (Komedonen, Papeln, Pusteln, Abszeß) dominieren. Prädilektionsstellen sind Gesicht, vordere Brustwand, Rücken, Schultern.

Die **Neugeborenen-Akne** kann schon bei der Geburt vorhanden sein oder entwickelt sich in den ersten Lebenswochen. Die hierbei vorkommenden Komedonen, Papeln und/oder Pusteln sind meist auf das Gesicht beschränkt. Der Verlauf ist unterschiedlich. Nach einigen Wochen oder mehreren Monaten verschwindet die Akne. Eine Pubertas praecox und ein virilisierender Tumor, welche oft von einer Akne begleitet sind, müssen bei entsprechenden Krankheitssymptomen ausgeschlossen werden. Manchmal beginnt die Akne erst im Verlauf des ersten (und zweiten) Lebensjahres und wird dann als Acne infantum bezeichnet.

Die **Brom-Akne** und **Steroid-Akne** können bei systemischer Anwendung von bromhaltigen Präparaten bzw. Kortikosteroiden auftreten und verschwinden nach Beendigung der Medikation. Auch andere Medikamente (z. B. Jod, Barbiturate, INH) können eine Akne auslösen.

Therapie: Wegen des chronischen Verlaufes und der seelischen Belastung, welche die Akne für junge Menschen bedeutet, ist eine langfristige und konsequente Behandlung (im allgemeinen durch den erfahrenen Dermatologen) erforderlich.

Da eine Beseitigung der Ursache nicht möglich ist, richtet sich die symptomatische Therapie besonders
1. auf die Verhinderung der follikulären Hyperkeratose,
2. auf die Reduzierung des Propionibacterium acnes und der freien Fettsäuren,
3. auf die Entfernung der Komedonen.

Gegen Hyperkeratose führt man eine alleinige oder kombinierte Lokalbehandlung mit Benzoylperoxid, das außerdem antibakteriell wirkt, und Vitamin-A-Säure durch. Vitamin-A-Säure kann auch Komedonen auflösen. Eine örtliche Schälbehandlung ist außerdem mit Resorzin, Salizylsäure und Schwefel möglich, die allerdings schwächer wirken. Propionibacterium acnes verschwindet unter einer oralen Langzeittherapie mit Erythromycin oder Minocyclin (in niedriger Dosierung). Bei leichteren Erkrankungen kann die örtliche Anwendung von Erythromycin oder Clindamycin ausreichen. Die systemische Gabe von Tretinoin, einem synthetischen Retinoid (Roaccutan), kann bei sonst therapieresistenten Erkrankungen lang anhaltende Remissionen bewirken und ist bei Acne conglobata am besten wirksam. Komedonen entfernt man am schonendsten mit einem Komedonenquetscher. Eingeschmolzene Knoten werden durch Stichinzision oder Nadelaspiration, hypertrophische Aknenarben durch flüssigen Stickstoff (lokal) oder Dermabrasio behandelt. Bei tiefen chronischen Aknezysten hat sich die intraläsionale Injektion von Triamcinolonacetonid bewährt. Unterstützende Maßnahmen sind Waschungen der Haut mit heißem Wasser und synthetischer Seife (z. B. Satina), Abreiben mit Salizyl-Resorzin-Spiritus, Sonnenbäder oder künstliche Strahler (richtig dosiert). Von der Verwendung fettiger Kosmetika wird abgeraten. Kein manuelles Ausdrücken von Komedonen und kein Aufkratzen von Hautveränderungen! Am Anfang der Behandlung sind genaue Aufklärung des Patienten und der Angehörigen über Art und Prognose der Krankheit ebenso wichtig wie die seelische Führung während der oft jahrelangen Behandlung.

b) Miliaria und Periporitis

Miliaria kommt bei Kindern (besonders Säuglingen) häufiger vor und entsteht durch Obstruktion der ekkrinen Schweißdrüsen in Verbindung mit starkem Schwitzen.

Hierdurch rupturiert der Ausführungsgang, und es bildet sich ein Retentionsbläschen. Wenn der Verschluß sehr oberflächlich (im Stratum corneum) erfolgt, wird durch einen Schweißtropfen nur ein Teil der Epidermis angehoben unter Bildung eines winzigen durchsichtigen Bläschens **(Miliaria cristallina)**. Solche Bläschen können leicht abgewischt werden und rufen keine Beschwerden hervor. Miliaria cristallina treten oft bei fieberhaften Krankheiten von Kindern auf. – **Miliaria rubra** (oder Hitzepickel) kommen durch einen tiefer gelegenen Verschluß des Ausführungsganges zustande. Die Ruptur des dilatierten Ganges bewirkt Schwellung und Entzündung. Die juckenden, z. T. auch schmerzhaften, stecknadelkopfgroßen, roten Papeln treten vorwiegend am Rumpf auf. Bei Säuglingen finden sie sich oft im Windelbereich, wenn die Haut mazeriert ist. Miliaria rubra können sich auch unter einem Adhäsionspflaster, Okklusivverband, unter dichter Kleidung und Plastikschuhen sowie bei Fieber und feuchtem heißen Wetter bilden. Zur Therapie verwendet man Trockenpinselungen (z. B. mit Lotio alba) und beseitigt die auslösende Ursache.

Unter **Periporitis** versteht man die meistens multiplen Schweißdrüsenabszesse der Säuglinge, die aus Miliaria rubra durch eine Staphylokokkeninfektion entstehen.

Sie beginnen als kleine Pusteln an der Schweißdrüsenmündung und entwickeln sich zu haselnuß- bis kirschgroßen, roten Knoten, in denen sich zentral Eiter sammelt. Da sie nicht vom Haarfollikel ausgehen, bilden sie keinen zentralen Nekrosepfropf. Sie treten bevorzugt am Kopf, Rücken oder Gesäß auf und müssen, falls sie nicht spontan perforieren, inzidiert werden. In schweren Fällen ist eine Antibiotikatherapie indiziert. – Im Gegensatz hierzu gehen die Schweißdrüsenabszesse der Erwachsenen (Hidradenitis suppurativa) von apokrinen Schweißdrüsen aus und sind in den Axillen, der Anogenitalgegend und Brustwarzenumgebung lokalisiert.

c) Pityriasis rosea

Definition: Die Pityriasis rosea ist eine relativ häufige, akute, selbstheilende Krankheit möglicherweise viraler Genese, die meist im Alter zwischen 10 und 30 Jahren vorkommt. Sie ist charakterisiert durch generalisert auftretende, hellrote Flecken mit randständiger, kleieförmiger Schuppung.

Symptome: Am häufigsten erkranken Schulkinder und jüngere Erwachsene, selten Kleinkinder. Dem generalisierten Exanthem geht ein einzelner, scharf begrenzter, runder oder ovaler, 2–6 cm großer, hellroter Fleck voraus, der am leicht erhabenen Rand eine feine Schuppenkrause aufweist (sog. **Primärmedaillon**). Er befindet sich meistens an den Oberarmen oder Oberschenkeln, am Rumpf oder am Hals. Etwa 5–15 Tage später treten in mehreren Schüben (über 10 Tage) am ganzen Körper unter Aussparung von Händen und Füßen zahlreiche kleinere Herde auf, die dem Primärherd ähneln, jedoch dunkelrot sind. Sie liegen in der Richtung der Hautspaltlinien und am Rücken parallel zu den Rippen, so daß ein »Christbaummuster« entsteht. Die weniger als 1 cm großen Herde sind von feinen, trockenen, silbrig glänzenden Schuppen bedeckt. Sie können aber auch zentral abblassen und wie der Primärherd am Rande eine Schuppenkrause haben. Meist besteht kein oder nur geringer Juckreiz, Allgemeinerscheinungen fehlen gewöhnlich. Nach 4–6 Wochen heilt die Krankheit spontan ab.

Therapie: Günstig ist Fetten der Haut (Ölbäder, Pflegecreme). Die Haut sollte nicht zu oft gewaschen werden (Vermeidung von Irritationen). Bei ausgedehnten Läsionen kann lokal ein Kortikosteroid angewandt werden.

d) Sklerodermie

Definition: Die Sklerodermie ist eine seltene, erworbene Bindegewebserkrankung, die zur Verhärtung (Sklerose) und Atrophie der Haut führt. Sie tritt in zwei Formen auf: der umschriebenen Sklerodermie (Morphea) ohne Beteiligung innerer Organe und der progressiven systemischen Sklerodermie mit Beteiligung innerer Organe. Die beiden Formen unterscheiden sich vor allem in der Schwere der Erkrankung und sind therapeutisch schwer zu beeinflussen.

Ätiologie und Pathologie: Die Ursache ist unbekannt. Im Bindegewebe zeigen sich anfangs entzündliche Veränderungen, denen eine Fibrose (Sklerose) folgt. Die befallene Haut ist bei systemischer Sklerodermie immer verdickt, der Kollagengehalt erhöht. Wahrscheinlich gehört die Sklerodermie zu den Autoaggressionskrankheiten, da im Serum häufig antinukleäre Antikörper, der Rheumafaktor und erhöhte Immunglobulinspiegel nachweisbar sind. Bei der progressiven systemischen Sklerodermie sind innere Organe miterkrankt.

Symptome und Verlauf: Eine umschriebene (zirkumskripte) Sklerodermie kommt im Kindesalter häufiger vor als eine progressive systemische Sklerodermie. Die Krankheit kann bei Kindern in jedem Alter beginnen und verläuft stets chronisch.

Bei der **umschriebenen Sklerodermie** bilden sich meist mehrere indurierte Herde verschiedener Größe (im Durchmesser zwischen 2 und 15 cm), die zunächst rötlich sind, dann zentral abblassen und am Rand violett aussehen. Bei längerer Dauer entstehen plattenartige, wächserne Verhärtungen, die bei linearer Sklerodermie (s. u.) oft mit dem darunterliegenden Gewebe fest verbacken sind. Sie können im Gelenkbereich zu dermatogenen Kontrakturen führen. Die Herde sind meist am Rumpf, selten an den Gliedern und im Gesicht lokalisiert, selten bilateral, immer asymmetrisch. Es gibt auch eine ausgedehntere (generalisierte) Form der Morphea ohne Mitbeteiligung innerer Organe. Wenn die Kopfhaut einer Seite bandförmig betroffen ist, spricht man von einer Sklerodermie en coup de sabre (säbelhiebförmig), die mit einer Hemiatrophie des Gesichtes kombiniert sein kann. Bandförmige Ver-

Tab. 4. Wichtige virale und bakterielle Hautinfektionen im Kindesalter.

Gruppe	Krankheit	Charakterisierung
Virus-infektionen	Herpes simplex	Häufig. Herpesvirus-Infektion der Haut und Schleimhäute, selten generalisiert. Bei Stomatitis oder Gingivitis oft periorale Hautherde (Aphthoid Pospischill)
	Herpes zoster	Bei Kindern selten. Im allgemeinen leichterer Verlauf als bei Erwachsenen. Erreger Varizella/Zostervirus
	Verrucae planae juveniles	Flache, weiche, rötlichgelbe Papeln mit glatter Oberfläche, besonders an den Handrücken und im Gesicht
	Verrucae vulgares	Häufig. Infektiöse Epitheliome, vor allem an Händen, Fußsohlen und Knien
	Molluscum contagiosum	Häufig. Stecknadelkopf- bis erbsgroße, in der Mitte gedellte, perlartige Tumoren, die eine rahmig-teigige Masse enthalten
	Hand-Fuß-Mund-Krankheit	Selten. Coxsackie-A-Virusinfektion. Bläschen an Fingern und Zehen (ventral) sowie im Mund (mit Ulzeration). Meist leichter Verlauf
Bakterielle Infektionen	Pemphigus syphiliticus	Selten. Vorkommen bei konnataler Lues. In einem Teil der Fälle schon bei der Geburt vorhanden. Blasenbildung am Körper, besonders an Handinnenflächen und Fußsohlen
	Impetigo bullosa des Neugeborenen	Nicht selten. Staphylokokken- oder Streptokokkeninfektion. Beginn zwischen 4. und 10. Lebenstag mit multiplen größeren Blasen, die platzen können und dann von Krusten bedeckt sind. Komplikation: Sepsis
	Dermatitis exfoliativa	Selten. Durch Exfoliatinbildung bei Staphylokokkeninfektion des Neugeborenen. Fleckige, später diffuse Rötung mit Blasenbildung, großflächige Ablösung der Epidermis
	Impetigo contagiosa	Häufig. Streptokokken- oder Staphylokokkeninfektion. Kleine Bläschen und Pusteln mit gelblichen Krusten. Bevorzugt im Gesicht, auf dem behaarten Kopf und am Gesäß. Komplikation: Nephritis
	Furunkulose	Häufig. Staphylokokkeninfektion des Haarfollikels. Vorkommen besonders in der Adoleszenz und bei Erwachsenen. Bei Säuglingen als Follikulitis (oberflächlich)

Tab. 4. (Fortsetzung)

Gruppe	Krankheit	Charakterisierung
Bakterielle Infektionen	Periporitis	Häufig. Staphylokokken- oder Candida-Schweißdrüsenabszesse
	Perlèche (Angulus infectiosus, Mundwinkelgeschwür)	Häufig. Staphylokokken- oder Candidainfektion
	Ecthyma	Selten. Streptokokken- oder Staphylokokkeninfektion. Ausgestanzt wirkende Ulzera auf induriertem erythematösen Grund, mit Eiter gefüllt oder Krusten bedeckt. Narbige Abheilung. Bevorzugt an den Unterschenkeln
	Ecthyma gangraenosum	Selten. Pseudomonasinfektion (meist bei Sepsis). Mit Eiter gefüllte tiefe Ulzera (scharf begrenzt)

härtungen gibt es manchmal auch an den Extremitäten und an der vorderen Brustkorbwand (sog. lineare Sklerodermie). Das Allgemeinbefinden ist wenig gestört. Nach mehreren Jahren können sich die Verhärtungen zurückbilden, und es bleibt oft für längere Zeit eine bräunliche Pigmentierung zurück.

Die **progressive systemische Sklerodermie** beginnt meist mit anfallsweisen Durchblutungsstörungen in den Händen (Kältegefühl, Parästhesien und Akrozyanose = Raynaud-Syndrom), denen atrophische und sklerosierende Hautveränderungen folgen. Diese sind im weiteren Verlauf mit ausgedehnten Veränderungen der übrigen Haut (Hände, Unterarme, Gesicht, Thorax) und inneren Organe verbunden. Histologisch findet man eine Infiltration von Entzündungszellen, Fibrose sowie degenerative Veränderungen (auch in den Gefäßen). Im weiteren Verlauf kommt es zu schlecht heilenden Ulzera und Verstümmelungen an den Fingern, De- oder Hyperpigmentierung, Muskel- und Gelenkbeteiligung, Schluckbeschwerden (durch Fibrose des Ösophagus) und Ventilationsstörungen (infolge Lungenfibrose), außerdem zu maligner arterieller Hypertension und Herzinsuffizienz. Die Krankheit kann in Schüben verlaufen und über längere Zeit stationär bleiben, schreitet aber meist unbeeinflußt durch Therapieversuche fort und endet in einem Teil der Fälle tödlich.

Die **Behandlung** ist symptomatisch (physikalische Therapie, sorgfältige Hautpflege). Kortikosteroide und Immunsuppressiva sind erfolglos. Bei progressiver systemischer Sklerose wurde nach D-Penicillamin gelegentlich eine vorübergehende Besserung gesehen. Das Medikament hat eine hohe Nebenwirkungsrate (allergische Reaktionen).

8. Mikrobielle Hautkrankheiten

Bei den **bakteriellen Infektionen** der Haut (Tab. 4) sind die häufigsten Erreger Staphylococcus aureus und Streptococcus pyogenes (hämolysierende Streptokokken der Gruppe A), die leicht durch Kontakt oder durch Gegenstände übertragen werden. Staphylokokkenstämme, die Exfoliatin (ein Ektotoxin) bilden können, rufen die gefährliche **Dermatitis exfoliativa** (s. S. 449) hervor. Die **Impetigo contagiosa** ist eine oberflächliche Staphylokokkeninfektion der Haut und hochkontagiös. Selten wird sie durch Streptococcus pyogenes ausgelöst. Eine Impetigo ist oft perioral und perinasal lokalisiert. Die Primäreffloreszenzen sind Blasen, welche bald platzen. Die entstehenden feuchten Geschwüre sind von honiggelben Krusten bedeckt. Bei Neugeborenen entwickeln sich größere Blasen (bullöse Impetigo). Über Periporitis der Säuglinge: s. S. 444. Die **Furunkulose** ist eine typische Staphylokokkeninfektion des Haarfollikels und tritt häufiger in der Adoleszenz bei Jungen auf. Das Streptokokken-bedingte **Erysipel** kann von einer retroaurikulär, interdigital oder perianal gelegenen Fissur ausgehen. Charakteristisch ist die scharfe Begrenzung des umschriebenen, gelegentlich blasigen Erythems mit Induration. Manchmal ist es weniger scharf begrenzt und dann schwer von einer Phlegmone zu unterscheiden. Das **Ecthyma** ist eine vorwiegend am Unterschenkel lokalisierte Streptokokken- oder Staphylokokkeninfektion der Haut mit Ulzeration und narbiger Abheilung, während beim Ecthyma gangraenosum Pseudomonas-Keime die Ursache sind (bei Sepsis).

Bei den **viralen Infektionen** sind Herpessimplex-Viren als Erreger der **Stomatitis aphthosa** häufig, Coxsackie-A-Viren als Erreger

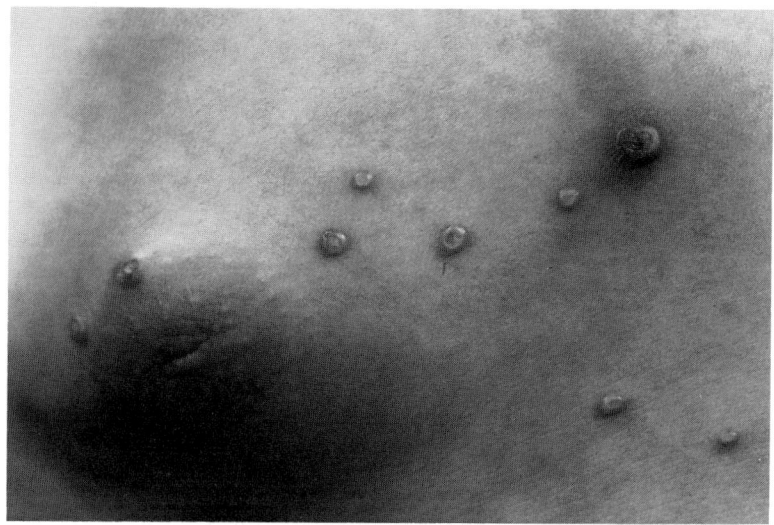

Abb. 15. Molluscum contagiosum.

der **Hand-Fuß-Mund-Krankheit** (Tab. 4) selten. **Herpes zoster** kommt bei Kindern vor, die schon Varizellen durchgemacht haben (am ehesten bei Tumorleiden mit Abwehrschwäche). **Verrucae planae** sind häufig bei jungen Mädchen im Gesicht lokalisiert und werden dort oft in großer Zahl gefunden. Sie werden manchmal mit papulösen Effloreszenzen einer Acne vulgaris verwechselt. **Verrucae vulgares** sind größer als die planen Warzen, haben eine rauhe Oberfläche und sehen hautfarben, schmutziggelb oder dunkelbraun aus. Sie finden sich am häufigsten an den Fingern, oft periungual bei Nagelbeißern oder an Stellen von Hautverletzungen (die z. B. durch Kratzen oder Rasieren entstanden sind) und können sich stark ausbreiten. Das **Molluscum contagiosum** kommt einzeln oder multipel vor. Die typischen Effloreszenzen (perlartige Papeln, Abb. 15) können in der Größe erheblich variieren. Teils sind sie winzig klein und kaum sichtbar, teils erreichen sie eine beachtliche Größe von etwa 1 cm Durchmesser. Aggregate von virusinfizierten Zellen bilden den Molluscumkörper. Bei Inzision eines Knötchens läßt sich eine gallertartige Masse extrahieren. Molluscum contagiosum kommt besonders bei Kleinkindern vor und ist meist in den Gelenkbeugen lokalisiert, kann aber auch an jeder anderen Stelle auftreten. Ein Molluscum contagiosum kann spontan abheilen (manchmal jedoch erst nach Jahren). Die Behandlung besteht in der Entfernung der Molluscumkörper mit scharfer Kürette (nach Eröffnung mit einer feinen Kanüle).

Bei den **Pilzinfektionen** der Haut unterscheidet man die Candidiasis (s. S. 95), die Epidermophytien, Trichophytien, Mikrosporie und Pityriasis versicolor. Pilzinfektionen von Kindern unterscheiden sich nicht wesentlich von denen bei Erwachsenen.

9. Scabies (Krätze)

Definition: Milbeninfektion der Haut, die zu Juckreiz und typischen Gängen sowie zu Bläschen oder Papeln führt.

Erreger: Sarcoptes scabiei (Krätzemilbe). Die 0,3 mm langen Milbenweibchen graben in die Hornschicht blind endende Gänge, in denen täglich 2–3 Eier abgelegt werden. Nach 3 Wochen entsteht ein neues geschlechtsreifes Tier.

Übertragung: Enger körperlicher Kontakt, seltener durch Wäsche und Kleidung.

Infektiosität: Hohe Kontagiosität. Häufig Familieninfektionen.

Altersdisposition: Vorkommen in jedem Alter, auch im 1. Lebensjahr.

Symptome: Typisch sind die millimeterlangen, strichförmigen, leicht erhabenen Milbengänge mit dunklem Punkt am Eingang und hellem Punkt am blinden Ende, dazu Kratzeffekte, zum Teil mit Krusten, fast immer Ekzematisation (bei Säuglingen oft Bläschen, bei älteren Kindern auch Papeln) und Impetiginisierung (Pusteln). Es besteht starker Juckreiz, besonders nachts (Milben verlassen in der Bettwärme die Gänge). Prädilektionsstellen sind Gelenkbeugen, Interdigitalräume, Gürtellinie, Oberschenkel, Genitale, Brustwarzen, bei Säuglingen und Kleinkindern auch Handflächen, Fußsohlen, Hals, Gesicht (bei Brusternährung).

Diagnose: Mikroskopischer Nachweis der Milbe und Eier nach Auftropfen eines Tropfens Öl auf die Hautläsion, kräftigem Abkratzen mit einem stumpfen Instrument und Übertragen des Öls mit dem Geschabsel auf einen Objektträger (Deckglaspräparat). Auch Krustenmaterial ist geeignet. Charakteristisch sind das Vorkommen von Milbengängen (oft verdeckt durch Ekzematisation oder Impetiginisierung), Juckreiz, typische Verteilung auf der Haut und weitere Erkrankungen in der Familie.

Differentialdiagnose: Vor allem gegen atopische Dermatitis, andere Dermatitiden, Läuse.

Therapie: Vollbad und Einreibung mit Hexachlorycyclohexan (Jacutin-Emulsion) genau nach Vorschrift (Resorptionsgefahr). Weniger toxisch ist Cromatiton. Wechsel von Leib- und Bettwäsche sowie Handtüchern. Bei Ekzematisation kurzfristig Kortikosteroidsalbe. Trotz Milbenabtötung kann der Juckreiz noch längere Zeit anhalten. Die Mitbehandlung von infizierten Familienangehörigen verhindert Neuansteckung.

10. Pedikulose

Definition: Befall der Haut mit blutsaugenden Läusen, die Juckreiz und (neben den Primärläsionen) Ekzematisation und Impetiginisierung hervorrufen.

Erreger: Die beim Menschen vorkommenden Läuse sind hellgrau und – wenn sie Blut gesaugt haben – rötlich gefärbt; sie sind mit bloßem Auge schwer zu erkennen. Die Kopflaus (Pediculus capitis) ist 2–3 mm, die Filzlaus (Phthirus pubis) 1 mm lang; beide legen ihre Eier (Nissen) in Haare (die Kopflaus vor allem ins Kopfhaar, die Filzlaus besonders in Schamhaare). Die Kleiderlaus (Pediculus corporis) ist 4 mm lang; sie lebt in der Kleidung, wo sie auch die Eier ablegt, und begibt sich nur kurze Zeit zur Nahrungsaufnahme auf die Haut des Menschen.

Übertragung: Durch direkten Kontakt von Mensch zu Mensch und durch Wäsche, bei Kopfläusen öfters durch Kämme, Haarbürsten und Hüte, bei Filzläusen auch durch Geschlechtsverkehr, bei Kleiderläusen besonders durch Kleidung.

Vorkommen: Kopfläuse sind bei Kindern häufiger als Filz- und Kleiderläuse. Kleiderläuse können die Überträger von Rickettsien sein, die z. B. Fleckfieber erzeugen.

Symptome: Erstes Symptom ist Juckreiz. An den Bißstellen stecknadelkopfgroße, rote Flecken, manchmal auch Papeln oder Quaddeln. Kratzen führt zu Exkoriationen und Krusten; danach kommt es zu Ekzematisation und Impetiginisierung (bakterielle Sekundärinfektion) mit Lymphknotenschwellungen. Prädilektionsstellen für Kopfläuse sind Schläfen, Retroaurikulärgegend, Nacken, für Filzläuse Schamhaare (manchmal auch Körperhaare am Bauch und Oberschenkel, in den Axillen sowie Wimpern) und für Kleiderläuse durch Kleidung bedeckte Hautpartien. Bei Kindern können die Augenlider von Kopfläusen oder Filzläusen befallen sein. Typisch für Filzläuse sind kleine blaugraue Flecken an der Bauchhaut und Innenseite der Oberschenkel.

Diagnose: Die dem Haar fest anhaftenden, grau-weißen Nissen lassen sich nicht wie Haarschuppen abstreifen. Bei Kopf- und Filzläusen kann man am Haar, bei Kleiderläusen im Kleidersaum sowohl Eier als auch Läuse mikroskopisch (bei schwacher Vergrößerung) oder mit einer Handlupe nachweisen. Die Nissen der Kopfläuse sind oval und haben einen Deckel, der den Nissen von Filzläusen fehlt. Kleiderläuse und ihre Eier sieht man in größerer Zahl in Kleidernähten.

Therapie: Gegen Kopf-, Filz- und Kleiderläuse lokale Anwendung von Hexachlorcyclohexan. Besser verträglich ist Malathion (gegen Kopfläuse). Entfernung der Nissen durch Auskämmen der mit Essigwasser angefeuchteten Haare. Nach Beseitigung der Läuse sind die Dermatitis und bakterielle Sekundärinfektion zu behandeln. Immer müssen die Kleider und Wäsche gekocht oder heiß gebügelt, die Bettwäsche gewechselt werden, und es ist auf Körperhygiene zu achten (häufige Bäder, anschließend Kleiderwechsel). Eine Pedikulose der Augenlider kann lokal mit Paraffinöl, 2× tgl. für eine Woche, behandelt werden (nach jeder Behandlung Nissen entfernen).

XIII. Blutkrankheiten

D. Niethammer, M. Barthels und C. Simon

1. Krankheiten des roten Blutzellsystems

D. Niethammer und C. Simon

a) Physiologische Besonderheiten des roten Blutbildes im Kindesalter

Bei der Entscheidung, ob bei einem Kind eine Anämie vorliegt, müssen die Normalwerte für Hämoglobin und Erythrozytenzahl in jedem Lebensalter zugrunde gelegt werden (Tab. 1). Bei einem Feten findet sich in den letzten Wochen des intrauterinen Lebens wie auch bei der Geburt eine in der Nabelschnur gemessene Hämoglobinkonzentration von 16,5 ± 3,0 g/dl und eine Erythrozytenzahl von 4,7 ± 0,8 × 10^{12}/l. Durch Auspressen der Plazenta während des Geburtsaktes erhält das Neugeborene praktisch eine Bluttransfusion. Das dadurch erhöhte Blutvolumen normalisiert sich in den ersten Lebensstunden durch den Austritt von Plasma aus der Gefäßwand, wodurch es zu der **Polyglobulie des Neugeborenen** kommt. Die Erythrozytenzahl liegt jetzt bei 5,3 ± 0,7 × 10^{12}/l, der Hämoglobinwert bei 18,5 ± 4 g/dl. Das Volumen der Erythrozyten ist zu diesem Zeitpunkt deutlich erhöht (108 ± 10 fl). Das Blut des Neugeborenen enthält pro µl etwa 500 kernhaltige Erythrozytenvorstufen (Normoblasten), die bei der elektronischen Leukozytenzählung mitgezählt werden und somit die Leukozytenwerte verfälschen. Unter normalen Bedingungen fallen sie rasch ab und sind nach dem 3. Lebenstag, an dem sie nur noch vereinzelt zu finden sind, aus dem peripheren Blut verschwunden.

Bei termingerechter Geburt ist der Anteil an fetalem Hämoglobin (HbF), das sich durch eine hohe O_2-Affinität auszeichnet, noch etwa 80%, wodurch die Aufnahme des O_2 durch den Feten aus der Plazenta wie auch die Abgabe an das Gewebe verbessert wird. Im Rahmen des besseren Sauerstoffangebotes nach der Geburt kommt es zu einer regulativen Drosselung der roten Blutbildung, so daß die Erythrozytenzahlen und der Hämoglobinwert bis zur 10. Lebenswoche abnehmen und ihren Tiefpunkt im 3. Lebensmonat erreichen. Es handelt sich dabei um einen physiologischen Vorgang, den man als **Trimenonreduktion** bezeichnet. Die Normalwerte liegen jetzt für Erythrozyten bei 3,8 ± 0,7 × 10^{12}/l und für Hämoglobin bei 11,5 ± 2 g/dl. Durch die Zunahme von adultem Hämoglobin (HbA_1 und HbA_2) wird die Sauerstoffdissoziationskurve zunehmend nach rechts verschoben. Die Zahl der Retikulozyten sinkt nach der Geburt rasch von 4–6% auf Werte unter 0,5–1% ab. Gleichzeitig erfolgt eine Reduktion roter Vorstufen im Knochenmark. Durch Freiwerden des Hämoglobineisens werden die Eisendepots in Leber, Milz und Knochenmark aufgefüllt. Die Gabe von Eisen und Vitaminen beeinflußt die Trimenonreduktion nicht, und der zum Termin geborene Säugling ist während der ersten 4 Lebensmonate in seiner Eisenversorgung autark.

Nach dem 3. Lebensmonat steigt die Zahl der Erythrozyten relativ stärker an als die Hämoglobinkonzen-

Tab. 1. Normalwerte des roten Blutbildes im Kindesalter (Mittelwerte mit einfacher Standardabweichung).

Alter	Nabel-schnur	Erste Lebens-tage	1 Monat	3 Monate	1 Jahr	2 Jahre	6 Jahre	12 Jahre	Erwachsene
Hbg-Konzentration in g/dl	16,5 ±3,0	18,5 ±4,0	14,0 ±4,0	11,5 ±2,0	12,0 ±1,5	12,0 ±1,0	13,5 ±2,0	13,5 ±2,0	♂ 15,5±2,0 ♀ 14,0±2,0
Erythrozytenzahl in 10^{12}/l	4,7 ±0,8	5,3 ±1,3	4,2 ±1,2	3,8 ±0,7	4,5 ±0,8	4,6 ±0,7	4,6 ±0,6	4,6 ±0,5	♂ 5,2±0,7 ♀ 4,8±0,6
Hämatokrit in %	51	56	43	35	36	37	38	40	♂ 47 ♀ 41
MCH in pg	34	34	34	30	27	27	27	29	30
MCV in fl	108	108	104	91	78	81	86	89	90

tration, woraus eine Hypochromasie resultiert, die häufig auch mit einer Mikrozytose kombiniert ist. Ursache für die Hypochromasie, die sich bis in das 2. Lebensjahr erstrecken kann, ist eine Erschöpfung der Eisenvorräte ab dem 4. Lebensmonat. Nachteile sind damit nicht verbunden. Im Laufe der Kindheit erfolgt dann ein langsamer Anstieg des Hämoglobins auf die Erwachsenenwerte, welche erst in der Pubertät erreicht werden. Dann erfolgt beim männlichen Geschlecht ein weiterer Hämoglobinanstieg auf 15,5 ± 2 g/dl, während beim weiblichen Geschlecht der in der Pubertät erreichte Wert (14 ± 2 g/dl) bestehen bleibt.

b) Allgemeines über die Anämien

Definition: Unter einer Anämie versteht man das Absinken der Erythrozytenzahl und/oder der Hämoglobinkonzentration unter den altersbezogenen Normalwertbereich. In funktioneller Hinsicht liegt eine Anämie vor, wenn die O_2-Transportkapazität des Blutes herabgesetzt ist.

Einteilung: In der Literatur sind verschiedene Einteilungen gebräuchlich, für die Klinik ist jedoch die Unterscheidung nach ätiologischen Gesichtspunkten am sinnvollsten (Abb. 1).

Vorkommen: In der frühen Kindheit sind die häufigsten Anämieformen die Infektanämie und in den Entwicklungsländern die Eisenmangelanämie. Mit weitem Abstand folgen die hämolytischen Anämien, zu denen die vererbte Kugelzellanämie und der erworbene Morbus haemolyticus neonatorum durch ABO- und Rh-Inkompatibilität gehören. Relativ häufig sind auch die Frühgeborenenanämie und die Blutungsanämie.

Pathologie: Bei schweren Anämien findet man eine auffallende Blässe der Haut, der Schleimhäute und der parenchymatösen Organe, außerdem eine fettige Degeneration, besonders in Herzmuskulatur, Leber und Nieren. Die Schleimhäute des Magen-Darm-Kanals zeigen häufig atrophische Veränderungen. Bei über längere Zeit gesteigerter Erythropoese sind die Markräume des Schädeldachs, der Femura und Tibien erweitert und mit blutbildendem Gewebe gefüllt (z. B. bei Thalassaemia major). Extramedulläre Blutbildungsherde können in der Leber und in der Milz vorkommen. Hämosiderinablagerungen in Leber, Milz, Knochenmark und anderen Organen werden bei verschiedenen chronischen Anämien und nach häufigen Bluttransfusionen gefunden. Die wichtigsten Knochenmarkbefunde werden bei den einzelnen Anämieformen besprochen.

Symptome: Bei leichter Anämie fehlen Krankheitserscheinungen, da es kompensatorisch zur Erhöhung der Konzentration des 2,3-Diphosphoglyzerats in den Erythrozyten und damit zu einer Rechtsverschiebung der O_2-Dissoziationskurve kommt (Folge: Reduktion der Sauerstoffaffinität des Hämoglobins und bessere O_2-Abgabe an die Gewebe). Allgemeine Symptome, die meist erst bei stärkerer Anämie auftreten, sind Blässe der Haut und Schleimhäute, leichte Ermüdbarkeit, Appetitlosigkeit, Tachykardie und ein funktionelles systolisches Herzgeräusch. Bei jüngeren Kindern treten Symptome wie Belastungsdyspnoe, Schwindel, Ohrensausen und Kopfschmerzen, wenn überhaupt, sehr spät auf. Viele Symptome resultieren aus der schlechten Sauerstoffversorgung der Gewebe und dem Bestreben, den Mangel an Sauerstoffüberträgern durch eine Steigerung des Herzminutenvolumens mit Erhöhung der Herzfrequenz zu kompensieren. Bei langsam zunehmender Anämie sind die Kreislaufsymptome weniger ausgeprägt. Bei raschem Abfall der Hämoglobinkonzentration kann es zu Blutdruckabfall, Herzdilatation und akuter Herzinsuffizienz kommen. Bei chronischen Anämien sind die Kinder oft erstaunlich gut kompensiert und können manchmal noch bei einem Hb von 5 g/dl Sport ausüben.

Hämatologische Untersuchungsmethoden und Befunde:
Die Zahl der **Erythrozyten** (Ery) wird in $10^{12}/l$, das Hämoglobin (Hgb) in g/dl angegeben. Der **durchschnittliche Hämoglobingehalt des Einzelerythrozyten** (MCH = »mean corpuscular hemoglobin«) wird wie folgt berechnet:

$$\text{MCH} = \frac{\text{g/dl Hgb} \times 10}{\text{Ery in Mill./}\mu l} \quad \text{(normal: 26--34 pg)}.$$

Der **Hämatokritwert** gibt den Anteil der Blutzellen in % an. Mit seiner Hilfe läßt sich bei Kenntnis des Hgb-Wertes die **mittlere Hämoglobinkonzentration im Einzelerythrozyten** (MCHC = »mean corpuscular hemoglobin concentration«) berechnen:

$$\text{MCHC} = \frac{\text{g/dl Hgb} \times 100}{\text{Hämatokrit}}$$

Die Normalwerte liegen bei 32--35%. Erniedrigung bedeutet Hypochromasie, Erhöhung Hyperchromasie des einzelnen Erythrozyten.

Das **mittlere Volumen des Einzelerythrozyten** (MCV = »mean corpuscular volume«) ergibt sich aus der Formel:

$$\text{MCV} = \frac{\text{Hämatokrit} \times 10}{\text{Ery in Mill./}\mu l}$$

Es wird heute mit dem elektronischen Zählgerät in der Regel direkt gemessen und beträgt bei Schulkindern und Erwachsenen normalerweise 80--90 fl. Bei Werten unter 75 fl liegt eine Mikrozytose vor, bei Werten über 100 fl eine Makrozytose.

1. Krankheiten des roten Blutzellsystems

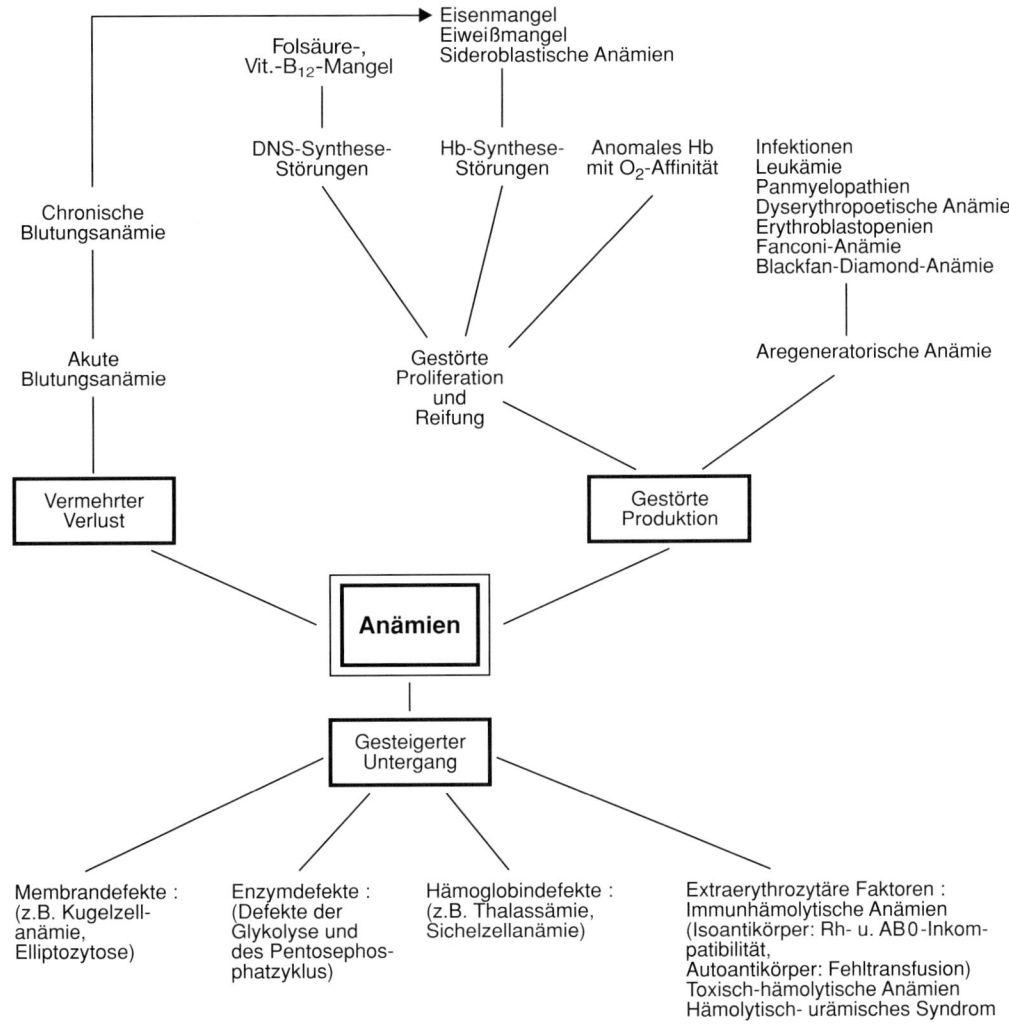

Abb. 1. Einteilung der Anämien.

Nach dem mikroskopischen Bild läßt sich die **Größe der Erythrozyten** abschätzen (Makrozyten, Normozyten, Mikrozyten). Der Durchmesser liegt bei Neugeborenen um 8,3 µ, im 2. Trimenon um 7 µ, bei älteren Säuglingen unter 7 µ und vom 2. Lebensjahr an wie beim Erwachsenen um 7,2 µ. Eine Verkleinerung von Volumen und Durchmesser bezeichnet man als Mikrozytose, eine Kugelform der roten Blutzellen heißt Sphärozytose. Hierbei ist der Durchmesser oft verkleinert (Mikrosphärozytose), das Volumen jedoch meist normal. Bei Kugelformen sind die Zellen im Mikroskop kräftig angefärbt, und es fehlt die zentrale Aufhellung.

Die Price-Jones-Kurve ermöglicht eine Beurteilung der Größenverteilung der Erythrozyten. Bei Verkleinerung des **Erythrozytendurchmessers** (Mikrozytose) ist der Kurvengipfel nach links, bei Vergrößerung (Makrozytose) nach rechts verschoben. Bei starker Anisozytose (Zeichen abnormer, oft gesteigerter Erythropoese) ist die Kurvenbasis verbreitert.

Formveränderungen der Erythrozyten (Birnen-, Keulen- oder Halbmondformen) bezeichnet man als Poikilozytose (Vielgestaltigkeit). Die abnorme Deformierbarkeit der Erythrozyten ist der Ausdruck einer schweren Schädigung der Zellbildung. Noch ausgeprägter sind die Formveränderungen bei den Fragmentozyten (kleine unregelmäßige oder bizarr geformte, erythrozytäre Gebilde). Sphärozyten, Elliptozyten und Sichelzellen kommen bei bestimmten hämolytischen Anämien vor.

Von diagnostischer Bedeutung sind auch der **Farbstoffgehalt** und das Aussehen der gefärbten Erythrozyten. Normale Erythrozyten besitzen in der Mitte infolge ihrer Diskusform eine zentrale Aufhellung. Bei Hypochromasie (Verminderung des Farbstoffgehaltes der

Erythrozyten) ist die zentrale Aufhellung verbreitert (Anulozyten, Ringformen). Schießscheibenzellen (»target cells«, Kokardenform) sind hämoglobinarme Zellen, bei denen der Farbstoff auf die Mitte und den Rand verteilt ist, während dazwischen eine mehr oder weniger breite ringförmige, wenig gefärbte Zone liegt. Bei Hyperchromasie der Erythrozyten (Erhöhung des Farbstoffgehaltes) ist die zentrale Aufhellung verkleinert oder nicht nachweisbar. Makrozyten sind aufgrund des erhöhten Erythrozytenvolumens hyperchrom. Dennoch kann der Färbeindex (Hämoglobinkonzentration im Blut in Beziehung zur Erythrozytenzahl) Normochromasie anzeigen. Bei gesteigerter Erythrozytenregeneration findet man eine Retikulozytose, d. h. eine Vermehrung der jüngsten Erythrozyten, die bei Vitalfärbung (z. B. mit Brillantkresylblau) die netzförmige Substantia reticulogranulofilamentosa erkennen lassen. Die **Retikulozyten** haben normalerweise einen Anteil von 1% (0,5–1,5%). In den ersten Lebenstagen liegen die Zahlen höher (2–6%). Da die Retikulozyten im Vergleich zu den älteren Erythrozyten bei der Pappenheim-Färbung etwas basophil erscheinen, zeigt der Blutausstrich das Bild der Polychromasie (Abb. 2, S. 457). Während hierbei die gesteigerte Erythrozytenregeneration in normalen Bahnen abläuft, weist das Auftreten basophil getüpfelter Erythrozyten auf eine krankhafte Hyperregeneration hin. **Heinz-Innenkörper** (kleine kugelige basophile Gebilde) entstehen durch oxydative Denaturierung des Hämoglobins (z. B. durch toxische Einflüsse oder bei erythrozytären Enzymdefekten, z. B. dem Glukose-6-Phosphat-Dehydrogenase-Mangel). Sie sind mit der Brillantkresylblaufärbung nachweisbar. **Howell-Jolly-Körperchen** sind Kern- und Chromatinreste in den Erythrozyten, welche bei Milzaplasie und nach einer Milzexstirpation im normalen Ausstrich gefunden werden.

Zur Prüfung der **osmotischen Resistenz** werden Erythrozyten in hypotone Salzlösungen gebracht, wobei es nach Unterschreiten einer bestimmten NaCl-Konzentration zur Hämolyse kommt. Der Konzentrationsbereich zwischen beginnender und vollständiger Hämolyse (normal: 0,46–0,3% NaCl) wird als osmotische Erythrozytenresistenz bezeichnet. Sie ist vor allem bei der Kugelzellanämie vermindert (Hämolyse schon bei höheren NaCl-Konzentrationen), bei Thalassaemia major dagegen verbreitert und erhöht (bei 0,46–0,10% NaCl).

Beim **Autohämolysetest** inkubiert man steriles defibriniertes Blut über 48 Stunden. Normalerweise hämolysieren in dieser Zeit spontan 0,4–4,5% der Erythrozyten, bei Zusatz von Glukose <0,8%. Bei der Kugelzellanämie ist die Autohämolyse mit und ohne Glukosezusatz erhöht, beim Pyruvatkinasemangel auch mit Glukosezusatz (infolge der Glykolysestörung in den Erythrozyten).

Der **Coombs-Test** (zum Nachweis antierythrozytärer Antikörper), die Untersuchung der **Erythrozytenenzyme** (bei Verdacht auf Enzymopathie) und spezielle **Hämoglobinuntersuchungen** einschließlich Hämoglobinelektrophorese (bei Verdacht auf Hämoglobinopathie) sind in der Differentialdiagnose hämolytischer Anämien wertvoll. Im Gegensatz zum normalen Hämoglobin des Erwachsenen (HbA) läßt sich das fetale Hämoglobin (HbF) aus den Erythrozyten des Blutausstriches mit einem Zitronensäure-Phosphat-Puffer nicht herauslösen. Färbt man die Zellen nach einer solchen »Säureelution« an, so sind die HbF-haltigen Erythrozyten deutlich, die übrigen Erythrozyten nur schattenhaft zu erkennen.

Die **Lebensdauer der Erythrozyten** kann z. B. durch die Bestimmung der Zirkulationsdauer von intravenös reinjizierten, in vitro mit dem Isotop ^{51}Cr markierten Erythrozyten ermittelt werden. Durch Messung der Oberflächenaktivität über Milz und Leber läßt sich die Bedeutung dieser Organe als Hämolyseorte abschätzen. Mit Hilfe der Meßwerte bildet man den Milz-Leber-Quotienten (normal um 1,0). Seine Erhöhung (auf über 1,5) weist auf eine bevorzugte Rolle der Milz beim Erythrozytenabbau und eine Erfolgschance der Milzexstirpation bei einer hämolytischen Anämie hin.

Das **Serumeisen** ist ein Spiegel des Eisenhaushaltes. Seine Verminderung deutet auf Eisenmangel, seine Erhöhung auf Eisenüberfluß hin. Im Plasma ist das Eisen an ein spezielles Transportglobulin, das **Transferrin**, gebunden. Da normalerweise nur etwa ein Drittel des Transferrins gesättigt ist, bleibt die **freie Eisenbindungskapazität** zur Aufnahme weiteren Eisens übrig. Aus der Gesamtmenge des Transferrins ergibt sich die totale Eisenbindungskapazität. Freie und totale Eisenbindungskapazität sind beim Eisenmangel erhöht, beim Eisenüberfluß (hämolytische, aplastische, sideroblastische Anämie, Transfusionssiderose) sowie bei Infektionen, Neoplasmen und nephrotischen Syndrom vermindert. **Ferritin** (wasserlösliches Speichereisen, bestehend aus Eisenhydroxid und dem Protein Apoferritin) kommt nicht nur intrazellulär im Gewebe, sondern auch im Serum vor. Der Serumspiegel korreliert mit dem Speichereisen in den Organen und ist bei Eisenmangelanämie erniedrigt, bei Hämochromatose (Hämosiderose) erhöht. Die Bestimmung ist auch nützlich zur Kontrolle einer Therapie mit Chelatbildnern (z. B. Desferrioxamin), die zur Verhinderung einer Eisenüberladung bei Thalassämie durchgeführt wird.

Das **Haptoglobin** transportiert bei intravasalem Blutzerfall freiwerdende Hämoglobin. Eine verstärkte Hämolyse führt zu einem erhöhten Verbrauch und einer Verminderung des freien Proteins. Die aus den Erythrozyten freiwerdende Laktatdehydrogenase (LDH) ist im Serum bei Hämolyse und bei megaloblastären Anämien vermehrt.

Die Untersuchung des **Knochenmarks** ist zur Beurteilung der Blutbildung wichtig. Die Entnahme wird zur zytologischen Untersuchung bei Säuglingen durch eine Punktion des Tibiakopfes, bei älteren Kindern durch eine Punktion der Spina iliaca posterior superior oder des seitlichen Beckenkammes mit anschließender Aspiration ermöglicht. Die Punktion am Sternum ist bei Kindern obsolet. Um die Zellularität eindeutig beurteilen zu können, ist eine histologische Untersuchung notwendig. Das ist an Material möglich, welches mit einer Jamshidi-Nadel an den oben erwähnten Stellen ohne operativen Eingriff leicht gewonnen werden kann. Manchmal wird eine sog. ineffektive Erythropoese festgestellt (starke Vermehrung der roten Vorstufen im Knochenmark, aber keine adäquate Ausschwemmung ins Blut und keine ausreichende Retikulozytose); sie

Tab. 2. Laboratoriumsdiagnostik verschiedener Anämieformen.

Anämie-formen	Erythrozyten-morphologie	Hgb-Gehalt der Erythro-zyten	Retikulo-zytenzahl	Serumeisen	Eisen-bindungs-kapazität	Knochenmark
Eisenmangel-anämie	Mikrozyten Anisozytose	vermindert	normal oder leicht erhöht	erniedrigt	erhöht	Meist gesteigerte Erythropoese
Sideroblasti-sche Anämie	Mikrozyten Anisozytose (daneben auch Normozyten)	vermindert	variabel	erhöht	erniedrigt	Hyperplasie der Erythropoese, reichlich Ring-Sideroblasten
Megalobla-stäre Anämie (B_{12}- und Fol-säuremangel)	Makrozyten Megalozyten Anisozytose Poikilozytose rote Vorstufen	erhöht	erniedrigt	meist erhöht	erniedrigt	Hyperplasie und Linksverschie-bung der Erythropoese, Megaloblasten, Riesenstab-kernige
Aplastische Anämie	Normozyten Makrozyten (kongenitale Form)	normal	stark erniedrigt bis fehlend	erhöht oder normal	erniedrigt	Verminderung oder Fehlen der Erythroblasten oder der gesamten Hämatopoese
Hämolytische Anämie	Poikilozytose Polychromasie Anisozytose	unter-schiedlich	stark erhöht	meist erhöht	meist erniedrigt	Erhebliche Steige-rung der Erythro-poese
Infektanämie	Normo- oder Mikrozyten Anisozytose	vermindert oder normal	normal, erniedrigt oder leicht erhöht	erniedrigt	normal oder erniedrigt	Je nach Infektion verschieden

wird z. B. bei megaloblastären Anämien, Thalassämie und bestimmten Hämoglobinanomalien beobachtet.
Die wichtigsten Laborbefunde bei kindlichen Anämien sind in Tab. 2 und Tab. 3 gegenübergestellt.

Differentialdiagnose: Mangelhafte Hautdurchblutung durch Engstellung der Gefäße oder anlagebedingte Blässe kann eine Anämie vortäuschen (trotz normaler Hämoglobin- und Erythrozytenwerte). Bei anlagebedingter Hautblässe sind jedoch die Schleimhäute rosig.

Therapie:

Die Indikation zur **Bluttransfusion** muß streng gestellt werden.

Man kann davon ausgehen, daß sich der Körper bei chronischen Anämien an einen relativ niedrigen Hämoglobinwert gewöhnt, während ein rascher Abfall der Hämoglobinkonzentration eher zu Allgemeinsymptomen führt. Bei chronischer Entwicklung einer Anämie werden Hämoglobinwerte bis 4 g/dl ohne weiteres vertragen. In den ersten Lebensjahren ist bei langsamer Entstehung der Anämie die untere Grenze, die zu einer Transfusion zwingt, 3 g/dl. Bei raschem Abfall der Hämoglobinkonzentration liegt die Grenze höher (zwischen 5 und 6 g/dl). Grundsätzlich ist eine Zufuhr von Vollblut nicht mehr zu rechtfertigen und sollte nur noch in Notfällen stattfinden. Besser ist eine »Hämotherapie nach Maß«. So verwendet man heute zum Ersatz von Sauerstoff-übertragern Erythrozytenkonzentrate, die von Plasma, Thrombozyten und Leukozyten weitgehend befreit sind, um eine Sensibilisierung zu verhindern. Bei vorübergehenden Aplasien ist es falsch, ohne zwingenden Grund Blut zu transfundieren, wenn bereits eine Regeneration begonnen hat. Bei autoimmunhämolytischen Anämien kann es durch Zufuhr von Komplement und fremden Erythrozyten zur verstärkten Hämolyse kommen. Sinkt der Hämoglobinwert zu tief ab, sollten gewaschene, in physiologischer Kochsalz-

Tab. 3. Differentialdiagnose der wichtigsten hämolytischen Anämien.

Anämieformen	Erythrozytenmorphologie	Hgb-Gehalt des Erythrozyten	Erythroblasten im Blut	Osmotische Erythrozytenresistenz	Coombs-Test	Splenomegalie	Hämoglobinanomalie, Enzymdefekt	Weitere Merkmale
Kugelzellanämie	Mikrosphärozyten, starke Anisozytose	normal	meist fehlend	vermindert	negativ	in der Regel vorhanden (verschiedengradig)	–	Zeitweise starke Anämie, Krisen
Thalassaemia major	Poikilozytose, Targetzellen, starke Anisozytose	stark vermindert	vorhanden	verbreitert und erhöht	negativ	stets vorhanden, meist groß	reichlich HbF	Stets starke Anämie, röntgenologisch »Bürstenschädel«
Thalassaemia minor	Targetzellen, basophile Tüpfelung, z. T. Mikrozyten	vermindert	–	meist erhöht	negativ	gering oder fehlend	HbF und/ oder HbA$_2$ z. T. leicht vermehrt	Leichte Anämie
Sichelzellanämie	Sichelform (unter Sauerstoffmangel)	normal	meist vorhanden	meist erhöht	negativ	vorhanden	reichlich HbS	Starke Anämie, schmerzhafte Gefäßverschlußkrisen
Elliptozytose	Elliptozyten	meist normal	–	normal oder vermindert	negativ	z. T. vorhanden	–	Nur z. T. Anämie

Tab. 3. Fortsetzung

Anämieformen	Erythrozytenmorphologie	Hgb-Gehalt des Erythrozyten	Erythroblasten im Blut	Osmotische Erythrozytenresistenz	Coombs-Test	Splenomegalie	Hämoglobinanomalie, Enzymdefekt	Weitere Merkmale
Nichtsphärozytäre hämolytische Anämien	Normo- bis Makrozyten	normal oder erhöht	–	normal	negativ	meist mäßig	oft Enzymdefekt nachweisbar	Leichte bis starke Anämie
Wärmeautoantikörperanämien (akut)	Starke Anisozytose, z. T. Sphärozyten	normal	vereinzelt vorhanden	vermindert oder normal	positiv	gering	–	Fieber, starke Anämie, evtl. Hämoglobinurie
Wärmeautoantikörperanämien (chronisch)	Anisozytose	normal	manchmal vorhanden	meist normal	positiv	meist vorhanden	–	Mäßige bis starke Anämie
Rh-Inkompatibilität	Makrozyten, Anisozytose	normal	reichlich vorhanden	vermindert	positiv	z. T. vorhanden	–	Hyperbilirubinämie, Anämie verschiedenen Grades
AB0-Inkompatibilität	Sphärozyten	normal	vorhanden	vermindert	in der Regel negativ	gering oder fehlend	–	Hyperbilirubinämie, leichte Anämie
Hämolytisch-urämisches Syndrom	Fragmentozyten	normal	–	–	negativ	fehlend	–	Thrombozytopenie, Verbrauchskoagulopathie, Harnstofferhöhung

lösung aufgeschwemmte Erythrozyten gegeben werden. Bei chronischen Anämien und wiederholten Bluttransfusionen sollte man möglichst frische Blutkonserven verwenden. Kurzlebige Blutbestandteile, wie Thrombozyten, Gerinnungsfaktoren oder Leukozyten, sollten nur noch durch spezielle Präparationen ersetzt werden, da ihr Anteil im Vollblut zu niedrig ist. Durch Bluttransfusionen können Viren übertragen werden, z.B. Hepatitis-B-Virus, Hepatitis-C-Virus, Zytomegalie-Virus und HIV. Bei Frischbluttransfusionen ist auch eine Übertragung von Malaria- und Lues-Erregern möglich. Da der Blutspender bei einer frischen syphilitischen Infektion noch in der seronegativen Phase sein kann und Treponema pallidum in der Blutkonserve erst innerhalb von 48 Stunden abstirbt, muß der Patient bei Verwendung von Frischblut sicherheitshalber ausreichend Penicillin G erhalten.

Das Volumen des bei einer Anämie transfundierten Blutes richtet sich nach dem gewünschten Hämoglobinanstieg (gewünschtes Hämoglobin minus vorhandenes Hämoglobin in g/dl). Man kann die **Transfusionsmenge** unter Berücksichtigung des Körpergewichtes (in kg) nach folgender Formel berechnen:

gewünschter Hgb-Anstieg × kg × 3
= ml Erythrozytenkonzentrat
oder
gewünschter Hbg-Anstieg × kg × 6
= ml Vollblut.

Bei sehr schweren chronischen Anämien ist größte Vorsicht geboten, da das Plasmavolumen vermehrt ist und eine Bluttransfusion durch weiteren Anstieg des intravasalen Volumens zum Herzstillstand führen kann. Die vorherige Gabe von Furosemid und eine sehr langsame Transfusion (nicht mehr als 2 ml/kg Körpergewicht/Stunde), besser noch ein Aderlaß vor der Transfusion verhindern eine Volumenüberlastung des Kreislaufes.

Zur Vermeidung von Transfusionszwischenfällen sind genaue serologische Untersuchungen notwendig: Bestimmung der ABO-Eigenschaften und der Rhesus-Untergruppe des Patientenblutes, serologische Verträglichkeitsprobe (Kreuzprobe), Identitätstest am Krankenbett (ABO-Bestimmung des Patientenblutes).

Als **Therapeutika** stehen bei Anämien Eisenpräparate zur Verfügung (bei nachgewiesenem Eisenmangel), Vitamin B_{12} oder Folsäure (bei megaloblastären Anämien), Pyridoxin (bei sideroblastischen Anämien), Anabolika (Testosteronderivate bei aplastischen Anämien), Glukokortikoide (bei aplastischen Anämien und immunhämolytischen Anämien) und immunsuppressive Medikamente (bei autoimmunhämolytischen Anämien). Eine Splenektomie ist vor allem bei der Kugelzellanämie indiziert. Eine Hämosiderose wird mit Desferrioxamin behandelt, welches Eisen über die Nieren ausschleust. Die spezielle Therapie der Anämien wird bei den einzelnen Krankheiten besprochen.

Zusammenfassung: Bei Anämie besteht im Blut ein Defizit an Erythrozyten und/oder Hämoglobin. Man unterscheidet Anämien durch gestörte Produktion, Blutung oder Hämolyse. Bei Kindern sind am häufigsten Eisenmangel- und Infektanämien. Allgemeine Anämiesymptome sind u.a. Blässe, Ermüdbarkeit, Tachykardie, Belastungsdyspnoe, in schweren Fällen Herzinsuffizienz. Eine sinnvolle Therapie ist nur durch Feststellung der Anämieursache möglich.

c) Anämien durch gestörte Produktion

Sie können als isolierte Störung der Erythropoese oder im Rahmen einer Verminderung der gesamten Blutbildung (Panmyelophthise) auftreten.

Aregeneratorische Anämien

Die **kongenitale hypoplastische Anämie Blackfan-Diamond** manifestiert sich häufig schon im Säuglingsalter. Die allein betroffene Erythropoese (»pure red cell anemia«) ist stark vermindert oder fehlt ganz. Das gilt auch für die Retikulozyten; die Granulopoese und Thrombopoese sind normal. Im Serum ist Erythropoietin vermehrt. Die normochrome Anämie verläuft chronisch. In 15% der Fälle ist mit einer Spontanremission zu rechnen. Mit Steroiden wird bei etwa 2/3 der Patienten eine lang anhaltende Remission oder Dauerheilung erreicht (oft sind hohe Dosen bis 5 mg/kg Körpergewicht/Tag initial notwendig). Bei Therapieresistenz werden häufige Bluttransfusionen erforderlich. Bei vorhandenem Spender kann eine Knochenmarktransplantation erfolgreich sein.

Die **erworbene aregeneratorische Anämie**, welche im Erwachsenenalter mit einem Thymustumor kombiniert sein kann, ist bei Kindern selten.

Dagegen ist die **passagere aregeneratorische Anämie** nicht so selten. Bei einem vorher gesunden Kind zwischen einem Monat und 8 Jahren tritt eine zunehmende Blässe auf. Meist berichten

1. Krankheiten des roten Blutzellsystems

Tafel III

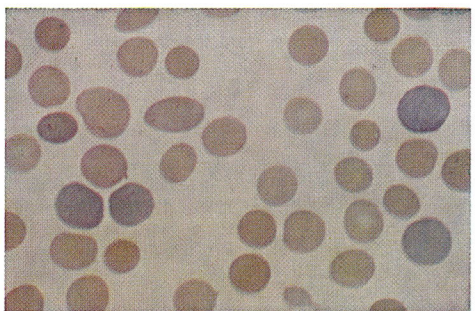

Abb. 2. Polychromasie und Anisozytose: Blutausstrich.

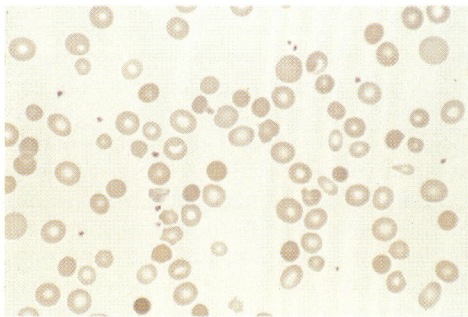

Abb. 3. Kugelzellanämie: Sphärozytose, Anisozytose und Polychromasie der Erythrozyten.

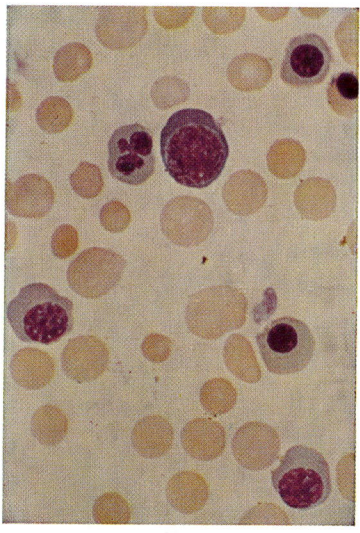

Abb. 4. Rh-Inkompatibilität: Blutausstrich. Anisozytose der Erythrozyten. Erythroblasten verschiedener Reifegrade.

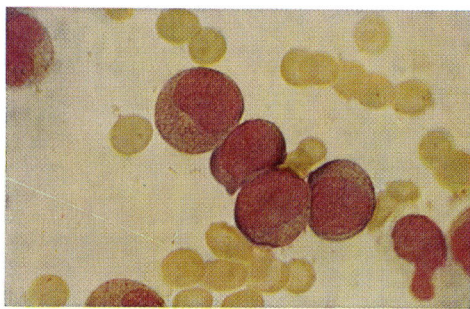

Abb. 6. Akute myeloische Leukämie (promyelozytäre Erscheinungsform): Knochenmarkausstrich.

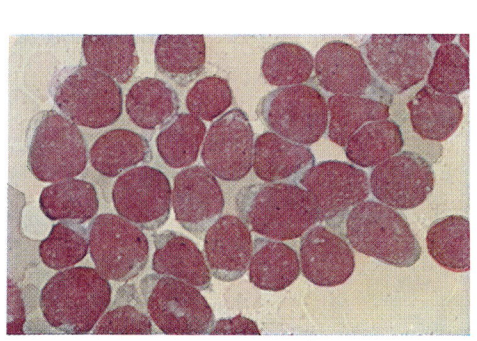

Abb. 5. Akute lymphoblastische Leukämie: Knochenmarkausstrich.

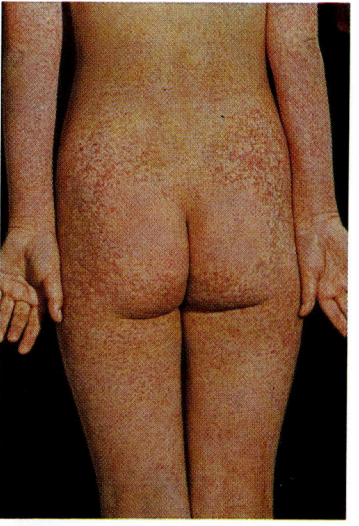

Abb. 7. Anaphylaktoide Purpura Schoenlein-Henoch: petechiale Hautblutungen.

die Eltern über eine vorangegangene Viruserkrankung. Im Knochenmark ist die Erythropoese stark verringert oder fehlt ganz. Dasselbe gilt auch für die Retikulozyten im peripheren Blut. Manchmal wird die Anämie erst zu einem späteren Zeitpunkt entdeckt, wenn die Regeneration begonnen hat, so daß das Knochenmark bereits eine Hyperplasie zeigt und im peripheren Blut eine Retikulozytose nachweisbar ist. In der Regel erholt sich das Knochenmark innerhalb von 1–2 Monaten, spätestens nach 8–12 Monaten. Rezidive kommen nicht vor. Bei schwerer Anämie müssen Transfusionen vorgenommen werden. Bei jüngeren Kindern kann die Differentialdiagnose zur Blackfan-Diamond-Anämie schwierig sein.

Panmyelopathie

Eine Panmyelopathie (im angloamerikanischen Sprachraum als aplastische Anämie bezeichnet) ist das Versagen der gesamten Hämatopoese, die mit einer starken Verminderung von Erythrozyten, Granulozyten und Thrombozyten einhergeht. Die klinischen Auswirkungen sind Blässe, Anfälligkeit gegenüber Infektionen und eine starke Blutungsneigung.

Fanconi-Anämie

Diese Form einer Panmyelopathie wird autosomal rezessiv vererbt und meist zwischen dem 4. und 12. Lebensjahr manifest. Neben einer normo- oder makrozytären Anämie findet man eine Neutropenie und Thrombozytopenie sowie häufig Skelettmißbildungen, wie Fehlen des Radius (Abb. 8) und/oder Daumens. Die Patienten sind meist kleinwüchsig und schon bei der Geburt für ihr Gestationsalter zu klein. Häufig finden sich Café-au-lait-Flecken. Nicht selten bestehen Fehlbildungen der Urogenitalorgane, Hypogenitalismus und Mikrozephalie. Die Diagnose wird durch den Nachweis einer erhöhten Chromosomenbrüchigkeit und einer Vermehrung des fetalen Hämoglobins bestätigt. Die Patienten sterben am progredienten Knochenmarkversagen oder an den Folgen einer Leukämie. In Einzelfällen sind Besserungen unter Gabe von Testosteronderivaten oder Prednisolon beobachtet worden. Eine Dauerheilung ist nur durch Knochenmarktransplantation möglich.

Erworbene Panmyelopathie

Bei dieser Form der aplastischen Anämie kommt es durch chemische Noxen (Benzol, Chloramphenicol, Thyreostatika u.a.), durch allergische Reaktionen auf Arzneimittel oder infolge Infektionen (z.B. Hepatitis A) zu einem Versagen des Knochenmarkes, das bis zum völligen Verschwinden der Hämatopoese gehen kann. Bei den idiopathischen Formen läßt sich eine Ursache nicht feststellen. Die Therapie ist schwierig, die Prognose unsicher. Wichtig ist die Ausschaltung einer auslösenden Ursache. Oft sind Transfusionen von Erythrozyten und Thrombozyten notwendig. Eine Behandlung mit Steroiden, Antithymozytenglobulin und Testosteronderivaten (Oxymetholon) wirkt unsicher; manchmal tritt eine Besserung erst nach mehrmonatiger Behandlung ein.

Eine Heilung ist durch Knochenmarktransplantation möglich. Als Spender kommen Geschwister des Patien-

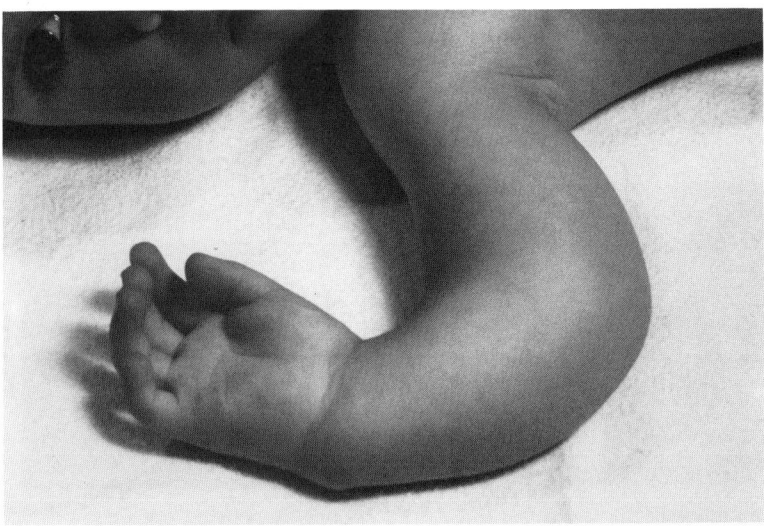

Abb. 8: Fanconi-Anämie: Radialdeviation der rechten Hand wegen Fehlens des Radius.

ten in Betracht, die HLA-identisch und MLC-kompatibel sein müssen (HLA = Human-Leucocyte-Antigen, MLC = Mixed-Lymphocyte-Culture). Hierdurch werden Langzeit-Überlebensraten von über 60% erreicht. Die Erfolgsaussichten sind am besten, wenn vor der Knochenmarktransplantation noch kein oder nur wenig Blut transfundiert werden mußte. Deshalb ist eine rasche Kontaktaufnahme mit einem Knochenmarktransplantationszentrum wichtig. Eine Transfusion sollte von Familienmitgliedern, solange eine Knochenmarktransplantation nicht ausgeschlossen ist, nicht vorgenommen werden, da dadurch die Abstoßungsgefahr des Transplantates größer wird.

Auch bei Infiltrationen des Knochenmarks durch Leukämien oder Tumoren kann es zu schwerer Knochenmarkinsuffizienz kommen; das gilt auch für die Einengung der Markräume bei der Marmorknochenkrankheit (s. S. 407).

d) Kongenitale dyserythropoetische Anämien

Hierbei handelt es sich um eine Gruppe von seltenen Krankheiten mit einer gesteigerten Erythropoese, die aber hochgradig ineffektiv ist und durch morphologische Atypien gekennzeichnet ist. Meist ist dabei die Retikulozytenzahl trotz der schweren Anämie deutlich erhöht.

e) Megaloblastäre Anämien

Vitamin B_{12} und Folsäure werden für die Synthese der Desoxyribonukleinsäure benötigt. Ein Mangel an einem oder beiden Vitaminen führt zu einer Teilungsstörung der Zellen der Hämatopoese. Die Folge ist das Auftreten von vergrößerten Vorstufen der Erythropoese (Megaloblasten), der Myelopoese (ungewöhnlich große Metamyelozyten und Riesenstabkernige) und der Thrombopoese (Hypersegmentierung der Megakaryozytenkerne). Im Knochenmark ist die Erythropoese um ein Vielfaches gesteigert. Das Endprodukt sind stark vergrößerte Erythrozyten (Megalozyten). Die Retikulozytenzahl ist infolge der geringen Neubildung erniedrigt. So entsteht eine hyperchrome makrozytäre Anämie bei gleichzeitiger Anisozytose und Poikilozytose. Vitamin B_{12} und Folsäure können im Serum gemessen werden.

Bei schweren Formen werden sog. Cabotsche Ringe in den Erythrozyten beobachtet. Oft kommt es zur Ausschwemmung von Normoblasten ins Blut. Bei chronischen Darmerkrankungen kann ein Eisenmangel hinzukommen, so daß eine Hypochromasie nicht immer gegen einen Vitamin-B_{12}- oder Folsäuremangel spricht. Eine starke Poikilozytose wird jedoch bei einfachen hypochromen Eisenmangelanämien nicht gefunden. Bei schwerem Mangel an Vitamin B_{12} oder Folsäure können auch eine Leukopenie und Thrombozytopenie auftreten.

Eine **perniziöse Anämie** mit sekundärem Intrinsic-Faktor-Mangel, wodurch Vitamin B_{12} nicht resorbiert werden kann, wird bei Kindern nicht beobachtet. Sehr selten ist ein kongenitaler Intrinsic-Faktor-Mangel oder die Bildung eines abnormen Intrinsic-Faktors. Ebenso selten ist die autosomal rezessiv vererbte isolierte Vitamin-B_{12}-Malabsorption, bei der aus unbekannter Ursache gleichzeitig eine Proteinurie besteht (Imerslund-Gräsbeck-Syndrom).

Störungen im Intestinaltrakt, z. B. bei Zöliakie oder nach einer ausgedehnten Dünndarmresektion, können zur verminderten Resorption von Vitamin B_{12} führen. Bei chronischer Pankreaserkrankung, z. B. bei Mukoviszidose, kann die Resorption von Vitamin B_{12} ebenfalls vermindert sein. Der Fischbandwurm und ein überschießendes Wachstum von Vitamin-B_{12}-verbrauchenden Bakterien bei verlangsamter Darmpassage können zu einem Defizit führen. Beim sehr seltenen **Transcobalamin-II-Mangel** (s. S. 516) kommt es schon in den ersten Lebenswochen zu einer megaloblastären Anämie, die gleichzeitig mit Malnutrition und Agammaglobulinämie einhergeht. Transcobalamin II wird für die Aufnahme von Vitamin B_{12} in die Zelle benötigt. Das Krankheitsbild läßt sich durch pharmakologische Dosen von Vitamin B_{12} heilen.

Ein **Mangel an Folsäure** ist insgesamt selten. Früher beobachtete man häufiger die sog. Ziegenmilchanämie, verursacht durch den niedrigen Gehalt der Ziegenmilch an Folsäure, Vitamin B_{12} und Eisen. Ein Folsäuremangel entwickelt sich manchmal bei Kindern mit einer angeborenen Stoffwechselstörung, die eine synthetische Nahrung erhalten müssen, außerdem bei längerer parenteraler Ernährung ohne Folsäuregaben. Ein sekundärer Folsäuremangel ist bei folgenden Krankheiten möglich: Zöliakie, Morbus Crohn, Gastrektomie, ausgedehnte Dünndarmresektion, Malabsorption und Anorexia nervosa. Antikonvulsiva können einen Folsäuremangel induzieren, auch orale Kontrazeptiva und Co-Trimoxazol (bei längerer Gabe). Angeborene Resorptionsstörungen von Folsäure sind sehr selten. Ein Folsäuremangel kann sich auch bei chronischer hämolytischer Anämie sowie bei einer Leukämiebehandlung mit Zytostatika entwickeln, welche Folsäureantagonisten sind.

f) Eisenmangelanämie

Vorkommen: Die Eisenmangelanämie ist die häufigste Anämieform im Kindesalter und tritt besonders im Alter zwischen 6 und 24 Monaten auf (angespannte Lage des Eisenhaushaltes bei starkem Wachstum und häufig relativ geringer Eisenzufuhr).

Ursachen des Eisenmangels

▶ **Unzureichende »Eisenmitgift« bei der Geburt.** Bei der Geburt macht das Hämoglobineisen etwa 75% der gesamten Eisenmenge aus. Nur 10% ist in andere funktionelle Proteine (Enzyme, Myoglobin) eingebaut, der Rest ist Speichereisen. In den beiden ersten Lebensjahren muß eine große Menge von eisenhaltigem Protein gebildet werden. Bei unreifen und untergewichtigen Neugeborenen (Frühgeborene, Zwillinge, pränatale Dystrophie) ist die Eisenmitgift niedriger als bei reifgeborenen und normalgewichtigen Kindern. Jede Form der Verminderung des Hämoglobins und Myoglobins bei der Geburt führt zu einer Verminderung der Eisenmitgift. So macht sich beim Frühgeborenen oft bald nach der Trimenonreduktion ein Eisenmangel bemerkbar, weil die Eisenvorräte schneller erschöpft sind (auch bei Ernährung mit Muttermilch). Bei der zweiten Phase der Frühgeborenenanämie (s. S. 461) handelt es sich also um eine Eisenmangelanämie. Daher sollte man Frühgeborenen von der 5. Lebenswoche an bis zum Ende des ersten Lebensjahres regelmäßig Eisen zuführen (2 mg/kg/Tag, aber nicht mehr als 15 mg/Tag). Bei einem Geburtsgewicht unter 1000 g wird eine Steigerung bis auf 4 mg/kg/Tag empfohlen.

Auch Blutverluste unter der Geburt (fetomaternale oder fetofetale Transfusion, Blutung aus Plazentagefäßen oder Nabelschnur) oder Austauschtransfusionen verringern durch den Hämoglobinverlust die Eisenvorräte des Organismus. Ebenso beeinflußt der Zeitpunkt des Abklemmens der Nabelschnur das Ausmaß der Eisenmitgift. Auch bei einer starken Eisenmangelanämie der Mutter kann es zu einer Verringerung des kindlichen Eisendepots kommen. Reifgeborene Kinder mit nachgewiesener Eisenmangelanämie sollten ab dem 3. Lebensmonat bis zum Ende des 1. Lebensjahres regelmäßig Eisen erhalten (1 mg Eisen/kg/Tag).

▶ **Unzureichende Eisenzufuhr mit der Nahrung.** Bei altersgemäß richtiger Ernährung eines reifgeborenen Kindes ist ein manifester Eisenmangel in der Regel nicht zu befürchten. Kuh- und Frauenmilch haben einen relativ niedrigen Eisengehalt. Die bessere Bioverfügbarkeit des Eisens in der Frauenmilch kompensiert teilweise die geringe Zufuhr. Wird das Kind nicht gestillt, erhält es ab dem 4. Lebensmonat außer der Milchnahrung Beikost, die unterschiedliche Mengen von Eisen enthält. Am besten wird das sog. Häm-Eisen (Eisen aus Hämoglobin und Myoglobin) resorbiert, während Eisen aus Pflanzenprodukten oft schlecht herausgelöst wird. Bei Unterernährung (in Entwicklungsländern) oder bei falscher Ernährung (einseitige Kost) reicht die Eisenzufuhr mit der Nahrung nicht aus.

▶ **Blutverluste** führen durch Verlust der eisenhaltigen Erythrozyten zum Eisenmangel (z. B. chronische intestinale Blutungen, rezidivierendes Nasenbluten, Hypermenorrhoe). In der neonatologischen Intensivmedizin können häufige Blutabnahmen einen Eisenmangel verursachen. Rezidiverende Blutungen bei Hämophilie können ebenfalls eine Eisenmangelanämie hervorrufen.

▶ **Resorptionsstörungen** (z. B. bei Zöliakie, chronischen Durchfällen, ausgedehnten Darmresektionen, Morbus Crohn) sind nicht selten Ursache für einen Eisenmangel. Manchmal sind Minderwuchs und Eisenmangelanämie die einzigen Symptome eines Morbus Crohn.

▶ **Infektionen** führen zu einer Störung des intermediären Eisenstoffwechsels (s. Infektanämie, S. 462). Hierbei handelt es sich nicht nur um einen Eisenmangel, sondern besonders um eine Störung von Transport und Verwertbarkeit des Eisens.

Klinische und hämatologische Symptome: Auffällig sind allgemeine Blässe, rasche Ermüdbarkeit und Appetitlosigkeit. Dagegen sind die bei Erwachsenen häufigen Haut- und Schleimhauterscheinungen (spröde Haut, Mundwinkelrhagaden, brüchige Haare, rissige Nägel, Schleimhautatrophie von Zunge und Ösophagus mit Zungenbrennen und Schluckbeschwerden) bei Kindern selten.

Die Anämie ist hypochrom, da der Hämoglobinwert schneller und stärker absinkt als die Erythrozytenzahl. Die roten Blutzellen sind kleiner (Mikrozyten), und es findet sich eine Hypochromasie und Anisozytose. MCH, MCHC und MCV sind erniedrigt, ebenso das Serumeisen; Transferrin und Eisenbindungskapazität sind dagegen erhöht. Die Transferrinsättigung ist erniedrigt, auch das Ferritin, welches am besten die Menge des Speichereisens widerspiegelt. Zu Beginn kann der Eisenspiegel noch normal sein, wenn kompensatorisch mehr Eisen aus dem Darm resorbiert wird. Erst bei Erschöpfung der Eisenspeicher kommt es zur Anämie. Das Knochenmark zeigt meist eine gesteigerte Erythropoese; charakteristisch sind hierbei eine Verringerung voll ausgereifter Normoblasten und ausgefranste Plasmasäume der roten Vorstufen. Die Zahl der Retikulozyten im peripheren Blut ist abhängig vom Ausmaß des Eisenmangels und kann normal, leicht erhöht oder leicht erniedrigt sein.

Therapie: Zur Behandlung der Eisenmangelanämie gibt man Eisen oral (täglich 5 mg/kg in 3 Einzeldosen, maximal 100 mg pro Tag bei Kleinkindern, 200 mg pro Tag bei großen Kindern,

Therapiedauer 3 Monate). Eine Kontrolle des Serumeisens ist nur bei Therapieversagen notwendig. Eine auftretende Schwarzfärbung des Stuhles ist belanglos. Bei Durchfällen und Erbrechen kann die Tagesdosis vorübergehend verringert werden. Bei einer Resorptionsstörung wird das Eisen intravenös verabreicht (langsame Injektion erforderlich). Die i.v. Gabe setzt eine genaue Berechnung der erforderlichen Eisenmenge voraus (Eisendefizit in mg = kg Körpergewicht × Hb-Defizit zur Altersnorm × 3,5). Bei den verschiedenen Präparaten sind die Hinweise der Herstellerfirma für die Dosierung zu beachten. Das Ansprechen auf die Therapie ist bereits nach einer Woche an dem Anstieg von Hbg und Retikulozytenzahl zu erkennen. Eine intramuskuläre Injektion ist wegen einer möglichen lokalen Verfärbung der Haut durch Eisenablagerung obsolet.

Zusammenfassung: Die Eisenmangelanämie (Häufigkeitsgipfel zwischen dem 6. und 24. Lebensmonat) kann verschiedene Ursachen haben (ungenügende Eisenmitgift bei der Geburt, ungenügende Eisenzufuhr mit der Nahrung, mangelhafte Resorption, Blutverluste, chronische Infektion, konstitutionelle Faktoren). Typisch sind Hypochromasie und Mikrozytose der Erythrozyten, erniedrigtes Serumeisen, erhöhtes Transferrin, niedriges Ferritin sowie eine Vermehrung der Erythropoese im Knochenmark. Die Therapie besteht in einer 2–3 Monate dauernden oralen Gabe eines Eisensalzes; bei einer Resorptionsstörung gibt man Eisen intravenös in der errechneten Dosis.

g) Eisenmangel bei zyanotischen Herzfehlern

Länger anhaltender Sauerstoffmangel führt zur Polyzythämie, wobei die Erythrozyten infolge Eisenmangels bei verstärkter Erythropoese oft hypochrom sind. Wegen des erhöhten Eisenumsatzes müssen die Normalwerte dabei höher angesetzt werden (Eisen 30–35 µmol/l, Transferrin 4,6 g/l). Bei Eisengabe steigt die Hämoglobinkonzentration in den Erythrozyten an, und die Polyzythämie geht zurück, wenn die O_2-Versorgung der Gewebe hierdurch verbessert wird.

h) Andere Mangelanämien

Auch ein starker und langdauernder Mangel an Eiweiß kann zur Anämie führen, der häufig mit einem Vitaminmangel verbunden ist (z.B. bei Unterernährung).

i) Sideroblastische Anämien

Diese sind eine ätiologisch uneinheitliche Gruppe von chronischen Anämien mit einer ineffektiven Erythropoese und einer Störung im Hämeisenstoffwechsel. Die Erythrozyten sind dabei überwiegend hypochrom und mikrozytär. Die Erythropoese ist gesteigert. Im Knochenmark findet man Sideroblasten (Erythroblasten mit Eisengranula). Die sog. Ring-Sideroblasten sind Erythroblasten mit einem perinukleären Ring von eisenhaltigen Mitochondrien. Es handelt sich wahrscheinlich um eine Eisenverwertungsstörung in den Erythroblasten. Das Serumeisen ist fast immer erhöht, die Eisenbindungskapazität herabgesetzt. Nicht selten ist eine HbF-Vermehrung nachweisbar.

Im Blutbild kommen neben den hypochromen kleinen Erythrozyten eine zweite Population von normozytären oder makrozytären Erythrozyten vor (Dimorphismus). Die Retikulozytenzahl liegt meist im Normbereich. Neben den **hereditären sideroblastischen Anämien** mit X-chromosomaler oder autosomaler Vererbung gibt es **erworbene sideroblastische Anämien**, z.B. bei Bleivergiftung, INH-Intoxikation, chronischen Infektionen oder hämolytischen Anämien. Ein Teil der hereditären Formen spricht auf Pyridoxin (Vitamin B_6) an. Auch bei den erworbenen Formen ist ein Behandlungsversuch mit Pyridoxin gerechtfertigt.

j) Frühgeborenenanämie

Frühgeborene zeigen wegen der starken Zunahme des Blut- und Körpervolumens eine besonders ausgeprägte Trimenonreduktion. Der Hämoglobinwert kann bei ihnen im 2.–3. Monat auf Werte unter 10 g/dl absinken, wobei Kinder mit geringerem Geburtsgewicht im allgemeinen niedrigere Werte erreichen (8 g/dl oder darunter). Es handelt sich hier um die **erste Phase** der Frühgeborenenanämie, die vor allem auf eine verminderte Erythropoese im Rahmen der Umstellung auf adultes Hämoglobin zurückzuführen ist. Gedeihen und Vitalität der Kinder sind dadurch nicht gestört. Eisen- und Vitamingaben haben in dieser Phase – wie beim reifgeborenen Säugling – keinen Einfluß auf das rote Blutbild. Eine Bluttransfusion ist nur bei sehr starkem Absinken des Hämoglobins notwendig.

Die **zweite Phase** der Frühgeborenenanämie beginnt nach der Trimenonreduktion und ist eine Eisenmangelanämie.

Bei Frühgeborenen können die Vitamin-E-Speicher bei der Geburt weniger gefüllt sein als bei Reifgeborenen. Gleichzeitig ist die Vitamin-E-Resorption im Darm unzureichend. **Vitamin-E-Mangel** bedeutet einen Verlust des Schutzes der Membranlipide der Erythrozyten gegenüber oxidativen Prozessen. Eine Eisenzufuhr vor dem 3. Lebensmonat kann die Auswirkung des Vitamin-E-Mangels verstärken. Die Folge des Vitamin-E-Mangels ist eine hämolytische Anämie, die sich im 2. Lebensmonat manifestiert. Die Erythrozyten sind normochrom und haben teilweise Stechapfelform (Akanthozytose). Die Retikulozyten im Blut sind vermehrt. Eine

Prophylaxe dieser hämolytischen Anämie ist möglich durch tägliche Gaben von 100 E Vitamin E (α-Tokopherolazetat). Entsprechende Zusätze finden sich in den meisten industriell hergestellten Säuglingsfertignahrungen.

Eine Eisenbehandlung ist in der Regel wirkungslos und nur bei einem begleitenden nachgewiesenen Eisenmangel gerechtfertigt.

k) Infektanämie und Anämie bei chronischen Erkrankungen

Die Infektanämie ist nach der Eisenmangelanämie die häufigste Anämieform des Kindesalters und tritt besonders bei schweren und länger dauernden oder rezidivierenden Infektionen auf.

Eine ähnliche Anämie gibt es bei anderen chronischen Erkrankungen (Malignomen, Kollagenosen und Niereninsuffizienz). Bei diesen Erkrankungen können auch andere Ursachen zur Anämie führen, wie Blutverlust, Hämolyse oder eine Medikamentennebenwirkung.

Die **Pathogenese** der Infektanämie ist komplex, wobei folgende Faktoren eine Rolle spielen:
▶ **Mangelnde Erythropoetinbildung,** deren Ursache unklar ist (außer bei Niereninsuffizienz).
▶ **Verkürzung der Erythrozytenlebenszeit,** deren Ursache ebenfalls unbekannt ist.
▶ **Verschiebung des Körpereisens ins RES** mit der Folge eines erniedrigten Plasmaeisenspiegels, einer Abnahme der Marksideroblasten und einer Erhöhung der Porphyrinkonzentration in den roten Zellen (sekundäre Hämsynthesestörung durch ungenügenden Einbau von Eisen).

Die Anämie kann durch Eisenmangel verschlimmert werden.

Laborbefunde: Die Anämie ist meist nur mäßig ausgeprägt und häufig normochrom, kann jedoch auch hypochrom sein.

Im Gegensatz zur Eisenmangelanämie sind bei der Infektanämie die Eisenbindungskapazität und die Transferrinkonzentration im Blut erniedrigt (trotz des verminderten Plasmaeisenspiegels).

Dagegen ist das Serumferritin normal oder sogar erhöht, wodurch eine Eisenverarmung des Körpers ausgeschlossen wird.

Therapie: In erster Linie muß die Grundkrankheit behandelt werden. Bei starker Anämie kann eine Bluttransfusion indiziert sein, bei chronischem Nierenversagen die Gabe von Erythropoietin.

l) Anämie durch Blutverluste

Blutungsanämien gibt es in jedem Lebensalter. Als Ursache des Blutverlustes kommen zum Zeitpunkt der Geburt ein Blutabstrom vom kindlichen in den mütterlichen Kreislauf (fetomaternale Transfusion) oder bei eineiigen Zwillingen von einem in das andere Kind (fetofetale Transfusion) in Betracht. Später können Blutungen bei Hiatushernie, Ösophagitis, Ösophagusvarizen, Ulcus ventriculi und Meckelschem Divertikel zu akuten oder chronischen Blutverlusten führen. Dabei muß auch an okkulte Blutungen gedacht werden. Erworbene und angeborene Blutungskrankheiten (s. S. 478) können zu verstärkten Blutungen bei äußeren und inneren Verletzungen sowie zu Schleimhautblutungen im Nasen-Rachen-Raum oder Magen-Darm-Kanal führen.

Akute Blutungsanämie

Ein plötzlicher größerer Blutverlust bewirkt zunächst Kreislaufsymptome (Absinken des Blutdruckes, Tachykardie, Ohnmacht, evtl. Schock). Das Ausmaß der Blutung wird nach Ersatz der verlorengegangenen Plasmamenge durch Einströmen von extrazellulärer Flüssigkeit in die Blutbahn, somit oft erst nach 3 Tagen voll erkennbar. Die akute Blutungsanämie ist normochrom und normozytär. Als Zeichen der Regeneration kommt es nach 5–7 Tagen zu einem starken Anstieg der Retikulozyten.

Therapie: Bei akutem Blutverlust ist der Volumenersatz die entscheidende Maßnahme zur Verhütung und Therapie des hypovolämischen Schocks. Man benutzt dazu eine 5%ige Humanalbumin- oder Dextranlösung. Vollblut ist aus verschiedenen Gründen abzulehnen, es sei denn, daß die Einschränkung der Sauerstoffversorgung der Gewebe bedrohlich wird. Eine Bluttransfusion würde oft auch zu viel Zeit kosten.

Chronische Blutungsanämie

Der chronische Blutverlust führt ohne Kreislaufsymptome zu einer hypochromen Eisenmangelanämie. Die Therapie besteht in der Beseitigung der Blutungsursache und der Substitution von Eisen. Bei einem Verlust von 20% der gesamten Erythrozytenmasse wird die Hälfte der normalen Eisenreserven verbraucht. Bei Verlust von 500 ml Blut gehen etwa 250 mg Eisen verloren.

m) Hämolytische Anämien

Allen hämolytischen Anämien gemeinsam ist die Verkürzung der Erythrozytenlebensdauer.

Der vermehrte Untergang roter Blutkörperchen führt durch Abbau des freiwerdenden Hämoglobins zu einem erhöhten Anfall von indirektem, wasserunlöslichen, an Albumin gebundenen, nichtharnfähigen Bilirubin im Blut. Das Ausmaß des dadurch entstehenden Ikterus hängt nicht nur von der Stärke der Hämolyse, sondern auch von der Fähigkeit der Leber ab, das Bilirubin nach Abspaltung des Albumins durch Koppelung an Glukuronsäure ausscheidungsfähig zu machen (Umwandlung in direktes, wasserlösliches, konjugiertes Bilirubin).

Über die Gallenwege werden dabei große Mengen von Gallenfarbstoffen in den Darm ausgeschieden, wo sie unter der Einwirkung reduzierender Bakterien zu den Urobilinogenen (Urobilinogen und Sterkobilinogen) abgebaut werden, die in Gegenwart von Sauerstoff in die braunfarbenen Urobiline (Urobilin und Sterkobilin) übergehen. Durch rückresorbierte Urobilinogene kommt es auch im Harn zur vermehrten Ausscheidung von Urobilinen, die dem Urin eine rotbraune Farbe geben. Eine Hämoglobinurie tritt nur auf, wenn bei plötzlichem massiven intravasalen Blutzerfall (hämolytische Krise) mehr freies Hämoglobin entsteht, als an das Haptoglobin des Plasmas gebunden werden kann. Bei schwächerer Hämolyse ist das Haptoglobin nicht vollständig verbraucht, aber vermindert. Dieses diagnostische Hilfsmittel läßt jedoch im 1. Lebensjahr im Stich, da hier das Haptoglobin normalerweise noch fehlen kann oder stark erniedrigt ist. Im Serum ist die Laktatdehydrogenase (LDH), die aus den zerstörten Erythrozyten freigesetzt wird, erhöht. Durch Freisetzung des Hämoglobineisens ist auch das Serumeisen vermehrt.

Bei chronischer Hämolyse oder einige Tage nach einer akuten Hämolyse entwickelt sich eine gesteigerte Erythropoese im Knochenmark, die zu einer Erhöhung der Retikulozytenzahl im Blut sowie zu einer damit verbundenen Polychromasie und Anisozytose führt. Bei starker Hämolyse kommt es auch zur Ausschwemmung von Erythroblasten. Das gilt besonders für das Neugeborenenalter (Erythroblastose).

Eine Milzvergrößerung entsteht vor allem bei langdauernden hämolytischen Anämien und ist bedingt durch eine verstärkte Sequestration und Hämolyse der Erythrozyten in der Milz sowie durch eine Vermehrung der phagozytierenden Zellen des RES. Bei jüngeren Kindern kann es bei stärkerer Hämolyse daher auch zur Hepatomegalie kommen.

n) Konstitutionelle hämolytische Anämien

Es handelt sich hierbei um erbliche hämolytische Anämien, die durch die Bildung funktionell minderwertiger Erythrozyten (oft auch morphologisch erkennbar) gekennzeichnet sind. Man unterscheidet:
▶ **Membrandefekte,** wie hereditäre Sphärozytose und Elliptozytose.
▶ **Hämoglobindefekte,** wie Sichelzellanämie und Thalassämie.
▶ **Enzymdefekte,** wie Pyruvatkinasemangel und Glukose-6-Phosphat-Dehydrogenasemangel.

Membrandefekte

Hereditäre Sphärozytose

Synonyma: Kugelzellanämie, familiärer hämolytischer Ikterus.

Vorkommen: Die in allen Erdteilen vorkommende Krankheit ist in Mitteleuropa die häufigste chronische hämolytische Anämie. Ihre Häufigkeit wird mit 1:5000 angegeben (mildere Formen sollen 4–5mal so häufig sein). In 75% der Familien ist die Vererbung autosomal dominant. Etwa 25% der Erkrankungen treten sporadisch auf und beruhen wahrscheinlich auf Neumutationen. Eine besondere Geschlechtsdisposition besteht nicht. Die Krankheit manifestiert sich meist schon im Laufe der Kindheit und kann bereits in der Neugeborenenperiode zu einem stärkeren und verlängerten Ikterus führen.

Pathogenese: Es spricht alles dafür, daß es sich um primäre Membrandefekte handelt, deren wesentliche Ursache Mutationen im Gen für das Membranprotein Ankyrin sind. Weitere Faktoren scheinen die Ausprägung der Erkrankung zu modifizieren. Eine mäßig vermehrte Glykolyse spiegelt den erhöhten Umsatz an Adenosintriphosphat als Folge der gesteigerten Anforderung an die Kationenpumpe wider. Die Passage der Kugelzellen durch die Milz ist wegen ihrer verminderten Verformbarkeit erschwert. Während des verlängerten Aufenthaltes in der Milz werden die Kugelzellen der dort herrschenden Azidose länger ausgesetzt, die wiederum die Glykolyse hemmt. Es kommt zum vermehrten Verlust von Membranproteinanteilen, wodurch das Verhältnis von Oberfläche und Volumen verringert wird. Der zugrundeliegende Defekt ist wahrscheinlich ein Ankyrinmangel der Membran, wodurch die Doppelschicht der Lipidmembranen nicht an allen Stellen adäquat synthetisiert wird. Die Mikrosphärozyten werden sequestriert und im RES zerstört.

Klinische und hämatologische Symptome: Das Krankheitsbild ist durch Blässe, Ikterus und Splenomegalie gekennzeichnet. Etwa die Hälfte der Kinder hat bereits in der Neugeborenenperiode einen verstärkten und verlängerten Ikterus, der durch Phototherapie (s. S. 104) behandelt werden muß. Die Splenomegalie entwickelt sich oft schon früh und kann im Ausmaß variieren. Häufig verläuft die Hämolyse schubweise, weshalb der Ikterus in seiner Stärke wechselt. Nur ein kleiner Teil der Patienten hat eine so schwere Verlaufsform, daß häufige Bluttransfusionen stattfinden müssen. Diese Kinder haben meist typische Knochenveränderungen durch die erheblich verstärkte Erythropoese und Zeichen einer Hämosiderose (s. S. 467) durch die chronische Anämie und Eisenüberladung. Häufiger sind milde Formen mit Sklerenikterus, mäßiger Anämie und leichter Splenomegalie. Die Milz kann aber auch stark vergrößert sein (unabhängig von der Schwere der Erkrankung). Die körperliche Leistungsfähigkeit der Kinder ist oft eingeschränkt. Typisch sind Sphärozytose (bei normalem MCV), Polychromasie und Retikulozytose (Abb. 3, S. 457) sowie eine verminderte osmotische Erythrozytenresistenz. In 25% fehlen die typischen hyperchromen Mikrosphärozyten oder sind nur in geringer Zahl vorhanden. Das Knochenmark zeigt außer einer gesteigerten Erythropoese morphologisch keine Besonderheiten.

Komplikationen: Die Krisen sind die gravierendsten Komplikationen der Kugelzellanämie. Als auslösende Ereignisse kommen Infektionen oder körperliche Anstrengungen in Betracht. Von einer **aplastischen Krise** spricht man, wenn die plötzliche Verschlimmerung der Anämie auf einer verminderten Erythropoese im Knochenmark beruht und die Retikulozyten im Blut erniedrigt sind. Die Kinder sehen sehr blaß aus und haben keinen stärkeren Ikterus. Häufig bestehen Fieber, Erbrechen, Bauchschmerzen und Tachykardie. Oft werden die Patienten in einer aplastischen Krise zum ersten Mal dem Arzt vorgestellt und müssen, wenn die Anämie sehr stark ist, sofort eine Bluttransfusion erhalten.

Bei einer **hämolytischen Krise** kommt es meist nach einer Virusinfektion zu einer vermehrten Hämolyse mit starker Zunahme des Ikterus, der Splenomegalie und der Anämie. Während bei der aplastischen Krise die Retikulozyten vermindert sind oder fehlen, sind diese bei der hämolytischen Krise vermehrt. Eine **megaloblastäre Krise** kann durch Folsäuremangel bei gesteigerter Erythropoese entstehen. Sie kann bei chronischer hämolytischer Anämie durch die tägliche Gabe von 1 mg Folsäure verhindert werden.

Die vermehrte Bilirubinausscheidung in der Galle kann zur Gallenstauung und Bildung von **Gallensteinen** führen. Oft ist ein Verschlußikterus die Folge (mit Anstieg von direktem Bilirubin). Meist tritt die Cholelithiasis jedoch erst in der 2. und 3. Lebensdekade auf. Pigmentsteine sind sonographisch leicht nachweisbar. Kinder mit einer sehr schweren Verlaufsform und häufigen Krisen können im Wachstum zurückbleiben.

Therapie: Bei leichtem Krankheitsverlauf ist keine Therapie notwendig. Wegen der gesteigerten Erythropoese besteht ein erhöhter Bedarf an Folsäure. Bluttransfusionen sind nur bei schwerer Anämie infolge einer aplastischen oder hämolytischen Krise notwendig. Eine Splenektomie erhöht die Lebensdauer der Erythrozyten und führt zum dauerhaften Verschwinden der Anämie und des Ikterus, obwohl die Kugelform und die verminderte osmotische Resistenz der Erythrozyten bestehen bleiben. Die Milzentfernung sollte aber möglichst erst nach dem 5. Lebensjahr stattfinden, da besonders in jüngerem Alter nach einer Splenektomie die Resistenz gegen Infektionen (besonders Pneumokokken) vermindert ist. Stets sollten Kinder vor einer Splenektomie gegen Pneumokokken und Haemophilus aktiv geimpft werden. Wegen des erhöhten Risikos septischer Infektionen werden zur Prophylaxe auch tägliche Gaben von Penicillin V über mehrere Jahre empfohlen. Bei häufigen aplastischen oder hämolytischen Krisen kann die Splenektomie schon vor dem 5. Lebensjahr notwendig sein. Das gilt auch für Kinder, die ständig eine stärkere Anämie haben.

Zusammenfassung: Die autosomal dominant vererbte hereditäre Sphärozytose ist die in Nord- und Mitteleuropa häufigste chronische hämolytische Anämie, die auf einem Defekt der Erythrozytenmembran beruht. Die Folgen sind Mikrosphärozytose, erhöhte Osmofragilität und verkürzte Lebensdauer der Erythrozyten, die in der vergrößerten Milz verstärkt abgebaut werden. Neben Splenomegalie sind charakteristisch schubweise auftretender Ikterus und das Auftreten von aplastischen und hämolytischen Krisen. Die gesteigerte Erythropoese führt zu Polychromasie und Retikulozytose; im Blut sind LDH erhöht, Haptoglobin erniedrigt. Durch Splenektomie (am besten nach dem 5. Lebensjahr) wird klinische Heilung erreicht.

Elliptozytose

Bei der hereditären Elliptozytose haben nur etwa 10% der betroffenen Personen eine signifikante hämolytische Anämie. Die übrigen Personen sind asymptomatisch, zeigen aber die ovale (elliptische) Form der Erythrozyten. Bei Neugeborenen, die einen verstärkten Ikterus haben, fehlen noch Elliptozyten; auffällig sind bei ihnen bizarre Poikilozyten und Pyknozyten (geschrumpfte Erythrozyten mit dornartigen Fortsätzen). Später können sich Zeichen einer Anämie mit Ikterus und Splenomegalie entwickeln. Die Erythropoese im Knochenmark ist gesteigert, die Retikulozytenzahl im Blut erhöht. Aplastische Krisen und Cholelithiasis sind möglich. Wie bei der Sphärozytose führt bei schweren Erkrankungen die Splenektomie zu einer weitgehenden Normalisierung der Lebensdauer, nicht aber der Form der Erythrozyten. Es gibt bei der hereditären Elliptozytose spezielle genetische Formen mit Poikilozytose oder Dyserythropoese, die sich in der Art des vorliegenden Membrandefektes unterscheiden.

Hämoglobinopathien

Beim gesunden Menschen sind im Globinanteil des Blutfarbstoffes 4 Polypeptidketten (α, β, γ und δ) identifiziert worden, aus denen sich durch unterschiedliche Kombination die 3 normalen Hämoglobine HbF (Fetal), HbA_1 und HbA_2 (Adult) ergeben. Diese haben die α-Polypeptidkette gemeinsam und differieren in der zweiten Polypeptidkette: HbF enthält 2 γ-Ketten ($α_2γ_2$), HbA_1 hat zwei β-Ketten ($α_2β_2$) und HbA_2 zwei δ-Ketten ($α_2δ_2$).

Bei der Geburt liegen 80% des Hämoglobins als HbF und der Rest als HbA_1 vor. Bei Frühgeborenen ist der HbF-Anteil höher. Das HbF wird postnatal innerhalb weniger Monate durch adultes Hämoglobin ersetzt und sinkt dabei auf Werte unter 10% ab (mit 6 Monaten beträgt der Anteil etwa 5%). Vom 4. Lebensjahr an ist HbF nur noch in Spuren nachweisbar, und der HbA_1-Anteil steigt auf 97–98% an. HbA_2 ist nach der Geburt kaum vorhanden und erreicht erst im 4. Lebensjahr den Erwachsenenwert von ungefähr 2,5%.

Die Aufgabe des Hämoglobinmoleküls besteht im Transport von Sauerstoff und Kohlendioxid. Eine normale O_2-Affinität setzt die Anwesenheit von ungleichen Polypeptidketten voraus. Anomale Hämoglobine mit 4 identischen Ketten, z. B. HbH ($β_4$) und HbBart's ($γ_4$), haben eine extrem hohe O_2-Affinität, d. h. sie sind funktionell unbrauchbar, weil der Sauerstoff im Gewebe nicht abgegeben werden kann. Eine Funktionsänderung kann auch durch Substitution einer einzigen Aminosäure im Molekül verursacht werden. Bei der Aufnahme und Abgabe von Sauerstoff verändern die Polypeptidketten ihre Lage zueinander. Ausgelöst wird die intramolekulare Bewegung durch das Eisenatom. Entscheidend für die Funktion des jeweiligen Hämoglobins ist die O_2-Dissoziationskurve, die die Änderung der O_2-Affinität während der Oxygenierung beschreibt. Das fetale Hämoglobin ist dem intrauterinen Leben optimal angepaßt. Beim Feten wird die O_2-Aufnahme durch eine pH-Erhöhung im fetalen Blut und eine pH-Erniedrigung im mütterlichen Blut verbessert. Im Gewebe wird die Sauerstoffabgabe durch einen niedrigen pO_2 und eine pH-Erniedrigung gesteigert. Dagegen ist die Dissoziationskurve des adulten Hämoglobins den Bedingungen der Oxygenierung in den Lungen angepaßt. Durch organische Phosphate (insbesondere 2,3-Diphosphorglyzerat) kann die Dissoziationskurve verändert werden; so führt eine Herabsetzung der O_2-Affinität zu einer verbesserten O_2-Abgabe im Gewebe. Der Mechanismus spielt bei der Höhenanpassung und bei chronischen Anämien eine Rolle.

Bei bestimmten genetisch bedingten Störungen der Globinsynthese verändert sich das Verhältnis der normalen Hämoglobine (z. B. bei der Thalassämie), oder es treten pathologische Hämoglobine auf (z. B. bei der Sichelzellanämie).

Krankheitserscheinungen entwickeln sich überwiegend bei Homozygoten, während Heterozygote oft erscheinungsfrei sind, aber als Genträger die Anlage weitervererben. Eine genaue Analyse der Hämoglobinzusammensetzung ist durch die Hämoglobinelektrophorese möglich.

Sichelzellanämie

Die Sichelzellanämie kommt hauptsächlich in Malariagebieten vor und ist dort die häufigste Hämoglobinopathie. In den tropischen Regionen Afrikas sind 40% der Bevölkerung HbS-Träger. In den USA beträgt die Häufigkeit in der schwarzen Bevölkerung 9%. In den Ländern des Mittelmeerraumes ist sie unterschiedlich. Bei Sauerstoffentzug haben die HbS-haltigen Erythrozyten die Eigenschaft, durch eine Aggregation des Hämoglobinmoleküls in die Sichelform überzugehen. In diesem Zustand verlieren die Zellen ihre Verformbarkeit und werden im retikuloendothelialen System der Milz und Leber sequestriert. Die Erythrozyten nehmen unter Luftabschluß in einer feuchten Kammer zwischen dem Objektträger und dem mit Wachs abgedichteten Deckglas die charakteristische Sichelform an. Klinisch äußert sich die Sichelzellanämie durch eine starke Neigung zu Infarkten in verschiedenen Organen. Vor dem 4. Lebensmonat verhindert der hohe HbF-Anteil im Blut eine Sichelung der Erythrozyten, so daß Infarktsymptome erst später auftreten. Die Gefahr ist am größten bei Homozygoten, die zu 80–90% HbS, zu 10% HbF besitzen. Bei einem Patienten können verschiedenartige Krisen auftreten:

▶ **Gefäßverschlußkrisen:** Bei erniedrigtem Sauerstoffdruck und Strömungsverlangsamung kommt es durch Thrombose zu Lungen-, Nieren- und Milzinfarkten sowie zerebralen Symptomen. In den ersten 2 Lebensjahren können an Händen und Füßen schmerzhafte Schwellungen entstehen, die auf einer Knocheninfarzierung beruhen (sog. Hand-Fuß-Syndrom). Abdominelle Krisen sind durch Infarkte in Bauchorganen und Lymphknoten bedingt. Dabei können sich ausgedehnte Leberzellnekrosen entwickeln.
▶ **Milzkrisen mit hypovolämischem Schock** entstehen durch Sequestration großer Blutmengen in der stark vergrößerten Milz. Die permanente Infarzierung der Milz führt schließlich zur Fibrosierung des Organs (Autosplenektomie).
▶ **Hämolytische Krisen** treten akut auf und können auch durch Medikamente ausgelöst werden.
▶ **Aplastische Krisen** kommen durch einen kurzdauernden Reifungsstopp der Erythropoese zustande und sind durch die erniedrigte Retikulozytenzahl von den hämolytischen Krisen zu unterscheiden.

Manche Patienten sterben im Kindesalter an fulminanten Infektionen (z. B. Pneumokokkensepsis aufgrund der Autosplenektomie), an Lungenembolien, ZNS-Komplikationen oder Nierenversagen. Die Therapie der Krisen besteht in der Behebung der Durchblutungsstörung und in der Beseitigung der Schmerzen durch reichliche Flüssigkeitszufuhr, Ausgleich der Azidose und Gabe von Azetylsalizylsäure. Am wirksamsten ist eine partielle Austauschtransfusion. – Heterozygote, die einen HbS-Anteil von nur 25–50% des Gesamtblutfarbstoffs haben, sind im allgemeinen beschwerdefrei. Doppelte Heterozygotie oder Kombination mit einer anderen Hämoglobinanomalie ist nicht selten und kann entsprechende Symptome hervorrufen.

Andere Hämoglobinämien

Hämoglobin C ist im Vergleich zu HbA weniger löslich und neigt zur intrazellulären Kristallbildung. Homozygote haben oft eine mäßige hämolytische Anämie mit Splenomegalie. Außerdem gibt es mehr als 40 andere instabile Varianten des Hämoglobins, die intraerythrozytär denaturieren können und als sog. Innenkörper (Heinz-Körper) in Erscheinung treten. Man bezeichnet diese Störungen als hämolytische Innenkörperanämien mit Dypyrrolurie (Mesobilifuscinurie). In Deutschland sind am häufigsten die **Hämoglobinanomalien vom Typ Hb Köln, Hb Zürich, Hb Freiburg** und **Hb Tübingen**. Das Ausmaß der hämolytischen Schübe und aplastischen Krisen kann stark variieren. Beim Hb Zürich treten die Heinz-Körper und hämolytischen Krisen erst nach Gabe von oxidativen Substanzen (z. B. Sulfonamiden) in Erscheinung. Die Heinzschen Innenkörper in den Erythrozyten lassen sich am besten durch Vitalfärbung mit Brillantkresylblau darstellen. Die Erkennung der Hämoglobinanomalie wird jedoch dadurch erschwert, daß 2/3 der anomalen Varianten sich elektrophoretisch wie HbA$_1$ verhalten. Wichtig ist der Nachweis der Instabilität des Hämoglobins und der Heinz-Körper in den Erythrozyten. Die Mesobilifuscinurie ist ein markantes, jedoch kein obligates Symptom.

Methämoglobinämien

Normalerweise liegen weniger als 1% des Gesamtblutfarbstoffes als braunes Methämoglobin vor (das zentrale Eisen ist zur Ferriform oxidiert). Die Zellen besitzen mehrere Mechanismen, um entstandenes Methämoglobin ständig zu reduzieren. Am wirkungsvollsten ist die Methämoglobinreduktase (Cytochrom-B$_5$-Reduktase). Bei Enzymmangel tritt eine Methämoglobinämie auf. Bei einem Gehalt von über 10% Methämoglobin (>1,5 g/dl) wird eine Zyanose deutlich. Mehr als 70% Methämoglobin sind mit dem Leben nicht vereinbar.

Durch **Intoxikation** mit bestimmten Substanzen, z. B. Nitrit, kann eine akute Methämoglobinämie entstehen, die bei intakten Reduktionssystemen leicht reversibel ist und nach i.v. Gabe von Methylenblau (einem Redoxfarbstoff) rasch verschwindet. Besonders gefährdet sind Kinder in den ersten 3 Lebensmonaten, da hier das Enzymsystem noch nicht ausgereift ist. Die **kongenitale enzymopenische Methämoglobinämie** wird autosomal rezessiv vererbt. Dabei ist die häufigste Fehldiagnose der angeborene Herzfehler. Eine Therapie ist normalerweise nicht notwendig. Daneben gibt es mehrere HbM-Anomalien, die eine dauernde schmutziggraue Zyanose verursachen, jedoch keine Anämie (**HbM-Krankheit**). Sie wird autosomal dominant vererbt. Dabei liegt das Hämoglobineisen teilweise aus Strukturgründen irreversibel in der dreiwertigen inaktiven Form vor und kann O$_2$ nicht mehr reversibel binden. Eine Therapie ist weder möglich noch notwendig.

Thalassämien

Bei den Thalassämien liegt eine vererbte Synthesestörung einer der Peptidketten des Globins vor, wodurch es zur ineffektiven Erythropoese und zur Überschußbildung der normalen Peptidkette in den Erythrozyten kommt. Die reduzierte Synthese der β-Ketten wird als β-Thalassämie bezeichnet, was zu einer verringerten Synthese von HbA$_1$ und einer vermehrten Synthese von HbF und HbA$_2$ führt.

> Das volle Krankheitsbild der klassischen Mittelmeeranämie ist die **β-Thalassaemia major** des Homozygoten, wobei die β-Kettensynthese völlig fehlt (β°-Thalassämie).

Dabei beträgt der HbF-Anteil >90%, HbA$_1$ fehlt, und HbA$_2$ ist erhöht. Im Blutbild findet sich eine schwere hypochrome Anämie mit einem Hbg unter 8 g/dl. Die Erythrozytenzahl ist im Vergleich zur Hämoglobinkonzentration noch relativ hoch. Die Retikulozytenzahl ist zwar erhöht, jedoch liegen die Werte infolge der ineffektiven

Erythropoese kaum über 5–7%. Morphologisch imponiert eine ausgeprägte Anisozytose und Poikilozytose sowie Mikrozytose. Targetzellen, Hypochromasie, Polychromasie, basophil getüpfelte Erythrozyten, Howell-Jolly-Körper und Erythroblasten im peripheren Blut sind typische Befunde.

Bei keiner anderen Blutkrankheit ist die Morphologie der Erythrozyten so stark verändert.

Die Leukozytenzahl ist normal; eine Leukozytose kann durch kernhaltige Vorstufen der Erythrozyten vorgetäuscht werden. Indirektes Bilirubin ist im Blut wegen des vermehrten Unterganges von Erythrozyten verschiedengradig erhöht, Haptoglobin erniedrigt, Eisen stark erhöht. Die Lebensdauer der Erythrozyten ist deutlich verkürzt. Die β-Thalassaemia major kommt vorzugsweise bei Bewohnern des Mittelmeerraumes und bei Indern vor, selten bei anderen Völkern (heterozygote Merkmalsträger sind gegenüber Malaria weniger empfindlich).

Schon im 1. Lebensjahr entwickelt sich ein schweres Krankheitsbild mit Hepatosplenomegalie bei ausgeprägter Anämie und Erythroblastose.

Die gesteigerte Erythropoese führt bereits in den ersten Lebensjahren in den Knochen zu einer starken Ausweitung der Markräume mit Verdickung der Schädelkalotte (»Bürstenschädel« mit radiärer Trabekelzeichnung auf dem Röntgenbild) und Hervortreten der Backenknochen (mongoloide Fazies).

Häufig ist die Anämie so stark, daß die Kinder in regelmäßigen Abständen Bluttransfusionen benötigen. In der Vergangenheit starben die meisten Patienten im 2. Lebensjahrzehnt an interkurrenten Infektionen, einer Herzinsuffizienz (Myokardschädigung durch starke Anämie und Eisenablagerung) oder den Folgen der Eisenüberladung anderer Organe. Heute weiß man, daß die Eisenüberladung zum großen Teil auf der ständigen Anämie zwischen den Transfusionen beruht (vermehrter Eisensog aus dem Darm).

Durch Steigerung der Transfusionsfrequenz kann man verhindern, daß der Hbg-Gehalt unter 12 g/dl absinkt und durch vermehrte Eisenresorption eine stärkere Hämosiderose auftritt.

Gleichzeitig gibt man regelmäßig den Chelatbildner Desferrioxamin (als Infusion nach jeder Transfusion und anschließend als tägliche subkutane Injektion, besser als nächtliche subkutane Dauerinfusion mit Hilfe einer Pumpe). Hierdurch kann die Gefahr einer stärkeren Hämosiderose durch die Bluttransfusionen vermindert werden, und die Überlebenschancen haben sich deutlich verbessert.

Eine Heilung ist nur durch eine allogene Knochenmarktransplantation möglich.

Eine Splenektomie kommt nur bei sehr starker Milzvergrößerung in Frage.

Bei der **β-Thalassaemia intermedia** handelt es sich um nicht so schwere Erkrankungen von $β^+$-Homozygoten oder um relativ schwere Erkrankungen von $β^0$-Heterozygoten. Bei $β^+$-Thalassämie ist die β-Kettensynthese noch möglich, aber stark eingeschränkt (HBF 60–80%, HbA_1 20–40%). Skelettveränderungen und Hepatosplenomegalie sind vorhanden bei einem Hämoglobingehalt von 6–8 g/dl (ohne Transfusionen).

Die **β-Thalassaemia minor** stellt die heterozygote Form der Mittelmeeranämie dar. Sie geht mit einer geringgradigen hypochromen Anämie einher und erzeugt keine Krankheitssymptome. Im Blutausstrich findet man eine mäßige Anisozytose, Poikilozytose, Targetzellen und basophil getüpfelte Erythrozyten, jedoch keine Erythroblasten. Die Lebenszeit der Erythrozyten ist nicht verkürzt. HbA_2 ist meist auf das Doppelte der Norm erhöht, während HbF in einem kleinen Teil der Fälle zwischen 1 und 6% liegt.

Die **α-Thalassämie,** welche vor allem im Fernen Osten und Afrika vorkommt, beruht auf einer Synthesestörung der α-Polypeptidkette des Globins und führt zu einer Verringerung aller normalen Hämoglobine. Statt dessen bilden die Patienten HbH ($β_4$), Neugeborene außerdem (statt HbF) Hb-Bart's ($γ_4$). Das klinische Bild variiert bei Heterozygoten je nach Untertyp der Erkrankung. Homozygotie mit völligem Fehlen der α-Kettensynthese ist mit dem Leben nicht vereinbar. Dabei entwickelt sich schon intrauterin eine schwere Anämie mit Hydrops (s. S. 103).

Bei der seltenen **kongenitalen erythropoetischen Porphyrie** kann eine normochrome hämolytische Anämie mit Retikulozytose auftreten, bei der die porphyrinreichen Erythroblasten im UV-Licht rot fluoreszieren. Durch einen angeborenen Enzymdefekt ist die Hämsynthese gestört, und es werden im rotgefärbten Urin Uro- und Koproporphyrin I ausgeschieden. Über weitere Symptome: s. S. 442.

Enzymdefekte

Hierbei handelt es sich um genetisch determinierte hämolytische Anämien, wobei die Vererbung meist autosomal rezessiv ist. Die heterozygoten Anlageträger sind trotz einer verminderten Enzymaktivität in der Regel gesund. Die Enzymopathie besteht in der Bildung eines abnorm strukturierten Enzyms, nicht in einer verminderten Bildung. Die biologische Funktion solcher Enzymvarianten hängt neben der Aktivität auch von ihren physikalisch-chemischen Eigenschaften ab. Das erklärt, warum ein Teil der Patienten eine chronische hämolytische Anämie hat, während ein anderer Teil unter normalen Bedingungen nicht anämisch ist. In Analogie zu den Hämoglobinanomalien bestehen Veränderungen der Aminosäuren im Proteinmolekül.

Die Störung betrifft entweder Enzyme der Glykolyse, wobei die Energiegewinnung der Erythrozyten gestört ist, oder den Pentosephosphatzyklus, wodurch die Erythrozyten nicht genügend reduziertes Glutathion bereitstellen können (zum Schutz des Hämoglobins und der Zellmembran gegen Oxidation durch Sauerstoff oder chemische Substanzen).

Pyruvatkinasemangel

Der häufigste Enzymdefekt der Glykolyse ist der Pyruvatkinasemangel. Er wird autosomal rezessiv vererbt. Die Schwere der Krankheit reicht von einer leichten unkomplizierten hämolytischen Anämie bis zu einer schweren Anämie mit Ikterus und Hepatosplenomegalie. Bei Neugeborenen kann es zu einer Hyperbilirubinämie mit der Notwendigkeit einer Austauschtransfusion kommen. In den Erythrozyten ist der Gehalt an 2,3-Diphosphoglyzerat stark erhöht. Innerhalb einer Familie kann der Schweregrad variieren. Bei schweren Formen vermindert eine Splenektomie das Ausmaß der Anämie und die Transfusionshäufigkeit.

Glukose-6-Phosphat-Dehydrogenasemangel

Der häufigste Enzymdefekt des Pentosephosphatzyklus (und einer der häufigsten Gendefekte überhaupt) ist der Mangel an Glukose-6-Phosphat-Dehydrogenase (G-6-PD). Er kommt wie die Thalassämie besonders in Malariagebieten vor. Er wird X-chromosomal gebunden vererbt. Der Enzymdefekt ist bei homozygoten weiblichen und hemizygoten männlichen Nachkommen gleich stark ausgeprägt. Heterozygote Frauen (Konduktorinnen) haben 2 verschiedene Erythrozytenpopulationen (davon eine mit dem kranken Gen); da nach der Lyon-Hypothese in weiblichen Zellen in einem frühen postzygotischen Entwicklungsstadium nach dem Zufallsprinzip immer eines der beiden X-Chromosomen inaktiviert wird, kann bei Konduktorinnen das Verhältnis der einen zur anderen Population auch innerhalb einer Familie verschieden sein.

Klinisch unterscheidet man 2 Krankheitsformen: Bei der seltenen Form besteht eine chronische hämolytische Anämie, die man durch die Verringerung der Enzymaktivität diagnostizieren kann. Bei der anderen häufigen Form treten akute hämolytische Krisen nur nach Einnahme bestimmter Medikamente auf (z.B. Chinin, Primaquin, Antipyretika, Sulfonamide, Nitrofurantoin, Nalidixinsäure u.a.), auch nach Verzehr von Leguminosen (z.B. Favabohnen = große Bohnen oder Saubohnen) oder bei Infektionen (Hepatitis, Influenza, Typhus u.a.). Eine schwere hämolytische Krise führt zu Anämie, Ikterus, Hämoglobinurie, Schmerzen, Fieber und Kreislaufkollaps. Das Ausmaß der Hämolyse hängt ab von der Stärke und Menge der einwirkenden toxischen Substanz sowie von der Ausprägung des Defektes (~150 Varianten). Besonders beim Mittelmeertyp (Favismus) ist ein tödlicher Ausgang möglich. Bei anderen Formen und anderen Bevölkerungsgruppen findet man Defekte mit leichteren Verläufen. Hier enthalten die jüngeren Erythrozyten noch ausreichend G-6-PD-Aktivität, so daß die hämolytische Krise nach Abbau der älteren Erythrozyten von selbst aufhört. Wichtig ist die Vermeldung auslösender Medikamente oder Nahrungsmittel.

o) Erworbene hämolytische Anämien

Im Gegensatz zu den genetisch bedingten hämolytischen Anämien, die auf einem angeborenen Defekt der Erythrozyten beruhen (korpuskuläre hämolytische Anämien), entstehen die erworbenen hämolytischen Anämien durch eine Schädigung der Erythrozyten als Folge der Einwirkung äußerer Faktoren (extrakorpuskuläre hämolytische Anämien). Hierbei sind meist Antikörper auslösend (immunhämolytische Anämien), nicht selten auch toxische Stoffe (toxisch-hämolytische Anämien).

Antikörperbedingte Anämien

Bei **Isoantikörperanämien** werden die Erythrozyten eines Menschen durch Antikörper aus dem Blut eines anderen Menschen geschädigt. So führt die Transfusion gruppenfremden Blutes durch Unverträglichkeit im AB0-System zur akuten Hämolyse. Nach erfolgter Sensibilisierung durch eine Fehltransfusion kann es auch durch Inkompatibilität im Rh-System oder einem anderen Blutgruppensystem zu hämolytischen Reaktionen kommen. Therapie: Schockbehandlung mit i.v. Infusion eines Plasmaexpanders, Gabe von Prednisolon, Austauschtransfusion mit gruppengleichem Blut und Förderung der Diurese, bei Anurie Peritoneal- oder Hämodialyse.

Die bei Kindern häufigste Form einer erworbenen hämolytischen Anämie ist der **Morbus haemolyticus neonatorum** bei Rh- und AB0-Inkompatibilität (s. S. 99). Er entsteht dadurch, daß Antikörper, die gegen die kindlichen Erythrozyten gerichtet sind, aus dem Blut der Mutter durch die Plazenta in den kindlichen Blutkreislauf gelangen und dort eine Hämolyse hervorrufen (Abb. 4, Tafel III, S. 457). Wie bei vielen hämolytischen Anämien können auch bei der ABO-Inkompatibilität Kugelzellen auftreten. Bei schweren Erkrankungen (durch Rh-Inkompatibilität) überwiegen die großen fetalen Erythroblasten.

Im späteren Kindesalter kommen auch Anämien vor, die durch Autoantikörper indiziert sind. Dabei ist der direkte Coombs-Test (s. S. 99) positiv, und im Serum sind häufig freie Antikörper nachweisbar.

Die akute hämolytische Anämie durch **Wärmeautoantikörper** verursacht eine hämolytische Krise mit Fieber, Bauchschmerzen, Erbrechen und rasch zunehmender Anämie. Der starken Blässe folgt ein mäßiger Ikterus mit Splenomegalie. Im Blutausstrich sieht man eine starke Anisozytose mit Mikrozyten und Sphärozyten, nach 2 Tagen (als Ausdruck der Hyperregeneration) eine Retikulozytenvermehrung, Makrozyten und Polychromasie. Es kann sich aber auch eine schwere chronische Anämie ohne akute Krankheitssymptome entwickeln. Das Haptoglobin ist vermindert, die Blutsenkungsgeschwindigkeit stark beschleunigt. Auslösend können exogene Faktoren, z.B. Infektionen, sein. Am häufigsten finden sich Antikörper vom IgG-Typ, in etwa 10% vom IgM-Typ und selten vom IgA-Typ. Therapie: Da Bluttransfusionen durch Übertragung von Komplementfaktoren die Hämolyse verstärken können, darf eine unbedingt notwendige Erythrozytensubstitution nur mit gewaschenem Blut erfolgen. Auch hierdurch kann es zu einer Zunahme der Hämolyse kommen. Meist führt die Gabe von Prednisolon zu einem raschen Nachlassen der Hämolyse. Bei chronischen therapieresistenten Verlaufsformen sind regelmäßige Immunglobulingaben, Immunsuppressiva (z.B. Azathioprin) oder eine Splenektomie wirksam. Bei Therapieresistenz kann Plasmapherese nützlich sein.

Gelegentlich kommt es zur stärkeren Bildung von **Kälteautoantikörpern,** die in geringer Konzentration in jedem Serum vorhanden sind. Es handelt sich meist um IgM-Antikörper mit Anti-i-Spezifität. Die vermehrte Bildung solcher Antikörper ist die nicht seltene Komplikation einer Mycoplasma-pneumoniae-Infektion (s. S. 173). Selten findet man sog. Donath-Landsteiner-Antikörper, welche gegen das Blutgruppenantigen P gerichtet sind und die seltene **paroxysmale Kältehämoglobinurie** verursachen. Noch seltener ist eine Vermehrung der T-Antikörper, die im 1. Lebensjahr in geringer Menge im Serum nachweisbar sind.

Symptomatische autoimmunhämolytische Anämien

Neben den idiopathischen autoimmunhämolytischen Anämien gibt es symptomatische autoimmunhämolytische Anämien bei verschiedenen Grundkrankheiten (z.B. Lupus erythematodes und Morbus Hodgkin). Auch hier sind häufig Wärmeautoantikörper beteiligt.

Toxisch-hämolytische Anämien

Toxisch-hämolytische Anämien können aufgrund von beschleunigtem Erythrozytenuntergang durch exogene Gifte hervorgerufen werden. Auch endogene Toxine (z.B. bei schweren Verbrennungen oder Urämie) sowie bei Infektionen (Malaria, Sepsis, Gasbrand) können eine Hämolyse auslösen.

2. Krankheiten des Leukozytensystems

D. Niethammer und C. Simon

a) Physiologische Besonderheiten des weißen Blutbildes im Kindesalter

Die Gesamtleukozytenzahl liegt bei der Geburt am höchsten und fällt im Laufe der Kindheit auf die Erwachsenenwerte ab (Abb. 9). Der Anteil der neutrophilen Granulozyten überwiegt in den ersten Lebenstagen und nach dem 4. Lebensjahr bis ins Erwachsenenalter (Tab. 4), während in den ersten 3 Lebensjahren eine relative und absolute Lymphozytose besteht. Auffallend ist der relativ hohe Monozytengehalt während der ersten Lebenswochen (5–20%); später gelten die Erwachsenenwerte (2–6%).

b) Reaktive Veränderung des weißen Blutbildes

Die **granulozytäre Reaktion,** die vor allem bei bakteriellen Infektionen auftritt, ist gekennzeichnet durch

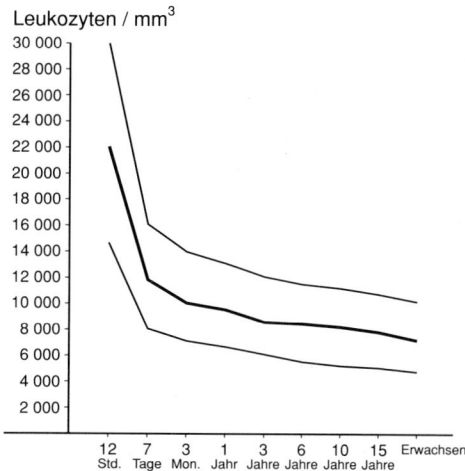

Abb. 9. Gesamtleukozytenzahl im Blut während der Kindheit. (Durchschnittswerte und Schwankungsbreite).

Tab. 4. Anzahl der Leukozyten, neutrophilen Granulozyten und Lymphozyten des Blutes während der Kindheit (in 1000/µl). Angegeben ist der 95%-Bereich.

Alter	1 Tag	2 Wochen	4 Monate	1 Jahr	4 Jahre	10 Jahre	15 Jahre und Erwachsene
Leukozyten	9,4–34	5,0–20	6,0–17,5	6,0–17,5	5,5–15,5	4,5–13,5	4,5–11,0
Neutrophile	5–21	1–9,5	1,0–9,0	1,5–8,5	1,5–8,5	1,8–8,0	1,8–7,7
Lymphozyten	2,0–11,5	2,0–17	3,5–14,5	4,0–10,5	2,0–8,0	1,5–6,5	1,0–5,0

eine Leukozytose mit Überwiegen der neutrophilen Granulozyten und mehr oder weniger ausgeprägter Linksverschiebung (Auftreten von Stabkernigen und jüngeren Formen). Dabei findet man oft verstärkte und vergröberte Granulationen (toxische Granulationen). Gelegentlich enthalten die neutrophilen Granulozyten kleine basophile Schlieren im Zytoplasma (Döhle-Körperchen).

In der akuten Phase einer bakteriellen Infektion fällt der langsame Anstieg der absoluten Monozytenzahl durch das Überwiegen der Neutrophilen zunächst nicht auf (»neutrophile Kampfphase« nach Schilling). Erst mit dem Rückgang der neutrophilen Reaktion kommt es oft zur vorübergehenden relativen Monozytose (»monozytäre Überwindungsphase«), die schließlich von einer »lymphozytären Heilphase« mit leichter Eosinophilie abgelöst wird.

Die **lymphatische Reaktion** ist gekennzeichnet durch eine relative oder absolute Vermehrung lymphatischer Blutzellen. Dabei kann es sich überwiegend um kleine Lymphozyten handeln (z. B. beim Keuchhusten) oder es dominieren größere Lymphozyten mit verbreitertem Plasma und deutlicher oder schwach ausgeprägter Basophilie bis hin zu Zellen, die nur schwer von Monozyten zu unterscheiden sind (lymphatische Reizformen, z. B. beim Pfeifferschen Drüsenfieber). Bei Röteln treten neben kleinen und größeren Lymphozyten auch vermehrt Plasmazellen auf.

Eine Reihe von Krankheiten geht mit einer **Leukozytopenie** (Zellzahl unter 4000/µl) einher, wobei der Blutausstrich entweder eine lymphatische Reaktion (z. B. bei Röteln) oder eine granulozytäre Reaktion mit Verringerung der Lymphozyten und relativer Vermehrung der neutrophilen Granulozyten mit Linksverschiebung zeigt (z. B. nicht selten bei Neugeborenensepsis oder bei Typhus).

c) Agranulozytose und Neutropenie

Als Agranulozytose bezeichnet man das völlige Fehlen von neutrophilen Granulozyten im Blut, als Neutropenie einen Granulozytengehalt unter 1500/µl (bei Säuglingen unter 1000/µl). Angeborene Agranulozytosen oder Neutropenien sind sehr selten. Die **angeborene Agranulozytose** mit völligem Fehlen der Myelopoese verläuft häufig tödlich. Nicht so selten sind **Neutropenien bei gesunden Säuglingen,** die über Wochen und Monate andauern können und spätestens im 2. Lebensjahr verschwinden. Das Knochenmark ist normal. Bei Infektionen können die Kinder Granulozyten in normaler Menge mobilisieren und Eiter bilden. Hierbei handelt es sich wahrscheinlich um eine Verteilungsstörung der Granulozyten ohne Krankheitswert, die nur im Säuglingsalter beobachtet wird.

Neutropenien und Agranulozytosen kommen bei einer Zytostatikatherapie häufig vor und können auch durch andere Medikamente oder Infektionen ausgelöst werden (**toxische Neutropenien und Agranulozytosen** durch Knochenmarkschädigung). Wenn sie durch antileukozytäre Antikörper hervorgerufen werden, spricht man von einer **Immunneutropenie.** Die **allergische Agranulozytose,** bei der ein Medikament als Hapten wirkt, ist bei Kindern selten; das gilt auch für die akute Agranulozytose durch Metamizol, für die der Mechanismus nicht eindeutig geklärt ist (Idiosynkrasie?).

Die Folgen einer Agranulozytose sind Fieber und Geschwürsbildungen im Bereich der Mundhöhle und des Magen-Darm-Trakts, häufig auch eine Sepsis. Bei der akuten Agranulozytose sind die Erythrozyten- und Thrombozytenzahlen normal. Infektionen werden wegen der fehlenden Entzündungsreaktionen im Gewebe manchmal zu spät erkannt. Eine ungehinderte Vermehrung von Bakterien oder Pilzen (z. B. in den Lungen) kann sich längere Zeit dem röntgenologischen Nachweis entziehen. Das Knochenmark zeigt ein völliges Fehlen der Myelopoese oder nur unreife Vorstufen.

Die **Therapie** besteht im Fortlassen des auslösenden Medikaments (bis zur Erholung vergehen meist 10–14 Tage) und in der Infektionsbehandlung durch bakterizid wirkende Antibiotikakombinationen. In schweren Fällen können Transfusionen von Granulozytenkonzentraten lebensrettend sein. Bei der Chemotherapie von malignen Erkrankungen beobachtet man oft Agranulozytosen mit hohem Fieber ohne erkennbare Ursache. Dann muß sofort eine kombinierte Antibiotikatherapie beginnen, ohne das Ergebnis der Blutkultur oder des Antibiogramms abzuwarten.

Angeborene Störungen der Granulozytenfunktion sind selten und werden auf S. 525 besprochen.

d) Leukämien

Definition: Die Leukämie ist eine maligne Systemkrankung des blutbildenden Gewebes, die mit einer irreversiblen Wucherung krankhafter weißer Zellen auf Kosten der normalen Hämatopoese einhergeht.

Die **Ätiologie** ist noch weitgehend ungeklärt. Am ehesten muß man von einem multifaktoriellen Geschehen ausgehen. Hohe Dosen ionisierender Strahlen können eine Leukämie auslösen. Man nimmt an, daß eine pränatale Strahlenbelastung das Leukämierisiko erhöht. Die ätiologische Bedeutung von Viren ist bisher nur für bestimmte Leukämieformen bei Tieren nachgewiesen worden. T-Zell-Leukämien von Erwachsenen können mit einer Infektion durch Retroviren (Humanes T-Zell-Leukämie-Virus-HTLV 1) in Zusammenhang stehen. Bei einer Reihe von primären Immundefekten (z. B. beim Louis-Bar-Syndrom, S. 129) sowie beim Down-Syndrom, bei der Neurofibromatose v. Recklinghausen und bei der hereditären Fanconi-Anämie kommen Leukämien häufiger vor. Bei eineiigen Zwillingen beträgt die Konkordanzrate 20%. Im übrigen sind Geschwistererkrankungen selten.

Pathogenese: Es handelt sich um eine maligne Entartung teilungsfähiger Zellen der Blutbildung. Dabei kommt es zu einer im Genmaterial der Zellen festgelegten Störung des Zellstoffwechsels, die keine geordnete Ausreifung und Differenzierung der Zellen erlaubt. Numerische oder strukturelle Chromosomenveränderungen in den Leukämiezellen sind nicht selten (s. S. 137), und mit molekulargenetischen Methoden finden sich zusätzliche Veränderungen (Rearrangements). Bei der chronischen myeloischen Leukämie (adulter Typ) ist die Translokation eines Bruchstückes vom Chromosom 22 auf das Chromosom 9 oder ein anderes Chromosom nachweisbar (Abb. 27, S. 138). Das Restchromosom wird als Philadelphia-Chromosom (Ph_1-Chromosom) bezeichnet. Diese Anomalie betrifft alle blutbildenden Zellen des Knochenmarks, nicht jedoch die übrigen Zellen des Körpers. Bei den akuten Leukämien können oft in den pathologischen Zellen entweder Veränderungen der Chromosomenzahl (meist Vermehrung) oder Translokationen gefunden werden, welche charakteristisch für einen bestimmten Leukämietyp sein können. In der Regel ist die Neubildungsrate der Leukämiezellen geringer als bei den gesunden Zellen. Die Lebensdauer ist jedoch verlängert, so daß es zur Anreicherung dieser Zellen im Blut und in den Organen kommt. Die Insuffizienz der Hämatopoese ist nur zum Teil auf Verdrängung des normalen Knochenmarks zurückzuführen, da entsprechende Störungen häufig schon zu Beginn der Erkrankung nachweisbar sind. Nach einer zytostatischen Therapie erholen sich die pathologischen Zellen langsamer als die normalen Zellen.

Tab. 5. Leukämieformen im Kindesalter (in %).

A. Akute Leukämien	
1. Akute lymphoblastische Leukämie (ALL)	**80**
a) B-ALL	1
b) Prä-B-ALL	20
c) Common-ALL	65
d) T-ALL	14
e) Undifferenzierte akute Leukämie	<1
2. Akute myeloische Leukämie (AML)	**15**
a) M1 (undifferenziert, myeloblastär)	23
b) M2 (myeloblastär)	23
c) M3 (promyelozytär)	3
d) M4 (myelomonozytär)	19
e) M5 (monozytär)	28
f) M6 (Erythroleukämie)	3
g) M7 (Megakaryozytenleukämie)	<1
B. Chronisch myeloische Leukämie	**2–5**
1. Juvenile Form (JCML)	
2. Adulte Form (ACML)	

Einteilung der Leukämien (Tab. 5)

Bei den **akuten Leukämien** (etwa 96% aller Leukämien) unterscheidet man:
▶ **Akute lymphoblastische Leukämie** (ALL, etwa 80%). Durch immunologische Bestimmung der Oberflächenmarker kann man mehrere Subtypen feststellen (T-Zell-, B-Zell-Leukämie, Common-ALL usw.).
▶ **Akute myeloische Leukämie** (AML, etwa 15%). Nach Morphologie und Zytochemie trennt man verschiedene Subtypen, die von M1 bis M7 eingeteilt werden (Tab. 5).

Die **chronische myeloische Leukämie,** bei der ein juveniler Typ vom adulten Typ unterschieden wird, ist selten (2–5% aller Leukämien). Die chronische lymphatische Leukämie kommt bei Kindern nicht vor. Die Unterscheidung der Leukämietypen ist wichtig für die Prognose und die Wahl der Chemotherapeutika.

Zytologie: Die akuten Leukämien sind durch unreife, d. h. nicht oder nicht vollständig differenzierte Zellformen gekennzeichnet. Diese werden als Blasten bezeichnet. Eine genaue Klassifizierung der Leukämien erfolgt nicht nur nach morphologischen Kriterien, sondern auch nach zytologischen, immunologischen und molekulargenetischen Befunden. Bei der Zytochemie werden Enzymaktivitäten (z. B. Peroxidase, Esterase oder saure Phosphatase) und Glykogen mit der PAS-Färbung nachgewiesen. Der Antigennachweis auf der Zelloberfläche dient der Bestimmung der Subtypen der akuten lymphoblastischen Leukämie und der Erkennung von seltenen Mischformen (Hybridleukämien), die zwischen akuten lymphoblastischen und akuten myeloischen Leukämien stehen.

Bei der **akuten lymphoblastischen Leukämie** (ALL) unterscheidet man mit immunologischen Methoden mindestens 5 Typen:
1. T-Zell-Leukämie (15%).
2. Reife B-Zell-Leukämie (1%).
3. Common-ALL-Antigen-positive Form (Common-ALL, 65%).
4. Prä-B-ALL (15%), Prä-prä-B-ALL (5%).
5. Komplett Marker-negative akute undifferenzierte Leukämie (AUL, <1%).

Über 70% der Leukämien lassen sich der B-Zell-Reihe zuordnen. Die reife B-Zell-Leukämie ist bereits morphologisch zu erkennen und zeichnet sich durch Expression von Immunglobulinen an der Zelloberfläche aus. Die häufigere Prä-B-ALL enthält nur im Zytoplasma Immunglobuline, welche bei der Prä-prä-B-ALL fehlen. Die Common-ALL, welche das sog. Common-ALL-Antigen (CALLA) an der Oberfläche trägt, gehört ebenfalls zur B-Reihe. Von dieser läßt sich die T-ALL abgrenzen, die häufig eine saure Phosphatasereaktion zeigt, während die Common-ALL-positiven Zellen bei der PAS-Färbung häufig grobe rote Granula enthalten.

In der Gruppe der **akuten myeloischen Leukämien** (AML) findet man am häufigsten die myeloblastäre Form mit mehr oder weniger ausgereiften Myeloblasten als Leukämiezellen. Die zweithäufigste Form ist die akute monozytäre Leukämie (AMoL), die besonders bei jüngeren Kindern vorkommt. Die myelomonozytäre Form (AMML) ist sowohl Esterase- als auch Peroxidase-positiv.

Kennzeichnend für die **chronische myeloische Leukämie** (CML) **vom Erwachsenentyp** ist das Nebeneinander von reifen und unreifen Zellen der Granulopoese mit normaler Morphologie im Blut und im Knochenmark. Die alkalische Leukozytenphosphatase ist stark vermindert. In über 90% der Fälle findet sich das Philadelphia-Chromosom (s. o.). Bei der in den ersten Lebensjahren vorkommenden **juvenilen Form** der CML handelt es sich um eine myeloproliferative Erkrankung, die auch als subakute myelomonozytäre Leukämie bezeichnet wird, was dem klinischen Verlauf entspricht. Neben der Vermehrung von Monozyten findet man von Beginn an eine Thrombozytopenie und Anämie.

Vorkommen: In der Bundesrepublik Deutschland erkranken pro Jahr etwa 500 bis 600 Kinder an einer Leukämie. Man rechnet bis zum 14. Lebensjahr mit einer Häufigkeit von 4–6 auf 100 000 Kinder. Die Leukämien und malignen Lymphome haben unter den bösartigen Erkrankungen im Kindesalter einen Anteil von 50%. Die bei Kindern häufigste Form ist die akute lymphoblastische Leukämie mit einem Altersgipfel zwischen dem 3. und 5. Lebensjahr. Angeborene Leukämien und Leukämien im 1. Lebensjahr sind selten.

Klinik der akuten Leukämien: Die klinischen Symptome sind bei den verschiedenen Formen der akuten Leukämie ähnlich. Die Vorgeschichte erstreckt sich meist über mehrere Wochen bis Monate. Die ersten und häufigsten Symptome sind Blässe und rasche Ermüdbarkeit. Später treten Appetitlosigkeit, Gewichtsabnahme und Fieberschübe hinzu.

Oft wird die Diagnose erst beim Auftreten von Haut- und Schleimhautblutungen oder bei besonders schwer verlaufenden Infektionen (Angina, Pneumonie) gestellt.

Dabei fallen Blutbildveränderungen, eine Hepatosplenomegalie und/oder generalisierte Schwellungen der Lymphknoten auf. Infolge des Thrombozytenmangels finden sich neben Petechien kleinere und größere flächenhafte Blutungen. Die geschwollenen Lymphknoten sind derb, indolent und gut verschieblich, die Lymphknotenvergrößerungen nur teilweise generalisiert. Leber- und Milzvergrößerung sind variabel. Die Milz ist meist von derber Konsistenz. Etwa 1/3 der Kinder hat bei Krankheitsbeginn Knochen- und Gelenkschmerzen, die durch den intraossären Druck der proliferierten Leukämiezellen und die Zerstörung des Knochens durch leukämische Infiltrate im Bereich des Periosts oder der Gelenkkapsel bedingt sind. Die Ursache der Schmerzen wird häufig zunächst verkannt.

Bei einem kleinen Teil der Kinder können durch leukämische Infiltrate im zentralen Nervensystem Krämpfe, Lähmungen von Hirnnerven, Sehstörungen, Ataxie, ein hypothalamisches Syndrom (Polyphagie mit Adipositas) und sehr selten ein Querschnittssyndrom hervorgerufen werden (**leukämische Meningoenzephalopathie**). Auch ein Rezidiv kann zuerst im ZNS auftreten, da die meisten Zytostatika schlecht liquorgängig sind. Bei der **Meningosis leucaemica** (Beteiligung der Hirnhäute) kann es zu Hirndruckerscheinungen, wie Kopfschmerzen, Erbrechen und Stauungspapille, bei jüngeren Kindern zum Auseinanderweichen der Schädelnähte (Abb. 10), kommen. Der Liquor enthält Leukämiezellen in geringer oder höherer Zahl (bis zu 5000/µl), vermehrt Eiweiß, vermindert Zucker und steht unter erhöhtem Druck. Die Zahl der Zellen korreliert nicht mit den klinischen Symptomen. Oft sind die Zellen erst nach Zentrifugieren des Liquors nachweisbar.

Andere Organe, die von Leukämiezellen infiltriert werden können, sind in der Reihenfolge der Häufigkeit Nieren, Gonaden, Thymus, Gastrointestinaltrakt, Lungen und Herz. Eine nicht schmerzhafte Hodenvergrößerung ist außer bei Säuglingen initial selten, oft aber das erste Zeichen eines Rezidivs, das dort auch isoliert auftreten kann. Haut- und Schleimhautinfiltrationen werden bei der akuten monozytären Leukämie häufiger beobachtet.

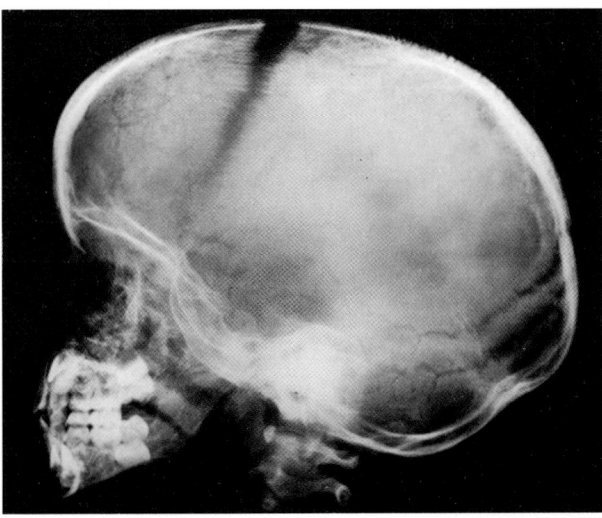

Abb. 10. Akute lymphoblastische Leukämie: Nahtsprengung infolge gesteigerten Schädelinnendrucks (Meningosis leucaemica). Diffuse leukämische Infiltration des Schädeldaches. 2 Jahre alter Junge.

Bei akuten Leukämien können durch lokalisierte Wucherungen von Leukämiezellen Tumoren entstehen. Sehr selten entwickeln sich bei einer AML sog. Chlorome (Myeloblastenwucherungen unterhalb des Periosts), welche den Knochen zerstören. Bei einer Lokalisation in der Orbita entwickelt sich eine Protrusio bulbi (Abb. 11). Die malignen Non-Hodgkin-Lymphome im Kindesalter (s. S. 610) werden als lokalisierte Erscheinungsformen einer ALL aufgefaßt. Bei akuter lymphoblastischer Leukämie findet man initial in 10–15% einen Mediastinaltumor. In der Regel handelt es sich dann um eine T-Zell-Leukämie. Häufig kann jedoch bei Diagnosestellung nicht entschieden werden, ob primär ein vom Thymus ausgehendes malignes Lymphom bestanden hat, das generalisiert ist, oder ob der Thymus im Rahmen einer akuten lymphoblastischen Leukämie stark infiltriert ist.

Komplikationen: Infektionen werden durch die Verminderung normaler funktionstüchtiger Granulozyten und Lymphozyten begünstigt und sind die Folge der Leukämie und der zytostatischen Behandlung.

Bei Absinken der normalen Granulozytenzahl auf Werte unter 500/µl können sich Bakterien (z. B. Staphylokokken oder gramnegative Stäbchen) ungehemmt ausbreiten (sog. opportunistische Infektionen).

Infolge der Neutropenie gehen Entzündungen der Mundschleimhaut oft mit schweren Ulzerationen einher, und aus einer lokalisierten Infektion kann sich rasch eine tödliche Sepsis entwickeln.

Die Abwehr viraler Infektionen leidet vor allem unter der zytostatisch bedingten Verminderung der zellulären Immunantwort.

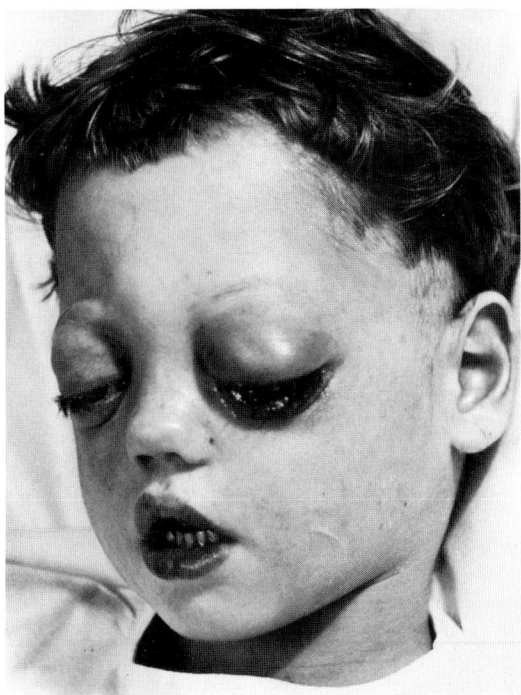

Abb. 11. Akute myeloische Leukämie mit Tumorbildung in der Orbita.

Gefürchtet sind die sog. progressiven Varizellen (mit Beteiligung innerer Organe) und der disseminierte Herpes zoster. Das Wachstum von Pilzen (vor allem Candida albicans, Aspergillus und Cryptococcus) wird durch die immunsuppressive Therapie und Neutropenie gefördert. Früher kam es unter einer zytostatischen Therapie nicht selten zu einer interstitiellen Pneumonie und Pneumocystis carinii, die man jetzt durch Gaben von Co-Trimoxazol sicher verhindern kann.

Haut- und Schleimhautblutungen bei Leukämie können auch auf einer Verminderung von Gerinnungsfaktoren und einer verstärkten Fibrinolyse beruhen (nicht selten bei akuter myeloischer Leukämie, besonders bei Promyelozytenleukämie).

> Die **Diagnose** einer akuten Leukämie wird aus dem Knochenmarkausstrich gestellt.

Hier sieht man ein einförmiges Bild von Blasten, die das Mark weitgehend beherrschen. Die Zellen der normalen Hämatopoese sind stark vermindert oder fehlen (Abb. 5 und 6, S. 457).

Im Blutbild findet man meist eine Anämie, Neutropenie und Thrombozytopenie. Die Gesamtleukozytenzahl hängt von der Menge der in die Blutbahn ausgeschwemmten Leukämiezellen ab. Eine Neutropenie kommt bei der ALL häufig vor. Die sog. aleukämische Leukämie mit niedrigen Leukozytenzahlen ist allein nach dem Blutbild manchmal schwer von einer Panmyelophthise (s. S. 458) zu unterscheiden. Die aleukämischen Formen gehen häufiger mit Knochenschmerzen einher und haben oft eine längere Vorgeschichte. Nur bei ¼ der Kinder mit einer akuten lymphoblastischen Leukämie ist das Blutbild leukämisch (>25 000 weiße Zellen/µl). Leukozytenzahl und klinische Symptome sind oft schlecht miteinander korreliert. Neben den Leukämiezellen sieht man im Blutbild oft vereinzelt rote Vorstufen. Ein erhöhter Harnsäuregehalt und eine LDH-Vermehrung im Blut weisen auf einen vermehrten Zellumsatz hin. Auf dem Röntgenbild sieht man eine allgemeine Osteoporose und metaepiphysäre Aufhellungsbänder in den Zonen mit besonders starkem Wachstum (z. B. in kniegelenksnahen Metaphysen, Abb. 12). Herdförmige Osteolysen stellen sich röntgenologisch als einzelne oder multiple Aufhellungen von Reiskorn- bis Bohnengröße dar. Man findet sie vorzugsweise am Schädel (»Mottenfraß«), an den Metaphysen der langen Röhrenknochen und am Becken. In fortgeschrittenen Stadien können sie zu größeren Destruktionsherden zusammenfließen.

Klinik der chronischen myeloischen Leukämie: Die meist im Schulalter auftretende Philadelphia-positive Krankheitsform gleicht weitgehend der chronischen myeloischen Leukämie des Erwachsenen (**Erwachsenentyp**). Im Vordergrund steht eine Milzvergrößerung, welche Bauchbeschwerden hervorrufen kann. Manchmal führen starke Knochenschmerzen zu einer eingehenden Untersuchung. Die Leukozytenzahl ist stark erhöht (häufig über 100 000/µl). Im Blutausstrich finden sich neben Myeloblasten alle Reifungsstufen der neutrophilen Granulozyten. Nicht selten ist auch der Anteil der basophilen Granulozyten erhöht. Anämie und Thrombozyto-

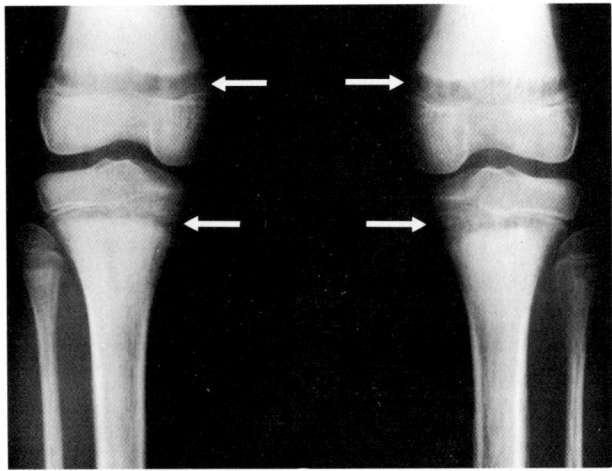

Abb. 12. Akute lymphoblastische Leukämie: subepiphysäre Aufhellungsbänder (Pfeile) der Femora, Tibiae und Fibulae (oft frühes Röntgenzeichen). 11 Jahre alter Junge.

penie fehlen anfangs häufig. Im terminalen Stadium kommt es zum sog. akuten Blastenschub mit Überwiegen von Myeloblasten oder Lymphoblasten und dem klinischen Bild einer akuten Leukämie. Während der akute Myeloblastenschub völlig therapieresistent ist, spricht der akute Lymphoblastenschub zunächst auf die Zytostatikatherapie an und geht wieder in eine chronische Phase über, die aber stets mit einem erneuten Blastenschub endet.

Die chronische myeloische Leukämie des frühen Kindesalters (**juveniler Typ**)**,** bei der sich kein Philadelphia-Chromosom nachweisen läßt, entspricht dem Bild einer subakuten Monoblastenleukämie mit frühzeitiger Milz- und Lebervergrößerung, generalisierten Lymphknotenschwellungen, knötchenförmigen Hautinfiltrationen und thrombozytopenischen Blutungen. Die Leukozytenzahl ist meist nicht so stark erhöht wie beim Erwachsenentyp. In den Erythrozyten ist das fetale Hämoglobin (HbF) vermehrt. Auch diese Krankheitsform läßt sich therapeutisch schwer beeinflussen und führt meist rasch zum Tode.

Verlauf und Prognose: Unbehandelt starben früher Kinder mit einer akuten Leukämie nach 1–4 Monaten, mit einer chronischen myeloischen Leukämie vom Erwachsenentyp nach wenigen Jahren (mittlere Überlebenszeit 3 Jahre). Durch die zytostatische Therapie kann heute bei den akuten Leukämien ein großer Teil der Kinder geheilt werden.

Die akute lymphoblastische Leukämie läßt sich durch Zytostatika am besten beeinflussen.

Heute überleben über 75% aller Patienten rezidivfrei mehr als 5 Jahre und gelten als geheilt. Kinder mit mittlerem oder hohem Risiko (hohe Zellzahl und starke Hepatosplenomegalie) werden ebenfalls durch eine risikoangepaßte Therapie zum größten Teil geheilt; das gilt auch für Patienten mit einer B-Zell-Leukämie, die früher eine schlechte Prognose hatten. Geringere Heilungschancen haben Kinder im 1. Lebensjahr mit einer akuten undifferenzierten (Common-ALL-Antigen-negativen) Leukämie und Kinder, die nicht rasch in eine Remission kommen oder auf Steroide nicht ansprechen.

Bei der akuten myeloblastischen Leukämie wird bei Kindern (im Gegensatz zu Erwachsenen) eine komplette Remission in 70–80% erreicht; eine Heilung erscheint bei mindestens 50% dieser Kinder möglich. Bei der chronischen myeloischen Leukämie ist die Knochenmarktransplantation die einzige Chance, die Krankheit zu heilen.

Allerdings können einige Patienten ohne Transplantation bis zu 12 Jahre in der chronischen Phase bleiben. Patienten, bei denen eine Knochenmarktransplantation wegen eines fehlenden Spenders nicht möglich ist, sterben später immer im terminalen Blastenschub. Bei der juvenilen Form der chronischen myeloischen Leukämie beträgt die mittlere Überlebenszeit nur 6 Monate.

Beim Rezidiv einer akuten Leukämie besteht je nach Zeitpunkt bei einem Teil der Kinder noch eine Heilungschance durch erneute Chemotherapie oder Knochenmarktransplantation. Die Knochenmarktransplantation ermöglicht eine besonders intensive antileukämische Therapie, und es spricht vieles dafür, daß sich das übertragene Immunsystem auch gegen noch überlebende leukämische Blasten richten kann, was zu einer weiteren Reduktion der Rezidivrate führt.

Differentialdiagnose: Das **Pfeiffersche Drüsenfieber** (s. S. 631), welches meist mit erhöhten Leukozytenzahlen einhergeht, kann wegen der Lymphknotenschwellungen, Angina und Milzvergrößerung bei gleichzeitiger Thrombozytopenie mit einer Leukämie verwechselt werden. Das Blutbild ist besonders bei jüngeren Kindern häufig nicht charakteristisch. Die im Erwachsenenalter typischen lymphatischen Reizformen (lymphomonozytäre Zellen) können im Kindesalter fehlen oder werden manchmal für Leukämiezellen gehalten. Hohe Leukozytenzahlen finden sich auch bei der sog. **leukämoiden Reaktion.** Letztere zeigt eine vorwiegend granulozytäre Leukozytenvermehrung auf Werte von 20 000 bis über 100 000/µl mit Linksverschiebung (bei schweren eitrigen oder septischen Infektionen).

Es gibt leukämoide Reaktionen auch bei Kindern mit Down-Syndrom oder einer angeborenen Granulozytenfunktionsstörung. Im Gegensatz zur chronischen myeloischen Leukämie ist bei leukämoider Reaktion die alkalische Leukozytenphosphatase vermehrt und das Philadelphia-Chromosom negativ. Das seltene **eosinophile Leukämoid** (Leukozytenzahl über 30 000/µl, Anteil der Eosinophilen über 40%) stellt eine überschießende Reaktion auf einen Parasitenbefall dar (durch Toxocara canis, Askariden u. a.).

Bei erniedrigten Leukozytenzahlen muß an eine toxische oder allergische Neutropenie und (bei gleichzeitiger Anämie und Thrombozytopenie) an eine **Panmyelopathie** (s. S. 458) gedacht werden. Auch bei Virusinfektionen (z. B. Virushepatitis oder Pfeifferschem Drüsenfieber) kann es zu Leukopenie und Thrombozytopenie kommen. Es kann sich aber auch um ein sog. dysplastisches Syndrom (eine Präleukämie) handeln, das an bestimmten Chromosomenveränderungen erkannt wird und auf eine Chemotherapie schlecht anspricht.

Knochen- und Gelenkbeschwerden gibt es auch bei rheumatischem Fieber, rheumatoider Arthritis, Osteomyelitis, Knochengeschwülsten oder Knochenmetastasen (z. B. bei Neuroblastom oder Rhabdomyosarkom). Meist sind die Schmerzen bei der akuten lymphoblastischen Leukämie im Diaphysenbereich lokalisiert, wobei Gelenkschwellungen selten sind. In jedem unklaren Fall muß eine Knochenmarkuntersuchung durchgeführt werden, um eine Leukämie früh zu erkennen. Bei einem Lymphknotentumor sind ein Non-Hodgkin-Lymphom und ein Morbus Hodgkin zu erwägen, welche durch histologische Untersuchung diagnostiziert werden.

Therapie: Das Ziel der Therapie ist es, möglichst alle Leukämiezellen im Organismus zu vernichten und den dadurch erreichten Zustand der klinischen und hämatologischen Erscheinungsfreiheit dauerhaft zu erhalten. Die Voraussetzungen hierfür werden durch eine intensive mehrwöchige kombinierte zytostatische Anfangstherapie geschaffen, welcher eine längere kombinierte zytostatische Erhaltungstherapie folgt. Die Gesamttherapiedauer beträgt bei anhaltender Remission in der Regel 2 Jahre. Es ist wichtig, daß frühzeitig Leukämieabsiedlungen im therapeutisch schwer zugänglichen Zentralnervensystem bekämpft werden.

Die Therapie der **akuten lymphoblastischen Leukämie** (vom Non-B-Typ) gliedert sich in 4 Behandlungsphasen.

Die **Einleitungstherapie** (Induktionstherapie) erstreckt sich über mehrere Wochen und besteht in der 1. Phase aus der Kombination von Prednison, Vincristin, Daunorubicin und L-Asparaginase, in der 2. Phase aus der Kombination von Cyclophosphamid, Cytosin-Arabinosid und 6-Mercaptopurin. Außerdem erhält der Patient mehrmals intrathekal Amethopterin (Methotrexat). Hierdurch kommt es in 98% zu einer vollständigen Rückbildung der klinischen Symptome und einer Normalisierung von Blutbild und Knochenmark (komplette Remission), obwohl Leukämiezellen noch in geringer Zahl im Knochenmark (<5%) und in anderen Organen enthalten sein können. Bei einer Teilremission beträgt der Anteil der Leukämiezellen im Knochenmark 5–25%. Zur Vermeidung einer stärkeren Hyperurikämie (durch Zellzerfall) gibt man anfangs Allopurinol, Natriumbikarbonat und reichlich Flüssigkeit; dabei soll der Urin-pH über 6,5 liegen.

Die **Intervalltherapie** (Konsolidierungsbehandlung) besteht bei den in Remission gekommenen Patienten aus einer 8wöchigen Anwendung von 6-Mercaptopurin (oral) und Amethopterin (i. v. und intrathekal).

Die **Reinduktionstherapie** (Wiederholung von Teilen der Einleitungstherapie) ist je nach Risiko verschieden. Bei niedrigem und höherem Risiko erfolgt die Reinduktionstherapie unter Verwendung von Dexamethason, Vincristin, Adriamycin, L-Asparaginase, Cyclophosphamid, Cytosin-Arabinosid und 6-Thioguanin. Außerdem wird Amethopterin in altersgerechter Dosierung intrathekal appliziert und danach der Schädel bestrahlt. Bei niedrigem Risiko und fehlendem initialen ZNS-Befall kann die Schädelbestrahlung unterbleiben.

Die sich anschließende **Dauertherapie** (Erhaltungstherapie) erstreckt sich über 1½ Jahre und besteht in der Gabe von 6-Mercaptopurin und Amethopterin. Die Leukozytenzahl soll dabei zwischen 2000 und 3000/µl, die Zahl der Granulozyten über 500/µl liegen.

Die reife B-Zell-Leukämie wird wegen des erheblich höheren Risikos nach einem anderen intensiveren Schema therapiert.

Eine **Meningosis leucaemica**, (initialer ZNS-Befall) wird durch eine intrathekale Instillation von Amethopterin und eine höher dosierte Schädelbestrahlung behandelt. Bei einem Rezidiv mit ZNS-Befall instilliert man intrathekal 3 Mittel (Amethopterin, Cytosin-Arabinosid, Prednison) und bestrahlt den Schädel ebenfalls.

Bei initialem Hodenbefall, der stets durch Biopsie beider Hoden überprüft werden muß, wird der befallene Hoden nur bei Versagen der Chemotherapie bestrahlt. Da sich bei isolierter Meningosis oder Hodeninfiltration (während einer hämatologischen Remission) die Leukämiezellen im Organismus ausbreiten können, ist immer eine systemische Chemotherapie erforderlich.

Die Behandlung der **akuten myeloischen Leukämie** hat geringere Erfolgsaussichten als die der akuten lymphoblastischen Leukämie und ist noch intensiver. Die Einleitungstherapie wird mit den Zytostatika Cytosin-Arabinosid, Daunorubicin und Etoposid durchgeführt. Die Intervalltherapie sieht – außer Cytosin-Arabinosid – die kombinierte Anwendung von Prednison, Thioguanin, Vincristin, Adriamycin und Cyclophosphamid vor; außerdem wird Cytosin-Arabinosid intrathekal gegeben. Für die Dauertherapie verwendet man Thioguanin und Cytosin-Arabinosid. Die Behandlungsdauer beträgt insgesamt 1½ Jahre.

Da die Rezidivgefahr bei der akuten myeloischen Leukämie größer ist als bei der akuten lymphoblastischen Leukämie und es schwierig ist, ein Rezidiv zytostatisch zu beherrschen, ist bei bestimmten Formen der AML nach Erreichen der ersten Vollremission eine **Knochenmarktransplantation** zu erwägen. Eine Transplantation kann ebenfalls lebensrettend sein, wenn nach dem Rückfall einer akuten lymphoblastischen Leukämie noch einmal eine Remission erreicht worden ist, außerdem bei der chronischen myeloischen Leukämie vom Erwachsenentyp (s. u.). Die Indikationsstellung der Knochenmarktransplantation hängt je nach Risikogruppe von den Erfolgsaussichten der konventionellen Chemotherapie ab, wobei auch die Risiken einer Knochenmarktransplantation berücksichtigt werden müssen. Zu bevorzugen ist die allogene Knochenmarktransplantation, bei der in der Regel der Spender ein HLA-identisches Geschwister ist, gegenüber der autologen Knochenmarktransplantation, bei der das eigene nach Chemotherapie blastenfreie Knochenmark vor der Intensivbehandlung entnommen und damit vor deren toxischen Wirkung geschützt wird, weil das bei der allogenen Knochenmarktransplantation übertragene Immunsystem sich gegen residuale Leukämiezellen richten kann (»graft-versus-leukemia-effect«). Die Knochenmarktransplantation hat bei der Leukämiebehandlung die besten Chancen, wenn sie in der Phase der Vollremission durchgeführt wird. Liegt keine Vollremission vor, so ist das Risiko eines Rezidivs größer. Der Knochenmarktransplantation geht die Gabe hochdosierter Zytostatika (z. B. Cyclophosphamid, Etoposid u. ä.) sowie z. T. die Durchführung einer Ganzkörperbestrahlung voraus. Die Inzidenz der gefürchteten Graft-versus-Host-(GVH-) Reaktion (immunologische Reaktion zwischen dem Transplantat und seinem Empfänger) kann heute durch Steroide, Cyclosporin A und/oder Amethopterin reduziert werden. Eine andere Möglichkeit zur Prophylaxe der GVH-D(isease) ist die Inkubation des zu transplantierenden Marks mit Anti-Thymozyten-Globulin oder monoklonalen Antikörpern oder die Separation des Marks mit Lektin zur Reduzierung des T-Zellgehalts. Bei Kindern ist im Rahmen der Knochenmarktransplantation durch infektiöse Komplikationen oder die Graft-versus-Host-Reaktion mit einer Sterblichkeit von 10–20% zu rechnen.

Bei der **chronischen myeloischen Leukämie vom Erwachsenentyp** ist Nitrosoharnstoff (Litalir) das Mittel der Wahl. Alternativ kann Busulfan (Myleran) verwandt werden, das aber häufiger Nebenwirkungen hervorruft. Eine zytostatische Behandlung ist nur bei hohen Zellzahlen und Beschwerden durch die Krankheit notwendig und verbessert die Prognose nicht. Neuerdings wird auch Interferon zur Behandlung eingesetzt. Dabei kommt es bei manchen Patienten zumindest zeitweise zum völligen Verschwinden des Philadelphia-Chromosoms. Ob damit ein Dauererfolg erreicht wird, ist z. Z. noch unklar. Eine sichere Heilung ist gegenwärtig nur durch Knochenmarktransplantation möglich. Der terminale Myeloblastenschub ist in der Regel therapieresistent. Dagegen können Kinder mit einem lymphatischen Blastenschub nicht selten in eine länger anhaltende Remission kommen, die aber stets irgendwann mit einem neuen Blastenschub endet. Für die juvenile Form der chronischen myeloischen Leukämie gibt es außer der Knochenmarktransplantation bisher keine erfolgversprechenden Therapiekonzepte.

Die Risiken der über lange Zeit notwendigen zytostatischen Behandlung erfordern eine strenge Überwachung des Patienten. Die toxischen **Nebenwirkungen der Zytostatika** betreffen vor allem das Knochenmark. Daher müssen wegen der Möglichkeit einer starken Neutro- und Thrombozytopenie mit der Folge von schweren Infektionen oder Blutungen regelmäßig Blutbildkontrollen stattfinden. Darüber hinaus haben alle Mittel spezifische Nebenwirkungen. Durch die Kombinationsbehandlung kann eine Beurteilung der einzelnen Nebenwirkungen schwierig sein. Die Hirn-Schädel-Bestrahlung kann nach 6 Wochen zu einem Somnolenzsyndrom führen. Sehr selten entwickelt sich nach Schädelbestrahlung und intrathekalen Amethopteringaben eine sog. Leukoenzephalopathie. Das verringerte Wachstum während der Therapie wird später zumindest teilweise aufgeholt. Schulleistungsstörungen und Konzentrationsschwierigkeiten sind vorübergehend oder auch langfristig möglich.

Die Leukämietherapie wird bei Bedarf durch Bluttransfusionen, bei Thrombozytopenie auch durch Gabe von Thrombozytenkonzentraten ergänzt. Wird die Blutungsneigung durch eine Verminderung von plasmatischen Gerinnungsfaktoren oder eine Fibrinolyse verstärkt, ist eine entsprechende Therapie notwendig. Alle Blutpräparate sollten von Spendern stammen, die keine Antikörper gegen Zytomegalievirus haben, und bei Leukopenie vor der Gabe bestrahlt worden sein, um eine GVH-Krankheit zu verhindern. Bei der Transfusion wird das Blut zur Entfernung von Leukozyten filtriert (vor allem zur Beseitigung von T-Lymphozyten, die eine GVH-Reaktion auslösen können).

Bei Varizellen- oder Masernkontakt sollte immer sofort ein entsprechendes Hyperimmunglobulin verabreicht werden. Bei einer Erkrankung durch Herpes-simplex- oder Varizella-zoster-Viren gibt man das gut verträgliche Acyclovir. In Phasen der Agranulozytose oder starken Neutropenie mit Fieber ist eine sofortige Einweisung in die Klinik angezeigt. Dort wird nach Abnahme von Blutkulturen und Abstrichen sofort mit einer Kombination von bakterizid wirkenden Antibiotika behandelt. Dabei ist zu berücksichtigen, daß bei fehlenden Granulozyten typische Entzündungszeichen trotz Vorliegen einer Infektion fehlen können. Die Unterlassung einer Antibiotikatherapie bis zum Nachweis von Erregern kann tödlich sein. Gegen den häufig auftretenden Soorbefall der Mundschleimhaut verabreicht man in intensiven Behandlungsphasen prophylaktisch und therapeutisch Nystatin oral, zur Prophylaxe der Pneumocystis-carinii-Pneumonie Co-Trimoxazol in normaler Dosierung, zur Therapie in höherer Dosierung. Zu den supportiven Maßnahmen gehören auch die Gabe von Immunglobulinen und die selektive Darmdekontamination mit Colistin oral.

Psychosoziale Probleme

Im Rahmen einer ganzheitlichen Behandlung hat die psychische Betreuung der erkrankten Kinder und ihrer Angehörigen große Bedeutung. Die Feststellung eines Malignoms als einer lebensbedrohenden Erkrankung ist für die Eltern und das Kind eine schwere seelische Belastung. Es bedarf von seiten der Ärzte und Schwestern viel Zeit, Geduld und Verständnis, um die zahlreichen Fragen zu besprechen, welche das Kind und seine Eltern in dieser völlig neuen Situation haben. Die Art und Weise der Aufklärung des betroffenen Kindes oder Jugendlichen richtet sich nach seinem altersabhängigen kognitiven und emotionalen Entwicklungsstand. Der Arzt wird in mehreren gut strukturierten Gesprächen versuchen, das notwendige Wissen über die Art der Erkrankung zu vermitteln. In der langen Behandlungszeit mit den verschiedenen Krankheitsphasen sollte der Arzt auf alle Probleme eingehen, welche sich für das Kind und die Familie zu Hause und im Krankenhaus ergeben. Es ist wichtig, daß jüngere Ärzte auf diese schwere Aufgabe gut vorbereitet werden und dabei mit Psychologen und Sozialpädagogen, evtl. auch mit Theologen eng zusammenarbeiten (s. auch S. 390).

Zusammenfassung: Die Leukämien sind die häufigste maligne Erkrankung im Kindesalter. Unter den akuten Leukämien unterscheidet man die häufige akute lymphoblastische Leukämie und die seltenere akute myeloische Leukämie. Bei der chronischen myeloischen Leukämie trennt man den länger verlaufenden Erwachsenentyp (mit Philadelphia-Chromosom) vom rascher verlaufenden juvenilen Typ (ohne Philadelphia-Chromosom).
Die Diagnose einer akuten Leukämie wird durch Untersuchung des Knochenmarks gestellt, in dem die unreifen entarteten Zellen stark überwiegen. Die Verminderung der normalen Hämatopoese führt zur Anämie, Thrombozytopenie und Neutropenie. An klinischen Symptomen findet man häufig die Vergrößerung von lymphatischen Organen sowie Haut- und Schleimhautblutungen. Knochenveränderungen können zu Glieder- und Gelenkschmerzen führen. Im Krankheitsverlauf kann durch ZNS-Befall eine Meningosis leucaemica mit Liquorpleozytose durch Leukämiezellen und Hirndrucksymptomen entstehen. Bedrohliche Komplikationen der Leukämie und ihrer Behandlung sind schwere generalisierte oder lokale Infektionen, deren Entstehung durch die immunsuppressiv und für das Knochenmark toxisch wirkenden Zytostatika begünstigt wird, sowie thrombozytopenische Hirnblutungen.

3. Blutstillungsstörungen

M. Barthels und C. Simon

Ein Ungleichgewicht der Blutstillung kann Blutungen oder thromboembolische Verschlüsse zur Folge haben. Beim angeborenen oder erworbenen Faktorenmangel besteht eine Neigung zu spontanen Gewebsblutungen und abnormen Verletzungsblutungen, beim angeborenen oder erworbenen Mangel eines Inhibitors eine erhöhte Thrombosegefährdung.

Pathognomonisch für Koagulopathien sind die Unverhältnismäßigkeit zwischen auslösender Ursache und Ausmaß sowie Dauer der Blutung, außerdem die ungewöhnliche Lokalisation (z.B. Bauchhaut bei Kindern) und die »Intervallblutungen«, d.h. Einsetzen von Blutungen nach einem zunächst blutungsfreien Intervall von Stunden bis Tagen. Ein Verständnis der verschiedenen Blutungsursachen ist nur bei genauer Kenntnis der Physiologie der Blutstillung möglich. Jede Blutung bedeutet Austritt von Blut aus dem intravasalen Raum und ist auf eine Verletzung oder erhöhte Durchlässigkeit des Endothels zurückzuführen.

Im Kindesalter sind Verschlüsse großer Gefäße sehr selten und können sowohl Arterien als auch Venen betreffen. Häufiger sind bei Kindern Verschlüsse der Mikrozirkulation bei Verbrauchskoagulopathie (S. 487). Eine Bereitschaft zu thromboembolischen Verschlüssen, z. B. durch einen angeborenen Mangel an Antithrombin III, Protein C oder Protein S oder eine Resistenz gegen aktiviertes Protein C, ist im Kindesalter selten.

Physiologie der Blutstillung: Die Blutstillung läuft formal in mehreren Phasen ab (Endothelverletzung, Gefäßkontraktion, Plättchenadhäsion und -aggregation, Fibrinbildung, Fibrinstabilisierung, Gerinnselretraktion). Die **primäre Hämostase** wird durch den Plättchenpfropf bedingt.

Voraussetzung hierfür sind nicht nur eine normale Thrombozytenzahl, sondern auch eine normale Funktion, d. h. Anhaftungsfähigkeit der einzelnen Thrombozyten. Die Plättchen aggregieren an fremden Oberflächen und untereinander. Die Aggregation wird u. a. gefördert durch Kollagen und Adenosindiphosphat (ADP) sowie durch Thromboxan, ein Endprodukt des Prostaglandinstoffwechsels. Das entsprechende Endprodukt in den Endothelzellen, das Prostazyklin, ist der wirksamste Aggregationshemmer. Medikamentöse Aggregationshemmer sind Azetylsalizylsäure und Dipyridamol. Das Fibringerinnsel ist als Stützgerüst für das geordnete Fibroblastenwachstum unerläßlich. Die Hämostase ist daher erst mit dem endgültigen Wundverschluß abgeschlossen. Danach setzt die Rekanalisation des Gefäßes durch die Fibrinolyse ein.

Der schematische Ablauf von **Fibrinbildung** und **Fibrinolyse** ist in Abb. 13 dargestellt. Bei beiden Vorgängen handelt es sich um enzymati-

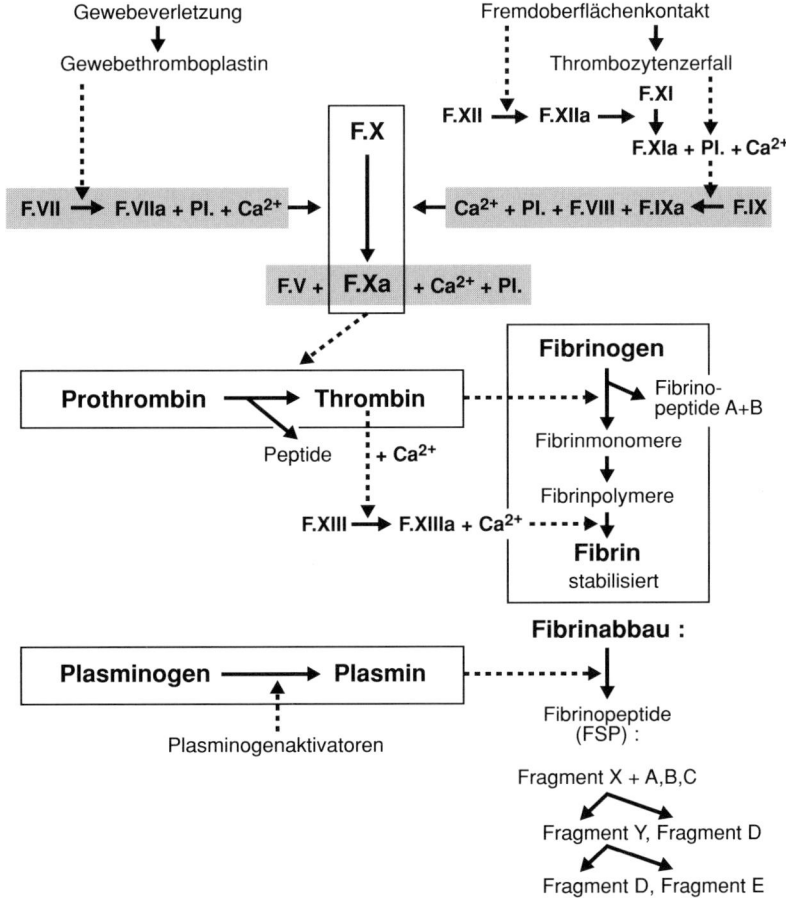

Abb. 13. Schematischer Ablauf der Fibrinbildung und Fibrinolyse. Pl. = Phospholipide.

sche proteolytische Prozesse. Die im Blut befindlichen »Gerinnungsfaktoren« sind Proenzyme, die mit Auslösung der Gerinnung zu Serinproteasen aktiviert werden. Lediglich der fibrinstabilisierende Faktor XIII ist eine Transglutaminase. Die Komponenten der Fibrinbildung und der Fibrinolyse lassen sich in 4 Gruppen einteilen:

1. **Prokoagulatorische Substanzen:**
   a) Gerinnungs(pro)enzyme (Faktor II = Prothrombin, VII, IX, X, XI und XII sowie Faktor XIII).
   b) Akzeleratorproteine (die Makromoleküle Faktor V und VIII).
   c) Aus den Geweben (extrinsic system) oder Thrombozyten (intrinsic system) stammende Phospholipide, an deren mizellarer Oberfläche die Gerinnungsfaktoren angereichert werden.
   d) Die Kalziumionen.
   e) Gerinnungssubstrat Fibrinogen.
2. **Physiologische Inhibitoren der Blutgerinnung:** Der zentrale Inhibitor der Gerinnungsproteasen, insbesondere des Thrombins, ist das Antithrombin III, ein progressiver Inhibitor, der die aktivierten Gerinnungsenzyme als Enzym-Inhibitor-Komplex bindet und dessen Wirkung durch Heparin konzentrationsabhängig schlagartig eintritt.
   Weitere wichtige Inhibitoren sind das Protein C (ebenfalls Proenzym einer Serinprotease) und sein Cofaktor Protein S. Beide sind Vitamin-K-abhängig und werden aus dem Blut zusammen mit dem Prothrombinkomplex (Faktor II, VII, IX, X) isoliert. Inhibitorisch wirken auch das α_2-Makroglobulin, welches bei Kindern in höheren Konzentrationen als bei Erwachsenen vorkommt und besonders für Neugeborene bedeutsam ist, und der α_1-Proteaseninhibitor (α_1-Antitrypsin).
3. **Fibrinolyse:** Das fibrinolytische Enzym Plasmin (gleichfalls eine Serinprotease) wird aus dem Proenzym Plasminogen durch Gewebeaktivatoren oder Blutaktivatoren (z. B. Faktor XIIa) aktiviert. Gewebeaktivatoren sind der t-PA (tissue type Plasminogen Activator), der auch gentechnisch gewonnen werden kann, außerdem die körpereigene Urokinase und Prourokinase sowie die aus Bakterien stammende Streptokinase. Protein C und bestimmte Medikamente (z. B. Azetylsalizylsäure und Furosemid) können die Fibrinolyse (geringgradig) aktivieren. Im Gegensatz zum hochspezifischen Thrombin greift Plasmin auch andere Proteine an (z. B. die Faktoren V, VIII und XIII).
4. **Inhibitoren der Fibrinolyse:** Der eigentliche Fibrinolyseinhibitor ist das α_2-Antiplasmin, das vor allem freies Plasmin im Blut sofort im Komplex bindet. Dagegen wird das am Fibrin assoziierte Plasmin an α_2-Antiplasmin kaum gebunden und kann daher die sog. endogene Fibrinolyse herbeiführen. Antiplasmine sind auch das α_2-Makroglobulin und der α_1-Proteinaseninhibitor.

Die optimale Hämostase erfordert ein gleichgewichtiges Zusammenspiel der gerinnungsfördernden und gerinnungshemmenden, der fibrinolytischen und antifibrinolytischen Komponenten. Für die normale Hämostase sind auch die Zirkulationsgeschwindigkeit des Blutes und die Klärfunktion des retikulo-endothelialen Systems (RES) von Bedeutung. Hypozirkulation und Stase (z. B. im Schock) können sowohl zu Hyperkoagulabilität als auch zu Hyperfibrinolyse führen. Das RES (vor allem in der Leber) fängt die Zwischen- und Endprodukte der Gerinnung und Fibrinolyse ab (aktivierte Gerinnungsfaktoren, Enzym-Inhibitor-Komplexe, Fibrinogenspaltprodukte).

Die **Einteilung der Blutungskrankheiten** ergibt sich aus dem Ort der Störung im System der Blutstillung. Je nachdem, ob die Thrombozytenfunktion oder -zahl, die Blutgerinnung oder die Gefäßwand gestört sind, spricht man von einer Thrombozytopathie bzw. Koagulopathie bzw. Vasopathie.

Bei allen Blutungskrankheiten können Hautblutungen auftreten, von denen es verschiedene Typen gibt. Allgemein wird jedes Blutextravasat als **Purpura** bezeichnet. **Petechien** sind punktförmige bis linsengroße Blutungen, **Ekchymosen** sind scharf abgegrenzte, flächenhafte Blutungen, **Sugillationen** größere und **Suffusionen** große, flächenhafte Blutungen. Ein **Hämatom** ist ein Bluterguß in ein Weichteil (Unterhautfettgewebe, Muskulatur oder Organ). Flächenhafte Blutungen findet man bei Koagulopathien und Hyperfibrinolysen, petechiale Blutungen bei Vasopathien und Thrombozytopenien, die Kombination von flächenhaften und petechialen Blutungen bei schweren Thrombozytopenien und Mischformen.

Wichtige Laboratoriumsmethoden sind:
▶ Bestimmung der **Thrombozytenzahl:** Normalwerte etwa 150000–300000/µl. Werte unter 100000/µl sind sicher pathologisch. Der kritische Grenzwert für das Auftreten von Blutungen liegt bei normaler Thrombozytenfunktion etwa um 30000/µl.

▶ Die **Blutungszeit** mißt die Zeitspanne der primären Blutstillung (Thrombozytenpfropfbildung). Nach Anlegen einer Blutdruckmanschette am Oberarm (40 mmHg Druck), Einstich in die Fingerbeere und Eintauchen des Fingers in ein mit sterilem Aqua dest. gefülltes Glasgefäß wird geprüft, wie lange Blut aus der Wunde herausfließt. Normalwerte 2–5 Min. Die Dauer der Blutungszeit hängt vor allem von der Zahl und Funktion der Thrombozyten ab.
▶ Der **Rumpel-Leede-Versuch** dient zur Prüfung der Kapillarresistenz. Normalerweise treten nach 5 Min. Staudruck am Oberarm (Mittelwert zwischen systolischem und diastolischem Blutdruck) auf einer Fläche von 4 cm^2 nicht mehr als 10–12 Petechien auf. Bei Thrombozytopathien und Vasopathien ist die Zahl der Petechien erhöht. Genauer ist der **Saugglockentest:** Bei einem bestimmten Sog an der vorderen Brustkorbwand dürfen keine Petechien auftreten.
▶ Mit den **globalen Gerinnungstesten** (Quick-Test, partielle Thromboplastinzeit und Thrombinzeit) werden jeweils bestimmte Phasen der Fibrinbildung geprüft. Bei gleichzeitiger Durchführung dieser Teste erfaßt man die gesamte Fibrinbildung mit Ausnahme der Faktor-XIII- und Antithrombin-III-Wirkung.
 – Der **Quick-Test** (Gerinnungszeit von Zitratplasma nach Zusatz von Gewebethromboplastin und Kalzium = »Prothrombinzeit«) erfaßt 3 der 4 Vitamin-K-abhängigen Faktoren des Prothrombinkomplexes, nämlich Faktor II (Prothrombin), Faktor VII und Faktor X. Außerdem kann ein pathologischer Quick-Test auf einen Mangel an Faktor V, schwere Fibrinogenmangelzustände und bestimmte Störungen der Fibrinbildung hindeuten (z. B. Dysfibrinogenämien sowie die Anwesenheit von Heparin oder Fibrinogenspaltprodukten in hohen Konzentrationen). Der Quick-Test wird vor allem zum Nachweis von Prothrombinmangelzuständen (Vitamin-K-Mangel, Leberschaden, Cumarin-Therapie) eingesetzt. Die Maßeinheit ist der Quick-Wert (%).
 – Die **partielle Thromboplastinzeit** = PTT (Gerinnungszeit von Zitratplasma nach Zusatz von partiellem Thromboplastin, einer oberflächenaktivierenden Substanz und Kalzium) deckt vor allem Störungen im Intrinsic-System auf. Sie ist daher der klassische Suchtest bei Verdacht auf Hämophilie, v.-Willebrand-Syndrom und Faktor-XI- oder -XII-Mangel. Sie ist auch verlängert bei Faktor-II-, Faktor-V- und Faktor-X-Mangel sowie bei Fibrinbildungsstörungen unterschiedlicher Genese. Die PTT eignet sich besonders zur Überwachung einer Heparintherapie.
 – Die **Thrombinzeit** (Gerinnungszeit von Zitratplasma nach Zugabe einer standardisierten Menge Thrombin) reagiert primär auf die Anwesenheit von Substanzen, welche die Fibrinbildung hemmen, insbesondere Heparin (als Antithrombin-III-Kofaktor) und Fibrinogenspaltprodukte (als Hemmstoffe der Fibrinpolymerisation). Hypofibrinogenämien wirken sich erst unterhalb der Konzentration von 0,6 g/l aus. Die Thrombinzeit ist daher der Standardtest zur Überwachung der Heparin- und Fibrinolysetherapie.
 – **Teste mit thrombinähnlichen Enzymen** werden parallel zur Thrombinzeit eingesetzt. Da sie durch Heparin nicht beeinflußt werden, verwendet man sie zur Differenzierung des Hemmeffektes von Heparin und Fibrinogenspaltprodukten. In der Neugeborenenperiode sind sie physiologischerweise leicht verlängert. Sie reagieren empfindlich auf Hypo- und Dysfibrinogenämien sowie Fibrinpolymerisationsstörungen.
▶ Die **Bestimmung der einzelnen Gerinnungsfaktoren** ermöglicht die genaue Analyse einer Gerinnungsstörung. Die üblichen Teste sind Variationen des Quick-Testes und der PTT. Auf anderen Prinzipien beruhen die Teste mit chromogenen Peptidsubstraten, die vor allem zur Bestimmung von Inhibitoren eingesetzt werden. Weitere Teste sind der **Ristocetin-Kofaktor-Test** (der z. Z. zuverlässigste Test zur Diagnose des v.-Willebrand-Syndroms) und die Teste zur Faktor-XIII-Bestimmung. Mit einem immunologischen Test kann man den **v.-Willebrand-Faktor** bestimmen.
▶ **Fibrinogenspaltprodukte,** welche beim Abbau von Fibrin(ogen) durch Plasmin entstehen, lassen sich in Blut und Urin mit immunologischen und anderen Methoden nachweisen. Sie sind wichtig zur Beurteilung einer pathologischen oder therapeutischen Hyperfibrinolyse (Streptokinase- oder Urokinasetherapie) sowie des hämolytisch-urämischen Syndroms.
▶ Das **Thrombelastogramm** mißt die Scherelastizität des gerinnenden Blutes und liefert ein Bild des gesamten Gerinnungsablaufes. Man bestimmt dabei die Reaktionszeit (r), die Fibrinbildungszeit (k) und die Maximalamplitude, die als Maximalelastizität (mE) berechnet wird. Die Methode eignet sich besonders zur Erkennung einer Hyperkoagulabilität, des gerinnungshemmenden Effektes von Heparin und der vorzeitigen Wiederauflösung eines Gerinnsels. Eine ausgeprägte Verminderung der Maximalelastizität findet man bei Thrombozytopenien, bei der Thrombasthenie Glanzmann und bei Hypofibrinogenämien.
▶ Die **Untersuchung des Knochenmarks** ermöglicht bei Thrombozytopenien die Abgrenzung von Krankheitsformen mit normaler oder erhöhter Megakaryozytenzahl (z. B. antikörperbedingten Thrombozytopenien) von solchen mit verminderter Megakaryozytenzahl (z. B. Leukämie).

a) Koagulopathien

Man unterscheidet erbliche und erworbene Koagulopathien. Für jeden Plasmafaktor gibt es eine erbliche Koagulopathie (Tab. 6). Am häufigsten ist die Hämophilie A; danach folgen in der Häufigkeit die Hämophilie B und das v.-Willebrand-Syndrom Typ 3. Alle anderen genetisch bedingten Koagulopathien sind seltener.

Tab. 6. Plasmatische Gerinnungsfaktoren und Koagulopathien.

Faktor	Gerinnungsstörungen	
	Angeboren	Erworben
I (Fibrinogen)	Afibrinogenämie Hypofibrinogenämie Dysfibrinogenämie	Verbrauchskoagulopathie Hyperfibrinolyse Asparaginasetherapie
II (Prothrombin)	Angeborener Faktor-II-Mangel	Vitamin-K-Mangel (Neugeborene) Schwere Leberschäden Cumarinbehandlung
V (Proaccelerin)	Angeborener Faktor-V-Mangel	Verbrauchskoagulopathie Hyperfibrinolyse Schwere Leberschäden
VII (Proconvertin)	Angeborener Faktor-VII-Mangel	Neugeborene Vitamin-K-Mangel Schwere Leberschäden Cumarinbehandlung
VIII (antihämophiles Globulin A)	Hämophilie A	Verbrauchskoagulopathie Hyperfibrinolyse Hemmkörperhämophilie
v.-Willebrand-Faktor	v.-Willebrand-Syndrom	Myelo- und proliferative Syndrome
IX (antihämophiles Globulin B)	Hämophilie B	Neugeborene Vitamin-K-Mangel Leberschäden Cumarinbehandlung
X (Stuart-Prower-Faktor)	Angeborener Faktor-X-Mangel	Neugeborene Vitamin-K-Mangel Leberschäden Cumarinbehandlung Asparaginasetherapie
XI (Plasma-Thromboplastin-Anticedent)	Angeborener Faktor-XI-Mangel	Leberschäden
XII (Hageman-Faktor)	Hageman-Faktor-Mangel	Leberschäden
XIII (fibrinstabilisierender Faktor)	Angeborener Faktor-XIII-Mangel	Leberschäden Verbrauchskoagulopathie Akute Leukämien Asparaginasetherapie

Bei den erblichen Koagulopathien fehlt meist nur ein Plasmafaktor; dagegen sind bei den erworbenen Gerinnungsstörungen fast immer mehrere Faktoren beteiligt.

Während die angeborenen Koagulopathien stets auf einer Bildungsstörung beruhen (Defektkoagulopathie), kann einer erworbenen Gerinnungsstörung außer einer mangelhaften Bildung auch ein vermehrter Verbrauch oder eine Hemmung zugrunde liegen.

Allen Koagulopathien ist ein bestimmter Blutungstyp gemeinsam, der vom Ausmaß der Gerinnungsstörung bestimmt wird: Die Koagulopathien mit geringer Restaktivität des betroffenen Faktors gehen mit Weichteilblutungen bei Mikrotraumen einher. Häufig sind flächenhafte Hautblutungen, die unverhältnismäßig groß und atypisch lokalisiert sein können, Gelenkblutungen, Hämaturien und Schleimhautblutungen; seltener sind Organblutungen. Bei Traumen setzt die schwere Blutung meist erst nach einem blutungsfreien Intervall von Stunden bis Tagen ein. Mit zunehmender Restaktivität nimmt die Blutungsneigung ab. Die sog. »subnormalen« Gerinnungsstörungen machen sich unter normalen Umständen nicht bemerkbar, jedoch treten bei stärkerer Beanspruchung der Hämostase (Operationen) starke, evtl. lebensbedrohliche Blutungen auf.

Hämophilie

Definition: Die Hämophilie (Bluterkrankheit) ist ein X-chromosomal rezessiv vererbtes Blutungsleiden mit Verminderung der biologischen Aktivität des plasmatischen Gerinnungsfaktors VIII (Hämophilie A) oder IX (Hämophilie B).

Ätiopathogenese: Bei der Hämophilie A ist ein anderes Gen betroffen als bei der Hämophilie B. Beide Gene liegen im X-Chromosom. In der Regel erkranken nur männliche Genträger, während weibliche das Blutungsleiden übertragen (Konduktorinnen). Die bei Konduktorinnen häufig feststellbare und diagnostisch verwertbare subnormale Aktivität des Faktors VIII oder IX wird damit erklärt, daß das Defektgen unvollständig durch das normale Allel kompensiert ist. Das Ausmaß der Kompensation unterliegt dem Zufall (Lyon-Hypothese, s. S. 116) und bedingt je nach der Faktorenrestaktivität eine bestimmte Blutungsneigung (z. B. bei Menstruationen, Entbindungen oder Operationen). Weibliche Bluter sind sehr selten; Erkrankungen sind möglich, wenn bei einer Konduktorin die Allelkompensation nahezu vollständig ausfällt oder wenn der Vater Hämophiler und die Mutter Konduktorin ist. Nach den Regeln der Vererbung sind alle Söhne eines Hämophilen und einer normalen Mutter gesund und alle Töchter Übertragerinnen. Bei einer Konduktorin besteht die Wahrscheinlichkeit von 1 : 1, daß ihre Söhne Bluter und ihre Töchter Konduktorinnen werden. Konduktorinnen der Hämophilie A haben häufig eine niedrige Faktor-VIII-Aktivität bei normaler Konzentration des v.-Willebrand-Faktors. Durch Gendiagnostik aus Blutproben kann eine Konduktorin erkannt oder ausgeschlossen werden. Eine pränatale Diagnose der Hämophilie A kann durch Gendiagnostik nach Chorionzottenbiopsie in der 9.–11. Schwangerschaftswoche oder nach Amnionzellkultur in der 20. Schwangerschaftswoche gestellt werden. Auch bei Hämophilie B ist durch direkte oder indirekte Genanalyse (s. S. 113) eine pränatale Erkennung möglich.

Bei der Hämophilie ist der Gerinnungsablauf im »intrinsic system« verzögert (verlängerte Gerinnungszeit der PTT bei normalem Quick-Test).

Bei der Hämophilie A ist die Ursache ein Fehlen oder eine verminderte Aktivität des Faktors VIII (F.VIII:C), während das Trägerprotein, der v.-Willebrand-Faktor (früher Faktor VIII-assoziiertes Antigen), nachweisbar ist. Die Hämophilie B ist durch das Fehlen von Faktor IX oder die Bildung eines funktionsuntüchtigen Faktors IX verursacht.

Vorkommen: Die Angaben über die Häufigkeit der Hämophilie, die in allen Rassen vorkommt, schwanken zwischen 1 : 10000 und 1 : 20000. Auf die Hämophilie A entfallen etwa 85%, auf die Hämophilie B etwa 15% der Erkrankungen. Sporadische Hämophiliefälle (Neumutationen) werden in etwa 30% beobachtet.

Symptome: Hämophilie A und Hämophilie B gleichen sich im klinischen Bild völlig. Die Schwere der Krankheitserscheinungen hängt vom Ausmaß der Faktorverminderung ab und ist in den einzelnen Blutersippen konstant. Schwere Erkrankungen beobachtet man bei Werten unter 1%, mittelschwere Erkrankungen bei Werten zwischen 1 und 5% und leichte Erkrankungen bei Werten zwischen 5 und 15%. Bei Werten von 15–50% (Subhämophilie) ist die Blutungsneigung gering. Bei gleicher Faktorverminderung verläuft die Hämophilie B meist etwas leichter als die Hämophilie A.

Im Vordergrund steht die Blutungsneigung. Außerdem ist die Wundheilung gestört, was in unbehandelten oder unzureichend versorgten Fällen zu Sekundärinfektionen und abnormer Narbenbildung führt.

Das typische Krankheitsbild der schweren Hämophilie manifestiert sich bereits im 1. Lebensjahr, das der mittelschweren Hämophilie innerhalb der ersten 10 Lebensjahre. Im 2. Lebenshalbjahr zeigt sich mit zunehmender Aktivität des Kindes eine Neigung zu flächenhaften Hautblutungen und Hämatomen, die scheinbar »spontan« auftreten (Abb. 14). Typische Verletzungen bei jüngeren Kindern, wie Schädelwunden oder Bißverletzungen, führen zu bedrohlichen Blutungen. Ab 2. Lebensjahr setzen die ersten Gelenkblutungen ein, wobei zunächst oft nur die Sprunggelenke befallen sind, ab 4. Lebensjahr auch die Ellenbogen- und Kniegelenke. Die erste Blutung ist meist durch ein Trauma bedingt. Wiederholte Blutungen in dasselbe Gelenk beruhen auf einem den Blutergelenken eigenen Mechanismus, der unausweichlich von der ersten Blutung ausgelöst wird: Zunächst kommt es zu einer Blutfülle der Gelenkhöhle, bis die maximale Dehnbarkeit erreicht ist. Der erhöhte Innendruck führt auf Dauer zu Durchblutungsstörungen der umliegenden Gewebe (Synovia, Knorpel, Knochen) und zur Gewebszerstörung. Die Rückresorption des Blutes über die Synovia bedingt reaktive Veränderungen des Gewebes mit vermehrter Durchblutung und damit eine erhöhte Blutungsbereitschaft. Schließlich treten

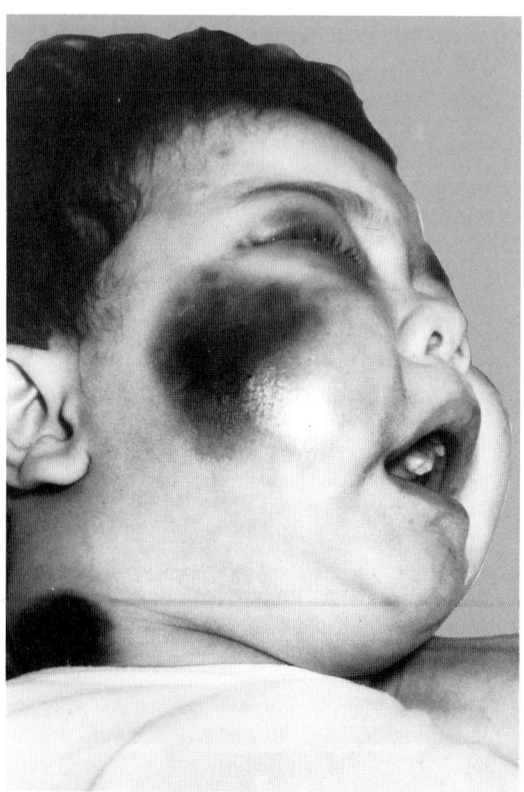

Abb. 14. Hämophilie A bei 2jährigem Jungen: großes Hämatom im Gesicht und am Hals.

eine Fibrosierung der Synovia und Schrumpfung der Gelenkkapsel ein. Bei der akuten Gelenkblutung kommt es auch zu reflektorischer Beugehaltung des Gelenkes mit Atrophie der Streckmuskulatur und später zur fixierten Beugekontraktur, die in früheren Jahren den Bluter bereits im Kindesalter zum Invaliden machte.

Dieser Prozeß der »hämophilen Arthropathie« stellt das Hauptproblem des schweren und mittelschweren Bluters dar.

Symptome einer akuten Blutung sind Schwellung des Gelenkes (häufig mit federndem Widerstand, »tanzende Patella«), Schmerzhaftigkeit, Beuge- und Streckhemmung, Überwärmung und periartikuläre Auflockerung des Gewebes mit manchmal leicht vermehrter Venenzeichnung. Meist bemerkt der Hämophile zu Beginn der Blutung ein Fremdheitsgefühl (»Aura haemophilica«), lange bevor die ersten Symptome sichtbar werden. Eine Blutung sollte so früh wie möglich zum Stehen gebracht werden. Bei Verdacht einer Gelenkblutung kann der Patient am besten entscheiden, ob eine solche begonnen hat. Nicht selten kommt es im Kindesalter zu Nasenbluten infolge einer Infektion oder zu trockener Zimmerluft. Im Schulalter werden häufig Zahnwechselblutungen und Hämaturien mit Koliken (bei Gerinnselbildung in den ableitenden Harnwegen) beobachtet. Gefährlich sind die seltenen intrakraniellen Blutungen, Zungenbißblutungen, das Karpaltunnelsyndrom mit Gefahr der Medianuslähmung und ausgedehnte Weichteilblutungen, insbesondere die Blutung in den M. iliopsoas. Eine Psoasblutung kann zu einem bedrohlichen Hb-Abfall und zu einer Lähmung des N. femoralis führen. Bei ausgeprägten Psoasblutungen kommt es zu einer Reizung des Peritoneums, die rechtsseitig die Symptome einer akuten Appendizitis imitiert. Diagnostisch ist bei der Psoasblutung die frühzeitig auftretende Sensibilitätsstörung der N.-femoralis-Äste wichtig. Schleimhautblutungen des Gastrointestinaltraktes kommen gelegentlich vor.

Verlauf und Prognose: Die Blutungsneigung unterliegt Schwankungen und ist am größten im frühen Kindesalter und in der Pubertät. Mit Beginn des 3. Lebensjahrzehntes nimmt die Häufigkeit der Blutungen bei gleichbleibendem Gerinnungsdefekt ab. Die Prognose ist vom Schweregrad der Krankheit abhängig.

Die Hauptgefahren sind lebensbedrohliche intrazerebrale Blutungen, starker Blutverlust bei großen inneren oder äußeren Blutungen mit Schock und die Entstehung einer Invalidität infolge Hämarthrosen oder Nervenlähmungen.

Die moderne Therapie hat jedoch zu einer deutlichen Verbesserung der Lebenserwartung geführt. Auch schwere Körperbehinderung ist heute bei sorgfältiger Behandlung weitgehend vermeidbar.

Diagnose: Eine Unterscheidung von Hämophilie A und B gelingt durch die quantitative Bestimmung der Einzelfaktoren. Die partielle Thromboplastinzeit (PTT) ist verlängert. Die Hämophilie A unterscheidet sich vom v.-Willebrand-Syndrom durch die normalen Konzentrationen an v.-Willebrand-Faktor und Ristocetin-Kofaktor sowie die normale Blutungszeit. Letztlich muß die Differentialdiagnose Speziallaboratorien vorbehalten bleiben, da sie erhebliche therapeutische Konsequenzen hat. Erst die Analyse der v.-Willebrand-Faktor-Multimeren ergibt die eindeutige Diagnose. Blutungszeit, Quick-Test und Thrombinzeit sind bei den Hämophilien normal.

Differentialdiagnostisch sind eine akute Leukämie, eine Kindesmißhandlung sowie angeborene und erworbene Gerinnungsstörungen, vor allem das v.-Willebrand-Syndrom (s. S. 486) auszuschließen. Vasopathien, z. B. die anaphylaktoide Purpura Schoenlein-Henoch (s. S. 496), sowie Thrombozytopathien unterscheiden sich im Blutungstyp, die Thrombozytopenien auch durch die verlängerte Blutungszeit.

Therapie: Hämophile Blutungen müssen möglichst rasch gestillt werden. Auch sind Nachblutungen zu verhindern und die Folgen der Blutung zu beseitigen.

Dieses geschieht durch den i.v. Ersatz des fehlenden Gerinnungsfaktors in ausreichender Dosis über einen ausreichenden Zeitraum (bis zum endgültigen Wundverschluß). Bei kleineren oder beginnenden Blutungen genügt oft eine einmalige Gabe. Bei Verletzungen oder Operationen behandelt man entsprechend dem Wundheilungsprozeß 5 bis mehr als 14 Tage. Mittel der Wahl sind kommerziell hergestellte Faktorenkonzentrate. Fast alle Faktorenkonzentrate werden aus dem Blut von menschlichen Spendern hergestellt. Spender werden nicht genommen, wenn sie HBs-AG positiv, Anti-HCV positiv oder HIV positiv sind. Darüber hinaus werden alle Faktorenkonzentrate noch Virusinaktivierungsverfahren unterzogen. Faktorenkonzentrate bekannter Hersteller dürften heutzutage HIV-sicher sein. Ein minimales Restrisiko bezüglich Hepatitis-B- oder -C-Übertragung scheint noch zu bestehen. Sicherheitshalber sollten alle Patienten und ihre Angehörigen rechtzeitig aktiv gegen Hepatitis B geimpft werden.

Für den Ersatz von Faktor VIII gibt es heutzutage hochgereinigte Konzentrate (durch Chromatographie, Absorption an monoklonale Antikörper, gentechnische Herstellung). Diese Präparate enthalten ausschließlich das Faktor-VIII-Molekül und nicht mehr den v.-Willebrand-Faktor. Präparate mittleren Reinheitsgrades oder Kryopräzipitate sollten heutzutage bei der erwiesenen Hämophilie A nicht mehr verwendet werden. Bei leichter Hämophilie A wird zur Behandlung kleinerer Blutungen das Vasopressinanalogon DDAVP (Minirin) als i.v. Kurzinfusion zugeführt. Seine Wirkung beruht auf der Freisetzung von Komponenten des Faktor-VIII-Komplexes aus Körperdepots, wobei der Faktor VIII und der v.-Willebrand-Faktor um das Dreifache des Ausgangswertes ansteigen können.

Faktor-IX-Konzentrate sind Prothrombinkomplexkonzentrate, die vorwiegend Faktor-IX-standardisiert sind. Man kann aber auch andere Prothrombinkonzentrate verwenden.

Bei der **Substitutionstherapie** ergibt 1 Einheit (E) pro kg Körpergewicht einen Faktorenanstieg von ca. 1–2% (1% bei schwerer Hämophilie A). 1 E eines Gerinnungsfaktors ist als die Menge oder Aktivität definiert, die in 1 ml Frischplasma enthalten ist. Wegen der kurzen biologischen Halbwertszeit sollte bei Hämophilie A die halbe Initialdosis alle 6–8 Stunden, bei Hämophilie B alle 12 Stunden (bis zum endgültigen Wundverschluß) gegeben werden.

Bei Gelenkblutungen muß im Patientenblut ein Faktorenspiegel von 15–40% der Norm erreicht und über 2–3 Tage aufrechterhalten werden. Im Frühstadium genügt meist eine Injektion. Bei bedrohlichen Blutungen (z.B. in den M. iliopsoas oder die Wadenmuskulatur) sowie bei Zahnextraktionen wird ein Faktorenspiegel von mindestens 30% der Norm über 3–4 Tage angestrebt. Bei intrakraniellen Blutungen sowie bei größeren operativen Eingriffen sollte ein Faktorspiegel von über 50% der Norm über längere Zeit gehalten werden.

Die Entwicklung der hoch gereinigten Konzentrate ermöglicht die Hämophilieselbstbehandlung zum frühestmöglichen Zeitpunkt (i.v. Injektion durch den Patienten oder Angehörige).

Selbstinjektionen werden häufig schon von 10jährigen Kindern in Gegenwart einer Aufsichtsperson durchgeführt (»kontrollierte Selbstbehandlung« oder »Heimselbstbehandlung«).

Bei Bedarf erfolgt eine Dauerbehandlung (»Dauerbehandlung bei Bedarf«).

Dabei erhält der Patient mit schwerer Hämophilie A den Faktor VIII in 2–3tägigen Abständen (20–30 E/kg Körpergewicht), der Patient mit schwerer Hämophilie B die entsprechende Menge Faktor-IX-Konzentrat in 3–4tägigen Abständen. Hierdurch kann eine hämophile Arthropathie oft verhütet werden.

Hämaturien im Kindesalter sprechen auf die Gabe von **Prednison** an (bei ausreichender Diurese). Bei vorangegangenem Nierentrauma werden zur Substitutionsbehandlung sehr hohe Dosen Faktorkonzentrat benötigt. Die gleichzeitige Gabe eines Antifibrinolytikums ist bei Hämaturie kontraindiziert, da es durch Blutgerinnsel zu Ureterobstruktion und schweren Koliken kommen kann. Dagegen hat sich bei Schleimhautblutungen, insbesondere Blutungen im Gastrointestinaltrakt und nach Zahnextraktionen, die zusätzliche Gabe eines **Antifibrinolytikums** bewährt. Verwendet werden heute ausschließlich zyklische Derivate der ε-Aminokapronsäure, z. B. AMCHA.

Blutungen aus oberflächlichen Schürfwunden kommen auch bei schwerer Hämophilie häufig spontan zum Stehen. Äußere Wunden können mit einer Thrombinlösung, mit thrombingetränktem Fibrinschaum oder dem sog. »Fibrinkleber« behandelt werden. Fibrinkleber werden auch bei Operationen eingesetzt. Unerläßlich ist die **physikalische Therapie** zur Verhütung oder Besserung von Muskelatrophien und Gelenkkontrakturen sowie die rechtzeitige Korrektur von Haltungsschäden. Bei gut entwickeltem Muskelmantel ist die Blutungsneigung geringer. Die Betreuung von Hämophiliepatienten schließt eine Beratung in Sport-, Schul- und Berufsfragen sowie eine gute Zahnpflege (einschließlich Fluorgaben zur Kariesprophylaxe) ein. Azetylsalizylsäure sollte als Analgetikum oder Antipyretikum nicht verwandt werden, da sie infolge Hemmung der Thrombozytenaggregation beim Hämophiliepatienten zu Blutungen führen kann.

Unter der Behandlung kann es zur Bildung von Antikörpern kommen, welche gegen den Faktor VIII oder Faktor IX gerichtet sind und den zugeführten sowie den restlichen eigenen Gerinnungsfaktor inaktivieren (**»Hemmkörper«**).

Hemmkörper bilden sich – vermutlich infolge einer individuellen Anlagebereitschaft – bei 5–10% der behandelten Hämophilen. Man unterscheidet Patienten mit niedrigem Hemmkörpertiter von weniger als 5 Bethesda-Einheiten (sog. »low responder«) von Patienten mit hohem Hemmkörpertiter (»high responder«), bei denen die Hemmkörper >5 bis mehr als 1000 Bethesda-Einheiten betragen können. Die Hemmkörperhämophilie ist erkennbar an einem fehlenden Anstieg des Faktors VIII oder IX nach Gabe des entsprechenden Faktorkonzentrates. Bei niedrigem Hemmkörpertiter kann durch extrem hohe Dosierung noch ein Blutungsstillstand erreicht werden. Bei hohem Hemmkörpertiter kann zusätzlich eine Immunabsorption oder Plasmapherese notwendig sein. Zugängige Blutungsquellen können mittels Laserstrahl koaguliert werden. Eine andere Möglichkeit ist die Verabreichung eines teilaktivierten Prothrombinkonzentrates (FEIBA = factor eight inhibitor bypassing activity).

Da die Anwesenheit von Hemmkörpern eine gefährliche Komplikation bedeutet, sollte therapeutischerseits versucht werden, die Hemmkörper durch Erzeugung einer Immuntoleranz zu eliminieren.

Ein Teil der Hämophiliepatienten, die früher nichtvirusinaktivierte Faktorenkonzentrate erhalten haben, leidet heute an einer HIV-Infektion oder einer chronischen Hepatitis oder Leberzirrhose.

V.-Willebrand-Syndrom

Definition: Das v.-Willebrand-Syndrom ist eine hereditäre Störung der primären Hämostase, bei der ein quantitativer und/oder qualitativer Defekt des v.-Willebrand-Faktors vorliegt. Es gibt 3 Hauptformen (Typen) der Krankheit. Die Vererbung erfolgt autosomal dominant oder autosomal rezessiv.

Pathogenese: Der v.-Willebrand-Faktor erfüllt in der Hämostase im wesentlichen 2 wichtige Funktionen: Bei Verletzung der Gefäßwand bindet er an das im Subendothel vorhandene Kollagen. Über spezifische Bindungsstellen für Glykoprotein 1B der Thrombozytenoberfläche mediiert er dann die Adhäsion von Thrombozyten und besitzt somit eine wichtige Schlüsselrolle in der primären Hämostase.

Die zweite wichtige Funktion des v.-Willebrand-Faktors betrifft die Bindung des Faktor VIII. Im Komplex mit dem v.-Willebrand-Faktor wird der Faktor VIII im Plasma vor einer vorzeitigen Proteolyse geschützt. Bei vermindertem oder defektem v.-Willebrand-Faktor ist die Abbaurate des Faktor VIII stark erhöht. Hierdurch kann die Faktor-VIII-Aktivität wie bei einer schweren Hämophilie A mit entsprechender Blutungsneigung vermindert sein.

Vorkommen: Das v.-Willebrand-Syndrom ist die häufigste hereditäre Hämostasestörung. Unter Einbeziehung der milden Form beträgt die Prävalenz ca. 8 pro 1000. Klinisch relevante Formen werden mit einer Prävalenz von 1:8000, die schwerste Form des v.-Willebrand-Syndroms (der Typ III) mit einer Prävalenz von ca. 2–5:1000000 angegeben.

Symptome: In Abhängigkeit vom Schweregrad kann sich die Krankheit bereits im Säuglings- und Kleinkindesalter manifestieren; sie wird jedoch bei milden Verlaufsformen häufig erst durch anhaltende Nachblutungen nach Zahnextraktion, Adenotomie oder Tonsillektomie entdeckt.

Neben Hautblutungen (häufiger Sugillationen als Petechien) und Hämatomen ist die Krankheit vor allem durch hartnäckige Schleimhautblutungen (Nasenbluten, Zahnfleischblutungen, Zahnwechselblutungen, Magen-Darm-Blutungen und Menorrhagien) gekennzeichnet. Muskel- und Gelenkblutungen sind selten.

Tab. 7. Suchteste mit Befundkombinationen bei verschiedenen Gerinnungsstörungen.

Art der Gerinnungsstörung	Quick-Wert	Partielle Thromboplastinzeit (PTT)	Thrombinzeit	Blutungszeit
Hämophilie	n	↑	n	n
v.-Willebrand-Jürgens-Syndrom	n	n oder ↑	n	↑
Verbrauchskoagulopathie (mit sekundärer Fibrinolyse)	↓	↑	n oder ↑	n oder ↑
Vitamin-K-Mangel	↓	↑	n	n

n = normal, ↑ = verlängert, ↓ = verkürzt.

Diagnose: Bei den globalen Suchtesten (Tab. 7) ist die Blutungszeit häufig verlängert. Die partielle Thromboplastinzeit kann verlängert sein, wenn der Faktor VIII aufgrund fehlender Bindung an den v.-Willebrand-Faktor relevant vermindert ist. Der sog. Ristocetin-Kofaktor ist ein Maß für die biologische Aktivität des v.-Willebrand-Faktors und ist in den meisten Fällen eines v.-Willebrand-Syndroms vermindert. Die Diagnostik wird ergänzt durch die Bestimmung der Faktor-VIII-Aktivität und des v.-Willebrand-Faktor-Antigens. Eine Subtypisierung des v.-Willebrand-Syndroms erfolgt durch die sog. Multimeren-Analyse (die SDS-Agarosegel-Elektrophorese des v.-Willebrand-Faktors). Eine indirekte oder direkte Genanalyse ist ebenfalls möglich. Es sind inzwischen verschiedene Defekte des v.-Willebrand-Faktorgens beschrieben worden. Wichtig für die Therapie ist die Unterscheidung von Typ I (leichter Mangel des v.-Willebrand-Faktors und des Faktors VIII), Typ II (normale Konzentration, aber Fehlstrukturierung des v.-Willebrand-Moleküls) und Typ III (Fehlen des v.-Willebrand-Faktors meist auch in den Thrombozyten sowie ausgeprägte Verminderung des Faktors VIII).

Therapie: Man verwendet Faktor-VIII-Konzentrate mit einem ausreichenden Anteil an funktionierendem v.-Willebrand-Faktor oder Konzentrate niederen Reinheitsgrades (z. B. Kryopräzipitate) oder, falls nicht verfügbar, Frischplasma. Bei überwiegenden Schleimhautblutungen ist die zusätzliche Gabe eines Antifibrinolytikums (Derivat der ε-Aminokapronsäure) indiziert. Schwere Menorrhagien werden mit einem Östrogen-Gestagen-Präparat behandelt und benötigen teilweise regelmäßig eine Substitutionstherapie. Bei einem leichten v.-Willebrand-Syndrom ist DDAVP (Minirin) Mittel der Wahl, jedoch beim Typ II im allgemeinen unwirksam (beim Typ IIb sogar kontraindiziert, weil es eine Thrombozytopenie auslösen kann).

Zusammenfassung: Das milde v.-Willebrand-Syndrom ist die häufigste hereditäre Hämostasestörung. In der leichten Form führt es nur bei Traumen, Operationen und Regelblutungen zu Komplikationen. In der schweren Form ähnelt der Blutungstyp einer Hämophilie. Eine differenzierte Diagnostik ist zur Behandlung von Blutungen unerläßlich. Patienten mit einer schweren Symptomatik sollten genetisch beraten werden.

Sonstige erbliche Koagulopathien

Die übrigen erblichen Defektkoagulopathien sind durch Mangel an einem der in Tab. 6, S. 482 aufgeführten plasmatischen Gerinnungsfaktoren gekennzeichnet. Der Blutungstyp ist Hämophilieähnlich, jedoch sind Gelenkblutungen seltener. Die Erkrankungen nehmen meist einen leichteren Verlauf als die Hämophilie, obwohl es auch bei angeborenem Mangel an Faktor I, II, V, VII und X zu schweren Blutungen (z. B. Nabelblutungen bei der Geburt) kommen kann. – Der sehr seltene angeborene **Faktor-XIII-Mangel** geht gleichfalls mit Nabelblutungen einher. Bei Hämophilie-ähnlicher Blutungsneigung beobachtet man gestörte Wundheilung mit abnormer Narbenbildung, Auftreten von intrakraniellen Blutungen und bei Frauen Neigung zu Aborten. Therapie: Frischplasma oder Konzentrate, welche den fehlenden Faktor enthalten.

Verbrauchskoagulopathie

Definition: Die Verbrauchskoagulopathie (disseminierte intravasale Gerinnung) ist eine auf dem Boden eines Grundleidens erworbene Gerinnungsstörung mit einem erhöhten Umsatz von Thrombozyten, Fibrinogen und Gerinnungsfaktoren.

Vieles spricht dafür, daß auch unter normalen Bedingungen im Blut ein ständiger Umsatz von Gerinnungsfaktoren und Thrombozyten stattfindet, wodurch die Schrankenfunktion der Gefäßwände unterstützt wird. Damit die »physiologische latente Gerinnung« ständig latent bleibt und bei Verletzung der Gefäßwand der Gerinnungsprozeß auf den Ort des Bedarfes beschränkt bleibt, verfügt der Organismus über »Gegenspieler« der Blutgerinnung:
▶ Antithrombin III, der physiologische Inhibitor fast aller Gerinnungsproteasen, insbesondere des Thrombins (s. o.), sowie Protein C und sein Kofaktor Protein S.
▶ Das fibrinolytische System (s. S. 479).
▶ Das retikuloendotheliale System in Leber und Milz reinigt das Blut von aktivierten Zwischen- und Endprodukten der Gerinnung (z. B. Enzym-Inhibitor-Komplexe, wie Thrombin-Antithrombin-III-Komplex, Fibrinopeptide und Fibrinogenspaltprodukte).
▶ Auch die Zirkulationsgeschwindigkeit des Blutes ist für das Gleichgewicht der Hämostase wichtig. Hypozirkulation und Stase (z.B. im Schock) können bei längerem Verweilen von gerinnungsaktiviertem Blut in der Kreislaufperipherie Hyperkoagulabilität und Thrombosen herbeiführen.

Eine Reihe von Krankheiten kann eine abnorme intravasale Gerinnselbildung, vor allem in der Mikrozirkulation auslösen (disseminierte intravasale Gerinnung oder Verbrauchskoagulopathie). Häufig ist damit eine gesteigerte fibrinolytische Aktivität verbunden (sekundäre Hyperfibrinolyse). Der schematische Ablauf einer Verbrauchskoagulopathie ist in Abb. 15 dargestellt. Ähnliche Befunde kann man bei der In-vitro-Gerinnung des Blutes erhalten: Durch die Bildung von Thrombin kommt es zur Fällung des Fibrins, damit Entfernung von Blutzellen, insbesondere Thrombozyten und Fibrinogen aus der Blutflüssigkeit. Dabei werden einige Gerinnungsfaktoren (z. B. Faktor V und VIII) um ein Vielfaches ihres Ausgangswertes aktiviert und anschließend durch Protein C und S inaktiviert, so daß sie im Serum nicht mehr nachweisbar sind.

Ätiopathogenese: Abhängig von der Grundkrankheit kommt es durch verschiedene Mechanismen zu einer Aktivierung der Blutgerinnung. Beim tierexperimentellen generalisierten Sanarelli-Shwartzman-Phänomen ebenso wie bei seinem Äquivalent in der Humanmedizin, dem Waterhouse-Friderichsen-Syndrom, und bestimmten Infektionen mit gramnegativen Bakterien lösen z.B. Endotoxine den Mechanismus der intravaskulären Gerinnung aus, wobei eine toxische Schädigung des Gefäßendothels und eine Alteration der Granulozyten und Thrombozyten die entscheidende Rolle spielen. Weitere Faktoren sind die Verlangsamung der Blutströmungsgeschwindigkeit im Schock, die Gefäßwandschädigung durch Hypoxie und Azidose sowie die Anreicherung von End- und Zwischenprodukten der Gerinnung im Blut (durch Blockade des überforderten RES).

Vorkommen: Verbrauchskoagulopathien sind nicht selten und kommen bei verschiedenen Krankheiten vor, deren Verlauf wiederum von ihnen beeinflußt wird (Tab. 8).

Symptome: Die Symptome der Verbrauchskoagulopathie sind abhängig vom Schweregrad und Organbefall. Wie bereits erwähnt, kann eine

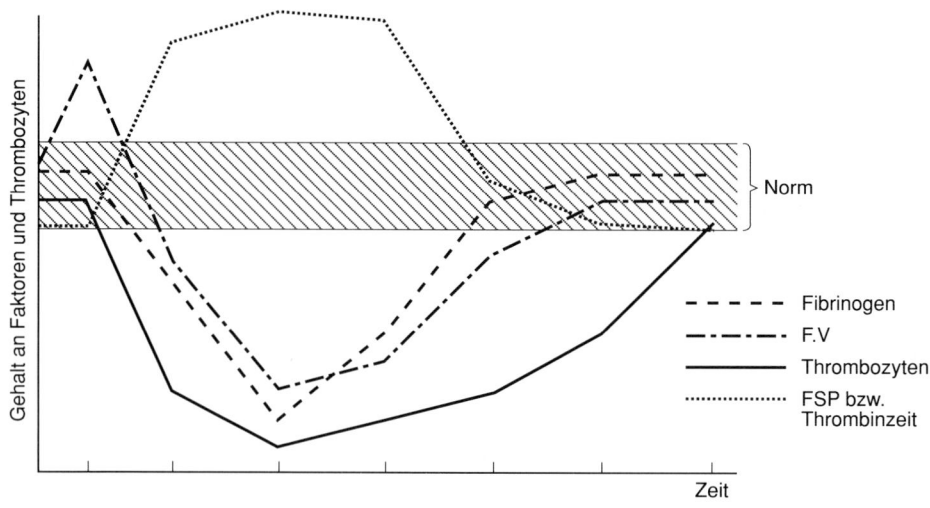

Abb. 15. Schematischer Verlauf einer Verbrauchskoagulopathie mit reaktiver Hyperfibrinolyse. FV = Faktor V, FSP = Fibrinspaltprodukte.

Tab. 8. Erkrankungen von Kindern mit potentieller Verbrauchskoagulopathie.

Erkrankungen des Neugeborenen
    Sepsis
    Intrauterine Infektionen (z. B. konnatale Röteln, Zytomegalie, Lues)
    EPH-Gestose der Mutter
    Asphyxie mit Hypoxie und Azidose
    Komplikationen unter der Geburt
    Schwere Hämolysen, insbesondere bei Rh-Inkompatibilität
Infektionskrankheiten
    Bakterielle, insbesondere durch gramnegative Keime
    Virusinfektionen
    Parasiten (Malaria)
    Mykosen
Leukämien und andere Malignome
Ausgeprägte Hämolysen
Riesenhämangiom (Kasabach-Merritt-Syndrom)
Schock unterschiedlicher Genese
Ausgedehnte Verbrennungen, große Wundflächen, insbesondere Polytrauma
Hitzschlag
Schädel-Hirn-Verletzungen
Schlangenbisse
Thrombotisch-thrombozytopenische Purpura (?)

Blutungsneigung völlig fehlen. Sie kann aber auch generalisiert sein, wobei der Patient ausgedehnte Haut- und Schleimhautblutungen hat und aus Stichkanälen lange blutet. Die Hautblutungen sind teils Petechien, teils Sugillationen oder Ekchymosen.

Besonders charakteristisch sind die landkartenartig scharf abgegrenzten Blutungen, die je nach betroffenem Gefäßbereich und dazugehörigen Gewebsnekrosen razemös verzweigt und häufig zentral grau bis schwarz sind.

Blasenbildungen sind nicht selten. Je nach Organbefall kommt es zur Einschränkung bis zum Sistieren der Nierenfunktion, der Leberfunktion (mit verminderter Syntheserate des Prothrombinkomplexes) und des Gasaustausches in den Lungen oder zum irreversiblen Schock.

Diagnose: Bei der gerinnungsanalytischen Diagnostik einer Verbrauchskoagulopathie muß man folgendes berücksichtigen:
▶ Die Spiegel der einzelnen Parameter sind die Summe von Syntheserate und Verbrauch, so daß z. B. bei gesteigerter Syntheserate der erhöhte Umsatz verdeckt wird.
▶ Bei isoliertem Organbefall oder wenig ausgeprägter Verbrauchskoagulopathie ist der Umsatz so gering, daß eine Veränderung der Blutparameter nicht eintritt.
▶ Der Testausfall wird beeinflußt von der jeweiligen Phase der Verbrauchskoagulopathie

(Abb. 15): In der Anfangsphase ist die Aktivität von Faktor V, häufig auch von Faktor VIII und II gesteigert und fällt dann relativ schnell ab. Die Globalteste sind zunächst normal oder entsprechend der beschleunigten Gerinnung verkürzt. Bei fortschreitender Verbrauchskoagulopathie läßt sich nach vorübergehend scheinbar normalen Befunden erstmalig ein Mangel einzelner Komponenten nachweisen:

Zuerst fallen meist die Thrombozyten ab, dann kommt es zu einer Verminderung von Fibrinogen, Faktor V und Antithrombin III. Bei ausgeprägten Mangelzuständen und gleichzeitig erhöhter fibrinolytischer Aktivität sind in Phase 3 alle Globalteste (Quick-Test, PTT, Thrombinzeit) pathologisch.

Die starke Verlängerung der Thrombinzeit ist in erster Linie durch den erhöhten Anfall von Fibrinogenspaltprodukten und dieser wiederum durch die sekundäre Hyperfibrinolyse bedingt. Aus dem phasenweisen Verlauf ergibt sich die Wichtigkeit von Verlaufsuntersuchungen. Anfangs normale Werte bestimmter Gerinnungsteste schließen eine beginnende Verbrauchskoagulopathie nicht aus. Dieses gilt insbesondere für das akute Phasenprotein Fibrinogen, das vor allem bei septischen Prozessen vermehrt gebildet wird. Der Antithrombingehalt im Blut ist meist vermindert.
▶ Die Diagnose kann durch Bestimmung spezifischer Reaktionsprodukte des intravasal ge-

bildeten Thrombins gesichert werden. Dazu gehört der Nachweis erhöhter Konzentrationen des Thrombin-Antithrombin-Komplexes, von Fibrinopeptid A, Fibrinmonomeren, fibrinspezifischen Spaltprodukten (D-Dimere) und Fragmenten der Prothrombin-Thrombin-Umwandlung.

Therapie: Die Behandlung einer Verbrauchskoagulopathie beinhaltet vorrangig die Behandlung der Grundkrankheit (z. B. Schocktherapie, Antibiotikatherapie bei Sepsis), da bei Fortdauer der auslösenden Ursache die Verbrauchskoagulopathie durch andere Maßnahmen nicht zu beseitigen ist.

Sofern das auslösende Grundleiden rasch gebessert werden kann, ist eine weitere Behandlung der Gerinnungsstörung nicht erforderlich.

Bei persistierendem Grundleiden und Gefahr des Organausfalles muß der erhöhte Umsatz durch eine intravenöse Heparinbehandlung eingedämmt und damit das Fortschreiten der intravaskulären Gerinnung verhindert werden.

Die Heparindosis ist unterschwellig. Nur unter Heparinschutz dürfen fehlende Gerinnungsfaktoren, z.B. Fibrinogen, substituiert werden, da die Mikrothrombosierung sonst verschlimmert würde. Es ist günstiger, anstatt eines einzelnen Faktors Frischplasma zu geben, da damit nicht nur ein Gerinnungsfaktor, sondern auch die physiologischen Inhibitoren substituiert werden. Bei Mangel muß auch der physiologische Inhibitor Antithrombin III ersetzt werden, u.U. auch Protein C und S. Eine fibrinolytische Therapie ist selten notwendig, dann aber wegen der zahlreichen Kontraindikationen oft nicht durchführbar. Der Fibrinolysehemmer ε-Aminokapronsäure oder ihre Derivate sind bei Verbrauchskoagulopathie kontraindiziert. Eine gleichzeitig erhöhte fibrinolytische Aktivität sollte nur behandelt werden, wenn die Blutungsneigung bedrohlich ist, da durch sie die Mikrozirkulation wieder eröffnet werden kann. Der Behandlungserfolg einer Verbrauchskoagulopathie wird in erster Linie am Verhalten des Fibrinogens und des Faktors V sowie an der Rückbildung der klinischen Symptomatik erkannt. Die Thrombozytenzahl steigt langsamer an.

Bekannte **Syndrome einer Verbrauchskoagulopathie** mit besonders schwerem Verlauf sind:
▶ Das **Waterhouse-Friderichsen-Syndrom,** das durch Meningokokken oder andere gramnegative Erreger ausgelöst wird (s. S. 310). Es ist gekennzeichnet durch foudroyanten Verlauf, schweren Schock, Fieber, Krämpfe, zunehmende Bewußtseinstrübung, blaß-livides Aussehen, starke Blutungsneigung mit charakteristischen Hautblutungen (s. o.) und eine hohe Letalität. Von der Mikrothrombose sind vor allem Haut und Nebennieren, aber auch die Nieren betroffen.
▶ Die seltene **Purpura fulminans** tritt als Zweiterkrankung nach Scharlach, Masern, Varizellen und anderen Infektionen auf. Rasch entstehen an den unteren Extremitäten und anderen Körperstellen großflächige, oft symmetrisch angeordnete Hautblutungen mit Blasenbildung und Nekrosen (oft verbunden mit Schocksymptomen). Die Letalität ist hoch. Ein schwerer Protein-S-Mangel kann dabei vorkommen.
▶ Beim Hämangiom-Thrombozytopenie-Syndrom (**Kasabach-Merritt-Syndrom**) kommt es in einem kapillären Riesenhämangiom zu einem lokalen Verbrauch von Thrombozyten und Gerinnungsfaktoren. Klinisch steht im Vordergrund die thrombozytopenische Purpura. Durch große Dosen von Prednison können das Hämangiom schrumpfen und hierdurch die Thrombozytopenie und Gerinnungsstörung verschwinden. Auch die Gabe des Thrombozytenaggregationshemmers Azetylsalizylsäure kann die Thrombozytenzahl normalisieren. Manchmal ist eine operative Entfernung möglich und führt zur Heilung.

Hyperfibrinolysen

Eine erhöhte fibrinolytische Aktivität (Plasminämie) wird manchmal zu therapeutischen Zwecken induziert (Streptokinasetherapie, Urokinasetherapie, t-PA-Therapie). Primäre Hyperfibrinolysen sind sehr selten. Fast immer handelt es sich um sekundäre Hyperfibrinolysen im Gefolge einer Verbrauchskoagulopathie. Die wichtigsten Parameter zur Erkennung einer erhöhten fibrinolytischen Aktivität sind die Thrombinzeit, die Reptilasezeit und andere Teste mit thrombinähnlichen Enzymen sowie die Bestimmung der Fibrinogenspaltprodukte. In schweren Fällen findet man eine Verminderung des Plasminogens, des physiologischen Inhibitors α_2-Antiplasmin und des α_2-Makroglobulins. Die Komplexbildung zwischen Plasmin und α_2-Antiplasmin kann immunologisch nachgewiesen werden. Einfachere Methoden sind das Thrombelastogramm und die Euglobulin-Lysezeit. Erhöhte fibrinolytische Aktivitäten werden vor allem bei Leukämien und bei operativen Eingriffen (insbesondere mit der Herz-Lungen-Maschine) beobachtet. Die Gabe von Antifibrinolytika ist nur bei schwer zu beherrschenden Blutungen indiziert. Im Notfall können Infusionen mit Aprotinin oder einem ε-Aminokapronsäurederivat (z.B. Tranexamsäure) durchgeführt werden.

Erworbene Defektkoagulopathien
(Tab. 6, S. 482)

Hierbei handelt es sich um Synthesestörungen einzelner oder mehrerer Gerinnungsfaktoren (meistens im Gefolge einer Lebererkrankung). Auch ein erhöhter Verbrauch kann gleichzeitig oder alternativ vorkommen.

▶ Am häufigsten findet sich eine **Verminderung des Prothrombinkomplexes,** d. h. der 4 Vitamin-K-abhängigen Gerinnungsfaktoren Prothrombin (= Faktor II), Faktor VII, Faktor IX und Faktor X. Sie entstehen in der Leber, wobei Vitamin K in der letzten Synthesestufe die Funktionsfähigkeit des Prothrombinkomplexes bewirkt. Der Prothrombinkomplex ist vermindert bei Vitamin-K-Mangel (durch lang dauernde parenterale Ernährung, Malabsorptionssyndrom, Gallengangsverschluß oder -atresie) sowie bei Leberschädigung und Leberunreife. Der Quick-Test fällt pathologisch aus. Über Vitamin-K-Mangel beim Neugeborenen s. S. 74.
▶ Bei schweren Leberzellschäden liegt meist eine **komplexe Gerinnungsstörung** vor, die sich aus einer Synthesestörung der meisten Gerinnungsfaktoren und Inhibitoren und einem erhöhten Umsatz zusammensetzt. Insbesondere zu niedrige Fibrinogen-, Faktor-V- und Thrombozytenspiegel sind nicht nur durch die Synthesestörung, sondern auch durch einen erhöhten Umsatz bedingt (Verbrauchskoagulopathie, Verlust in den Aszites). Meist findet sich gleichzeitig ein erhöhter Faktor-VIII-Spiegel durch verstärkte Freisetzung aus der Leberzelle.
Darüber hinaus kommt es zu einer Dysfibrinogenämie mit Fibrinpolymerisationsstörungen (verlängerte Thrombinzeit) sowie zu einer erhöhten fibrinolytischen Aktivität.
▶ **Verlustkoagulopathie:** Bei ausgedehntem Eiweißverlust über die Niere (nephrotisches Syndrom) oder den Darm (exsudative Enteropathie) kommt es auch zur Verminderung einzelner Gerinnungsfaktoren, wenn sie das gleiche Molekulargewicht wie Albumin haben. Dabei ist auch ein Antithrombin-III-Verlust möglich, der u. a. für die erhöhte Thrombosegefährdung beim nephrotischen Syndrom angeschuldigt wird. Eine Verlustkoagulopathie gibt es außerdem bei ausgeprägtem Aszites.
▶ Bei der antileukämischen Behandlung mit Asparaginase werden manchmal **passagere Fibrinogenmangelzustände** beobachtet. Andere Gerinnungsfaktoren (z. B. Faktor XIII, aber auch Antithrombin III) können mitbetroffen sein.

▶ Bei ausgeprägter primärer Amyloidose ist ein **isolierter erworbener Faktor-X-Mangel** beschrieben worden. Dabei können andere Faktoren ebenfalls vermindert sein.

Immunkoagulopathien

Diese sind erworbene Störungen mit Bildung von gerinnungswirksamen Antikörpern. Man unterscheidet Antikörper, die gegen einzelne Gerinnungsfaktoren, vorzugsweise Faktor VIII, gerichtet sind (sog. »Hemmkörper« von Antikörpern gegen gerinnungsaktive Phospholipide (sog. »Lupus-Antikoagulantien«). Hemmkörperhämophilien können sich infolge der Substitutionstherapie der Hämophilien bilden (Isoantikörper), sehr selten auch primär auftreten (Autoantikörper). Sie gehen mit erheblicher Blutungsneigung einher. Lupusantikoagulantien kommen hingegen in der Pädiatrie relativ häufig vor. Sie gehören wie der Cardiolipin-Antikörper zur Gruppe der Phospholipid-Antikörper und sind gegen den gesamten prothrombinaktivierenden Komplex gerichtet. Sie sind erkennbar an einer pathologisch verlängerten PTT bei meist normalem Quick-Test und normalem Gehalt an Einzelfaktoren. Sie rufen im allgemeinen keine Blutungen hervor, sofern kein zusätzlicher Faktor-II-Mangel und/oder keine Thrombozytopenie bestehen. Sie wurden zuerst bei Lupus erythematodes beschrieben, kommen jedoch am häufigsten im Anschluß an leichte Infektionen im Kleinkindesalter vor. Zumeist fällt präoperativ die Verlängerung der PTT auf. Diese bedarf dann der Abklärung, um differentialdiagnostisch milde Blutungsleiden auszuschließen. Eine erhöhte Thromboseneigung infolge eines Lupusantikoagulans ist im Kindesalter extrem selten. – Therapie der Hemmkörperhämophilie, insbesondere bei Hemmkörpern gegen Faktor VIII: Bei Patienten mit niedrigem Hemmkörpertiter kann man durch höhere Dosen des fehlenden oder neutralisierten Gerinnungsfaktors eine Blutstillung herbeiführen. Bei Patienten mit hohem Hemmkörpertiter werden zusätzlich Prothrombinkomplexkonzentrate oder diesen Konzentraten nahestehende Präparate eingesetzt (FEIBA). Durch Plasmaaustausch (Plasmapherese) am Zellseparator kann der Hemmkörpertiter vor einer Substitutionsbehandlung gesenkt werden. Bei einigen hämophilen Patienten kommt es zum spontanen Rückbildung der Hemmkörper, sofern sie einige Monate keine Substitutionstherapie erhalten. Etwa 5 Tage nach erneuter Behandlung treten regelmäßig wieder Hemmkörper auf. Manchmal ist eine immunsuppressive Therapie wirksam.

b) Thrombophilien

Hierunter versteht man meist angeborene Defekte im Gerinnungssystem, welche mit einer erhöhten Thromboemboliegefährdung einhergehen.

Dabei kommt es häufig zu Verschlüssen der großen Venen; es sind aber auch arterielle Verschlüsse oder Verschlüsse in der Mikrozirkulation möglich. Bekannt sind die kongenitalen Mangelzustände an Antithrombin III, Protein C und S. Am häufigsten scheint eine Resistenz gegen aktiviertes Protein C zu sein. Letztere beruht auf einer Punktmutation des Gerinnungsfaktors V. Bei Homozygoten erzeugt ein Mangel in den ersten Lebenswochen eine schwere Purpura fulminans mit ausgeprägten venösen Thrombosen. Bei Heterozygoten manifestiert sich die Thromboseneigung meist erst nach der Pubertät.

Die Diagnose ist im ersten Lebensjahr erschwert, da die 3 Inhibitoren wie auch andere Gerinnungsfaktoren in diesem Alter in Bereichen liegen, die erst jenseits des ersten Lebensjahres sicher pathologisch sind. Die Defekte kommen in zwei Formen vor; entweder als quantitativer Mangel des jeweiligen Inhibitors oder als qualitativer Moleküldefekt (wobei die Aktivität vermindert, die Konzentration normal ist).

Bei Antithrombin-III-Mangel besteht eine verminderte Ansprechbarkeit auf Heparin.

Zur Therapie kann ein Antithrombin-III-Mangel durch Gabe eines Antithrombin-III-Konzentrates behoben werden, ein Protein-C- oder Protein-S-Mangel durch PPSB-Konzentrate. Protein-C-Konzentrate befinden sich zur Zeit in klinischer Prüfung.

c) Thrombozytopathien

Thrombozytopenien

Ätiopathogenese:

Thrombozytopenien entstehen entweder durch eine Verminderung der Plättchenbildung oder einen verstärkten Plättchenuntergang (Tab. 9).

Im ersten Fall findet man im Knochenmark (mit Ausnahme des Wiskott-Aldrich-Syndroms) keine oder wenige Megakaryozyten. Im zweiten Fall ist ihre Zahl normal oder kompensatorisch erhöht. Ein verstärkter Plättchenuntergang besteht bei der idiopathischen Thrombozytopenie (s. S. 494). Auf einer Verteilungsstörung beruht die Thrombozytopenie bei Sequestration in einer für längere Zeit vergrößerten Milz, z. B. beim Morbus Gaucher (s. S. 572) und bei Thalassaemia major.

Symptome: Der Blutungstyp der Thrombozytopenien ist charakteristisch. An der Haut sieht man zahlreiche Petechien. Sie entstehen bevorzugt an den Beinen und am Rumpf. Daneben erkennt man Sugillationen unterschiedlicher Ausdehnung. Sie können über den ganzen Körper verstreut sein und treten besonders an Druckstellen (Schienbein, Darmbeinkamm usw.) auf.

Durch die verschiedenartigen Hautblutungen entsteht ein fleckiges Aussehen (Morbus maculosus).

Punktförmige Blutungen finden sich oft auch im Bereich der Schleimhäute, serösen Häute, Meningen und inneren Organe. Schleimhautblutungen (besonders aus Nase, Mund und Rachen, weniger häufig im Magen-Darm-Kanal und Harntrakt) sind nach den Hautblutungen die

---

Tab. 9. Einteilung der Thrombozytopenien.

I. Verminderte Bildung		
1. Erblich:	Thrombozytopenie-Radiusaplasie-Syndrom	
	Fanconi-Syndrom	
	Wiskott-Aldrich-Syndrom	
2. Erworben:	Symptomatische Thrombozytopenien bei Leukämie, Neuroblastom, Panmyelopathie usw.	
II. Vermehrter Abbau		
1. Idiopathische Thrombozytopenie		
2. Medikamentös ausgelöste Thrombozytopenie		
3. Isoantikörper-Thrombozytopenie		
4. Hämolytisch-urämisches Syndrom		
5. Thrombotische thrombozytopenische Purpura		
6. Disseminierte intravaskuläre Gerinnung (Verbrauchskoagulopathie)		
III. Gestörte Verteilung (Sequestration in der vergrößerten Milz)		

häufigste Blutungsform. Gefährlich sind Hirnblutungen, die tödlich verlaufen oder neurologische Ausfälle verursachen können. Bereits bei Thrombozytenzahlen zwischen 50000 und 90000/µl kann es zu Blutungen kommen. Bei einer Thrombozytenzahl unter 30000/µl besteht eine starke Blutungsgefährdung (Spontanblutungen). Wenngleich zwischen Blutungsneigung und Verminderung der Thrombozytenzahl eine gewisse Korrelation besteht, so ist doch das klinische Bild kein sicherer Indikator für die Blutungsgefährdung. So können Patienten mit einer Thrombozytenzahl von 15000/µl klinisch symptomlos sein, insbesondere, wenn die Thrombozytopenie auf einem erhöhten Verbrauch beruht.

Diagnose: Abhängig von der Thrombozytenzahl ist die Blutungszeit verlängert, die Gerinnselretraktion vermindert oder aufgehoben. Das Rumpel-Leede-Zeichen (s. S. 481) ist häufig positiv.

Die Knochenmarkpunktion gibt Aufschlüsse über die Syntheseleistung des Markes.

Die Untersuchung des plasmatischen Gerinnungssystems kann eine Verbrauchskoagulopathie als Ursache der Thrombozytopenie aufdecken. Mit nuklearmedizinischen Methoden können Plättchenüberlebenszeit (normal: 9–11 Tage) und bevorzugter Abbauort der Plättchen (meist Milz, aber auch Leber) bestimmt werden.

Therapie der thrombozytopenischen Blutung: Im allgemeinen gilt, daß nur die akute bedrohliche Blutung mit einem Plättchenkonzentrat behandelt werden soll. Allerdings werden bei einer Leukämie mit starker Thrombozytopenie manchmal Plättchenkonzentrate eingesetzt, um lebensbedrohende Blutungen zu verhindern. Die wiederholte Gabe von Thrombozytenkonzentraten kann zur verstärkten Bildung von thrombozytären Antikörpern führen. Häufig läßt sich absehen, ob ein Patient wiederholte Thrombozytentransfusionen benötigen wird. Dann sollten zur Verhinderung einer Isoimmunisierung die HLA-Eigenschaften des Spenders berücksichtigt werden (Verträglichkeitsprüfung). Am ehesten findet man geeignete Spender unter den nahen Blutsverwandten. Da Thrombozytenkonzentrate geringe Mengen von Erythrozyten enthalten, sollte der Spender auch bezüglich seiner ABO- und Rh-Eigenschaften kompatibel sein.

Zur Thrombozytensubstitution stehen Thrombozytenkonzentrate zur Verfügung:
a) von mehreren Spendern,
b) von einem Einzelspender (mittels Zellseparator gewonnen).

Da bei Thrombozytopenien mit erhöhtem Umsatz häufig ein Faktor-XIII-Mangel besteht, kann ein Faktor-XIII-Konzentrat nützlich sein. Gelegentlich werden auch Antifibrinolytika eingesetzt.

Erbliche Thrombozytopenien

Erbliche Thrombozytopenien sind selten. Hierzu gehört die kongenitale Megakaryozytenhypoplasie, die oft mit einer Radiusaplasie und anderen Fehlbildungen einhergeht (**Thrombozytopenie-Radiusaplasie-Syndrom**). Dabei bestehen thrombozytopenische Blutungen schon in der Neugeborenenperiode. Bei der **Fanconi-Anämie** (s. S. 129) treten diese erst später auf. Das geschlechtsgebunden rezessiv vererbte **Wiskott-Aldrich-Syndrom** (nur bei Jungen) ist durch die Kombination von Thrombozytopenie, Ekzem und Infektionsanfälligkeit charakterisiert. Die in normaler Zahl vorhandenen Megakaryozyten zeigen eine verminderte Plättchenbildung und bizarre Kernmorphologie (ineffektive Thrombopoese). Die Thrombozyten sind ungewöhnlich klein und abnorm strukturiert; ihre Lebenszeit ist verkürzt. Über den dazugehörigen Immundefekt: s. S. 521.

Symptomatische Thrombozytopenien

Eine symptomatische Thrombozytopenie entwickelt sich bei Krankheiten, die zu einer Schädigung des Knochenmarks führen.

Dabei besteht meistens nicht nur eine Verminderung der Megakaryozytenzahl, sondern auch eine Störung der Erythropoese und Granulopoese. Symptomatische Thrombozytopenien gibt es bei Leukämien und ins Knochenmark metastasierenden Tumoren (z.B. beim Non-Hodgkin-Lymphom oder Neuroblastom), ferner bei Panmyelopathie, Zytostatikatherapie, Strahleneinwirkung, toxisch-infektiösen Schäden u.a. Eine Knochenmarktransplantation kommt bei Thrombozytopenien auf dem Boden einer Markhemmung in Frage, wenn mindestens 2 Zellinien vermindert sind (Thrombozyten <20000/µl, Granulozyten <500/µl, Retikulozyten <1‰) und das Knochenmark zu 65% nichtblutbildende Zellen enthält. Voraussetzung ist ein HLA-identischer Spender (Geschwister). Anderenfalls kann eine Behandlung mit Antithymozytenglobulin oder einem Androgen versucht werden.

Idiopathische Thrombozytopenie

Definition: Die idiopathische Thrombozytopenie ist eine meist schubweise verlaufende und durch thrombozytäre Autoantikörper hervorgerufene thrombozytopenische Blutungskrankheit. Es gibt akute und chronische Verläufe.

Ätiopathogenese: Als Folge der Einwirkung eines gegen die Plättchen gerichteten Plasmafaktors, bei dem es sich wahrscheinlich um einen Autoantikörper handelt, kommt es zur gesteigerten Plättchenzerstörung. Die Lebensdauer der Thrombozyten ist verkürzt. Sie werden beschleunigt aus der Blutbahn eliminiert und bei Kindern überwiegend in der Milz (bei Erwachsenen auch in der Leber) in den Zellen des RES abgebaut.

Symptome: Die thrombozytopenischen Blutungen beginnen oft zwei bis drei Wochen nach einer Virusinfektion (sog. **postinfektiöse Thrombozytopenie**). Offenbar können infektiöse Noxen die Thrombozytenoberfläche so verändern, daß sie als Antigen wirkt und zur Bildung von Autoantikörpern führt. In anderen Fällen läßt sich keine auslösende Ursache der Immunisierung finden (**idiopathische Form**). Im frühen Kindesalter überwiegen akute Verläufe, während bei älteren Kindern chronische Erkrankungen relativ häufig sind. Außer Hautblutungen können gefährliche Schleimhautblutungen im Magen-Darm-Kanal auftreten. Hirnblutungen sind selten und können zum Tode führen. Im Knochenmark sind die Megakaryozyten normal oder vermehrt und zeigen eine Reifungsstörung. Die Kerne sind nur wenig gebuchtet; das Zytoplasma ist stärker basophil und oft gering oder gar nicht granuliert. Die Thrombozyten sind z. T. morphologisch abartig. Es finden sich überwiegend junge Thrombozyten, die größer sind als normale Thrombozyten. In zwei Drittel der Fälle lassen sich mit speziellen Methoden Antikörper gegen die Plättchen nachweisen. Die Milz ist manchmal gering vergrößert.

Aus **differentialdiagnostischen** Gründen sollte man in jedem Fall einen Test auf antinukleäre Antikörper (zum Ausschluß eines systemischen **Lupus erythematodes**) und den Coombs-Test durchführen, um ein **Evans-Syndrom** (bei Autoantikörper-bedingter hämolytischer Anämie) auszuschließen.

Verlauf: Bei Kindern ist in 80–90% mit einer Selbstheilung innerhalb von 3–6 Monaten zu rechnen. Rezidive sind möglich. In den übrigen Fällen (besonders bei Adoleszenten) verläuft die Erkrankung chronisch-rezidivierend (länger als 12 Monate) wie bei Erwachsenen.

Therapie: Eine lokale Blutstillung ist möglich durch Druckverband mit einem thrombinhaltigen Verbandsstoff oder einem sog. Fibrinkleber bei Verwendung eines resorbierbaren sterilen Kollagenvlieses.

Da Spontanheilungen bei Kindern häufiger sind als bei Erwachsenen, verabreicht man ein Kortikosteroid nur bei stark erniedrigten Thrombozytenzahlen (<20 000/µl) mit Blutungsneigung.

Durch das Kortikosteroid kommt es zu einer Verminderung der Blutungsbereitschaft, obwohl ein Teil der Patienten danach keinen stärkeren Thrombozytenanstieg zeigt. Bei anderen Patienten sinkt die angestiegene Thrombozytenzahl nach Absetzen des Kortikosteroids wieder ab und kann auch mit alternierender Kortikosteroidgabe kaum in ausreichender Höhe gehalten werden. Wegen der Nebenwirkungen soll eine Kortikosteroidtherapie nicht länger als 3 Wochen durchgeführt werden, es sei denn, daß stärkere Blutungen zur Therapie zwingen. Die Gefahr von Nebenwirkungen kann bei längerer Behandlung durch alternierende Gaben kleiner Dosen herabgesetzt werden. Nach einer Pause von einigen Monaten, in welcher der Patient sorgfältig beobachtet wird, kann bei Notwendigkeit ein neuer Versuch mit einem Kortikosteroid gemacht werden.

Intravenöse Gammaglobulingaben führen meist zu einem Anstieg der Thrombozyten im Blut, können aber Rückfälle nicht verhüten. Daher sind wiederholte Gaben ratsam.

Ist der Patient über 1 Jahr behandelt worden, ohne daß eine anhaltende Besserung eingetreten ist, kommt eine Splenektomie in Frage, sofern das Knochenmark weiterhin reichlich Megakaryozyten enthält. Da Blutplättchen bei Kindern überwiegend in der Milz abgebaut werden, führt die Splenektomie häufig zu einem dauerhaften Erfolg. Andernfalls kann eine immunsuppressive Therapie mit einem Zytostatikum (z. B. Vincristin) erwogen werden. Nach Splenektomie ist wegen der Gefahr einer foudroyanten Pneumokokkensepsis eine aktive Pneumokokkenimpfung ratsam (besonders bei Kleinkindern); alternativ werden tägliche Penicillingaben empfohlen. Allerdings ist das Infektionsrisiko nach Splenektomie generell erhöht. Hinsichtlich der Verabfolgung von Thrombozytenkonzentraten: s.o. Die Patienten sind vor Traumen zu bewahren.

Medikamentös ausgelöste Thrombozytopenie

Medikamente können toxisch wirken (durch Knochenmarkschädigung) oder immunologisch zum Thrombozytenuntergang führen. Bei immunologischer Entstehung verbindet sich das Medikament mit den Thrombozyten und wirkt als Hapten, gegen welches Antikörper gebildet werden. Toxische Schädigungen (z.B. durch Zytostatika) sind dosisabhängig und entwickeln sich meist allmählich, während immunologisch entstandene Schädigungen dosisunabhängig sind und oft einen plötzlichen Thrombozytenabfall hervorrufen. Bei toxischen Thrombozytopenien ist das Knochenmark arm an Megakaryozyten, während bei immunologischer Ursache die Megakaryozyten vermehrt sind. Die toxisch bedingten Thrombozytopenien haben eine schlechte Prognose, während die allergisch bedingten Thrombozytopenien nach Weglassen des Medikamentes in relativ kurzer Zeit zurückgehen. Wenn mehrere Medikamente als Ursache in Betracht kommen, läßt sich durch eine Agglutinations- oder Komplementbindungsreaktion das auslösende Mittel erkennen.

Alloantikörper-Thrombozytopenie

Die seltene Alloantikörper-Thrombozytopenie des Neugeborenen macht sich in der Regel bereits bei der Geburt durch die typischen thrombozytopenischen Hautblutungen bemerkbar. Es besteht die Gefahr einer Hirnblutung, die tödlich sein kann. Ursache sind gegen die kindlichen Thrombozyten gerichtete Alloantikörper der Mutter, die (wie die antierythrozytären Antikörper bei der Rh-Inkompatibilität) durch die Plazenta in den kindlichen Kreislauf gelangt sind. Noch seltener kommt es vor, daß die thrombozytären Antikörper einer an chronischer idiopathischer Thrombozytopenie leidenden Mutter beim Kind ein ähnliches Krankheitsbild hervorrufen. Die Thrombozytopenie kann in beiden Fällen 1–3 Monate dauern. Eine Erkrankung ist schon beim erstgeborenen Kind möglich. In 50% lassen sich mit der Komplementbindungsreaktion Thrombozytenantikörper (meist gegen PLA-1-Antigen) nachweisen; man benutzt dabei mütterliches Plasma und Thrombozyten des Vaters. Eine Austauschtransfusion mit Frischblut kann die Blutung zum Stehen bringen. Am wirksamsten ist die Transfusion eines Konzentrates verträglicher Thrombozyten. Bei Notwendigkeit wiederholter Transfusionen kann man gewaschene Thrombozyten der Mutter verwenden.

Alloantikörper können auch nach Transfusion inkompatibler Thrombozyten entstehen (**posttransfusionelle Purpura**).

Hämolytisch-urämisches Syndrom

Es handelt sich um eine mikroangiopathische, hämolytische Anämie mit Thrombozytopenie und Nierenversagen.

Die Erkrankung tritt meist im Anschluß an eine virale oder bakterielle Gastroenteritis auf und ist bei Kleinkindern häufiger als bei Schulkindern. Früher glaubte man, daß eine besondere Form der Verbrauchskoagulopathie vorliegt. Es kommt dabei zwar zu einem Verbrauch von Thrombozyten, jedoch ist der Fibrinogenumsatz nicht gesteigert. Die Entstehungsweise ist unklar. Vermutlich fehlt ein Plasmafaktor, der zur Prostazyklinsynthese benötigt wird. Prostazyklin wirkt normalerweise gefäßerweiternd (blutdrucksenkend) und hemmt die Thrombozytenaggregation. Der Prostazyklinmangel soll die Gefäßveränderungen in den Nieren (Endothelschädigungen) hervorrufen. Die Mikrothrombose ist vorwiegend in den Glomerulumkapillaren und Vasa afferentia lokalisiert, wodurch es zu Hämaturie und Proteinurie kommt. Pathologisch-anatomisch findet man ausgedehnte Nierenrindennekrosen. Die hämolytische Anämie entsteht durch mechanische Hämolyse der an den Fibrinfasern der Thromben vorbeiströmenden Erythrozyten, die teilweise lädiert werden, wodurch die charakteristischen Fragmentozyten (»Eierschalenformen«, »Stahlhelmzellen«, Abb. 3, S. 287) zustande kommen. Im übrigen findet man eine starke Anisozytose und Poikilozytose sowie eine Polychromasie und Retikulozytose. Der Coombs-Test ist negativ. Die Thrombozytenzahl ist anfangs normal, fällt aber in der ersten Woche unter 100000/µl ab. Der Komplementgehalt im Serum (Gesamtgehalt und C_3-Fraktion) kann erniedrigt sein. Die Bestimmung der Fibrinogenspaltprodukte im Serum hat sich als ein wertvoller Parameter zur Verlaufskontrolle erwiesen.

Durch gleichzeitige Gabe der Aggregationshemmer Azetylsalizylsäure und Dipyridamol steigen die Thrombozyten im Blut wieder an. Entscheidend ist die früh beginnende und wiederholte Urämiebehandlung durch Peritonealdialyse.

Bei starker Anämie werden Konzentrate von gewaschenen Erythrozyten transfundiert, bei starker Thrombozytopenie auch Thrombozytenkonzentrate.

Thrombotische thrombozytopenische Purpura

Die als **Moschcowitz-Syndrom** bezeichnete Krankheit tritt meist bei Erwachsenen auf und ist **dem hämolytisch-urämischen Syndrom verwandt**. Hierbei kommt es zu generalisierten Endothelveränderungen in der Mikrozirkulation mit charakteristischer Bildung von hyalinen Thromben. Charakteristisch sind Hautblutungen in Form von Sugillationen und Petechien in Kombination mit Makrohämaturie, Nierenversagen, Ikterus, Fieber und neurologischen Ausfällen (Bewußtseinstrübung, Aphasie, Blindheit, Krämpfe, Muskelschwäche der Extremitäten). Die Blutuntersuchungen ergeben fast immer eine isolierte Thrombozytopenie, selten Zeichen einer Verbrauchskoagulopathie, außerdem eine hämolytische Anämie mit charakteristischen Fragmentozyten. Der Coombs-Test ist negativ. Die Ätiologie ist unklar; es könnte sich wie beim hämolytisch-urämischen Syndrom um einen Prostazyklinmangel handeln (s. o.). Therapeutisch bevorzugt man Frischplasma. Therapieerfolge durch Plasmapherese oder Blutaustauschtransfusion könnten durch den damit verbundenen Plasmaersatz bedingt sein. Demgegenüber scheinen Azetylsalizylsäure und Dipyridamol (kombiniert) sowie Kortikosteroide weniger effektiv zu sein.

Thrombozythämien

Eine Thrombozythämie (konstante Erhöhung der Plättchenzahl auf über 1 Mill./µl) ist als selbständiges Krankheitsbild im Kindesalter selten, ebenso bei einer malignen proliferativen Erkrankung. Demgegenüber werden symptomatische Thrombozytosen (passagere Erhöhung der Plättchenzahl auf 0,5–1 Mill./µl) häufiger nach Splenektomie, bei Infektionen und ausgedehnten Blutverlusten beobachtet. Beim Kawasaki-Syndrom (s. S. 650) entwickelt sich in der 2. und 3. Krankheitswoche häufig eine Thrombozytose, welche wegen der Thrombosegefahr mit niedrigen Dosen Azetylsalizylsäure behandelt werden soll (zur Hemmung der Plättchenaggregation).

Thrombozytenfunktionsstörungen

Die häufigste Ursache einer **medikamentösen Thrombozytenfunktionsstörung** ist die Einnahme von Azetylsalizylsäure.

Es genügt eine einmalige Gabe, um die Aggregationsfähigkeit der Thrombozyten zu hemmen. Bei einzelnen Patienten kommt es dabei zu einer Verlängerung der Blutungszeit trotz normaler Thrombozytenzahl. Die Wirkung der Azetylsalizylsäure hält ca. 4–6 Tage an (Überlebenszeit der Thrombozyten) und kann bei erblichen Koagulopathien (insbesondere beim v.-Willebrand-Syndrom, aber auch bei Hämophilien) die Blutungsneigung verstärken. Eine aggregationshemmende Wirkung haben außerdem viele Antiphlogistika, z. B. Phenylbutazon. Azetylsalizylsäure wird zur Thromboseprophylaxe im arteriellen Bereich eingesetzt, wenn die Gefahr besteht, daß sich primär Plättchenthromben bilden.

Die **Thrombasthenie Glanzmann** ist eine autosomal rezessiv vererbte Blutungskrankheit.

Dabei ist die Thrombozytenaggregation in Gegenwart von Kollagen und ADP gestört, in Gegenwart von Ristocetin jedoch normal (umgekehrt wie beim v.-Willebrand-Syndrom). Die Blutungszeit ist verlängert. Die Thrombasthenie Glanzmann ist am besten im Thrombelastogramm zu erkennen, da hierbei die Maximalelastizität des Gerinnsels (Maximalamplitude) wie bei einer Thrombozytopenie vermindert ist. Hierdurch ist eine Abgrenzung vom v.-Willebrand-Syndrom möglich. In einem Teil der Fälle läßt sich ein Glykoproteinmangel an der Plättchenoberfläche nachweisen. Die Patienten neigen zu petechialen und kleinflächigen Hautblutungen, Hämatomen, Schleimhautblutungen und starken Verletzungsblutungen. Therapeutisch kommen bei bedrohlichen Blutungen Frischbluttransfusionen oder Plättchenkonzentrate in Frage.

Erworbene Thrombozytenfunktionsstörungen mit verlängerter Blutungszeit und normaler oder leicht verminderter Thrombozytenzahl findet man bei einer Reihe von Krankheiten, wie Urämie und Leberzirrhose, aber auch nach größeren Transfusionen von Konservenblut (das nur funktionsuntüchtige Thrombozyten enthält).

d) Vasopathien

Anaphylaktoide Purpura Schoenlein-Henoch

Synonyma: Purpura rheumatica, Peliosis rheumatica, Purpura abdominalis.

Definition: Die anaphylaktoide Purpura ist eine wahrscheinlich allergisch bedingte Entzündung der kleinen Gefäße, welche zu erhöhter Gefäßpermeabilität und damit zu einer vasogenen Blutungsbereitschaft (Purpura) und Ödemen führt.

Ätiopathogenese: Die Ursache ist unbekannt. Man nimmt an, daß es durch eine Antigen-Antikörper-Reaktion am Gefäßendothel zur Schädigung der Kapillarmembran und zu einer vasogenen Blutungsbereitschaft kommt. Die Allergie wird meistens durch eine der Krankheit vorausgehende Infektion, selten durch ein Arznei- oder Nahrungsmittel hervorgerufen.

Pathologie: In den kleinen Gefäßen des Koriums beobachtet man eine Endothelschwellung, die in eine konzentrische fibrinoide Nekrose der Kapillarwand übergehen kann. Perivaskulär finden sich dichte Infiltrate von polymorphkernigen Leukozyten und Rundzellen, daneben eosinophile Zellen und in wechselnder Zahl Erythrozyten. Charakteristisch ist der Nachweis von IgA-Ablagerungen im Mesangium. – Durch Nierenbiopsie läßt sich in einem Teil der Fälle eine fokale Glomerulitis nachweisen, die teilweise mit lobulären glomerulären Narben abheilt oder (selten) in eine chronische Glomerulonephritis übergeht.

Vorkommen: Die anaphylaktoide Purpura ist die häufigste Vaskulitis im Kindesalter und befällt vor allem Kinder zwischen dem 2. und 7. Lebensjahr. Sie kann aber auch im 1. Lebensjahr (dann meist als »Kokardenpurpura«) und bei älteren Kindern und Erwachsenen auftreten. Jungen sind doppelt so häufig betroffen wie Mädchen.

Symptome:

Das klinische Bild ist durch Haut- und Schleimhautblutungen, Gelenkerscheinungen, Leibschmerzen, Blutstühle und Hämaturie gekennzeichnet, wobei nicht immer alle Symptome vorhanden sind. Die Krankheitserscheinungen entwickeln sich meist schubweise im Verlauf einiger Tage mit Fieber und mäßigem Krankheitsgefühl.

Die **Hautblutungen** (häufig in Gelenknähe) sind symmetrisch und befallen vor allem die Streckseiten der unteren Extremitäten und das Gesäß (Abb. 7, S. 457), weniger die Unterarme und das Gesicht, selten den Rumpf. Sie treten entweder als Purpura in der unveränderten Haut auf oder erfolgen in teils urtikarielle, teils makulöse, makulopapulöse oder papulöse Effloreszenzen von Linsen- bis Pfennigstückgröße. Die zunächst hellroten Flecken, die manchmal konfluieren, werden allmählich dunkler und schließlich gelbbraun. Juckreiz fehlt gewöhnlich. Besonders bei Kleinkindern kommt es nicht selten zu Ödemen im Bereich der Hand- und Fußrücken und des Gesichtes. Durch flächenhafte Blutungen im Zentrum der Quaddeln, die von einem anämischen Hof umgeben sind, können die Effloreszenzen ein kokardenartiges Aussehen bekommen (»Kokardenpurpura«).

Magen-Darm-Blutungen, die von kolikartigen Leibschmerzen begleitet werden, äußern sich durch Bluterbrechen, Entleerung von Blut- oder Teerstühlen oder okkulte Darmblutungen und kommen in etwa zwei Drittel der Fälle vor (Purpura abdominalis). Wird unter dem falschen Verdacht einer Invagination oder Appendizitis eine Laparotomie durchgeführt, so stellt man in der Darmwand umschriebene Ödeme und Blutungen fest. Die Darmpassage ist meist verzögert (Obstipationsneigung). Selten entsteht als Komplikation eine Invagination, Perforation, Infarzierung der Darmwand oder ein Verschlußileus.

Gelenksymptome: Vor allem im Bereich der Knie-, Sprung-, Ellenbogen- und Handgelenke kann es zu schmerzhafter Bewegungseinschränkung und flüchtigen, auf einem periartikulären Ödem beruhenden Schwellungen kommen.

Nierenbeteiligung: Eine Mikro- oder Makrohämaturie wird bei 25–30% der Patienten festgestellt. Weitere Nierensymptome (Hypertension, Oligurie, Proteinurie, Azotämie) fehlen meist oder sind nur geringgradig.

Verlauf und Prognose:

Die Symptome können bereits nach einigen Tagen verschwinden oder 4–6 Wochen lang andauern, wobei häufig mehrere Krankheitsschübe aufeinanderfolgen.

Dann heilt die Krankheit in der Regel spontan aus, sofern die Nieren nicht stärker beteiligt sind. Die Magen-Darm-Blutungen sind meist nicht so stark, daß eine Bluttransfusion erfolgen muß. Hirnblutungen oder akutes Nierenversagen mit tödlichem Ausgang sind Ausnahmen. Bei Bestehen einer Nephritis kann sich die Krankheit über Monate hinziehen. Dabei entwickelt sich in 5–10% eine chronische Nephritis oder ein nephrotisches Krankheitsbild.

Diagnose: Das volle Krankheitsbild bietet keine diagnostischen Schwierigkeiten. Hauterscheinungen, auch wenn sie nur schwach ausgeprägt sind, fehlen selten, so daß Magen-, Darm- oder Nierensymptome richtig eingeordnet werden. Der Rumpel-Leede-Test (oder Saugglockentest, s. S. 481) kann positiv ausfallen, und die Blutungszeit ist normal. Die Gerinnungsteste sind ebenfalls normal (abgesehen von einer oft nachweisbaren Verminderung des Faktors XIII).

Differentialdiagnostisch kommen andere erworbene Vasopathien in Betracht, z. B. infektiöstoxische Gefäßwandveränderungen bei schweren Infektionen. Hierzu gehören auch die hämorrhagischen Exantheme bei Masern, Scharlach und Varizellen sowie Krankheiten, die mit einer Verbrauchskoagulopathie einhergehen können (z. B. Purpura bei Meningokokkensepsis oder Schleimhautblutungen bei Diphtherie oder Typhus).

Bei **Periarteriitis nodosa,** die sich an den mittleren und kleinen Arterien abspielt, treten die gleichen Krankheitserscheinungen auf wie bei anaphylaktoider Purpura, außerdem neurologische Symptome infolge einer Nervenbeteiligung in der Gefäßnachbarschaft (Parästhesien, Schmerzen, Muskelschwäche) sowie kardiale Symptome (Herzinfarkt, Herzinsuffizienz). Eine ZNS-Beteiligung führt zu Krämpfen und enzephalitischen Symptomen. Eine Hepatosplenomegalie fehlt selten. Die Krankheit geht meist tödlich aus.

Therapie: Bei einer noch bestehenden bakteriellen Infektion (z. B. durch Streptococcus pyogenes) ist Penicillin indiziert (zur Unterbrechung der Antigenzufuhr). Schmerzen werden mit Analgetika behandelt. Prednison kann in schweren Fällen die Krankheitssymptome bessern, jedoch eine Nierenbeteiligung nicht verhindern. Bei chronischer Nephritis kommt die Behandlung mit einem Immunsuppressivum in Betracht.

Zusammenfassung: Die anaphylaktoide Purpura beruht auf einer unspezifischen hyperergisch-allergischen Entzündung der kleinen Gefäße, die zu makulösen oder makulopapulösen Hautexanthemen, kleinfleckigen Blutungen, Ödemen und Gelenkschwellungen, manchmal auch zu Glomerulonephritis und Darmblutungen mit Koliken führt. Die relativ häufige Krankheit tritt im Kindesalter meist zwischen dem 2. und 7. Lebensjahr nach Atemwegsinfektionen, Virusinfektionen, Impfungen oder bei einer Arzneimittelallergie auf und hat im allgemeinen eine günstige Prognose, wenngleich schwere Blutungskomplikationen und Übergang in eine chronische Nephritis den Verlauf ungünstig beeinflussen können.

XIV. Zelluläre und humorale Immundefizienz

H. H. Peter und C. Simon

1. Ontogenese, Organisation und Funktion des menschlichen Immunsystems

Das Abwehrsystem des Menschen entspringt und reift in den primären **lymphatischen Organen** Knochenmark und Thymus und erreicht seinen reifen Funktionszustand in den sekundären Lymphgeweben Milz, Lymphknoten und darmassoziiertem lymphatischen Gewebe. Zusammengenommen wiegen diese Organe mehr als die Leber und bilden ein kompliziert geregeltes Multiorgansystem. Blut und Lymphgefäße sind die Transportwege, über die primäre und sekundäre lymphatische Organe kommunizieren und über die der Transport von immunogenem Material zu den sekundären immunologischen Zentren in Milz und Lymphknoten erfolgt. Hier wird Antigen konzentriert, erkannt, verarbeitet, und es wird eine spezifische Immunantwort angestoßen, deren Effektormoleküle und sensibilisierte Zellen auf dem Blutwege wieder zurückkehren zur Eintrittspforte der infektiösen Erreger.

Die **Zellen des Immunsystems** sind funktionell spezialisiert, unterliegen jedoch einer strikten hierarchischen Kontrolle, in die zahlreiche Regelkreise eingebaut sind. Vergleichbar ist das ganze System einer Armee mit verschiedenen Dienstgraden: Den Grenadieren entsprechen die Granulozyten, den Unteroffizieren die Monozyten/Makrophagen und den speziell ausgebildeten Offizieren die Lymphozyten. Ein gut funktionierendes Immunsystem gewährt ausreichenden Schutz vor pathogenen Keimen und angemessene Toleranz von Selbststrukturen. Die Immunpathologie durchzieht in Form von **Immundefizienz** und **Autoimmunität** wie ein roter Faden die gesamte Krankheitslehre.

Unser Abwehrsystem hat eine Evolution, die nicht zu trennen ist von der unserer natürlichen Feinde. Die Strukturierung in ein **unspezifisches System,** bestehend aus Granulozyten, Monozyten, Komplementsystem und Akut-Phasen-Proteinen, und ein **spezifisches System,** repräsentiert durch die klonal organisierten B- und T-Lymphozyten mit Lymphokinen und spezifischen Antikörpern, gewährte der Spezies Mensch über die Jahrmillionen ihrer Evolution einen großen Selektionsvorteil. Der phylogenetische Erfolg eines Abwehrsystems, u. a. meßbar an der exponentiellen Vermehrung einer Spezies innerhalb einer bestimmten geschichtlichen Epoche, bedeutet jedoch keineswegs Ausgewogenheit und Wohlbefinden innerhalb der gesamten Biosphäre. Die übermächtige Präsenz einer Spezies übt vielfältigen Selektionsdruck auf ihre biologische Umgebung und ihre natürlichen Feinde aus und verändert dadurch die Lebensgrundlagen der Biosphäre insgesamt.

Die Zahl der **antigenen Strukturen,** mit denen sich auseinanderzusetzen unser Immunsystem im Laufe der Phylogenese gelernt hat, wird auf 10^7 bis 10^8 geschätzt. Sie verteilen sich auf lösliche und partikuläre Antigene von Viren, Bakterien, Pilzen, Parasiten, xenogenen, allogenen und autologen Zellen. Biochemisch handelt es sich um Peptide, Proteine, Glykoproteine, Lipoproteine, Kollagen, DNS, RNS und Polysaccharide. Der zelluläre Apparat, mit dem das Immunsystem diese Aufgabe bewältigt, ist schematisch in Abb. 1 dargestellt.

Das **unspezifische Immunsystem** rekrutiert sich aus den »Mediatorzellen« Granulozyten, Monozyten, Thrombozyten und Erythrozyten sowie den Akutphasenproteinen und dem Komplementsystem.

Das **spezifische Immunsystem** ist durch den Dualismus der klonal organisierten **T-** und **B-Lymphozyten** charakterisiert. Antigen wird über spezifische, genetisch festgelegte Rezeptoren in der Zellmembran erkannt und durch intrazelluläre Signaltransduktion werden die jeweiligen Zellen aktiviert, bzw. zur Teilung veranlaßt (klonale Selektion). Einen wichtigen Aspekt bildet die kooperative Ergänzung von B-Zellen, T-Zellen und mononukleären Phagozyten bei der Antigenerkennung und der sich anschließenden klonalen

XIV. Zelluläre und humorale Immundefizienz

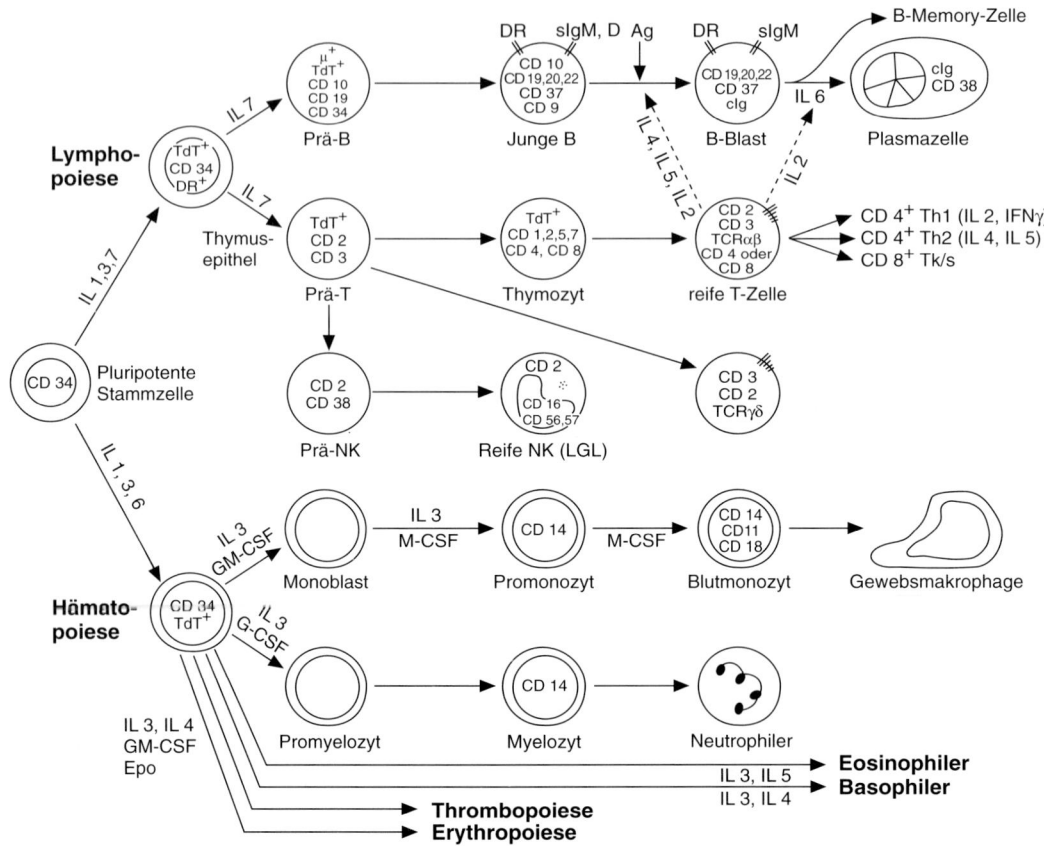

Abb. 1. Ontogenese des spezifischen und unspezifischen Immunsystems aus einer gemeinsamen Vorläuferzelle. Die linienspezifischen Differenzierungsantigene (CD-Marker) sind in den Zellsymbolen der verschiedenen Differenzierungsstadien angegeben. Erforderliche Zytokine und hämatopoietische Wachstumsfaktoren sind zwischen den verschiedenen Differenzierungsstadien eingetragen. Th_1- und Th_2-Zellen repräsentieren $CD4^+$-Zellen mit unterschiedlichen Zytokinprofilen. Tk/s-Zellen sind $CD8^+$-zytotoxische T-Zellen. Natürliche Killerzellen (NK oder LGL [= large granular lymphocytes]) exprimieren kein CD3 und keine T-Zellrezeptoren (TCR alpha/beta oder TCR gamma/delta). Frühe lymphoide Vorstufen exprimieren die terminale Desoxynukleotidyltransferase (TdT^+).

Expansion antigenreaktiver B- und T-Zellklone. Ferner ist das spezifische Immunsystem durch die einzigartige Fähigkeit ausgezeichnet, nach einem stattgehabten Antigenkontakt **Gedächtniszellen** zu hinterlassen, die bei einem erneuten Zusammentreffen mit dem gleichen Antigen rascher reagieren können.

Zwischen dem spezifischen und unspezifischen Immunsystem nehmen die sog. **natürlichen Killer-(NK-)Zellen** eine intermediäre Stellung ein. Bei diesen Zellen handelt es sich um Lymphozyten mit typischen Azurgranula in einem hellen Zytoplasma. Funktionell zeichnen sich diese Zellen durch eine sofort verfügbare, wenig selektive lymphozytotoxische Aktivität

aus. Es gibt keinen Hinweis, daß NK-Zellen antigenspezifische Rezeptoren tragen und klonal organisiert sind. Ontogenetisch entstammen sie während der Embryogenese einer frühen Thymozytenpopulation.

Die Abwehrmechanismen des Menschen lassen sich in drei große Bereiche gliedern:

a) Die natürliche Resistenz

Sie beruht auf physikalischen, chemischen und biologischen Eigenschaften der Grenzflächenorgane Haut (ca. 2 m²), Respirationstrakt, Gastroin-

1. Ontogenese, Organisation und Funktion des Immunsystems

Tab. 1. Mechanismen der natürlichen Resistenz.

Grenzorgan	Physikalisch	Chemisch	Biologisch
Haut	Mechanische Resistenz der Epidermis: Hornschicht, Interzellularbrücken, Haare, Pigment	Schweiß- und Talgsekretion führen zu saurem pH durch ungesättigte Fettsäuren und Milchsäure	Saprophytäre Keimbesiedlung verhindert die Kolonisation pathogener Keime
Gastrointestinaltrakt	Gute Motilität, freier Gallen- und Pankreasabfluß	Säureschutz des Magens: Schleim- und Enzymsekretion	
Respirationstrakt	Intakte Atemmuskulatur, elastisches Lungengewebe, Hustenreflex, Flimmerepithelien	Schleim- und Surfactantsekretion	
Urogenitaltrakt	Unbehinderter Urinabfluß, vollständige Blasenentleerung, intakter Sphinkter	Saurer Urin-pH durch Ausscheidung organischer Säuren	Keimfreiheit

Tab. 2. Komponenten des Immunsystems.

	Unspezifisch	Spezifisch
Zellulär	Granulozyten Monozyten/Makrophagen NK-Zellen Dendritische Zellen	α/β-T-Zellen (CD4+Th$_1$, CD4+Th$_2$, CD8+) γ/δ-T-Zellen B-Zellen
Humoral	Proinflammatorische Zytokine: IL1α, β, 6, 8, IL12, TNFα, β IFN-α, β Properdin Akute-Phase-Proteine	Zytokine: IL2, 4, TGFβ IgM, A, G, E, D INF-gamma

testinaltrakt und ableitende Harnwege (zusammen ca. 250 m^2 effektive Oberfläche). Über diese Organsysteme besteht direkter Kontakt mit unserer Umgebung; eine Störung der Oberflächenintegrität dieser vier Organe führt unmittelbar zu einer erhöhten Infektionsanfälligkeit. In Tab. 1 sind einige der wichtigen physikalischen, chemischen und biologischen Voraussetzungen für eine erfolgreiche Infektabwehr zusammengestellt.

b) Das unspezifische Immunsystem

Durch verschiedene Zelltypen und einige grundlegende Funktionsunterschiede lassen sich spezifische und unspezifische Abwehrleistungen voneinander abgrenzen (Tab, 2).

Die Reifungsstätte der Zellen des **unspezifischen Systems** liegt im Knochenmark. Voll ausgereifte und funktionsfähige Zellen werden in die Peripherie ausgeschleust und können dort sofort aktiviert werden. Da sie nicht klonal organisiert sind, können alle Granulozyten und Monozyten eines bestimmten Reifungsstadiums gleiche Funktionen erfüllen.

Granulozyten gelangen als erste Abwehrzellen in jeden Entzündungsort; dort vollbringen sie ihre Abwehrleistung und gehen als Eiterzellen meist zugrunde. Ein »Gedächtnis« entwickeln Granulozyten im Gegensatz zu den Lymphozyten nicht; ihre mittlere extramedulläre Überlebensdauer beträgt nur 6–8 Std. In dieser Zeit durchlaufen sie sukzessiv ihre drei Funktionsbereiche:

1. Auf einen chemotaktischen Reiz adhärieren die Zellen am Endothel, verlassen die Zirkulation und migrieren zum Entzündungsort **(Adhärenz, Chemotaxis, Migration)**; spezielle Adhärenzproteine an der Granulozytenoberfläche sind für diese Fähigkeiten erforderlich.
2. Am Entzündungsort phagozytieren die **aktivierten** Zellen eingedrungene Bakterien, Zelldetritus und Fremdkörper. Diverse Rezeptoren an der Zelloberfläche begünstigen die **Phagozytose** von antikörper- und komplementbeladenen (»opsonisierten«) Bakterien und deren Aufnahme in Phagosome. Dabei werden über einen membranständigen NADPH-Oxidasekomplex bakterizide Sauerstoffradikale bereitgestellt (»oxidative burst«).
3. Die intrazelluläre **Bakterizidie** wird ergänzt durch ein Sortiment präformierter **lysosomaler Enzyme,** die in azurophilen und spezifischen zytoplasmatischen Granula konzentriert sind. Diese verschmelzen mit den Phagosomen zu sog. Phagolysosomen, in denen der enzymatische Abbau phagozytierten Materials erfolgt.

Angeborene und erworbene Funktionsstörungen der Granulozyten sind in allen drei Bereichen bekannt und führen zu meist schweren bakteriellen Infektionen.

Die **Monozyten** sind mit den gleichen Funktionen wie die Granulozyten ausgestattet, besitzen darüber hinaus jedoch noch die zusätzliche Fähigkeit zur Synthese regulatorisch wirkender Moleküle, die ihnen eine Sonderstellung zwischen Granulozyten und Lymphozyten einräumen. Zum **mononukleären Phagozytensystem (MPS)** nach van Furth gehören neben den Vorläuferzellen im Knochenmark und den Blutmonozyten auch spezialisierte gewebsständige Makrophagen wie die Kupffer-Zellen der Leber, die Alveolarmakrophagen, die Langerhans-Zellen der Haut und die Mikroglia (Tab. 3).

Die wichtigsten von mononukleären Phagozyten gebildeten regulatorischen Moleküle sind Interleukin-1 (IL-1), IL-6, Tumor-Nekrose-Faktor-α (TNFα), Interferon-α (IFNα), Komplementkomponenten, Prostaglandine, Leukotriene und Wachstumsfaktoren für hämatopoietische Zellen (z. B. GM-CSF) (Tab. 4 und 5). Besonders TNFα, IL-1 (auch bekannt als »endogenes Pyrogen«) und IL-6 nehmen eine zentrale Stellung als proinflammatorische Zytokine ein. Nach Stimulation durch bakterielles Endotoxin werden diese 3 proinflammatorischen Zytokine nacheinander gebildet und induzieren eine Akute-Phase-Reaktion in verschiedenen Zellsystemen (Tab. 4). IL-1 stimuliert darüber hinaus die spezifische T-Lymphozyten-Antwort während der Antigenpräsentation durch Makrophagen bzw. dendritische Zellen (sog. professionelle antigenpräsentierende Zellen) (Tab. 5).

Zytokine (Überbegriff für Interleukine, Monokine, Interferone, hämatopoietische Wachstumsfaktoren) haben in den letzten Jahren eine eminente Bedeutung erlangt. Generell kann man sie als Botenstoffe zwischen Zellen des Immunsystems auffassen. Sie haben pleiotrope Eigenschaften, d. h. viele Zytokine können von verschiedenen Zelltypen gebildet werden und wirken auch auf verschiedene Zellen. Ihre Induktion im Rahmen einer Immunantwort oder einer inflammatorischen Effektorphase dauert in der Regel einige Stunden und erfordert Neusynthese von meist kurzlebiger mRNA und Translation von Protein. Die Anzahl der Zytokine steigt stetig. Eine Übersicht geordnet nach Funktionen findet sich in Tab. 6.

Monozytenstörungen finden sich immer dann, wenn auch Granulozytenfunktionen wie

Tab. 3. Das mononukleäre Phagozytensystem (nach van Furth).

Knochenmark:	Stammzelle
	Monoblast
	Promonozyt
Blut:	Monozyten
Periphere Gewebe:	Makrophagen
	Bindegewebshistiozyten
	Kupffer-Zellen der Leber
	Alveolarzellmakrophagen
	Makrophagen des lymphatischen Gewebes
	Makrophagen der serösen Häute
	Mikrogliazellen des ZNS
	Langerhans-Zellen der Haut

Tab. 4. Wirkungen der proinflammatorischen Zytokine TNFα, IL-1 und IL-6

Biologische Wirkungen	TNFα	IL1	IL6
Fieber (endogenes Pyrogen)	+	+	+
Flachschlaf (slow wave sleep)	+	+	−
Hepatische Akute-Phase-Proteine	+	+	+
T-Zellaktivierung	+	+	+
B-Zellaktivierung	+	+	+
Ig-Syntheseinduktion in B-Zellen	−	−	+
Fibroblastenproliferation und Aktivierung	+	+	−
Stammzellaktivierung	−	+	+
Unspezifische Infektabwehr	+	+	+
Radioprotektion	+	+	
Cyclooxygenase, PLA2, Genexpression	+	+	
Metalloproteinasegenexpression	+	+	
Synoviozyten und Endothelzellaktivierung	+	+	
Schocksyndrom	+	+	
Induktion von IL1, TNF, IL6 und IL8	+	+	−

Nach Stimulation mit bakteriellem Endotoxin wird TNFα nach 1 Std., IL1 nach 2 Std. und IL6 nach 3–4 Std. maximal freigesetzt.

1. Ontogenese, Organisation und Funktion des Immunsystems

Tab. 5. Eigenschaften funktioneller mononukleärer Phagozyten-Subtypen.

Eigenschaften	Inflammatorisch-toxischer Typ	Antigenpräsentierender Typ (APC)
MHC-II-Expression	(+)	+++
IL-1-Produktion	+/-	++
PGE2-Produktion	+++	(+)
Ag-Präsentation an CD4$^+$-T-Zellen	neg	+++
Suppression der spez. Immunantwort	+++	neg
Tumortoxizität	+++	(+)
Steroidsensitivität	neg	+
Unspezifische Esterase	+++	(+)
Fc-IgG-Rezeptoren	++	(+)
CD1a-(OKT6-)Expression	neg	+++*
CD4-Expression	(+)	(+)
CD14-Expression	+++	+++
CD11/CD18-Expression	++	++

* Nachgewiesen für die Langerhans-Zellen der Haut und die dendritischen Zellen von Steinman.

Tab. 6. Die wichtigsten Zytokine, geordnet nach Funktionen.

Zytokin	Herkunft	Funktionen
A. Proinflammatorische und antivirale Zytokine (Mediatoren der natürlichen Immunität)		
TNFα	MP, T-Zellen	Fieber, Kachexie, Aktivierung von Metalloproteinasen, Gerinnung, Induktion von Akute-Phase-Proteinen, Kostimulator für T- und B-Zellen
IL-1	MP	Fieber, Kachexie, Aktivierung von Entzündungs- und Gerinnungsproteinen, T- und B-Zell-Kostimulator
IL-6	MP, EC, T	Kostimulator für Hepatozyten, PC, T-Zellen. Akute-Phase-Proteine
IL-8	MP, EC, FB, T	Leukozytenchemotaxis, Aktivierung
IFNα, β	MP (α), FB (β)	Antiviral, antiproliferativ, NK-Zellaktivierung, MHC-I-Expression
B. Zytokine, die Aktivierung, Wachstum und Differenzierung von Lymphozyten regulieren		
IL-2	T	Wachstum und Zytokinproduktion in T-, B-, NK-Zellen
IL-4	CD4+-T-Zellen	Zellwachstum. Isotyp-Switch zu IgE, IgG1. Fc-ε-Rez.-Expression in MP
IL-13	T	Analoge Wirkung wie IL-4
IL-10	MP, T	Inhibition von T- und B-Proliferation/Differenzierung, Chemotaxis
TGFβ	T, MP, andere	Inhibition von Aktivierung, Isotyp-Switch zu IgA, antiproliferativ
C. Zytokine als Mediatoren der Effektorzellaktivierung		
IFN-gamma	T, NK	Aktivierung von MP, EC, NK, vermehrte Expression von MHC I/II
TNFβ (Lymphotoxin)	T	Aktivierung von PMN und EC
IL-5	T	Aktivierung von Eosinophilen: Wachstum und Aktivierung von B-Zellen
MIF	T	Migrationsinhibition von MP
D. Zytokine, die als hämatopietische Wachstums- und Differenzierungsfaktoren wirken		
IL-3	T	Wachstum, Differenzierung aller Linien
IL-7	FB, Stromazellen	Wachstum, Differenzierung von B-Zellen
IL-12	T, MP	Aktivierung, Wachstum von NK, CD8
GM-CSF	T, MP, FB, EC	Wachstum, Differenzierung aller Linien
M-CSF	MP, EC, FB	Differenzierung zu MP
G-CSF	MP, EC, FB	Differenzierung zu Granulozyten

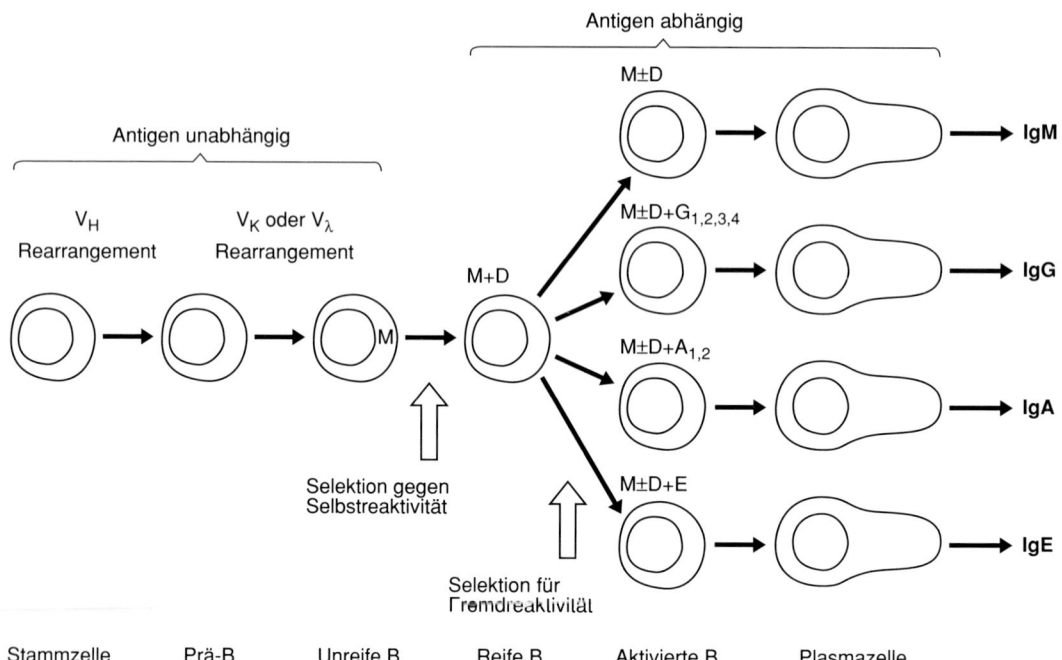

Abb. 2. B-Zelldifferenzierung von der lymphoiden Stammzelle zur Antikörper-produzierenden Plasmazelle (nach Cooper). Auf der Stufe der Prä-B-Zelle ist das Rearrangement der Immunglobulingene (V, D, J, C) auf Chromosom 14 abgeschlossen, und im Zytoplasma erscheinen u-Ketten. Auf der Stufe der unreifen B-Zelle werden Kappa-(Chromosom 2-) oder Lambda-(Chromosom 22-)Gene (V, J, C) rearrangiert und die entsprechenden leichten Ketten den u-Ketten angefügt. Jetzt erscheinen auch Immunglobuline als Antigenrezeptoren auf der B-Zelloberfläche. Danach erfolgt die weitere B-Zelldifferenzierung in Abhängigkeit von Antigen und T-Zellhilfe. Der Ig-Klassensprung (»switch«) von IgM- zur IgG-, IgA- oder IgE-Produktion erfolgt ebenfalls unter Einfluß von T-Zellen. IgD, ein Marker für reife B-Zellen, verschwindet, sobald die Zellen beginnen, Immunglobuline zu synthetisieren.

Chemotaxis, Phagozytose und Bakterizidie defekt sind. Darüber hinaus gibt es einige **fakultativ intrazellulär pathogene Keime,** wie Mykobakterien, Listerien, Toxoplasmen, Kryptokokken, Leishmanien u. a., die von Makrophagen nur abgetötet werden können, wenn sie durch T-Zellen ein zusätzliches Aktivierungssignal in Form von Interferon-γ oder Makrophagen-Aktivierungsfaktor (MAF) erhalten. T-Zellfunktionsstörungen bedingen daher typischerweise Erkrankungen mit den fakultativ intrazellulären Erregern, die sich dann intrazellulär in Makrophagen nachweisen lassen.

NK-Zellen ($CD2^+$, $CD16^+$, $CD57^+$) repräsentieren ca. 5–10% der peripheren Lymphozyten. Ein antigenspezifischer Rezeptor ist für diesen Zelltyp noch nicht beschrieben, sie zählen deshalb zum unspezifischen Immunsystem. Eine physiologische Rolle wird den NK-Zellen in der Abwehr virusinfizierter Zellen, der Tumorüberwachung und der regulatorischen Kontrolle der hämatopoietischen Stammzellen (Verhinderung extramedullärer Blutbildung) zugeschrieben.

Ein isolierter angeborener NK-Zelldefekt findet sich beim Chédiak-Higashi-Syndrom (s. S. 525); erworbene Defekte werden im Rahmen von hämatopoetischen Erkrankungen (Präleukosen, Leukämien, Osteomyelofibrosen) beschrieben.

c) Das spezifische Immunsystem

Die Fähigkeit zur bedarfsgerechten Bildung von Antikörpern gegen spezifische Antigene geht in der Phylogenese bis zu den Invertebraten zurück. Die höchste Diversität erreicht das spezifische Immunsystem bei den Vertebraten. Hier ist durchweg das **dualistische B- und T-Zellsystem** anzutreffen, das bei Maus und Mensch am besten untersucht ist. Das T-Zellsystem repräsentiert dabei die zelluläre Immunität und das B-Zell-

1. Ontogenese, Organisation und Funktion des Immunsystems 505

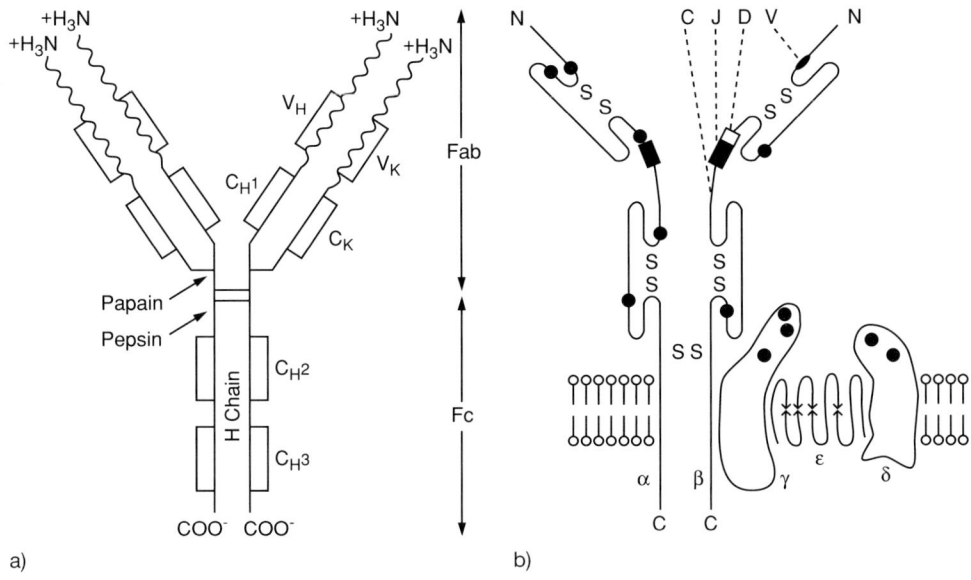

Abb. 3. a) Zweidimensionales Modell eines IgG-Antikörpermoleküls mit 2 schweren und 2 leichten Ketten und 2 N-terminalen Antigenbindungsstellen (nach Kunkel).
b) Im Vergleich hierzu die Alpha- und Beta-Kettenstruktur des antigenspezifischen T-Zellrezeptors, ein Heterodimer mit vier Genregionen, ähnlich dem Immunglobulinmolekül (variable V, diversity D, joining J, constant C), jedoch mit nur einer Antigenbindungsstelle; den Alpha- und Beta-Ketten sind noch 3 weitere nicht polymorphe Polypeptidketten beigeordnet (gamma, delta, epsilon), deren Funktion noch nicht eindeutig geklärt ist (nach Emmrich). Inzwischen ist ein weiterer, bevorzugt die Haut und Schleimhäute infiltrierender T-Zelltyp identifiziert worden, der anstelle des Alpha-/Beta-T-Zellrezeptors (TCRαβ) ein Gamma-Delta-Heterodimer-(TCRγδ-) Molekül exprimiert.

system die humorale Immunantwort. Folgende Charakteristika sind festzuhalten:
▶ B- und T-Zellen sind **klonal** organisiert. Einen Teil ihrer Differenzierung machen die Zellen unabhängig von Antigen in den primären lymphatischen Organen Knochenmark und Thymus durch. Die terminale Reifung erfolgt für B-Zellen unter Einfluß von Antigen in den sekundären lymphatischen Organen Lymphknoten und Milz (Abb. 2 u. 3). T-Zellen verlassen den Thymus mit fertigem antigenspezifischen Rezeptor (TCR-αβ oder TCRγδ) und warten in der Peripherie auf Aktivierung durch ein passendes Peptidantigen, präsentiert in einem Histokompatibilitätsantigen (HLA-Molekühl).
▶ Das Spezifische eines Klones ist der **antigenspezifische Rezeptor.** Im Falle von B-Zellen entspricht er dem Immunglobulinmolekül, das auf unreifen B-Zellen fest in der Membran verankert ist und von reifen B-Zellklonen als Antikörper sezerniert wird (Abb. 3a). In Analogie hierzu exprimieren T-Zellen den TCR-αβ bzw. den TCRγδ. Diese Rezeptoren weisen ähnlich wie ein Antikörpermolekül einen variablen und konstanten Anteil auf, haben jedoch nur eine Antigenbindungsstelle und werden nicht sezerniert (Abb. 3b). Ein gesundes Individuum vermag ca. 10^8 Antikörpermoleküle unterschiedlicher Spezifität zu bilden und ca. 10^{12} verschiedene TCRαβ- bzw. TCRγδ-Moleküle. Entsprechend viele B- und T-Zellklone sind genetisch angelegt. Die Diversität von Antikörper und TCR-Molekülen wird durch Umlagerung (Rearrangement) variabler und konstanter Gensegmente in den Ig- bzw. TCR-Genloci während der Zelldifferenzierung von B- und T-Zellen erzeugt.
Die Aktivierung eines bestimmten T-Zellklones erfordert eine kooperative Interaktion von antigenpräsentierenden Zellen (APC = Macrophagen, Langerhans-Zellen, dendritische Zellen, B-Zellen) mit T-Zellen. Von kritischer Bedeutung ist dabei die spezifische Erkennung des an HLA-Strukturen gebundenen Peptidantigens durch den TCRαβ. Eine Reihe von akzessorischen Molekülen (CD4, CD8, LFA3/CD2 u. a.) stabilisieren diese Interaktion, andere sorgen dafür, daß über ein Zweitsignal (CD28/CD80,

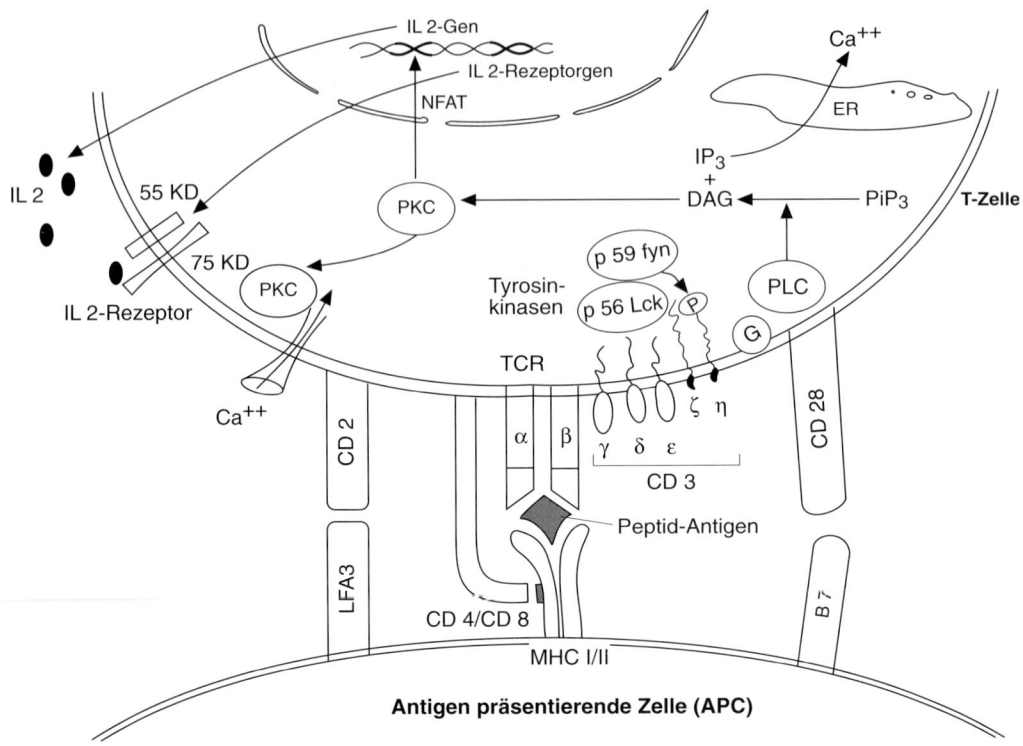

Abb. 4. Modell der T-Zellaktivierung durch Antigen. Über den T-Zellrezeptor (TCRαβ) können Fremdantigene nur im Kontext mit autologen HLA-Klasse-I- oder II-Molekülen erkannt werden, d. h. der TCR erkennt stets auch einen Teil der autologen HLA-Antigene mit. CD4$^+$-T-Zellen erkennen Peptidantigene in Assoziation mit HLA-Klasse-II-Molekülen (DR, DP, DQ), CD8$^+$-T-Zellen in Verbindung mit HLA-Klasse-I-Molekülen (A, B, C). Auf die Antigenerkennung erfolgt über den CD3-Komplex eine intrazelluläre Signalübertragung, die u. a. zur Expression von IL-2 und IL-2-Rezeptoren führt. Voraussetzung hierfür ist allerdings das Zustandekommen eines kostimulatorischen Signals über CD28 (Ligand: B7/CD80-Familie). Stabilisierend für die Interaktion wirken andere Ligandenpaare wie CD2/LFA3. Die intrazelluläre Signaltransduktion läuft über bekannte Mechanismen der Proteinphosphorylierung durch Tyrosinproteinkinasen (z. B. p59fyn, p56lck), G-Protein-vermittelte Phospholipase-C-Aktivierung, Spaltung von Phosphatidylinositol-3-Phosphat (PIP3) in Inositol-3-Phosphat (intrazelluläre Ca^{++}-Mobilisierung) und Diacylglycerin (DAG). DAG führt zur Aktivierung der Proteinkinase C, die ihrerseits Ca^{++}-Einstrom von außen und die Aktivierung der IL2 und IL2-Rezeptorgene ermöglicht. Die T-Zelle ist jetzt aktiviert und kann proliferieren.

Tab. 7. Eigenschaften von Immunglobulinklassen und Subklassen.

Ig-Klassen Ig-Subklassen	IgG				IgA		IgM	IgD	IgE
	G1	G2	G3	G4	A1	A2			
Mol. Gewicht (KDalton)			150			160	900	185	200
Schwere Ketten			γ			α	μ	δ	ε
Leichte Ketten			κ/λ			κ/λ	κ/λ	κ/λ	κ/λ
Antigenbindungsstellen			2			2(4)	10	?	2
Halbwertszeit (Tage)	21	21	7	21	6	6	5	3	2,5
Komplementbindung	++	++	+	−	−	−	++	?	−
Bindung an Mastzellen	−	−	−	+	−	−	−	?	+
Bindung an Fc-IgG-Rez.	+	−	+	−	−	−	−	−	−
Plazentare Passage	+	(+)	+	+	−	−	−	−	−
Antipolysaccharid-AK	−	++	−	−					
Fc-Bindung an Protein A	+	+	−	+					

1. Ontogenese, Organisation und Funktion des Immunsystems

gp39/CD40) die eigentliche T- und B-Zellaktivierung im Zellinneren in Gang kommt (Abb. 4).
Die Antigenerkennung ist für T-Zellen nur im Kontext mit autologen HLA-Molekülen möglich. Diese finden sich auf der Oberfläche von APC und haben Peptidantigene gebunden. HLA-Moleküle werden im Haupthistokompatibilitätskomplex (MHC) auf dem kurzen Arm des 6. Chromosoms kodiert (Abb. 5). Es handelt sich um ein hochpolymorphes, kodominant vererbtes System membranständiger Moleküle, die zur Zell-Zell-Interaktion befähigt sind. **MHC-Klasse-I-Gene** kodieren für HLA-A, B, C Membranantigene, die sich auf allen Körperzellen befinden.

Durch Virusinfektion oder sonstige Alteration der Körperzellen gelangen Fremdpeptide von 8–9 Aminosäuren Länge in die Antigengrube der HLA-Klasse-I-Moleküle (»altered self«) und können jetzt von einer $CD8^+$-T-Zelle mit passendem TCR-$\alpha\beta$ erkannt werden. **MHC-Klasse-II-Gene** kodieren für die HLA-DR-, DQ-, DP-Membranantigene, die nur auf Zellen des Immunsystems (Makrophagen, dendritische Zellen, B-Zellen, T-Zellen) Spermien und Eizellen konstitutiv vorkommen. Auf anderen Körperzellen können sie z. B. unter einfluß von IFN-gamma exprimiert werden. HLA-Klasse-II-Moleküle binden Fremdpeptide von 12–25 Aminosäuren Länge, die als lösliche Femdproteine in Phagozyten oder B-Zellen aufgenommen, im Endosom (Phagosom) prozessiert und dann an die Zelloberfläche transportiert werden, eine $CD4^+$-T-Zelle mit einem passenden TCR-$\alpha\beta$ kann die an HLA-Klasse-II-Moleküle gebundenen Fremdpeptide erkennen. Dabei stabilisiert das CD4-Molekül die Interaktion von T-Zelle und APC. Zweitsignale über CD28/CD80 und gp39/CD40 führen auch hier zu Zellaktivierung (Abb. 4).

MHC-Klasse-3-Genprodukte sind die Serumkomplementkomponenten C2, C4, und Faktor B, die in die Effektorphase der humoralen Immunantwort durch Bindung an Immunkomplexe eingreifen oder Bakterien direkt opsonieren.

T- und B-Zellen sind in den sekundären lymphatischen Organen Lymphknoten und Milz in separaten Arealen angeordnet. Die APC in den T-Zellarealen entsprechen den Langerhans-Zellen der Haut, die über die afferenten Lymphbahnen in den Lymphknoten einwandern und dort als interdigitierende Retikulumzellen wiederzufinden sind. Sie präsentieren Peptidantigene vorzugsweise in der sog. Primärreaktion

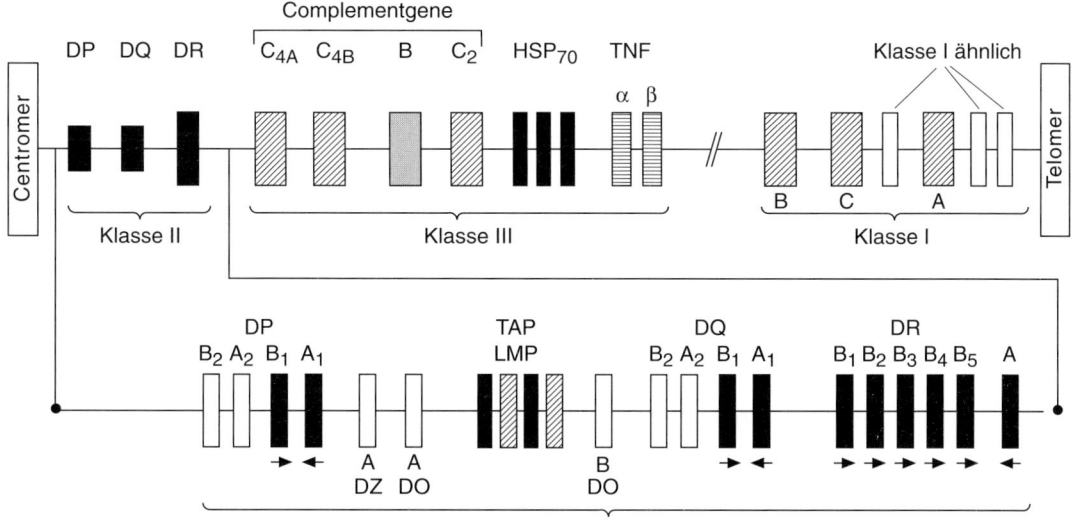

Abb. 5. Genkarte des Haupthistokompatibilitätskomplexes (MHC) auf dem kurzen Arm des 6. Chromosoms. MHC-Klasse-I-Gene kodieren für HLA-A-, B-, C-Moleküle: Kodiert wird jeweils eine α-Kette (45 kD), die β2-Mikroglobulin in nichtkovalenter Form bindet. MHC-Klasse-II-Gene kodieren für HLA-DR-, DP-, DQ-Moleküle: exprimiert werden jeweils eine α- und eine β-Kette (28 und 32 kD) die als Dimere in die Zellmembran integriert werden. Weitere bedeutsame Gene, z. B. die für die Antigenprozessierung wichtigen TAP-Gene (transporter associated proteins) liegen in der MHC-Klasse-II-Region. Von der MHC-Klasse-III-Region werden Serumproteine wie die Komplementkomponenten C2, C4 und Faktor B kodiert, sowie Heat-Shock-Proteine (HSP70) und die Tumornekrosefaktoren α und β.

(Ersterkennung). B-Zellen sind vorzugsweise in den Lymphknotenfollikeln anzutreffen, wo sie von follikulären dendritischen Zellen im Rahmen der Sekundärreaktion antigenhaltige Immunkomplexe präsentiert bekommen.
▶ Auf unterschiedliche mikrobielle Bedrohungen reagiert das spezifische Immunsystem nicht nur mit der Bildung von **Antikörpern bestimmter Spezifität,** sondern auch mit diversen **Immunglobulinklassen** und Subklassen (Tab. 7) sowie unterschiedlichen **zellulären Reaktionen** (Tab. 8). Es ergeben sich dadurch gegen Parasiten, Bakterien, Pilze, Viren und allogene Zellen charakteristische immunologische Reaktionsmuster, die sich zum Teil auch in den von Coombs definierten immunpathologischen Reaktionen widerspiegeln (Tab. 8).
▶ Das antigenspezifische Rezeptorrepertoire auf B- und T-Zellen umfaßt auch **autoreaktive Klone,** die normalerweise jedoch stumm bleiben. Unter bestimmten infektiologischen und immungenetischen Konstellationen können diese autoreaktiven Lymphozyten bis ins hohe Alter hinein aktiviert werden. Es resultieren daraus die unterschiedlichen immunpathologischen Formen der Autoimmunität. Umgekehrt führt ein numerisch oder funktionell defektes Antigenrezeptorrepertoire zur spezifischen Immundefizienz.

d) Das Komplementsystem

Die Entdeckung des Komplementsystems geht auf die Beobachtung zurück, daß frische, antibakterielle Immunseren Bakterien abtöten, während für 30 Minuten auf 56° erhitzte Immunseren die Bakterizidie verlieren. Durch Zugabe kleiner Mengen frischen Normalserums, das selbst nicht bakterizid ist, wird die bakterienabtötende Wirkung erhitzter Immunseren wieder hergestellt. Diese unspezifische, hitzelabile, bakterizide Sub-

Tab. 9. Rolle von Komplementkomponenten in der Infektionsabwehr (nach Johnston et al., 1977).

C'-Komponenten oder Fragmente	Funktionelle Aktivitäten
C1q, C 1, 4, 2, 3	Neutralisation bestimmter Viren
C4a, C3a, C5a	»Anaphylatoxische« Kapillarerweiterung
C5a	Chemotaxis von PMN*, Eosinophilen und MP*
C3b	Bakterienopsonierung, Verstärkung von Phagozytose und MP-Zytotoxizität
C3b, C3d	Polyklonale B-Zellaktivierung und Induktion von AK-Bildung
C3e	Induktion von Granulozytose
Bb	MP-Adhärenz und Ausbreitung
C5	Opsonierung von Pilzen
C1–6 (?)	Inaktivierung von Endotoxin
C1–9	Lysis von Bakterien, Viren, virusinfizierten Zellen, Mykoplasmen, Protozoen, Spirochäten, Tumorzellen, Erythrozyten

* Siehe Fußnote zu Tab. 8.

Tab. 8. Formen der Immunabwehr gegen verschiedene pathogene Erreger und ihre immunpathologischen Abweichungen nach Coombs.

Erreger	Beteiligte Zellen*	Abwehrmechanismen	Immunpathologie (nach Coombs)
Protozoen	CD4$^+$, Th$_1$ < Th$_2$ B, Eosinophile, MP	IgE, Eosinophilentoxizität, MP-Aktivierung durch IFN	IgE-vermittelte Sofortreaktion (Typ I)
Bakterien	CD4 + Th$_1$ > TH$_2$ B, MP, PMN	Opsonierung durch AK, C', Lyse, Phagozytose	Zytotoxische Reaktion (Typ II)
Toxine	CD4 + TH$_2$ B, MP	Neutralisierende IgG-AK, Phagozytose	Immunkomplex-Reaktion (Typ III)
Pilze, Mykobakterien	CD4 + TH$_1$, CD8+ MP, B	Granulombildung, MP-Aktivierung	Spättypreaktion (Typ IV)
Viren, Pilze, Zellen	CD4, TH$_1$ > TH$_2$, CD8+ Th, NK, MP	Spez. CTL, IFN, aktivierte MP und NK	Spättypreaktion (Typ IV)

CD4$^+$ TH$_1$, TH$_2$ = T-Helfer Typ 1 oder 2; CD8$^+$ = zytotoxische T-Zellen; B = B-Zellen; MP = mononukleäre Phagozyten; PMN = polymorphkernige Granulozyten; NK = natürliche Killerzellen; CTL = zytotoxische T-Lymphozyten; AK = Antikörper; C' = Komplement; IFN = Interferon.

1. Ontogenese, Organisation und Funktion des Immunsystems

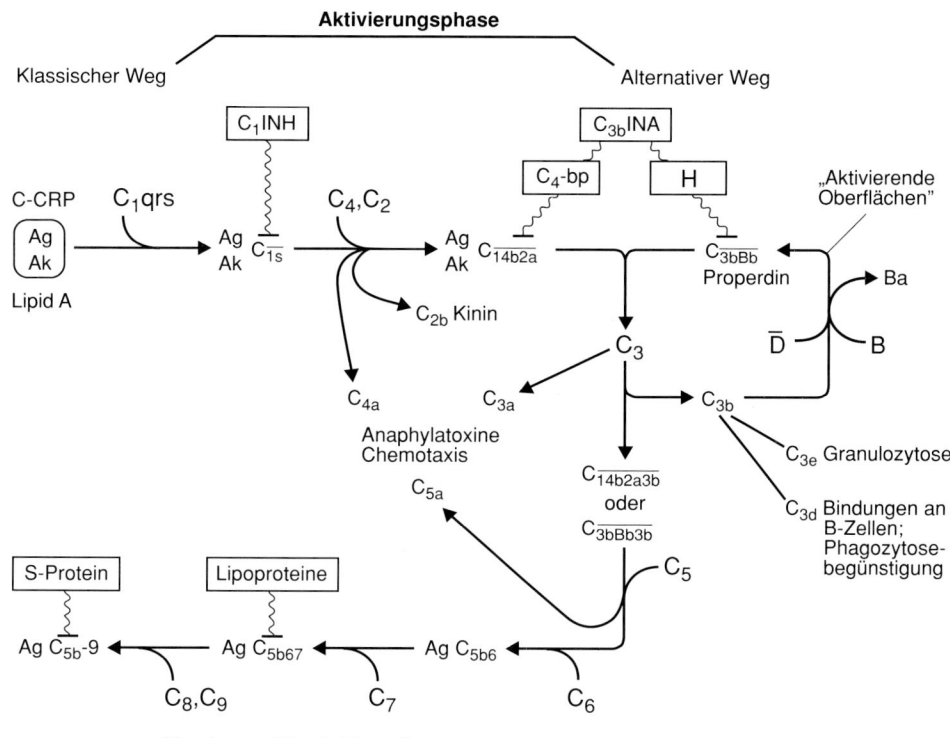

Abb. 6. Schematische Darstellung des Komplementsystems (C') mit den klassischen und alternativen Aktivierungswegen und der terminalen »Membrane-Attack-Phase«. Die Haupt-C'-Komponenten sind mit großen Buchstaben und arabischen Zahlen gekennzeichnet, ausgenommen C1, das aus den drei Untereinheiten qrs zusammengesetzt ist. C'-Spaltprodukte erhalten kleine Buchstaben als Zusatz (z. B. C3a). Im Verlauf der C'-Aktivierung entstehende aktive Proteasen sind durch Querstriche erkenntlich (z. B. $\overline{C14b2a}$). Verschiedene Inhibitoren aktiver C'-Komponenten sind eingerahmt, und ihre Zielrichtung ist geschlängelt dargestellt. Der klassische Weg kann durch Antigen-Antikörper-Komplexe (Ag/Ak), durch komplexiertes C-reaktives Protein (CRP) oder durch Lipid A initiiert werden und führt über die »klassische« C3-Konvertase $\overline{C14b2a}$ zur C3-Spaltung. Die »alternative« C3-Konvertase $\overline{C3bBb}$ entsteht durch Bindung von Faktor B an C3b mit anschließender Abspaltung des Peptids Ba durch das Enzym $\overline{D}$. Bestimmte »aktivierende Oberflächen« (z. B. Bakterienmembranen) begünstigen diesen Aktivierungsweg. Properdin stabilisiert die entstehende Protease $\overline{C3bBb}$. Aus den beiden C3-Konvertasen bilden sich durch Anlagerung eines weiteren C3b-Moleküls C5-Konvertasen, die die Aktivierung der terminalen C'-Komponenten starten und zur Zelldesintegration führen. Die C'-Spaltprodukte C4a, C3a und C5a wirken anaphylatoxisch und chemotaktisch (C5a). C3e induziert eine Granulozytose. C3d bindet an B-Zellen und begünstigt ihre polyklonale Aktivierung.

stanz wurde **Komplement** genannt. Es wurde rasch ersichtlich, daß es sich um ein komplexes, auf zwei Wegen aktivierbares System von Serumenzymen handelt. **Klassischer und alternativer Komplementaktivierungsweg** umfassen heute 20 bekannte Serumkomponenten, die etwa 10% der Serumglobulinfraktion ausmachen (Tab. 9). Die einzelnen Komplementkomponenten wurden chronologisch gemäß ihrer Entdeckung von C1 bis C9 numeriert, und Spaltprodukte wurden mit kleinen Buchstaben (a, b, c, d, e) gekennzeichnet. Später stellte sich heraus, daß C4 früher in die Aktivierungskaskade eingreift als C2 und C3; eine Umbenennung der C4-Komponente erfolgte jedoch nicht mehr, so daß die Aktivierungssequenz des klassischen Komplementweges C1, 4, 2, 3, 5, 6, 7, 8, 9 lautet. Die Komponenten des alternativen Weges, abgesehen von C3, wurden mit großen Buchstaben belegt (Faktor D, B und P sowie die Inaktivatoren I und H). Aus einem Teil der Komplementkomponenten entstehen durch enzymatische Spaltung selbst aktive Enzyme, die dann mit einem Querstrich gekennzeichnet werden ($\overline{C1s}$, $\overline{C4b2a}$,

Tab. 10. Orientierende Laborteste bei Immundefektverdacht.

BSG	Oft normal bei Antikörpermangel
Blutbild	Neutropenie, Lymphopenie, Anämie, Thrombozytopenie, leukämische Zellen
Enzymstatus	Hepatische Funktionsstörung, LDH-Anstieg (Malignom, Zelluntergang)
Nierenfunktionsparameter	Niereninsuffizienz, renaler Proteinverlust
Elektrophorese und Immunelektrophorese	Dysproteinämie, Hypo- oder Hypergammaglobulinämie, Paraproteinämie
Serumeisen	Bei chronischer Entzündung und Blutverlust erniedrigt
C-reaktives Protein	Bei bakteriellen und rheumatischen Entzündungen erhöht
Ca++	Bei enteralem Eiweißverlust und DiGeorge-Syndrom oft erniedrigt
Quantitative IgG-, IgA-, IgM-, IgE-Bestimmung	Hypo- und Agammaglobulinämie, selektiver IgA-Mangel, Hyper-IgE-Syndrom
Antinukleäre Antikörper (ANA)	Ausschluß einer Kollagenose, besonders bei Zytopenien erforderlich
C3, C4, CH50	Hinweis auf Komplementaktivierung, Komplementdefekte, Akutphasenreaktion

$\overline{C3bBb}$). Vor allem in der »Aktivierungsphase«, d. h. während der Bindung von C1q an Antigen-Antikörper-Komplexe und der anschließenden Interaktion mit C4, C2 und C3 entstehen aktive Enzyme ($\overline{C1s}$, $\overline{C4b2a}$, $\overline{C3bBb}$), während die späten Komponenten von C5b bis C9 nichtenzymatische Interaktionen eingehen, die zu Konfigurationsveränderungen mit anschließender Membrandesintegration führen (»membrane attack phase«). Abb. 6 zeigt eine Übersicht der kaskadenartigen Komplementaktivierungsschritte über den klassischen und alternativen Weg.

2. Diagnostische Verfahren zur Sicherung eines Immundefekts

Ergeben sich aus Anamnese, klinischem Untersuchungsbefund und mikrobiologischen Analysen begründete Verdachtsmomente für eine zelluläre oder humorale Immundefizienz, so sollten zunächst **orientierende Laborteste** durchgeführt werden, die in Tab. 10 zusammengefaßt sind. Hierdurch ist es möglich, primäre Immundefekte abzugrenzen von hämatologischen Erkrankungen, chronischen Entzündungen, Kollagenosen und renal oder hepatogen bedingten Dysproteinämien. Bei anamnestischen Hinweisen auf eine Allergie sollte Serum-IgE mitbestimmt und ggf. eine gezielte Allergietestung angeschlossen werden. Weitergehende immunologische Untersuchungen sind in Tab. 11 aufgeführt.

Zur Erfassung der **Hauttestreagibilität** auf diverse bakterielle und mykotische Antigene hat sich bei älteren Kindern ein kommerzieller Hauttest (Multitest Mérieux) bewährt. Neben einer Glyzerinkontrolle enthält der Teststempel als Antigene Tuberkulin, Trichophytin, Candidin, Proteus- und Streptokokkenantigene sowie Tetanus- und Diphtherietoxin. Die Ablesung erfolgt nach 20 Minuten, 24, 48 und 72 Stunden. Hautrötung und Juckreiz innerhalb von 20 Minuten deuten auf eine IgE-vermittelte allergische Sofortreaktion (Typ I) hin. Hautreaktionen nach 24 Stunden entsprechen einer Arthusreaktion (Typ III) und werden durch präzipitierende Antikörper der IgG-Klasse ausgelöst. Nach 48 Stunden beginnt die Spättypreaktion (Typ IV); sie kann zu diesem Zeitpunkt noch durch eine abklingende Arthus-Reaktion überlagert sein. Reine Spättypreaktivität wird nach 72 Stunden erfaßt. Jenseits des 10. Lebensjahrs sollte die Summe der mittleren Reaktionsdurchmesser nach 48 und 72 Stunden größer als 10–15 mm sein. Außerdem sollten mindestens drei der sieben Testantigene eindeutig positive Reaktionen (>2 mm) aufweisen. Ein pathologischer Mérieux-Test bei gehäuften Infektionen sollte eine weitergehende zelluläre Diagnostik veranlassen. Bei Säuglingen und Kleinkindern ist der Test allerdings weniger aussagekräftig, da meist noch keine ausreichende Immunisierung erfolgt ist. Wurde ein Säugling in der ersten Lebenswoche mit BCG geimpft und ergibt sich innerhalb des ersten Lebensjahres der Verdacht auf einen Immundefekt, so genügt als Hauttest eine standardisierte Tuberkulinprobe.

2. Diagnostische Verfahren zur Sicherung eines Immundefekts

Zur **Erfassung spezifischer Antikörperantworten** empfiehlt sich die Bestimmung der Isoagglutinine. Ferner können als Maß für die Fähigkeit der humoralen Antikörperbildung Antikörpertiter gegen Impfantigene wie Tetanustoxin, Diphtherietoxin und Masern bestimmt werden.

Auch natürliche Antikörper, z. B. gegen bovines Serumalbumin, kommen bei ca. 40% der gesunden Säuglinge vor und können als Parameter für spezifische Antikörperbildung herangezogen werden.

Bei Verdacht auf einen Antikörpermangel sollten, wenn immer möglich, auch die IgG-Sub-

Tab. 11. Weitergehende immunologische Untersuchungen bei Verdacht auf eine Immundefekterkrankung.

Teste	Normalwerte
Hautteste (Mérieux-Multitest)	Summe der mittleren Durchmesser >10 mm, mindestens 3 von 7 Reaktionen positiv
Serologische Reaktionen	
Spezifischer AK-Nachweis:	Nach Immunisierung positiv für Tetanus, Diphtherie, Masern, Pertussis
Natürliche AK:	Positiver Isoagglutininnachweis außer bei Blutgruppe AB
Vakzinierung mit primärem Antigen, z. B. KLH, Tollwutvakzine:	Spezifische Antikörper nach 2 Wochen nachweisbar
IgG-Subklassen:	IgG1 60%, IgG2 29%, IgG3 7%, IgG4 4%
Granulozyten	
Zahl:	2500–6500/µl
Myeloperoxidase:	Positiv
Granulamorphologie:	Normal (Riesengranula bei Chédiak-Syndrom)
Adhärenzproteine:	CD11a, CD11b, CD13, CD16, CD18 nachweisbar
Chemotaxis:	Gerichtete Migration
Phagozytose:	Rasche Ingestion von Staphylococcus aureus, Candida
Bakterizidie:	Normaler »oxidative burst« (meßbar im NBT-Test und der Chemilumineszenz); normaler lysosomaler Enzymbestand
Monozyten	
Zahl:	200–500/µl
Marker:	CD11a, CD11b, CD14, CD16, CD18, MHC-II, Esterase
Zytokin-Produktion:	IL-1, PGE, CSF, IFN-alpha
Tumorzytotoxizität:	Nach Aktivierung durch IFN-gamma, MAF
Antigenpräsentation:	Autologe T-Zellen reagieren mit Proliferation
NK-Zellen	
Zahl:	75–200/µl
Marker:	Azurgranula, CD16, CD56, CD57
Tumorzytotoxizität:	Spontan; typische Targetzelle K 562
T-Zellen	
Zahl:	1500–2500/µl
Marker:	E-Rosettierung: punktförmige Esterase (ANAE+); CD1, CD2, CD3, CD4, CD8, CD25 u. a.
Proliferation auf:	Mitogene: PHA, ConA, IL-2, IL-2+ConA; Antigene: Tuberkulin, Candidin u. a.; Alloantigene: bestrahlte Lymphozyten
Lymphokinproduktion:	IL-2, IL-3, IL-4, IL-5, IFN-gamma
Lymphozytotoxizität:	Induzierbarkeit von allospezifischen CTL
B-Zellen	
Zahl:	100–300/µl
Marker:	Surface-Ig (junge B-Z), Cytoplasma-Ig (reife B-Z u. Plasmazellen); CD11b, CD19, CD20, CD21, CD25, MHC-II
Proliferation und Ig-Synthese in vitro:	Pokeweed: Monozyten und T-Zell-abhängig SAC, EBV: T-Zell-unabhängig
Purinstoffwechselenzyme:	Adenosindesaminase (ADA), Purinnukleosidphosphorylase (PNP)
Transcobalamin II:	Transportprotein für Vit. B_{12}
Biopsien von:	Lymphknoten, Thymus, Haut, Knochenmark, Darmschleimhaut

klassen im Serum geprüft werden. Die anderen in Tab. 11 aufgeführten Labortests sollten je nach Fragestellung ausgewählt werden. Dabei ist zu berücksichtigen, daß von den primären Immundefekten 80–90% lymphozytärer Genese sind und nur etwa 10–20% auf einem Granulozytendefekt beruhen.

Praktisch wichtig und gut standardisiert sind **Markerteste** mit fluoresceinmarkierten monoklonalen Antikörpern zum Nachweis von Oberflächenantigenen an isolierten mononukleären Blutzellen. Mit Markeranalysen wird eine Zellpopulation im Blut jedoch nur quantitativ erfaßt, ohne daß etwas über die Funktion ausgesagt werden kann. Dennoch bilden diese mit Zytofluorographen sehr exakt durchführbaren Untersuchungen eine Basis für sich anschließende funktionelle Lymphozytentestungen.

Für **Granulozytenfunktionsteste** sollten nur frische Zellpräparationen verwendet werden. Die Verfahren zur Erfassung von Chemotaxis, Adhärenz, Phagozytose und Bakterizidie müssen wie alle zellulären In-vitro-Teste stets von Untersuchungen bei ein bis zwei gesunden Kontrollpersonen begleitet sein. Außerdem muß ein Vergleich zu einem Kontrollkollektiv möglich sein.

Lymphozytenfunktionsuntersuchungen sind apparativ aufwendiger als Granulozytenfunktionsteste. Die gestörte T-Lymphozytenproliferation ist wichtig zur Sicherung schwerer kombinierter Immundefekte oder milderer T-Zellstörungen. PHA und ConA sind reine T-Zellmitogene, die bereits fötale Lymphozyten zu einer polyklonalen Aktivierung mit Proliferation stimulieren. Pokeweed-Mitogen (PWM) aktiviert T- und B-Zellen und ist dabei strikt an die Präsentation durch Monozyten gebunden. IL-2 stimuliert in vivo aktivierte T- und B-Zellen zum weiteren Wachstum. Eine positive Co-Stimulation von IL-2 und ConA, d. h. ein mehr als zweifacher Stimulationsanstieg im Vergleich zu einer parallel durchgeführten alleinigen ConA-Stimulation, deutet auf eine gestörte IL-2-Produktion hin. Alloantigen-(bestrahlte allogene Lymphozyten) und Antigen-(z. B. Tuberkulin-, Candidin-) induzierte Lymphozytenproliferationen sind in der Regel weniger ausgeprägt als die Mitogenstimulationen. Eine fehlende Reaktion auf Alloantigen und Antigen zeigt eine schwere T-Zellstörung an.

Von den **funktionellen B-Zelluntersuchungen** in vitro sind die PWM-induzierbare Plasmazellreifung und Immunglobulinsynthese bedeutsam. Sie erfassen eine strikt T-Zell-abhängige polyklonale B-Zellreifung, wenn die B-Zellen früher bereits Antigenkontakt hatten (Memoryzellen). Im Nabelschnurblut ist die Anzahl der PWM-induzierbaren B-Zellen noch sehr gering, nimmt jedoch während der Kindheit rasch zu. Als T-Zell-unabhängiges B-Zellmitogen hat das Epstein-Barr-Virus (EBV) ebenfalls Bedeutung erlangt. Es erfaßt prinzipiell intrinsische B-Zellstörungen.

NK-Zellteste haben außer bei der Differenzierung schwerer kombinierter Immundefekte und beim Chédiak-Higashi-Syndrom keine spezielle diagnostische Bedeutung.

Die Purinstoffwechselenzyme *ADA* und *PNP* sollten bei Verdacht auf einen schweren kombinierten Immundefekt untersucht werden. Hier können auch **Lymphknoten-** und **Thymusbiopsien** diagnostisch weiterhelfen. Eine Knochenmarkbiopsie ist zum Ausschluß einer myeloproliferativen Erkrankung sowie zum Nachweis von Prä-B-Zellen und Plasmazellen im Mark angezeigt. **Hautbiopsien** können zur Diagnose einer »Graft-versus-Host«-(GvH-)Reaktion erforderlich sein, während **Darmschleimhautbiopsien** bei variablem Immundefekt und selektivem IgA-Mangel zur Abgrenzung gegenüber der Zöliakie hilfreich sein können.

3. Immundefektsyndrome

Ein immunologisch geschwächter Patient ist jemand, dessen Immunsystem eine meßbare Abnormalität zum Negativen (Defizienten) hin aufweist und der dadurch vermehrt erkrankt. Die unterschiedlichen Formen der Immundefizienz lassen sich in vier Gruppen unterteilen: **physiologische, primäre, sekundäre** und **iatrogene Immundefekte.** In der Pädiatrie stehen die physiologische Defizienz der Neonatalperiode (s. S. 513) und die primären Immundefekte ganz im Vordergrund.

Die Gruppe der **primären spezifischen Immundefekte** mit vorwiegender Störung der Antikörperbildung unterteilt man heute in mindestens 13 Syndrome mit verschiedenen Untergruppen. Die wichtigsten sind nachfolgend aufgeführt. Klinisch findet sich eine Neigung zu bakteriellen Infektionen mit Eitererregern (Staphylokokken, Pneumokokken, Streptokokken, Haemophilus influenzae). Der Beginn der Beschwerden ist unterschiedlich, und die Organmanifestationen variieren; im Vordergrund stehen rezidivierende Infektionen der oberen und unteren Atemwege.

A. Primäre Immundefekte mit vorwiegender Störung der Antikörperbildung

a) Kongenitale Agammaglobulinämien

Definition: Es handelt sich um Erkrankungen mit komplettem Antikörpermangel bei erhaltener T-Zellimmunität.

Pathogenese: Die bekannteste Form ist die von Bruton beschriebene familiär gehäuft auftretende, X-chromosomal gebundene Agammaglobulinämie. Der X-chromosomal rezessive Erbgang bedingt, daß bei gesunden Eltern die Mutter Trägerin des Krankheitsgenes ist und nur männliche Nachkommen erkranken.

Symptome: In den ersten Lebensmonaten sind die Kinder noch unauffällig, solange sie genügend mütterliche Antikörper haben. Ab dem 6. Lebensmonat kommt es zu rezidivierenden bakteriellen Infektionen der oberen und unteren Atemwege (Otitis, Sinusitis, Bronchitis, Pneumonie, Bronchiektasen), aber auch zu wiederholt auftretender Meningitis und Sepsis. Der Gastrointestinaltrakt ist weniger betroffen. In der frühen Kindheit besteht zunächst keine erhöhte Anfälligkeit für Virusinfektionen. Es gilt aber heute als gesichert, daß mit zunehmender Lebenserwartung die Neigung zu Virusinfektionen (durch Hepatitis- und Enteroviren) zunimmt. Gefährlich sind vor allem schwere Enzephalitiden. In ca. 20% kommt es auch zu einer Oligoarthritis der großen Gelenke, die nach Beginn der Gammaglobulinsubstitution meist abklingt. Bei einem Teil der Kinder wird im Verlauf einer Echovirusinfektion ein Dermatomyositis-ähnliches Krankheitsbild beobachtet. Manche Kinder haben hartnäckige Ekzeme.

Diagnose: Immunologisch liegt dem Morbus Bruton ein fast völliges Fehlen aller Immunglobulinklassen zugrunde, bedingt durch eine Ausreifungsstörung der B-Zellreihe im Stadium der Prä-B-Zellen. Im Knochenmark finden sich Prä-B-Zellen mit zytoplasmatischen u-Ketten. Einige Prä-B-Zellen gelangen in die Peripherie, reifen jedoch nicht aus, so daß B-Zellen im Blut fehlen, während das T- und NK-Zellkompartiment numerisch und funktionell normal sind. Die IgG-Spiegel im Serum liegen immer unter 1 g/l, während IgM und IgA fast völlig fehlen.

Differentialdiagnose: Eine weniger ausgeprägte Form des Morbus Bruton geht mit Minderwuchs einher. Es gibt auch eine **autosomal rezessiv vererbte Form** der Prä-B-Zelldifferenzierungsstörung, die sporadisch auftritt und Mädchen ebenso wie Jungen betrifft. Eine **neue Form** der kongenitalen Agammaglobulinämie mit fehlender Expression von MHC-Klasse-2-Genprodukten auf B-Zellen, Makrophagen und T-Zellen führt zu einer ausgeprägten Durchfallsneigung und Gedeihstörung. Im peripheren Blut finden sich normale Zahlen von μ- und δ-exprimierenden unreifen B-Zellen, die jedoch HLA-DR-negativ sind. Durch polyklonale B-Zellstimulatoren wie Pokeweed läßt sich keine terminale Plasmazellreifung induzieren. Der Defekt liegt auf den B-Zellen, da die T-Zellen der Kinder väterliche und mütterliche B-Zellen in Gegenwart von Pokeweed zur terminalen Ausreifung bringen. Die Prognose ist schlecht, da die Durchfälle auf Gammaglobulingaben nicht ansprechen. Bei der **transitorischen Hypogammaglobulinämie** (s. S. 513 u. 515) lassen sich im Blut B-Lymphozyten und im Speichel sekretorisches IgA nachweisen.

Therapie: Die Therapie besteht in der regelmäßigen i.v. oder i.m. Gammaglobulinsubstitution mit mindestens 250 mg pro kg und Monat. Initial wird die doppelte Dosis empfohlen. Die Serum-IgG-Konzentration sollte nicht unter 4 g/l absinken. Bei frühem Beginn und ausreichender Dosierung der Gammaglobulingaben können chronisch-entzündliche Lungenveränderungen mit Bronchiektasen verhindert werden. Während das Krankheitsbild früher innerhalb der ersten Lebensjahre zum Tode führte, erreichen heute viele Patienten das Erwachsenenalter.

b) Kongenitale Dysgammaglobulinämien

Selektiver IgA-Mangel

Definition: Diese häufigste Form der humoralen Immundefizienz ist gekennzeichnet durch extrem niedrige Serum-IgA-Konzentrationen (<100 mg/l). Es fehlt gleichzeitig sekretorisches IgA. Der selektive IgA-Mangel gehört zu den kongenitalen Dysgammaglobulinämien, bei denen nur 1 oder 2 Hauptimmunglobulinklassen vermindert sind.

Pathogenese: Die meisten Fälle von selektivem IgA-Mangel treten sporadisch auf; es gibt jedoch auch familiäre Häufungen (Inzidenz insgesamt 1:300–1:2000). Eine erhöhte Inzidenz findet sich bei Patienten mit atopischer Disposition, Autoimmunerkrankungen und bestimmten Tumorleiden. Es wird über eine häufige Assoziation des selektiven IgA-Mangels mit HLA-B8 und DR3 berichtet. Bei IgA-Mangel mit gleichzeitiger Autoimmunerkrankung scheint eine zusätzliche Korrelation mit HLA-1 zu bestehen. Neben der angeborenen Form des IgA-Mangels werden erworbene und transitorische Formen beobachtet (z. B. als Nebenwirkung einer Therapie mit Hydantoin oder D-Penicillamin).

Symptome: Das klinische Bild umfaßt ein weites Spektrum, das von Symptomfreiheit über erhöhte Infektionsanfälligkeit, Atopie und Zöliakie bis zu einer erhöhten Inzidenz von Autoimmunerkrankungen und Tumoren reicht. Die meisten Patienten sind symptomfrei, da der selektive IgA-Mangel durch eine vermehrte IgM-Produktion kompensiert werden kann. Die Ursachen für die Variabilität des klinischen Erscheinungsbildes sind erst z. T. erforscht. So wurde eine vermehrte Anfälligkeit für **Atemwegsinfektionen** gefunden, wenn die Patienten zusätzlich einen IgG-2- und/oder IgG-4-Mangel hatten. Während Haut und Urogenitaltrakt bei IgA-Mangel nicht besonders häufig erkranken, kommt es öfter zu **intestinalen Störungen**. Mehr als zufällig ist die Assoziation mit Zöliakie, obwohl es keine Hinweise gibt, daß der IgA-Mangel eine Glutenenteropathie verursacht. Eine vermehrte Anfälligkeit besteht bei IgA-Mangel auch für Giardiasis (Lambliasis). Ferner wurden bei ¾ der Patienten präzipitierende Antikörper gegen Milchproteine (z. T. mit hohem Titer) gefunden. Der selektive IgA-Mangel bedingt anscheinend infolge einer fehlenden IgA-vermittelten Antigenneutralisierung in der Mukosa eine erhöhte Durchlässigkeit des Intestinaltraktes für Fremdproteine. Eine deutliche Prävalenz findet sich auch für den **juvenilen Diabetes** und für andere **endokrine Autoimmunopathien.** Nicht selten ist der IgA-Mangel mit **atopischen Symptomen** vergesellschaftet. Diese Patienten zeigen oft ein erhöhtes Serum-IgE und neigen zu hartnäckigen sinubronchialen und pulmonalen Infektionen. Häufig ist der IgA-Mangel Frühzeichen einer fortschreitenden generellen humoralen Immundefizienz. Bei **Ataxia teleangiectatica** wird eine erhöhte Katabolismusrate für den IgA-Mangel verantwortlich gemacht. Interessanterweise sind dabei meist auch IgG-2-Defekte vorhanden.

Diagnose: Man findet eine isolierte IgA-Verminderung (unter 0,3 g/l) und eine fehlende IgA-Synthese nach Pokeweed-induzierter Lymphozytenstimulation in vitro. Einige Patienten haben IgA-Antikörper im Serum.

Differentialdiagnose: Ataxia teleangiectatica, Hyper-IgE-Syndrom, sekundäre Immundefekte mit IgA-Mangel. Bei dem sekretorischen IgA-Mangel liegt eine defekte Produktion der sekretorischen Komponente des IgA (bei normalem Serum-IgA) vor. Die klinischen Symptome gleichen denen bei selektivem IgA-Mangel im Serum.

Prognose und Therapie: Im allgemeinen ist die Prognose günstig. Bakterielle Infektionen werden mit Antibiotika, Autoimmunkrankheiten, allergische Krankheiten und Tumorleiden wie üblich behandelt. Auf keinen Fall dürfen Immunglobuline, Blut und Blutprodukte verabreicht werden, die stets in kleinen Mengen IgA enthalten. Hierdurch würde es zur Sensibilisierung gegen IgA und bei wiederholter Gabe zu schweren anaphylaktischen Reaktionen kommen. Falls Blut erforderlich ist, verwendet man Konzentrate von gewaschenen Erythrozyten.

Selektiver IgM-Mangel

Über Inzidenz und Vererbungsmodus dieser Immundefizienz ist wenig bekannt. Im Serum ist IgM auf <0,2 g/l erniedrigt. Es besteht eine Neigung zu Sepsis durch gramnegative Bakterien, Meningitis, gastrointestinale Störungen, Splenomegalie, Atopie und malignen Lymphomen. Wegen der kurzen Halbwertszeit von IgM ist eine Substitutionsbehandlung schwierig. Wichtig ist eine früh einsetzende Antibiotikatherapie bei den ersten Anzeichen einer bakteriellen Infektion.

Selektive IgG-Subklassen-Defekte

Immunglobuline der Klasse G sind auf 4 Subklassen verteilt, wobei IgG1 normalerweise zu 60–70% vorkommt, IgG2 zu 23–28%, IgG3 zu 4–7% und IgG4 zu 3–4%. Fehlen und Verminderung einer Subklasse führen meist zu keiner oder einer nur geringen Verminderung der Gesamt-IgG-Fraktion. Dennoch kann der Mangel einzelner IgG-Subklassen, deren biologische Eigenschaften unterschiedlich sind, erhebliche klinische Bedeutung haben. Am häufigsten ist ein IgG2-Mangel. Auf die Bedeutung von IgG2 wurde beim selektiven IgA-Mangel bereits hingewiesen. IgG2 wird bis zum 2. Lebensjahr kaum gebildet und enthält fast alle Antikörper gegen bakterielle Polysaccharide und Teichoinsäure. Ein Fehlen dieser Antikörper erklärt die besondere Empfänglichkeit für Infektionen durch bekapselte Bakterien, wie Haemophilus influenzae und Pneumokokken. Es kann aber auch ein Mangel an IgG3 (allein oder in Kombination mit IgG1) vorliegen. Bei wiederholten, anderweitig nicht zu erklärenden Pneumonien und Otitiden sollte immer eine quantitative Analyse der IgG-Subklassen stattfinden, um so mehr, als man mit den heute verfügbaren i. v. Gammaglobulinpräparaten eine wirkungsvolle Therapie und Prophylaxe durchführen kann.

Humorale Immundefizienz mit erhöhtem IgM

Definition: Diese Form der Immundefizienz ist gekennzeichnet durch ein Fehlen oder eine Verminderung von IgA und IgG bei gleichzeitiger polyklonaler Erhöhung von IgM.

Pathogenese: Die Krankheit kann X-chromosomal rezessiv vererbt werden; sie kommt aber auch sporadisch oder als Folge einer Rötelnembryopathie vor. Bei einem Teil der Patienten finden sich im Blut IgM-tragende Zellen, jedoch keine IgG- und IgA-tragende B-Zellen. Es liegt also ein Differenzierungsstop der B-Zellen auf der Stufe der IgM-Produktion vor. Bei anderen Patienten sind auch IgG- und IgA-tragende B-Zellen nachweisbar; diese reifen jedoch nicht zu immunglobulinproduzierenden Plasmazellen aus. Die zellvermittelte Immunität ist in der Regel intakt, und es finden sich keine Hinweise darauf, daß Suppressorzellen oder Serumfaktoren die normale B-Zellreifung behindern. Das Krankheitsbild zählt somit zu den Intrinsic-B-Zelldefekten. Die Abgrenzung zur Hypogammaglobulinämie im Rahmen des variablen Immundefektsyndroms (s. u.) kann schwierig sein.

Symptome: Jungen mit der X-chromosomal rezessiv vererbten Form erkranken meist schon im 1. oder 2. Lebensjahr an rezidivierenden bronchopulmonalen Infektionen, an Otitis media oder Sepsis. Darüber hinaus entwickeln viele Patienten eine zyklische oder persistierende Neutropenie, Thrombozytopenie, hämolytische oder hypoplastische Anämie sowie Hepatosplenomegalie, zervikale Lymphknotenschwellungen und manchmal auch ein intestinales Lymphom.

Therapie: Die Behandlung besteht in der Gabe von Gammaglobulinen und Antibiotika. Manchmal lassen sich durch Gammaglobulingaben auch die Neutropenie und Thrombozytopenie korrigieren.

Transitorische Hypogammaglobulinämie

Definition: Eine transitorische Hypogammaglobulinämie liegt vor, wenn sich die physiologische Neugeborenen-Hypogammaglobulinämie bis in das 2. und 3. Lebensjahr fortsetzt.

Pathogenese: Die Krankheit tritt meist sporadisch auf. Manchmal handelt es sich um heterozygote Verwandte von Patienten mit einem schweren kombinierten Immundefekt. Als Ursache wird eine verzögerte T-Helferzellreifung diskutiert.

Symptome: Die Kinder fallen durch hartnäckige Otitiden, Bronchitiden und Pneumonien auf. Seltener erkranken sie an Hautinfektionen, Meningitis oder Sepsis. Das lymphatische Gewebe ist morphologisch unauffällig, jedoch sind die Keimzentren in den Lymphknoten kleiner als bei Gesunden.

Diagnose: Die Serum-IgG-Konzentrationen mit allen Subklassen sind erniedrigt (<1–2 g/l). Auch die anderen Immunglobuline einschließlich IgE tendieren zu subnormalen Werten. Typisch ist, daß eine zelluläre Analyse normale B- und T-Zell-Subpopulationen nachweist und alle Funktionsteste in vitro normal ausfallen. Interessanterweise sind die Patienten in der Lage, Isoagglutinine und spezifische Antikörper gegen Tetanus- und Diphtherieimpfstoff zu bilden, auch wenn die Immunglobulinkonzentrationen im Serum noch niedrig sind. In der Regel normalisieren sich die Immunglobulinspiegel zwischen dem 2. und 4. Lebensjahr, und die Prognose ist insgesamt gut.

Therapie: Meistens genügt eine symptomatische Behandlung. Bei schweren Infektionen sind Antibiotika- und Gammaglobulingaben erforderlich.

Kappakettenimmundefizienz

Immunglobuline bestehen normalerweise aus zwei schweren und zwei leichten Ketten, die durch Disulfidbrücken miteinander verbunden sind. Die Leichtketten liegen zu 65% als Kappaketten und zu 35% als Lambdaketten vor. Bei der seltenen Kappakettenimmundefizienz vermögen die Patienten keine Immunglobuline mit Kappa-

Leichtketten zu bilden. Alle im Serum vorkommenden Immunglobuline tragen Lambda-Leichtketten. Entsprechend ist das Repertoire an möglichen Antikörpern erheblich limitiert. Es handelt sich um einen Intrinsic-B-Zelldefekt, der auf einem unterschiedlichen Niveau der B-Zelldifferenzierung lokalisiert sein kann. Durch die Hypogammaglobulinämie sind rezidivierende bronchopulmonale Infektionen und Durchfälle häufig.

Hypogammaglobulinämie bei Transcobalamin-II-Mangel

Definition: Diese seltene Form einer kongenitalen Hypogammaglobulinämie ist durch einen Mangel an Transcobalamin II (eines Transportproteins für Vitamin B_{12}) bedingt.

Pathogenese: Die Krankheit wird autosomal rezessiv vererbt. Transcobalamine gibt es in 3 molekularen Formen: TC I, TC II und TC III; klinische Bedeutung hat TC II. Die Transcobalamine sind spezifische Transportproteine für Vitamin B_{12} (= Cobalamin). TC II nimmt Vitamin B_{12} vom Darmepithel auf und transportiert es auf dem Blutwege zu den Organen. Im Serum liegt TC II in Form eines großen Carrier-Protein-Komplexes vor, der stets über freie Transportkapazitäten für Vitamin B_{12} verfügt und Rezeptoren für diverse Parenchymzellen besitzt. Durch Pinozytose wird der TC-Protein-Vitamin-B_{12}-Komplex von den Zellen aufgenommen, und Cobalamin wird intrazellulär abgespalten, um als Koenzym für die Methionin-Synthetase und die Methyl-Malonyl-CoA-Mutase zu dienen. Die Methionin-Synthetase ist entscheidend an der Synthese von Tetrahydrofolsäure beteiligt, welche für die Bildung des DNS-Bausteins Thymidin gebraucht wird.

Symptome: Ein kongenitaler Mangel an Transcobalamin II manifestiert sich in schweren Störungen der Hämatopoese (megaloblastäre Anämie), des Gastrointestinaltraktes (Mukosaatrophie, Durchfälle) und des Immunsystems (Hypogammaglobulinämie, Phagozytosestörungen).

Diagnose: Bei den immunologischen Störungen steht die B-Zell-Defizienz im Vordergrund. Vorhandene B-Zellen können zwar durch Antigen geprägt werden, jedoch findet ohne Vitamin B_{12} keine klonale Expansion statt. Der Vitamin-B_{12}-Spiegel im Serum ist normal.

Therapie: Hohe parenterale Dosen von Vitamin B_{12} (1–2 mg/Tag) führen zu einer raschen Besserung des Krankheitsbildes. Bedingt durch die unterschiedliche Pathogenese liegen die wirksamen Vitamin-B_{12}-Dosen beim Transcobalamin-II-Mangel tausendfach höher als bei der durch eine Vitamin-B_{12}-Resorptionsstörung bedingten perniziösen Anämie.

c) Variable Hypogammaglobulinämie (Common Variable Immuno-Deficiency, CVID)

Definition: Es handelt sich um eine heterogene Gruppe von Immundefektsyndromen, denen die Hypogammaglobulinämie gemeinsam ist (bei mehr oder weniger gestörter T-Zellfunktion). Man unterscheidet früh einsetzende Formen, bei denen die Abgrenzung von den kongenitalen A- und Dysgammaglobulinämien schwierig sein kann, und eine Spätform, welche auch als erworbene primäre Hypogammaglobulinämie bezeichnet wird. Die variable Hypogammaglobulinämie ist nach dem selektiven IgA-Mangel der zweithäufigste primäre Immundefekt.

Pathogenese: Sporadisches Vorkommen ist die Regel; familiäre Häufungen wurden beobachtet. Virale Infektionen (besonders Epstein-Barr-Virusinfektionen) können die Krankheit auslösen. Den meisten Fällen liegt ein Intrinsic-B-Zelldefekt zugrunde, der sich auf unterschiedlichem Niveau der B-Zelldifferenzierung manifestieren kann. In 25% sind die B-Zellen vermindert. Dabei bestehen Übergänge zur kongenitalen Agammaglobulinämie mit Arretierung der B-Zelldifferenzierung auf das Niveau der Prä-B-Zelle. In anderen Fällen können die in normaler Zahl vorhandenen jungen B-Zellen nicht zu immunglobulinsezernierenden Plasmazellen ausreifen. Eine weitere Gruppe zeigt zwar terminale Plasmazellreifung, aber fehlende Ig-Sekretion wegen fehlerhafter Glykolysierung der Immunglobuline. Schließlich gibt es bisher nicht definierbare Hemmfaktoren in vivo bei intakter B-Zellreifung in vitro. Auch eine fehlerhafte B-Zellregulation durch Vermehrung von T-Suppressorzellen wurde beschrieben. Eine ausgeprägte T-Helferzell-Defizienz wurde nur vereinzelt beobachtet. Allerdings gibt es neuerdings Hinweise auf eine verminderte Lymphokinproduktion (z. B. für IL-2) während der T-/B-Zellkooperation. Schließlich können auch Autoantikörper gegen B- und T-Zellen für die Entstehung eines variablen Immundefektsyndroms verantwortlich sein.

Symptome: Die Patienten erkranken meist im 2. oder 3. Lebensjahrzehnt, selten früher an rezidivierenden Sinusitiden, Bronchitiden und Pneumonien. Vielfach wird die Hypogammaglobulinämie erst festgestellt, wenn bereits chronische Bronchiektasen bestehen. Infolge der sich oft zusätzlich entwickelnden T-Zelldefizienz kommt es häufiger zu Tuberkulose, Pilzinfektionen, Pneumocystis-carinii-Pneumonie oder einem Malignom. Etwa die Hälfte der Patienten leidet an gastrointestinalen Störungen infolge Malabsorption. Blähungen, Durchfallsneigung, Malabsorption und Steatorrhoe sind häufig. Nicht selten ist eine Giardia-(Lamblien-)Infektion des Duodenums, deren Behandlung durch Metronidazol die Darmbeschwerden oft beseitigt. Endoskopisch zeigt sich bei einem Teil der Fälle eine sog. nodulär lymphatische Hyperplasie, die histologisch meist einer T-Zellhyperplasie in der Lamina propria des Dünndarms entspricht. Die Ursache hierfür ist nicht bekannt. Daneben kommt es zu Schleimhautatrophie im Antrum mit Hypazidität. In 25% ist eine Hepatosplenomegalie vorhanden. Milz, Leber, Lungen, Knochenmark und Haut können nichtverkäsende Granulome enthalten. Autoimmun-Phänomene wie Coombs-Test-positive Anämie, Leukopenie, Thrombozytopenie und Polyarthritis sind möglich.

Differentialdiagnostisch sind vor allem sekundäre (erworbene) Hypogammaglobulinämien abzutrennen, die z. B. bei Lymphomen und Krankheiten mit niedrigem Gesamteiweiß im Serum, wie nephrotischem Syndrom, vorkommen.

Therapie: Durch frühen Beginn einer konsequent fortgesetzten Antibiotika- und Immunglobulintherapie hat sich die Prognose erheblich gebessert. Die i. v. Gammaglobulingaben erfolgen zweckmäßigerweise alle 4–6 Wochen. Die Dosierung sollte so gewählt werden, daß die Immunglobulinkonzentrationen im Serum nicht unter 4 g/l absinken.

B. Primäre Immundefekte mit Störungen der T-Zellimmunität

a) Schwere kombinierte Immundefekte (Severe Combined Immuno-Deficiency, SCID)

Definition: Schwere kombinierte Immundefekte sind gekennzeichnet durch ein vollständiges oder nahezu vollständiges Fehlen der spezifischen zellulären und humoralen Immunabwehr.

Pathogenese: Die angeborenen Immundefekte dieser Gruppe haben zum Verständnis der Ontogenese und Funktion der Lymphozyten wesentlich beigetragen. Die ursprüngliche Annahme, daß hier ein Defekt der lymphoiden Stammzelle vorliegt, wurde in den 70er Jahren durch die Erkenntnis abgelöst, daß es sich um eine heterogene Gruppe von T-Zelldefekten handelt, welche sich in den klinischen Symptomen nicht unterscheiden. Bei den betroffenen Kindern treten zwischen dem 3. und 6. Lebensmonat, wenn die von der Mutter diaplazentar übertragenen Gammaglobuline absinken, Gedeihstörungen und rezidivierende Infektionen verschiedener Art auf. Da die terminale B-Zellreifung von der Präsenz intakter T-Helferzellen abhängt, gehen die Immundefekte mit gestörter T-Zellfunktion immer auch mit einer humoralen Immundefizienz einher.

Die meisten Erkrankungen an einem schweren kombinierten Immundefekt sind sporadisch. Autosomal rezessive oder X-chromosomal gebundene Vererbung kommen selten vor. In der Familienanamnese wird häufig eine Blutsverwandtschaft der Eltern angegeben. Jungen sind 3–4mal häufiger betroffen als Mädchen.

Symptome: Es treten nicht nur gehäuft bakterielle Otitiden, Bronchitiden und Pneumonien auf, sondern auch schwere Virusinfektionen und hartnäckige Pilzerkrankungen (Candidiasis der Haut und Schleimhäute). Die Kinder leiden unter chronischen Diarrhöen und Malabsorptionssymptomen (meist als Folge einer enteralen Virusinfektion, z. B. durch Rota-Viren). In der Lunge kann es zu der gefürchteten Pneumocystis-carinii-Pneumonie kommen. Generalisierte Hautausschläge sind nicht selten und oft schwer einzuordnen. Sie können Teil einer GvH-Reaktion (s. S. 477) sein, die dann auftritt, wenn diaplazentar übergetretene T-Lymphozyten der Mutter oder durch Transfusion nichtbestrahlten Blutes eingebrachte allogene T-Zellen sich vermehrt und ausgebreitet haben. Wurde das Kind in der ersten Lebenswoche mit einer BCG-Vakzine geimpft, so kann ein sich entwickelnder Hautausschlag Ausdruck einer generalisierten BCG-Infektion sein. Es finden sich dann in der Regel auch Granulome in Leber, Milz, Lungen und Knochenmark. Bei der Untersuchung findet man keine Lymphknotenschwellungen und keine Tonsillen. Auf dem Röntgenbild zeigt sich kein Thymusschatten, und im Blut imponiert eine Lymphozytopenie. Eine Sonderform ist die Omenn-Krankheit (ein SCID mit Retikuloendotheliose), wobei in den vergrößerten Lymphknoten histiozytäre Infiltrate gefunden werden. Die Milz ist vergrößert. An der Haut beobachtet man häufig papulöse, erythematöse oder schuppende Veränderungen.

Immunologische Laboruntersuchungen: Im peripheren Blut finden sich weniger als 10% T-Zellen. Die Lymphozytenproliferationsteste auf die T-Zellmitogene PHA, ConA, auf allogene Zellen (gemischte Lymphozytenkultur) und auf spezifische Antigene (z. B. Tuberkulin und Tetanustoxoid) fallen negativ aus oder liegen unter 10% der Norm. Hautreaktionen vom Spättyp sind negativ. Eine Frühdiagnose im ersten Lebenshalbjahr kann schwierig sein und ist oft nur bei positiver Familienanamnese durch gezielte Untersuchungen möglich.

Aufgrund der immunologischen Untersuchungen lassen sich bei den schweren kombinierten Immundefekten (SCID) **5 Formen** unterscheiden:
1. **Retikuläre Dysgenesie:** Bei dieser schwersten Form fehlen die T- und B-Lymphozyten, und es bestehen meist auch eine Anämie, Neutropenie und Monozytopenie. Kinder mit dieser sehr seltenen Form erkranken in der Regel vor dem 3. Lebensmonat und haben eine sehr kurze Lebenserwartung.
2. **SCID ohne T- und B-Zellen** zeigen eine normale Hämatopoese und meist auch eine normale NK-Zellaktivität.
3. **SCID mit nachweisbaren B-Zellen** haben eine normale Hämatopoese, aber meist keine NK-Zellen. Infolge fehlender T-Zellen gibt es keine terminale B-Zellreifung, und es können keine Immunglobuline und spezifischen Antikörper gebildet werden.
4. **SCID mit Adenosin-Desaminase-(ADA-) Mangel:** Die Pathogenese dieser Sonderform ist gut untersucht. Gelegentlich ist die Störung mit einer Knochendysplasie assoziiert, die einen kurzgliedrigen Zwergwuchs verursachen kann. ADA katalysiert im Purinstoffwechsel die Desaminierung von Adenosin zu Inosin. Der genetisch bedingte ADA-Mangel führt zu einem toxischen Stau von Desoxyadenosin, welches die Ribonukleotidreduktase hemmt. Dadurch wird die Nukleotidneusynthese und die Zellteilung, besonders von T-Lymphozyten, blockiert.
Nach der Geburt haben die Kinder zunächst T- und B-Zellen in normalen Proportionen, werden jedoch durch die Desoxyadenosinintoxikation zunehmend lymphozytopenisch und T-Zell-defizient. Der Enzymdefekt ist in lysierten Erythrozyten nachweisbar. Die Erkrankung beginnt meist etwas später als bei den übrigen SCID-Formen, und der Verlauf ist benigner. Erfreulicherweise bessert sich die Krankheit durch regelmäßige Erythrozytentransfusionen, da hierdurch große Mengen an ADA übertragen werden. Nach Möglichkeit führt man eine Knochenmarktransplantation durch, der eine zytoablative Vorbehandlung (Konditionierung) vorausgehen muß.
5. **SCID mit defekter Expression von HLA-Antigenen:** Dieses Krankheitsbild wurde ursprünglich unter dem Namen »Bare Lymphocyte Syndrome« bekannt. Es ist gekennzeichnet durch eine defekte Expression von MHC-Klasse-II-Genprodukten (HLA-DR, DP, DQ-Antigene) und eine variable Expressionsstörung von MHC-Klasse-I-Genprodukten (HLA-A, B, C-Antigene). Dadurch resultiert ein SCID-Syndrom mit B- und T-Zellen, jedoch schweren Funktionsstörungen. Im Vordergrund stehen eine kongenitale Agammaglobulinämie, schwere Durchfälle und Gedeihstörung. Besonders defekt sind die T-Helferzellfunktionen, da zur antigenspezifischen Aktivierung von Th-Zellen MHC-Klasse-II-Antigene benötigt werden. T-Suppressor- und Killerzellen, die Fremdantigen zusammen mit MHC-Klasse-I-Genprodukten erkennen, funktionieren indessen weitgehend normal, was den Nachteil hat, daß Knochenmarktransplantate ohne Konditionierung abgestoßen werden (s. unten).

Therapie: Bis vor wenigen Jahren starben nahezu alle Kinder mit SCID in den ersten Lebensjahren an schweren Infektionen und Gedeihstörungen. Nicht immer besteht die Möglichkeit der Knochenmarktransplantation von einem HLA-identischen Geschwister. Heute kann man auch haploidentisches Knochenmark des Vaters oder der Mutter transplantieren, wenn man es vorher von T-Zellen (durch Lektin oder monoklonale Antikörper) befreit hat. Aus den transplantierten Stammzellen entstehen neue T-Zellen, die tolerant für die HLA-Antigene des Empfängers sind. Die Ergebnisse sind ermutigend, besonders für die häufigere Schweizer Form (mit B-Zellen ohne NK-Zellaktivität). Da die Kinder das transfundierte allogene Knochenmark wegen fehlender eigener T-Zellimmunität nicht abstoßen können, ist (im Gegensatz zur Knochenmarktransplantation bei Leukämie und den MHC-Klasse-II-Defekten) keine zytoablative Konditionierung erforderlich. Innerhalb von 4–6 Monaten entwickeln sich aus den Spenderstammzellen neue T-Zellen, die tolerant für die HLA-Antigene des Wirtes sind. Eine präexistente NK-Zellaktivität scheint die Entwicklung des neuen T-Zellsystems zu erschweren. Ein funktionelles B-Zellkompartiment entwickelt sich erst mit 2–3jähriger Verzögerung. Die Hauptgefahr bei der Knochenmarktransplantation besteht in der Entwicklung einer tödlichen GvH-Reaktion, die dann auftritt, wenn das Spenderknochenmark nicht völlig von reifen T-Zellen gereinigt worden ist.

b) Kombinierter Immundefekt (Nezelof-Syndrom)

Definition: Beim Nezelof-Syndrom liegt eine leichtere Form der kongenitalen T-Zelldefizienz mit partiellem humoralen Immundefekt vor.

Pathogenese: Die Krankheit wurde erstmals 1964 als »Autosomal rezessive Lymphopenie mit normalem Immunglobulin« beschrieben. Die Patienten haben eine genetisch bedingte Thymushypoplasie mit fehlenden Hassallschen Körperchen. Neuerdings wird die Eigenständigkeit des Nezelof-Syndroms angezweifelt; meist liegt ihm ein Purin-Nukleosid-Phosphorylase-Mangel zugrunde (s. u.).

Symptome: Starke Infektionsanfälligkeit, Gedeihstörungen, Hypoplasie der lymphatischen Organe und Lymphozytopenie gehören zum Krankheitsbild.

Diagnose: Immunologisch gibt es charakteristische Unterschiede zu den schweren kombinierten Immundefekten. Der Anteil an E-Rosetten-bildenden T-Lymphozyten im peripheren Blut liegt oft über 10%, die Lymphozytenproliferation auf T-Zellmitogene ist stark vermindert, aber in der Regel nicht völlig aufgehoben. Eine NK-Zellaktivität ist meist vorhanden, und die Immunglobulinspiegel im Serum sind (zumindest im IgM-Bereich) normal. Allerdings bilden auch diese Kinder keine spezifischen Antikörper auf Impfantigene.

Therapie: Therapie der Wahl ist die Knochenmarktransplantation. Teilerfolge wurden auch mit der Transplantation von fetalem Thymus oder kultiviertem Thymusepithel sowie mit Thymosingaben erzielt.

c) Kombinierte Immundefizienz bei Purin-Nukleosid-Phosphorylase-(PNP-)Mangel

Pathogenese: Es handelt sich (wie beim ADA-Mangel) um einen hereditären Enzymdefekt im Purinstoffwechsel.

Purin-Nukleosid-Phosphorylase (PNP) katalysiert den Abbau von Inosin zu Hypoxanthin. Im Serum kommt es zum Anstieg charakteristischer Metabolite (Inosin, Desoxyinosin, Guanosin und Desoxyguanosin) und zum Absinken der Harnsäure.

Der PNP-Mangel verursacht eine weniger schwere und später einsetzende Form der kombinierten Immundefizienz als der ADA-Mangel (s. S. 518). Die Ausreifung der T-Zellen ist gehemmt, das B-Zellsystem nur partiell gestört. Der Erbgang ist autosomal rezessiv.

Symptome: Infektionsanfälligkeit, Gedeihstörungen, aplastische oder megaloblastäre Anämie, z. T. auch Ataxie und spastische Lähmungen werden beobachtet. Die Antikörperantwort ist anfänglich normal und verschlechtert sich erst mit zunehmender T-Zelldefizienz.

d) DiGeorge-Syndrom

Definition: Hierbei handelt es sich um eine embryonale Entwicklungsstörung, die mit Thymushypoplasie, Hypoparathyreoidismus, Gesichtsdysmorphie und Aortenbogenfehlbildungen (oder anderen Herzfehlern) einhergeht.

Pathogenese: Familiäre Häufungen (z. T. mit partieller Deletion des Chromosoms 22) sind selten. Meist tritt die Erkrankung sporadisch als Folge eines embryonalen Insultes zwischen der 4. und 7. Schwangerschaftswoche auf. Es kommt zu einer Dysplasie der von der 3. und 4. Schlundtasche ausgehenden Organe Thymus, Nebenschilddrüse und Aortenbogen. Der Thymus liegt nicht an typischer Stelle im vorderen Mediastinum; vielfach findet sich ektopisches Thymusgewebe im Halsbereich, welches eine mehr oder minder normale, manchmal auch verzögerte T-Zellreifung erlaubt. Eine schwere T-Zelldefizienz findet sich nur in 10–20%. Herz- und Gesichtsfehlbildungen kommen in 80–90% vor. Die Parathyreoidea fehlt in 60% völlig und ist in 30% hypoplastisch oder aplastisch.

Symptome: Frühzeitig treten Krämpfe infolge Hypokalziämie und Hyperphosphatämie auf. Die Gesichtsdysmorphie mit antimongoloider Lidachsenstellung, Hypertelorismus, fischartig geformtem Mund, Mikrogenie und tiefsitzenden Ohren ist bei Neugeborenen nicht immer erkennbar. Häufig sind Symptome der Aortenbogenfehlbildungen und eines Ventrikelseptumdefekts vorhanden. Seltener manifestiert sich außerdem eine Hypothyreose. Eine erhöhte Anfälligkeit für Virus- und Pilzinfektionen steht nur bei 20% der Patienten initial im Vordergrund; spontane Besserungen der T-Zellzahl und -funktion sind möglich. Ist die T-Zelldefizienz sehr ausgeprägt, so ist immer auch die Antikörperbildung gestört. Die Lebenserwartung ist nach wie vor schlecht: 70–80% der Kinder sterben innerhalb des 1. Lebensjahres an kardialen Komplikationen, Infektionen und endokrinologischen Störungen.

Diagnose: Immunologisch ist das T-Zellkompartiment numerisch und funktionell mehr oder weniger defekt. T-Zellzahlen und Mitogen-Proliferationsteste können reduziert sein, erreichen jedoch selten so pathologische Werte wie beim schweren kombinierten Immundefekt und beim Nezelof-Syndrom. Die NK-Zellaktivitäten sind normal bis erhöht. Die B-Zellen sind relativ vermehrt; durch die begrenzte T-Zellhilfe kann es zu einer Störung der terminalen B-Zellreifung und der spezifischen Antikörperbildung kommen.

Therapie: Neben der Behandlung der Hypokalziämie mit Vitamin D und Kalzium werden Operationen des Herzfehlers durchgeführt. Zur Korrektur der T-Zelldefizienz kann eine Transplantation von fetalem Thymus versucht werden. Bei Thymushypoplasie sind immunologische Spontanheilungen beobachtet worden. Bei gesicherter Diagnose verbieten sich – wie bei allen Kindern mit zellulärer Immundefizienz – Lebendimpfungen sowie Bluttransfusionen ohne vorherige Bestrahlung.

e) Ataxia teleangiectatica (Louis-Bar-Syndrom)

Definition: Die Ataxia teleangiectatica ist gekennzeichnet durch eine progrediente Immundefizienz mit Kleinhirnataxie, okulokutanen Teleangiektasien und endokrinen Ausfällen.

Pathogenese: Bei der autosomal rezessiv vererbten Krankheit scheint die Fähigkeit zur Reparation von DNS-Schädigungen durch Umwelteinflüsse (Strahlen) vermindert zu sein. Chromosomenbrüche sind häufig. Möglicherweise sind Autoantikörper gegen Thymus und endokrine Drüsen bei der Krankheitsentstehung beteiligt.

Symptome: Mit Beginn der Gehfähigkeit fällt als erstes Symptom die zerebellare Ataxie auf. Choreoathetosen, Myoklonien und okulomotorische Störungen können hinzutreten. Die intellektuelle Entwicklung erscheint zunächst normal, bleibt dann jedoch auf dem Niveau eines 8–10jährigen Kindes stehen. Sklerale, periorbitale und nasale Teleangiektasien bilden ein weiteres charakteristisches Symptom; seltener finden sie sich auch im Bereich der Ohren, der Ellenbeugen und Kniekehlen. Sie entwickeln sich erst nach dem 6. Lebensjahr. Als Folge der zunehmenden Immundefizienz kommt es zu rezidivierenden Pneumonien. Nicht selten sterben die Patienten an einer chronischen respiratorischen Insuffizienz. Ursachen sind in 50–70% ein ausgeprägter IgA- und IgE-Mangel und bei allen Kindern eine progrediente T-Zelldefizienz. Auch endokrine Störungen, wie Diabetes mellitus, Wachstumsretardierung und Dysgenesien von Ovarien und Hoden, kommen vor. Je älter die Kinder werden, um so häufiger treten (wie bei allen Patienten mit länger bestehender Immundefizienz) maligne Tumoren (besonders Lymphome) auf.

Diagnose: Neben dem erhöhten α_1-Fetoprotein ist die zunehmende humorale und zelluläre Immundefizienz charakteristisch. IgA und IgE sind vermindert, die Fähigkeit zur spezifischen Antikörperbildung gegen Impfantigene reduziert, und die Hautteste vom Spättyp sind überwiegend negativ. Die Mitogenstimulierbarkeit der Lymphozyten ist eingeschränkt. Die NK-Zellaktivitäten liegen meist im Normbereich. Interessanterweise finden sich häufig Autoantikörper gegen Skelettmuskulatur, Mitochondrien, Thyreoglobulin und andere Organstrukturen.

Differentialdiagnose: Eine gewisse Ähnlichkeit mit der Ataxia teleangiectatica hat das **Bloom-Syndrom**. Dabei fehlen allerdings neurologische Symptome. Das Bloom-Syndrom wird autosomal rezessiv vererbt. Niedriges Geburtsgewicht, proportionierter Minderwuchs, lichtempfindliches Gesichtserythem mit Teleangiektasien, Atemwegsinfektionen und Neigung zur Malignombildung sind typische Merkmale. Die Laboruntersuchungen weisen auf eine zunehmende humorale und zelluläre Immundefizienz, eine Hypophysen-Vorderlappen-Insuffizienz und eine chromosomale Instabilität (s. S. 129) hin.

Therapie: Eine kausale Therapie ist nicht bekannt. Trotz Fortschreiten der neurologischen und immunologischen Symptome erreichen die Patienten oft das Erwachsenenalter. Maligne Lymphome und andere bösartige Geschwülste enden häufig tödlich, da Zytostatika und Strahlenbehandlung schlecht vertragen werden.

f) Wiskott-Aldrich-Syndrom

Definition: Die Krankheit kommt nur bei Jungen vor und ist gekennzeichnet durch thrombozytopenische Purpura, erhöhte Infektionsanfälligkeit und Ekzemneigung.

Pathogenese: 1936 berichtete Wiskott unter dem Titel »Familiärer angeborener Morbus Werlhoff« über 3 Brüder, die im Alter von 18 und 8 Jahren und 4 Monaten an Blutungen oder Infektionen gestorben waren. Vier gesunde Schwestern deuteten auf einen X-chromosomal rezessiven Erbgang hin. Auch eine »Wiederentdeckung des Syndroms« durch Aldrich 1954 zeigte, daß in einer großen amerikanischen Familie holländischen Ursprungs, deren Stammbaum über 6 Generationen zurückzuverfolgen war, nur männliche Nachkommen erkrankt waren.

Symptome: Thrombozytopenische Blutungen sind ein Frühsymptom (petechiale Hautblutungen, Meläna, Epistaxis, Hämatemesis, Hämaturie, Hirnblutung). Die Mehrzahl der Blutungen manifestiert sich ebenso wie das Ekzem in den ersten 3 Lebensmonaten. Impetigenisierung des Ekzems sowie häufige Bronchitiden und Otitiden, Enteritiden, Pilz- und Virusinfektionen sind Ausdruck der verminderten Infektionsresistenz. Neben dem Ekzem findet sich eine Neigung zu anderen allergischen Erscheinungen, wie Milchallergie, allergische Rhinitis, Asthma bronchiale und Urtikaria. Mit zunehmendem Lebensalter sind Tumorleiden häufiger (Lymphome, Leukämien und Hirngeschwülste).

Diagnose: Die chronische Thrombozytopenie ist begleitet von einer Thrombozytopathie. So sind die Thrombozyten im Durchschnitt kleiner als normale Thrombozyten, ihre Überlebenszeit ist verkürzt, ihre Aggregationsfähigkeit gestört und die Thrombusretraktion vermindert. Die meisten Patienten haben eine Eosinophilie. Beim Wiskott-Aldrich-Syndrom sind die humorale und zelluläre Immunität gestört. Typisch ist eine zunehmende IgM-Verminderung (bei normalen IgG- und normalen bis erhöhten IgA- und IgE-Serumspiegeln). Die Patienten sind unfähig, Antikörper gegen polysaccharidhaltige Antigene zu bilden. So finden sich weder natürliche noch durch Impfung induzierbare Antikörper gegen Blutgruppensubstanzen, Pneumokokkenpolysaccharid und das Vi-Antigen von E. coli. Die T-Zellimmunität zeigt eine mehr oder minder ausgeprägte Defizienz. Während gegen Mitogene meist noch eine subnormale Proliferation zu erzielen ist, fehlt sie gegen bakterielle Antigene. Hauttests vom Spättyp sind in der Regel negativ. Auch die NK-Zellaktivität ist meist erniedrigt.

Prognose: Die Prognose ist infaust. Bei einer mittleren Überlebenszeit von 3 Jahren sterben die meisten Kinder in den ersten 2 Lebensjahren an Infektionen und Blutungen. Nach dem 5. Lebensjahr überwiegen Malignome als Todesursache. Wenige Patienten erreichen das Erwachsenenalter.

Therapie: Als einzige kausale Therapie kommt die Knochenmarktransplantation (nach vorheriger zytoablativer Konditionierung) in Frage.

g) Hyper-IgE- oder Job-Syndrom

Definition: Es handelt sich um eine Immundefizienz mit hohem Serum-IgE, Ekzem und rezidivierenden Staphylokokkeninfektionen auf dem Boden einer Suppressor-T-Zellstörung und Granulozytendefizienz (Störung der Chemotaxis).

Pathogenese: Es wird ein autosomal rezessiver Erbgang mit inkompletter Penetranz oder ein dominanter Vererbungsmodus vermutet.

Symptome: Die Krankheit beginnt in den ersten Lebensjahren mit rezidivierenden Staphylokokkeninfektionen in Form von tiefen Hautabszessen, Lymphadenitis und manchmal auch Lungenabszessen. Auffallend sind die groben Gesichtszüge. Ein schweres juckendes Ekzem mit charakteristischen hyperkeratotischen Fingernägeln ist regelmäßig vorhanden. Oft liegt den Nagelveränderungen eine Mykose zugrunde. Die Serum-IgE-Werte sind extrem hoch. Andere allergische Manifestationen sind möglich. Die Krankheit führt oft zu einer Wachstumsretardierung.

Diagnose: Mit dem Wiskott-Aldrich-Syndrom hat das Job-Syndrom die Atopie, das hohe Serum-IgE und die Eosinophilie gemeinsam. Es fehlt jedoch die Thrombozytopenie. Die antigen- und mitogeninduzierte Lymphozytenproliferation ist reduziert, ebenso die NK-Zellaktivität.

Therapie: Die Therapie ist symptomatisch.

h) Chronische mukokutane Candidiasis

Definition: Chronische Schleimhautcandidiasis mit Übergang auf die Haut und häufiger Assoziation mit einer Polyendokrinopathie.

Pathogenese: Die Krankheit wird wahrscheinlich autosomal rezessiv vererbt. Sie manifestiert sich in den ersten 3 Lebensdekaden. Die Spätform verläuft milder. Der chronischen mukokutanen Candidiasis liegt eine selektive zelluläre Anergie für Candida-albicans-Antigene zugrunde, die sich auf andere Antigene ausweiten kann. Als Pathomechanismus wird ein Mannasedefekt der Monozyten diskutiert; dabei kommt es zu einer Anhäufung von Mannan, welches zytotoxische T-Zellen inhibieren soll.

Symptome: Ausgehend von einer chronischen Schleimhautcandidiasis, breitet sich die Candidainfektion auf periorale und andere Hautareale aus. Eine Onychomykose ist häufig. Bei der früh einsetzenden Form findet sich teilweise eine autoimmune Polyendokrinopathie (Hypothyreose, Hypoparathyreoidismus, Hypoadrenalismus, Diabetes mellitus, Ovarialinsuffizienz).

Diagnose: Initial findet man im Hauttest eine selektive zelluläre Anergie gegen Candidaantigene und im Serum erhöhte Antikörperspiegel gegen Mannan, das Hauptpolysaccharid von Candida albicans. Mit zunehmender Krankheitsdauer weitet sich die T-Zelldefizienz auf andere Antigene aus. Differentialdiagnostisch kommen alle anderen Formen der T-Zelldefizienz mit sekundärer Candidiasis in Betracht.

Therapie: Entscheidend ist die Dauertherapie der Pilzinfektionen mit Antimykotika. Versuchsweise wurden Behandlungen mit Transferfaktor, Thymushormonen und anderen T-Zellstimulanzien durchgeführt.

i) Primäre intestinale Lymphangiektasie

Definition: Durch eine kongenitale Lymphangiektasie kommt es zu chronischem intestinalen Protein- und Lymphozytenverlust. Es resultiert eine kombinierte Immundefizienz mit vorwiegender Störung der zellulären Immunität.

Pathogenese: Die Krankheit tritt sporadisch auf und ist wahrscheinlich auf eine embryonale Hemmungsmißbildung zurückzuführen. Als einziges pathoanatomisches Substrat finden sich im Dünndarmbiopsat erweiterte Lymphkapillaren. Die Mesenteriallymphknoten können vermehrt lipidhaltige Makrophagen enthalten.

Symptome: Klinisch stehen die chronischen Durchfälle und Dystrophie (infolge Malabsorption) sowie die hypoproteinämischen Ödeme und die Infektionsneigung im Vordergrund. Im Gastrointestinaltrakt können sich maligne Lymphome entwickeln.

Diagnose: Serumalbumin und Gammaglobuline (besonders IgG) sind als Folge des chronischen enteralen Proteinverlustes und eines erhöhten Katabolismus vermindert. Rezirkulierende Lymphozyten sammeln sich in den ektatischen intestinalen Lymphgefäßen und gehen zum Teil über den Darm verloren. Daraus resultiert eine chronische Lymphozytopenie mit schwerer Störung der zellvermittelten Immunität. Hautreaktionen vom Spättyp sind negativ, die mitogen- und antigeninduzierte Lymphozytenproliferation ist vermindert. Die NK-Zellaktivität ist normal, da diese Zellen nicht über das Lymphsystem rezirkulieren.

Therapie: Eine kausale Therapie ist nicht möglich. Die symptomatische Behandlung erstreckt sich auf Albumin- und Gammaglobulinsubstitutionen, parenterale Gaben von Vitaminen, Elektrolyten und Spurenelementen sowie die Behandlung von Infektionen. Lipidarme Diät soll die exsudative Enteropathie bessern.

C. Immundefizienz bei Virusinfektionen

Zahlreiche, nicht nur lymphotrope Virusinfektionen können schwere Störungen des Immunsystems hervorrufen.

Bereits Pirquet wies 1908 auf das Vorkommen einer Tuberkulinanergie während einer Masernerkrankung hin. Hierdurch kann eine bestehende tuberkulöse Erkrankung generalisieren. Heute wissen wir, daß die starke Vermehrung von T-Suppressor- und/oder Killerlymphozyten während viraler Infektionen entscheidend zu dieser Anergie beiträgt. Nicht nur Masern, sondern auch Mumps, Varizellen, Zoster, Herpes simplex, Röteln, Influenza, Poliomyelitis, Gelbfieber, Virushepatitis, Zytomegalie und Epstein-Barr-Virusinfektion führen zu einer Verminderung des T-Helfer-/T-Suppressor-Zell-Verhältnisses und einer Reduktion der Lymphozytenproliferationsfähigkeit. Wegen der möglichen Induktion eines schweren irreversiblen Immundefekts sollen das durch HIV bedingte erworbene Defektsyndrom (AIDS) in seiner perinatalen und kindlichen Erscheinungsform sowie die durch Epstein-Barr-Virusinfektion verursachte Immundefizienz ausführlicher behandelt werden.

a) Erworbenes Immundefektsyndrom (AIDS)

Definition: Es handelt sich um eine progrediente zelluläre Immundefizienz infolge Infektion und Destruktion der T-Helferzellen durch das lymphotrope Retrovirus HIV (Human Immunodeficiency Virus, s. auch S. 628).

Pathogenese: Die durch Geschlechtsverkehr oder auf dem Blutwege übertragene Virusinfektion ist erst seit Anfang der 80er Jahre bekannt. Bei Kindern überwiegen die perinatal erworbenen Infektionen. Bei dem überwiegenden Teil der erkrankten Kinder gehörten die Eltern zu den bekannten Risikogruppen.

Die Krankheit verläuft meist in **3 Stadien:**

Stadium I: Inkubationsstadium. Dieses dauert beim Erwachsenen meist 2–3 Jahre, kann aber bei infizierten Neugeborenen innerhalb von wenigen Wochen oder Monaten ablaufen.

Stadium II: Lymphadenopathiestadium mit subfebrilen Temperaturen, aber noch keinen opportunistischen Infektionen.

Stadium III: Manifeste zelluläre Immundefizienz mit rezidivierenden opportunistischen Infektionen und/oder Kaposi-Sarkom.

Symptome: Die Symptomatik zeigt bei Kindern viele Parallelen zur AIDS-Erkrankung von Erwachsenen: längere febrile Episoden, chronische Durchfälle, Dystrophie, Lymphadenopathie, Hepatosplenomegalie, interstitielle Pneumonie, Staphylokokkenimpetigo und andere Hautinfektionen, Kaposi-Sarkom, Candidiasis sowie das ganze Spektrum der opportunistischen Infektionen (durch Pneumocystis carinii, Toxoplasmen, Listerien, Nokardien, Mykobakterien, Cryptococcus neoformans, Candida- und Aspergillusarten). Häufige Virusinfektionen sind Zytomegalie, Hepatitis B und Herpes simplex. Auch Parotitiden wurden bei AIDS-Kindern im Gegensatz zu erwachsenen Patienten beschrieben. Bei allen unklaren fieberhaften Erkrankungen, die länger als 2 Monate dauern, ist auch an AIDS zu denken.

Diagnose: Verdächtige Laborbefunde sind unklare BSG-Beschleunigung, Leukozytopenie, Lymphozytopenie, Thrombozytopenie und Anämie. In fast 90% der kindlichen Fälle findet man – wie bei den erwachsenen AIDS-Patienten – eine polyklonale Hypergammaglobulinämie. Im Serum sind die Hepatitis-B- und Zytomegalievirus-Antikörpertiter oft erhöht. Es gibt verschiedene HIV-Antigennachweise, z. B. mittels ELISA, Immunfluoreszenz und Western-Blot. Das Verhältnis von T-Helfer- zu T-Suppressorlymphozyten ist erniedrigt (<1, normal um 2). Lymphozytenproliferationsteste (empfindlichste Parameter für die T-Helferzellfunktion) fallen mit zunehmender Krankheitsdauer pathologisch aus; im Finalstadium ist die T-Helferzellzahl auf <10% abgesunken. Damit erlischt die Fähigkeit zur Lymphokinproduktion und zur antigen- und mitogeninduzierten Lymphozytenproliferation. Auch die NK-Zellaktivität ist meist erniedrigt. Bei Kindern jenseits des ersten Lebensjahres prüft man die Hautreaktionen vom Spättyp mit dem Mérieux-Multitest-Hautstempel (im Stadium III ist nach 48–72 Stunden keine oder nur eine schwache Reaktion ablesbar).

Der Nachweis von HIV-Antikörpern beweist noch keine Erkrankung an AIDS, sondern identifiziert einen Virusträger. Nach bisherigen Erkenntnissen schützen die Antikörper nicht vor dem Ausbruch der Erkrankung. Der Antikörpernachweis wird als Suchtest mit einem ELISA-Verfahren durchgeführt und muß bei positivem Ausfall durch Immunfluoreszenz- und Western-Blot-Technik kontrolliert werden.

Therapie: Es gibt noch keinen wirksamen Impfstoff und keine kausale Therapie, die zur Dauerheilung führt. Allerdings lassen sich durch Azidothymidin (Retrovir) länger dauernde Besserungen erreichen. Für die Bekämpfung der opportunistischen Infektionen stehen zahlreiche Medikamente zur Verfügung. Bei Kindern können i.v. Gammaglobulingaben zur Infektionsprophylaxe nützlich sein (im Gegensatz zum AIDS von Erwachsenen).

b) Epstein-Barr-Virusinfektion und Immundefizienz
(X-Linked Lymphoproliferative Syndrome = XLP-Syndrom, Duncan's Disease)

Definition: Das XLP-Syndrom umfaßt eine Reihe von immunologischen Abnormitäten nach einer EBV-Infektion, die durch eine progressive kombinierte und variable Immundefizienz erklärt werden. Die Disposition hierfür wird X-chromosomal gekoppelt vererbt.

Pathogenese: B-Zellen sind die natürlichen Wirtszellen des ubiquitär vorkommenden Epstein-Barr-Virus (EBV). Normalerweise ist eine starke immunregulatorische Gegenoffensive durch T-Suppressor- und Killerzellen erforderlich, um die EBV-induzierte, polyklonale B-Zellproliferation zu unterdrücken. In Abhängigkeit von der vorbestehenden oder während der Infektion sich verändernden Immunlage können unterschiedliche Formen lebensbedrohlicher Erkrankungen auftreten.

Portilo beschrieb 1969 einen 8jährigen Jungen, der an einer tödlich verlaufenden infektiösen Mononukleose starb. Bei der Autopsie enthielt der Thymus fast keine Lymphozyten, und auch die T-Zellareale von Lymphknoten und Milz waren leer. In der Familie des Jungen waren 5 männliche Verwandte der Mutter ebenfalls nach einer EBV-Infektion gestorben. Als Ausdruck der Immundefizienz fanden sich bei den betroffenen Familienangehörigen eine erworbene Agammaglobulinämie, maligne Lymphome oder eine chronische persistierende infektiöse Mononukleose. Später wurden bei anderen Patienten in Zusammenhang mit dem XLP-Syndrom auch aplastische Anämien, Neutropenien und eine Immundefizienz mit erhöhtem IgM beobachtet. Allen gemeinsam ist die Unfähigkeit, Anti-EBNA (EB Nuclear Antigen) zu bilden, während die Mütter erhöhte EBV-spezifische Antikörper gegen Virus-Capsid-Antigen (VCA) und »Early Antigen« (EA) haben. Weiterhin wurde festgestellt, daß Mütter, die Trägerinnen sind, häufiger Kinder mit Fehlbildungen zur Welt bringen.

Symptome: Jungen haben ein hohes XLP-Risiko, wenn ältere Brüder oder 2 männliche Verwandte der Mutter an einer der folgenden Krankheiten nach EBV-Infektion erkrankt oder gestorben waren: tödlich endende oder chronisch verlaufende infektiöse Mononukleose, erworbenes Antikörpermangelsyndrom, Neutropenie, aplastische Anämie, Immundefizienz mit erhöhtem IgM oder B-Lymphomentstehung zwischen dem 3. Monat und dem 23. Lebensjahr. Die Kinder sind so lange gesund und unauffällig, wie sie nicht durch EBV infiziert sind. Auch nach einer EBV-Infektion bleiben noch verschiedene immunologische Funktionen normal (z. B. Lymphozytenproliferation, Subpopulationen von CD3+, Ia+ oder CD57+ Blutlymphozyten). Andere Lymphozytenfunktionen verschlechtern sich jedoch progressiv. Die Art der Immunantwort bei Risikokindern entscheidet darüber, welcher Typ der Erkrankung entsteht. Überwiegen die T-Suppressor-/Killerzellen, so kommt es zu Antikörpermangel, aplastischer Anämie, Neutropenie. Steht die Thymusepithelschädigung und die T-Helferzelldestruktion im Vordergrund, entwickeln die Kinder eher eine tödlich endende oder chronisch verlaufende infektiöse Mononukleose oder ein B-Zell-Lymphom.

Diagnose: Die Familienanamnese ist entscheidend. Erkrankte bilden keine EBNA-Antikörper, haben ein abnormales Verhältnis der T-Helfer- zu den T-Suppressorzellen und zeigen eine defekte Sekundärreaktion mit fehlendem Übergang von der IgM-Synthese auf die IgG- und IgA-Synthese. Proliferative T-Zellantworten können erniedrigt sein.

Therapie: Eine kausale Therapie ist nicht möglich. Eine symptomatische Behandlung erfolgt bei Antikörpermangel, aplastischer Anämie und Entstehung eines B-Zell-Lymphoms.

D. Granulozytendefekte

a) Progressive septische Granulomatose

Definition: Die progressive septische Granulomatose (auch chronische Granulomatose genannt) ist bedingt durch eine gestörte Bereitstellung mikrobizider Sauerstoffradikale in den Granulozyten während der Phagozytose, so daß Katalase-positive Bakterien und bestimmte Pilze nicht abgetötet werden und persistieren. Hierdurch entstehen in den inneren Organen rezidivierende eitrige Entzündungen, die mit Granulombildung abheilen. Septische Verläufe sind typisch.

Pathogenese: Die Erkrankung betrifft Jungen 5mal häufiger als Mädchen. Es liegt meist ein X-chromosomal gebundener Erbgang vor, aber auch autosomal rezessive Vererbung kommt vor. Bakterienanheftung und Phagozytose funktionieren normal, jedoch werden die aufgenommenen Mikroben in den Granulozyten nicht abgetötet. Es fehlen die bei Phagozytose erhöhte Sauerstoffaufnahme, die Aktivierung des Hexose-Monophosphat-Shunts und die Bereitstellung mikrobizider O_2-Radikale. Daher läßt sich bei den Granulozyten keine Chemiluminiszenz und keine Nitroblautetrazolium-(NBT-)Reduktion nachweisen. Als Ursache wurde bei der Mehrzahl der Patienten ein kompletter oder partieller Cytochrom-B-Mangel in der Granulozytenmembran festgestellt. Bei anderen Patienten mit einer leichteren Verlaufsform hatten die Granulozyten ein niedrigaffines Flavoprotein für NADPH (Nikotinamid-Adenin-Dinukleotid-Phosphat). In anderen Fällen waren Cytochrom-B, Flavoprotein und Hexose-Monophosphat-Shunt normal, aber das Membranpotential der Granulozyten gestört.

Symptome: Die Kinder erkranken in den ersten Lebensmonaten an schweren und lang anhaltenden Pyodermien, Dermatitiden im Nasen-Mund-Bereich, Lymphknotenvereiterungen und septischen Bakterienabsiedlungen in Knochen, Darm, Leber und Lunge. Osteomyelitis und entzündliche Darmverschlüsse sind häufig, auch Hepatosplenomegalie und multiple Leberabszesse. Erreger sind Staphylococcus aureus, Serratia marcescens, Klebsiella pneumoniae, Candida- oder Aspergillusarten. Dagegen bereiten Katalase-negative Erreger, wie Haemophilus, Pneumokokken und Streptokokken, keine Probleme, da sie H_2O_2 bilden, welches die defekten Granulozyten und Monozyten zur Bakterizidie verwenden.

Diagnose: Infektanämie, starke Leukozytose mit Linksverschiebung, polyklonale Hypergammaglobulinämie, negativer NBT-Test und fehlende Chemiluminiszenz der Granulozyten sind charakteristisch. Beim partiellen Cytochrom-B-Defekt kann der NBT-Test noch normal sein. Die proliferativen Lymphozytenfunktionen und die Immunoglobulinsynthese sind normal; die NK-Zellfunktion ist in der Regel stark beeinträchtigt.

Therapie: Wichtig ist eine frühzeitige gezielte Antibiotikatherapie der häufigen bakteriellen und mykotischen Infektionen. Dabei können kurzfristige Granulozytentransfusionen und Gaben von Interferon-Gamma nützlich sein. Zur Prophylaxe können intrazellulär bakterizid wirkende Antibiotika (z. B. Co-Trimoxazol) verwandt werden. Im Erwachsenenalter nimmt die Häufigkeit bakterieller Infektionen ab.

b) Chédiak-Higashi-Sndrom

Definition: Beim Chédiak-Higashi-Syndrom sind abnorme lysosomale Riesengranula in den Granulozyten und eine gestörte Degranulation die Ursache von rezidivierenden bakteriellen Infektionen, partiellem okulokutanen Albinismus und bestimmten neurologischen Symptomen.

Pathogenese: Die autosomal rezessiv vererbte Krankheit wird in jüdischen Bevölkerungsgruppen häufiger beobachtet. Charakteristisch ist der Nachweis abnorm großer lysosomaler Granula in den neutrophilen, basophilen und eosinophilen Granulozyten, außerdem in Monozyten, Histiozyten und NK-Zellen. Granuläre Einschlüsse finden sich auch in anderen Körperzellen, z. B. Erythrozyten, kultivierten Fibroblasten, Nierenepithelzellen und Neuronen. Die abnormen Riesengranula haben sowohl einen azurophilen als auch einen spezifischen Inhalt (d. h. lysosomale Enzyme, Peroxydase und saure Phosphatase). Der Granulozytendefekt betrifft die Chemotaxis und intrazelluläre Bakterizidie, welche von einem intakten mikrotubulären Apparat abhängig sind. Phagozytoserate und Hexose-Monophosphat-Shunt sind im Vergleich zu normalen Zellen erhöht. Hochgradig gestört ist die Degranulation der Riesenlysosomen, die nicht mit den phagozytischen Vakuolen der Granulozyten und Monozyten verschmelzen. Im Gegensatz zur progressiven septischen Granulomatose sind hier die Granulozyten empfindlich für Katalase-negative Bakterien (Pneumokokken, Haemophilus, Streptokokken). Einen völligen Funktionsausfall zeigen die NK-Zellen, während die Lymphozyten-Proliferation und die Antikörperbildung normal sind.

Symptome: Die Kinder fallen schon in früher Kindheit durch rezidivierende bakterielle Infektionen der Atemwege und der Haut auf. Partieller okulokutaner Albinismus, Photophobie, Nystagmus und neurologische Symptome (Kleinhirnataxie, periphere Neuropathie und geistige Retardierung) gehören zum Krankheitsbild. In einem fortgeschrittenen Stadium entwickelt sich eine Panzytopenie, die zum Tode führen kann. Bei der Autopsie findet man ausgedehnte histiozytäre und lymphozytäre Infiltrate in fast allen inneren Organen. Die meisten Kinder sterben vor Erreichen des 10. Lebensjahres an schweren Infektionen oder einem malignen Tumor.

Diagnose: Der Nachweis von Riesengranula in Granulozyten, Monozyten und NK-Zellen sichert die Diagnose.

Therapie: Die kurative Therapie ist die allogene Knochenmarktransplantation. In einem fortgeschrittenen Stadium ist die Behandlung schwierig und kann mit Kortikosteroiden oder Zytostatika (z. B. VP 16 oder Vincristin) erfolgen.

c) Kongenitaler Adhärenzproteindefekt (Leucocyte adherence deficiency, LAD)

Die Krankheit äußert sich durch verzögerten Abfall der Nabelschnur, Omphalitis, periumbilikale Pseudomonasinfektionen, Sepsis, Leukozytose und eine Unfähigkeit zur Eiterbildung.

Bei der Untersuchung der Granulozytenfunktionen findet man eine hochgradige Störung der Adhärenz, Chemotaxis und Phagozytose, während die Bereitstellung von Sauerstoffradikalen nach Stimulation mit einem Phorbolester normal ist. Ursache ist eine defekte Expression von 3 Adhärenzproteinen aus der »Integrin«-Familie: LFA-1 (CD 11a), CR3 (CD 11b) und p150/95 (CD 11c). Die Moleküle sind aus einer jeweils unterschiedlichen α-Kette und einer gemeinsamen β-Kette (CD18) aufgebaut. Die Synthese dieser 95-KD-β-Kette ist gestört und erklärt den Adhärenz- und Chemotaxisdefekt. Wenn möglich, sollte bei LAD-Patienten frühzeitig eine Knochenmarktransplantation stattfinden.

Tab. 12. Kongenitale Defekte des Komplementsystems (nach Johnston).

Defekte C'-Komponenten	Wahrscheinlicher Vererbungsmodus	Assoziierte klinische Symptome
C1q	unbekannt	Rezidivierende Infektionen, Vaskulitis, CGN*
C1q Dysfunktion	ar (cd)*	SLE-Syndrom
C1r	ar (cd)	SLE-Syndrom, CGN
C1s	unbekannt	SLE
C4	ar (cd)	SLE, Vaskulitis, diskoider LE
C2	ar (cd)	SLE, MPGN, Schönlein-Henoch-Purpura, Dermatomyositis, Pneumokokkensepsis
C3	ar (cd)	Pyogene Infektionen mit fehlender Granulozytose, CGN
C5	ar (cd)	SLE, pyogene Infektionen, Gonokokken-, Meningokokkeninfektionen
C5 Dysfunktion	ad	Pyodermien, Sepsis, M. Leiner
C6	ar (cd)	Gonokokken- und Meningokokkeninfektionen, SLE-Syndrom
C7	ar (cd)	Sklerodaktylie, CGN, Gonokokken- und Meningokokkeninfektionen
C8	ar (cd)	Gonokokken- und Meningokokkeninfektionen, SLE-Syndrom
C9	ar (cd)	Meningokokkeninfektionen
C1 INH	ad	Angioneurotisches Ödem
C3b INA	ar (cd)	Pyogene Infektionen

* ar = autosomal rezessiv; ad = autosomal dominant; cd = codominant; SLE = systemischer Lupus erythematodes; CGN = chronische Glomerulonephritis; MPGN = membranproliferative GN; INH = Inhibitor; INA = Inaktivator.

d) Hereditärer Myeloperoxidasedefekt

Hier fehlen die Myeloperoxidasegranula in den neutrophilen Granulozyten und Monozyten, während sie in den eosinophilen Granulozyten vorhanden sind.

Sauerstoffverbrauch, Bereitstellung der Sauerstoffradikale und Nitroblautetrazoliumreduktion sind während der Phagozytose normal. Dagegen sind die initiale Chemiluminiszenz und die Bakterizidie der Granulozyten gestört. Allerdings findet man bei längerer Inkubation eine normale intrazelluläre Abtötung von Bakterien (nicht jedoch von Candida albicans). Der klinische Verlauf ist wechselnd mit periodisch auftretender Anfälligkeit für bakterielle Infektionen. Länger dauernde Infektionen durch Candida albicans sind häufig. Eine Abgrenzung gegen die früh einsetzende Form der chronischen mukokutanen Candidiasis ist aufgrund der normalen T-Zellfunktion möglich.

E. Komplementdefekte

Angeborene isolierte Defekte und Dysfunktionen sind für alle Komplementkomponenten beschrieben. Die klinischen Erscheinungen und der Vererbungsmodus sind in Tab. 12 zusammengefaßt.

Auffällig ist, daß bei Mangel der Komplementkomponenten C1qrs, C2, C4 und C5 die Inzidenz von systemischem Lupus erythematodes und anderen Vaskulitiden erhöht ist. Defekte von C3, des C3b-Inaktivators und der Komponenten C5–C9 sind mit häufigen Infektionen durch Eitererreger verbunden. Bei der seltenen C3-Defizienz wurden außerdem chronische Glomerulonephritiden beobachtet. Eine Erklärung für die Assoziation von systemischem Lupus erythematodes mit Vaskulitiden ergibt sich aus der verminderten Opsonisierung der entstehenden Immunkomplexe. Dadurch wird die Phagozytose und Elimination von Immunkomplexen aus der Zirkulation beeinträchtigt. Erwähnenswert sind auch die enge Assoziation von C2, C4 und Faktor B mit dem MHC-Genlokus und der genetische Polymorphismus von C4. Da die MHC-Gene die Fähigkeit zur Immunantwort bestimmen, ergibt sich ein immungenetischer Zusammenhang zwischen systemischem Lupus erythematodes bzw. Vaskulitiden und bestimmten Komplementdefekten.

Schwierig abzugrenzen von den primären Komplementdefekten sind die zahlreichen Formen der sekundären (durch Komplementverbrauch bedingten) Verminderung von Komplementkomponenten. Hierher gehören die chronische membranoproliferative Glomerulonephritis, postinfektiöse Nephritiden, Endokarditiden, immunhämolytische Anämien, nephrotisches Syndrom, systemischer Lupus erythematodes und Unterernährung. Dabei sind meist die Serumkonzentrationen von Komplementfragmenten, wie C3a oder C3d, erhöht, welche einen verstärkten Umsatz des Komplementsystems anzeigen.

a) Hereditäres angioneurotisches Ödem

Definition: Durch einen angeborenen Mangel oder funktionellen Defekt des C1-Esteraseinhibitors (C1INH) kommt es zu anfallsweiser schwerer Ödembildung.

Pathogenese: Der Krankheit liegt die angeborene Unfähigkeit zugrunde, einen wichtigen Proteaseinhibitor für die Inaktivierung von C1-Esterase und Plasmin zu bilden. In 85% ist C1INH im Serum stark vermindert, in 15% läßt sich ein nicht funktionelles C1INH-Molekül (Funktionsgendefekt) nachweisen. Die Vererbung ist autosomal dominant. Durch Fehlen des in der Alpha-2-Globulinfraktion des Serums wandernden C1INH führen banale Verletzungen über Proteasen des Gerinnungssystems (z. B. Plasmin) oder bei Infektionen über C1-Esterase zur lokalen Komplementaktivierung mit Freisetzung vasoaktiver Peptide. Auch körperlicher und emotionaler Streß sowie Regelblutungen können Ödeme auslösen.

Symptome: Typisch sind die rasch einsetzenden nicht eindrückbaren Ödeme der Haut und Unterhaut ohne Juckreiz und Urtikaria, oft auch ohne Schmerzen. Die Anfälle treten entweder spontan auf oder werden durch ein Trauma, eine Anstrengung oder einen seelischen Streß ausgelöst. Bei Ödemen im Darmbereich kommt es zu heftigen Bauchkrämpfen. Im Mund- und Kehlkopfbereich können die Schwellungen zu Erstickungsanfällen führen. Die Ödeme halten meist 2–3 Tage an und klingen dann langsam wieder ab. Die ersten milden Symptome können im Kleinkindesalter auftreten; bedrohliche Ödeme werden in der Regel erst im späteren Schulalter und in der Adoleszenz beobachtet.

Diagnose: Im Anfall finden sich die typischen serologischen Befunde einer massiven Komplementaktivierung: C4 ist stark vermindert, C3 normal bis leicht vermindert, C3d erhöht, CH50 stark erniedrigt. Beweisend ist die fehlende funktionelle C1INH-Aktivität. Bei erworbenem C1INH-Mangel (der bei lymphoproliferativen Erkrankungen vorkommt) ist der C1q-Spiegel im Serum erniedrigt (im Gegensatz zum vererbten C1INH-Mangel).

Therapie: Im Anfall werden Steroide und Antihistaminika i.v. gegeben (unsichere Wirkung). Bei Erstickungsgefahr ist eine Intubation erforderlich. Am besten wirkt die Gabe von C1INH-Faktor (Behringwerke). Als Dauertherapie hat sich Danazol, ein synthetisches Androgen mit wenig virilisierenden Eigenschaften, als Induktor für die C1INH-Synthese in der Leber bewährt. Auch ε-Aminokapronsäure und Tranexamsäure sind wirksam.

XV. Krankheiten der endokrinen Drüsen

A. Grüters und C. Simon

Vorbemerkungen: Die Krankheiten der endokrinen Drüsen im Kindesalter haben durch die beträchtlichen Fortschritte in der Diagnostik und Therapie erheblich an Bedeutung gewonnen. Biochemische Untersuchungen, molekulargenetische Methoden und die gentechnische Herstellung von Hormonen haben dazu wesentlich beigetragen.

Störungen der Entwicklung und des Wachstums können auf einer gestörten Hormonbildung (z. B. Hypothyreose oder Wachstumshormonmangel), Regulation (z. B. Pubertas paecox) oder Rezeptorfunktion (z. B. Pseudohypoparathyreoidismus) beruhen. Da es aber auch zahlreiche andere Ursachen für gestörtes Wachstum und Entwicklungsstörungen bei Kindern gibt (z. B. Chromosomenaberrationen, Malabsorptions- und Maldigestionssyndrome, Deprivation), ist die von den Symptomen ausgehende Differentialdiagnose besonders wichtig, um unnötige und den Patienten belastende Untersuchungen zu vermeiden.

1. Schilddrüsenerkrankungen

a) Physiologische Grundlagen

Die Schilddrüsenerkrankungen gehören zu den häufigsten endokrinen Krankheiten des Kindesalters. Die Schilddrüsenhormone spielen nicht nur eine wichtige Rolle im Energiestoffwechsel, sondern sind in besonderem Maße für die körperliche und geistige Entwicklung verantwortlich.

Die Schilddrüsenzelle ist der einzige Ort der Thyroxin-(T_4-)Produktion. Das stoffwechselaktive Hormon Trijodthyronin (T_3) entsteht zum größten Teil durch Konversion von T_4 zu T_3 in peripheren Geweben (hauptsächlich in der Leber). Die Schilddrüsenhormonsynthese wird durch den hypothalamohypophysären Regelkreis gesteuert, aber auch durch exogene Jodzufuhr beeinflußt. Die Bindung von hypophysärem TSH (Thyreoidea stimulierendem Hormon) an den TSH-Rezeptor der Schilddrüsenzelle führt zur Bildung von cAMP (zyklischem Adenosinmonophosphat), welches die Jodaufnahme, die Jodorganifikation, die Thyreoglobulinsynthese und die Glukoseoxidation anregt. Die TSH-Sekretion wird ausgelöst durch die hypothalamische Ausschüttung von TRH (Thyreotropin-Releasing-Hormon). Die negative Feed-back-Regulation der TSH-Sekretion erfolgt über die Bindung von T_3 an nukleäre T_3-Rezeptoren der Hypophysenzelle. Faktoren, die das Wachstum und die Funktion von Schilddrüsenzellen stimulieren, sind TSH, stimulierende Immunglobuline, ein intrathyreoidaler Jodmangel und bestimmte Wachstumsfaktoren. Die Schilddrüsenhormone beeinflussen wichtige Stoffwechselwege, z. B. die Glykolyse, die Glukoneogenese, den Fettabbau, die Osteoklasten- und Osteoblastenaktvität sowie die Thermogenese. Für Kinder sind von besonderer Bedeutung die Wirkungen auf das Wachstum und die Differenzierung der Zellen (vor allem im Zentralnervensystem).

Die Entwicklung der Anlage der Schilddrüse beginnt in der 3. Woche nach der Konzeption. Während der Wanderung der Schilddrüsenanlage nach kaudal bleibt sie in engem Kontakt mit dem Herzen und der Aorta. Ab der 10.–12. Schwangerschaftswoche sind eine aktive Jodaufnahme und eine Schilddrüsenhormonsynthese möglich. Für die fetale Entwicklung haben die Schilddrüsenhormone keine größere Bedeutung. So zeigen Neugeborene mit angeborener Hypothyreose bei der Geburt kaum Symptome eines Schilddrüsenhormonmangels. Eine Erklärung hierfür könnte die Bereitstellung mütterlicher Schilddrüsenhormone vor der Geburt sein, zumindest in dem Maße, daß schwere und irreversible Schäden verhindert werden.

b) Hypothyreose

Definition: Der Begriff Hypothyreose bezeichnet eine Stoffwechselsituation, bei welcher der Organismus nicht in der Lage ist, den Bedarf an Schilddrüsenhormonen zu decken. Hierbei unterscheidet man die primäre Hypothyreose, bei welcher die Ursache der Schilddrüsenunterfunktion in der Schilddrüse liegt, von der sekundären und tertiären Hypothyreose, bei denen die Ursache der mangelnden Hormonsekretion in einer Störung der hypophysären bzw. hypothalamischen Regulation liegt.

Einteilung: Angeborene Hypothyreosen bestehen bereits bei der Geburt, während bei den erworbenen Störungen die Schilddrüsenfunktion im Neugeborenenalter noch normal ist. Hypothyreosen können permanent oder vorübergehend sein.

Die Gruppe der **angeborenen Hypothyreosen** kann unterteilt werden in die Formen, die auf eine Entwicklungsstörung des Organs zurückgeführt werden können, und die Formen, bei denen ein erblicher Defekt der Schilddrüsenhormonsynthese vorliegt. Seltene Störungen sind ein angeborener TSH- oder TRH-Mangel oder eine Schilddrüsenhormonresistenz. Außerdem gibt es **erworbene Formen** der Hypothyreose.

Ätiologie: Die häufigste Ursache der permanenten **angeborenen Hypothyreose** ist eine Entwicklungsstörung des Organs (Tab. 1). Bei einer Athyreose, die bei 40% aller Patienten vorkommt, kann durch Szintigraphie mit Technetium oder ^{123}J kein Schilddrüsengewebe nachgewiesen werden. Bei anderen Patienten (in 35%) wird mit der Szintigraphie Schilddrüsengewebe an nichtüblicher Stelle (meist am Zungengrund) gefunden. Obwohl nicht auszuschließen ist, daß eine defekte Organanlage oder ein Defekt in der embryonalen Entwicklung die Ursache ist, würde bereits in den sechziger Jahren vermutet, daß die angeborene Hypothyreose auch das Ergebnis einer infektiösen Erkrankung oder einer Autoimmunkrankheit mit Zerstörung des primär normal angelegten Organs sein kann. Seltene Ursachen sind eine verminderte Wirksamkeit von TSH oder Schilddrüsenhormonen.

Eine **vorübergehende** angeborene Hypothyreose beruht meist auf einer Jodanwendung in der Schwangerschaft in Form von jodhaltigen Desinfektionsmitteln, Sekretolytika (Kalium jodatum), Kontrastmitteln (z. B. bei der Amniofetographie) oder anderen Medikamenten (z. B. Amiodaron). Eine andere Ursache der transitorischen Hypothyreose des Neugeborenen ist der transplazentare Übertritt thyreostatisch wirksamer Medikamente, die zur Behandlung der Basedow-Krankheit auch bei Schwangeren eingesetzt werden, oder die Anwendung jodhaltiger Kontrast- und Desinfektionsmittel beim Neu- und Frühgeborenen.

Die häufigste Ursache einer **erworbenen Hypothyreose** im Kindesalter ist eine Autoimmunthyreoiditis. Dabei entwickelt sich die Hypothyreose meist langsam über Jahre, und es kommt durch die Entzündung zu einer fibrotischen Umwandlung des Schilddrüsengewebes. Hypothyreosen infolge einer Autoimmunthyreoiditis finden sich auch bei einer polyglandulären Insuffizienz (zusammen mit Diabetes mellitus, Nebenniereninsuffizienz, Hypoparathyreoidismus, mukokutaner Candidiasis, perniziöser Anämie und Thrombozytopenie).

Vorkommen: Eine angeborene Hypothyreose kommt bei 1 auf 3000 bis 4000 Lebendgeborenen vor. Eine Fehlentwicklung der Schilddrüse ist bei Mädchen 2–3mal häufiger als bei Jungen im Gegensatz zu den autosomal rezessiv vererbten Enzymdefekten (Verhältnis 1:1), die bei 10–20% aller Patienten mit angeborener Hypothyreose vorliegen.

Tab. 1. Ursachen der Hypothyreose.

Angeborene permanente Hypothyreose

Schilddrüsendysgenesie (80%)
– Athyreose
– Ektopie
– Hypoplasie

Biosynthesedefekt (15–20%)
– Jod-trapping-Defekt
– Organifikationsdefekt
– Thyreoglobulindefekt
– Dejodasedefekt

TSH-Resistenz (<1%)
Schilddrüsenhormonresistenz (<1%)
TRH- oder TSH-Mangel

Angeborene transitorische Hypothyreose

Jodkontamination
– PVP-Jod
– Kontrastmittel
– Amiodaron

Thyreostatika

Mütterliche Antikörper

Erworbene Hypothyreose

Autoimmunthyreoiditis

Jodmangel

Symptome: Das klinische Bild der **angeborenen Hypothyreose** wird bestimmt durch die Beeinträchtigung der mentalen und psychomotorischen Entwicklung. Die normale Entwicklung des Zentralnervensystems erfolgt in den ersten 6 Lebensmonaten besonders rasch. Besteht in dieser Zeit ein Schilddrüsenhormonmangel, so kommt es zu einer irreversiblen Störung der Myelinisierung und zu strukturellen und funktionellen Veränderungen der Membranen von Gliazellen. Die Folgen sind außer der mentalen Retardierung und verzögerten motorischen Entwicklung Ataxie, choreiforme Bewegungsstörungen, Koordinationsstörungen und Innenohrschwerhörigkeit. Bei zu spät diagnostizierter angeborener Hypothyreose kommen auch Minderwuchs, Antriebsarmut, Müdigkeit, trockene Haut und Obstipation vor (Abb. 1).

Da die Diagnose wegen der geringen klinischen Symptomatik im Neugeborenenalter schwierig ist und es entscheidend auf eine frühzeitige Substitutionstherapie zur Verhinderung geistiger Schäden ankommt, wird heute in vielen Ländern bei allen Neugeborenen ein Screeningprogramm zur Früherkennung durchgeführt.

Typische Symptome entwickeln sich bei angeborener Hypothyreose ohne Behandlung häufig erst ab einem Alter von 12 Wochen (vergrößerte Zunge, heisere Stimme, Muskelhypotonie, Obstipation, Bradykardie, kühle Haut). In den ersten 2 Lebenswochen fallen die noch offene kleine Fontanelle (infolge verzögerter Skelettreifung), ein verlängerter Ikterus (Leberunreife) und das typische Gesicht mit ödematöser Haut (Myxödem) und eingesunkener Nasenwurzel auf.

Da beim Screening in bis zu 10% mit falsch negativen Ergebnissen zu rechnen ist (durch Organisationsfehler, menschliches Versagen und Laborfehler), muß bei jedem Säugling mit unklarem Icterus prolongatus, mit offener kleiner Fontanelle, Hypothermie und Muskelhypotonie an eine angeborene Hypothyreose gedacht und die Hormonbestimmung wiederholt werden.

Bei älteren Kindern und Jugendlichen mit **erworbener Hypothyreose** steht der Minderwuchs im Vordergrund. Die typischen Zeichen einer erworbenen Hypothyreose, wie Obstipation, Müdigkeit, mangelndes Konzentrationsvermögen (das sich häufig in einer Abnahme der Schulleistungen manifestiert), trockene oder teigig geschwollene Haut, Übergewicht und Hypercholesterinämie treten oft erst nach längerem Bestehen einer Hypothyreose auf (Abb. 2). Manchmal fällt eine Abflachung der Längenwachstumskurve auf.

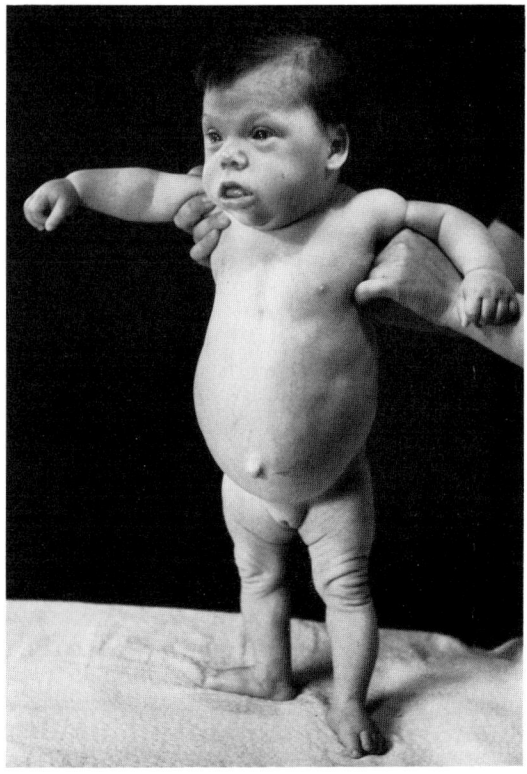

Abb. 1. Angeborene Hypothyreose: Myxödem, Makroglossie, vorgewölbtes Abdomen bei 8 Monate altem Mädchen.

Die Skelettreifung ist verzögert (sie entspricht dem Längenalter des Kindes), ebenso die Pubertätsentwicklung, jedoch kann bei einigen Patienten auch eine Pubertas praecox (vorzeitige Pubertät) festgestellt werden.

Diagnose: Bei jedem Neugeborenen mit einem pathologischen Screeningergebnis (erhöhtem TSH im Kapillarblut) erhebt man genau die mütterliche und kindliche Anamnese (unter besonderer Berücksichtigung von familiären Schilddrüsenerkrankungen, Ernährung und Medikamenteneinnahme), um Hinweise auf eine mögliche transitorische Hypothyreose zu erhalten. Bei der klinischen Untersuchung des Neugeborenen wird auch auf zusätzliche Fehlbildungen (z.B. des Herzens) geachtet.

Die Kontrolluntersuchung bei einem pathologischen Screeningergebnis umfaßt die Bestimmung von TSH, T_4 und T_3 im Serum sowie von Jod im Urin. Ist nicht damit zu rechnen, daß das Ergebnis innerhalb von 48 Stunden eintrifft, wird sofort eine Substitutionstherapie begonnen.

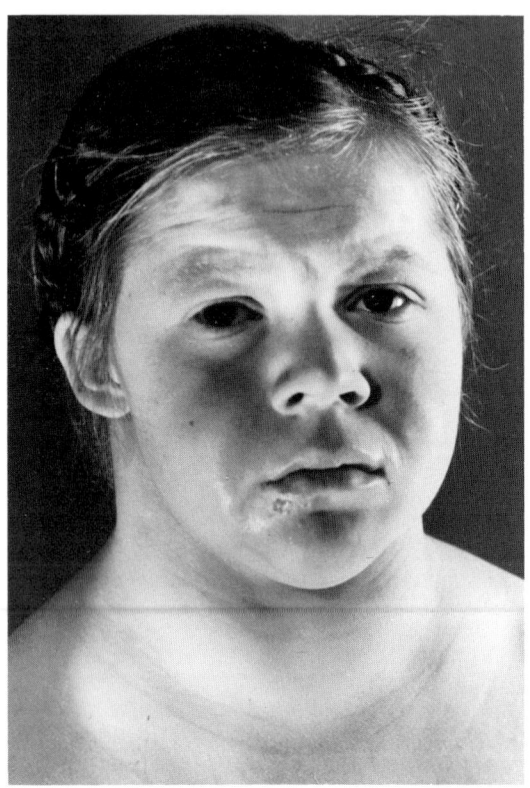

Abb. 2. Hypothyreose mit Struma bei Enzymdefekt der Schilddrüsenhormonsynthese (12jähriges Mädchen).

Immer wird eine Ultraschalluntersuchung der Schilddrüse durchgeführt und das Knochenalter bestimmt (durch Röntgenaufnahme von Fuß und Knie). Ist Schilddrüsengewebe an typischer Stelle nachweisbar, handelt es sich mit großer Wahrscheinlichkeit um einen Defekt der Schilddrüsenhormonsynthese (sofern eine transitorische Hypothyreose ausgeschlossen werden kann). Kann kein Schilddrüsengewebe nachgewiesen werden, kann nach dem 2. Lebensjahr die Substitutionstherapie kurzfristig unterbrochen (sog. Auslaßversuch) und durch Szintigraphie mit ^{123}J oder Technetium geprüft werden, ob ektopes Gewebe vorhanden ist.

Bei Verdacht auf eine **erworbene Hypothyreose** sind ebenfalls Anamnese, Wachstumsverlauf und Bestimmung von TSH, T_3 und T_4 im Serum wichtig. Der Nachweis von Schilddrüsenantikörpern spricht bei bestätigter Hypothyreose für eine Autoimmunthyreoiditis, die durch ein echoarmes Muster der Schilddrüsensonographie bestätigt wird. Eine Feinnadelbiopsie ist in der Regel nicht erforderlich (außer wenn die Sonographie und Antikörperbestimmung keine aussagekräftigen Befunde ergeben haben). Sind die TSH-Spiegel bei niedrigen Schilddrüsenhormonkonzentrationen normal, so kann durch einen TRH-Test geklärt werden, ob eine sekundäre Hypothyreose vorliegt.

Therapie: Bei angeborener Hypothyreose kommt es auf eine rasch einsetzende, ausreichende Schilddrüsenhormonsubstitution an. Das am besten geeignete Schilddrüsenhormonpräparat ist das synthetische L-Thyroxin. Die T_4-Spiegel sollen so schnell wie möglich in den oberen Normbereich angehoben werden, da eine Verzögerung bleibende Schäden hinterlassen könnte. Neugeborene mit einem Gewicht von 3,5–4,5 kg erhalten täglich 10–15 µg/kg KG oral (entsprechend einer Tagesdosis von 37,5–50 µg), wodurch sich die T_4- und TSH-Spiegel in wenigen Tagen normalisieren. Mit zunehmendem Alter des Kindes erhöht sich die Gesamtdosis von T_4, während die relative Dosis (bezogen auf das Körpergewicht) auf täglich 2–3 µg/kg KG abnimmt. Wenn diese Richtlinien für die Diagnostik und Therapie der Hypothyreose genau befolgt werden, ist das Risiko einer körperlichen und geistigen Retardierung sehr gering.

c) Hyperthyreose

Definition: Die Hyperthyreose (eine gesteigerte Schilddrüsenhormonsekretion) beruht meist auf der Stimulation der Schilddrüse durch Autoantikörper (Basedow-Krankheit), selten auf der autonomen Schilddrüsenhormonsekretion durch ein Adenom oder auf einer gesteigerten TSH-Bildung.

Ätiologie und Pathogenese: Bei der Basedow-Krankheit stimulieren Immunglobuline der Klasse G die Schilddrüsenzellen durch ihre Bindung an den TSH-Rezeptor (TSH-Rezeptorantikörper). Sie werden als TSH-bindungsinhibierende Immunglobuline (TBII) bezeichnet, wenn sie mit Methoden bestimmt werden, welche die Verdrängung von radioaktivem TSH von den TSH-Rezeptoren an den Schilddrüsenmembranen nachweisen. Man bezeichnet sie als Schilddrüsen-stimulierende Immunglobuline (TSI), wenn auch eine Steigerung der cAMP-Sekretion nachweisbar ist. Außerdem findet man häufig mikrosomale Antikörper (Anti-TPO) und zytotoxische Antikörper.

Die Ätiologie der Basedow-Krankheit ist noch nicht völlig geklärt. Auf eine genetische Disposition weisen familiäre Häufungen von Hyperthyreose und Autoimmunthyreoiditis hin sowie die erhöhte Inzidenz der HLA-Haplotypen A1, B8 und DR3, jedoch spielen auch Umweltfaktoren eine Rolle (multifaktorielle Ätiologie).

Toxische Adenome mit einer vermehrten Produktion von Schilddrüsenhormonen sind im Kindesalter sehr selten.

Die **angeborene Hyperthyreose** tritt nur bei 1% der Neugeborenen von Müttern mit einer Basedow-Krankheit auf. Die fetale und neonatale Hyperthyreose wird hierbei nicht durch die erhöhten mütterlichen Schilddrüsenhormone, sondern durch die stimulierenden Immunglobuline (TSI) der Mutter verursacht.

Vorkommen: Eine Hyperthyreose ist bei Kindern selten. Sie kommt bei Mädchen häufiger vor als bei Jungen (im Verhältnis 3–5:1) und manifestiert sich meist in der Pubertät, selten früher.

Symptome: Die Basedow-Krankheit beginnt bei Kindern in der Regel schleichend. Erste Symptome können Unruhe, Nervosität und Leistungsabfall in der Schule sein. Nicht selten sind Nykturie, sekundäre Enuresis nocturna und häufiges Wasserlassen auch am Tage, die auf einer gesteigerten glomerulären Filtrationsrate bei Hyperthyreose beruhen und nach Einleitung der Therapie rasch verschwinden. Starkes Schwitzen, Ein- und Durchschlafstörungen sowie Muskelschwäche deuten ebenfalls auf eine Hyperthyreose hin. Das wichtigste objektive Symptom ist neben der Gewichtsabnahme die Schilddrüsenvergrößerung. Die Struma ist meist weich, mit dem Schlucken gut verschieblich, und man fühlt ein Schwirren. Fehlt eine Schilddrüsenvergrößerung, ist eine Basedow-Krankheit unwahrscheinlich. Eher findet man dann ein Adenom, eine Immunthyreoiditis (in einer thyreotoxischen Phase) oder eine euthyreote Stoffwechselsituation mit erhöhten Schilddrüsenhormonkonzentrationen (z.B. bei familiärer Dysalbuminämie oder bei anderen Ursachen einer erhöhten Bindungskapazität), wobei dann die freien (ungebundenen) Hormonspiegel normal sind. Eine endokrine Ophthalmopathie (erweiterte Lidspalte, seltener Lidschlag, leichte Protrusio bulbi, Abb. 3) ist bei Kindern meist geringgradig, und es fehlen Doppelbilder, Konjunktivitis, Schmerzen, Tränenfluß, periorbitale und konjunktivale Ödeme (wie sie bei Erwachsenen vorkommen).

Die Blutdruckamplitude ist meist erhöht, und es besteht eine Tachykardie (selten eine Arrhythmie). Die Muskeleigenreflexe sind gesteigert, und es fällt ein Ruhetremor auf.

Neugeborene mit einer **angeborenen Hyperthyreose** haben häufig eine pränatale Dystrophie oder werden zu früh geboren. Die bestehende

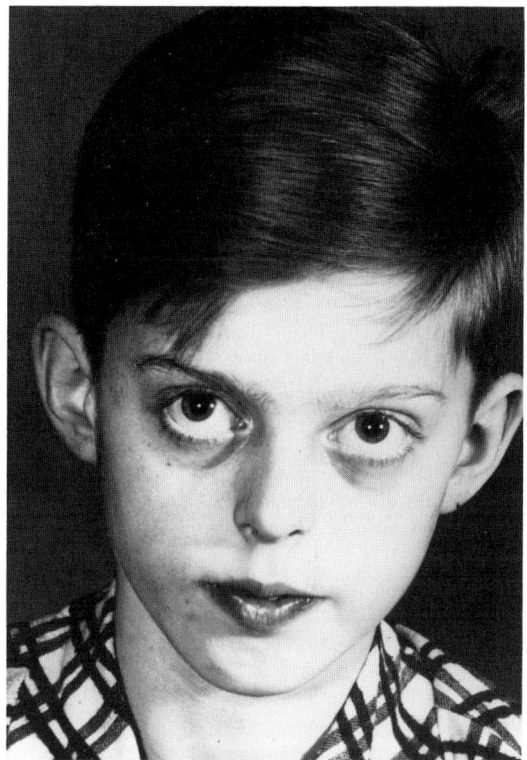

Abb. 3. Hyperthyreose mit Struma und Exophthalmus.

Unruhe, Reizbarkeit, Tachykardie und schlechte Gewichtszunahme lassen an ein Drogen- oder Nikotinentzugssyndrom denken. Bei Vorhandensein einer Hepatosplenomegalie, Hyperbilirubinämie oder Thrombozytopenie muß eine Sepsis ausgeschlossen werden. Einen wichtigen Hinweis gibt eine Basedow-Krankheit bei der Mutter.

Beim toxischen Adenom von älteren Kindern fehlen Augensymptome immer, und die Schilddrüse ist insgesamt nicht vergrößert.

Diagnose: Die T_3-Spiegel im Serum sind stärker erhöht als die T_4-Spiegel. TSH (gemessen mit sensitiven Methoden) ist supprimiert ($<0,05$ µU/ml). Dann ist ein TRH-Test (fehlender TSH-Anstieg bei Basedow-Krankheit nicht erforderlich. Der Nachweis von TSH-Rezeptorantikörpern (TSI oder TBII) bestätigt die Verdachtsdiagnose einer Basedow-Krankheit. Eine Szintigraphie ist bei sonographischem Nachweis von Knoten nötig, um autonome Adenome zu erkennen. Speichert nur der Knoten das Nuklid ^{123}J, spricht man von einem **toxischen Adenom**, speichert auch das den Knoten umgebende Schilddrüsengewebe, handelt es sich um ein **kompensiertes Adenom**.

Um die Autonomie eines kompensierten Adenoms zu beweisen, kann ein Suppressionsszintigramm angefertigt werden (bei Autonomie eines Knotens wird nach Zufuhr von T_3 oder T_4 die Jodaufnahme in das umgebende Schilddrüsengewebe verhindert, nicht aber in den Knoten).

Therapie: Bei der Basedow-Krankheit ist die Therapie der Wahl die Gabe eines Thyreostatikums. Nebenwirkungen sind bei Kindern selten. Beim Auftreten von Nebenwirkungen unter Propylthiouracil kann auf Thiamazol oder Carbimazol gewechselt werden (bzw. umgekehrt). Selten ist im Beginn der thyreostatischen Therapie ein β-Rezeptorenblocker zur Bekämpfung der adrenergen Symptome erforderlich (bei starken Tachykardien und Herzrhythmusstörungen). Bei Kindern kommt es häufiger zu Rezidiven als bei Erwachsenen, und dauerhafte Remissionen sind seltener.

Die thyreostatische Therapie dauert 1–3 Jahre, wobei durch längere Therapiedauer dauerhafte Remissionen erreicht werden. Eine primäre operative Therapie ist bei Kindern mit Basedow-Krankheit nicht angezeigt. Treten jedoch unter der thyreostatischen Therapie ernste Nebenwirkungen auf oder kommt es zum Rezidiv unter der thyreostatischen Therapie oder zum wiederholten Rezidiv nach Absetzen der Thyreostatika, ist ein operatives Vorgehen indiziert. Eine Radiojodtherapie kommt erst nach dem 30. Lebensjahr in Frage.

d) Struma

Definition: Als Struma wird eine Vergrößerung der Schilddrüse über die Altersnorm bezeichnet. Von der euthyreoten Struma müssen Schilddrüsenvergrößerungen abgetrennt werden, die als Ursache eine Schilddrüsenfunktionsstörung oder Thyreoiditis haben. In der Regel ist mit Struma die Jodmangelstruma gemeint. Man unterscheidet dabei diffuse Strumen und knotig veränderte Strumen.

Ätiologie und Pathogenese: Seit langem ist bekannt, daß zwischen einem Jodmangel und dem gehäuften Auftreten von Strumen eine enge Beziehung besteht. Bisher galt die Annahme, daß in Jodmangelgebieten nicht genügend alimentäres Jod für die Schilddrüsenhormonsynthese zur Verfügung steht und es durch erhöhte TSH-Sekretion der Hypophyse zu einer Steigerung der Hormonsynthese und damit zu einer Zunahme der Schilddrüsengröße kommt. Ähnliches wurde auch für die oft beobachtete Schilddrüsenvergrößerung in der Pubertät (Pubertätsstruma) angenommen. Beim sog. endemischen Kretinismus soll ein fetaler Jodmangel in Kropfgebieten die Hauptursache für die intrauterine Strumaentstehung sein (Abb. 4). Heute weiß man, daß die erhöhten TSH-Spiegel nicht die alleinige Ursache sind. Dafür spricht auch die Beobachtung, daß in Jodmangelgebieten die TSH-Spiegel bei Menschen mit Struma nicht höher sind als bei Menschen ohne Struma und die angeborene

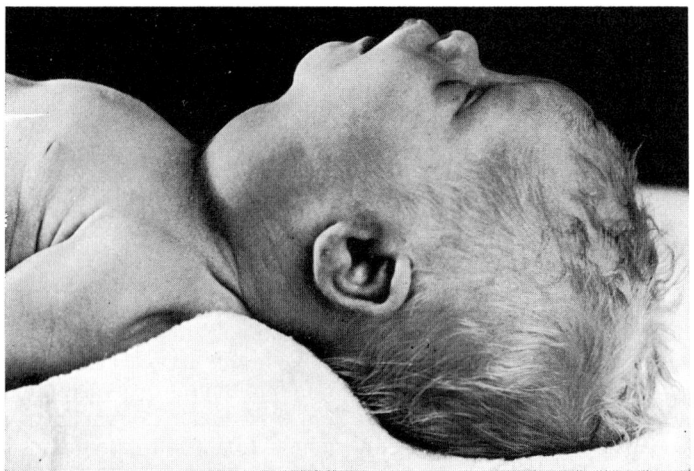

Abb. 4. Angeborene Struma bei 3 Wochen altem Jungen.

Struma kein obligates Symptom des endemischen Kretinismus ist. Offenbar spielen Wachstumsfaktoren, z. B. der Insulin-ähnliche Wachstumsfaktor IGF, hierbei eine wichtige Rolle. TSH scheint in der Pathogenese der euthyreoten Struma nur einer von mehreren Wirkmechanismen zu sein.

Auch in Deutschland herrscht Jodmangel mit einem Nord-Süd-Gefälle. Die Konsequenz ist eine hohe Frequenz von Strumen in jedem Lebensalter. In der Pubertät liegen die Zahlen zwischen 20 und 40%. Bei Neugeborenen schwankt die Strumahäufigkeit je nach Jodversorgung zwischen <1 und 6%. Daher ist eine generelle Strumaprophylaxe durch die Jodierung von Brotgetreidemehl, Milchpräparaten oder Trinkwasser sinnvoll.

Klinische Befunde: Eine Jodmangelstruma verursacht bei Kindern keine Beschwerden. Meist fällt die Schilddrüsenvergrößerung bei einer ärztlichen Untersuchung als Nebenbefund auf. Selten werden ein Kloßgefühl oder Mißempfindungen beim Tragen geschlossener Kleidung berichtet. Die Strumagröße kann durch Palpation, besser jedoch durch die Schilddrüsensonographie beurteilt werden. Bei bloßer Inspektion kann die Schilddrüsengröße bei schlanken Kindern überschätzt, bei adipösen Kindern unterschätzt werden. Wichtig ist auch die Beschaffenheit der Struma (diffus oder knotig, weich oder derb) und ihre Beweglichkeit beim Schlucken.

Diagnose: Bei der Anamnese sollte man nach familiären Schilddrüsenerkrankungen fragen, um Hinweise auf einen Defekt in der Schilddrüsenhormonsynthese oder eine genetische Disposition für eine Autoimmunerkrankung zu bekommen. Auch die Jodmangelstruma tritt familiär gehäuft auf. Strumigene Medikamente sind Thyreostatika, Lithium und jodhaltige Präparate, strumigene Nahrungsmittel Kohl und Sojaprodukte.

Diagnostisch sind die Bestimmung von T_4 und TSH im Serum sowie die Sonographie zur Größenbestimmung der Struma wichtig. Vor Einleitung einer Jodidtherapie sollte man die mikrosomalen TPO-Antikörper im Serum bestimmen. Die Verlaufskontrolle einer Jodid- oder Schilddrüsenhormontherapie geschieht ebenfalls durch Sonographie und Bestimmung von T_4 und TSH. Eine szintigraphische Untersuchung ist bei diffusen Jodmangelstrumen nicht indiziert, wohl aber bei dem Nachweis von Knoten. Bei Schilddrüsenknoten wird immer auch eine Feinnadelpunktion zur rechtzeitigen Erkennung eines Malignoms durchgeführt.

Therapie: Die kausale Behandlung erfolgt mit Jodid. Vor Einleitung der Jodidtherapie müssen bei knotigen Strumen, bei echoarmen Bezirken im Sonogramm und bei sehr großen Strumen eine Autonomie und eine Thyreoiditis ausgeschlossen werden. Die erforderliche Jodiddosis ist vom 1.–5. Lebensjahr täglich 100 µg, vom 6.–14. Lebensjahr täglich 200 µg und bei Jugendlichen täglich 300 µg. Die Behandlungsdauer beträgt zunächst 6–9 Monate. Meistens ist bereits nach 3–6 Monaten die Schilddrüse kleiner geworden. Ist nach 6–9 Monaten keine Schilddrüsenverkleinerung eingetreten, kommt eine Behandlung mit Thyroxin in Frage. Bei Ansprechen auf die Therapie sollte die Jodiddosis nach 1–2 Jahren auf die Erhaltungsdosis reduziert werden. Eine dauerhafte Substitution ist immer ratsam, weil es sonst zu Rezidiven kommt. Wichtigste Nebenwirkung ist das Auftreten einer jodinduzierten Hyperthyreose (Jod-Basedow). Dieses Risiko ist jedoch bei Kindern und Jugendlichen mit diffuser Struma zu vernachlässigen, da der Jod-Basedow eine Komplikation von älteren Patienten mit knotigen Strumen ist.

e) Schilddrüsentumoren

Definition: Neoplasien der Schilddrüse sind bei Kindern meist papilläre oder follikuläre oder papillär-follikuläre Adenokarzinome, nur selten medulläre oder anaplastische Karzinome. Schilddrüsenmetastasen und intrahyreoidale Lymphome sind sehr selten. Außerdem gibt es funktionelle Adenome und Schilddrüsenzysten.

Vorkommen: Bei Kindern mit solitären oder multiplen Schilddrüsenknoten beträgt die Häufigkeit von bösartigen Neubildungen 20%. Schilddrüsentumoren werden bei Kindern nicht selten nach einer Strahlentherapie im Halsbereich, z.B. wegen einer Leukämie oder eines malignen Lymphoms, beobachtet. Am häufigsten sind die papillären und papillär-follikulären Karzinome, die sich multizentrisch in beiden Schilddrüsenlappen ausbreiten. Ihr Wachstum ist in der Regel sehr langsam. Obwohl bei Diagnosestellung häufig bereits Lymphknotenmetastasen vorhanden sind und in manchen Fällen die Schilddrüsenkapsel durchbrochen ist, dauert es meistens 20 Jahre, bis eine Metastasierung auf dem Blutweg erfolgt. Auch bei beidseitigen Lymphknotenmetastasen ist die Prognose bei Kindern wesentlich günstiger als bei Erwachsenen. Die medullären Schilddrüsenkarzinome sind seltener (4–10% aller Schilddrüsentumoren im Kindesalter).

Klinik: Ein Knoten der Schilddrüse wird bei Kindern manchmal zufällig festgestellt. Häufig sind bei einem Karzinom bereits die zervikalen Lymphknoten vergrößert. Da Halslymphknotenschwellungen verschiedene Ursachen haben können und häufig vorkommen, vergehen meistens 2 Jahre bis zur Diagnosestellung. Die Schilddrüsenkarzinome sind derb und schmerzlos. Heiserkeit (bei Rekurrensbeteiligung) oder Nichtverschieblichkeit des Knotens sind verdächtig auf ein Malignom.

Diagnose: Wegen der Häufigkeit von Schilddrüsenkarzinomen bei Kindern und Jugendlichen muß bei knotigen Veränderungen in der Schilddrüse immer ein Karzinom ausgeschlossen werden. Wenn ein derber Knoten oder eine zervikale Lymphknotenschwellung verdächtig sind, ist eine Szintigraphie mit ^{123}J oder Technetium notwendig. Die Anreicherung des Nuklids in solitären Knoten macht ein Karzinom unwahrscheinlich. Alle Knoten, die in der Szintigraphie nicht zur Darstellung kommen (sog. kalte Knoten), auch solche mit zystischen Anteilen müssen mit Feinnadelpunktion untersucht werden. Wegen der Häufigkeit falsch negativer Befunde (bis zu 10%) sind solitäre kalte Knoten auch bei negativem Punktionsbefund weiterhin auf ein Malignom verdächtig und müssen in kurzen Abständen kontrolliert oder operativ entfernt werden.

Therapie: Bei Nachweis eines papillären oder follikulären Schilddrüsenkarzinoms muß die Schilddrüse total entfernt werden. Befallene zervikale Lymphknoten werden exstirpiert, jedoch scheint eine radikale Entfernung (neck dissection) keine Vorteile zu bringen. Nach einer anschließenden Radiojodbehandlung wird eine thyreosuppressive Therapie mit L-Thyroxin (tgl. 150–200 µg) durchgeführt, da Schilddrüsenreste und Metastasen ein TSH-vermitteltes Wachstum aufweisen können. Bei medullären Karzinomen wird die Schilddrüse ebenfalls entfernt und das Auftreten von Metastasen durch regelmäßige Kalzitoninmessungen kontrolliert. Nebenwirkungen der chirurgischen Therapie sind in seltenen Fällen ein Hypoparathyreoidismus oder eine Rekurrensparese.

2. Erkrankungen der Nebennieren

a) Physiologie

Die Nebennierenrinde besteht aus 3 Schichten (Zona glomerulosa, Zona fasciculata, Zona reticularis). Aufgrund der biologischen Wirkung lassen sich 3 Gruppen von Steroidhormonen unterscheiden, nämlich die Mineralocorticoide, welche in der Zona glomerulosa gebildet werden, die Glucocorticoide und die Androgene, welche in der Zona fasciculata und reticularis gebildet werden. Die Mineralocorticoide, deren wichtigste Vertreter Aldosteron und 11-Desoxycortison (DOC) sind, regulieren am Nierentubulus die Natriumrückresorption und Kaliumexkretion. Die Glucocorticoide Cortisol, Cortison und Corticosteron wirken im Kohlenhydrat- und Proteinstoffwechsel; ihre Sekretion unterliegt einem zirkadianen Rhythmus. Während die Aldosteronsynthese hauptsächlich über das Renin-Angiotensin-System gesteuert wird, erfolgt die Regulation der Glucocorticoide und der Androgene der Nebennierenrinde über einen hypothalamisch-hypophysären Regelkreis, wobei hypothalamisches Corticotropin-Releasing-Hormon (CRH) und Vasopressin die Sekretion von hypophysärem ACTH (adrenocorticotropem Hormon) und dieses die Glucocorticoid- und Androgenproduktion der Nebennierenrinde stimulieren. Zirkulierendes Cortisol hemmt wiederum die Ausschüttung von CRH und ACTH (negativer Feedback). Der Grundbaustein aller Steroide ist das Cholesterinmolekül, aus dem mit Hilfe Cytochrom-p450-abhängiger Enzyme die verschiedenen Steroidhormone entstehen. Bei Erkrankungen der Nebennierenrinde können dort auch Hormone gebildet werden, die sonst vorzugsweise in den Gonaden gebildet werden (z. B. Testosteron beim adrenogenitalen Syndrom).

b) Nebennierenunterfunktion

Bei der primären Nebennierenrindenunterfunktion handelt es sich um einen kompletten oder partiellen Ausfall der NNR-Funktion (durch einen angeborenen Synthesedefekt oder eine erworbene Nebennierenerkrankung). Die sekundäre NNR-Unterfunktion beruht auf einer mangelnden hypothalamisch-hypophysären Stimulation.

c) Erworbene Nebenniereninsuffizienz (Addison-Krankheit)

Ätiologie (Tab. 2): Eine progressive Zerstörung von Nebennierengewebe wird meist durch eine chronische Entzündung verursacht. Während früher häufige Infektionskrankheiten, wie die Tuberkulose, dafür verantwortlich waren, sind es heute vorwiegend Autoimmunkrankheiten. Auch seltene Stoffwechselkrankheiten, die durch Spei-

Tab. 2. Ursachen der Nebenniereninsuffizienz.

Autoimmunerkrankungen
z. B. Polyendokrinopathie-Syndrom

Infektionen
z. B. Tuberkulose
Pilzinfektionen

Stoffwechselkrankheiten
z. B. Adrenoleukodystrophie (s. S. 575)
Zellweger-Syndrom (s. S. 575)

cherung zu einem Funktionsverlust des Organs führen (z. B. bei der Adrenoleukodystrophie, s. S. 575, und beim Zellweger-Syndrom, s. S. 575), oder ein ACTH-Rezeptordefekt können die Ursache sein.

Symptome: Der schleichende Verlauf über einen längeren Zeitraum ist typisch. Zunächst werden ein Leistungsabfall, eine zunehmende Müdigkeit und Adynamie bemerkt. Kommen Gewichtsverlust, Anorexie, Übelkeit und Erbrechen hinzu, wird häufig zuerst an ein Tumorleiden gedacht. Auffällig ist bei den meisten Patienten eine Bronzefärbung der Haut an unbelichteten Körperteilen sowie eine Hyperpigmentierung der Hautfalten und der Palmarlinien (durch Ausschüttung von ACTH und des daran gekoppelten Melanozyten-stimulierenden Hormons). Häufig bestehen auch eine Neigung zu Hypoglykämien und ein niedriger Blutdruck. Durch den Mineralocorticoidmangel kommt es zu Elektrolytentgleisungen (Hyponatriämie und Hyperkaliämie) mit Dehydratation. In Streßsituationen (bei interkurrenten Krankheiten und Unfällen) kann es zu lebensbedrohlichen Krisen mit Schock kommen. Eine Addison-Krise des Neugeborenen ist entweder auf eine angeborene Hypoplasie der Nebennieren, die autosomal oder X-chromosomal vererbt wird, oder auf eine doppelseitige Nebennierenblutung zurückzuführen.

Die **Diagnose** wird meist bei einer akuten Dekompensation (Addison-Krise) gestellt. Hierbei sind wegweisend die typischen Elektrolytveränderungen, die Dehydratation und die Hypoglykämie. Die Diagnose wird gesichert durch den Nachweis erniedrigter Cortisol- und erhöhter ACTH-Spiegel im Serum und das Nichtansprechen der Cortisolsekretion auf ACTH-Gabe (ACTH-Test). Die Ausscheidung von Cortisol im 24-Std.-Urin ist stark erniedrigt, ebenso die Aldosteronausscheidung (bei einer erhöhten Plasma-Renin-Aktivität).

Die **Therapie** besteht in der ständigen Substitution der fehlenden Glucocorticoide und Mineralocorticoide. Die Dosis wird den individu-

ellen Bedürfnissen angepaßt. Sie liegt für die Glucocorticoide bei 10–20 mg/m^2/Tag und wird durch die Harnausscheidung des freien Cortisols kontrolliert. Die Kontrolle der Mineralocorticoidtherapie erfolgt durch die Elektrolyt- und Reninbestimmung sowie durch regelmäßige Blutdruckmessungen. Die Prognose ist im allgemeinen günstig.

d) Adrenogenitales Syndrom

Definition: Das angeborene adrenogenitale Syndrom (AGS) beruht auf jeweils verschiedenen Defekten der Cortisolsynthese. Durch die gesteigerte ACTH-Produktion kommt es bei den häufigsten Formen zu einer übermäßigen Produktion von Nebennierenandrogenen, die zu einer Virilisierung weiblicher Feten führen. Das Krankheitsbild ist gekennzeichnet durch den Mangel an Gluco- und Mineralocorticoiden sowie den gleichzeitigen Überschuß an androgenen Steroiden.

Ätiologie und Pathogenese: Beim AGS unterscheidet man klassische und nichtklassische sowie angeborene und erworbene Formen. Die angeborene Form beruht immer auf einem Enzymdefekt in der Nebennierenrinde, der autosomal rezessiv vererbt wird (Tab. 3). Treten die Symptome erst in der Adoleszenz oder im Erwachsenenalter auf, kann es sich um eine

Tab. 3. Ursachen eines angeborenen oder erworbenen AGS (adrenogenitalen Syndroms).

Angeborenes AGS
Angeborene NNR-Biosynthesedefekte
– Lipoidhyperplasie
  (Cytochrom-p450-scc-Defekt)
– 3β-Steroiddehydrogenasemangel
– 17-Hydroxylasemangel
  (Cytochrom-p450-c17-Defekt)
– 11β-Hydroxylasemangel
  (Cytochrom-p450-c11-Defekt)
– 21-Hydroxylasemangel
  (Cytochrom-p450-c21-Defekt)
  mit oder ohne Salzverlust

Mütterliche Androgene
– Medikamente
– Androgenproduzierende Tumoren

»Erworbenes AGS«
Spätmanifestation angeborener Biosynthesedefekte (nichtklassisches AGS)
– Late-onset-AGS mit Virilisierung
– Kryptisches AGS (nur biochemische Veränderung)

Androgenproduzierende Tumoren

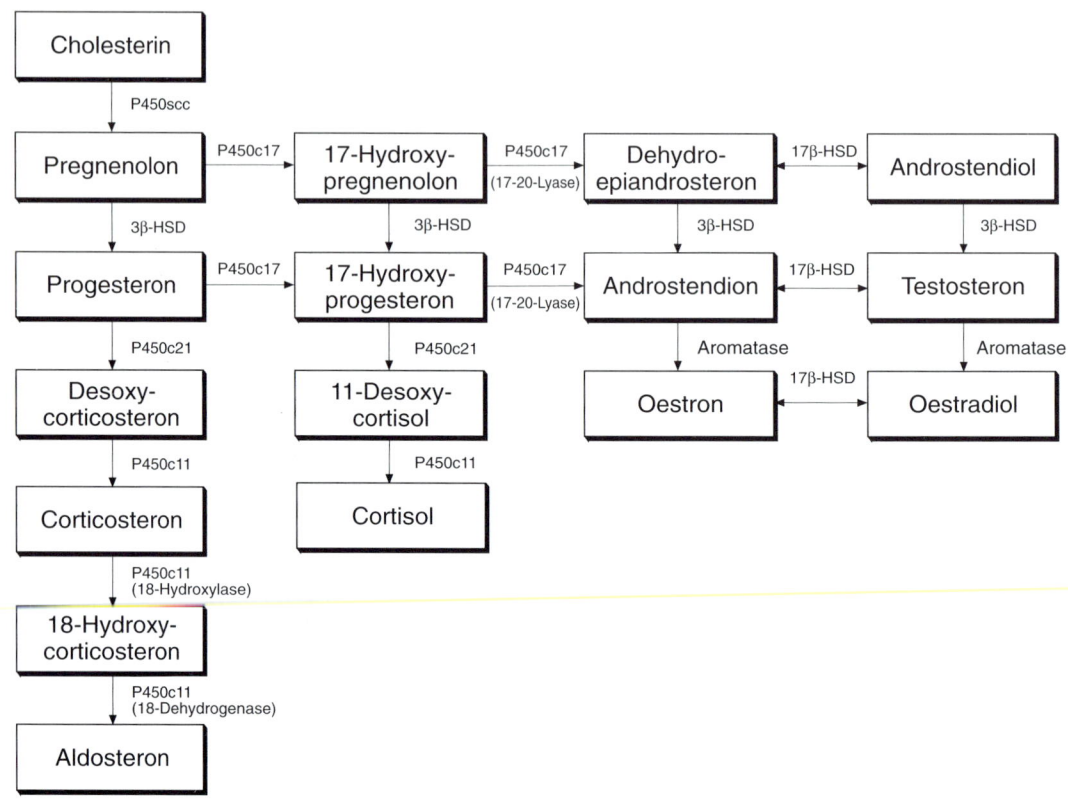

Abb. 5. Adrenale Steroidsynthese.

nichtklassische erbliche Form handeln. Ein erworbenes AGS hingegen kann auch auf einem hormonproduzierenden Tumor der NNR oder der Gonaden beruhen. Die Virilisierung eines weiblichen Neugeborenen kann auch durch Androgenproduktion eines mütterlichen Tumors oder durch Androgene bedingt sein, welche der Mutter in der Schwangerschaft als Medikament verabreicht worden sind.

Beim erblichen AGS handelt es sich meistens um einen Defekt der 21-Hydroxylase (p450 c21, Abb. 5) mit einer mittleren Prävalenz von 1:10000, wobei in bestimmten Populationen (z. B. bei Yupik-Eskimos) die Häufigkeit auf 1:400 ansteigen kann. In Mitteleuropa ist jeder 56. Mensch in der Bevölkerung Überträger des Gendefektes der 21-Hydroxylase. Der Genort liegt auf dem kurzen Arm des Chromosom 6 in enger Nachbarschaft zu Genen der HLA-Merkmale (wichtig für eine evtl. pränatale Diagnostik). Durch direkte Genanalysen sind verschiedene Mutationen des 21-Hydroxylase-Gens entdeckt worden, welche mit unterschiedlichen Verlaufsformen in Zusammenhang stehen. Je nach veränderter Aminosäurensequenz des Proteins ist die 21-Hydroxylierung von Gluco- und Mineralocorticoiden verschieden stark betroffen (klassisches AGS mit oder ohne Salzverlust, nichtklassische Formen). Die pränatale Diagnostik (durch Chorionzottenbiopsie) ist auch insofern wichtig, als sich durch Dexamethasongaben in der Schwangerschaft die Virilisierung weiblicher Feten abschwächen oder verhindern läßt. Diese Therapie muß, um erfolgreich zu sein, bereits in der 6.–9. Schwangerschaftswoche begonnen werden.

Selten sind andere Enzymdefekte der Steroidsynthese. Ein Mangel an p450-scc-Enzym (scc = side chain cleavage) führt zur **Lipoidhyperplasie der Nebennieren,** bei der die Produktion sämtlicher NNR-Hormone defizient ist. Dann bleibt bei männlichen Feten die Virilisierung wegen fehlender Androgene aus (sog. Pseudohermaphroditismus masculinus). Unabhängig vom Geschlecht kommt es wegen des kompletten Gluco- und Mineralocorticoidmangels zu schweren Addison-Krisen, so daß diese Patienten fast immer in den ersten Lebenstagen sterben.

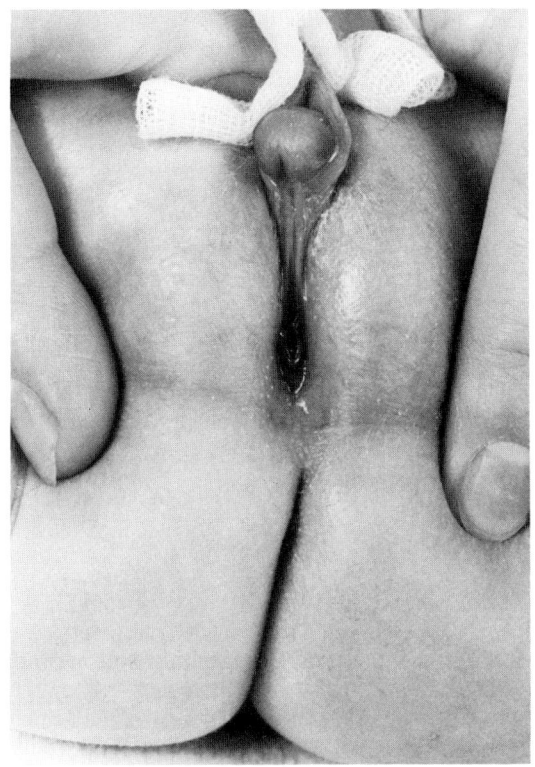

Abb. 6. Angeborenes adrenogenitales Syndrom: Pseudohermaphroditismus femininus bei 4 Wochen altem Mädchen mit Klitorishypertrophie und Sinus urogenitalis.

ten ein virilisiertes weibliches Genitale haben, weil bestimmte Nebennierensteroide mit schwach androgener Wirkung (z. B. Dehydroepiandrosteron) stark erhöht sind.

Beim **17-Hydroxylasemangel** (p450-c17-Enzymdefekt) ist die Glucocorticoid- und Androgensynthese blockiert, während die Mineralocorticoidsynthese intakt ist. Da Corticosteron eine ausreichende glucocorticoide Wirkung hat, stehen die defekte Androgensynthese (Pseudohermaphroditismus masculinus, ausbleibende Pubertät bei beiden Geschlechtern) und die vermehrte Mineralocorticoidwirkung (Hypertension, Hypokaliämie) im Vordergrund.

Nicht so selten ist ein **11-Hydroxylasemangel** (p450-c11-Enzymdefekt), bei dem die Aldosteronsynthese blockiert ist. Die Symptome eines Mineralocorticoidmangels treten aber nicht auf, weil das vor dem Enzymdefekt gebildete 11-Desoxycorticosteron den Mangel an Aldosteron kompensieren und sogar zu Hochdruck führen kann. Durch die vermehrte Androgenproduktion kommt es bei weiblichen Feten zu einer Virilisierung (Pseudohermaphroditismus femininus) und bei beiden Geschlechtern zu einer Pseudopubertas praecox (s. u.).

Beim **3β-Steroiddehydrogenase-Mangel** sind frühzeitig Salzverlustkrisen, aber auch leichte Verlaufsformen ohne stärkeren Mineralocorticoidmangel möglich. Männliche Patienten sind unzureichend virilisiert, während weibliche Fe-

Symptome: Leitsymptom des 21-Hydroxylasemangels ist bei der klassischen Form die pränatale Virilisierung eines weiblichen Genitales (Abb. 6). Die Virilisierung wird nach Prader in 5 Schweregrade eingeteilt (Abb. 7), welche von einer Klitorishyperthrophie (Grad 1) bis zu einer kompletten Labienfusion mit phallusartiger Klitoris und einer an der Glans mündenden Urethra (Grad 5) reichen. Meist findet sich ein intersexuelles Genitale mit einer gemeinsamen Öffnung von Urethra und Vagina (Sinus urogenitalis), was

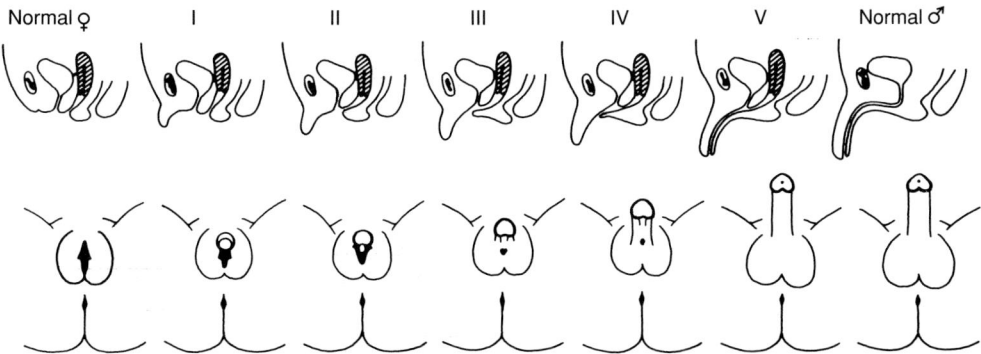

Abb. 7. Unterschiede in der Virilisierung des weiblichen Genitales nach Prader. Stufe I: nur Klitorisvergrößerung, Stufe II: außerdem teilweise Verschmelzung der großen Labien, Stufe III: außerdem tunnelartiger Sinus urogenitalis, Stufe IV: vergrößerter Phallus mit sehr kleinem Sinus urogenitalis (an der Basis), Stufe V: Penisartiger Phallus. Die inneren Genitalien sind immer normal weiblich.

bei phallusartiger Klitoris als Hypospadie imponieren kann. Bei der Untersuchung fällt die Diskrepanz zwischen den Zeichen der Virilisierung (Phallusgröße, Labialfältelung und Pigmentierung) und den nicht tastbaren Hoden in den zu einem vermeintlichen Skrotum fusionierten Labien auf. Entleert sich aus dem Sinus urogenitalis durch mütterliche Hormone stimuliertes Vaginalsekret (glasiger Schleim), besteht der starke Verdacht auf ein AGS mit Pseudohermaphroditismus femininus. Beim AGS lassen sich mit Ultraschall Uterus und Ovarien darstellen, nicht aber bei der sog. gemischten Gonadendysgenesie (s. S. 552). Beim männlichen Neugeborenen mit AGS wird das manchmal vergrößerte und hyperpigmentierte Genitale oft übersehen.

Besteht ein stärkerer Mineralocorticoidmangel (ein AGS mit Salzverlust), so kommt es in der Regel erst in der 2.–3. Lebenswoche zu einer lebensbedrohlichen Krise mit Salzverlust und Dehydratation. Oft wird zunächst eine Gastroenteritis oder beginnende Pylorusstenose angenommen, und erst die typischen Elektrolytveränderungen (Hyponatriämie, Hyperkaliämie) führen zur Diagnose (s. u.).

Bei einem AGS ohne Mineralocorticoidmangel entwickelt sich bei beiden Geschlechtern frühzeitig eine Schambehaarung, Penis bzw. Klitoris vergrößern sich, und es fällt ein beschleunigtes Längenwachstum auf (Pseudopubertas praecox). Da die Gonadotropine im Gegensatz zur echten Pubertas praecox supprimiert sind, bleiben beim Mädchen Brustwachstum und Menarche, beim Jungen eine Hodenvergrößerung aus. Die Skelettreifung ist beschleunigt, und die Epiphysenfugen schließen sich vorzeitig, was später zu Minderwuchs führt.

Bei den nichtklassischen Formen findet man bei Mädchen und jungen Frauen Hirsutismus (männlicher Behaarungstyp), schwere Akne und sekundäre Amenorrhoe.

Diagnose: Ein 21-Hydroxylasemangel wird durch die Bestimmung des stark erhöhten 17-Hydroxyprogesterons (eines vor dem Enzymblock gebildeten Steroids) im Serum bewiesen. Der Cortisolspiegel ist infolge der gesteigerten ACTH-Sekretion meist im unteren Normbereich. Bei Mineralocorticoidmangel bestehen eine Hyponatriämie, Hyperkaliämie und metabolische Azidose bei erhöhter Plasma-Renin-Aktivität.

Bei den nichtklassischen Formen des AGS sind die 17-Hydroxyprogesteronspiegel im Serum nur leicht erhöht, steigen aber im ACTH-Test überschießend an.

Therapie: Die Therapie erfolgt durch Dauersubstitution von Hydrocortison (10–20 mg/m²/Tag). Bei allen Streßsituationen muß Cortison 2–3fach höher dosiert werden. Beim AGS mit Salzverlust muß zusätzlch ein synthetisches Mineralocorticoid (9-alpha Fludrocortison) zugeführt werden. In der Salzverlustkrise werden NaCl und Flüssigkeit substituiert und der Kaliumspiegel durch Glukose-Insulingaben gesenkt (s. S. 42).

Das intersexuelle Genitale weiblicher Patienten sollte frühzeitig von einem erfahrenen Chirurgen korrigiert werden. Weibliche Patienten mit AGS sollten bei Diagnosestellung in den ersten Lebenstagen immer dem weiblichen Geschlecht zugeordnet werden, da bei adäquater Hormonsubstitution später ein normales Leben als Frau und Fertilität möglich sind.

e) Nebennierenüberfunktion

Cushing-Krankheit

Definition: Bei der **Cushing-Krankheit** beruht die erhöhte Cortisolproduktion der Nebennieren im Kindesalter meist auf einer vermehrten ACTH-Sekretion aus Mikroadenomen der Hypophyse. Als **Cushing-Syndrom** bezeichnet man die vermehrte Cortisolproduktion durch Tumoren oder knotige Hyperplasie der Nebennieren. Während eine ektope (häufig paraneoplastische) ACTH- oder CRH-Sekretion sehr selten ist, kommt ein iatrogenes Cushing-Syndrom durch eine längere Glucocorticoidtherapie häufiger vor.

Ätiologie: Ob es sich bei den Mikroadenomen der Hypophyse um autonome Adenome oder um Tumoren handelt, welche durch vermehrte CRH-Sekretion entstanden sind, ist nicht geklärt. Die bei Kindern seltenen NNR-Tumoren bilden sowohl Glucocorticoide als auch Androgene. Karzinome sind dreimal häufiger als Adenome. Eine beidseitige knotige Hyperplasie der Nebennieren mit Überproduktion von Cortisol ist selten und wird durch stimulierende Immunglobuline erklärt.

Symptome: Charakteristisch ist die stammbetonte Adipositas bei gleichzeitiger Wachstumsverzögerung und retardiertem Knochenalter. Weitere Symptome sind Striae distensae, sog. Vollmondgesicht, Stiernacken, vermehrte Behaarung, Hypertension und verminderte Glucosetoleranz. Häufig besteht eine Osteoporose (vor allem an den Wirbelkörpern). Die Pubertätsentwicklung ist meist verzögert. Bei Mischtumoren der Nebennierenrinde können die wachstumshemmenden Effekte der Glucocorticoide die wachstumsbeschleunigende Androgenwirkung überlagern. Auffällig sind eine vorzeitige Schambehaarung und Klitorishypertrophie.

Diagnose: Bei der Cushing-Krankheit und beim Cushing-Syndrom ist das freie Cortisol im 24-Std.-Urin erhöht. Außerdem wird das Cortisoltagesprofil im Serum bestimmt. Eine einmalige Cortisolbestimmung im Serum reicht nicht aus, da auch bei Adipositas anderer Genese erhöhte Morgenkonzentrationen gefunden werden, jedoch ist dabei die Tagesrhythmik erhalten. Die Leukozytenzahl im Blut ist erhöht, die Lymphozyten- und Eosinophilenzahl erniedrigt. Im Dexamethasonhemmtest ist bei einer hypothalamisch-hypophysären Ursache die Cortisolsekretion supprimierbar (nicht aber bei einem Nebennierenrindentumor). Mikroadenome der Hypophyse sind oft schwer nachweisbar (auch mit dem MRT) und werden meist erst intraoperativ entdeckt. Dagegen sind Nebennierentumoren relativ groß und bereits sonographisch zu erkennen.

Therapie: Hypophysen- und Nebennierentumoren werden operativ entfernt. Ein Hypophysenadenom kann transsphenoidal operiert werden, ohne daß es hierdurch zu bleibenden hypophysären Ausfällen kommt. Oft muß postoperativ wegen der Überstimulation der Nebennieren Hydrocortison längere Zeit ausschleichend gegeben werden, damit es nicht durch einen abrupten Abfall von ACTH zu einer lebensbedrohlichen Nebenniereninsuffizienz kommt. Das gleiche gilt auch für die postoperative Phase nach Entfernung eines adrenalen Tumors, da die ACTH-Produktion und das verbliebene Nebennierengewebe über einen längeren Zeitraum supprimiert sein können.

Ein iatrogenes Cushing-Syndrom kann durch alternierende Glucocorticoidgaben (jeden 2. Tag) zumindest teilweise verhindert werden.

Conn-Syndrom

Definition: Ein primärer Hyperaldosteronismus (Conn-Syndrom) wird durch einen Nebennierentumor hervorgerufen und ist charakterisiert durch die Kombination von Hypertension und Hypokaliämie.

Symptome: Häufig sind Kopfschmerzen, Schwindel und Polydipsie. Muskelhypotonie, Retardierung von Wachstum und Entwicklung sowie Blutdruckerhöhung gehören zum Krankheitsbild.

Diagnose: Typisch sind Hypernatriämie oder normale Natriumkonzentrationen, Hypokaliämie und metabolische Alkalose, beweisend die erhöhten Aldosteronspiegel im Serum (bei supprimierter Plasma-Renin-Aktivität).

Kleine Adenome der Nebennierenrinde lassen sich mit CT oder MRT nicht immer darstellen. Dann kann die Nebennierengefäßkatheterisierung mit seitengetrennter Aldosteronmessung hilfreich sein. Differentialdiagnostisch muß ein sekundärer Hyperaldosteronismus bei Nierenerkrankungen oder beim autosomal rezessiv vererbten Bartter-Syndrom abgegrenzt werden. Hierbei sind jedoch die Reninkonzentrationen im Serum erhöht.

Therapie: Beim primären Hyperaldosteronismus muß der hormonproduzierende Tumor entfernt werden. Beim sekundären Hyperaldosteronismus wird die zugrundeliegende Nierenerkrankung behandelt; beim Bartter-Syndrom werden die überschießende Prostaglandinproduktion gehemmt und Kalium substituiert.

3. Hypophysäre und hypothalamische Störungen

a) Physiologie
(Tab. 4)

Die Hypophyse besteht aus der Adeno- und der Neurohypophyse. Die Adenohypophyse reguliert als übergeordnetes Organ die Sekretion von Schilddrüsenhormonen via Thyreotropin (TSH), von gonadalen Steroiden via LH und FSH und von Nebennierenrindensteroiden via ACTH. Darüber hinaus werden von der Adenohypophyse das Wachstumshormon (GH) und das Prolaktin sezerniert. Mit dem Hypophysenstiel ist die Adenohypophyse mit dem Hypothalamus verbunden. Vom Hypothalamus werden Hormone gebildet, die die Sekretion hypophysärer Hormone stimulieren (Releasing-Hormone) oder hemmen (Inhibiting-Hormone). Die pulsatile Sekretion von Wachstumshormon (GH) wird vom Hypothalamus durch GHRH gesteuert. Ähnliches gilt für die Regulierung der Gonadotropinsekretion durch GnRH.

Die Neurohypophyse besteht aus den Axonen hypothalamischer Neurone. Die beiden Hormone Adiuretin (ADH, Vasopressin) und Oxytocin werden im Nucleus supraopticus und paraventricularis gebildet und über die Axone in den Hypophysenhinterlappen transportiert. Die Stimulation der ADH-Sekretion der Neurohypophyse erfolgt durch Osmorezeptoren im Bereich des Hypothalamus. Ein Anstieg der Serumosmolarität führt zu vermehrter ADH-Sekretion mit Wasserretention.

XV. Krankheiten der endokrinen Drüsen

Tab. 4. Hypothalamischer und hypophysärer Regelkreis. Abkürzungen: siehe Text

Hypothalamus (+ oder –)	Hypophyse	Zielorgan
GHRH/Somatostatin	Wachstumshormon (GH)	Leber, Knorpel: IGF I
TRH/Dopamin	Prolaktin	Brustdrüse
CRH	ACTH	NNR: Cortisol, Androgene
LHRH	LH und FSH	Gonaden: Östrogene Testosteron
TRH/Somatostatin	TSH	Schilddrüse: T_4, T_3

Bei Unterfunktion einer nachgeordneten Drüse kommt es zur Stimulierung der Sekretion des entsprechenden hypophysären Hormons. So ist bei der primären Schilddrüsenunterfunktion TSH erhöht. Hingegen führt eine Überfunktion der nachgeordneten Drüse zu einer Blockierung der Sekretion des entsprechenden hypophysären Hormons (negativer Feedback). Eine Funktionsstörung der nachgeordneten Drüse kann aber auch auf einer Störung der hypophysären Sekretion beruhen (sekundäre Über- oder Unterfunktion).

Die Störung der Hypophysenfunktion kann nur ein Hormon betreffen (z. B. isolierter Wachstumshormonmangel) oder mehrere Hypophysenhormone (kombinierter Hormonmangel). Bei Ausfall aller Funktionen spricht man von Panhypopituitarismus.

Tab. 5. Ursachen von Wachstumshormonmangel.

Angeboren:
Autosomal rezessiv (1a): Deletion des STH-Gens (Chromosom 17)
Autosomal rezessiv (1b) oder dominant (2): unklarer Defekt
Fehlbildung (empty sella, Mittelliniendefekte)
Idiopathischer GHRH- oder GH-Mangel

Erworben:
Tumoren (Hypophysentumor, Kraniopharyngeom)
Bestrahlung (Hirntumor, Leukämie)
Infektion (Meningitis, Enzephalitis)
Infiltration (Histiozytose, Hämosiderose)
Verletzung (perinatal, Unfall)

Transitorischer Mangel:
Cushing-Syndrom (Cortisontherapie)
Psychosozialer Minderwuchs
Hypothyreose
Konstitutionelle Entwicklungsverzögerung

b) Wachstumshormonmangel

Ätiologie und Pathogenese: Die Ursache des isolierten Wachstumshormonmangels ist meist unbekannt (idiopathische Form). Ein angeborener Wachstumshormonmangel kann durch eine schwere Geburt (z. B. aus Beckenendlage) oder durch eine Hirnfehlbildung bedingt sein (z. B. Balkenmangel oder septooptische Dysplasie). Ein erworbener Wachstumshormonmangel kann durch Infektionen, Traumen oder Tumoren hervorgerufen werden (Tab. 5).

Beim familiären Wachstumshormonmangel kann eine Deletion des Wachstumshormongens vorliegen (Typ Ia, autosomal rezessive Vererbung), während bei anderen ebenfalls vererbten Störungen (Typ Ib und II) der molekulargenetische Defekt nicht genau bekannt ist. Außerdem gibt es Gendefekte, welche das Wachstumshormon, Prolaktin und TSH gleichzeitig betreffen. Dabei handelt es sich um den genetisch nachgewiesenen Mangel an einem Transkriptionsfaktor, der zu einer Fehlentwicklung von Hypophysenzellen führt.

Außer dem absoluten Mangel an Wachstumshormon gibt es einen partiellen Mangel und eine Störung der pulsatilen Sekretion (neurosekretorische Dysfunktion).

Beim sog. Laron-Zwergwuchs haben die Patienten erhöhte Wachstumshormonspiegel und

Tab. 6. Symptome von Wachstumshormonmangel.

– Größe unter der 3. Perzentile
– Wachstumsgeschwindigkeit <5 cm/Jahr
– Retardiertes Skelettalter
– Normale Proportionen
– Puppengesicht
– Vermehrtes Stammfett
– Kleines Genitale

niedrige, kaum meßbare IGF-I-Spiegel. Hierbei besteht eine Resistenz des Wachstumshormonrezeptors.

Symptome: Hauptsymptom des Wachstumshormonmangels ist der starke Minderwuchs, wobei die Länge unterhalb der 3. Perzentile und die Wachstumsgeschwindigkeit unter der 25. Perzentile für das entsprechende Alter liegen (Tab. 6). Beim idiopathischen Wachstumshormonmangel sind Größe und Gewicht bei der Geburt normal, da die Regulation des fetalen Wachstums von anderen Faktoren abhängt (hauptsächlich von der Plazentafunktion). Bei Wachstumshormonmangel wird die Verlangsamung des Wachstums meist erst nach den ersten 6 Lebensmonaten auffällig. Die Entwicklung der Skelettreife ist um so mehr verzögert, je länger der Wachstumshormonmangel besteht.

Weitere Symptome sind Hypoglykämien, die besonders dann auftreten, wenn bei einem Panhypopituitarismus die Gegenregulation durch Cortisol ungenügend ist. Puppengesicht mit vorgewölbter Stirn und kleine Hände und Füße (Akromikrie) beobachtet man besonders bei Patienten mit dem Typ Ia und beim Laron-Zwergwuchs. Das Genitale ist bei Jungen häufig unterentwickelt, besonders wenn gleichzeitig ein Gonadotropinmangel besteht. Bei Patienten mit erworbenem oder partiellem Wachstumshormonmangel sind diese Symptome häufig nicht vorhanden.

Diagnose: Wichtig sind die Längenwachstumskurve und die genaue Anamnese. Zum Ausschluß eines familiären Minderwuchses oder einer konstitutionellen Entwicklungsverzögerung sind die Größen der Eltern und Angaben über ihre Pubertätsentwicklung unerläßlich. Ältere Wachstumsdaten und die Gewichtskurve des Kindes sind zu prüfen. Ist die Skeletreifung stark verzögert, werden als orientierende Untersuchungen IGF I und das IGF-I-Bindungsprotein III bestimmt, da ihre Sekretion von einer normalen Wachstumshormonkonzentration abhängig ist. Die Bestimmung eines einzelnen Wachstumshormonspiegels ist nicht sinnvoll, da die Sekretion pulsatil erfolgt. Nur bei erniedrigten IGF-I-Werten ist eine Prüfung der Wachstumshormonsekretion mit Provokationstesten (z.B. Insulininduzierte Hypoglykämie oder Argininfusion) oder eine Bestimmung der Spontansekretion mittels halbstündiger Messungen indiziert.

Differentialdiagnose (Tab. 7 u. 8): Die untere Grenze einer »normalen« Wachstumshormonsekretion ist schwer zu bestimmen, da bei gesunden kleineren Menschen die Wachstumshormon-

Tab. 7. Differentialdiagnose bei Minderwuchs.

Erkrankungen der Knochen
Dysostosen (z.B. Achondroplasie)
Osteogenesis imperfecta
Pseudohypoparathyreoidismus
Rachitis

Ernährungs-, Stoffwechselstörungen
Malabsorption (z.B. Zöliakie)
Renaler Minderwuchs
Speicherkrankheiten
O_2-Mangel (z.B. Herzfehler)

Genetischer Minderwuchs
Chromosomenanomalien
Familiärer Minderwuchs
Primordialer Minderwuchs
Konstitutionelle Entwicklungsverzögerung

Endokriner Minderwuchs
Wachstumshormonmangel, -resistenz
Hypothyreose
Cushing-Syndrom
(Pseudo-)Pubertas praecox

Tab. 8. Einteilung des Minderwuchses (MW) nach Aussehen, Proportionen und Wachstumsgeschwindigkeit.

Besondere Stigmata	Dysproportionierter MW:	Rumpf zu kurz (z.B. spondyloepiphysäre Dysplasie)
		Extremitäten zu kurz (z.B. Achondroplasie)
	Proportionierter MW:	Genetische Syndrome (z.B. Turner, Russell)
»Normales« Aussehen	Wachstumsgeschwindigkeit normal:	Primordialer MW Familiärer MW KEV
	Wachstumsgeschwindigkeit niedrig:	Endokriner MW Psychosozialer MW Allgemeine Erkrankung

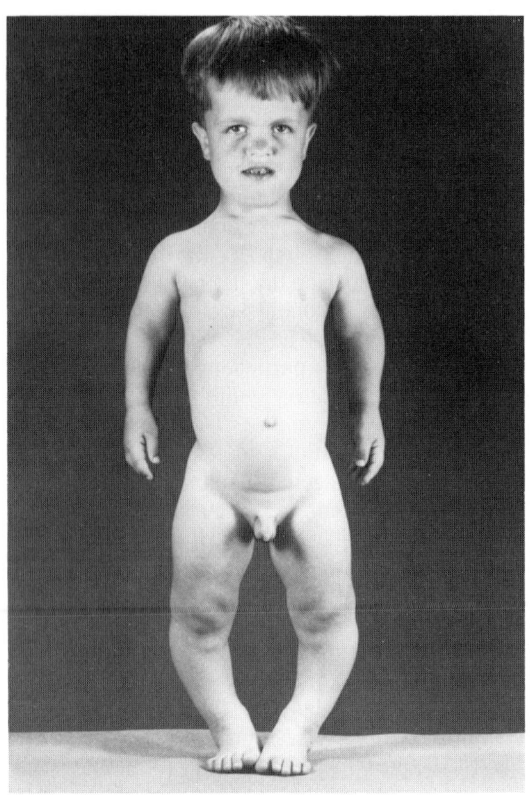
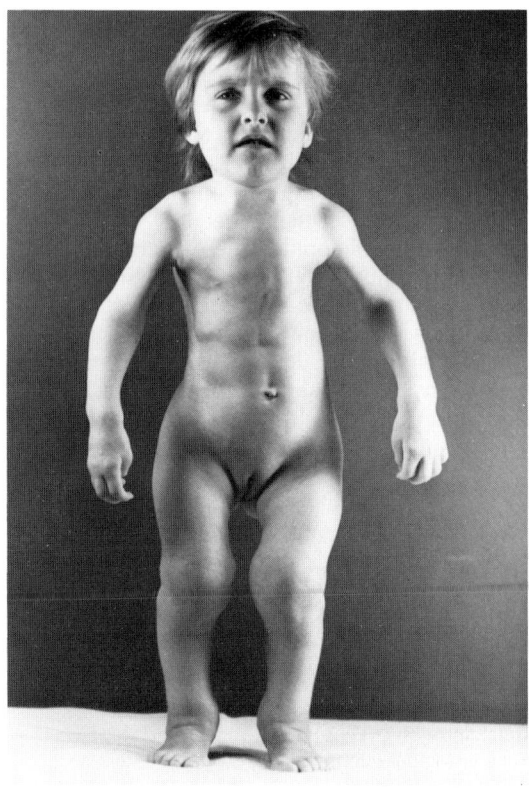

Abb. 8. Achondroplasie: dysproportionierter Minderwuchs mit kurzen Extremitäten und großem Hirnschädel.

Abb. 9. Metatrophische Dysplasie: relativ langer Rumpf mit schmalem Brustkorb.

sekretion geringer ist als bei größeren. So sind die Wachstumshormonspiegel von Kindern mit einer **konstitutionellen Entwicklungsverzögerung** (KEV) teilweise niedriger als bei gleichaltrigen Kindern besonders in der Pubertät, wo normalerweise der Pubertätswachstumsschub bereits stattgefunden hat. Die konstitutionelle Verzögerung von Entwicklung und Wachstum ist die häufigste Ursache für ein Zurückbleiben im Wachstum und in der Regel nicht behandlungsbedürftig, da diese Kinder ohne Wachstumshormongaben eine normale Endgröße erreichen.

Abgegrenzt werden müssen viele andere Ursachen eines Minderwuchses.

Bei den **Skelettdysplasien** besteht häufig ein dysproportionierter Minderwuchs (Abb. 8 u. 9). Deshalb gehört die Messung der Körperproportionen (Spannweite der Arme, Ober- und Unterlängenverhältnis) bei jedem Minderwuchs zur Basisdiagnostik.

Stoffwechselkrankheiten (Mukopolysaccharidose, Glykogenose, Vitamin-D-resistente Rachitis u. a.) gehen mit oft erheblichem Minderwuchs einher.

Chromosomale Aberrationen führen häufig zu Minderwuchs, der bereits seit Geburt besteht (z. B. bei der Trisomie 21). Beim Prader-Willi-Syndrom (s. S. 28) mit Deletionen oder Mutationen des langen Armes vom Chromosom 15 finden sich außerdem eine Muskelhypotonie, mentale Retardierung und Adipositas (Abb. 10). Beim Turner-Syndrom mit komplettem oder partiellem Verlust eines X-Chromosoms (s. S. 129) ist die mittlere Endgröße 146 cm (136–157 cm), die hauptsächlich genetisch determiniert ist. Bei allen Mädchen mit Minderwuchs und mit ausbleibender Pubertät ist auch an ein Turner-Syndrom zu denken und u. U. eine Chromosomenanalyse zu veranlassen.

Ein **primordialer Minderwuchs** (seit Geburt bestehend) kommt relativ häufig vor. Es handelt sich um eine intrauterine Wachstumsstörung, die auf pränatalen Noxen beruhen kann (Infektionen, Nikotin, Alkohol, Plazentainsuffizienz, EPH-

3. Hypophysäre und hypothalamische Störungen

Gestose). Angeborene Syndrome, deren genetische oder molekulare Ursache bisher nicht geklärt sind, können ebenfalls mit erheblichem Minderwuchs einhergehen. So liegt die Körperlänge beim Russell-Silver-Syndrom (dreieckiges Gesicht, Körperasymmetrien und Verkürzungen der Kleinfinger, Abb. 11) weit unter der 3. Perzentile, ohne daß ein Wachstumshormonmangel besteht.

Chronische Erkrankungen des Gastrointestinaltraktes führen durch Malabsorption, Maldigestion und chronische Entzündung häufig zu einem sekundären Minderwuchs. Der Minderwuchs von Kindern mit chronischer Niereninsuffizienz ist ebenfalls multifaktoriell bedingt, wobei eine gewisse Wachstumshormonresistenz neben der Anämie und Osteopathie eine wichtige Rolle spielt. Auch chronische kardiopulmonale Erkrankungen mit Sauerstoffmangel rufen Minderwuchs hervor. Bei chronischer Anämie (Thalassämie, Sichelzellanämie) ist ein Minderwuchs häufig auf einen Hypophysenausfall oder den Ausfall endokriner Zielorgane (Schilddrüse, Gonaden) zurückzuführen, der durch eine mangelnde O_2-Versorgung oder Siderose verursacht werden.

Eine **psychosoziale Deprivation** (s. S. 372) kann ebenfalls eine Wachstumsverzögerung erklären. Auch wenn die Wachstumshormonsekretion bei diesen Kindern häufig erniedrigt ist, sind Wachstumshormongaben nicht indiziert, da sich das Wachstum nach psychosozialer Intervention (Milieuwechsel oder Familientherapie) normalisiert.

Therapie: Heute steht zur Behandlung eines Wachstumshormonmangels biosynthetisches Wachstumshormon zur Verfügung, das einmal täglich subkutan injiziert wird. Eine häufigere oder pulsatile Gabe ist nicht erforderlich. Unter dieser Therapie kommt es bei Patienten mit Wachstumshormonmangel im ersten Therapiejahr zu einem Aufholwachstum. Die Wachstumsgeschwindigkeit ist dann für das Alter erhöht und kann bis zu 20 cm/Jahr betragen.

Inzwischen werden Therapieversuche auch bei anderen Wachstumsstörungen ohne Wachs-

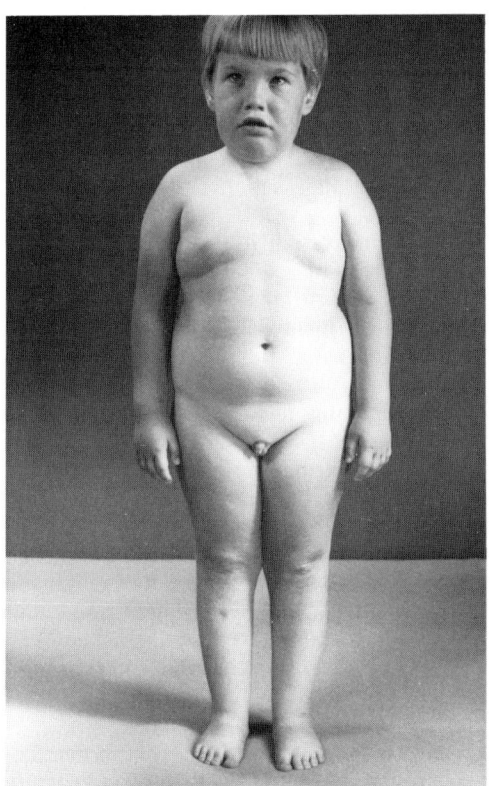

Abb. 10. Prader-Willi-Syndrom. Adipositas und Minderwuchs bei Hypogenitalismus und Kryptorchismus.

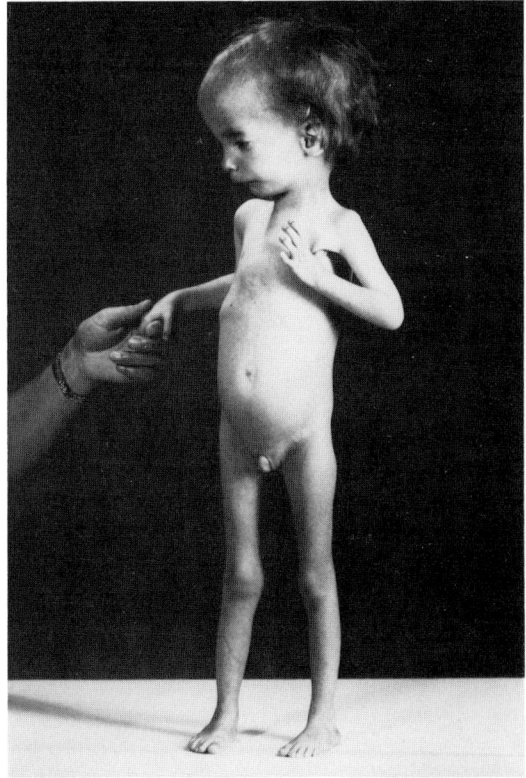

Abb. 11. Silver-Russel-Syndrom: graziler Minderwuchs mit großem Hirnschädel und dreieckförmigem Gesicht.

tumshormonmangel unternommen, um die Endgröße der Patienten zu verbessern (beim Turner-Syndrom, Russell-Silver-Syndrom und bei chronischer Niereninsuffizienz). Hierbei sind höhere Dosen als zur Substitutionstherapie erforderlich. Eine endgültige Beurteilung ist noch nicht möglich. Mögliche Nebenwirkungen einer hochdosierten Wachstumshormongabe sind eine gestörte Glukosetoleranz und unerwünschte Organomegalie.

c) Hypophysärer Gigantismus

Definition: Der hypophysäre Gigantismus (Hochwuchs) wird durch eine überschießende Sekretion von Wachstumshormon hervorgerufen. Ursache ist meist ein Hypophysenadenom, das sich vor Abschluß des Knochenwachstums entwickelt hat.

Ätiologie und Pathogenese: Die vermehrte Wachstumshormonbildung der Hypophyse beruht entweder auf einem Hypophysenadenom (eosinophilem Adenom) oder ist auf eine überschießende Stimulation der Hypophyse durch GHRH zurückzuführen, welche zu einer diffusen Hyperplasie führt. Die GHRH-Produktion kann hypothalamisch oder ektop (z.B. in einem Pankreastumor) erfolgen. Im Gegensatz zur Akromegalie des Erwachsenen ist der hypophysäre Hochwuchs bei Kindern selten.

Symptome: Das führende Symptom ist der Hochwuchs (Körperlänge über der 97. Perzentile). Einige Patienten haben auch akromegale Züge (große Hände, Füße, Ohren, Nase, Abb. 12). Weitere Symptome können Gelenkschmerzen, vermehrtes Schwitzen, eine Struma und Gesichtsfeldeinschränkung (bitemporale Hemianopsie) sein.

Diagnose: Die Skelettreifung ist nur wenig beschleunigt. Die IGF-I- und Wachstumshormonspiegel im Serum sind stark erhöht. Die Wachstumshormonspiegel lassen sich durch Glukosegabe nicht supprimieren.

Differentialdiagnose: Bei **konstitutionellem Hochwuchs,** der häufigsten Ursache eines Hochwuchses, sind die IGF-I-Spiegel ebenfalls erhöht, die Wachstumshormonspiegel durch Glukosegabe supprimierbar.

Zu den Syndromen, die mit einem Hochwuchs einhergehen, gehören das **Sotos-Syndrom** (mit Makrozephalie, Balkonstirn, mentaler Retardierung, großen Händen und Füßen) und das **Wiedemann-Beckwith-Syndrom** (s. S. 98), bei dem die Körperlänge schon bei der Geburt zu groß ist.

Bei der **Homozystinurie** (s. S. 561) und beim **Marfan-Syndrom** (das defekte Fibrillengen liegt auf dem langen Arm des Chromosoms 15) besteht neben dem Hochwuchs eine Arachnodaktylie (Langgliedrigkeit). Das Marfansyndrom ist häufig mit einer Aortendilatation und Störungen in der Aufhängung der Linse (Linsenektopie) assoziiert.

Bei der **alimentären Adipositas** (s. S. 25) findet sich meist ein überschießendes Wachstum.

Bei adrenogenitalem Syndrom (s. S. 540) und **Pubertas praecox** (s. S. 548) entwickelt sich bei Nichtbehandlung ein Hochwuchs, der später jedoch zu vorzeitigem Epiphysenschluß und einer geringen Endgröße führt.

Die **Therapie** des hypophysären Hochwuchses besteht in der Entfernung des hypophysären Adenoms.

Der konstitutionelle Hochwuchs ist in der Regel nicht behandlungsbedürftig. Nur bei Prognose einer stark erhöhten Endgröße (bei Mädchen >185 cm, bei Jungen >205 cm) oder bei sekundären Wirbelsäulenveränderungen kann eine Re-

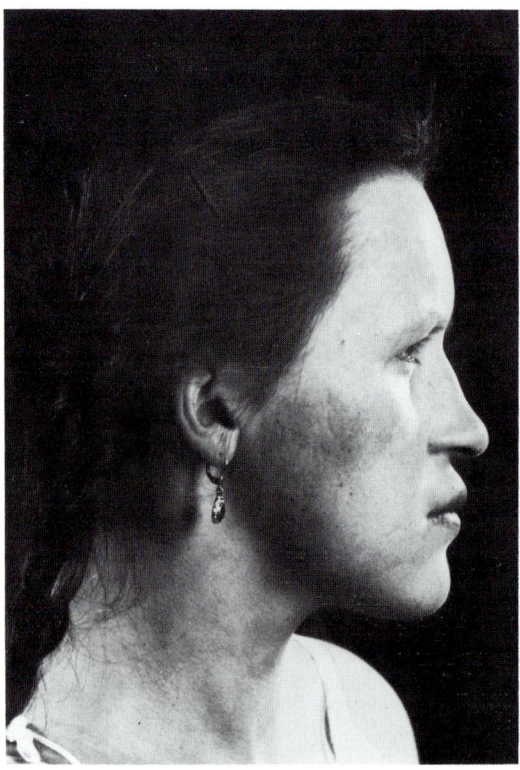

Abb. 12. Akromegalie bei hypophysärem Riesenwuchs.

duktion der Endlänge durch hochdosierte Östrogen- bzw. Testosterongaben in Erwägung gezogen werden.

d) Zentraler Diabetes insipidus

Definition: Der zentrale Diabetes insipidus ist eine schwerwiegende Störung des Wasserhaushaltes mit Polyurie, Polydipsie, Dehydratation und Dystrophie und beruht auf einer verminderten Sekretion von Antidiuretischem Hormon (ADH).

Ätiologie und Pathogenese: Am häufigsten wird die Störung der ADH-Sekretion durch zerebrale Schädigungen im Bereich des Nucleus supraopticus oder des Hypothalamus verursacht. Meist finden sich ein Kraniopharyngeom, Pinealom oder Infiltrationen im Rahmen einer Histiozytose oder Infektionen (s. S. 356). Sehr selten werden Autoantikörper gegen ADH nachgewiesen. Die Mindersekretion von ADH kann auch durch eine Störung der Osmorezeptoren bedingt sein. Bei der sog. idiopathischen Form ist zunächst kein organisches Korrelat zu finden, jedoch zeigen wiederholte MRT dann doch kleine Tumoren. Das Wolfram-Syndrom ist durch die Kombination von Diabetes mellitus, Diabetes insipidus, Optikusatrophie und Innenohrschwerhörigkeit gekennzeichnet (Ätiologie unbekannt).

Symptome: Stark gesteigertes Durstgefühl und eine exzessive Trinkmenge von bis zu 20 l pro Tag in Kombination mit Polyurie und Nykturie sind typisch. Fieber, Dystrophie und Müdigkeit sind auf die chronische Dehydratation zurückzuführen.

Diagnose: Die Urinosmolarität ist stark erniedrigt, die Serumosmolarität erhöht. Zum Nachweis des ADH-Mangels wird ein Durstversuch durchgeführt. Bei Anstieg der Serumosmolarität auf >290 mosm/kg KG und der Natriumkonzentration im Blut auf >145 mmol/l sowie bei einem Gewichtsverlust von >3% wird der Test abgebrochen. Kann durch die Gabe von Desmopressin (synthetischem ADH) ein Anstieg der Urinosmolarität und ein Abfall der Serumosmolarität erreicht werden, ist ein zentraler Diabetes insipidus bewiesen.

Differentialdiagnose: Eine verminderte Wirkung des ADH am Nierentubulus (Rezeptordefekt) wird als **Diabetes insipidus renalis** bezeichnet. Die Symptome entsprechen denen des zentralen Diabetes insipidus. Der renale Diabetes insipidus wird X-chromosomal rezessiv vererbt. Bei der Gabe von Desmopressin kommt es nicht zu einer Normalisierung des Wasser- und Elektrolythaushaltes. Auch bei Tubulusstörungen kann eine mangelnde ADH-Wirkung eine Rolle spielen.

Schwierig abzugrenzen ist die **psychogene Polydipsie.** Trotz der großen Trinkmengen liegt keine Störung der ADH-Sekretion oder ADH-Wirkung vor. Durch die Polyurie kommt es zur Aufweitung der Tubuli, und das Ansprechen auf Desmopressin ist dann häufig verzögert.

Therapie: Desmopressin (synthetisches ADH, DDAVP) wird 2mal täglich intranasal in einer individuell zu bestimmenden Dosis von 2,5–10 µg pro Tag verabreicht. Eine Überdosierung hat das Risiko einer hypotonen Hyperhydratation. Daher sollte Desmopressin bei der Enuresis nocturna (s. S. 381) nur kurzfristig (z. B. bei Klassenfahrten) angewandt werden.

e) Syndrom der inadäquaten ADH-Sekretion

Definition: Eine überschießende ADH-Sekretion wird bei verschiedenen intrakraniellen Prozessen sowie bei schweren Pneumonien beobachtet und führt zu einer Störung des Wasserhaushaltes im Sinne einer hypotonen Hyperhydratation mit der Gefahr des Hirnödems.

Ätiologie und Pathogenese: Eine gesteigerte ADH-Sekretion wird bei entzündlichen Erkrankungen des ZNS (Meningitis, Enzephalitis) sowie bei Hirntraumen und schweren Pneumonien beobachtet. Bestimmte Medikamente (z. B. Carbamazepin, Morphin, Barbiturate, Zytostatika) können gleichsinnig wirken (entweder durch Stimulation der ADH-Sekretion oder der ADH-Wirkung an den Nierentubuli).

Symptome: Die vermehrte Wasserretention geht mit Schwindel, Übelkeit und Somnolenz einher. In schweren Fällen kommt es infolge des Hirnödems zum Koma.

Diagnose: Die Serumosmolarität und Natriumkonzentration im Blut sind erniedrigt, die Plasma-Renin-Aktivität supprimiert und die Urinosmolarität erhöht.

Therapie: Restriktion der Flüssigkeitszufuhr allein führt häufig meist zur Normalisierung des Wasser- und Elektrolythaushaltes. Eine Natriumzufuhr ist selten erforderlich und darf nur sehr langsam erfolgen, da es sich nicht um einen absoluten Natriummangel handelt.

f) Kombinierter Hypophysenhormonmangel (Panhypopituitarismus)

Definition: Bei kombiniertem Ausfall einzelner Hypophysenfunktionen spricht man von Hypopituitarismus, bei Ausfall aller Funktionen von Panhypopituitarismus.

Ätiologie und Pathogenese: Die angeborenen Formen eines kombinierten Hypophysenhormonmangels sind meist auf Fehlbildungen oder geburtstraumatische Läsionen zurückzuführen. Erworbener Panhypopituitarismus wird durch Tumoren verursacht, welche die hypothalamische Region betreffen. Besonders häufig handelt es sich um Kraniopharyngeome. Auch Infiltrationen (bei Histiozytose), Verkalkungen (bei Toxoplasmose), Hirntraumen und eine Strahlentherapie können zu einem Ausfall hypophysärer Funktionen führen.

Symptome: Typischerweise fällt zunächst der Minderwuchs auf, da die Wachstumshormonsekretion oft zuerst betroffen ist. Ein gleichzeitig bestehender Gonadotropinmangel ist zunächst inapparent, ebenso eine Verminderung der TSH-Sekretion, weil die Schilddrüse eine gewisse Autonomie hat. Bei angeborenem Panhypopituitarismus sind die Hypoglykämien (durch ACTH- und Wachstumshormonmangel) und das hypoplastische männliche Genitale auffällig. Bei älteren Kindern bleibt die Pubertät in der Regel aus.

Diagnose: Durch Stimulationsteste mit Releasing-Hormonen (CRH, GHRH, LHRH und TRH) läßt sich klären, ob eine hypophysäre oder hypothalamische Störung vorliegt. Die organische Ursache wird durch bildgebende Verfahren nachgewiesen.

Therapie: Tumoren werden nach Möglichkeit operativ entfernt. Auch danach bleibt die Hormonsekretion der Hypophyse mangelhaft, da die Zellen z. T. zerstört sind. Deshalb ist meist eine Dauersubstitution von Wachstumshormon (zumindest bis zum Ende des Wachstums), Cortison, Thyroxin und/oder Sexualsteroiden erforderlich. Bei hypothalamischen Defekten kann bei Kinderwunsch durch pulsatile LHRH-Gabe eine Stimulation der Gonadotropinsekretion erreicht werden.

4. Abweichungen des Pubertätsablaufs

c) Pubertas praecox

Definition: Die Pubertät wird als vorzeitig bezeichnet, wenn die ersten Pubertätszeichen bei Mädchen vor dem 8. Lebensjahr und bei Jungen vor dem 9. Lebensjahr auftreten. Eine echte Pubertas praecox hat ihre Ursache in der vorzeitigen Stimulation der hypothalamisch-hypophysären Achse, während eine Pseudopubertas praecox unabhängig von der Gonadotropinsekretion durch eine autonome Sekretion gonadaler oder adrenaler Steroide bedingt ist.

Ätiologie und Pathogenese: Die häufigste Ursache einer Pubertas praecox ist die idiopathische vorzeitige Sekretion der Gonadotropine. Sie ist bei Mädchen häufiger als bei Jungen. Bei Jungen sind organische Ursachen (Hirntumoren oder Hirnfehlbildungen) häufiger. Bei den Tumoren handelt es sich meist um Astrozytome, Ependymome und Hamartome. Auch Kraniopharyngeome, die meist hormonelle Ausfälle erzeugen, können ausnahmsweise die Gonadotropinsekretion stimulieren und eine Pubertas praecox hervorrufen.

Symptome: Bei **Mädchen** wird zuerst ein Brustwachstum beobachtet (Abb. 13), das von einer isoliert vorkommenden Thelarche unterschieden werden muß, welche nicht auf einer gesteigerten hypophysären Hormonproduktion beruht. Bei der Pubertas praecox treten bald andere Symptome einer vorzeitigen Gonadenreifung hinzu (z. B. Fluor vaginalis und Menarche). Die Skelettreifung und das Längenwachstum sind stark beschleunigt. Bei Nichtbehandlung entwickelt sich aus dem Hochwuchs später ein Minderwuchs (wegen vorzeitigem Epiphysenschluß). Die Schambehaarung folgt mit einer gewissen Verzögerung.

Bei **Jungen** fallen zuerst die Vergrößerung der Hoden und des Penis auf. In einem fortgeschrittenen Stadium sind der Hochwuchs und die vorzeitige Schambehaarung (Pubarche) typisch.

Diagnose: Bei der echten Pubertas praecox lassen sich eine für das Lebensalter zu starke, bereits pulsatil erfolgende Basalsekretion der Gonadotropine nachweisen, außerdem eine verstärkte Stimulierbarkeit durch LHRH, wobei die LH-Spiegel höher ansteigen als die FSH-Spiegel. Auch die Östrogen- bzw. Testosteronspiegel sind erhöht. Sonographisch sind im Ovar Follikelzysten nachweisbar. In jedem Fall muß mit bildgebenden Verfahren nach Tumoren des ZNS gesucht werden.

Differentialdiagnose: Bei der **Pseudopubertas praecox** werden gonadale Steroide oder Nebennierensteroide vermehrt gebildet; die Gonadotropinsekretion ist dabei supprimiert. Besonders häufig wird eine Pseudopubertas praecox durch große Zysten des Ovars ausgelöst. Durch die starke Östrogensekretion von autonomen Follikeln kommt es bald zum Auftreten von Brustdrüsenschwellungen und von Blutungen, die im Sinne einer Östrogenentzugsblutung bereits die Selbstheilung durch Rückbildung der hormonbildenden Zyste andeuten. Bei einzelnen Patienten können die Zysten rezidivieren.

Beim **McCune-Albright-Syndrom** wird die Pubertas praecox ebenfalls durch eine autonome Funktion der Ovarien hervorgerufen, die mit einer genetisch bedingten Aktivierung der Gonadotropinrezeptorwirkung zusammenhängt. Assoziierte Symptome sind Café-au-lait-Flecken und eine fibröse Knochendysplasie. Bei Jungen gibt es die sog. Testotoxikose durch autonome Sekretion von Testosteron im Hoden.

Beim **adrenogenitalen Syndrom** ohne Salzverlust bestimmt die vorzeitige Schambehaarung (ohne Brustdrüsen- bzw. Hodenvergrößerung) das Krankheitsbild.

Tumoren, die eine Pseudopubertas praecox erzeugen können, sind Granulosazelltumoren, Gonadoblastome und bestimmte Karzinome.

Therapie: Die Behandlung der idiopathischen Pubertas praecox wird heute mit LHRH-Analoga durchgeführt. Durch ihre Wirkung auf die GnRH-Rezeptoren wird die Gonadotropinsekretion gedrosselt (Downregulation), so daß die Pubertätszeichen zurückgehen oder verschwinden. Während die meisten Tumoren entfernt werden müssen, werden die Hamartome wegen ihrer geringen Wachstumstendenz und ungünstigen Lokalisation in der Regel belassen. Follikelzysten des Ovars müssen selten operiert werden.

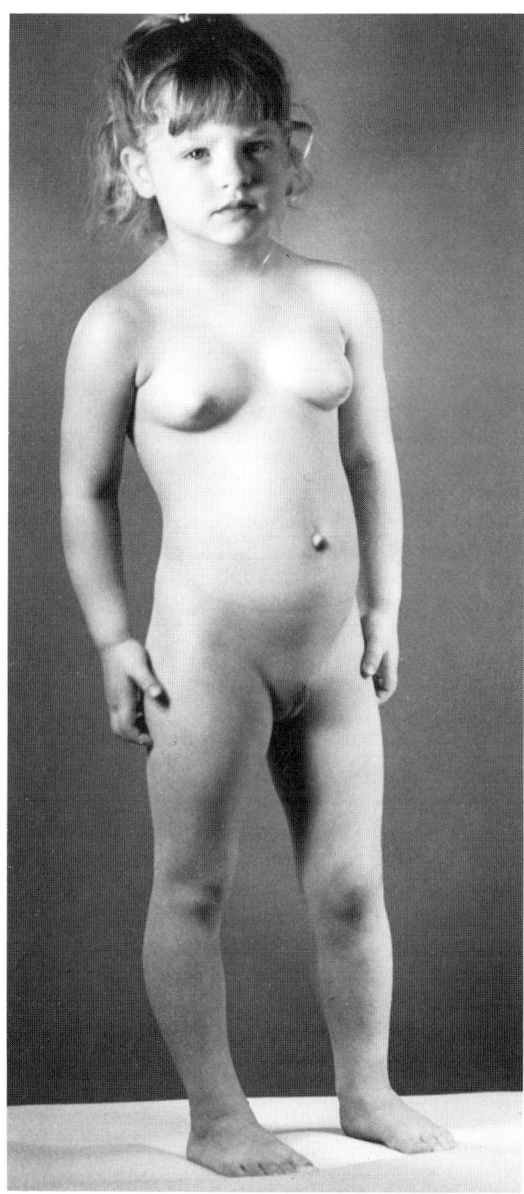

Abb. 13. Pubertas praecox bei 4jährigem Mädchen mit Überlänge und vorzeitiger Entwicklung der Brüste.

b) Hypogonadotroper Hypogonadismus

Definition: Der hypogonadotrope Hypogonadismus ist eine Störung der Sexualentwicklung durch mangelnde Sekretion der hypophysären Gonadotropine, wobei die Differenzierung des inneren und äußeren Genitales normal ist.

Ätiologie und Pathogenese (Tab. 9): Entweder fehlt die pulsatile GHRH-Sekretion im Hypothalamus oder die Gonadotropinproduktion in der Hypophyse. Ursachen sind meist Hirnfehlbildungen (z.B. Mittellliniendefekte). Beim Kallmann-Syndrom liegt neben der fehlenden Gonadotropinsekretion eine Anosmie vor, bedingt durch eine Hypoplasie im Rhinenzephalon. Einen hypogonadotropen Hypogonadismus gibt es auch bei der Anorexia nervosa (s. S. 29), bei anderen Krankheiten, die zu Unterernährung führen, beim Prader-Willi-Syndrom und beim Bardet-Biedl-Syndrom (s. S. 28).

Symptome: Die Patienten werden wegen ausbleibender Pubertät vorgestellt. Es fehlen Brustentwicklung und Regelblutungen bzw. Hodenver-

Tab. 9. Ursachen für ausbleibende Pubertät.

Hypogonadotroper Hypogonadismus
Kallmann-Syndrom
Prader-Willi-Syndrom
Anorexia nervosa
Chronische Erkrankungen
Hypophysentumoren

Hypergonadotroper Hypogonadismus
Geschlechtschromosomenaberration (XO, XXY)
Gonadenschädigung (Strahlen, Zytostatika, Antikörper)
Hodenschädigung bei Kryptorchismus
Anorchie

Konstitutionelle Verzögerung von Wachstum und Entwicklung (KEV)

größerung und Peniswachstum. Die Schambehaarung entwickelt sich normal, da sie durch Nebennierenandrogene stimuliert wird. Skelettreifung und Epiphysenfugenschluß sind durch den Mangel an gonadalen Steroiden verzögert.

Diagnose: Die Gonadotropinsekretion ist vermindert, und die sich normalerweise in der Pubertät einstellende Pulsatilität bleibt aus. Nach LHRH-Gabe steigen die Gonadotropinspiegel bei hypophysären Defekten nicht an (im Gegensatz zu hypothalamischen Defekten).

Differentialdiagnose: Familiär gehäuft vorkommende Pubertätsverzögerungen (Pubertas tarda) sind schwer abzugrenzen. Dabei beginnt die Pubertät in der Regel noch vor dem 17. Lebensjahr bei Mädchen und vor dem 19. Lebensjahr bei Jungen.

Einen hypergonadotropen Hypogonadismus gibt es bei Anorchie, nach schweren Hodentraumen, manchmal nach Mumpsorchitis und bei Syndromen mit Gonadendysgenesie (Turner-Syndrom, s. S. 129, und Klinefelter-Syndrom, s. S. 133).

Therapie: Bei Jungen werden zur Behandlung des hypogonadotropen Hypogonadismus Testosteron, HCG (humanes Choriongonadotropin) oder pulsatile LHRH-Gaben eingesetzt. Bei Mädchen werden zunächst Östrogen, dann Östrogen und Progesteron in zyklischem Wechsel verabreicht.

5. Störungen der Sexualdifferenzierung

a) Physiologie

Bei der Sexualdifferenzierung ist das **chromosomale (genetische) Geschlecht** richtungsweisend. Bei Vorhandensein eines Y-Chromosoms entwickelt sich die bis zur 7. Woche undifferenzierte Gonade zum Hoden. Hierbei spielt die Anzahl der X-Chromosomen keine Rolle. So haben Patienten mit einem überzähligen X-Chromosom beim Klinefelter-Syndrom (47,XXY) Hoden, deren Tubulussystem allerdings anomal ist. Die Differenzierung der Gonade zum Hoden beruht auf einem hochkonservierten Gen auf dem kurzen Arm des Y-Chromosoms, dem SRY-Gen. Dieses Gen ist entscheidend für den männlichen Phänotyp. Bei Vorhandensein des SRY-Gens haben auch Individuen mit dem Karyotyp 46,XX einen männlichen Phänotyp, wenn nämlich das Gen auf ein anderes Chromosom transloziert ist, während Individuen mit dem Karyotyp 46,XY einen weiblichen Phänotyp haben, wenn dieses Gen fehlt.

Das **gonadale Geschlecht** (Hoden oder Ovarien) wird vor allem durch das SRY-Gen bestimmt. Da dieses Gen die Differenzierung der Gonaden zum Hoden durch die Transkription autosomaler Gene steuert, kann der Verlust dieser autosomalen Gene auch bei Vorhandensein des SRY-Gens bei Individuen mit dem Karyotyp 46,XY zur Ausbildung eines gonadal und phänotypisch weiblichen Geschlechtes führen.

In der normalen Entwicklung werden die Leydig-Zellen des Hodens durch plazentares HCG (humanes Choriongonadotropin) und fetale Gonadotropine stimuliert. Die Entwicklung der Samenzellen in den Tubuli seminiferi erfolgt bis zur Vorstufe der Spermatogonien, die erst in der Pubertät unter dem Einfluß der Gonadotropine und des Testosterons ausreifen.

Entwickelt sich die undifferenzierte Gonade zum Ovar, werden ab der 14. Schwangerschaftswoche Follikel erkennbar. Die Eizellen bleiben ebenfalls bis zur Pubertät in einer Ruhephase.

Das **somatische Geschlecht** wird außerdem durch die Entwicklung und Ausprägung der inneren und äußeren Genitalien bestimmt. Bei beiden Karyotypen (XX oder XY) sind in der frühen Embryonalperiode immer zwei paarige Geschlechtsgänge vorhanden: die Wolff-Gänge und die Müller-Gänge. Die Differenzierung zum männlichen Phänotyp erfolgt unter dem Einfluß zweier Hormone des fetalen Hodens: des Testosterons und des Anti-Müller-Hormons. Unter dem Einfluß von Testosteron entwickeln sich aus den Wolff-Gängen die Nebenhoden, Samenleiter und Samenblase. Auch das äußere Geschlecht, das zunächst undifferenziert ist, entwickelt sich durch Testosteron in männlicher Richtung. Wenn die Urethral- und Labioskrotalfalten fusioniert sind, ist in der 12. Woche die Skrotalentwicklung abgeschlossen. Das Wachstum von Penis und

Prostata erfolgt durch lokale Umwandlung von Testosteron in Dihydrotestosteron, was eine normale 5-α-Reduktase-Aktivität voraussetzt. Bei Androgenmangel oder fehlender Androgenwirkung in den ersten 12 Wochen kommt es immer zur Ausbildung eines intersexuellen Genitales. Bei Fehlen des Anti-Müller-Hormons, das von den Sertoli-Zellen des Hodens gebildet wird, ist das äußere Genitale männlich. Da jedoch die Regression der Müller-Gänge ausbleibt, ist das innere Genitale weiblich (mit Tuben und Uterus).

Bei Fehlen von Hoden kommt es zur Rückbildung der Wolff-Gänge, ohne daß hierfür ein spezieller Faktor des Ovars benötigt wird. Aus den Müller-Gängen entwickeln sich die Tuben, der Uterus und der obere Teil der Vagina. Das äußere Genitale ist bei Fehlen von Androgenen immer weiblich.

Bei Neugeborenen mit einem intersexuellen Genitale ist die richtige, möglichst frühzeitige Zuordnung des Geschlechtes eine verantwortungsvolle Aufgabe des Pädiaters, da das entsprechende Verhalten der Eltern das **psychische Geschlecht** des Kindes beeinflußt. Eine falsche Zuordnung und spätere Neuzuordnung können dauerhafte seelische Störungen auslösen. Die Zuordnung richtet sich vor allem nach der Korrekturfähigkeit des äußeren Genitales (unabhängig vom genetischen und gonadalen Geschlecht) und erfordert immer ein Konzil von Kinderchirurgen, Endokrinologen und Psychologen.

b) Hermaphroditismus verus

Definition: Beim echten Hermaphroditismus sind in einer Person testikuläres und ovarielles Gewebe vorhanden (Tab. 10).

Pathogenese: Der Karyotyp von Patienten mit Hermaphroditismus verus ist meistens 46,XX. Hierbei ist das SRY-Gen häufig auf ein Autosom transloziert. Seltener ist der Karyoty 46,XY oder 46,XX/46,XY (Mosaik). Auf einer Körperseite findet sich meist eine Mischgonade (Ovotestis), auf der anderen Seite ein normaler Hoden oder ein normales Ovar.

Symptome: Das äußere Genitale kann völlig undifferenziert sein oder überwiegend männlich oder weiblich aussehen (Abb. 14). Meist bestehen eine Hypospadie, eine inkomplette Fusion der Labioskrotalfalten und ein Kryptorchismus. Die Entwicklung des inneren Genitale entspricht der Gonade auf der jeweiligen Seite. Bei Vorhandensein eines Hodens wird auf dieser Seite die Entwicklung von Uterus und Tube gehemmt, während sich auf der anderen Seite Uterus, Tuben und oberer Vaginalanteil entwickeln. Bei Nichtentfernung dieser weiblichen Anteile kann

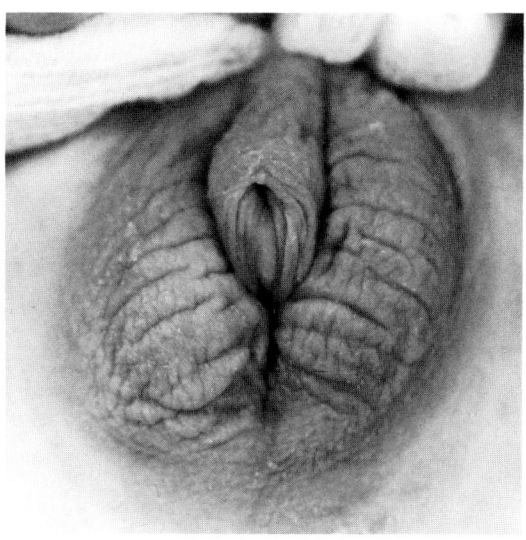

Abb. 14. Echter Hermaphroditismus: intersexuelles äußeres Genitale.

Tab. 10. Ursachen für Entstehung eines intersexuellen Genitales. Abkürzungen: AGS = adrenogenitales Syndrom; Streak = Streifengonade (rudimentär); SRY = Sex determining Region Chromosom Y.

46,XX	46,XX oder XY	46,XY
SRY-Gen – Ovarien Tuben Uterus	SRY-Gen – oder + Ovar, Tuben und Uterus (halbseitig) Testis oder Streak	SRY-Gen + Testis
Pseudohermaphroditismus femininus	Hermaphroditismus verus	Pseudohermaphroditismus masculinus
AGS Mütterliche Androgene		Androgenrezeptordefekt Testosteronsynthesedefekt Leydig-Zellhypoplasie

es bei Patienten, die als Jungen aufgezogen worden sind, in der Pubertät zur Entwicklung einer Gynäkomastie und zu Blutungen kommen.

Diagnose: Der Nachweis eines Chromosomenmosaikes führt zur Diagnose. Bei Nachweis von 46,XX oder 46,XY kann die sonographische Untersuchung des inneren Genitales Hinweise geben. Bei einer Stimulation mit Choriongonadotropinen geben die Gonaden sowohl Östrogene als auch Testosteron ab.

Therapie: Werden diese Patienten, was meist der Fall ist, als Mädchen aufgezogen, sollte so bald wie möglich die Mischgonade entfernt werden, da sonst in der Pubertät Virilisierungserscheinungen auftreten würden. Bei Jungen werden Uterusreste und Tuben entfernt, auch die Mischgonade (wegen des hohen Entartungsrisikos). Das äußere Genitale wird chirurgisch korrigiert.

c) Gonadendysgenesie

Bei den Gonadendysgenesien unterscheidet man die reine Gonadendysgenesie mit einem normalen Karyotyp (46,XY oder 46,XX) von der gemischten Gonadendysgenesie mit einem Mosaik (46,XO/XY).

Bei der reinen Gonadendysgenesie finden sich beidseits dysgenetische Streifengonaden (rudimentäre Gonaden), bei der gemischten Gonadendysgenesie auf einer Seite häufig eine differenzierte Gonade und auf der anderen Seite eine dysgenetische Gonade. Aber auch Streifengonaden auf beiden Seiten sind möglich.

Symptome: Patienten mit **reiner Gonadendysgenesie** haben beim Karyotyp 46,XX einen normalen weiblichen Phänotyp mit normalem inneren und äußeren Genitale. Beim Karyotyp 46,XY (Zweyer-Syndrom) kann eine Klitorishypertrophie bestehen. Da die dysgenetischen Gonaden hierbei ein Y-Chromosom enthalten, können sie schon in den ersten Lebensjahren zu einem Gonadoblastom entarten, während Streifengonaden ohne Y-Chromosom primär keine Entartungstendenz haben.

Bei **gemischter Gonadendysgenesie** kann das Genitale weiblich, männlich oder intersexuell sein. Der Grad der Ausprägung eines männlichen Phänotyps ist von dem Vorhandensein von funktionstüchtigem Hodengewebe abhängig. Die Entwicklung des inneren und äußeren Genitales ist häufig asymmetrisch. Auf der Seite von dysgenetischen Streifengonaden findet man bei sonst eher männlich wirkenden Patienten eine unzureichende Regression der Müller-Gänge.

Therapie: Die Geschlechtszuordnung ist von der Entwicklungsfähigkeit und Korrigierbarkeit des äußeren Genitales abhängig. Y-Chromosom-haltige Gonaden müssen wegen des Malignomrisikos frühzeitig entfernt werden. Auch deshalb werden die meisten Kinder besser dem weiblichen Geschlecht zugeordnet. Von der Pubertät an müssen die Östrogene substituiert und mit Gestagenen kombiniert werden, da meist ein zumindest rudimentärer Uterus vorhanden ist. Wird ein Patient ausnahmsweise als Junge aufgezogen, muß in der Pubertät und danach Testosteron substituiert werden.

d) Pseudohermaphroditismus masculinus

Als Pseudohermaphroditismus masculinus bezeichnet man Störungen der Geschlechtsentwicklung mit phänotypisch unzureichender Virilisierung bei gonadal männlichen Indivduen.

Als Ursache kommen in Frage eine Dysgenesie der männlichen Gonaden, eine unzureichende Testosteron- oder Dihydrotestosteronsekretion oder eine unzureichende Testosteronwirkung (Androgenrezeptordefekt).

e) Testosteronsynthesedefekte

Pathogenese: Defekte der Testosteronsynthese oder der Umwandlung in Dihydrotestosteron führen zu einer mangelhaften Virilisierung des äußeren Genitales bei chromosomal männlichen Patienten. Da die Sertoli-Zellen intakt sind, haben sich die Müller-Gänge durch das Anti-Müller-Hormon völlig zurückgebildet, und es sind weder Uterus noch Tuben vorhanden. Drei Enzymdefekte gehören zum Formenkreis des adrenogenitalen Syndroms (p450-scc-Mangel, 3β-Steroiddehydrogenase-Mangel, 17-Hydroxylase-Mangel) und gehen mit einer Einschränkung der Cortisolsynthese in den Nebennieren einher (Tab. 11). Zwei weitere Enzymdefekte betreffen allein die Testosteronsynthese (12,20-Lyase-Mangel

Tab. 11. Defekte der Testosteron- und Dihydrotestosteronsynthese

- Lipoidhyperplasie der Nebennierenrinde
- 3β-Hydroxysteroiddehydrogenase-Mangel
- 17-Hydroxylase-Mangel
- 17,20-Lyase-Mangel
- 17β-Hydroxysteroiddehydrogenase-Mangel
- 5-α-Reduktase-Mangel

und 17β-Hydroxysteroiddehydrogenase-Mangel). Auch eine Aplasie oder Hypoplasie der Leydig-Zellen führt zu einer mangelhaften Testosteronproduktion. Beim 5-α-Reduktase-Mangel kann das normal gebildete Testosteron nicht in Dihydrotestosteron umgewandelt werden.

Symptome: Das äußere Genitale erscheint eher weiblich. Oft bestehen eine Klitorishypertrophie und ein Sinus urogenitals. In der Leistengegend tastet man die nichtdeszendierten Hoden (besonders beim 5-α-Reduktase-Mangel). Das Genitale kann aber auch intersexuell oder weitgehend männlich sein. Wichtig ist, daß es bei allen Formen in der Pubertät zu einer Virilisierung kommt, wenn die Gonaden belassen werden. Daher sollten sie bei Patienten, die als Mädchen aufgezogen werden, früh entfernt werden. In der Pubertät erfolgt dann eine Substitution mit Östrogenen. Bei Patienten mit p450-scc- und 3β-Steroiddehydrogenase-Mangel führt der Minoralocorticoidmangel sehr früh zum Salzverlustsyndrom.

Diagnose: Bei jedem mangelhaft virilisierten männlichen Patienten wird die Testosteronproduktion durch humanes Choriongonadotropin (HCG) stimuliert. Dabei spricht ein fehlender Anstieg von Testosteron oder Dihydrotestosteron für einen Testosteronsynthesedefekt. Fehlen auch die Testosteronvorstufen, handelt es sich wahrscheinlich um eine Leydig-Zellaplasie oder -hypoplasie, welche von der sog. Anorchie (dem fehlenden Nachweis von Hoden) abzugrenzen ist. Bei Anorchie findet man bei normalem männlichen Phänotyp weder Uterus noch Tuben, was dafür spricht, daß in der frühen Embryonalzeit Hoden vorhanden waren.

Therapie: Die Geschlechtszuordnung orientiert sich an der Korrigierbarkeit des äußeren Genitales. Bei den Patienten, die als Jungen aufgezogen werden sollen, ist im 1. Lebensjahr die Anwendung von Testosteron indiziert (zur Unterstützung des Peniswachstums). Bei Mädchen müssen die Gonaden entfernt werden. Es ist immer noch strittig, ob bei 5-α-Reduktase-Mangel eine Erziehung zur Frau oder zum Mann angestrebt werden soll.

f) Androgenrezeptordefekte

Ätiologie und Pathogenese: Bei Defekten des Androgenrezeptors kommt es trotz normaler oder erhöhter Androgensekretion zu einer unzureichenden Virilisierung bei chromosomal und gonadal männlichen Individuen. Bei einigen Patienten konnten Punktmutationen im Androgenrezeptorgen auf dem langen Arm des X-Chromosoms nachgewiesen werden.

Symptome: Eine komplette Androgenresistenz (testikuläre Feminisierung) bei normalem weiblichen Phänotyp ist äußerlich meist nicht erkennbar. Manchmal werden bei einer Hernienoperation im Leistenkanal Hoden gefunden. In der Pubertät bleiben Schambehaarung und Menarche aus. Die Brustentwicklung ist normal, weil das in ausreichender Menge produzierte, wenn auch unwirksame Testosteron durch lokale Aromatasen in Östrogene umgewandelt wird. Bei der partiellen Resistenz besteht Infertilität beim männlichen Phänotyp; manchmal findet man auch eine perineale Hypospadie und einen Mikropenis (Reifenstein-Syndrom).

Diagnose: Bei der Stimulation durch humanes Choriongonadotropin oder LH erfolgt ein normaler Testosteronanstieg. Die Testosteronwirkung wird durch Gabe von Testosteron und anschließende Messung des SHBG (Sexualhormon bindendes Globulin) oder der Stickstoffretention geprüft. Bei mangelndem Ansprechen liegt ein Rezeptordefekt nahe. Die Bindung von Testosteron an seinen Rezeptor kann in Fibroblasten der Genitalhaut in vitro untersucht werden.

Therapie: Patientinnen mit kompletter Resistenz werden am besten als Mädchen erzogen. Der Wunsch nach einer Geschlechtsumwandlung wird selten geäußert (im Gegensatz zu den Testosteronsynthesedefekten). Auch bei inkompletter Resistenz ist eine Erziehung als Mädchen ratsam, da der Therapieerfolg (z. B. bei der Substitution mit Testosteron) durch das verminderte Ansprechen eingeschränkt ist.

g) Pseudohermaphroditismus femininus

Definition: Beim Pseudohermaphroditismus femininus ist das äußere Genitale bei chromosomal weiblichen Individuen virilisiert, wobei die Virilisierung unterschiedlich stark sein kann. Das innere Genitale ist immer weiblich, da Hodengewebe fehlt und kein SRY-Gen vorhanden ist.

Ätiologie und Pathogenese: Die Virilisierung ist am häufigsten durch fetale Androgene im Rahmen eines adrenogenitalen Syndroms (AGS) bedingt. Seltener sind mütterliche Androgene die Ursache, z. B. bei einem Androgen-produzierenden Tumor oder bei Einnahme androgen wirksamer Substanzen. Die Virilisierung ist dabei aber nicht so ausgeprägt wie beim AGS.

Diagnose: Ein AGS wird durch Hormonbestimmung (s. S. 540) bestätigt. Liegt kein AGS vor, sollte die Mutter untersucht werden.

Therapie: Beim AGS wird Cortison substituiert. Das Genitale wird chirurgisch korrigiert. Auch bei einer Virilisierung durch mütterliche Hormone ist eine chirurgische Korrektur möglich.

6. Störungen der Parathormonsekretion

a) Physiologie

Parathormon wird in den Nebenschilddrüsen gebildet. Bei einem Absinken des Kalziumspiegels im Blut wird Parathormon sezerniert und führt über eine Bindung an spezifische Gs-Protein-Rezeptoren im proximalen Tubulus zu einer vermehrten Kalziumrückresorption und in den Osteoklasten zu einer vermehrten Abgabe von Kalzium ins Blut. Außerdem werden die Phosphatausscheidung im Harn, die Calcitriolbildung im proximalen Tubulus und die Kalzium- und Phosphatresorption aus dem Darm angeregt. Auf diese Weise ist Parathormon der entscheidende Regulator der Kalziumhomöostase.

b) Hypoparathyreoidismus

Definition: Die Unterfunktion der Nebenschilddrüse führt zu einer Erniedrigung der Parathormonsekretion mit Hypokalziämie und Hyperphosphatämie. Man unterscheidet transitorische und permanente Störungen.

Ätiologie und Pathogenese (Tab. 12): Der **Hypoparathyreoidismus** beruht entweder auf einer Mindersekretion des Hormons (primärer Hypoparathyreoidismus) oder auf einer verminderten Wirksamkeit des Hormons (Pseudohypoparathyreoidismus). Der angeborene Hypoparathyreoidismus wird meist durch ein Fehlen oder eine Hypoplasie der Nebenschilddrüsen verursacht. Beim DiGeorge-Syndrom findet man außerdem eine Thymusaplasie und Fehlbildung der großen Gefäße oder des Herzens. Bei einer autosomal dominant vererbten Form des Hypoparathyreoidismus haben molekulargenetische Untersuchungen einen Gendefekt auf dem Chromosom 11 ergeben. Bei einer Polyautoimmunendokrinopathie sind die Nebenschilddrüsen häufig mitbetroffen und durch spezifische Antikörper

Tab. 12. Ursachen von Hypoparathyreoidismus und Pseudohypoparathyreoidismus.

Angeborener primärer Hypoparathyreoidismus
Transitorisch
Permanent:
    Idiopathisch
    DiGeorge-Syndrom
    Autosomal rezessiv oder dominant vererbte Form

Erworbener primärer Hypoparathyreoidismus
Autoimmunbedingt

Erworbener sekundärer Hypoparathyreoidismus
Postoperativ
Nach Bestrahlung
Bei Hämosiderose
Infiltrativ

Pseudohypoparathyreoidismus
Albright-Dystrophie (Typ 1a)
Ohne G-Proteindefekt (Typ 1b)
Mit Adenylatcyclase-Defekt (Typ 2)

gestört. Ein Hypoparathyreoidismus kann sich auch bei einer Hämosiderose (z.B. bei Thalassämie) sowie nach Resektion oder Radiotherapie von Schilddrüsentumoren entwickeln. Bei Neugeborenen von Müttern mit Hyperparathyreoidismus kann es durch Hemmung der kindlichen Nebenschilddrüsen zu passageren Hypokalziämien kommen.

Beim **Pseudohypoparathyreoidismus** gibt es mindestens 6 verschiedene Typen. Beim Typ 1a, der dem Krankheitsbild der Albright-Dystrophie entspricht, findet sich auf dem Chromosom 20 ein Defekt im Gs-Protein-Gen, beim Typ 1b ein struktureller Defekt im Parathormonrezeptor. Beim Typ 2 ist das cAMP-bildende Rezeptorsystem intakt, aber eine Parathormongabe bewirkt keine Normalisierung der Phosphatausscheidung.

Beim **Pseudopseudohypoparathyreoidismus** treten die gleichen Symptome wie bei der Albright-Dystrophie auf, jedoch sind die Kalzium- und Phosphatspiegel normal.

Symptome: Bei persistierender Hypokalziämie kommt es zu neuromuskulären Symptomen (Tetanie) mit tonischen Muskelkrämpfen (Karpopedalspasmen, Laryngospasmus) und Parästhesien. Das Chvostek-Zeichen (Zuckungen aller 3 Fazialisäste bei leichtem Schlag präaurikulär) ist positiv. Häufig sind auch generalisierte Krämpfe, die manchmal als Epilepsie fehlgedeutet werden. Langzeitfolgen sind Verkalkungen in der Augenlinse (Katarakt). Intrazerebrale Verkalkungen (insbesondere der Basalganglien) sind häufig vorhanden. Auf eine Polyautoimmunendokrinopathie können hartnäckige Soorinfektionen der Nägel und Mundschleimhaut hinweisen. Dann ist besonders nach Ausfallserscheinungen anderer endokriner Drüsen (z. B. der Nebennieren) zu suchen. Beim Pseudohypoparathyreoidismus Typ 1a beobachtet man Minderwuchs, rundes Gesicht mit kurzem Hals, Adipositas, mentale Retardierung, subkutane Verkalkungen und die typische Verkürzung der 4. und 5. Mittelhand- und Mittelfußknochen.

Diagnose: Im Serum findet man Hypokalziämie, Hyperphosphatämie und nichtmeßbare oder stark erniedrigte Parathormonspiegel. Gegen eine Rachitis als Ursache sprechen die hohen Phosphatspiegel und die normale alkalische Phosphatase. Der Magnesiumspiegel ist ebenfalls häufig erniedrigt. Die Unterscheidung des primären Hypoparathyreoidismus vom Pseudohypoparathyreoidismus gelingt mit einem Parathormon-Infusionstest durch Bestimmung der Harnausscheidung von cAMP (zyklisches Adenosinmonophosphat) und Phosphat. Nimmt die Ausscheidung zu, handelt es sich mit großer Wahrscheinlichkeit um einen primären Hypoparathyreoidismus, während bei Nichtansprechen ein Rezeptordefekt anzunehmen ist.

Therapie: Der tetanische Anfall wird durch langsame i. v. Injektion einer 10%igen Kalziumlösung unterbrochen. Bei der Langzeittherapie wird durch orale Gaben von Vitamin D und eines Kalziumpräparates die enterale Resorption von Kalzium verbessert. Auf Symptome einer Vitamin-D-Überdosierung (s. S. 35) ist zu achten.

c) Hyperparathyreoidismus

Definition: Bei einem primären Hyperparathyreoidismus ist die Parathormon-Sekretion autonom, bei einem sekundären Hyperparathyreoidismus regulativ gesteigert (bei mangelhafter Kalziumversorgung infolge Niereninsuffizienz oder Rachitis).

Ätiologie und Pathogenese: Bei primärem Hyperparathyreoidismus ist meist ein Adenom der Nebenschilddrüse die Ursache, das aber schwer nachweisbar ist. Ein Hyperparathyreoidismus kommt auch bei der multiplen endokrinen Neoplasie (MEN) vor. Bei der familiären Form des Hyperparathyreoidismus besteht eine angeborene Hyperplasie aller 4 Epithelkörperchen. Wenn bei sekundärem Hyperparathyreoidismus die Parathormon-Sekretion autonom wird, spricht man von tertiärem Hyperparathyreoidismus.

Symptome: Die Hyperkalziämie verursacht Übelkeit, Erbrechen und Gewichtsabnahme. Der Blutdruck ist häufig erhöht. Durch die Hyperkalziurie kann es zu Polyurie, Polydipsie und Nierenverkalkungen kommen. Die vermehrte Parathormonwirkung am Skelett hat Knochenschmerzen zur Folge, welche auf subperiostalen Defekten beruhen.

Diagnose: Der Nachweis einer Hyperkalziämie bei erhöhtem Parathormonspiegel ist beweisend. Es bestehen eine Hyperkalziurie und Hypophosphatämie. Adenome können manchmal mit bildgebenden Verfahren dargestellt werden. Bei Verdacht auf eine multiple endokrine Neoplasie (MEN) sollten auch die Familienangehörigen untersucht werden.

Therapie: Bei primärem Hyperparathyreoidismus muß das Adenom entfernt werden. Bei Hyperplasie können alle 4 Epithelkörperchen herausgenommen und später ein Teil wieder implantiert werden (Autotransplantation).

XVI. Stoffwechselkrankheiten

J. Schaub und C. Simon

1. Grundlagen der biochemischen Genetik

Ein **Gen** ist die Folge von Nukleotiden, durch welche die Information zur Synthese eines vollständigen Proteins gespeichert wird. Im menschlichen Organismus enthält ein Gen 300–1500 Nukleotidpaare. Die Gesamtheit der Gene wird als Genom bezeichnet. In der Desoxyribonukleinsäure (DNS) liegt eine Sequenz von Desoxyribonukleotiden vor. **Transskription** ist die Umschreibung in eine Sequenz von Ribonukleotiden in der Boten-Ribonukleinsäure (Messenger-RNS). **Translation** ist die Übersetzung von Nukleotiden auf der RNS in eine lineare Folge von Aminosäuren. Die Translation führt zum Genprodukt (Protein). Die Primärstruktur eines Proteins ist eine Kette chemisch gebundener Aminosäuren (Polypeptidkette), welche genetisch festgelegt ist. Erst nach dreidimensionaler Faltung der Kette (Tertiärstruktur) ist die Funktion eines Enzyms oder eines Strukturproteins gegeben. Das Gen bestimmt also die Aminosäurensequenz eines Proteins, während die dreidimensionale Struktur durch die Bindung der Seitenketten der einzelnen Aminosäuren in der Aminosäurensequenz bestimmt wird. **Mutation** ist die Veränderung der Art und/oder Zahl der Nukleotide im Genom. Es kann entweder zu einem Nukleotidaustausch oder zu einer Nukleotiddeletion kommen. Der Nukleotidaustausch kann zu einem Aminosäurenaustausch in einer Proteinkette führen. Als Beispiel sei der Austausch der Aminosäure Valin gegen die Aminosäure Glutaminsäure in der β-Kette des menschlichen Hämoglobins genannt. Diese Mutation muß vor Tausenden von Jahren bei einem Menschen in Westafrika stattgefunden haben. Das veränderte Protein fällt bei niedrigem Sauerstoffpartialdruck aus und bildet Sichelzellen (Sichelzellanämie, s. Seite 465). Je nachdem welche Aminosäure wo ausgetauscht ist, wird das Protein auf verschiedene Weise verändert. Ist bei einem Enzym das aktive Zentrum betroffen, geht die Funktion des Enzyms verloren. Ist der Austausch peripher, kann eine temperatursensitive Mutante entstehen, wie wir es beim Glukose-6-Phosphat-Dehydrogenasemangel (s. Seite 468) finden.

Der Austausch eines Nukleotids in der DNS kann der Messenger-RNS die Botschaft übertragen, daß die Proteinsynthese an einer bestimmten Stelle gestoppt wird. Als Ergebnis solcher »Unsinn-Mutationen« entstehen funktionslose Proteinfragmente. Schließlich kann es zur Deletion eines oder mehrerer Nukleotide kommen, was zum Verlust einer oder mehrerer Aminosäuren in der Kette führt. Ein Beispiel ist die Hämoglobinvariante Hb Freiburg, bei der eine Aminosäure fehlt, oder die Hämoglobinvariante Hb Gun Hill, wo im Gen für die β-Kette 15 Nukleotidpaare fehlen.

Die meisten angeborenen Stoffwechselstörungen sind Enzymdefekte, bei denen durch die Mutation ein funktionsuntüchtiges Enzymprotein synthetisiert wird. Auch andere Proteine können defekt sein oder fehlen, z. B. Plasmaproteine (s. S. 527), Strukturproteine des Bindegewebes (z. B. beim Ehlers-Danlos-Syndrom, s. Seite 430), Transportproteine (s. Seite 578), Hämoglobine (s. S. 466) und Gerinnungsfaktoren (s. S. 482).

Angeborene Proteindefekte werden in der Regel autosomal oder X-chromosomal rezessiv vererbt (s. S. 108). Die Patienten sind homozygot bzw. hemizygot und phänotypisch krank. Die Eltern sind heterozygot und phänotypisch gesund. Sie haben ein defektes und ein normales Allel (s. S. 108). Aufgrund dieser Konstellation synthetisieren sie nur die Hälfte des betreffenden Proteins richtig. Im Falle eines Enzymproteindefektes heißt dies, daß sie nur 50% der normalen Aktivität besitzen, was aber ausreicht, um einen normalen Substratumsatz durch die Enzymreaktion zu gewährleisten. Homozygote haben keine Enzymaktivität oder höchstens bis zu 5% Restaktivität. Dadurch wird der Substratfluß unterbrochen (Abb. 1):

Substrate vor einem Block häufen sich an, und es bilden sich sekundäre Stoffwechselwege aus,

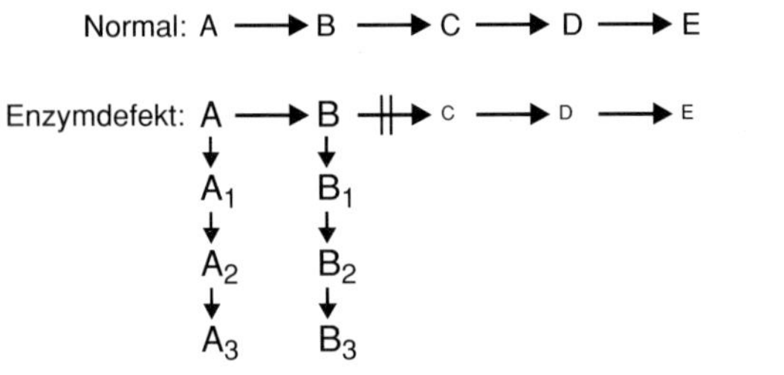

```
Normal:      A ──▶ B ──▶ C ──▶ D ──▶ E

Enzymdefekt: A ──▶ B ─╫▶ C ──▶ D ──▶ E
             ↓      ↓
             A₁     B₁
             ↓      ↓
             A₂     B₂
             ↓      ↓
             A₃     B₃
```

Abb. 1. Unterbrechung des Substratflusses bei einem Enzymdefekt.

welche im gesunden Organismus keine Rolle spielen. Die Substanzen A_1, A_2, A_n und B_1, B_2, B_n, welche sonst kaum meßbar sind, werden in hohen Konzentrationen gefunden. Produkte hinter dem Block kommen nur in geringen Konzentrationen vor, wodurch Mangelerscheinungen entstehen können. Sind die chemischen Verbindungen vor dem Enzymdefekt wasserlöslich und können sie die Membranen der Zellorganellen und der Zelle frei passieren (z.B. Phenylalanin), lassen sie sich im Blut, Urin und Liquor nachweisen. Wenn sie wasserunlöslich sind (z.B. Sphingolipide) oder wenn sie die Membranen der Zellorganellen (z.B. Glykogen in Lysosomen) oder der Zelle (z.B. Galaktose-1-Phosphat) nicht durchdringen, kommt es zur Speicherung in der Zelle. Sphingolipide und Glykogen überschreiten dabei ihre Löslichkeitsgrenze und fallen aus, während Galaktose-1-Phosphat gelöst bleibt. Die toxische Wirkung auf die einzelnen Gewebe entsteht entweder durch die angestaute Substanz selbst (z.B. Galaktose-1-Phosphat, Sphingolipide) oder durch einen hemmenden Effekt auf andere Enzymsysteme (z.B. Hemmung der Tyrosin-3-Hydroxylase durch Phenylalanin).

Viele angeborene Stoffwechselstörungen zeigen eine erhebliche Variation des klinischen Bildes von leichten bis schweren Verlaufsformen. Als Ursache werden diskutiert:

1. verschiedene Punktmutationen auf einem Gen (allele Mutation), was zum Austausch verschiedener Aminosäuren und zu einer mehr oder weniger ausgeprägten Funktionsminderung des Proteins führt (z.B. bei Hämoglobinopathien),

2. eine doppelte Heterozygotie für 2 mutierte Gene (Duarte-Variante der Galaktosämie, s. S. 565).

2. Screening angeborener Stoffwechselkrankheiten

a) Neugeborenen-Massenscreening

Aufgabe der präventiven Medizin ist es, Krankheiten zu erkennen und zu behandeln, bevor irreversible Schäden aufgetreten sind. Da die angeborenen Stoffwechselstörungen im Verlauf häufig zerebrale Symptome zeigen, ist eine Früherkennung besonders dringlich.

Dabei macht man sich die Tatsache zunutze, daß bestimmte Laborparameter schon pathologisch sind, wenn das Kind 4–7 Tage alt ist und klinische Symptome noch fehlen. Klassisches Beispiel ist die Phenylketonurie (s. S. 560), bei der bald nach den ersten proteinhaltigen Mahlzeiten der Phenylalaninspiegel im Blut ansteigt, während die Zeichen einer zerebralen Schädigung frühestens mit 3 Monaten, meist aber erst mit einem halben Jahr gesehen werden. Da in der ersten Lebenswoche die Störung asymptomatisch ist, müssen alle Kinder daraufhin untersucht werden. Unter Tausenden von Neugeborenen bleibt eines im Sieb (»screen«) hängen. Da Millionen von Neugeborenen bereits mit dieser Methode untersucht worden sind, ist der Ausdruck »Massenscreening« verständlich. Voraussetzung ist, daß einfache, verläßliche und billige Labormethoden zur Verfügung stehen. Das erste hierfür entwickelte Testverfahren wird nach seinem Entdecker »Guthrie-Test« genannt. Dem Neugeborenen wird aus der Ferse wenig Blut entnommen und auf ein Filterpapier getropft. Dieses wird mit dem eingetrockneten Blut an ein zentrales Laboratorium versandt, das im Jahr etwa 100 000 Proben verarbeiten kann. Aus dem Filterpapierkärtchen wird ein im Durchmesser 6 mm großes Plättchen ausgestanzt und auf einen Bakteriennährboden gelegt. Dieser enthält Sporen von Bakterien, die nur wachsen, wenn aus den aufgelegten Plättchen eine Substanz in höherer Konzentration (z.B. Phenylalanin) in den Nährboden diffundiert. Anderenfalls wird das Wachstum durch einen dem Nährboden zugesetzten Antimetaboliten (z.B. β-Thienylalanin) gehemmt. Außer Phenylalanin können auch andere Aminosäuren sowie Galaktose mit dem Guthrie-Test semiquantitativ gemessen werden. Unter einer Antibiotikatherapie und bei Hyperbilirubinämie ist das Ergebnis des Guthrie-Testes nicht zu verwerten.

2. Screening angeborener Stoffwechselkrankheiten

Tab. 1 enthält die 4 Krankheiten, welche heute in vielen Ländern durch Screening untersucht werden. Da die Phenylketonurie beim Screening nicht von ihren Varianten unterschieden werden kann, werden alle Störungen mit erhöhtem Phenylalaninspiegel als Hyperphenylalaninämien zusammengefaßt. In einigen Ländern wird das Blut jedes Neugeborenen auch auf Homozystinurie und Tyrosinämie Typ 2 untersucht, deren Symptome durch entsprechende Diät verhindert werden können (s. Tab. 2, S. 561). Daneben gibt es noch zahlreiche andere Krankheiten, für die eine Screeningmethode zur Verfügung steht.

Ein Neugeborenen-Massenscreening ist aber nur sinnvoll, wenn folgende Kriterien erfüllt sind:
▶ Für die Krankheit existiert eine wirksame Behandlung.
▶ Die Krankheit kann durch einfache klinische Untersuchungen in der Neugeborenenperiode nicht entdeckt werden.
▶ Die Krankheit benötigt eine Soforttherapie, damit irreversible Schäden vermieden werden.
▶ Die Untersuchungsmethode muß zuverlässig sein, d.h. fast keine falsch negativen oder falsch positiven Resultate liefern.

Das Datum der Durchführung soll im Vorsorgeheft vermerkt werden. Bei klinischem Verdacht muß die Untersuchung wiederholt werden, da in seltenen Fällen das Ergebnis auch später positiv wird.

b) Selektives Screening

Im Gegensatz zum Massenscreening beschränkt man sich beim selektiven Screening auf eine bestimmte Population oder auf Patienten, die durch ihre Symptomatik den Verdacht auf eine angeborene Stoffwechselstörung lenken.

Zur ersten Gruppe gehören z.B. Juden bestimmter Abstammung, bei denen die Tay-Sachssche Krankheit (s. S. 570) besonders häufig ist. Relativ schwierig ist das selektive Screening auf vererbbare Stoffwechselstörungen, wenn Patienten mit uncharakteristischen Symptomen zur Untersuchung kommen. Um die Krankheit rechtzeitig zu erkennen, müssen auf Verdacht hin zahlreiche Laboruntersuchungen (z.B. Massenspektrometrie) durchgeführt werden, die z.T. sehr aufwendig und nur an bestimmten Zentren möglich sind.

Die Symptome sind bei den einzelnen Krankheiten teilweise ähnlich. Häufig ist die Funktion mehrerer Organe gestört und auch das Zentralnervensystem betroffen.

An eine angeborene Stoffwechselstörung ist bei jedem Neugeborenen zu denken, das aus ungeklärter Ursache häufig erbricht, bewußtseinsgetrübt ist oder Krämpfe hat.

Erste Laborteste sind die Bestimmung von Ammoniak im Blut (zur Erkennung einer Hyperammoniämie, s. S. 563), außerdem von pH, Bikarbonat, Glukose und Laktat im Plasma sowie von organischen Säuren im Urin (zur Erkennung von angeborenen Störungen im Stoffwechsel der Aminosäuren, der organischen Säuren und der Fettsäuren). Wenn erst jenseits der Neugeborenenperiode entsprechende Symptome (z.B. mangelnde Gewichtszunahme, Retardierung, Krämpfe, Lebervergrößerung, ungeklärte Episoden von Erbrechen, Azidose oder Koma) auftreten, kann es sich um eine erst später manifest werdende Stoffwechselstörung handeln.

Ein Heterozygoten-Screening wird häufig auch bei Geschwistern von Patienten mit Mukoviszidose (s. S. 244), adrenogenitalem Syndrom (s. S. 538), Wilsonscher Krankheit (s. S. 576) und familiärer Hypercholesterinämie (s. S. 578) durchgeführt und dient hier der Erkennung von Heterozygoten oder der Pränataldiagnostik von Erkrankungen durch Amniozentese (S. 147).

Tab. 1. Neugeborenen-Massenscreening auf vererbbare Stoffwechselkrankheiten.

Krankheit	Test	Nachweis	Häufigkeit
Hypothyreose	Radio-Immun-Assay (RIA)	TSH	1: 3600
Hyperphenylalaninämie	Mikrobiologischer Hemmtest nach Guthrie	Phenylalanin	1: 10000
Ahornsirup-Krankheit	Mikrobiologischer Hemmtest nach Guthrie	Leuzin	1:180000
Galaktosämie	E.-coli-Phagentest nach Paigen	Galaktose, Galaktose-1-Phosphat	1: 40000

3. Störungen im Stoffwechsel der Aminosäuren

a) Phenylketonurie

Definition: Die klassische Phenylketonurie ist definiert als Strukturdefekt der Phenylalanin-Hydroxylase in der Leber. Andere Hyperphenylalaninämien (verschiedene Varianten) werden weiter unten besprochen.

Ätiologie und Pathogenese: Durch den Enzymdefekt ist die Hydroxylierung von Phenylalanin zu Tyrosin nicht möglich. In den Zellen und Körperflüssigkeiten steigt der Phenylalaninspiegel an, und Tyrosin wird zur essentiellen Aminosäure, die durch die Diät zugeführt werden muß. Entsprechend dem Schema in Abb. 2 entstehen aus Phenylalanin normale Metaboliten in abnormer Menge (Phenylbrenztraubensäure, Phenylmilchsäure, Phenylessigsäure und andere organische Säuren). Der hohe Phenylalaninspiegel hemmt kompetitiv die Tyrosin-3-Hydroxylase und die Tryptophan-5-Hydroxylase, so daß die Neurotransmitter-Vorstufen L-Dopa und 5-Hydroxy-Tryptophan (benötigt zur Synthese von Dopamin und Katecholaminen) sowie Melanin nicht gebildet werden können. Über die Pathogenese des Zerebralschadens bei der unbehandelten Phenylketonurie gibt es viele Theorien. Gesichert ist nur, daß die Myelinisierung der Nervenfasern sowohl biochemisch als auch pathologisch-anatomisch erheblich gestört ist. Entsprechend ist das Hirngewicht auf Kosten der weißen Substanz erniedrigt.

Vorkommen: Alle mit Phenylalaninerhöhung verbundenen Störungen haben eine Häufigkeit von 1 auf 10 000 Neugeborene. Die klassische Phenylketonurie macht dabei je nach Population 90–99% aus. Sie wird autosomal rezessiv vererbt. Das krankhafte Gen befindet sich auf dem langen Arm des Chromosoms 12. Die meisten Heterozygoten eliminieren oral oder intravenös verabreichtes Phenylalanin langsamer aus dem Blut als Nicht-Anlageträger, wobei der Phenylalanin-Tyrosin-Quotient im Verlauf stärker ansteigt als bei Nicht-Anlageträgern. Daraus läßt sich allerdings kein Heterozygotentest entwickeln.

Symptome: Werden Kinder mit klassischer Phenylketonurie rechtzeitig diätetisch behandelt, wachsen sie geistig und körperlich normal auf. Das Vollbild einer nicht behandelten Phenylketonurie wird heute nur noch bei Insassen psychiatrischer Anstalten gesehen, die als Kinder noch nicht behandelt werden konnten. Der Intelligenzquotient liegt meist unter 50. Die Patienten unterscheiden sich in den Symptomen wenig von anderen geistig Behinderten. Sie sind häufig mikrozephal. 25% haben ekzemartige Hautveränderungen. Wegen der gestörten Melaninsynthese sind unbehandelte Kinder oft blond und haben eine helle Hautfarbe. Die mit dem Urin und Schweiß ständig ausgeschiedene Phenylessigsäure ist wahrscheinlich die Ursache für den muffigen mäuseartigen Geruch, den diese Patienten ausströmen.

Gelegentlich wird die Phenylketonurie aus methodischen oder organisatorischen Gründen im Screening übersehen. Während dem Kinderarzt die geistige Entwicklungsverzögerung schon zwischen dem 4. und 6. Lebensmonat auffällt, erkennen die Eltern sie erst gegen Ende des 1. Le-

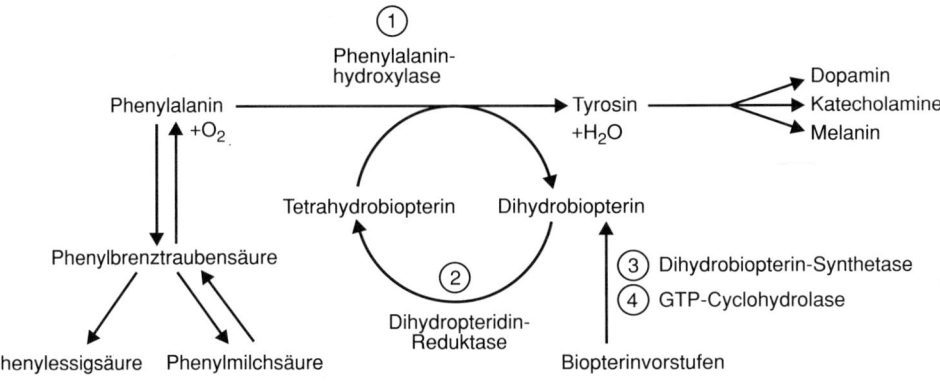

Abb. 2. Enzymdefekte bei der Phenylketonurie und ihren Varianten. ① = Klassische Phenylketonurie, ② = Dihydropteridin-Reduktasemangel, ③ = Dihydrobiopterin-Synthetasemangel, ④ = Guanosintriphosphat-Cyclohydrolasemangel.

3. Störungen im Stoffwechsel der Aminosäuren

Tab. 2. Andere vererbbare Störungen im Aminosäurenstoffwechsel.

Krankheit	Enzymdefekt	Biochemie	Klinik	Behandlung
Tyrosinämie Typ 2 (Richner-Hanhart-Syndrom)	Tyrosin-Aminotransferase	Umwandlung von p-OH-Brenztraubensäure zu Tyrosin gestört	Photophobie (infolge Hornhautulzera), palmare und plantare Hyperkeratose, Intelligenzdefekt	Tyrosin- und phenylalaninarme Diät
Ahornsirup-Krankheit	Dekarboxylase der verzweigtkettigen Ketosäuren	Leuzin, Isoleuzin und Valin im Plasma erhöht, auch entsprechende Ketosäuren, metabolische Azidose	Erbrechen, Krämpfe, Atemlähmung, Uringeruch nach Ahornsirup, Intelligenzdefekt	Leuzin-, isoleuzin-, valinarme Diät, z. T. Ansprechen auf Thiamin
Homozystinurie Typ 1	Zystathionin-Synthetase (klassische Form)	Methionin im Plasma erhöht, Homozystin im Urin vermehrt, Nitroprussidprobe im Urin positiv	Schwere Myopie, Linsenluxation, Thromboembolien, Langgliedrigkeit, Arachnodaktylie, z. T. Intelligenzdefekt	Methioninarme Diät, z. T. Ansprechen auf Pyridoxin oder Betain
Zystinose	Lysosomale Transportstörung für Zystin	Zystinspeicherung in den Organen	Fanconi-Syndrom mit Elektrolytstörungen	Behandlungsversuch mit Zysteamin
Nichtketotische Hyperglyzinämie	Störung der Glyzinspaltung	Glyzin im Plasma und Liquor erhöht, Hyperglyzinurie	Muskelhypotonie, Retardierung, Krämpfe	Symptomatisch

bensjahres. Alarmierend sind zerebrale Krampfanfälle, die bei jedem dritten unbehandelten Patienten im Säuglingsalter auftreten. Am häufigsten sind BNS-Anfälle mit Hypsarrhythmie (s. S. 344).

Die **Diagnose** der klassischen Phenylketonurie wird gestellt durch eine quantitative Bestimmung des Phenylalanins im Blut, das bei normaler Ernährung meist über 1,8 mmol/l (30 mg/dl) liegt. Der Tyrosinspiegel ist niedrig. Durch die gleichzeitige Bestimmung der Biopterine im Urin wird ein angeborener Defekt in der Synthese des Kofaktors Tetrahydrobiopterin mit begleitender Hyperphenylalaninämie (s. u.) ausgeschlossen, der anders als die klassische Phenylketonurie zu behandeln ist. Ein positiver Guthrie-Test, bei dem halbquantitativ nur Konzentrationen bis 1,2 mmol/l (20 mg/dl) gemessen werden können, darf noch nicht als Beweis für eine klassische Phenylketonurie gelten, sondern begründet nur einen Verdacht, welcher durch chromatographische Untersuchungen bestätigt werden muß. Zur weiteren Bestätigung führt man nach 4–6 Monaten Diät eine Phenylalaninbelastung für 3 Tage durch (Diät mit 180 mg Phenylalanin/kg Körpergewicht).

Heterozygote können durch indirekte Genanalyse erkannt werden, wenn ein Indexfall in der Familie bekannt ist (s. S. 112). Man bestimmt dabei aus einer Blutprobe direkt das defekte Gen.

Differentialdiagnostisch sind bei einem Intelligenzdefekt andere vererbbare Störungen im Aminosäurenstoffwechsel auszuschließen (Tab. 2).

Wenn bei Neugeborenen starkes Erbrechen und Krämpfe auftreten, für das sich keine andere Ursache finden läßt, muß eine **Organazidurie** ausgeschlossen werden, wobei oft auch eine metabolische Azidose besteht. Die im Urin ausgeschiedenen organischen Säuren (welche keine Aminogruppe haben) werden durch Gaschromatographie identifiziert und sind für die Erkennung einer Isovalerianazidurie, Propionazidurie oder Methylmalonazidurie wichtig, die eine spezielle Behandlung erfordern. Eine Organazidurie kann aber auch durch angeborene Störungen im Metabolismus der lang- und mittelkettigen Fettsäuren verursacht sein (z. B. einen Acyl-CoA-Dehydrogenase-Mangel).

Therapie und Verlauf: Eine phenylalaninarme Diät ist die Therapie der Wahl. Gesunde Neugeborene und Säuglinge bekommen mit der Muttermilch etwa 1,8–2,2 g Eiweiß/kg/Tag. Das entspricht bei einem Phenylalaningehalt des menschlichen Eiweißes von etwa 5% 90–110 mg

Phenylalanin/kg/Tag. Wird eine Säuglingsanfangsnahrung gegeben, erhöht sich bei einer Eiweißzufuhr von 3,0–3,2 g/kg/Tag die Phenylalaninzufuhr auf 150–160 mg/kg/Tag. Bei der Behandlung muß die Phenylalaninzufuhr im 1. Lebensjahr auf 40–60 mg/kg/Tag reduziert werden, jenseits des 1. Lebensjahres auf 20–40 mg/kg/Tag. Nur so ist eine Einstellung des Phenylalaninblutspiegels auf Werte zwischen 0,12 und 0,36 mmol/l (2 und 6 mg/dl) möglich. Liegt die Phenylalaninzufuhr zu niedrig, kommt es zum Eiweißkatabolismus mit Wachstumsstörungen, Hautveränderungen, Anämie usw. Liegt der Spiegel zu hoch, können Zerebralschäden auftreten. Jedes Kind muß individuell eingestellt werden. Dazu wird der Phenylalaninblutspiegel jeden 2. Tag so lange gemessen, bis er im gewünschten Bereich liegt. Eine Reduktion der Phenylalaninzufuhr ist nur durch Verwendung von phenylalaninfreien Eiweißhydrolysaten (Aponti-PKU-Diät) oder phenylalaninfreien Aminosäuren-Mischungen (P-AM, Milupa PKU 1, 2 und 3) möglich. Bei Herstellung der Hydrolysate wird Phenylalanin nach Hydrolyse an Kohle absorbiert. Die Aminosäuren-Mischungen werden ohne Phenylalanin hergestellt. Alle Präparate enthalten Mineralien, Spurenelemente, Vitamine, einige auch Kohlenhydrate, jedoch keine Fette. Mit natürlichen eiweißarmen Nahrungsmitteln mit bekanntem Phenylalaningehalt kann für jedes Alter eine bedarfsgerechte Kost hergestellt werden. In Tab. 3 ist als Beispiel der Diätplan für ein einjähriges Kind gezeigt. Bei einer interkurrenten Erkrankung kann der Phenylalaninbedarf infolge Eiweißkatabolismus vorübergehend rasch ansteigen; in anderen Fällen kommt es bei Infektionen zu einem Anstieg der Phenylalaninspiegel im Blut, was jedoch keine längere unkontrollierte Eiweißrestriktion veranlassen sollte.

Mit der Diät muß so früh wie möglich begonnen werden. Wird Blut für den Guthrie-Test – wie vorgeschrieben – am 5. Lebenstag eingesandt, kann die Diät in der 2. Lebenswoche einsetzen. Wenn Kinder mit einer Phenylketonurie erst am Ende des 1. Lebensjahres oder mit 2–3 Jahren entdeckt worden sind, führt die Diät immer noch zu einem Anstieg des Intelligenzquotienten und einer Besserung der neurologischen Symptomatik. Der Beginn einer diätetischen Behandlung nach dem 6. Lebensjahr beeinflußt die Intelligenzentwicklung nicht mehr. Aggressives Verhalten oder zerebrale Anfälle können mit einer Diät noch gebessert werden. Die diätetische Behandlung soll mit Modifikation lebenslang fortgesetzt werden, weil die Myelinisierung der Nervenfasern in der Pubertät noch nicht vollständig abgeschlossen ist. Die strenge phenylalaninarme Diät wird später durch eine eiweißarme Diät ersetzt, bei welcher der Phenylalaninspiegel nicht über 1,2 mmol/l (20 mg/dl) ansteigen soll.

Probleme bereitet die Phenylketonurie in der **Gravidität** (maternale Phenylketonurie). Von Geburt an behandelte Mädchen stehen im gebärfähigen Alter nicht mehr unter strenger Diät. Ein erhöhter Phenylalaninblutspiegel der Schwange-

Tab. 3. Diätplan für ein einjähriges, 10 kg schweres Kind mit Phenylketonurie.
Abkürzungen: Phe = Phenylalanin, E = Eiweiß, F = Fett, KH = Kohlenhydrate, Kal = Kalorien.

Nahrung	Mahlzeit	Menge (g)	Phe (mg)	E (g)	F (g)	KH (g)	Kal
Aponti-PKU-Diät (80%)	2 Flaschen à 220 ml	20	–	14,6	–	–	57
Zucker		10	–	–	–	10	40
Milch		65	113	2,2	2,7	3,1	43
Mondamin		20	3	–	–	17,4	72
Pflanzenöl		5	–	–	4,9	–	46
Eiweißarmes Brot	Zubrot	30	10,8	0,4	0,6	16,6	76
Diätmargarine		10	–	–	8,0	–	76
Bienenhonig		5	0,7	–	–	4,0	16
Marmelade		10	1,2	–	–	6,7	27
Gemüseallerlei (z. B. Hipp)		190	91,2	2,1	2,7	23,8	127
Apfelmus	Brei	150	9	0,7	0,2	27,8	120
Aminex-Kekse		10	2	0,1	0,8	8	40
Aponti-PKU-Diät (80%)		5	–	3,7	–	–	15
Insgesamt			231	23,4	19,9	117	755

ren schädigt die Frucht schon in der frühen Phase der Entwicklung. So sind Kinder auch ohne Enzymdefekt geboren worden, die schwere Fehlbildungen am Gehirn und am Herzen hatten. Der einzig sichere Weg ist die Schwangerschaftsverhütung durch Ovulationshemmer. Besteht Kinderwunsch, muß zunächst wieder eine strenge Diät durchgeführt werden, bei welcher die Phenylalaninspiegel konstant um 0,24 mmol/l (4 mg/dl) liegen sollen. Dann wird die Pille abgesetzt und die Frau bei eingetretener Schwangerschaft bis zur Entbindung weiter diätetisch behandelt. Nur dieses Vorgehen ermöglicht ein normales Aufwachsen des Feten im Mutterleib.

Varianten: Diese können sich klinisch verschieden äußern. Schwere neurologische Störungen mit starker Muskelhypotonie, später spastischen Lähmungen, Krämpfen, vermehrtem Speichelfluß und Hyperthermie kommen besonders bei Kofaktormangel (Tetrahydrobiopterin) vor. Milde oder keine Krankheitssymptome findet man bei den anderen, pathogenetisch ungeklärten Hyperphenylalaninämien. Bekannte Varianten sind:

▶ **Dihydropteridin-Reduktasemangel.**
Koenzym für die Phenylalanin-Hydroxylase ist Tetrahydrobiopterin. Dieses entsteht aus Dihydrobiopterin durch Reduktion. Fehlt die Reduktase, entwickelt sich ein Kofaktormangel, wodurch die Aktivität der Hydroxylase reduziert wird. Da Tetrahydrobiopterin auch Kofaktor bei der Synthese von Dopamin, Noradrenalin und Serotonin ist, haben diese Patienten neben einem erhöhten Phenylalaninblutspiegel einen Neurotransmittermangel.

▶ **Dihydrobiopterin-Synthetasemangel.**
Hier ist der Schritt von Dihydroneopterin zu Dihydrobiopterin gestört, was ebenfalls einen Mangel des Kofaktors Tetrahydrobiopterin zur Folge hat.

▶ **Guanosintriphosphat-Cyclohydrolasemangel.**
Dabei ist der erste Schritt in der Biopterinsynthese defekt. Auch hier liegt ein Tetrahydrobiopterinmangel vor.
Bei diesen 3 Störungen fällt nach einmaliger Gabe von synthetischem Tetrahydrobiopterin der erhöhte Phenylalaninblutspiegel auf normale Werte ab. Im Urin werden Biopterin und/oder Neopterin in charakteristischer Weise ausgeschieden. Die 3 Varianten sind durch Diät allein nicht zu behandeln. Man führt den Kofaktor Tetrahydrobiopterin und (wie bei Morbus Parkinson) die Neurotransmittervorstufen L-Dopa und 5-Hydroxy-Tryptophan sowie den Carboxylasehemmer Carbidopa zu. Trotzdem ist die Behandlung schwierig und die geistige Entwicklung dieser Kinder meist unbefriedigend.

▶ Neben biochemisch klar definierten Varianten gibt es **Hyperphenylalaninämien,** bei denen der Phenylalaninblutspiegel nicht so hoch ansteigt wie bei der klassischen Phenylketonurie. Unter normaler Ernährung werden konstant relativ niedrige Serumspiegel gefunden (<1,2 mmol/l = <20 mg/dl). Bei einigen Patienten beträgt die Restaktivität der Phenylalanin-Hydroxylase in der Leber >5%. Dabei sind die Phenylalaninblutspiegel und die geistige Schädigung nicht eng miteinander korreliert. Obwohl dabei kaum Hirnschäden zu erwarten sind, ist eine diätetische Behandlung ratsam, solange größere Erfahrungen fehlen.

▶ Eine **passagere Hyperphenylalaninämie** liegt vor, wenn die Phenylalaninblutspiegel nach der Geburt vorübergehend mäßig erhöht sind und sich im Laufe von Wochen bis Monaten allmählich normalisieren, ohne daß Krankheitserscheinungen auftreten.

Zusammenfassung: Die klassische Phenylketonurie beruht auf einem autosomal rezessiv vererbten Defekt der Phenylalanin-Hydroxylase in der Leber, wodurch Phenylalanin nicht in ausreichender Menge zu Tyrosin umgewandelt wird. Phenylalanin ist in den Körperflüssigkeiten erhöht, und es werden im Urin Metabolite, wie Phenylbrenztraubensäure (= Phenylketon), in größerer Menge ausgeschieden. Unbehandelte Kinder zeigen geistige Retardierung, Krämpfe, Pigmentarmut der Haare und ekzemartige Hautveränderungen. Bei rechtzeitiger Erkennung lassen sich alle Symptome durch eine phenylalaninarme Diät verhindern.

4. Störungen im Stoffwechsel des Harnstoffzyklus (Hyperammoniämien)

Fast 90% des anfallenden Stickstoffs werden beim Menschen als Harnstoff mit dem Urin ausgeschieden. Die Harnstoffsynthese erfolgt aus Ammoniak und Aspartat über den Harnstoffzyklus (Abb. 3).

Hyperammoniämien sind medizinische Notfallsituationen, die möglichst rasch diagnostiziert und behandelt werden müssen. Zwar ist die Rolle des Ammoniaks als schädigendes Agens noch nicht ganz geklärt; trotzdem ist eine sofortige Senkung des Blutammoniakspiegels durch Proteinrestriktion und/oder Peritonealdialyse anzustreben. Die exakte Diagnostik dieser Stoffwechselstörungen ist schwierig. Als Untersuchungsmaterial eignen sich Plasma, Liquor, Urin, Lebergewebe und Erythrozyten. Je nach Verdacht werden neben dem Ammoniak Aminosäuren, organische Säuren, Zitrullin, Orotsäure und Enzyme bestimmt.

Primäre Hyperammoniämien: Diesen Störungen liegt ein klar definierter Enzymdefekt zugrunde (Abb. 3).

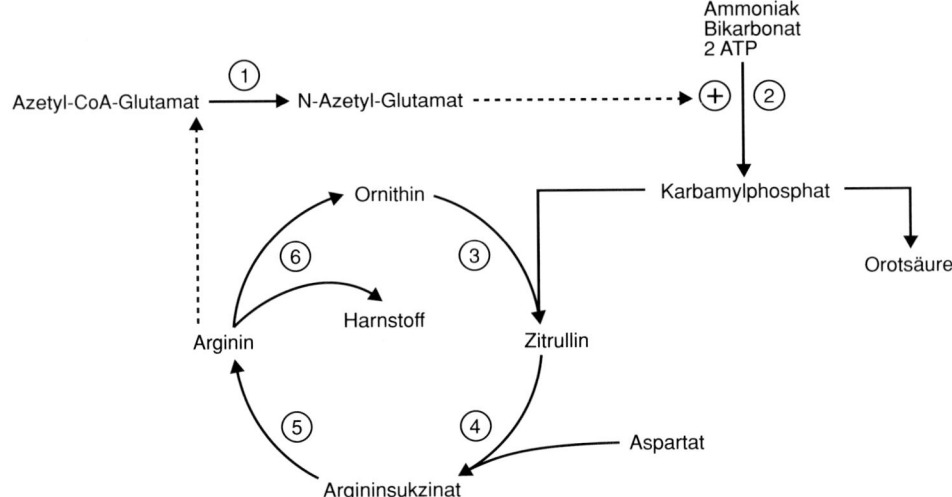

Abb. 3. Störungen im Harnstoffzyklus. ATP = Adenosintriphosphat, 1 = N-Azetylglutamat-Synthetase, 2 = Karbamoylphosphat-Synthetase, 3 = Ornithintranskarbamoylase, 4 = Argininsukzinat-Synthetase (Zitrullinämie), 5 = Argininsukzinase, 6 = Arginase (Argininämie).

Die Neugeborenen fallen durch Erbrechen, Trinkschwäche, Somnolenz, Koma und Krämpfe auf. Ältere Kinder zeigen geistige Retardierung, Muskelhypotonie, Ataxie und gelegentlich Hepatomegalie. Die Therapie besteht in Proteinrestriktion, hoher Kohlenhydratzufuhr und Peritonealdialyse. Besonders bei Argininosukzinasemangel kann durch intravenöse Zufuhr von Arginin der Ammoniakspiegel gesenkt werden. Zur Dauerbehandlung gehören eiweißarme kalorienreiche Kost, Gabe von Natriumbenzoat oder Phenylazetat (welche alternierende Stoffwechselwege der Stickstoffentfernung stimulieren) und die Zufuhr von Zitrullin oder Arginin (je nach Enzymdefekt).

Sekundäre Hyperammoniämien: Nicht nur bei den vererbbaren Enzymdefekten des Harnstoffzyklus, sondern auch bei vielen anderen Stoffwechselstörungen findet man erhöhte Ammoniakspiegel im Blut. Dabei handelt es sich um:
▶ Störungen im Transport von Harnstoffzyklus-Metaboliten (Beispiel: Proteinintoleranz).
▶ Organazidurien (Beispiel: Isovalerianazidurie, Propionazidurie, Methylmalonazidurie).
▶ Unbekannte Formen (Beispiel: transitorische Hyperammoniämie des Frühgeborenen, Reye-Syndrom, s. S. 636, Valproinat-Therapie).

5. Störungen im Stoffwechsel der Monosaccharide

a) Galaktosämie

Definition: Die auf einem angeborenen Mangel an Galaktose-1-Phosphat-Uridyltransferase beruhende klassische Galaktosämie führt in den Körperzellen zur Anhäufung von Galaktose-1-Phosphat und Galaktose, in den Körperflüssigkeiten zur Anhäufung von Galaktose. Sie ist klinisch durch schwere Leberstörung, Katarakt, Nierentubulusschaden und geistige Retardierung gekennzeichnet.

Ätiologie und Pathogenese: Die fehlende Aktivität der Uridyltransferase ist in Erythrozyten, Leukozyten, Fibroblasten, Dünndarmmukosa und Leber nachgewiesen. Damit ist die Umwandlung von Galaktose-1-Phosphat gestört (Abb. 4, S. 565) und die Verbindung zwischen Galaktosestoffwechsel und Glykolyse/Glukoneogenese unterbrochen. Die für die Gewebe toxischen Substanzen sind Galaktose-1-Phosphat und Galaktose. Intrazellulär wirkt vor allem der Phosphatzucker giftig. In der Linse und im Gehirn kann aus Galaktose der Zuckeralkohol Galaktit (Dulcit) entstehen, der Wasser bindet und diese empfindlichen Organe zum Quellen bringt. Besonders betroffen sind auch die Leber und die Nierentubuli.

Vorkommen: In Europa hat die Krankheit eine Häufigkeit von 1:40000. Sie wird autosomal rezessiv vererbt. Heterozygote haben in den Erythrozyten 50% der normalen Enzymaktivität. Es gibt zahlreiche Varianten, die sich durch niedrige Aktivität und unterschiedliche Mobilität des inaktiven Enzymproteins unterscheiden. Die bekannteste ist die Duarte-Variante mit 50% Enzymaktivität (asymptomatisch).

Symptome: Bei Neugeborenen, die zum ersten Mal Galaktose (als Laktose) bekommen, verläuft die Krankheit meist foudroyant. Die Kinder erkranken bald mit Erbrechen, Durchfall, Lebervergrößerung und einem schweren Ikterus (mit hohem Anteil von direktem Bilirubin). Unbehandelt können die Neugeborenen daran im Leberkoma mit Blutungen, Ödemen und Aszites sterben. Häufig entwickelt sich im Verlauf auch eine bakterielle Sepsis. Bei begründetem Verdacht auf eine Galaktosämie muß sofort die Milchzufuhr unterbrochen werden. Da es durch Galaktitanreicherung im Gehirn zu einem starken Ödem kommen kann, ist bei intrakranieller Drucksteigerung des Neugeborenen, verbunden mit schwerem Ikterus, immer an eine Galaktosämie zu denken. Der weitere Verlauf hängt von der familiären Variante und den durchgeführten Maßnahmen ab. Im späten Kindesalter ist die Trias: Leberzirrhose, Katarakt und geistige Retardierung charakteristisch. Bei einem Teil der Patienten findet man als Folge des Tubulusschadens ein Fanconi-Syndrom, das auch mit Glukosurie einhergeht (s. S. 409).

Diagnose: Die Diagnose wird durch den Nachweis des Enzymdefektes in den Erythrozyten gestellt. Dabei muß die Aktivität null sein. Als Suchtest kann man den Fluoreszenzfleckentest nach Beutler benutzen, mit dem das Enzym qualitativ gemessen wird. Im Blut ist nach Milchzufuhr der Galaktosespiegel über 0,5 mmol/l (10 mg/dl) erhöht. Diesen Befund macht man sich für das Screening (s. S. 558) zunutze. Im Urin wird Galaktose nur bei erhöhtem Blutspiegel ausgeschieden (Reduktionsprobe positiv bei negativer Hexokinase-Reaktion). Ihr negativer Ausfall schließt eine Galaktosämie nicht aus. In den Erythrozyten ist Galaktose-1-Phosphat erhöht. Hypoglykämien treten erst nach exzessiver Galaktosezufuhr auf. Galaktosebelastungen zur Diagnosestellung sind kontraindiziert. Wird wegen unklarer Lebererkrankung eine Leberpunktion durchgeführt, findet man bei Galaktosämie meist eine Leberverfettung, pseudoglanduläre Strukturen und eine makronoduläre Zirrhose. Ähnliche Veränderungen sieht man auch bei Fruktose-Intoleranz (s. S. 566).

Differentialdiagnose: Wegen der Mannigfaltigkeit der klinischen Symptome ist die Galaktos-

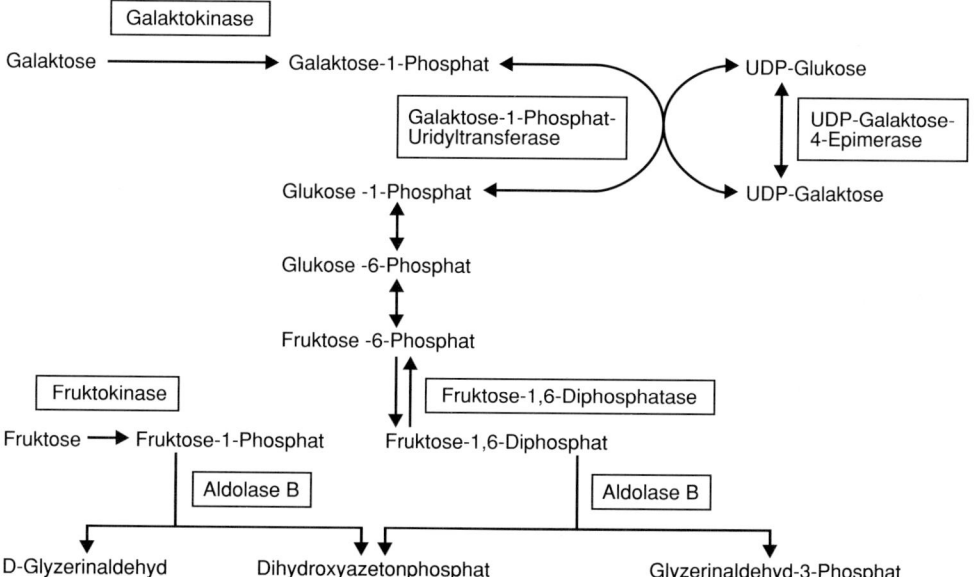

Abb. 4. Stoffwechselschema der Galaktose und Fruktose. Umrahmt sind die Enyzme, deren Defekte im Text und in Tab. 4 beschrieben sind.

Tab. 4. Weitere Störungen im Stoffwechsel der Monosaccharide.

Krankheit	Enzymdefekt	Laborbefunde	Symptome	Diät
Galaktokinase-Mangel	Galaktokinase	Galaktose im Blut und Urin erhöht	Katarakt	Galaktosefrei
Galaktose-4-Epimerase-Mangel	Galaktose-4-Epimerase	Galaktose-1-Phosphat in Erythrozyten erhöht, auch Galaktose im Blut	Keine (nur bei starkem Enzymmangel wie bei Galaktosämie)	Keine (nur bei starkem Enzymmangel galaktosefrei)
Fruktose-1,6-Diphosphatase-Mangel	Fruktose-1,6-Diphosphatase	Hypoglykämie, Laktatazidose	Hepatomegalie, Bewußtseinsverlust, Krämpfe	Fruktosearm, Vermeidung von Hungerperioden
Benigne Fruktosurie	Fruktokinase	Fruktose im Urin vermehrt	Keine	Unnötig
Benigne Pentosurie	Xylitol-Dehydrogenase	L-Xylulose im Urin vermehrt	Keine	Unnötig

ämie bei jedem schweren und verlängerten Ikterus des Neugeborenen und bei allen Leberstörungen zu erwägen. Differentialdiagnostisch kommen Neugeborenensepsis, -hepatitis und hereditäre Fruktoseintoleranz in Frage. Eine Katarakt ist stets nur Teilsymptom einer Galaktosämie und kommt nie allein vor (außer beim angeborenen Galaktokinasemangel, s. Tab. 4).

Therapie: Die Behandlung besteht in einer lebenslangen galaktosefreien Diät. Für Säuglinge stehen laktosefreie Präparate auf Sojabasis (Humana SL, Lactopriv, Milupa SOM) und Kaseinbasis (Nutramigen, Pregestimil) zur Verfügung. Bei Beikostpräparaten, Wurst und Konserven muß man sich erkundigen, ob Milch zugesetzt worden ist. Auch Tabletten enthalten als Füllsubstanz Laktose. Die Genauigkeit der diätetischen Einstellung wird durch Bestimmung des Galaktose-1-Phosphats in den Erythrozyten kontrolliert. Die Kinder wachsen unter Diät normal auf. Da minimale zerebrale Funktionsstörungen und punktuelle Linsentrübungen häufig sind, ist eine strenge Einhaltung der Diät wichtig. Trotz Diät kann bei Frauen eine primäre oder sekundäre Amenorrhoe infolge toxischer Schädigung der Ovarien durch Galaktose-1-Phosphat auftreten (hypergonadotroper Hypogonadismus). Die Pubertät kann verzögert einsetzen oder ausbleiben. Heterozygote Frauen sollten in der Gravidität täglich nicht >300 ml Milch verzehren.

Zusammenfassung: Beim Galaktose-1-Phosphat-Uridyltransferasemangel kann Galaktose-1-Phosphat nicht in Uridyldiphosphat-Galaktose umgewandelt werden und häuft sich mit Galaktose in Leber, Nieren, Gehirn und Augenlinse an. Die Folgen sind eine Galaktosämie, Galaktosurie und Hyperaminoazidurie. Als Symptome beobachtet man einen schweren und verlängerten Ikterus mit Lebervergrößerung sowie Erbrechen, Durchfälle, Gewichtsabnahme, Ödeme, Aszites, Haut- und Schleimhautblutungen, Zerebralschaden und Katarakt. In schweren Fällen endet die Krankheit in den ersten Lebenswochen unter dem Bild eines Leberkomas tödlich. Die Behandlung besteht in einer lebenslangen galaktosefreien Diät.

b) Hereditäre Fruktoseintoleranz

Definition: Bei der hereditären Fruktoseintoleranz sind die Aldolasen gering bis stark erniedrigt. Erbrechen und schwere Leberstörungen treten nur nach Genuß von Fruktose auf.

Ätiologie und Pathogenese: Bei der Krankheit fehlt in der Leber, der Niere und der Dünndarmmukosa die B-Form der Aldolasen. Bei Zufuhr von Fruktose oder Sorbit staut sich Fruktose-1-Phosphat in der Zelle an (Abb. 4). Der Phosphatzucker hemmt sekundär die Phosphorylase und blockiert damit die Glykogenolyse. Es kommt zum Phosphatabfall im Blut und zur Hypoglykämie. Der gleichzeitige Abfall des zellulären Adenosintriphosphats (ATP) schädigt die Leberzelle und befreit die Harnsäuresynthese von ihrer Hemmung durch ATP (Hyperurikämie). Die Glykolyse und die Glukoneogenese zwischen Fruktose-1,6-Diphosphat und Glyzerinaldehyd-

3-Phosphat sind durch den Enzymdefekt nicht beeinträchtigt, da das Enzym nur mit Fruktose-1-Phosphat als Substrat defekt ist.

Vorkommen: Die Häufigkeit ist etwa 1:20000 bis 1:50000. Die Krankheit wird autosomal rezessiv vererbt. Ein Heterozygotentest steht nicht zur Verfügung.

Symptome: Nach Zufuhr von Fruktose oder Saccharose haben Säuglinge und Kleinkinder plötzlich Übelkeit und Erbrechen. Durch die nach 30–60 Min. auftretende Hypoglykämie kommt es zu Tachykardie, Schwitzen, Zittern, Bewußtseinstrübung und Krämpfen. Im Blut sind Phosphat erniedrigt, Fruktose und Harnsäure erhöht. Im Urin tritt Fruktose nur gelegentlich auf, so daß die Reduktionsproben unzuverlässig sind. Bei ständiger oraler Zufuhr oder bei i. v. Verabreichung von Fruktose kommen Störungen von seiten der Leber mit Gelbsucht, Aszites, Gerinnungsstörungen und Koma hinzu (infolge Leberverfettung, -fibrose, -zirrhose). Die Kinder gedeihen schlecht und sind untergewichtig. Die tubulären Nierensymptome können so stark ausgeprägt sein, daß das Vollbild des Fanconi-Syndroms entsteht (s. S. 34). Die Kinder haben eine Aversion gegen Süßigkeiten und können an ihrem kariesfreien Gebiß erkannt werden.

Diagnose: Die Diagnose wird durch Nachweis des Enzymdefektes in der Leber oder der Dünndarmschleimhaut gestellt. Alternativ kann man unter strenger klinischer Überwachung eine intravenöse Fruktosebelastung durchführen. Beweisend ist ein Abfall des Phosphates nach 15–30 Min. und des Blutzuckers nach 30–60 Min. um mindestens 50%.

Differentialdiagnostisch kommen die gleichen Krankheiten in Betracht wie bei der Galaktosämie (s. S. 565). Bei Hypoglykämien nach Fruktosezufuhr muß auch ein Fruktose-1,6-Diphosphatase-Mangel ausgeschlossen werden, der mit einer Laktatazidose einhergeht (Tab. 4).

Therapie: Die akute Episode behandelt man mit einer i. v. Glukoseinfusion. Eine fruktose- und saccharosefreie Diät ist anzustreben, aber nur in den ersten 6 Lebensmonaten ohne Schwierigkeiten möglich. Es gibt kein Gemüse, das völlig fruktosefrei ist. Deshalb toleriert man Gemüsesorten, die weniger als 1% Fruktose oder Saccharose enthalten. Früchte sind grundsätzlich verboten. Besonders gefährlich ist das Fruktoseanalog und Süßungsmittel Sorbit, weil es auf vielen Packungen nicht deklariert ist. Eine biochemische Kontrolle der Einhaltung der Diät ist nicht möglich. Ältere Kinder reagieren auf gröbere Diätfehler mit Übelkeit und Erbrechen; kleinere Diätfehler werden nicht bemerkt. Auch bei sorgfältiger diätetischer Überwachung entwickelt sich häufig eine Leberverfettung, deren Ätiologie unklar ist.

c) Andere Störungen

Wegen der Seltenheit sind die anderen Störungen im Stoffwechsel der Monosaccharide in Tab. 4 zusammengefaßt. Einige von ihnen sind genetische Mutationen ohne Krankheitswert und bedürfen keiner Behandlung, während der Galaktokinasemangel, wenn er nicht im Screening entdeckt wird, stets zu Katarakt führt.

6. Störungen im Stoffwechsel der Polysaccharide (Glykogenosen)

Definition und Einteilung: Glykogenosen sind vererbbare Stoffwechselkrankheiten, bei denen in bestimmten Organen normales oder pathologisch strukturiertes Glykogen gespeichert wird. Liegt gleichzeitig ein Enzymdefekt vor, kann der Typ entsprechend dem Cori-Schema (Tab. 5) bestimmt werden. In einigen Fällen ist der Nachweis eines Enzymdefektes bisher nicht gelungen.

Mit Ausnahme von Typ II ist der Enzymdefekt im Zytoplasma lokalisiert. Beim Typ II fehlt das Enzym intralysosomal, weshalb diese Form den lysosomalen Speicherkrankheiten (s. S. 570) zugeordnet wird. Pathologisch strukturiertes Glykogen mit kurzen äußeren Ketten wird beim Typ III gefunden, mit langen äußeren Ketten beim Typ IV.

a) Glykogenose Typ Ia

Pathogenese: Durch den autosomal rezessiv vererbten Mangel an mikrosomaler Glukose-6-Phosphatase in der Leber ist die Bildung von Glukose aus Glukose-6-Phosphat (Abb. 5) gestört.

Tab. 5. Cori-Schema der Glykogenosen.

Krankheit	Enzymdefekt	Laborbefunde	Symptome
Typ I_a (v. Gierke)	Glukose-6-Phosphatase	Hypoglykämie, Laktatazidose, Hyperlipidämie, Hyperurikämie	Hepatomegalie, Minderwuchs, hämorrhagische Diathese
Typ I_b	Glukose-6-Phosphat-Translokase	Wie bei Typ I_a + Granulozytopenie und Phagozytosedefekt	Wie bei Typ I_a + rez. Infektionen
Typ II (Pompe)	Lysosomale α-Glukosidase	Keine Hypoglykämie	Kardiomegalie, Makroglossie, Muskelhypotonie, Hepatomegalie
Typ III (Cori)	Amylo-1,6-Glukosidase (Debranching-Enzym)	Hypoglykämie	Hepatomegalie, z. T. Muskelhypotonie, z. T. Kardiomegalie
Typ IV (Andersen)	Amylo-1,4 → 1,6-Transglukosidase (Branching-Enzym)	Keine Hypoglykämie	Leberzirrhose
Typ V (McArdle)	Muskelphosphorylase	Kein Anstieg von Laktat bei Muskelarbeit	Muskelschwäche, krampfartige Muskelschmerzen
Typ VI (Hers)	VIa-Phosphorylase-b-Kinase oder VIb-Phosphorylase	Meist keine Hypoglykämie und Hyperlipidämie	Hepatomegalie

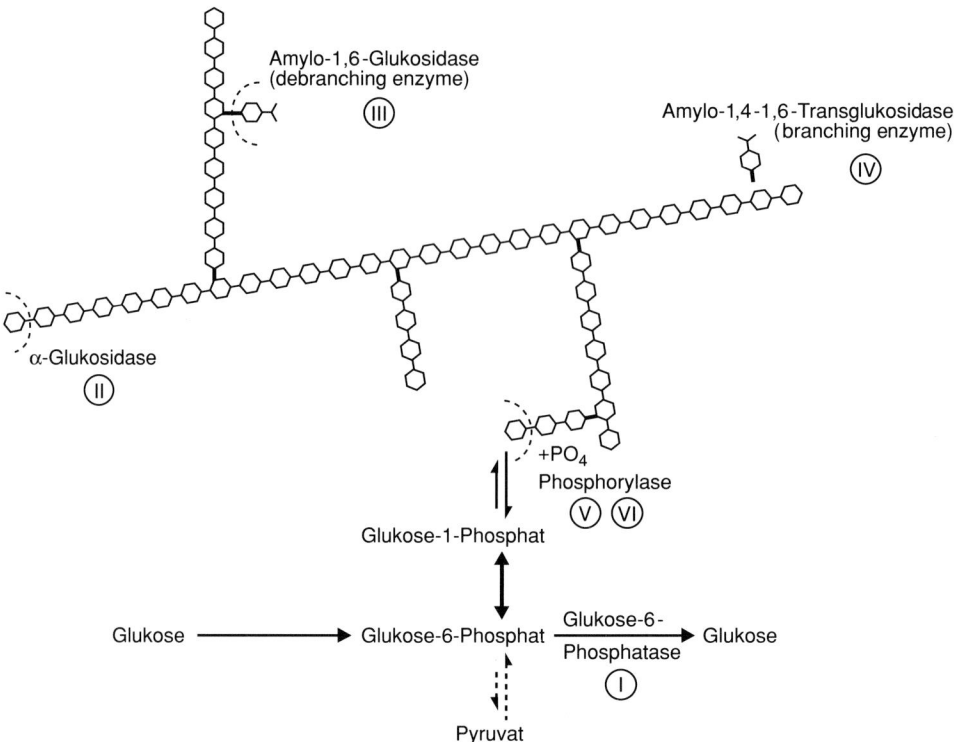

Abb. 5. Schema des Glykogenstoffwechsels. Die eingekreisten römischen Zahlen entsprechen den verschiedenen Typen der Tab. 5.

6. Störungen im Stoffwechsel der Polysaccharide (Glykogenosen)

Da gleichzeitig die Glykogenolyse, der Pentosephosphatweg und die Glykolyse der Leber intakt sind, resultiert daraus eine Hypoglykämie und ein vermehrter Anfall von Laktat und Pyruvat. Bei niedrigen Glukose- und Insulinspiegeln findet im Fettgewebe eine Lipolyse statt, wodurch im Blut die freien Fettsäuren erhöht sind. Gleichzeitig wird die Resynthese von Triglyzeriden durch die Verbindung von vermehrt anfallendem α-Glyzerophosphat und Azyl-CoA in der Leber in Gang gesetzt. Azetyl-CoA wird mit Pyruvat im Zitratzyklus schnell oxidiert, so daß keine Ketonkörper anfallen. Die Erhöhung des Harnsäurespiegels erklärt sich durch die erniedrigte Harnsäure-Clearance bei erhöhter Laktatkonzentration (kompetitive Hemmung) und durch die vermehrte Bildung von Phosphoribosyl-Pyrophosphat (s. Abb. 8, S. 578).

Symptome: Erstes Symptom im Neugeborenenalter sind schwere Hypoglykämien im Nüchternzustand. Im späteren Lebensalter sind charakteristisch: Minderwuchs, Puppengesicht, vorgewölbtes Abdomen mit stark vergrößerter Leber und vergrößerten Nieren, Gichtsymptome und Xanthome. Schwere Hypoglykämien äußern sich durch Schwitzen, Zittern, Erbrechen, Bewußtseinstrübung und Krämpfe. Oft bleiben Glukosespiegel um 1,7 mmol/l (30 mg/dl) symptomlos. Herz und Muskeln sind nicht beteiligt. Bei interkurrenten Infektionen kann plötzlich eine schwer beherrschbare Laktatazidose auftreten. Manchmal besteht eine erhebliche Blutungsneigung. Bei kompensatorisch erhöhter Thrombozytenzahl sind die Aggregation und Adhäsion der Plättchen gestört.

Der Blutzuckerspiegel schwankt in Abhängigkeit von den Mahlzeiten zwischen 1,1 und 16,5 mmol/l (20 und 300 mg/dl). Erhöht sind im Blut Milchsäure, Harnsäure, Triglyzeride, Cholesterin, Phospholipide und freie Fettsäuren. Es bestehen keine Ketonämie und kein echtes Fanconi-Syndrom, gelegentlich eine Hyperaminoazidurie.

Diagnose: Beweisend ist die fehlende Enzymaktivität in der Leber oder Dünndarmmukosa. Nach Gabe von Glukagon wird in der Leber keine Glukose freigesetzt, und der Blutzuckerspiegel steigt nicht an. Bei oraler Gabe von Glukose kommt es zu einem Abfall der Milchsäure und freien Fettsäuren im Blut. Die Nierenvergrößerung läßt sich sonographisch nachweisen. Beim Typ I_b (selten) ist die in gefrorenem Biopsiematerial gefundene Enzymaktivität normal (im frisch untersuchten Material aber fehlend). Es handelt sich hierbei um einen Transportdefekt für Glukose-6-Phosphat an der mikrosomalen Membran der Hepatoyzten. Zusätzlich zu den schon beschriebenen Symptomen besteht eine Granulozytopenie.

Therapie: Am Tage wird alle 3 Stunden eine Mahlzeit eingenommen, die 70% der Kalorien als Oligo- und Polysaccharide enthält. Da Galaktose und Fruktose den Laktatspiegel erhöhen, werden im 1. Lebensjahr nur laktose- und saccharosefreie Milchen verwandt (z. B. das Sojapräparat Humana SL oder Lactopriv). Über Nacht hat sich die Dauertropfinfusion einer Maltodextrinlösung durch eine nasogastrale Sonde bewährt. Die Hyperurikämie wird mit Allopurinol behandelt. Bei interkurrenten Infektionen mit Fieber und Erbrechen gibt man prophylaktisch eine Glukoselösung mit Natriumbikarbonat.

Die **Prognose** ist bei regelmäßiger Kontrolle heute viel besser als früher. Ein normales Wachstum ist aber nur möglich, wenn der Blutzuckerspiegel im Normalbereich liegt und eine Laktatazidose vermieden wird. Im Erwachsenenalter können sich Lebertumoren entwickeln, die maligne entarten.

b) Glykogenose Typ II (Pompe)

Pathogenese: Kinder mit dieser Krankheit speichern besonders in Leber, Herzmuskel, Skelettmuskel, aber auch in anderen Organen normal strukturiertes Glykogen, das vornehmlich in den Lysosomen lokalisiert ist.

In diesen Zellorganellen fehlt die saure α-Glukosidase, welche normalerweise dort vorhandenes Glykogen abbaut.

Im Zytoplasma sind Glykogenolyse, Glykolyse und Glukoneogenese intakt.

Klinik: Einige Wochen oder Monate nach der Geburt treten die ersten Symptome auf (Trinkschwäche, Muskelhypotonie, Zungen- und Herzvergrößerung). Die Leber ist nur mäßig vergrößert. Muskelschwäche und Zeichen der Herzinsuffizienz nehmen rasch zu. Hypoglykämien und Laktatazidose fehlen. Wegen häufiger Nahrungsaspiration entwickeln sich oft chronische Lungeninfiltrate sowie Atelektasen. Der Tod im 1. Lebensjahr ist meist die Folge eines Herzversagens.

Diagnose: Beim Typ IIa (infantile Form) lassen sich der Enzymdefekt und die lysosomale Speicherung von Glykogen in allen Zellen und Organen des Körpers nachweisen. Gewöhnlich verwendet man hierzu Muskelgewebe, Lebergewebe oder Fibroblasten. Im EKG findet man ein kurzes PQ-Intervall und Zeichen der linksventrikulären Hypertrophie. Eine pränatale Diagnose ist durch Nachweis des Enzymdefektes in kultivierten Amnionzellen und Chorionzotten möglich. Während bei der infantilen Form die saure α-Glukosidase abnorm strukturiert ist, findet man bei spätjuvenilen-adulten Formen das normal strukturierte Enzym nur in der Skelettmuskulatur in verminderter Konzentration, welche allein betroffen ist. Diese Patienten haben entweder eine normale Lebenserwartung oder sie sterben vorzeitig im 3. oder 4. Lebensjahrzehnt an Atemversagen. Eine kausale Therapie ist nicht möglich.

7. Lysosomale Speicherkrankheiten

Lysosomen sind Zellorganellen, die mit einer Membran umgeben sind und in denen mindestens 40 Hydrolasen vorkommen. Intralysosomal befindliche Makromoleküle werden durch diese Enzyme verdaut und die entstandenen Mikromoleküle der Zelle zur Wiederverwendung zugeführt. Durch Ausfall einer Hydrolase häuft sich das ungespaltene Makromolekül in den Lysosomen an. Körperzellen, in denen mit Speichermaterial gefüllte Lysosomen enthalten sind, verlieren ihre Funktion und sterben ab. Die lysosomalen Speicherkrankheiten werden meist autosomal, selten geschlechtsgebunden rezessiv vererbt. Bis heute sind über 30 Enzymdefekte bekannt.

a) Sphingolipidosen

Diese Gruppe lysosomaler Krankheiten hat als gemeinsame Speichersubstanz Sphingolipid, das als Grundsubstanz Sphingosin enthält. Da die Sphingolipide ein wichtiger Bestandteil von Nervengewebe sind, ist das ZNS besonders betroffen. Aber auch Leber, lymphatisches Gewebe, Milz, Knochenmark, Haut und Darm können befallen sein. Da die verschiedenen Krankheiten in ihren klinischen Symptomen ähnlich sind, erfordern sie eine exakte biochemische Diagnostik. Der Enzymdefekt kann in Leukozyten, Fibroblasten, Lebergewebe und Amnionzellen nachgewiesen werden. Durch Lipidelektrophorese können die Speichersubstanzen z. B. aus Lebergewebe dargestellt werden. Die mit Speichersubstanz gefüllten Lysosomen lassen sich elektronenmikroskopisch in Leber- und Nervengewebe sowie Rektumschleimhaut, Nervus suralis oder Speicherzellen im Knochenmark sichtbar machen. Von den Sphingolipidosen sollen 4 ausführlicher besprochen werden. Die anderen sind in Tab. 6 aufgeführt.

Tay-Sachssche Krankheit (GM$_2$-Gangliosidose)

Bei der infantilen amaurotischen Idiotie Tay-Sachs sind die Kinder bei der Geburt noch unauffällig. Nach dem 6. Lebensmonat fallen sie durch Entwicklungsverzögerung auf. Die Muskulatur wird hypoton, das Sehvermögen läßt nach. Schon bei leisen Geräuschen treten Schreckreaktionen auf (Hyperakusis). Häufig besteht eine Megaenzephalie. Am Augenhintergrund sieht man eine grauweiße Retina mit kirschrotem Fleck im Bereich der Makula und eine Optikusatrophie. In den Fibroblasten und anderen Zellen ist Hexosaminidase A stark vermindert oder fehlt.

Die weitere Entwicklung des Leidens ist unterschiedlich. Am häufigsten sind akinetische Verlaufsformen mit abgeschwächten oder fehlenden Muskeleigenreflexen; es gibt aber auch hypertone Verläufe mit Hyperreflexie und Pyramidenbahnzeichen. Die Kinder sind schwer kachektisch, zeigen tonische und klonische Krampfanfälle sowie eine allgemeine Versteifung mit Kontrakturen. Sie sterben meist um das 4. Lebensjahr. Die Therapie ist symptomatisch. Die Krankheit wird autosomal rezessiv vererbt.

Unter Ashkenazi-Juden ist die Genfrequenz 1:30. Eine pränatale Diagnostik ist möglich. Heterozygote können relativ sicher erkannt werden.

Metachromatische Leukodystrophie

Es handelt sich um eine progressive Entmarkungskrankheit des Gehirns. Außer durch Demyelinisierung ist sie charakterisiert durch Ablagerung metachromatischer Lipide in der weißen Substanz des Gehirns und in peripheren Nerven. Es gibt verschiedene Verlaufsformen. Bei der später beginnenden (juvenilen) Verlaufsform fehlt nicht die Arylsulfatase A, sondern ein Sphingolipid-aktivierendes Protein (SAP-1). Bei den meisten Patienten treten die ersten Symptome

Tab. 6. Sphingolipidosen.

Krankheit	Enzymdefekt	Speichersubstanz	Leitsymptome
Tay-Sachssche Krankheit (GM$_2$-Gangliosidose)	Hexosaminidase A	GM$_2$-Gangliosid	Amaurose, kirschroter Makulafleck, Idiotie, Hyperakusis, Krämpfe, Muskelhypotonie, Dezerebrationsstarre
Sandhoffsche Krankheit (GM$_2$-Gangliosidose)	Hexosaminidase A und B	GM$_2$-Gangliosid (Globosid)	Wie Tay-Sachssche Krankheit, jedoch auch Hepatosplenomegalie
GM$_1$-Gangliosidose (infantile und juvenile Form)	Saure β-Galaktosidase	GM$_1$-Gangliosid	Beginn bei infantiler Form kurz nach Geburt mit Zerebralparese, Demenz, Knochendeformitäten, Lebervergrößerung, oft kirschroter Fleck, Gesichtsdysmorphien, schaumige Histiozyten im Knochenmark, Tod im 2. Lebensjahr
Fabrysche Krankheit	α-Galaktosidase A	Trihexosylzeramid	Angiokeratoma corporis diffusum (viele kleine hyperkeratotische livide Angiome an Haut und Schleimhäuten), Schlängelung der Netzhautgefäße, Hypertension, Arm- und Beinschmerzen, Beginn in der Adoleszenz, Tod durch Herz- oder Nierenversagen möglich
Fucosidose	α-Fucosidase	Fucosehaltige Sphingolipide und Glykoproteine	Vergröberte Gesichtszüge, Knochendeformierung, Retardierung, z. T. Hepatosplenomegalie und Hautveränderungen ähnlich den Angiokeratomen bei Fabryscher Krankheit
Metachromatische Leukodystrophie	Arylsulfatase A	Sulfatid	Zerebrale Lähmungen und Bewegungsstörungen, bei der juvenilen Form Ataxie und Demenz
Krabbesche Krankheit (Globoidzell-Leukodystrophie)	Galaktozerebrosidase	Galaktozerebrosid	Hyperexzitabilität (Schreiattacken), Bulbärsymptome (Schluckstörungen), Hyperpyrexie, Beginn im 3.–6. Monat oder später
Gauchersche Krankheit	Glukosylzeramid-β-Galaktosidase	Glukosylzeramid	Sehr große Milz. Infantile Form mit, Erwachsenenform ohne ZNS-Beteiligung
Niemann-Picksche Krankheit	Sphingomyelinase	Sphingomyelin	Hepatosplenomegalie, z. T. mit ZNS-Beteiligung
Farbersche Krankheit (Lipogranulomatose)	Saure Zeramidase	Zeramid	Subkutane Knoten, schmerzhafte Gelenkschwellungen, Heiserkeit, Lungenbeteiligung, Schaumzellen in den Granulomen
Wolmansche Krankheit	Saure Lipase	Cholesterinester	Bei Wolmanscher Krankheit früher Beginn mit Durchfällen, Hepatosplenomegalie, Nebennierenverkalkungen, Kachexie.

mit 3 Jahren auf. Leitsymptome sind Ataxie, spastische Lähmungen, Krämpfe, Demenz, Optikusatrophie und Bulbärparalyse. Die Nervenleitgeschwindigkeit ist herabgesetzt. Späterer Krankheitsbeginn mit protrahiertem Verlauf, manchmal unter dem Bild einer Psychose, ist beschrieben. Der Tod tritt um das 10. Lebensjahr ein. Das Urinsediment, welches Zellen mit metachromatischem Material enthält, färbt sich mit Toluidinblau orange an. Die Krankheit wird autosomal rezessiv vererbt. Eine pränatale Diagnose ist möglich.

Niemann-Picksche Krankheit

Dabei wird Sphingomyelin besonders in Leber, Milz, Lymphknoten und ZNS abgelagert. Im Knochenmark und in Leberbiopsiematerial findet man vergrößerte schaumige Histiozyten. Man kennt 5 Verlaufsformen. Die akute **neuroviszerale Form** (Typ A) beginnt kurz nach der Geburt mit Hepatosplenomegalie. Mit schweren zerebralen Störungen sterben die Kinder im 2.–3. Lebensjahr. In 50% wird ein kirschroter Fleck in der Retina gefunden. Die **chronische viszerale Form** (Typ B) verläuft ohne ZNS-Beteiligung; dabei tritt eine extreme Milzvergrößerung mit Hyperspleniesyndrom (Panzytopenie) auf, welche zur Splenektomie zwingt. Bei der **chronischen neuroviszeralen Form** (Typ C) ist der Verlauf länger. Die Mehrzahl der Patienten stirbt zwischen dem 5. und 15. Lebensjahr. Die **Nova-Scotia-Variante** (Typ D) kommt nur in Kanada vor; trotz Speicherung von Sphingomyelin in Leber und Milz wurde bisher kein Enyzmdefekt nachgewiesen. Der Verlauf ist ähnlich wie beim Typ C, schreitet aber etwas langsamer fort. Bei der **Erwachsenenform** (Typ E) sind eine mäßige Hepatosplenomegalie und zerebellare Ataxie die Hauptsymptome. Der Enzymdefekt ist geringgradiger, der Verlauf unterschiedlich. Im peripheren Blut lassen sich manchmal vakuolisierte Lympho- und Monozyten nachweisen.

Die Niemann-Picksche Krankheit wird autosomal rezessiv vererbt. Der Typ A ist besonders häufig bei Juden. Ein Heterozygotentest sowie eine pränatale Diagnostik sind möglich.

Gauchersche Krankheit

Die lysosomale Speicherung von Glukozerebrosid findet in Leber, Milz, Knochenmark und ZNS statt. Typisch ist die Gaucher-Zelle, ein mit Speichersubstanz gefüllter Histiozyt; die Zytoplasmastruktur sieht wie zerknittertes Zigarettenpapier aus (Abb. 6). Es werden 3 Verlaufsformen unterschieden. Der Typ I ist die benigne **Erwachsenenform** ohne ZNS-Beteiligung und kommt besonders häufig bei Juden vor. Die sich entwickelnde Splenomegalie und Hepatomegalie stehen neben Knochenschmerzen und kolbenförmigen Auftreibungen des Femurschaftes im Vordergrund. Ein Hyperspleniesyndrom (mit Thrombozytopenie, Leukozytopenie, Anämie) erfordert häufig eine Splenektomie. Therapeutisch kann beim Typ I das fehlende Enzym i. v. zugeführt werden. Der Typ II ist die **akute infantile Form** mit ZNS-Beteiligung, die im 1. Lebensjahr zum Tode führt. Bei der **juvenilen Form** (Typ III) mit ZNS-Beteiligung ist der Verlauf länger. Häufig sind Knochenschmerzen und Gelenkschwellungen vorhanden. Oft entwickelt sich in der Adoleszenz eine Demenz, begleitet von Krämpfen, extrapyramidalen und zerebellaren Symptomen. Im Serum ist die saure Phosphatase vermehrt.

Die Gauchersche Krankheit wird autosomal rezessiv vererbt. Ein Heterozygotentest und eine pränatale Diagnostik sind möglich.

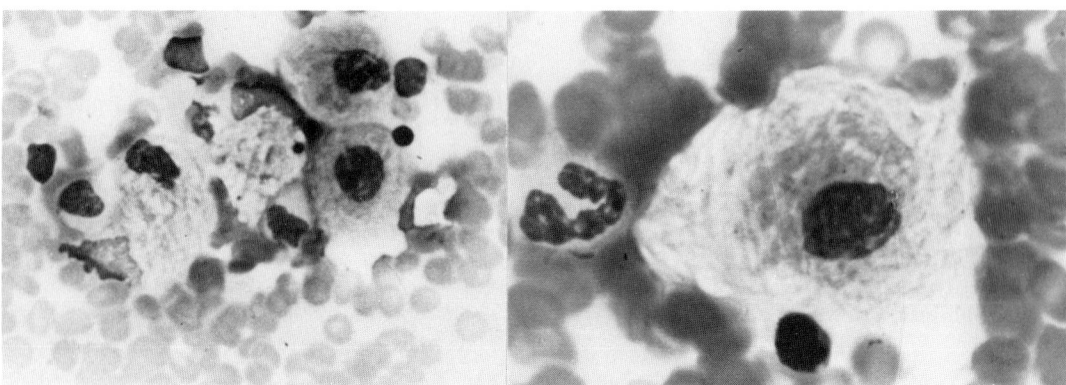

Abb. 6. Gauchersche Krankheit: typische Speicherzellen im Knochenmark.

b) Mukopolysaccharidosen

Vorbemerkungen: Bei diesen lysosomalen Speicherkrankheiten ist der Abbau der sauren Mukopolysaccharide (Glykosaminoglykane) gestört. Es kommt zur Speicherung in Skelett, viszeralen Organen, lymphatischem Gewebe, Haut, Endokard und Hirnhäuten. Sekundär werden im Gehirn Ganglioside gespeichert, wodurch die Demenz zumindest teilweise erklärt ist. Im Urin finden sich unterschiedliche Anteile von Dermatansulfat, Heparansulfat, Keratansulfat und Chondroitinsulfat, die aus den gespeicherten Mukopalysacchariden stammen (Tab. 7). Der Enzymdefekt ist in Serum, Leukozyten und Fibroblasten nachweisbar. Als Suchmethode können die sauren Mukopolysaccharide im Urin mit dem einfachen Toluidinblautest (Berry-Test), quantitativ mit der Säulenchromatographie untersucht werden. Im Blutausstrich sieht man Lymphozyten- und Granulozytengranula (Alder-Reillysche Granulationen). Die Mukopolysaccharidosen (bis auf den Typ II) werden autosomal rezessiv vererbt. Eine pränatale Diagnose ist möglich. Die bekannteste Form, die Pfaundler-Hurlersche Krankheit, soll hier ausführlicher besprochen werden.

Pfaundler-Hurlersche Krankheit

Die Kinder sind bei Geburt und in den ersten Lebensmonaten unauffällig. Erste Symptome sind häufig rezidivierende Infektionen, großer Kopf und vergröberte Gesichtszüge. Das Vollbild entwickelt sich im 2. Lebenshalbjahr. Dazu gehört Minderwuchs mit großem Kopf, kurzem Hals, gedrungenem Rumpf, relativ langen Armen und breiten tatzenförmigen Händen. Charakteristisch sind auch Hyperostose der Sagittalnaht, eingezogene Nasenwurzel und Hypertelorismus (weiter Augenabstand). Die Rippen sind ruderblattartig verbreitert, und es kann sich eine Kyphose mit Gibbus ausbilden. Die Finger-, Ellenbogen- und Kniegelenke sind verdickt und in ihrer Bewegung eingeschränkt. Die Patienten stehen in halbgeduckter Stellung. Röntgenologisch erkennt man eine langgezogene flache Sella, keilförmige Wirbelkörperdeformierungen, plumpe und gebogene Extremitätenknochen, unregelmäßig begrenzte Epiphysen und eine Zukkerhutform der Phalangen (Dysostosis multiplex). Neben diesen ossär bedingten Veränderungen sind auch Haut, Bindegewebe und lymphatisches Gewebe erheblich verdickt. Die Lippen sind wulstig, die Augenbrauen kräftig, die

Tab. 7. Mukopolysaccharidosen.

Krankheit	Enzymdefekt	Symptome	Mukopolysaccharide im Urin
Typ I–H (Pfaundler-Hurler)	α-L-Iduronidase	Skelettdysplasie, geistige Retardierung oder Demenz, Hornhauttrübungen	Dermatansulfat, Heparansulfat
Typ I–S (Scheie)	α-L-Iduronidase (spezifisch für Dermatansulfat)	Mildeste Form, Hornhauttrübungen, Intelligenz normal	Dermatansulfat
Typ II (Hunter)	Sulfoiduronatsulfatase	Wie Typ I, aber mildere Symptomatik, keine Hornhauttrübung, Vererbung X-chromosomal rezessiv	Dermatansulfat, Heparansulfat
Typ III (Sanfilippo)	Typ A: Sulfamidase, Typ B: N-Azetylglukosaminidase, Typ C: Azetyl-CoA-Glukosaminid-Azetyltransferase, Typ D: N-Azetyl-Glukosamin-6-Sulfatsulfatase	Hochgradige Demenz, Minderwuchs, geringe Skelettdysplasie, meist keine Hornhauttrübung	Heparansulfat
Typ IV (Morquio)	N-Azetyl-Galaktosamin-6-Sulfatsulfatase oder β-Galaktosidase	Schwere Skelettdysplasie, Hornhauttrübungen möglich, Intelligenz normal	Keratansulfat
Typ VI (Maroteaux)	Arylsulfatase B (N-Azetyl-Galaktosamin-4-Sulfatsulfatase)	Skelettdysplasie, Minderwuchs, Intelligenz meist normal	Dermatansulfat
Typ VII (Sly)	β-Glukuronidase	Wie Typ I (Schweregrad verschieden)	Chondroitin-4,6-Sulfat

und Milz sind vergrößert, die Hornhaut ist getrübt. Taubheit ist häufig. Durch Verdickung des Myo- und Endokards kommt es zu Klappen- und Gefäßveränderungen, durch Verdickung der Dura und Leptomenix zum Hydrozephalus. Der Zerebralschaden ist progredient. Die Kinder sterben meist um das 10. Lebensjahr. Es gibt auch eine mildere Verlaufsform (Scheie-Krankheit, Typ I S), bei der infolge einer vorhandenen Restaktivität der α-L-Iduronidase eine Demenz fehlt. Eine kausale Therapie ist nicht bekannt. Symptomatisch behandelt man den Hydrozephalus durch eine Shuntoperation, die Krämpfe durch Antikonvulsiva, die Erethie durch Sedativa und die Atembehinderung durch Adenotomie und Tonsillektomie.

c) Andere lysosomale Speicherkrankheiten

In Tab. 8 sind andere lysosomale Speicherkrankheiten aufgeführt, die weder zu den Sphingolipidosen noch zu den Mukopolysaccharidosen gehören. Die Speichersubstanzen sind teils Oligosaccharide, teils andere Substanzen (Sulfatide, Aspartylglukosamin). Beim Multiple-Sulfatasen-Mangel sind mehrere Enzyme betroffen, wahrscheinlich weil sie eine gemeinsame Polypeptidkette haben, welche defekt ist. Bei der Mukolipidose II und III fehlen die lysosomalen Enzyme in den Zellen, die charakteristische Einschlußkörper enthalten, sind aber im Serum in höherer Konzentration nachweisbar. Dabei liegt ein in-

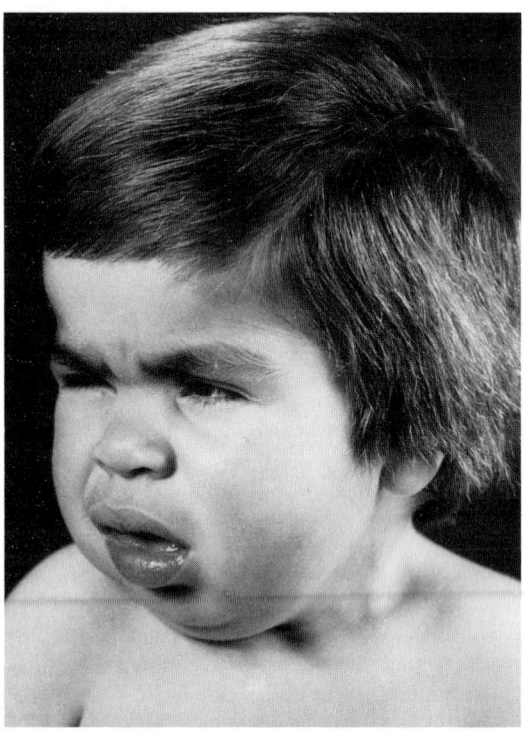

Abb. 7. Pfaundler-Hurlersche Krankheit: typischer Gesichtsausdruck.

Zunge verdickt, der Mund steht offen, und die Nasenlöcher sind weit (Abb. 7). Das hyperplastische Gewebe des Nasen-Rachen-Raumes bedingt ständigen Schnupfen und schnarchende Atmung. Ein Nabel- und Leistenbruch sind häufig. Leber

Tab. 8. Andere lysosomale Speicherkrankheiten.

Krankheit	Enzymdefekt	Symptome	Urinbefund
Mukolipidose I (Sialidose)	Glykoprotein-Sialidase	Hurler-ähnlich, Hornhauttrübungen, kirschroter Fleck	Sialidinsäurehaltige Oligosaccharide
Mukolipidose II (I-cell-disease)	N-Azetyl-Glukosamin-Phosphotransferase	Hurler-ähnlich, Gingivahyperplasie, oft Hüftgelenksluxation, charakteristische Zelleinschlußkörper (inclusions)	Sialyl-Oligosaccharide
Mukolipidose III (Pseudo-Hurler)	N-Azetyl-Glukosamin-Phosphotransferase	Symptome leichter, Verlauf langsamer als bei Mukolipidose II	Sialyl-Oligosaccharide
Multiple-Sulfatasen-Mangel	Arylsulfatase A, B, C	Wie bei metachromatischer Leukodystrophie (s. S. 570), zusätzlich Ichthyosis und Knochenveränderungen	Heparansulfat, Sulfatide
Mannosidose	α-Mannosidase	Hepatosplenomegalie, Dysostosis multiplex, Demenz	Mannosehaltige Oligosaccharide
Aspartylglukosaminurie	Aspartylglukosaminidase	Demenz, grobe Gesichtszüge, z. T. Skelettdysplasie	Aspartylglukosamin

trazellulärer Transportdefekt oder eine mangelnde Aufnahme in die Lysosomen vor. Die Zystinose (s. S. 34) gehört ebenfalls zu den lysosomalen Speicherkrankheiten.

8. Peroxisomale Krankheiten

Peroxisomen sind elektronenoptisch nachweisbare Zellorganellen, welche Peroxidasen, Katalase und andere Enzyme enthalten. Sie sind an zahlreichen Stoffwechselprozessen beteiligt und u. a. verantwortlich für die β-Oxidation der sehr langkettigen Fettsäuren, für die Biosynthese von Äther-Phospholipiden (Plasmalogenen) und Gallensäuren sowie die Metabolisierung von Cholesterin, Prostaglandinen und Polyaminen.

Die peroxisomalen Störungen sind eine Reihe von erblichen Krankheiten, die in 3 Gruppen eingeteilt werden können:

Gruppe 1: Die Peroxisomen (Organellen) fehlen oder sind in der Zahl stark vermindert. Daher sind alle peroxisomalen Funktionen betroffen. Beispiele: Zellweger-Syndrom und neonatale Adrenoleukodystrophie.

Gruppe 2: Die Peroxisomenzahl ist normal. Durch die gestörte Bildung eines peroxisomalen Enzymproteins ist nur eine peroxisomale Funktion betroffen. Beispiel: X-chromosomal vererbte Adrenoleukodystrophie.

Gruppe 3: In dieser Gruppe sind mehrere (aber nicht alle) peroxisomalen Funktionen betroffen. Die Zahl der Peroxisomen ist normal, ihre Struktur verändert. Beispiel: rhizomele Chondrodysplasia punctata.

a) Zellweger-Syndrom

Synonym: Zerebrohepatorenales Syndrom. Autosomal rezessive Vererbung.

Symptome: Rechteckiges, flaches Gesicht mit hoher Stirn und Epikanthus, schwere allgemeine Muskelhypotonie, Hepatomegalie mit Ikterus (infolge progressiver Leberfibrose), Augenanomalien (Katarakt, Glaukom, Hornhauttrübungen u. a.), sonographisch nachweisbare Nierenzysten. Tod meist in den ersten 6 Lebensmonaten. In den Zellen aller Organe fehlen die Peroxisomen oder sind vermindert. Im Plasma sind die sehr langkettigen Fettsäuren stark vermehrt.

b) X-chromosomal vererbte Adrenoleukodystrophie

Ätiologie und Pathogenese: X-chromosmale rezessive Vererbung, singulärer Enzymdefekt (Fehlen der Lignoceroyl-CoA-Ligase in den Peroxisomen). Speicherung von sehr langkettigen Fettsäuren (u. a. als Cholesterinester) in Nebennieren, Gehirn und Hoden sowie Demyelinisierung des ZNS.

Krankheitsbeginn meist zwischen dem 4. und 8. Lebensjahr mit neurologischen Symptomen (Intelligenzverminderung, Seh- und Hörstörungen, Krämpfe, Ataxie, spastische Lähmungen), oft auch Zeichen der Nebenniereninsuffizienz.

Diagnose: Kraniales MRT (charakteristische Veränderungen der weißen Substanz), Nachweis sehr langkettiger Fettsäuren im Plasma in stark erhöhter Konzentration, typische Werte für ACTH und Kortisol im Plasma (s. S. 537).

Therapie der neurologischen Störungen: symptomatisch, der Nebenniereninsuffizienz durch Hormonsubstitution (s. S. 537). Meist chronischer Verlauf mit Tod ½–10 Jahre nach Erstmanifestation. Diät erfolglos. Therapeutischer Versuch durch Verabreichung von Lorenzo-Öl (Mischung verschiedener ungesättigter Fettsäuren) möglich (zur Synthesehemmung der sehr langkettigen Fettsäuren).

c) Rhizomele Chondrodysplasia punctata

Strukturdefekt der Peroxisomen mit multiplen peroxisomalen Funktionsausfällen. Autosomal rezessive Vererbung. Disproportionaler Minderwuchs mit Verkürzung der proximalen Teile der Extremitäten, Gelenkkontrakturen, starke mentale Retardierung. Röntgenologisch kalkspritzenartige Verkalkungen im wachsenden Knorpel im Epiphysenbereich. In den Erythrozyten findet man abnorm niedrige Plasmalogenkonzentrationen. Kultivierte Hautfibroblasten zeigen eine verminderte Plasmalogensynthese und Anhäufung von Phytansäure, aber eine normale β-Oxidation der sehr langkettigen Fettsäuren.

9. Wilsonsche Krankheit

Synonyma: Hepatolentikuläre Degeneration.

Definition: Es handelt sich um eine Kupferstoffwechselstörung, bei der Kupfer in Leber,

Gehirn, Nieren und Kornea gespeichert wird. Der primäre genetische Defekt liegt wahrscheinlich in der Leber. Dabei ist der Einbau von Kupfer in Zäruloplasmin gestört.

Ätiologie und Pathogenese: Kupfer aus der Nahrung wird normalerweise im Darm resorbiert, an Serumalbumin spezifisch gebunden und vom Lebergewebe fast vollständig aufgenommen. Während der Synthese von Zäruloplasmin wird Kupfer in dieses Protein eingebaut, ins Blut abgegeben und z. T. im Urin ausgeschieden. Ein zweiter Weg ist die Exkretion von Kupfer mit der Galle in das Darmlumen. Der Defekt bei der Wilsonschen Krankheit ist noch nicht vollständig geklärt. Durch Laboruntersuchungen sind folgende Pathomechanismen am wahrscheinlichsten:
▶ In der Leber ist der Einbau des Kupfers in Zäruloplasmin gestört, während die Proteinsynthese normal ist.
▶ Es besteht eine erheblich verzögerte biliäre Exkretion von Kupfer.

Wegen Überladung der Leber mit Kupfer und Sättigung der Bindungsstellen wird das Metall immer langsamer von der Leber aufgenommen. Im Serum ist das enzymatisch aktive und immunreaktive Zäruloplasmin erniedrigt, welches in der α_2-Fraktion der Serumglobuline vorkommt, während das nicht an Zäruloplasmin gebundene Kupfer erhöht und für die Speicherung in anderen Organen sowie für die vermehrte Harnausscheidung verantwortlich ist. Durch die Kupferspeicherung kommt es in der Leber zu Nekrose, Fibrose und Zirrhose. Später lagert sich Kupfer in Basalganglien und Linsenkernen des Gehirns ab, wo Zellnekrosen entstehen. Kupfer wird auch in den Tubuluszellen der Nieren und der Descemetschen Membran der Kornea gespeichert.

Vorkommen: Die Krankheit wird autosomal rezessiv vererbt. Die Häufigkeit dürfte 1 : 100 000 sein, woraus sich eine Heterozygotenfrequenz von 1 : 500 errechnet. Die Heterozygoten sind gesund, zeigen aber eine Reihe von biochemischen Anomalien.

Symptome: Erste Hinweise auf eine Wilsonsche Krankheit können bei 4jährigen Kindern auftreten. In der Regel manifestiert sich die Krankheit erst später. Bei Kindern beobachtet man zuerst Symptome von seiten der Leber. Unbehandelt kann sich eine Leberzirrhose mit Aszites und Ösophagusvarizen entwickeln. Bei jeder chronischen Hepatitis muß eine Wilsonsche Krankheit ausgeschlossen werden. Charakteristisch ist der Kayser-Fleischersche Kornealring, ein blau-grün-gelblicher Ring am Hornhautrand, der durch Ablagerung von Kupfer in der Descemetschen Membran zustandekommt. Zu Beginn ist er nur mit der Spaltlampe nachweisbar und fehlt nie, wenn neurologische Symptome vorhanden sind. Zerebrale Symptome sind extrapyramidale Störungen (Rigor, Tremor, Choreoathetose, Gangstörung, Maskengesicht, Speichelfluß, Dysphagie, Dysarthrie), Stimmungslabilität, Mutismus, Demenz und selten Hemiparese, Krämpfe und Koma. Die seelischen Störungen können einer Schizophrenie ähneln. Die Nierenveränderungen kommen relativ spät. Zunächst bemerkt man eine Glukosurie und Proteinurie, ehe das Vollbild des Fanconi-Syndroms (s. S. 34) mit sekundären Knochenveränderungen auftritt. Im Kindesalter kann die Krankheit mit einer akuten hämolytischen Krise beginnen, lange bevor Störungen der Leber und des ZNS auftreten. Da in solchen Krisen hohe Serumspiegel des nicht an Zäruloplasmin gebundenen Kupfers gefunden werden, vermutet man als auslösende Ursache eine plötzliche Ausschüttung von Kupfer aus den überladenen Organen.

Diagnose: Die Diagnose wird durch Nachweis des erhöhten Kupfergehaltes in der Leber gesichert. Beim Neugeborenen und jungen Säugling ist das Zäruloplasmin im Serum noch normal und später in 90% aller Fälle erniedrigt. Beim Vollbild der Krankheit ist die Kupferausscheidung im Urin erhöht; im Anfang kann sie noch normal sein. Allerdings steigt sie dann oft nach Gabe von D-Penicillamin an. Eine Zäruloplasminerniedrigung im Serum und erhöhte Kupferausscheidung im Urin gibt es auch bei Leberzirrhose anderer Ursache.

Verlauf und Prognose hängen vom Zeitpunkt des Behandlungsbeginns und vom Schweregrad ab. Frühdiagnose und frühe Therapie sind aber meist nur bei Geschwistern von Erkrankten möglich, wodurch Krankheitserscheinungen weitgehend verhindert werden können.

Therapie: Medikament der Wahl ist D-Penicillamin, ein Chelatbildner, der abgelagertes Kupfer mobilisiert und nach Komplexbildung zur Harnausscheidung bringt. Die Wirksamkeit der Behandlung kann durch Kupferbestimmung im Urin kontrolliert werden. Da D-Penicillamin als Antimetabolit von Pyridoxin (Vitamin B_6) wirkt, ist eine entsprechende Substitution notwendig. Außerdem gibt man oral Biometalle, da Penicillamin nicht nur Kupfer, sondern auch andere

Spurenelemente bindet. Bei D-Penicillaminintoleranz (mit Immunkomplexnephritis, systemischem Lupus erythematodes oder hämolytischer Anämie) wendet man als Chelatbildner Triäthylentetramin an. Diätetisch ist besonders auf die Vermeidung stark kupferhaltiger Nahrungsmittel, wie Schokolade, Nüsse, Pilze und Leber, zu achten. Wenn das Leitungswasser einen erhöhten Kupfergehalt hat, muß entionisiertes Wasser verwendet werden. Zinksalze hemmen die Resorption von Kupfer.

Zusammenfassung: Die Wilsonsche Krankheit ist eine angeborene chronisch-progrediente Störung im Kupferstoffwechsel mit Kupferspeicherung in Leber, Gehirn, Niere und Kornea. Meist ist der Zäruloplasminspiegel im Serum erniedrigt und die Kupferausscheidung im Harn erhöht. In der Adoleszenz und im frühen Erwachsenenalter entwickeln sich eine Leberzirrhose und neurologische Störungen, welche durch D-Penicillaminbehandlung gebessert und bei frühzeitiger Erkennung teilweise oder völlig verhindert werden können.

10. Menkes-Syndrom

Das Menkes-Syndrom (Kinky-hair-Syndrom) wird X-chromosomal rezessiv vererbt.

Der Basisdefekt scheint eine abnorme Kupferbindung in bestimmten Geweben, auch in der Darmmukosa zu sein, so daß die intestinale Kupferresorption vermindert ist.

Es entwickeln sich infolge der mangelnden Aktivität kupferhaltiger Enzyme neurologische Symptome, wie Krämpfe, Lethargie, fehlende Mimik, sowie charakteristische Veränderungen der Haare, die spärlich, depigmentiert, struppig, wie gezwirnt (kinky) sind und sich wie Stahlwolle anfühlen. Unter dem Mikroskop erscheint das Haar gedreht und brüchig mit ausgefaserten Enden (Pili torti). Häufig besteht eine seborrhoische Dermatitis. Andere Symptome sind langsame Gewichtszunahme, Hypothermie und Infektionsanfälligkeit. Röntgenologisch findet man skorbutähnliche Knochenveränderungen. Zäruloplasmin und Kupfer sind im Serum vermindert. In kultivierten Hautfibroblasten ist der Kupfergehalt erhöht. Zur Therapie eignet sich Kupferhistidinat s. c., das die Blut-Hirn-Schranke passiert. Ohne Behandlung tritt meist im 2. oder 3. Lebensjahr der Tod ein. Bei der Autopsie findet man in dem zu kleinen Gehirn zahlreiche zerebrale und zerebellare Degenerationsherde. Bei gesunden Anlageträgern ist der Zäruloplasmingehalt im Blut teilweise mäßig erniedrigt, der Kupfergehalt in Hautfibroblasten manchmal erhöht. Eine pränatale Diagnose durch Amniozentese ist möglich.

11. Lesch-Nyhan-Syndrom

Synonym: Kongenitale Hyperurikämie.

Definition: Es handelt sich um einen X-chromosomal rezessiv vererbten Enzymdefekt im Purinstoffwechsel mit Hyperurikämie, geistiger Retardierung und Autoaggressionen.

Ätiologie und Pathogenese (Abb. 8): Durch die fehlende Aktivität der Hypoxanthin-Guanin-Phosphoribosyl-Transferase wird die Bildung von Guanosinmonophosphat und Inosinmonophosphat aus Hypoxanthin und Guanin blockiert. Dadurch entfällt die hemmende Wirkung dieser Nukleotide auf die Purin-de-novo-Synthese. Biochemisches Korrelat ist eine erhöhte Konzentration an Phosphoribosyl-1-Pyrophosphat und verstärkte Produktion von Hypoxanthin, Xanthin und Harnsäure. Harnsäure fällt wegen seiner schlechten Löslichkeit im Urin aus. Die Hyperurikämie ist nicht die Ursache des Zerebralschadens; seine Pathogenese ist ungeklärt. Möglicherweise ist die Nucleotidsynthese im Gehirn gestört.

Symptome: Die Kinder fallen ab 3. Lebensmonat durch eine Zerebralparese auf. Es entwickeln sich zunehmende Spastik mit Opisthotonus, Choreoathetose, geistige Retardierung und Krämpfe. Ab 2. Lebensjahr werden Autoaggressionen beobachtet, die in der Selbstverstümmelung von Lippen und Fingern bestehen. Seit der frühen Säuglingszeit sind die urinnassen Windeln durch orangefarbene Kristalle verfärbt. Harnsäuresteine, Hämaturie und Harnwegsinfektionen treten erst bei älteren Kindern auf. Gichttophi und Gichtarthritis kommen – wenn überhaupt – erst bei Jugendlichen und Erwachsenen vor. Das Krankheitsbild kann sehr variieren.

Diagnose: Die Harnsäure im Serum ist meist auf Werte über 540 µmol/l (9 mg/dl) erhöht, die Harnsäureausscheidung mit dem Urin auf das 5fache gesteigert. Die Hypoxanthin-Guanin-

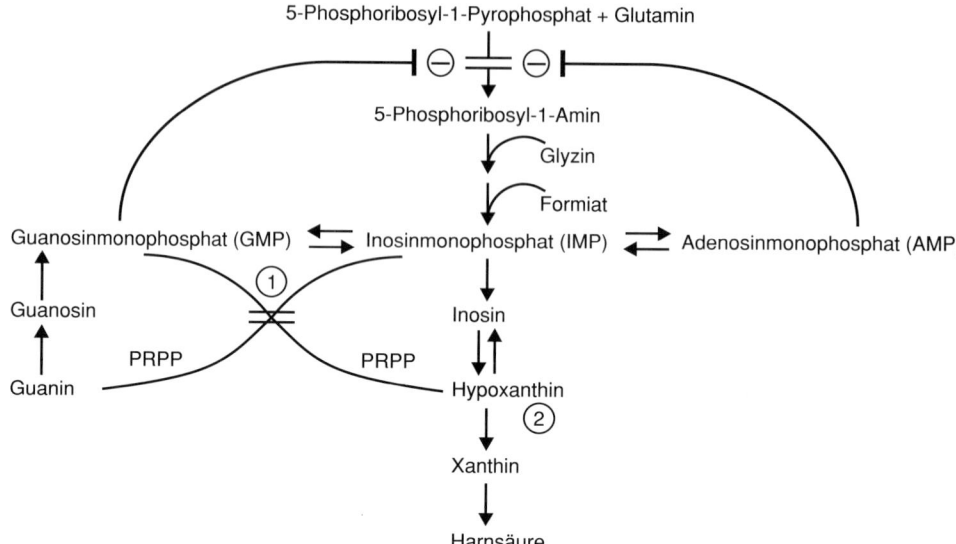

Abb. 8. Vereinfachtes Schema des Purinstoffwechsels. 1 = Hypoxanthin-Guaninphosphoribosyl-Transferase, 2 = Xanthinoxydase (gehemmt durch Allopurinol). ⊖ = Feedbackhemmung. Abkürzung: PRPP = 5-Phosphoribosyl-1-Pyrophosphat.

Phosphoribosyl-Transferase ist in Erythrozyten und Fibroblasten meßbar. Bei der klassischen Form ist die Aktivität null. Es gibt aber auch leichtere Erkrankungen durch vorhandene Restenzymaktivität oder bei Varianten mit veränderten Enzymeigenschaften. Die heterozygoten Mütter haben in Hautfibroblasten 50% der normalen Aktivität. Eine pränatale Diagnose ist möglich.

Therapie: Durch den Xanthinoxydase-Hemmer Allopurinol wird der Harnsäurespiegel gesenkt und die Harnsäureausscheidung reduziert. Durch ausreichende Flüssigkeitszufuhr und Harnalkalisierung muß verhindert werden, daß sich Xanthin-Steine bilden. Der Zerebralschaden ist medikamentös nicht zu verhindern.

Durch Extraktion der Milchzähne kann das Zerbeißen der Lippen verhindert werden. Bei älteren Patienten läßt die Selbstverstümmelungstendenz allmählich nach.

12. Hyper- und Hypolipoproteinämien

In der Gruppe der primären (hereditären) Hyperlipoproteinämien ist am häufigsten die **familiäre Hypercholesterinämie** (Hyperlipoproteinämie Typ IIa). Sie zeigt sich bereits im Säuglingsalter durch ein erhöhtes LDL/HDL-Verhältnis (Low Density Lipoproteins: High Density Lipoproteins) und eine erhöhte Konzentration von Apolipoprotein B. Das Serum ist klar, der Triglyzeridgehalt gewöhnlich normal. Die Hypercholesterinämie ist bei Homozygoten (>6 g/l) erheblich stärker als bei Heterozygoten (2,5 g/l). Bei einer Homozygotie von 1:1 Million errechnet sich eine Heterozygotie von 1:500. Die **Pathogenese** der autosomal dominant vererbten Krankheit ist weitgehend geklärt.

Der Basisdefekt ist ein Fehlen oder eine Verminderung der in der Zellmembran lokalisierten Rezeptoren für die Aufnahme und den nachfolgenden Abbau von LDL in der Zelle.

So gelangt zu wenig Cholesterin ins Zellinnere, wo die endogene Cholesterinsynthese durch die Cholesterinkonzentration reguliert wird. Die familiäre Hypercholesterinämie ist demnach die Folge einer Fehlregulation.

Bei **Homozygoten** kommt es häufig schon im Kindesalter zu multiplen Haut- und Sehnenxanthomen, Xanthelasmen, Arcus lipoides (Abb. 9) und zu einer Atheromatose mit Koronarsklerose. Der Tod an Herzinfarkt kann bei Homozygoten bereits im 2. Lebensjahrzehnt, bei Heterozygoten vor dem 50. Jahr eintreten. **Heterozygote** fallen im 2. Lebensjahrzehnt durch Sehnenxanthome auf (vor allem an der Achillessehne und an den Sehnen der Handstrecker). Ein selektives Screening (mit Plasmauntersuchung auf Gesamtcholesterin, LDL- und HDL-Cholesterin sowie Triglyzeride) ist sinnvoll bei typischer Familienanamnese (vorzeitige Gefäßerkrankung, früher Herzinfarkt oder Xanthome bei Eltern oder Großeltern) und bei kindlichen Xanthomen.

Differentialdiagnostisch ist die familiäre Hypercholesterinämie von anderen Hyperlipidämien (Tab. 9) zu trennen.

Als **Therapie** ist eine cholesterinarme Ernährung ratsam (keine Eier, keine Milchprodukte, keine Innereien), die wenig gesättigte Fettsäuren und viele ungesättigte Fettsäuren enthält. Cholestyramin senkt bei Hetero- und Homozygoten den Cholesterinspiegel, indem es Gallensäuren bindet und damit die Resorption von Cholesterin hemmt. Außerdem wird das Cholesterin in der Leber vermehrt in Gallensäure umgewandelt, und die LDL-Rezeptoren in der Leber werden induziert. Da durch Cholestyramin auch fettlösliche Vitamine und Folsäure schlecht resorbiert werden, müssen diese evtl. substituiert werden. Weitere, den Cholesterinspiegel senkende Medikamente sind Colestipol, Nikotinsäure, Clofibrat, Sitosterin u. a. Bei Homozygoten kann regelmäßig eine Plasmapherese (zur Entfernung von LDL) durchgeführt werden. Auch eine Lebertransplantation kann erfolgreich sein.

Beim **familiären Lipoprotein-Lipasemangel** (Hyperlipoproteinämie Typ I) ist die durch i. v. Heparingabe freisetzbare Lipaseaktivität zu niedrig.

Das natürliche Substrat dieses extrahepatischen Enzyms sind die Neutralfette in den Chylomikronen, so daß bei Enzymmangel das Serum durch Persistieren der Chylomikronen milchig-trübe aussieht und einen stark erhöhten Triglyzeridgehalt hat. Der Cholesteringehalt im Serum ist nur leicht erhöht. Die Lipoproteinelektrophorese zeigt eine breite Chylomikronenbande. Der familiäre Lipoprotein-Lipasemangel wird autosomal rezessiv vererbt. Das klinische Korrelat sind anfallsweise auftretende Bauchschmerzen infolge einer Pankreatitis, die oft von Fieber und Leukozytose begleitet werden. Manchmal findet man auch eine leichte Hepatosplenomegalie, eine Lipaemia retinalis und Xanthome im Gesicht, an der Streckseite der Extremitäten oder an den Schleimhäuten (besonders im Mund). Die abdominellen Beschwerden und die Xanthome verschwinden unter einer fettarmen Kost unter Bevorzugung von mittelkettigen Triglyzeriden, die nicht an Chylomikronen gebunden werden. Eine vorzeitige Arteriosklerose ist nicht zu befürchten.

Der familiäre Lipoprotein-Lipasemangel ist zu unterscheiden von der **familiären Hypertriglyzeridämie** mit erhöhtem VLDL-Spiegel im Plasma, bei der im Gegensatz zum Lipoprotein-Lipasemangel die i. v. Injektion von Heparin die Lipaseaktivität im Plasma erhöht, und von den anderen Hyperlipidämien, bei denen auch die Triglyzeride erhöht sind (Tab. 9). Auch bei der Tangierschen Krankheit (s. u.) sind die Triglyzeride im Plasma stark vermehrt.

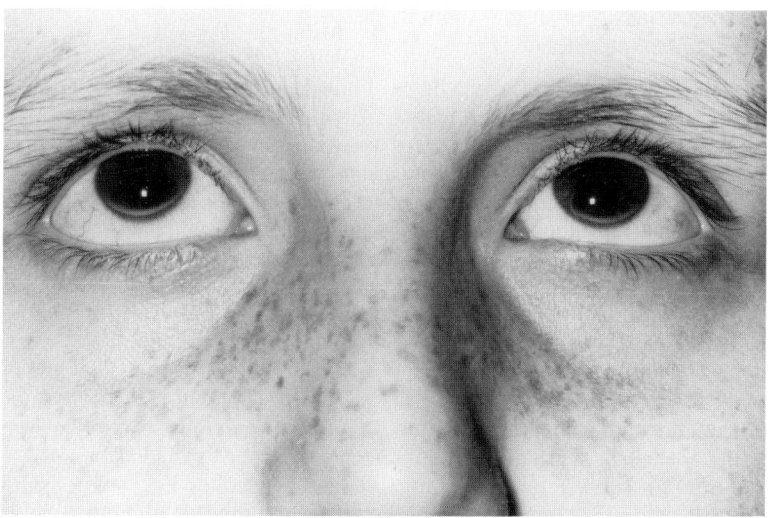

Abb. 9. Arcus lipoides.

Tab. 9. Differentialdiagnose wichtiger primärer Hyperlipidämien.

Krankheit	Häufigkeit	Defekt	Erhöhte Lipide	Symptome
Lipoprotein-Lipase-mangel (Typ I)	1:6000	ApoC-II-Mangel	Triglyzeride (Chylomikronen ↑)	Xanthome, Pankreatitis
Familiäre Hypercholesterinämie (Typ IIa)	1:1 Mill. (Homozygote)	LDL-Rezeptor-defekt	Cholesterin (LDL)	Xanthome, Atheromatose
Familiäre kombinierte Hyperlipidämie (Typ IIb)	1:100	Überschuß an VLDL oder Apoprotein LDL-B	Cholesterin (besonders VLDL), Triglyzeride (bei Erwachsenen, gering bei Kindern)	Koronarsklerose
Familiäre Dysbetalipoproteinämie (Typ III)	Sehr selten	Abnorme Lipoproteine (β-VLDL)	Cholesterin, Triglyzeride	Xanthome (besonders Handflächen), Atheromatose
Familiäre Hypertriglyzeridämie (Typ IV)	1:400	Unbekannt	Triglyzeride (VLDL ↑)	Glukoseintoleranz, Hyperurikämie

Daneben gibt es die **sekundären Hyperlipidämien** bei verschiedenen Krankheiten. Eine Triglyzeridvermehrung kommt vor z. B. beim Diabetes mellitus, bei intrahepatischer Cholestase, bei Nierenkrankheiten, Glykogenspeicherkrankheit (Typ Ia) und nach Einnahme bestimmter Medikamente (orale Kontrazeptive, Kortikosteroide, Thiazide u. a.). Sekundäre Cholesterinerhöhungen beobachtet man häufig bei Hypothyreose, nephrotischem Syndrom und angeborener Gallengangsatresie.

Bei den hereditären Hypolipoproteinämien unterscheidet man die **Abetalipoproteinämie** (Fehlen des Apo B, Akanthozytose, s. S. 461) und die **Analphalipoproteinämie** (Tangiersche Krankheit), bei welcher stark erniedrigte ApoA-I-Spiegel und HDL im Plasma gefunden werden.

Das Apoprotein ApoA-I wird zwar in Darmzellen gebildet, aber im Plasma rasch abgebaut. Die Tangiersche Krankheit geht mit Speicherung von Cholesterinestern im RES, in den Tonsillen, in peripheren Nerven und in der Hornhaut einher; im Knochenmark und in Hautbiopsaten finden sich Schaumzellen. Die in der Kindheit beginnende Krankheit äußert sich durch eine Vergrößerung der orange- oder graufarbenen Tonsillen, manchmal auch durch eine Hepatosplenomegalie und Lymphknotenschwellungen sowie eine periphere Neuropathie. Bei Erwachsenen kann sich eine Koronararterienerkrankung entwickeln. Im Serum sind Gesamtcholesterin und HDL erniedrigt, Triglyzeride erhöht, selten normal. Eine fettarme Diät kann die Bildung abnormer Lipoproteine einschränken.

13. Diabetes mellitus Typ I

Definition: Der im Kindesalter vorkommende Diabetes mellitus vom Typ I (insulinabhängiger Diabetes) ist teilweise genetisch determiniert. Exogene und endogene Faktoren wirken bei der Auslösung mit. Wegen der Zerstörung der insulinproduzierenden Betazellen im Pankreas ist immer eine Insulintherapie nötig. Während die durch Insulinmangel bedingten Stoffwechselveränderungen die gleichen sind wie beim insulinunabhängigen Erwachsenendiabetes vom Typ II, unterscheiden sich Verlauf, Therapie und Prognose erheblich.

Ätiologie: Die auf dem kurzen Arm des Chromosoms 6 lokalisierte wichtigste Histokompatibilitätsregion des Menschen (HLA) spielt bei der Ätiologie des Typ-I-Diabetes eine Rolle. In 90% werden die Leukozytenantigene HLA-DR 3 und/oder HLA-DR 4 gefunden. In der Kombination erhöht sich das Risiko, an einem Typ-I-Diabetes zu erkranken, um das 20–40fache. Mit dem Typ-I-Diabetes negativ korreliert ist HLA-DR 2; Menschen mit diesem HLA-Typ erkranken seltener als die Gesamtpopulation. Wahrscheinlich umfaßt der Typ-I-Diabetes zwei verschiedene Grundkrankheiten. Bei Patienten mit HLA-DR 3 (meist gekoppelt mit HLA-B 8) findet man im Blut häufig Immunkomplexe und persistierende Inselzellantikörper, während bei HLA-DR 4 familiäre Belastung, frühes Erkrankungsalter und proliferative Retinopathie gehäuft vorkommen. Da sich bei eineiigen Zwillingen der Typ-I-Diabetes oft nur bei einem Zwilling manifestiert, müssen noch andere Faktoren eine Rolle spielen. Offenbar haben bestimmte Virusinfektionen und Autoimmunvorgänge bei Menschen, die aufgrund ihrer Erbinformation (HLA) empfänglich sind, einen Einfluß. Bei bald nach Erkrankungsbeginn verstorbenen Patienten sprechen lymphozytäre Infiltrate im Pankreas mit Nekrose der Betazellen und Fibrosierung für eine entzündliche Genese. Auch die Häufung von Erstmanifestationen im Herbst und Winter scheint die Abhängigkeit von Infektionen zu belegen. Vor allem Coxsackie-B4-Viren, Mumps-, Röteln-, Masern- und Influenzaviren besitzen im Tierversuch und in Betazellkulturen des Menschen einen Zytotropismus. Deshalb beginnt der Typ-I-Diabetes häufig nach Mumps, Röteln und einer Coxsackie-B4-Virusinfektion.

Der dritte Faktor in der Ätiologie sind zelluläre und humorale Autoimmunreaktionen gegen endokrines Pankreasgewebe. Sowohl im Blut als auch auf der Oberfläche von Inselzellen lassen sich Autoantikörper nachweisen.

Die **Pathogenese** des Typ-I-Diabetes unterscheidet sich nicht von der des Typ-II-Diabetes. Infolge Insulinmangels sind der Glukose-, Fett- und der Aminosäurenstoffwechsel gestört. Während der Extrazellularraum mit Glukose überschwemmt wird, herrscht intrazellulär ein Glukosemangel vor (bei Mobilisierung von Fett und Eiweiß). Der Körper versucht die überflüssige Glukose aus der Extrazellularflüssigkeit zu eliminieren, was nur durch gesteigerte Diurese möglich ist. Dabei gehen erhebliche Mengen von Elektrolyten verloren. Wenn bei Erstmanifestation ein Koma eintritt, besteht eine hypertone Dehydratation. Im Blut sind Glukose, Kalium, Azetessigsäure und β-Hydroxybuttersäure (Ketone) erhöht, während Standardbikarbonat und pH-Wert erniedrigt sind. Im Urin werden Glukose und Ketonkörper in hoher Konzentration gefunden.

Vorkommen: In der Bundesrepublik Deutschland erkrankt 1 von 1000 Kindern unter 17 Jahren an Diabetes mellitus. 5–10% aller erwachsenen Diabetiker haben einen Typ-I-Diabetes.

Symptome: Im Gegensatz zum Typ-II-Diabetes manifestiert sich der Typ-I-Diabetes meist plötzlich im Verlauf einer fieberhaften Infektion. Anamnestisch weisen Polydipsie mit Polyurie, Pollakisurie und sekundäre Enuresis nocturna auf die Krankheit hin. Besorgniserregend für die Eltern sind die starke Abmagerung und Ermüdbarkeit des Kindes (trotz Heißhunger und Polyphagie). Bei älteren Kindern fallen die Schulleistungen ab. Wird die Diagnose in diesem Stadium nicht gestellt, kommen die Kinder ins Präkoma; dabei findet man Schläfrigkeit und als Zeichen der Exsikkose trockene Schleimhäute und eingesunkene Augäpfel sowie Wangenrötung, Azetongeruch der Ausatmungsluft und vertiefte Atmung (infolge der metabolischen Azidose). Häufig sind im Beginn auch Übelkeit, Erbrechen und starke Bauchschmerzen (Pseudoperitonitis diabetica). Zum Unterschied von einer akuten Appendizitis fehlen meist Fieber und toxische Granulationen der Granulozyten im Blutbild; dagegen ist die Leukozytenzahl stärker erhöht als bei einer Appendizitis, und nach Azidoseausgleich tritt rasch eine Besserung ein. Im Koma sind alle Symptome stärker ausgeprägt.

Verlauf: Nach Erstmanifestation kommt jedes Kind mit einem Typ-I-Diabetes in eine **Remissionsphase,** in der noch eine Restsekretion von Insulin besteht (C-Peptidausscheidung im Harn fast normal). Sie kann Wochen, Monate und Jahre dauern und darf Arzt, Eltern und Patienten nicht dazu verleiten, eine Heilung der Krankheit anzunehmen. Durch geringe Insulingaben (2 E tgl.) kann diese Phase verlängert werden. Bei kompletter Inselzellinsuffizienz schließt sich die für den Typ-I-Diabetes charakteristische **labile Phase** an. Sie ist allerdings im Vergleich zur **Pubertätsphase** noch relativ stabil. In der Pubertät verschlechtert sich die Stoffwechsellage erheblich, bedingt durch den Wachstumsschub und die sexuelle Reifung. Nach der Pubertät wird die Stoffwechsellage bei konstantem Insulin- und Kalorienbedarf wieder stabiler.

Komplikationen: Bei jeder interkurrenten Infektion ist der Insulinbedarf erhöht, und die Kinder werden hyperglykämisch. Wird dies von den Eltern und vom Arzt nicht erkannt, kann die Stoffwechselentgleisung zum Koma führen. Auf der anderen Seite ist die akute Hypoglykämie eine gefürchtete Komplikation. Sie tritt bei unnötig hoher Insulinzufuhr, Nahrungsverweigerung und zusätzlichen körperlichen Betätigungen (Sport, Wanderungen) auf. Warnsymptome sind plötzlicher Hunger, Schwäche, Unruhe, Zittern und Schweißausbruch. Bei Fortschreiten entwickeln sich Schwindel, Krämpfe und Bewußtseinsverlust.

Spätkomplikationen (infolge diabetischer Makro- und Mikroangiopathie) und Katarakt werden bei Kindern selten gesehen. Da ihr Auftreten entscheidend von der Behandlung abhängt, ist der Kinderarzt der Erste, der sie beeinflussen kann. Die diabetische Retinopathie tritt manchmal schon 2–10 Jahre nach Erstmanifestation auf. Eine diabetische Katarakt kommt in jedem Alter vor und wird häufiger bei längerer Krankheitsdauer festgestellt. Nach 20 Jahren haben zwei Drittel der Patienten eine Retinopathie. Eine Kimmelstiel-Wilsonsche Glomerulosklerose, Koronarsklerose, Zerebralsklerose und diabetische Neuropathie kommen bei Kindern und Jugendlichen nicht vor.

Die **Diagnose** eines Typ-I-Diabetes bereitet meist keine Schwierigkeiten. Beweisend sind bei typischem Krankheitsbild ein Nüchternwert des Blutzuckers über 7,2 mmol/l (130 mg/dl) und ein postprandialer Wert über 10 mmol/l (180 mg/dl) eine Stunde nach einer kohlenhydrathaltigen Mahlzeit. Da Glukose erst oberhalb einer bestimmten individuellen Nierenschwelle im Harn ausgeschieden wird, schließen negative Urinbefunde einen Diabetes nicht aus; positive Resultate können frühzeitig auf einen Diabetes aufmerksam machen. Ein oraler Glukosebelastungstest ist bei diabetischen Symptomen und Blutzuckerwerten über 11 mmol/l (200 mg/dl) nicht erforderlich.

Differentialdiagnose: Der **Typ-II-Diabetes,** der typischerweise im Erwachsenenalter beginnt, ist in der Regel insulinunabhängig und beruht auf einer Insulinresistenz. Er ist stärker genetisch determiniert als der Typ-I-Diabetes und kann sich ausnahmsweise bereits in der Adoleszenz manifestieren. Es kann sich auch um den sog. **MODY-Diabetes** handeln (Maturity-Onset-Diabetes of the Young), der anscheinend autosomal dominant vererbt wird. **Andere Diabetestypen** mit unterschiedlicher Pathophysiologie gibt es bei Mukoviszidose (s. S. 245), Morbus Cushing (s. S. 540) und anderen Endokrinopathien sowie bei bestimmten erblichen Syndromen, z.B. beim Prader-Willi-Syndrom (s. S. 28). Die verminderte Glukosetoleranz bei extremer **Fettsucht** hängt offenbar mit einer relativen Insulinresistenz zusammen. Eine verminderte Glukosetoleranz kann sich als intermittierende Glukosurie und als transitorische Hyperglykämie in Streßsituationen oder während einer Kortikosteroidtherapie äußern. Über die renale Glukosurie: s. S. 295.

Therapie: Die Behandlung von juvenilen Diabetikern ist ein Kompromiß zwischen Anspruch und Wirklichkeit. Sie beruht auf Insulin, Diät, körperlicher Aktivität und psychischer Führung.

1. **Insulin:** Für die Dauertherapie und bei der unkomplizierten Erstmanifestation werden Verzögerungsinsuline vom Intermediärtyp verwendet. Die längere Wirkung wird erreicht durch bestimmte physiko-chemische Eigenschaften der Insulinkristalle oder Insulinzinkkristalle oder des Protamininsulins. Heute bevorzugt man oft die Mischung eines Intermediärinsulins mit einem Kurzzeitinsulin. Bei Selbstherstellung der Insulinmischung kann der Anteil an Kurzzeitinsulin individuell variiert werden. In der Pädiatrie werden heute nur noch synthetische oder gentechnisch hergestellte Humaninsuline verwendet. Die Intermediärinsuline haben einen verzögerten Wirkungseintritt (nach 2–3 Stunden), ein Wirkungsmaximum nach 4–8 Stunden und eine Wirkungsdauer von 10–20 Stunden. Mit Ausnahme der Remissionsphase wird Insulin 2mal täglich (morgens vor dem Frühstück und abends vor dem Abendessen) subkutan injiziert, und zwar morgens ⅔, abends ⅓ der Dosis. Die Insulindosis schwankt je nach Phase zwischen 0,1 und 1 E/kg/Tag. Aus Gründen der gleichmäßigen Resorption und zur Vermeidung einer Lipodystrophie (Schwund von Fettgewebe) an der Injektionsstelle wendet man das Etagenprinzip an. Dabei erfolgt die Injektion z. B. in den rechten Oberschenkel von oben nach unten mit einem Abstand der Einstiche von 1,5 bis 2 cm; anschließend wird der linke Oberschenkel oder ein Arm benutzt. – Die Kurzzeitinsuline (früher Altinsuline genannt) haben einen raschen Wirkungseintritt und eine kurze Wirkungsdauer. Sie werden stets bei Koma, Operationen, Unfällen, Entgleisungen infolge interkurrenter Infektionen verwendet.

In den letzten Jahren sind stationäre und tragbare Insulinpumpen entwickelt worden, mit denen kontinuierlich Insulin zugeführt werden kann. Sie arbeiten entweder mit einer Glukosemessung (»closed loop system«) und berechnen dabei die Insulindosis über einen Computer oder ohne Glukosemessung (»open loop system«), wobei eine Basissekretion eingestellt und vor jeder Mahlzeit eine Extradosis gegeben wird. Die Insulinzufuhr erfolgt subkutan, intravenös oder intraperitoneal.

2. **Diät:** Die Kinder bekommen einen berechneten Diätplan. Die Nahrung und Kohlenhydratzufuhr werden möglichst gleichmäßig auf 7 Mahlzeiten verteilt, um einen möglichst gleichförmigen Blutzuckerverlauf zu bekommen. Die Kalorienzufuhr richtet sich nach Alter und Appetit. Probleme mit Übergewicht

treten erst nach der Pubertät auf und erfordern eine Kalorienreduktion. 20% der Kalorien werden als Eiweiß, 30% als Fett und 50% als Kohlenhydrate gegeben. Zum Austausch von Nahrungsmitteln rechnet man in Deutschland mit Broteinheiten (1 BE = 12 g Kohlenhydrate). Austauschtabellen ermöglichen eine abwechslungsreiche Kost.
3. **Körperliche Aktivität:** Muskelarbeit spart Insulin ein und stabilisiert die Stoffwechsellage. Die Kinder sollen sich regelmäßig (möglichst täglich) sportlich betätigen und wegen ihrer Krankheit nicht besonders geschont werden. Hochleistungssport ist jedoch zu vermeiden.
4. **Psychische Führung:** Seelische Ausgeglichenheit trägt wesentlich zu einer stabilen Stoffwechsellage bei. Es ist deshalb die Aufgabe von Arzt und Eltern, die Kinder besonders in schwierigen Situationen psychisch gut zu betreuen. Die Patienten sollten so weit wie möglich über ihre Krankheit und die Behandlung aufgeklärt werden. Sie werden angehalten, die diagnostischen und therapeutischen Maßnahmen (Insulininjektionen) selbst vorzunehmen.

Die sog. **intensivierte konventionelle Insulintherapie** ist bei Jugendlichen ab dem 12. Lebensjahr möglich, wenn der Blutzuckerspiegel vor jeder Insulininjektion (im Idealfall präprandial und 90 Min. postprandial) bestimmt werden kann. Das Prinzip ist die Trennung von Basal- und Prandialrate. Durch Injektion von Verzögerungsinsulin wird die basale Insulinsekretion stimuliert. Zusätzlich wird vor jeder Hauptmahlzeit die Dosis Kurzzeitinsulin gespritzt, welche der Kohlenhydratmenge der Mahlzeit entspricht. Außerdem wird die Dosis an den aktuellen Blutzuckerwert angepaßt. Durch diese flexible Diät und Insulinbehandlung soll die Lebensführung erleichtert und die Entgleisungsgefahr vermindert werden.

Entscheidend ist beim Typ-I-Diabetes die **Überwachung der Stoffwechsellage.** Dazu eignen sich die Urin- und Blutglukosebestimmung durch den Patienten oder seine Eltern. Eine optimale Einstellung liegt vor, wenn in 24 Stunden nicht mehr als 5 g Glukose ausgeschieden werden, wenn der Blutzuckerspiegel postprandial nicht über 10 mmol/l (180 mg/dl) ansteigt und wenn die Kinder nicht hypoglykämisch werden. Blutzuckerkontrollen sind besonders wichtig, wenn im Harn keine Glukose ausgeschieden wird und Symptome von Hypoglykämie beobachtet worden sind. Falls möglich, sollte der Urin täglich in Drei-Stunden-Portionen quantitativ gesammelt und die Glukose semiquantitativ bestimmt werden. Hierzu eignen sich die Teststreifen. Gleichzeitig werden die Ketone im Urin gemessen. Die Blutzuckerselbstkontrolle ist bei Kindern problematisch, da sie den Einstich mit einer Lanzette scheuen. Trotzdem sollte diese angestrebt werden und nicht nur Sondersituationen vorbehalten bleiben. Mit Glukotest-Streifen kann die Konzentration im Blut visuell (mit Farbvergleich) abgelesen werden. Andere Teststreifen sind genauer bei Verwendung eines Meßgerätes (z. B. Glukometer). Die Ergebnisse werden von den Patienten oder den Eltern in ein Tagebuch eingetragen und bei den regelmäßigen Arztbesuchen vorgelegt. Zur Beurteilung der Therapie kann der Gehalt an Hb A_{1a-c} (einem Glukohämoglobin) in den Erythrozyten bestimmt werden, der bei Gesunden unter 6% liegt und bei länger bestehenden Hyperglykämien bis 15% des Gesamthämoglobingehaltes ansteigt. Unter der Therapie sollen die Cholesterin- und Triglyzeridspiegel im Blut nicht erhöht sein.

Das **Coma diabeticum** erfordert wegen seiner Gefährlichkeit eine Intensivtherapie. Kurzzeitinsulin wird kontinuierlich i. v. in einer Menge von 0,1 E/kg/Std. zugeführt, bis der Blutzuckerspiegel unter 13,8 mmol/l (250 mg/dl) gesunken ist. Dann wird subkutan etwa 1 E/kg/Tag in 4 Einzeldosen gegeben. Die Dehydratation wird, um ein Hirnödem zu vermeiden, langsam, (in 24 Stunden) ausgeglichen. Dabei verwendet man zunächst eine isotone NaCl-Lösung, um den Kreislauf aufzufüllen. Nach Absinken des Blutzuckers unter 1,38 mmol/l (250 mg/dl) geht man auf eine hypotone NaCl-Lösung mit 5% Glukose über. Besonders wichtig ist die Zufuhr von Kalium, das nach Therapiebeginn im Blut stark abfällt. Ein Azidoseausgleich mit Natriumbikarbonat ist erst bei pH-Werten unter 7,1 nötig. Bei geringerer Azidose normalisiert sich der pH-Wert bei ausreichender Insulinzufuhr von selbst. Auch ein Basendefizit von 5–10 mval/l wird noch toleriert.

Wenn bei einer **Hypoglykämie** außerhalb der Klinik die orale Zuckerzufuhr nicht möglich ist oder nicht ausreichend wirkt, sollen die Eltern sofort Glukagon intramuskulär injizieren, das sie zu Hause aufbewahren. Starke Schwankungen des Blutzuckers können bei Insulinüberdosierung dadurch entstehen, daß die auftretenden Hypoglykämien eine Gegenregulation durch kontrainsulinäre Hormone (reaktive Hyperglykämien mit Ketonurie, **Somogy-Phänomen**) hervorrufen. Der Nachweis gelingt durch stündliche Blutzuckerbestimmungen. Langsame Reduktion der Gesamtdosis oder Aufteilung in mehrere Einzelportionen wirken günstig. Ein Blutzuckeranstieg am Ende der Nacht ohne vorangegangene Hypoglykämie wird als Dawn-Phänomen bezeichnet. Bei interkurrenten fieberhaften Erkrankungen kann der Insulinbedarf ansteigen (durch Stoffwechselsteigerung) oder abnehmen (durch Nahrungsverweigerung und Erbrechen). Dann sind häufige Harnuntersuchungen auf Zucker und Azeton notwendig. Am besten gibt man vorübergehend wieder ein Kurzzeitinsulin.

Prognose: Der Typ-I-Diabetes hat eine relativ schlechte Prognose. Die mittlere Lebenserwartung wird auf 75% geschätzt. Trotzdem hängt die Prognose im Einzelfall von der Stoffwechseleinstellung ab. Die Verwendung von tragbaren Insulinpumpen wird die Prognose wahrscheinlich verbessern.

Als Präventivmaßnahmen sind aktive Impfungen gegen Mumps und Röteln möglich.

Zusammenfassung: Der juvenile Typ I-Diabetes ist eine bei Insulinmangel auftretende Störung des Kohlenhydrat-, Fett- und Eiweiß-Stoffwechsels. Er zeichnet sich im Vergleich zum Erwachsenendiabetes durch folgende Besonderheiten aus: rascher Beginn, starke Ketoseneigung, große Stoffwechsellabilität, ständige Insulinbedürftigkeit in steigender Dosis und schlechtere Spätprognose.

14. Ketotische Hypoglykämie

Die ketotische Hypoglykämie ist die häufigste Hypoglykämieform im Kindesalter jenseits der Neugeborenenperiode.

Wahrscheinlich liegt der Krankheit kein definierter Stoffwechseldefekt zugrunde. Bei diesen Kindern ist die Adaptation an Hungerperioden, die beim Erwachsenen rasch stattfindet, verzögert und ungenügend. Für eine Adaptationsstörung spricht auch, daß die Krankheit jenseits des 9. Lebensjahres verschwindet. Kinder mit ketotischer Hypoglykämie sind im Gegensatz zu Gesunden nicht in der Lage, die periphere Glukoseoxydation während Hungerperioden zu drosseln. Der Blutzuckerspiegel fällt unter 2,2 mmol/l (40 mg/dl) ab, und es tritt eine Ketonurie auf. Während einer hypoglykämischen Episode sind die Alaninspiegel im Plasma deutlich erniedrigt. Ein Hyperinsulinismus besteht nicht. Betroffen sind Kinder zwischen dem 2. und 7. Lebensjahr.

Die Hypoglykämien äußern sich häufig durch Krämpfe und Müdigkeit; auslösend sind lange Perioden geringer Kohlenhydrataufnahme. Die Kinder hatten in der Neugeborenenperiode häufig ein niedriges Geburtsgewicht und neonatale Hypoglykämien. Die Diagnose wird gesichert durch einen Provokationstest (Kalorienrestriktion unter klinischer Kontrolle). Die Behandlung besteht in häufigen kohlenhydrathaltigen Mahlzeiten und in der Vermeidung von längeren Hungerperioden.

15. Hypoglykämien mit Hyperinsulinismus

Eine Hypoglykämie liegt vor, wenn der Blutzucker unter 2,2 mmol/l (40 mg/dl), beim Neugeborenen unter 1,6 mmol/l (30 mg/dl) abfällt. Da eine Hypoglykämie viele Ursachen haben und ohne Behandlung bleibende Hirnschäden hinterlassen kann, sollte jede Hypoglykämie ätiologisch geklärt werden.

Eine Hypoglykämie kann auf einer vermehrten Utilisation von Glukose infolge Hyperinsulinismus oder auf einer verminderten Bildung von Glukose beruhen. Einen Überblick über wichtige Ursachen gibt Tab. 10.

Beim **Hyperinsulinismus** sind die Insulinspiegel im Serum während der Hypoglykämie zu hoch. Da Leuzin die Insulinfreisetzung stimuliert, wird der Leuzintoleranztest dazu benutzt, einen Hyperinsulinismus zu beweisen, auch wenn die Insulinspiegel vorübergehend normal sind. Da Insulin die Lipolyse verhindert, fehlt bei einer Hypoglykämie infolge Hyperinsulinismus die Ketonämie. Typischerweise senkt Diazoxid (ein Benzothiazinderivat) beim Hyperinsulinismus den Insulinspiegel, indem es die Insulinfreisetzung unterdrückt, was auch diagnostische Bedeutung hat. Auch Somatostatin ist wirksam, wird aber nur zu diagnostischen Zwecken eingesetzt.

Ein Hyperinsulinismus kommt bei verschiedenen Krankheiten vor:
▶ Bei der **B-Zell-Nesidioblastose** handelt es sich um eine Proliferation von Inselzellen in den Pankreasausführungsgängen, welche das normale Drüsengewebe infiltrieren. Diese Sonderform eines Hyperinsulinismus beginnt in den ersten Lebenswochen oder -monaten und ist ätiologisch unklar. Sie wird durch subtotale Pankreatektomie mit anschließender Insulinsubstitution behandelt.

15. Hypoglykämien mit Hyperinsulinismus

Tab. 10. Wichtige Ursachen für Hypoglykämien im Kindesalter (Aufstellung unvollständig).

Hypoglykämie durch	Ursachen	
	bei Neugeborenen und jungen Säuglingen	bei älteren Kindern
Vermehrte Utilisation von Glukose (Hyperinsulinismus)	Mütterlicher Diabetes in der Schwangerschaft Wiedemann-Beckwith-Syndrom Erythroblastose (B-Zellhyperplasie) Nesidioblastose	Inselzelladenom (B-Zelladenom)
Verminderte Bildung von Glukose	Pränatale Dystrophie Angeborene Enzymdefekte Nebenniereninsuffizienz Hypopituitarismus Idiopathische leuzinsensible Hypoglykämie	Ketotische Hypoglykämie Angeborene Enzymdefekte Nebenniereninsuffizienz Hypopituitarismus Alkohol- oder Salizylatvergiftung

▶ Bei der **idiopathischen leuzinsensiblen Hypoglykämie** kommt es nach proteinreichen Mahlzeiten zu einem Anstieg des Insulins mit nachfolgendem Blutzuckerabfall um >50%. Die pathologische Insulinsekretion kann durch eine Leuzinbelastung provoziert werden. Die klinischen Symptome unterscheiden sich nicht von den Hypoglykämien anderer Genese. Die Krankheit beginnt meist in den ersten 6 Lebensmonaten. Die Behandlung besteht in einer eiweißarmen Diät und in der Verabreichung von Diazoxid, einem Benzothiadiazinderivat, das die Insulinsekretion hemmt.

▶ Das **Inselzelladenom** tritt erst bei Kindern jenseits des 4. Lebensjahres auf. Der Verlauf ist progredient. Kann das Adenom nicht durch Sonographie, Angiographie und Computertomographie lokalisiert und entfernt werden, muß eine subtotale, manchmal auch eine totale Pankreatektomie durchgeführt werden.

▶ Andere Ursachen für Hyperinsulinismus sind mütterlicher Diabetes in der Schwangerschaft (siehe Seite 96), Wiedemann-Beckwith-Syndrom (s. S. 97) und Rh-Inkompatibilität (s. S. 100), auch Teratome, die Pankreasgewebe enthalten.

Differentialdiagnostisch sind Krankheiten mit verminderter Glucosebildung auszuschließen (Tab. 10), vor allem ketotische Hypoglykämie (s. S. 584), angeborene Stoffwechselkrankheiten (wie Glykogenose Typ I, s. S. 567, Fruktoseintoleranz, s. S. 566, u.v.a.) sowie Hormonkrankheiten (wie Panhypopituitarismus, Kortisol- und Wachstumshormonmangel u. a.). Eine Hypoglykämie kann auch durch schwere Leberschädigung (z. B. bei fulminanter Hepatitis und Reye-Syndrom), Unterernährung und Glukose-Malabsorption entstehen.

XVII. Pädiatrische Onkologie

D. Niethammer, D. Harms und C. Simon

1. Allgemeine Vorbemerkungen

a) Vorkommen

Gutartige Tumoren sind bei Kindern häufiger als bösartige Geschwülste. Unter den Malignomen überwiegen die Tumoren nichtepithelialen Ursprungs bei weitem die Karzinome, die epithelialen Ursprungs sind. So ist der Anteil der Karzinome bei Kindern unter 4%, bei Erwachsenen 85% (Tab. 1). Die Inzidenz der bösartigen Erkrankungen ist im Kindesalter niedrig; sie beträgt 13 pro 100000 Kinder pro Jahr.

Jährlich werden in der Bundesrepublik Deutschland ca. 1750 kindliche Malignome diagnostiziert.

Ein Anstieg der Inzidenz ist entgegen häufigen Behauptungen in den letzten 20 Jahren nicht eingetreten. In der Häufigkeit der einzelnen Erkrankungen gibt es folgende »Rangliste«:
1. Leukämien, 2. Hirntumoren, 3. maligne Lymphome, 4. Neuroblastome, 5. Nephroblastome (Wilms-Tumoren), 6. Knochensarkome, 7. Rhabdomyosarkome, 8. Retinoblastome, 9. übrige Tumoren.

Leukämien und maligne Lymphome stellen zusammen etwa die Hälfte aller kindlichen Malignome.

Trotz erheblicher Verbesserung der Therapieergebnisse sind die Tumorleiden nach den Unfällen jenseits des 1. Lebensjahres die zweithäufigste und damit die häufigste natürliche Todesursache.

Etwa 40-50% der kindlichen Malignome entfallen auf die ersten 5 Lebensjahre.

Für die einzelnen Tumorarten besteht eine unterschiedliche Altersdisposition. Sog. embryonale Geschwülste (Neuroblastom, Nephroblastom, Retinoblastom, Hepatoblastom, Rhabdomyosarkom) sowie bestimmte Teratome werden meist in den ersten 5 Lebensjahren diagnostiziert. Steißbeinteratome sind oft schon bei der Geburt vorhanden. Die Leukämien haben ihren Häufigkeitsgipfel mit 2-4 Jahren. Demgegenüber treten die malignen Lymphome meist erst im Alter von über 5 Jahren und die Knochensarkome vorwiegend im zweiten Lebensjahrzehnt auf.

b) Ursachen

Die Ursachen kindlicher Geschwülste sind weitgehend unbekannt. Eine intrauterine **Strahlenbelastung** durch Röntgenuntersuchungen der Mutter scheint die Leukämieentstehung zu begünstigen. Eine niedrig dosierte Strahlentherapie der unteren Halsregion, wie man sie früher bei Thymushyperplasie durchgeführt hat, hat bei Kindern relativ häufig zu einem Schilddrüsenkarzinom geführt. Nach Strahlenbehandlung von

Tab. 1. Unterschiedliche Verteilung verschiedener Tumorarten bei Kindern und Erwachsenen.

Tumorart	Kinder (<15 Jahre)	Erwachsene (>15 Jahre)
Leukämien und maligne Lymphome	50%	7%
Embryonale Tumoren	20%	1%
Hirntumoren	20%	2%
Knochentumoren	5%	1%
Karzinome	4%	85%

Nephro- oder Neuroblastomen können sich mit einer Latenzzeit von 2–10 Jahren gutartige Osteochondrome entwickeln. Auch osteogene Sarkome können als **Zweittumoren** im Bestrahlungsgebiet eines anderen Tumors auftreten. Bei Kindern, die einen malignen Primärtumor überlebt haben, besteht ein gewisses Risiko, an einem zweiten Malignom zu erkranken, wobei häufig nicht entschieden werden kann, ob es sich um eine erhöhte Disposition des schon einmal erkrankten Kindes oder um die Folge der Therapie des Ersttumors handelt. Zytostatika können in Tiermodellen Tumoren auslösen. Beim Menschen ist die Situation noch sehr unklar. Die akute myeloische Leukämie, welche bei Erwachsenen als Zweiterkrankung nach Behandlung eines Morbus Hodgkin auftreten kann, ist in diesem Zusammenhang bei Kindern in Deutschland praktisch nicht beobachtet worden, und das osteogene Sarkom, das nach Retinoblastomen entstehen kann, hat in der Regel eine genetische Komponente, da in beiden Tumoren dieselben chromosomalen Veränderungen nachweisbar sind.

Erbliche Einflüsse spielen beim doppelseitigen Retinoblastom eine Rolle, außerdem bei der multiplen familiären Polyposis des Kolons und Rektums, beim Peutz-Jeghers-Syndrom und Xeroderma pigmentosum (s. S. 430). Bei der autosomal dominant vererbten Neurofibromatose v. Recklinghausen entwickelt sich später in etwa 20% ein Neurofibrosarkom, manchmal auch ein Phäochromozytom. Bei Patienten mit Nephroblastom kommen häufiger Fehlbildungen, wie Aniridie und Hemihypertrophie, vor. Für genetische Einflüsse spricht auch die erhöhte Leukämierate bei Patienten mit Fanconi-Anämie und dem Chédiak-Higashi-Syndrom sowie bei identischen Zwillingsgeschwistern eines an akuter Leukämie erkrankten Kindes. Angeborene Immundefekte (schwerer kombinierter Immundefekt, Ataxia teleangiectatica, Wiskott-Aldrich-Syndrom) fördern ebenfalls die Entwicklung von Malignomen (meist von malignen Lymphomen).

Viren sind vereinzelt als Ursache einer akuten Leukämie von Erwachsenen nachgewiesen worden. Das Epstein-Barr-Virus (s. S. 631) kann das afrikanische Burkitt-Lymphom auslösen, eine HIV-Infektion das Kaposi-Sarkom oder andere Malignome. Umwelteinflüsse spielen eine Rolle, z.B. Sonnenlicht bei Xeroderma-pigmentosum-Patienten, die zu Hautmalignomen neigen. In der Regel treffen wohl mehrere Faktoren zusammen. Das gilt auch für die mögliche Aktivierung von sog. **Protoonkogenen,** die Inaktivierung von Suppressor- und die Deletion von Antionkogenen. Daß chromosomale Veränderungen eine Rolle spielen können, wird bei Kindern mit einer Trisomie 21 deutlich, die 20mal häufiger an einer Leukämie erkranken als gesunde Kinder.

c) Biologisches Verhalten kindlicher Tumoren

Tumoren, die sich in den ersten Lebensjahren manifestieren, sind häufig durch rasches Wachstum charakterisiert. Das trifft nicht nur für bösartige, sondern auch für bestimmte gutartige Tumoren zu. Besonders rasches Wachstum zeigen embryonale Tumoren und die malignen Keimzelltumoren sowie die Non-Hodgkin-Lymphome älterer Kinder. Das gilt auch für einen Teil der akuten Leukämien, wobei die Proliferationsrate unterschiedlich ist. Bei langsam proliferierenden Leukämien kann die Anamnese über Monate gehen und wenig charakteristisch sein, während bei schnell proliferierenden Leukämien der Krankheitsverlauf bis zur Diagnosestellung oft kurz ist. Bei hoher Proliferationsgeschwindigkeit ist der Anteil an proliferierenden Zellen (die sog. Wachstumsfraktion) groß, der Anteil der Zellen in der G_0-Phase niedrig. Die Tumorverdopplungszeiten sind daher kurz (60 Tage und weniger).

> Die hohe Proliferationsaktivität vieler kindlicher Malignome ist auch ein Grund dafür, daß diese im Vergleich zu Tumoren des Erwachsenenalters, bei denen die Wachstumsfraktion meist klein ist, relativ gut auf eine zytostatische Therapie ansprechen.
> Die Wachstumsintensität eines Tumors kann durch Regressions-, Differenzierungs- und Dedifferenzierungsprozesse modifiziert werden.

Unter einer **Tumorregression** versteht man den Schwund von Tumorzellen durch Zytolyse oder Nekrose. Spontan geschieht das sehr selten. Neuroblastome können sich im 1. Lebensjahr (Stadium 4 S, s. S. 598) von allein zurückbilden.

Eine **Tumordifferenzierung** führt zur Ausreifung von unreifen Tumorzellen in reifere Elemente. So können aus unreifen Neuroblastomzellen reife Ganglienzellen entstehen (Ganglioneuroblastome mit möglichem Übergang in gutartige Ganglioneurome; diese wachsen nur noch langsam oder zeigen Wachstumsstillstand).

Im Gegensatz dazu bedeutet eine **Dedifferenzierung** (Entdifferenzierung) die Ausbildung von unreiferem (anaplastischem) Tumorgewebe mit maximal gesteigertem Wachstum und schlechter Prognose.

Das biologische Verhalten der kindlichen Tumoren variiert von Tumor zu Tumor, aber auch bei gleichen Tumoren von Kind zu Kind. Das gilt auch für den Zeitpunkt und die Art der **Metastasierung,** wobei man für die meisten Tumoren typische Orte der Metastasenabsiedlung kennt. So metastasiert das Neuroblastom häufig in die Knochen, das Knochenmark, die Leber oder in die Weichteilgewebe, aber fast nie in die Lungen und das Gehirn. Lunge und Gehirn sind jedoch typische Absiedlungsorte von Weichteilsarkomen.

d) Prognose

Die Prognose hängt von der Art, Lokalisation, Therapie und (bei den embryonalen Geschwülsten) auch vom Alter des Kindes bei Behandlungsbeginn ab.

Heute beträgt die durchschnittliche rezidivfreie Überlebensrate bei Kindern mit einem Malignom 65%. Beim kindlichen Morbus Hodgkin liegt sie sogar bei 95%, bei generalisierten Neuroblastomen nach dem 1. Lebensjahr dagegen nur bei 10%. Die Heilungsrate der akuten lymphoblastischen Leukämie ist inzwischen auf fast 70% angestiegen. Das Ziel der Behandlung sollte bei jedem Patienten die Heilung sein. In nicht wenigen Fällen kann auch nach einem Rezidiv durch erneute Chemotherapie, Knochenmarktransplantation, Operation oder Bestrahlung eine Heilung erreicht werden. Allerdings ist dabei die Prognose insgesamt schlechter als bei der Initialbehandlung. Die Prognose hängt auch von sog. Risikofaktoren ab, die für jede Tumorart definiert werden können. Diese sind wiederum von der Art der Therapie abhängig und können sich bei einer Verbesserung der Therapie ändern.

e) Kombinationstherapie

Bei der Aufstellung eines **Therapieplanes** sind zu berücksichtigen:
- ▶ **Lokalisation** und **Art des Primärtumors** mit histologischer Subtypisierung (Grading) unter Berücksichtigung immunologischer, zytogenetischer und molekulargenetischer Befunde.
- ▶ Das **Ausbreitungsstadium,** welches von der Ausdehnung und der Resektabilität des Primärtumors und dem Vorhandensein oder Fehlen von Metastasen abhängt (Staging).
- ▶ Das **Lebensalter** zum Zeitpunkt der Diagnose. Bei bestimmten Tumoren des Neugeborenen oder jungen Säuglings ist u. U. eine weniger aggressive Therapie angebracht.

Das **Ziel der Behandlung** ist die Ausschaltung aller bösartigen Zellen, was bei den meisten kindlichen Tumoren durch die Kombination von Chemotherapie, Operation und Bestrahlung erreicht werden kann. Meistens werden dabei Zytostatika mit verschiedenem Angriffspunkt im Zellzyklus kombiniert. Heute gibt es für alle häufigen kindlichen Malignome Protokolle, die genaue Richtlinien zum diagnostischen und therapeutischen Vorgehen enthalten und die ständig überarbeitet und den neuesten Ergebnissen angepaßt werden. Sie sind die Basis für multizentrische Therapiestudien, mit deren Hilfe die Fortschritte in der Kinderonkologie erreicht wurden.

Die Gefahr von **Nebenwirkungen** erfordert eine sorgfältige Überwachung der Patienten und von Anfang an Vorbeugungsmaßnahmen.

So müssen z. B. bei eingeschränkter Leberfunktion oder Niereninsuffizienz einige, aber nicht alle Medikamente in der Dosis reduziert werden. Durch Zerfall von Tumorzellen während der Chemotherapie können sich eine Hyperkaliämie, Hyperurikämie und Nierenschädigung entwickeln. Das kann durch die Gabe von reichlich Flüssigkeit, Natriumbikarbonat und Allopurinol, manchmal auch durch einen vorsichtigen Therapiebeginn weitgehend verhindert werden. Die durch Cyclophosphamid ausgelöste schwere hämorrhagische Zystitis tritt bei gleichzeitiger Gabe von großen Flüssigkeitsmengen und Mesna heute kaum noch auf. Da die meisten Zytostatika auch die normale Blutbildung hemmen, kommt es nicht selten zur Knochenmarkaplasie mit Agranulozytose und Thrombozytopenie. Schwere Infektionen und Blutungen können die Folge sein, weshalb häufige Blutbildkontrollen notwendig sind.

Kardiotoxische Nebenwirkungen sind bei Anthrazyklinen (Adriamycin, Daunorubicin) bekannt, neurotoxische Nebenwirkungen bei Vincristin und Procarbazin sowie bei intrathekaler Gabe von Amethopterin. Cisplatin wirkt oft oto- und nephrotoxisch. Asparaginase kann allergische Reaktionen (auch Anaphylaxie), Pankreatitis und Hyperglykämien hervorrufen. Die Gonadentoxizität von Cyclophosphamid und Procarbazin führt bei Jungen in Abhängigkeit von der Gesamtdosis zu Azoospermie mit permanenter Infertilität; bei Mädchen dagegen wird Infertilität nur durch eine direkte Bestrahlung der Gonaden verursacht. Eine Bestrahlung kann auch zu Wachstumsstörungen des Skeletts und der Weichteile führen, die Bestrahlung der Hypophyse zum Wachstumshormonmangel.

> Wegen der Gefahr einer therapiebedingten Immunsuppression sind die Patienten vor Infektionen zu schützen.

Tab. 2. Die wichtigsten malignen Geschwülste im Kindesalter.

Gruppe	Tumoren	Leitsymptome
Dysontogenetische Geschwülste	Nephroblastom (Wilms-Tumor)	Schmerzloser Nierentumor (tastbar und sichtbar), in 5% beidseitig, z. T. Hämaturie, Lungenmetastasen
	Neuroblastom	Vom Nebennierenmark oder Grenzstrang ausgehend. Lymphknoten-, Leber- und Knochenmetastasen. Diffuse Knochenmarkinfiltrationen. Vermehrte Ausscheidung von Katecholaminen im Urin
	Medulloblastom	Hirndruckzeichen, oft Verschlußhydrozephalus, zerebellare Ataxie. Zwangshaltung des Kopfes
	Andere Hirntumoren	Je nach Lokalisation und Art Hirndruck, Hirnnervenausfälle, Lähmungen, Krampfanfälle
	Retinoblastom	Strabismus, Pupillenvergrößerung, Exophthalmus, Hirn- und Lungenmetastasen
	Rhabdomyosarkom	Weichteiltumor (oft Kopf- und Halsbereich, auch Extremitäten und Urogenitaltrakt)
	Maligne Teratome	Je nach Lokalisation. Solider oder kleinzystischer Tumor
	Dottersacktumor des Hodens	Schmerzlose Hodenschwellung
Geschwülste vom juvenilen Typ	Osteosarkom	In der Metaphyse der langen Röhrenknochen. Knochenschmerzen und Schwellung, Lungenmetastasen
	Ewing-Sarkom	In der Diaphyse der langen Röhrenknochen oder Beckenschaufel. Knochenschmerzen, Fieber und Leukozytose. Röntgenbefund ähnlich wie bei chronischer Osteomyelitis! Lungenmetastasen
	Leukämien	Infektionen, Anämie, Blutungen, Gelenk- und Knochenschmerzen, Hepatosplenomegalie, Lymphknotenschwellung
	Morbus Hodgkin	Indolente Lymphknotenschwellung (singulär oder multipel: Hals, Axilla, Leiste, Mediastinum, Retroperitoneum) mit oder ohne Allgemeinreaktionen
	Non-Hodgkin-Lymphome (von hohem Malignitätsgrad)	Tumoren am Hals, im Mediastinum oder Abdomen. Leukämischer Verlauf möglich
Geschwülste vom adulten Typ	Schilddrüsenkarzinom	Tastbarer Knoten
	Nebennierenrindenkarzinom	Oft Cushing-Syndrom

Ist ein Kontakt mit Masern oder Varizellen erfolgt, wird prophylaktisch ein entsprechendes Hyperimmunglobulin gegeben, um eine evtl. tödliche Erkrankung zu verhindern oder abzuschwächen. Zur Prophylaxe der Pneumocystis-carinii-Pneumonie ist Co-Trimoxazol zuverlässig wirksam. Bei Erkrankung an Herpes zoster, Varizellen oder generalisiertem Herpes simplex ist Acyclovir das Mittel der Wahl. Bakterielle Infektionen erfordern eine intensive Antibiotikatherapie. Invasive oder generalisierte Pilzinfektionen müssen systemisch mit Amphotericin B in Kombination mit Flucytosin behandelt werden.

Die Diagnostik und Therapie von kindlichen Malignomen ist eine schwere Aufgabe, die weitgehend dem Spezialisten überlassen werden sollte. Diagnostik und Therapie werden heute überwiegend in **speziellen Zentren** durchgeführt. Auch die psychosoziale Betreuung der tumorkranken Kinder und ihrer Familien ist dort am ehesten gewährleistet. Die Kinder müssen die mit der Krankheit verbundenen seelischen Probleme bewältigen, in die Schule und in das Berufsleben reintegriert werden, um später als Erwachsene ein normales Leben führen zu können. Auch die Betreuung von sterbenden Kindern und ihren Angehörigen ist eine wichtige Aufgabe (s. S. 390).

f) Einteilung der Geschwülste

Die Tumoren werden aufgrund ihres histologischen Aufbaues klassifiziert. Es ist jedoch hier nicht möglich, eine vollständige Systematik der im Kindesalter vorkommenden Tumoren zu geben. Aus der Vielzahl der Geschwülste sollen nur die häufigsten Tumortypen genannt und ausführlich dargestellt werden. Es gibt zahlreiche Einteilungsmöglichkeiten der Tumoren. Für den klinischen Gebrauch ist unter therapeutischen Aspekten die Unterscheidung von gutartigen und bösartigen Tumoren sinnvoll, auch wenn es hierbei fließende Übergänge gibt. Unter den malignen Erkrankungen kann man die malignen Systemerkrankungen (Leukämien, M. Hodgkin) von den malignen soliden Tumoren trennen.

Tab. 2 gibt eine Übersicht über die wichtigsten Tumoren im Kindesalter.

2. Gutartige Geschwülste

Hamartome

Unter Hamartomen versteht man gutartige geschwulstartige Fehlbildungen, die sich aus Gewebskomponenten entwickeln, welche normalerweise am Ort ihrer Entstehung vorhanden sind.

Dazu gehören Hämangiome, Lymphangiome und bestimmte Polypen des Intestinaltraktes (z. B. beim Peutz-Jeghers-Syndrom) sowie die Pigmentnävi.

Hämangiome

Die Hämangiome sind unscharf begrenzte gutartige Tumoren, welche aus Blutgefäßen bestehen.

Den kapillären Hämangiomen stehen die kavernösen Hämangiome gegenüber, bei denen weitlumigere Gefäße dominieren (Abb. 1 u. 2). Hämangiome können sehr klein sein, aber auch beträchtliche Ausmaße erreichen (sog. Riesenhämangiome) und sind teilweise schon bei der Geburt vorhanden. Oft manifestieren sie sich im 1. Lebensjahr oder später, gelegentlich erst im Erwachsenenalter. Hämangiome kommen einzeln oder multipel vor. Bei der diffusen Hämangiomatose bestehen in den verschiedensten Organen Gefäßgeschwülste. Manchmal ist die gesamte Leber von Hämangiomen durchsetzt, und die

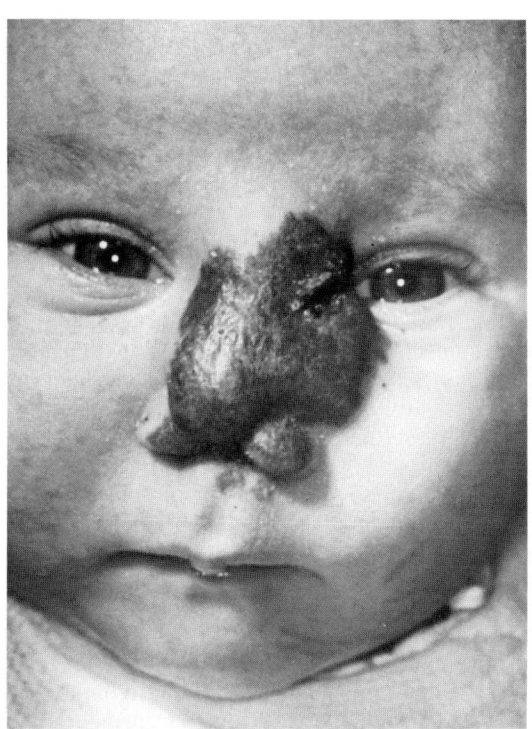

Abb. 1. Kavernöses Hämangiom an der Nase bei 1jährigem Kind.

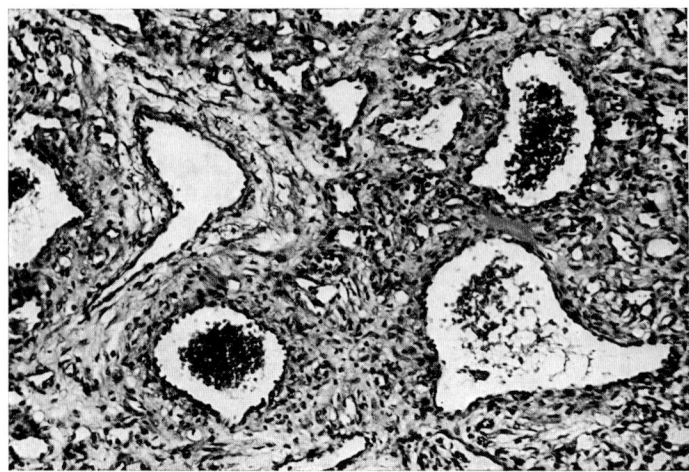

Abb. 2. Hämangiom bei einem Neugeborenen (überwiegend kavernös). HE-Färbung.

Erkrankung kann auf dieses Organ beschränkt sein. Dagegen gibt es rein kutane, intestinale und pulmonale Formen sowie Mischformen. – Nach dem klinischen Bild unterscheidet man:
- **Flache Hämangiome** (Naevi flammei, Portweinnävi) mit scharf begrenzter fleckiger Rötung von unregelmäßiger Gestalt, die schon bei Geburt vorhanden sind. Ein häufiger Sitz ist der Nacken (Unna-Nävus) oder das Gesicht; es kann jedoch auch eine ganze Körperhälfte betroffen sein. Die Verteilung ist häufig einseitig. Die Schleimhäute können beteiligt sein. Der Farbton ist rosa bis dunkelrot, und im Laufe der Zeit können flache Hämangiome leicht erhaben werden oder abblassen. Im Trigeminusbereich können sie auf ein Sturge-Weber-Syndrom hinweisen oder Teilsymptom des Klippel-Trénaunay-Syndroms sein (s. u.). Heute ist eine Therapie mit Laserstrahlen möglich.
- **Kapilläre Hämangiome** (Erdbeernävi) sind rote, hervorstehende, komprimierbare, scharf begrenzte Läsionen, die an jeder Körperstelle entstehen können. Gelegentlich sind sie schon bei Geburt vorhanden, erscheinen aber häufig erst während der ersten 2 Monate und durchlaufen oft zunächst eine rasche Wachstumsphase. Nach einer Phase des Wachstumsstillstandes beginnen die Läsionen abzublassen; $^2/_3$ verschwinden bis zum Alter von 5 Jahren und über 90% sind nach 10 Jahren nicht mehr nachweisbar. Eine Voraussage ist im einzelnen nicht möglich. Wegen der starken Rückbildungstendenz ist eine Intervention nicht unbedingt notwendig, wird aber zunehmend favorisiert. Bei rasch wachsenden Hämangiomen scheint eine abwartende Haltung eher nachteilig zu sein. Neben der Exzision, die aber oft nicht möglich ist, kann eine systemische oder intraläsionale Gabe von Steroiden oder eine Laser-Therapie erfolgreich sein. Mancherorts wird neuerdings eine Vereisung unter standardisierten Bedingungen durchgeführt, die zu einem narbenlosen Verschwinden führen kann, während die spontane Regression immer Restbefunde hinterläßt.
- **Kavernöse Hämangiome** ragen ebenfalls über das Hautniveau vor, reichen jedoch in tiefere Schichten und sind deshalb weniger gut abgegrenzt. Die darüberliegende Haut kann normal oder livide verfärbt sein. Verlauf und Prognose sind ähnlich wie beim Erdbeernävus, jedoch kommt es selten zu Ulzerationen und Blutungen. Eine lokale oder systemische Prednisonbehandlung (bei ungünstiger Lokalisation) kann weiteres Wachstum verhindern oder den Tumor verkleinern; nach Absetzen der Steroidtherapie ist eine erneute Größenzunahme möglich. Wachsende Hämangiome (besonders im Gesichtsbereich) sollten frühzeitig mit dem Neodym-YAG-Laser behandelt werden.
- Eine Sonderform ist das **Kasabach-Merritt-Syndrom,** die Kombination von einem rasch wachsenden kapillären Riesenhämangiom und einer Thrombozytopenie (s. S. 490).
- Bei der **generalisierten Hämangiomatose** bestehen multiple Hämangiome in mehreren Organen, wobei Haut, Leber, Gastrointestinaltrakt, ZNS und Lungen am häufigsten be-

2. Gutartige Geschwülste

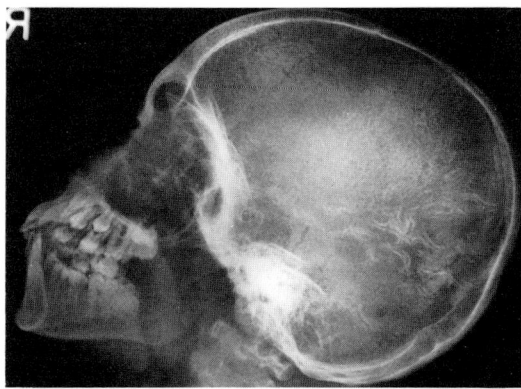

Abb. 3. Sturge-Weber-Syndrom: dem Gefäßverlauf folgende intrakranielle Verkalkungen. 9 Jahre alter Junge.

troffen sind. Nicht selten ist der Ausgang tödlich infolge Herzinsuffizienz, Einengung des Respirationstraktes oder Kompression des ZNS. Gelegentlich ist eine systemische Therapie mit einem Glukokortikoid (in Kombination mit einem chirurgischen Eingriff und einer Bestrahlung) erfolgreich.

Geschwulstartige angiomatöse Veränderungen werden im Rahmen **bestimmter Syndrome** beobachtet. Bei der familiären **Von-Hippel-Krankheit** besteht eine Angiomatose der Retina. Wenn zusätzlich Hämangiome des Kleinhirns oder Stammhirns vorhanden sind, liegt die **Von-Hippel-Lindau-Krankheit** vor. Nicht selten werden dabei gleichzeitig Zysten in Leber, Nieren und Pankreas festgestellt.

Das **Sturge-Weber-Syndrom** ist durch angiomatöse Veränderungen im Bereich des Gesichtes (meist einseitiger Naevus flammeus, der sich immer auf der Seite mit den stärksten intrakraniellen Veränderungen im Bereich des Nervus trigeminus befindet) und der weichen Hirnhäute gekennzeichnet. Röntgenologisch sind sekundäre intrakranielle Verkalkungen nachweisbar (Abb. 3). Die Hämangiome der Meningen können zerebrale Anfälle auslösen, die Angiome der Chorioidea ein Glaukom.

Weitere Syndrome mit angiomatösen Veränderungen sind das **Mafucci-Syndrom** (Hämangiome der Haut und multiple Enchondrome) und das **Klippel-Trénaunay-Syndrom** (Angiome der Haut, Lymphangiektasien, Venektasien und partieller Riesenwuchs).

Lymphangiome

Lymphangiome bestehen überwiegend aus eng- oder weitlumigeren Lymphgefäßen und können als zystische Hohlraumbildungen (Hygroma colli, Mesenterialzyste) imponieren (Abb. 4).

Sie kommen am häufigsten in den Weichteilen von Hals, Achselhöhle, Zunge, Lippen und Mediastinum vor. Sie erscheinen als diffuse, weiche, gut eindrückbare Schwellung ohne Rötung der darüberliegenden Haut und sind nicht druckschmerzhaft. An der Zunge resultiert eine Makroglossie, an den Lippen eine Makrocheilie. Lymphangiome wachsen manchmal ins Mediastinum hinein und komprimieren die Trachea. Gelegentlich sind sie so groß, daß sie ein Geburtshindernis darstellen. Im Gegensatz zu Hämangiomen ist mit einer Rückbildung nicht zu rechnen. Die operative Entfernung sollte bald durchgeführt werden. Diese muß komplett sein, um ein Rezidiv zu verhindern, und erfordert eine gute chirurgische Technik. Vor der Operation kann die Unterscheidung von tief gelegenen Hämangiomen schwierig sein, zumal Hämangiome mit Lymphangiomen kombiniert auftreten können.

Pigmentnävi

Unter Pigmentnävi versteht man Hautläsionen, die durch Ansammlung normaler pigmenthaltiger Zellen der Haut entstehen. Sie kommen bei etwa 1% aller Kinder vor.

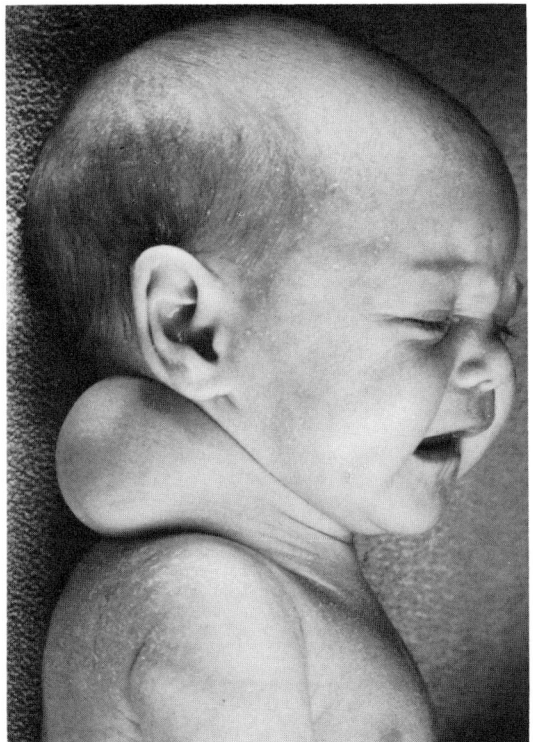

Abb. 4. Zystisches Lymphangiom am Hals bei 4 Monate altem Säugling.

Angeborene Pigmentnävi: Die Prädilektionsstellen sind der Rumpf und die proximalen Extremitäten. Das Aussehen und die Histologie können stark variieren. Sie können haarlos oder behaart sein. Bei großer Ausdehnung werden die behaarten Pigmentnävi als Tierfellnävus bezeichnet; in 10% entwickelt sich daraus irgendwann ein malignes Melanom. Eine weitere Komplikation ist die Assoziation mit leptomeningealer Melanozytose, welche zu Hydrozephalus, Krämpfen und Entwicklungsverzögerung führt. Dabei lassen sich im Liquor melaninhaltige Zellen nachweisen.

Erworbene Pigmentnävi entwickeln sich bei vielen Menschen erst im Laufe des Lebens. Der epidermale Pigmentnävus (Junktionsnävus) liegt oberflächlich und ist flach, gewöhnlich glatt und relativ klein. Große, unregelmäßig konfigurierte, bis handflächengroße, braune Pigmentnävi werden als **Café-au-lait-Flecke** bezeichnet. Das Vorliegen von mehr als 5 Café-au-lait-Flecken spricht für eine Neurofibromatose v. Recklinghausen. Bei den einfachen Lentigines findet man eine Pigmentierung der basalen Epidermislagen und manchmal auch eine Vermehrung der normalen Melanozyten. Bei den **Nävuszellnävi** unterscheidet man je nach Lokalisation der Nävuszellen in der Haut die Junktionsnävi, die intradermalen Nävi und die Verbundnävi (Compoundnävi). Die epi- und intradermal gelegenen **Compoundnävi** sind rund oder oval, leicht erhaben oder papillomatös und meist hellbraun mit Hofbildung (geringere bräunliche Pigmentierung in der Umgebung).

Der **Spitznävus** ist eine Sonderform des Compoundnävus und manifestiert sich als linsengroßer, leicht gewölbter, fester Knoten, der plötzlich auftritt und rasch bis auf 1,5 cm Durchmesser anwachsen kann. Der Spitznävus ist meist solitär und im Gesicht, an den Schultern oder Armen lokalisiert. Die Entwicklung von Malignomen aus Nävuszellnävi ist selten.

Der **blaue Nävus** (Naevus caeruleus) ist meist erbsgroß, dunkelbau, ragt über die Hautoberfläche hinaus und entwickelt sich langsam in den ersten Lebensjahren, um dann stationär zu bleiben. Von den üblichen blauen Nävi sind die sog. **zellreichen blauen Nävi** zu unterscheiden, die größer werden und maligne entarten können. Sie müssen daher stets operativ entfernt werden.

Der **Sutton-Nävus** (Halonävus) ist ein in der Mitte linsengroßer Pigmentnävus, welcher von einem depigmentierten Hof (Halo) umgeben ist. Der Pigmentnävus besteht meist seit der Geburt, während die Depigmentierung in der Umgebung erst in der Pubertät auftritt. Er kann solitär oder multipel vorkommen und bildet sich gewöhnlich spontan zurück.

Durch herdförmige Papillomatose oder Akanthose der Epidermis entstehen **epidermale Nävi** (Naevus papillomatosis oder Naevus verrucosus).

Während bei Kindern die Entwicklung von malignen Melanomen außer bei den großflächigen kongenitalen behaarten Riesenpigmentnävi selten ist, kommt diese bei Erwachsenen häufiger vor und erfordert erhöhte Aufmerksamkeit.

Andere Hamartome

Der **Naevus sebaceus** (Jadassohn) stellt sich als länglicher, scharf begrenzter, haarloser, orangefarbener Hautbezirk über dem Schädeldach dar und besteht von Geburt an (histologisch: Hyperkeratose, Hyperplasie der Epidermis, fehlgebildete Haarfollikel und überzählige Talg- und Schweißdrüsen). In der Adoleszenz droht maligne Entartung durch Entstehung eines Basalioms, weshalb eine vollständige Entfernung ratsam ist. Er kann sich auch in früher Kindheit im

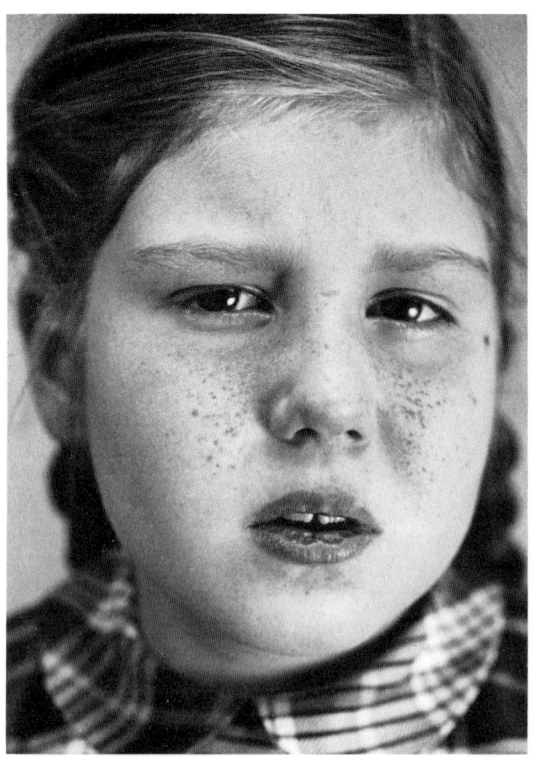

Abb. 5. Tuberöse Sklerose mit Adenoma sebaceum Pringle im Gesicht.

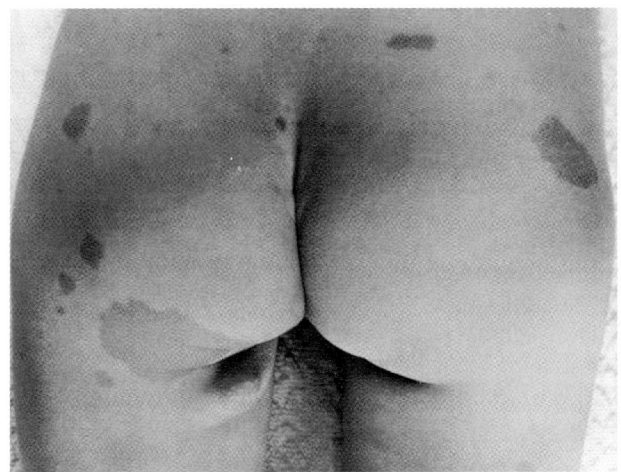

Abb. 6. Neurofibromatose: Café-au-lait-Flecke.

Gesichtsbereich, an der Nase, an den Ohren und am Hals entwickeln.

Wenn sich im Gesicht (besonders in den Nasolabialfalten und am Kinn) 1–2 mm große rötliche oder violette Knötchen mit glatter Oberfläche finden, handelt es sich um ein **Adenoma sebaceum** (Abb. 5). Das Adenoma sebaceum kann mit einer **tuberösen Sklerose** assoziiert sein, bei dem im Gehirn tumorartige Veränderungen (Gliaproliferate) bestehen, die zu Minderbegabung und Epilepsie führen. Bei tuberöser Sklerose findet man oft auch subunguale Angiofibrome (Koenen-Tumoren), Chagrin-Flecken (an Chagrin-Leder erinnernde leicht elevierte Areale mit subepidermaler Fibrose) und verschiedenartige Hypopigmentierungen der Haut. Außerdem kommen benigne Rhabdomyome des Myokards und gelbliche Plaques an der Retina (Phakome) sowie gutartige mesenchymale Nierentumoren vor.

Die **Neurofibromatose v. Recklinghausen** wird autosomal dominant vererbt. Zunächst findet man nur zahlreiche Café-au-lait-Flecke (Abb. 6), und im Laufe der Jahre bilden sich die charakteristischen Neurofibrome im Bereich der peripheren Nerven, die als knotige Hauttumoren imponieren (vor allem beim Typ 1). Diese Tumoren entwickeln sich aus den Nervenscheiden und können beträchtliche Größe erreichen. Auch Hirnnerven können betroffen sein, z. B. beim Typ 2 der N. acusticus (meist bilaterale Kleinhirnbrückenwinkel-Tumoren). Mögliche Symptome sind Krampfanfälle, Lähmungen, Skelettveränderungen oder endokrinologische Ausfälle (durch Hypothalamusschädigung). Das größte Problem ist die Gefahr einer malignen Entartung.

In etwa 20% entstehen Neurofibrosarkome, die meist therapieresistent sind.

Zu den Hamartomen gehören außerdem die häufigen **Osteochondrome** (kartilaginäre Exostosen), welche sich besonders im 2. Lebensjahrzehnt als solitäre Tumoren in Epiphysennähe oder seltener als multiple Exostosen im Metaphysenbereich der langen Röhrenknochen manifestieren.

> Bei den **gutartigen juvenilen Polypen** handelt es sich wahrscheinlich ebenfalls um Hamartome.

Sie kommen meist solitär im Sigma vor und können spontan mit dem Stuhl abgehen.

Bei dem dominant vererbten **Peutz-Jeghers-Syndrom** bestehen multiple Polypen im Dünndarm und zahlreiche Pigmentflecken im Mund und perioral. Davon abzugrenzen ist die **familiäre Polyposis,** bei der der Dickdarm von unzählbaren Polypen übersät ist. Dabei handelt es sich um ein echtes Tumorleiden (obligate Präkanzerose, keine Hamartie), und im jüngeren Erwachsenenalter ist eine karzinomatöse Entartung häufig.

3. Maligne Geschwülste

a) Embryonale Geschwülste

> Die embryonalen Geschwülste stellen eine Gruppe von malignen Tumoren dar, welche sich aus primitiven, während der Organentwicklung primär ortsansässigen Zellen und Geweben entwickeln.

Mithin entstehen diese Tumoren – im Gegensatz zu den Teratomen – nicht aus ortsfremden Komponenten, sondern aus Geweben, die sich aus unbekannten Gründen mit den übrigen Organen nicht weiter differenziert haben. Charakteristischerweise enthalten diese Tumoren Strukturen, die im mikroskopischen Bild an ein primitives Entwicklungsstadium des betroffenen Organs erinnern. Hierauf beruht auch die histologische Diagnose. Die Gruppe der embryonalen Geschwülste umfaßt das Neuroblastom, Retinoblastom, Medulloblastom, Nephroblastom und Hepatoblastom sowie das embryonale Rhabdomyosarkom.

Neuroblastom

Pathologie: Das Neuroblastom ist ein Tumor, der vom sympathischen Nervensystem ausgeht.

Entsprechend ist der Primärtumor entlang der Wirbelsäule im Bereich des Grenzstranges oder der Nebennieren lokalisiert. Bei keinem anderen embryonalen Tumor gibt es so häufig dystrophische Verkalkungsherde wie bei den Neuroblastomen (ein wichtiges differentialdiagnostisches Kriterium bei der Röntgenuntersuchung oder Sonographie). Mikroskopisch ist das Bild der Neuroblastome nicht einheitlich und abhängig vom jeweiligen Grad der Ausreifung. Etwa die Hälfte der Fälle sind undifferenzierte Neuroblastome, die an primitives embryonales Sympathikusgewebe erinnern. Die Tumorzellen können pseudorosettenförmig angeordnet sein (Abb. 7). Bei zunehmender Ausreifung zeigen die Tumorzellen eine partielle Differenzierung, und es entstehen zytoplasmatische Fortsätze sowie reichlich neurofibrilläre Strukturen.

Ist das Tumorgewebe weiter ausgereift und sind ausdifferenzierte Ganglienzellen nachweisbar, so liegt ein **Ganglioneuroblastom** vor, das eine relativ günstige Prognose hat. Eine gutartige Variante ist das **Ganglioneurom**, das aus Ganglienzellen, Neurofibrillen und Schwannschen Zellen besteht.

Immunhistochemisch kann man in Neuroblastomzellen die neuronenspezifische Enolase nachweisen. Bei einem kleinen Teil der Neuroblastome tritt eine spontane Regression durch Zytolyse und/oder Nekrose ein. Dies gilt nur für disseminierte Neuroblastome des frühen Säuglingsalters mit Tumorinfiltration in Haut, Leber und/oder Knochenmark (Stadium 4S). Vom 2. Lebensjahr an ist mit einer Spontanregression nicht mehr zu rechnen.

Vorkommen und Lokalisation: Das Neuroblastom ist der häufigste solide extrakranielle maligne Tumor des Kindesalters. Die jährliche Erkrankungsrate beträgt 1 auf 100 000 Kinder. 50% sind bei der Diagnosestellung unter 2 Jahre und 75% unter 4 Jahre alt. Ein Neuroblastom kann sich schon beim Neugeborenen manifestieren. Etwa ⅔ der Neuroblastome sind abdominell lokalisiert (die Mehrzahl in einer Nebenniere, die übrigen in einem der abdominellen Sympathikusganglien). Etwa 15% entstehen im hinteren Mediastinum (Neuroblastome sind die häufigsten malignen Tumoren des dorsalen Mediastinums im Kindesalter). Andere Lokalisationen sind selten.

Die **Symptomatik** ist vom Sitz des Primärtumors abhängig. Nach der Ausdehnung des Tumors unterscheidet man verschiedene Stadien, je nachdem, ob der Tumor völlig resezierbar ist, ob nach der Operation mikroskopisch oder makroskopisch Reste übriggeblieben sind oder ob der Tumor bei Diagnosestellung bereits generalisiert ist. Bei der häufigen Lokalisation **im Bauchraum**

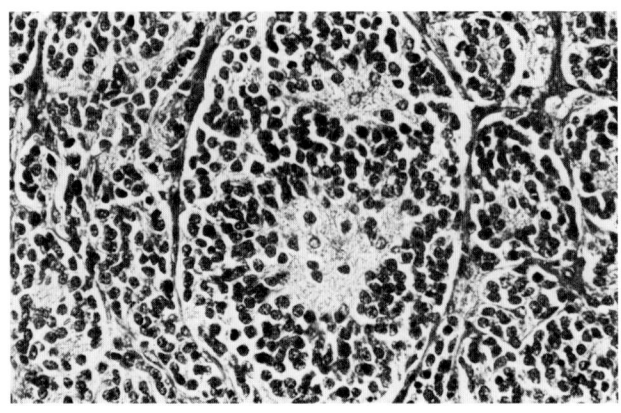

Abb. 7. Neuroblastom bei 1½jährigem Jungen: kleine, zytoplasmaarme Tumorzellen, überwiegend aus hyperchromatischen Kernen bestehend. In Bildmitte sog. Pseudorosette. HE-Färbung.

treten oft uncharakteristische Schmerzen, Erbrechen und Anorexie auf. Manchmal ist ein Tumor im Oberbauch zu tasten, der die Mittellinie überschreitet (Abb. 8). Das gilt auch für Neugeborene. Im Röntgenbild sieht man nicht selten kleine Verkalkungsherde. Bei **paravertebralem Sitz** hat der Tumor die Tendenz, durch intervertebrale Löcher, die manchmal röntgenologisch erweitert sind, hineinzuwachsen (sog. Sanduhrgeschwulst). Die Kompression des Rückenmarkes führt je nach Sitz zu schlaffen Lähmungen. Die beginnende neurologische Symptomatik wird oft lange Zeit mißgedeutet, obgleich die Kombination von Schwäche in den Beinen (kleine Kinder wollen oder können plötzlich nicht mehr laufen) und chronischer Obstipation typisch ist. Gelegentlich werden länger dauernde Durchfälle beobachtet, die mit der Bildung von vasoaktivem intestinalem Peptid (VIP) durch den Tumor zusammenhängen. Bei Sitz **im hinteren Mediastinum** können Atemnot, Husten und Brustschmerzen auftreten. Nicht selten ist der Tumor dort ein Zufallsbefund auf dem Röntgenbild. **Im kleinen Becken** gelegene Neuroblastome können eine Obstruktion der Harnwege oder einen Ileus hervorrufen.

Unabhängig vom Sitz des Tumors können Myoklonien und Opsoklonien (ständig schleudernde Augenbewegungen) auftreten. Sie sind jedoch (ebenso wie eine Hypertension) selten. Bei Kindern jenseits des 1. Lebensjahres sind die Tumoren bei Diagnosestellung in >50% schon generalisiert und haben zu Lebervergrößerung, Lymphknotenbefall, subkutanen Knoten und Osteolysen geführt. Das Knochenmark kann so diffus infiltriert sein, daß die Fehldiagnose einer akuten lymphoblastischen Leukämie möglich ist. Es kommt dann zur Knochenmarkinsuffizienz mit Anämie, Thrombozytopenie und Neutropenie. Eine Protrusio bulbi oder Brillenhämatome sind bei retrobulbären Metastasen möglich. Intrakranielle Metastasen gehen von der Dura oder den Schädelknochen aus und können Hirndrucksymptome mit Auseinanderweichen der Schädelnähte verursachen. Bei starker Metastasierung ist der Primärtumor manchmal nicht mehr lokalisierbar.

Die **Diagnose** wird durch den Nachweis einer erhöhten Ausscheidung von Homovanillinsäure und Vanillinmandelsäure im Urin bestätigt (in 90%). Wenn Neuroblastome Katecholamine bilden, speichern sie auch ^{131}Jod-Metabenzylguanidin (^{131}J-MIBG). Mit dieser Substanz kann man Tumorherde und Knochenmarkinfiltrationen szintigraphisch nachweisen und lokalisieren. Sonographie, Computertomographie und MRT sind weitere Lokalisationshilfen.

Knochenmetastasen sind von einer bestimmten Größe an als Osteolysen erkennbar. Im Knochenmarkpräparat sind häufig Tumorzellnester erkennbar. Manchmal ist das normale Knochenmark völlig durch Neuroblastomzellen verdrängt (wie bei einer akuten lymphoblastischen Leukämie). Lebermetastasen weist man ebenfalls durch Szintigraphie nach.

Bei Neuroblastomen, die von der Nebenniere ausgehen, sieht man bei der i. v. Urographie eine Nierenverlagerung. Ohne die oben angegebenen Methoden kann die Abgrenzung von einem Nephroblastom schwierig sein. Im Blut findet sich häufig eine Vermehrung von Laktatdehydrogenase (LDH), Ferritin und neuronspezifischer Enolase.

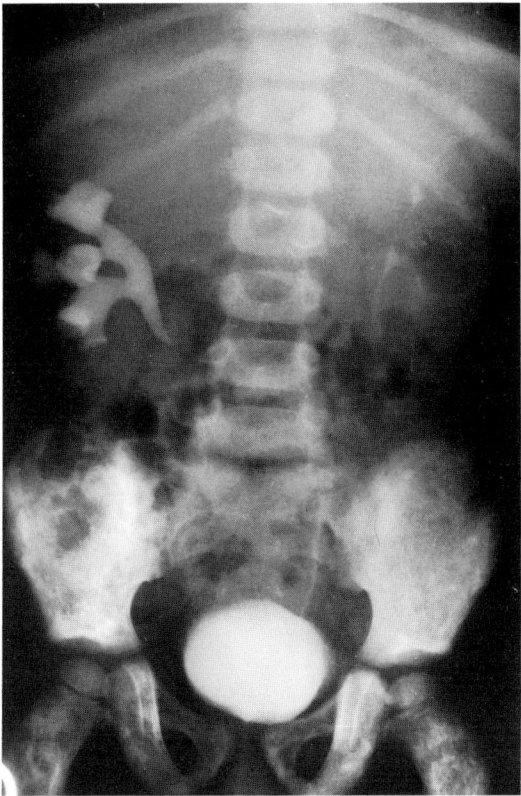

Abb. 8. Neuroblastom: großer, nach der seitlichen Aufnahme retroperitoneal gelegener Tumor mit feinfleckigen Verkalkungen. Lateralverlagerung der rechten Niere mit geringem Aufstau. Mottenfraßartige Zerstörung aller dargestellten Skelettanteile (typische Skelettmetastasierung). Ausscheidungsurogramm. 3 Jahre alter Junge.

Tab. 3. Internationale Stadieneinteilung des Neuroblastoms.

Stadium 1:
Der Tumor ist auf das Ursprungsorgan begrenzt; makroskopisch komplette Entfernung mit oder ohne mikroskopischen Resttumor; verdächtige ipsi- und kontralaterale Lymphknoten histologisch negativ

Stadium 2a:
Unilateraler Tumor mit makroskopisch inkompletter Entfernung; verdächtige ipsi- und kontralaterale Lymphknoten sind histologisch negativ

Stadium 2b:
Unilateraler Tumor mit makroskopisch kompletter oder inkompletter Entfernung; ipsilaterale regionale Lymphknoten positiv, verdächtige kontralaterale Lymphknoten histologisch negativ

Stadium 3:
Tumorinfiltration über die Mittellinie hinaus mit oder ohne Lymphknotenbefall oder unilateraler Tumor mit kontralateraler Lymphknotenbeteiligung oder Mittellinientumor mit bilateralem Lymphknotenbefall

Stadium 4:
Dissemination des Tumors zu entfernten Lymphknoten, Knochen, Knochenmark, Leber und/oder anderen Organen (außer Stadium 4S)

Stadium 4S:
Lokalisierter Primärtumor wie beim Stadium 1 oder 2 mit Disseminierung nur in Leber, Haut und/oder Knochenmark

Die **Prognose** ist abhängig:
1. vom Lebensalter (im 1. Lebensjahr wesentlich günstiger),
2. vom Ausbreitungsstadium (Tab. 3),
3. von der Lokalisation,
4. vom histologischen Differenzierungsgrad des Tumors und
5. von zytogenetischen sowie molekularbiologischen Befunden an Tumorzellen. Pseudodiploidie der Tumorzellen und Veränderungen am Chromosom 1 sowie N-myc-Onkogen-Amplifikation zeigen eine ungünstige Prognose an.

Die Prognose ist bei lokalisierten Erkrankungen im allgemeinen günstig. Beim Stadium I beträgt die Heilungsrate, wenn der Tumor operativ leicht zu entfernen ist, über 90%. Schlecht ist die Prognose der generalisierten Neuroblastome jenseits des 1. Lebensjahres (trotz Knochenmarktransplantation). Eine bessere Prognose haben Kinder mit einem Stadium 4S (Neugeborene und Säuglinge mit Leberinfiltration, Hautinfiltration und Knochenmarkbeteiligung, aber ohne Knochenherde). Ein Ansprechen auf die Therapie ist auch an der Normalisierung der Harnausscheidung von Katecholaminderivaten zu erkennen.

Die **Therapie** ist bei kleinen Tumoren die Operation. Bei ausgedehnteren Tumoren und Metastasen wird in der Regel zunächst eine Kombinationschemotherapie durchgeführt; nach ausreichendem Rückgang des Tumors folgen die Operation und evtl. die Nachbestrahlung, da das Neuroblastom strahlensensibel ist. Problematisch bleibt die Therapie der großen (auch nach ausgedehnter Vorbehandlung nicht resezierbaren) Tumoren und der primär generalisierten Geschwülste jenseits des 1. Lebensjahres. Eine autologe Knochenmarktransplantation in Remission und lokale Strahlentherapie können die Überlebenschancen erhöhen. Bei den intrathorakalen Neuroblastomen ist die Prognose besser, auch wenn sie operativ nicht ganz entfernt werden können.

Nephroblastom

Synonym: Wilms-Tumor.

Definition: Das Nephroblastom ist eine von der Niere ausgehende bösartige Geschwulst, die zunächst expansiv, später infiltrierend wächst und besonders in die regionalen Lymphknoten, die Lungen und Leber, selten auch in die Knochen metastasiert.

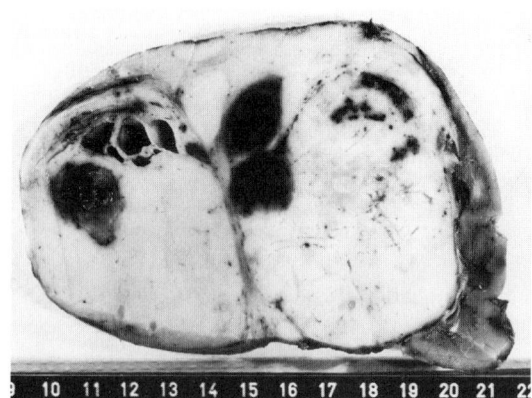

Abb. 9. Großes Nephroblastom. Überwiegend grauweißes Tumorgewebe sowie einige hämorrhagische Nekroseherde (dunkle Bezirke). Vorwiegend expansives Wachstum. Über dem Tumor befindet sich eine schmale Kapsel. Rechts im Bild erkennt man einen mäßig (druck)atrophischen Nierenpol. Operationspräparat von einem 17 Monate alten weiblichen Kind.

Pathologie: Der Tumor enthält 3 miteinander vermischte Komponenten:
1. Undifferenziertes pluripotentes Gewebe (Keimgewebe, »Blastem«).
2. Fibromyxoides Stroma.
3. Epitheliale Strukturen (mit mehr oder weniger ausgereiften Tubuli).

Der Anteil dieser 3 Komponenten ist unterschiedlich. Der klassische Tumor ist der triphasische Mischtyp. Prognostisch ungünstig sind die sog. Anaplasie (starke Zellatypien) in sonst typischen Nephroblastomen und einige hochmaligne »Sonderformen« (sog. Klarzellensarkome und maligne Rhabdoidtumoren der Niere). Nephroblastomvarianten mit guter Prognose sind dagegen das konnatale mesoblastische Nephrom und das zystische Nephroblastom. Bei diesen Varianten führt die Operation allein in der Regel zur Heilung.

Die meisten Nephroblastome wachsen zunächst expansiv (Abb. 9) und verdrängen dabei das Nierengewebe und die in der Nähe gelegenen Organe. Bei Einbruch in die Lymphgefäße entstehen Metastasen in den regionären Lymphknoten, und nach Einwachsen in Venen kommt es zur Metastasierung in die Lungen, später auch in die Leber, jedoch meist nicht in die Knochen. Lokal kann der Tumor das Nierenbecken infiltrieren und in benachbarte Gewebe und Organe einwachsen.

Die **Morbidität** beträgt etwa eins auf 100 000 Kinder pro Jahr und ist nahezu unabhängig von der Rasse und geographischen Lage. Der Tumor kommt am häufigsten zwischen dem 2. und 3. Lebensjahr vor. Bei konnatalem Vorkommen oder Frühmanifestation in den ersten Lebenswochen handelt es sich überwiegend um Varianten mit niedriger Malignität. Doppelseitige Tumoren finden sich in etwa 5%, dann besonders häufig in Assoziation mit bestimmten Anomalien (Aniridie, Hemihypertrophie, Wiedemann-Beckwith-Syndrom, s. S. 98) oder mit Fehlbildungen im Urogenitaltrakt. Bezüglich der begleitenden Chromosomenveränderungen: s. S. 137.

Symptome: Allgemeinsymptome (Fieber) und Bauchschmerzen sind ungewöhnlich. Meist besteht eine Vorwölbung des Bauches, die oft längere Zeit übersehen wird. Eine Hypertension durch Kompression der Nierenarterien ist möglich. Nach Einbruch in das Nierenbecken führt manchmal eine Makrohämaturie zum Arzt. Lungenmetastasen sind in der Regel asymptomatisch.

Diagnose: Bei der Palpation fühlt man den einseitigen, bis zur Mittellinie oder darüber hinaus reichenden indolenten Tumor, der glatt und derb, aber auch höckrig und weniger fest sein kann. Im CT erkennt man die intrarenale Lokalisation und Ausdehnung des Tumors, evtl. Doppelseitigkeit und Befall großer Gefäße. Durch Sonographie kann man die Zugehörigkeit zur Niere meist eindeutig erkennen. Die Echogenität kann unterschiedlich sein (einige Tumoren sind

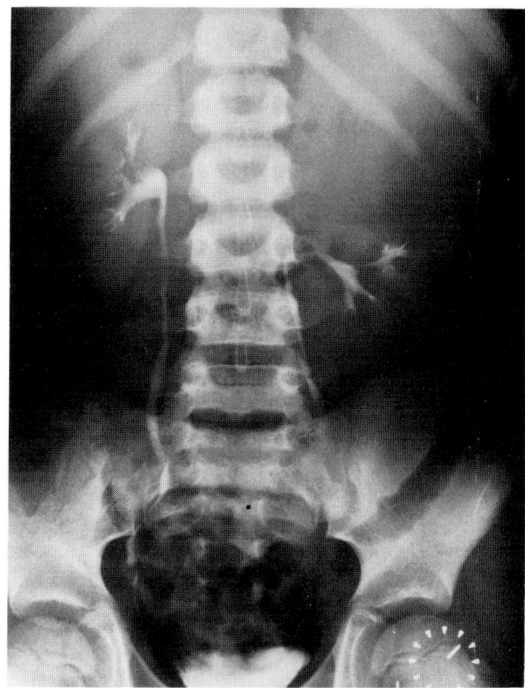

Abb. 10. Nephroblastom: Verformung und Verlagerung des linken Nierenhohlsystems (Ausscheidungsurogramm). Die linke obere Kelchgruppe stellt sich nicht mehr dar. Weichteiltumor im linken Oberbauch. 5 Jahre alter Junge.

völlig solide, andere enthalten zahlreiche flüssigkeitsgefüllte Hohlräume, s. a. Abb. 10).

Lebermetastasen sind sonographisch und szintigraphisch, Lungenmetastasen wie der Primärtumor röntgenologisch und im CT nachweisbar.

Differentialdiagnose: Ein Neuroblastom, das von der Nebenniere ausgeht, kann mit Hilfe der bildgebenden Verfahren fast immer von einem Nephroblastom abgegrenzt werden, wobei die Ausscheidung von Katecholaminderivaten im Urin das Neuroblastom bestätigt. Knochenmetastasen sprechen für ein Neuroblastom, Lungenmetastasen für ein Nephroblastom. Als Tumoren oder tumorartige Läsionen kommen auch Nebennierenzysten, ein Enterokystom (s. S. 239), eine Mesenterialzyste, ein retroperitoneal gelegenes Teratom, ein Ovarialtumor, eine Milzzyste oder ein Lebertumor in Betracht. Andere maligne Geschwülste der Niere sind im Kindesalter selten. Eine starke Hydronephrose, eine infantile Zystenniere oder eine Nierenvenenthrombose können ein Nephroblastom vortäuschen. Die Unterscheidung ist oft schon durch die Sonographie möglich.

Prognose: Die Prognose ist abhängig vom initialen Ausbreitungsstadium, der Histologie und dem Lebensalter bei der Erkrankung. Günstige Zeichen sind ein lokalisierter Tumor, das Fehlen von Anaplasie oder sarkomatösem Tumorgewebe und niedriges Lebensalter (unter 2 Jahren). Risikofaktoren sind sog. ungünstige Histologie, regionäre Lymphknotenmetastasen und Tumorruptur unter der Operation. Bei optimaler Therapie ist die Prognose des Nephroblastoms günstig; eine Heilung gelingt heute bei nahezu 90% aller Patienten.

Therapie: Kleine Tumoren können sofort entfernt werden. Eine Tumorruptur ist zu vermeiden. Heute werden Nephroblastome meist chemotherapeutisch vorbehandelt, um das Risiko einer intraoperativen Tumorruptur zu verringern. Wichtig ist die Inspektion der Leber und der anderen Niere. Nach der Operation wird in der Regel eine kombinierte Chemotherapie durchgeführt, die sich in der Dauer und Intensität nach dem vorliegenden Stadium richtet. Bei ausgedehnteren Tumoren ist eine Nachbestrahlung des Tumorbettes notwendig. Lungenmetastasen sprechen meist rasch auf die Chemotherapie an. Isolierte Lebermetastasen können operativ entfernt werden. Bei bilateralen Nephroblastomen muß durch Teilresektion versucht werden, die weniger betroffene Niere zu erhalten. Bei Nephroblastomvarianten mit niedriger Malignität genügt eine Nephrektomie mit Entfernung des Tumors. Bei den seltenen hochmalignen Varianten ist die Prognose trotz intensiver Therapie ungünstig (am schlechtesten beim sog. malignen Rhabdoidtumor der Niere).

Rhabdomyosarkom

Definition: Rhabdomyosarkome sind bösartige mesenchymale Tumoren, die von quergestreifter Muskulatur oder primitivem mesenchymalen Gewebe ausgehen.

Pathologie: Makroskopisch sind Rhabdosarkome unscharf begrenzte Weichteiltumoren von meist weicher bis mäßig fester Konsistenz und grau-weißer, z.T. glasig glänzender Schnittfläche. Bei Infiltration von Schleimhäuten manifestieren sich die Tumoren manchmal als polypoide, traubenförmige (botryoide) Tumormassen. Histologisch werden 3 Unterformen unterschieden:
1. Das **embryonale Rhabdomyosarkom** (ca. 70%). Charakteristisch sind primitive, manchmal quergestreifte Muskelfasern, die als Rhabdomyoblasten (Abb. 11) bezeichnet werden.
2. Das **alveoläre Rhabdomyosarkom.** Hier sind die Tumorzellen entlang schmaler fibrovaskulärer Septen alveolär angeordnet.
3. Das im Kindesalter sehr seltene **pleomorphe Rhabdomyosarkom.**

Mit immunhistochemischen Methoden kann man heute die Tumoren genauer definieren (Nachweis von Desmin-Intermediärfilamenten, die in quergestreiften und glatten Muskelfasern vorkommen und für Rhabdo- und Leiomyosarkome charakteristisch sind). Mit dieser Methode lassen sich den Rhabdomyosarkomen auch solche Tumoren zuordnen, bei denen selbst elektronenmikroskopisch keine Querstreifung nachzuweisen ist.

Vorkommen: Etwa 50% der malignen Weichteiltumoren und 4% aller bösartigen soliden Tumoren des Kindesalters sind Rhabdomyosarkome. Der Altersgipfel liegt zwischen 2 und 6 Jahren, jedoch kommen Rhabdomyosarkome im Gegensatz zu den meisten anderen embryonalen Tumoren auch bei älteren Kindern vor,

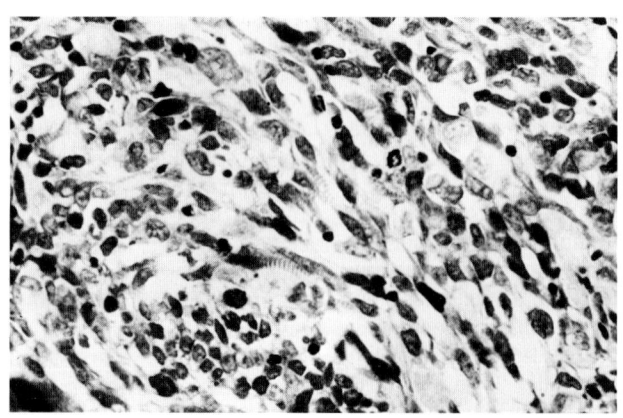

Abb. 11. Rhabdomyosarkom: zahlreiche Rhabdomyoblasten mit langen Zytoplasmafortsätzen und deutlich erkennbarer Querstreifung. 3 Jahre altes Mädchen.

z. B. an den Extremitäten (hier besonders der alveoläre Subtyp) und im Urogenitalbereich (z. B. paratestikulär, in der Prostata oder Blase).

Symptome: Das Rhabdomyosarkom manifestiert sich als Weichteilschwellung. Die Symptome sind abhängig von der Lokalisation. In mehr als 35% sind die Tumoren im Kopf- und Halsbereich lokalisiert (Nasen-Rachen-Raum, Orbita, Mittelohr). Weitere wichtige Lokalisationen sind die Extremitäten, der Urogenitaltrakt, der Retroperitonealraum und die Analregion. Beim Jungen kann ein Rhabdomyosarkom vom Samenstrang, Nebenhoden (mit Skrotumbeteiligung) oder von der Prostata ausgehen, bei Mädchen von der Vagina oder vom Uterus. Orbitatumoren werden wegen des rasch auftretenden Exophthalmus früh erkannt. Dagegen wird bei versteckten Lokalisationen, z. B. im Urogenitaltrakt, der Tumor oft zu spät entdeckt. Ein Tumor im peritonsillären Bereich kann zuerst durch ein Horner-Syndrom auffallen. 10–20% der Kinder haben bei der Diagnosestellung bereits Fernmetastasen, besonders in Lungen und Knochen, seltener in Leber, Knochenmark oder anderen Organen. Lymphknotenmetastasen sind bei den alveolären Rhabdomyosarkomen der Extremitäten häufig. Im Nasopharynxbereich kann das Rhabdomyosarkom die Nasenatmung behindern und Schluckbeschwerden hervorrufen. Im Schädelbereich lokalisierte Tumoren können durch die Schädelbasis durchbrechen und durch intrazerebrales Wachstum Hirnnervenlähmungen, Erblindung oder Hirndruckzeichen hervorrufen. Wenn das Rhabdomyosarkom von der Paukenhöhle ausgeht, treten Ohrenschmerzen, Ohrenlaufen und Schwerhörigkeit auf. Der Tumor kann auch in den äußeren Gehörgang hineinwachsen. Beim Sitz des Primärtumors am Rumpf oder an einer Extremität findet man eine schmerzhafte Schwellung (oft im Anschluß an ein angebliches Trauma), die anfangs für ein Hämatom gehalten wird, aber rasch wächst. Hämaturie, Dysurie, Harnverhaltung oder Harninkontinenz, bei Mädchen auch Vaginalblutungen und bei Jungen einseitige Skrotumschwellung sind Hinweise auf Rhabdomyosarkome im Urogenitaltrakt. Durch die große Zahl der möglichen Lokalisationen und die verschiedenartigen Symptome wird die Diagnose oft zu spät gestellt.

Diagnose: Sonographie und Röntgenuntersuchung einschließlich Computertomographie bestätigen das Vorliegen eines Tumors und ermöglichen eine Bestimmung des Tumorvolumens. Oft werden auch eine Knochen- und Myoszintigraphie durchgeführt. Immer ist eine gründliche Metastasensuche notwendig. Die definitive Diagnose kann nur histologisch nach Operation oder Biopsie erfolgen. Die Knochenmarkzytologie gibt Hinweise auf eine Knochenmarkinfiltration. Bei parameningealem Sitz findet man im Liquor manchmal Tumorzellen.

Differentialdiagnose: Bei der Differentialdiagnose hat man neben gutartigen alle bösartigen Weichteiltumoren zu berücksichtigen (insbesondere bei raschem Wachstum). Falsch ist jedes Abwarten bei dem geringsten Verdacht auf einen malignen Weichteiltumor. Bei nichtrhabdomyosarkomatösen Weichteilmalignomen handelt es sich in abnehmender Häufigkeit um maligne periphere neuroektodermale Tumoren, synoviale Sarkome, extraossäre Ewing-Sarkome, Leiomyosarkome, maligne Schwannome oder Fibrosarkome. Synoviale Sarkome sind ebenso bösartig wie Rhabdomyosarkome. Fibrosarkome metastasieren relativ selten und dann erst spät; leider läßt sich der Primärtumor operativ oft schwer entfernen. Von den Fibrosarkomen sind Fibromatosen abzugrenzen. Diese sind tumorförmige Bindegewebsproliferationen, welche sich gegenüber der Umgebung z. T. aggressiv verhalten, jedoch nicht metastasieren. Über maligne periphere neuroektodermale Tumoren: s. S. 323.

Maligne Knochentumoren lassen sich durch das CT mit und ohne Kontrastmittel und Knochenszintigraphie von Weichteilsarkomen unterscheiden, können aber große Weichteilanteile haben. Bei paratestikulärem Sitz muß auch an primäre Hodentumoren (s. S. 616) gedacht werden. Zur Klärung sind immer eine Biopsie und histologische Untersuchung notwendig.

Prognose: Gegenwärtig beträgt die durchschnittliche 5-Jahres-Überlebensrate beim behandelten Rhabdomyosarkom des Kindesalters über 50%. Entscheidend ist die Tumorausdehnung bei der Diagnosestellung. Wichtig ist auch der histologische Subtyp. Bei alveolären Rhabdomyosarkomen ist die Prognose ungünstiger als bei embryonalen Rhabdomyosarkomen.

Eine gute Prognose haben die Orbita-Rhabdomyosarkome, obgleich sie operativ fast nie in toto entfernt werden können. Bei den paratestikulär lokalisierten Tumoren ist die Prognose ebenfalls günstig. Parameningeale Lokalisationen sind prognostisch ungünstiger, jedoch nicht so ungünstig wie die Rhabdomyosarkome der Extremitäten oder des Stammes. Rückfälle treten meist innerhalb der ersten 2 Jahre nach Therapiebeginn auf. Die Überlebenschance der Kinder mit Metastasen liegt unter 20%.

Therapie: Eine sofortige Operation ist zur Diagnosestellung obligat. Kann der Tumor nicht ohne Verstümmelung vollständig entfernt werden, beschränkt man sich zunächst auf eine Biopsie. Das Ansprechen auf die nachfolgende Chemotherapie entscheidet über das weitere Vorgehen. Eventuell sind weitere Operationen oder Bestrahlungen erforderlich. Wichtig ist die Tumorlokalisation, da hierdurch auch das Ausmaß der Bestrahlung limitiert wird. Die genaue Art der Behandlung ist in entsprechenden Therapieprotokollen festgelegt.

Hepatoblastom

Hepatoblastome sind seltene bösartige embryonale Lebertumoren. Sie manifestieren sich überwiegend in den ersten 2 Lebensjahren.

Fast 2/3 sind im rechten Leberlappen lokalisiert. Bei den Hepatoblastomen findet man in 65% im Serum eine Erhöhung des α_1-Fetoproteinwertes. Die Ausdehnung des Tumors läßt sich durch Leberszintigraphie, Computertomographie und Sonographie erkennen. Die klinischen Beschwerden sind uncharakteristisch. In 30% sind im Tumor röntgenologisch Kalkschatten nachzuweisen. Die Unterscheidung von Leberhämangiomen ist meist angiographisch möglich. Bei 10% hat bei Diagnosestellung bereits eine Metastasierung in Lungen, abdominale Lymphknoten, ZNS oder Knochen stattgefunden. Eine Biopsie ist immer notwendig, um den Tumor von gutartigen Lebertumoren (infantilen Hämangioendotheliomen der Leber, Leberadenomen) und von anderen bösartigen Tumoren (hepatozelluläres Karzinom, fibrolamelläres Karzinom) abzugrenzen, die auch im Kindesalter vorkommen. Das primäre Ziel der Therapie ist eine komplette Resektion des Tumors im Gesunden. Eine vorherige Chemotherapie verbessert die Chance der Operabilität und damit die Prognose.

b) Teratome und andere Keimzelltumoren

Pathologie: Die Teratome sind echte Tumoren, die gutartig oder ausgesprochen bösartig sein können. Sie gehen von allen 3 Keimblättern aus und können Gewebe enthalten, die nicht für die Lokalisation des Tumors typisch sind.

Heute wird angenommen, daß die Teratome von Keimzellen abstammen. Die Steißbeinteratome sind meistens schon bei der Geburt vorhanden und können wegen ihrer Größe ein Geburtshindernis sein. Eine Spätmanifestation der übrigen Teratome im Erwachsenenalter ist möglich.

Die kindlichen Teratome werden in gonadale und extragonadale Tumoren unterteilt. Steißbeinteratome sind mit 48% am häufigsten (Abb. 12 u. 13); die nächsthäufige Lokalisation sind die Teratome der Ovarien (etwa 20%). Seltener finden sich Teratome in Mediastinum, Hoden und ZNS (vor allem Pinealisregion). Noch seltenere Lokalisationen sind der Retroperitonealraum (Abb. 14a), die Halsregion oder die Kopfregion einschließlich der Mundhöhle. Bei Erwachsenen dagegen sind die Gonaden am häufigsten betroffen.

Teratome können verschiedenartige Gewebskomponenten enthalten: Haut, Hautanhangsgebilde, nichtverhornendes Plattenepithel, Speicheldrüsen, respiratorisches Epithel, Lungen-, Leber- und Schilddrüsengewebe, Zähne, Knorpel- und Knochengewebe vom kompakten oder spongiösen Typ, Knochenmark, glatte oder quergestreifte Muskulatur u. a.

Wenn ein Teratom nur aus ausgereiften Gewebskomponenten besteht, spricht man von einem **reifen** oder **differenzierten Teratom** (in der Regel gutartig, s. Abb. 15). Sind Teratome nicht vollständig ausgereift, so werden sie als **unreife (immature) Teratome**

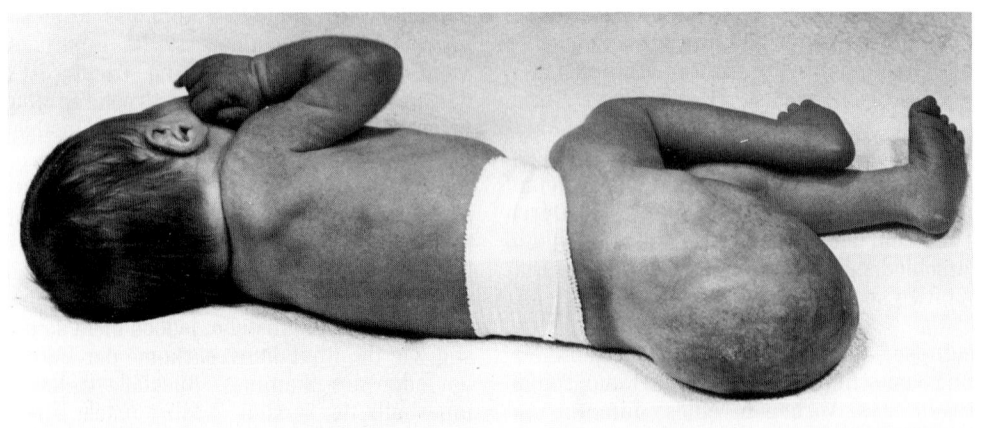

Abb. 12. Steißbeinteratom beim Neugeborenen.

3. Maligne Geschwülste

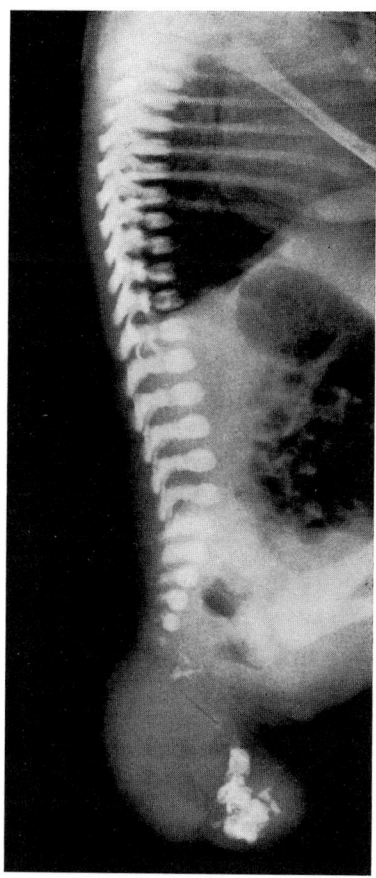

Abb. 13. Steißbeinteratom: kalkdichte Strukturen im Tumor. Männliches Neugeborenes.

bezeichnet, wobei je nach Stärke und Ausdehnung der Unreife verschiedene Grade der Immaturität unterschieden werden.

Meistens sind es zentralnervöse Tumoranteile, die von der Unreife betroffen sind und dann manchmal hohe Proliferationsaktivität (Mitosen) aufweisen. Unreife Teratome kommen am häufigsten sakrokokzygeal, seltener im Ovar von Mädchen sowie im frühkindlichen Hoden, gelegentlich auch anderenorts vor. Sie gelten als potentiell maligne Tumoren, verhalten sich jedoch biologisch nach rechtzeitiger, kompletter Entfernung überwiegend benigne. Maligne Verläufe mit peritonealer Ausbreitung gibt es häufig bei Tumorlokalisation im Ovar.

Die übrigen, ebenfalls teils gonadal, teils extragonadal vorkommenden Keimzelltumoren sind sämtlich hochmaligne. Unter diesen ist im Kindesalter der Dottersacktumor (endodermaler Sinustumor, Abb. 14b) am wichtigsten: Etwa 60% der malignen Keimzelltumoren des Kindesalters sind entweder »reine« Dottersacktumoren oder enthalten wenigstens eine Dottersacktumorkomponente.

Immunhistochemisch ist in Dottersacktumoren Alpha$_1$-Fetoprotein nachzuweisen (dementsprechend auch im Serum). Dottersacktumoren kommen am häufigsten im frühkindlichen Hoden, nächsthäufig sakrokokzygeal sowie im Ovar älterer Mädchen sowie jüngerer Frauen vor. Tritt ein Dottersacktumor während der beiden ersten Lebensjahre im Hoden auf, so kann schon eine hohe Orchidektomie zur Heilung führen; bei fortgeschrittenen Ausbreitungsstadien sowie bei allen übrigen Tumorlokalisationen ist (zusätzlich zur Operation) eine intensive Polychemotherapie erforderlich.

Die übrigen Keimzelltumorformen sind im Kindesalter selten. (Germinome, embryonale Karzinome und Choriokarzinome).

Die **Germinome** manifestieren sich (meist bei älteren Kindern) am häufigsten im Ovar (dort auch als Dysgerminome bezeichnet) und ZNS (Pinealisregion), während Germinome des Hodens (Seminome) bei Kindern extrem selten sind. **Embryonale Karzinome** und **Choriokarzinome** kommen in »reiner« Form im Kindesalter sehr selten vor, am häufigsten noch in Kombination mit anderweitigen Keimzelltumortypen. Sind in einem Tumor mehrere, histologisch verschiedene Komponenten vorhanden (was im Kindesalter in etwa 30% der malignen Keimzelltumoren der Fall ist), dann werden solche Tumoren als **maligne Keimzelltumoren aus mehr als einem histologischen Typ** bezeichnet und die jeweiligen Tumortypen im einzelnen aufgelistet. Insgesamt ist die Kombination Teratom plus Dottersacktumor (Teratokarzinom) am häufigsten.

Symptome: Das biologische Verhalten der Teratome ist abhängig von der Histologie und Lokalisation sowie vom Lebensalter des Patienten bei der Diagnosestellung. Gutartige **Teratome der Ovarien** wachsen langsam. Daher dauert es oft längere Zeit, bis Symptome bemerkt werden. Die Teratome der Ovarien sind meist einseitig und imponieren als große Ovarialzysten, in deren Lichtung sich Haare und talgartiges Material befinden. Eine Operation ist immer notwendig, um die Diagnose zu bestätigen.

Steißbeinteratome sind, wenn sie bei der Geburt diagnostiziert und bald entfernt werden, in der Regel gutartig. Bei späterer Behandlung kann schon eine maligne Entartung eingetreten sein. **Hodenteratome** sind bei jüngeren Kindern in der Mehrzahl benigne. **Dottersacktumoren** fallen durch eine rasch zunehmende Schwellung des Hodens auf. Im Bereich der Pinealisregion rufen sie verschiedenartige Symptome hervor, so daß es lange dauern kann, bis die Ursache erkannt wird.

Sonographisch und röntgenologisch lassen sich in einem Teratom oft Verkalkungen nachweisen. Bei Verdacht auf Malignität ist immer

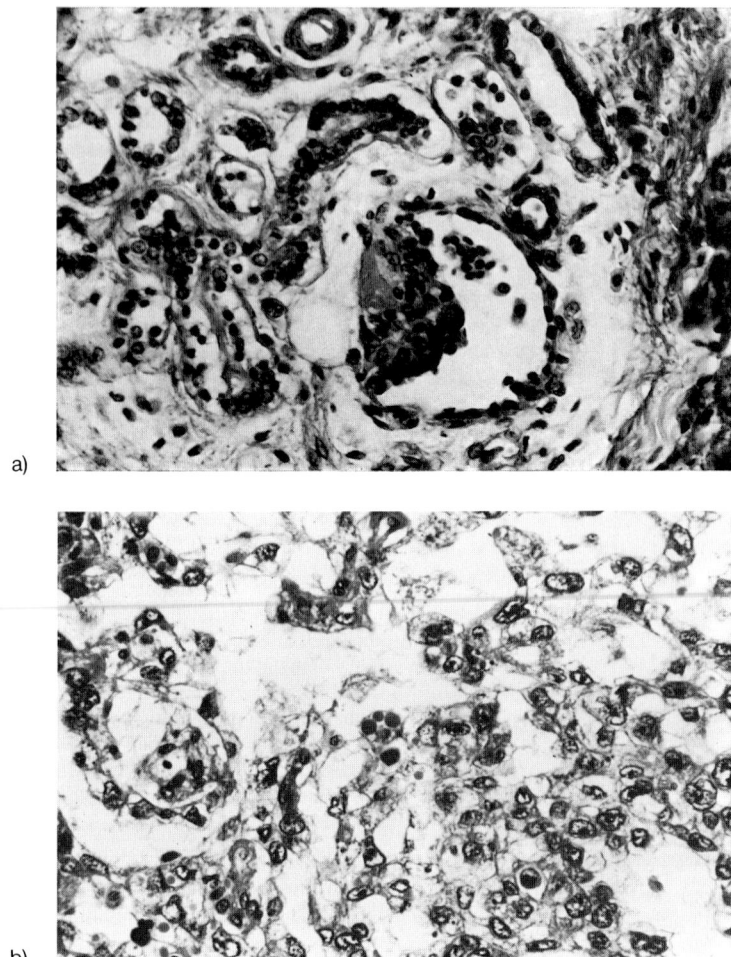

Abb. 14. a) Retroperitoneales Teratom mit Nierengewebe,
b) Dottersacktumor mit Vakuolisierung des Zytoplasmas der Tumorzellen.

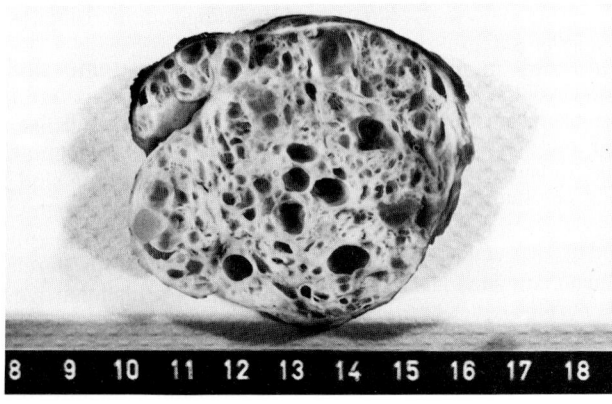

Abb. 15. Differenziertes Teratom, retroperitoneal lokalisiert, bei einem 5 Monate alten weiblichen Säugling. Multiple zystische Hohlräume (Operationspräparat).

eine umfassende Diagnostik wie bei anderen bösartigen Tumoren erforderlich.

Therapie ist die frühzeitige Operation. Bei Malignität wird zusätzlich eine Polychemotherapie durchgeführt. Auf sie kann nur bei Dottersacktumoren des Hodens im Stadium I (bei vollständiger Entfernung) verzichtet werden. Die Germinome des Ovars sind sehr strahlenempfindlich.

4. Geschwülste vom juvenilen Typ

Diese Gruppe von Tumoren umfaßt nichtembryonale Geschwülste, die in den ersten 2 Lebensdekaden häufiger vorkommen.

Der Grund hierfür liegt bei einem Teil der Tumoren wahrscheinlich in der starken Wachstumsintensität der Organe im Kindes- und Jugendlichenalter. Das gilt vor allem für Tumoren des Skelettsystems, deren Entstehung dadurch begünstigt wird, daß im wachsenden Knochen ständig Neu- und Umbildungen stattfinden. So treten Osteosarkome bevorzugt an den Metaphysen der Röhrenknochen auf (Zone der größten Wachstumsintensität), während sie im Diaphysenbereich selten entstehen.

a) Osteosarkom

Das Osteosarkom ist der häufigste maligne Knochentumor im Kindes- und Adoleszentenalter mit einem Altersgipfel in der 2. Hälfte der 2. Lebensdekade.

Der Anteil unter den kindlichen malignen Tumoren beträgt 4%. Ein Osteosarkom kann auch als Zweittumor 4–20 Jahre nach der Strahlenbehandlung eines Ersttumors auftreten, seltener als Zweittumor nach einem Retinoblastom.

Das Osteosarkom kommt in mehr als 50% in den kniegelenksnahen Metaphysen von Femur und Tibia vor. Die proximale Humerusmetaphyse ist die dritthäufigste Lokalisation. Selten findet sich der Tumor im Becken und in anderen flachen Knochen, wie Schädeldach, Ober- und Unterkiefer. Die Geschwulst füllt das Mark aus und dringt durch die Kortikalis zum Periost und in das umgebende Weichgewebe vor, wo sie große Weichteiltumoren bilden kann. Eine Tumorvariante ist das paraosteale Osteosarkom, das vorwiegend extramedullär liegt und dem Knochen breitbasig aufsitzt.

Histologisch findet man vorwiegend spindelzellige mesenchymale Tumorzellen und eine manchmal nur geringe Osteoidbildung durch atypische Tumorzellen. Je nach Tumorgewebskomponenten unterscheidet man osteoblastische, fibroblastische und chondroblastische Osteosarkome. Die chondroblastischen Osteosarkome scheinen gegenüber der Chemotherapie resistenter zu sein.

Hauptsymptome sind Schmerzen, Bewegungseinschränkung und Schwellung der betroffenen Region. Die Haut über dem Tumor kann gerötet sein und sich wärmer anfühlen, was an eine Osteomyelitis denken läßt. Die Vorgeschichte kann sich über Monate hinziehen, wobei die Schmerzintensität stark variieren kann.

Röntgenologisch erkennt man einen die Kortikalis miterfassenden sklerosierenden oder lytischen Knochenherd sowie verschieden starke periostale Reaktionen. Der Tumor ist stets größer, als man auf dem Röntgenbild sieht. Typisch, aber nicht beweisend sind die röntgenologisch erkennbare Codmansche Triangel (Folge einer reaktiven Knochenbildung zwischen abgehobenem Periost und darunter gelegener Kortikalis) und die Spiculae (dünne Spitzen, die von dem Knochen in die Weichteile ausgehen). Die Epiphysenfugen werden oft erst spät überschritten. Eine Metastasierung erfolgt besonders in die Lungen, manchmal auch in andere Knochen. Durch Skelettszintigraphie, Computertomographie und MRT läßt sich die Ausdehnung des Primärtumors erkennen. Im Serum kann die alkalische Phosphatase vermehrt sein. Lungenmetastasen findet man durch Computertomographie und Skelettszintigraphie, da die knochenbildenden Metastasen das Nuklid anreichern können.

Differentialdiagnostisch müssen andere Knochentumoren abgegrenzt werden, aber auch Knochenreaktionen bei Osteomyelitis, eine Kallusbildung oder eine Myositis ossificans.

Das gutartige, seltene **Chondrom** geht vom Knorpelgewebe aus und ist im Epiphysenbereich (besonders von Femur und Humerus) lokalisiert.

Chondrosarkome können sich aus primär gutartigen chondromatösen Tumoren (Osteochondromen oder Enchondromen) entwickeln. Solitäre **Osteochondrome** (kartilaginäre Exostosen) entarten selten; bei multiplen Osteochondromen beträgt das Entartungsrisiko 10%. Solitäre **Enchondrome** sind überwiegend im Bereich der Handknochen lokalisiert und in der Regel gutartig, während bei der multiplen oder systemischen Enchondromatose eine Entartung in bis zu 50% vorkommt.

Osteoklastome (Riesenzelltumoren) treten erst nach Beendigung des Wachstums auf. Im Kindesalter ist die Diagnose »Riesenzelltumor« meist eine Fehldiagnose (dann handelt es sich oft um ein nichtossifizierendes Fibrom, eine juvenile Knochenzyste oder eine aneurysmatische Knochenzyste). Eine gutartige aneurysmatische Knochenzyste darf nicht mit einer aneurysmatischen Form des bösartigen Osteosarkoms verwechselt werden.

Ein bei Kindern und jüngeren Erwachsenen vorkommender Tumor ist das gutartige **Osteoidosteom**, das am häufigsten in Femur und Tibia, besonders im Bereich des Schaftes lokalisiert ist. Dafür typisch sind bohrende Schmerzen (besonders nachts). Dieser Tumor, welcher im Durchmesser gewöhnlich kleiner als 1 cm ist, imponiert röntgenologisch als kleiner Aufhellungsherd mit zentraler, oft nur tomographisch nachweisbarer Verdichtung (»Nidus«), während der umgebende Knochen eine kräftige Sklerose zeigt. Therapie der Wahl ist die operative Entfernung.

Therapie: Im Anschluß an die Biopsie (zur Sicherung der Diagnose) beginnt man sofort mit einer Polychemotherapie. Sie hat das Ziel, den Primärtumor zu verkleinern, um nach 10–12 Wochen den Tumor radikal entfernen zu können. Hierdurch kann man bei Patienten mit kleinen Tumoren und gutem Ansprechen auf die Chemotherapie manchmal eine Amputation vermeiden. Eine operative Entfernung des befallenen Knochenstückes mit den umgebenden Weichteilen ist nach der initialen Chemotherapie immer notwendig. Anhand des Operationspräparates kann man die Wirkung der vorangegangenen Chemotherapie beurteilen und die Therapie bei ungünstigem Befund modifizieren. Wurde der Tumor durch die initiale Chemotherapie mehr oder weniger vollständig devitalisiert, sind Tumorrezidive und Fernmetastasen seltener. Nach der Operation wird die Chemotherapie fortgesetzt.

Die kombinierte Chemotherapie ist beim Osteosarkom besonders aggressiv. Langzeit-Überlebensraten von >60% sind möglich, allerdings nur bei Tumoren, die operativ komplett entfernt werden konnten. Einzelne Lungenmetastasen, die auch nach mehr als 5 Jahren auftreten können, lassen sich operativ entfernen. Einige Kinder sind auch nach mehrfachen Metastasenresektionen aus der Lunge geheilt worden. Da das Osteosarkom strahlenresistent ist, kommt eine Strahlenbehandlung nicht in Frage. Auch bei günstigem Verlauf sind eine intensive Langzeitbetreuung und Rehabilitationsmaßnahmen unbedingt notwendig.

b) Ewing-Sarkom

Pathologie: Das Ewing-Sarkom ist ein hochmaligner Tumor mit noch ungeklärter Histogenese, wobei neuere Untersuchungen dafür sprechen, daß es sich um einen primitiven neuroektodermalen Tumor und nicht um einen primären Knochentumor handelt. Typisch für Ewing-Sarkome ist eine reziproke t (11; 22) Chromosomentranslokation.

Er ist nach dem Osteosarkom der zweithäufigste maligne Knochentumor des Kindes- und Adoleszentenalters. Mehr als die Hälfte der Ewing-Sarkome tritt in der 2. Lebensdekade auf. Der Tumor entsteht überwiegend in den Diaphysen der großen Extremitätenknochen. Weitere Primärlokalisationen sind Beckenknochen, Rippen und Skapula. Nur selten sind Wirbelkörper primär befallen. Histologisch ist das Tumorgewebe klein- und rundzellig sowie gitterfaserarm. Die Tumorzellen enthalten reichlich Glykogen (PAS-Färbung). Das Ewing-Sarkom geht mit einer Kortikaliszerstörung und reaktiven periostalen Knochenneubildung einher. Frühzeitig treten Metastasen auf, bevorzugt in Leber, Lungen und anderen Knochen.

Maligne **periphere neuroektodermale Tumoren** sind mit den Ewing-Sarkomen histogenetisch verwandt. Sie unterscheiden sich von den Ewing-Sarkomen dadurch, daß sie histologisch und immunhistochemisch eine deutlichere neurale Differenzierung aufweisen und häufiger primär in Weichteilen entstehen und erst sekundär auf Knochengewebe übergreifen. Maligne periphere neuroektodermale Tumoren der Brustwand werden auch als **Askin-Tumoren** bezeichnet.

Hauptsymptome sind lokale Schmerzen und Schwellungen, auch Fieber und Leukozytose, weshalb oft an eine Infektion gedacht wird. Eine Anämie und erhöhte Blutsenkungsgeschwindigkeit sind häufig. Das Röntgenbild kann eine Osteomyelitis vortäuschen. Es zeigt Osteolysen, welche die Kortikalis miterfassen, und eine zwiebelschalenartige periostale Knochenneubildung in der Tumorperipherie mit Spiculae (Abb. 16). Die Diagnose muß wie bei anderen malignen Knochentumoren immer durch die Biopsie bestätigt werden.

Differentialdiagnostisch steht an erster Stelle das **Osteosarkom.** Histologisch kann die Abgrenzung zu Synovialsarkomen und anderen Sarkomen sowie Neuroblastomen schwierig sein. Hier hilft die moderne Immunhistochemie weiter. An der Thoraxwand gibt es eine Sonderform, die sich primär in den Weichteilen befindet und erst sekundär auf das Knochengewebe übergreift.

4. Geschwülste vom juvenilen Typ

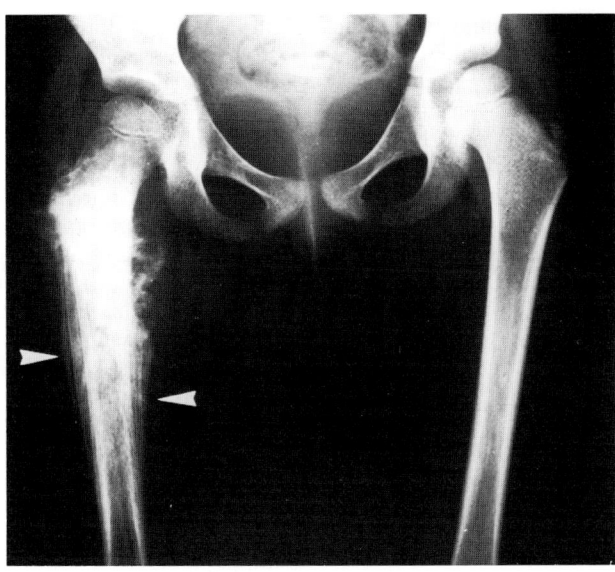

Abb. 16. Ewing-Sarkom: Knochenzerstörung an der rechten Femurdiaphyse, auf den Schenkelhals übergreifend. Starke reaktive Knochenneubildung. Zwiebelschalenartige periostale Knochenneubildung (Pfeile). 3 Jahre altes Mädchen.

Diese Tumoren werden auch als **Askin-Tumoren** bezeichnet.

Therapie: Wie beim Osteosarkom hat die Chemotherapie einen hohen Stellenwert und ähnelt der beim Rhabdomyosarkom. Wenn eine vollständige operative Entfernung nicht gelingt, ist im Gegensatz zum Osteosarkom immer eine Strahlentherapie indiziert und auch wirksam. Nicht selten kommt es dadurch im Bereich der Extremitäten zu erheblichen Funktionseinschränkungen. Wahrscheinlich ist jedoch die Amputation sicherer, so daß beim peripheren Sitz diese beiden Behandlungsarten gegeneinander abgewogen werden müssen. Bei schon eingetretener Metastasierung ist die Prognose schlecht. Das gilt auch für die primären Tumoren im Bereich des Beckens. Heute überlebt etwa die Hälfte der behandelten Kinder rezidivfrei. Wie beim Osteosarkom sind Lokalrezidive und Spätmetastasierungen möglich, jedoch metastasieren die Ewing-Sarkome in der Regel früher (oft schon kurz nach Ende der Therapie).

c) Leukämien

Die kindlichen Leukämien (s. S. 470) unterscheiden sich von den Leukämien im Erwachsenenalter vor allem in folgenden Punkten:

▶ Die akuten Leukämien sind bei Kindern relativ häufiger als bei Erwachsenen, während der Anteil an chronischer myeloischer Leukämie sehr gering ist. Die chronische lymphatische Leukämie kommt bei Kindern nicht vor.
▶ Eine Skelettbeteiligung ist häufiger als im Erwachsenenalter und ruft oft Knochenschmerzen hervor, die zu Fehldiagnosen führen können, zumal die Blutbildveränderungen im Beginn oft nicht so ausgeprägt sind.
▶ Aleukämische Blutbilder sind gegenüber der Erwachsenenleukämie häufiger.
▶ Die Therapiechancen sind bei Kindern im Gegensatz zu Erwachsenen besser, was sowohl für die akute lymphoblastische Leukämie als auch für die akute myeloische Leukämie gilt. Die chronische myeloische Leukämie kann – wie bei Erwachsenen – nur durch Knochenmarktransplantation geheilt werden.

d) Maligne Lymphome im Kindesalter

Diagnose und Klassifizierung der Lymphome basieren auf dem histologischen Befund. Zusätzliche Informationen erhält man durch zytologische, histochemische, immunologische und elektronenmikroskopische Untersuchungen. Durch kombinierte Anwendung dieser Methoden kann die Diagnose präzisiert werden. Die exakte Klassifizierung der Lymphome ist wegen der unterschiedlichen Prognose und der verschiedenen Therapieformen wichtig. Niedrig maligne Lymphome, die im Erwachsenenalter relativ häufig sind, kommen im Kindesalter kaum vor. Bei Kindern dominieren der Morbus Hodgkin und die hochmalignen Non-Hodgkin-Lymphome.

Morbus Hodgkin (Lymphogranulomatose)

Vorkommen: Der Morbus Hodgkin ist in Europa bei Kindern ebenso häufig wie das maligne Non-Hodgkin-Lymphom. Er ist vor dem 5. Lebensjahr selten und steigt vom 10.–13. Lebensjahr in der Häufigkeit kontinuierlich an. Jungen erkranken häufiger als Mädchen.

Histologie: Bei der Histologie (Hodgkin- und Sternberg-Zellen) unterscheidet man 4 Unterformen (lymphozytenreich, nodulär-sklerosierend, Mischtyp und lymphozytenarm), die sich jedoch prognostisch (unter den Bedingungen der modernen Therapie) im Kindesalter nicht unterscheiden.

Symptome: Die Initialsymptome sind schmerzlose, langsam wachsende Lymphknotenschwellungen (oft zervikal, selten axillär und sehr selten inguinal). Bald sind die Lymphknoten miteinander und mit der Umgebung verbacken. Zu Beginn fehlen meist Allgemeinsymptome, wie Müdigkeit, Nachtschweiß, Anorexie, Gewichtsabnahme und Fieber. Das Fieber kann intermittierend auftreten und von tage- und wochenlangen Pausen unterbrochen sein (Pel-Ebstein-Fieber). Splenomegalie, Juckreiz, neutrophile Leukozytose oder Neutropenie, Lymphozytopenie, Thrombozytopenie und Anämie sind nicht konstante Symptome. Die Vergrößerung der mediastinalen Lymphknoten bleibt meist symptomlos, kann aber bei Kompression von Bronchien das Bild einer obstruktiven Bronchitis hervorrufen. Bei Fortschreiten kommt es schließlich zu Atemnot und Einflußstauung. Retroperitoneal gelegene Lymphknoten führen zu uncharakteristischen Bauchschmerzen. Auch Leber, Lungen, Knochen, Knochenmark, Gastrointestinaltrakt und sehr selten die Haut können beteiligt sein.

Die **Diagnose** muß immer durch Biopsie gesichert werden. Vor allem bei mediastinaler Loka-

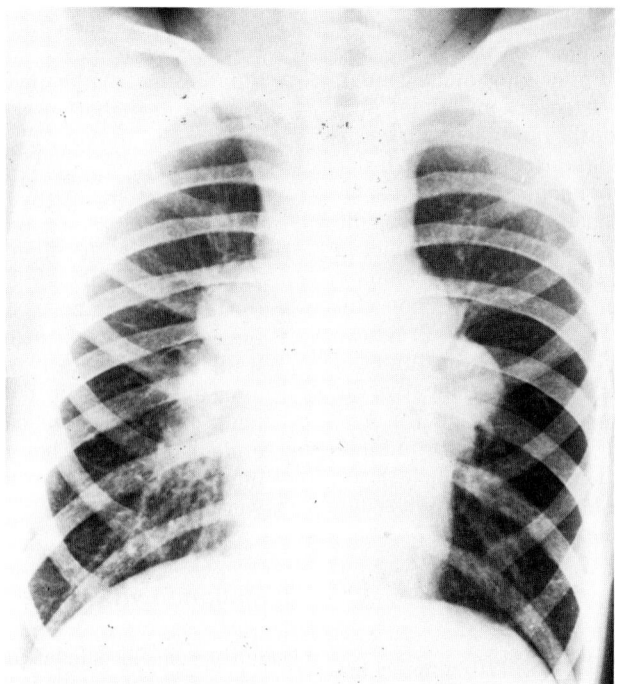

Abb. 17. a) Lymphogranulomatose: polyzyklische Vergrößerung beider Hili. Verbreiterung des oberen Mediastinums (Lymphknotenpakete). 9 Jahre alter Junge.

4. Geschwülste vom juvenilen Typ

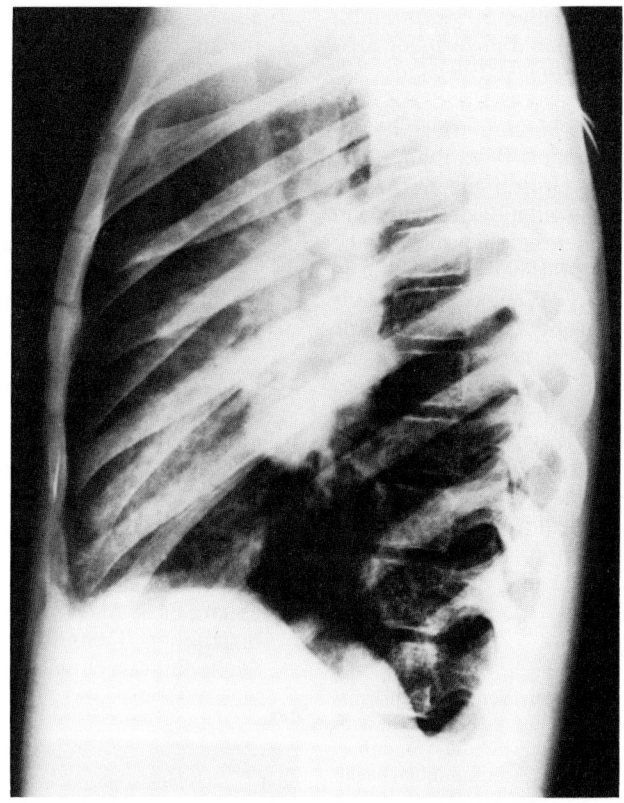

Abb. 17. b) Lymphogranulomatose bei demselben Patienten (Seitbild).

lisation (Abb. 17 a, b) kann die Ausdehnung sehr groß sein. Das gilt auch für eine ausschließlich abdominelle Lokalisation. Oft sind benachbarte Lymphknotenstationen befallen. Entscheidend ist die Feststellung des Stadiums (das Staging), da hiervon die Therapie abhängt (Tab. 4). Während früher grundsätzlich durch Laparotomie die abdominelle Ausdehnung festgelegt wurde, kann heute dieser Eingriff mit den modernen bildgebenden Verfahren (CT oder MRT) den meisten Kindern erspart bleiben. Muß eine Stagingoperation stattfinden, werden alle abdominellen Lymphknotenstationen sowie Leber und Milz inspiziert und Proben entnommen. Eine Splenektomie wird auch bei Milzbeteiligung nicht mehr durchgeführt.

Tab. 4. Stadieneinteilung des Morbus Hodgkin.

Stadium	Ausdehnung
I	Eine Lymphknotenregion (I) oder ein extralymphatisches Organ (I_E).
II	Zwei oder mehr Lymphknotenregionen an derselben Seite des Zwerchfells (II) oder lokalisierter Befall eines extralymphatischen Organs und eine oder mehrere Lymphknotenregionen an derselben Seite des Zwerchfells (II_E).
III	Lymphknotenregionen auf beiden Seiten des Zwerchfells (III), evtl. in Verbindung mit lokalisiertem Befall eines extralymphatischen Organs (III_E) oder mit Milzbeteiligung (III_S). Kombination von III_E und III_S möglich
IV	Diffuse oder disseminierte Beteiligung eines oder mehrerer extralymphatischer Organe oder Gewebe mit oder ohne assoziierte Lymphknotenvergrößerung
A-Symptomatik	Keine Allgemeinsymptome
B-Symptomatik	Allgemeinsymptome: Fieber, Nachtschweiß, Gewichtsabnahme (um mindestens 10%)

Prognose: Heute können über 90% der kindlichen Patienten geheilt werden. Bei geringer Ausdehnung ist die Heilungsrate fast 100%.

Die **Therapie** besteht in kombinierter Chemotherapie und anschließender Bestrahlung der befallenen Lymphknoten. Durch die Verbesserung der Chemotherapie ist eine Bestrahlung von benachbarten Lymphknotenregionen nicht mehr notwendig, und die erforderliche Strahlendosis konnte reduziert werden, was für den wachsenden Organismus von großem Vorteil ist. Vor einer Bestrahlung des Beckens sollten die Ovarien operativ hinter den Uterus verlagert werden. Selten kommt es zu einem gehäuften Auftreten von Zweitmalignomen (z. B. von akuter myeloischer Leukämie). Nach einer Milzbestrahlung muß eine Dauerprophylaxe gegen Pneumokokkeninfektionen mit Penicillin V durchgeführt werden und eine aktive Immunisierung mit einer Pneumokokkenvakzine erfolgen.

Non-Hodgkin-Lymphome

Vorkommen: Unter den malignen Non-Hodgkin-Lymphomen kommen im Kindesalter nur solche von hohem Malignitätsgrad vor. Am häufigsten sind die lymphoblastischen Lymphome, seltener das immunoblastische Lymphom und das großzellige anaplastische (Ki-1-) Lymphom. Die Non-Hodgkin-Lymphome sind die lokalisierte Form der akuten lymphoblastischen Leukämie. Sie würden ohne Therapie in die systemische Form übergehen. Manchmal ist es bei Diagnosestellung unmöglich zu entscheiden, ob die Krankheit als Non-Hodgkin-Lymphom oder als Leukämie begonnen hat.

Einteilung: Bei den lymphoblastischen Lymphomen (früher als Lymphosarkome bezeichnet) unterscheidet man nach histologischen und immunologischen Kriterien 3 Gruppen (Lennert):
1. **Lymphoblastisches Lymphom vom Burkitt-Typ.** Die typische Lokalisation ist die Mesenterialwurzel in der Ileozökalgegend. Die Zellen sind mittelgroß und haben ein basophiles Zytoplasma; sie leiten sich von B-Lymphozyten ab und weisen an der Oberfläche Immunglobuline auf. Im Gegensatz dazu ist der Burkitt-Tumor bei afrikanischen Kindern überwiegend im Kieferbereich lokalisiert und kann dort zu grotesken Schwellungen führen. Er liegt meist außerhalb der Lymphknoten. Im Tumorgewebe wird dort regelmäßig Material des Epstein-Barr-Virus gefunden, womit aber die Virusätiologie noch nicht bewiesen ist. Der afrikanische Burkitt-Tumor spricht sehr gut auf die Chemotherapie an.
2. **Lymphoblastisches Lymphom vom »convoluted cell type«.** Die Mehrzahl dieser Tumoren geht vom Thymus aus und führt zu röntgenologisch nachweisbaren Mediastinaltumoren, welche Verdrängungserscheinungen (Dyspnoe) zur Folge haben. Oft sind frühzeitig zervikale und supraklavikuläre Lymphknoten betroffen. Es kann sich ein großer Pleuraerguß bilden, und man findet in der Pleuraflüssigkeit reichlich Lymphoblasten. Eine frühe leukämische Transformation, auch eine Infiltration von Meningen und Hoden sind möglich. Der Name rührt daher, daß viele Kerne an der Oberfläche wie gyriert (convoluted) aussehen. Die Zellen sind T-Lymphoblasten. Die saure Phosphatasereaktion des Zytoplasmas ist fokal und paranukleär positiv.
3. **Lymphoblastisches Lymphom »unklassifiziert«.** Es ist die häufigste Form des lymphoblastischen Lymphoms. An der Zelloberfläche findet sich das common-ALL-Antigen.

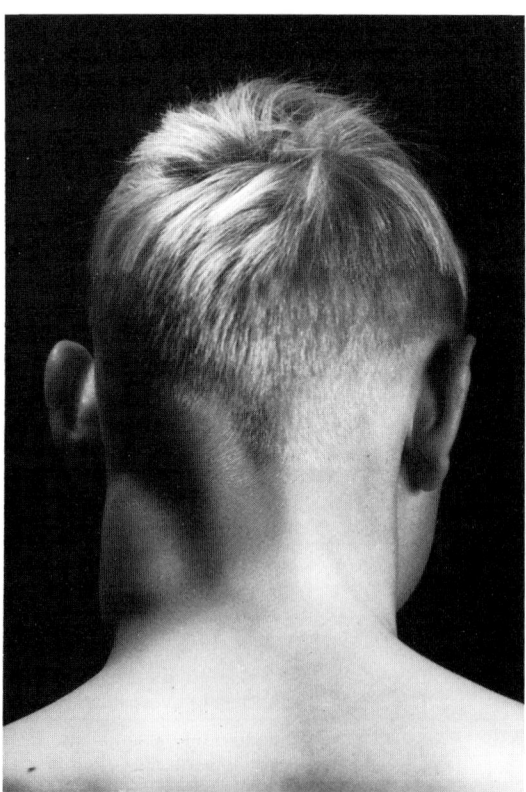

Abb. 18. Non-Hodgkin-Lymphom. Halslymphknotenschwellung links.

Durch immunologischen Nachweis von Oberflächenantigenen ist eine B-Zell- oder T-Zelldifferenzierung erkennbar. Etwa 30% gehören der T-Zellreihe, 70% der B-Zellreihe an. Wie bei der akuten lymphoblastischen Leukämie liegt der Altersgipfel in den ersten 5 Lebensjahren. Blasten im Knochenmark können fehlen oder sind in unterschiedlich großer Zahl vorhanden. – Außerdem gibt es das **reife lymphoblastische Lymphom vom B-Typ** (B-Non-Burkitt-Typ) und das **immunoblastische Lymphom,** das früher als Retikulosarkom bezeichnet worden ist. Eine weitere seltene Form ist das **histiozytische Retikulosarkom** (die maligne Histiozytose). Abzugrenzen davon ist das **großzellige anaplastische Lymphom** (»Ki-1-Lymphom«), das sich klinisch und biologisch von allen anderen Lymphomen unterscheidet.

Symptome: Die Symptomatik der Non-Hodgkin-Lymphome hängt von der Lokalisation und Ausdehnung ab. Sie erreichen rasch eine beträchtliche Größe (besonders im Abdomen) und wachsen diffus infiltrierend. Sie können vom Abdomen, Mediastinum oder Kopf-Hals-Bereich (Tonsillen, Adenoiden, Nasennebenhöhlen, peripheren Lymphknoten, Abb. 18), ausgehen und auch Orbita, Haut, Knochen, Hoden oder andere Organe infiltrieren. Erstes Symptom eines abdominell gelegenen Lymphoms kann eine Invagination oder ein Obstruktionsileus sein.

Zunehmender Husten, Dyspnoe und Symptome einer oberen Einflußstauung sind bei mediastinalem Sitz häufig, vor allem wenn sich zusätzlich ein Pleuraerguß gebildet hat. Hirnnervenlähmungen (bei Hirnbeteiligung) oder Paraplegien (bei paraspinalem Sitz) sind möglich.

Diagnose: Klinisch stehen die Lymphknotenschwellungen oder Tumorinfiltrationen im Vordergrund. Das Blutbild ist normal, solange die Erkrankung nicht in eine leukämische Form übergegangen ist. Dann kann die Unterscheidung von einer akuten lymphoblastischen Leukämie schwierig sein. Entscheidend für die Diagnose ist die Biopsie aus dem primären Tumor oder aus regionalen Lymphknoten. Bei leukämischer Transformation genügt die Knochenmarkpunktion. Neben der Zytologie und Zytochemie ist die immunologische Diagnostik wichtig, da hiervon die Therapie abhängt. Ergibt sich aus dem klinischen Bild der Verdacht auf ein malignes Lymphom, sollte nur bei kleinen Tumoren eine komplette Tumorexstirpation angestrebt werden.

Auch wenn das bei abdominellen Tumoren möglich erscheint, ist der Schaden oft zu groß, und die Heilungschancen werden nicht verbessert. Eine Biopsie reicht völlig aus, da die Tumoren in der Regel sehr gut auf die Chemotherapie ansprechen. Auch eine explorative Laparotomie ist unnötig, wenn die histologische Diagnose bereits gestellt ist.

Die **Prognose** ist ungünstiger als beim Morbus Hodgkin, aber besser als bei der akuten lymphoblastischen Leukämie. Sie hängt im Einzelfall vom Typ des Lymphoms und vom klinischen Stadium ab. Eine relativ schlechte Prognose haben B-Zell-Lymphome, die bereits leukämisch transformiert sind.

Die **kombinierte Chemotherapie** der Non-Hodgkin-Lymphome entspricht weitgehend der Therapie der akuten lymphoblastischen Leukämie. Die Lymphome vom T-Zell-Typ und vom Common-ALL-Typ werden gleich behandelt, während die reiferen B-Zell-Lymphome eine andere Chemotherapie benötigen. Dabei hat sich (wie bei der B-Zell-Leukämie) die Prognose deutlich gebessert, und es ist mit einer Heilungschance von mehr als 70% zu rechnen. Nachbestrahlungen des Tumorsitzes sind unnötig. Bei initialem ZNS-Befall wird der Schädel bestrahlt. Eine Schädelbestrahlung kann auch prophylaktisch durchgeführt werden. Nach einem Rezidiv kann eine intensivierte Chemotherapie mit nachfolgender autologer oder allogener Knochenmarktransplantation erfolgreich sein.

5. Histiozytosen

Definition: Die Histiozytosen des Kindesalters umfassen eine Reihe von Erkrankungen des mononukleären phagozytischen Systems, deren Ätiologie noch weitgehend unklar ist. Daraus resultieren Schwierigkeiten in der Definition dieser Krankheiten. Unter dem Sammelbegriff »Histiozytosis X« hat Lichtenstein 1953 drei klinisch unterschiedliche Krankheitsbilder zusammengefaßt: das eosinophile Granulom, den Morbus Hand-Schüller-Christian und den Morbus Abt-Letterer-Siwe. Gemeinsam ist diesen Krankheiten, zwischen denen es fließende Übergänge gibt, daß es sich um reaktive nichtneoplastische Erkrankungen mit einer abnormen Akkumulation und Proliferation von Zellen des dendritischen Zellsystems handelt, die dem Langerhans-Zellphänotyp der Haut entsprechen. Die 3 Krankheiten werden deshalb heute besser als »Langerhans-Zell-Histiozytosen« bezeichnet. Sie stehen den Nicht-Langerhans-Zell-Histiozytosen gegenüber, die reaktive oder neoplastische Erkrankungen des mononukleären phagozytischen Systems sind (ohne Beteiligung der Langerhans-Zellen).

a) Langerhans-Zell-Histiozytosen

Synonym: Klasse-1-Histiozytose.

Einteilung: Wegen der häufigen Überlappung der 3 Krankheitsbilder (eosinophiles Granulom, Hand-Schüller-Christiansche Krankheit und Abt-Letterer-Siwesche Krankheit) unterscheidet man heute besser lokalisierte und disseminierte Formen der Langerhans-Zell-Histiozytosen.

Unter einer **lokalisierten Form** versteht man den ausschließlichen Befall eines Knochens, eines Lymphknotens oder der Haut. Bei Lokalisation im Knochen (eosinophiles Granulom) können auch 2 benachbarte Herde vorkommen.

Eine Hauterkrankung kann auch Zeichen einer disseminierten Erkrankung sein.

Bei der **disseminierten Form** unterscheidet man 3 Unterformen:
1. Multifokaler Knochenbefall.
2. Kombination von Knochen- und Weichteilbefall (Hand-Schüller-Christiansche Krankheit).
3. Systemischer Befall mit Beteiligung von Leber, Lungen und Knochenmark (Abt-Letterer-Siwesche Krankheit).

Bei der 2. Form (Hand-Schüller-Christiansche Krankheit) findet man manchmal nebeneinander eosinophile Granulome (besonders am Schädel), eine Infiltration der Orbita (mit Exophthalmus) und eine Hypophysenbeteiligung (mit Diabetes insipidus). Die 3. Form (Abt-Letterer-Siwesche Krankheit) ist eine rasch verlaufende generalisierte Erkrankung jüngerer Kinder mit Organbefall und oft tödlichem Ausgang.

Ätiologie und Pathogenese: Die Ursache der unkontrollierten Proliferation sog. Antigen-prozessierender Zellen ist unklar. Die Vermehrung der Histiozyten vom Langerhans-Zell-Phänotyp (T6-Antigen auf der Oberfläche und elektronenoptischer Nachweis von Birbeck-Granula im Zytoplasma) betrifft verschiedene Organe und Gewebe (am häufigsten das Skelett und mit abnehmender Häufigkeit Haut, Lungen, Lymphknoten, Leber und Milz). Die Zellen ähneln morphologisch dendritischen Epidermiszellen (sog. Langerhans-Zellen). Bei der Histiozytosis X kommt es zunächst zu einer Proliferation dieser Zellen; danach entstehen Granulome, welche durch Lipoidablagerungen xanthomatös werden und schließlich in eine Narbe übergehen.

Pathologie: Ein gemeinsames Merkmal der verschiedenen Verlaufsformen ist die **histiozytäre Proliferation mit eosinophiler Reaktion** in verschiedenen Organen. Histiozyten können zu vielkernigen Riesenzellen oder zu vakuolisierten Schaumzellen umgewandelt werden, welche reichlich Cholesterinester enthalten. Diese Cholesterinablagerungen erfolgen jedoch erst später und sind sekundärer Natur. Während beim eosinophilen Granulom der Anteil der eosinophilen Granulozyten in den Knochenherden überwiegt, findet man bei den disseminierten Formen vor allem Histiozyten. Neben knötchenförmigen Proliferationen sieht man diffuse Infiltrationen der befallenen Organe. Am Knochen beginnt die Zellproliferation im Mark und arrodiert beim Fortschreiten die Kortikalis, so daß scharf begrenzte Knochendefekte entstehen. Eine histologische Abgrenzung der verschiedenen Formen ist im Prinzip möglich, jedoch gibt es dabei häufig Überschneidungen.

Vorkommen: Die Langerhans-Zell-Histiozytosen sind seltene Erkrankungen. Lokalisierte Formen kommen in jedem Alter vor, disseminierte Formen vorwiegend bei jüngeren Kindern.

Symptome und Verlauf: Bei der **lokalisierten Langerhans-Zell-Histiozytose** (Synonym: eosinophiles Granulom) entwickeln sich die Herde überwiegend im Knochen, selten in einem einzelnen Lymphknoten oder in der Haut. Meist sind die flachen Knochen des Schädels oder des Beckens betroffen, manchmal auch ein Wirbelkörper. Sie fallen am Schädel als schmerzlose Schwellung auf. Nicht selten werden sie als Zufallsbefund bei einer Röntgenuntersuchung entdeckt. Auf dem Röntgenbild sieht man reaktionslose runde oder ovale Osteolyseherde, die wie ausgestanzt wirken (Abb. 19). Spontanfrakturen (Wirbel, Femur) sind möglich. Es kann zur Bildung von Vertebrae planae kommen, die wegen der Gefahr einer Gibbusbildung durch Ruhigstellung behandelt werden sollen. Das eosinophile Granulom heilt oft spontan, weshalb eine abwartende Haltung berechtigt ist. Bei großen Läsionen am Schädel oder in tragenden Knochen kann eine Bestrahlung mit 6 Gray ausreichend sein, um eine Heilung zu erreichen.

Die **Hand-Schüller-Christiansche Krankheit** gehört zu den disseminierten Langerhans-Zell-

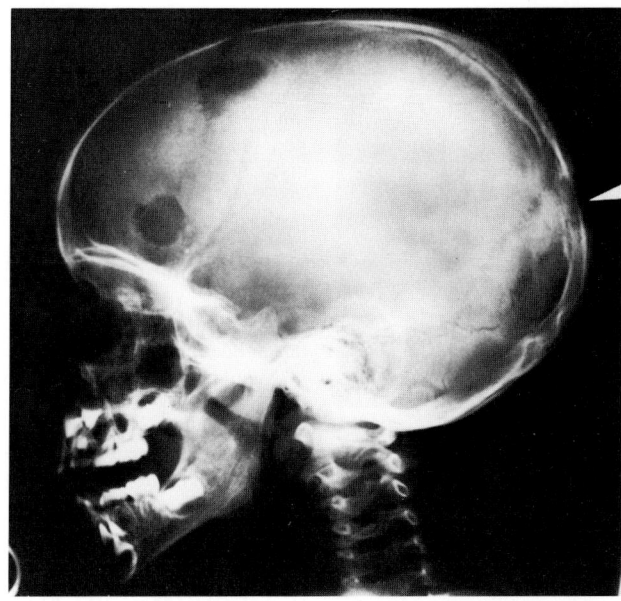

Abb. 19. Lokalisierte Langerhans-Zell-Histiozytose: große Osteolysen der Schädelkalotte (okzipital: Pfeil). 3 Jahre alter Junge.

Histiozytosen. Sie verläuft nur in einem kleinen Teil der Fälle mit der typischen Trias: Exophthalmus (bei Orbitabeteiligung), Diabetes insipidus (infolge Infiltration des Hypophysenhinterlappens bei einem Herd in der Sella turcica) und multiple Knochenherde. Zusätzliche Veränderungen sind möglich an der Haut (seborrhoeähnliche Effloreszenzen an der Kopfhaut und im Gehörgang), an den Schleimhäuten und in den Lungen (interstitielle Infiltrationen). Röntgenologisch sind oft zahlreiche osteolytische Herde (Landkartenschädel, Abb. 20) nachweisbar, manchmal auch eine Deformierung der Sella turcica. Eosinophile Granulozyten und der Cholesteringehalt im Blut sind nicht erhöht. Eine Zytostatikatherapie, evtl. auch eine Bestrahlung, führt oft zur Heilung; allerdings ist ein manifester Diabetes insipidus irreversibel.

Die disseminierte Form mit Dysfunktion mehrerer Organe wird als **Abt-Letterer-Siwesche Krankheit** bezeichnet. Dabei können verschiedenartige Hauterscheinungen auftreten: makulopapulöse Exantheme, z.T. mit Blasenbildung, ekzemartige Effloreszenzen, Schuppungen, intertriginöse Entzündungen mit Exulzeration, perianale Dermatitiden, gelb- oder rotbraune flache Knoten (Xanthome), Petechien und Ekchymosen. In der Mundhöhle kann es zu nekrotisierenden Schleimhautentzündungen und Zahnfleischhyperplasie kommen. Hepatosplenomegalie, generalisierte Lymphknotenschwellungen, Panzytopenie bei ausgedehnter Knochenmarkinfiltration, schwere Begleitinfektionen und allgemeine Symptome, wie Fieber und Anorexie, sind nicht ungewöhnlich. Eine Lungenbeteiligung wird auf der Röntgenaufnahme an diffusen granulären oder miliaren Verdichtungen oder an perihilären Fleckschatten erkannt. Bei stärkeren Infiltrationen kann es zur Ateminsuffizienz kommen. Meist sind die Knochendefekte nicht so ausgedehnt, daß sie röntgenologisch erkannt werden. In allen befallenen Organen (auch im Knochenmark) findet man die proliferierenden Histiozyten meist ohne stärkere Eosinophilie. Wenn die Therapie erfolglos bleibt, sterben die Kinder nach einigen Wochen oder Monaten an einer Blutung, einer Sepsis oder einer anderen schweren Infektion.

Prognose: Bei den lokalisierten Formen ist die Prognose meistens gut, bei den disseminierten Formen unterschiedlich. Rezidive und Übergang von einer in die andere Form sind nicht selten. Ein tödlicher Ausgang ist möglich.

Therapie: Beim eosinophilen Granulom ist bei großen Knochenherden eine niedrig dosierte Strahlenbehandlung indiziert. Die disseminierten Formen lassen sich in der Mehrzahl der Fälle durch eine kombinierte Zytostatikatherapie heilen. Ein Diabetes insipidus wird mit Desmopressin-Nasentropfen (Minirin) behandelt.

XVII. Pädiatrische Onkologie

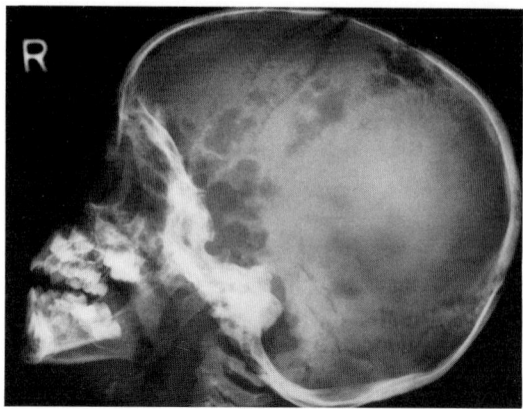

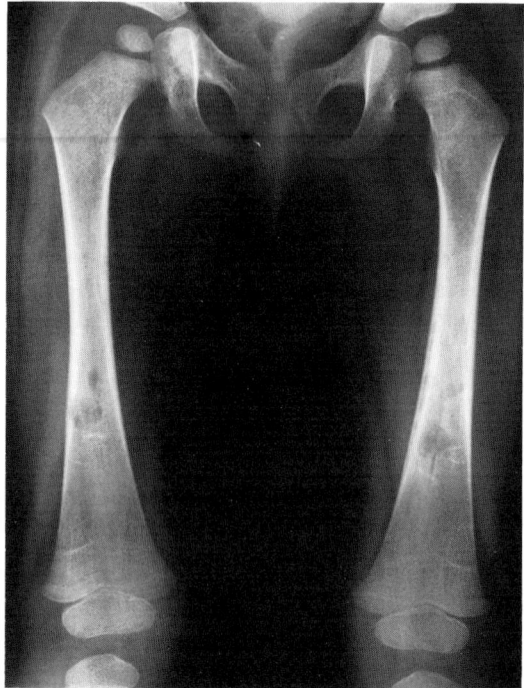

Abb. 20. Hand-Schüller-Christiansche Krankheit:
a) Zahlreiche, teilweise konfluierende Osteolysen der Schädelkalotte (Landkartenschädel).
b) Multiple Knochenherde an beiden Femura.

histiozytose und das infektionsassoziierte hämophagozytische Syndrom. Die erythrophagozytische Lymphohistiozytose wird autosomal rezessiv vererbt und manifestiert sich meist zwischen dem 3. und 4. Lebensjahr mit Fieber, Gewichtsverlust, Hepatosplenomegalie und makulopapulösen Hauterscheinungen. Histologisch findet man im exstirpierten Lymphknoten oder im Knochenmark histiozytäre Infiltrate mit starker Phagozytose von Erythrozyten. Das infektionsassoziierte hämophagozytische Syndrom kommt bei immunsupprimierten Patienten im Verlauf verschiedenartiger Infektionen vor und heilt bei Unterbrechung der immunsuppresiven Therapie und unter einer antiinfektiösen Behandlung.

Neoplastische Erkrankungen (Klasse-3-Histiozyten) sind das histiozytische Lymphom und die Monozytenleukämie. Während das histiozytische Sarkom prognostisch ungünstig ist, hat die Monozytenleukämie eine relativ gute Prognose. Sie kommt vor allem bei jüngeren Kindern vor.

6. Geschwülste vom adulten Typ

Die im Erwachsenenalter häufigen Karzinome sind bei Kindern selten. Ihre Häufigkeit unter den malignen kindlichen Tumoren beträgt höchstens 5%. Die häufigste Gruppe sind die Tumoren der endokrinen Drüsen, die teils bösartig, teils gutartig sind.

Schon bei Kindern treten Schilddrüsenkarzinome auf, besonders im Anschluß an vorangegangene Bestrahlungen dieser Region. Die Latenzzeit zwischen Bestrahlung und klinischer Manifestation kann 10–20 Jahre und mehr betragen.

a) Schilddrüsenkarzinome

Schilddrüsenkarzinome sind die häufigsten Karzinome im Kindesalter. Mädchen erkranken häufiger als Jungen. Im Kindesalter sind am wichtigsten die differenzierten und die medullären Schilddrüsenkarzinome.

Differenzierte Schilddrüsenkarzinome

Hier unterscheidet man zwischen papillären und follikulären Karzinomen. Die papillären Schilddrüsenkarzinome führen oft zu Metastasen in den regionären Halslymphknoten, während die selteneren follikulären Karzinome häufig in die Lungen und Knochen metastasieren.

Symptome: Beim Schilddrüsenkarzinom palpiert man in der Schilddrüse zunächst einen harten indolenten Knoten oder einen verhärteten

Schilddrüsenlappen. Oft sind bereits Metastasen in den vergrößerten zervikalen Halslymphknoten (ein- oder beidseitig) zu fühlen. Im Schilddrüsenszintigramm sieht man häufig eine fehlende Jodspeicherung im Bereich des Karzinoms (sog. kalter Knoten). Die histologische Diagnose kann durch die Biopsie (Feinnadelpunktion) gestellt werden. Die Thyreoglobulinspiegel im Serum sind erhöht und dienen zur Verlaufskontrolle. Lungenmetastasen erkennt man auf dem Röntgenbild. Zystische Schilddrüsenveränderungen werden durch die Sonographie ausgeschlossen.

Die **Prognose** ist bei den differenzierten Schilddrüsenkarzinomen durch die Therapie gut, Todesfälle sind selten. Auch wenn ein differenziertes papilläres Karzinom zu multiplen Lymphknotenmetastasen geführt hat, wird hierdurch die Prognose nicht wesentlich beeinträchtigt. Metastasen können aber bis zu 20 Jahre nach erfolgter Behandlung auftreten.

Therapie ist die chirurgische Entfernung des Karzinoms und etwaiger Lymphknotenmetastasen. Bei den follikulären Karzinomen wird eine totale Thyreoidektomie vorgenommen. Bei den papillären Karzinomen kann eine subtotale Resektion der Schilddrüse ausreichend sein. Immer wird zusätzlich eine Radiojodtherapie durchgeführt und Schilddrüsenhormon gegeben, um die Thyreotropinproduktion im Hypophysenvorderlappen einzuschränken, da Thyreotropin das Wachstum zurückgebliebenen Tumorgewebes begünstigt. Thyroxin wird weiterhin zur Substitution des fehlenden Schilddrüsenhormons gegeben. Ausgedehnte Lungenmetastasen können sich durch Radiojodgaben zurückbilden.

Medulläres Schilddrüsenkarzinom (C-Zellkarzinom)

10% aller Schilddrüsenmalignome sind medulläre Schilddrüsenkarzinome. Sie sind von mittlerer Malignität und entstehen aus den parafollikulären C-Zellen, welche Abkömmlinge der Neuralleiste sind. Obwohl C-Zellkarzinome Kalzitonin sezernieren, fehlen Zeichen einer Überfunktion. Im Serum ist Kalzitonin vermehrt (oft auch Histaminase und Dopadekarboxylase). Die vergrößerte oder knotig veränderte Schilddrüse zeigt röntgenologisch dichte Verkalkungen.

Unter den C-Zellkarzinomen unterscheidet man eine **sporadische Form** (meist einseitig im mittleren bis höheren Lebensalter auftretend) und eine **familiäre Form** mit autosomal dominantem Erbgang. Das familiäre C-Zellkarzinom manifestiert sich im Gegensatz zu der sporadischen Form in den ersten Lebensdekaden und ist meist bilateral. Es ist häufig mit einem Phäochromozytom und einer Epithelkörperchenhyperplasie assoziiert (Multiple Endokrine Neoplasie = MEN IIa). Bei gleichzeitigem Auftreten von multiplen Mukosaneuromen und einem Phäochromozytom handelt es sich um eine MEN-IIb-Erkrankung. Die klinische Symptomatik wird dabei durch das hormonproduzierende Phäochromozytom bestimmt. Die Behandlung der bilateralen medullären Schilddrüsenkarzinome ist die totale Thyreoidektomie und anschließende Hormonsubstitution. Die Kalzitoninspiegel im Serum dienen zur Verlaufskontrolle und können Metastasen anzeigen.

b) Phäochromozytom

Das im Kindesalter seltene Phäochromozytom ist ein katecholaminproduzierender Tumor, der von chromaffinen Zellen ausgeht. Die Größe variiert zwischen 1 und 10 cm. Es ist am häufigsten im Nebennierenmark lokalisiert, kann aber auch von den sympathischen Ganglien des Grenzstranges ausgehen. In 20% kommt es beidseitig, in bis zu 30% sowohl adrenal als auch extraadrenal vor. Maligne Entartung (mit Metastasierung in die Lymphknoten) ist selten.

Vorkommen: Das Phäochromozytom kann sporadisch oder familiär gehäuft auftreten. Nicht selten liegt eine autosomal dominante Vererbung vor. Eine Assoziation mit anderen Tumoren (medulläres Schilddrüsenkarzinom, Neurofibromatose v. Recklinghausen) ist möglich.

Hauptsymptome sind anfallsweise auftretende Blutdrucksteigerung und Tachykardie, verbunden mit Blässe, Schwitzen, Erbrechen und Kopfschmerzen (infolge Adrenalin- und Noradrenalinausschüttung durch den Tumor). Tiefe Palpation des Bauches kann eine Blutdruckkrise auslösen. Im weiteren Verlauf kann sich ein kontinuierlicher Hochdruck entwickeln. Dabei sind sowohl der systolische als auch der diastolische Blutdruck exzessiv gesteigert. Es können Symptome einer hypertensiven Enzephalopathie (u.a. Krämpfe) auftreten. Auch Polyurie und Polydipsie werden beobachtet. Im Harn sind Katecholamine, besonders Vanillinmandelsäure (Hauptmetabolit von Adrenalin oder Noradrenalin) vermehrt. In symptomfreien Intervallen kann die Ausscheidung normal sein. Im Serum sind Adrenalin und Noradrenalin vermehrt. Die früher empfohlenen Provokationsteste sind unzuverlässig. Durch Sonographie oder Computertomographie ist der Tumor in einem Teil der Fälle zu lokalisieren. Wie das Neuroblastom läßt er sich durch die Szintigraphie mit Jod-Metabenzylguanidin (J-MIBG) darstellen. Bei sehr kleinen Tumoren muß evtl. eine Katheterisierung der Vena cava mit Untersuchung von Blutproben aus verschiedenen Etagen auf Katecholamine zur Tumorlokalisation durchgeführt werden. Sie gelingt dann oft erst bei der Operation durch gründliche Exploration aller in Frage kommenden Stellen.

Therapie: Die operative Entfernung führt zur Heilung. Akute Blutdrucksteigerungen vor der Operation werden mit dem kurzwirkenden Phentolamin (Regitin) behandelt, das α-antiadrenergisch und gefäßerweiternd wirkt. Während der Operation kann der Blutdruck stärker ansteigen und nach Entfernung des Phäochromozytoms kritisch absinken. Daher ist vor der Operation eine medikamentöse Vorbereitung, während und unmittelbar nach der Operation eine ständige Überwachung des Blutdruckes notwendig. Eine längere Nachbeobachtung mit Bestimmung der Katecholamine im Urin ist ratsam, da nicht mitentfernte Phäochromozytome noch Monate bis Jahre nach einer Operation an anderen Stellen manifest werden können.

c) Leydigscher Zwischenzelltumor

Die Leydigschen Zwischenzelltumoren gehören wie die Sertoli-Zelltumoren des Hodens zu den nichtgerminalen Neoplasien und können **Gynäkomastie** (Brustdrüsenvergrößerung) oder **vorzeitige Pubertät** hervorrufen. Sie können zuerst durch einseitige **Hodenschwellung** auffallen. Im Urin ist die 17-Ketosteroidausscheidung erhöht. Maligne Entartung ist selten.

Therapie ist die operative Entfernung.

Differentialdiagnostisch ist bei Hodenvergrößerung an akute lymphoblastische Leukämie, maligne Lymphome, Sarkome und Neuroblastome zu denken. Außerdem kommen Keimzelltumoren in Frage (Dottersacktumoren, Teratome, Seminome). Die bösartigen Seminome sind vor und in der Pubertät sehr selten. Über Hodenteratome und Dottersacktumoren: s. S. 603.

d) Ovarialtumoren

Ovarialtumoren sind im Kindesalter selten, die Mehrzahl ist gutartig. Im Vordergrund stehen die Keimzelltumoren, aber es kommen auch Stromatumoren, wie Granulosazelltumoren, Thekome und von Leydig-Zellen abstammende andere Blastome, vor. Als klinischer Hinweis besteht meist eine Pseudopubertas praecox. Größere Ovarialtumoren sind durch die Bauchdecken palpabel. Sonographisch lassen sich auch kleinere Tumoren zuverlässig erkennen.

Die auf das Ovar beschränkten Tumoren werden operativ entfernt. Bei den malignen disseminierten Tumoren genügt eine Probebiopsie, an die sich die Zytostatikatherapie anschließt. Die malignen Keimzelltumoren, insbesondere Dottersacktumoren, sprechen meist gut auf die Chemotherapie an. Bei der ersten Operation ist eine vollständige Tumorresektion anzustreben, wenn das ohne Eröffnung von Blase und Mastdarm möglich ist. Evtl. ist eine Second-look-Operation erforderlich (nach erfolgter Chemotherapie). Die sehr seltenen Ovarialkarzinome sprechen bei Kindern ebenfalls gut auf die Chemotherapie an, weshalb verstümmelnde Operationen zu vermeiden sind.

XVIII. Plötzlicher unerwarteter Kindstod

C. Simon

Synonyma: Sudden Infant Death Syndrome (SIDS), Krippentod.

Definition: Unter diesem Begriff versteht man den plötzlichen Tod eines scheinbar gesunden Säuglings (meist im Schlaf), ohne daß die Vorgeschichte und eine gründliche Autopsie die Ursache klären können.

Vorkommen: Die Häufigkeit beträgt im Durchschnitt 2 Kinder auf 1000 Lebendgeborene. Der plötzliche unerwartete Kindstod ist die häufigste Todesursache im 1. Lebensjahr (in der 2.–52. Lebenswoche). In der Bundesrepublik Deutschland sterben jährlich ca. 1300–1800 Kinder, und in den USA sind es 6000–7000 Kinder pro Jahr, die im 1. Lebensjahr unerklärlich sterben.

Der Altersgipfel liegt zwischen dem 2.–4. Lebensmonat; selten sind Kinder vor dem 2. Lebensmonat oder nach dem 6. Lebensmonat betroffen, fast nie Kinder nach dem 12. Lebensmonat.

Der plötzliche Kindstod kommt in allen Bevölkerungsschichten vor. Das Wiederholungsrisiko bei nachgeborenen Geschwistern ist 3–5mal höher als bei Kindern aus nichtbetroffenen Familien. Stärker gefährdet sind auch Kinder von Heroin-, Opiat- oder Methadon-süchtigen Müttern. Bei Kindern mit einem niedrigen Geburtsgewicht besteht ein 2–3fach höheres Risiko, das bei bestehender bronchopulmonaler Dysplasie (s. S. 56) noch ansteigt. Die Mehrzahl der plötzlich gestorbenen Kinder gehörte jedoch nicht zu einer bestimmten Risikogruppe.

Vorgeschichte: Die plötzlich verstorbenen Kinder erschienen am Vortag noch völlig gesund oder zeigten lediglich einen leichten Husten oder Schnupfen (ohne Fieber). In einem Teil der Fälle hatte 1–2 Tage vor dem plötzlichen Tod eine routinemäßige ärztliche Untersuchung stattgefunden, ohne daß hierbei eine ernste Erkrankung festgestellt worden war. Der Tod trat meist unbeobachtet und nachts im Schlaf ein. Offenbar hatten die Kinder vorher weder geschrien noch gekrampft und wurden am Morgen nichtatmend und leichenblaß mit leichter Lippen- und Akrozyanose im Bett gefunden. Sie befanden sich häufig noch in der gleichen Körperlage, wie sie ins Bett gelegt worden waren, und hatten die Fäuste geballt; die Windeln waren naß und mit Stuhl gefüllt.

Pathologie: Die Autopsie, welche zum Ausschluß bestimmter Todesursachen durchgeführt wurde, ergab keine stärkeren Organveränderungen. Einige Kinder hatten in Mund und Nase etwas blutig tingierte Flüssigkeit und in inneren Organen (Herz, Lungen, Thymus) petechiale Blutungen. Eine häufig festgestellte Zunahme der glatten Muskulatur in den Pulmonalarterien könnte für eine chronische Hypoxie sprechen. Teilweise fand sich eine leichte Infektion der oberen Luftwege oder eine agonale Aspiration von Erbrochenem. Die Lungen waren nur geringgradig ödematös verändert. In der Formatio reticularis des Gehirns wurden teilweise eine Leukomalazie und Persistenz dendritischer Fortsätze nachgewiesen, die durch frühere hypoxische Episoden entstanden sein könnten. Die lymphatischen Organe zeigten keine Veränderungen wie bei bestimmten angeborenen Immunmangelkrankheiten (s. S. 512).

Ätiologie: Die Ursache des plötzlichen Kindstodes ist unbekannt. Es wurden viele Hypothesen aufgestellt. Früher glaubte man an ein Ersticken des Kindes in den Kissen, später an den sog. Status thymolymphaticus. Andere Ursachen, die vermutet wurden, waren fulminant verlaufende Infektionen, eine Atemwegsobstruktion, Kuhmilchallergie, Elektrolytstörung (z. B. Hypomagnesiämie oder Hypernatriämie) oder ein plötzliches Versagen der Nebennieren.

Man nimmt heute an, daß eine zentralnervöse Dysfunktion (Unterbrechung der Steuerung von Atmung und Herztätigkeit im Hirnstamm) die Hauptrolle spielt.

Diese Dysfunktion soll zu einer im Schlaf verlängerten Apnoe, evtl. auch zu extremer Bradykardie oder Kammerflimmern führen.

Wahrscheinlich ist die mangelnde zentrale Steuerung der Atmung die Folge einer Hirnschädigung durch perinatale Hypoxie.

Die Tendenz zu Apnoezuständen nimmt mit dem Alter ab. Für eine zentralnervöse Dysfunktion könnten auch die Beobachtungen bei fast gestorbenen Säuglingen (»near-miss-SIDS«) sprechen. Wurden solche Kinder reanimiert, so verstarb ein Teil kurze Zeit später in einer erneuten nächtlichen Apnoe. Verlängerte Apnoen als Folge eines schon länger bestehenden hypoxischen Hirnschadens könnten das häufigere Vorkommen des plötzlichen Kindstodes bei Kindern mit niedrigem Geburtsgewicht erklären.

Bisher gibt es keine zuverlässigen Suchmethoden, um gefährdete Kinder frühzeitig zu erkennen. Wird bei einem scheinbar gesunden Kind eine plötzliche Apnoe mit Zyanose und völliger Erschlaffung bemerkt, so kann manchmal noch durch mechanische Beatmung und Herzmassage, evtl. auch durch intratracheale Injektion von Adrenalin oder Anwendung eines Herzschrittmachers das Leben des Kindes gerettet werden. Danach sollten alle notwendigen Untersuchungen stattfinden, um eine bestimmte Ursache für die beobachtete Apnoe zu finden (z. B. eine Myokarditis, einen angeborenen Herzfehler, eine Aspiration, Enzephalitis oder Tetanie). Auszuschließen sind auch eine Arrhythmie, das Romano-Ward-Syndrom (familiär vorkommende Verlängerung des QT-Intervalles im EKG), Hypoglykämien, Hirnfehlbildungen, ein Hirntumor, eine Epilepsie, bestimmte Stoffwechselkrankheiten und ein stärkerer gastroösophagealer Reflux. Auf jeden Fall wird man ein beinahe verstorbenes Kind an einen Monitor anschließen, der die Herz- und Atemfrequenz kontrolliert, und nach Möglichkeit einige Zeit in der Klinik beobachten.

Ein Heimmonitoring kann vom 2.–9. Lebensmonat bei den Kindern stattfinden, die perinatale Risikofaktoren oder prolongierte Schlafapnoen hatten oder deren Mütter drogenabhängig sind.

Ein Monitor hat aber nur dann einen Sinn, wenn die Eltern die Wirkungsweise verstehen, ihn zu bedienen gelernt haben und die Wiederbelebung und Herzmassage, d. h. die korrekt ausgeführte Atemspende, beherrschen. Darüber hinaus müssen die Eltern zusammen mit ihrem Kinderarzt einen Alarmplan aufstellen und dessen Durchführung üben: Der eine Elternteil beginnt die Atemspende, der andere alarmiert den Notarztwagen. Dazu gehören: Telefon in der Nähe des Kindes, Rufnummer des Notarztwagens am Telefon, Name, genaue Anschrift und Problem durchsagen, Rettungsteam empfangen und zum Kind bringen. Steht nur ein Elternteil zur Verfügung, muß man den Notruf mit Nachbarn organisieren. Erfolgszahlen über das Heimmonitoring liegen noch nicht vor. Es sind auch Kinder trotz Überwachung in der Klinik gestorben, die nicht mehr reanimiert werden konnten.

Familienberatung: Der plötzliche unerwartete Tod eines jungen Kindes stürzt die Familie in eine schwere seelische Krise, die lange Zeit anhalten kann.

Dabei spielen ausgesprochene und nichtausgesprochene Schuldgefühle eine Rolle. In diesem Zusammenhang sind bereits die ersten Äußerungen der Ärzte und des Personals im Krankenhaus unmittelbar nach Einlieferung des toten Kindes von Bedeutung. Von Anfang an sollte man den Eltern Mitgefühl und Verständnis bekunden und ihnen versichern, daß sie über das Obduktionsergebnis voll unterrichtet werden. Der Arzt muß sich dafür einsetzen, daß die Familie in den kommenden Monaten die notwendige psychische Betreuung erhält. Den Eltern ist zu erklären, daß der plötzliche unerwartete Kindstod (der auf dem Totenschein vermerkt und unter dieser Bezeichnung anerkannt wird) ein relativ häufiges Ereignis in diesem Lebensalter ist. Die von Eltern oft gestellten Fragen beantwortet eine Informationsbroschüre, die bei der Deutschen Gesellschaft für Kinderheilkunde erhältlich ist.

XIX. Infektionskrankheiten

C. Simon

1. Masern (Morbilli)

Definition: Akute Viruskrankheit mit katarrhalischen Symptomen (Bronchitis, Rhinitis, Konjunktivitis), Enanthem und Koplikschen Flecken im Erststadium und generalisiertem grobfleckigem Exanthem im Zweitstadium.

Erreger: Masernvirus.

Übertragung: Durch Tröpfcheninfektion und direkten Kontakt.

Infektiosität: Am größten im Prodromalstadium und in den ersten 2 Tagen des Exanthemstadiums (maximal bis zu 6 Tagen nach Beginn des Exanthems), bei Tumorpatienten länger (keine ausreichende Immunität).

Inkubationszeit: 9–12 Tage (bei partieller Immunität bis 21 Tage).

Altersdisposition: In Entwicklungsländern häufiger jüngere Kinder; seit Einführung der aktiven Impfung vorwiegend Kinder ab 10. Lebensjahr und jüngere Erwachsene (ohne vorausgegangene Impfung). Im 1. Lebenshalbjahr übertragene Immunität. Immunität nach früherer Erkrankung durch Bestimmung hämagglutinationshemmender Antikörper im Serum meist lebenslang erkennbar.

Epidemiologie: Endemische und epidemische Ausbreitung, in den letzten Jahren zunehmend seltener (Impfungen).

Symptome:
1. **Katarrhalisches Vorstadium:** Beginn mit leichtem oder mäßigem Fieber und Schleimhautkatarrh (Tracheobronchitis, Rhinitis, Konjunktivitis, Pharyngitis, manchmal auch Enteritis). Enanthem (fleckige Rötung) in der Mundhöhle, besonders am harten und weichen Gaumen. Ab 3. Tag Auftreten der Koplikschen Flecken auf der Wangenschleimhaut: kleine weiße Flecken, schwer wegwischbar, von einem roten Hof umgeben, zuerst nur in Höhe der vorderen Backenzähne, dann evtl. in wachsender Zahl auf der gesamten Mundschleimhaut (bis zum 2. Tag des Exanthemstadiums).
2. **Exanthemstadium:** Am 3. oder 4. Krankheitstag mit oder ohne vorherige Entfieberung Exanthemausbruch (Abb. 1 u. 2), begleitet von hohem Fieber und schwerem Krankheitsgefühl: makulopapulöse Effloreszenzen, zunächst hellrot und zart, dann dunkelrot, grobfleckig, unregelmäßig begrenzt, teilweise konfluierend. Beginn im Gesicht, hinter den Ohren

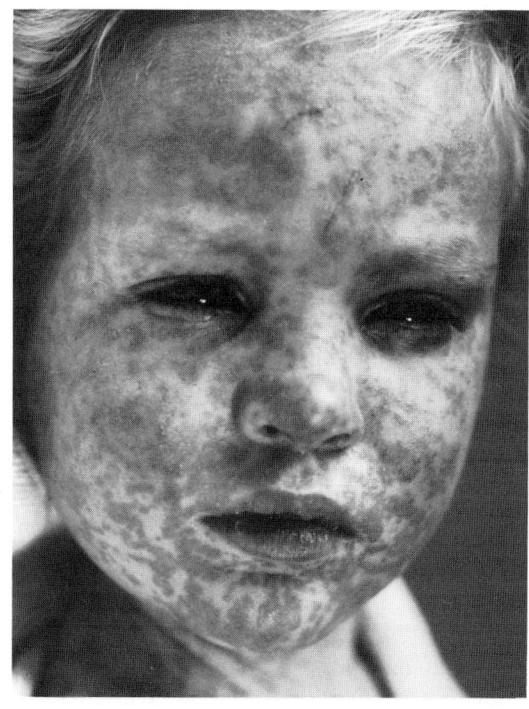

Abb. 1. Masern: grobfleckiges Exanthem im Gesicht.

620　XIX. Infektionskrankheiten

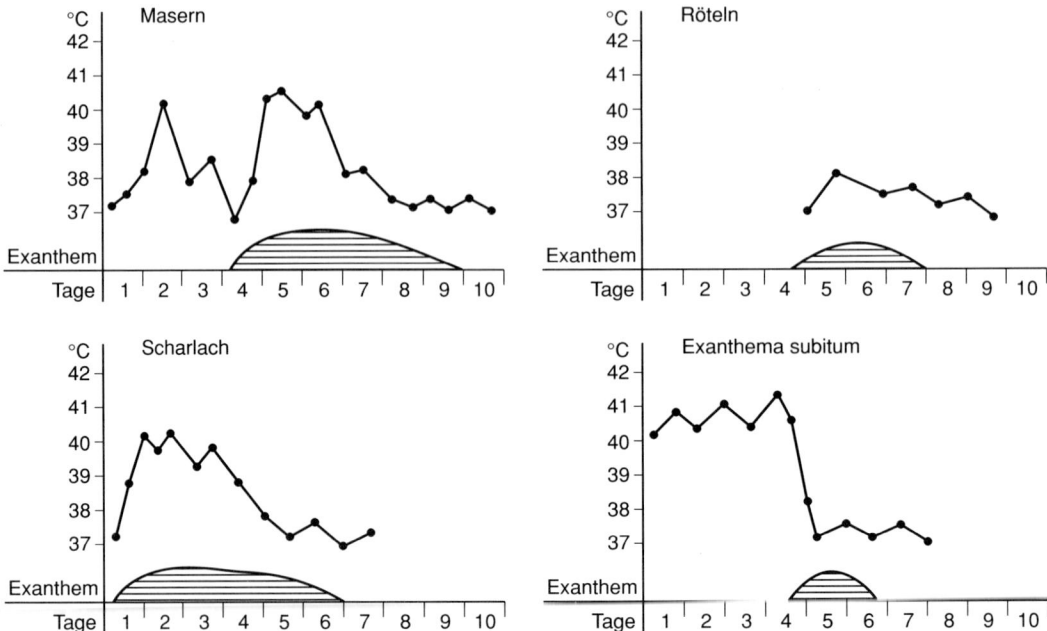

Abb. 2. Typischer Fieberverlauf in zeitlicher Beziehung zum Exanthemausbruch bei Masern, Röteln, Scharlach und Exanthema subitum.

und am Hals, dann innerhalb von 2–3 Tagen von oben nach unten auf den Rumpf und die Extremitäten übergreifend. Vereinzelt auch Petechien und Ekchymosen. Abblassen des Exanthems (unter Hinterlassung einer bräunlichen Pigmentierung) in der Reihenfolge des Auftretens, bei stark ausgeprägtem Exanthem mit kleieförmiger Schuppung, jedoch nicht an Handtellern und Fußsohlen. Exanthem nach 4–6 Tagen völlig verschwunden.

Verlauf und Prognose: Nach Exanthemausbruch baldige Entfieberung (Abb. 2) und rascher Rückgang der katarrhalischen Erscheinungen (bis auf Bronchitis). In Entwicklungsländern relativ hohe Letalität (meist durch Sekundärinfektionen).

Abgeschwächte (oder atypische) Masern: Verlängerte Inkubationszeit und leichtere Symptome bei teilweise noch bestehender übertragener Immunität im 2. Lebenshalbjahr oder nach Immunglobulingaben, auch nach länger zurückliegender aktiver Impfung.

Schwere hämorrhagische Masern: Meist Enzephalitis mit Blutungen in die Maseneffloreszenzen und profusen Schleimhautblutungen (Nase, Magen, Darm), außerdem Hyperpyrexie, Krämpfe, Delirium, Koma.

Komplikationen:
▶ **Otitis media:** Meistens durch bakterielle Sekundärinfektion.
▶ **Pneumonie:** Als bakteriell sekundär infizierte Bronchopneumonie (häufig) oder als virusbedingte Hechtsche Riesenzellpneumonie (selten, bei Leukämie und Immundefekten z. T. ohne Exanthem und dann meist tödlich).
▶ **Enzephalitis** (para- oder postinfektiös, s. S. 315): Relativ schwerer Verlauf, nicht selten neurologische Spätschäden. Bei Tumorpatienten oft längerer Verlauf und tödlicher Ausgang, Virus über Wochen und Monate nachweisbar.
▶ **Masernkrupp** (Laryngotracheitis, s. S. 159).
▶ **Appendizitis:** Nicht selten mit Perforation (s. S. 251).
▶ **Subakute sklerosierende Panenzephalitis** (s. S. 319): Slow-Virusinfektion nach einer vor Jahren durchgemachten Masernerkrankung. Häufigkeit 1:100000 (bei Geimpften 1:1 Mill.).
▶ Aktivierung einer abgelaufenen **Tuberkulose** oder Generalisierung oder Verschlimmerung einer aktiven Tuberkulose. – Vorübergehende Anergie gegenüber Tuberkulin.

Diagnose: Im Blutbild Leukozytopenie (Verminderung von Lymphozyten und neutrophilen Granulozyten) mit Linksverschiebung, bei bakterieller Sekundärinfektion Granulozytose. Positive Diazoreaktion im Urin. Klinisches Bild entscheidend. Bei Tumorpatienten mit Riesenzellpneumonie (kein Exanthem, keine Antikörperbildung) Diagnose schwierig: vielkernige Riesenzellen im gefärbten Zellausstrich (Nasensekret) und Virusanzüchtung aus Blut (vor Exanthemausbruch) oder Urin (bis 1 Woche danach). Im Serum spezifische IgM mit ELISA-Technik nachweisbar (2–3 Tage nach Exanthemausbruch in 80%, 5 Tage danach in 100%). In der KBR signifikanter Titeranstieg. Bei subakuter sklerosierender Panenzephalitis findet man im Liquor hohe Titer von spezifischen IgG und Komplement-bindenden Antikörpern, aber keine IgM gegen Masernvirus.

Differentialdiagnose: Adenovirusinfektion (mit Konjunktivitis), Röteln (s. S. 621) und andere exanthematische Krankheiten (s. S. 622).

Therapie: Symptomatisch, bei bakterieller Sekundärinfektion (Otitis, Pneumonie) Antibiotika.

Passive Immunisierung nach erfolgter Ansteckung: Masern-Hyperimmunglobulin (bei rechtzeitiger Gabe Unterdrückung oder Abschwächung der Erkrankung).

Aktive Immunisierung mit abgeschwächter Lebendvakzine ab 15. Lebensmonat; Impfmasern nach 5–7tägiger Inkubationszeit (Fieber, leichte Haut- und Schleimhautreaktionen, sehr selten Komplikationen). Kombination mit einer Mumps- und Rötelnimpfung möglich. Auffrischimpfung im 6. Lebensjahr.

2. Röteln

Definition: Akute Viruskrankheit mit geringen oder fehlenden Allgemeinerscheinungen, schmerzhafter Lymphknotenschwellung (besonders am Nacken und Hals) und masern- und scharlachähnlichem Exanthem.

Erreger: Rötelnvirus.

Übertragung: Tröpfcheninfektion, Kontaktinfektion.

Infektiosität: In der Regel 1 Woche vor und nach Exanthemausbruch (bei Kindern mit einer Rötelnembryopathie länger).

Inkubationszeit: 2–3 Wochen.

Altersdisposition: Vorwiegend Schulkinder, Adoleszenten, jüngere Erwachsene. Kinder immuner Mütter haben im 1. Lebenshalbjahr eine übertragene Immunität. Fehlen von hämaggluti-

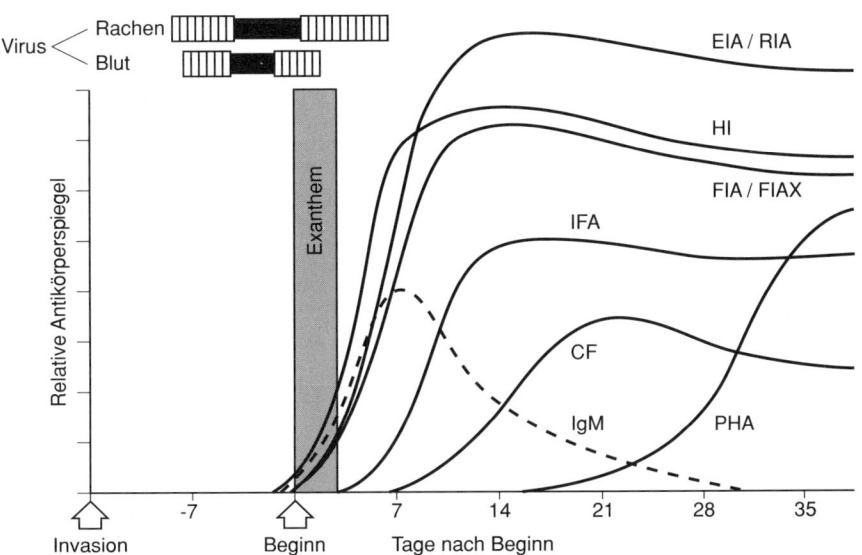

Abb. 3. Schema der Immunantwort bei einer akuten Rötelnerkrankung. Abkürzungen: EIA = Enzymimmunoassay, RIA = Radioimmunoassay, HI = Hämagglutinations-Hemmungstest, FIA/FIAX = Fluoreszenzimmunoassay, IFA = indirekter Fluoreszenzassay, CF = Komplementbindungsreaktion, PHA = passive Hämagglutination.

nationshemmenden Antikörpern im Serum zeigt Empfänglichkeit an (z. B. in der Gravidität), da diese nach einer Erkrankung gewöhnlich lebenslang nachweisbar sind. Zweiterkrankungen sind selten.

Epidemiologie: Sporadisches, endemisches oder epidemisches Auftreten. Deutliche Abnahme in Ländern mit hoher Impffrequenz (z. B. USA).

Symptome:
▶ **Keine oder geringe Allgemeinerscheinungen:** leichtes Fieber (1–2 Tage), leichte Pharyngitis, Rhinitis, Konjunktivitis, Enanthem (zarte rote Flecken am weichen Gaumen), manchmal auch Milzschwellung.
▶ **Lymphknotenschwellung,** besonders retroaurikulär, subokzipital und zervikal, schmerzhaft, oft bereits mehrere Tage vor Exanthemausbruch beginnend und längere Zeit anhaltend.
▶ **Makulopapulöses Exanthem** von hellroter Farbe, masern- oder scharlachähnlich, beginnend im Gesicht und sich rasch nach unten ausbreitend, nach 3 Tagen bereits wieder verschwunden (Abb. 6, S. 623). Im allgemeinen kleinfleckiger als bei Masern. Am Rumpf manchmal vorübergehend diffuse Rötung (durch Zusammenfließen von Einzeleffloreszenzen). Bei Erwachsenen häufig leichter Juckreiz.

Komplikationen: Enzephalitis und Polyradikulitis (selten). Bei Adoleszenten und Erwachsenen häufiger Arthritis (Schmerzen an einem oder mehreren großen oder kleinen Gelenken, z. T. mit Schwellung, manchmal länger anhaltend, vor allem bei Frauen) und thrombozytopenische Purpura. Über Rötelnembryopathie s. S. 142.

Prognose: Günstig. Häufig abortive Erkrankungen.

Diagnose: Die Art des Exanthems und die Lokalisation der Lymphknotenschwellungen sprechen für Röteln (bei Fehlen typischer Masern- und Scharlachsymptome). Das Exanthem kann fehlen. Das Blutbild ist wenig charakteristisch (in einem Teil der Fälle Leukozytopenie, relative Lymphozytose und Vermehrung der Plasmazellen). Ein mindestens 4facher Titeranstieg von hämagglutinationshemmenden Antikörpern bestätigt in Zweifelsfällen die Diagnose. Der Nachweis von Röteln-spezifischen IgM, die allerdings rasch (nach 4–5 Wochen) wieder verschwinden (Abb. 3, S. 621), weist auf eine kürzlich stattgefundene Infektion hin (wichtig in der Gravidität) und beim Neugeborenen auf eine aktive Immunität (Ausschluß von passiv übertragenen Antikörpern der Mutter).

Differentialdiagnostisch sind außer Masern und Scharlach folgende mit einem Exanthem einhergehende Krankheiten auszuschließen: Pfeiffersches Drüsenfieber, Exanthema subitum, ECHO-Virusinfektionen, Penicillinallergie, Arzneimittelexanthem u. a.

Therapie: Symptomatisch.

Aktive Immunisierung mit abgeschwächter Lebendvakzine bei Mädchen nach dem 10. Lebensjahr und bei gefährdeten weiblichen Personen (Lehrerinnen, Kindergärtnerinnen usw.), besser bei allen jüngeren Kindern beiderlei Geschlechts (ab 15. Lebensmonat). Kontraindikation: Gravidität.

3. Exanthema subitum (Drei-Tage-Fieber)

Definintion: Akute Viruskrankheit mit 3–4tägigem hohen Fieber, gefolgt von einem kleinfleckigen, rasch abklingenden Exanthem.

Erreger: Humanes Herpesvirus Typ 6 (HHV6).

Übertragung: Direkter Kontakt.

Infektiosität: Gering.

Inkubationszeit: 5–15 Tage.

Altersdisposition: Erkrankungen vor allem bei Kindern im 2. Lebenshalbjahr und 1–3jährigen Kindern.

Epidemiologie: Meist sporadisches Vorkommen.

Symptome: Hohes, anhaltendes Fieber für 3–4 Tage bei wenig gestörtem Allgemeinbefinden, dann kritische Entfieberung und Auftreten eines zarten, makulösen oder makulopapulösen, hellroten Exanthems, zuerst am Rumpf, dann auf Hals, Arme, Gesicht und Beine übergreifend, in 1–2 Tagen wieder verschwunden. Keine Schup-

3. Exanthema subitum (Drei-Tage-Fieber) 623

Tafel IV

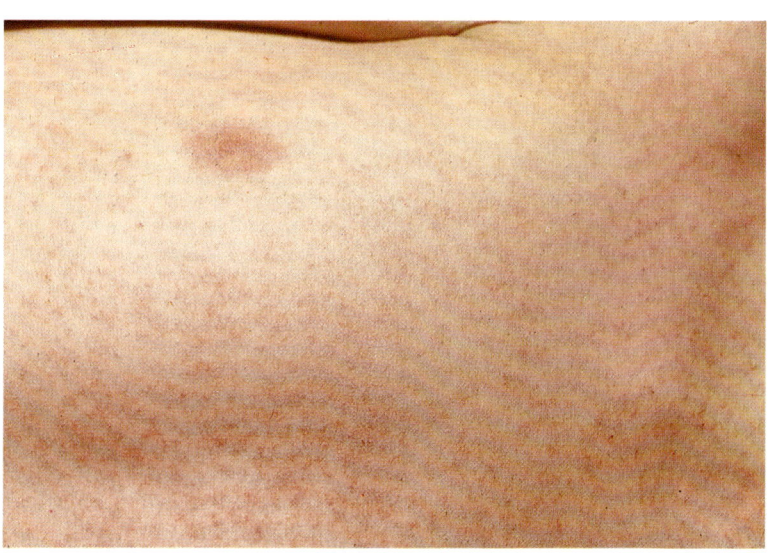

Abb. 4. Scharlachexanthem.

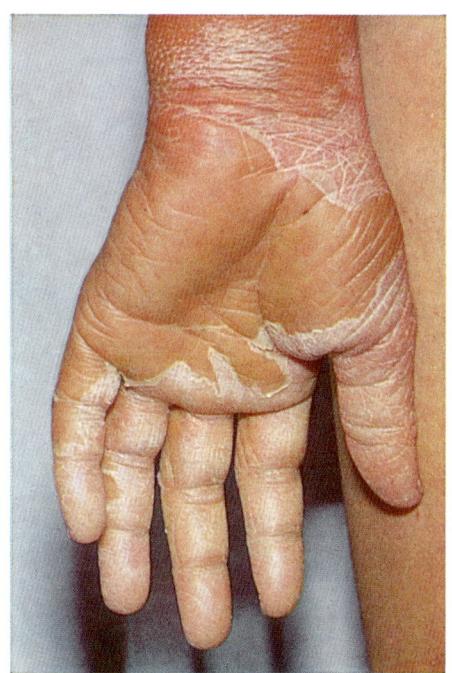

Abb. 5. Lamellöse Hautschuppung bei Scharlach (3. Krankheitswoche).

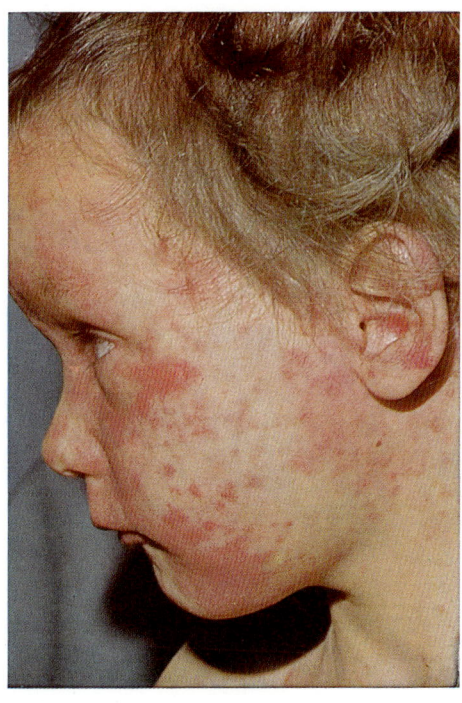

Abb. 6. Rötelnexanthem.

624　XIX. Infektionskrankheiten

Tafel V

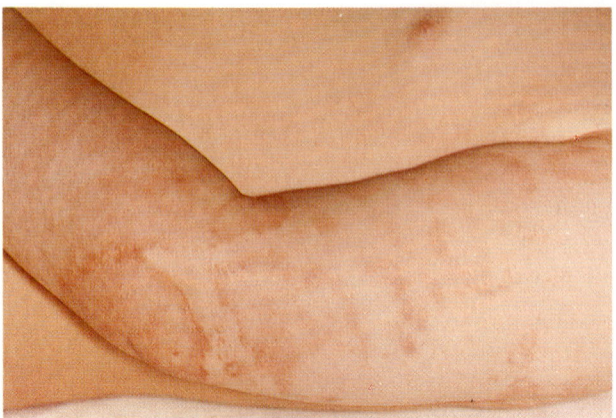

Abb. 7. Erythema infectiosum (Ringelröteln).

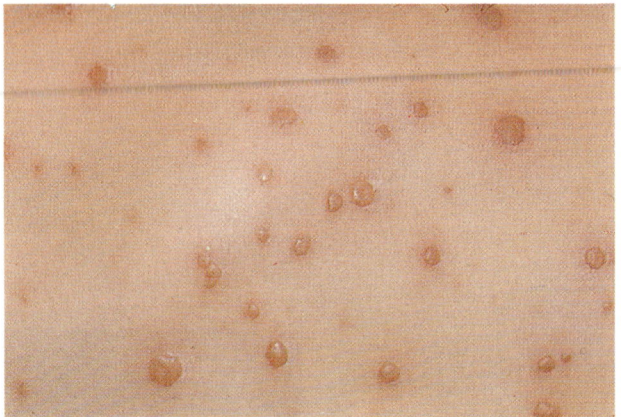

Abb. 8. Windpockeneffloreszenzen.

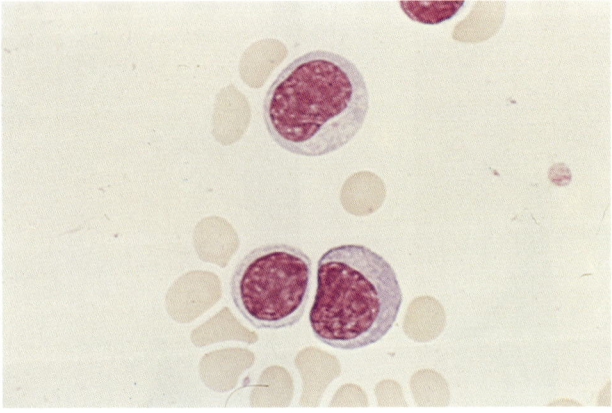

Abb. 9. Pfeiffersches Drüsenfieber: große mononukleäre Zellen (Blutausstrich).

pung. Rachen und Tonsillen leicht gerötet, geringe Halslymphknotenschwellung. Meist kein Schnupfen oder Husten. Anfangs oft Leukozytose, dann Leukozytopenie mit relativer Lymphozytose.

Verlauf: günstig. Relativ häufige Komplikation: generalisierter Krampfanfall beim raschen Fieberanstieg (Liquor in den meisten Fällen normal).

Therapie: Fiebersenkung.

4. Erythema infectiosum (Ringelröteln)

Definition: Akute Infektionskrankheit mit schmetterlingsförmigem Gesichtserythem und girlandenförmigem makulopapulösen Exanthem am übrigen Körper ohne stärkere Allgemeinerscheinungen.

Erreger: Humanes Parvovirus B19 (nicht teratogen).

Übertragungsweise: Tröpfcheninfektion. In der Gravidität Übertragung auf den Feten in 10–20% (bei seronegativer Mutter), häufiger im 1. und 2. Trimester als später.

Infektiosität: Am größten vor Exanthembeginn. Patienten mit einer aplastischen Krise sind länger infektiös.

Inkubationszeit: 6–14 Tage.

Altersdisposition: Am häufigsten im 4.–10. Lebensjahr, selten im 1. Lebensjahr und im Erwachsenenalter. Etwa 50% aller jüngeren Frauen sind seropositiv (immun).

Epidemiologie: Familiäre Häufungen und Epidemien kommen vor.

Symptome: Im allgemeinen kein oder leichtes Fieber. Zuerst schmetterlingsförmige, erysipelähnliche Rötung beider Wangen mit einem erhabenen Rand und Hitzegefühl ohne Schmerzen, periorale Blässe, nach 1–4 Tagen verschwunden. Danach (oft erst nach 1 Woche) an den Extremitäten (zuerst Streck-, dann Beugeseiten) und am Rumpf girlandenförmiges makulopapulöses Exanthem (Abb. 7, S. 624) von stündlich wechselnder Intensität, teilweise juckend. Dauer: wenige Tage bis mehrere Wochen. Manchmal rezidivierend. Bei Erwachsenen häufiger Arthralgien und Myalgien (auch ohne Exanthem).

Komplikationen: Aplastische Krisen (bei Patienten mit einer chronischen hämolytischen Anämie, z. B. hereditärer Sphärozytose), persistierende Anämie bei immunsupprimierten Patienten (z. B. mit Leukämie), Hydrops fetalis und Totgeburt.

Diagnose: Spezifische IgM im Serum (2–3 Monate nach Krankheitsbeginn) und Antigennachweis im Blut (PCR). IgG lebenslang nachweisbar.

5. Windpocken (Varizellen)

Definition: Akute Viruskrankheit mit bläschenförmigem, juckenden Exanthem ohne stärkere Allgemeinerscheinungen.

Erreger: Varizella-Zoster-Virus.

Übertragung: Direkter Kontakt, Tröpfcheninfektion, strömende Luft. Diaplazentare Übertragung bei Varizellen oder Herpes zoster der Mutter möglich, am gefährlichsten in den letzten 5 Tagen vor der Geburt (angeborene Varizellen). Über Varizellen-Embryopathie s. S. 143.

Infektiosität: In der Regel 1 Tag vor bis 1 Woche nach Exanthemausbruch, bei Tumorpatienten u. U. länger.

Inkubationszeit: 2–3, maximal 4 Wochen.

Altersdisposition: Erkrankungen am häufigsten zwischen dem 5. und 9. Lebensjahr, selten schon bei Neugeborenen und Säuglingen, auch bei Erwachsenen möglich. Große Empfänglichkeit bei allen noch nicht infizierten Personen. Zweiterkrankungen an Varizellen bei Leukämikern möglich.

Epidemiologie: Vorkommen in Städten endemisch, gelegentlich epidemisch. Möglichkeit der Virusübertragung von Herpes-zoster-Kranken auf später an Varizellen erkrankende Kinder.

Pathologie: Nur oberflächliche Hautschichten befallen. Bei sehr schweren Erkrankungen auch herdförmige Nekrosen mit mehrkernigen Riesenzellen und intranukleären Einschlußkörperchen in Leber, Lungen, Herz, Nieren, Nebennieren und Magen-Darm-Kanal.

Symptome: Vorstadium mit leichtem Fieber und z. T. mit morbilli- oder skarlatiniformem flüchtigen Exanthem (häufiger bei Erwachsenen). Nach 24 Std. mit oder ohne Allgemeinerscheinungen Auftreten des Varizellenexanthems (Abbildung 8, S. 624): Rascher Übergang (in 6–8 Std.) von Makula → Papula → Vesikula, später Krustenbildung. Bläschen oberflächlich, von rotem Hof umgeben, nicht gekammert oder eingedellt, charakteristischerweise in Gruppen stehend, juckend, leicht zerplatzend, bei Impetiginisierung (bakterielle Sekundärinfektion) eitrige Entzündung und Abheilung mit Narbenbildung. Abfallen der Krusten nach 5–20 Tagen unter Zurückbleiben depigmentierter Hautstellen. In den ersten 4 Tagen wiederholtes Auftreten neuer Exanthemschübe (daher alle Stadien nebeneinander vorkommend). Ausbreitung: beginnend am Rumpf, übergreifend auf Gesicht, behaarte Kopfhaut, rumpfnahe Extremitätenabschnitte, weniger an Handtellern und Fußsohlen. In der Mundhöhle, manchmal auch auf der Konjunktival- und Vaginalschleimhaut flache, leicht ulzerierende Bläschen.

Verlauf und Prognose: Im allgemeinen gutartiger Verlauf mit geringen Allgemeinerscheinungen. Bei Neugeborenen mit angeborenen Varizellen (intrauterine Übertragung in den letzten 5 Tagen vor der Geburt) und bei Leukämie-, Tumor- oder Nephrosepatienten unter Kortikosteroid- oder Zytostatikabehandlung meistens schwere Erkrankungen (progressive Varizellen mit Thrombozytopenie, Beteiligung von Hirn, Leber und/oder Lungen und oft tödlichem Ausgang). Nach der 2. Lebenswoche auftretende Varizellen (postnatal erworben) haben im allgemeinen eine bessere Prognose, wenngleich vereinzelt tödliche Erkrankungen beobachtet sind.

Komplikationen:
▶ Impetiginisierung (bakterielle Sekundärinfektion) der Haut: häufig.
▶ Postinfektiöse Enzephalitis (s. S. 315), Leptomeningitis und akute zerebellare Ataxie: selten.
▶ Interstitielle Pneumonie: vorwiegend bei Erwachsenen, 6–12 Wochen dauernd.
▶ Purpura fulminans: Verbrauchskoagulopathie (s. S. 490), selten.
▶ Schwere Thrombozytopenie mit Haut- und Schleimhautblutungen.

Diagnose: In Zweifelsfällen licht- oder elektronenmikroskopischer Nachweis von Riesenzellen mit intranukleären Einschlußkörperchen im Bläscheninhalt. Ein mindestens 4facher Antikörpertiteranstieg im Serum (KBR oder EIA) 1–2 Wochen nach Varizellenbeginn spricht in fraglichen Fällen für eine abgelaufene Infektion (bei Fehlen eines stärkeren Titeranstieges von Herpes-simplex-Virusantikörpern). Spezifische EIA-IgM in einer einzigen Serumprobe beweisen eine kürzlich erworbene Infektion. Negative serologische Resultate mit dem besonders empfindlichen EIA- oder FAMA-Test (Fluoreszenz-Antikörpernachweis gegen Membran-Antigen) zeigen fehlende Immunität (wichtig bei Tumorpatienten nach Exposition). Virusanzüchtung aus Bläscheninhalt (in den ersten 3 Tagen) möglich, aber zur Differentialdiagnose selten erforderlich.

Differentialdiagnose:
Herpes zoster: Vorwiegend bei Erwachsenen und immunsuppressiv behandelten Patienten mit Teilimmunität nach früher durchgemachten Varizellen. Entstehung durch Viruspersistenz in Spinalganglien oder Hirnnervenganglien, später Virusaktivierung bei Herabsetzung der Immunität und Ausbreitung entlang der sensiblen Nerven. Segmentale, meist einseitige Anordnung der Bläschen entlang dem Nervenverlauf (Abb. 10), Neuralgien und Fieber. Vorkommen bei älteren Kindern, bei Kindern mit Geschwulstleiden oder

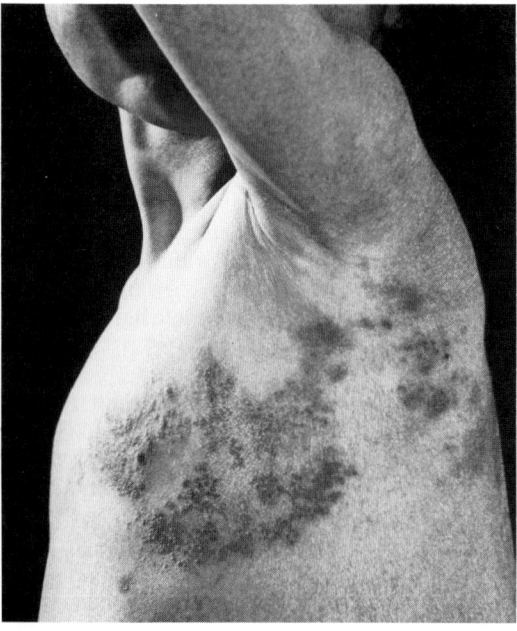

Abb. 10. Herpes zoster.

unter immunsuppressiver Therapie sowie bei Säuglingen nach Varizellenexposition in utero. Bläschen größer als bei Varizellen, konfluieren und ulzerieren leichter, bilden ausgedehnte Krusten, häufig am Thorax, im Trigeminusbereich (Gesicht, Auge) und am Ohr (z. B. als Ramsay-Hunt-Syndrom mit Fazialisparese). Bei Kindern sind schwere Neuralgien nicht so häufig wie bei Erwachsenen. Selten sind generalisierter Herpes zoster und Zoster sine herpete (keine Hauterscheinungen, dagegen lokalisierte Schmerzen, Parästhesien, regionäre schmerzhafte Lymphknotenschwellungen). Virusanzüchtung aus Bläscheninhalt und Liquor zur Differentialdiagnose gegen Herpes simplex möglich, auch signifikanter Titeranstieg komplementbindender Antikörper nach 2–4 Wochen diagnostisch verwertbar.

Herpes-simplex-Infektion (s. u.): Als lokalisierte Erkrankung der Haut (Herpes labialis), der Mundschleimhaut (Stomatitis aphthosa), der Genitalschleimhaut (Herpes progenitalis oder herpetische Vulvovaginitis), der Augenbindehaut und/oder Hornhaut (Konjunktivitis bzw. Keratokonjunktivitis) oder als generalisierte Erkrankung des Neugeborenen mit oder ohne Haut- und Schleimhautbeteiligung (s. S. 627). Über Eczema herpeticatum s. S. 432.

Impetigo contagiosa: s. S. 446.
Strophulus (papulöse Urtikaria): s. S. 439.
Scabies: s. S. 447.

Therapie: Gegen Juckreiz lokal Menthol in alkoholischer Lösung oder systemisch ein Antihistaminikum, bei Impetiginisierung Antibiotika (lokal und/oder systemisch). Bei Neugeborenen und Tumorpatienten mit Varizellen (oder Herpes zoster) Behandlung mit Acyclovir parenteral. Auch bei schwerer Varizellenpneumonie wird eine früh beginnende Behandlung mit Acyclovir i. v. empfohlen. Keine Gabe von Acetylsalicylsäure (wegen der erhöhten Gefahr eines Reye-Syndroms, s. S. 636).

Prophylaxe: Bei Ansteckung von Neugeborenen oder Patienten mit Grundkrankheit (Leukämie, Nephrose usw.) Varizellen-Hyperimmunglobulin und evtl. zusätzlich Acyclovir i. v. Bei Neugeborenen und gefährdeten Kindern ist eine Expositionsprophylaxe wichtig. Über aktive Impfung: s. S. 666.

6. Herpes simplex

Definition: Als primäre oder rezidivierende Virusinfektion Ursache von Herpes der Haut, Herpes-Stomatitis, Herpes genitalis, Herpes-Keratitis, Herpes-Enzephalitis oder generalisiertem Herpes (bei Neugeborenen und immunsupprimierten Patienten).

Erreger: Herpes-simplex-Virus (HSV).

Übertragung: Durch Kontakt mit infizierter Haut oder Schleimhaut (auch Geschlechtsverkehr).

Infektiosität: Groß. Ansteckung durch Erkrankte, aber auch durch asymptomatische Virusträger (bei engem Kontakt).

Inkubationszeit: 6 (2–12) Tage (bei Primärinfektion).

Epidemiologie: Häufige Virusinfektion. Die meisten Infektionen verlaufen subklinisch. Kein epidemisches Auftreten. Nicht selten erkranken Geschwister und Intimpartner gleichzeitig.

Pathogenese:
1. Bei **Primärinfektion** lokale Entzündung an der Eintrittsstelle (Haut, Schleimhaut) mit stärkeren Allgemeinerscheinungen (Antikörper und zelluläre Immunität noch fehlend). Generalisierung möglich.
2. Bei **rezidivierender Infektion** Reaktivierung einer latenten Infektion der Haut oder Schleimhaut ohne Auftreten von Allgemeinerscheinungen (Antikörper bereits vorhanden). Ein Rezidiv wird meistens ausgelöst durch äußere Einflüsse (Kälte, UV-Licht) oder durch Wirtsfaktoren (Resistenzminderung infolge Menstruation, Fieber, Streß).

Pathologie: Typisch sind bläschenförmige Veränderungen der entzündeten Haut oder Schleimhaut mit intranukleären Einschlußkörperchen in den Epithelzellen und vielkernigen Riesenzellen. Bei Generalisierung können in den inneren Organen ausgedehnte Zellnekrosen gefunden werden.

Krankheitsbilder:
▶ **Herpes simplex der Haut:** Anhäufungen von Bläschen auf erythematösem Grund, die rasch platzen und dann von Krusten bedeckt sind. Abheilung nach 7–10 Tagen ohne Narbenbildung. Meist am Haut-Schleimhaut-Übergang und auf traumatisierter Haut (z. B. bei Dau-

menlutschern mit herpetischer Stomatitis). Gefürchtet ist eine generalisierte Hauterkrankung bei Kindern mit atopischer Dermatitis (Eczema herpeticatum Kaposi).
▶ **Herpetische Gingivostomatitis** (Stomatitis aphthosa): Viele dünne Bläschen von 2–10 mm Durchmesser auf der Mundschleimhaut, die nach Platzen einen gelbgrauen Belag haben und starke Schmerzen verursachen. Zahnfleisch leicht geschwollen, durch Bläschen ulzeriert und blutend. Hohes Fieber. Langsame Abheilung der Schleimhautulzera in 4–9 Tagen.
▶ **Herpes genitalis:** Bei Kindern als herpetische Vulvitis, bei jungen Frauen als herpetische Vaginitis und Zervizitis (primär oder rezidivierend). Bei Männern sind die Herpesbläschen und -ulzera auf der Glans, dem Präputium oder am Penisschaft lokalisiert.
▶ Am **Auge** als herpetische Blepharitis, Konjunktivitis oder Keratitis (dendritisch oder disziform).
▶ **Herpes-Enzephalitis** (s. S. 316): Vorkommen in jedem Alter bei primären und rezidivierenden Infektionen. Als nekrotisierende Herdenzephalitis vor allem in den Stirn- und Schläfenlappen lokalisiert. Nach einem fieberhaften Vorstadium (mit oder ohne Haut- oder Schleimhautbläschen) treten ZNS-Symptome auf (z. B. Krämpfe, Sprachstörungen, Hirnnervenlähmungen, Ataxie oder Gedächtnislücken).
▶ **Generalisierter Herpes** bei Neugeborenen (meist durch Virusinfektion während der Geburt entstanden, selten durch aszendierende Fruchtwasserinfektion): Manifestation in den ersten 2 Lebenswochen mit Krämpfen, Bewußtseinsstörung, Lebervergrößerung, Atemstörungen, Schleimhautblutungen. Typische Hautbläschen können fehlen.

Diagnose: Bei herpetischer Meningoenzephalitis sind entzündliche Liquorveränderungen, Herdbefunde im EEG und in der Magnetresonanztomographie (MRT) sowie eine Serokonversion (in Serum und Liquor), bei rekurrierender Infektion mindestens 4facher Titeranstieg der spezifischen IgM in Serum und Liquor charakteristisch. Die Virusanzüchtung aus Liquor ist unzuverlässig, ein Antigennachweis mit PCR möglich. Bei generalisiertem Herpes des Neugeborenen ist eine serologische Diagnose erst relativ spät möglich.

Prognose: Ungünstig bei Herpes-Enzephalitis und bei generalisiertem Herpes des Neugeborenen (Heilung nur bei frühem Behandlungsbeginn möglich). Bei herpetischer Gingivostomatitis findet immer Spontanheilung statt. Dagegen kommt es bei Herpes genitalis häufig zu Rezidiven. Die herpetische Keratitis kann Narben hinterlassen und zu Erblindung führen.

Therapie: Bei schweren Erkrankungen Acyclovir i. v., bei Herpes genitalis Acyclovir oral, bei Augeninfektionen Lokalbehandlung durch den Ophthalmologen, im übrigen symptomatische Behandlung.

7. AIDS bei Kindern

Definition: AIDS (Acquired Immune Deficiency Syndrome) ist eine durch eine HIV-Infektion (Typ 1) ausgelöste Immunschwäche, die sich in bestimmten Symptomen und einer Neigung zu verschiedenartigen Infektionen und Geschwulstleiden äußert (s. a. S. 523).

Erreger: HIV (Humanes Immundefizienz-Virus, Typ 1).

Übertragung: Diaplazentar oder (häufiger) perinatal (durch Blut- und Schleimhautkontakt bei der Geburt mit der infizierten Mutter), auch postnatal durch Muttermilch. Die Transmissionsrate von Mutter auf Kind beträgt etwa 30%. Meist ist die Mutter asymptomatisch und weiß nicht, daß sie seropositiv ist. Früher gab es bei Kindern häufiger Übertragungen durch Transfusion von Blut und Blutprodukten (z. B. bei Hämophilie). Die durch Geschlechtsverkehr übertragenen HIV-Infektionen von Adoleszenten werden in diesem Kapitel nicht behandelt.

Inkubationszeit (von der Ansteckung bis zum Nachweis von selbstgebildeten Antikörpern): meist 6–12 Wochen. Danach folgt eine unterschiedlich lange Latenzzeit bis zum Auftreten klinischer Erscheinungen, die Monate bis Jahre dauern kann (s. u.).

Pathogenese: Das Virus befällt vor allem Zellen des Immunsystems, bevorzugt die T-Helferlymphozyten und die Makrophagen, aber auch andere Zellsysteme, wie die Knochenmark-Stammzellen. Durch die Dysfunktion und Verminderung der T-Helferzellen und Makrophagen kommt es im Verlauf der Erkrankung zu lebens-

7. AIDS bei Kindern

bedrohenden opportunistischen Infektionen, zu bestimmten Tumoren (Lymphomen, Leukämie u. a.) und gelegentlich auch zu Autoimmunreaktionen (z. B. Thrombozytopenie).

Klinik: Die Symptome einer prä- oder perinatal erworbenen HIV-Infektion sind unterschiedlich. Ein Teil der Kinder hat für die Schwangerschaftsdauer ein zu niedriges Geburtsgewicht und bleibt auch nach der Geburt im Wachstum zurück. Erste Symptome treten oft erst mit 3–6 Monaten oder sehr viel später auf: Hepatosplenomegalie, Lymphknotenschwellung, anhaltendes Fieber, chronische Diarrhoe und chronische Parotisschwellung. Atemnot kann auf einer chronischen interstitiellen Pneumonie beruhen (meist infolge einer Pneumozystisinfektion). Häufig entsteht eine durch HIV oder eine Sekundärinfektion bedingte Enzephalopathie, seltener eine HIV-assoziierte Nephropathie und Kardiomyopathie. Im weiteren Verlauf treten oft gefährliche Virus-, Pilz- und bakterielle Infektionen (Tab. 1) auf, die zum Tode führen können.

Diagnose: Wenn die HIV-Antikörpertiter des Kindes im 1. Lebensjahr ständig abfallen, handelt es sich offenbar um sog. Leihtiter (von der Mutter diaplazentar übertragene Antikörper). Sie beweisen noch keine Infektion. Steigen die Antikörpertiter aber an oder bleiben sie in gleicher Höhe, ist eine kindliche HIV-Infektion anzunehmen. Noch bedeutsamer sind der Nachweis von HIV-spezifischen IgA und IgM im Serum, ein p24-Antigennachweis oder ein Virusnachweis im Blut mit PCR oder in der Kultur. Für eine fortschreitende Infektion sprechen folgende Laborbefunde: Verminderung der T-Helferzellen, Hyper- oder Hypogammaglobulinämie, verminderte Bildung von Lymphokinen (Interleukin 2 und Interferon), Anstieg des β_2-Mikroglobulinspiegels im Serum sowie eine Thrombozytopenie. Häufig findet man auch eine Lymphozytopenie und Eosinophilie. Vorher positive Tuberkulinhautproben werden negativ. Beim Vollbild von AIDS verschwinden oft früher vorhandene Antikörper im Blut. Das gilt auch für die HIV-Antikörper.

Die **Prognose** ist bei den perinatal übertragenen HIV-Infektionen sehr unterschiedlich, ohne daß man die Gründe genau kennt. Ohne Behandlung der HIV-Infektion betrug die Lebenserwartung bisher im Durchschnitt 5 Jahre und variierte zwischen 6 Wochen und 10 Jahren. Sie könnte durch die moderne Therapie mit Azidothymidin und neuen AIDS-Medikamenten wesentlich verbessert werden.

Therapie: Azidothymidin (AZT), das zur Gruppe der Nukleosid-Analoga gehört und als Chain-Terminator wirkt, ist in den USA jetzt auch zur Behandlung von erkrankten Kindern ab 3. Lebensmonat zugelassen. Es führt wie bei Erwachsenen zu länger anhaltenden Besserungen (Anstieg der Helferzellen, Besserung der körperlichen und intellektuellen Verfassung, Gewichtszunahme, Rückgang der neurologischen Ausfälle, Verminderung opportunistischer Infektionen und Senkung der Letalität). Auf hämatotoxische und andere Nebenwirkungen ist sorgfältig zu achten. Nach 12–18 Monaten läßt die Wirkung nach (infolge Resistenzentwicklung), und die Behandlung müßte bei erneuter Notwendigkeit mit anderen (allerdings für Kinder noch nicht zugelassenen) Mitteln, wie DDI und DDC, fortgesetzt werden. Unterstützend wirken regelmäßige Immunglobingaben gegen drohende bakterielle Infektionen, Impfungen mit abgetöteten Vakzinen und Co-Trimoxazol zur Prophylaxe einer Pneumocystis-carinii-Pneumonie. Wichtig ist die richtige und schnell einsetzende Behandlung der oppoportunistischen Infektionen, die das Leben der Erkrankten wesentlich verlängern kann. Auch gute Ernährung, soziale Betreuung und seelische Unterstützung gehören zur notwendigen Langzeittherapie in einem Behandlungszentrum für AIDS-Kranke. Es gibt in den USA jetzt

Tab. 1. Wichtige Erreger opportunistischer Infektionen bei AIDS.

Viren	Pilze	Protozoen	Bakterien
Zytomegalie	Candida	Pneumocystis	Myobact. avium-
Herpes simplex	Cryptococcus	carinii	intracellulare
Varizellen	u. a.	Toxoplasma gondii	Mycobact. kansasii
Papova		Isospora belli	Myobact. tuberculosis
Epstein-Barr		Cryptosporidium	Legionellen
u. a.		Giardia lamblia	Salmonellen
		u. a.	Nocardia asteriodes
			u. a.

Therapiestudien mit Azidothymidin bei HIV-seropositiven Frauen am Ende der Schwangerschaft, um hierdurch eine perinatale Übertragung auf das Kind zu verhindern.

8. Mumps (Parotitis epidemica)

Definition: Akute generalisierte Viruskrankheit mit besonderer Beteiligung von Drüsengewebe (Parotitis, Pankreatitis, Orchitis) und Nervengewebe (Meningoenzephalitis).

Erreger: Mumpsvirus.

Übertragung: Kontakt- und Tröpfcheninfektion.

Infektiosität: groß. Dauer: 6 Tage vor Krankheitsbeginn bis 10 Tage nach Krankheitsbeginn. Virusausscheidung mit dem Speichel und Urin.

Inkubationszeit: 2–3 Wochen.

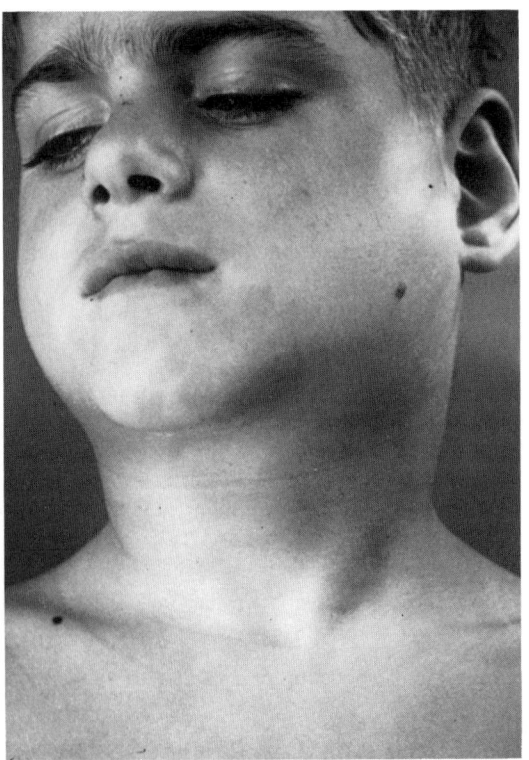

Abb. 11. Mumps: Parotisschwellung (besonders links).

Altersdisposition: Erkrankungen in jedem Alter möglich, am häufigsten zwischen dem 5. und 15. Lebensjahr, in ungefähr 15% später. Im 1. Lebenshalbjahr sehr selten (übertragene Immunität).

Epidemiologie: Seit Einführung der aktiven Mumpsimpfung nicht mehr so häufig. Epidemisches Auftreten heute seltener.

Symptome:
▶ **Parotitis:** Oft mit Fieber beginnend. Zuerst einseitige, dann kontralaterale schmerzhafte Parotisschwellung ohne Rötung. Ohrmuschel nach außen und oben verdrängt (abstehende Ohrläppchen, Abb. 11). Schwellung und Rötung der Mündung des Parotisausführungsganges. Zunahme der Schmerzen beim Kauen und nach sauren Flüssigkeiten (Zitronensaft), teilweise trockener Mund (Speichelsekretion vermindert). In 25% auf eine Seite beschränkt. Glandula submandibularis manchmal, Glandula sublingualis selten beteiligt.

▶ **Orchitis** und **Epididymitis:** Beteiligung nach der Pubertät in 20–30% (vorher kaum), meistens einseitig und der Parotisschwellung folgend, selten dieser vorausgehend oder isoliert auftretend. Schmerzhafte Hodenschwellung mit Rötung der darüberliegenden Haut, außerdem Fieber und Unterbauchschmerzen. Bei Rückgang der Schwellung nach 4–7 Tagen auffälliger Konsistenzverlust des entzündeten Hodens, meist gefolgt von Hodenatrophie (partiell), Sterilität als Dauerschaden extrem selten. – Bei geschlechtsreifen Mädchen und Frauen in 5–10% Auftreten einer Oophoritis (erkennbar an Fieber und Unterbauchschmerzen).

▶ **Pankreatitis:** In schweren Fällen starke Oberbauchschmerzen, Übelkeit und Erbrechen. Serumamylase in 70% aller Mumpserkrankungen erhöht und nicht beweisend für Pankreatitis, dagegen Lipaseerhöhung im Serum diagnostisch verwertbar.

▶ **Meningitis** (häufig) und **Enzephalitis** (selten): s. S. 311.

▶ **Neuritis des 8. Hirnnerven:** Meist einseitig, besonders Hochtonverlust, Ertaubung möglich.

Verlauf und Prognose: Nach 1–2 Wochen (oder länger) Rückbildung aller Krankheitssymptome. Günstige Prognose (außer bei postinfektiöser Enzephalitis).

Diagnose: Schwierig bei Meningitis und Orchitis ohne Parotitis sowie bei isolierter Entzündung der Glandula submandibularis (Abgrenzung gegen eine submandibuläre Lymphknotenentzündung). Sicherung der Diagnose durch Amylaseerhöhung im Serum und Urin (kann fehlen). Im Serum spezifische IgM mit ELISA-Technik nachweisbar (2.–4. Krankheitswoche), evtl. auch Virusanzüchtung aus Speichel, Urin oder Liquor.

Differentialdiagnose:
Lymphadenitis cervicalis und praeauricularis: Typischer Palpationsbefund.
Eitrige Parotitis: Rötung, starke Schmerzen, Eiterentleerung aus dem Ausführungsgang durch Druck auf die Parotis.
Rekurrierende Parotitis: Ätiologie unbekannt, vielleicht allergisch bedingt, ein- oder doppelseitig, wenig schmerzhaft, in der Regel selbstheilend.
Speichelstein: Intermittierende Drüsenschwellung, oft röntgenologisch als Kalkschatten nachweisbar.
Tumoren der Parotis: Chronische, fast immer einseitige Schwellung durch Hämangiome, Lymphosarkom, Leukämie (s. S. 470), Parotismischtumoren u. a.
Parotitis durch andere Viren, z. B. Zytomegalie-Virus (bei Tumorpatienten), HIV oder Coxsackie-A-Viren.

Therapie: Analgetika, Kostregelung, bei Meningitis Bettruhe, bei Orchitis Hodenhochlagerung.

Aktive Immunisierung mit Lebendvakzine ab 15. Lebensmonat sowie bei Adoleszenten und Erwachsenen ohne Mumpsanamnese möglich. Auffrischimpfung ab 6. Lebensjahr.

9. Infektiöse Mononukleose (Pfeiffersches Drüsenfieber)

Definition: Akute oder subakute Viruskrankheit mit pseudomembranöser Tonsillitis, generalisierter Lymphknotenschwellung, Milzvergrößerung und Vorkommen von aktivierten T-Lymphozyten und virusinfizierten B-Lymphozyten im Blut.

Erreger: Epstein-Barr-Virus.

Übertragung: durch direkten Kontakt.

Infektiosität: nicht sehr groß. Virusausscheidung mit dem Speichel über längere Zeit nach Erkrankung möglich.

Inkubationszeit: 2–7 Wochen.

Altersdisposition: Erkrankungen im 1. Lebensjahr selten, im übrigen bei Kindern jeden Alters, besonders bei Adoleszenten und bei jüngeren Erwachsenen.

Epidemiologie: Häufige Viruskrankheit. Meist sporadisches, selten epidemisches Vorkommen. Viele Infektionen bleiben asymptomatisch.

Symptome: Stark variierend hinsichtlich Kombination, Schwere und Dauer der Symptome. Akuter oder allmählicher Beginn mit mäßigem Fieber von 1–2 Wochen Dauer. Kein bestimmter Fiebertyp, meist remittierend, teilweise auch sehr hohes oder kein Fieber. Tonsillen entzündlich geschwollen, z. T. mit grauweißen diphtherieähnlichen Belägen, auf die Tonsillen beschränkt und leicht abwischbar. Lymphknoten geschwollen, von unterschiedlicher Größe, wenig druckempfindlich, typischerweise generalisiert, manchmal aber nur in der Halsgegend. Oft Vergrößerung der Mediastinallymphknoten (röntgenologisch nachweisbar). Nicht selten auch Anschwellung der Mesenteriallymphknoten (Fehldiagnose: Appendizitis). Milz meistens palpabel, Leber manchmal vergrößert, Ikterus selten. In 15% zartes makulopapulöses Exanthem (rötelnähnlich), besonders am Rumpf, weniger an den Extremitäten, manchmal auch morbilli- oder skarlatiniform, urtikariell, petechial oder vesikulös. Verschwinden nach 3–5 Tagen.

Verlauf und Prognose: Bei Kindern oft leichterer Verlauf als bei Erwachsenen. Meist nach 1–2–3 Wochen Entfieberung, Abstoßung der Tonsillenbeläge, Rückgang der Lymphknotenschwellungen. In einem Teil der Fälle Fortbestehen einzelner Symptome über Wochen oder Monate. Oft noch längere Zeit Schwächegefühl. Prognose im allgemeinen gut. Letalität sehr gering (Milzruptur, Enzephalitis). Andere **Komplikationen:** Myokarditis, Pneumonie mit oder ohne Pleuraerguß, Polyradikulitis (Guillain-Barré-Syndrom, s. S. 638), hämolytische Anämie u. a. Ein chronischer Verlauf über mehrere Jahre (mit sehr hohen Antikörpertitern im Serum) ist selten. Beim **XLP-Syndrom,** einer X-chromosomal vererbten Immundefizienz (s. S. 524), kommt es nach einer akuten Epstein-Barr-Virusinfektion zu langdauernden lebensbedrohlichen Symptomen, die mit den gestörten Lymphozytenfunktionen zusammenhängen.

Diagnose:
▸ **Blutbild:** Auf dem Höhepunkt der Krankheit besteht eine Leukozytose von 10000 bis 20000 (oder mehr) Zellen/μl, von denen zwei Drittel Lymphozyten und 10–40% sog. atypische Lymphozyten (meist aktivierte T-Zellen) sind. Die atypischen Lymphozyten zeigen einen ovalen oder bohnenförmigen, oft exzentrisch gelegenen Kern und ein breites basophiles (blaues) Plasma mit kernnaher Aufhellung (Abb. 9, S. 624). Ein Teil dieser Zellen blaßt zu schwach basophilen (z. T. azurgranulierten) Zellen ab. Nicht selten findet man auch eine leichte Thrombozytopenie.
▸ **Paul-Bunnel-Reaktion:** Nachweis heterophiler Antikörper im Serum, die Schaferythrozyten auch nach Absorption des Serums mit Meerschweinchenniere agglutinieren. In der 2. Krankheitswoche in 60%, in der 3. Krankheitswoche in 80% positiv (bei Kleinkindern häufiger negativ). Zuverlässiger ist in den 2 Monaten nach Krankheitsbeginn der Nachweis von spezifischen IgM-Antikörpern gegen Epstein-Barr-Virus im Serum.
▸ **Mononukleoseschnelltest:** Agglutination von formalinisierten Pferdeerythrozyten durch das Patientenserum auf dem Objektträger (in >90% positiv).
▸ **Leberfunktionsproben** (Transaminasen und Laktatdehydrogenase im Serum) in 80% pathologisch (unabhängig vom Bestehen eines Ikterus).

Differentialdiagnose: Exanthematische Krankheiten (s. S. 622), Anginen mit pseudomembranösen Belägen (Diphterie, Agranulozytose, Soor u. a.) und Blutbildveränderungen bei Leukämie (s. S. 474).
Bei der **Zytomegalie-Mononukleose** fehlen Tonsillitis und Halslymphknotenschwellungen; Milz und Leber sind in der Regel vergrößert. Im Serum sind heterophile Antikörper nicht nachweisbar, dagegen Zytomegalievirus-Antikörper. Das Virus läßt sich aus Urin und Blut anzüchten.
Atypische Lymphozyten kommen in geringerer Zahl auch bei Hepatitis A, Zytomegalie, Röteln u. a. vor.

Therapie: Während des Fiebers Bettruhe und weiterhin körperliche Schonung. Keine Antibiotika (in 80–100% allergische Exantheme). Bei sehr starker Tonsillenhyperplasie, welche ein Atemhindernis darstellt, kann Prednison rasche Besserung bewirken.

10. Virushepatitiden

Definition: Bei den Virusinfektionen der Leber unterscheidet man je nach Ursache (Tab. 2) die Hepatitis A und B, Hepatitis D (Delta), Hepatitis E und die sog. Begleithepatitiden (durch Herpes-simplex-, Zytomegalie-, Epstein-Barr-Virus, HIV). Der früher gebrauchte Begriff Non-A-/Non-B-Hepatitis umfaßt die nicht durch Hepatitis-A- und Hepatitis-B-Virus hervorgerufenen Hepatitis-Virusinfektionen (Hepatitis C und E).

Erreger:
1. **Hepatitis-A-Virus** (HAV): Elektronenmikroskopisch nachweisbare 27 nm große Partikel. Vollständige Inaktivierung bei 100°C für 5 Min. Spezifische Antikörper im Serum sind Anti-HAV (IgG und IgM).
2. **Hepatitis-B-Virus** (HBV = DANE-Partikel), bestehend aus: HB_s-Ag = Hepatitis-B-Oberflächenantigen (s = surface), HB_c-Ag = Hepatitis-B-Kern-Antigen (c = core), HB_e-Ag = Hepatitis-e-Antigen (Bestandteil des Kerns). Durchmesser des DANE-Partikels 42 nm. HB_s-Ag ist inaktivierbar durch Erhitzen bei 100°C für 5 Min., UV-Bestrahlung oder 0,4%iges Formalin bei 37°C für 72 Std. Antikörper sind Anti-HB_s, Anti-HB_c, Anti-HB_e.
3. **Hepatitis-D-Virus** (HDV): Inkomplettes Virus, welches sich nur in Gegenwart von HBV vermehren kann. Die Hülle besteht aus HB_s-Ag des Hepatitis-B-Virus. Eine HDV-Infektion kann sich also nur bei einer akuten oder chronischen HBV-Infektion entwickeln. Im Serum sind HD-Ag und Anti-HDV-IgM nachweisbar.
4. **Hepatitis-C-Virus** (HCV): Durchmesser 50 nm. Der Erreger (HCV) ist ein Flavi-Virus. Anti-HCV wird im ELISA-Test mit Hilfe eines Fusionsproteins nachgewiesen, das aus einem Genombereich des HCV stammt.
5. **Hepatitis-E-Virus** (HCE): Durchmesser: 25–35 nm. Gehört zur Familie der Calici-Viren. Erreger einer zuerst in Indien und in Rußland epidemisch aufgetretenen Virushepatitis.

Tab. 2. Einteilung der Virushepatitiden.

Krankheit	Virus	Frühere Bezeichnung
Hepatitis A	HAV (Entero-Virus)	Infektiöse Hepatitis
Hepatitis B	HBV (Hepadna-Virus)	Serumhepatitis
Hepatitis C	HCV (Flavi-Virus)	Posttransfusions- oder sporadische Non-A-Non-B-Hepatitis
Hepatitis D	HDV (»Viroid«-ähnliche RNA)	Delta-Hepatitis
Hepatitis E	HEV (Calici-Virus)	Epidemische Non-A-Non-B-Hepatitis

Übertragungsweise: Bei **Hepatitis A** überwiegend fäkooral. Bei **Hepatitis B** parenteral durch Blut, Plasma, Serum, unsterile Spritzen, aber auch oral, da HB_s-Ag in Urin, Fäzes, Speichel, Liquor, Aszites, Exsudaten, Muttermilch, Menstrualblut und Sperma (Intimkontakt) vorkommt. Übertragung außerdem durch Nadelstichverletzungen (Spritzenhepatitis). Eine diaplazentare Übertragung von Hepatitis-B-Viren ist selten; häufiger erfolgt eine Ansteckung durch die Mutter unter der Geburt oder durch Verschlucken von infiziertem Fruchtwasser.

Übertragbarkeit der **Hepatitis C** und **D** ähnlich wie bei Hepatitis B (auch Kontaktinfektionen möglich), der **Hepatitis E** vor allem durch infiziertes Wasser.

Infektiosität: Bei **Hepatitis A** eine Woche vor und während der ersten Woche der Erkrankung (fäkale Ausscheidung des Virus).

Bei **Hepatitis B** während der HB_s-Antigenämie vor und während der Erkrankung, aber auch durch asymptomatische HB_s-Ag-Träger (HB_s-Ag kann im Körper jahrelang ohne klinisch faßbaren Leberschaden persistieren). Die Infektiosität ist am größten, wenn neben HB_s-Ag gleichzeitig HB_e-Ag vorkommt. Zuverlässige Serummarker für Infektiosität sind auch HBV-DNS und DNS-Polymerase.

Bei **Hepatitis C** ist die Dauer der Infektiosität nicht genau bekannt. Bei akuten Erkrankungen verschwinden die Antikörper nach 3–4 Monaten, sind aber bei chronischen Erkrankungen längere Zeit nachweisbar. Ehemalige Blutspender, die als Virusüberträger in Frage kamen, waren je nach Region in 0,5–2% Anti-HCV-positiv.

Bei **Hepatitis D** kann das Blut bei chronischem Verlauf längere Zeit infektiös sein.

Inkubationszeit: Hepatitis A 2–6 Wochen, Hepatitis B 2–5 Monate, Hepatitis C und E im allgemeinen 7–8 Wochen.

Altersdisposition: Hepatitis A kommt in Nord- und Mitteleuropa häufiger bei Erwachsenen vor als bei Kindern, Hepatitis B und C ebenso häufig bei Kindern jeden Alters wie bei Erwachsenen.

Epidemiologie: Vorkommen von **Hepatitis A** endemisch und epidemisch (vor allem in Mittelmeerländern und in Afrika), **Hepatitis B** sporadisch nach Kontakt mit infektiösen Personen oder infektiösem Material. Asymptomatische Infektionen durch Hepatitis-B- und -A-Viren sind häufig. Die **Hepatitis C** war in den letzten Jahren die häufigste Ursache der Posttransfusionshepatitis. Die Infektion kann aber auch fäkooral oder durch Geschlechtsverkehr übertragen werden. Eine Übertragung bei der Geburt scheint möglich zu sein. Asymptomatische Infektionen sind nicht selten.

Die **Hepatitis D** wird zusammen mit HBV übertragen. Bei Übertragung auf einen HB_s-Ag-Träger entsteht oft zuerst eine akute Hepatitis, die in eine chronische Infektion übergehen kann. Vorkommen weltweit, besonders in Mittelmeerländern.

Die **Hepatitis E** wird fäkooral übertragen und kommt epidemisch vor. Kein Übergang in chronische Hepatitis.

Es besteht Meldepflicht für jeden Erkrankungs- und Todesfall an Virushepatitis.

Immunität: Bei **Hepatitis A** hoher Durchseuchungsgrad, hohe Antikörperfrequenz, lebenslange Immunität, kein Übergang in chronische Hepatitis.

Bei **Hepatitis B** geringere Durchseuchung, bei Kindern noch geringe Antikörperfrequenz, ebenfalls lebenslange Immunität. Keine Kreuzimmunität zwischen Hepatitis A und B. Einen **chronischen Verlauf** gibt es bei Hepatitis B bei bis zu 10% der Erkrankten.

Pathologie: Im akuten Stadium sieht man am **Leberepithel** degenerative Zellveränderungen bis zur Nekrose (lytische und eosinophile Einzelzellnekrosen), Mitosen der erhaltenen Epithelien (Regeneration) und eine wechselnd starke intrahepatische Cholestase. In den **Sinusoiden** findet man eine Proliferation und Schwellung der Sternzellen, welche untergegangene Epithelien phagozytieren und dann Pigment enthalten. Es kommt zur Bildung von kleinen »histiozytären« Granulomen durch proliferierende Sternzellen und zu einem Gerüstkollaps durch zugrundegegangene Leberzellen. In den **Periportalfeldern** erkennt man mononukleäre Zellinfiltrationen (Lymphozyten, Histiozyten, Plasmazellen). Wird bei Verdacht auf eine chronische Hepatitis eine Leberbiopsie durchgeführt, lassen sich durch Immunfluoreszenz HB_s-, HB_c-, HB_e-, HD-Antigen sowie HBV-DNS im Lebergewebe nachweisen.

Symptome: Krankheitsbeginn bei **Hepatitis A** meist plötzlich mit hohem Fieber, bei **Hepatitis B** allmählich ohne Fieber. Bei allen Hepatitistypen im Anfangsstadium (4–5 Tage vor Ikterus) häufig Anorexie, Übelkeit, Erbrechen, Leibschmerzen, Verstopfung oder Durchfall, nicht selten auch urtikarielles Exanthem, Arthralgien oder Arthritiden. Mit oder ohne Prodromalerscheinungen leichter bis mittelgradiger Ikterus mit bierbraunem Urin, Leber vergrößert und druckschmerzhaft, Stühle entfärbt oder lehmfarben, Milz und Lymphknoten gelegentlich palpabel. Bei Kindern häufiger anikterischer Verlauf mit gastroenteritischen Beschwerden (Verhältnis zwischen ikterischen und anikterischen Verlaufsformen 1:2–5).

Die **Hepatitis C** verläuft häufig ohne Ikterus. Die klinischen Symptome unterscheiden sich nicht wesentlich von denen bei Hepatitis B.

Verlauf und Prognose: Bei Kindern verläuft die **Hepatitis A** im allgemeinen leichter als bei Erwachsenen. Dauer des Ikterus meist weniger als 10 Tage. Auch bei anikterischem Verlauf normalisieren sich die Transaminasen nach 3–4 Wochen. Keine strenge Korrelation zwischen Schwere der Erkrankung und Transaminasen- bzw. Bilirubinvermehrung. Schwankungen der Transaminasenaktivität im Serum während der Erkrankung sind ohne prognostische Bedeutung. Eine fulminante Hepatitis (akute gelbe Leberdystrophie) ist sehr selten.

Bei **Hepatitis B** (Abb. 12) ist der Verlauf unterschiedlich. Meist dauern der Ikterus und die Transaminasenerhöhung länger. Etwa 10% aller Hepatitispatienten bleiben HB_s-Ag-Träger. Eine fulminante Hepatitis erkennt man an zerebralen Symptomen (Koma), Ödemen, Aszites und einer schweren Gerinnungsstörung. Die Sterblichkeit ist hoch. Nach Überstehen einer fulminanten Hepatitis ist vollständige Heilung möglich. Ein Übergang in **chronisch-aktive Hepatitis** (histologisch chronisch-aggressive Hepatitis oder Leberzirrhose) kommt bei Hepatitis B, C und D vor. Ein Verdacht auf chronische Hepatitis entsteht, wenn die Serumtransaminasen länger als 6 Monate erhöht sind und HB_s-Ag weiterhin nachweisbar ist (bei hohem Anti-HB_c-IgM-Titer und fehlendem Anti-HB_s). Bei **chronisch-persistierender Hepatitis** tritt meist nach jahrelangem Verlauf Heilung ein. Ein Übergang in chronisch-aggressive Hepatitis ist selten. Eine gefürchtete Komplikation ist eine Panmyelophthise. Bei pränatal infizierten Neugeborenen, die ohne Impfung meist chronische HB_s-Antigenträger wer-

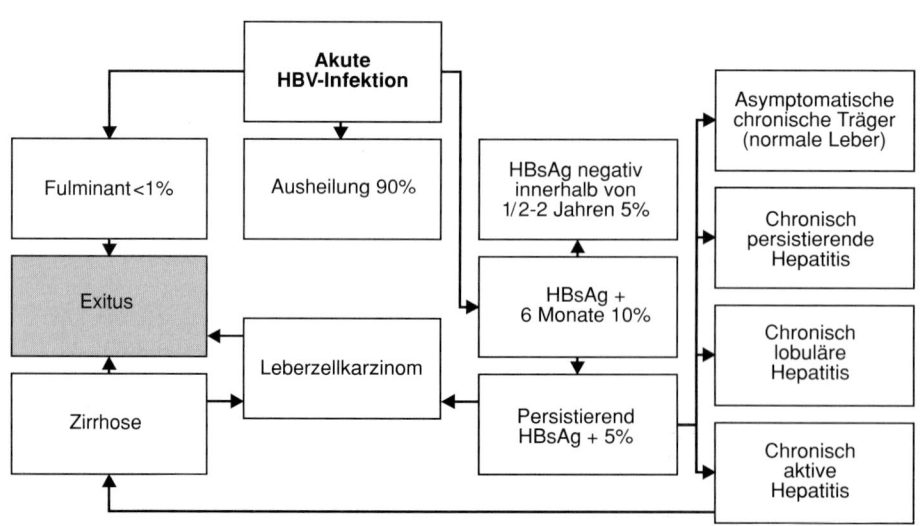

Abb. 12. Prognose einer Hepatitis-B-Infektion.

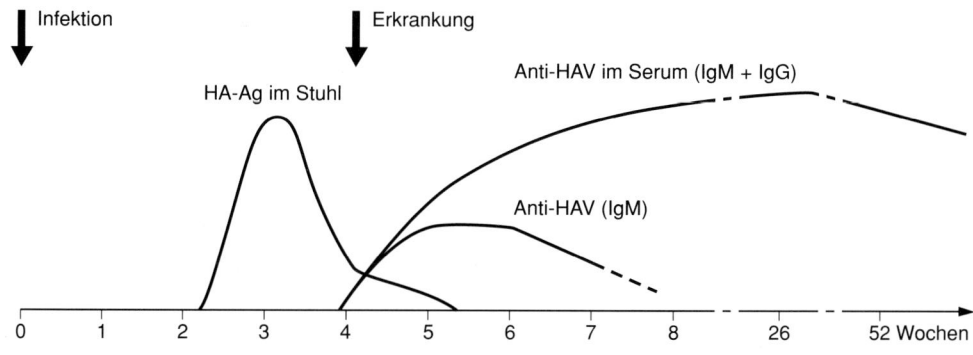

Abb. 13. Vorkommen von HA-Ag und Anti-HAV im Verlauf einer Hepatitis A.

den, besteht die Gefahr, als Erwachsene an hepatozellulärem Karzinom zu erkranken (besonders wenn die Mutter nicht nur HB_s-Ag-, sondern auch HB_e-Ag-positiv ist). Es kann sich aber später auch eine akute oder chronische Hepatitis entwickeln.

Bei **Hepatitis C** ist die Prognose unterschiedlich. Ein chronischer Verlauf ist häufiger als bei der Hepatitis B.

Die **Hepatitis D** verläuft bei gleichzeitig stattgefundener Infektion mit HDV und HBV meistens akut. Bei Superinfektion eines bereits HB_s-Ag-positiven Kindes kommt es oft zur Verschlimmerung einer chronischen Hepatitis. Das Auftreten einer fulminanten Hepatitis ist bei einer HDV-Infektion häufiger als bei einer HAV- und alleinigen HBV-Infektion.

Bei **Hepatitis E** sind chronische Verläufe bisher nicht bekannt.

Diagnose: Bei Ikterus ist das direkte Bilirubin im Serum stärker erhöht. Bilirubin und Urobilinogen sind im Urin nachweisbar. Auch ohne Ikterus sind Serumtransaminasen (SGOT, SGPT) sowie Laktatdehydrogenase (LDH) und Hydroxybutyratdehydrogenase (HBDH) stark vermehrt, die alkalische Phosphatase leicht erhöht und bei cholestatischer Verlaufsform stark erhöht. Blutbild normal oder leukozytopenisch mit relativer Lymphozytose. BSG mittelgradig beschleunigt.

Bei **Hepatitis A** sind spezifische Antikörper (Anti-HAV) der IgM-Klasse nachweisbar (Radioimmunassay), bei lange zurückliegender Infektion nur Anti-HAV der IgG-Klasse (Abb. 13). Der Nachweis von HA-Antigen im Stuhl wird zur Diagnose nicht benötigt.

Bei **Hepatitis B** findet man HB_s-Ag am Ende der Inkubationszeit und in der frühen Phase der Erkrankung (Abb. 14), aber teilweise auch darüber hinaus bis zu 12 Wochen nach Erkrankungsbeginn und bei asymptomatischen Trägern jahrelang. Auch falsch negative Resultate sind möglich (abhängig von der Nachweismethode). Anti-HB_s ist manchmal erst Wochen nach Krankheitsbeginn nachweisbar. Dagegen ist Anti-HB_c (als IgM) während der HB_s-Antigenämie und längere Zeit danach (bis zu 9 Monaten, selten bis zu 2 Jahren) vorhanden. HB_e-Ag wird mit empfindlichen Methoden bei fast allen akuten Hepatitis-B-Fällen gefunden. Anti-HB_e tritt im allgemeinen kurz nach Verschwinden des HB_e-Ag in der Rekonvaleszenz auf. Anti-HB_s und Anti-HB_c (als IgG) können nach überstandener Hepatitis B jahrelang, sogar lebenslang vorhanden sein und zeigen Immunität an.

Bei Verdacht auf eine **chronische Verlaufsform** (frühestens nach 6 Monaten) wird eine Leberpunktion vorgenommen. Bei **chronisch-aktiver Hepatitis** sieht man dann typische histologische Veränderungen im Sinne einer chronisch-aggressiven Hepatitis (Mottenfraß = Piece-meal-Nekrose). Außerdem finden sich eine wechselnde Transaminasen- und Gamma-GT-Aktivität, eine Hypalbuminämie und eine Verlängerung der Prothrombinzeit (durch Vitamin-K-Zufuhr nicht korrigierbar). Die serologische Untersuchung ergibt nicht nur HB_s-Ag, sondern auch HB_e-Ag mit persistierenden hohen Titern und Anti-HB_c-IgG mit hohem oder sehr hohem Titer, während Anti-HB_c-IgM fehlt oder nur einen niedrigen Titer hat (Anti-HB_s ist immer negativ).

Bei akuter **Hepatitis C** sind Anti-HCV im Serum kurzfristig, bei chronischer Infektion mit einem hohen Titer längere Zeit nachweisbar. Das Blut gilt dann als infektiös.

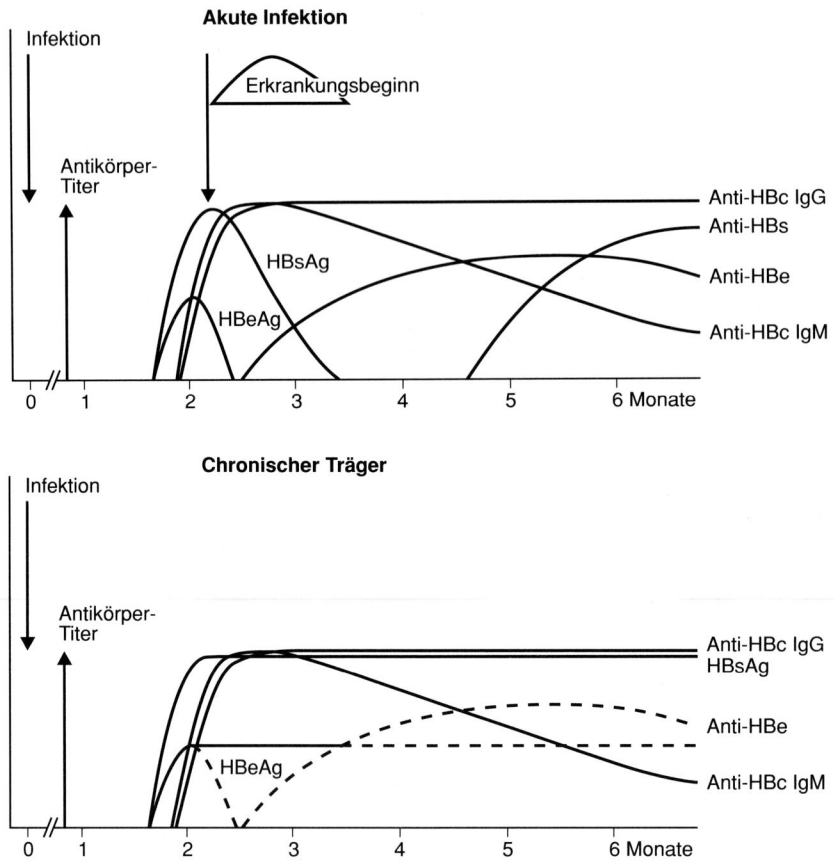

Abb. 14. Vorkommen von HB_s-Ag und HB_e-Ag sowie Anti-HB_c, Anti-HB_e und Anti-HB_s im Verlauf einer Hepatitis B (akute Infektion) und bei einem chronischen Träger (nach akuter Infektion).

Bei der **Hepatitis D** eines HB_s-Antigenträgers ist HDV nur kurze Zeit im Serum nachweisbar. In der Rekonvaleszenz ist im Serum Anti-HDV enthalten. An eine HDV-Infektion ist bei fulminanter Hepatitis, bei plötzlicher Transaminasenerhöhung während einer chronischen Hepatitis B und bei akuter Hepatitis von Hämophiliepatienten und Heroinsüchtigen zu denken.

Bei **fulminanter Hepatitis,** die bei einer HAV-, HBV-, HCV- und HDV-Infektion möglich ist und sich meist früh (in der ersten Krankheitswoche) manifestiert, findet man u. a. eine Hypoglykämie, Hyperammoniämie, Hypalbuminämie, Erniedrigung von Gerinnungsfaktoren (vor allem Faktor VII) und Thrombozytopenie. Die Serumtransaminasen sind anfangs stark erhöht, später normal oder erniedrigt.

Differentialdiagnose: Andere Ikterusformen: s. Tab. 10 (Kap. III, S. 103).

Das **Reye-Syndrom** kann klinisch und biochemisch einer fulminanten Hepatitis ähneln. Es handelt sich um eine akute Enzephalopathie mit diffuser Leberverfettung (ohne Ikterus). Charakteristisch sind rascher, meist tödlicher Verlauf mit Hirnödem, Hirndrucksteigerung und Hirnstammsymptomen, außerdem metabolische Azidose, Transaminasen- und Ammoniakvermehrung im Serum sowie Hypoglykämien. Die Ätiologie ist ungeklärt, ein Zusammenhang mit Varizellen und anderen Virusinfektionen möglich (häufig in Verbindung mit der Einnahme von Azetylsalizylsäure).

Bei chronischer Hepatitis oder Leberzirrhose sind eine **Wilsonsche Krankheit** (s. S. 575) und ein angeborener $α_1$-**Antitrypsinmangel** auszuschließen.

Andere Ursachen für Hepatitis: Infektiöse Mononukleose, AIDS, Zytomegalie, andere Virusinfektionen (z. B. Herpes-simplex-Virus), Sepsis durch gramnegative Stäbchen, Brucellose, Typhus, Leptospirose, Amöbiasis, toxische oder allergische Hepatitis durch Medikamente, Autoimmunkrankheiten, Pilzvergiftung. Bei Tumorpatienten kann die Unterscheidung einer Posttransfusionshepatitis von einer medikamentösen Leberschädigung durch die verabreichten Zytostatika schwierig sein.

Therapie: Im akuten Stadium körperliche Schonung, bei Erbrechen parenterale Ernährung, danach ausreichende Kalorienzufuhr durch Eiweiß und Kohlenhydrate, Einschränkung der Fette. Bei fulminanter Hepatitis Intensivbehandlung. Kortikosteroide werden heute bei chronisch-aggressiver Hepatitis nicht mehr empfohlen. Bei chronisch-aggressiver Hepatitis B und C kommt bei Erwachsenen eine Behandlung mit Alpha-Interferon in Frage. Sie führt häufig zum Verschwinden der serologischen HBV-Merkmale und zu einer Normalisierung der Serumtransaminasen.

Vorbeugung: Isolierung bei akuter Hepatitis nur für die Dauer der Infektiosität (s. o.), jedoch keine Quarantäne für HB_s-Ag-Träger in Schule oder Beruf. Ausreichende Sterilisation von ärztlichem Instrumentarium (Kanülen, Spritzen usw.). Keine gemeinsame Benutzung von Zahnbürsten oder Rasierklingen. Strenge Kontrolle der Blutspender auf hepatitisassoziierte serologische Merkmale und Transaminasenaktivität. Vermeidung nicht unbedingt notwendiger Blut- oder Plasmatransfusionen. Vor geplanten Operationen evtl. Eigenblutkonserven anlegen, die während der Operation gegeben werden können.

Eine **passive Immunisierung** ist möglich bei Hepatitis A durch Gabe von Standard-Immunglobulin (mit ausreichendem Anti-HAV-Titer) in der Familie sowie vor Reisen in Endemiegebiete (Wiederholung nach 6–12 Wochen). Hepatitis-B-Hyperimmunglobulin (HBIG) gibt man Neugeborenen, wenn die Mutter im letzten Schwangerschaftsdrittel an Hepatitis B erkrankt war oder HB_s- und HB_e-Antigenträgerin ist (gleichzeitig wird aktiv geimpft). Jede Frau sollte deshalb am Ende der Schwangerschaft (spätestens sofort nach der Entbindung) serologisch auf HB_s- und HB_e-Antigen untersucht werden. Eine Simultanimpfung erfolgt auch bei versehentlicher perkutaner Inokulation von HBV. HBIG sollte so schnell wie möglich (6 bis höchstens 12 Stunden nach Infektion) verabreicht werden. Die Effektivität des HBIG hängt von der Zeitspanne zwischen Infektion und Injektion von HBIG ab; es ist praktisch wirkungslos, wenn es mehr als 72 Stunden nach der Infektion gegeben wird. Eine **aktive Immunisierung** gegen Hepatitis B (s. S. 665) ist bei besonders gefährdeten Personen (Hämophilie- und Dialysepatienten, Krankenhauspersonal usw.) ratsam und auch gegen Hepatitis A möglich (s. S. 666).

11. Poliomyelitis (Spinale Kinderlähmung)

Definition: Akute Viruskrankheit mit bevorzugtem Befall der motorischen Ganglienzellen der Vorderhörner des Rückenmarks (abortive, meningitische, paralytische und enzephalitische Verlaufsformen).

Erreger: Poliovirus (3 Serotypen: Typ 1, 2, 3).

Übertragung: Durch direkten Kontakt, seltener durch Tröpfcheninfektion.

Infektiosität: Starke Kontagiosität. Virusausscheidung mit dem Stuhl für 6–8 Wochen nach Krankheitsbeginn.

Inkubationszeit: 1–2 Wochen.

Altersdisposition: Kinder jeden Alters und Erwachsene bis zum 40. Lebensjahr. Bei fehlender Immunität der Mutter können auch Kinder im 1. Lebenshalbjahr erkranken.

Epidemiologie: Aussterbende Krankheit (infolge Massenimpfungen). Sporadische Erkrankungen durch Impflücken möglich. Früher epidemisches Auftreten im Spätsommer und Herbst. Meldepflichtig.

Pathogenese: Vermehrung der oral aufgenommenen Viren im lymphatischen Gewebe des Pharynx oder Darmes, dann Virämie, Infektion des Rückenmarkes entweder auf dem Blut- oder Nervenweg (ungeklärt). Bei stummer Infektion und nach Schluckimpfung Entstehung einer örtlichen Gewebeimmunität im Darm. Immunität typenspezifisch (keine Kreuzimmunität).

Pathologie: Veränderungen vorzugsweise in der grauen Substanz (polios = grau), z. T. auch in der weißen Substanz des Rückenmarkes, ferner in der Leptomeninx, im Pons, in den Stammganglien, selten in den motorischen Regionen des Großhirns. In den Vorderhörnern des Rückenmarkes Nekrosen der Ganglienzellen mit Neuronophagie durch proliferierende Gliazellen, daneben zellige Infiltrate aus polynukleären Leukozyten, perivaskuläre Lymphozyteninfiltrate und Ödem.

Symptome der verschiedenen Krankheitsformen:
▶ **Abortive Form** oder **Initialstadium:** Für wenige Stunden oder Tage Fieber, Rachenrötung, Übelkeit, Erbrechen, Kopfschmerzen, evtl.

Bauchschmerzen und Durchfälle. In einem Teil der Fälle ohne Fieberabfall oder nach 1–3tägiger Latenzperiode Übergang in die

▶ **meningitische Form** oder in das **präparalytische Stadium** mit meningitischen Symptomen (s. S. 309), Hyperästhesie, Gliederschmerzen, gesteigerten Sehnenreflexen, Dreifußphänomen (im Sitzen Abstützen des Oberkörpers mit den Armen) und Knieküßphänomen (Unfähigkeit, mit den Lippen das Knie zu berühren). Evtl. Übergang in die

▶ **paralytische Form** oder das **Lähmungsstadium** (nur bei 1% aller infizierten Personen): Spinale Form: Unter anhaltendem oder erneutem Fieber Auftreten von asymmetrischen schlaffen Lähmungen an den Beinen (vor allem der stammnahen Muskeln), weniger häufig an den Armen und am Rumpf. An den Beinen sind besonders der Quadrizeps und die Mm. fibulares und tibiales betroffen, am Oberkörper die Schultergürtelmuskeln, vor allem der Deltoideus. Spastische Harnverhaltung oder komplette Blasen- und Mastdarmlähmung (Inkontinenz) kommt in ungefähr 20% vor. In schweren Fällen auch Interkostalmuskeln und Zwerchfell beteiligt (periphere Atemlähmung). Zeichen für beginnende Atemlähmung: Tachypnoe, Dyspnoe beim Sprechen, Schwierigkeiten beim Abhusten. Bei Zwerchfellähmung paradoxe Atmung (Einziehung des Bauches bei Inspiration). Nach einigen Tagen Entfieberung und keine frischen Lähmungen mehr.
Bei der **bulbär-pontinen Form** Schädigung der motorischen Kerne eines oder mehrerer Hirnnerven und der lebenswichtigen Zentren für Kreislauf und Atmung in der Medulla oblongata. Folgen: Fazialislähmung. Abduzenslähmung (Strabismus convergens), Lähmung des N. glossopharyngicus, vagus und hypoglossus (Schlucklähmung, Regurgitieren durch die Nase, heisere Stimme, laryngealer Stridor, Aspiration von Schleim oder Erbrochenem in die Lungen). Bei zentraler Atemlähmung unregelmäßige Atmung und apnoische Anfälle, bei Vasomotorenlähmung Tachykardie, Blutdruckabfall, Pulsunregelmäßigkeiten, kalte Extremitäten, Zyanose, Koma. – **Landrysche aufsteigende Lähmung:** Kombination von spinaler und bulbärpontiner Form mit meistens tödlichem Ausgang.

▶ **Enzephalitische Form (Polioenzephalitis):** Anhaltend hohes Fieber, Krämpfe und Bewußtseinsverlust mit oder ohne periphere Lähmungen und Hirnnervenlähmungen.

Verlauf und Prognose: Die abortive, meningitische und enzephalitische Form heilen in der Regel ohne Dauerschäden ab. Gliedmaßenlähmungen verschwinden teilweise oder völlig ab 3.–4. Krankheitswoche (bis zu 1½ Jahren nach Beginn). Spätfolgen: Gelenkkontrakturen, Muskelatrophien, Bein- oder Armverkürzung (Wachstumsverzögerung der gelähmten Extremität), Skoliose der Wirbelsäule und Brustkorbdeformierung, bei länger bestehenden Lähmungen Osteoporose und Hyperkalziurie mit der Gefahr einer Urolithiasis.

Diagnose: Bei Auftreten asymmetrischer schlaffer Lähmungen und typischem Liquorbefund (s. u.) nicht schwierig. Biphasischer Fieberverlauf nur in 50–70% der Fälle.
Liquorveränderungen: Pleozytose (bis 500 Zellen/µl, anfangs überwiegend polynukleäre, später mononukleäre Zellen), Liquorzucker normal, ansteigender Eiweißgehalt.
Virusanzüchtung aus den Fäzes möglich; ansteigender Titer der komplementbindenden und neutralisierenden Antikörper im Serum.

Differentialdiagnose: Andere Enterovirusinfektionen (Coxsackie, ECHO) mit abakterieller Meningitis oder flüchtigen schlaffen Lähmungen (s. S. 312) sowie Meningitiden und Enzephalitiden anderer Ursache (s. S. 315 u. 316).
Polyradikulitis (Guillain-Barré-Syndrom, s. S. 316) mit symmetrischen schlaffen Lähmungen, Sensibilitätsausfällen und »Dissociation albuminocytologique« des Liquors (anfangs hoher Eiweiß- und niedriger Zellgehalt) oder Polyneuritis (z. B. toxisch bedingt nach Diphtherie).
Periodisch auftretende Muskellähmungen mit vorübergehender Hyper- oder Hypokaliämie (autosomal dominant vererbte periodische Paralyse): Typisch sind die Familienanamnese, das periodische Auftreten, der EKG-Befund (s. S. 42), der Kaliumspiegel im Blut und das sofortige Ansprechen auf Kalziumglukonat i. v. (bei Hyperkaliämie) bzw. KCl per os (bei Hypokaliämie).
Scheinlähmungen bei Osteomyelitis, rheumatischem Fieber, Luxationen usw.

Therapie der Poliomyelitis: Anfangs strenge Bettruhe und Vermeidung unnötiger Injektionen (wichtig zur Verhinderung weiterer Lähmungen), richtige Lagerung der gelähmten Gliedmaßen (zur Vorbeugung von Gelenk- und Muskelkontrakturen), Dekubitusprophylaxe, bei drohender Atem- und Schlucklähmung mechanische Beatmung. Nach Stillstand der Lähmungen vorsichtige Streichmassage und passive Bewegungsübungen, später auch aktive Übungen, Bewegungsbäder, elektrische Muskelreizungen (gegen Inaktivitätsatrophie), orthopädische Versorgung (Gehschienen, Sehnentransplantation usw.), Unterbringung in einem Rehabilitationszentrum oder in einer Körperbehindertenschule.

Prophylaxe in Epidemiezeiten: Aktive Immunisierung der Ungeimpften, Vermeidung von krankheitsbegünstigenden Operationen, wie Tonsillektomie, Adenotomie und Zahnextraktion. Keine sportlichen Wettkämpfe und körperlichen Strapazen.

Aktive Immunisierung: Mit der abgeschwächten Lebendvakzine nach Sabin (Schluckimpfung): Trivalenter Impfstoff (enthaltend die Typen 1, 2 und 3) 2mal in Abständen von 1–2 Monaten (möglichst schon im 3. und 5. Lebensmonat), zur Sicherheit Nachimpfung 1 Jahr später. Auffrischimpfung alle 10 Jahre.

12. Keuchhusten (Pertussis)

Definition: Akute bakterielle Infektionskrankheit mit anfallsweisem Husten, gefolgt von lautem, juchzenden Inspirium und Erbrechen.

Erreger: Bordetella pertussis.

Übertragung: Tröpfcheninfektion.

Infektiosität: Am größten im katarrhalischen Stadium und in den ersten 2 Wochen des paroxysmalen Stadiums (unbehandelt insgesamt 4–6 Wochen).

Inkubationszeit: Im Durchschnitt 7 bis 10 Tage, variierend zwischen 1 und 3 Wochen.

Altersdisposition: Große Empfänglichkeit von nichtimmunen Personen jeden Alters (auch Greise). Erkrankungen am häufigsten in den ersten 6 Lebensjahren (>60%), auch bei Neugeborenen und jungen Säuglingen möglich.

Epidemiologie: In der Stadt meistens endemisch vorkommend, selten als Epidemie. In den letzten Jahrzehnten starker Rückgang der Keuchhustenmorbidität in Ländern mit hoher Impfbeteiligung, jedoch kein vollständiger längerer Impfschutz.

Pathologie: Tracheobronchitis und Bronchiolitis mit Nekrose des Ziliarepithels und peribronchialer zellulärer Infiltration.

Symptome:
- **Katarrhalisches Stadium** (1–2 Wochen): Uncharakteristischer Husten und Schnupfen, z. T. subfebrile Temperaturen.
- **Paroxysmales Stadium** (4–6 Wochen): Häufige, besonders nachts auftretende Hustenanfälle mit einer Serie exspiratorischer Hustenstöße, gefolgt von lautem, juchzenden Inspirium und Erbrechen. Im Anfall starker Blutandrang zum Kopf, evtl. Zyanose, Hervorstrecken der Zunge, Erstickungsangst, Aushusten oder Verschlucken von zähem, glasigem Schleim, z. T. nach kurzer Pause erneuter Anfall von kürzerer Dauer (Reprise). Bei jungen Säuglingen anstelle der Hustenattacken oft lebensbedrohliche apnoische Anfälle mit der Notwendigkeit einer mechanischen Beatmung. Nicht selten periorbitale Ödeme. Hämorrhagien im Kopfbereich (subkonjunktivale Blutungen, Nasenbluten, Petechien im Gesicht), Geschwürsbildung am Zungenband (durch Druck gegen die unteren Schneidezähne), Auftreten eines Nabelbruches, Leistenbruches oder eines Rektalprolapses.
- **Rekonvaleszenzstadium** (1–2 Wochen): Allmählicher Rückgang und Verschwinden der Hustenanfälle, evtl. Wiederauftreten bei interkurrenter Atemwegsinfektion. Oft noch längere Zeit Gewohnheitshusten.

Komplikationen:
- **Obstruktionsatelektasen** (von kleineren Lungenbezirken, Lungensegmenten oder Lungenlappen) mit kompensatorischem Emphysem, oft gefolgt von atelektatischer Pneumonie. Vorkommen besonders im 1. Lebensjahr.
- **Bronchopneumonie** (meist durch sekundäre Infektionserreger wie Pneumokokken, Haemophilus influenzae, Moraxella u. a.), häufig bei jüngeren Kindern.
- **Enzephalopathie** (ausgelöst durch zerebrale Hypoxie): Bei jüngeren Kindern generalisierte Krampfanfälle, selten Bewußtseinsstörung oder Lähmungen. Krämpfe können auch tetanisch (durch Alkalose bei Erbrechen) oder durch Hyponatriämie (bei inadäquater ADH-Sekretion) bedingt sein.

Verlauf und Prognose: Mit zunehmendem Alter günstiger. Nicht selten (in 1%) tödlicher Ausgang im 1. Lebensjahr wegen Pneumonie, Aspiration, Apnoe. Bei früher Geimpften meistens Verhinderung einer Erkrankung oder leichterer Verlauf (besonders in den ersten 5 Lebensjahren).

Diagnose:
- **Leukozytose** von 20 000 bis 30 000/μl (maximal 100 000) mit >60% Lymphozyten (maximal 70–90%), bei bakterieller Sekundärinfektion Linksverschiebung.
- **Erregeranzüchtung** aus dem Nasenabstrich auf Bordet-Gengou-Nährboden (sofortige Beimpfung, sonst Absterben der Keime). Wenn sofortiges Ausstreichen auf Bordet-Gengou-Nährboden nicht möglich ist, kann ein geeignetes Transportmedium (z. B. nach Regan und Lowe) mit Alginattupfer beimpft und versandt werden.
- **Serologischer Nachweis** eines Titeranstieges von IgA- und IgG-Antikörpern gegen Pertussisantigenkomponenten (ab 3. bis 4. Krankheitswoche positiv).

Differentialdiagnose: Parapertussis (Erreger: Bordetella parapertussis, keine Kreuzimmunität, leichtere Keuchhustenerkrankungen), **Fremdkörperaspiration** (s. S. 161), **Mukoviszidose** (s. S. 244), **Bronchiallymphknoten-Tbc** (s. S. 642), **Asthma bronchiale** (s. S. 165), im Beginn auch **virusbedingte Tracheobronchitis** (Adenovirusinfektion) sowie **akute Bronchitis** durch Haemophilus influenzae, Moraxella catarrhalis oder Mycoplasma pneumoniae, auch Chlamydien.

Therapie: Im 1. Lebensjahr Hospitalpflege, häufige kleine Mahlzeiten, Frischluft, O_2-Zufuhr, notfalls mechanische Beatmung, vorsichtiges Absaugen von Schleim oder Erbrochenem aus Nase, Mund und Pharynx, bei allen Erkrankten außerdem Erythromycin für 2 Wochen (bei frühem Behandlungsbeginn evtl. Abkürzung der Erkrankung und Pneumonieprophylaxe). Auch Clarithro- und Roxithromycin (niedrigere Dosierung) sind wirksam. Bei persistierenden größeren Lungenatelektasen Bronchoskopie und Sekretabsaugung. Bei Pneumonie Cefotaxim i. v. oder Cefixim oral (auch gegen Bordetellen wirksam).

Chemoprophylaxe nach erfolgter Ansteckung von Säuglingen oder gefährdeten Kleinkindern: Erythro- oder Clarithromycin für 14 Tage (oder so lange die Exposition anhält). Pertussis-Hyperimmunglobulin zur Prophylaxe und Therapie unwirksam.
Aktive Immunisierung (wieder generell empfohlen) mit abgetöteten Keuchhustenbakterien durch 3 i. m. Injektionen in 6wöchigen Abständen, beginnend im 1. Lebensvierteljahr, am besten zusammen mit Diphtherie- und Tetanusimpfstoff, außerdem Poliovakzine oral (Vierfachimpfung). Mögliche Nebenwirkung: Krampfanfälle (daher zerebral geschädigte Kinder zurückstellen). Auffrischimpfung (Boosterung) mit $1^1/_2$ Jahren. Über Nachholimpfung: S. S. 669.

13. Tuberkulose

Definition: Chronische bakterielle Infektionskrankheit mit Primärherd in der Lunge, selten an Tonsillen, Zahnfleisch, Darm oder Haut. In wenigen Fällen hämatogene Aussaat mit Miliartuberkulose der Lungen, Enzephalitis, Meningitis oder miliaren Tuberkeln in Leber, Milz, Nieren oder serösen Häuten. Bei postprimärer Tuberkulose fortschreitende Gewebszerstörung (Phthise) durch Kavernenbildung in der Lunge oder in anderen Organen (Knochen, Nieren).

Erreger: Mycobacterium tuberculosis (= Typus humanus) oder Mycobacterium bovis (= Typus bovinus).

Übertragung: Durch Tröpfcheninfektion und Staub, selten durch rohe Kuhmilch (von Rindern mit Eutertuberkulose) und diaplazentar (angeborene Tuberkulose bei tuberkulöser Endometritis der Mutter).

Infektiosität: Bei offener Tuberkulose während der Bakterienausscheidung durch Sputum, Eiter, Urin oder Stuhl.

Inkubationszeit: 3–8 Wochen (abhängig von der Zahl der infizierenden Bakterien, Virulenz der Erreger und Resistenz des Makroorganismus).

Epidemiologie: In Ländern mit hohem Lebensstandard starker Rückgang der Tbc-Morbidität und Verschiebung des Zeitpunktes der Erstinfektion aus dem Kindesalter in das Erwachsenenalter. Unter 14jährigen nichtgeimpften Kindern gegenwärtig >99% tuberkulinnegativ (d. h. noch nicht tuberkulös infiziert), unter den 20–24jährigen etwa 50%. Größte Infektionsgefahr heute durch ältere Menschen mit unerkannter Lungen-Tbc und Ausländer aus Entwicklungsländern. Verdacht und Erkrankung meldepflichtig.

Altersdisposition: Erkrankungsbereitschaft am stärksten im 1. Lebensjahr und in der Adoleszenz, außerdem erhöht bei resistenzschwächenden Krankheiten, wie Leukämie, Tumorleiden,

Diabetes mellitus, unter einer längeren Kortikosteroidbehandlung und bei AIDS (Aktivierung einer latenten Infektion, hämatogene Streuung oder Verschlimmerung einer floriden Tbc).

Pathogenese: Angeborene natürliche Resistenz gegen Tuberkulose entscheidend. Latente (inapparente) Infektionen sehr häufig (>99%). Unter den manifesten Infektionen überwiegend lokalisierte Erkrankungen; selten sind generalisierte Formen, wie Miliartuberkulose der Lungen und Meningitis.
Primärherd in >95% in der Lunge (aerogene Infektion), in <5% an den Tonsillen, am Zahnfleisch oder im Darm (alimentäre Infektion) (s. Tab. 3, S. 642). Ausnahmsweise gleichzeitige Erkrankung von Lunge und Darm (sekundäre Darminfektion durch Verschlucken von bakterienhaltigem Sputum). – Ausbreitung der Infektion in der Lunge entweder lymphogen, bronchogen (nach Einbruch in den Bronchus) oder hämatogen (direkt oder über den Ductus thoracicus links oder den Ductus lymphaticus dexter).
Bei **hämatogener** Aussaat (postprimäre Tuberkulose) sind möglich:
▶ Auftreten der Simonschen Spitzenherde.
▶ Miliartuberkulose der Lungen.
▶ Miliare oder grobkörnige Streuung in andere Organe und seröse Häute (Pleuritis, Perikarditis, Peritonitis).
▶ Solitäre tuberkulöse Metastasen (z. B. Niere, Knochen, Gehirn).
▶ Entstehung einer Meningitis.
Bei der **postprimären** Tuberkulose (früher als Organtuberkulose vom Erwachsenentyp bezeichnet) bilden sich aufgrund einer endogenen Reinfektion in der Lunge Kavernen, eine käsige Pneumonie, eine Bronchustuberkulose mit Bronchiektasen oder das Assmannsche infraklavikuläre Frühinfiltrat. Unbehandelt kann es bei postprimärer Tuberkulose durch miliare (hämatogene) Aussaat zur Beteiligung anderer Organe (Nieren, Knochen, Haut) kommen.
Tuberkulinallergie: Durch Sensibilisierung mit löslichen Stoffwechselprodukten der Tuberkelbakterien (Tuberkulin) entwickelt sich bei jeder Infektion eine Tuberkulinallergie vom Spättyp (mit »Immunität« nicht identisch).
Negative Allergieproben trotz bestehender Tuberkulose kommen vor bei:
▶ Negativer Anergie (z. B. im Finalstadium der tuberkulösen Meningitis).
▶ In der präallergischen Phase (bis zur 12. Woche nach Infektion).
▶ Während einer Kortikosteroid- oder Zytostatikabehandlung.
▶ Während einer gleichzeitigen Masernerkrankung.
Positive Anergie viele Jahre nach Ausheilung einer Tuberkulose oder nach länger zurückliegender aktiver Tuberkuloseimpfung möglich.
Relative Immunität (sog. **Infektionsimmunität**) gegen eine Superinfektion mit Tuberkelbakterien nur für die Dauer einer Erkrankung, jedoch keine absolute Immunität bei massiver Infektion von außen. In der Regel Abheilung der Ersterkrankung nach mehreren Monaten, selten später Rezidiv (Reaktivierung eines ruhenden Herdes infolge Resistenzschwäche durch Grundkrankheit, z. B. Leukämie, oder Gravidität).

Pathologie: Bei guter Abwehrlage **produktive Tuberkulose** mit Tuberkelbildung: Zentrale Nekrose (Verkäsung), umgeben von Epitheloidzellen (Histiozyten), Langhansschen Riesenzellen und Lymphozyten. Bei schlechter Abwehrlage **exsudative** Tuberkulose: Fortschreitende Nekrose ohne ausreichende zellige Demarkation mit Übergang in ein großzelliges Exsudat. Bei der akuten Tuberkelbakteriensepsis Landouzy reaktionslose Nekrosen in allen Organen.
Im **Primärstadium** Bildung eines tuberkulösen Primärkomplexes, z. B. in der Lunge aus subpleural gelegenem Primärherd von 1–2 cm Durchmesser, Lymphangitis und Hiluslymphknotenentzündung. Nicht selten auch kontralaterale Hiluslymphknoten beteiligt. Nach Einbruch von verkästen Lymphknoten in Trachea oder Bronchus bronchogene Ausbreitung und Entwicklung von zahlreichen azinös-nodösen Lungenherden (jeweils in der Umgebung eines Azinus). – Bei hämatogener Ausbreitung (**Generalisierung**) Bild der Miliartuberkulose, d.h. zahlreiche Hirsekorn-(Milium-)große Tuberkel in den Lungen und/oder in anderen Organen. – Bei **postprimärer Tuberkulose** Hohlraumbildung (Kavernen), entstanden durch Einschmelzung einer Verkäsung und Abtransport von verflüssigtem Material durch einen Drainagebronchus.

Symptome:
▶ **Primärtuberkulose**

– **der Lunge** (Tab. 3): Anfangs keine Allgemeinsymptome, in fortgeschrittenen Fällen leichtes oder mäßiges Fieber, rasche Ermüdbarkeit, Anorexie, Gewichtsverlust, Blässe. Chronischer Husten (kann fehlen). Bei ausgedehnten Prozessen (Atelektasen, Infiltraten oder Pleuraergüssen) Dyspnoe und physikalischer Lungenbefund. In >50% offene Tbc (Aushusten von Tuberkelbakterien durch Einbruch verkäster Lymphknoten in Bronchien oder Trachea). Häufige Röntgenbefunde: Abb. 15–17.

– **von Tonsillen, Zahnfleisch, Darm** oder **Haut** (Tab. 3).

Tab. 3. Manifestationen einer Primärtuberkulose.

Primärherd	Pathologie	Symptome
Lunge	Kleiner subpleuraler Primärherd mit regionärer Lymphknotenschwellung (Hilus). Bei Abheilung Verkalkung oder bindegewebige Vernarbung. Mögliche Folgen: tumorige Bronchial- und/oder Tracheallymphknoten-Tbc, oft mit Bronchuseinbruch, Bronchusobstruktion, Resorptionsatelektase, Ventilbronchostenose und Emphysem, perifokales Lungeninfiltrat, Primärherdkaverne, Primärpleuritis, käsige Bronchopneumonie, Bronchus-Tbc, Bronchiektasen	Keine Symptome oder anfallsweiser Reizhusten (evtl. mit exspiratorischem Stridor), chronischer Husten, Auswurf (nur bei Adoleszenten), vereinzelt RG. Bei größeren Infiltraten, Atelektasen oder Pleuraerguß physikalischer Lungenbefund
Tonsillen oder Zahnfleisch	Verborgener Primärherd → zervikale Lymphknoten-Tbc (ein- oder zweiseitig), evtl. mit Verkäsung, Eiterdurchbruch und Hautfistel	Palpationsbefund: Lymphknoten zunächst klein, fest, verschieblich, später in Paketen, fluktuierend, verbacken, indolent. Narbige Einziehungen der Haut nach Abheilung
Dünndarm	Flache Geschwüre in der Darmschleimhaut mit Lymphangitis und Mesenterialdrüsenschwellung (bevorzugt unteres Ileum). Bei Durchbruch tuberkulöse Peritonitis	Keine Symptome oder Darmblutungen, chronische Durchfälle, Ileozökaltumor. Bei Peritonitis Bauch aufgetrieben, druckschmerzhaft, Aszites, evtl. Analfistel
Haut	Papel, Pustel oder flaches Geschwür an der Stelle einer Hautverletzung (besonders im Gesicht oder an der Vulva), Anschwellung der regionären Lymphknoten	Äußerer Befund

▶ **Generalisierte Formen**
  – **Akute Miliartuberkulose** der Lungen und/oder anderer Organe: Meist plötzlicher Beginn mit hohem Fieber, Tachypnoe, Akrozyanose und feinblasigen RG. Später röntgenologischer Nachweis kleinster intrapulmonaler Verdichtungen (Schneeflockengestöber, Abb. 18). Manchmal nur Lungen betroffen. Am Augenfundus oft Chorioideatuberkel nachweisbar. Außerdem Pleuritis, Peritonitis oder Perikarditis mit blutig-serösem Erguß möglich. Ohne Behandlung Tod

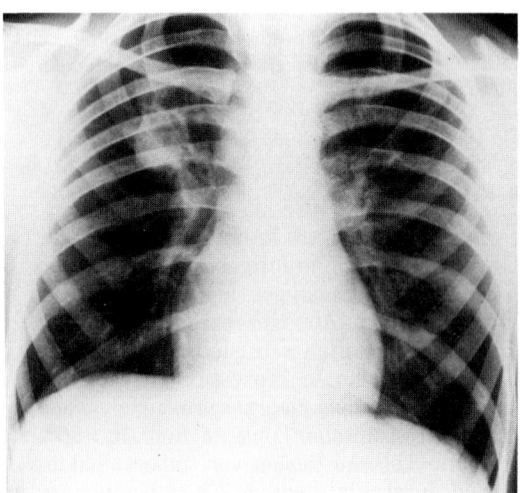

Abb. 15. Tuberkulöser Primärkomplex: Infiltration im rechten Oberlappen mit streifigen Ausläufern zum Hilus (Lymphangitis). Nur geringe Vergrößerung der Hiluslymphknoten. 7 Jahre alter Junge.

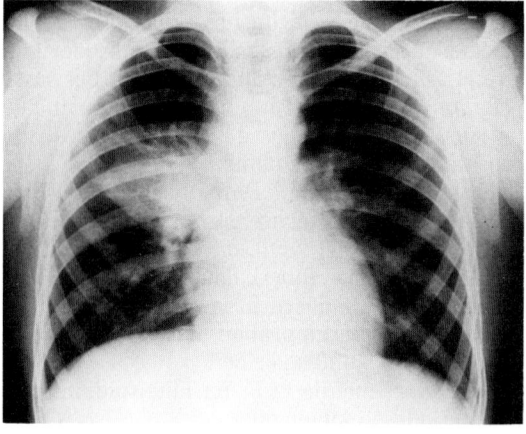

Abb. 16. Tuberkulöse Pneumonie: unscharf begrenzte Infiltration perihilär rechts mit starker Vergrößerung der Hiluslymphknoten (rechts stärker als links). 7 Jahre alter Junge.

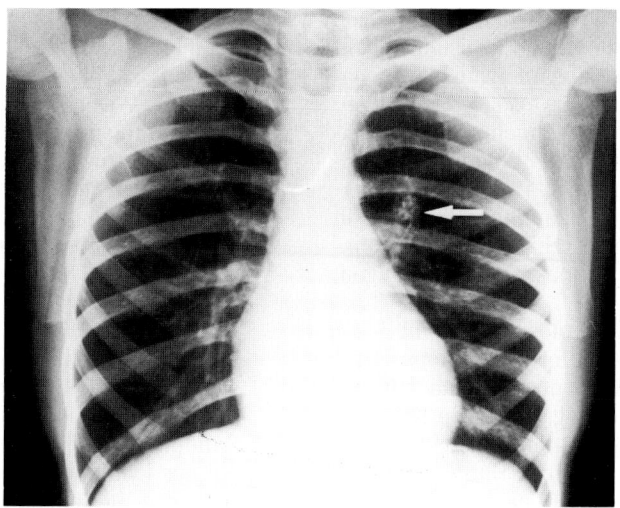

Abb. 17. Verkalkter tuberkulöser Primärkomplex der Lunge: kleine schollige Verkalkungen in Projektion auf den oberen linken Hiluspol (Pfeil). 9 Jahre altes Mädchen.

nach 4–6 Wochen. – Bei besserer Abwehrlage Auftreten der Simonschen Spitzenherde und tuberkulösen Rundherde mit günstigerem Verlauf.
– **Enzephalitis** und **Meningitis tuberculosa** (s. S. 311): Meningitis durch hämatogene Aussaat oder durch fortgeleitete Infektion von einem Gehirntuberkulom. Meistens allmählich, selten akut beginnende Erkrankung mit gesteigerter Erregbarkeit (schrillem Schreien), zunehmender Bewußtseinstrübung, Hirnnervenlähmungen (Fazialis,

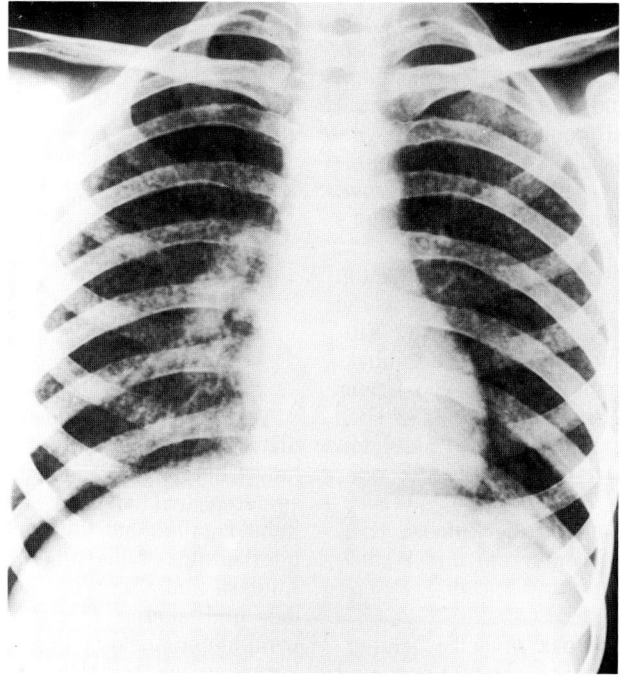

Abb. 18. Miliartuberkulose: zahlreiche kleine Verdichtungen in allen Lungenanteilen, Vergrößerung der hilären Lymphknoten. 11 Jahre altes Mädchen.

Abduzens u. a.), spastischen Lähmungen sowie zentralen Atem- und Kreislaufstörungen. Im Liquor anfangs polynukleäre, später lymphozytäre Pleozytose bis 500 Zellen/µl, außerdem Eiweißvermehrung und Zuckerniedrigung. Ohne Behandlung tödlicher Ausgang nach 3–4wöchigem Krankheitsverlauf; mit Behandlung Letalität in <10%. Häufig Dauerschäden (Hydrozephalus, Krampfanfälle, spastische Lähmungen, Demenz).
- **Angeborene Tuberkulose:** Bei Genital-Tbc der Mutter, auch bei fortgeschrittener Lungen-Tbc Erkrankung der Plazenta und hämatogene Ausbreitung im fetalen Kreislauf (Leber, Lungen, Darm usw.) sowie Fruchtwasserinfektion möglich. Hauptsymptome beim Neugeborenen: Hepatosplenomegalie mit Ikterus, bronchopneumonische Erscheinungen. Tuberkulintest anfangs negativ, evtl. Bakteriennachweis im Magensaft oder Stuhl.

▶ **Postprimäre Tuberkulose**
- **Kavernöse Lungentuberkulose:** Ausgehend von einem älteren Primärherd oder von hämatogen, lymphogen oder bronchogen entstandenen, meist apikal gelegenen Streuherden (Spitzentuberkulose). Fortschreitender Gewebszerfall mit Kavernenbildung (ohne stärkere Mitbeteiligung der regionären Lymphknoten). Vorkommen nur bei Adoleszenten und bei Erwachsenen. Symptome: fehlend oder subfebrile Temperaturen, Husten, Hämoptoe. Kavernensymptome: tympanitischer Klopfschall und amphorisches Atmen (über der Kaverne). Trockene oder feuchte Pleuritis (meistens einseitig).
- **Nierentuberkulose:** Ein- oder beidseitig. Isolierte Rindenkaverne oder Verkäsung des gesamten Nierenparenchyms (sog. Kittniere). Bei Mitbeteiligung des Nierenbeckens deszendierende Infektion von Ureter und Harnblase. Symptome: s. S. 288. Evtl Kombination mit tuberkulöser Epididymitis, Orchitis, Prostatitis, Salpingitis oder Endometritis.
- **Knochen- und Gelenktuberkulose:** Häufigste Lokalisation Femurkopf und Wirbelkörper.

Bei **Coxitis tuberculosa** zunächst Schmerzen und leichtes Hinken, Abduktions- und Extensionshemmung, schließlich sichtbare Schwellung.

Bei **Spondylitis tuberculosa** ausstrahlende Schmerzen, steifer Gang, Bücken erschwert, Kyphose (bei Zusammenbruch kariöser Wirbelkörper Pottscher Gibbus), evtl. Paraplegie (durch Kompression des Rückenmarkes), Senkungsabszeß (Psoasabszeß) oder Retropharyngealabszeß (infolge Eiterdurchbruchs bei Halswirbel-Tbc).
Bei **Gonitis tuberculosa** Gelenkschwellung ohne Rötung (Tumor albus) oder Kniegelenkerguß (Hydrops).
- **Keratoconjunctivitis phlyctaenulosa:** Überempfindlichkeitsreaktion am Auge bei starker Tuberkulinallergie im Verlauf einer postprimären Tuberkulose. Bei der sog. Randphlyktäne findet sich am Kornealrand ein aus Lymphozyten, Epitheloid- und Riesenzellen bestehendes grauweißes Knötchen mit dreieckigem hyperämischen Gefäßnetz. Oft Teilerscheinung einer **Skrofulose** mit rüsselförmig verdickten Lippen, chronischem Schnupfen, Rhagaden an den Lidwinkeln und am Naseneingang sowie Halslymphknotenschwellung.

▶ **Postprimäre Hauttuberkulose.** Verschiedene Formen:
- **Lupus vulgaris** (Tuberculosis cutis luposa) = pfenniggroße, braunrote Papel, auf Glasspateldruck apfelgeleefarben, besonderes Merkmal: Sondenbrüchigkeit, Lokalisation: Gesicht.
- **Skrofuloderm** (Tuberculosa cutis colliquativa) = aus einem bohnengroßen subkutanen Infiltrat entstandenes ovales Ulkus mit unterminierten Rändern im Halsbereich (meistens fortgeleitete Infektion von tuberkulös veränderten Lymphknoten).
- **Lichen scrofulosus** = stecknadelkopfgroße gelbbraune Knötchen (wie bei einer Moro-Probe), vorwiegend am Stamm lokalisiert.
- **Papulonekrotisches Tuberkulid** = in Gruppen stehende blaurote Papeln verschiedener Größe (stecknadelkopf- bis bohnengroß) mit zentraler Nekrose und Krustenbildung am Rumpf oder an den Extremitäten.

Verlauf und Prognose: Chronischer Verlauf über Monate und Jahre. Nach längerer Behandlung Übergang in Heilung, jedoch Gefahr einer späteren Reaktivierung. Auch heute noch relativ hohe Letalität bei tuberkulöser Meningitis und unerkannter Miliartuberkulose. Bei jüngeren Kindern findet man im Gegensatz zu Erwachsenen und älteren Kindern meist eine stärkere Lymphknotenbeteiligung, bei Abheilung öfters Verkalkungen (anstelle von Fibrosierung) und eine größere Tendenz zu hämatogener Aussaat (Miliartuberkulose, Meningitis).

Tab. 4. Methoden der Tuberkulintestung.

Methode	Durchführung	Positives Ergebnis (nach 72 Std.)
Perkutanprobe nach Moro	Einreiben von Tuberkulinsalbe* in die Brusthaut oder als Pflasterprobe. Nur bei Kleinkindern	Mehrere Knötchen
Multipunkturmethode (Tine-Test)	Eindrücken des Testkörpers mit tuberkulinimprägnierten Metalldornen in die Haut. Nicht in den ersten 2 Lebensjahren verwendbar	Induration (>2 mm je Punkturstelle)
Intrakutanprobe nach Mendel-Mantoux	Intrakutane Injektion von 0,1 ml Tuberkulinlösung (ansteigende Konzentration: 1, 10 oder 100 E). In jedem Lebensalter anwendbar	Induration (>9 mm)

* nicht mehr im Handel.

Diagnose:
▶ Bei offener Tuberkulose **mikroskopischer Nachweis** von säurefesten Stäbchen und **Anzüchtung** von Tuberkelbakterien aus Nüchternmagensaft, Sputum, Kehlkopfabstrich, Bronchialsekret (bei der Bronchoskopie gewonnen), Liquor, Punktaten, Eiter, Stuhl, Urin, Spinngewebsgerinnsel im Liquor bei Meningitis mikroskopisch und kulturell untersuchen. Bakteriologische und histologische Untersuchung von exzidiertem Gewebe (z.B. Hals- oder Mesenteriallymphknoten). »Spezifische« Gewebsveränderungen sind für Tuberkulose nicht beweisend (ähnliche Befunde bei Infektionen durch andere Mykobakterien, Pilze oder Brucellen).
▶ **Tuberkulintestung** zur Bestätigung der Diagnose in jedem Falle notwendig und bei negativem Resultat wiederholen. Positives Ergebnis kein Krankheitsbeweis (auch durch frühere Infektionen oder BCG-Impfung erklärbar). Über Methoden der Tuberkulintestung und Ablesung s. Tab. 4 und Abb. 19. Erkrankte reagieren bei intrakutaner Testung fast immer bereits auf schwache Tuberkulinkonzentrationen (1 E) positiv. Nur allergische Spätreaktionen (nach 72 Std.) sind spezifisch. Intrakutantestung mit 100 E zum Ausschluß einer Allergie vor BCG-Impfung erforderlich. Tine-Test in den ersten 2 Lebensjahren wegen der dünnen Haut oft falsch negativ. Ein positiver Tine-Test ist bei Krankheitsverdacht stets durch den Intrakutantest nach Mendel-Mantoux zu kontrollieren. Eine in letzter Zeit stattgefundene Tuberkulinkonversion (Positivwerden einer früher negativen Reaktion) spricht für eine frische Infektion. Bei starker Allergie und Anwendung zu hoher Tuberkulinkonzentrationen überschießende Hautreaktionen mit Blasenbildung und tiefem Ulkus. Als seltene Nebenwirkung der Tuberkulintestung kann eine Herdreaktion (röntgenologisch nachweisbare Vergrößerung des Lungenherdes) oder eine Allgemeinreaktion (Fieber) auftreten.
▶ **Röntgendiagnostik:** Auf der Thoraxröntgenaufnahme sind unregelmäßig begrenzte Kalkschatten bei abheilender oder früher durchgemachter Lungen-, Hals- oder Mesenteriallymphknoten-Tbc sowie bei tuberkulöser Enzephalitis diagnostisch verwertbar. Bronchoskopie und Computertomographie sind bei Bronchiektasenverdacht beweisend. Die Knochentuberkulose manifestiert sich durch Destruktionsherde (Zonen erhöhter Strahlentransparenz und evtl. eine Verschmälerung des Gelenkspaltes). Bei einer Spondylitis (Wirbelsäulentuberkulose) kommt es zu einer Verschmälerung der Zwischenwirbelscheibe zwischen den destruierten Wirbelkörpern.

Differentialdiagnose: Chronische Lungenprozesse, wie Fremdkörperaspiration (s. S. 161), Atelektasen anderer Genese (s. S. 175), Tumoren (s. S. 176), Lipoidpneumonie, Lungenabszeß (s. S. 172), Lungenfibrose (s. S. 177), Lungeninfarkt (s. S. 177), Lungenhämosiderose, Pilzinfektionen (s. S. 174), Lungenzysten (s. S. 70), Lungenkavernen bei Infektionen durch andere säurefeste (sog. »atypische«) Mykobakterien (z.B. Mycobacterium kansaii).

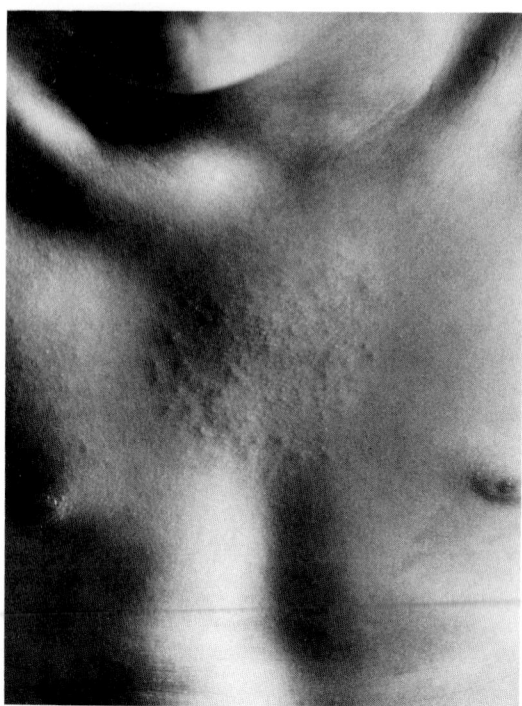

Abb. 19. Positive Perkutanprobe nach Moro: zahlreiche Knötchen auf der Sternalhaut.

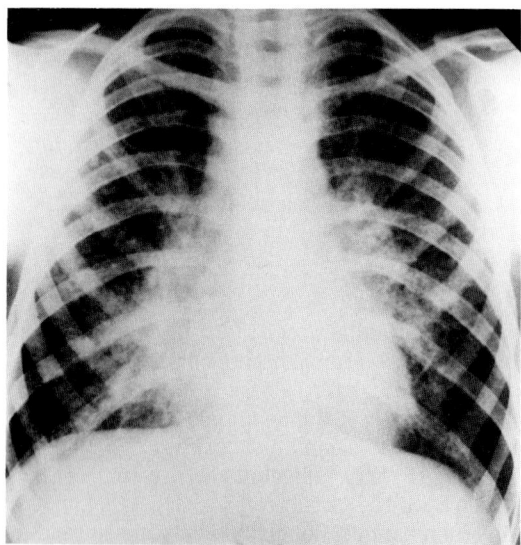

Abb. 20. Sarkoidose: massive Vergrößerung der Hiluslymphknoten beiderseits. Starke Streifenzeichnung perihilär und zahlreiche miliare Verdichtungen in beiden Lungen. 13 Jahre alter Junge.

Sarkoidose (Morbus Boeck): Bei Kindern selten, chronische Granulomatose unbekannter Ursache, Tuberkulinproben meistens negativ, anfangs starke Schwellung der Hiluslymphknoten, dann miliare Knötchen in beiden Lungen (Abb. 20), weitere Symptome: Uveitis oder Iritis, Hautknoten, generalisierte Lymphknotenschwellung, Ostitis cystoides multiplex Jüngling an Hand- und Fußknochen, oft Hyperkalziämie. Sicherung der Diagnose durch Lymphknotenbiopsie. Im Blut ist das Angiotensin-Converting-Enzym vermehrt. Kveim-Test (intrakutane Injektion eines Antigens aus pathologisch verändertem Gewebe eines anderen Patienten) meist positiv, aber schwer erhältlich.

Miliare Lungenverdichtungen auch bei Mukoviszidose (s. S. 245), miliarer Bronchopneumonie (s. S. 171), Letterer-Siwescher Krankheit (s. S. 613), Morbus Boeck (s. o.).

Intrapulmonale Verkalkungen bei abgeheilter Histoplasmose (chronische Pilzinfektion der Lunge).

Chronische Lymphadenitis colli bei Infektion durch »atypische« Mykobakterien, z. B. Mycobacterium avium (Geflügeltuberkelbakterien) oder Mycobacterium scrofulaceum, außerdem Lymphogranulomatose (s. S. 608), Non-Hodgkin-Lymphom (s. S. 610), Toxoplasmose u. a.

Chronische Durchfälle (s. S. 262) und **Lymphadenitis mesenterialis** anderer Genese (s. S. 252).

Therapie: Bei **unkomplizierter Lungentuberkulose** wird eine 2–3 Monate dauernde intensive Initialbehandlung von einer 4–7 Monate dauernden Konsolidierungstherapie gefolgt. Für 2 Monate gibt man Rifampicin, Isoniazid, Pyrazinamid und Ethambutol, für die nächsten 4 Monate Rifampicin + Isoniazid.

Bei **komplizierter Lungentuberkulose** ist eine längere Behandlung über 12–18–24 Monate notwendig. Die Therapie mit einer optimal wirksamen Dreierkombination bis zur Sputumkonversion (Negativwerden der Sputumpräparate) wird von der Behandlung mit einer voll wirksamen Zweierkombination (bevorzugt unter Einschluß von Rifampicin) für weitere 6–9 Monate abgelöst. Bei keimarmer Tbc (kulturell negative Lungentuberkulose, Primärpleuritis) kann eine Zweierkombination mit INH und Rifampicin für 6–9 Monate ausreichend sein. Wichtig ist rechtzeitiges Absaugen von Bronchialsekret bei Bronchusverschluß. Zusätzliche Kortikosteroidbehandlung indiziert bei Pleuritis exsudativa und tuberkulöser Perikarditis (rascher Rückgang der Exsudation) sowie bei Meningitis tuberculosa.

Bei **Miliartuberkulose** Dreier- oder Viererkombination mit INH, Rifampicin, Ethambutol und/oder Streptomycin, zusätzlich kurzfristig Prednison (bei starker Dyspnoe oder toxischem Verlauf).

Bei **tuberkulöser Meningitis** sofortiger Behandlungsbeginn nach Liquorgewinnung mit 4 Mitteln (INH, Rifampicin, Pyrazinamid und Streptomycin in hoher Dosierung). Bei Eintritt der Besserung kann nach 2–3 Monaten auf die Kombination von INH und Rifampicin übergegangen werden (für weitere 10 Monate).

Präventive Chemotherapie mit INH (evtl. in Kombination mit Rifampicin) für ½–1 Jahr bei Tuberkulinkonversion (besonders vor dem 6. Lebensjahr und in der Pubertät, vor allem wenn eine Ansteckungsquelle bekannt ist), außerdem bei tuberkulinpositiven Kindern mit besonderer Disposition für die Reaktivierung eines älteren tuberkulösen Prozesses (bei Leukämie, Kortikosteroid- oder Zytostatikabehandlung).

Chemoprophylaxe nach Exposition eines gefährdeten Kindes oder älteren Familienangehörigen (trotz fehlender Krankheitserscheinungen und Tuberkulinnegativität): 3 Monate lange Verabreichung von INH. Wenn das Kind nach dieser Zeit noch tuberkulinnegativ ist, kann die Behandlung abgebrochen werden, sofern der erkrankte Familienangehörige durch eine voll wirksame Behandlung nicht mehr infektiös ist (sonst weiterbehandeln). Wenn trotz INH-Gabe eine Tuberkulinkonversion eingetreten ist, wird die Behandlung fortgesetzt (unter regelmäßiger Überwachung des Kindes).

Aktive Immunisierung mit lebenden abgeschwächten bovinen Tuberkelbakterien (BCG = **B**acille **C**almette-**G**uérin): einmalige intrakutane Injektion von 0,1 ml BCG-Vakzine am Oberarm oder Oberschenkel (bei Neugeborenen 0,05 ml). Nach 3–4 Wochen Impfknötchen mit regionärer Lymphknotenschwellung. Narbige Abheilung nach Wochen oder Monaten. Impfung von Neugeborenen ohne vorherige Tuberkulintestung möglich, ab 7. Lebenswoche nur nach Feststellung der Tuberkulinnegativität (bis 100 E), sonst u. U. schwere allergische Frühreaktion an der Impfstelle mit Nekrose. – Mögliche Nebenwirkungen: käsige Lymphadenitis mit Eiterdurchbruch, sehr selten BCG-Osteomyelitis oder Generalisierung (bei primärem Immundefekt).

14. Diphtherie

Definition: Akute, bakteriell ausgelöste Infektionskrankheit mit pseudomembranöser Entzündung von Tonsillen, Pharynx, Larynx und/oder Nase sowie kardio-, nephro- oder neurotoxischen Symptomen.

Erreger: Corynebacterium diphtheriae (Diphtheriebakterien).

Übertragung: Tröpfcheninfektion durch einen Diphtheriekranken oder Bakterienträger oder -ausscheider.

Infektiosität: Aufhebung der Isolierung nach 3 negativen Nasen- und Rachenabstrichen.

Inkubationszeit: 2–5 Tage.

Altersdisposition: Erkrankungen im 1. Lebenshalbjahr selten (übertragene Immunität), am häufigsten zwischen dem 2. und 6. Lebensjahr.

Epidemiologie: Früher endemisches und epidemisches Vorkommen (besonders im Winterhalbjahr), jetzt Morbidität stark zurückgegangen (Impfungen, Genius epidemicus). Meldepflichtig.

Pathogenese und Pathologie: Vorbedingungen für eine Erkrankung:
1. Fehlen einer antitoxischen Immunität.
2. Ektotoxinbildung der Diphtheriebakterien (hierdurch Ödem, Hyperämie, Epithelnekrosen und Pseudomembranen aus Fibrin, Leukozyten, nekrotischem Gewebe und Bakterien), jedoch unterschiedliche Virulenz und Toxizität.
3. Eindringen von Diphtherietoxin in die Blutbahn mit toxischen Wirkungen auf Herz, Kreislauf, Nieren, Nerven (mit oder ohne Latenzzeit). Toxinresorption um so stärker, je ausgedehnter und tiefgreifender die Pseudomembranen in der Mundhöhle sind. Bei isolierter Nasen- und Larynxdiphtherie trotz Pseudomembranen nur geringe Toxinämie (schlechte Resorptionsbedingungen).

Bei toxischer **Myokarditis** Herzdilatation, interstitielles Ödem, herdförmige Nekrosen von Muskel- und Reizleitungsfasern sowie Zellinfiltrationen. Bei toxischer **Neuritis** Degeneration der Markscheiden und Achsenzylinder (fast immer reversibel). Bei toxischer **Nierenschädigung** trübe Schwellung und teilweise Nekrose der Tubulusepithelien.

Symptome: Abhängig vom isolierten oder kombinierten Auftreten einer Tonsillen-, Rachen-, Kehlkopf- und Nasendiphtherie.
▶ **Tonsillen-** und **Rachendiphtherie:** Langsamer Beginn mit mäßigem Fieber und schwerem Krankheitsgefühl. Pharynx und Tonsillen (ein- oder beidseitig) gerötet und geschwollen mit oder ohne grauweiße, glatte, zusammenhängende Pseudomembranen, die fest haften (nach Abkratzen siebartige Blutung) und in schweren Fällen auf die Umgebung (Gaumenbögen, Zäpfchen, weicher Gaumen) übergreifen. Süßlich-fauliger Mundgeruch. Regionäre Halslymphknoten geschwollen und schmerzhaft mit starkem periglandulären Ödem (Cäsarenhals). Kombination mit Nasendiphtherie

(blutig-seröser Schnupfen) oder Larynxdiphtherie (Krupp) möglich. Bei starker Toxinämie Kreislaufversagen, akute toxische Myokarditis (s. u.), Bewußtseinstrübung, Gaumenlähmung (s. u.), Gesichtsödem, Haut- und Schleimhautblutungen, Anämie und Albuminurie.
▶ **Larynxdiphtherie:** Meist in Verbindung mit Tonsillar- und Rachendiphtherie, seltener als primäre Kehlkopferkrankung. Langsam zunehmende Heiserkeit und bellender Husten (Tracheitis), schließlich erschwerte Atmung mit inspiratorischem Stridor, jugularen und subthorakalen Einziehungen und Zyanose. In anderen Fällen schnell auftretende hochgradige Atemnot infolge plötzlicher Ablösung eines Membranstückes und Verschlusses des Kehlkopflumens.
▶ **Nasendiphtherie:** Selten. Vorkommen meist im 1. Lebensjahr. Blutig-seröser Schnupfen, evtl. mit Hautexkoriationen am Naseneingang. Bei isoliertem Vorkommen geringe Allgemeinerscheinungen und protrahierter Verlauf. Bei der Rhinoskopie Pseudomembranen am Septum nachweisbar.
▶ **Sehr seltene Formen:** Hautdiphtherie (Ulzerationen mit oder ohne Pseudomembranen), Wund- und Gehörgangsdiphtherie, Konjunktivaldiphtherie (mit oder ohne Korneabeteiligung), Vaginaldiphtherie (blutig-seröser Ausfluß), Nabeldiphtherie beim Neugeborenen (Ulkus ohne Pseudomembran).

Komplikationen:
▶ Toxische **Myokarditis:** Häufig in der 2. Krankheitswoche, auch früher oder später möglich. Symptome: Blässe, Tachypnoe, Leiserwerden des 1. Herztones, Tachykardie, Galopprhythmus, Arrhythmie, evtl. partieller oder totaler Block, PR-Verlängerung und T-Umkehr im EKG. Bei beginnendem Herzversagen Lungenstauung und Lebervergrößerung.
▶ Toxische **Frühlähmungen** (1. oder 2. Krankheitswoche): Am häufigsten Gaumenparese, erkennbar an nasaler Stimme, Regurgitieren von Flüssigkeit durch die Nase, bei der Phonation Abweichen des Zäpfchens nach einer Seite (bei halbseitiger Lähmung) oder Unbeweglichkeit (bei doppelseitiger Lähmung).
▶ Toxische **Spätlähmung** (postdiphtherische Lähmungen in der 4. bis 10. Krankheitswoche): Augenmuskellähmungen (Akkommodationsstörung, Ptose, Strabismus), Gesichts-, Rumpf- und Gliedmaßenlähmungen (symmetrisch, schlaff), Zwerchfellähmung (beschleunigte thorakale Atmung mit Erstickungsangst) sowie Schluck- und/oder Kehlkopflähmung,

für Tage oder Wochen anhaltend, jedoch voll reversibel.
▶ Toxische **Nierenschädigung:** Im Urin Eiweiß, hyaline Zylinder, Tubulusepithelien, einige Leukozyten. Keine Dauerschäden.

Verlauf und Prognose: Häufig inapparente Infektionen (Erkrankungen nur in 1–2%). Sehr unterschiedlicher Verlauf, abhängig von Virulenz des Erregers, Lokalisation und Ausdehnung der Entzündung, Alter des Patienten und Therapiebeginn. In schweren Fällen Tod nach wenigen Stunden oder Tagen an Kreislauf- oder Herzversagen oder sekundärer Bronchopneumonie, bei Larynxdiphtherie Erstickungstod. Spättodesfälle an Myokarditis oder peripherer Atemlähmung. Letalität insgesamt <5%. In günstigen Fällen nach Antitoxingabe baldige Besserung und nach 7–10 Tagen Abstoßung der Pseudomembranen. Myokarditis und Lähmungen meist reversibel.

Diagnose: Erkennung bei leichteren Erkrankungen ohne Pseudomembranen und bei isolierter Nasen- oder Larynxdiphtherie schwierig. Bestätigung der Diagnose durch Bakterienkultur von Nasen-, Rachen- oder Larynxabstrich (Material vom Rande oder unterhalb der Membran mit Öse entnehmen und sofort auf den Nährboden impfen).

Differentialdiagnose der Tonsillendiphtherie: **Pfeiffersches Drüsenfieber, Agranulozytose** und **Soor,** der Larynxdipherie (s. S. 160) und der Nasendiphtherie: blutiger Schnupfen bei **Fremdkörper in der Nase.**

Therapie: Sofortige Gabe von Diphtherieantitoxin (schon bei Verdacht) in hoher Dosierung, teils i. v., teils i. m., außerdem Penicillin, strenge Bettruhe (Gefahr eines plötzlichen Herztodes bei Anstrengungen), bei Herzdekompensation Digitalis, bei peripherem Kreislaufkollaps Infusionsbehandlung und Analeptika, bei Larynxobstruktion sofortige Tracheotomie, bei Atemlähmung Tracheotomie und mechanische Beatmung, bei Schlucklähmung Absaugen, Sondenernährung, evtl. Tracheotomie.

Vor Antitoxingabe (Pferdeserum) nach früheren Seruminjektionen fragen, gegebenenfalls auf antitoxisches Rinder- oder Hammelserum ausweichen. Bei Verneinung früherer Serumgaben trotzdem Vorprobe erforderlich: entweder Intrakutantest (nach intrakutaner Injektion von 0,1 ml 1:100 verdünnten antitoxischen Serums darf in 20 Min. keine Quaddel auftreten) oder Konjunktivaltest (nach Einträufeln von 1 Tropfen 1:10

verdünnten antitoxischen Serums in den Konjunktivalsack darf in 20 Min. keine Rötung oder Schwellung entstehen). Danach erst Seruminjektion (Intubationsbesteck, Noradrenalin und Prednison müssen für den Fall eines anaphylaktischen Schockes bereitliegen).

Prophylaxe bei angesteckten Personen: Penicillin und Diphtherieantitoxin oder Auffrischimpfung mit Diphtherietoxoid (bei früher Geimpften).
Aktive Immunisierung mit Diphtherietoxoid (formalininaktiviertes Toxin) durch 2 i.m. Injektionen in 2monatigem Abstand, am besten im Alter von 3 und 5 Monaten (meist gleichzeitig gegen Tetanus, Pertussis, Haemophilus und Poliomyelitis). Erneute Impfung ab 6. und 11. Lebensjahr, dann alle 10 Jahre.

15. Scharlach (Scarlatina)

Definition: Akute Streptokokkeninfektion der Tonsillen und des Pharynx mit toxischem Hautexanthem.

Erreger: Streptococcus pyogenes (A-Streptokokken).

Übertragung: Durch direkten Kontakt oder Tröpfcheninfektion, weniger durch infizierte Gegenstände.

Infektiosität: Ausgehend von Scharlachkranken, von Patienten mit Streptokokkenangina (durch Scharlachtoxin bildende Stämme) oder von A-Streptokokkenträgern. Nach Beginn einer Penicillinbehandlung rasches Verschwinden der Streptokokken.

Inkubationszeit: 2–4 Tage.

Altersdisposition: Erkrankungen am häufigsten zwischen dem 4. und 12. Lebensjahr, fast nie im 1. Lebensjahr.

Epidemiologie: Meistens endemisches, gelegentlich auch epidemisches Vorkommen.

Pathogenese: Vorbedingungen für die Scharlachentstehung:
1. Infektion durch einen toxinbildenden Streptokokkenstamm, vor allem Produktion des exanthemauslösenden erythrogenen Streptokokkentoxins,
2. mangelnde antibakterielle und antitoxische Immunität.

Symptome: Plötzlicher Beginn mit hohem Fieber, starker Pulsbeschleunigung und Erbrechen, dazu schwere Angina follicularis oder lacunaris (jedoch in 10–30% ohne Beläge), Pharyngitis, Enanthem am Gaumen und an den Gaumenbögen, schmerzhafte Halslymphknotenschwellung, belegte Zunge mit vergrößerten Papillen (nach Abstoßung des weißen Zungenbelages sog. Himbeerzunge). Exanthemausbruch 12 (bis 24) Std. nach Krankheitsbeginn: Diffuses hellrotes Erythem (Abb. 4, S. 623), bestehend aus dichtstehenden stecknadelkopfgroßen Papeln (Aussehen wie Sandpapier), beginnend am Brustkorb und rasch auf den gesamten Rumpf und die Extremitäten übergreifend, besonders stark in den Beugefalten der Gelenke und an Druckstellen der Haut (z.B. Oberschenkel). Im Gesicht kein oder nur geringes Exanthem, starke Wangenrötung und periorale Blässe. Manchmal zarte kleine Bläschen erkennbar (Miliaria scarlatinosa). Gelblicher Unterton der Haut (Subikterus) beim Wegdrücken des Exanthems mit dem Spatel (toxische Leberschädigung). Häufig Petechien in den Gelenkbeugen und am weichen Gaumen (toxische Kapillarschädigung); Rumpel-Leede positiv. Am Ende der 1. Woche beginnende Hautschuppung, zuerst im Gesicht (kleieförmig), ab 3. Woche am ganzen Körper (in großen Lamellen oder als Ringschuppung, Abb. 5, S. 623), auch an Fingerkuppen, Zehenspitzen, Handtellern und Fußsohlen, oft längere Zeit anhaltend.

Verlauf und Prognose: Schwere und Verlauf stark variierend. Durch Penicillin rasche Besserung. Letalität heute gering.

Toxische Komplikationen: Myokarditis, interstitielle Nephritis (1. Woche), Leberschwellung, Arthralgien (Scharlachrheumatoid) oder sog. toxischer Scharlach (starke Unruhe, Benommenheit, Krämpfe, heftiges Erbrechen, Durchfälle, Hautblutungen, Kreislaufversagen).

Bakterielle Komplikationen: Otitis media (catarrhalis oder purulenta), Mastoiditis, Sinusitis, Peritonsillar- oder Retropharyngealabszeß, Abszedierung von entzündeten Halslymphknoten, Jugularvenen- und Sinusthrombose, Meningitis, Osteomyelitis.

Spätkomplikationen (ab 2.–3. Krankheitswoche): Rezidiv (sog. zweites Kranksein), akute Glomerulonephritis (routinemäßige Harnuntersuchungen wichtig) oder rheumatisches Fieber (selten).

Diagnose: Die Diagnose wird gestützt durch
▶ Nachweis von Streptococcus pyogenes im Rachen.
▶ Antistreptolysin-Titeranstieg im Serum.
▶ Leukozytose mit Überwiegen der Neutrophilen, Eosinophilie (nach dem 4. Tag), Urobilinogenurie.

Differentialdiagnose:
Exanthemkrankheiten, z. B. Röteln, Virus-Rash (Coxsackie A, ECHO, Influenza u. a.), anaphylaktoide Purpura, Arzneimittelexanthem, Penicillinallergie u. a.
Anginen anderer Ätiologie: Katarrhalische Angina und Pharyngitis bei Virusinfektionen (meist keine Beläge), Angina Plaut-Vincenti (Anaerobierinfektion, einseitige Ulzerationen), diphtherische Tonsillitis (auf die Gaumenbögen und den Pharynx übergreifende, festhaftende Beläge), Angina agranulocytotica (mit Ulzerationen), Angina bei infektiöser Mononukleose (weiße Beläge), Herpangina (Erreger: Coxsackie-A-Virus, Bläschen auf den Tonsillen und am Gaumen).
Kawasaki-Krankheit (mukokutanes Lymphknotensyndrom): Bei dieser ätiologisch unklaren Krankheit (Panvaskulitis) spricht das länger anhaltende Fieber auf Antibiotika nicht an. Charakteristisch ist das kombinierte Auftreten von Konjunktivitis, Stomatitis mit Erdbeerzunge und kirschrot geschwollenen Lippen, Palmarerythem mit nachfolgender groblamellöser Schuppung (besonders an den Fingerspitzen), schmerzhaften Lymphknotenschwellungen (vor allem am Hals) und einem erythematösen Exanthem (ähnlich dem Erythema multiforme). Die Hände sind ödematös geschwollen, die Fingerspitzen bläulich verfärbt. Es besteht ein schweres Krankheitsgefühl. Häufig kommt es dabei zu einer Koronararterienentzündung, die für einen tödlichen Ausgang der Krankheit verantwortlich gemacht wird (infolge Herzinfarkt). Am Ende der 4. Woche haben etwa 20% der Patienten ein Aneurysma oder eine Stenose der Koronararterien. Ein erhöhtes Risiko kann aus einem Punkte-Score abgelesen werden. Myokarditis, abakterielle Meningitis, leichte Hepatitis und flüchtige Arthralgien sind möglich. Im Blut findet man oft BSG-Beschleunigung (>50 mm in der 1. Std.), Leukozytose (>15000/µl) mit Linksverschiebung, Thrombozytose, IgE- und IgM-Vermehrung sowie positives CRP. Eine Koronararterienbeteiligung erkennt man durch Doppler-Echokardiographie und Angiographie. Die i. v. Infusion von Standard-Immunglobulin führt zu einer dramatischen Besserung und vermindert das Risiko einer Koronararterienentzündung. Außerdem gibt man Acetylsalicylsäure über mindestens 3 Monate, um die Thrombozytenadhäsivität und eine Thrombose der Koronararterien zu verhindern.

Staphylokokkentoxinschock (Toxic-Shock-Syndrom oder Tamponkrankheit): Scharlachähnliche Erkrankung von jungen Mädchen und Frauen, die bei der Menstruation Tampons benutzen. Verantwortlich ist ein spezielles Toxin von Staphylococcus aureus (TSST-1) bei fehlendem Antitoxingehalt im Serum. Typisch sind Beginn mit hohem Fieber, hypovolämischer Schock und Auftreten eines generalisierten Exanthems (wie bei Sonnenbrand). Die typischen groblamellösen Hautschuppungen treten 1–2 Wochen nach Krankheitsbeginn auf. Seltener sind Erkrankungen von jüngeren Kindern und Männern, die eine Haut- oder Schleimhautinfektion durch TSST-1 bildende Staphylokokken haben.

Therapie des Scharlachs: Oralpenicillin für 10 Tage (auch zur Chemoprophylaxe bei angesteckten Personen). Durch einmalige i. m. Injektion von Benzathin-Penicillin G (Tardocillin 1200) wird ein ausreichender Blutspiegel für mindestens 10 Tage gewährleistet (indiziert u. a. bei Unzuverlässigkeit der Einnahme von Oralpenicillin).

16. Typhus abdominalis

Definition: Septikämie durch Salmonella typhi (mit Eintrittspforte für die Erreger im Darmkanal).

Erreger: Salmonella typhi.

Übertragung: Nahrungsmittel (oft durch Bakterienausscheider infiziert), Wasser, Kontakt mit Erkrankten, Schmutz- und Schmierinfektion (fäkooral). Auch diaplazentare Übertragung (bei Erkrankung der Mutter) möglich.

Infektiosität: Bei Erkrankten während der Bakterienausscheidung mit Stuhl, Urin, Bronchialsekret, bei temporären Ausscheidern einige Wochen, bei Dauerausscheidern mehrere Monate nach Krankheitsende mit Stuhl, evtl. auch Urin. Dauerausscheider bei Kindern seltener als bei Erwachsenen (bei denen die chronisch entzündete, steinhaltige Gallenblase das Hauptreservoir darstellt).

16. Typhus abdominalis

Inkubationszeit: Meist 10–20 Tage (variierend zwischen 5 und 40 Tagen), abhängig von Lebensalter (im 1. Lebensjahr kürzer) und Menge der infizierenden Erreger.

Epidemiologie: Typhus (im Gegensatz zu anderen Salmonellosen) in entwickelten Ländern selten. Erhöhte Erkrankungsgefahr bei Reisen in Entwicklungsländer. Vorkommen meist epidemisch oder endemisch (Übertragung vor allem durch Lebensmittel oder Trinkwasser) oder sporadisch (meist Kontakt-, Schmutz-, Schmierinfektion). Meldepflichtig (Verdacht, Erkrankung).

Altersdisposition: Erkrankung in jedem Lebensalter möglich.

Pathogenese und Pathologie: Nach oraler Aufnahme der Erreger Invasion des lymphatischen Gewebes im Dünndarm (mit Schwellung und Nekrose der Peyerschen Plaques). Eindringen der Erreger ins Blut und intrazelluläre Vermehrung vor allem in Lymphknoten, Leber, Milz (mit fokaler Entzündung und Nekrose, Hyperplasie von retikuloendothelialem Gewebe und Proliferation von mononukleären Zellen). Danach erneute hämatogene Aussaat und Absiedlung in anderen inneren Organen (Haut, Knochen, Gelenke, Hirnhaut, Bronchien, Lungen, Nieren) sowie Ausscheidung der Bakterien in großer Menge durch die Leber mit der Galle in den Darm (Reinfektion). Schleimhautentzündung vorwiegend im Dünndarm lokalisiert, bei Beteiligung der Tunica muscularis und der Serosa evtl. Geschwürsblutung und -perforation mit nachfolgender Peritonitis (bakterielle Mischinfektion). Vorwiegend mononukleäre Zellen beteiligt und Tendenz zu Nekrosenbildung (unter Einfluß von Endotoxin). Beteiligung der Appendix möglich. Nach phasenhaftem Verlauf, der durch geeignete Antibiotikatherapie abgekürzt wird, Abheilung ohne Narbenbildung.

Symptome: Bei **älteren Kindern** und Erwachsenen typischer Verlauf mit:

1. Stadium incrementi (1. Woche). Ansteigendes Fieber, schweres Krankheitsgefühl, Lethargie, Myalgien, Bauchschmerzen (mit Abwehrspannung), z. T. Obstipation.
2. Stadium der Kontinua oder des intermittierenden hohen Fiebers (2. und 3. Krankheitswoche). Tiefe Benommenheit (Somnolenz, Stupor) und Delirium, Zunahme der Bauchschmerzen und Auftreibung des Leibes, Erbrechen, Diarrhoe (Stuhl erbsbreiartig, z. T. blutig), Bronchitis, Vergrößerung der Milz (infolge Weichheit nicht immer palpabel), z. T. Hautroseolen (erythematöse Flecken von 2–5 mm Durchmesser, oft in Gruppen stehend, am Bauch und unteren Thoraxdrittel, durch bakterielle Embolien bedingt, nach 2–3 Tagen verschwindend). Relative Bradykardie (im Verhältnis zum Fieber) nicht immer vorhanden. Lebervergrößerung mit Ikterus selten. Bei einem Teil der Erkrankten Pneumonie, Meningitis, Osteomyelitis, Arthritis, Myokarditis, Pyelonephritis, Endokarditis, Peritonitis und entsprechende Organsymptome.
3. Stadium decrementi (4. und 5. Woche). Rückgang des Fiebers, allmähliches Verschwinden der Organsymptome.

Bei **jüngeren Kindern** variables Krankheitsbild mit entweder leichter Gastroenteritis oder schwerer Septikämie, die mit unregelmäßig hohem Fieber, Erbrechen, Durchfall, starkem Gewichtsverlust, Krampfanfällen, Leber- und Milzvergrößerung und Ikterus einhergehen kann.

Verlauf und Prognose: Bei frühzeitiger und richtiger Antibiotikatherapie Verkürzung der Krankheitsdauer und Heilung. Nach Behandlungsbeginn oft allmähliche Entfieberung (meist um einige Tage verzögert). Bei Darmperforation und Peritonitis schwerer Schock. Rezidive nach Beendigung der Antibiotikatherapie (wie auch ohne Behandlung) bei bis zu 10% der Erkrankten, im allgemeinen kürzer und milder verlaufend. Ungünstiger Ausgang oft bei Meningitis, Hirngefäßthrombose, Vorliegen eines Grundleidens.

Diagnose: Vor allem in der 1. Krankheitswoche positive Blutkultur, Anzüchtung der Erreger auch aus Pharyngealsekret möglich, Stuhlkulturen noch negativ. Ab 2. Krankheitswoche Stuhl- und Urinkulturen positiv, unter Antibiotikatherapie evtl. vorübergehend negativ; danach noch mehrere Wochen temporäre Ausscheidung (durch Antibiotikatherapie unwesentlich verlängert). Bei entsprechender Organbeteiligung Erregerisolierung aus Sputum, Liquor, Knochenmarkpunktat, Eiter, Urin möglich. Gruber-Widal-Reaktion (Nachweis spezifischer agglutinierender Antikörper im Serum) anfangs negativ, bei mindestens vierfachem Titeranstieg diagnostisch verwertbar, vor allem der O-Antikörper (IgM) gegen das O-(Körper-)Antigen der Erreger, während ein erhöhter Titer von H-Antikörpern (IgG) gegen das H-(Geißel-)Antigen auf einer früheren aktiven Impfung oder früheren Erkrankung beruhen kann. Serologische Kreuzreaktionen (vor allem der O-Antikörper) bei einer anderen Salmonellenerkrankung sind häufig. – Im Beginn typischerweise Leukozytopenie mit Linksverschiebung und Verschwinden der Eosinophilen, später Leukozytose (bei leichterem Verlauf auch schon anfangs möglich). Kurzdauernde Thrombozytopenie und normochrome Anämie (durch Blutverlust oder toxische Knochenmarkschädigung) kommen vor.

Prophylaxe: Vor Reisen in Endemiegebiete ist eine aktive Impfung mit Typhus-Oral-Lebendimpfstoff ratsam, von dem man 3mal im Abstand von 2 Tagen 1 Kapsel gibt. Bei vermuteter Ansteckung sind prophylaktische Antibiotikagaben kontraindiziert.

Differentialdiagnose: Alle Krankheiten, die mit zunächst unklarem hohen Fieber beginnen können (z. B. Sepsis durch andere Erreger, Virusgrippe, Leukämie, rheumatisches Fieber usw.), außerdem Entzündungen innerer Organe anderer Genese (z. B. Haemophilusmeningitis, Pneumokokkenpneumonie, Staphylokokkenosteomyelitis, Yersinienenterokolitis usw.). **Andere Salmonellosen** verlaufen entweder als
1. kurzdauernde Gastroenteritis infolge Lebensmittelvergiftung durch Toxine oder
2. protrahierte Gastroenteritis (1–2 Wochen) mit Bakterieninvasion der Darmwand und z. T. Bakteriämie oder
3. Septikämie wie Typhus (meistens leichter), besonders durch Salmonella paratyphi B, S. typhi-murium, S. cholerae-suis u. a. oder
4. inapparent.

Zur Abgrenzung und richtigen Therapie sind routinemäßig bei jedem unklaren Fieber und bei jeder fieberhaften Diarrhoe bakteriologische Untersuchungen erforderlich, vor allem Blutkulturen und wiederholte Stuhlkulturen (möglichst vor Beginn einer Antibiotikatherapie). Die Gruber-Widalsche Reaktion muß stets nach 1–2 Wochen wiederholt werden.

Therapie: Mittel der Wahl sind Cefotaxim oder Ceftriaxon, bei Jugendlichen und Erwachsenen auch Ciprofloxacin oder Ofloxacin. Gegen Co-Trimoxazol und Chloramphenicol können Typhusbakterien resistent sein. Die symptomatische Behandlung besteht in guter Pflege, Ausgleich von Flüssigkeitsverlusten usw. Bei Schocksymptomen oder besonders schwerem Krankheitsverlauf kann eine kurzfristige Kortikosteroidgabe unter der Antibiotikatherapie nützlich sein (jedoch kontraindiziert bei Darmblutungen und Peritonitis).

Dauerausscheider können in einem Teil der Fälle durch Ceftriaxon i. v. oder (bei Jugendlichen und Erwachsenen) Ciprofloxacin oral saniert werden, während Chloramphenicol dabei stets versagt. Eine Sanierung darf erst nach mindestens 3 negativen Stuhlkulturen (in mehrtägigen Abständen) und dem negativen Kulturergebnis von Duodenalsaft (durch Sonde gewonnen) angenommen werden.

17. Septikämie (Sepsis)

Definition: Bakterielle Allgemeininfektion mit Invasion der Erreger von einem Ausgangsherd in die Blutbahn und schweren Folgen (z. B. Absiedlung in einem oder mehreren Organen).

Disposition: Besonders disponiert sind Neugeborene und Frühgeborene bei Chorioamnionitis **(intrauterine Sepsis)** und bei Komplikationen in der Perinatalperiode **(postnatale Sepsis)**, Kinder verschiedenen Alters mit hochgradiger Abwehrschwäche **(sekundäre Sepsis**, z. B. bei Tumorleiden unter zytostatischer Therapie), nach größeren Operationen **(postoperative Sepsis)**, während Intensivpflege (z. B. bei längerer parenteraler Ernährung durch Venenkatheter), bei angeborenem oder erworbenem Herzfehler **(subakute Endokarditis)**, nach Fremdkörperimplantation **(Fremdkörpersepsis)**, nach infizierten Verbrennungen, komplizierten Frakturen und schweren Organerkrankungen (z. B. Enteritis oder Pyelonephritis). – Eine **primäre Sepsis** (ohne Abwehrschwäche durch Grundleiden) wird durch besonders virulente Erreger (z. B. Meningokokken) hervorgerufen und tritt bei Kindern mit fehlender spezifischer Immunität auf.

Pathogenese: Sepsisausgangsherd ist entweder die Eintrittspforte der Erreger (z. B. Haut, Schleimhäute, Harnwege, Zähne) oder ein durch die Sepsis entstandener Absiedlungsherd (z. B. Eiteransammlung in einem inneren Organ). Meist akuter Verlauf, bei gramnegativen Erregern oft verbunden mit hypovolämischem Schock (septischer Schock) oder normovolämischem Schock (Endotoxinschock). Auch protrahierter Verlauf der Sepsis möglich (z. B. bei subakuter Endokarditis, bei Fortbestehen des Sepsisausgangsherdes, bei anhaltender Abwehrschwäche oder insuffizienter Antibiotikatherapie).

Erreger: Bei **primärer Sepsis** vorwiegend Meningokokken, Pneumokokken, Haemophilus influenzae, Staphylococcus aureus, Erreger septisch verlaufender Infektionskrankheiten (z. B. Salmonella typhi, Brucellen, Rickettsien u. a.). Bei sekundärer Sepsis besonders opportunistische (normalerweise apathogene) Keime, z. B. Staphylococcus epidermidis, vergrünende Streptokokken, gramnegative Stäbchen, wie E. coli (besonders virulent mit dem Kapselantigen K_1), Klebsiella pneumoniae, Enterobacter- und Proteusarten, Pseudomonas aeruginosa, Serratia marcescens, außerdem gramnegative sporenlose Anaerobier (Bacteroidesarten), anaerobe grampositive Kokken (Peptostreptokokken) und Clostridien sowie Pilze (Candidaarten). Anaerobier sind nicht selten vermischt mit aeroben Keimen (Mischinfektion),

Pathologie: Die Autopsie deckt manchmal verborgene Eintrittspforten für die Erreger auf (z. B. Thrombophlebitis, Lymphangitis, Nasennebenhöhlenempyem, Zahnwurzelentzündung, Appendizitis), außerdem vorher nicht erkannte Absiedlungen (z. B. Hirnabszeß, Osteomyelitis, Endokarditis) sowie charakteristische Veränderungen in Schockorganen (Lungen, Nieren), evtl. auch eine disseminierte intravaskuläre Gerinnung (Verbrauchskoagulopathie). Bei intrauteriner Sepsis sind histologisch Plazenta- und Nabelschnurveränderungen nachweisbar.

Symptome: Abhängig von Entstehungsweise, Organbeteiligung (Absiedlung der Erreger), Grundleiden oder Vorerkrankung, Lebensalter, Therapieeinflüssen, Erregerart (Virulenz). Nicht obligat sind Fieber (intermittierend, remittierend, Kontinua) und Schüttelfrost (bei Früh- und Neugeborenen oft fehlend, auch bei Kindern mit hochgradiger Abwehrschwäche). Fakultativ sind Trinkschwäche, Anorexie, Erbrechen, Durchfall, Lebervergrößerung, Ikterus, Dehydratation, Schocksymptome (siehe S. 220), Hautblutungen (Petechien, Sugillationen), Symptome einer Myokarditis oder Arthritis, Exanthem, schweres Krankheitsgefühl. Über Neugeborenensepsis: s. S. 93 und bakterielle Endokarditis: s. S. 210.

Verlauf und Prognose: Verschieden. Vor allem bestimmt durch den Zeitpunkt der Diagnosestellung und des Therapiebeginnes. Prognose bei primärer Sepsis im allgemeinen günstiger als bei sekundärer Sepsis. Entscheidend ist die Wirksamkeit der Schockbekämpfungsmaßnahmen. Bei irreversiblem Schock meist tödlicher Ausgang.

Diagnose: Sekundäre Sepsis klinisch schwerer zu erkennen, da die Krankheitserscheinungen oft durch Symptome der Grundkrankheit verdeckt werden (daher Verlaufsbeobachtung wichtig). Bei unerwarteter Verschlimmerung einer schon bestehenden Krankheit muß immer an Sepsis gedacht werden.
Wichtige Untersuchungen sind:
▶ **Blutkulturen** (möglichst vor Therapiebeginn). Blutentnahme am besten während des Schüttelfrostes, jedoch nicht nur bei Fieberanstieg, da auch afrebrile Verläufe vorkommen. Die in der Klinik zum Anlegen einer Blutkultur Tag und Nacht bereitgehaltenen Blutkulturflaschen werden direkt am Krankenbett unter sterilen Kautelen beimpft und zum Untersuchungslabor weitergeleitet. Blut sollte durch Punktion gewonnen werden (nach sorgfältiger Hautdesinfektion). Blutentnahmen aus liegenden Venenkathetern sind nur bei Verdacht auf Katheterinfektion sinnvoll. Bei Verdacht auf subakute Endokarditis oder Pilzsepsis sind 5–10 ml Blut erforderlich, sonst meist bereits 1 ml ausreichend (bei hohen Keimzahlen). Bebrütung der Blutkulturen unter aeroben und anaeroben Bedingungen.
▶ **Bakteriologische Untersuchung** von Eiter, Liquor, Sputum, Urin oder Punktaten aus dem Sepsisausgangsherd oder von septischen Metastasen.
▶ Der **Latexagglutinationstest** zum Antigennachweis in Serum und Urin, evtl. auch Liquor, kann bei klinischem Verdacht auf eine Sepsis durch Meningokokken, Pneumokokken und B-Streptokokken sowie Haemophilus influenzae (Typ b) positiv ausfallen (falsch positive und falsch negative Resultate sind möglich). Dieser Test kann auch noch einige Tage nach Behandlungsbeginn auf den Sepsiserreger hinweisen.
▶ Die **Empfindlichkeitsprüfung** der angezüchteten Erreger gibt Hinweise für die Wahl des Antibiotikums.
▶ Eine **Kontrolle des Behandlungserfolges** durch Blutkulturen während der Therapie ist zur Erkennung eines Rezidives, einer Resistenzzunahme des Erregers, einer Mischinfektion oder eines Infektionswechsels wichtig.

Differentialdiagnose: Alle Krankheiten mit zunächst unerklärbarem Fieber, mit Schocksymptomatik, Milztumor, ätiologisch unklaren Hautblutungen, Hepatitis mit oder ohne Ikterus, außerdem bakterielle Organerkrankungen mit vorübergehender Bakteriämie (ohne ernste Folgen) sowie bakterielle und virale Infektionskrankheiten.

Therapie: Allgemeine Regeln für die Sepsisbehandlung sind:

▶ Die **Sanierung des Sepsisausgangsherdes,** evtl. durch Eiterentleerung oder operative Maßnahmen, ist eine wichtige Voraussetzung für den Behandlungserfolg. Bei sog. Venenkathetersepsis muß der infizierte Venenkatheter entfernt werden.

▶ Die **parenterale Antibiotikabehandlung muß über längere Zeit in hoher Dosierung** durchgeführt werden, da bei zu kurzer Therapie und zu niedriger Dosierung häufig ein Rezidiv eintritt.

▶ Die **Wahl des Antibiotikums** richtet sich in erster Linie nach der Erregerart, dem klinischen Bild und dem Antibiogramm. Am geeignetsten sind Antibiotika der Penicillin-Cephalosporin-Gruppe, da diese ohne größeres Risiko in hohen Dosen gegeben werden können. Bei einer Sepsis durch Streptokokken, Pneumokokken oder Meningokokken ist eine hochdosierte Behandlung mit Penicillin G meist wirksam. Bei Infektionen durch schwach empfindliche Keime sind Antibiotikakombinationen, welche die bakterizide Wirkung verstärken, empfehlenswert (unter Einschluß von Gentamicin). Bei möglicher Beteiligung von Anaerobiern ist Metronidazol (Clont) hinzuzufügen.

▶ **Zusätzliche Behandlungsmaßnahmen** sind Schockbekämpfung, Azidosebehandlung, Flüssigkeitstherapie, Ausgleich von Elektrolytstörungen, chirurgische Maßnahmen.

▶ Als **Gründe für ein Therapieversagen** kommen in Frage: unzureichende Dosierung, Infektionswechsel, Resistenzzunahme der Erreger, Rezidiv durch Persister, Fortbestehen des Sepsisausgangsherdes, ungünstige anatomische Verhältnisse (in Abszeßhöhlen oder dgl. eingeschlossene Erreger), falsche Wahl des Antibiotikums.

Prophylaxe: Bei Meningokokkensepsis Neuerkrankungen durch Rifampicin (oral) vermeidbar (Umgebungsprophylaxe, z.B. in der Familie). Prophylaxe der Pneumokokkensepsis bei Kindern nach Milzexstirpation durch kontinuierliche Penicillin-V-Gaben. Über Endokarditisprophylaxe: s. S. 211.

18. Lymesche Krankheit

Definition: Durch Zecken übertragene Borreliose, die in verschiedenen Stadien abläuft (als Erythema migrans, Karditis, Meningitis, Arthritis, Acrodermatitis atrophicans).

Erreger: Borrelia burgdorferi.

Übertragung: Durch Biß von Zecken (mehrere Arten), die sich bei anderen Tieren infiziert haben. Diaplazentare Übertragung möglich (Totgeburt, Frühgeburt).

Inkubationszeit: 7 (3–32) Tage.

Altersdisposition: Jüngere und ältere Kinder, auch Erwachsene.

Epidemiologie: Endemisches Vorkommen im Sommerhalbjahr weltweit (auch Europa).

Stadien:
▶ **Erythema migrans,** beginnend 3–32 Tage nach dem Zeckenbiß (häufig nicht bemerkt): erythematöser Fleck oder Papel an der Bißstelle, sich ringförmig ausbreitend (Durchmesser 3–60 cm) und zentral abblassend (mit Bläschen oder Nekrose). Besonders häufig am Oberschenkel, Rücken oder in der Axilla. Evtl. auch Sekundärläsionen, periorbitales Ödem, Konjunktivitis, Leber-, Milzvergrößerung, Myalgien, Fieber. Nach 3–4 Wochen Verschwinden aller Symptome oder Übergang in ein Spätstadium (Meningitis, Myokarditis, Arthritis).
▶ **Seröse Meningitis,** häufig afebril, oft mit Fazialisparese, seltener mit zerebellarer Ataxie, Enzephalitis, Polyradikulitis (Guillain-Barré-Syndrom) oder Pseudotumor cerebri (s. S. 322). Manchmal gleichzeitig
▶ **Myokarditis** und **Perikarditis** mit atrioventrikulären Reizleitungsstörungen und Herzvergrößerung. Bei etwa 60% aller Erkrankten auch
▶ **Arthritis** (1 Woche bis 2 Jahre nach Krankheitsbeginn auftretend): zuerst wandernde Gelenkschmerzen, dann stärkere Entzündung eines oder mehrerer großer Gelenke (besonders Kniegelenke), nicht selten auch der kleinen Gelenke. Verlauf über Wochen bis Monate, häufig rezidivierend, in etwa 10% chronisch (über Jahre) mit Gelenkerosionen.
▶ **Acrodermatitis atrophicans:** Chronisch verlaufend, nicht bei Kindern.

Diagnose: Erregeranzüchtung aus dem Liquor schwierig. Entscheidend sind Vorgeschichte, klinisches Bild und Antikörpernachweis im Serum sowie das Ansprechen des Erythema migrans und der Meningitis auf die Antibiotikabehandlung. In den Spätstadien sind nur IgG-Antikörper vorhanden. Fehlen von Antikörpern schließt eine Borreliose nicht aus. Ein Anstieg der IgM-Antikörpertiter ist oft erst ab 4. Krankheitswoche nachweisbar. Bei Meningitis findet man im nichtgetrübten Liquor überwiegend Lymphozyten (CRP im Serum ist nicht vermehrt). Eine Meningitis oder Arthritis kommt auch ohne vorangegangenes Erythema migrans vor.

Prognose: Erythema migrans, Meningitis und Myoperikarditis bessern sich unter antibiotischer Behandlung rasch, während sich die Arthritis langsamer zurückbildet (oft erst nach Monaten).

Therapie bei Erythema migrans: Doxycyclin, bei jüngeren Kindern Penicillin V (für 10–20 Tage), bei Meningitis, Myokarditis und Arthritis: Ceftriaxon (für 14 Tage).

19. Katzenkratzkrankheit

Definition: Subakute oder chronische regionäre Lymphknotenentzündung, ausgehend von einer primären Hautläsion nach einem Katzenbiß oder einer Katzenkratzwunde.

Erreger: Schwer anzüchtbare gramnegative pleomorphe Stäbchen (Afipia felis).
Übertragung: Fast immer durch Katzenkontakt (Kratzen, Biß), selten durch Kontakt mit anderen Tieren (z. B. Hunden) oder andere Kratzverletzungen. Tiere selbst nicht erkrankt (Träger).
Infektiosität: Keine Übertragung von Mensch zu Mensch.
Inkubationszeit: 7–12 Tage (längstens 56 Tage).
Altersdisposition: Kinder von 2–14 Jahren erkranken häufiger als Erwachsene.
Epidemiologie: Vorkommen sporadisch, relativ häufig und weltweit, meistens im Herbst oder Winter.
Pathologie: In den befallenen Lymphknoten finden sich neben- oder nacheinander eine Retikulumzellhyperplasie mit Epitheloidzellgranulomen und Langerhans-Riesenzellen, zentrale avaskuläre Nekrosen und Mikroabszesse. Die Erreger lassen sich mit der Warthin-Starry-Färbung (Silberimprägnation) mikroskopisch nachweisen.

Symptome: Zuerst ein oder mehrere rote indolente Papeln (Granulome) an der Inokulationsstelle, die in Pusteln übergehen können und ohne Narbenbildung abheilen. Nach 1–4 Wochen (maximal 60 Tagen) kommt es zur schmerzhaften Anschwellung der regionären oberflächlichen Lymphknoten, die 1–6 cm groß werden können und in 30% vereitern. In abnehmender Häufigkeit sind betroffen die axillären, zervikalen, submandibulären, präaurikulären, femoralen und inguinalen Lymphknoten. Die darüberliegende Haut kann gerötet und induriert sein, und es kann durch Fistelbildung Eiter entleert werden. Die Lymphknotenschwellung dauert gewöhnlich 4–6 Wochen (ausnahmsweise bis zu 12 Monate). Allgemeinerscheinungen (Fieber, Krankheitsgefühl) treten in 30% auf. Im Frühstadium kann ein generalisiertes makulopapulöses Exanthem vorkommen.

Verlauf: In der Regel Spontanheilung. Günstige Prognose.

Seltene Komplikationen sind Enzephalitis oder Enzephalopathie (mit oder ohne Liquorveränderungen), Erythema nodosum, thrombozytopenische Purpura, granulomatöse Hepatitis, Osteolysen. Ein okuloglanduläres Syndrom Parinaud (meist einseitige follikuläre Konjunktivitis mit präaurikulären Lymphknotenschwellungen) kann die Folge einer am Auge oder Augenlid lokalisierten Primärläsion sein. Bei AIDS-Patienten kann durch einen ähnlichen von Katzen übertragenen Erreger (Rochalimaea henselae) die sog. bazilläre Angiomatose und Peliosis-Hepatitis hervorgerufen werden (schlechte Prognose).

Diagnose: Verdächtigt sind nach Katzenkontakt (Biß, Kratzen) auftretende Hautläsionen mit später folgenden, länger bestehenden schmerzhaften regionären Lymphknotenschwellungen. Aspirierter Eiter enthält keine Erreger. Im charakteristisch veränderten Lymphknotengewebe lassen sich in Kapillarendothelien und Makrophagen mit der Silberfärbung (s. o.) die Erreger mikroskopisch nachweisen. Eosinophilie und leichte Granulozytose im Blut sind möglich.

Differentialdiagnose: Regionäre Lymphknotenschwellungen infektiöser Genese (durch gewöhnliche Eitererreger, Mykobakterien, Toxoplasmen, Francisella tularense, Pilze u. a.) und Lymph-

Tab. 5. Infektionskrankheiten (Übersicht).

Krankheit	Erreger	Über-tragung	Inkuba-tionszeit (Tage)	Altersdis-position	Labordiagnose	Hauptkomplikationen	Ätiologische Therapie
Masern	Virus	Kontakt, Tröpfchen	9–12	KK, SchK	Leukozytopenie, spezifische IgM	Otitis media, Pneumonie, Enzephalitis	–
Röteln	Virus	Kontakt, Tröpfchen	14–21	SchK	Hämagglutinations-Hemmungs-R., spezi-fische IgM	Arthritis, Embryopathie	–
Exanthema subitum	HHV 6	Kontakt	5–15	Sgl. KK	–	Krampfanfall	–
Varizellen	Varicella-Zoster-Virus	Kontakt, Tröpfchen, Luft	14–21	KK, SchK	EIA oder KBR	Impetigini-sierung	Acyclovir
Mumps	Virus	Kontakt, Tröpfchen	16–18	SchK	Amylase, spezifische IgM	Meningitis Orchitis	–
Infektiöse Mono-nukleose	Epstein-Barr-Virus	Kontakt	7–14	KK, SchK	Lymphoide Zellen, Mononukleose-Schneltest, spezifische IgM	Milzruptur, Enzephalitis	–
Poliomyelitis	Poliovirus (Typ 1, 2, 3)	Kontakt, Tröpfchen	7–14	KK	Anzüchtung (Liquor, Stuhl), KBR	Atemlähmung, aufsteigende Lähmung	–
Virushepatitis	Virus (Typ A, B, C)	oral, parenteral	15–50 (Typ A) 50–150 (Typ B) 49–56 (Typ C)	SchK (Typ A) Sgl. KK, SchK (Typ B, C)	Leberfermente, Anti-HA bzw. Anti-HB$_s$ (IgM-Klasse), HB$_e$-Ag, HB$_s$-Ag (bei Hepatitis B) bzw. Anti-HC (bei Hepatitis C)	Hepatitis B: Rezidiv, Über-gang in fulmi-nante H., chron. H., Leberzirrhose Hepatitis C: chron. H.	–

knotenschwellungen nichtinfektiöser Genese (z. B. maligne Lymphome, Histiozytose u. a.).

Therapie: Falls erforderlich Lymphknoten-punktion zur Eiterentleerung (keine Inzision). Intrazellulär wirksame Antibiotika (z. B. Co-Trim-oxazol, Rifampicin, Erythromycin, Doxycyclin) können den Verlauf abkürzen.

Tab. 5. (Forts.)

Krankheit	Erreger	Übertragung	Inkubationszeit (Tage)	Altersdisposition	Labordiagnose	Hauptkomplikationen	Ätiologische Therapie
Pertussis	Bordetella pertussis	Tröpfchen	7–10	Sgl. KK, SchK	Lymphozytose, Anzüchtung	Pneumonie, Enzephalopathie	Erythromycin
Tuberkulose	Mycobacterium tuberculosis	Tröpfchen, Staub	21–56	Sgl. KK, SchK	Röntgen, Tuberkulin-R., Anzüchtung	Fortschreiten (Miliar-Tbc, Meningitis)	Isoniazid, Rifampicin, Ethambutol, Streptomycin
Diphtherie	Corynebacterium diphtheriae	Tröpfchen	2–5	KK	Anzüchtung	Myokarditis, Lähmungen	Antitoxin, Penicillin G
Scharlach	Streptococcus pyogenes	Kontakt, Tröpfchen	2–4	KK, SchK	Anzüchtung, ASR, Leukozytose	Nephritis, Myokarditis, sog. toxischer Scharlach	Penicillin G oder V

Abkürzungen: Sgl. = Säuglinge, KK = Kleinkinder, SchK = Schulkinder, R = Reaktion, ASR = Antistreptolysinreaktion, KBR = Komplementbindungsreaktion, EIA = Enzymimmunoassay.

XX. Impfungen

C. Simon

1. Vorbemerkungen

Aktive Impfungen (mit lebenden oder abgetöteten Erregern oder Toxoid) erzeugen einen längeren Schutz als passive Impfungen (mit menschlichen oder tierischen Antikörper-haltigen Präparaten).

Bei akuter Gefährdung (z. B. durch Tetanus) kann eine **Simultanimpfung** (gleichzeitige aktive und passive Immunisierung) erfolgen, bei der durch die Gabe von Antikörpern ein Sofortschutz und durch die aktive Impfung ein lang anhaltender Schutz erreicht wird.

Unter **Grundimmunisierung** versteht man die meist im frühen Kindesalter begonnene aktive Impfung gegen mehrere Infektionskrankheiten, die wegen ihrer Komplikationen und Häufigkeit ein größeres Risiko darstellen.

Dabei ist das Impfrisiko (bezüglich Nebenwirkungen) im allgemeinen gering. Zur Vereinfachung führt man die Grundimmunisierung meist als Kombinationsimpfung durch. Wegen der begrenzten Wirkungsdauer sind in der Regel **Auffrischimpfungen** notwendig. Der z. Z. gültige **Impfkalender** (Tab. 1) gilt als Richtschnur. Wenn die Grundimmunisierung im 1. Lebensjahr nicht durchgeführt worden ist (z. B. wegen interkurrenter Erkrankungen), wird diese alsbald nachgeholt; allerdings verwendet man aus Gründen der Verträglichkeit ab dem 3. Lebensjahr nur noch den azellulären Pertussisimpfstoff. Kann bei der Grundimmunisierung gegen Diphtherie, Tetanus, Pertussis und Poliomyelitis das vorgesehene Intervall zwischen den Einzelgaben nicht eingehalten werden, so braucht man deswegen nicht wieder von vorn anzufangen, sondern vervollständigt die Grundimmunisierung zum nächstmöglichen Termin.

Der Impfling (bei Kindern die Eltern) ist über mögliche **Nebenwirkungen** (Tab. 2) und die zu erwartende Impfreaktion aufzuklären. **Kontraindikationen** und Vorsichtsmaßnahmen sind zu beachten. Bei Tetanus, Hepatitis B und Tollwut führt man nach vermuteter Exposition (Ansteckung) eine sog. **Inkubationsimpfung** durch, da bei Infektionen mit relativ langer Inkubationszeit durch die Impfung eine Immunität noch vor Ausbruch der natürlichen Erkrankung eintreten kann.

Eine **passive Immunisierung** ist indiziert zur Therapie von Tetanus, Diphtherie und Tollwut. Eine Prophylaxe ist bei den in Tab. 3 genannten Krankheiten möglich, wenn das Präparat bald nach Ansteckung und in ausreichender Menge gegeben wird.

Man benutzt dazu – abgesehen vom Diphtherieantitoxin (s. S. 667) – vom Menschen stammende Immunglobulinpräparate (überwiegend IgG). Die Halbwertszeit beträgt ungefähr 3 Wochen. Während das normale Standardimmunglobulin aus dem gepoolten Serum gesunder Erwachsener gewonnen wird und einen variierenden, relativ niedrigen Antikörpergehalt besitzt, stammen die Hyperimmunglobuline von aktiv immunisierten Personen oder Rekonvaleszenten und weisen gegen den betreffenden Erreger eine hohe Antikörperkonzentration auf, so daß nur relativ kleine Volumina injiziert werden müssen. Es gibt heute neben den intramuskulär injizierbaren Präparaten auch i. v. applizierbare Präparate, die z. T. eine andere Konzentration haben und verschieden dosiert werden. Die in den i. m. Präparaten enthaltenen Aggregate würden bei i. v. Injektion das Komplementsystem aktivieren und zu schweren Kreislaufreaktionen führen. Bei selektivem IgA-Mangel (s. S. 513) sind Immunglobuline wegen der Schockgefahr kontraindiziert (Patienten mit selektivem IgA-Mangel haben oft IgA-Antikörper). Bei infektionsgefährdeten Früh- und Neugeborenen können zur Kompensation der physiologischen Hypogammaglobulinämie IgA- und IgM-Globulinkonzentrate verabreicht werden. Beim angeborenen und erworbenen Antikörpermangelsyndrom sind zur Infek-

Tab. 1. Impfkalender im Kindesalter. DT = Diphtherie-Tetanus. DPT = Diphtherie-Pertussis-Tetanus.

Wann	Was	Wie
ab 3. Lebensmonat	Grundimmunisierung gegen Diphtherie-Pertussis-Tetanus	3mal 0,5 ml DPT-Impfstoff i.m. im Abstand von 4–6 Wochen
	und Haemophilus influenzae Typ b[1]	2mal 0,5 ml HIB-Vakzine i.m. im Abstand von mind. 6 Wochen
	und Poliomyelitis-Schluckimpfung	2mal 1 Dosis oral im Abstand von mind. 6 Wochen
ab 15. Lebensmonat	Schutzimpfung gegen Masern, Röteln und Mumps	1mal 0,5 ml kombinierter Masern-Röteln-Mumps-Lebendimpfstoff s.c.
	Abschluß der jeweils begonnenen Grundimmunisierung gegen Diphtherie-Pertussis-Tetanus	1mal 0,5 ml DPT-Impfstoff i.m.
	und Haemophilus influenzae Typ b	1mal 0,5 ml HIB-Vakzine i.m.
	und Poliomyelitis-Schluckimpfung	1mal 1 Dosis oral
ab 6. Lebensjahr	Auffrischimpfung gegen Diphtherie und Tetanus[2]	1mal 0,5 ml Td-Impfstoff i.m.
	Auffrischimpfung gegen Masern, Röteln, Mumps	1 ml 0,5 ml kombinierter Masern-Röteln-Mumps-Lebendimpfstoff s.c.
ab 10. Lebensjahr	Auffrischimpfung gegen Poliomyelitis[3]	1mal 1 Dosis oral
ab 11.–15. Lebensjahr	Rötelnimpfung Mädchen (evtl. als Auffrischimpfung)	1mal 0,5 ml Röteln-HDC-Vakzine s.c.
	Auffrischimpfung gegen Diphtherie und Tetanus	1mal 0,5 ml Td-Impfstoff i.m.

[1] Alternative: 3 Impfungen mit kombiniertem DPT-HIB-Impfstoff im Abstand von 4 Wochen.
[2] Gegen Diphtherie d-Impfstoff für Erwachsene verwenden, bei Kombination Td (niedrigere Dosis).
[3] Routinemäßige Auffrischimpfungen: Poliomyelitis sowie Tetanus und Diphtherie weiterhin alle 10 Jahre.

Tab. 2. Kontraindikationen, Impfreaktionen und Komplikationen bei aktiven Impfungen.

Aktive Impfung gegen	Kontraindikationen	Impfreaktion	Wichtigste Komplikationen
Tuberkulose[2]	Tuberkulinallergie, s. u. 3	Knötchen, später Narbe	Verkäsende Lymphadenitis, Generalisierung
Pertussis[1]	Zerebrale Vorkrankheiten, s. u. 3	Bei Wiederholung evtl. Fieber und allergisches Infiltrat	Steriler Abszeß (Injektionsstelle), Krämpfe (besonders bei älteren Kindern)
Diphtherie[1]	Allgemeine Kontraindikationen[3]	Bei Wiederholung evtl. Fieber und allergisches Infiltrat	Steriler Abszeß (Injektionsstelle)
Tetanus[1]	Allgemeine Kontraindikationen[3]	Bei Wiederholung evtl. Fieber und allergisches Infiltrat	Steriler Abszeß (Injektionsstelle)
Haemophilus[1]	Allgemeine Kontraindikationen[3]	Selten Fieber, Exanthem	Entzündungsreaktion (Injektionsstelle)
Masern[2]	Unbehandelte Tuberkulose, s. u. 3	Abgeschwächte Masern	Sehr selten: Enzephalitis
Poliomyelitis[2]	Allgemeine Kontraindikationen[3]	Evtl. dünne Stühle	Flüchtige Lähmungen
Mumps[2]	Gravidität, s. u. 3	Abgeschwächte Mumps	Sehr selten: Enzephalitis
Röteln[2]	Gravidität, s. u. 3	Abgeschwächte Röteln	Arthralgien

[1] Totimpfstoff
[2] Lebendimpfstoff
[3] Allgemeine Kontraindikationen: Fieberhafte und andere akute Krankheiten, bei Lebendimpfstoffen auch Immunmangelkrankheiten, Leukämie, Behandlung mit Kortikosteroiden, Zytostatika oder Immunsuppressiva, auch schwere Impfreaktionen bei früherer gleichartiger Impfung. – Bei HIV-infizierten Kindern wird von der WHO eine Impfung gegen Masern, Mumps und Röteln empfohlen.

Tab. 3. Dosierung von Immunglobulinen zur Prophylaxe.

Passive Immunisierung gegen	Dosierung (ml/kg KG) von	
	Standard-Immunglobulin	spez. Hyperimmunglobulin
Masern	0,2–0,5	0,25
Varizellen	0,6–1,0	0,2 (i. m. Präparat)
Röteln (bei Graviden)	20 ml (insgesamt)	0,3
Hepatitis A	0,05	–
Hepatitis B	–	0,06 (–0,1) (i. m. Präparat)[1]
Hepatitis C	0,12	–
Tollwut	–	20 E/kg
Zytomegalie	–	1,0 (i. v. Präparat)
Frühsommer-Meningoenzephalitis (FSME)	–	0,1–0,2
Tetanus	–	250–500 E (insgesamt)

[1] Neugeborene: insgesamt 1 ml (i. m. Präparat) oder 2 ml (i. v. Präparat)

tionsprophylaxe regelmäßige oder intermittierende Immunglobulingaben wichtig.

Eine **Serumkrankheit** tritt in 2–5% etwa 6–10 Tage nach der erstmaligen Gabe eines tierischen Serums auf und beruht auf einer Reaktion zwischen den inzwischen gegen das Fremdeiweiß gebildeten Antikörpern und den noch vorhandenen als Antigen wirkenden zugeführten Antikörpern.

Bei wiederholter Gabe von Serum der gleichen Tierart entwickelt sich die Serumkrankheit beschleunigt (in 2–6 Tagen) oder äußert sich als anaphylaktischer Schock sofort oder in den ersten Stunden nach der Injektion. Die Symptome der Serumkrankheit bestehen in Fieber, Urtikaria, allgemeinen oder lokalisierten Ödemen (z. B. Lungen-, Glottis-, Hirnödem), Gelenkschwellungen, Konjunktivitis, manchmal auch in einem morbilliformen, skarlatiniformen oder rubeoliformen Exanthem. Beim lebensbedrohlichen **anaphylaktischen Schock** kommt es plötzlich zu Blässe, Zyanose, Erbrechen, Schwindel, Bewußtseinstrübung, zentralen Atem- und Kreislaufstörungen, Blutdruckabfall, Tachykardie und Krämpfen. Nur eine sofortige Behandlung mit Adrenalin, Dauertropfinfusion (mit Zusatz von Arterenol oder Hypertensin), außerdem Gabe von Prednison und Kalzium, bei Glottisödem sofortige Intubation oder Tracheotomie und ggf. mechanische Beatmung können den gefährlichen Zustand beenden. Da ein anaphylaktischer Schock manchmal erst 1–2 Std. nach der Seruminjektion auftritt, sollte der Patient während dieser Zeit unter ärztlicher Aufsicht bleiben.

2. Poliomyelitis-Schutzimpfung

Begründung: Gefahr bleibender Lähmungen durch die Erkrankung.

Impfstoff: Lebendvakzine nach Sabin mit abgeschwächten Impfviren gegen alle 3 Typen (polyvalenter Impfstoff). Die Impfviren vermehren sich bereits wenige Stunden nach Aufnahme im Magen-Darm-Kanal und erzeugen eine lokale und humorale Immunität (Bildung neutralisierender Antikörper in >90%). Die Impfviren können längere Zeit (bis zu 8 Wochen) mit dem Stuhl ausgeschieden werden. Eine Übertragung auf Nichtgeimpfte ist möglich, aber meist ungefährlich (auch bei Schwangerschaft). Nur Personen mit Tumorleiden unter zytostatischer oder Strahlenbehandlung sind gefährdet, bei denen durch Übertragung von Impfviren Lähmungen hervorgerufen werden können.

Durchführung: Zur Grundimmunisierung bisher nichtgeimpfter Personen wird die Lebendvakzine oral verabreicht: zweimal 1 Dosis im Abstand von 4–8 Wochen und eine dritte Dosis nach etwa einem Jahr. Einzelimpfungen können unabhängig von der Jahreszeit erfolgen. Eine wiederholte Impfung ist notwendig, um zu gewährleisten, daß eine vollständige Immunität gegen alle 3 Typen eintritt. Auffrischimpfungen sind in 10jährigem Abstand ratsam (bis zum 40. Lebensjahr).

Impfreaktionen: Im allgemeinen keine. Es können aber kurzdauerndes Fieber, weiche Stühle oder Durchfall auftreten.

Nebenwirkungen: Sehr selten flüchtige schlaffe Lähmungen.

Indikationen: Grundimmunisierung im 1. und 2. Lebensjahr dringend erwünscht (frühzeitig beginnen, da bereits junge Säuglinge an Poliomyelitis erkranken können).

Vor Auslandsreisen in bestimmte Länder ist eine Schluckimpfung zu empfehlen. Während einer Polioepidemie kann die Schluckimpfung als Umgebungsprophylaxe durchgeführt werden. Bereits infizierte Personen werden hierdurch nicht zusätzlich gefährdet.

Gegenindikationen: Allgemeine Kontraindikationen für alle Lebendimpfungen (s. Tab. 2), wie fieberhafte und andere akute Krankheiten, Immundefekte, Tumorleiden (Leukämie usw.), Behandlung mit Kortikosteroiden, Zytostatika oder Immunsuppressiva, bei Polioschluckimpfung auch akute Durchfälle. Gravidität ist hierbei keine Kontraindikation. Operative Eingriffe (im Bereich der Mundhöhle) sind 2 Wochen vor und nach der Schluckimpfung zu unterlassen.

Eine **passive Immunisierung** mit einem polyvalenten Immunglobulinpräparat kann in Epidemiezeiten bei Vorliegen einer Kontraindikation gegen die aktive Impfung durchgeführt werden.

3. Masern-Schutzimpfung

Begründung: Verhütung der relativ häufigen Masernenzephalitis.

Impfstoff: Lebendvakzine mit abgeschwächten Impfviren (Stamm Moraten oder Schwarz). Die Konversionsrate (Bildung spezifischer Antikörper im Serum) nach der aktiven Impfung beträgt über 97%. Auffrischimpfung ab 6. Lebensjahr empfohlen. Geimpfte Personen übertragen das Virus nicht auf empfängliche Personen.

Durchführung: Einmalige subkutane Injektion von 0,5 ml des unmittelbar vor Gebrauch in dem beigefügten Lösungsmittel suspendierten Impfstoffes. Da der lyophilisierte Impfstoff sehr temperaturempfindlich ist, sollte er sofort nach Resuspendierung verwendet werden.

Impfreaktion: Zwischen dem 5. und 12. Tag nach der Impfung können Fieber, Exanthem oder beides auftreten. Das Exanthem ist meist nicht generalisiert. Fieber über 39,5° C und Fieberkrämpfe sowie Reaktionen an der Impfstelle sind selten.

Nebenwirkungen: Eine Impfenzephalitis kommt sehr selten vor (Häufigkeit ungefähr 1 : 1 Mill.). Die gefürchtete subakute sklerosierende Panenzephalitis (SSPE, s. S. 317) ist auch nach aktiver Masernimpfung möglich, aber viel seltener als nach einer Masernerkrankung. Nach der Impfung (für 4 Wochen oder länger) kann ein Tuberkulintest falsch-negativ ausfallen.

Indikationen: Wegen der Altersdisposition bei Masern ist frühzeitige Impfung im 2. Lebensjahr (am besten ab 15. Lebensmonat) wünschenswert, eine Auffrischimpfung ab 6. Lebensjahr.

Bei jüngeren Kindern kann das Angehen der Impfung durch eventuell noch vorhandene mütterliche Antikörper verhindert werden. Bei erhöhter Ansteckungsgefahr (während einer Endemie) kann bereits früher (ab 9. Lebensmonat) aktiv geimpft werden; dann muß die Impfung aber mit 15 Monaten wiederholt werden. Ungeimpfte ältere Kinder, die noch keine Erkrankung hatten, sollten ebenfalls geimpft werden. Mindestens 3 Monate vor der Impfung soll keine Bluttransfusion oder Injektion von Immunglobulin stattgefunden haben. Bei Kindern im 2. Lebensjahr kann die Masernimpfung mit der Mumpsimpfung oder mit der Mumps-Röteln-Impfung kombiniert werden. Mit einer Übertragung der Impfviren von einem Geimpften auf einen Ungeimpften ist weder bei der Masernimpfung noch bei der Kombinationsimpfung (gegen Masern, Mumps und Röteln) zu rechnen.

Gegenindikationen: Allgemeine Kontraindikationen (s. Tab. 2), auch Gravidität sowie Allergie gegen Hühnereiweiß, Hühnerfedern oder Neomycin. Bei Kindern mit zerebralen Störungen oder Fieberkrämpfen ist Vorsicht geboten (Fieberprophylaxe mit Antipyretika).

Eine **passive Immunisierung** zur Prophylaxe nach Masernansteckung kann bei besonders gefährdeten Personen mit polyvalentem Immunglobulin, besser mit Masern-Hyperimmunglobulin nützlich sein (s. Tab. 3). Masern-Hyperimmunglobulin ist indiziert bei exponierten Kindern mit Immundefekten oder mit schweren fieberhaften Erkrankungen, besonders wenn eine zerebrale Beteiligung vorliegt, sowie bei angesteckten Personen, die höhere Kortikosteroiddosen und/oder Immunsuppressiva erhalten haben. Hierdurch kann eine Masernerkrankung mitigiert werden.

In einem Teil der Fälle treten nach i. m. Injektion von Immunglobulin Schmerzen an der Injektionsstelle und leichte Temperaturerhöhungen auf. Selten kommt es (z. B. bei Hypo- oder Agammaglobulinämie) zu **anaphylaktischen Reaktionen,** die u. U. Schockbehandlung mit Sympathikomimetika und Kortikosteroiden erfordern. Patienten, die Antikörper gegen Immunglobulin A haben oder bei denen nach Bluttransfusion oder nach

Applikation von Blutderivaten atypische Reaktionen aufgetreten sind, können auf Immunglobuline ähnlich reagieren. Eine Sensibilisierung durch wiederholte Injektionen von Immunglobulinpräparaten ist sehr selten.

4. Mumps-Schutzimpfung

Begründung: Verhütung der relativ häufigen Mumpsmeningitis und -orchitis sowie einer Schwerhörigkeit oder Taubheit.

Impfstoff: Lebendvakzine mit abgeschwächten Impfviren (Stamm Jeryl-Lynn). Hierdurch werden in über 95% neutralisierende Antikörper erzeugt. Die Schutzrate ist etwa 90%.

Durchführung: Der lyophilisierte Impfstoff wird nach Resuspendierung subkutan injiziert (0,5 ml).

Impfreaktion: Gelegentlich tritt Fieber auf, jedoch selten über 39,5° C. Eine leichte Parotisschwellung 7–10 Tage nach Impfung ist möglich.

Nebenwirkungen: Eine Meningoenzephalitis nach aktiver Mumpsimpfung ist äußerst selten.

Indikationen: Erstimpfung im frühen Kindesalter, möglichst ab 15. Lebensmonat. Auch später noch sinnvoll. Auffrischimpfung ab 6. Lebensjahr empfohlen.

Die Impfung Jugendlicher und Erwachsener ist ohne vorherige Antikörperuntersuchung des Serums möglich. Nach einer Bluttransfusion oder Immunglobulingabe wenigstens 3 Monate bis zur aktiven Impfung warten. Kombinierte Impfung mit einer Masern- oder Masern-Röteln-Vakzine im 2. Lebensjahr ratsam.

Gegenindikationen: Allgemeine Kontraindikationen (s. Tab. 2), außerdem Gravidität und Allergie gegen Hühnereiweiß, Hühnerfedern oder Neomycin.

5. Röteln-Schutzimpfung

Begründung ist die Verhütung der Rötelnembryopathie (nach Ansteckung in der Gravidität).

Impfstoff: Lebendvakzine mit abgeschwächten Impfviren (Stamm Wistar), hergestellt aus Zellkulturen von menschlichen diploiden Zellen. Daher können auch Personen, die gegen Hühnereiweiß allergisch sind, geimpft werden. Konversionsrate nach Impfung >97%. Impfversager kommen vor (Antikörpertiter im Serum nach Impfung kontrollieren). Die Dauer des Impfschutzes ist nicht genau bekannt. Deshalb sollten Schwangere, auch wenn sie früher geimpft wurden oder eine Rötelnerkrankung hatten (wegen der Gefahr einer Reinfektion) jeden Kontakt mit einem Erkrankten vermeiden. Eine geimpfte Person kann einige Tage lang Viren im Rachensekret ausscheiden, jedoch in geringerer Menge als nach natürlicher Infektion. Kontaktinfektionen finden hierdurch nicht statt.

Durchführung: Nach Resuspendierung des lyophilisierten Impfstoffes werden 0,5 ml subkutan injiziert. Kombinationsimpfung mit Masern-Mumps-Vakzine (im 2. und 6. Lebensjahr) möglich. Mindestabstand nach einer Bluttransfusion oder Immunglobulingabe: 3 Monate.

Impfreaktion: Rötung und Schwellung an der Injektionsstelle, leichtes Fieber und Schwellung von Lymphknoten sind möglich, auch ein Exanthem.

Nebenwirkungen: Vorübergehende Arthralgien oder Arthritiden mit Gelenkergüssen (2–4 Wochen nach Impfung) sind bei Kindern selten, ebenso eine vorübergehende periphere Neuritis, die sich vor allem in Parästhesien äußert.

Indikationen: Heute wird die Rötelnimpfung in Kombination mit der Masern- und Mumpsimpfung bei allen Jungen und Mädchen im 2. und 6. Lebensjahr empfohlen, um das Expositionsrisiko für nichtimmune Schwangere herabzusetzen und die Röteln in der gesamten Bevölkerung auszurotten.
Die aktive Impfung wird bei den 11–14jährigen Mädchen wiederholt (mit oder ohne vorherige serologische Testung).

Seronegative Frauen im gebärfähigen Alter werden nur geimpft, wenn sie nicht schwanger sind und in den nächsten 3 Monaten eine Schwangerschaft vermeiden können, da das Impfvirus einen Embryo infizieren könnte. Allerdings wurde eine Rötelnembryopathie durch versehentliche aktive Impfung in der Schwangerschaft bisher nicht beobachtet.

Gegenindikationen: Allgemeine Kontraindikationen (s. Tab. 2), außerdem Gravidität und Neomycinallergie.

Eine **passive Immunisierung** mit Immunglobulin und/oder Röteln-Hyperimmunglobulin (s. Tab. 3) kommt in Frage bei ungeimpften Schwangeren im 1. Trimenon unmittelbar nach einer Rötelnexposition. Bei länger als 5 Tage zurückliegendem Kontakt sollte das Röteln-Hyperimmunglobulin (intramuskulär) mit einem i.v. anwendbaren Standardimmunglobulinpräparat kombiniert werden. Vorher wird Blut zur

Bestimmung des Rötelnantikörpertiters entnommen, da eine frühere latente Infektion bereits zur Immunität geführt haben kann.

6. Grippe-Schutzimpfung

Begründung: Gefährlichkeit einer Erkrankung in bestimmtem Alter (1. Lebensjahr, höheres Lebensalter) und bei bestimmten chronischen Krankheiten.

Impfstoff: Totvakzine (Spalt- oder Subunitvakzine) aus abgetöteten Influenzaviren A und B unter Berücksichtigung der zuletzt gefundenen Wildvirusvarianten. Auffrischimpfung in einjährigem Abstand notwendig (wegen des zeitlich begrenzten Impfschutzes). Schutzrate 40–80%.

Durchführung: 0,5 ml der Totvakzine werden subkutan injiziert, und zwar zur Grundimmunisierung bei Kindern von 3–12 Jahren 2mal im Abstand von 4 Wochen (vor Beginn der kalten Jahreszeit). Bei Adoleszenten und Erwachsenen genügt eine Impfdosis. Nach jeweils einem Jahr kann eine Auffrischimpfung erfolgen. Jüngere Kinder erhalten 2mal 0,25 ml s. c.

Impfreaktion und Nebenwirkungen: Allergische Reaktionen kommen mit den stark gereinigten Impfstoffen kaum noch vor.

Indikationen: Personen mit Herz-, Kreislauf- und chronischen Atemwegserkrankungen sowie generell Personen über 60 Jahre.

Gegenindikationen: Eiallergie, Allergie gegen andere Impfstoffbestandteile, akute Erkrankungen. Schwangere dürfen geimpft werden!

7. Tollwut-Schutzimpfung

Begründung: Erkrankung fast immer tödlich.

Impfstoff: Totvakzine, gewonnen aus Kulturen mit menschlichen Diploidzellen (besser verträglich als frühere Impfstoffe).

Durchführung und Indikationen: Postexpositionell (nach Tierbissen in Tollwutendemiegebieten sowie bei Berührung von infektiösem Material durch offene Wunden oder Hautschrunden) ist mit einer Infektion zu rechnen, und es wird sofort 1 ml der Totvakzine i.m. injiziert.

Diese Impfung wird 3, 7, 14, 30 und 90 Tage später wiederholt. Bei allen Verletzungen, auch Belecken der Schleimhäute durch Wildtiere sowie durch sicher oder verdächtig tollwutkranke Haustiere ist gleichzeitig eine passive Immunisierung angezeigt. Die halbe Gesamtdosis von Tollwut-Hyperimmunglobulin (exakt 20 E/kg, nicht mehr) wird intramuskulär injiziert, während die andere Hälfte um die Wunde herum infiltriert wird, soweit das in der betroffenen Wundregion durchführbar ist. Bei der Wutschutzbehandlung darf die Tetanusprophylaxe nicht versäumt werden.

Eine **präexpositionelle Impfung** ist bei Tierärzten, Jägern, Waldarbeitern, Förstern, Tierpflegern und Landwirten möglich (je 1mal sofort sowie nach 7 und 21 Tagen, Auffrischimpfung nach 1 Jahr).

Kommt es später zur Exposition, erfolgt eine Auffrischimpfung mit 2 Impfdosen (wenn die präexpositionelle Impfung kürzer als 1 Jahr zurückliegt); bei größerem Abstand sind bei Exposition 3 Impfungen erforderlich (sofort sowie nach 3 und 7 Tagen).

Tollwutverdächtig ist jedes Tier, das in einem Tollwutendemiegebiet unprovoziert beißt. Ist ein tollwutverdächtiges Tier verfügbar, soll es tierärztlich untersucht und auf Tollwutsymptome beobachtet werden.

Impfreaktion und Nebenwirkungen: In <5% treten Schmerzen an der Injektionsstelle, auch Rötung oder Schwellung auf; Fieber und Lymphknotenschwellungen sind möglich. Der moderne Gewebekulturimpfstoff auf der Basis humaner diploider Zellstämme ruft fast nie neurale Komplikationen hervor. Nach Gabe von Hyperimmunglobulin können bei sensibilisierten Personen anaphylaktische Reaktionen auftreten (s. bei Masern, S. 663).

Gegenindikationen: Bei postexpositioneller Impfung keine Kontraindikationen (wegen der Lebensgefahr bei Erkrankung). Bei präexpositioneller Impfung akute Krankheiten sowie Allergie gegen Neomycin und Tetracyclin (in der Vakzine enthalten).

8. Hepatitis-B-Schutzimpfung

Begründung: Verhinderung der chronischen Hepatitis und des HBs-Ag-Trägerstatus (mit der Gefahr eines späteren primären Leberzellkarzinoms).

Impfstoff: Gentechnisch hergestellter Impfstoff mit dem Oberflächenantigen (HB_s-Ag) des Hepatitis-B-Virus. Enthält außerdem Thiomersal (zur Konservierung) und Aluminiumhydroxyd (Depotwirkung). Der Impfstoff immunisiert gegen alle vorkommenden Subtypen von HBV. Die Grundimmunisierung (durch 3 Impfdosen) führt in >90% zur Bildung neutralisierender Antikörper. Impferfolg durch Anti-HB_s-Bestimmung im Serum kontrollieren (4 Wochen nach der 3. Impfung)! Eine Auffrischimpfung ist ratsam, wenn das Serum <10 U/l Anti-HB_s enthält (meist 5 Jahre nach der letzten Impfung). Eine Impfung von HB_s-Antigenträgern führt nicht zur Bildung von Anti-HBs und hebt den Trägerstatus nicht auf. Wenn der Impfling zum Zeitpunkt der Impfung bereits infiziert ist, ohne Krankheitserscheinungen zu haben, kann eine Erkrankung nicht immer verhindert werden.

Durchführung: Dreimalige intramuskuläre Injektion des gebrauchsfertig gelieferten Impfstoffes (2. Dosis nach 4 Wochen, 3. Dosis nach ½ Jahr). Dosierung je nach Lebensalter verschieden, bei Dialysepatienten sowie Patienten mit Immunsuppression je 0,04 mg. Nie intravenös injizieren! Bei gleichzeitiger passiver Impfung (s. u.) werden beide Injektionen kontralateral vorgenommen. Nach einer Impfung postnatal und im 1. Lebensmonat soll die 3. Impfung im 6. Lebensmonat unterbleiben, wenn ein von der Mutter angestecktes Kind trotz Impfung HB_s-Ag-positiv geworden ist.

Impfreaktion: Teilweise kommen lokale Reizungen an der Impfstelle und kurzdauerndes leichtes Fieber vor, selten Allgemeinerscheinungen, wie Übelkeit, Kopfschmerzen, Schwindel, Muskel- und Gelenkschmerzen. Ernste Nebenwirkungen wurden bisher nicht beobachtet.

Indikationen: Personen, die im Serum kein Anti-HB_c und kein Anti-HB_s haben, sollen geimpft werden, in erster Linie gefährdete Berufe (Ärzte, besonders Zahnärzte, Krankenpflegepersonal, Laboranten, die mit Patientenblut umgehen), außerdem Dialysepatienten und Patienten, die häufig Bluttransfusionen oder Gerinnungspräparate benötigen (z. B. Hämophiliekranke), Neugeborene von HB_s-positiven Müttern, Familienmitglieder von Hepatitis-B-Kranken oder HB_s-Antigenträgern sowie Personen, die sich längere Zeit in Endemiegebieten (vor allem in tropischen und subtropischen Ländern) aufhalten, auch Risikogruppen (Prostituierte, Homosexuelle, Drogenabhängige).

Kontraindikation: Überempfindlichkeit gegen Impfstoffbestandteile.

Zur **passiven Immunisierung** steht Hepatitis-B-Hyperimmunglobulin zur Verfügung, das bei vorher nicht immunen Personen zusammen mit einer aktiven Impfung (als Simultanimpfung) indiziert ist nach einer Exposition
▶ durch HB_s-Ag-positives Material bei Verletzungen (Nadelstich, Schnitt) oder bei Kontakt mit Schleimhäuten;
▶ bei Neugeborenen in der 1. Lebenswoche, wenn die Mutter im 2. oder 3. Trimenon der Schwangerschaft an Hepatitis B erkrankt war oder HB_s-Ag-positiv ist;
▶ durch Transfusionen von Blut oder Blutbestandteilen, wenn HB_s-Ag durch empfindliche Testmethoden nicht ausgeschlossen werden konnte.

Gegenindikationen für die Gabe von Hyperimmunglobulin sind Überempfindlichkeit gegen homologe Immunglobuline. Als Nebenwirkungen sind beschrieben lokale Reizerscheinungen an der Injektionsstelle und kurzdauerndes Fieber. Dosierung: mindestens 0,06 ml/kg KG i.m. (bei i.v. Präparat andere Dosierung) so schnell wie möglich nach Exposition (bei Neugeborenen möglichst in den ersten 12 Lebensstunden). Wiederholung nach 4 Wochen nur, wenn nicht gleichzeitig aktiv geimpft worden ist. Bei massiver Infektion, wie Transfusion einer HB_s-Ag-haltigen Blutkonserve, ist mindestens die doppelte Dosis zu verabreichen. Nach Exposition sollte das Ergebnis serologischer Untersuchungen nicht abgewartet werden. Vor der Gabe ist jedoch Blut zur Antikörperbestimmung abzunehmen, da bei bereits vorhandener Immunität (Nachweis von Anti-HB_s und Anti-HB_c) auf weitere Gaben von Hyperimmunglobulin verzichtet werden kann.

Eine **passive Immunisierung zur Hepatitis-A-Prophylaxe** wird vor Reisen in südeuropäische, afrikanische, mittel- und südamerikanische Länder empfohlen.

Erwachsene erhalten 5 ml, Kinder bis zu 4 Jahren 2 ml eines 16%igen menschlichen Standardimmunglobulins (intramuskulär). Neuerdings ist auch eine **aktive Impfung** mit einer Totvakzine möglich (2 Injektionen im Abstand von 4 Wochen, eine 3. Injektion 6–12 Monate nach 2. Impfung).

9. Varizellenschutzimpfung

Begründung: Schwerer Krankheitsverlauf bei immunsupprimierten Patienten.

Impfstoff: Lebendvakzine mit abgeschwächten Impfviren (OKA-Stamm). Durch die Impfung wird eine humorale und zelluläre Immunität erzeugt (Serokonversionsrate >90%). Die Dauer des Impfschutzes ist nicht genau bekannt. Eine Übertragung der Impfviren von Geimpften auf Nichtgeimpfte ist möglich (besonders wenn Hauteffloreszenzen auftreten).

Durchführung: Einmalige subkutane Injektion von 0,5 ml des resuspendierten lyophilisierten Impfstoffes. Mindestabstand nach einer Bluttransfusion oder Immunglobulingabe: 3 Monate.

Impfreaktion: Rötung und Schwellung an der Injektionsstelle, leichtes Fieber, in 25% auch ein Varizellen-ähnliches Exanthem (kurzdauernd). Spätere Erkrankungen an Herpes zoster nicht häufiger und nicht schwerer als bei Ungeimpften. Bei Impfung in vollständiger Remission sind keine negativen Auswirkungen auf eine bestehende Leukämie oder Malignomerkrankung zu befürchten.

Nebenwirkungen schwerer Art wurden bisher nicht festgestellt. Varizellenerkrankungen trotz vorangegangener aktiver Impfung sind möglich.

Mögliche Indikation: Seronegative Personen mit akuter Leukämie oder einer anderen Malignomerkrankung, die sich nach der Einleitungstherapie seit mindestens 6 Monaten in vollständiger Remission befinden.

Die Erhaltungschemotherapie soll 1 Woche vor und 1 Woche nach der Impfung unterbrochen werden. Bei der Impfung von onkologischen Patienten sollen die Gesamtlymphozytenzahl mindestens 1200/µl und Hauthypersensibilitätsteste vom verzögerten Typ (z. B. mit Multitest Mérieux) positiv sein (Nachweis der zellulären Immunkompetenz).

Kontraindikationen: Akute fieberhafte Krankheiten, Gravidität, Neomycinallergie. Keine Impfung von Patienten mit Malignomleiden in der Anfangsphase der Chemotherapie und unter Strahlentherapie sowie Lymphozytenzahlen im Blut unter 1200/µl und negative Hauthypersensibilitätsteste.

Eine **passive Immunisierung** ist möglich mit Standardimmunglobulin, besser mit Varizellen-Hyperimmunglobulin (s. Tab. 3, s. S. 662). Dieses wirkt am besten präexpositionell und nach der Exposition nur, wenn es in den ersten 72 Stunden gegeben wird. Bei immunsupprimierten Patienten ist eine höhere Dosierung notwendig. Bei hochgradig gefährdeten Patienten (z. B. unmittelbar nach Knochenmarktransplantation) ist nach Ansteckung die zusätzliche Gabe von Acyclovir ratsam. Bei Leukämiepatienten wird eine Dauerprophylaxe mit Varizellen-Hyperimmunglobulin empfohlen (Verabreichung in 4wöchigen Abständen). Neugeborene, deren Mütter 7 Tage vor bis zu 2 Tagen nach der Entbindung an Varizellen erkranken, sollten sofort Varizellen-Hyperimmunglobulin (1 ml/kg) und Acyclovir erhalten.

10. Diphtherie-Schutzimpfung

Begründung: Gefährlichkeit einer Erkrankung.

Impfstoff: Mit Formalin entgiftetes Toxin von Diphtheriebakterien (Toxoid). Schutzdauer im Kindesalter etwa 5 Jahre, später länger.

Durchführung und Indikationen: Grundimmunisierung im 1. Lebensjahr (s. Tab. 1). Auffrischimpfung nach Jahresfrist und ab 6. Lebensjahr, später alle 10 Jahre. Auffrischimpfungen nur mit Erwachsenenimpfstoff (niedrigere Impfdosis). Bei der Grundimmunisierung Kombination mit der Tetanus-, Pertussis-, Haemophilus- und Poliomyelitisimpfung ratsam.

Impfreaktion: Bei Wiederholung eventuell Fieber und allergisches Infiltrat. Bei Kindern im allgemeinen keine Nebenwirkungen. Bei Erwachsenen können heftige Lokal- und Allgemeinreaktionen auftreten, selten auch schwerwiegende Komplikationen, wie Koagulopathien, Nierenschädigungen, zentrale und periphere Läsionen des Nervensystems.

Indikationen: Alle Kinder im 1. Lebensjahr, außerdem Auffrischimpfungen: s. o.

Gegenindikationen: Akute Krankheiten und Dauermedikation mit immunsuppressiven Substanzen.

Passive Immunisierung zur Prophylaxe (nach Exposition von Ungeimpften) mit tierischem Diphtherieantitoxin vom Pferd (3000 E intramuskulär). Zur Therapie ebenfalls tierisches Antiserum verwenden! Wenn früher bereits Serum der gleichen Tierart gegeben worden ist, muß Serum einer anderen Tierart verwendet werden. In jedem Fall Vorproben durchführen: entweder Intrakutantest (nach intrakutaner Injektion von 0,1 ml 1:100 verdünntem antitoxischen Serum darf in 20 Min. keine Quaddel auftreten) oder Konjunktivaltest (nach Einträufeln von 1 Tropfen 1:10 verdünntem antitoxischen Serum in den Konjunktivalsack darf in 20 Min. keine Rötung oder Schwellung entstehen). Danach erst Seruminjektion (Intubationsbesteck, Noradrenalin und Prednison müssen für den Fall eines anaphylaktischen Schocks bereitliegen). Bei angesteckten Personen gibt man außerdem ein Penicillinpräparat.

11. Tetanus-Schutzimpfung

Begründung: Gefährlichkeit einer Erkrankung.

Impfstoff: Mit Formalin entgiftetes Toxin von Tetanusbazillen (Toxoid). Schutzdauer der aktiven Impfung (nach Grundimmunisierung) etwa 10 Jahre. Bei überstandener Tetanuserkrankung reicht die gebildete Toxinmenge nicht aus, um lebenslang gegen Tetanus zu immunisieren (daher bei Erkrankungsende in jedem Fall aktiv impfen).

Indikationen: Bei allen Kindern Grundimmunisierung (meist als Kombinationsimpfung) im 1. Lebensjahr (s. Tab. 1) und Auffrischimpfung im 2. und ab 6. Lebensjahr, dann alle 10 Jahre.

Impfreaktion und Nebenwirkungen: Bei Wiederholung eventuell Fieber und allergisches Infiltrat. Selten allgemeine hyperergische Reaktionen (z. B. Exanthem).

Gegenindikationen: Akute Krankheiten und Dauermedikation mit immunsuppressiven Substanzen.

Passive Immunisierung mit Tetanus-Hyperimmunglobulin im Verletzungsfall abhängig von Zahl und zeitlichem Abstand vorangegangener aktiver Impfungen. Die Dosis des Hyperimmunglobulins ist für Kinder und Erwachsene gleich (250–500 E). Bei vorangegangener vollständiger Grundimmunisierung genügt eine einzige aktive Auffrischimpfung. Wenn die Grundimmunisierung unvollständig war, werden mehrere aktive Auffrischimpfungen vorgenommen. Bei erhöhtem Risiko (Wundversorgung erst >24 Stunden nach der Verletzung) erfolgt immer eine Simultanimpfung (aktiv und passiv).

12. Tuberkulose-Schutzimpfung

Begründung: Gefahr des Fortschreitens einer Primärtuberkulose (Übergang in Miliar-Tbc und Meningitis-Tbc.)

Impfstoff: Abgeschwächte Rindertuberkelbakterien (BCG) als Lebendvakzine. Impfschutz 5 (–10) Jahre.

Durchführung: 0,1 ml der BCG-Vakzine, bei Neugeborenen 0,05 ml streng intrakutan injizieren (am linken Oberschenkel).

Impfreaktion: Bildung eines Knötchens, später einer Narbe, Positivwerden der Tuberkulinproben. Geimpfte Neugeborene reagieren oft erst nach 4–6 Monaten auf Tuberkulin positiv.

Nebenwirkungen: Stärkere Ulzeration der Impfstelle, Lymphadenitis inguinalis (evtl. mit Einschmelzung) und – extrem selten – BCG-Osteomyelitis sowie bei vorher nicht erkanntem Immundefekt auch Generalisierung mit oft tödlichem Ausgang. Eine tuberkulostatische Behandlung mit Isoniazid (INH) (8 mg/kg/die für mindestens 4–6 Wochen) ist ratsam, wenn das Ulkus an der Impfstelle größer als 1 cm und die regionäre Lymphknotenschwellung größer als eine Mandel ist. Bei Lymphknotenabszedierung ist eine chirurgische Behandlung indiziert.

Indikationen: Besondere Gefährdung (Neugeborene und ältere Kinder in Tuberkulosebelastetem Milieu, Ärzte und Krankenschwestern, die noch tuberkulinnegativ sind, längerer Auslandsaufenthalt).

Frühgeborene impft man erst nach Erreichen eines Gewichtes von mindestens 2,5 kg. In den ersten 6 Lebenswochen kann ohne vorherige Tuberkulintestung geimpft werden, danach nur bei sicherem Ausschluß einer bereits vorhandenen Tuberkulinallergie (mit 10 und 100 E gereinigtem Tuberkulin testen). Wenn mit 14 Jahren nach früherer BCG-Impfung die Tuberkulinproben negativ geworden sind, kann bei erhöhter Gefährdung eine erneute Impfung stattfinden. Der Impferfolg soll frühestens nach 3 Monaten durch eine Tuberkulinprobe kontrolliert werden.

Gegenindikationen: Allgemeine Kontraindikationen (s. Tab. 2), besonders angeborene oder erworbene Immundefekte und schon vorhandene Tuberkulinallergie.

13. Pertussis-Schutzimpfung

Begründung: Verhinderung tödlicher Erkrankungen (im 1. Lebensjahr) und einer Hirnschädigung durch Enzephalopathie.

Impfstoff: Totvakzine, hergestellt aus abgetöteten Keuchhustenbakterien (Ganzkeimvakzine als Kombinationsimpfstoff zusammen mit Diphtherie- und Tetanus-Toxoid) oder als azellulärer Einzelimpfstoff erhältlich. Impfschutz 3–5 Jahre (Verhinderung oder Abschwächung der Erkrankung in 80–90%).

Durchführung: Grundimmunisierung durch 3malige intramuskuläre Impfung im Abstand von 4–6 Wochen mit Kombinationsimpfstoff (DPT) ab 3. Lebensmonat (vorher strenge Expositionsprophylaxe). Die Pertussisimpfung sollte möglichst bis Ende des 1. Lebensjahres begonnen werden. Auffrischimpfung nach 1 Jahr bevorzugt mit dem azellulären Einzelimpfstoff (ggf. mit dem Diphtherie-Tetanusimpfstoff kontralateral). Bei Fieber über 38,5 °C Paracetamol geben (zur Fieberkrampfprophylaxe). Bei Unverträglichkeitserscheinungen Impfserie abbrechen!

Nebenwirkungen: Nicht selten Krampfanfall 6–48 (–72) Stunden nach Impfung (bei hohem Fieber). Auch Unruhe, anhaltendes Schreien und Kreislaufkollaps sind möglich. Bleibende neurologische Schäden haben eine Häufigkeit von 1 : 300 000. Sollte nach der Impfung ein Krampfanfall aufgetreten sein, darf die Pertussisimpfung nicht fortgesetzt werden. Das gilt auch für andere Nebenwirkungen (Fieber über 40,5 °C, anhaltendes Schreien über 3–4 Stunden, Kollaps oder Bewußtseinsstörung). Bei vorheriger Diphtherie-Pertussis-Tetanus-Impfung nimmt man bei weiteren Impfungen die Pertussiskomponente heraus.

Indikationen: In der Bundesrepublik Deutschland wieder generell empfohlen (Kontraindikationen beachten!). Zur sog. Nachholimpfung von Kindern von 1¼–6 Jahren, die noch nicht gegen Pertussis geimpft sind, darf nur der azelluläre Einzelimpfstoff verwendet werden.

Gegenindikationen: Zerebrale Vorkrankheiten, Kinder ab 7. Jahr.

Passive Immunisierung mit Pertussis-Hyperimmunglobulin unwirksam. Nach Exposition ist bei jüngeren Kindern und bei besonderer Gefährdung eine Prophylaxe mit Erythromycin oder Clarithromycin möglich (für die Dauer der Exposition, mindestens 10 Tage).

14. Pneumokokken-Schutzimpfung

Begründung: Erhöhte Morbidität und Letalität an Pneumokokkeninfektionen bei Splenektomierten und Patienten mit Sichelzellanämie.

Impfstoff: Sterile Lösung aus Kapselpolysacchariden von Pneumokokken (23 Serotypen). Als Konservierungsmittel ist Phenol zugesetzt. Ein Schutz tritt bei >90% der Geimpften gegen die im Impfstoff enthaltenen Serotypen für die Dauer von 2–5 Jahren ein. Bei Impfung während immunsuppressiver Therapie kann der Impferfolg ausbleiben.

Durchführung: Einmalige subkutane oder intramuskuläre Injektion von 0,5 ml Impfstoff. Da bei Kindern unter 2 Jahren die Immunantwort unbefriedigend sein kann, wird ab 7. Lebensmonat (bis 2. Lebensjahr) die 2malige Impfung mit jeweils 0,25 ml im Abstand von 6 Monaten angeraten. Auffrischimpfungen dürfen frühestens nach 5 Jahren stattfinden.

Nebenwirkungen: In den ersten 24–48 Stunden können leichtes Fieber und eine Lokalreaktion, wie Rötung und Schwellung, auftreten. Stärkere Lokalreaktion und anaphylaktische Reaktionen sind selten. Eine Wiederimpfung vor Ablauf von 5 Jahren kann zu schweren Reaktionen führen.

Indikationen: Sichelzellanämie, Splenektomie, Asplenie.

Gegenindikationen: Chronisch-eitrige Erkrankungen sowie Pneumokokkeninfektionen oder -impfungen in den letzten 5 Jahren. Kinder im 1. Lebenshalbjahr.

15. Haemophilus-Schutzimpfung

Begründung: Häufigkeit und Gefährlichkeit von Haemophilus-bedingten Organinfektionen (Meningitis, Osteomyelitis, Epiglottitis, Pneumonie, Otitis media), auch der Haemophilus-Sepsis bei jüngeren Kindern sowie Verhinderung von Dauerschäden.

Impfstoff: Totimpfstoff (Konjugatimpfstoff), der das gereinigte Kapselpolysaccharid von Haemophilus influenzae Typ b enthält, außerdem eine kleine Menge Diphtherie-Toxoid (zur Stimulation der Antikörperbildung), meist auch Thiomersal (zur Impfstoffkonservierung). Die Konjugation des Kapselpolysaccharids an einen Proteinträger (das Diphtherie-Toxoid) verstärkt die Antikörperbildung gegen das Kohlenhydrat und schützt damit auch Kinder vor dem 18. Lebensmonat, die gegen Haemophilus influenzae schwerer immunisierbar sind, vor einer invasiven Haemophilus-influenzae-Typ-b-Infektion. Die in >90% gebildeten Antikörper gegen das Kapselpolysaccharid von Haemophilus influenzae Typ b haben eine Komplement-vermittelte bakterizide Wirkung, führen zu einer Oposonierung der Erreger und wirken protektiv. Gegen die weniger gefährlichen Haemophilusbakterien, die nicht zum Typ b gehören, tritt kein Impfschutz auf. Die alleinige Impfung mit dem Diphtherie-Toxoid-haltigen

Konjugatimpfstoff gegen Haemophilus influenzae schützt nicht gegen Diphtherie.

Im Handel befindet sich ein anderer (von der Firma MSD hergestellter) Konjugatimpfstoff, der als Zusatz anstelle von Diphtherie-Toxoid einen Proteinkomplex der äußeren Membran von Meningokokken enthält (zur Verstärkung der Immunisierung gegen Haemophilus influenzae besonders im 1. Lebensjahr).

Durchführung: Zweimalige intramuskuläre Injektion von je 0,5 ml im Abstand von 2 Monaten (bei Kindern im Alter von 2–11 Monaten). Die Impfung kann mit der Diphtherie-Tetanus-Pertussis-Impfung kombiniert werden. Auffrischimpfung im 2. Lebensjahr (bei Erstimpfung im 1. Lebensjahr). Nachholimpfung (einmalig) im 2.–5. Lebensjahr, wenn die Impfung im 1. Lebensjahr versäumt worden ist (keine Auffrischimpfung nötig).

Nebenwirkungen: Manchmal tritt eine leichte entzündliche Reaktion an der Impfstelle auf, selten Fieber, Exanthem, Urtikaria.

Indikationen: Kinder ab 3. Lebensmonat, besonders Kinder mit Asplenie oder vor bzw. nach einer Splenektomie.

Kontraindikationen: Chronisch-eitrige Erkrankungen, bekannte Überempfindlichkeit gegen Impfstoffbestandteile, als inkubiert anzusehende Personen.

16. Impfungen bei Reisen in bestimmte Länder

Je nach Gefährdung im Besuchsland kommen folgende Impfungen in Frage:
- **Gelbfieber**-Impfung mit Lebendvakzine (abgeschwächte Gelbfieberviren) durch intrakutane Injektion von 0,1 ml. Gute Verträglichkeit. Schutzdauer mindestens 10 Jahre. Gegenindikationen: 1. Lebensjahr, Allergie gegen Hühnereiweiß, allgemeine Kontraindikationen (s. Tab. 2), auch Gravidität.
- **Cholera**-Impfung mit Totvakzine (abgetötete Choleravibrionen) durch subkutane Injektion von 0,5 ml (1. Impfung). Wiederholung nach 1–2 Wochen (mit 1,0 ml). Bei Kindern von 1–10 Jahren ½ der Erwachsenendosis. Im allgemeinen gut verträglich (bis auf Fieber).
- **Typhus**-Schutzimpfung mit Typhus-Oral-Lebendimpfstoff (Typhoral L): Er enthält apathogene Typhusbakterien, die trotz Änderung der Zellwand-Biosynthese ihre Immunogenität nicht verloren haben. Als seltene Nebenwirkung treten leichte Magen-Darm-Beschwerden auf. Unabhängig vom Alter gibt man 3mal im Abstand von 2 Tagen eine Kapsel. In den ersten 3 Lebensmonaten kontraindiziert.
- **Meningokokken**-Schutzimpfung mit Totvakzine (Meningokokken-Polysaccharid A + C Impfstoff): 0,5 ml subkutan injizieren. Bei Kindern unter 2 Jahren schwach wirksam.

Hepatits-A-Prophylaxe mit Immunglobulin (s. Tab. 3), neuerdings auch mit Totvakzine (Smithkline) möglich (Grundimmunisierung mit 2 Impfungen im Abstand von 2–4 Wochen, Auffrischungsimpfung nach 6–12 Monaten). Eine **Hepatitis-B-Prophylaxe** mit Totvakzine wird vor Reisen in Hepatitis-B-Endemiegebiete empfohlen.
- Auffrischimpfung gegen **Poliomyelitis** (Schluckimpfung s. o.).
- **Japan-B-Enzephalitis**-Impfung.
- **Frühsommermeningoenzephalitis**-(FSME-) Impfung bei Reisen in Endemiegebiete (auch in Europa) mit Totvakzine durch 3malige i. m. Injektion von 0,5 ml (ab 2. Lebensjahr). Nebenwirkungen: neurologische Reaktionen (selten).

Die vor einer Abreise notwendigen Impfungen müssen in richtigem Zeitabstand stattfinden. Daher ist rechtzeitig mit dem vorgesehenen Impfprogramm zu beginnen.

XXI. Bildgebende Diagnostik

J. Tröger und C. Simon

Die große Gruppe der überwiegend oder ausschließlich im Kindesalter auftretenden Krankheiten, die entwicklungsbedingten Änderungen von Größe und Form der Organe mit ihren zahlreichen Normvarianten und die krankhaften Störungen der Organentwicklung erfordern spezielle Kenntnisse auf dem Gebiet der bildgebenden Untersuchungsverfahren der Kinderradiologie.

Jeder Arzt, der Kinder behandelt, sollte bestimmte Grundkenntnisse über Strahlenschutz, Untersuchungstechniken, Reihenfolge und Auswahl der einzelnen Untersuchungsmethoden sowie Besonderheiten der Röntgendiagnostik bei Kindern besitzen.

Strahlenschutz

Welche Dosis einer ionisierenden Strahlung (z. B. Röntgenstrahlen) bereits die Keimzellen oder Körperzellen des Menschen schädigt und welche Konsequenz eine solche Schädigung hat, ist noch weitgehend unbekannt. Die Risikoabschätzung wird auch dadurch erschwert, daß es ohne Frage Wiederherstellungsmechanismen (repair-effects) gibt, die einen DNS-Schaden beseitigen können. Grundsätzlich muß damit gerechnet werden, daß ein Genschaden an die nächste Generation weitergegeben werden kann und sich in der nächstfolgenden oder einer späteren Generation auswirkt. Außer der Strahlenbelastung durch die gerade durchgeführte radiologische Untersuchung hat das Kind eine nicht geringe Gesamtstrahlenbelastung aus dem medizinischen und nichtmedizinischen Bereich im Laufe des weiteren Lebens zu erwarten. Da sich teilende Zellen gegenüber ionisierenden Strahlen eine größere Empfindlichkeit haben, sind Kinder mit der hohen Mitoserate ihrer Gewebe stärker gefährdet. Außerdem ist zu berücksichtigen, daß auch bei gonadenfernen Röntgenaufnahmen wegen der geringen Dimension des kindlichen Körpers mit einer relativ hohen Gonadendosis zu rechnen ist. Eine Strahlenschädigung der Körperzellen begünstigt die Entstehung von Malignomen und hämatologischen Systemerkrankungen. Aus diesen Gründen ist jede strahlenbelastende Untersuchung sorgfältig zu überlegen.

Besonders streng ist die Indikation für Röntgenuntersuchungen zu stellen, bei denen die Gonaden im Strahlengang liegen (z. B. bei rektalem Kontrasteinlauf, Miktionszystourethrographie, Röntgenaufnahmen von Lendenwirbelsäule, Kreuzbein und Becken bei Mädchen).

Diese Untersuchungen stellen einen hohen Anteil an der genetisch wirksamen Dosis (s. Abb. 1).

Für jede mit einer Strahlenbelastung verbundene Untersuchung muß der Radiologe die Fragestellung des Pädiaters genau kennen, um zu entscheiden, welche Untersuchungsmethode anzuwenden ist und die bestmögliche Aussage bei geringster Strahlenbelastung erlaubt. Ein Gonadenschutz ist bei jeder Röntgenuntersuchung eines Kindes erforderlich. Nur wenn durch den

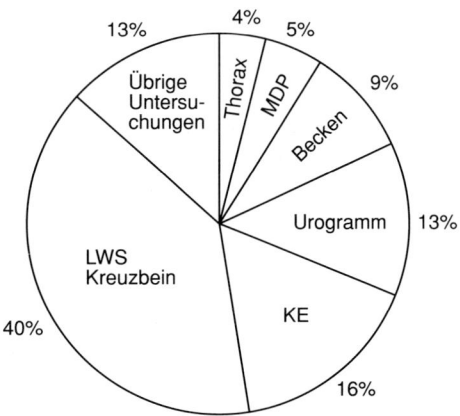

Abb. 1. Anteil der wichtigsten Röntgenuntersuchungen an der genetisch wirksamen Strahlenbelastung (nach Penfil und Brown). MDP = Magen-Darm-Passage, KE = Kontrasteinlauf.

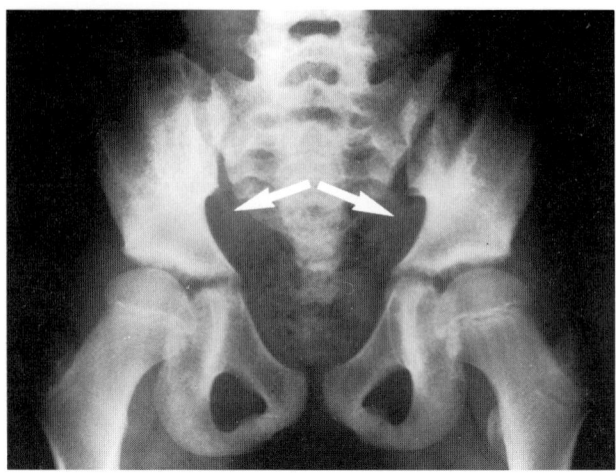

Abb. 2. Lage der Ovarien. Dieser Bereich muß, falls ein Gonadenschutz angelegt werden soll, großzügig abgedeckt werden.

Gonadenschutz die zu untersuchende Körperregion überdeckt würde, darf auf ihn verzichtet werden. Bei der Anlage des Gonadenschutzes ist darauf zu achten, daß die Ovarien beim Säugling weiter kranial liegen und erst beim 2jährigen Mädchen ihre endgültige Position erreichen (Abb. 2). Die Ovarien bleiben in den ersten Lebensjahren sehr beweglich, und die Bleiabdeckung muß möglichst weit nach kranial erfolgen. Die abzubildende Körperregion muß immer scharf eingeblendet werden. Außerhalb des Strahlenfeldes gelegene Körperareale werden zusätzlich mit Bleitüchern abgedeckt oder besser eingewickelt. Wegen der geringeren Strahlenbelastung sind möglichst Stativaufnahmen statt Aufnahmen unter Durchleuchtung anzufertigen.

Untersuchungstechnik

Besonders in der Kinderradiologie müssen die technischen Voraussetzungen optimal sein. Durch Einsatz hochleistungsfähiger Röhren konnten die Belichtungszeiten verkürzt werden, so daß die Anzahl von bewegungsunscharfen Aufnahmen stark reduziert wurde. Neben der obligaten Bildverstärkerkette sollte die Mittelformattechnik (Kamera) eingesetzt werden. Dabei läßt sich die Strahlenbelastung gegenüber der Kassettenaufnahme verringern, und Bewegungsabläufe (2 oder 6 Bilder pro Sek.) können besser dokumentiert werden. Die Verwendung von Folien mit seltenen Erden bedeutet eine weitere Reduktion der Strahlenbelastung. Durch Magnetbandaufzeichnung des Fernsehdurchleuchtungsbildes läßt sich die Durchleuchtungszeit verkürzen, da hierdurch unklare Befunde beliebig oft studiert werden können. Die digitale Radiographie hat in einigen Bereichen Dosisreduktionen ermöglicht; weitere Verbesserungen sind zu erwarten.

Einige Röntgenuntersuchungen bedürfen einer speziellen Vorbereitung. Z. B. sollten Säuglinge zu einer Thoraxaufnahme mit leerem Magen kommen, da ein gefüllter Magen den linken Zwerchfellschenkel nach kranial verlagert, das Herz dadurch vergrößert wirkt und die Lungenstrukturen dichter erscheinen. Für den rektalen Kontrasteinlauf unter der Fragestellung eines Tumors muß der Dickdarm weitestgehend entleert sein, damit die Strukturen der Darmwand beurteilt werden können. Im Gegensatz dazu sollte bei der Frage nach einem Morbus Hirschsprung der Darm vorher nicht gereinigt werden. Werden diese Voraussetzungen nicht erfüllt, verschlechtert sich die Aussagekraft einer Röntgenuntersuchung, und die Anzahl der Aufnahmen sowie die Durchleuchtungszeiten nehmen zu. Nicht adäquat vorbereitete Kinder dürfen nur in Notfällen röntgenologisch untersucht werden.

Da Säuglinge und Kleinkinder bei der Röntgenuntersuchung oft unruhig sind, müssen sie durch Hilfsmittel ruhiggestellt werden. Aus Gründen des Strahlenschutzes dürfen Mitarbeiter der Röntgenabteilung nie und Pflegepersonen nur in Ausnahmefällen die Kinder bei der Röntgenuntersuchung halten. Geeignete Fixierungsmittel sind Gurte aus Plastik, Stative zur Kopffixierung und die Cellonhülle Babix. Außerdem können Sandsäcke, Schaumgummikissen oder Stoff- und

Plastikbänder verwendet werden. Zum Strahlenschutz gehört auch die Beschaffung und Verwendung von Röntgenaufnahmen (oder Kopien), die vorher bereits an anderer Stelle angefertigt worden sind.

Für Röntgenuntersuchungen mit intravenöser **Kontrastmittelgabe** (z.B. Urographie, Angiographie und Computertomographie) dürfen in der Pädiatrie nur noch die niederosmolalen, nichtionischen Kontrastmittel verwendet werden.

Durch die Senkung der Osmolalität sind die früher gelegentlich bei Säuglingen und Kleinkindern aufgetretenen Komplikationen (z. B. Lungenödem, Herzversagen, intrakranielle Blutungen, Krampfanfall nach Kalziumabfall) wesentlich seltener geworden. Außerdem haben diese neuen, nichtionischen Kontrastmittel weniger Nebenwirkungen aus dem allergisch-hyperergischen Formenkreis.

Durch die Weiterentwicklung der Ultraschallgeräte hat sich die **Sonographie** (Ultraschalluntersuchung) in der Pädiatrie schnell durchgesetzt.

Sie ist nicht invasiv und bedeutet keine Strahlenbelastung. Es treten bei den in der Medizin verwendeten Frequenzen keine Chromosomenbrüche auf. Trotz jahrelangem, häufigen Einsatz der Ultraschalluntersuchung in der geburtshilflichen Diagnostik sind keinerlei Schäden festgestellt worden. Damit ist die Untersuchung beliebig oft wiederholbar. Bevor ein Kind geröntgt wird, sollte stets überprüft werden, ob die gleiche Aussage nicht auch durch die Ultraschalluntersuchung erreicht werden kann.

In der pädiatrischen Diagnostik kommen überwiegend Impulsschallverfahren zur Anwendung. Ein Kristall wird durch ein elektrisches Feld in Schwingung versetzt und erzeugt hochfrequente Schallwellen. Der Ultraschall wird an Weichteilgrenzen verschiedener Dichte unterschiedlich reflektiert. Die Echos werden in der Sendepause vom Sender wieder aufgenommen. Die Bilddar-

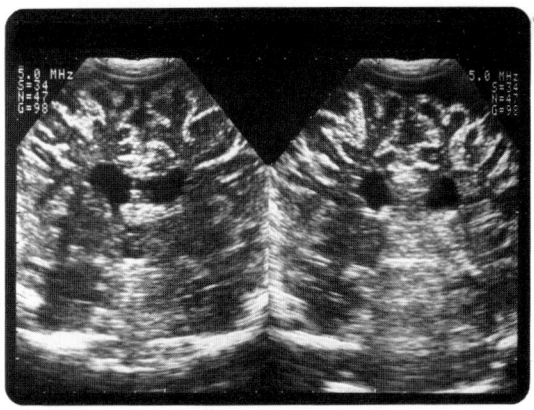

a)

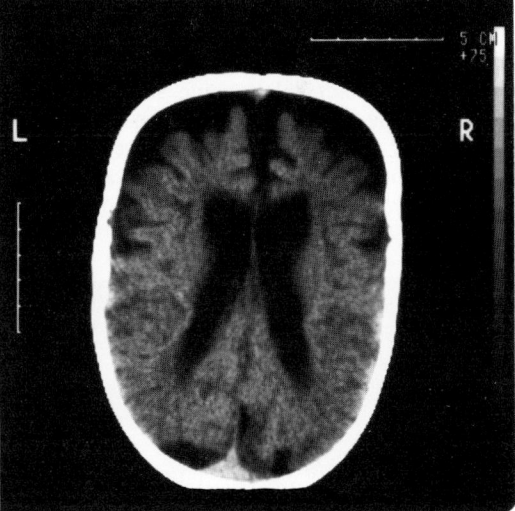

b)
Abb. 4. Hydrocephalus internus und externus (Hirnatrophie).
a) Entrundete, etwas weite Seitenventrikel. Weite äußere Liquorräume. Untersuchung durch die große Fontanelle.
b) CT mit Darstellung der äußeren und inneren Liquorräume (heute ist das CT durch die Sonographie im 1. Lebensjahr verdrängt worden).

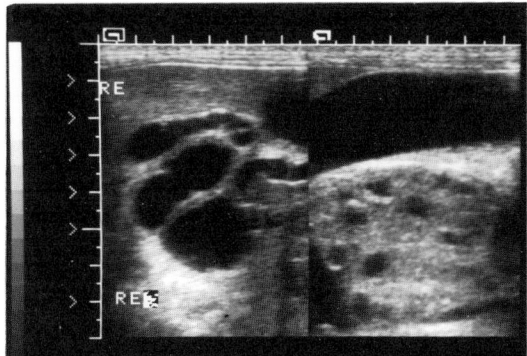

Abb. 3. Rhabdomyosarkom des Ductus choledochus. Ventraler Oberbauchquerschnitt rechts. Tumor mit echoreichen (soliden) und wenigen echofreien Arealen. Dilatation des geschlängelten Ductus choledochus. Weite Gallenblase über dem Tumor.

674 XXI. Bildgebende Diagnostik

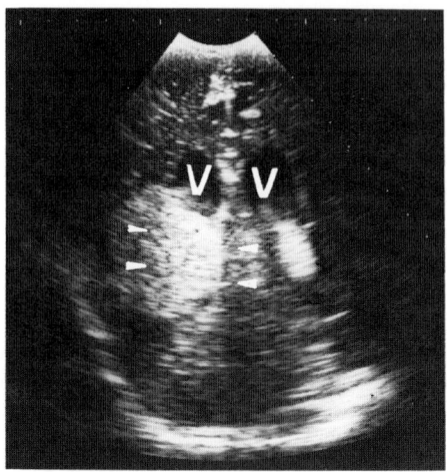
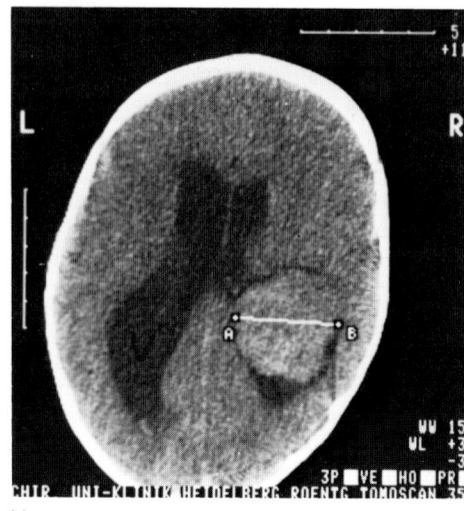

Abb. 5. Plexuspapillokarzinom rechts.
a) Sonogramm: Aufweitung der Seitenventrikel (V). Echoreicher Tumor (Pfeile).
b) Computertomogramm mit Größenmessung des Tumors. 10 Monate alter Junge.

stellung kann als Amplitudenbild (A-Bild) oder als B-Bild (Brightness = Helligkeit) erfolgen. Heute benutzt man vor allem das schnelle B-Bild, da hierbei eine Bewegung des Kindes weniger stört und größen- und formgetreue hintereinanderliegende Schnitte erhalten werden (Abb. 3).

Beim Säugling kann durch eine noch offene Fontanelle, noch offene Nähte oder durch eine sehr zarte Schädelkalotte eine sonographische Untersuchung des Gehirns erfolgen. Die Aussagekraft der **Schädelsonographie** ist der eines Computertomogramms bei vielen Fragestellungen gleichwertig. So können die liquorgefüllten Hirnkammern in ihrer Größe, Lage und Form beurteilt werden (Abb. 4). Es lassen sich intrazerebrale Blutungen, subependymale Blutungen und Blutungen in die Seitenventrikel erkennen.

Ebenso sind Tumoren nachweisbar (Abb. 5). Flüssigkeitsansammlungen zwischen der Schädelkalotte und der Hirnrinde (z. B. Liquor bei Hydrocephalus externus oder subdurales Hämatom) sind nachweisbar. In der Orbita können Fremdkörper (auch wenn sie röntgenologisch nicht darstellbar sind), Tumoren sowie Netzhautablösungen sonographisch dargestellt werden.

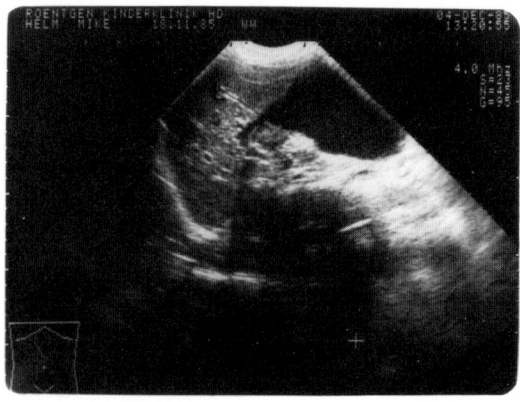
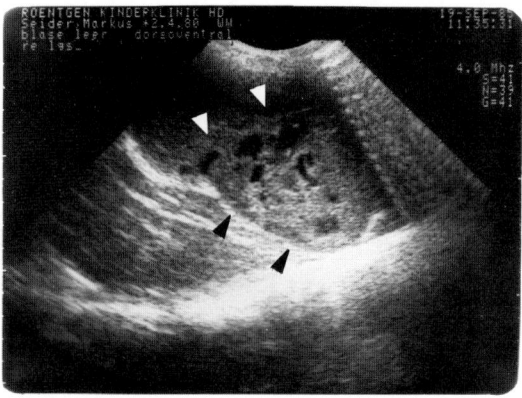

Abb. 6. a) Echinokokkuszyste: Echofreier (flüssigkeitsgefüllter) Hohlraum am Unterrand der Leber (L).
b) Wilms-Tumor: Echoreicher (solider) Tumor (Pfeile) im rechten Nierenlager. Mehrere Nekrosehöhlen (echofrei).

Bei Mediastinaltumoren sind Aussagen über Lage, Größe und innere Beschaffenheit (solide oder zystisch) möglich. Pleuraergüsse und die röntgenologisch schwer zu identifizierenden Perikardergüsse sind sicher erkennbar. Da die Schallwellen an der Lungengrenze (Luft) vollständig reflektiert werden, ist eine Lungendiagnostik nur bei oberflächennahen Prozessen (keine Luft zwischen Schallkopf und untersuchtem Bezirk) möglich.

Durch die Bestimmung der Größe der einzelnen Herzhöhlen und der großen Gefäße sowie die Analyse der Bewegungsvorgänge des Herzmuskels, der Klappen und der großen Gefäße sowie durch die Analyse des Blutflusses in diesen Gefäßen ist die **Echokardiographie** heute unentbehrlich.

Bei Verdacht auf eine abdominelle Raumforderung wird zuerst die Sonographie durchgeführt. Dabei werden Größe, Lage und Ausgangsort der Raumforderung, auch ihre Beziehung zur Umgebung deutlich; vor allem ist die Differenzierung zwischen einer soliden und einer flüssigkeitsgefüllten Raumforderung möglich (Abb. 6). Bezüglich der Beurteilung der Binnenstruktur ist die Sonographie der konventionellen Röntgenuntersuchung einschließlich der Angiographie deutlich überlegen. Mittels Ultraschall lassen sich Leber-, Milz- und Pankreasgröße bestimmen und oft die Ursache einer Organvergrößerung (z. B. Zyste, Tumor, Blutung) unterscheiden.

Die Untersuchung der Nieren und der ableitenden Harnwege beginnt mit der Sonographie. So sind ein Fehlen der Niere in der Nierenloge (Agenesie, Organknospe, Dystopie), eine Harntransportstörung (Ureterabgangsstenose, Konkrement, prävesikale Stenose u. a.) oder ein Tumor (z. B. Nephroblastom oder multizystische Nieren) feststellbar. Operationspflichtige Harntransportstörungen werden sonographisch mit großer Zuverlässigkeit diagnostiziert. Allerdings gelingt die Trennung zwischen einem ampullären Hohlsystem und einer geringen Harntransportstörung nicht immer. Die Sonographie ermöglicht außerdem die Feststellung von Restharn (wichtig z. B. bei Blasenlähmung), die Beurteilung der Blasenwand und oft auch die Verdachtsdiagnose eines vesikoureteralen Refluxes. Größe und Lage der Nieren und anderer parenchymatöser Organe des Peritoneal- und Retroperitonealraumes lassen sich eindeutig durch Ultraschall bestimmen.

Oberflächennahe Strukturen (z. B. Schilddrüse, unklare palpable Raumforderungen) stellen eine weitere bedeutsame Indikation zur Sonographie dar. So sind in der Schilddrüse Zysten, Tumoren und Verkalkungen sicher zu erkennen.

Eine große Bedeutung hat in den letzten Jahren die **Hüftsonographie** des Säuglings erlangt. Mittels der Hüftsonographie lassen sich die Weichteile, die Knorpel- und Knochenanteile des Hüftgelenks und die periartikuläre Region sicher

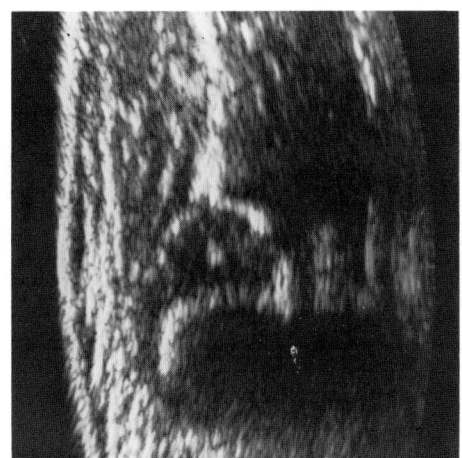

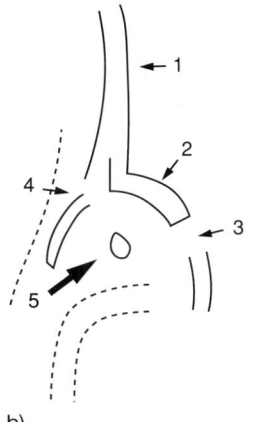

a) b)

Abb. 7. Hüftsonographie.
a) Hüftsonogramm.
b) Schemazeichnung. 1 = Darmbein; 2 = knöcherner Pfannenanteil des Darmbeins; 3 = knorpelige Y-Fuge; 4 = knorpelige Pfanne; 5 = Femurkopfkern.

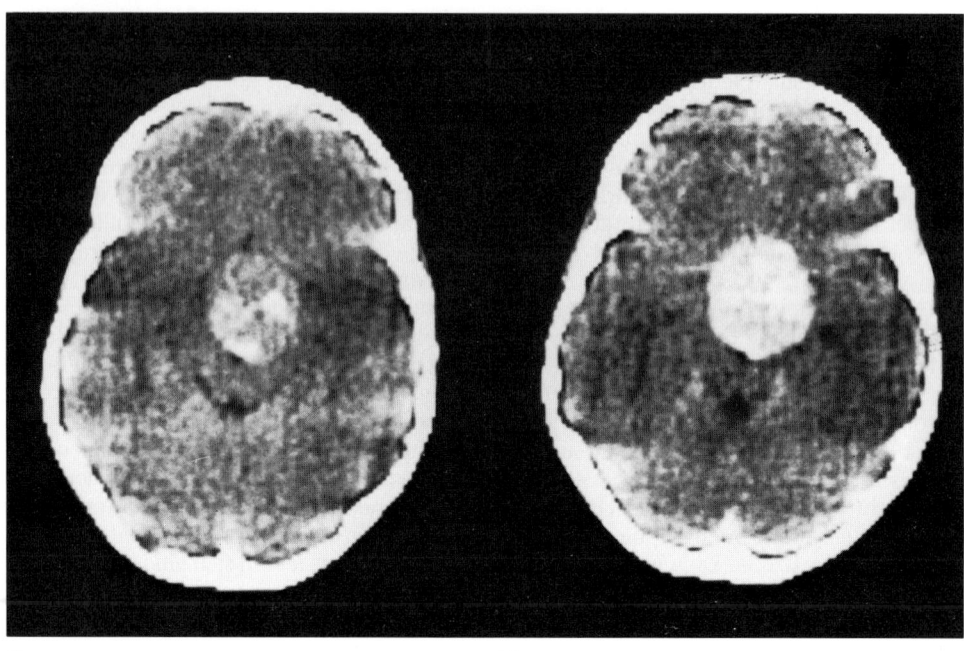

Abb. 8. Meningeom (Computertomographie).
a) Vor Kontrastmittelgabe.
b) Nach Kontrastmittelgabe: Der Tumor ist wesentlich dichter geworden; er ist demnach gut durchblutet. 13 Jahre altes Mädchen.

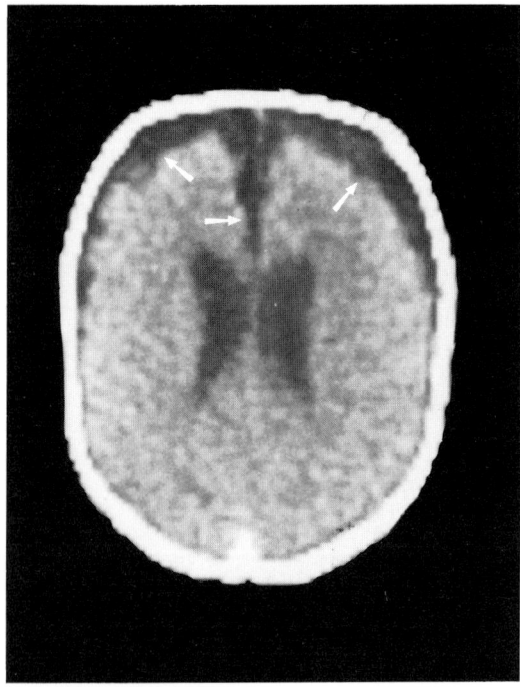

Abb. 9. Bifrontales Hygrom, in den Interhemisphärenspalt reichend (Pfeile), im Computertomogramm. 9 Monate alter Junge.

darstellen (Abb. 7). Der wesentliche Vorteil der Sonographie gegenüber dem Röntgenbild liegt in der Möglichkeit, daß mit der Sonographie auch die knorpeligen Strukturen (die im Röntgenbild nur Weichteildichte zeigen und nicht weiter zu differenzieren sind) beurteilt werden können. Außerdem kann die Hüftsonographie schon in den ersten Lebenstagen durchgeführt werden, und durch Kontrolluntersuchungen ist die Hüftreifung zu beurteilen.

Die **Doppler-Sonographie** erlaubt die Unterscheidung von arteriellen und venösen Gefäßen sowie eine Analyse des Blutflusses.

Bleiben mittels Sonographie und konventioneller Röntgenuntersuchung wichtige, für Diagnostik und Therapie entscheidende Fragen offen, kann die **Computertomographie (CT)** indiziert sein.

Durch die CT-Untersuchung des Schädels lassen sich intrakranielle Raumforderungen bis zu einer Größe von 1 cm mit hoher Zuverlässigkeit darstellen (Abb. 8). Das unterschiedliche Absorptionsmuster weist auf die Art eines Hirntumors hin. Größe, Form und Lage der Hirnventrikel, Dicke des Hirnmantelanteils sowie Liquor- und Blutansammlungen (z. B. ein subdurales Häma-

XXI. Bildgebende Diagnostik

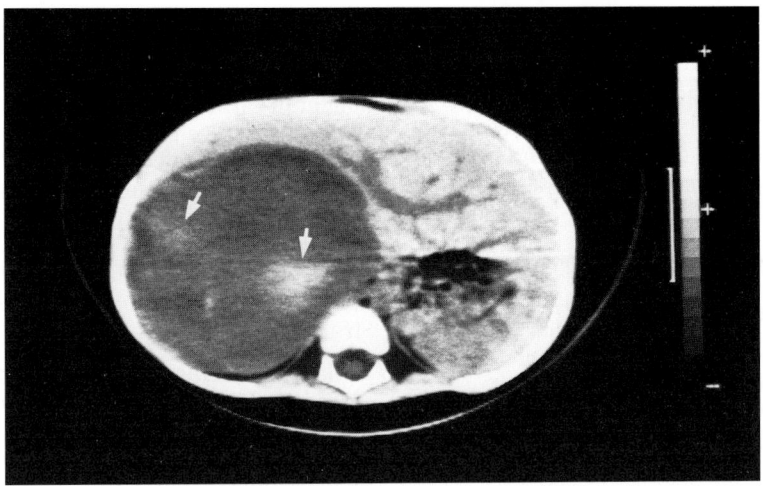

Abb. 10. Nephroblastom rechts: Große Raumforderung, fast den gesamten Anteil des rechten oberen Abdomens einnehmend. Der Tumor überschreitet die Mittellinie und verlagert die Leber nach ventral und links. Im Tumor dichtere Areale durch Einblutungen (Pfeile). 2 Jahre alter Junge.

tom oder Hygrom, Abb. 9) sind eindeutig zu erkennen. Auch eine Unterscheidung von normalem und ödematösem Hirngewebe ist möglich. Durch gleichzeitige i.v. Gabe eines Kontrastmittels kann ein gut durchblutetes Hirnareal im Vergleich zu der schlechter durchbluteten Umgebung kontrastreicher dargestellt werden, wodurch die Unterscheidung von zystischen bzw. nekrotischen und soliden Tumoren erleichtert wird (Abb. 8). Hirngefäßdarstellungen werden nur noch selten durchgeführt. Zerebrale Angiographien werden heute fast nur noch bei Hirngefäßerkrankungen durchgeführt.

Der Computertomographie im Thorax- und Abdominalbereich waren anfangs durch Atemunschärfe Grenzen gesetzt. Bei den neuen Geräten (Untersuchungszeit von 1–2 Sek., Spiral-CT) fallen diese Einschränkungen weitgehend weg. Es können intrapulmonale und mediastinale Raumforderungen sicher erkannt werden. Intra- und retroperitoneale Raumforderungen (z. B. Tumoren, Zysten, Abszesse) sind schon früh nachweisbar, die Binnenstrukturen (solide, zystisch, gekammert) gut zu differenzieren (Abb. 10). Selbstverständlich lassen sich auch Harntransportstörungen darstellen. Da jedoch mittels Sonographie und Röntgenuntersuchung die gleichen Ergebnisse erzielt werden, kann bei diesen Fragestellungen auf die Computertomographie fast immer verzichtet werden. Wie die Sonographie erlaubt die Computertomographie auch eine Beurteilung der Pankreasloge.

In der **Skelettdiagnostik** sind computertomographisch Größe, Umgebungsbeziehung und Struktur von Knochentumoren gut zu bestimmen. Vor allem aber lassen sich schon geringe Änderungen des Mineralsalzgehaltes des Knochens erfassen (röntgenologisch sind Mineral-

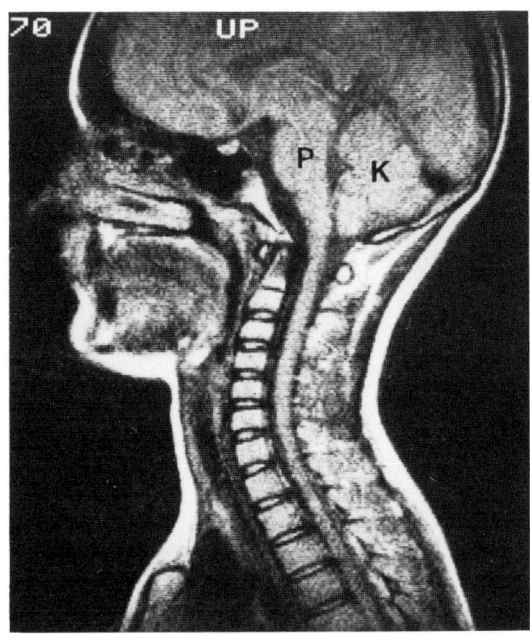

Abb. 11. Kernspintomogramm des Hirnstammes, des Kleinhirns und des Halsmarkes. K = Kleinhirn; P = Brücke.

salzgehaltsänderungen erst ab 20% zu erkennen).

> Einen erheblichen Fortschritt in der bildgebenden Diagnostik stellt die **Magnet-Resonanz-Tomographie (MRT)** dar. Die Bilder erinnern an die Computertomogramme, sind diesen jedoch bezüglich der morphologischen Aussage z. T. überlegen. Zur bildgebenden Untersuchung des zentralen Nervensystems ist die MRT in der Zwischenzeit (außer beim akuten Trauma) die Methode der Wahl (Abb. 11). Ebenso ist für die Weichteildiagnostik die MRT nach der Sonographie die Methode der Wahl. Zusätzlich sollten Knochenerkrankungen mit Markraumbeteiligung (z. B. Osteomyelitis, M. Perthes), wenn die Diagnose noch nicht sicher ist, und alle malignen Knochentumoren mittels MRT untersucht werden.

Außerdem können mit dieser Methode Flüssigkeitsströme gemessen werden, und es sind auch biochemische Aussagen **(MR-Spektroskopie)** möglich. Besonders bedeutsam ist, daß durch die Untersuchung keine Belastung mit ionisierenden Strahlen entsteht. Der Patient wird einem statischen Magnetfeld ausgesetzt. Bisher sind Gesundheitsschädigungen nicht bekannt. Die theoretischen Nebenwirkungen sind Wärmeentwicklung, Polarisationsveränderungen an der Zellmembran (EKG-Veränderungen) und andere Wechselwirkungen mit hochenergetischen Magnetfeldern. Deshalb dürfen Patienten mit Herzschrittmachern und ferromagnetischen Fremdkörpern (Wanderung im Magnetfeld) nicht untersucht werden.

Da die Knochenkortikalis und Nierensteine nur wenig mobile Protonen enthalten, sind diese Strukturen nicht darstellbar.

> **Nuklearmedizinische Untersuchungen** haben durch Einführung kurzlebiger Isotope (vor allem von ^{99m}Tc-Verbindungen) und der damit verbundenen erheblichen Reduktion der Strahlenbelastung rasch Eingang in die Pädiatrie gefunden.

Andererseits sind durch die neuen bildgebenden Untersuchungsverfahren (vor allem Sonographie, Magnetresonanz- und Computertomographie) einige nuklearmedizinische Untersuchungen zurückgedrängt worden. Die Verfahren der Funktionsdiagnostik wurden jedoch weiterentwickelt und werden in immer größerem Umfang angewendet.

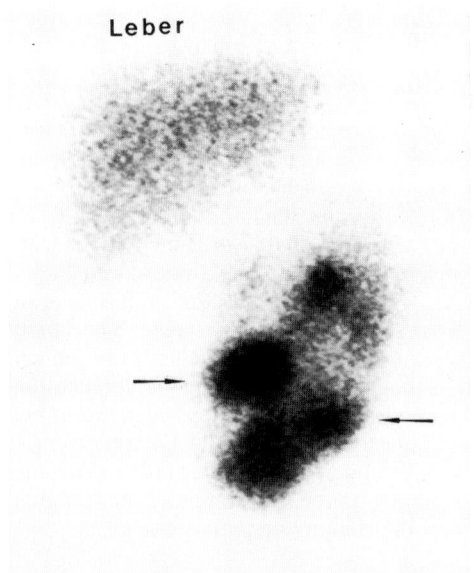

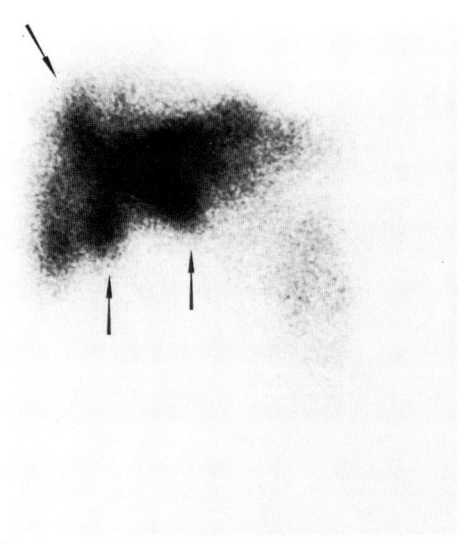

a)   b)

Abb. 12. Hepatobida-Szintigramm:
a) Normale Ausscheidung und regulärer Transport: Nach 30 Min. ist das Nuklid zum großen Teil im Darm (Pfeile). 12 Monate altes Mädchen.
b) Galleabflußstörung im Ductus choledochus: dilatierte intra- und extrahepatische Gallengänge (Pfeile), kaum Nuklid im Darm. 18 Monate alter Junge.

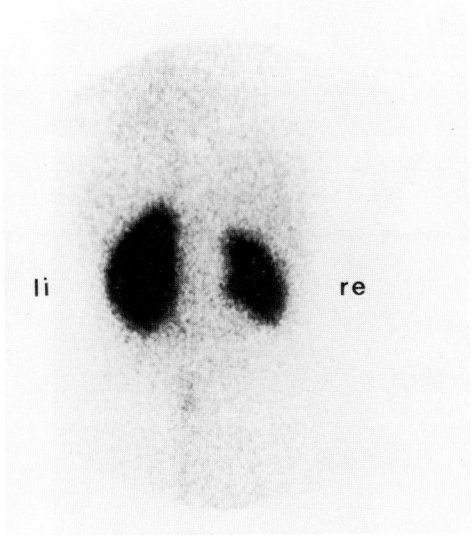

Abb. 13. Isotopennephrogramm.
a) Kleine Niere rechts (Röntgen: pyelonephritische Schrumpfniere).
b) Seitengetrennte Darstellung der Nierenfunktion: Die rechte Niere leistet nur 26% der Gesamtfunktion.
15 Jahre altes Mädchen.

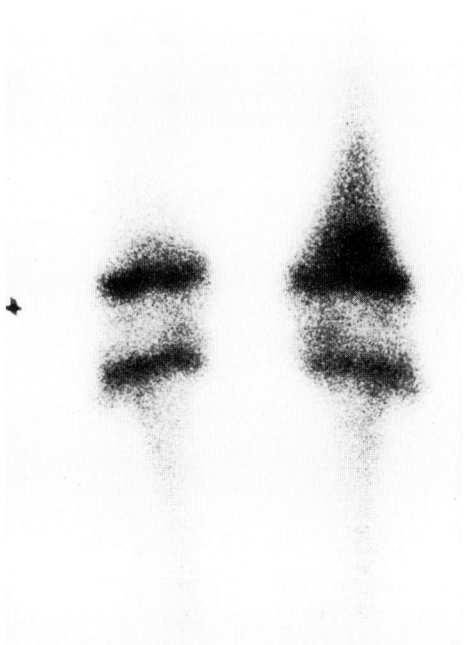

Abb. 14. Akute hämatogene Osteomyelitis in der linken distalen Femurmetaphyse. Starke Aktivitätsanreicherung in der linken distalen Femurmetaphyse, in Zusammenhang mit der Klinik: Osteomyelitis. Röntgenologisch fand sich nur eine Weichteilschwellung; später stellte sich dann ein osteomyelitischer Herd dar. 13 Jahre altes Mädchen.

Die **Hirnszintigraphie** ist durch MRT und Computertomographie verdrängt worden. Bei operiertem Hydrozephalus kann die Ableitungsfunktion eines ventrikulokardialen oder ventrikuloperitonealen Shunts durch Radionuklidinjektion in das Ventil oder intraventrikulär geprüft werden. Zum Nachweis einer Liquorfistel (s. S. 309) wird nach Lumbalpunktion und Injektion des Radionuklids ein Tampon in Nase oder Gehörgang eingelegt und die Aktivität im Tampon gemessen.

Die **Lungenszintigraphie** kann als Ventilationsszintigraphie mit ^{133}Xenon (^{133}Xe) oder ^{81m}Krypton (^{81m}Kr) durchgeführt werden. Nach Inhalation dieser kurzlebigen Edelgase (z. B. Halbwertszeit von ^{81m}Krypton = 13 Sek., dadurch extrem geringe Strahlenbelastung) wird die Verteilung in den Lungen mit der Gammakamera aufgezeichnet. Die Bestimmung der Perfusion erfolgt mit ^{133}Xe, ^{81m}Kr oder ^{99m}Technetium (^{99m}Tc). Die wichtigsten Indikationen der Lungenperfusionsszintigraphie sind der Verdacht auf Lungenembolien und lokale angeborene oder erworbene Lungenanomalien.

Nuklearmedizinische Untersuchungen von **Leber** und **Milz** werden heute seltener benötigt. Mittels einer ^{99m}Technetiumverbindung lassen sich Leberzellfunktion und Galletransport beurteilen (Abb. 12) und die Ursache einer konjugierten Hyperbilirubinämie erkennen.

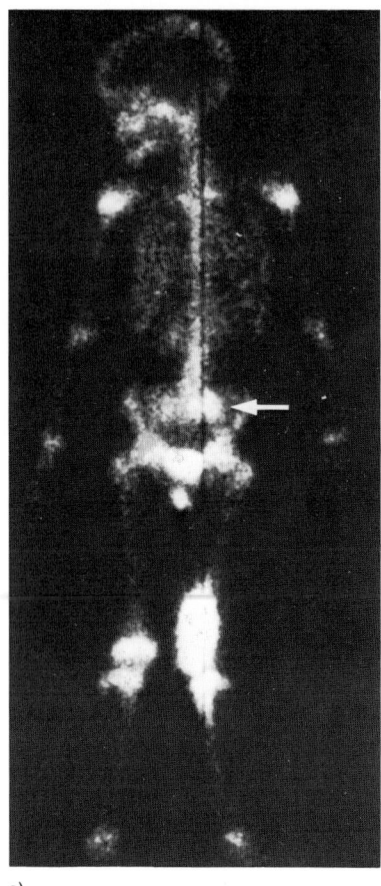

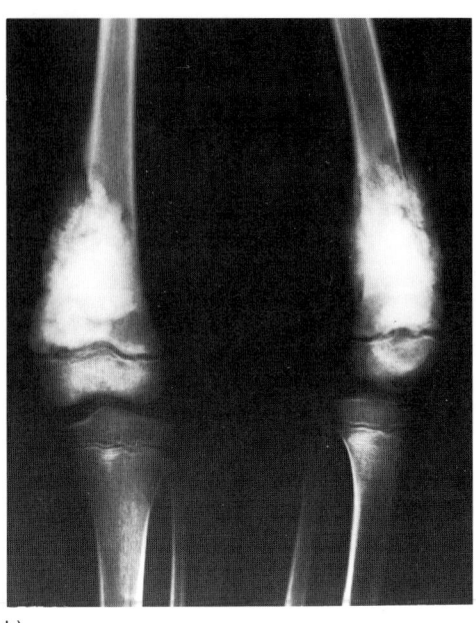

b)

Abb. 15. a) Osteosarkom des linken distalen Femur mit Kreuzbeinmetastase. Starke Aktivitätsanreicherung des linken distalen Femur und an der linken Iliosakralfuge (Pfeil). Vertikaler Zeilenfehler.
b) Osteosarkom des distalen linken Femur.
c) Osteoplastische Metastase im Kreuzbein links. 6 Jahre altes Mädchen.

a)

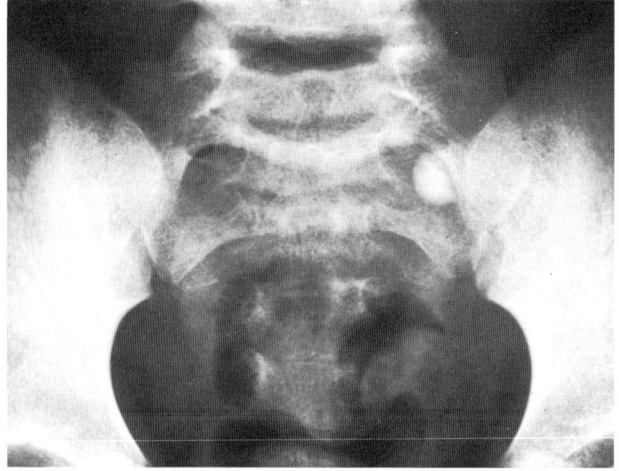

c)

XXI. Bildgebende Diagnostik 681

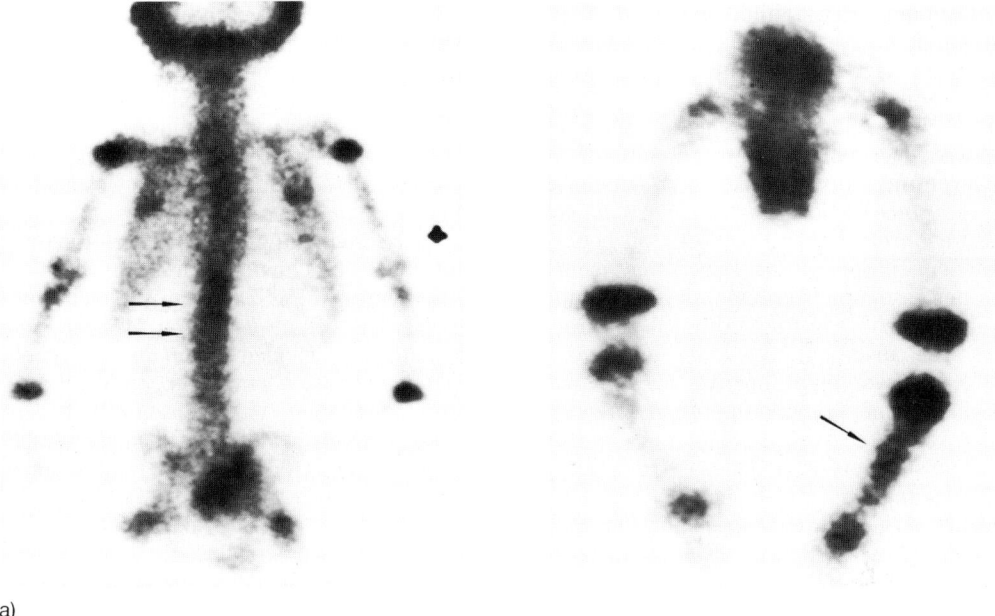

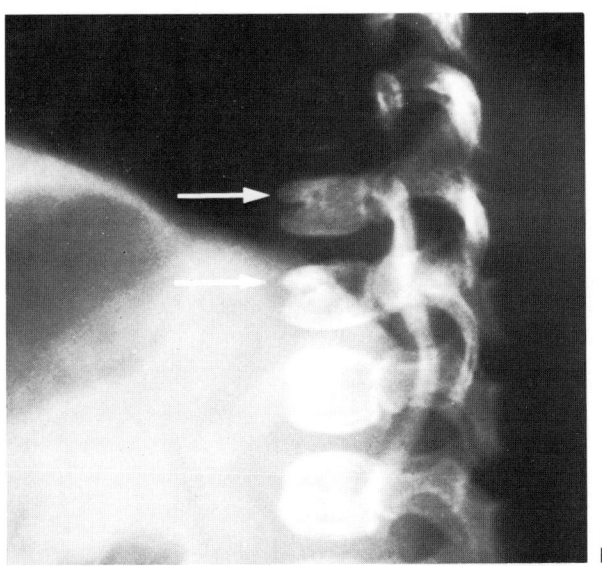

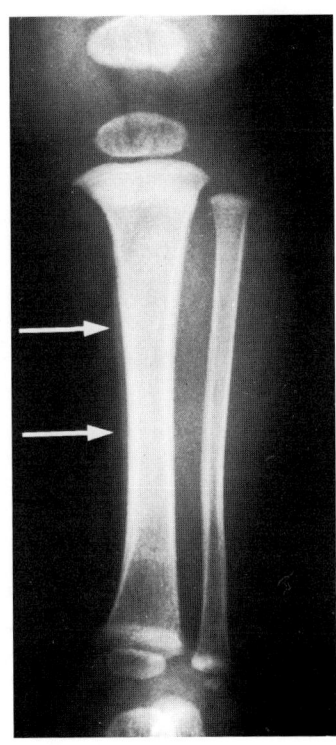

Abb. 16. Kindesmißhandlung. a) Skelettszintigramm: Verstärkte Anreicherung in der unteren BWS und im linken Unterschenkel (Pfeile). Röntgenskelettstatus vor Szintigramm: o. B. b) Wirbelkörpervorderkantenfrakturen (Pfeile) und nach 6 Tagen periostale Knochenneubildung (Pfeile) der Tibia. 6 Monate alter Junge.

Die Anwendung der **Schilddrüsenszintigraphie** ist durch die Verbesserung der Hormonbestimmungen stark eingeschränkt worden. Gelegentliche Indikationen stellen eine Knotenstruma (mit ^{99m}Technetium) und Schilddrüsendystopie bei Zungengrundstruma (mit ^{123}Jod) dar.

Die **Nierenfunktionsdiagnostik** mit seitengetrennter Clearance (^{123}Jod-Hippuran) wird in der urologisch-nephrologischen Diagnostik oft benötigt (Isotopennephrographie). Der Anteil jeder Niere an der gesamten Nierenfunktion kann auf diese Weise berechnet werden (Abb. 13). In ihrer Funktion stark eingeschränkte oder gar funktionslose Nieren werden präoperativ erkannt, so daß auf eine organerhaltende Operation verzichtet werden kann.

Außerdem stehen verschiedene, ^{99m}Tc-enthaltende Verbindungen für verschiedene Fragestellungen zur Verfügung (Harntransportstörung, Nierentrauma, Ausschluß oder Bestätigung eines kleinen Nierentumors). In letzter Zeit wird für die Nierendiagnostik MAG 3 eingesetzt. Mit dieser 99-M-Technetium-Präparation können sowohl die Nierenfunktion als auch der Harntransport in einer Untersuchung bestimmt werden.

Die **Isotopen-Miktionszystographie** (vesikouretero-renale Refluxprüfung mit ^{99m}Tc) ist zuverlässig und die Strahlenbelastung geringer als bei der röntgenologischen Refluxprüfung. Als Erstuntersuchung sollte jedoch die röntgenologische Miktions-Zysto-Urethrographie durchgeführt werden, da sonst infravesikale Obstruktionen übersehen werden könnten.

Besondere Bedeutung hat die **Skelettszintigraphie** mit ^{99m}Technetium erlangt. Bei Verdacht auf Osteomyelitis kann auf sie nicht verzichtet werden, denn hierdurch lassen sich osteomyelitische Läsionen schon in der »röntgennegativen« Phase nachweisen, wenn auf dem Röntgenbild erst eine Weichteilschwellung zur Darstellung kommt, während Knochenveränderungen noch fehlen (Abb. 14). Außerdem können klinisch stumme osteomyelitische Herde erfaßt werden. Allerdings ist zu bedenken, daß auch eine verminderte Aktivitätsbelegung in der Anfangsphase der kindlichen Osteomyelitis durch Kompression der Gefäße durch den Eiter entstehen kann. Diese »cold lesion« ist im Kindesalter (zwischen dem 1. und 16. Lebensjahr) sehr selten. Die Säuglingsosteomyelitis hingegen zeigt

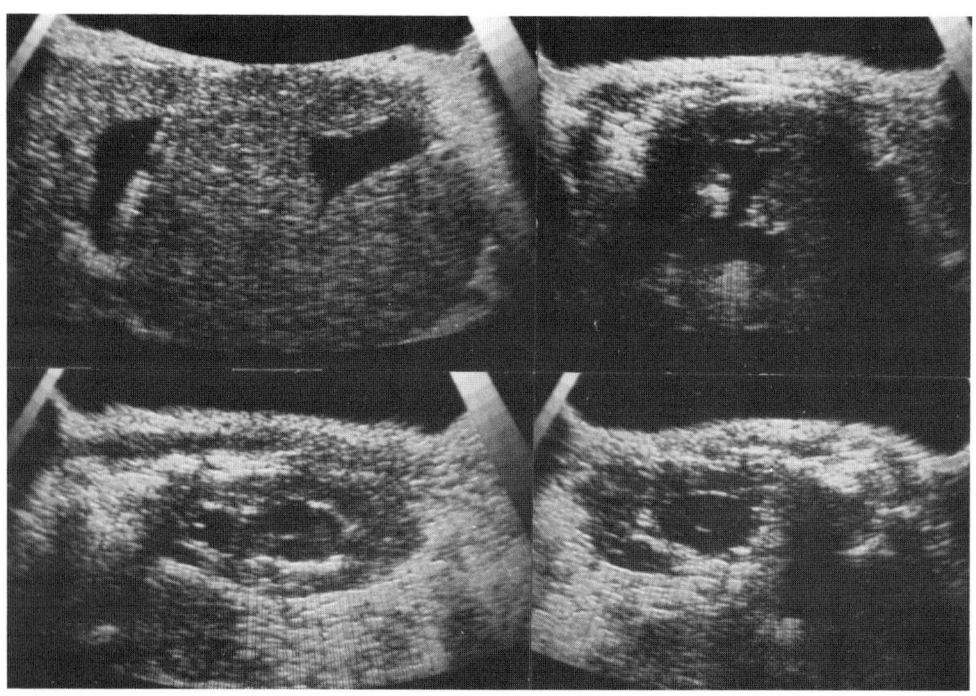

Abb. 17. Bilaterales Nephroblastom.
a) Sonogramm der Nierenlogen eines 2 Jahre alten Mädchens: Echoreiche Raumforderung im Bereich der rechten Nierenloge (Abb. links oben). In der linken Niere stellt sich eine echoarme Raumforderung am Nierenhilus dar (Abb. rechts unten). Dieser linksseitige Befund kann leicht mit einem flüssigkeitsgefüllten Tumor verwechselt werden.

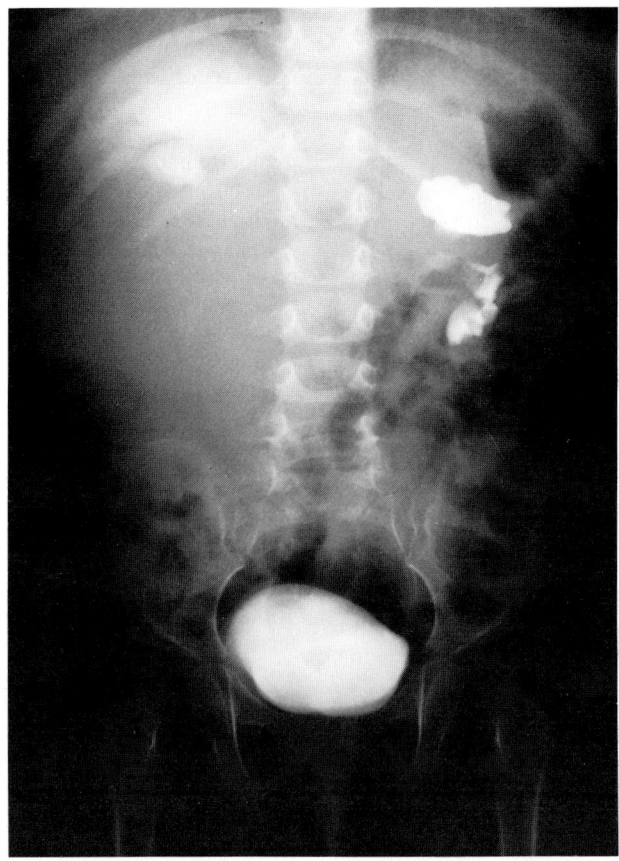

Abb. 17. b) Urogramm des gleichen Kindes: Nephroblastom beidseits. Rechts große, die Darmschlingen verlagernde Raumforderung mit Zerstörung und Verdrängung des Nierenhohlsystems. Links zentrale Raumforderung mit konsekutiver Harntransportstörung.

öfter eine Verminderung oder eine normale Aktivitätsbelegung im osteomyelitischen Bereich. Deshalb sind die Ergebnisse der Skelettszintigraphie im Säuglingsalter besonders kritisch auszuwerten. – Maligne Knochentumoren bedürfen immer einer Skelettszintigraphie, wodurch die Ausdehnung des Primärtumors sowie Knochenmetastasen erkannt werden (Abb. 15). Verknöchernde Lungenmetastasen eines Osteosarkoms können das Nuklid anreichern. – Besonders aufschlußreich sind die Befunde der Skelettszintigraphie für die tumorvortäuschenden Läsionen mit polyostotischer Manifestation, wie Histiozystosis X, fibröse Dysplasie u. a. Eine wesentliche Verbesserung der Diagnostik hat die Skelettszintigraphie bei Verdacht auf Kindesmißhandlung erbracht. In einem Untersuchungsgang können die meist polyostotischen, von den Pflegepersonen verschwiegenen, oft klinisch stummen Läsionen des Skeletts sichtbar gemacht und röntgenologisch differenziert werden. Durch Szintigraphie lassen sich manche Läsionen eher als im Röntgenbild erkennen (Abb. 16).

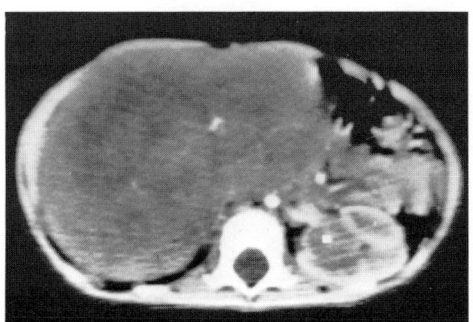

Abb. 17. c) Computertomogramm des gleichen Kindes mit Kontrastmittel: Große, die Leber verdrängende unregelmäßig dichte solide Raumforderung rechts. Zentraler, solider Tumor der linken Niere.

In den letzten Jahren ist die **digitale Subtraktionsangiographie (DAS)** entwickelt worden. Durch eine computerisierte Bildverarbeitung ist es möglich, nach intravenöser Kontrastmittelgabe arterielle Gefäße darzustellen.

Hierbei wird ein vor Ankunft des intravenös gegebenen Kontrastmittels angefertigtes Bild der zu untersuchenden Region (Maske) mit dem Bild während der höchsten Kontrastdichte durch den Computer verglichen und subtrahiert. Es entsteht anschließend ein Bild der Gefäßarchitektur (die vom Computer gemessenen Dichtedifferenzen sind mit dem bloßen Auge nicht zu erkennen). Der wesentlichste Vorteil der DSA ist die Möglichkeit, bei intraarterieller Kontrastmittelgabe die Kontrastmitteldosis drastisch zu reduzieren und überlagerungsfrei die Gefäße darzustellen.

Sonographie, konventionelle Röntgenuntersuchung, nuklearmedizinische Untersuchungen, Computertomographie und Magnet-Resonanz-Tomographie ergeben bei einigen Fragestellungen identische und bei anderen weiterführende, differente Aussagen.

Deshalb muß für jede Krankheit und für jedes Kind eine schrittweise **Untersuchungsstrategie** festgelegt werden (auch unter Berücksichtigung der Kosten). Rein additive Anwendung der verschiedenen bildgebenden Verfahren ist zu vermeiden.

Am Beispiel der Nierendiagnostik soll dies dargestellt werden. Die erste Untersuchung ist die risikofreie Sonographie. Reicht die Aussage der Sonographie zur Beantwortung der klinischen Fragestellung aus, wird hiermit die weitere morphologische Untersuchung abgebrochen, z. B. bei postoperativer Kontrolle des Harntransports nach einer Antirefluxoperation. Ergibt der Schall keinen Anhalt für eine Harntransportstörung, so ist eine weitere röntgenologische Untersuchung des Harntransportes unnötig. Zeigt hingegen die erste sonographische Untersuchung der Nieren eine Harntransportstörung, so muß zur Bestimmung der Höhe und der Ursache der Harntransportstörung ein Ausscheidungsurogramm und/oder ein Miktions-Zysto-Urethrogramm durchgeführt werden. Da die Sonographie jedoch schon die zu erwartende Diagnose (Harntransportstörung) ergeben hat, kommt der Untersucher meistens mit weniger Röntgenaufnahmen aus. Die meisten urologischen Untersuchungen sind mit Sonographie oder Sonographie und Röntgenuntersuchung ausreichend sicher abgeschlossen. Für spezielle Fragestellungen stehen die nuklearmedizinischen Untersuchungen, Magnetresonanz- und Computertomographie zur Verfügung. Diese Untersuchungen werden eingesetzt, wenn Sonographie und Röntgenuntersuchungen wesentliche Fragen offenlassen. So ist die Computertomographie z. B. bei der Abklärung eines Nephroblastoms erforderlich. Die Untersuchung wird dabei mit der Sonographie begonnen; an-

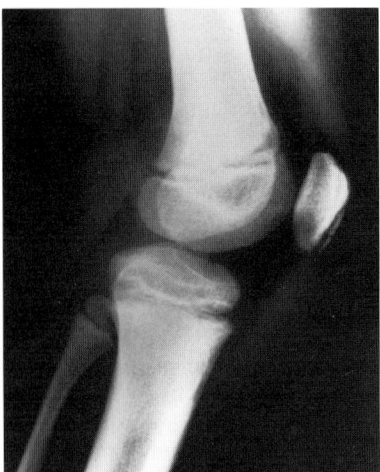

a)

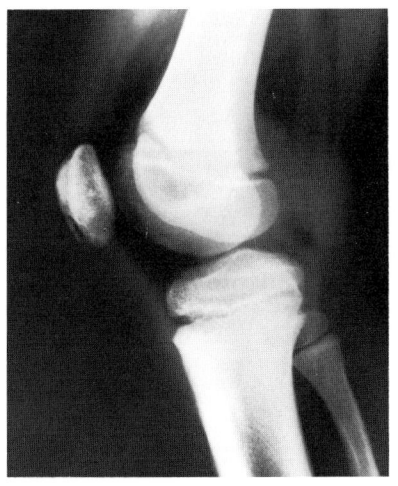

b)

Abb. 18. Sekundäres Ossifikationszentrum der Patella. Klinisch bestand eine rezidivierende eitrige Fistel unter der linken Patella. Die Symmetrie des Befundes weist es als Normvariante aus. 11 Jahre alter Junge.

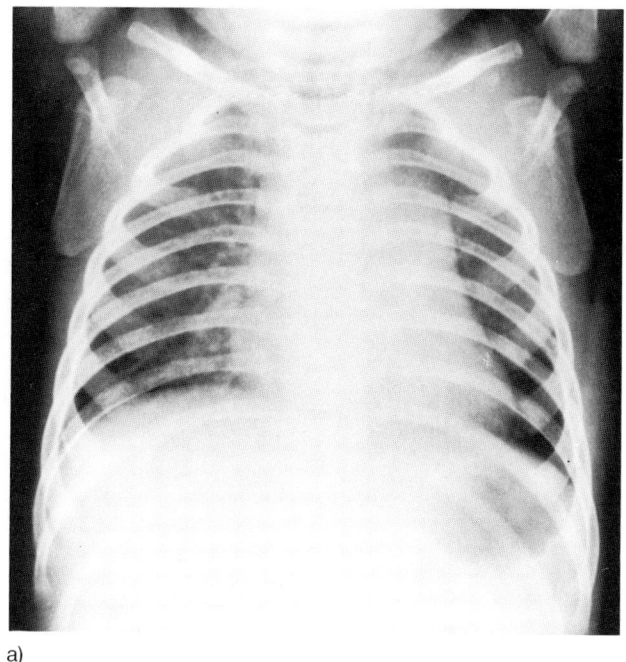

a)

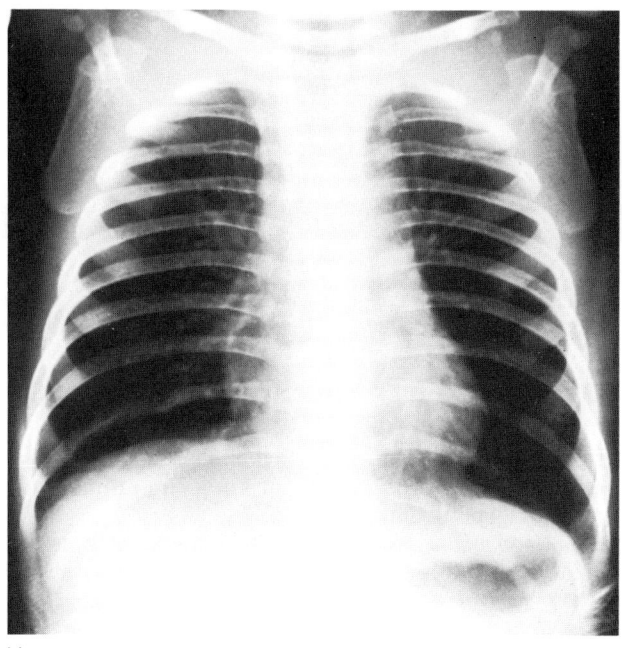

b)

Abb. 19. a) Thoraxaufnahme in Exspiration: breites Mediastinum und Herz, kräftige Gefäßzeichnung.
b) Aufnahme in Inspiration: Normalbefund. 3 Monate altes Mädchen.

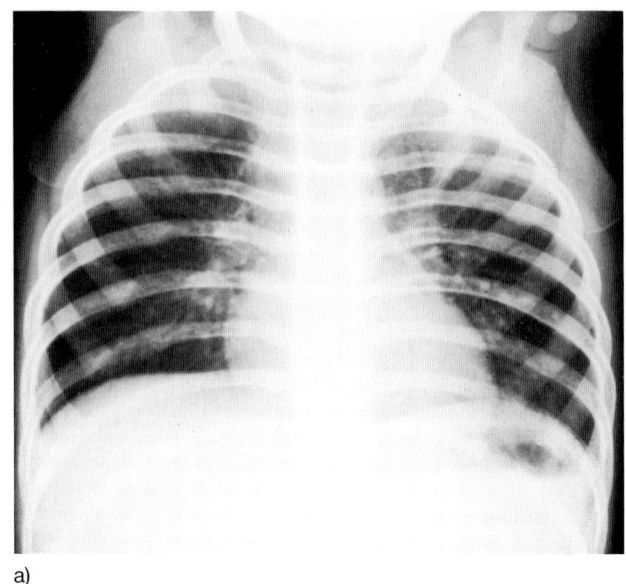

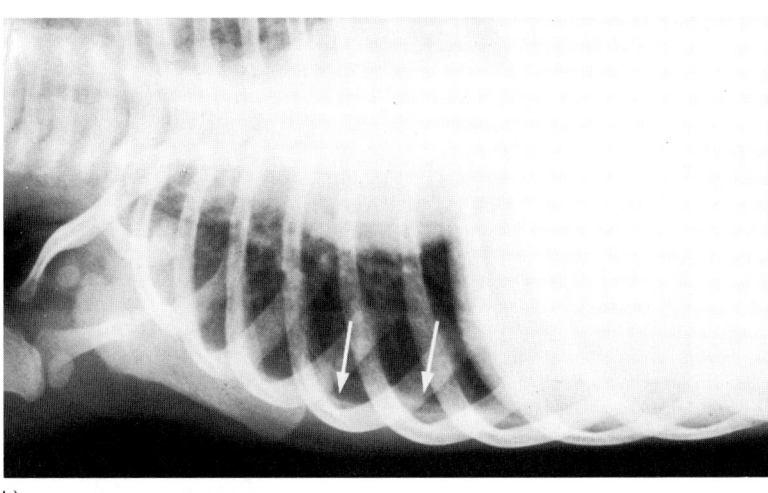

Abb. 20. a) Streifige Verdichtung in der linken Lunge. Kein Anhalt für Erguß.
b) Aufnahme in rechter Seitenlage: Ergußlinie rechts lateral (Pfeile); ca. 5 ml Ergußflüssigkeit. 19 Monate alter Junge.

schließend wird zur genauen Größen- und Lagebestimmung des Tumors, zur exakten Bestimmung seiner Beziehung zur Umgebung und zum Ausschluß eines bilateralen Nephroblastoms eine Computertomographie stattfinden (Abb. 17).

Besonderheiten der kindlichen Röntgendiagnostik

Die **Schädelkalotte** des Kindes weist oft asymmetrische akzessorische Nähte auf, deren Differenzierung gegenüber einer Fraktur schwierig sein kann. In einigen Fällen erlaubt erst die Verlaufskontrolle (Verbreiterung des Frakturspaltes durch Frakturrandresorption) eine endgültige Beurteilung.

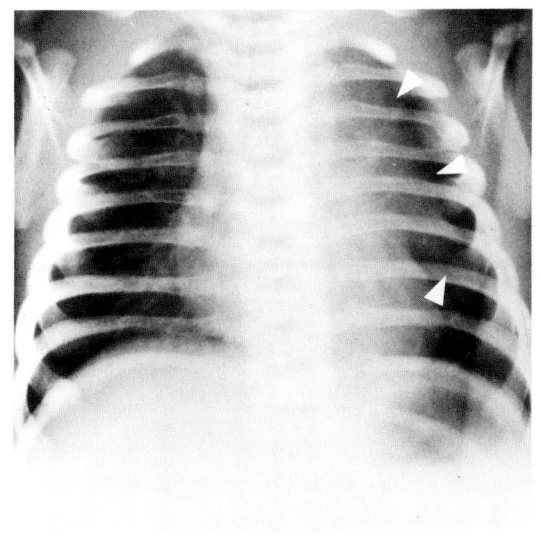

Abb. 21. Durch Thymus (Pfeile) bedingtes breites oberes Mediastinum (Normalbefund). Einweisungsdiagnose: Mediastinaltumor. 7 Wochen alter Junge.

weiter. Dadurch lassen sich entwicklungsbedingte symmetrische Befunde von krankhaften Befunden unterscheiden (Abb. 18). Außerdem kann durch den Seitenvergleich ein diskreter pathologischer Befund leichter erkannt werden. Die Ossifikation des **Handskeletts** (beim Neugeborenen der Epiphysen des Kniegelenks) läßt exakte Aussagen über die Reifung des kindlichen Organismus zu, da die Skelettreife der Entwicklung des Gesamtorganismus entspricht.

Thoraxaufnahmen müssen in möglichst tiefer Inspiration angefertigt werden, da durch einen Zwerchfellhochstand in Exspiration das Mediastinum verbreitert erscheint und eine Herzverbreiterung vorgetäuscht wird. Außerdem ist die Lungengefäßzeichnung scheinbar vermehrt (Abb. 19). Bei Verdacht auf einen Fremdkörper oder geringen Pneumothorax sind je eine Aufnahme in Inspirations- und Exspirationsstellung aufschlußreich (s. Kap. V, Abb. 3, S. 161). Bei Verdacht auf Pleuraerguß ist eine Aufnahme in Seitenlage sinnvoll (Abb. 20), wodurch auch ein kleiner Erguß sichtbar wird. Der Ergußnachweis sollte im Zweifelsfall heute sonographisch erfolgen. Die häufigste Fehlerquelle bei der Beurteilung des Thoraxbildes stellen Thymus und Herz dar. Vor allem im Säuglingsalter kann der Thymus das obere und mittlere Mediastinum stark verbreitern, und immer wieder wird zu Unrecht ein Mediastinaltumor diagnostiziert (Abb. 21). Das Verhältnis von Herzdurchmesser zu Thoraxdurch-

Durch die Größen- und Formänderungen der Knochen im Verlauf der normalen Skelettentwicklung können diagnostische Schwierigkeiten auftreten. Besteht der Verdacht auf eine **einseitige Knochenläsion** (z. B. durch Trauma), hilft im Zweifelsfall der Vergleich mit der gesunden Seite

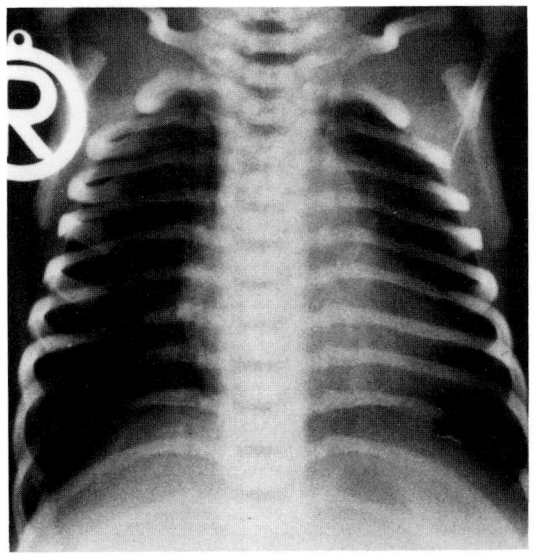

Abb. 22. a) Großes Neugeborenenherz. 1 Tag alter Junge.

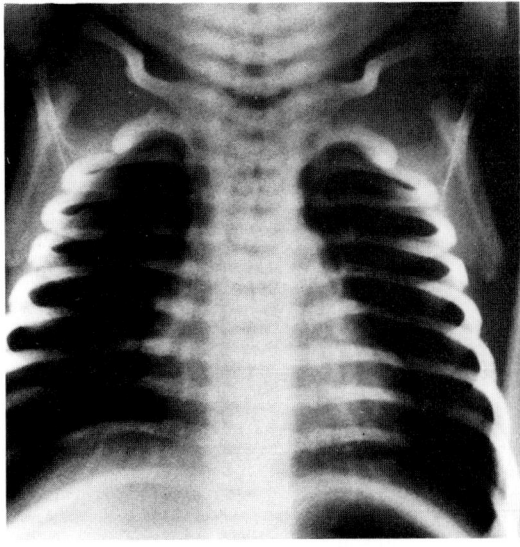

Abb. 22. b) 10 Tage später ist der Herz-Thorax-Index wesentlich kleiner. Weder klinisch noch nach dem EKG bestand ein Anhalt für ein Vitium cordis.

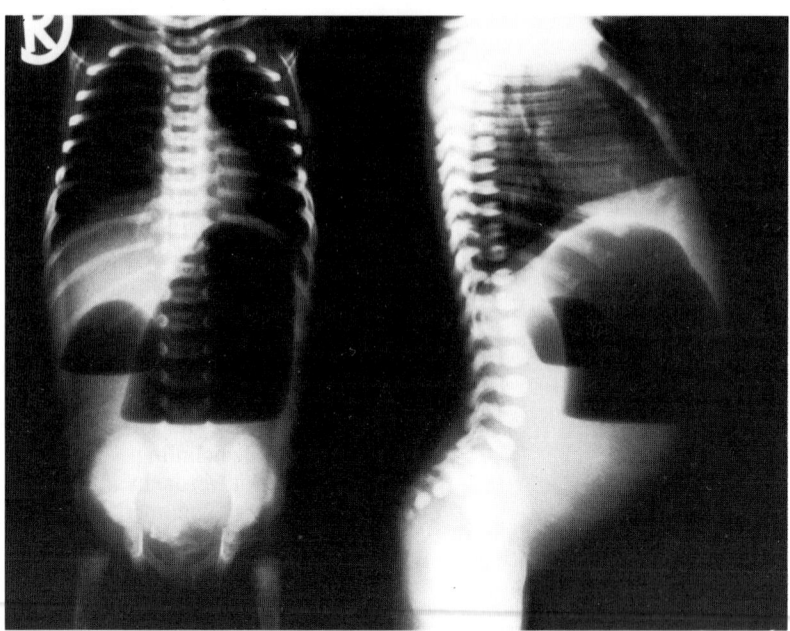

Abb. 23. Duodenalstenose (Pankreas anulare): Typische Doppelspiegelbildung. Eine orale Kontrastmitteluntersuchung ist sinnlos und kann keine neuen Informationen geben. Weibliches Neugeborenes.

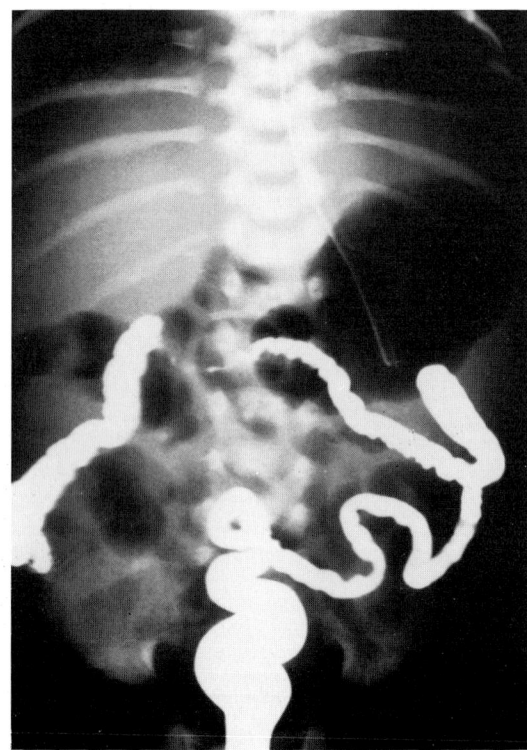

Abb. 24. Mikrokolon bei Ileumatresie: Durch die Atresie fehlt intrauterin die Dehnung des Kolons durch Darminhalt, und es bildet sich ein Mikrokolon aus. Setzt postoperativ eine Dehnung ein, geht das Mikrokolon zurück. Männliches Neugeborenes.

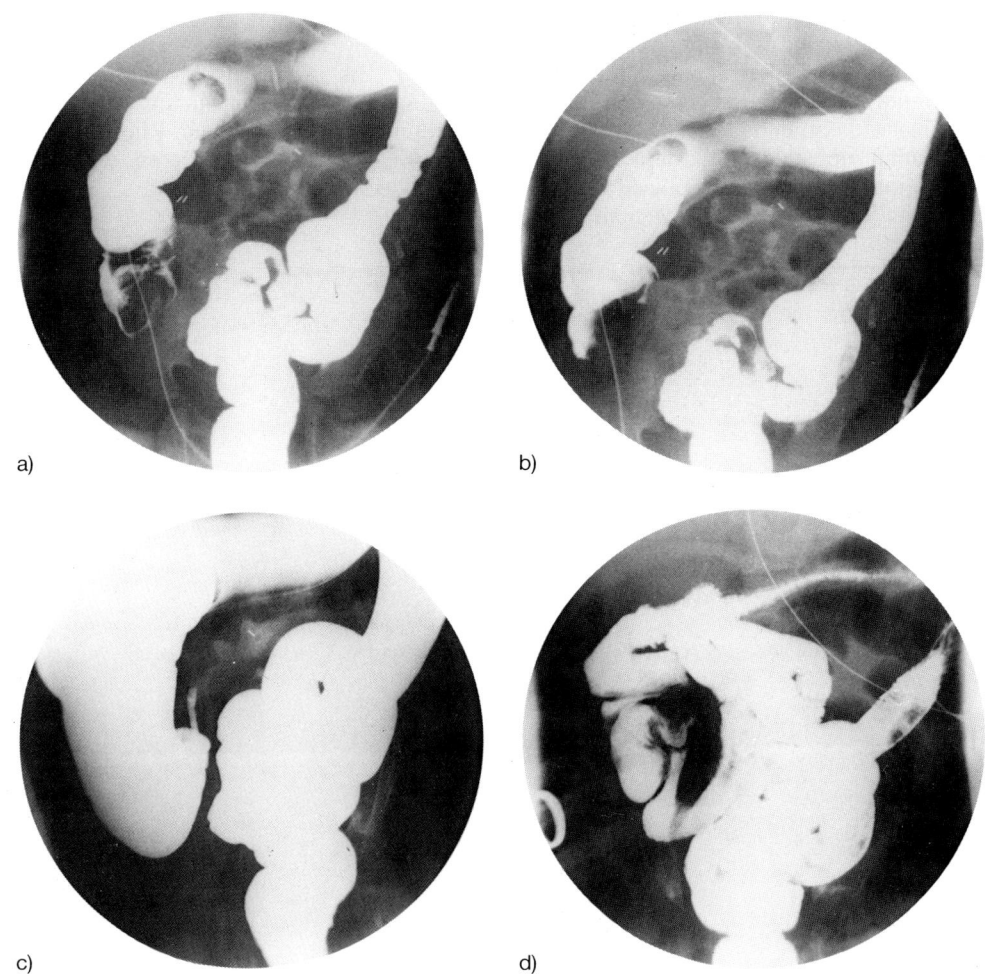

Abb. 25. Invagination beim Kontrasteinlauf gelöst. a) Invaginationskopf im Zökumbereich. b) Rückschieben des Kopfes. c) Appendixkontrastierung. d) Füllung des terminalen Ileums als Beweis für die gelungene Reposition. Nebenbefund: extrakorporale Sonden. 1 Jahr altes Mädchen.

messer (Herz-Thorax-Index) wird mit zunehmendem Alter kleiner. Das gesunde Neugeborenenherz kann ⅔ des Thoraxdurchmessers einnehmen. Bereits in den ersten Lebenstagen nimmt der Herz-Thorax-Index ab (Abb. 22). Daher sollte die Herzgröße in den ersten Lebenstagen mit großer Vorsicht beurteilt werden.

Bei Verdacht auf **Darmobstruktion** oder **Darmperforation** fertigt man immer zunächst eine Übersichts-(Leer)aufnahme an. Danach wird das weitere Vorgehen entschieden. Steht durch die Übersichtsaufnahmen der Ort der Darmunwegsamkeit fest, so kann in der Regel auf eine Kontrastmitteluntersuchung verzichtet werden (Abb. 23). Sind Kontrastmitteluntersuchungen zur weiteren Diagnostik erforderlich, so ist oral ein nichtionisches, niederosmolales Kontrastmittel zu verwenden. Bei Verwendung des wasserunlöslichen Bariumsulfates kann ein Subileus oder Ileus verstärkt werden.

Wird nach den Übersichtsaufnahmen eine Obstruktion im Endileum oder Kolon vermutet, sollte zur genaueren Erkennung ein rektaler Kontrasteinlauf angeschlossen werden. Beim Neugeborenen beweist ein Mikrokolon, daß die Darmunwegsamkeit schon länger besteht (z. B. bei Darmatresie oder Mekoniumileus s. Abb. 24). Ist das Kolon normal weit, hat sich die Unwegsamkeit erst peripartal entwickelt.

Bei Verdacht auf **Mekoniumileus** (bei Mukoviszidose) oder **Mekoniumpfropfsyndrom** sollte ein wasserlösliches, hyperosmolales Kontrastmittel verwandt werden; damit gelingt es oft, die Mekoniumblockade an der Ileozäkalklappe bzw. den Mekoniumpfropf zu lösen. Besteht eine ileozäkale **Invagination,** die sonographisch nachgewiesen werden kann, wird das Invaginat unter Ultraschallkontrolle oder unter Röntgenkontrolle durch einen rektalen Einlauf zurückgedrängt (Abb. 25). Bei einem **Sigmavolvulus** läßt sich manchmal beim Kontrasteinlauf unter Drehung des Kindes und vorsichtiger Palpation die gedrehte Sigmaschlinge reponieren, wodurch das Kind sofort beschwerdefrei wird.

XXII. Unfälle und Vergiftungen im Kindesalter

C. Simon

Vorkommen:

Unfälle (einschließlich Vergiftungen) sind die häufigste Todesursache im Kindesalter.

Jährlich sterben ungefähr 0,3‰ aller jüngeren Kinder und 0,2‰ aller Schulkinder an Unfällen.

Altersdisposition: Im 1. Lebensjahr kommt es relativ häufig zum Ersticken (durch Strangulation oder Aspiration von Fremdkörpern) und zu Stürzen. Vom 2.–5. Lebensjahr stehen Verbrennungen und Vergiftungen im Vordergrund, im Schulalter verkehrsbedingte Unfälle. Bei Vergiftungen im 1. Lebensjahr handelt es sich meistens um passive Vergiftungen (z. B. falsche Dosierung oder Verwechslung von Medikamenten durch Erwachsene). Bei jüngeren Kindern sind es aktive Vergiftungen durch das Kind selbst (orale Aufnahme herumstehender Medikamente, Reinigungsmittel, Lösungsmittel u. dgl.). Bei Jugendlichen und Erwachsenen dominieren die absichtlichen Vergiftungen (Suizid, Sucht).

Unfallarten: Die häufigsten Unfallarten sind:
▶ Traumatische Unfälle: Schädel-Hirn-Traumen (s. S. 354), Frakturen, innere Verletzungen und Mißhandlungssyndrom (s. u.).
▶ Verbrennungen, Verbrühungen und Erfrierungen.
▶ Ersticken und Ertrinken.
▶ Stromunfälle.
▶ Vergiftungen durch:

- Medikamente, besonders häufig Barbiturate, Phenothiazine, Analgetika, Tranquilizer, Opiate u. a.
- Haushalts- und Reinigungsmittel, wie Flekkenwasser (Tetrachlorkohlenstoff), Bleichmittel (Hypochlorite, Wasserstoffsuperoxyd), Tenside (Seifen, Spülmittel), Säuren, Laugen, Desinfektionsmittel, Kosmetika u. a.
- Gewerbliche Gifte: aliphatische Kohlenwasserstoffe (z. B. Petroleum), aromatische Kohlenwasserstoffe (z. B. Terpentin), Brennstoffe (Benzin, Heizöl usw.), Düngemittel, Schädlingsbekämpfungsmittel (z. B. Cholinesterase-Hemmstoffe und Paraquat).
- Tierische Gifte: Schlangenbiß, Bienenstich usw.
- Lebensmittelgifte: Toxin von Clostridium botulinum, Staphylokokkenenterotoxin, Salmonellenendotoxin, ferner Genußmittelgifte wie Alkohol und Nikotin.
- Pilzgifte: Knollenblätterpilz, Fliegenpilz u. a.
- Umweltgifte, wie bestimmte Bleiverbindungen (in Autoabgasen) und Industrieabgase (CO, SO_2, NO_2 u. a.).
- Radioaktive Isotope.

Vergiftungssymptome: Gifte können oral aufgenommen, inhaliert, von der Haut resorbiert oder versehentlich injiziert werden. Kinder haben gegenüber Erwachsenen eine verschiedene (teils größere, teils geringere) Gifttoleranz.

Die Symptome treten entweder sofort (z. B. bei einer Zyanidvergiftung) oder nach einer Latenzzeit von mehreren Stunden auf (z. B. bei Pilzvergiftungen).

Die zu beobachtenden Vergiftungssymptome sind in der Regel nicht spezifisch für eine bestimmte Giftart; immer kommen ursächlich mehrere Gifte in Betracht (Tab. 1). Nicht selten fehlen jegliche Erscheinungen, da nur eine geringe Giftmenge resorbiert worden ist (sog. Ingestionsunfall).

Diagnose: Bei jedem unklaren Krankheitsbild muß stets auch an eine Vergiftung gedacht werden. Ein eigenartiger Mundgeruch wird bei Vergiftungen durch Phenol, Terpentin, Alkohol, Nikotin, Zyanid und Essigsäure bemerkt. In Zweifelsfällen lassen sich das Gift oder seine Abbauprodukte in Urin, Blut, Erbrochenem, Magenspülwasser oder Nahrungsresten chemisch nachweisen. Bei Salizylatvergiftung verfärbt sich der Urin nach Zugabe von $FeCl_3$-Lösung rotbraun

Tab. 1. Symptome und häufige Ursachen bei Vergiftungen.

Symptome	Häufige Ursachen
Alopezie	Thallium, Arsen
Amaurose	Methylalkohol, Chinin
Anurie	Tetrachlorkohlenstoff, Terpentinöl
Arrhythmie	Digitalis, trizyklische Antidepressiva
Ataxie	Antihistaminika, Alkohole, Phenothiazine, trizyklische Antidepressiva, Hydantoin-, Oxazolidinderivate
Atemdepression	Opiate, Barbiturate
Augenmuskellähmung	Botulismus
Bradykardie	Digitalis, Parasympathikomimetika
Diarrhoe	Nahrungsmittel-, Pilzvergiftung, Nikotin, Eisen
Erregungszustände	Koffein, Weckamine, Atropin
Extrapyramidale Störungen (Hyperkinesen im Kopf-Hals-Bereich)	Haloperidol, Phenothiazine
Fieber	Atropin, Antihistaminika, Nahrungsmittelgifte, Salizylate
Hämoglobinurie	Naphthalin
Ikterus	Tetrachlorkohlenstoff, Phosphor, Knollenblätterpilz
Koma	Kohlenwasserstoffe, Barbiturate, Opiate, Alkohole, Salizylate, Zyanid, CO, Antihistaminika
Krämpfe	Nitrostigmin (E 605), Weckamine, trizyklische Antidepressiva, Pentetrazol (Cardiazol), Strychnin, Theophyllin, Kampfer, Nikotin
Methämoglobinämie	Nitrit, Anilinderivate, Phenazetin
Miosis	Opiate, Barbiturate, Nikotin, Organophosphate
Mydriasis	Atropin, Antihistaminika, Weckamine, trizyklische Antidepressiva, Zytisin (Goldregen)
Proteinurie	Quecksilber, Phosphor, Phenolderivate
Salivation	Nikotin, Organophosphate, Fliegenpilz
Tachykardie	Atropin, Phenothiazine, Weckamine

(nach vorherigem Ansäuern und Entfernung evtl. vorhandener Ketonkörper durch Kochen). Bei bromhaltigen Schlafmitteln (Monoureiden) lassen sich Tablettenreste röntgenologisch im Magen-Darm-Trakt nachweisen. Blutspiegelbestimmungen sind für die Therapie bei Salizylat-, Azetaminophen-, Theophyllin- und Phenobarbitalvergiftungen wichtig. Bei Barbituratvergiftungen findet man im kindlichen EEG eine charakteristische β-Aktivität. Methämoglobin läßt sich im hämolysierten Blut mit dem Spektroskop erkennen, ebenso Co-Hämoglobin.

Therapie der Vergiftungen: Zuerst versucht man die **Giftentfernung** von der Haut durch intensives Spülen mit Wasser (bei wasserunlöslichen Giften mit Alkohol) und bei oraler Giftaufnahme durch **induziertes Erbrechen**.

Zu diesem Zweck gibt man eine altersentsprechende Dosis des emetisch wirkenden Ipecacuanha-Sirups und läßt 100 bis 200 ml Flüssigkeit (am besten verdünnten Obstsaft) trinken. Hierdurch kommt es – evtl. unterstützt durch mechanische Reizung der Rachenhinterwand mit dem Finger – fast regelmäßig in 10–20 Min. zum Erbrechen. Sollte der Erfolg ausbleiben, so wird eine Magenspülung vorgenommen. Kontraindikationen für das induzierte Erbrechen sind wegen der Aspirationsgefahr komatöse Zustände sowie Vergiftungen mit organischen Lösungsmitteln oder Tensiden und wegen der Perforationsgefahr Verätzungen mit Säuren oder Laugen. Bei Vergiftungen mit Phenothiazinen oder einem Antiemetikum ist Ipecacuanha-Sirup unwirksam.

Kommt es nicht zum Erbrechen oder ist das Kind bewußtlos, muß eine **Magenspülung** mit erwärmter physiologischer NaCl-Lösung vorgenommen werden.

Man benutzt dazu einen möglichst weiten Schlauch, den man durch den Mund einführt, und legt das Kind auf die linke Seite (Seitenkopftieflage). Allerdings darf bei Verätzungen der Magen nicht gespült werden. Bei Bewußtlosigkeit wird die Magenspülung nach vorheriger Intubation mit einem Manschettentubus durchgeführt. Am Ende der Spülung gibt man (wie nach dem induzierten Erbrechen) als unspezifische Gegenmittel Aktivkohle (als Adsorbans) und Natriumsulfat (als salinisches Abführmittel). Die Gabe von Aktivkohle wird in den ersten 24–36 Stunden alle 4–6 Stunden wiederholt, wenn die toxische Substanz einen enterohepatischen Kreislauf hat (z. B. trizyklische Antidepressiva) oder im Magen-Darm-Kanal »dialysiert« werden soll (z. B. Theophyllin oder Phenobarbital). Aktivkohle wirkt nicht bei Zyanid-, Schwermetall- und Elektrolytvergiftungen.

Milch ist bei oraler Eisenvergiftung richtig, dagegen bei Aufnahme fettlöslicher Gifte falsch, deren Resorption hierdurch gefördert wird.

Allgemein gilt die Regel, daß jedes Kind mit einer Vergiftung in die Klinik aufgenommen werden sollte, da nur hier eine ständige ärztliche Überwachung möglich ist. Der Transport eines erbrechenden oder bewußtlosen Kindes muß zur Freihaltung der Atemwege und wegen der Aspirationsgefahr entweder in Seitenlage oder in Bauchlage mit seitwärts gedrehtem Kopf erfolgen.

Weitere Behandlungsmaßnahmen sind je nach Notwendigkeit eine i.v. Flüssigkeitszufuhr, eine Peritoneal- oder Hämodialyse (zur Entfernung eines niedermolekularen, dialysierbaren Giftes aus dem Blut, z. B. bei schweren Salizylatvergiftungen), eine Hämoperfusion über aktivierte Kohle (bei schweren Theophyllin- oder Salizylatvergiftungen), Schockbekämpfung und bei Atemstillstand mechanische Beatmung (nach Intubation), evtl. Herzmassage und Anwendung des Schrittmachers. Eine Blutaustauschtransfusion kann bei bestimmten Vergiftungen mit sehr hohen Dosen im 1. Lebensjahr anstelle einer schwer durchzuführenden Hämodialyse nützlich sein. Hypoglykämien (z. B. bei Äthylalkoholvergiftung) behandelt man mit der i. v. Infusion einer Glukoselösung. Weitere Maßnahmen sind Sedierung bei Erregungszuständen oder Krämpfen, Schock- und Azidosebehandlung, Anregung der Diurese, Pneumonieprophylaxe durch Antibiotika (z. B. bei Barbituratvergiftung), Harnkatheterismus bei Blasenentleerungsstörung.

Bei **Verätzungen des Ösophagus** durch Säuren oder Laugen läßt man sofort reichlich Wasser trinken und verabreicht Prednison i.v., ernährt parenteral und führt innerhalb von 48 Stunden eine diagnostische Ösophagoskopie durch. Bei Entstehung von narbigen Ösophagusstrikturen ist später oft eine längere Bougierungsbehandlung notwendig.

Eine spezifische **Antidotbehandlung** (Tab. 2) kommt nur bei bestimmten Vergiftungen in Betracht.

Tab. 2. Spezielle Gegenmittel bei Vergiftungen.

Vergiftung	Gegenmittel
Anticholinergika	Physostigmin
Azetaminophen	N-Azetylzystein
Blei	Ca-EDTA
Botulismus	Antitoxin
Cumarinderivate	Vitamin K
Digitalis	Digitalisantikörper
Eisen	Desferrioxamin
Knollenblätterpilz	Silibinin
Methämoglobinämie	Methylenblau
Methylalkohol	Äthylalkohol
Morphium	Naloxon
Organophosphate (Anticholinesterase-Insektizide)	Atropin, Obidoxim
Phenothiazine	Biperidin
Quecksilber	Dimercaprol (BAL), Penicillamin
Schlangenbiß	Antiserum
Zyanide	Dimethylaminophenol, danach CO_2-EDTA und Natriumthiosulfat

Der Antagonismus der Gegengifte beruht entweder auf einer Konkurrenzreaktion zweier Substanzen um denselben Rezeptor oder auf einer chemischen Reaktion, wobei das Gift in eine unlösliche und ungiftige Verbindung übergeführt wird (z. B. Oxalsäure durch Kalziumsalze in Kalziumoxalat). Auch eine Umwandlung des Giftes in eine lösliche und weniger giftige Verbindung ist möglich (z. B. von Bleiverbindungen durch Kalzium-Natrium-EDTA in einen nierengängigen, fast ungiftigen Bleikomplex).

Bei den **Rauschmitteln** (s. Tab. 3) unterscheidet man die durch Überdosierung hervorgerufene *akute Intoxikation,* wobei der Bewußtseinsverlust im Vordergrund steht, vom *Rausch,* der gekennzeichnet ist durch Stimmungs-, Erleb-

Tab. 3. Häufiger gebrauchte Rauschmittel (Drogen, Medikamente, Alkohol) und Hauptsymptome bei akuter Intoxikation.

Gruppe	Mittel	Synonym oder Beispiel	Hauptsymptome bei akuter Intoxikation
Halluzinogene	Lysergsäurediäthylamid	LSD	Psychoseähnliches Bild, Krämpfe, Koma, Atemlähmung
	Meskalin	–	Atemnot, Tachy- oder Bradykardie
Weckmittel	Methamphetamin Methylphenidat	Pervitin Ritalin	} Krämpfe, Koma
	Kokain		Delirien, Krämpfe, Atemlähmung
Opiate	Heroin	Diazetylmorphin	Lungenödem, Hirnödem, zentrale Lähmungen
	l-Methadon Pethidin Methylmorphin	l-Polamidon Dolantin Codein	} Koma, Atemlähmung
Hypnotika	Äthanol Barbiturate Methaqualon Benzodiazepine	Äthylalkohol Barbitursäurederivate Normi-Nox Mogadan	} Koma, Atemlähmung
Lösungsmittel (Schnüffelstoffe)	Äther Toluol Äthylazetat	} Leimbestandteile	} Delirien, evtl. Krämpfe, Lähmung des Atemzentrums
	Trichloräthylen Trichloräthan	} Reinigungsmittel	
Cannabis	Haschisch Marihuana	Harz aus der Pflanze Getrocknete Blüten und Blätter	} Atypischer Rausch (Depression, Suizidneigung)

nis- und Wahrnehmungsveränderungen in Verbindung mit einer mehr oder weniger ausgeprägten Veränderung des Bewußtseins.

Bei akuter Intoxikation kann das Atemzentrum gelähmt werden, so daß mechanische Beatmung erforderlich ist. Für die Behandlung von akuten Vergiftungen durch Rauschmittel gilt im Prinzip das gleiche wie für andere Intoxikationen: Versuch der Giftentfernung, Freihalten der Atemwege, Schockbekämpfung usw. In jedem Fall sollte versucht werden, die eingenommene Substanz aus Körperflüssigkeiten, z. B. Urin, zu identifizieren. Das gelingt heute oft durch Dünnschichtchromatographie, Enzym-Immun-Verfahren und Massenspektrometrie. Nur LSD ist immer noch schwer nachweisbar. Abrupter Entzug kann bei Drogensüchtigen zu Krampfanfällen und anderen Symptomen führen, die manchmal schwer von akuten Vergiftungen zu unterscheiden sind. Opiatantagonisten, z. B. Naloxon, können bei Süchtigen lebensbedrohliche Entzugssymptome (Schock) auslösen, weshalb sie nur unter bestimmten Voraussetzungen verwendet werden dürfen.

Entzugserscheinungen beim Neugeborenen sind möglich, wenn eine süchtige Mutter im letzten Monat vor der Entbindung Heroin, l-Methadon, Barbiturate oder ein anderes Rauschmittel genommen hat.

Häufigste Symptome sind Krämpfe, Erbrechen und Durchfälle, außerdem schrilles Schreien, Übererregbarkeit, verminderter Schlaf sowie unkoordiniertes Saugen und Schlucken beim Trinken. Die Krämpfe können bald nach der Geburt oder erst zu einem späteren Zeitpunkt (im 1. Lebensmonat) auftreten. Die Latenz wird mit einer Speicherung der Droge im fetalen Gewebe und mit der verzögerten Metabolisierung und Ausscheidung beim Neugeborenen erklärt. Die Symptome können einige Wochen anhalten und verschwinden unter vorsichtiger Behandlung mit einem Sedativum.

Kindesmißhandlung und Kindesvernachlässigung: Traumatische Knochenläsionen werden wegen der leichten Vulnerabilität der metaphysären und periostalen Wachstumszonen bei Säuglingen und Kleinkindern häufig angetroffen.

In vielen Fällen werden sie zufällig bei röntgenologischen Untersuchungen festgestellt. Die Ursache ist meist ein Trauma, z.B. ein Sturz vom Wickeltisch oder eine Verletzung beim Spiel. Stets sollte man auch an eine Kindesmißhandlung denken, insbesondere wenn zugleich äußere Verletzungen der Haut (multiple Hämatome, Striemen etc.) vorhanden sind und psychische Veränderungen bestehen (abgestumpfter, trauriger Gesichtsausdruck).

Ein charakteristisches Merkmal der Mißhandlung ist die Wiederholung.

Auf Röntgenbildern findet man dann ein Nebeneinander von älteren und frischen Frakturen. Das Periost der langen Röhrenknochen ist auf weiten Strecken abgehoben; im Bereich der Gelenke sind kleine Knochenabsprengungen der Metaphysenkanten (corner sign) auffällig. Die Prognose der Verletzungen wird von der Schädel-Hirn-Beteiligung (z.B. Subduralhämatom) bestimmt. Häufigste Täter sind die Eltern, wodurch die Erhebung der Anamnese erschwert wird. Sorgfältige Dokumentation der Befunde ist für eine evtl. Gerichtsverhandlung wichtig.

Kindesvernachlässigung ist strafbar, wenn sie vorsätzlich geschieht (§ 223 StGB). Zur **körperlichen** Vernachlässigung gehören Nahrungsentzug, Verschmutzung – das Kind wird nicht gesäubert und bleibt im Urin und Kot liegen –, Frierenlassen, Unterlassung therapeutischer Maßnahmen bei Krankheit und Versäumnis prophylaktischer Maßnahmen (Vorsorgeuntersuchungen, Rachitisprophylaxe etc.). Die **geistige** Vernachlässigung eines Kindes führt zu Entwicklungsrückstand und schwer korrigierbaren seelischen Schäden. Später können soziale Anpassungsstörungen die Folge sein. Verschlimmernd wirken oft schlechte Wohnverhältnisse, Alkoholismus, Minderbegabung oder mangelnde Schulbildung der Eltern. Oft kümmert sich auch der Vater nicht um die Familie. Die Aufgabe des Arztes besteht darin, soziale Hilfsmaßnahmen einzuleiten und die Eltern auf ihre Verantwortung hinzuweisen. In jedem Fall von Kindesmißhandlung und Kindesvernachlässigung ist eine Zusammenarbeit mit dem Jugendamt erforderlich.

XXIII. Die Rechte behinderter Kinder

C. Simon

Der **Sozialstaat,** zu dem sich die Bundesrepublik Deutschland im Grundgesetz in Artikel 20 und Artikel 28 bekennt, hat zwei Hauptanliegen: soziale Gerechtigkeit und soziale Sicherheit. Das gilt auch für behinderte Kinder.

> Ein Arzt, der bei seinem Patienten eine Behinderung feststellt, hat dafür zu sorgen, daß das behinderte Kind alle Leistungen erhält, auf welche es durch seine Behinderung einen Rechtsanspruch hat.

Im allgemeinen Teil des **Sozialgesetzbuches** (SGB I) wird ein Überblick über die verschiedenen Sozialleistungen und Sozialleistungsträger gegeben. Sozialleistungsträger sind u.a. die Krankenversicherung, die Unfallversicherung, die Rentenversicherung, die Arbeitsämter und die Bundesanstalt für Arbeit. Nach dem **Bundessozialhilfegesetz** (BSHG), welches ein besonderer Teil des Sozialgesetzbuches ist, werden die Kosten vom Sozialamt übernommen, wenn kein anderer Kostenträger vorhanden ist (Prinzip der Nachrangigkeit).

Bei der Sozialhilfe unterscheidet man
▶ Hilfe zum Lebensunterhalt (Sicherung von Unterkunft, Ernährung und sonstigen Bedürfnissen) und
▶ Hilfe in besonderen Lebenslagen, auch von behinderten Menschen (Eingliederungshilfe und Hilfe zur Teilnahme am Leben in der Gemeinschaft).

Sozialhilfe kann auch Ausländern gewährt werden, wenn sie sich im Inland aufhalten.

> **Definition der Behinderung:** Von Behinderung spricht man, wenn ein gesundheitlicher Schaden zu funktionellen Einschränkungen führt und diese Einschränkungen soziale Beeinträchtigungen zur Folge haben.

Jeder gesundheitliche Schaden (einschließlich Funktionsstörung) und jede körperliche, geistige oder seelische Veränderung, die nicht nur vorübergehend (Mindestdauer 6 Monate) zu solchen Einschränkungen und durch sie zu Sozialbeeinträchtigung führen, gelten als Behinderung. Dabei ist es unerheblich, ob die Behinderung auf Krankheit oder Unfall beruht oder ob sie angeboren ist. Es kommt allein auf die Tatsache der Behinderung an. Ob eine Behinderung vorliegt, muß ein Arzt individuell und unter Berücksichtigung der Umstände des Einzelfalles beurteilen. Häufige Ursachen für Behinderung sind u.a. Blindheit, schwere Sehstörung, Gehörlosigkeit, Schwerhörigkeit, geistige Behinderung (Minderbegabung), seelische Behinderung (psychische Krankheiten), Epilepsie, Spina bifida, Hydrozephalus, Zerebrallähmung (CP), Sucht, Muskelkrankheiten, rheumatische Krankheiten, Mukoviszidose (zystische Fibrose), Morbus Crohn, Colitis ulcerosa, Tumorleiden, Unfallfolgen und viele andere chronische Krankheiten. In vielen Fällen werden Leistungen, die Behinderten zustehen, auch Kindern gewährt, die von Behinderung bedroht sind.

Jeder Behinderte kann (muß aber nicht) bei dem für seinen Wohnsitz zuständigen Versorgungsamt einen Antrag auf Anerkennung der Behinderung stellen. Er dient der Feststellung der Behinderung und ihrer Schwere, dem Nachweis bestimmter gesundheitlicher Merkmale zur Inanspruchnahme von Nachteilsausgleichen und der Ausstellung eines Ausweises zur Wahrnehmung von Rechten und Nachteilsausgleichen. Ausgedrückt wird die Schwere der Einschränkung im »Grad der Behinderung« (GdB), und zwar in Zehnergraden von 10 bis 100. Grundlage für die Beurteilung sind die vom Bundesministerium für Arbeit und Sozialordnung 1983 herausgegebenen »Anhaltspunkte für die ärztliche Gutachtertätigkeit im sozialen Entschädigungsrecht und nach dem Schwerbehindertengesetz«.

Wenn mehrere Funktionsbeeinträchtigungen vorliegen, ist der Grad der Behinderung durch die Beurteilung der Auswirkungen in ihrer Gesamtheit festzustellen, nicht jedoch durch ein Zusammenzählen. Wechselseitige Auswirkungen sind dabei zu berücksichtigen.

Schwerbehinderte sind Personen, deren Grad der Behinderung wenigstens 50 beträgt. Bestimmte Rechte und Hilfen im Arbeitsleben setzen die Feststellung der Behinderung und ihres Grades durch das Versorgungsamt voraus.

Die Ziele der Rehabilitation (Eingliederungshilfe) sind: einer drohenden Behinderung vorzubeugen, eine Behinderung zu beseitigen, zu bessern, ihre Verschlimmerung zu verhüten oder ihre Folgen zu mildern. Dabei sollen die verbliebenen Kräfte gestärkt und gleichzeitig solche Funktionen und Fähigkeiten gefördert werden, welche die ausgefallenen ausgleichen. Hierzu gehört auch die Versorgung mit geeigneten technischen Hilfsmitteln. Selbsthilfegruppen von Behinderten können durch Zuschüsse von öffentlichen und privaten Trägern gefördert werden.

Die Rehabilitation hat die Aufgabe, durch medizinische, schulisch-heilpädagogische, berufsfördernde und ergänzende Maßnahmen Behinderte in Arbeit, Beruf und Gesellschaft einzugliedern.

Eine umfassende Rehabilitation ist erreicht, wenn der Behinderte wieder voll in das Leben der Gemeinschaft eingegliedert ist. Sie ist um so erfolgreicher, je früher sie eingeleitet und durchgeführt wird. Sie setzt nicht erst dann ein, wenn eine Behinderung schon vorliegt. Bei Krankheiten und Unfällen beginnt sie in der Akutbehandlung, wenn eine Behinderung droht. Es gibt für die Rehabilitation nicht nur einen, sondern meist mehrere Leistungsträger, die einen besonderen Bereich der Rehabilitation finanzieren. Dazu gehören die Krankenversicherungen, die Rentenversicherung, die Unfallversicherung (bei Unfällen in der Schule z. B. die sog. Eigenunfallversicherungsträger des Bundes, der Länder und der Gemeinden) u. a. Bei der Durchführung von Rehabilitationsmaßnahmen sind auch die Verbände der freien Wohlfahrtspflege beteiligt (Arbeiterwohlfahrt, Deutscher Caritasverband, Deutscher Paritätischer Wohlfahrtsverband, Deutsches Rotes Kreuz, Diakonisches Werk, Innere Mission, Hilfswerke der christlichen Kirchen u. a.).

Im **Rehabilitationsangleichungsgesetz** sind im einzelnen die Aufgaben der Rehabilitation, die Beratung der Behinderten, die Zuständigkeit und die Zusammenarbeit der Rehabilitationsträger sowie Voraussetzungen, Art und Umfang der Leistungen aufgeführt (Tab. 1). Eine qualifizierte Beratung erfolgt auf Wunsch am besten zunächst durch den kinder- und jugendärztlichen Dienst im örtlichen Gesundheitsamt.

Träger der sozialen Entschädigung sind z. B. bei Impfschäden die Landesversorgungsämter. Die Sozialhilfe, welche von den Sozialämtern der Städte und Gemeinden sowie den Landessozialbehörden geleistet wird, tritt in allen Bereichen der Rehabilitation ein (Eingliederungshilfe), allerdings nur, wenn keiner der anderen Sozialleistungsträger zuständig ist (Subsidiaritätsprinzip). Alle Träger sind zur engen Zusammenarbeit verpflichtet, und es gibt bei allen Trägern Auskunfts- und Beratungsstellen, welche Anträge auf Rehabilitation entgegennehmen, auch wenn der Träger selbst nicht zuständig ist. Sind mehrere Rehabilitationsmaßnahmen erforderlich oder mehrere Träger beteiligt, so wird ein Gesamtplan aufgestellt, in dem die in Frage kommenden Maßnahmen und Leistungen in ihrer zeitlichen Folge und Verzahnung zusammengefaßt werden. Jeder Träger muß Leistungen so umfassend er-

Tab. 1. Hilfen für Behinderte durch verschiedene Institutionen.

Institution	Leistungen
Gesundheitsamt (kinder- und jugendärztlicher Dienst)	Umfassende Beratung über Hilfen und Förderungsmöglichkeiten. Begutachtung zur Kostenübernahme durch verschiedene Träger
Sozialamt	Kostenübernahme von Leistungen, die nicht von anderen Trägern bezahlt werden
Versorgungsamt	Ausstellung von Behindertenausweisen
Allgemeiner Sozialdienst (kommunal und in Kliniken)	Beratung über alle vom Sozialamt übernommenen Maßnahmen (z. B. pädagogische, pflegerische, heilpädagogische) Stellungnahmen zur Vorlage bei den Kostenträgern
Krankenversicherungen	Finanzierung medizinischer Hilfen
Rentenversicherungen	Kinderheilbehandlungen, Krebsnachbehandlung
Unfallversicherung	Rehabilitation nach Unfällen (z. B. Wegeunfälle bei Besuch von Kindergarten oder Schule)

bringen, wie es sein gesetzlich vorgesehener Auftrag zuläßt. Dadurch soll vermieden werden, daß ein Behinderter während eines Rehabilitationsverfahrens unnötig von einem zum anderen Träger geschickt wird.

> Zu den medizinischen Leistungen der Rehabilitation gehören ärztliche Behandlung, Heilmittel einschließlich Krankengymnastik, Bewegungs-, Sprach- und Beschäftigungstherapie, Ausstattung mit Körperersatzstücken, orthopädischen und anderen Hilfsmitteln, Belastungserprobung und Arbeitstherapie, stationäre Behandlung in Krankenhäusern, Kur- und Spezialeinrichtungen, häusliche Krankenpflege.

Die pädagogische und soziale Eingliederung Behinderter kann erreicht werden durch Förderung des Besuches von Tagesstätten, Sonderkindergärten oder integrativen Regelkindergärten mit besonderen Fördergruppen, Förderschulen, Fachschulen usw. In bestimmten Fällen besteht ein Anspruch auf Einzel- oder Hausunterricht. Behinderte Kinder unterliegen einer längeren Schulpflicht als nichtbehinderte Kinder. Außerdem gibt es ergänzende Leistungen, wie Haushaltshilfe, Behindertensport, soziale Sicherung der Behinderten usw.

Die sog. Frühförderung, die meist von privaten Trägern geleistet wird, ist vorgesehen für Säuglinge und jüngere Kinder, die in der Entwicklung verzögert, in der Sinneswahrnehmung beeinträchtigt oder von einer Behinderung bedroht sind, bevor diese eine weiterführende Einrichtung (z. B. den Kindergarten) besuchen können. Die Betreuung findet in der vertrauten häuslichen Umgebung (als sog. mobile Frühförderung) statt und verläuft partnerschaftlich in Gesprächen mit den Eltern und im Spiel mit dem Kind. Die Kosten übernimmt das Sozialamt (bei Befürwortung durch das Gesundheitsamt).

Im **Kinder- und Jugendhilfegesetz** (KJHG) sind u. a. geregelt die Unterbringung behinderter Minderjähriger in Heimen und Pflegefamilien, Erziehungshilfen, Erziehungsbeistand, Erziehung in Heimen und betreuten Wohnformen sowie die Hilfen für seelisch behinderte Minderjährige.

Im **Schwerbehindertengesetz** (SCHwbG) sind die Maßnahmen enthalten, welche zur Sicherung der Eingliederung Schwerbehinderter in Arbeit, Beruf und Gesellschaft notwendig sind.

> Schwerbehinderte erhalten je nach Bedarf besondere Hilfen in der Schule, in der Berufsausbildung, in der Berufsförderung und im Arbeitsleben.

Das Schwerbehindertengesetz verpflichtet alle Arbeitgeber, bei der Besetzung freier Stellen zu prüfen, ob sie Schwerbehinderte einstellen können, und es schreibt vor, die Arbeit der Behinderung anzupassen. Die Arbeitsplätze für Behinderte müssen mit den notwendigen technischen Arbeitshilfen ausgestattet werden. Außerdem enthält das Schwerbehindertengesetz vielfältige Eingliederungshilfen.

Die Arbeitsämter fördern die Einstellung und Beschäftigung Schwerbehinderter durch Geldleistungen an Arbeitgeber.

Schwerbehinderte sind besonders gegen Kündigung geschützt; ihnen steht ein zusätzlicher bezahlter Urlaub von einer Arbeitswoche zu.

Die besonderen Interessen Schwerbehinderter in Betrieben und Verwaltungen werden vom Betriebs- oder Personalrat gewahrt, welcher den Behinderten ratend und helfend zur Seite steht.

> Das Ziel aller Rehabilitationsmaßnahmen ist die **soziale Eingliederung** der Behinderten. Dazu gehören u. a.
> ▶ Errichtung von behinderungsgerechten Wohnungen,
> ▶ Schaffung von Werkstätten für Behinderte,
> ▶ Hilfen zur Pflege in Heimen, Anstalten oder zu Hause,
> ▶ die Sorge für behinderungsgerechte Verkehrsmittel und Fahrdienste für Behinderte.

Wichtig ist auch die Integration im Freizeit- und Urlaubsbereich. Die Gemeinsamkeiten von Behinderten und Nichtbehinderten sind auf allen Gebieten des Lebens zu fördern. So gibt es Ferienmöglichkeiten für Behinderte bei bestimmten Touristikveranstaltern, die benötigte Hilfen und Erleichterungen anbieten.

Nachteilsausgleiche: Zum Ausgleich der Nachteile, welche Behinderte haben, erhalten diese steuerliche Erleichterungen. Neben dem Behinderten-Pauschbetrag können berücksichtigt werden:

▶ außerordentliche Krankheitskosten, Aufwendung für eine Heilkur, Aufwendungen für eine Hilfe im Haushalt oder Steuerhilfen bei Heim- oder Pflegeunterbringung.
▶ Als Kinderbetreuungskosten können Aufwendungen für Dienstleistungen zur Betreuung von unter 16 Jahre alten Kindern als außergewöhnliche Belastungen abgezogen werden.
▶ Es gibt Kinderfreibeträge für behinderte Kinder ohne Rücksicht auf ihr Alter, evtl. auch Kraftfahrzeug-Steuervergünstigungen, Erleichterungen im Personennahverkehr und -fernverkehr sowie im Flugverkehr.

- Vergünstigungen rund ums Haus sind Wohnungsbauförderung, Wohnungsbaudarlehen und Vermietung öffentlich geförderter Wohnungen. Wird Wohngeld gewünscht, gilt für Schwerbehinderte ein höherer Freibetrag.
- »Hilflosen«, d. h. in erheblichem Umfang pflegebedürfigen Behinderten, stehen Pflegegeldpauschalen zu, die je nach den persönlichen Umständen vom Sozialamt und/oder von der Krankenversicherung gezahlt werden.

Wichtige Informationsschriften sind:
- Der »Ratgeber für Behinderte«, herausgegeben vom Bundesministerium für Arbeit und Sozialordnung, zuletzt erschienen im August 1993, zu bestellen beim Herausgeber (Postfach 140280, 53107 Bonn).
- »Die Rechte behinderter Menschen und ihrer Angehörigen«, begründet von Dr. Wiltraut Thust, bearbeitet von Klaus Naujoks und Peter Trenk-Hinterberger, 19. Auflage 1991, herausgegeben von der Bundesarbeitsgemeinschaft Hilfe für Behinderte e.V., (Kirchfeldstr. 149, 40215 Düsseldorf).
- »Die Rehabilitation Behinderter – Wegweiser für Ärzte«, herausgegeben von der Bundesarbeitsgemeinschaft für Rehabilitation, Deutscher Ärzte-Verlag, Köln, 1993.

Eine kostenlose Ausgabe des **Sozialgesetzbuches** gibt es beim Bundesministerium für Arbeit und Sozialordnung (Adresse s. o.) und kostenlose **Broschüren** über Kindergeld, Hilfen für die Familie u. a. beim Bundesministerium für Jugend, Familie, Frauen und Gesundheit (Postfach 200490, Bonn 2).

Die **Bundesarbeitsgemeinschaft Hilfe für Behinderte e.V.** ist die Dachorganisation für eine große Zahl von bundesweiten Behinderten-Selbsthilfeverbänden. Sie vertritt die Interessen von Behinderten und chronisch Kranken und erteilt alle gewünschten Auskünfte (auch Rechtsauskünfte).

Zusammenfassung: In Deutschland und anderen Ländern werden Familien mit einem behinderten Kind vielfältige Hilfen angeboten. Es ist eine Aufgabe von Angehörigen verschiedener Berufe (auch Ärzten), dafür zu sorgen, daß benötigte Hilfen rechtzeitig in Anspruch genommen werden. Das deutsche Sozialgesetzbuch, in dem auch das Bundessozialhilfegesetz, das Rehabilitationsangleichungsgesetz, das Schwerbehindertengesetz und das Kinder- und Jugendhilfegesetz enthalten sind, führt die zu erbringenden Leistungen auf und nennt die Kostenträger. Ziel der Rehabilitationsmaßnahmen ist es, Behinderte voll in das Leben der Gemeinschaft einzugliedern.

XXIV. Tabellarischer Anhang

C. Simon

1. Richtwerte

a) Richtwerte im Blut (Altersstufe I = 1. Monat, II = 2.–12. Monat, III = ab 2. Jahr)

Parameter	Altersstufe	Richtwerte
Albumin	I	30–45 g/l
	II	35–50 g/l
	III	35–55 g/l
Aldolase	I	0,6–12 U/l
	II	0,6– 6 U/l
	III	0,6– 4 U/l
Ammoniak	I	bis 150 µmol/l
	II	bis 80 µmol/l
	III	bis 50 µmol/l
α-Amylase	I–II	bis 30 U/l
	III	bis 110 U/l
Antithrombin III	III	210–570 mg/l
α_1-Antitrypsin	I	2 –4 g/l
	II	1,3–2,4 g/l
	III	1,3–3,0 g/l
Antistaphylolysin	II	bis 2 U/ml
	III	bis 4 U/ml
Basenüberschuß	I	(–10)–(–2) mmol/l
	II	(– 7)–(–1) mmol/l
	III	(– 4)–(+2) mmol/l
Bikarbonat, Standard-	II–III	21–25 mmol/l
Bilirubin, Gesamt-	II–III	bis 21,5 µmol/l (1,3 mg/dl)
Blutkörperchensenkungs-geschwindigkeit	I	bis 2 mm (1 Std.) bis 4 mm (2 Std.)
	II–III	bis 10 mm (1 Std.) bis 20 mm (2 Std.)
Blutungszeit	I–III	2–7 Min.
Blutzucker (Glukose)	I	2,4–3,4 mmol/l 44– 62 mg/dl
	II	2,8–5,6 mmol/l 50–100 mg/dl
	III	3,3–5,6 mmol/l 60–100 mg/dl
C_3-Komplement (β_1 C)	I–III	>500 mg/l
Chlorid	I–III	95–110 mmol/l
Cholesterin, Gesamt-	I	bis 3,6 mmol/l bis 139 mg/dl
	II–III	bis 6,2 mmol/l bis 240 mg/dl
Cholinesterase	II–III	3500–8500 U/l
Coeruloplasmin	I	60–200 mg/l
	II	60–400 mg/l
	III	230–430 mg/l
C-reaktives Protein	I–III	<10 mg/l
Eisen	I–III	7–33 µmol/l 40–184 µg/dl
Eisenbindungskapazität, totale	I	10–32 µmol/l 56–179 µg/dl
	II	31–46 µmol/l 174–258 µg/dl
	III	44–71 µmol/l 246–396 µg/dl
Eiweiß, Gesamt-	I	46–68 g/l
	II	48–76 g/l
	III	60–80 g/l

Parameter	Altersstufe	Richtwerte

Eiweißfraktionen
  Albumin
  α_1-Globulin
  α_2-Globulin
  β-Globulin
  γ-Globulin
	I–III	57–68%
		1– 6%
		5–11%
		7–13%
		10–18%

Erythropoetin	II, III	5–18 U/l
Ferritin	I II III	100–600 µg/l 20–200 µg/l 15–140 µg/l
α_1-Fetoprotein	I II, III	<100 mg/l < 0,03 mg/l
Fettsäuren, freie	I II–III	0,5–1,4 mmol/l 0,5–0,9 mmol/l
Fibrinogen	I II–III	1,25–3,0 g/l 2 –4 g/l
Galaktose	I–III	<0,4 mmol/l <7,4 mg/dl
Gamma-Glutamyl- transpeptidase (γ-GT)	I II III	bis 150 U/l bis 100 U/l bis 20 U/l
Glukose: s. Blutzucker		
Glukose-6-Phosphat- dehydrogenase	I–III	105–157 mU/10^9 Erythrozyten
Hämoglobin, Gesamt-	1.–4. Tag 1.–2. Woche 3.–4. Woche 5.–12. Woche >12 Wochen	10,2–13,2 mmol/l 16,2–21,2 g/dl 9,6–12,2 mmol/l 15,5–19,6 g/dl 7,8–10,7 mmol/l 12,6–17,2 g/dl 6,5– 7,8 mmol/l 10,5–12,6 g/dl 6,8– 8,9 mmol/l 11,0–14,4 g/dl
Hämoglobin, fetales (HbF)	nach Geburt bis 2. Monat bis 12. Monat ab 2. Jahr	70,0–95,0% des Gesamt-Hb 11,0–33,0% des Gesamt-Hb 0,2–12,0% des Gesamt-Hb 0 – 1,3% des Gesamt-Hb
Hämoglobin A_{1c}	II, III	3–7% des Gesamt-Hb
Haptoglobin	I II–III	0–0,4 g/l 0,1–1,4 g/l
Harnsäure	I–III	120–350 µmol/l 2–6 mg/dl
Harnstoff-N (BUN)	I–III	bis 7,1 mmol/l bis 20 mg/dl
Hydroxybutyratdehydrogenase (HBDH)	I II III	180–400 U/l 100–280 U/l 55–200 U/l
17-Hydroxyprogesteron	I	0,4–8,5 µmol/l 0,13–2,8 µg/l
Immunglobuline		IgG (g/l) IgM (g/l) IgA (g/l)
	1.– 3. Monat	3,1– 5,5 0,2–0,4 0,1–0,3
	4.– 6. Monat	2,4– 6,1 0,3–0,6 0,1–0,5
	7.–12. Monat	4,4– 8,8 0,3–0,7 0,2–0,6
	2. Jahr	5,5– 9,7 0,3–0,7 0,3–0,7
	3. Jahr	7,0–10,7 0,3–0,8 0,3–1,0
	4.– 5. Jahr	7,0–11,5 0,3–0,8 0,6–1,2
	6.– 8. Jahr	6,7–12,0 0,4–0,9 0,7–1,7
	9.–14. Jahr	8,2–13,6 0,4–1,1 0,7–2,1

1. Richtwerte

Parameter	Altersstufe	Richtwerte
Immunglobulin E	Neugeb. Säuglinge 1– 5 Jahre 6– 9 Jahre 10–15 Jahre	bis 1,5 IU/ml bis 15 IU/ml bis 60 IU/ml bis 90 IU/ml bis 200 IU/ml
Kalium	I II III	3,6–6,0 mmol/l 3,7–5,7 mmol/l 3,2–5,4 mmol/l
Kalzium	I II–III	1,75–2,7 mmol/l 3,5–5,4 mva/l 2,05–2,7 mmol/l 4,1–5,4 mva/l
Kohlendioxyd (pCO_2)	I II III	3,7–6,0 kPa 28–45 mm Hg 3,3–5,3 kPa 25–40 mm Hg 4,2–6,2 kPa 32–47 mm Hg
Komplementfaktoren: Totale hämolytische Komplementaktivität (CH 50)	II, III	20–50 U/ml
C 3	II III	0,6–1,5 g/l 0,8–1,7 g/l
C 4	II III	0,05–0,3 g/l 0,1 –0,4 g/l
Kreatinin	I II–III	bis 106 µmol/l bis 1,2 mg/dl bis 88 µmol/l bis 1,0 mg/dl
Kreatinkinase	I II–III	bis 500 U/l bis 90 U/l
Kupfer	I II III	2–10 µmol/l 12,7– 63 µg/dl 4–24 µmol/l 25,4–152 µg/dl 10–24 µmol/l 66 –152 µg/dl
Laktat (nüchtern)	I–III	0,6–2,4 mmol/l 5,7–22 mg/dl
Laktatdehydrogenase (LDH)	I II III	bis 800 U/l bis 500 U/l bis 300 U/l
Leuzinarylamidase (Leuzinaminopeptidase)	I–III	bis 31 U/l
Lipase	I II, III	bis 80 U/l bis 115 U/l
Lipoproteinfraktionen (α = HDL, β = LDL, prä β = VLDL)	I II III	α (g/l) β (g/l) prä β (g/l) 0,7–1,8 0,5–1,6 0,1–0,5 0,8–2,8 1,2–4,5 0,6–1,5 1,5–3,3 2,2–5,4 0,6–1,7
Magnesium	I II III	0,7–1,5 mmol/l 1,4–3,0 mval/l 0,7–1,0 mmol/l 1,4–2,0 mval/l 0,5–1,25 mmol/l 1,0–2,5 mval/l
Natrium	I–III	130–145 mmol/l
Osmolalität	I II–III	260–295 mosmol/kg 275–295 mosmol/kg
pH	I II–III	7,29–7,39 7,33–7,42
Phenylalanin	I–III	<121 µmol/l <2 mg/dl
Phosphor, anorganischer	I II III	1,6–3,1 mmol/l 4,8–9,5 mg/dl 1,6–2,6 mmol/l 4,8–7,9 mg/dl 1,1–2,0 mmol/l 3,4–6,2 mg/dl

Parameter	Altersstufe	Richtwerte
Phosphatase, alkalische	I	bis 650 U/l
	II	bis 700 U/l
	III	bis 600 U/l
	Adoleszenz	bis 750 U/l
Phosphatase, gesamte, saure	I	bis 60 U/l
	II	bis 35 U/l
	III	bis 30 U/l
Pyruvat (nüchtern)	I–III	45–90 µmol/l 0,4–0,8 mg/dl
Renin	I, II	<16 µg/l/Std.
	III	< 5 µg/l/Std.
Sauerstoffsättigung	I–III	92–96%
Sauerstoffspannung (pO_2)	I–III	11,3–13,3 kPa 85–100 mm Hg
Standardbikarbonat	I–III	21–25 mmol/l
Thyroxin (T_4), Gesamt-	Geburt	12,7 (5,9–19,5) µg/dl
	24–48 Std.	16,5 (11,7–21,3) µg/dl
	7 Tage	14,1 (8,1–20,1) µg/dl
	1–12 Mon.	10,8 (6,2–15,4) µg/dl
	1– 6 Jahre	9,3 (5,3–13,3) µg/dl
	7–12 Jahre	8,6 (4,8–12,4) µg/dl
	13–17 Jahre	8,0 (4,2–48,0) µg/dl
Thyreotropes Globulin (TSH)	5. Tag	0–10 mU/l
	II–III	0– 5 mU/l (basal)
	II–III	5–25 mU/l (30′ nach TRH)
Transaminasen GOT	I	bis 39 U/l
	II	bis 27 U/l
	III	bis 22 U/l
GPT	I–II	bis 34 U/l
	III	bis 21 U/l
Transferrin	I	1,0–2,5 g/l
	II–III	2,0–4,0 g/l
Transferrinsättigung	I	30–100%
	II, III	10– 50%
Triglyzeride	1. Woche	bis 3,0 mmol/l bis 266 mg/dl
	II	bis 1,9 mmol/l bis 168 mg/dl
	III	bis 1,8 mmol/l bis 160 mg/dl
Zink	III	9,8–16,8 µmol/l 64–110 µg/dl

b) Richtwerte im Harn

Adenosin 3′,5′-Monophosphat (cAMP)	4,9(2,3–7,5) nmol cAMP/mg Kreatinin (im Morgenurin)

α-Amylase	bis 300 U/l

Erythrozyten	
Unzentrifugierter Mittelstrahlurin:	0–5/µl
Unzentrifugierter Harn:	3–5 pro Gesichtsfeld (350fache Vergrößerung)

Eiweiß	
Alle Altersgruppen	150 mg/l

Harnmenge	
1– 2 Tage	30– 60 ml/24 Std.
3– 5 Tage	70– 250 ml/24 Std.
6–10 Tage	200– 300 ml/24 Std.
11 Tage bis 2 Monate	250– 450 ml/24 Std.
3 Monate bis 1 Jahr	400– 500 ml/24 Std.
2– 3 Jahre	500– 600 ml/24 Std.
4– 5 Jahre	600– 700 ml/24 Std.
6– 8 Jahre	700–1000 ml/24 Std.
9–14 Jahre	800–1400 ml/24 Std.

Homovanillinsäure	
3– 5 Jahre	bis 15,5 µg/mg Kreatinin
	bis 9,6 mmol/mol Kreatinin
6–10 Jahre	bis 11,5 µg/mg Kreatinin
	bis 7,1 mmol/mol Kreatinin
11–14 Jahre	bis 10,3 µg/mg Kreatinin
	bis 6,4 mmol/mol Kreatinin

Kalzium	2,5–7,5 mmol/24 Std.

Katecholamine, Gesamt-		
I, II	0– 60 mmol/24 Std.	
1– 2 Jahre	0–100 mmol/24 Std.	
3– 4 Jahre	24–170 mmol/24 Std.	(Berechnet als Noradrenalin)
5– 7 Jahre	47–266 mmol/24 Std.	
8–10 Jahre	77–473 mmol/24 Std.	

Keimzahl (im Mittelstrahlurin)	<10000/ml
Grenzbereich:	10000–100000/ml

Kreatinin-Clearance, endogene	
1. bis 2. Lebenswoche	25–35 ml/Min. · 1,73 m^2
3. Woche bis 2. Monat	25–55 ml/Min. · 1,73 m^2
3. bis 12. Monat	35–80 ml/Min. · 1,73 m^2
ältere Kinder	>90 ml/Min. · 1,73 m^2
Erwachsene ♂	140 (100–190) ml/Min. · 1,73 m^2
Erwachsene ♀	135 (100–160) ml/Min. · 1,73 m^2

Leukozyten	
Obere Normgrenze	10/µl
Verdachtsbereich	10–20/µl

Osmolalität

Neugeborene	bis 600 mosmol/kg
Säuglinge	bis 1000 mosmol/kg
ältere Kinder	bis 1400 mosmol/kg

pH

Neugeborene	5,0–7,0
ältere Kinder	5,0–6,5

Phosphat, anorganisches

6–10 Jahre	2,0(1,4–2,6) mmol/dl Glomerulumfiltrat
>10 Jahre	1,8(1,1–2,7) mmol/dl Glomerulumfiltrat
6–12 Jahre	0,4–6,5 mmol PO_4/mmol Kreatinin (= 0,1–1,8 mgPO_4/mg Kreatinin)

Spezifisches Gewicht

Neugeborene	bis 1,015
Säuglinge	bis 1,020
ältere Kinder	bis 1,030

Vanillinmandelsäure

Säuglinge	0– 6,0 µmol/24 Std.	0–1,2 mg/24 Std.
Kleinkinder	2,5–11,0 µmol/24 Std.	0,5–2,2 mg/24 Std.
Schulkinder	5–19 µmol/24 Std.	1,0–3,8 mg/24 Std.

c) Richtwerte im Liquor

Albumin 0,1–0,17 g/l   10–17 mg/dl

Chlorid 110–133 mmol/l

Eiweiß, Gesamt-

nach der Geburt	bis 1,0 g/l	bis 100 mg/dl
1. Monat	bis 0,9 g/l	bis 90 mg/dl
ab 2. Monat	bis 0,4 g/l	bis 40 mg/dl

Eiweißfraktionen

Albumin	57,0–68,0%
α_1-Globulin	4,1– 6,4%
α_2-Globulin	6,2–10,2%
β-Globulin	10,8–14,8%
γ-Globulin	6,1–13,0%

Glukose etwa 60% des Blutzuckers 2,2–3,9 mmol/l = 40–70 mg/dl

Immunglobuline

IgG 8–64 mg/l
IgA 4–6 mg/l
IgM 0

Zellzahl

Neugeborene	bis 10 Zellen/µl
ältere Kinder	bis 5 Zellen/µl

2. Körpermaße

a) Körperlänge und -gewicht in Abhängigkeit vom Alter (Perzentilenwerte)

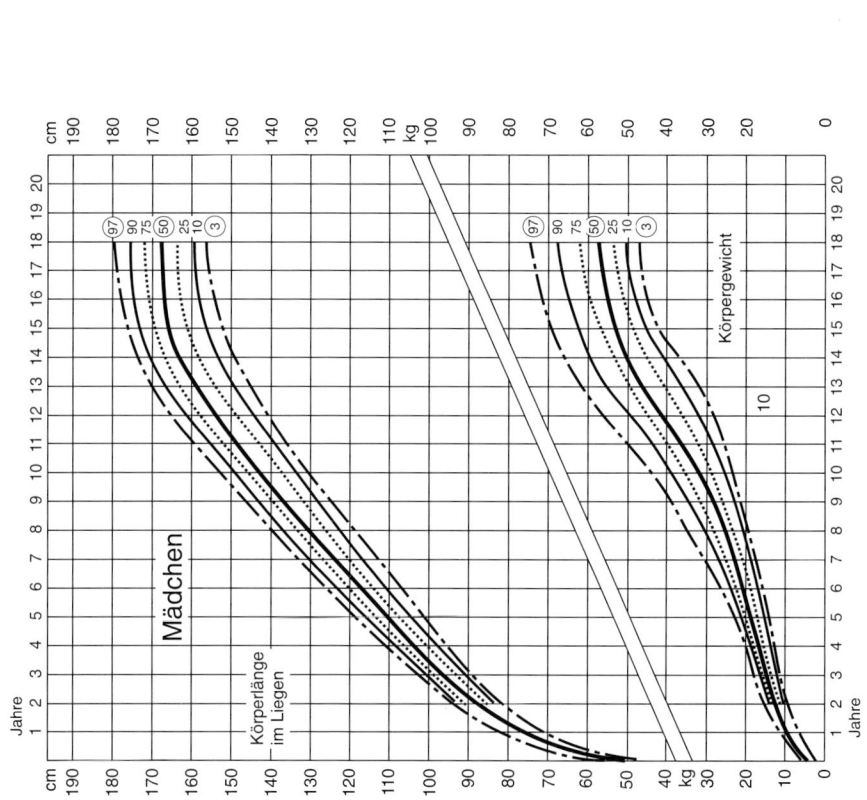

Abb. 1. Körperlänge und -gewicht bei Mädchen in Abhängigkeit vom Alter (Perzentilenwerte). Nach I. Brandt, L. Reinken: Klin Pädiat 1988; 200: 451–6.

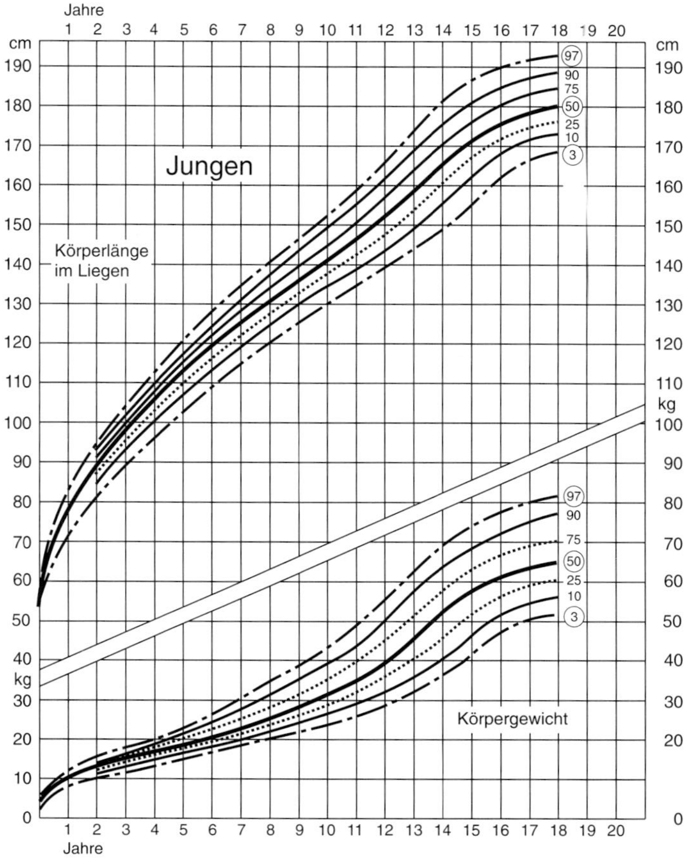

Abb. 2. Körperlänge und -gewicht bei Jungen in Abhängigkeit vom Alter (Perzentilenwerte). Nach I. Brandt, L. Reinken: Klin Pädiat 1988; 200: 451–6; L. Reinken, G. v. Oost: Klin Pädiatr 1992; 204: 129–33.

710 XXIV. Tabellarischer Anhang

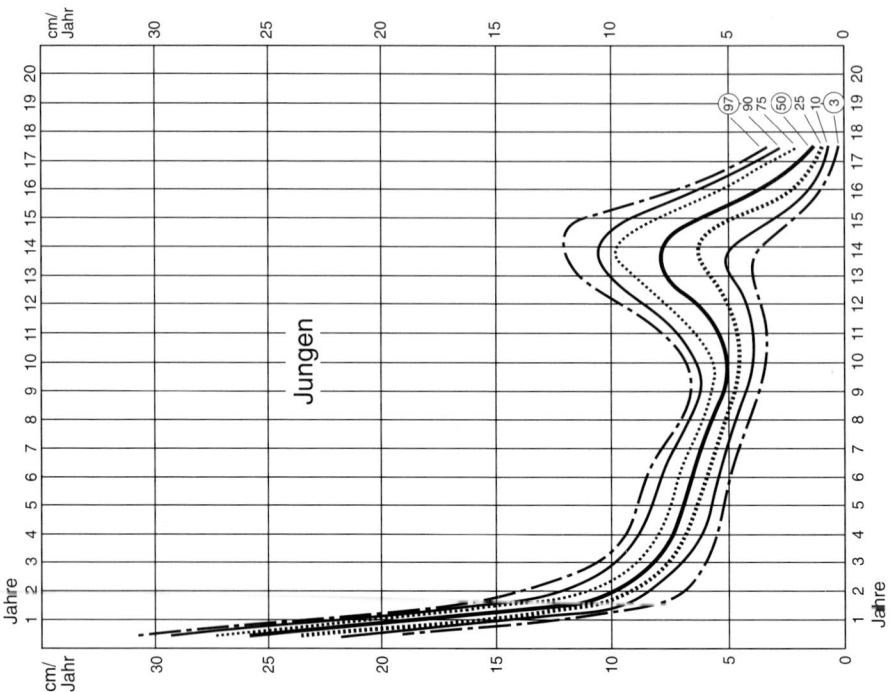

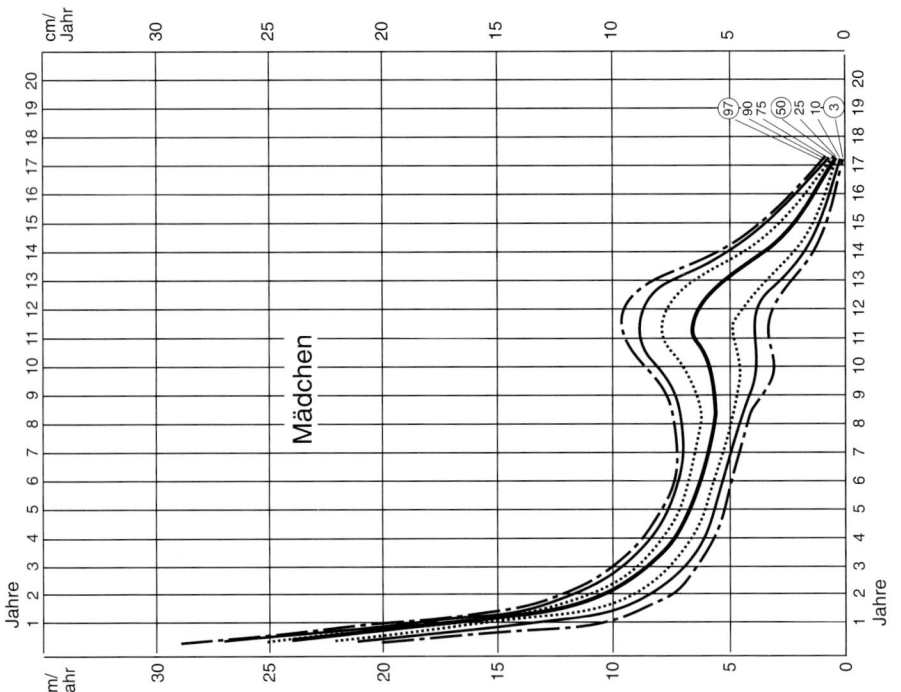

b) Wachstumsrate (Körpergröße)

Abb. 3. a) Bei Mädchen. Wachstumsrate (Körpergröße). Nach I. Brandt: Human Growth. Bd. 2, Postnatal Growth. F. Falkner, J. M. Tanner (Hrsg.). New York: Plenum Press, 1978; der kinderarzt 1979; 10: 185–8. b) Bei Jungen.

c) Kopfumfang bei Jungen und Mädchen

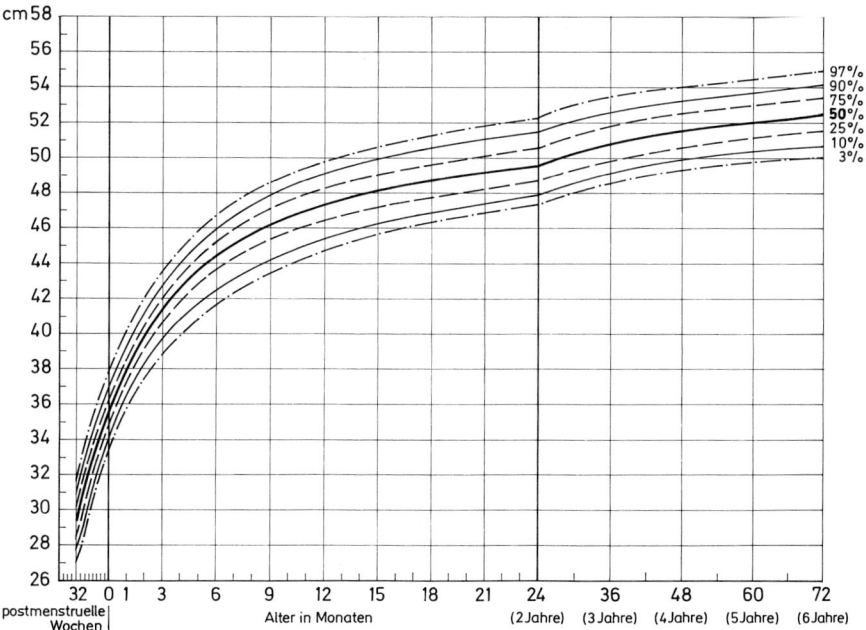

Abb. 4. a) Kopfumfang bei Jungen (mit Perzentilen).

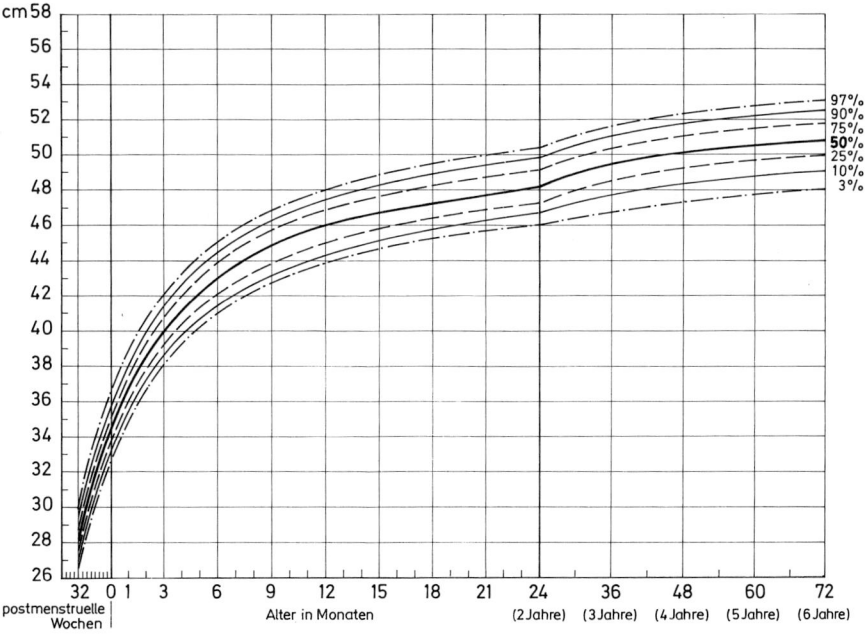

Abb. 4. b) Kopfumfang bei Mädchen (mit Perzentilen).

3. Arzneimitteldosierung

a) Vorbemerkungen

Bei der Arzneimitteldosierung im Kindesalter ist zu berücksichtigen, daß viele Medikamente bei Kindern eine andere therapeutische Breite (Abstand zwischen Dosis-Wirkungs-Kurve und Dosis-Toxizitäts-Kurve) haben als bei Erwachsenen. So treten z. B. bei Neugeborenen häufiger toxische Nebenwirkungen durch Chloramphenicol auf, weshalb dieses Mittel in der Neugeborenenperiode überhaupt nicht oder nur in stark reduzierter Dosis verabreicht werden darf. Andererseits benötigen Kinder im 1. Lebensjahr zum Erreichen der gewünschten Wirkung relativ höhere Dosen von z. B. Phenobarbital (unter Bezugnahme auf das Körpergewicht) als Erwachsene, und Nebenwirkungen sind bei ihnen seltener als im späteren Leben. Diese altersabhängigen Unterschiede in der Wirksamkeit von Pharmaka beruhen u. a. auf einer verschiedengradigen Metabolisierung, Verteilung im Körper und Ausscheidungsgeschwindigkeit der Medikamente sowie einer andersartigen Ansprechbarkeit und Gifttoleranz des Kindes. Die Reaktionsweise des erkrankten Organismus unterliegt beträchtlichen individuellen Schwankungen, so daß die in den nachfolgenden Tabellen angegebenen Dosierungen nur als allgemeine Richtlinien gelten können.

Die mit dem Wachstum des Kindes zunehmende Tagesdosis eines Medikamentes richtet sich vor allem nach dem **Lebensalter**. Als Bezugsstandard dienen auch die Körperoberfläche und das Körpergewicht, welche den biologischen Reifevorgängen ungefähr parallel verlaufen. Die **Körperoberfläche** kann aus einem Nomogramm (s. u.) mittels der gemessenen Körperlänge und des Körpergewichts abgelesen werden. Aus einem Diagramm (s. u.) ist bei einer bestimmten Körperoberfläche des Kindes der prozentuale Anteil der Erwachsenendosis zu entnehmen. In dem gleichen Diagramm kann bei normaler Körpergröße aus dem Körpergewicht die Körperoberfläche ermittelt werden. Kennt man die Körperoberfläche des zu behandelnden Kindes, so kann die richtige Dosierung nach folgender Formel berechnet werden:

$$\frac{K_K}{K_E} \times D_E = D_K$$

Körperoberfläche des Kindes = K_K
Körperoberfläche des Erwachsenen = K_E
Erwachsenendosis = D_E
Kinderdosis = D_K

Im frühen Kindesalter richtet man sich bei der Dosierung meistens nach dem **Körpergewicht**. Bei älteren Kindern würden sich bei starrer Anwendung der Körpergewichtsregel zu hohe Dosen ergeben, die über der Erwachsenendosis liegen, weshalb man sich besser auf die Körperoberfläche bezieht. Dementsprechend erhalten 6–9jährige Kinder etwa die Hälfte, 10–12jährige Kinder etwa ⅔ der Erwachsenendosis. Für Neu- und Frühgeborene gelten wegen der verzögerten Elimination und Verteilung von Medikamenten besondere Dosierungsregeln.

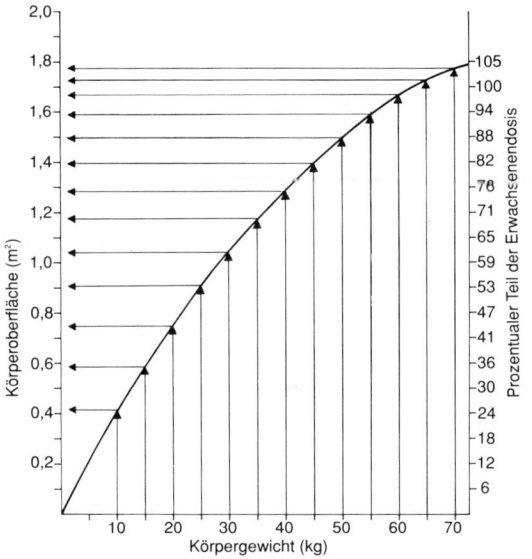

Abb. 5. Beziehung zwischen Körperoberfläche, Körpergewicht (bei normaler Körperlänge) und prozentualem Teil der Erwachsenendosis.

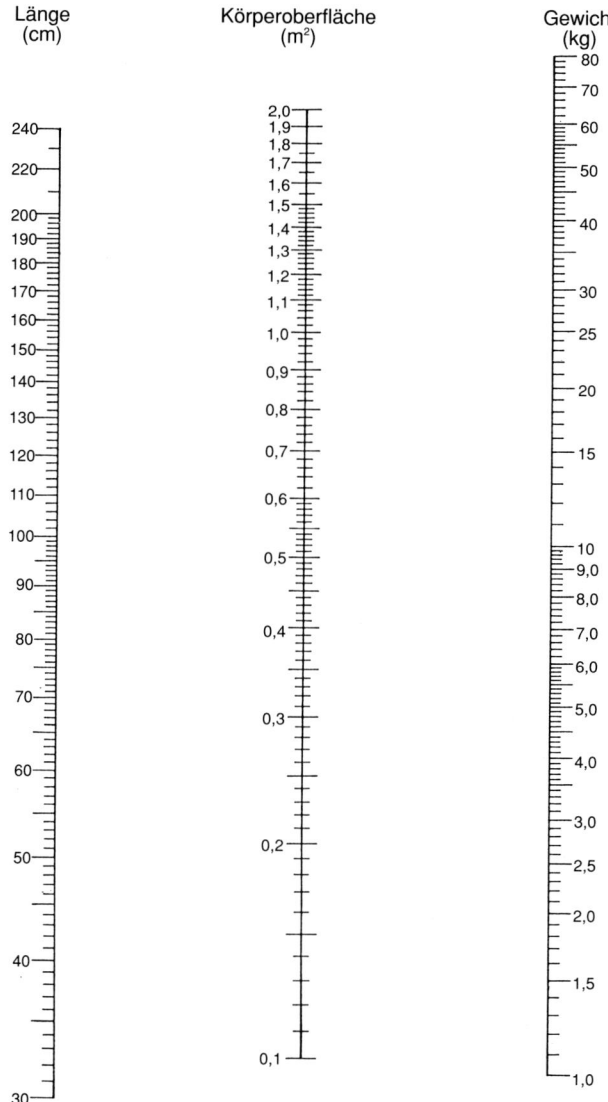

Abb. 6. Nomogramm zur Bestimmung der Körperoberfläche aus Körperlänge und -gewicht von Kindern.

b) Dosierung der wichtigsten Medikamente im Kindesalter

Medikament	Hauptwirkung	Einzeldosis 4.–12. Monat	Einzeldosis 2.–5. Jahr	Einzeldosis 6.–12. Jahr	Applikation, Dosierungsintervall	Tagesdosis (pro m² Körperoberfläche)
Acidum acetylsalicylicum, z. B. Aspirin	Analgetikum Antipyretikum Antirheumatikum	0,125 g —	Bei Fieber: 0,25 g Bei rheumatischem Fieber: 20 mg/kg	0,5 g 20 mg/kg	p.o., 2–3× tägl. p.o., 4–6× tägl.	1,5 g/m² 3 g/m² (max. 3,6 g/tägl.)
Acyclovir, z. B. Zovirax	Virostatikum	Bei Varizellen, Zoster, Herpesenzephalitis: 10 mg/kg 10 mg/kg 10 mg/kg Bei schwerem Herpes genitalis: 5 mg/kg 5 mg/kg 5 mg/kg			i.v., 3× tägl. i.v., 3× tägl.	— —
Adrenalin	Sympathikomimetikum	0,01 ml (Lösung 1:1000) pro kg (maximal 0,3 ml/m²)			s.c., i.m., evtl. nach 4 Std. wiederholen	—
Alimemazin, z. B. Theralene	Sedativum	—	1–2,5 mg	2,5–5 mg	p.o., 2× tägl.	—
Allopurinol, z. B. Zyloric	Gichtmittel	0,4 mg/kg	0,4 mg/kg	0,4 mg/kg	p.o., 3× tägl.	—
Aluminiumhydroxyd, z. B. Aludrox	Antazidum	5–10 mg/kg	5–10 mg/kg	5–10 mg/kg	p.o., 4× tägl.	—
Ambroxol-HCl, z. B. Mucosolvan	Expektorans	—	7,5 mg	15 mg	p.o., 2–3× tägl.	—
Aminophyllin, z. B. Euphyllin	Broncholytikum	2,5–5 mg/kg 3,5–4 mg/kg 5–7 mg/kg	2,5–5 mg/kg 3,5–4 mg/kg 5–7 mg/kg	2,5–5 mg/kg 3,5–4 mg/kg 5–7 mg/kg	p.o. (bis 3× tägl.) i.v. rektal (bis 3× tägl.)	—
Atropinum sulfuricum	Parasympathikolytikum	0,01 mg/kg	0,01 mg/kg	0,01 mg/kg	s.c. oder p.o., evtl. alle 6 Std.	—
Azathioprin, z. B. Imurek	Immunsuppressivum	—	0,5–1,0 mg/kg	0,5–1,0 mg/kg	p.o., 3× tägl.	—

3. Arzneimitteldosierung

b) Fortsetzung

Medikament	Hauptwirkung	4.–12. Monat	Einzeldosis 2.–5. Jahr	6.–12. Jahr	Applikation, Dosierungsintervall	Tagesdosis (pro m² Körperoberfläche)
n-Azetylzystein, z. B. Fluimucil	Mukolytikum	–	100 mg	100 mg	p. o., 3× tägl.	–
Baclofen, z. B. Lioresal	Muskelrelaxans	0,1–0,5 mg/kg	0,1–0,5 mg/kg	0,1–0,5 mg/kg	p. o., 3× tägl.	–
Bisacodyl, z. B. Dulcolax	Laxans	0,3 mg/kg	0,3 mg/kg	0,3 mg/kg	p. o. oder rektal, 8 Std. vor beabsichtigter Wirkung	–
Bromhexin, z. B. Bisolvon	Expektorans	1–2 mg	2–4 mg	4–8 mg	p. o., 3× tägl.	–
Calcium gluconicum (10%)	Substitutionstherapie	0,05 g/kg	0,05 g/kg	0,5–1,0 g	i. v. (langsam), evtl. mehrmals tägl.	–
Calcitriol, z. B. Rocaltrol	Vit.-D-resistente Rachitis	0,05 µg/kg	0,05 µg/kg	0,05 µg/kg	p. o., 1× tägl.	–
Chloralum hydratum, z. B. Chloralhydrat-Rektiolen	Antikonvulsivum	0,6 g	0,6–1,2 g	1,2 g	rektal, 1× tägl.	–
Chloroquin, z. B. Resochin	Antirheumatikum (rheumatoide Arthritis)	–	75 mg Base	75–150 mg Base	p. o., 1× tägl.	–
Chlortalidon, z. B. Hygroton	Diuretikum	25 mg	50 mg	50–100 mg	p. o., 1× tägl.	–
Cimetidin, z. B. Tagamet	H₂-Rezeptorantagonist	5 mg/kg	5 mg/kg	5 mg/kg	p. o., 4× tägl.	–
Clonidin, z. B. Catapresan	Antihypertensivum	0,002 mg/kg	0,002 mg/kg	0,002 mg/kg	p. o. oder i. m., evtl. bis 3× tägl.	–

b) Fortsetzung

Medikament	Hauptwirkung	Einzeldosis 4.–12. Monat	Einzeldosis 2.–5. Jahr	Einzeldosis 6.–12. Jahr	Applikation, Dosierungsintervall	Tagesdosis (pro m² Körperoberfläche)
Cromoglicinsäure, z. B. Intal	Antiasthmatikum (Prophylaxe)	–	20 mg	20 mg	inhalieren, 4× tägl.	–
Dexamethason, z. B. Fortecortin	Glukokortikoid, z. B. bei Hirnödem	0,4 mg/kg	0,4 mg/kg	0,4 mg/kg	p.o. oder i.v., 1× tägl. (oder auf mehrere Einzelgaben verteilt)	12 mg
Diazepam, z. B. Valium	Tranquilizer, Antikonvulsivum	0,04–0,2 mg/kg – –	0,04–0,2 mg/kg 5 mg 5 mg	0,04–0,2 mg/kg 10 mg 10 mg	p.o., i.m., langsam i.v., 3–4× tägl. rektal	–
Diazoxid, z. B. Hypertonalum	Antihypertensivum (Hochdruckkrise)	2 mg/kg	2 mg/kg	2 mg/kg	i.v., einmalig, evtl. wiederholen	–
Diclofenac, z. B. Voltaren	Antirheumatikum	–	0,5–2 mg/kg	1–2 mg/kg	p.o., 2× tägl.	–
Digitoxin, z. B. Digimerck	Herzglykosid	Schnellsättigungsdosis (mg/kg/48–72 Std.) 0,02–0,03	0,02–0,03	0,02–0,03	Vollsättigungsdosis auf 4 Gaben verteilen Erhaltungsdosis auf 2 Gaben verteilen	0,75 mg/m² 0,075 mg/m²
		Erhaltungsdosis (48 Std.) ¹⁄₁₀ der Sättigungsdosis				
Digoxin, z. B. Lanicor	Herzglykosid	Schnellsättigungsdosis (mg/kg/48–72 Std.) 0,02–0,04 i.v. 0,03–0,06 p.o.	0,02–0,04 i.v. 0,03–0,06 p.o.	0,02–0,04 i.v. 0,03–0,06 p.o.	Vollsättigungsdosis auf 4 Gaben verteilen Erhaltungsdosis auf 2 Gaben verteilen	1 mg/m² i.v. 1,5 mg/m² p.o. 0,2 mg/m² i.v. 0,3 mg/m² p.o.
		Erhaltungsdosis (48 Std.) ¹⁄₅ der Sättigungsdosis				
Dihydralazin, z. B. Nepresol	Antihypertensivum	–	6,2 mg	12,5 mg	p.o., 3× tägl.	–
Dihydrocodein, z. B. Paracodin	Hustenstillendes Opiat	0,2 mg/kg	0,2 mg/kg	0,2 mg/kg	p.o., 2–3× tägl.	–
Dihydroergotamin, z. B. Dihydergot	Migränemittel	–	–	1–1,5 mg	p.o., 3× tägl. (Prophylaxe), i.v. einmalig (Anfall)	–

b) Fortsetzung

Medikament	Hauptwirkung	Einzeldosis 4.–12. Monat	Einzeldosis 2.–5. Jahr	Einzeldosis 6.–12. Jahr	Applikation, Dosierungsintervall	Tagesdosis (pro m² Körperoberfläche)
Dimenhydrinat, z. B. Vomex A	Antiemetikum (Reisekrankheit)	12–25 mg	25–50 mg	50 mg	rektal, 3× tägl.	–
Dopamin	Sympathikomimetikum	–	3–5 µg/kg/Min.	3–5 µg/kg/Min.	i.v. Infusion, Gesamtdosis individuell	–
Dobutamin, z. B. Dobutrex	Sympathikomimetikum	1–10 µg/kg/Min.	1–10 µg/kg/Min.	1–10 µg/kg/Min.	i.v. Infusion, Gesamtdosis individuell	–
Fe-Präparate, z. B. Ferro 66	Antianämikum bei Eisenmangel	2,5 mg Fe/kg	2,5 mg Fe/kg	2,5 mg Fe/kg	p.o., 2× tägl.	–
Fluconazol, z. B. Diflucan	Antimykotikum	–	1,5–3 mg/kg	1,5–3 mg/kg	p.o. oder i.v. Infusion, 2× tägl.	–
Fluorid, z. B. Fluoretten	Kariesprophylaxe	0,25 mg	0,5–0,75 mg	1 mg	p.o., 1× tägl.	–
Furosemid, z. B. Lasix	Saluretikum	1,0 mg/kg 0,4–0,6 mg/kg	0,8 mg/kg 0,4–0,6 mg/kg	0,6 mg/kg 0,4–0,6 mg/kg	p.o., 1(–2)× tägl. langsam i.v.	–
Ganciclovir, z. B. Cytoven	Virustatikum (Zytomegalie)	5 mg/kg	5 mg/kg	5 mg/kg	i.v. Infusion, 2× tägl.	–
Guanethidin, z. B. Ismelin	Antihypertensivum	–	1 mg	1–2 mg	p.o., 4× tägl.	–
Haloperidol, z. B. Haldol	Sedativum	–	0,3 mg	0,5 mg	p.o., 3× tägl.	–
Heparin, z. B. Liquemin	Antikoagulans Antithrombotikum	Anfangsdosis: 50 E/kg Erhaltungsdosis: 600 E/kg/die			s.c., i.v. (alle 4–6 Std.) oder i.v. Dauerinfusion (Thrombinzeit kontrollieren)	20000 E/m²
Hydrochlorothiazid, z. B. Esidrix	Saluretikum	0,5–1 mg/kg	0,5–1 mg/kg	0,5–1 mg/kg	p.o., 1–2× tägl.	15–30 mg/m²
Hydrokortison (Kortisol)	Substitutionstherapie	0,3 mg/kg	0,3 mg/kg	0,3 mg/kg	p.o., 3× tägl.	25 mg/m²

b) Fortsetzung

Medikament	Hauptwirkung	Einzeldosis 4.–12. Monat	Einzeldosis 2.–5. Jahr	Einzeldosis 6.–12. Jahr	Applikation, Dosierungsintervall	Tagesdosis (pro m² Körperoberfläche)
Ibuprofen, z. B. Brufen	Antirheumatikum	–	7 mg/kg	7 mg/kg	p.o., 3× tägl.	–
Indometacin, z. B. Amuno	Antirheumatikum (rheumatoide Arthritis)	–	25 mg	50 mg	p.o., 2× tägl.	–
Ipecacuanha-Sirup	Emetikum (Vergiftung)	15–20 ml	20–30 ml	30 ml	p.o., 1×	–
Iproveratril, z. B. Isoptin	Bei supraventrikulärer paroxysmaler Tachykardie	1–2 mg	2–3 mg	3–5 mg	Langsam i.v. (nur bis zum Wirkungseintritt), evtl. mehrmals wiederholen	–
Kalium jodatum	Expektorans	25–50 mg	100 mg	200 mg	p.o., 2× tägl.	–
Ketotifen, z. B. Zaditen	Antiasthmatikum (Prophylaxe)	–	–	1 mg	p.o., 2× tägl.	–
Lactulose, z. B. Lactuflor	Laxans	1 Teelöffel	3 Teelöffel	4 Teelöffel	p.o., 1× tägl.	–
Magnesiumaskorbat, z. B. Magnorbin	Gegen Mg-Mangel bei Tetanie	2 ml	3 ml der 10%igen Lösung	5 ml	langsam i.v., 1×, evtl. wiederholen	–
Mebendazol, z. B. Vermox	Anthelmintikum	–	100 mg (bei Askariden)	100 mg	p.o., 2× tägl. (3 Tage lang)	–
Meclozin, z. B. Bonamine	Antiemetikum (Reisekrankheit)	–	6,2 mg	12,5 mg	p.o. rektal, 1 Std. vor Reisebeginn	–
		–	12,5 mg	25,0 mg		
Methyldopa, z. B. Presinol	Antihypertensivum	–	5–15 mg/kg (Dosis langsam steigern)	5–15 mg/kg	p.o., 2× tägl.	–
Metoclopramid, z. B. Paspertin	Antiemetikum	5 mg	10 mg	10 mg	rektal, 2–3× tägl.	–
		3 mg	4 mg	8 mg	p.o., 2–3× tägl.	
Naproxen, z. B. Proxen	Antirheumatikum	–	5 mg/kg	5 mg/kg	p.o. oder Supp., 2× tägl.	–

b) Fortsetzung

Medikament	Hauptwirkung	Einzeldosis 4.–12. Monat	Einzeldosis 2.–5. Jahr	Einzeldosis 6.–12. Jahr	Applikation, Dosierungsintervall	Tagesdosis (pro m² Körperoberfläche)
Neostigmin, z. B. Prostigmin	Parasympathikomimetikum	0,03 mg/kg	0,02 mg/kg	0,015 mg/kg	s.c. oder i.m., evtl. nach 4 Std. wiederholen	–
Niclosamid, z. B. Yomesan	Anthelmintikum (Bandwürmer)	0,5 g	1 g	2 g	p.o., 1×	–
Nifedipin, z. B. Adalat	Antihypertensivum	–	0,25 mg/kg	0,25 mg/kg	p.o., 3× tägl.	–
Nitroprussid, z. B. Nipruss	Antihypertensivum (Hochdruckkrise)	–	0,003–0,005(–0,008) mg/kg/Min. (Dosis langsam steigern)		i.v. Dauerinfusion (nur bis Wirkungseintritt)	–
Noradrenalin, z. B. Arterenol	Sympathikomimetikum	0,1 µg/kg/Min.	0,1 µg/kg/Min.	0,1 µg/kg/Min.	Durch Dauerinfusion (Blutdruckkontrolle)	–
Norfenephrin, z. B. Novadral	Sympathikomimetikum	2–4 mg	4–6 mg	6–10 mg	s.c., i.m., 1×, evtl. wiederholen	–
Orciprenalin, z. B. Alupent	Antiasthmatikum	–	0,25 mg	0,25–0,5 mg	s.c., i.m., im Asthmaanfall auch als Aerosol	–
Paracetamol z. B. Enelfa	Analgetikum Antipyretikum	100 mg	200 mg	250 mg	p.o. oder Supp., bis 4× tägl.	–
Pentazocin, z. B. Fortral	Starkes Analgetikum	–	–	0,5 mg/kg 25 mg	i.v., 1× p.o., 1×, evtl. wiederholen	–
Pethidin, z. B. Dolantin	Analgetikum	–	1 mg/kg	0,5–1 mg/kg	p.o., s.c., i.m., 1–3× tägl.	30 mg/m²
Pankreatin z. B. Panzynorm	Pankreasfermentpräparat	– ¼ Teel.	1–2 Drag. ½ Teel.	2–3 Drag. 1 Teel.	p.o. (bei jeder Mahlzeit)	–
Pheniramin, z. B. Avil	Antihistaminikum	–	7,5–10 mg	15–20 mg	p.o., 1–3× tägl.	–
Phenobarbital, z. B. Luminal, Luminaletten	Sedativum Schlafmittel Antikonvulsivum	2 mg/kg 3 mg/kg	Als Sedativum 2 mg/kg Als Antikonvulsivum 3 mg/kg	2 mg/kg 3 mg/kg	p.o. oder i.m., 1–3× tägl.	–

b) Fortsetzung

Medikament	Hauptwirkung	Einzeldosis 4.–12. Monat	Einzeldosis 2.–5. Jahr	Einzeldosis 6.–12. Jahr	Applikation, Dosierungsintervall	Tagesdosis (pro m² Körperoberfläche)
Prednison, z. B. Decortin	Glukokortikoid (z. B. bei rheumatischer Karditis)	2 mg/kg	2 mg/kg	2 mg/kg	p.o., 1× tägl. (oder auf mehrere Einzelgaben verteilen)	60 mg/m²
Promethazin, z. B. Atosil	Neuroleptikum	5 mg	Als Sedativum 10 mg	15 mg	p.o. oder i.m., 2–3× tägl.	–
	Antihistaminikum	2,5 mg	Als Antihistaminikum 5 mg	7,5 mg	p.o., 2–3× tägl.	–
Propranolol, z. B. Dociton	Antihypertensivum	–	0,5–1 mg/kg (Dosis langsam steigern)	0,5–1 mg/kg	p.o., 2× tägl.	–
Pyrantel, z. B. Helmex	Anthelmintikum	–	0,25 g Base	0,5 g Base	p.o., einmalig	–
Pyridostigmin, z. B. Mestinon	Cholinesteraseantagonist	1–2 mg/kg 0,05–0,1 mg/kg	1–2 mg/kg 0,05–0,1 mg/kg	1–2 mg/kg 0,05–0,1 mg/kg	p.o., bis 4× tägl. i.m. oder s.c., 2× tägl.	–
Pyrvinium, z. B. Molevac	Gegen Oxyuren	5 mg Base pro kg	5 mg Base pro kg	5 mg Base pro kg	p.o., einmalig, Wiederholung nach 1 Woche	0,15 g/m²
Reproterol, z. B. Bronchospasmin	Antiasthmatikum	–	–	10 mg	p.o., 3× tägl.	–
Reserpin	Antihypertensivum	0,05 mg	0,1 mg (Erhaltungsdosis)	0,15 mg	p.o. oder i.m., 2× tägl.	0,5 mg/m²
Salazosulfapyridin, z. B. Azulfidine	Colitis ulcerosa	–	10–15 mg/kg (initial) 7–10 mg/kg (Dauertherapie)		p.o., 4× tägl.	–
Salbutamol, z. B. Sultanol	Antiasthmatikum	–	1(–2) mg	2(–3) mg	p.o., 3× tägl.	–
Scopolamin-n-butyl-bromid, z. B. Buscopan	Parasympatholytikum	– 2,5 mg	7,5 mg 5 mg	7,5 mg 10 mg	Supp. (bis 3× tägl.) s.c. oder i.m. (bis 3× tägl.)	–
Spironolacton, z. B. Aldactone	Aldosteronantagonist (gegen Ödeme)	25 mg	50 mg	75 mg	p.o., 1× tägl. (oder verteilt)	60 mg/m²

b) Fortsetzung

Medikament	Hauptwirkung	Einzeldosis 4.–12. Monat	Einzeldosis 2.–5. Jahr	Einzeldosis 6.–12. Jahr	Applikation, Dosierungsintervall	Tagesdosis (pro m² Körperoberfläche)
Terbutalin, z. B. Bricanyl	Antiasthmatikum	– 0,05 mg	0,63–1,25 mg 0,1 mg	1,25–2,5 mg 0,15 mg	p.o., 2–3× tägl. s.c., 2× tägl.	–
Tolazolin, z. B. Priscol	Persistenz des fetalen Kreislaufes	2 mg/kg	–	–	i.v. Kurzinfusion, 1×	–
Triamteren, z. B. Jatropur	Diuretikum (Kalium-sparend)	–	1 mg/kg	1 mg/kg	p.o., 2× tägl.	–
Verapamil, z. B. Isoptin	Kalzium-antagonist	0,1–0,3 mg/kg	0,1–0,3 mg/kg	0,1–0,3 mg/kg	i.v., 1× tägl.	–
Vitamin A, z. B. A-Vicotrat	Prophylaxe bei Fettresorptions-störungen	1800 IE	2250 IE	3000–5000 IE	1× tägl.	–
Vitamin D, z. B. Vigantoletten oder Vigantol	Rachitis-prophylaxe Rachitistherapie	400 IE 5000 IE	– 5000 IE	– 5000 IE	1× tägl. 1× tägl.	–
Vitamin K, z. B. Konakion	Therapie von Vit.-K-Mangel-blutung	0,1–0,2 mg	1–10 mg	1–10 mg	i. m., therapeutisch 1–2×	–

c) Tagesdosen wichtiger Antibiotika bei Kindern und Erwachsenen

Antibiotikum	Applikation	Erwachsene	Kinder (außer Neugeborene)
Penicillin G	i.v., i.m.	1–5 (–20) Mill. E	0,04–0,1 (–1) Mill. E/kg
Penicillin V	oral	1,5–3 Mill. E	0,05 (–0,1) Mill. E/kg
Di-, Flucloxacillin	oral, i.v.	2–4 (–10) g	100 (–200) mg/kg
Ampicillin	i.v.	1,5–6 (–20) g	100 (–200–400) mg/kg
Amoxicillin	oral	1–1,5 (–3) g	50 mg/kg
Azlo-, Mezlo-, Piperacillin	i.v.	6 (–15) g	100 (–200) mg/kg
Cefazolin, Cefazedon, Cefoxitin, Cefotiam, Cefotaxim, Ceftazidim	i.v.	3–6 g	60 (–150) mg/kg
Ceftriaxon	i.v.	2–4 g	30–60 mg/kg
Cefaclor, Cefadroxil	oral	1,5–3 g	50 (–100) mg/kg
Cefixim	oral	0,4 g	8 mg/kg
Cefuroxim-Axetil	oral	0,5–1 g	20–30 mg/kg
Cefpodoxim-Proxetil	oral	0,4 g	8 mg/kg
Imipenem	i.v.	1,5–2 (–4) g	30–60 mg/kg
Aztreonam	i.v.	3–6 (–8) g	45–90 (–120) mg/kg
Amoxicillin/Clavulansäure	oral	1,87 g	45 mg/kg
	i.v.	3,6 g	60 mg/kg
Genta-, Tobramycin,	i.v.	(0,16–) 0,24–0,32 g	3–5 mg/kg
Amikacin	i.v.	1 g	15 mg/kg
Spectinomycin	i.m.	2 g (einmalig)	–
Doxycyclin	oral, i.v.	0,1–0,2 g	2–4 mg/kg
Erythromycin	oral, i.v.	1–2 g	30–50 mg/kg
Clarithromycin	oral	0,5–1 g	8–15 mg/kg
Roxithromycin	oral	0,3 g	5 mg/kg
Azithromycin	oral	0,5 g (für 3 Tage)	8 mg/kg (für 3 Tage)
Fusidinsäure	oral	1,5 (–3) g	20 mg/kg
Vancomycin	i.v.	2 g	20–40 mg/kg
Teicoplanin	i.v.	0,4 g	6–10 mg/kg
Clindamycin	oral, i.v.	0,6–1,2 (–2,4) g	10–20 mg/kg
Metronidazol	oral, i.v.	1–1,2 (–3) g	14–21 mg/kg
Rifampicin	oral, i.v.	0,6 g	10 mg/kg
Fosfomycin	i.v.	6–15 g	100–240 mg/kg
Chloramphenicol	oral, i.v.	2–3 g	50 (–80) mg/kg
Ofloxacin	oral	0,4–0,8 g	–
	i.v.	0,4–0,8 g	–
Ciprofloxaxin	oral	0,5–1 (–1,5) g	–
	i.v.	0,4–0,8 g	–
Norfloxacin, Enoxacin	oral	0,8 g	–
Co-Trimoxazol*	oral	(0,9–) 1,9 (–2,8) g	20–30 mg/kg
Trimethoprim	oral	0,4 g	6 mg/kg

* Bei Pneumocystis-carinii-Pneumonie i.v. höhere Dosierung.

3. Arzneimitteldosierung

d) Antibiotikadosierung bei Kindern im 1. Lebensmonat

Antibiotikum	Tägliche Dosis (mg/kg) 1.–4. Lebenswoche <2000 g	1. Lebenswoche >2000 g	2.–4. Lebenswoche >2000 g
Penicillin G	60**	90–120**	90–120**
Ampicillin*, Piperacillin*, Mezlo-, Azlocillin*, Flucloxacillin*	100	100–200	100–200
Cefotaxim*, Ceftazidim*, Cefuroxim*	(60–)100	100	100(–150)
Gentamicin, Tobramycin	2	2	3
Amikacin	10	15	15
Vancomycin	20	20	30
Metronidazol	10	10	20
Amphotericin B	0,5	0,5	0,5(–1)
Chloramphenicol***	25	25	25–50

* Bei Meningitis höhere Dosierung. ** 0,6 mg = 1 E. *** Nur bei vitaler Indikation.

e) Tagesdosen wichtiger Virustatika bei Erwachsenen und Kindern

Virustatika	Applikation	Tagesdosen Erwachsene	Tagesdosen Kinder (außer Neugeborene)
Acyclovir	**i.v.** Herpes-Enzephalitis Herpes genitalis (mit Immunsuppression) **oral** Zoster (ohne Immun-suppression)	30 mg/kg 15 mg/kg 1 (–2) g	30 mg/kg 15 mg/kg 0,5 g (vor dem 3. Lebensjahr)
Ganciclovir	i.v.	10 mg/kg	10 mg/kg
Foscarnet	i.v. Induktionstherapie Erhaltungstherapie (CMV-Retinitis)	180 mg/kg (über 2 h) 90 mg/kg (über 2 h)	180 mg/kg (über 2 h) 90 mg/kg (über 2 h)
Azidothymidin (Zidovudin = AZT)	i.v., oral	200–600 (–1000) mg bzw. 3–12 (–15) mg/kg	10 mg/kg
Didanosin (DDI)	oral	(250–) 400 (–600) mg	6 mg/kg
Zalcitabin (DDC)	oral	2,25 mg	unklar
Interferon alpha n 3 (Alferon N)	s.c. oder i.m. bei chron. Hepatitis B	5 Mill. E	unklar

f) Dosierung der wichtigsten Antikonvulsiva im Kindesalter (Langzeittherapie)

Medikament	Therapeutischer Blutspiegel (mg/l)	Tagesdosis (g)		
		1. Jahr	2. bis 6. Jahr	7. bis 14. Jahr
Barbiturate				
Phenobarbital	10–40	0,03–0,06	0,05–0,15	0,1–0,2
Phenaemal				
Barbexaclon		0,025–0,050	0,05–0,1	0,05–0,3
Maliasin				
Primidon	5–12	0,125–0,25	0,25–0,5	0,25–1,0
Liskantin	(10–40)[1]			
Mylepsinum				
Hydantoine				
Phenytoin	5–20		0,05–0,2	0,1–0,3
Epanutin				
Phenhydan				
Zentropil u. a.				
Succinimide				
Ethosuximide	40–100		0,5–1,0	0,5–1,5
Petnidan				
Pyknolepsinum				
Suxinutin u. a.				
Mesuximid			0,3–0,45	0,3–0,9
Petinutin				
Sultiam			0,1–0,2	0,15–0,3
Ospolot				
Carbamazepin	3–10	0,1–0,2	0,2–0,4	0,4–1,2
Tegretal				
Benzodiazepine				
Clonazepam	25–30	0,0003–0,001	0,0005–0,002	0,0005–0,003
Rivotril				
Valproat	50–100	0,15–0,45	0,3–0,9	0,6–1,8
Ergenyl				
Leptilan				
Orfiril				
Vigabatrin		0,06/kg	0,06/kg	0,06/kg
Sabril				

[1] Nach 2–3 Wochen.

Sachverzeichnis

A

Abduzensparese bei Hirngeschwülsten 320
- bei Meningitis tuberculosa 644
- bei Poliomyelitis 638
- bei Pseudotumor cerebri 322
- bei Subduralhämatom 330
Abetalipoproteinämie 250, 580
Ablation 213, 215
Absencen 342
Abstillen 18
Abszeß, Douglas- 252
-, Epidural- 152, 155
-, Leber- 92, 251, 252, 259, 260, 261, 266, 525
-, paranephritischer 253
-, Retropharyngeal- 93, 160, 644, 649
-, Subdural- 151, 152, 155
-, subkutaner 92, 522
-, subperiostaler 93, 406
-, subphrenischer 251
Abt-Letterer-Siwe-Krankheit 613
Abt-Test 75
AB0-Inkompatibilität **105**, 468
Achalasie 234
Achondroplasie 407
Acne conglobata 443
Acrodermatitis atrophicans 654
- enteropathica 263
ACTH-Test 537
Adams-Stokes-Anfälle 216
Adaptationsstörung 49
Addison-Krankheit 536
Addison-Krise 537, 538
Adenoide 149, 150, 152, 154
Adenoma sebaceum 341, **431**, 595
Adenosindesaminasemangel 140, 518
Adhärenzproteindefekt der Leukozyten 526
ADH-Sekretion, inadäquate 356, **547**
Adiadochokinese 320
Adiponecrosis subcutanea neonatorum 80
Adipositas **25**, 28, 134, 377, 540
Adoleszenz 12, 361
Adrenarche 12, 541
-, prämature 548
Adrenogenitales Syndrom, angeborenes 537
- -, erworbenes 537
Adrenoleukodystrophie 537, **575**
Adynamia episodica hereditaria 404
Aerophagie 22
Affektinkontinenz 334, 411
Affektkrämpfe, respiratorische 346
Afibrinogenämie, angeborene 76
Agammaglobulinämie, kongenitale 513
Aggressionen 367
Agrammatismus 337
Agranulozytose 458, **470**
Agraphie 318
Ahornsirup-Krankheit 561
AIDS 88, 523, **628**, 655
Akanthozytose 250, 461, 580
Akne **442**
- bei adrenogenitalem Syndrom 540
- bei Neugeborenen 48, 443
Akromegalie 546
Akromikrie 543
- bei Prader-Willi-Syndrom 28
Akrozephalosyndaktylie 409
Aktinomykose 157, 158, 174

Akzeleration 2
Albinismus 442, 526
Albright-Dystrophie 554
Albrightsche renale tubuläre Azidose 34
Alder-Reilly-Granulationen 573
Alkalose 44
Alkoholsyndrom, embryofetales 60, **143**
Alopezie bei Acrodermatitis enteropathica 263
- bei Incontinentia pigmenti 144, 427
- bei Lues connata 85
- bei Lupus erythematodes 416
- bei Vergiftungen 692
- bei Vitamin-D-abhängiger Rachitis (Typ II) 34
- bei Zytostatikatherapie 293
Alpha$_1$-Antitrypsinmangel 103, 636
Alport-Syndrom 288
Alveolitis, allergische **176**
Amaurose bei Moschcowitz-Syndrom 496
- bei Vergiftungen 692
Amaurotische Idiotie 570
Amenorrhoe
-, primäre, bei Turner-Syndrom 129
-, -, bei reiner Gonadendysgenesie 132, 552
-, -, bei testikulärer Feminisierung 553
-, sekundäre 29, 540
Aminoazidurie bei DeToni-Debré-Fanconi-Syndrom 34
- bei Glykogenose 569
- bei Hartnup-Krankheit 295
Aminoazidurie bei Lowe-Syndrom 34
- bei Vitamin-D-Mangel-Rachitis 31
- bei Vitamin-D-abhängiger Rachitis 31
Amnionbänder 145
Amnionnabel 47
Amniozentese 102, 147
Amöben-Meningoenzephalitis 315
Amöbenruhr 261
Amyloidose 414, 491
Anämie bei angeborener Pankreashypoplasie 246
-, aplastische 104, **456**, 458, 519, 524
-, Autoantikörper- 469
- bei Bleivergiftung 318
-, Blutungs- 462
-, bei chronischer Glomerulonephritis 294
- Pyelonephritis 280
-, Diamond-Blackfan, kongenitale hypoplastische 456
-, Eisenmangel- **459**
-, Elliptozyten- 465
-, enzymopenische hämolytische 467
- bei fetofetaler Transfusion 62
-, Frühgeborenen- 58, **461**
-, hämolytische **463**
-, -, bei AB0-Inkompatibilität **106**, 468,
-, -, bei pränatalen Infektionen 82, 85, 88
-, -, bei Rh-Inkompatibilität **100**, 468
- bei hämolytisch-urämischem Syndrom 287, 495
-, Infekt- 462
-, kongenitale dyserythropoetische 459
-, Kugelzell- 463
- bei Leukämie 474
- bei Lupus erythematodes 416
- bei Megacolon congenitum 240
-, megaloblastäre 276, **459**, 519
- bei Nierenversagen 298, 300
-, perniziöse 459
- bei Porphyrie 442
- bei portaler Hypertension 268

Anämie bei Pyridoxinmangel 26
– bei renaler Osteodystrophie 34
– bei rheumatischem Fieber 410
– bei rheumatoider Arthritis 414
–, Sichelzell- 465
–, sideroblastische 461
– bei Skorbut 36
–, Wärmeautoantikörper-, chronische 469
– bei Zöliakie 249
Anämien **450**
–, autoimmun-hämolytische 468
–, erworbene hämolytische 468
–, extrakorpuskuläre hämolytische 468
–, Isoantikörper- 468
Analatresie 122, 127, 229
Analfissuren 23
Analphalipoproteinämie 580
Analstenose 229
Anaphylaktischer Schock 662, 663
Anaphylaktoide Purpura 286, **496**, 526
Anasarka 100
Aneuploidie 114
Anfälle, Adams-Stokessche 347
–, apnoische 63
–, astatische 342
–, fokale 341, 344
–, hypoxämische 193, 199, 205
–, myoklonisch-astatische 342
–, myoklonische 342
–, psychogene 347
–, psychomotorische 345
–, synkopale 346
–, zerebrale **340**
Anfallsäquivalente 97
Anfangsnahrung 19, 20
Angelmann-Syndrom 127
Angina agranulocytotica 153, 650
– follicularis 153, 649
–, katarrhalische 153
– lacunaris 153, 649
– Vincenti 153, 650
Angiokeratoma corporis 571
Angiomatose, bazilläre 655
Angiomatose, zerebroretinale 144
Angstneurose 364
Angulus infectiosus 446
Aniridie bei Nephroblastom 599
Ankyrinmangel 464
Anodontie 144, 429
Anomalien, angeborene 140
Anorchie 307, 550, 553
Anorexia nervosa **29**, 378, 549
Anorexie bei Vitamin-D-Intoxikation 35
Anosmie 549
Antibiotikadosierung 723
Anti-D-Globulin 105
Antidotbehandlung 693
Antikonvulsiva-Dosierung 724
Antikonvulsiva-Embryopathie 144
Antithrombin-III-Mangel 76, 77, 491, 492
Anulozyten 452
Anurie bei hämolytisch-urämischem Syndrom 287
– bei Nierenversagen
– bei Vergiftungen 692
Aorta, Dextroposition der 198
Aortenbogen, Anomalien des 196, 519
–, doppelter 227
–, Rechts- 227
Aortendilatation 546
Aortenisthmusstenose 196
– bei Turner-Syndrom 132, 196
Aortenstenose 194

Apallisches Syndrom 357
Apert-Syndrom 409
APGAR-Schema 63
Aphasie 317, 318, 349, 496
Aphonie 159, 162, 429, 648
Aplasia cutis circumscripta 124, **430**
Appendikopathie, neurogene 252
Appendizitis **251**, 620
Apraxie 318
Aquäduktverschluß 325, 352
Arachnodaktylie 546, 561
Arbor-Meningitis 312
Arcus lipoides 578
Arhinenzephalie 124
Armlähmungen 78
Arnold-Chiari-Syndrom 325, 326, 352
Arrhythmie bei Aortenstenose 194
– bei Fallot-Tetralogie 201
– bei Hyper- bzw. Hypokaliämie 42
– bei Kardiomyopathie 209
– bei Myokarditis 210, 410, 648
– bei Neugeborenen 49
– Sinus- 213
– bei Vergiftungen 692
– bei VSD 187
Arteria lusoria 228
Arthralgien bei Erythema nodosum 438
– bei Erythema infectiosum 625
– bei Hepatitis 634
– bei Kawasaki-Syndrom 650
– bei Leukämie 472
– bei Lupus erythematodes 416
– bei Purpura-Schoenlein-Henoch 497
– bei rheumatischem Fieber 410
– bei Scharlach 649
– bei Serumkrankheit 440
Arthritis bei B-Streptokokken-Meningitis 311
– bei Colitis ulcerosa 263
– bei kongenitaler Agammaglobulinämie 513
– bei Lues connata 83
– bei Lyme-Krankheit 311, 654
– bei Meningitis epidemica 310
– bei Morbus Crohn 267
– bei Osteomyelitis 405
– bei rheumatischem Fieber 410
–, rheumatoide 412
– bei Röteln 622
– bei Sepsis 653
– bei Sharp-Syndrom 417
– bei variabler Hypogammaglobulinämie 517
– bei Yersiniose 259
Arylsulfatase-C-Mangel 425
Arzneimitteldosierung 712
Arzneimittelexanthem 438
Ascaridiasis 176, **271**
Askin-Tumor 606
Aspergillom 174
Aspergillose 169, 174, 245
Aspergillus-Meningoenzephalitis 312
Aspermie 134
Asphyxie **62**
– bei Frühgeborenen 56
Aspirationspneumonie bei Achalasie 234
– bei Hiatushernie 236
– bei Ösophagusatresie 225
–, postnatale 91
– bei übertragenen Neugeborenen 61
Assoziation 140
Astereognosie 318, 332
Asthma, Anstrengungs- 166
–, bronchiale **165**
Asthmakrise 167

Astrozytom, Kleinhirn- 323
Aszites, chylöser 250
– bei Darm-Tbc 642
– bei nephrotischem Syndrom 291
– bei portaler Hypertension 268
– bei Rh-Inkompatibilität 100
– bei Wilson-Krankheit 576
Ataxie bei Abetalipoproteinämie 250
–, akute zerebellare 316, 320, 322
–, – –, bei Borreliose 654
– bei Adrenoleukodystrophie 575
– durch Antikonvulsiva 348
– bei Basilar-Migräne 349
– bei Chédiak-Higashi-Syndrom 526
– bei Chorea minor 411
– bei Enzephalitis 316
– bei Hartnup-Krankheit 295
–, hereditäre Friedreichsche 334
– bei Hirnabszeß 318
– bei Hydrozephalus 327
– bei Hyperammoniämien 564
– bei infantiler Zerebrallähmung 333
– bei Kleinhirntumoren 320
– bei Leukodystrophie 572
– bei Louis-Bar-Syndrom 144, 520
– bei Meningosis leucaemica 472
– bei Niemann-Pick-Krankheit 572
– bei Vergiftungen 692
– bei Vitamin-E-Mangel 231
– bei Wilson-Krankheit 576
Ataxie-Teleangiektasie-Syndrom 129, 144, 514, 520
Atelektasen 67, 167, 175, 242, 639, 641
Atemfrequenz 7, 49
Atemlähmung bei Hypermagnesiämie 42
–, periphere, bei Diphtherie 648
–, –, bei Poliomyelitis 638
–, zentrale, bei Hirngeschwülsten 320
–, –, bei Poliomyelitis 638
–, –, bei Vergiftungen 692
Atemnotsyndrom, idiopathisches **67**
Atemstörungen bei Neugeborenen 61, 63, 69
Athetose bei infantiler Zerebrallähmung 332
– bei Panenzephalitis 317
– bei Wilsonscher Krankheit 576
Athyreose 530
Atmen, periodisches 56
Atmung, paradoxe 638
Atopie 431
Atrioventrikulardefekt 122, **188**
Atrophie 24
Augenmuskellähmung bei Basilar-Migräne 349
– bei Epiduralhämatom 356
– bei infantilem Botulismus 260
– bei Sinusthrombose 318
– bei Toxoplasmose 88
– bei Vergiftungen 692
– bei Vitamin-E-Mangel 231
Aura 343, 345
Autismus **382**
– bei Zöliakie 249
Autistische Psychopathie 383
Autoaggressionen 367, 577
Automatismen, orale 345
AV-Block 187, **216**, 410, 648
Azetylcholinesterase 147
Azidose 43
–, renale tubuläre 34

B

Babinski-Reflex 9
Bakteriurie, asymptomatische 281

Balanitis 305, 437
Balanoposthitis 305
Ballonvalvuloplastie 194, 196, 204, 206
Banding-Operation 180, 206
Bandwürmer 275
Barbituratintoxikation 318
Bardet-Biedl-Syndrom 409, 549
Barr-Körper 116
Bartter-Syndrom **296**, 541
Basedow-Krankheit 532
Basendefizit 44
BCG-Impfung 668
Beatmung, mechanische 57, 66, 70
Beatmungspneumonie 91
Becker-Muskeldystrophie 402
Begleitmeningitis 309, 315, 318
Behinderung, geistige **337**, 560
Beikost 18, 21
Beratung, genetische 123, **146**
Berry-Test 573
Beutler-Test 565
Bewegungsstörungen, zerebrale 331
Bezold-Mastoiditis 155
Bindegewebskrankheit, gemischte 417
Biß, offener 6
Blackfan-Diamond-Anämie 456
Blalock-Taussig-Operation 201
Bland-White-Garland-Syndrom 207
Blasendivertikel 279
Blasenekstrophie 279, 306
Blasenlähmung 280, 283, 351, 638
Blastopathien 142
Bleivergiftung 318
Blicklähmung, vertikale 320, 324
Blickparesen 334
Blitzkrämpfe 344
Bloch-Sulzberger-Syndrom 144, **426**
Block, atrioventrikulärer,
  bei Myokarditis 187, 216, 410, 648
Bloom-Syndrom 129, 521
Blutdruck 7, 49, 214, 217
Blutkultur 208, 211, 653
Blutstillung 479
Bluttransfusion 453
Blutungen, epidurale 71, 355
–, intrakranielle **71**, 355, 484, 487
–, –, bei Atemnotsyndrom 68
–, –, bei Morbus haemorrhagicus neonatorum 74
–, intraventrikuläre 71
–, intrazerebrale 71, 356, 493
–, subarachnoidale 71, 314
Blutungen, subdurale 71, 77, 356
–, subkonjunktivale 77
Blutungsanämie 74, 80, 103, 236, **462**
Blutungsschock 62, 64, 80, 220
Blutungszeit 481
Blutvolumen 8
BNS-(Blitz-Nick-Salaam-)Anfälle 341, 344
– bei Phenylketonurie 561
– bei tuberöser Hirnsklerose 341
Bobath-Krankengymnastik 334
Booster-Effekt 100
Borreliose 89, 311, **654**
Botulismus 260
–, infantiler 260
Brachydaktylie 144, 555
Brachyösophagus 235
Brachyzephalie 121, 135
Bradykardie bei Anorexia nervosa 29
– bei Dystrophie 24
– bei Hypoglykämie des Neugeborenen 50
– bei Hypothyreose 531

Bradykardie relative, bei Mycoplasma-pneumoniae-
  Pneumonie 173
–, –, bei Ornithose 173
– Sinus- 213
– bei Vergiftungen 692
Brodie-Abszeß 405
Bronchiektasen 176, **177**
– bei Atelektasen 176
– bei Mukoviszidose 242
– bei Tbc 642
– bei variabler Hypogammaglobulinämie 517
Bronchiolitis 164, 168, 639
Bronchitis, akute **163**
–, asthmatische 167, 169
–, chronische 151, 163, 242, 641
–, obstruktive 160, 163, 168
Bronze-Baby-Syndrom 57
Brudzinski-Zeichen 310
Brushfield-Flecken 121
Brustdrüsenschwellung des Neugeborenen 48
Brusternährung 16
Bruststühle 22
Brustwarzenrhagaden 18, 75
B-Streptokokken-Sepsis 70, 89, 93
Budd-Chiari-Syndrom 268
Bürstenschädel bei Beta-Thalassämie 467
Bulbärparalyse bei Leukodystrophien 571, 572
Bulimie 29, 379, **380**
Burkitt-Tumor 137, **610**

C

C_1-Esterase-Inhibitor-Mangel 162, **527**
Caecum mobile 238
Café-au-lait-Flecke 85, 144, 458, 549, 594
Calcidiol 30, 33
Calcitriol 30, 33, 34
Campylobacter-fetus-Meningoenzephalitis 89, 93
Campylobacter-jejuni-Enteritis 259
Camurati-Engelmann-Krankheit 407
Candida-Dermatitis 95, 522
Candida-Meningoenzephalitis 312
Candida-Vulvovaginitis 303
Candidiasis 95, 435, 517, 527, 555
–, angeborene 89
–, chronische mukokutane **522**
Caput medusae bei portaler Hypertension 268
– obstipum 79
– succedaneum 77
Carnitinmangel **404**
Carpenter-Syndrom 409
Carter-Effekt 111
Chalasie 234, 235, 236
Charcot-Mariesche neurale Muskelatrophie 403
Chédiak-Higashi-Syndrom 504, **525**
Cheilitis 650
Chiasmasyndrom bei Hirngeschwülsten 320
– bei Hydrozephalus 327
Chilaiditi-Syndrom 238
Chlamydia-pneumoniae-Pneumonie 172
Chlamydia-trachomatis-Pneumonie 91, 173
Chlorom 473
Choanalatresie 226
Choledochuszyste 103, **231**
Cholera 259
Choleraimpfung 670
Cholesteatom 154, 155
Chondrodysplasia punctata 145, 407, 575
Chondrodystrophie 35, 407
Chondrom 605
Chondrosarkom 605

Chorea bei Panenzephalitis 317
– minor 410
Choreoathetose bei infantiler Zerebrallähmung 332
– bei Kernikterus 101
– bei Lesch-Nyhan-Krankheit 577
– bei Louis-Bar-Syndrom 520
– bei Wilson-Krankheit 576
Chorioamnionitis 58, 89, 91, 93, 94
Chorioideatuberkel 311
Chorioiditis bei Meningitis epidemica 310
Chorionkarzinom 603
Chorionzottenbiopsie 148
Chorioretinitis bei Enzephalitis 317
– bei Lues connata 85
– bei Toxoplasmose 84
– bei Zytomegalie 84
Christ-Siemens-Touraine-Syndrom 144
Chromosomenaberrationen 114
Chromosomenbruchsyndrome 129
Chromosomenbrüche 114
Chromosomopathien 114, 141
Chvostek-Zeichen 32, 554
Clostridium-difficile-Enteritis 260
Coanda-Effekt 195
Colitis ulcerosa **263**
Coli-Enteritis 259
Coli-Meningitis 311
Coma diabeticum 38, 581, 583
– pyloricum 44, 233
– vigile 357
Commotio 355
Compound-Heterozygote 108
Compound-Nävus 594
Compressio 355
Computertomographie 676
Concretio pericardii 212
Condylomata accuminata 303
Conn-Syndrom **541**
Contiguous-Gene-Syndrom 127
Contusio 355
Coombs-Test 99, 101, 452
Coping 387
Cor pulmonale 242
– triatriatum 207
Couplet 215
Coxa vara 31
Coxitis bei Osteomyelitis 405
– tuberculosa 644
Coxsackie-Meningitis 89, 209, **311**
C-Peptid 97
Cranium bifidum 351
Credé-Prophylaxe 92
Crigler-Najjar-Krankheit 102
Cri-du-chat-Syndrom 127
Crohn-Krankheit 265
Crouzon-Krankheit 409
Cryptococcus-Meningitis 312
Cryptosporidium-Infektion 261
Cumarin-Embryopathie 145
Cushing-Syndrom 28, 293, 540
Cutis hyperelastica 144, **430**
– laxa 121, 131, **430**
– marmorata 48, 121
Cystinose 34, 561
Cystinurie 280, 287, **295**
Cytomegalie 83

D

Dakryostenose 92
Dakryozystitis 92

Daktylitis 85
Dandy-Walker Syndrom 325
Darier-Zeichen 428
Dauer-Milchnahrung 21
Daumen, dreigliedriger 409
Dawn-Phänomen 584
Defektkoagulopathien 491
Deformation 140
Degeneration, hepatolentikuläre 575
De-Grouchy-Syndrom 128, 129
Dehydratation 37
Dehydratationshyperthermie 50
Deletion 115
Deletionssyndrome 127
Demenz, senile 123
Denver-Entwicklungstest 9, 338
Deprivationssyndrom 361, 372, 545
Dermalsinus 309, 351
Dermatitis, atopische 167, **431**
– exfoliativa 92, 440, 445
– herpetiformis Duhring 248, 436
–, Kontakt- 436
–, perianale 613
–, phototoxische 442
–, seborrhoische **435**, 577
Dermatomyositis 403
Dermoidzyste 176
DeToni-Debré-Fanconi-Syndrom 34
DiGeorge-Syndrom 127, 519, 554
Diabetes insipidus bei Hand-Schüller-Christian-Krankheit 613
– – bei Hirngeschwülsten 28, 320
– –, renaler **295**, 547
– –, zentraler 547
– mellitus 28, 122, 145, 245, 520, 522, **580**
– – der Mutter 59, 96
Diarrhoe 256
–, akute 258
–, chronisch-rezidivierende 89, 262
Dihydrobiopterin-Reduktasemangel 563
Dihydrobiopterin-Synthetasemangel 563
Diphtherie 647
Diphtherieimpfung 667
Diphtheriekrupp 160
Diphyllobothriasis 275
Diplegie, atonische 332
–, spastische 332
Disaccharidintoleranz 263
Disomie 127
Disruption 140
Divertikel, Meckelsches 253, 255
Divertikelblutung 253
Divertikulitis 253
Döhle-Körperchen 470
Dominanz 108
Doppelbildung des Gastrointestinaltraktes 239
Doppelniere 132, 279
Doppler-Sonographie 676
Dosierung, Arzneimittel- 712
Dottersacktumor 603
Double-Outlet-Ventrikel 207
Douglas-Abszeß 252
Douglas-Schmerz 251
Down-Syndrom **118**
Drei-Monats-Koliken 23
Drei-Tage-Fieber 622
Drogenentzug 694
Drogenkonsum 363
Druckmarke beim Neugeborenen 77
Drucksella 321
Drüsenfieber, Pfeiffersches 153, 475, **631**
Duarte-Variante 565

Duchenne-Muskeldystrophie 399
Ductus arterious Botalli bei Röteln-Embryopathie 81
– – – bei idiopathischem Atemnotsyndrom 68, 191
– – –, offener 189
– omphaloentericus, offener 47, 92
– thyreoglossus, persistierender 162
Dünndarmatresie 228
Dünndarmstenose 228, 229
Duffy-Blutgruppensystem 101
Duncan-Krankheit 524
Duodenalatresie 122, **228**
Duodenalstenose 234, 238
Duodenalverschluß, arteriomesenterialer 238
Duplikation 115
Duplikationssyndrom 127
Dysarthrie bei Kernikterus 101
– bei Wilson-Krankheit 576
Dysfunktion, minimale zerebrale 333
Dysgenesie, retikuläre 518
Dyskinesien bei Phenothiazinvergiftung 318, 692
Dysmenorrhoe 305
Dysmetrie 333
Dysmorphiezeichen 116
Dysostosen 408
Dysostosis craniofacialis 409
– mandibulofacialis 409
– multiplex 573, 574
Dysphagie bei Achalasie 234
– bei ektodermaler Dysplasie 429
– bei Epiglottitis 159
– bei Hiatushernie 235
– bei Myasthenie 403
– bei Retropharyngealabszeß 160
– bei Sklerodermie 446
– bei Wilson-Krankheit 576
Dysplasia cleidocranialis 407
Dysplasie 140
–, bronchopulmonale 56, 69
–, chondroektodermale 407
–, diaphysäre 407
–, ektodermale **429**
–, fibröse 407
–, kraniometaphysäre 407
–, metaphysäre 35, 407
–, neuronale intestinale 241
Dystrophia adiposogenitalis Fröhlich 28
Dystrophie 24
– bei Megacolon congenitum 240
– bei Mukoviszidose 243
–, myotonische 402
–, pränatale 59, 533
– bei Zöliakie 248
Dystrophinmangel 399
Dysurie 280

E

Ebstein-Anomalie 207
Echinococcosis 276
Echokardiographie 181
ECHO-Meningitis 312
ECMO 65
E.-coli-Enteritis 259
Eczema herpeticatum 432, 628
– molluscatum 432
– verrucatum 432
Edwards-Syndrom 125
Ehlers-Danlos-Syndrom 144, **430**
Einklemmung, untere und obere 320, 328, 355
Einkoten 382

Einschlußkörperchen-Blennorrhoe 92
Eisenbedarf 16
Eisenmangelanämie 58, 235, 249, **459**
Eisenmenger-Reaktion 180, 183, 185, 190
Eiweißbedarf **15**, 18, 55
Eiweißmangelschaden 24
Ekchymosen 480
Ekthyma 446
Ektodermale Dysplasie 144, **429**
Ektodermalsyndrom 144, **429**
Ektodermose, pluriorifizielle 437
Ektopie, suprafasziale 307
Ektropium 423
Ekzem bei Hyper-IgE-Syndrom 522
-, seborrhoisches 435
- bei Wiskott-Aldrich-Syndrom 521
Ekzem bei Phenylketonurie 560
Ekzema infantum 425, 431
Ekzeme 431
Elektrolytbedarf 39
Elektrolytstörungen 42
Elliptozytose 465
Ellis-van-Crefeld-Syndrom 179, 196, 407
Embryopathia diabetica 96
Embryopathie, Antikonvulsiva- 144
-, Röteln- 142
-, Thalidomid- 144
-, Varizellen- 143
Embryopathien 142
Empfindungslähmung, dissoziierte 316
Enchondrome 605
Endlänge, prospektive 4
Endokardfibroelastose 194
Endokarditis 191, **210**, 329, 416
-, rheumatische 410
Endokarditisprophylaxe 211
Endokardkissendefekt 188
Endotoxinschock 258, 652
Energiebedarf 15, 55
Energiequotient 15
Enkopresis 9, 240, **382**
Enophthalmie 127
Enteritis, tuberkulöse 266
Enterobiasis 273
Enterokolitis 258
-, Antibiotika-assoziierte 260
-, granulomatöse 265
- bei Megacolon congenitum 240
-, pseudomembranöse bzw. nekrotisierende 94, 255, 260, 264
Enterokystom 239
Enteropathie, exsudative, mit Proteinverlust 250
Enterothorax 237, 573
Enthirnungsstarre 317
Entmarkungskrankheiten 337
Entwicklung, emotionale 360
-, seelisch-geistige 9, 359, 373
-, soziale 360
-, statisch-motorische 9
Entwicklungsdiagnostik 9
Entwicklungskrisen 370
Entwicklungsverzögerung, geistige 335
-, konstitutionelle 544
Enuresis 9, **381**
- bei chronischer Niereninsuffizienz 300
- bei Diabetes insipidus 547
- - mellitus 581
- Hyperthyreose 533
Enzephalitis 314
- bei Borreliose 654
-, Impf- 317
- bei Katzenkratzkrankheit 655

Enzephalitis, Masern- 316, 620
-, Mumps- 316, 630
-, parasitäre 315
- bei Pfeiffer-Drüsenfieber 631
-, Polio- 315
-, postinfektiöse 315
-, postvakzinale 317
-, Röteln- 316, 622
-, tuberkulöse 315, 643
-, Varizellen- 316, 626
Enzephalopathie bei Carnitinmangel 404
-, hypertensive 218, 286, 615
- bei Pertussis 639
- bei Reye-Syndrom 137, 636
Enzephalozele 77, 145
Ependymom 323
Epheliden bei Xeroderma pigmentosum 431
EPH-Gestose 53, 59
Epidermolysis bullosa hereditaria 425
Epididymitis 302
- bei Mumps 630
- bei Tbc 644
Epiduralblutung 71, 355
Epiglottitis 159
Epilepsie **340**
-, photogene 348
-, posttraumatische 356, 357
-, psychomotorische 345
Epiphysenlösung 36, 78
Epiphysenschluß 4
-, verzögerter, bei hypophysärem Minderwuchs 543
-, -, bei Klinefelter-Syndrom 134
-, -, bei Turner-Syndrom 132
-, vorzeitiger, bei AGS 540
-, -, bei Pubertas praecox 548
-, -, bei rheumatoider Arthritis 413
Epispadie 279, 306
Epstein-Barr-Virusinfektion mit Immundefizienz 524
Epstein-Perlen 47
Erb-Duchenne-Lähmung 78
Erbprognose 110, 147
Erbrechen
-, bei Addison-Krankheit 537
-, bei Duodenalatresie 228
-, habituelles 380
-, bei Hirngeschwülsten 320
-, bei Hydrozephalus 327
-, bei Pylorusstenose 232
-, bei Subduralhämatom 330
-, zentrales 234
Erdbeerzunge 650
Erethie 334, 338
Ernährung 15
- nach dem 1. Lebensjahr 23
- ad libitum 17, 21
-, parenterale **44**, 58
-, vegetarische 23
Ernährungsstörungen 24
Erysipel 92, 446
Erythema anulare 411
- infectiosum 81, **625**
- marginatum 411
- migrans 311, 654
- multiforme 264, 414, 416, **437**
- neonatorum 48
- nodosum 416, **438**
- - bei Colitis ulcerosa 263
- - bei Katzenkratzkrankheit 655
- - bei Morbus Crohn 267
- - bei Yersiniose 259
- - bei rheumatischem Fieber 411

Erythroblastose bei AB0-Inkompatibilität 106
–, fetale 97, 99
– bei hämolytischen Anämien 463
– bei Neugeborenen diabetischer Mütter 96
– bei Zytomegalie 84
Erythrodermia desquamativa 435, 526
–, atopische 431
Erythrodermie, ichthyosiforme 425
Erythropoetin 301
Erythrozytopoese, ineffektive 452, 459, 461, 466
Eßverweigerung 378
Etretinat-Embryopathie 145
Eulenaugenzellen 84
Eulenburgsche Paramyotonia congenita 404
Evans-Syndrom 494
Ewing-Sarkom 407, **606**
Exanthema subitum 622
Exophthalmus bei Crouzon-Krankheit 409
– bei Hand-Schüller-Christian-Krankheit 613
– bei Hyperthyreose 533
– bei Optikusgliom 324
– bei Retinoblastom 324
– bei Rhabdomyosarkom 601
Expressivität 110
Exsikkose 38, 39, 258
Extrasystolie, supraventrikuläre 214
–, ventrikuläre 215

F

Fabry-Krankheit 571
Faktor-X-Mangel 491
Faktor-XIII-Mangel 76, 487
Fallot-Tetralogie 198
Fanconi-Anämie 129, 493
Fanconi-Syndrom 409, 565, 567, 576
Farb-Doppler-Echokardiographie 187
Farber-Krankheit 571
Faszikulieren der Muskulatur 402, 403
– der Zunge 334
Favismus 468
Fazialislähmung bei Coxsackie-Meningitis 312
–, geburtstraumatische 79
– bei Borreliose 654
– bei Herpes zoster 627
– bei Meningitis tuberculosa 643
– bei Otitis media 155
– bei Poliomyelitis 638
– bei spastischer Hemiplegie 332
Feminisierung, testikuläre 553
Femurhypoplasie 145
Ferritin 452, 462
Fertignahrung 20
Fetopathien 142
Fetoprotein, Alpha$_1$- 147, 290, 520, 602, 603
Fettbedarf 16
Fettgewebe, braunes 50, 55
Fettsäuren, ungesättigte 16, 19, 55
Fettsucht **25**, 377
– bei Carpenter-Syndrom 409
– bei Cushing-Syndrom 28
– bei Fröhlich-Syndrom 28
– bei Klinefelter-Syndrom 134
– bei Prader-Willi-Syndrom 28
Fibrinogenspaltprodukte 481, 495
Fibrinolyse 479, 480
Fibrodysplasia ossificans progressiva 144
Fibromatose 601
Fibrome, subunguale 431
Fibroplasie, retrolentale 56
Fibrosarkom 601

Fibrose, zystische **242**
Fieberkrämpfe 317, 340, 345
Fingerprinting 111
Fistel, arteriovenöse 144, 217
Flimmerskotome 349
Flüssigkeitsbedarf 15, 55
Flüssigkeitstherapie 36
Fluor albus 48
– vaginalis 273, 303
Folgemilch 19, 20
Folsäuremangel 249, 459, 464
Fontanellen 5, 47
Fontanellenschluß, verzögerter 31, 407
Fontan-Operation 206
Fragiles X 135
Fragmentozyten 451, 495, 496
Frauenmilch 17
Fremdkörperaspiration 161, 169
Friedreich-Ataxie 334
Fröhlich-Syndrom 28
Fruchtwasserinfektion 58, 89, 91, 154
Frühgeborene 53
Frühgeborenenanämie 461
Frühsommermeningoenzephalitis-Impfung 670
Fruktoseintoleranz **566**
Fruktose-1,6-Diphosphatase-Mangel 566
Fruktosurie, benigne 566
Fukosidose 571
Furunkulose 445, 446

G

Galaktokinasemangel 566
Galaktosämie 53, 103, **564**
Galant-Rückgratreflex 52
Gallengangsatresie bzw. -aplasie 103, **230**
Gallensteine 232, 464
Galopprhythmus 210, 410
Gametopathien 141
Ganglioneurom 596
Gangliosidose, GM$_1$-, generalisierte 571
Gardnerella vaginalis 303
Gastroenteritis 253, 258
–, urämische 294
Gastroptose 29
Gastroschisis 147
Gaucher-Krankheit 572
Gaumenparese 648
Gaumenspalte 143, 154, 409
Gebißanomalien 6
Geburtsgeschwulst 77
Geburtsgewicht 2
Geburtstrauma 54
Geburtsverletzungen 77
Gelbfieberimpfung 670
Gelenkblutungen 483, 486
Genanalyse 112, 147, 148, 399, 538, 561
Genitale, intersexuelles 129, 539
Genopathien 141
Gentherapie 139
Gentransfer 139
Genu recurvatum 430
Genua valga 31
– vara 31
Gerinnung, disseminierte intravaskuläre 487
Gerinnungsfaktoren 49, 74, 482
Gerinnungsstörungen 74, **481**
Germinome 603
Gesichtsfeldausfälle bei Fröhlich-Syndrom 28
– bei Hirnabszeß 318

Sachverzeichnis

Gesichtsfeldausfälle bei Hydrozephalus 327
– bei infantiler Zerebrallähmung 334
– bei Migräne 349
Gewicht, Körper- 2, 53, 713
Gewichtsabnahme, physiologische 2, 37, 61
Gewichtszunahme nach der Geburt 3
Giardiasis **261**, 514, 517
Gibbus 644
Gigantismus, hypophysärer 546
–, zerebraler 546
Gingivahyperplasie 200, 574, 613
Gingivostomatitis 628
Glanzmann-Thrombozytopathie 76, 496
Glaukom bei angeborenen Röteln 82
– bei Iridozyklitis 414
– bei Lowe-Syndrom 34, 144
– bei Sturge-Weber-Syndrom 593
– bei Zellweger-Syndrom 575
Gleithoden 307
Gliome 324
Globoidzell-Leukodystrophie 571
Glomerulitis bei anaphylaktoider Purpura 497
Glomerulonephritis, chronische **293**, 497
– bei Lupus erythematodes 416
–, membranöse 290, 292
–, membranoproliferative 286, 290, 292
–, mesangioproliferative chronische 293
–, Minimal-Change- 286, **289**
–, minimal proliferierende 289
–, Poststreptokokken- **285**, 649
–, rapid progressive 294
Glomerulosklerose, fokale segmentale 290, 292
Glossoptose 162, 409
Glottisödem 162, 439, 662
Glukose-6-Phosphat-
  Dehydrogenasemangel 103, 468
Glukosurie bei Cushing-Syndrom 293
– bei DeToni-Debré-Fanconi-Syndrom 34
– bei Diabetes mellitus 582
–, renale **295**
– bei Wilson-Krankheit 576
Glukuronisierungsstörungen 102
Glykogenose, hepatorenale (v. Gierke) 567
–, Typ II (Pompe) 404, **569**
Glykogenosen 567
Glykogenstoffwechsel 568
Glykolyse, anaerobe 63, 71
GM$_1$-Gangliosidose 571
Gnomenwaden 399
Gonadarche 12
Gonadendysgenesie 552
–, gemischte 129, 132, 540, 552
Gonadoblastom 552
Gonitis luica 85
– tuberculosa 644
Gonoblennorrhoe 92
Gonorrhoe 303
Goodpasture-Syndrom 288
Graft-versus-Host-Reaktion 104, 477
Grand mal 342
Granulomatose, progressive septische 525
Granulom, eosinophiles 612
Gray-Syndrom 95
Gregg-Syndrom 81, 142
Grippeimpfung 665
Grippepneumonie 171
Grünholzfraktur 31
Guanosintriphosphat-Cyclohydrolasemangel 563
Guillain-Barré-Syndrom 316, 631, 638, 654
Gummen 85
Guthrie-Test 558, 561
Gynäkomastie 134, 552, 616

H

Hackenfuß 48, **422**
Hämangioblastome 144
Haemangioma cavernosum 592
Hämangiomatose 591, 592
Hämangiome 591
Hämangiom-Thrombozytopenie-Syndrom 490
Hämatemesis bei Hiatushernie 235
– bei Morbus haemorrhagicus neonatorum 74
– bei portaler Hypertension 268
– bei Purpura abdominalis 497
– bei Pylorusstenose 232
Hämatinerbrechen 232, 235
Hämatokolpos 304
Hämatokrit 8, 449
Hämatom 480
–, epidurales 71, 355
–, intrakranielles 71, 355
–, subarachnoidales 71
–, subdurales 71, 77, 356, 695
Hämaturie, bei Endokarditis 211
– familiäre idiopathische 288
– bei Glomerulonephritis 285, 293, 294
– bei hämolytisch-urämischem
  Syndrom 287, 495
– bei Hämophilie 484
– bei Herdnephritis 288
– bei IgA-Nephritis 286
– bei interstitieller Nephritis 288
– bei Morbus haemorrhagicus neonatorum 74
– bei Moschcowitz-Syndrom 496
– bei Nephroblastom 288, 599
– bei Nierentuberkulose 288
– bei Nierenvenenthrombose 97, 288
– bei polyzystischer Nierenkrankheit 288
– bei Purpura Schoenlein-Henoch 286, 497
– bei Pyelonephritis 280, 285
– bei Skorbut 36
– bei Urolithiasis 287
Hämodialyse 299, 301
Hämoglobin C 466
–, fetales 8, 49, 465, 475
–, –, bei Fanconi-Anämie 458
–, –, bei Beta-Thalassämie 466
Hämoglobinopathien 466
Hämoglobinurie bei hämolytischen
  Anämien 463, 468
–, paroxysmale 85, 469
– bei Vergiftungen 692
Hämolyse, mechanische 287
Hämolytisch-urämisches Syndrom **287**, 495
Hämophagozytisches Syndrom 614
Hämophilie 76, **483**
Haemophilusimpfung 669
Haemophilus-influenzae-Meningitis 311
Haemophilus-influenzae-Pneumonie 172
Hämoptoe 177, 277, 644
Hämorrhoiden 268
Hämosiderose 456, 464, 467
Halbseitenkrampf 343, 345
Halluzinationen 349
Halonävus 594
Halsreflex 52
Hamartome 591
Hamman-Rich-Syndrom 177
Hammerzehe 403
Handgreifreflex 52
Hand-Fuß-Mund-Krankheit 312, 445, 447
Hand-Fuß-Syndrom 466
Hand-Schüller-Christian-Krankheit 612
Hardy-Weinberg-Gleichgewicht 108

Harlekin-Fetus 425
Harnentleerungen 8
Harnmenge 50, 707
Harnstoffzyklus 564
Harnverhaltung 304
Harrison-Furche 31
Hartnup-Krankheit 295
Hautfaltendicke 27
Hautinfektionen 92, 439, **446**
Hautleistendiagnostik 116
Hautnabel 47
Hauttuberkulose 644
HbM-Krankheit 466
Heinz-Innenkörper 452, 466
Hemianopsie, bitemporale 320, 324, 349, 546
–, homonyme 332
Hemiatrophie 332
– des Gesichtes 445
Hemihypertrophie bei Klippel-Trénaunay-Syndrom 144
– bei Nephroblastom 599
– bei Wiedemann-Beckwith-Syndrom 98
Hemiplegie bei epiduralem Hämatom 356
– bei Leukoenzephalopathie 317
– bei Lues connata 85
– bei Migraine accompagnée 349
–, spastische 331
– bei Wilson-Krankheit 576
Hemmkörper-Hämophilie 486, 491
Hepatitis A, B, C 632
–, angeborene (HBV) 94
– bei angeborenen Röteln 82
–, chronische 634
–, fulminante 634, 636
– bei Katzenkratzkrankheit 655
–, Neugeborenen- 89, 94, 230, 231
– bei Sepsis 653
– bei Zytomegalie 83
Hepatitisimpfung 665, 666,670
Hepatoblastom 602
Hepatolentikuläre Degeneration 575
Herdanfälle 344, 345
Herdnephritis 287
Herlitz-Krankheit 425
Hermaphroditismus verus 551
Hernie, paraösophageale 236
Heroinsucht der Mutter 60, 694
Herpangina bei Coxsackie-Virusinfektionen 153, 312, 650
Herpes, generalisierter 95, 628
– genitalis 628
– labialis 172, 627
– – bei Meningitis epidemica 310
– – bei Pneumokokken-Pneumonie 172
Herpes simplex 92, 93, 94, 445, **627**
Herpes-simplex-Enzephalitis 312, **316**, 628
Herpes zoster 445, 447, 474, 626
Herxheimer-Reaktion 87
Herzbuckel 181
Herzfrequenz 6, 49
Herzinfarkt bei Bland-White-Garland-Syndrom 207
– bei familiärer Hypercholesterinämie 578
– bei Lupus erythematodes 416
– bei Periarteriitis nodosa 498
Herzinsuffizienz 180, 184
Herzkatheterisierung 181
Herzklappenfehler, rheumatischer 410
Herzmassage, äußere 66
Herztamponade 212
Heterogenie 110
Heterozygotentest 147
Heterozygotie, doppelte 108
Heuschnupfen 150, 167

Hexadaktylie 124
Hexenmilch 48
Hiatushernie, gleitende 234, **235**
Hidradenitis, suppurativa 444
Himbeerzunge 649
v.-Hippel-Krankheit 593
v.-Hippel-Lindau-Syndrom 144, 593
Hirnabszeß 93, 152, 155, 266, 312, **318**
– bei Bronchiektasen 318
– bei Staphylokokken-Meningitis 311
Hirnatrophie 63, 84, 326, 330
Hirnblutungen bei Frühgeborenen 54
– bei Hämophilie 484
– bei Hypertension 217
– bei Purpura Schoenlein-Henoch 497
– bei Schädel-Hirn-Trauma 356
– bei Thrombozytopenie 493
Hirngeschwülste 319
Hirninfarkt 312
Hirnnervenlähmungen bei Botulismus 260
– bei Diphtherie 648
– bei Enzephalitis 316
– bei Hirnabszeß 318
– bei Hirnstammtumoren 320
– bei Hirntraumen 355
– bei Lyme-Krankheit 311, 654
– bei Meningitis 310, 312
– – tuberculosa 311, 643
– bei Meningosis leucaemia 472
– bei Neurolues 85
– bei Poliomyelitis 638
Hirnödem 322
– bei Asphyxie 66
– bei Bleivergiftung 318
– bei Contusio 355
– bei Galaktosämie 565
– bei Glomerulonephritis 286
– bei Hirnabszeß 318
– bei Hypertension 217
– bei maligner Hyperthermie 405
– bei Nierenversagen 297
– bei Reye-Syndrom 636
– bei Serumkrankheit 662
– bei Wasserintoxikation 39
Hirnsklerose, tuberöse 341, 595
Hirnstammgliom 323
Hirnszintigraphie 679
Hirnverletzungen 355
Hirschsprung-Krankheit 240
Hirsutismus 540
Histiozytosen 547, 611
Histoplasmose 174, 646
Hitzepickel 444
Hochwuchs, eunuchoider 134
–, familiärer 546
– bei Fettsucht 28, 546
– bei Marfan-Syndrom 546
– bei Pubertas praecox 546, 548
– bei XYY-Konstitution 135
Hockstellung 200
Hoden, ektopischer 307
Hodenhochstand 306
Hodenteratom 603
Hodentorsion 302
Hodentrauma 303
Hodentumoren 303, 307, 616
Hodgkin-Krankheit 608
Hohlfuß 403
Holoprosenzephalie 124
Holt-Oram-Syndrom 179, 185, 196, **409**
Homovanillinsäure 597
Homozystinurie 546, 561

Horner-Symptomenkomplex 79, 601
Hornhauttrübungen 425, 574, 575
Hornhautulzeration 437, 561
Hospitalismus 373, 391
Howell-Jolly-Körperchen 452
Hüftgelenksdysplasie 52, **417**
Hüftgelenksluxation 52, 126, 128, 142, 351, **417**, 574
Hüftsonographie 418, 675
Hühnerbrust 31
Hufeisenniere 132, 279
Hundebandwurm 276
Hunter-Krankheit 573
Hurler-Krankheit 573
Hutchinson-Krankheit 85
–, Zähne 85
Hydantoin-Barbiturat-Embryopathie 144
Hydatide, Morgagnische 302
Hydramnion bei Dünndarmatresie 228
– bei fetofetaler Transfusion 62
– bei Neugeborenen diabetischer Mütter 96
– bei Ösophagusatresie 226
– bei Trisomie 18: 125
Hydranenzephalie 145, 329
Hydroa vacciniforme 441
Hydrocele funiculi spermatici 307
– testis 48, 303, **307**
Hydromelie 351
Hydrometrokolpos 304
Hydronephrose 253, 280, 287, 352
Hydrophobie 316
Hydrops 100, 103, 104, 467, 625
11-Hydroxylasemangel 539
17-Hydroxylasemangel 539, 552
21-Beta-Hydroxylasemangel 538
Hydrozephalus 320, **324**
–, angeborener 81, 84 326
– bei Fröhlich-Syndrom 28
– bei Geburtstrauma 326
– bei Lues connata 85
– nach Meningitis 312
– bei Meningomyelozele 352
–, posthämorrhagischer 73, 326, 330, 357
– bei Toxoplasmose 88
– bei Zystizerkose 276
– bei Zytomegalie 84
Hygroma colli 593
Hymenalatresie 304
Hymenolepis-nana-Infektion 271
Hypalbuminämie bei Eiweißmangelschaden 24
– bei exsudativer Enteropathie 250
– bei nephrotischem Syndrom 289
– bei Rh-Inkompatibilität 100
Hyperaktivität 374
Hyperakusis 341, 345, 570
Hyperaldosteronismus 541
–, sekundärer, bei Barrter-Syndrom 296
–, –, bei nephrotischem Syndrom 289
Hyperammoniämie des Frühgeborenen 564
– bei Reye-Syndrom 564
– bei Valproinat-Therapie 564
Hyperammoniämien 563
Hyperbilirubinämie 55, 97, 102, 232
Hyperchlorämie 42
– bei Dehydratation 38
– bei Lowe-Syndrom 34
Hyperchlorämie bei renaler tubulärer Azidose 34
Hypercholesterinämie, familiäre 578
– bei Gallengangsatresie 231
– bei Glykogenose 569
– bei Hypothyreose 531
– bei nephrotischem Syndrom 289
Hyperfibrinolyse 474, 488, 490

Hypergammaglobulinämie, polyklonale 523, 525
Hyperglyzinämie 561
Hyperhydratation 38, 41, 547
Hyper-IgE- Syndrom 521
Hyperimmunglobuline 659, 662
Hyperinfektionssyndrom 272
Hyperinsulinismus 96, 98, **584**
–, funktioneller 29
Hyperkaliämie 42
– bei Adynamia episodica 398, 404, 638
– bei Atemnotsyndrom 69
– bei Austauschtransfusion 104
– bei Coma diabeticum 581
– bei chronischer Pyelonephritis 280, 294
– bei maligner Hyperthermie 405
– bei Nebenniereninsuffizienz 537
– bei Nierenversagen 297
– bei Paramyotonie 404
– bei Salzverlustsyndrom 540
Hyperkalziämie bei Hyperparathyreoidismus 555
– bei Hypophosphatasie 35
– bei Vitamin-D-Intoxikation 35
Hyperkalziurie 280
Hyperkalziurie bei Hyperparathyreoidismus 287, 555
– bei längeren Lähmungen 638
– bei renaler tubulärer Azidose 34
– bei Vitamin-D-Intoxikation 35
Hyperkeratose, palmare 561
Hyperkinesie 333, 692
Hyperkupriurie 576
Hyperlipidämie bei Diabetes mellitus 580
– bei Glykogenosen 568
– bei nephrotischem Syndrom 289
Hyperlipoproteinämien 578, 580
Hypermagnesiämie 42, 297
Hypermenorrhoe 305
Hypernatriämie 42
– bei Conn-Syndrom 541
– bei chronischer Niereninsuffizienz 300
– bei Cushing-Syndrom 293
– bei Diabetes insipidus renalis 294
– bei 11-Hydroxylasedefekt 539
– bei Poststreptokokken-Glomerulonephritis 285
Hyperparathyreoidismus 555
– bei Bartter-Syndrom 236
–, sekundärer 31, 555
–, –, bei chronischer Niereninsuffizienz 300
–, –, –, Pyelonephritis 280
Hyperphenylalaninämie 563
Hyperphosphatämie bei Atemnotsyndrom 69
– bei chronischer Glomerulonephritis 294
– – Pyelonephritis 281
– bei Hypoparathyreoidismus 554
– bei Nierenversagen 297
– bei Pseudohypoparathyreoidismus 554
– bei renaler Osteodystrophie 34
Hyperphosphaturie bei DeToni-Debré-Syndrom 34
– bei familiärer Hypophosphatämie 34
– bei Hyperparathyreoidismus 31
– bei Lowe-Syndrom 34
– bei renaler tubulärer Azidose 34
– bei Wilson-Krankheit 576
Hyperpyrexie bei hypertoner Dehydratation 38
Hypersplenismus 269, 572
Hypertension **216**
– bei Aortenisthmusstenose 197
– bei Bleivergiftung 318
– bei chronischer Pyelonephritis 280
– bei Cushing-Syndrom 28, 540
– bei Erregung 217
–, essentielle 216
– bei Glomerulonephritis 285, 294

Hypertension bei hämolytisch-urämischem Syndrom 287
- bei 17-Hydroxylasemangel 539
- bei Hyperparathyreoidismus 555
- bei hypertoner Hyperhydratation 39
-, maligne arterielle 446
- bei Nephroblastom 599
- bei Neuroblastom 597
- bei Nierenversagen 297, 300
- bei Phäochromozytom 615
-, portale **268**
-, -, bei Gallengangsatresie 230
-, -, bei Leberfibrose 268
-, -, bei Mukoviszidose 245
-, pulmonale bei atrioventrikulärem Septumdefekt 188
-, -, bei Mukoviszidose 242
-, -, bei offenem Ductus Botalli 190
-, -, bei Pickwickier-Syndrom 26
-, -, bei Primum-Defekt 185
-, -, bei Ventrikelseptumdefekt 183
- bei Vitamin-D-Intoxikation 35
- bei Williams-Beuren-Syndrom 195
Hyperthermie, maligne 405
Hyperthyreose **532**
- des Neugeborenen 533
Hypertrichose 144, 442, 540
Hypertriglyzeridämie 289, **579**
Hyperurikämie bei Fruktose-Intoleranz 566
- bei Glykogenose 569
- bei Lesch-Nyhan-Krankheit 577
- bei Leukämie 474
Hypoaldosteronismus 540
Hypochlorämie 42
- bei Bartter-Syndrom 292, 296
- bei chronischer Glomerulonephritis 294
- bei Mukoviszidose 245
- bei Nierenversagen 298
- bei Pylorusstenose 233
Hypocholesterinämie bei
 Abetalipoproteinämie 250
Hypodontie 82, 407, 429
Hypogalaktie 18
Hypogammaglobulinämie bei exsudativer
 Enteropathie 250
- bei Louis-Bar-Syndrom 520
- bei nephrotischem Syndrom 289
- bei Transcobalaminmangel 516
-, transitorische 52, **513**, 515
-, variable 516
Hypogenitalismus 409
- bei Bardet-Biedl-Syndrom 28, 409
- bei Carpenter-Syndrom 409
- bei Fanconi-Anämie 458
- bei Fröhlich-Syndrom 28
- bei Klinefelter-Syndrom 134
- bei Prader-Willi-Syndrom 28
- bei Wachstumshormonmangel 543
Hypoglykämie bei Atemnotsyndrom 69
- bei Fruktose-1,6-Diphosphatase-Mangel 566
- bei Fruktoseintoleranz 567
- bei Galaktosämie 565
- bei Glykogenose 568, 570
- bei Hirngeschwülsten 320
- bei hypophysärem Minderwuchs 543
- bei Inselzelladenom 585
-, ketotische 584
- bei Leberunreife 55
-, leuzinsensible 585
- bei Nebennierenreninsuffizienz 537
- bei Nesidioblastose 584
- bei Neugeborenen 50, 62
- - diabetischer Mütter 97
- bei pränataler Dystrophie 59

Hypoglykämie bei Reye-Syndrom 636
- bei Übertragung 61
- bei Wiedemann-Beckwith-Syndrom 98
Hypogonadismus
-, primärer 133, **550**
-, sekundärer **549**
Hypokaliämie 42
- bei Bartter-Syndrom 296
- bei Cushing-Syndrom 293
- bei DeToni-Debré-Fanconi-Syndrom 34
- bei Erbrechen 233
- bei 17-Hydroxylasedefekt 539
- bei Hyperaldosteronismus 541
- bei periodischer Paralyse 638
- bei renaler tubulärer Azidose 34
Hypokalie bei Diarrhoe 258
- bei Pylorusstenose 233
Hypokalziämie bei Atemnotsyndrom 69
- bei Austauschtransfusion 104
- bei Hypoparathyreoidismus 554
- bei Neugeborenen 50
- - diabetischer Mütter 97
- bei Niereninsuffizienz 298
- bei pränataler Dystrophie 59
- bei Pseudohypoparathyreoidismus 554
- bei renaler Osteodystrophie 34
- bei Vitamin-D-abhängiger Rachitis 32
- bei Vitamin-D-Mangel-Rachitis 31
Hypolipoproteinämien 580
Hypomagnesiämie 42, 50, 97, 555
Hyponatriämie 42
- bei Bartter-Syndrom 296
- bei chronischer Glomerulonephritis 294
- - Pyelonephritis 280
- bei inadäquater ADH-Sekretion 547
- bei Mukoviszidose 245
- bei Nebenniereninsuffizienz 537
- bei Niereninsuffizienz 298
- bei Salzverlustsyndrom 540
- bei Waterhouse-Friderichsen-Syndrom 311
Hypoparathyreoidismus 519, 522, 554
-, transitorischer 50
Hypophosphatämie bei DeToni-Debré-
 Fanconi-Syndrom 34
-, familiäre 34
- bei familiärer Hypophosphatämie 34
- bei Fruktose-Intoleranz 567
- bei Hyperparathyreoidismus 555
- bei renaler tubulärer Azidose 34
- bei Vitamin-D-abhängiger Rachitis 33
- bei Vitamin-D-Mangel-Rachitis 31
Hypophosphatämische Vitamin-D-resistente
 Rachitis 34
Hypophosphatasie 33
Hypoproteinämie bei exsudativer Enteropathie 250
- bei Leberunreife 55
- bei Leiner-Krankheit 435
- bei Megacolon congenitum 240
- bei nephrotischem Syndrom 289
Hypoprothrombinämie bei Gallengangsatresie 231
- bei Leberunreife 55, 58
- bei Mukoviszidose 245
- bei Rh-Inkompatibilität 101
Hyposensibilisierung 170
Hypospadie 125, 128, 279, 306, 551, 953
Hypotension bei Addison-Krankheit 537
- bei Anorexia nervosa 29
- bei Dehydratation 38
-, konstitutionelle 223
- bei Kreislaufdysregulation 222
-, neurogene 222
- bei paroxysmaler Tachykardie 215

Hypotension bei Schock 220
Hypothyreose, angeborene 122, 145, **530**
–, primäre 530
–, sekundäre 531
–, transitorische 530
Hypsarrhythmie 346

I

I-cell-Disease 574
Ichthyosis **424**, 574
IgA-Mangel **513**, 520
IgA-Nephritis 286
IgE-Mangel 520
IgG-Mangel **509**, 513, 514
IgM-Mangel **509**, 514
Ikterus bei ABO-Inkompatibilität 106
–, familiärer hämolytischer 463
–, Formen in der Neugeborenenperiode 102, 103
– bei Fruktoseintoleranz 567
– bei Galaktosämie 565
– gravis neonatorum 99
Ikterus bei hämolytischen Anämien 463
–, hepatozellulärer 103
– bei Neugeborenensepsis 93, 103
–, physiologischer 48, 49, 102
– prolongatus 102, 531, 566
– bei Rh-Inkompatibilität 100, 101
– bei Vergiftungen 692
–, Verschluß- 103, 230, 273, 277
Ileitis terminalis Crohn 266
Ileumatresie 228
Ileus, paralytischer, bei Hypokalie 42, 258
–, –, bei Neugeborenenenteritis 94
–, –, bei Peritonitis 252
–, Verschluß-, bei Darmduplikatur 239
–, –, bei Enterothorax 237
–, –, bei Invagination 254
–, –, bei Kolonatresie 229
–, –, bei Megacolon congenitum 240
–, –, bei Mukoviszidose 246
–, Rektumatresie 230
–, –, bei Volvulus 238
–, –, bei Wurminfektion 276
–, –, bei Zwerchfellhernien 237
Imerslund-Gräsbeck-Syndrom 459
Immundefekt, schwerer kombinierter **517**
Immundefektsyndrom, erworbenes (AIDS) 88, **628**
Immunglobuline bei Neugeborenen 52
Immunkoagulopathien 491
Immunmangelkrankheiten 512
Immunthrombozytopenien 76
Impetiginisierung 431, 626
Impetigo bullosa 92, 445, 446
– contagiosa 445, 446
Impfenzephalitis 315
Impfkalender 659
Impfungen, aktive 659
–, Inkubations- 659
–, Kombinations- 659
–, passive 659
–, Simultan- 659
Impressionsfraktur des Schädels 77, 355
Imprinting 127
Impulsiv-Petit mal 343
Incontinentia pigmenti 144, **426**
Infantilismus, sexueller 131
Infektanämie 462
Infertilität s. Sterilität
Infusionstherapie 36

Ingestionsunfall 691
Inkompatibilität, ABO- 105
–, Rh- 99
Insektenstiche 439
Inselzelladenom 585
Intelligenzprüfung 338, 384
Intelligenzquotient 338, 385
Intentionsspasmen 332
Intentionstremor 333
Interpositio hepatodiaphragmatica 238
Intrakutantest (Tuberkulin) 645
Intussuszeption 253
Invagination **253**
– bei anaphylaktoider Purpura 497
Invagination bei Meckel-Divertikel 253
– bei Mukoviszidose 245
– bei Zöliakie 249
Inversion 115
Iridozyklitis 413
Iriskolobom 124, 126, 128
Iritis bei Colitis ulcerosa 263
– bei Lupus erythematodes 416
– bei Sarkoidose 646
Ischämie, zerebrale 217
Isochromosom 115
Isosporainfektion 261
Isotopenmiktionszystographie 682
Isotopennephrographie 682

J

Jackson-Anfall 344
Jaffé-Lichtenstein-Syndrom 407
Jaktationen 376
Japan-B-Enzephalitis-Impfung 670
Job-Syndrom 521
Jodmangel, exogener 16, 534

K

Kälteautoantikörper-Anämie 469
Kältehämoglobinurie 469
Kälteurtikaria 440
Kalkseifenstühle 20
Kallmann-Syndrom 549
Kalorienbedarf 15
Kalziumbedarf 16
Kammerflimmern 297, 410
Kapillarpuls 190
Kaposi-Sarkom 523
Kappakettenimmundefizienz 515
Kardiainsuffizienz 234, 235, 236
Kardiomegalie bei Glykogenose (Typ II) 568
– bei Neugeborenen diabetischer Mütter 96
Kardiomyopathie bei Carnitinmangel 404
– hypertrophische obstruktive 208
Kardiospasmus 234
Karditis bei rheumatischem Fieber 410
Karies 31, 35, 429
Kariesprophylaxe 16
Karpaltunnelsyndrom 484
Karpfenmund bei De-Grouchy-Syndrom 129
– bei Turner-Syndrom 131
Karpopedalspasmen 32, 554
Kartagener-Syndrom 150
Karzinom, hepatozelluläres 635
Karzinome, embryonale 603
Kasabach-Merritt-Syndrom 490, 592
Kasai-Operation 232

Katarakt bei angeborener Nephritis 288
- bei Chondrodysplasia punctata 407
- bei Diabetes mellitus 581
- bei Galaktokinasemangel 566
- bei Galaktosämie 565
- bei Hypoparathyreoidismus 554
- bei Incontinentia pigmenti 427
- bei Lowe-Syndrom 34, 144
- bei rheumatoider Arthritis 414
- bei Rötelnembryopathie 81
- bei Zellweger-Syndrom 575
Katzenauge, amaurotisches 324
Katzenaugensyndrom 126
Katzenkratzkrankheit 655
Katzenschreisyndrom 127
Kawasaki-Syndrom 153, 496, **650**
Kayser-Fleischer-Kornealring 576
Kehlkopfmißbildung 162
Kehlkopfpapillom 162
Kehlkopfschädigung, geburtstraumatische 162
Keimzelltumoren 602
Kell-Blutgruppensystem 101
Kephalhämatom 77
Keratitis parenchymatosa 85
Keratoconjunctivitis phlyctaenulosa 644
Keratokonjunktivitis, herpetische 628
Keratosis pilaris 424, 431
Kernig-Zeichen 310
Kernikterus 56, 57, 100, 101, 331
Kerzenfleckphänomen 428
Ketose bzw. Ketonämie bei Diabetes mellitus 581
- - bei Diarrhoe 258
- - bei Hunger 16, 25, 164
Keuchhusten **639**
Keuchhusten-Impfung 668
Kiefersperre 92, 158, 347
Kimmelstiel-Wilson-Glomerulosklerose 582
Kinderlähmung, spinale 637
-, zerebrale 331
Kindstod, plötzlicher 617
Kinky-Hair-Syndrom 577
Klavikulafraktur 78
Klick 193, 195, 197, 207
Klinefelter-Syndrom **133**
Klinodaktylie bei atypischem Klinefelter-Syndrom 135
- bei Down-Syndrom 121
Klippel-Feil-Syndrom 409
Klippel-Trénaunay-Syndrom 144, 593
Klitorishypertrophie 28, 48, 539, 541, 552, 553
Klumpfuß 128, 351, **421**
Klumpke-Lähmung 79
Knickfuß 48, 422
Knochenalter 4, 687
Knochenmarktransplantation 458, 467, 477, 493
Knochentuberkulose 644
Koagulopathien, erbliche 483
-, erworbene 491
Koboldgesicht 195
Köbner-Phänomen 428
Koenen-Tumoren 431
Körpergewicht 2, 53, 709
Körperlänge 1, 54, 709
Körpermaße 709
Körperoberfläche 4, 712, 713
Körperproportionen 6
Kohlenhydratbedarf 16
Kokardenpurpura 497
Kokzidioidomykose 174
Kollodium-Baby 425
Kolonatresie und -stenose 229
Kolostrum 17

Koma, hyperglykämisches 581
- bei hypertensiver Enzephalopathie 218
-, hypoglykämisches, bei Addison-Krise 537
-, -, bei Diabetes mellitus 581
-, urämisches 294, 300
Komedonen 442
- bei Neugeborenen 48
Komplementdefekt 527
Kondylome 85
Konjunktivitis, akute, durch Adenoviren 153
- durch Chlamydia trachomatis 92
- bei Herpes-simplex-Infektion 92, 628
- bei Katzenkratzkrankheit 655
- bei Kawasaki-Syndrom 650
- bei Masern 619
- des Neugeborenen 92
- bei Röteln 622
- bei Serumkrankheit 662
- bei Stevens-Johnson-Syndrom 437
Kontaktdermatitis, allergische 436
Kontaktekzem 436
Kontakturtikaria 439
Konzentrationstest 338, 370, 385
Kopfprellung 355
Kopfschmerzen 349
Kopfschwartenhämatom 77
Kopfumfang 4, 323, 326, 711
Koplik-Flecken 619
Koronararterienentzündung 650
Koronarsklerose bei familiärer Hypercholesterinämie 578
Korotkoff-Geräusche 217
Koryza 85
Krabbesche Globoidzell-Leukodystrophie 571
Krämpfe bei Neugeborenen 50, 341
Krätze 447
Krallennägel 85
Kraniopharyngeom 28, 324, 547, 548
Kraniosynostosen 409
Kraniotabes 31, 47
-, physiologische 33
Kraurosis vulvae 304
Kreislaufdysregulation, orthostatische **222**, 347
Kretinismus 534
Krupp 159, 620
-, spasmodischer 620
Kryptokokkose 174
Kryptorchismus 28, 121, 125, 306, 551
Kugelberg-Welandersche spinale Muskelatrophie 402
Kugelzellanämie 463
Kuhmilch 19
Kuhmilchnahrungen 19
Kuhmilchproteinintoleranz 17, 263
Kußmaul-Atmung 44, 258
Kwashiorkor 24
Kyphose bei Morquio-Krankheit 573
- bei Pfaundler-Hurler-Krankheit 573
- bei Rachitis 31
- bei Scheuermann-Krankheit 420

L

Labia minora, Synechie der 304
Labienfusion 539
Labyrinthitis 155
Lähmung, gekreuzte 320
-, schlaffe, bei Bleivergiftung 318
-, -, bei Coxsackie-Meningitis 312
-, -, bei Diphtherie 648
-, -, bei ECHO-Meningitis 312

Lähmung, schlaffe bei Fieberkrampf 345
–, –, bei Grand mal 343
–, –, bei Hyperkaliämie 42
–, –, bei Hypokaliämie 42
–, –, bei Meningomyelozele 351
–, –, bei Migraine accompagnée 349
–, –, bei Myelitis 316
–, –, bei Poliomyelitis 638
–, –, bei Polyradikulitis 316, 638
–, –, bei Spondylitis tuberculosa 644
–, spastische, bei Adrenoleukodystrophie 575
–, –, bei Enzephalitis 316
–, –, bei Hydrozephalus 327
–, –, bei Kernikterus 101
–, –, bei kongenitaler Hyperurikämie 577
–, –, bei metachromatischer Leukodystrophie 572
–, –, bei Sinusthrombose 318
–, –, bei Subduralhämatom 330
Länge, Körper- 1, 54, 709
Läuse 448
Laktatazidose bei Asphyxie 63
– bei Glykogenose 569
Laktoseintoleranz 263
Lambliasis 261, 514
Landkartenschädel 613
Landouzy-Tuberkelbakteriensepsis 641
Landrysche aufsteigende Lähmung 312, 316, 638
Langerhans-Zell-Histiozytose 612
Langer-Giedion-Syndrom 127
Lanugobehaarung 48, 54
Laron-Syndrom 542
Larva currens 272
– migrans 274
Laryngitis 85, **159**
Laryngomalazie 162
Laryngospasmus 32, 162, 554
Laryngotracheitis 159
Laryngozele 162
Larynxdiphtherie 160, 648
Larynxödem 161, 162, 527
Lasègue-Zeichen 310
Latex-Agglutinationstest 313
Lebensmittelvergiftung, bakterielle 259, 260
Leberabszeß bei Amöbenruhr 261, 266
– bei Appendizitis 251, 252
– bei Pylephlebitis 92
– bei septischer Granulomatose 525
Leberfibrose, konnatale 268
– und polyzystische Nierenkrankheit 288
Leberkoma 231, 565, 576
Leberruptur 80
Lebervenenthrombose 268
Leberzirrhose 268
– bei Fruktoseintoleranz 567
– bei Galaktosämie 565
– bei Gallengangsatresie 230
– bei Glykogenose (Typ IV) 568
– nach Hepatitis 634
– bei Mukoviszidose 243
– bei Neugeborenenhepatitis 94
– bei Wilson-Krankheit 576
– bei Zytomegalie 84
Legasthenie 338, **372**
Legionellenpneumonie 173
Leiner-Krankheit 435, 526
Leistenbruch 303, 307, 553
Leistenhoden 307
Leistenschädel 352
Lennox-Syndrom 344
Lentigo 594
Lernbehinderung 337
Lesch-Nyhan-Krankheit 577

Letterer-Siwe-Krankheit 613
Leukämie 137, 390, **470**, 607
–, angeborene 104
Leukämoid, eosinophiles 475
Leukämoide Reaktion 475
Leukodystrophie 337
–, metachromatische 570
– vom Typ Krabbe 571
Leukoenzephalitis 315
Leukoenzephalopathie 477
–, multifokale 317
Leukozytenzahl 8, 469
Leydig-Zellaplasie 553
Leydig-Zwischenzelltumor 616
Lichen sclerosus et atrophicus 304
– scrofulosus 644
Lichenifikation 431
Lichtdermatose, polymorphe 441
Lidspalten, enge 126
–, kurze 143
Linksherzsyndrom, hypoplastisches 207
Linsenektopie 546
Linsenluxation 561
Lipaemia retinalis 579
Lipodystrophie 30
Lipoidhyperplasie der Nebennieren 538
Lipoidnephrose 289
Lipoidpneumonie 171
Lipoprotein-Lipasemangel 579
Lippen-Kiefer-Gaumen-Spalte 128
Liquorfistel 309
Listerien-Meningitis 87, 311
Listeriose 87
Löffler-Syndrom 176
Louis-Bar-Syndrom 129, 144, **520**
Lowe-Syndrom 34, 144
Lues connata **85**
– latens 86
Lungenabszeß 171, 172, 176, 177, 242, 522
Lungenaktinomykose 174
Lungenblutungen 70
Lungenembolie 329
Lungenfibrose 177, 446
Lungenfunktionsprüfung 168
Lungenhämorrhagien 67, 68
Lungenhypoplasie 70
Lungeninfarkt 177, 466
Lungeninfiltrat, eosinophiles 176
Lungennokardiose 174
Lungenödem 297, 300
Lungensequestration 177
Lungenszintigraphie 679
Lungenunreife 55, 67
Lungenvenenfehlmündung 185, 207
Lungenzysten 70
Lupus erythematodes, systemischer 216, **415**, 494, 527
– –, umschriebener 417
– vulgaris 644
Lyell-Syndrom **440**
Lyme-Krankheit 89, 311, **654**
Lymphadenitis cervicalis **157**
– – bei AIDS 89
– – bei Katzenkratzkrankheit 655
– – bei Tbc 642, 646
– – bei Toxoplasmose 87, 158
– – bei septischer Granulomatose 525
– mesenterialis 252
Lymphadenopathiesyndrom 523
Lymphangiektasie, intestinale 522
Lymphangiektasien 593
Lymphangiom 593
Lymphknotensyndrom, mukokutanes 650

Lymphödem 131
Lymphogranulomatose 608
Lymphohistiozytose 614
Lymphom, immunoblastisches 611
Lymphome, maligne 251, 524, **607**
Lymphosarkom 610
Lyon-Hypothese 116
Lyssa 316

M

Mafucci-Syndrom 593
Magersucht, psychogene 29, 378
Magnetresonanztomographie 678
Makrocheilie 593
Makroglossie bei Down-Syndrom 121
– bei Glykogenose (Typ II) 569
– bei Hypothyreose 530
– bei Lymphangiom der Zunge 593
– bei Pfaundler-Hurler-Krankheit 574
– bei Wiedemann-Beckwith-Syndrom 98
Makroorchidismus 135
Makrosomie 96, 98
Makrozephalie familiäre 328
– bei Pfaundler-Hurler-Krankheit 573
– bei Tay-Sachs-Krankheit 570
– bei zerebralem Gigantismus 546
Makulafleck, kirschroter 570, 571, 572, 574
Malabsorption bei Abetalipoproteinämie 250
– bei Dermatitis herpetiformis 248
– bei Disaccharidintoleranz 263
– bei exsudativer Enteropathie 250
– bei Giardiasis 261
– bei IgA-Mangel 514
– bei intestinaler Lymphangiektasie 250, 522
– bei Kokzidieninfektion 261
– bei kombiniertem Immundefekt 517
– bei Kuhmilchproteinintoleranz 263
– bei Kwashiorkor 24
– bei Leiner-Krankheit 435
– bei variabler Hypogammaglobulinämie 517
– bei Wurminfektionen 272
– bei Zöliakie 248
Malrotation 238
Mangelgeborene 59
Mannosidose 574
Marasmus 24
Marcumar-Embryopathie 145
Marfan-Zeichen 31
Marfan-Syndrom 179
Marker-X-Chromosom 135
Marmorknochenkrankheit 407, 459
Maroteaux-Krankheit 573
Martin-Bell-Syndrom 135
Masern 619
Masernenzephalitis 316, 620
Masernimpfung 663
Masernkrupp 159, 620
Maskengesicht bei Turner-Syndrom 131
– bei Wilson-Krankheit 576
Mastdarmlähmung 351, 353, 638
Mastitis der Mutter 18
– des Neugeborenen 49, 93
Mastoiditis 155, 649
Mastozytose 427
McArdle-Krankheit 568
McCune-Albright-Syndrom 549
Meatusstenose 280
Meckel-Divertikel 253, 255
Meckel-Syndrom 144
Mediastinalemphysem 244

Mediastinaltumoren 176, 473, 610
Medulloblastom 323
Megacolon congenitum 240
Megaenzephalie 328, 570, 573
Megakolon, toxisches 264
Megarektum 240
Mekonium 49
Mekoniumaspiration 64
Mekoniumileus 228, **239**, 245, 690
Mekoniumperitonitis 243
Mekoniumpfropfsyndrom 228, 246, 690
Melaena bei Morbus haemorrhagicus neonatorum 74
– bei Skorbut 36
– spuria 75
Melanom 140
Melanozytose, leptomenigeale 594
Membranen, pulmonale hyaline 67
Membrankrankheit 67
Membranoxygenierung (ECMO) 65
Menarche 2, 549
– bei Pubertas praecox 548
Mendel-Mantoux-Probe 645
Meningismus 172, 280
Meningitis **309**
–, aszendierende 309, 352
– bei Borreliose 654
–, chronische 93
– bei Enzephalitis 315
– epidemica 310
–, Haemophilus-influenzae- 311
– bei Hirnabszeß 309, 318
– bei Listeriose 87, 311
– bei Lues connata 85
– bei Mumps 311, 630
– bei Neugeborenen 93
–, otogene 155
–, physikalische 313
–, Pilz- 310, 312
–, rekurrierende 309
–, seröse beim Neugeborenen
– bei Sinusitis 151
–, Streptococcus-agalactiae- 311
– bei Trichinose 275
– tuberculosa 311, 643
Meningoenzephalopathie, leukämische 472
Meningoenzephalozele 351, 352
Meningokokkenimpfung 670
Meningokokkenmeningitis **310**, 526
Meningokokkenträger 526
Meningomyelozele 144, 309, 350
Meningosis leucaemica 314, 472
Meningozele 77, **350**
–, kraniale 351, 352
Menkes-Syndrom 577
Menorrhagien bei v.-Willebrand-Syndrom 486
Mesenterialzyste 593
Mesenterium commune 238
Methämoglobinämie 21, 49, **466**, 692
Migräne 347, **349**
Mikroblutanalyse 63, 65
Mikrodontie 85
Mikrogenie bei DiGeorge-Syndrom 520
– bei Edwards-Syndrom 126
– bei embryofetalem Alkoholsyndrom 143
– bei Katzenschreisyndrom 127
– bei Pätau-Syndrom 125
– bei Pierre-Robin-Sequenz 409
– bei rheumatoider Arthritis 413
– bei Turner-Syndrom 131
– bei Williams-Beuren-Syndrom 195
Mikrogyrie 331
Mikrokolon 243

Mikrophthalmie 82, 88, 124, 409
Mikropsie 349
Mikrosphärozytose 451, 464
Mikrozephalie 326, 341
– bei AIDS 89
– bei Antikonvulsiva-Embryopathie 144
– bei De-Grouchy-Syndrom 129
– bei embryofetalem Alkoholsyndrom 143
– bei Fanconi-Anämie 409, 458
– bei Katzenaugensyndrom 127
– bei Katzenschreisyndrom 127
– bei Pätau-Syndrom 124
– bei Phenylketonurie 145
– bei Rötelnembryopathie 82
– bei Toxoplasmose 88
– bei Wiedemann-Beckwith-Syndrom 98
– bei Wolf-Syndrom 128
– bei Zytomegalie 84
Miktionszystourogramm 282
Milch, Frauen- 19
–, Halb- 21
–, Kuh- 19
–, Roh- 20
–, Steril- 20
–, Trink- 20
–, uperisierte 20
– Ziegen- 20
Milchallergie 521
Milchschorf 431
Milchzähne 5
Miliaria 444
– scarlatinosa 649
Miliartuberkulose, angeborene 640
– der Lunge 641
Milien bei Neugeborenen 48
Miller-Dieker-Syndrom 127
Milzruptur 80, 631
Milzvenenstenose 268
Minderbegabung 28, **335**
Minderwuchs bei Achondroplasie 407
– bei Adenosindesaminasemangel 518
– bei adrenogenitalem Syndrom 540
– bei angeborener Pankreashypoplasie 246
– bei Antikonvulsiva-Embryopathie 144
– bei Bardet-Biedl-Syndrom 28, 409
– bei Bartter-Syndrom 296
– bei Bloom-Syndrom 129, 521
– bei Chondrodysplasie 575
– bei chronischer Niereninsuffizienz 300
– bei Conn-Syndrom 541
– bei Cumarinembryopathie 145
– bei Cushing-Syndrom 28, 239, 540
– bei DeToni-Debré-Fanconi-Syndrom 34
–, dyszerebraler 334
– bei Ellis-van-Creveld-Syndrom 407
– bei embryofetalem Alkoholsyndrom 143
–, familiärer 543
– bei Fanconi-Anämie 458
– bei Fettsucht (Sonderformen) 28
– bei Fröhlich-Syndrom 28
– bei Glykogenose 568
– bei Hyper-IgE-Syndrom 522
– bei Hypophosphatasie Rathbun 33
– hypophysärer 542
– bei Hypothalamusstörung 320
– bei Hypothyreose 530
–, intrauteriner 96
– bei intrauteriner Wachstumsverzögerung 544
– bei kongenitaler Agammaglobulinämie 513
– bei konstitutioneller Entwicklungsverzögerung 544
– bei Kugelzellanämie 464
– bei Louis-Bar-Syndrom 520

Minderwuchs bei Lowe-Syndrom 34
– bei Megacolon congenitum 240
– bei Morbus Crohn 266
– bei Mukoviszidose 243
– bei Osteodystrophie 234
– bei parasellären Hirntumoren 320
– bei Pfaundler-Hurler-Krankheit 573
– bei Prader-Willi-Syndrom 28, 544
– bei Pseudohypoparathyreoidismus 555
–, psychosozialer 545
– bei Pubertas praecox (später) 548
– bei Rachitis 31
– bei Retinoblastom 127
– bei Röteln-Embryopathie 82
– bei Skelettdysplasie 407, 544
– bei Turner-Syndrom 544
– bei Vitamin-D-resistenter Rachitis 34
– bei Williams-Beuren-Syndrom 195
– bei Zöliakie 248
Mineralstoffbedarf 16
Minimal-change-Glomerulonephritis 289
Miosis bei Hirngeschwülsten 320
– bei Horner-Symptomenkomplex 79
– bei intrakraniellen Blutungen 73
– bei Vergiftungen 692
Mißbrauch, sexueller 396
Mißhandlung 695
Mitralinsuffizienz 188, 189, 410
Mitralstenose 183, 191, 207
Mittelstrahlurin 281
Mobitz-Block 216
MODY-Diabetes 582
Möller-Barlow-Krankheit 36
Molluscum contagiosum 445, 447
Mongolenfleck 48
Mononukleose, infektiöse 153, 475, **631**
Monorchie 307
Monosomie, partielle 127, 128
Morbus Addison 536
– Boeck 646
– Crohn 265
– Cushing 540
– Gaucher 572
– haemolyticus neonatorum 99, 468
– Hodgkin 608
– Niemann-Pick 572
Morgagni-Hydatide 302
Moro-Probe 645
Moro-Reflex 52, 55, 101
Morphea 444
Morquio-Krankheit 573
Mosaik 114, 142
Moschcowitz-Syndrom 496
MR-Spektroskopie 678
Münchmeyer-Syndrom 144
Mukolipidosen 574
Mukopolysaccharidosen 573
Mukoviszidose **242**
Multiple-Sulfatasen-Mangel 574
Mumps 630
Mumpsenzephalitis 316, 630
Mumpsimpfung 664
Mumpsmenigitis 311, 630
Mumpsorchitis 630
Mundbodenphlegmone 93
Mundwinkelrhagaden 460
Muskelatrophie 24, 25
– Charcot-Marie, neurale progressive 403
– Kugelberg-Welander, juvenile spinale 402
– Werdnig-Hoffmann, spinale progressive 334
Muskeldystrophie, angeborene 401
– Duchenne 399

Muskeldystrophie, Emery-Dreifuß 402
– Landouzy-Déjerine 402
Mustard, Operation nach 204
Mutation 557
Mutismus 369, 576
Myasthenia gravis 403
– neonatorum 403
Mydriasis bei Retinoblastom 324
– bei Vergiftungen 692
Myelitis 316
Myeloblastenschub, terminaler 475
Myelomeningozele 350
Myeloperoxydasedefekt 527
Mykoplasmapneumonie 173
Myoglobinurie 405
Myokarditis 209
– bei Coxsackie-Virusinfektion 89, 312
– bei Diphtherie 648
– bei Kawasaki-Syndrom 650
– bei Lupus erythematodes 416
– bei Lyme-Krankheit 311, 654
– Pfeiffer-Drüsenfieber 631
– bei rheumatischem Fieber 410
– bei rheumatoider Arthritis 414
– bei Scharlach 649
– bei Toxoplasmose 87
Myoklonien bei Louis-Bar-Syndrom 520
– bei Neuroblastom 597
– bei Panenzephalitis 317
Myopathien, kongenitale 401
Myopie bei Homozystinurie 561
Myositis bei Lupus erythematodes 416
– ossificans 144
– bei Sharp-Syndrom 417
– bei Toxoplasmose 87
Myotonica congenita Thomson 404
Myotonien **404**
Myxödem 531

N

Nabel, nässender 47, 92
Nabelanomalien 47
Nabelblutungen 74, 487
Nabelbruch 47
Nabeldiphtherie 92, 648
Nabelerysipel 92
Nabelgangrän 92
Nabelgeschwür 92
Nabelgranulom 47, 92
Nabelinfektionen 92
Nabelkolik 380
Nabelphlegmone 92
Nabelschnurbruch 98
Nabelsepsis 92
Nackensteifigkeit bei Hirngeschwülsten 320
– bei hypernatriämischer Dehydratation 38
– bei infratentorieller Blutung 73
– bei Meningitis 310
Nährstoffbedarf 15, 23
Naevus caeruleus 594
– flammeus 48, 592
– sebaceus 594
– verrucosus 594
Nävus, Compound- 594
–, Halo- 594
–, Sutton- 594
Nävuszellnävus 594
Nagelhypoplasie 144, 407
Nahtdehiszenz (Schädel) bei Hirngeschwulst 321
– – bei Meningosis leucaemica 472

Narkolepsie 347
Nasennebenhöhlen 5, 151
Nasenpolypen 149, 152, 244
Nasoliquorrhoe 355
Nebennierenblutung 80, 101
Nebennereninsuffizienz **536**, 575
Nekrolyse, toxische epidermale 440
Neoplasie, endokrine 555
Nephritis, hereditäre 288
–, interstitielle 288, 648, 649
– bei Lues connata 85
– bei Lupus erythematodes 416
– bei Purpura Schoenlein-Henoch 497
– bei Scharlach 649
Nephroblastom 98, 288, **598**
Nephrokalzinose 34, 35, 555
Nephrose 289
–, angeborene 104, 290, 292
– bei Lues connata 85
– bei Purpura Schoenlein-Henoch 497
Nesidioblastose 584
Neugeborene diabetischer Mütter **96**
–, gesunde 47
–, hypotrophe 59
–, pränatal dystrophe 59
–, übertragene 60
Neugeborenenenteritis 94
Neugeborenenhepatitis 94, 231
Neugeborenenikterus 49
Neugeboreneninfektionen 90
Neugeborenenkonjunktivitis 92
Neugeborenentetanie 50
Neuritis bei Bleivergiftung 318
– bei Diphtherie 647
– bei Lupus erythematodes 416
– optici bei Meningitis epidemica 310
– bei Urämie 294
Neuroblastom **596**
Neuroborreliose 311, 654
Neurodermitis 431
Neurofibromatose v. Recklinghausen 144, 324, 595
Neurolues 85
Nezelof-Syndrom 519
Nickkrämpfe 344
Niemann-Pick-Krankheit 572
Nierendystopie 279
Nierenhypoplasie 279
Niereninfarkt 288, 466
Niereninsuffizienz, chronische 299
–, –, bei Herdnephritis 288
–, –, bei renaler Rachitis 34
–, –, bei Vitamin-D-Intoxikation 35
Nierenkrankheit, polyzystische 279, 288
Nierentransplantation 294, 301
Nierentuberkulose 288, 644
Nierenunreife 8, 55
Nierenvenenthrombose 97, 288, 292
Nierenversagen, akutes 286, **296**
Nierenzysten 575
Nikolski-Phänomen 440
Nikotinabusus der Mutter 59
Nocardiose 174
Noduli rheumatici 411
Nondisjunction 114
Nonrotation 238
Non-Hodgkin-Lymphome, maligne 610
Noonan-Syndrom 132, 135
Nova-Scotia-Variante 572
Nykturie bei chronischer Niereninsuffizienz 300
– bei Diabetes insipidus 547
– bei Hyperthyreose 533
Nystagmus bei Chédiak-Higashi-Syndrom 526

Nystagmus bei infantiler Zerebrallähmung 333
– bei intrakranieller Blutung 72
– bei Kleinhirntumoren 320

O

Oberkieferosteomyelitis 93
Oberlänge 6
Obstipation 23, 242
– bei Analstenose 230
– bei Anorexia nervosa 29
– bei Appendizitis 251
– bei Bleivergiftung 318
– bei Hypothyreose 531
– bei Mastdarmlähmung 352
– bei Megakolon 240
– bei Mukoviszidose 245
– bei neuronaler Kolondysplasie 242
– bei Vitamin-D-Intoxikation 35
Obstruktionssyndrom, distales intestinales 245
Ödeme, allergische 286, 292
–, angioneurotische, hereditäre 161, 439, **527**
– bei Dermatomyositis 403
– bei exsudativer Enteropathie 250
– bei Frühgeborenen 55
– bei Glomerulonephritis 285
– bei Herzinsuffizienz 180, 210
– bei isotoner Hyperhydratation 38
– bei Lues connata 85
– bei Lymphangiektasie 522
– bei nephrotischem Syndrom 289
– bei Purpura Schoenlein-Henoch 497
– bei Rh-Inkompatibilität 100
– bei Serumkrankheit 449, 662
– bei Trichinose 275
– bei Turner-Syndrom 131
– bei Unterernährung 24
– bei Zöliakie 249
Ösophagitis, Reflux- 228, 235
Ösophagotrachealfistel 225
Ösophagusatresie 122, **225**
Ösophagusdivertikel 236
Ösophagusstenose, primäre 227
–, sekundäre 235
Ösophagusvarizen 576
Okkasionskrämpfe 340
Oligohydramnion 61
Oligospermie 134
OMENN-Syndrom 518
Omphalitis 92, 526
Omphalozele 98, 147
Onkogene 139, 588
Onycholyse 429, 442
Onychomykose 522
Oophoritis 630
Ophthalmia neonatorum 92
Ophthalmie bei Meningitis epidemica 310
Opisthotonus 50, 101, 310, 577
Opsoklonien 597
Optikusatrophie bei Bleivergiftung 318
– bei Crouzon-Krankheit 409
– bei Cumarinembryopathie 145
– bei Enzephalitis 317
– bei Hirngeschwülsten 320
– bei Hydrozephalus 327
– bei Incontinentia pigmenti 427
– bei Leukodystrophie 572
– bei Morbus Niemann-Pick 572
– bei Neurolues 85
– bei Optikusgliom 324
– bei Tay-Sachs-Krankheit 570

Optikusatrophie bei Zytomegalie 84
Optikusgliom 324
Optikusneuritis bei Enzephalitis 317
– bei Meningitis epidemica 310
Orbitalphlegmone 151
Orchidopexie 303, 307
Orchitis 302, 630, 644
Organazidurien 564
Ornithose 173
Ortolani-Zeichen 52, 418
Osmolalität 37, 39, 547
Osmoresistenz 452
– bei AB0-Inkompatibilität 106
– bei Kugelzellanämie 464
Osteochondrom 588, 595, 605
Osteodystrophie, renale 34, 300
Osteogenesis imperfecta 407
Osteoidosteom 606
Osteoklastom 605
Osteomalazie bei Urämie 300
Osteomyelitis **405**, 525
– durch B-Streptokokken 311
– Garré, sklerosierende 405
–, Halswirbelsäulen- 160
– bei Lues connata 85, 86
– bei Neugeborenen 93
–, Oberkiefer- 93
–, plasmazelluläre 405
Osteomyelitis bei Scharlach 649
–, Stirnbein- 151
Osteopathia fibrosa 300
Osteopetrose 407
Osteosarkom 605
Ostitis cystoides multiplex Jüngling 646
– fibrosa cystica disseminata 144
Ostium-primum-Defekt 185
Ostium-secundum-Defekt 185
Otitis externa 156
– media **154**
– – bei Masern 620
– –, rekurrierende 151
– – bei Scharlach 649
– – bei Wiskott-Aldrich-Syndrom 521
Otoliquorrhoe 355
Ovarialdysgenesie, reine 132
Ovarialteratome 603
Ovarialtumoren 616
Ovotestis 551
Oximetrie 181
Oxyuriasis **273**, 303

P

Pachygyrie 331
Pätau-Syndrom 124
Palmarerythem 650
Pancreas anulare 229
Panenzephalitis, progressive, bei Röteln 82, 317
–, subakute sklerosierende **317**, 620
Panhypopituitarismus 542, **548**
Pankreashypoplasie, angeborene 246
Pankreasinsuffiuienz 243
Pankreatitis bei angeborenen Röteln 83
– bei Lipoproteinlipasemangel 579
– bei Morbus Crohn 267
– bei Mukoviszidose 245
–, Mumps- 630
Panmyelopathie 458, 475
Panzytopenie 246, 268, 409, 458, 526, 572, 613, 634
Papovavirusinfektion 317

Parästhesien bei Herpes zoster 627
– bei Hypoparathyreoidismus 554
– bei Kreislaufdysregulation 222
– bei Migräne 349
– bei Myelitis 316
–, orale 345
– bei Periarteriitis nodosa 498
– bei sensiblen Herdanfällen 345
– bei Sklerodermie 446
Paralyse, familiäre periodische 638
–, progressive 85
Paramyotonia congenita Eulenburg 404
Parapertussis 640
Paraphimose 305
Paraplegie, spastische 332
Parinaudsche Blicklähmung 320, 324
Parkinsonismus bei Phenothiazinvergiftung 318
Paronychie 85
Parotistumoren 631
Parotitis 89, 629, **630**
Parrotsche Pseudoparalyse 85
Partialanfälle 341, 344, 345
Parvovirusinfektion 81, 104, 625
Patella, Fehlen der 126
Paukenhöhlenerguß 151
Pavor nocturnus 374
Pedikulose 448
Peitschenwurm 261, **273**
Pel-Ebstein-Fieber 608
Peliosis-Hepatitis 655
Pellagra 26
Pemphigus syphiliticus 85, 445
Pendelhoden 307
Penetranz 110
Penicillinallergie 438
Pentosurie, benigne 566
Periarteriitis nodosa 498
Perikarderguß 212
Perikarditis 212
– bei Borreliose 654
– bei chronischer Niereninsuffizienz 294, 300
– bei Coxsackie-Virusinfektion 312
– bei Lupus erythematodes 416
– bei rheumatischem Fieber 410
– bei rheumatoider Arthritis 414
– bei Sharp-Syndrom 417
– bei Tbc 642
Periporitis 444
Peritonealdialyse 299, 301
Peritonitis bei Appendizitis 252
– bei Darmduplikatur 239
– bei Echinococcosis 277
– bei Invagination 254
– bei Lupus erythematodes 416
– bei Meckel-Divertikel 253
– bei Megacolon congenitum 240
– bei Neugeborenenenteritis 94
– bei Pylorusstenose 233
– bei rheumatoider Arthritis 412
– bei Tbc 642
Peritonsillarabszeß 153, 649
Perlèche 446
Peroxisomen 575
Persistenz des fetalen Kreislaufes 65
Persönlichkeitstest 386
Perthes-Krankheit **419**
Pertussiformer Husten bei Mukoviszidose 244
– – bei Mycoplasma-pneumoniae-Pneumonie 173
Pertussis 638
Pertussisimpfung 668
Perzentile 1
Pestizide 18, 22

Petechien 480, 489
Peutz-Jeghers-Syndrom 144, 595
Pfaundler-Hurler-Krankheit 573
PFC-Syndrom 65
Pfeiffer-Drüsenfieber 153, 475, **631**
Pfortaderthrombose 104, 268
Phänokopie 110
Phäochromozytom 218, **615**
Phakomatosen 337, 341
Pharyngitis 153
Pharyngokonjunktivalfieber 149, 153
Phenothiazinvergiftung 318
Phenylketonurie **560**
–, maternale 145, 562
Philadelphia-Chromosom 137, 471
Phimose 305
Phlegmone 92, 93, 446
Phobie 366
Phosphatdiabetes 34
Phosphoräthanolamin 35
Photodermatosen 441
Photophobie 416, 430, 441, 561
Phototherapie 57, 104, 106
Phrenikuslähmung 79
Pickwickier-Syndrom 26
Pierre-Robin-Sequenz 162, 409
Pigmentationen, Haut-, bei Fanconi-
   Anämie 129
–, –, bei Incontinentia pigmenti 428
–, –, bei Nebenniereninsuffizienz 537
–, –, bei Urticaria pigmentosa 428
Pigmentfleckenpolypose 144, 595
Pigmentnaevi 132, **593**
Pili torti 577
Pilokarpiniontophorese 245
Pilzpneumonie 171, 174
Pinealome 324, 547
Pityriasis alba 431
– rosea 444
Plasmapherese 295, 403, 491
Plattfuß **422**
Plazentainsuffizienz 59, 60, 62, 96, 97
Pleiotropie 110
Plethora bei fetofetaler Transfusion 62
Pleuraempyem 172
Pleuraerguß 100, 291, 611, 642
Pleuritis bei Lupus erythematodes 416
– bei rheumatoider Arthritis 412
– bei Tbc 644
– bei Urämie 300
Pleurodynie 312
Plexuslähmung 78, 79
Plexuspapillom 323, 325
Pneumatosis intestini 94
Pneumatozelen 173
Pneumocystis-carinii-Pneumonie 171, 173
Pneumokokkenimpfung 669
Pneumokokkenpneumonie 172
Pneumomediastinum 68, 167
Pneumonia alba 85
Pneumonie **171**
–, angeborene 87, 89, 91, 171
–, Aspirations- 171
–, atelektatische 171, 639
–, chemische 171
– durch Chlamydia trachomatis 91, 173
–, chronische 174
–, eosinophile 176
–, Grippe- 171
–, Haemophilus-influenzae- 172
–, interstitielle, bei Lues connata 85
–, –, bei Masern 171, 620

Pneumonie, interstitielle, bei Mykoplasmeninfektionen 173
–, –, bei Röteln 82
–, –, bei Varizellen 626
–, –, bei Zytomegalie 83
–, intrauterine 89
–, kruppöse (lobäre) 172
–, Mycoplasma-pneumoniae- 173
– neonatale 91, 171
– bei Pertussis 639
–, Pilz- 171, 174
–, Pneumocystis-carinii- 173
–, Pneumokokken- 172
–, Riesenzell- 621
–, Staphylokokken- 173
– bei Toxoplasmose 87
–, urämische 294, 300
–, Virus- 171
Pneumoperikard 68
Pneumothorax bei Asthma 167
– bei Atemnotsyndrom 67, 68
– bei Lungenzysten 70
– bei Mukoviszidose 244, 245
– bei Pneumocystis-Pneumonie 173
– bei Staphylokokken-Pneumonie 173
Poland-Syndrom 145
Polioenzephalitis 315, 638
Poliomyelitis 637
Poliomyelitisimpfung 662
Polyarthritis 259, 267, 410, 417, 437
Polydaktylie bei Bardet-Biedl-Syndrom 28, 409
– bei Carpenter-Syndrom 409
– bei Ellis-van-Crefeld-Syndrom 407
– bei Trisomie 13 124
Polydipsie bei Bartter-Syndrom 296
– bei chronischer Niereninsuffizienz 300
– bei Diabetes insipidus 547
– – mellitus 581
– bei Hyperparathyreodismus 541, 555
– bei Phäochromozytom 615
–, psychogene 547
– bei renalem Diabetes insipidus 295, 547
– bei Vitamin-D-Intoxikation 35
Polyendokrinopathie 522, 537, 554, 555
Polygenie 110
Polyglobulie 62, 97
– des Neugeborenen 49, 62, 449
Polymerasekettenreaktion 112
Polymyositis 403
Polypen, juvenile 595
Polyphänie 110
Polyploidie 114
Polyposis, familiäre 595
Polyradikulitis 311, 316, 622, 631, 638, 654
Pompe-Krankheit 404, **569**
Porenzephalie 63, 331
Porphyrie 442
Positionshypotension 222
Posthitis 305
Postkardiotomiesyndrom 213
Potter-Sequenz 140
Pott-Gibbus 644
Prader-Willi-Syndrom 28, 127, 544, 549
Pränataldiagnostik 124, **147**, 354, 483, 538
Präpubertätsfettsucht 26
Prehn-Zeichen 302
Price-Jones-Kurve 451
Pricktest 168
Primärmedaillon 444
Primärtuberkulose 642
Primitivreflexe 52, **331, 334**
Pringlesches Adenoma sebaceum 431
Progenie 6, 129, 137

Prognathie 6
Proktitis bei Colitis ulcerosa 264
– bei Morbus Crohn 267
Prostaglandin 197, 204, 206
Prostazyklinmangel 495, 496
Proteinurie, orthostatische 292
Protein-C-Mangel 77, 492
Protein-S-Mangel 77, 492
Prothrombinzeit 49
Prothrombinkomplex 74, 491
Protoporphyrie 442
Protoonkogene 139
Protrusio bulbi bei Leukämie 473
– – bei Hyperthyreose 533
– – bei Neuroblastom 597
– – bei Oberkieferosteomyelitis 94
– – bei Sinusthrombose 318
Pseudobulbärparalyse 332
Pseudohermaphroditismus femininus 539, **553**, 540
– masculinus 538, 539, **552**
Pseudo-Hurler-Krankheit 574
Pseudohypoparathyreoidismus 50, 554
Pseudokrupp 159
Pseudoobstipation 18
Pseudoperitonitis diabetica 581
Pseudopseudohypoparathyreoidismus 554
Pseudopubertas praecox 539, 540, 548, 549, 616
Pseudotumor cerebri 293, **322**, 654
Pseudourämie, eklamptische 286
Pseudo-Vitamin-D-Mangelrachitis 34
Psittakose 173
Psoasabszeß 644
Psoasblutung 484
Psoaszeichen bei Appendizitis 251
– bei paranephritischem Abszeß 253
Psoriasis **428**
Psychologische Diagnostik **384**
Psychosyndrom, hirnorganisches 355
Pterygium colli 131
Ptose bei De-Grouchy-Syndrom 128
– bei Myasthenia gravis 403
Pubarche 12, 541
–, prämature 548
Pubertät 12, 361
–, verzögerte 550
Pubertätsgynäkomastie 552
Pubertätsmagersucht 29, 378
Pubertätsstruma 534
Pubertätswachstumsschub 1
Pubertas praecox **548**
– – bei Hirnstammtumoren 319
– – bei Zwischenzelltumor des Hodens 616
Pulmonalatresie 207
Pulmonalstenose 183, 187, 191, 198
– bei Turner-Syndrom 132
Pulmonalstenosen, periphere 81, 192
Pulsus celer et altus 190
– paradoxus 212
Pupillarmembran 54
Purin-Nukleosid-Phosphorylasemangel 519
Purpura abdominalis 255, 497
–, anaphylaktoide 286, 496
– fulminans 490, 626
– bei Kasabach-Merritt-Syndrom 490
– Moschcowitz, thrombotische thrombozytopenische 496
–, posttransfusionelle 495
– bei Röteln 82, 622
–, thrombozytopenische 76, 93, 100, 287, 496, 655
– bei Toxoplasmose 88
– bei Zytomegalie 84
Pyarthros 94, 172, 406

Pyelonephritis **279**, 352
Pyknolepsie 342
Pylephlebitis 92, 268
Pylorusstenose, hypertrophische 232
Pylorustumor 233
Pyodermien 525
Pyopneumothorax 173
Pyridoxinmangel 56
Pyruvatkinasemangel 102, 468

Q

Querschnittsyndrom bei leukämischer Meningoenzephalopathie 472
Quick-Test 481
Quinke-Ödem 439

R

Rachitis durch Antiepileptika 31, 348
- bei Gallengangsatresie 231
-, renale 34
-, Vitamin-D-Mangel- **30**, 249
-, Vitamin-D-resistente 34
Rachitisprophylaxe 35
Radiusaplasie bei Fanconi-Anämie 409, 458
- bei Thrombozytopenie-Radiusaplasie-Syndrom 409
Ramsay-Hunt-Syndrom 627
Randphlyktäne 644
Rashkind-Ballonkatheter 204, 206
Rauschmittel 693
Raynaud-Syndrom 416, 417, 446
Reanimation 66
Rechtsaortenbogen 227
Rechtsschenkelblock 184, 187
v.-Recklinghausen-Neurofibromatose 144, 324, 595
5-α-Reduktase-Mangel 553
Reflux, vesikoureteraler 280, 282, 284
Refluxösophagitis 228, 235
Regurgitation bei Achalasie 234
- bei Ösophagusatresie 225
Rehabilitation 698
Reifenstein-Syndrom 553
Reisediarrhoe 260
Rektumatresie 229
Rektumprolaps 245, 261, 273
Rektusdiastase 47, 120
Rekurrenslähmung, geburtstraumatische 162
Relaxatio diaphragmatica 237
Resorptionsikterus 102
Restriktionsfragmentlängen-Polymorphismen 110
Retentio testis 306
Retentionsblase 352
Retikulosarkom, histiozytisches 611
Retinablutungen bei Glomerulonephritis 294
- bei Hirngeschwülsten 320
- bei Lupus erythematodes 416
- bei Subduralhämatom 330
Retinitis bei Lupus erythematodes 416
- pigmentosa bei Abetalipoproteinämie 250
- - bei Bardet-Biedl-Syndrom 28, 409
Retinoblastom 127, 138, 274, 324
Retinopathie, Frühgeborenen- 56
Retrogenie 47
Retropharyngealabszeß 93, 160
- bei Scharlach 649
- bei Tbc 644
Reye-Syndrom 317, 564, **636**
Rezessivität 108
Rhabdomyom des Herzens 341

Rhabdomyosarkom **600**
Rheumatisches Fieber 209, 210, 212, **408**, 649
Rheumatoide Arthritis **412**
Rh-Faktoren 99
Rhinitis **149**
-, allergische 150
Rh-Inkompatibilität **99**, 468
Richner-Hanhart-Syndrom 561
Richtwerte 703
Riesenhämangiom 490
Riesenwuchs, hypophysärer 546
-, partieller angiektatischer 144, 593
Riesenzellpneumonie 621
Rigor 576
Ringchromosom 115
Ringelröteln 625
Rippenusuren 197
Ristocetin-Kofaktor-Test 481
Röteln 621
Rötelnembryopathie **80**, 142
Rötelnenzephalitis 316, 622
Rötelnimpfung 83, 145, 664
Rolando-Epilepsie 345
Rosenkranz, rachitischer 31
-, skorbutischer 36
Roseolen bei Meningitis epidemica 310
- bei Typhus 651
Rotations- und Fixationsanomalien 237
Rota-Viren 94, 260
Roviralta-Syndrom 234
Rovsing-Zeichen 252
Ruhr, Amöben- 261
-, Bakterien 259
Rumpel-Leede-Versuch 481
Rundrücken 420
Russel-Silver-Syndrom 545

S

Sabin-Feldman-Test 88
Saccharoseintoleranz 263
Säure-Basen-Stoffwechselstörungen 43
Sakralagenesie 145
Sakroiliitis 413
Salaam-(Gruß-)Krämpfe 344
Salivation bei Vergiftungen 692
Salmonellen-Enteritis 259
Salmonellen 652
Salzverlustsyndrom 539, 540, 553
Sandhoff-Krankheit 574
Sanfilippo-Krankheit 573
Sarcoma botyroides 305, 600
Sarkoidose 646
Satyrohren 144
Sauberkeitserziehung 9
Saugglockenmarke 77
Saugglockentest 481
Scabies **447**
Scapulae alatae 399
Schädelasymmetrie 79
Schädelbasisfraktur 355
Schädelfraktur 77, 357
Schädel-Hirn-Trauma **354**
Schädelnähte 5, 47, 686
Scharlach 649
Scheie-Krankheit 573
Scheinlähmung 36, 78
-, Parrot- 85
Scheinobstipation 23, 233
Scheitelbeinfraktur 77, 78
Schellong-Kreislauffunktionsprüfung 222

Schettern des Schädels bei Hirngeschwülsten 320
- - bei Hydrozephalus 327
Scheuermann-Krankheit **420**
Schiefhals 79
Schießscheibenzellen 452
Schilddrüsenkarzinom 535, 587, 614
Schilddrüsenszintigraphie 682
Schlafanfälle 347
Schlafstörungen 374
Schlucklähmung 638
Schluckstörung, neurogene 226, 332, 403
Schlüsselbeinbruch 78
Schmalkiefer 6
Schock **219**, 490
- bei Addison-Krise 537
- bei akuter Blutung 62, 64, 80, 220
-, anaphylaktischer 220, 662, 663
-, hypoglykämischer 581
-, hypovolämischer 220
-, kardiogener 220
-, septischer 220
- bei Waterhouse-Friderichsen-Syndrom 311, 490
Schocklunge 220
Schockniere 220, 258
Schoenlein-Henoch-Nephritis 286, 497
Schoenlein-Henoch-Purpura 496, 526
Schreiattacken 23
Schreikrämpfe 346
Schrittmacherimplantation 216
Schrumpfniere 280, 293
Schulangst 365, 366
Schulreife 385
Schulreifetest 385
Schulschwierigkeiten 338, **369**
Schulterblatthochstand 409
Schutzimpfungen 659
Schwangerschaftsreaktionen 48
Schwartz-Bartter-Syndrom 39, 43
Schweißdrüsenabszeß 444
Schwerhörigkeit bei Alport-Syndrom 288
- bei Adrenoleukodystrophie 575
- bei angeborener Lues 85
- bei infantiler Zerebrallähmung 334
- bei Kernikterus 101
- bei Meningitis 312
- bei Mumps 630
- bei Osteogenesis imperfecta 407
- bei Otitis media 155
- bei Paukenhöhlenerguß 156
- bei Pfaundler-Hurler-Krankheit 574
- bei Rötelnembryopathie 81
-, Schalleitungs- 156
- bei Turner-Syndrom 132
- bei Zytomegalie 84
Schwirren, bei Aortenstenose 195
- bei atrioventrikulärem Septumdefekt 189
-, Herz-, bei Pulmonalstenose 193
-, bei Ventrikelseptumdefekt 183
Seborrhoische Dermatitis 435
Sekundumdefekt 185
Seminom des Hodens 307, 616
Senning, Operation nach 204
Sepsis **652**
-, intrauterine 89, 652
-, postnatale **93**, 652
Sequenz 140
Serotympanon 154, 156
Serumkrankheit 440, 662
Sexualdifferenzierung 550
Sexualerziehung 362
Sexualverhalten 362
Sharp-Syndrom 417

Shigella-Infektion 259
Shone-Komplex 196
Shunt, aortopulmonaler 180, 206
-, gekreuzter 204
- am Herzen 180
-, subduroperitonealer 331
-, ventrikulokardialer 329
-, ventrikuloperitonealer 323, 329
Shuntgröße 181, 182
Shuntnephritis 288, 329
Shwachman-Syndrom 246
Sialidose 574
Sichelfuß **422**
Sichelzellanämie 465
Sideroblasten 461
Silberkatarrh 92
Silver-Russel-Syndrom 545
Singultus 52
Sinus urogenitalis 539, 553
Sinusitis **150**, 244
Sinusthrombophlebitis 151, 155, 318
Sinusthrombose 151, 318
Sinus-venosus-Defekt 185
Situs inversus 150
Skapulahochstand 409
Skelettdysplasie 408, 544
Skelettreifung 3, 687
Skelettszintigraphie 682
Sklerem 55
Sklerodermie 444
Sklerose, tuberöse 341, 595
Skoliose 31
Skorbut **36**, 249
Skrofuloderm 644
Skrofulose 644
Skrotalhämatom 48, 303
Sly-Krankheit 573
Small-left-colon-Syndrom 96
Sojanahrung 16, 20
Somatogramm 2
Sommerprurigo 441
Somnambulismus 347, 374
Somogyi-Phänomen 583
Sonnenuntergangsphänomen 326
Sonographie 673
Soor 95
Sotos-Syndrom 546
Speichelstein 631
Sphärozytose 106, 451
-, hereditäre 102, **463**
- bei Wärmeautoantikörperanämie 469
Sphingolipidosen 579
Sphinx-Gesicht 131
Spina bifida 126, **350**
- - anterior 239
- - occulta 350
Spitzfußstellung bei infantiler Zerebrallähmung 333
- bei Muskeldystrophie 399
Spitznävus 594
Spondylitis ancylopoetica Bechterew 413
-, tuberkulöse 644
Sprachentwicklung 11
-, verspätete 12
-, verzögerte 156
Sprachstörung bei Enzephalitis 316
- bei Hirngeschwülsten 321
- bei infantiler Zerebrallähmung 334
- bei Myasthenia gravis 403
- bei Rolando-Epilepsie 345
- bei Wilson-Krankheit 576
Sprengel-Deformität 409
Sprue, einheimische 249

Spucken 22
Spulwürmer 271
Spurenelemente 16
SRY-Gen 550
Staphylokokkenmeningitis 311
Staphylokokkenpneumonie 173
Staphylokokkentoxinschock 650
Status asthmaticus 167
Stauungspapille bei Bleivergiftung 318
– bei Enzephalitis 317
– bei Fröhlich-Syndrom 28
– bei Glomerulonephritis 286
– bei Hirngeschwülsten 320
– bei Hydrozephalus 327
– bei Meningitis 310
– bei Meningosis leucaemica 472
– bei Sinus-cavernosus-Thrombose 318
– bei Subduralhämatom 330
Steatorrhoe bei Abetalipoproteinämie 250
– bei angeborener Pankreashypoplasie 246
– bei exsudativer Enteropathie 250
– bei Kuhmilchintoleranz 263
– bei Mukoviszidose 243
– bei variabler Hypogammaglobulin-
    ämie 517
– bei Zöliakie 248
Steißbeinteratom 602
Stellreflex 331, 334
Stenokardie bei Aortenstenose 194
– bei Bland-White-Garland-Syndrom 207
Steppergang 403
Sterilität bei Androgenrezeptordefekt 553
– nach Hodentorsion 302
– bei Klinefelter-Syndrom 134
– bei Mukoviszidose 243
– nach Mumpsorchitis 630
– bei Turner-Syndrom 129
– durch Zytostatika 589
Steroiddehydrogenase-Mangel 539, 552
Stevens-Johnson-Syndrom 437
Stilldauer 18
Stillen 16
Stillhindernisse 17
Still-Syndrom 412, 414
Stirnhöcker 31, 85
Stomatitis aphthosa 267, 628
– bei Erythema multiforme 437
– bei Kawasaki-Syndrom 650
– bei Letterer-Siwe-Krankheit 613
– bei Leukämie 473
Stottern 376
Strabismus bei Hirngeschwülsten 320
– bei Hydrozephalus 327
– bei Incontinentia pigmenti 427
– bei infantiler Zerebrallähmung 334
– bei Myasthenia gravis 403
– bei Retinoblastom 590
– bei Toxacariasis 274
– bei Vitamin-E-Mangel 231
Strahlenschädigung 142, 671
Strahlenschutz 671
Striae distensae bei Cushing-Syndrom 540
– – bei Fettsucht 26
Stridor, inspiratorischer, bei Laryngitis 159
–, –, bei Larynxdiphtherie 160, 648
–, –, bei Larynxödem 161, 162
–, –, bei Retropharyngealabszeß 160
–, –, bei Tetanie 162
–, –, bei Laryngotracheobronchitis 159
–, –, bei Struma 162
–, konnataler 162
Strongyloidiasis 176, **271**

Strophulus 439
Struma bei Hyperthyreose 533
– bei Hypothyreose 539
–, juvenile euthyreote 530, 534
– bei Neugeborenen 534
Stuhlschmieren 242
Sturge-Weber-Syndrom 593
Sturzanfälle 340
Subarachnoidalblutung 71, 314
Subduralblutung 71, 356, 695
Subduralempyem 312
Subduralerguß, chronischer 71, 93, 330, 695
Subduralhämatom, akutes 71
–, chronisches 330
Subtraktionsangiographie 684
Suffusionen 480
Sugillationen 480
Suizid 368
Superfemale 133
Surfactant 55, 67, 71
Switch-Operation 204
Syndaktylie 145, 409
Syndrom 140
– der eingedickten Galle 232
Synechie der Labia minora 304
Synkope bei Fallot-Tetralogie 200
– bei Kardiomyopathie 209
– bei Kreislaufdysregulation 222
–, vasovagale 223
Synkopen 346
Synostosen, radioulnare 135
Syphilid 85
Syphilis 85
Syringomyelie 222, 351

T

Tabes dorsalis 85
Tachykardie, paroxysmale 215
– Sinus- 214
–, ventrikuläre 215
Tachypnoe, transitorische 69
Taeniasis 275
Tamponkrankheit 650
Tangier-Krankheit 580
Taubheit bei Bardet-Biedl-Syndrom 28
– bei hereditärer Nephritis 288
– bei Kernikterus 101
– bei Lues connata 85
– nach Meningitis 312
– nach Mumps 630
– bei Pfaundler-Hurler-Krankheit 574
– bei Rötelnembryopathie 81
– bei Zytomegalie 84
Tay-Sachs-Krankheit 570
Teleangiektasien 48, 129, 520, 521
Tenesmen des Darmes 259, 264
Teratome 176, **602**
Testosteronbiosynthesedefekt 552
Testotoxikose 549
Tetanie bei Hypomagnesiämie 42
–, latente 32
– des Neugeborenen 50
– bei Hypoparathyreoidismus 554
– bei Pylorusstenose 233
–, rachitogene 27
– bei Vitamin-D-abhängiger Rachitis 34
Tetanus 90, 92, 347
Tetanusimpfung 668
Tetralogie, Fallot- 198
Tetraplegie, spastische 332

Thalassämie 104, **466**
Thalidomid-Embryopathie 144
Thelarche 12
–, prämature 548, 549
Thrombasthenie Glanzmann 76, **496**
Thrombelastogramm 481
Thrombinzeit 481
Thrombophilie 492, 561
Thromboplastinzeit 481
Thrombosen bei Neugeborenen 77
Thrombotische thrombozytopenische Purpura
    Moschcowitz 496
Thrombozytenfunktionsstörungen 496
Thrombozythämie 496
Thrombozytopathie 76, 294, 300, 492, 521
Thrombozytopenie, Alloantikörper- 495
–, angeborene 76
– bei chronischer Glomerulonephritis 294
–, erbliche 493
–, idiopathische 494
–, medikamentös ausgelöste 495
– bei Nierenvenenthrombose 288
– bei Panmyelopathie 458
–, postinfektiöse 494
–, symptomatische 493
– bei Verbrauchskoagulopathie 489
– bei Waterhouse-Friderichsen-Syndrom 311
– bei Wiskott-Aldrich-Syndrom 493, 521
Thrombozytopenie-Radiusaplasie-Syndrom 409, 493
Thrombozytose 496
Thymom 403
Thymushypoplasie, angeborene 129, 519
Thymusvergrößerung 176
Thyreoiditis 530, 533
Tic 376
Tine-Test 642, 645
Tokolyse 58
Tollwut 316
Tollwutimpfung 317, 665
Tonsillenhyperplasie 7
Tonsillitis 153
Torsion des Samenstranges 302
Torticollis 79
Totgeburt 142
Toxacariasis 176, **274**
Toxic-Schock-Syndrom 650
Toxikose 24, 258
Toxoplasmose **87**, 157, 210, 328
Tracheitis 160, 164, 648
Tracheobronchitis bei Pertussis 639
– bei Virusinfektionen 619
Transcobalamin-II-Mangel 459, 516
Transfusion, fetofetale 59, **62**, 75, 462
–, fetomaternale 75, 99, 462
–, maternofetale 62
Translation 557
Translokation 114
Translokationsträger 120, 124
Translokationstrisomie 119
Transposition der großen Gefäße 202
Transskription 557
Treacher-Collins-Syndrom 409
Trichinose 275
Trichomonas vaginalis 283, 303
Trichuriasis 261, **273**
Trikuspidalatresie 205
Trikuspidalinsuffizienz 268
Trikuspidalstenose, relative 187
Trimenonreduktion 8, 499, 461
Trinkmenge, Tages- 18, 21
Triplo-X-Syndrom 133
Trismus 92, 158, 347

Trisomie 8   126
Trisomie 9   126, 350
Trisomie 13   124
Trisomie 18   125
Trisomie 21   118
Trisomie 22   125
Trisomie, partielle 119, 127
Trommelschlegelfinger bei Fallot-Tetralogie 200
– bei Lungenfibrose 177
– bei Morbus Crohn 267
– bei Mukoviszidose 244
– bei Transposition der großen Gefäße 204
Trousseau-Zeichen 32
Truncus arteriosus communis 207
Tryptophanmangel 295
Tubenmittelohrkatarrh 156
Tuberkulid 644
Tuberkulinallergie 641
Tuberkulintestung 645
Tuberkulose **640**
–, angeborene 640
–, Bronchus- 642
–, Halslymphknoten- 642
–, Haut- 644
–, Hilus- 642
–, Knochen- 644
–, Mesenteriallymphknoten- 642
–, Miliar- 641
–, Nieren- 284, 644
–, postprimäre 644
–, Primär- 641
Tuberkuloseimpfung 668
Tubulopathie 34, **295**
Tüpfelnägel 429
Tüpfelung der Erythrozyten 452, 467
– – bei Bleivergiftung 318
Türkensäbelbeine 85
Tumorgenetik 137
Turner-Syndrom **129**, 544
–, männliches 135
Turner-ähnliches Syndrom 132
Tympanometrie 156
Tympanosklerose 155
Typhus abdominalis 650
Typhusimpfung 670
Tyrosinämie 561

U

Überernährung 22
Übergangsstühle 49
Übertragung 60
Uhrglasnägel bei Fallot-Tetralogie 200
– bei Mukoviszidose 244
– bei Transposition der großen Gefäße 204
Unfälle 691
Unna-Nävus 592
Unruhe, motorische 374
Unterernährung 22
Unterlänge 6
Urachusfistel 47, 92
Urämie bei akutem Nierenversagen 298
– bei chronischer Niereninsuffizienz 299
– bei hämolytisch-urämischem Syndrom 287, 495
–, stille 294
Uretermündung, ektopische 279, 303
Uretermündungsstenose 279
Ureterozele 279
Urethralklappe 279
Urethrastenose 279
Urethritis 283

Urolithiasis 280, **287**
– bei Hyperkalziurie 287
– bei Lähmungen 638
– bei Lesch-Nyhan-Krankheit 577
– bei renaler tubulärer Azidose 34
– bei Zystinurie 295
Urticaria pigmentosa 427
– solaris 441
Urtikaria **439**
–, cholinergische 440
– bei hereditärem Ödem
–, papulöse 434, 439
– bei Serumkrankheit 662
– bei Wiskott-Aldrich-Syndrom 521
– bei Wurminfektionen 271, 275, 277
Uveitis bei Colitis ulcerosa 264
Uveitis bei Meningitis epidemica 310
– bei Morbus Crohn 267
– bei rheumatoider Arthritis 414
– bei Sarkoidose 646

V

Vaginalatresie 304
Vaginalblutungen 305
Vaginalpolypen 305
Valproinat-Embryopathie 144
Vanillin-Mandelsäure 597, 615
Varizellen 625
–, angeborene 89, 626
–, progressive 474, 626
Varizellenembryopathie 143
Varizellenenzephalitis 316, 626
Varizellenimpfung 666
Varizellenpneumonie 626
VATER-Assoziation 140
Venektasien 593
Venenkathetersepsis 93
Venookklusive Krankheit (VOD) 268
Ventrikel, singulärer 206
Ventrikelseptumdefekt **182**, 198
Verbrauchskoagulopathie **487**
– bei Kasabach-Merritt-Syndrom 490
– bei Neugeborenen 76
– bei postnataler Sepsis 93
– bei Purpura fulminans 490
– bei Schock 220
– bei Waterhouse-Friderichsen-Syndrom 311, 490
Verdinikterus 103, 231
Vererbung, mitochondriale 112
Vergiftungen 318, 691
Verhaltensbeobachtung 387
Verkalkungen, intrakranielle, bei Hypoparathyreoidismus 554
–, –, bei Kraniopharyngeom 324
–, –, bei Sturge-Weber-Syndrom 593
–, –, bei tuberöser Sklerose 341
–, –, bei Toxoplasmose 88
–, –, bei Zystizerkose 276
–, –, bei Zytomegalie 84
–, intrapulmonale 174, 645, 646
Verlustkoagulopathien 491
Vernachlässigung, Kindes- 695
Vernix caseosa 59, 61
Verrucae planae 445, 447
– vulgares 445, 447
Verschlußhydrozephalus 325
– bei Hirngeschwülsten 320
– bei Meningitis 312
– bei Spina bifida 352

Verschlußikterus 103, 229
– bei Gallengangsatresie 230
– bei Gallenstein 230
– bei Syndrom der eingedickten Galle 232
– bei Pancreas anulare 229
Verschlußileus s. Ileus, Verschluß-
Vierfingerfurche 121, 127, 135
Virusenteritis 260
Virushepatitis 632
Viruspneumonien 171
Virustatika-Dosierung 723
Vitamin-A-Bedarf 16
Vitamin-A-Mangel 26
– bei Mukoviszidose 245
– bei Zöliakie 249
Vitamin-B_6-Mangel 26
Vitamin-B_{12}-Mangel 26, 459
Vitamin-C-Bedarf 16, 36
Vitamin-D-abhängige Rachitis 34
Vitamin-D-Bedarf 16, 18, 22
Vitamin-D-Intoxikation 35
Vitamin-D-Mangelrachitis **30**, 348
– bei Zöliakie 249
Vitamin-E-Mangel 231, 461
Vitamin-K-Bedarf 18
Vitamin-K-Mangel bei Mukoviszidose 245
– bei Neugeborenen 74
– bei Zöliakie 249
Vitaminmangelkrankheiten 26
Vojta-Krankengymnastik 335
Volvulus 238, 245, 253, 690
Vorhofflimmern 215, 410
Vorhofseptumdefekt 185
Vulvovaginitis **303**, 437
–, herpetische 303, 627

W

Wachstum 1
Wachstumsgeschwindigkeit 2, 710
Wachstumshormonmangel **542**
Wachstumsretardierung, intrauterine 544
Wärmeautoantikörperanämie 469
Wanderniere 279
Warfarin-Embryopathie 145
Warzen 445, 447
Waschfrauenhände 61
Wasserbedarf 15, 36, 39, 50
Wasserintoxikation 39
Waterhouse-Friderichsen-Syndrom **310**, 314, 409, **487**
Weber-Cockayne-Krankheit 425
Wegbleiben 346
Wegschreien 346
Wenckebach-Block 216
Werdnig-Hoffmann-Krankheit 334
West-Syndrom 344
Wiedemann-Beckwith-Syndrom 98, 127, 546, 599
Wiegenkufenfüße 126
Wiesengräser-Dermatitis 436
v. Willebrand-Syndrom 76, **486**
Williams-Beuren-Syndrom 179, **195**
Wilms-Tumor 288, **598**
Wilms-Tumor-Aniridie-Syndrom 127
Wilson-Krankheit 575
Windeldermatitis 435
Windpocken 625
Wiskott-Aldrich-Syndrom 154, 521
Wolf-Syndrom 128

Wolfram-Syndrom 547
Wolman-Krankheit 571
WPW-(Wolff-Parkinson-White-) Syndrom 215
Wurminfektionen 269

X

Xanthelasma 578
Xanthome bei familiärer Hypercholesterinämie 578
– bei Gallengangsatresie 231
– bei Glykogenose 569
– bei Letterer-Siwe-Krankheit 613
– bei Lipoprotein-Lipasemangel 579
X-Beine 407
X-Chromatin 116, 132
Xeroderma pigmentosum 430
Xerophthalmie 245
XLP-Syndrom 524, 631
XX-Männer 135
XXX-Konstitution 133
XYY-Konstitution 135

Y

Y-Chromatin 116
Yersiniose 252, **259**, 264

Z

Zahnausfall 426
Zahndurchbruch, verspäteter 31, 407, 427
Zahnentwicklung 5
Zahnfleischblutungen 36, 486
Zahnfleischhypertrophie 574, 613
Zahnkrämpfe 6
Zahnveränderungen bei Lues connata 84
Zahnwechselblutung 484, 486
Zahnwurzelabszeß 157, 158
Zeckenbiß 654
Zelluloidballfraktur 78
Zerebellitis 316
Zerebralparese, infantile **331**
Ziegenmilchanämie 459
Zielgröße 4
Ziliensyndrom 150
Zinkmangel 56, 263
Zöliakie **248**, 436, 459, 514
Zoster sine herpete 627
Zwanghafte Reaktionen 366
Zweittumoren 588
Zwerchfellähmung 79, 588, 638, 648
Zwerchfellhernien 236, **237**
Zweyer-Syndrom 552, 575
Zwiemilchernährung 18
Zwillinge 61, 108
Zwischenzelltumor des Hodens 616
Zysten, branchiogene 162
–, bronchogene 176
–, enterogene 239
Zystenniere 279
Zystinose 34, 561
Zystinurie 280, 287, **295**
Zystische Fibrose 242
Zystitis 283, 286
– hämorrhagische, durch Cyclophosphamid 293, 589
Zystizerkose 276
Zytomegalie **83**, 213, 173, 631, 632